航空航天医学基础

第4版

主编
[美] 杰弗里·戴维斯（Jeffrey R. Davis）
[美] 罗伯特·约翰逊（Robert Johnson）
[美] 简·斯泰潘内克（Jan Stepanek）
[美] 詹妮弗·弗格蒂（Jennifer A. Fogarty）

主译 张雁歌 刘晓鹏

U0253168

Fundamentals of Aerospace Medicine

清华大学出版社
北京

北京市版权局著作权合同登记号 图字：01-2021-6537

© 2008 by LIPPINCOTT WILLIAMS & WILKINS, a Wolters Kluwer business

© 2002, 1996, 1986 by LIPPINCOTT WILLIAMS & WILKINS

本书封面贴有清华大学出版社防伪标签，无标签者不得销售。

版权所有，侵权必究。举报：010-62782989，beiqinquan@tup.tsinghua.edu.cn。

图书在版编目（CIP）数据

航空航天医学基础：第 4 版 /（美）杰弗里·戴维斯（Jeffrey R. Davis) 等主编；张雁歌，刘晓鹏主译 . —北京：清华大学出版社，2023.6

书名原文：Fundamentals of Aerospace Medicine：fourth edition

ISBN 978-7-302-63866-7

Ⅰ . ①航… Ⅱ . ①杰… ②张… ③刘… Ⅲ . ①航空航天医学 Ⅳ. ① R85

中国国家版本馆 CIP 数据核字（2023）第 108141 号

责任编辑：孙　宇
封面设计：吴　晋
责任校对：李建庄
责任印制：朱雨萌

出版发行：清华大学出版社
　　　网　　　址：http: //www.tup.com.cn，http: //www.wqbook.com
　　　地　　　址：北京清华大学学研大厦 A 座　　　邮　　编：100084
　　　社 总 机：010-83470000　　　邮　　购：010-62786544
　　　投稿与读者服务：010-62776969，c-service@tup.tsinghua.edu.cn
　　　质量反馈：010-62772015，zhiliang@tup.tsinghua.edu.cn
印 装 者：三河市铭诚印务有限公司
经　　销：全国新华书店
开　　本：210mm×285mm　　　印　张：54.25　　　字　数：1215 千字
版　　次：2023 年 6 月第 1 版　　　印　次：2023 年 6 月第 1 次印刷
定　　价：538.00 元

产品编号：094633-01

译者名单

主　译　张雁歌　刘晓鹏

副主译　秦志峰　吴　铨　钟方虎　姚　钦　桂春梅　于　飞
　　　　涂　磊　郭　睿

译　者　吴　铨　秦志峰　涂　磊　于　丽　于　飞　刘　琳
　　　　姚　钦　田大为　谢溯江　薛利豪　杜　鹏　焦　艳
　　　　王若永　温冬青　强东昌　张　琳　陈勇胜　刘庆峰
　　　　张　霞　叶佳波　陈炎琰　熊端琴　孙晓艳　郑媛憬
　　　　钟方虎　刘　正　周晴霖　陈建章　王志翔　岳丽颖
　　　　吴飞飞　贾晨曦　吴　峰　黄　燕　陈　珊　苏　芳
　　　　韩学平　胡　博

前　言

25 年前，就已经决定接受这个传统，阿姆斯特朗博士编辑了一本新的航空航天医学学科的教科书。第 4 版《航空航天医学基础》继承了 Roy DeHart 博士的遗愿，他在多年前就有远见编写这本教科书。我们很感激他多年来对前三个版本的志愿服务，预想在第 3 版基础上重新编写一个新的版本。乔伊迪哈特博士培养了新一代的编者，本领域将感激他的无私奉献。本版增加了三个新的章节，Robert Johnson 博士、Jan Stepanek 博士、Jennifer Fogarty 博士对本版的适时性和范围提出了关键的意见，并有许多第 3 版的编者回顾，做出了新的贡献。第 4 版有两章介绍了商业太空飞行的黎明与未来，反映了巨大的变化步伐。

在过去的 25 年中，空间飞行已发生了很大的变化，并且变化步伐已经加速。航天飞机在 1981 年第一次飞行，并且于 2010 年退役。和平号空间站（Mir 空间站）脱离轨道，被国际空间站代替，国际空间站有 5 个国际合作伙伴，包括美国、俄罗斯、日本、加拿大和欧洲太空局。在第 3 版中，一个继发的太空飞机事故导致了哥伦比亚号包括 7 名机组人员的失事；国际空间站使用俄罗斯联盟号维持运转和进步号的发射；挑战者号的失事导致第一位教师结束了太空飞行之旅。太空飞行参与者可付费参观国际空间站，在宇宙飞船 1 号赢得安萨里 X 奖后，商业太空公司不断涌现。不同的公司正计划轨道和亚轨道太空飞行。明天的航空航天医师可能会为许多有兴趣的乘客进行医学检查。

随着由合成材料制造的长航时省燃料的飞机的首飞，商业航空继续扩张。大型飞机已经可载 550 余名乘客。新型飞机 2008 年开始服役。随着全球经济和旅行的发展，这些新型飞机增加了全球快速传播疾病的可能。国际航空机构已认识到全球公共健康的新的挑战，并一直在努力。在美国，业余飞行员证书可能会刺激普通航空工业。

军事航空继续受速度、敏捷、可耐受性驱动。有矢量推力的新型飞机提供了不同的加速度环境，对人的能力提出了新的挑战。需要适应不断增长的飞行负荷使科学家和航空系统设计者更有创新性，以保护战斗飞行员。本版的章节内容不但在机组人员系统保护上有了更新，而且提出了飞行操作环境中人的因素。无人机越来越普遍，这些挑战将在"人的因素"章节出现。

本书贡献者的目标是延续 30 年前第一版的风格，为服务于飞行员的航空医师们，支持航空工业、国防部和国家宇航局及新兴的商业太空飞行工业的航空医学专家们提供专业指导。本书的读者对象是学生、住院医师和许多涉及全球公共健康问题和商业太空飞行体格检查的普通医生。本书并不是某一个主题的论述，而是对航空航天医学实践构成的主题的一个总的回顾，还为有兴趣的读者延伸阅读、继续学习提供了参考书目。

本版中，读者将发现许多新的章节，包括辐射、毒理学、口腔学、妇女健康、单个飞机和商业太空飞行。编写者在第三版的基础上增加了许多不同的章节，增加了尽可能多的新信息和新技术，为了确保翻译图书的准确性，本书参考文献格式遵照原著。

正如前三个版本一样，本书继续为医学院进修课程项目，以及国内、国际上航空航天医学领域提供培训内容。

涂磊　译　张雁歌　校

目　录

历　史

生理学和环境

临　床

操　作

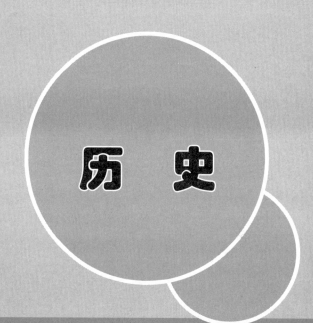

历 史

第一章

开篇：过去和未来

是人类创造了历史，历史才造就了时代。

——埃迪·里肯巴克尔

历史不仅始于过去，更始于今朝。

——无名氏

早期的概念

当远古的人们历尽艰辛跨越荒蛮之地的时候，他们一定羡慕飞鸟敏捷、优雅和轻盈的翱翔。翅膀和飞翔承载了多少幻想和传奇，于是上帝、天使、守护神出现在了各个文化时期的文化传说中。早年发明的风车、风筝、降落伞和火箭（源自中国，那个在公元900年即发明了火药的国家），都显现出人类对飞翔的向往和追逐。

希腊神话传说中的代达罗斯和伊卡洛斯父子，曾用蜡将羽毛翅膀粘在身体上，逃离克里特岛王迈诺斯的禁锢。在逃离中，伊卡洛斯忽略了代达罗斯的忠告，飞得离太阳太近了，结果蜡被烤化，他也因此坠落大海。

13世纪，圣芳济会的修道士罗杰培根，曾经听说一个坐着的人用人造翅膀，像"飞翔的鸟一样"击打空气飞翔的情形。

达·芬奇在1500年设计了一种降落伞，他还画了设想的人力直升机和扑翼飞行器的图画。达·芬奇死于1519年，此后的300多年，他500页的笔记和1500多页的草图却被人们遗忘了。如果他的这些遗作能早点被发现，可能会加速航空学科的发展。

许多的传说，图画和幻想，都证明了我们的祖先对人类能够飞翔的向往，直到直觉、技术发展和目标明确的尝试有机地结合起来，人类的飞翔梦想才得以实现。当然，人类对在高空环境下耐力和飞行中加速度耐力的认识，是直到有实际飞行经验以后才有的。另外，对成员的约束系统、碰撞防护，以及在飞行中缺失外部视觉参照的情况下应对空间定向障碍的方法，也是在有了飞行经历以后才有的。

本章的描述是据最早概念的形成，按照世纪发展的顺序，从16世纪开始描述的。之后是欧洲的"推论时代"和之后诞生的17世纪所谓的"启迪时代"。文章还将包括航空医学意义上的第一例"高山病"报告，它源自于早期实验室气体研究和气球驾驶者的缺氧经历。1903年12月17日，莱特兄弟首次驾驶比空气重的飞机分离地面，从此开始了对航空发展的探索，也揭开了对飞行人员医学保障研究的序幕。1961

年 4 月 12 日，苏联宇航员加加林成功完成了地球轨道飞行，开辟了人类航天飞行的时代。

本章还介绍了航天医学的发展，包括美国航空航天局（NASA）于 1969 年 7 月 20 日实施的阿波罗 11 号登月飞行。登月任务由阿姆斯特朗和小奥尔德林完成，他们是首次在地球以外星球上行走的两个人，还有迈克尔·柯林斯，他当时作为登月舱飞行的指令长，在月表上空飞行。

16 世纪的经验

1519 年，西班牙军队在科特兹的带领下袭击墨西哥，在高山行军中出现了不适被记录下来。25 年后，皮萨罗带领下的西班牙军队，在征战后来被称为厄瓜多尔、智利和秘鲁的地区时，也受到高山病的困扰。

16 世纪末，基督教神父阿科斯塔也对高原空气影响抱怨颇多。在 5 次穿越安第斯山脉时，他记录下诸如食欲下降、恶心、腹痛，进而呕吐食物、黏液、胆汁直至鲜血的高山反应症状。阿科斯塔神父虚弱得无法自持，不得不瘫软在马匹上，任由头晕眼花和颠簸困扰。当他回到海拔较低的地区时，这些症状不久就消失了。

阿科斯塔写到，"不仅是人类，马匹也同样受到了影响，有时即使用马刺驱使，它们也不愿再进一步"。阿科斯塔确信"高原的空气如此稀薄，以至于无法满足人类呼吸需要的适宜浓度"。

阿科斯塔的笔记 1590 年即在塞维利亚发表，但最好的描述却是在希区柯克翻译博尔特的《大气压力》一书中。此书最初 1878 年在法国出版，包含了 264 个有关高山病的参考，围绕在安第斯山、麦金利山和喜马拉雅山出现的高山病的影响、预防，以及急慢性高山病、肺水肿和脑水肿的治疗，开展科学研究。参加这项研究的科学家包括赫塔多、哈尔衮和科拉考尔。

17、18 世纪的发展

伊万者里斯塔·托里切利（1608—1647），一位意大利物理学家，在阿科斯塔的发现后 50 年，发明了水银压力计，他还研究了小动物在真空环境下的反应。奥托·冯·居里克（1602—1686），德国工程师，于 1672 年发明空气泵。他的研究表明，在蜡烛熄灭的环境，动物是不能生存的，而且真空中声音也不能传播。他还演示了马匹也不能将两个抽成真空的半球拉开的实验。罗伯特·玻意耳（1627—1691），爱尔兰自然哲学家，观察到了一条毒蛇的眼睛在减压到真空环境时出现气泡的现象。他发现，在温度恒定的情况下，气体容积与压力成反比变化，即著名的"玻意耳定律"。

约瑟夫·普瑞斯利（1733—1804），英国科学家，安托万·拉瓦锡（1743—1794），法国化学家，分别发现了氧的存在。

1783 年间，约瑟夫兄弟和法国人艾缇恩·孟高尔费成功放飞以湿麦秆、羊毛，有时还有旧鞋，甚至剩肉等为燃料的热气球。这一年的 9 月 19 日，热气球将一只公鸡、一只鸭子和一只羊送上天。10 月 15 日，兄弟俩又把 Metz 的药剂师 Pilatre de Rozier 用热气球送到离地 50 英尺（ft）（1ft = 0.3048 m）的空中。11 月 23 日，de Rozier 和 Francois Laurent Marquis d'Arlandes 乘热气球飘过巴黎。美国驻法国大使 Benjamin Franklin 见证了这一发展，并看好其发展前景。

Jacques Alexandre Cesar Charles 教授（1746—1823）与 Joseph Louis Gay-Lussac（1778—1850）一起发现"查理定律"，即"在压力恒定的条件下，气体容积一定时，其压强与热力学温度成正比"。1783 年，Charles 发明氢气球，并在 12 月 1 日由 1 名同伴（气球制造者）陪同进行飞行。在飞行 1 小时 45 分钟以后，同伴离开了，变轻的气球立刻上升到 3048 m（10 000 ft）。Charles 报告，随着高度的增加，他右耳和上颌出现疼痛。他的报告被认为是第 1 例航空性中耳炎病例。19 世纪初，1804 年 9 月 16 日，Gay-Lussac 进行了一次气球飞行，上升到了 7016 m（23 000 ft）的高度，这一纪录被保持了半个世纪。

波士顿医生 John Jeffries 在苏格兰受训并为乔治三世工作后，在美国革命战争初期搬到伦敦。有 15 万～25 万人和他一起，目睹了 John Pierre Blanchard 和意大利人 Vincent Lunardi 驾气球升空的情景。Jeffries 付给 Blanchard 100 几尼，乘他的氢气球从伦敦飞到肯特。飞行中，Jeffries 携带了温度计、压力计、便携式静电计、液体比重计、精确时钟、罗盘、小型望远镜等设备，以及 7 个密封的瓶子，用来为氢气球的发明者 Henry Cavendish 采集不同高度的空气样本。分析结果上报给了皇家学会。

在同意 Jeffries 搭乘以前，Blanchard 就曾宣布要乘气球横跨英吉利海峡。Jeffries 又一次同意为这次飞行支付费用，并宣称为保证 Blanchard 的安全，他可以在需要的时候跳到海峡中。

Blanchard 盘算了一下后，决定订制一件背心，其中衬上铅块，试图以保证气球升力为由，迫使 Jeffries 退出。但裁缝错将背心送给了位于多佛一家酒店的另一个 Jeffries 医生，使其诡计未能得逞。1785 年 1 月 7 日，他们俩乘气球首次飞越英吉利海峡，而 Jeffries 成为第一个为国际飞行付费的乘客。

他们携带了水上救生装备，有浮木背心以及水上飞行所必需的装备。Jeffries 报告了出现的视觉错觉："感觉我们好像被定住了，而周围的物体在移动或围绕我们旋转"。他还报告说，"我们感觉被一种静止包围着"（可能是感知觉剥夺）。有一次几乎就需要 Jeffries 跳入水中了。后来在即将硬着陆以前，除了气压计以外，他

们将几乎所有衣服、用于庆祝的白兰地酒、救生背心和所有装备都扔了。

为了减缓在法国着陆时的冲击，Jeffries 又排出了"5～6 磅的尿"。Benjamin Franklin 在伦敦的儿子，给他在巴黎和爷爷在一起的儿子写了一封信，也随气球送达。这是第一封航空邮件。Jeffries 账单的复印件曾在航空航天环境医学杂志上发表。

1789 年，Jeffries 医生返回波士顿，并从事医学工作直到 1819 年去世。他活跃于教学工作，并首次开设公开的解剖课。他是波士顿医学实验室的创始人。

1793 年 1 月 9 日，Jeffries 帮助 Blanchard 完成在美国的第一次氢气球飞行。飞行从费城胡桃大街监狱的院子起飞，包括 George Washington 总统和法国大使在内的很多人目睹了起飞的过程。Washington 总统还交给 Blanchard 一封介绍信（Blanchard 的英语不是很好，介绍信用做他着陆时向人们解释之用，这被认为是美国颁发的第 1 本护照）。Blanchard 按 Benjamin Rush 医生的要求记录了他的心率，在地面时为 84 次 /min，在 1772 m 处为 92 次 /min。他还为 Casper Wistar 医生采集了 6 份空气样品。

气球最终降落在新泽西州的 Gloucester。Blanchard 返回欧洲后，又在几个国家进行了气球飞行。当飞行到荷兰海牙上空时，他报告说他在空中发生了心脏病，气球也因此下降了 50ft。他死于 1809 年 3 月 7 日，由于在空中心脏病发作，导致了这位气球飞行第一人的丧生。

1785 年 6 月 15 日，第一次由 Montgolfiers 搭载飞行的 Pilatre de Rozier 和 Pierre Romain 一起，使用氢气热气球跨越法国和英国之间的海峡。起飞后半小时，因氢气着火二人同时遇难，也是第一起航空事故。DeRozier's fiancee 和 Susan Dyer 目睹了发生爆炸、坠落以及他们死亡的过程。

19 世纪

1803 年 7 月 18 日，比利时物理学家 Etienne Robertson 和音乐教师 Lhoest 在德国汉堡登上了约 7000 m（22 966 ft）的高度。他回忆起其心跳加速、心理和生理状态下降，以及淡漠的感觉超过了因探险获取荣耀的感觉。他报告说，他的嘴唇因充血而肿大，而且帽子好像也变小了许多。他可以把手放入沸腾的水中而不感觉疼痛。1804 年 6 月 30 日，他和俄罗斯第 1 位气球驾驶员 Sacharoff 一起飞行。

1826 年 10 月 16 日，Robertson 的儿子 Eugene 在纽约的花园城堡爬升到 6000 m 高度。

法国人 Claude Bernard 医生（1813-1878）被认为是实验医学的创始人，他研究了缺氧的病症，以及二氧化碳（CO_2）、寒冷和过氧饱和空气对缺氧耐力的影响。在研究肝脏时，他发现肝糖原（他命名了此物质）分解成了葡萄糖，从而揭示了肝糖原和葡萄糖的关系。

Paul Bert（1833-1886），被有些人认为是航空医学之父，他生于法国 Auxerre，Yonne。他学习过工程、法律、生理和医学。他继承他的导师 Claude Bernard 成为巴黎科学学院生理教授。1870 年代初期，他开始大量著书。最后他在 1878 年出版了他的名著《大气压 – 实验生理学研究》。第二次世界大战期间，Mary Alice 和 Fred Hitchcock 将该书译成英文。

Bert 进行了一系列研究，对气球升空时驾驶员报告的状况进行了解释。在他的住所，他使用钟形的玻璃容器和高空舱进行了 670 次试验，植物、麻雀、兔子、豚鼠、猫、狗和人都成为他的试验对象，他将试验发现记录在他的书中。他确定无论大气压力为多少，只要氧分压下降到 35 mmHg 就会出现死亡。他发现，间歇性吸入富氧空气可缓解缺氧症状。他还发现，血液

和组织中的碳酸超量会引起不利效果。过度换气会导致失去太多二氧化碳的风险没有被验证。1886 年 11 月 11 日，Bert 死于痢疾，时年 53 岁，当时他任法属印度支那东京省（地处现越南 – 译注）总督。

James Glaisher（1809-1903）及其气球工程师 Henry Coxwell（1819-1900），在未供氧的情况下数次上升到英格兰的高空。1862 年 9 月 5 日，当上升到 8839 m（29 000 ft）时，Glaisher 失去知觉约 7 min。报道说，2 名气球驾驶者对高空环境已经有了些适应，没有出现青紫现象和呼吸困难。

海军军官 Henri Sivel 和记者 Joseph Croce-Spinelli 于 1874 年 3 月 22 日乘气球极地星号上升到 7300 m（23 950 ft）。他们携带了 Bert 提供给他们的氧气袋，分别装有 40% 和 70% 浓度的氧气。在到达 3600 m（11 811 ft）时吸入 40% 浓度的氧气，到 6000 m（19 685 ft）时则吸入 70% 的。可以观察到，吸氧改善了体力、反应力、记忆力、视力和食欲。

1875 年 4 月 15 日，他们和第 3 名气球驾驶者 Gaston Tissandier 一起，再次乘气球升空。他们用金箔匠的袋子（由牛肠制成）装入 65% 和 70% 浓度的氧气。他们希望能突破 8000 m（26 246 ft）的高度，打破 Glaisher 和 Coxwell 1862 年 9 月 5 日创造的记录。Bert 曾写信告知这些法国气球驾驶者携带的氧气不够，但在信息达到之前他们就已经升空了。在 7450 m（24 442 ft）的高度，可能是在缺氧导致的欣快状态下，他们扔掉了 3 袋压舱重物，然后他们上升到约 8600 m（28 215 ft）。三个人都失去知觉，Sivel 和 Croce-Spinelli 在这次飞行中罹难，Tissandier 逃脱一死。一段时间过后，气球自然下降落地。

在第 3 版的《航空医学原理及实践》中，Armstrong 写到，"首次医疗空运发生在 1870 年

巴黎被包围的日子，当时总共有 160 名病人被一架观测气球运出这个城市"。Lam 曾经核查了当时的记录，发现乘员中并没有病人。记录中记下了乘员的姓名，邮件的重量和降落地点。这些气球飞行发生在 1870 年 9 月 23 日 ~ 1871 年 1 月 21 日，其间佛朗哥和普鲁士人发生战争，巴黎被包围。Tissandier 是气球驾驶者之一，但大多数人是乘员。

20 世纪：航空航天医学的探索、发展

发明并实现驱动并控制比空气重的物体飞行的是俄亥俄州代顿的 Wilbur 和 Orville Wright 兄弟，首次飞行是在 1903 年 12 月 17 日，地点是北卡罗莱纳州的基蒂霍克。之后一直到第一次世界大战前，飞行学校开始飞行，继而飞机出现在了世界各地。飞行还包括大型飞艇的飞行。德国海军飞艇部实施了伦敦上空的空袭，飞行高度在 5000 ~ 6000 m（16 400 ~ 20 000 ft），尽可能躲避飞机的袭击。8h 的寒冷、缺氧和发动机噪声折磨，导致头晕、耳鸣、头痛、心跳和呼吸加快，以及疲劳，这些症状都记录在案。压缩供氧有一股不好的油味，乘员和指挥官都只是在症状明显时才勉强吸些氧，因为吸氧被看作是虚弱的表现。之后也使用了液态氧，因为同等重量下，液态氧比气氧能提供更多的氧气。

1912 年 2 月 7 日，美国作战部就航空飞行任务，出版了招飞体检指南。这些指南比 1910 年德国的军事飞行员最小医学标准更先进。德国是首个制定这种医学标准的国家。法国和英国于 1912 年也颁布了军事飞行员医学检查标准。1916 年，美国军方在 Theodore C. Lyster 建立了飞行人员详细体检标准，并于 1919 年以《空勤体格检查》的名字出版。

关于这些早期的标准，英国比较关注心血管

功能和缺氧耐力，他们用减少吸氧袋内氧气的办法，模拟高空氧分压下降的情景。法国增加了前庭功能和神经血管稳定性的检查，以应对受到意想不到火炮发射影响的情况。意大利人则强调了反应时间。美国在 1908 年获得第一架飞机时，就实施了通用军事医学标准。这些标准强调了牙科的检查，源于南北战争年代的要求，军人应该能够用牙齿拔掉火药桶上的软木塞。1912 年的航空医学标准强调了检查正常视力、正常听力和耳膜，以及判断距离的视力能力。色盲、中耳或内耳的急、慢性病，听觉神经性疾病，呼吸、心血管和神经系统疾病都在体检不合格之列。平衡供能测量是站立时闭上双眼，然后快速眨眼。1914 年，军医总监颁布了更为武断和严格的体检标准，但对于新的军官应试者来说淘汰率太高了，以至于不得不放宽标准。有一项选拔测试是应试者用拇指和食指捏住一根针，期间用空膛的手枪在应试者的脑后击发，如果他受到惊吓针刺破了手指，即被判定为不合格。

在第一次世界大战第 1 年的飞行中空战还很少，英国和法国发现 2% 的飞机事故由作战引起，8% 源于机械故障，90% 是人的失误。而这 90% 中的 2/3 是因为身体缺陷。

美国医学人员认为，之所以有如此之高的身体缺陷导致事故的比例，"是受空中缺氧影响，循环系统出现短期或长期的损伤所致"。一些战士因为作战疲劳、爆炸导致的休克、神经衰弱而不能成为飞行员继续作战。英国皇家空军（RAF）启动了关注飞行勤务的行动。该行动在 2 年的时间里，将因飞行员缺陷引起的飞行事故从 60% 降低到 12%。改善后的标准、检查、飞行训练，以及对飞行员生理和情感问题的关注，无疑对这种减少贡献良多。

即使如此，按执行的标准来看，很多王牌飞行员也会因身体缺陷原因而被淘汰。Roy Brown

在 1918 年击落王牌飞行员 Baron Manfred von Richthofen（击落过 80 架敌机），但他患有慢性胃病，需要定期服用苏打、牛奶和白兰地。美国飞行员 Elliott Springs（击落过 5 架敌机），需要不时饮用氧化镁乳液和杜松子酒来缓解其慢性胃病的症状。"Eddie" Rickenbacker（击落过26 架），战争期间需要接受乳突切除术。法国"王牌中的王牌" Georges Guynemer（击落过 53 架敌机），在飞行中失踪，之前被发现有心理压力、坠落引起的震荡和膝部损伤。

一位少为人知的飞行员名叫 Veil，在美国参战的时候被质疑为什么能留在 Lafayette 飞行部队，他应该被美国航空兵所淘汰，因为他"腿跛、颈僵、腹股沟上有孔，还有血液病等其他问题"。

英国顶级王牌飞行员，34 岁的 Mike Mannock（击落过 73 架敌机），其左眼先天近乎失明。美国人 William Thaw（击落过 5 架敌机），是 Lafayette 飞行小队，后称为美军第 103 航空飞行中队的飞行员，只有一只眼有正常视力。澳大利亚 Frank Alberry 上尉在 1916 年的地面作战中失去右腿。当他得知不能拖着假腿去参加地面部队时，他决定去飞行。他说动了国王，并得到接纳入伍的信件。他将信件提交给空军管理委员会，并完成飞行员培训，在之后的空战中击落 7 架敌机。1921 年，新成立的澳大利亚空军不愿意接纳他到空军服役。

德国王牌飞行员 Oswald Boelcke（击落过 40 架敌机）患有严重的哮喘。还有技能出众的飞行员 Zeumer，1915 年曾经指挥 von Richthofen 男爵参加空战，他是一名肺结核患者，长期咳嗽，看上去也病恹恹的。飞行被认为是坐着完成的活动，决定一名战士能否飞行，要看他是否虚弱到不能坐在舱内工作。

美国陆军曾经要求禁止硬着陆，并禁止在座舱内穿戴马刺。1917 年 5 月，美国陆军为飞行人员建立了新的医学标准，包括眼肌平衡、

融合、眼压、视野、近距离视觉调整等要正常，以及在飞行下降时打开耳道的能力。用转椅检测替代站立、行走和单脚跳检测。经过特殊培训的医生被分派到美国 35 所体检中心负责相关检查。

Theodore C. Lyster 医生 1917 年当选美陆军航空部航医主任，他和费城耳科医生 Isaac H. Jones 医生一起在宾夕法尼亚州立大学医院建立了 35 所体检中心中的第一家体检中心。他们一起花费 3 个月的时间，到欧洲考察飞行员面临的医学问题。通过考察，他们在纽约长岛 Mineola 的 Hazelhurst Field 建立了空勤医学研究实验室，由 William H. Wilmer 医生负责。这个实验室包括低压舱，可以进行航空生理前沿性研究和研究飞行人员抗缺氧防护。

上述主要人员在 1917 年 10 月 18 日建立了医学研究管理委员会，负责研究影响飞行员工作效率的问题，开展飞行员高空飞行能力的有关实验，并作为医学执行委员会处理与飞行员体能有关的事物，在空勤体检中提供检查程序和研究室研究方面的支持。

在新实验室制订了新航空医学检查人员的选拔和培训计划。Isaac Jones 医生及其同事、眼科医生 Eugene R. Lewis 建议，医学检查人员要定期飞行。Lewis 还为这些医学检查人员起了一个新的名字——航医，飞行员和指挥官要就飞行员状态听取他们的意见，以决定是临时停飞还是永久停飞。

第一名在美军基地行使报告权利的航医是 Robert J. Hunter 上尉。在田纳西州 Park 基地，Hunter 医生于 1918 年 5 月 13 日向 Lyster 医生提交了一份为减少事故而采取预防措施的报告。报告说共有 63 名被试者接受了调查。5 月 27 日就诊伤员集合，接下来在上午 11:00 到下午 3:00 期间进行运动和锻炼，每周 2 次。为飞行学员准备一次性杯子和遮阳区域。调查了 3 起一般

性事故，1 起是因为经验不足，1 起可能是因为做斗斗时头部撞到了舱盖，还有 1 起是因为撞上了一只乌鸦。与造成困扰的人员进行了讨论。Hunter 在几起事件中充当了特殊调查组成员的角色，考虑是否需要为飞行学员继续提供更进一步的指导。

Isaac Jones 医生相信，能够飞行的医生才最能够理解飞行员。教会飞行员从心理和生理上保持对飞行的适应，才是航医工作最主要的目的。他的报告说，也许要花费 100 年的时间才能说服飞行员，航医并不是总想着让飞行员不能飞行。可能是 Jones 和 Lewis 共同编著了《空勤医学》这本书，Jones 还在 1918 年写了《平衡和眩晕》。Raymond E. Longacre 医生 1912 年毕业于新的航医学校，他第一次研究了人员飞行训练选拔的个体标准。在随后的第一次世界大战中，Hazelhurst Field 被改装成私人机场（Roosevelt Field），其中的研究设施，于 1919 年搬到附近的 Mitchel Field。1926 年，这些设施再次搬家，这次是搬到圣安东尼的 Brooks 空军基地。之后又搬往 Randolph 基地，后来又搬回 Brooks。

1924 年国家地理杂志声明说，"也许最能说明一名飞行员品质和毅力的测试就是爬升高度"。Rudolph W.。在俄亥俄州 Dayton McCook 基地的"小个子"Schroeder 于 1918 年创造了飞行高度的世界记录。他的第 3 个记录是在 1920 年 2 月 27 日创造的，达到 10 093 m（33 114 ft）。他驾驶的是美国生产的、在英国 Bristol 组装的双座复翼飞机 LePere LUSAC-11（美国陆军战斗机），其座舱是开放式的。它使用的是 GE Moss 公司喷气式增压机，推力达到 400 hp 自由型发动机。Schroeder 在上升到最高处时氧气用完了，他因此失去了知觉。他在 914.4 m（3000 ft）时恢复知觉，在这 2 min 时间内他掉了 9144 m（30 000 ft）高度，最后他在 McCook 基地附近的一条河的河边降落。除此之外，飞机还出现

了一些其他问题，如氧气管结冰和二氧化碳问题等。这次飞行对追求高度的飞行中飞行员能力和缺陷做了重要的演示。

1921 年 9 月 28 日，John A. Macready 和 Schroeder 一起乘同一架飞机上升到了 11 521 m（37 800 ft）。他穿着了毛织内衣和外套，有绒革的皮飞行服，毛皮手套，覆盖羊毛的鹿皮靴和镀有防冻膜的护目镜（见图 1-1）。氧气管连接到嘴旁，面罩用于防护空中 -67°F 的低温。

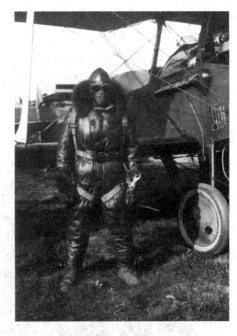

图 1-1 试飞员 John A. Macready

俄亥俄州 McCook 基地美国陆军工程部试飞员 John A. Macready 中尉，穿着这套飞行服于 1921 年 9 月 28 日上升到 11 521 m（37 800 ft）

Macready 和 Oakley Kelly 完成了第一次不间断的横贯大陆飞行，他们驾驶 Fokker T-2 单翼机于 1923 年 5 月 2 日 12:36 PM（EST）从纽约长岛的 Roosevelt 基地起飞，5 月 3 日 3:26 PM（EST）在加利福利亚州圣地亚哥 Rockwell 基地着陆，历时 26 小时 50 分钟，航程 2526 英里。飞行员在跨内陆飞行中创造了 2 项"耐力"记录，一是如此长距离飞行体能的耐力，一是飞机及其设备的耐力。坐在引擎后面开放座舱中的飞行员可以查看飞行地图，另一名飞行员则

通过油箱侧的窗户观察和一系列操控来控制机翼平衡，属于"人工自动驾驶"。Kelly 操纵飞机从 Roosevelt 基地起飞，Macready 控制飞机在 Rockwell 基地着陆。飞行员座椅椅背可以调节，所以 2 名飞行员可以在长距离飞行中互换位置。

Macready 还在 1924 年 6 月 18 日完成了第一次夜间跳伞，当时飞机引擎在 518 m（1700 ft）处发生故障，他安全着陆了。他还创造了国家航空学会高度和航时的飞行记录，分别是 1924 年驾驶轰炸机的 11 796 m（38 700 ft）和 1926 年 1 月 29 日驾驶配有涡轮增压器的 XCO5 飞机时的航时记录。据说在 1923 年就有科学家告诉 Macready 说，他可以超出重力的吸引，而成为空间卫星。

McCook 基地工程部飞行主任 Harold R.

Harris 中尉在 1920 年 10 月 1 日～1925 年 1 月 30 日，创造了 10 项世界航空学会（FAI）的世界纪录和 16 项美国航空纪录。1921 年 6 月间，Harris 驾驶了第一架有加压座舱的飞机，是 D-99-A 但引擎单翼试验机。但座舱加压不是飞行员控制的，所以加压系统在飞机爬升时将座舱压力加到海拔下 914 m（3000 ft），这使得座舱变得很燥热，幸运的是 Harris 最终还是安全着陆了。这一经历使得设计者获益良多。

1922 年 10 月 20 日，Harris 成为跳伞获生的第一名飞行员，当时他驾驶的 Loening PW-2A 飞机在空中解体了（图 1-2）。他成为后来 Irvin 降落伞公司建立著名的"毛毛虫俱乐部"成员的第一人。

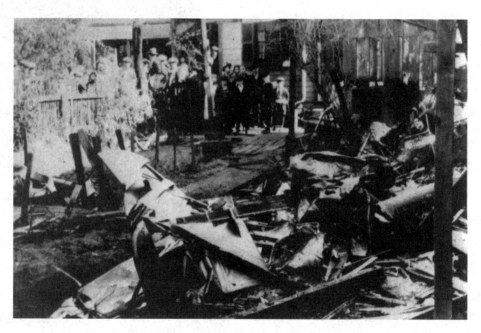

图 1-2　解体的 Loening PW-2A 飞机

1922 年 10 月 20 日空中解体的 Loening PW-2A 飞机。飞行员 Harold R. Harris 上尉，是第一个在飞机失事中经跳伞逃生的美国陆军空勤人员

Charles Lindbergh 参军后在德克萨斯州的 Brooks 基地接受飞行训练（注：在此之前他已经是飞行时间不长的民航飞行员）。在训练中俯冲跟踪靶机时，另一架飞机冲上来并和 Lindbergh 的飞机缠在了一起。2 名飞行员都到

了不得不跳伞的状态，而且他们都安全跳伞了。Lindbergh 在 1925 年 3 月以最好的成绩训练结业。但由于军方资金不足，他离开了军队并加入密苏里州国家警卫队。

Albert Stevens 中尉是一位技术出众的空中

摄影师，经常和 Macready 一起飞行。1922 年 6 月 12 日，他乘 Martin MB2 轰炸机在 McCook 基地上空从 7376 m（24 000 ft）跳伞，创造了世界纪录。

Hawthorne C. Gray 上校在 1927 年创造了气球升高的非官方记录。1927 年 3 月 9 日他从伊利诺斯州 Belleville 乘气球上升到 8230 m（27 000 ft）时，因氧气设备出现故障，且又抛空了压舱袋无法下降而导致昏迷。幸运的是，气球自己下降了，他又苏醒过来重新尝试下降。1927 年 5 月 4 日，他携带新的氧气系统和抛压舱物的绳索再次升空，这次上升到了 12 945 m（42 470 ft）。下降时速度过快，他不得不在 383 m（8000 ft）处跳伞。他没有获得打破 FAI 记录的官方承认，但是他还活着。他报告他飞行时的情形时说，他感到冷漠、强烈的胸痛和强烈的睡意。1927 年 11 月 4 日，Gray 再次升空，上升到了 12 192 m（40 000 ft）。不幸的是，他的表结冰了，他用光了氧气并失去知觉，最终死去了。11 月 5 日，在田纳西州 Sparta 附近的树上，发现了他所乘坐的吊舱。科学家总结说，高空气球飞行应该配备密封座舱。James H. Doolittle 将军于 1962 年 10 月 20 日，在庆祝俄克拉荷马州俄克拉荷马城联邦航空局的民用航空医学研究所新的研究设施投入使用时的演讲中说，"几乎所有航空发展探索的价值都是极高的，发展通常是一些人用生命换来的"。

McCook 基地的人们还承担了一项用飞机喷洒农药的任务，为俄亥俄州 Piqua 的梓树林消灭"梓树天蛾"。树林位于 McCook 基地以北 32 km[20 英里（mi）]，其木材用于做栅栏柱和木棍。在 Wooster 俄亥俄农业试验站的配合下，McCook 基地人员改装了 JN6H（Jenny）飞机，使其能携带粉状砷酸盐的储藏罐，并在 6 ～ 9 m（20 ～ 30 ft）高度飞临树林上空时施洒农药。1921 年 8 月 3 日，飞机以 129 kph（80 mph）的速度飞行了 6 次，喷洒了 79 kg（175 lb）杀虫剂，每次喷洒时间为 9 s。数以百万计的天蛾吃了沾有农药的树叶后死亡了。

Etienne Dormoy 是 McCook 基地的工程师，他设计了储药器，John A. Mcready 驾驶飞机，Albert W. Stevens 则在旁边负责记录喷洒情况。1925 年，Harold R. Harris 中尉离开 McCook 基地，去帮助建立 Huff-Daland 农作物农药喷洒组织，它是 Delta 航空公司的前身。Delta 航空公司成立于 1928 ～ 1929 年，它是用卖掉农药喷洒公司的钱来组建的。Stevens 和美国农业部合作，在 1935 年 11 月 11 日使用探索者 Ⅱ 气球先后在 10 972 m（36 000 ft）和 22 066 m（72 395 ft）收集作物疾病孢子的样本。1926 年，航空喷洒技术被用于 Quantico 海军的灭蚊行动（图 1-3）。第二次世界大战后期，在太平洋战区，改进后的喷洒技术用于灭蚊和灭蝇。

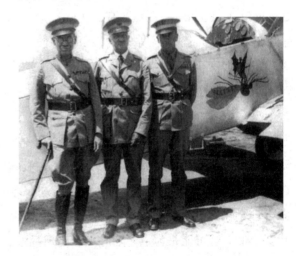

图 1-3　MG Elie Cole 上校（图中）

海军部队 1926 年"与困围 Quantico 海军基地蚊蝇的死亡之战"因使用了飞机而闻名。

早期坠落事故防护

第一起动力飞机的坠落事故发生在 1908 年 9 月 17 日。Orville Wright 当时在弗吉尼亚的 Fort Myer 为美陆军展示他们的 Wright A 型飞行

器，Thomas E. Selfridge 上尉是乘员。在 30.5 m
（100 ft）完成一些飞行动作后，螺旋桨折断。
Orville 切断动力，但螺旋桨还是卡入飞机的动
力系统，飞机在盘旋时坠毁。Selfridge 和 Orville
都被救出，并送往医院。Selfridge 因颅骨骨折死
亡，Orville 左侧大腿和肋骨骨折，还有一些其
他的骨损伤。虽然他没有完全治愈，并终生都感
觉不适，但他还是恢复了飞行。1909 年 7 月 30
日，Orville 再次在 Fort Myer 演示改进的飞行器。
1909 年 8 月 2 日，陆军通讯兵部队同意购买此型
飞机。当时他的乘员是 Benjamin D. Foulois 上尉。

Henry H.（Hap）Arnold 上尉，后来的将军
和美国在第二次世界大战期间的陆军航空兵司
令，在 1908 年发生 Fort Myer 事故后不久，将
上学时使用的橄榄球防护头盔用于飞行。Louis
Bleriot 是第一个横跨英吉利海峡的飞行员，他
在 1909 年 7 月 25 日就开始使用了座椅紧固系统。
Benjamin D. Foulois 上尉后来成为美陆军空勤总
监，在 1910 年飞往圣安东尼的飞行中，使用了
束紧身体的安全带。他回忆说："……在波动气
流中它将我捆在该死的座椅上"。

皇家海军的 Hardy V. Wells 在 1913 年曾经
写到，"在飞行员前方容易碰头的地方铺设一些
防护材料"或"使用安全肩带"可防护一般和
严重的损伤。他推荐的有弹性的肩带听起来不
太合理。在此期间，有些人在飞机着陆前即松
开安全带，这可能是为了着陆时飞机出现翻滚、
着火时便于脱逃，或是为了预防推进式引擎引
起的坠地事故。

法国汽车制造商 M.G. Leveau 在 1903 年为
汽车座椅的紧固系统申请了专利，包括高靠背
座椅、腿带和可调节胸带等。除了早期的防护
技术，在后来强制要求安装防护系统前的几十
年间，限制上身运动的经验和建议，估计将通
用航空飞机的严重飞行事故减少了 85% ～ 93%。

20 世纪 50 ～ 60 年代的研究数据，以及由

John Stapp，John Swearingen 和其他人广为散布
的研究数据，逐渐被民航和汽车业的官方标准
所采纳。

早期的空中救护

1909 年，美国陆军上校 George H.R.
Grosman 驻扎在佛罗里达州的 Fort Barrancas，
构思用飞机来运送病人。在 Albert Rhodes 上尉
的帮助下，他设计、建造并驾驶了这样的飞机。
作战部始终对购买 1909 年的 Wright 飞机抱有疑
虑，没有做出建立空中救护飞机的决定。

1914 年，皇家陆军医学部队（MC）的
Donegan 中校，曾建议在飞机上安置医护人员、
专家和急救设备，但因飞机的缺陷而没有实施。
R.H. Cordner 上校也曾在 1 年前建议类似的计划，
但因方案不切实际而被拒绝。

1910 年，法国外科护士 Marie Marvingt，她
同时也是气球驾驶者和飞行员，建议了一项发
展空中救护的计划。1912 年，她从 Deperdussin
公司订购了一架飞机，但因这家公司破产，飞
机未能交货。

1914 年，她作为步兵秘密地参加前线作战，
直到她的上级发现她是女性。她找到了进入空中
服务的途径，做为轰炸机飞行员飞越德国，为
此她荣获了法国军十字勋章。在整个战争期间，
她始终推崇空中救护。

1934 年，Marie Marvingt 为摩洛哥建立了一
架空中救护飞机。飞机上装有可在沙漠地区降
落的滑雪橇。1935 年，她成为法国第一位获得"飞
行护士"学位的女性。

历史上第一架空中后送飞机来自阿尔巴尼
亚，在 1915 年由法国远征军塞尔维亚飞行员驾
驶法国战斗机完成的。后来，法国又订购了适
合后送的飞机。

1947 年，意大利是仅有的另外一个具有空中

后送能力的国家。其他地区的国家认为这样的空中后送危险、医疗上不安全且军事上不可行。

Marvingt 的飞机救护梦想直到第二次世界大战才得以全部实现。到战争结束，军方运送伤员的人数达到 100 万/年。在朝鲜战争中，也利用飞机运送受伤士兵。在越南战争前建立起的空中救护体系，使作战中因受伤而死亡的危险，比第二次世界大战减少了一半多。

殖民飞行服务公司在 1929 年首次提供民用空中救护服务。一家称为 Braniff 的航空公司从事航空救护后送（图 1-4）。1929 年，波音空运（美国联合航空公司的前身）聘请了注册护士 Ellen Church 来当飞行乘务员，并且在之后的若干年，美国联合航空公司都沿用了这一做法。早期飞机的座舱为非加压环境，在气流紊乱的低空飞行时，经常导致成员不适，特别是会出现恶心、呕吐、眩晕和中耳不适和疼痛等症状。飞行护士乘务员对安抚和处置受不适影响的乘客特别有帮助。

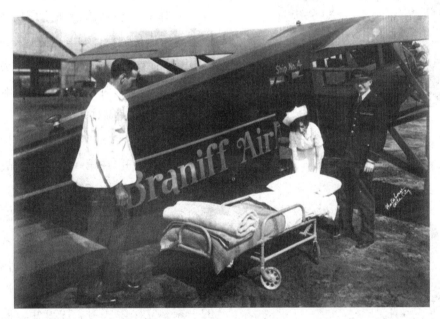

图 1-4 空中救护服务

1929 年，早期将空中救护服务纳入航空公司业务的国家有美国、瑞典和一些欧洲国家

第一次世界大战后的航空医学研究

1920 ~ 1935 年间的航空医学研究处在一个非常低的水平。1920 年，因第一次世界大战，空勤医学研究实验室被搁置。1923 年，Longacre 的飞行人员选拔标准是公认的成果。另外，Neely Mashburn 的"自动串行行为复杂协调器"（图 1-5）于 1931 年 5 月在德克萨斯 Randolph 基地的航空医学新学校（SAM）被研发出来，它是当时测量飞行员能力最精确的设备。这个设备在第二次世界大战期间选拔飞行员时，用于测试其在着陆、饮酒和与年龄相关的反应时间。

第三项成果来自 David A.Myers 医生，他是第一批正式的航医。他和退役飞行员 William Ockerk 一起工作。William 曾经是凭借陀螺和仪表完成盘旋和倾侧转弯飞行的专家，这些仪表由 Elmer 和 Lawrence Sperry 研发。他借助 Barany 转椅、头戴视箱和驾驶杆进行演示，并测试被试者的定位能力，看其是否存在旋转的感觉，如果被试者有此感觉，还要说出感觉旋转的方向，因为在缺失外部水平参照后，内耳会在旋转中产生混淆感（图1-6）。1936年，Ocker和Crane出版了他们的著作《盲飞的理论与实践》。美国空军（USAF）卫生部队Harry G. Armstrong少将，曾经这样认为这部著作对空间定向障碍的作用，是"医学对航空技术发展的最大贡献"。

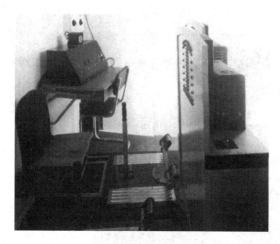

图1-5　复杂协调器

Mashburn用于测量飞行训练能力的复杂协调器，是1920至1935年间最有意义的研究成果

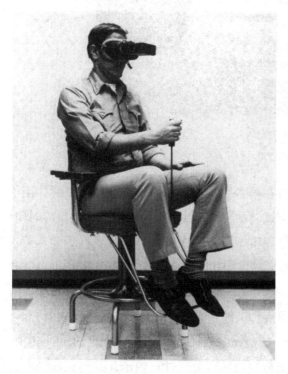

图1-6　改进后的Barany转椅

改进后的Barany转椅用于空间定向障碍的演示，数以万计的美国飞行员因缺乏真实水平参照和操作仪表不熟练而出现空间定向障碍

Harry G. Armstrong和Louis H. Bauer这两名医生引领美国航空医学的复苏。1939～1952年间，Armstrong医生写了3本航空医学教科书，并且编辑了第1部航天医学教科书。Bauer医生在1926年也出版过1本航空医学教科书，和Armstrong的著作一样，它也引起大西洋两岸国家的关注。

Armstrong医生认为，航医需要完成4个月的基础课程学习，在空军部队实践3年，并飞行300h，才能说是进行了完全的培训。他们的在职工作职责包括诊断和治疗疾病、外伤，以及对飞行人员进行体检和保健。Armstrong认为，"这些是航空医学的基本职能"。另外，航医应该始终关注飞行对飞行人员的影响，针对环境的不利影响寻找应对办法。

Armstrong（1899年2月17日生于南达科他州De Smet），在第一次世界大战期间在美国海军服役。他参加了明尼苏达州立大学的医学预科学习，后就读于南达科他州医学院，并在1923年获得医学学士学位。他后来又被肯塔基州的路易（斯）维尔大学录取，并在1925年获得医学博士学位。他到明尼苏达州Minneapolis的一家私立医院实习。1929年，他加入陆军预备役部队，并被派往圣安东尼奥的Brooks基地，在那里他接受了航空医学课程培训。一名推崇跳伞的中士建议，医生应该参加跳伞训练，以便能更专业地评估跳伞者可能出现的生理、心理问题。这是对Armstrong研究的第一个挑战。1981年5月19日，Bob Mac Naughton先生在Lackland空军基地的美国空军新闻发布中引用Armstrong的话说，"所以我就去跳伞了，并撰文推崇这样做。我告诉他们说，除了害怕以外，什么都不会发生"。

当他建议在Wright基地建立实验室时，受到来自SAM一些人的阻力。当他出版第1本教科书的时候，也受到来自SAM的诟病。用司令官的话说，这本应该是 SAM 的事。

从 1938 年开始，Armstrong 和他的助手 Heim 一起发表了大量的报告，最多是发表在《航空医学杂志》上。Armstrong 独自负责研发生理规范要求，1937 年，Lockheed 公司研发 X-35 军用机时，参考了这一规范要求，这种飞机是真正意义上的第一架有加压座舱的飞机。同一标准还被用于之后的有加压座舱、后三点着陆的波音 307 同温层飞机。该飞机 1938 年 12 月 31 日被投入使用，TWA 和 Pan Am 航空公司都将这种飞机用于长途飞行。这些飞机是首批航线飞机。因为要监视和空中机上的加压系统，所以飞机为工程师设立了专座。

对于新型 Boothby、Lovelace 和 Bulbulian 氧气面罩，Armstrong 在对其样件进行测试后，提出了改进建议，包括要罩住嘴和加装送话器。另外，呼吸潮气会使得金属阀门关不上，Armstrong 建议要解决这个问题。采纳建议后改进的面罩获得成功，Mayo Clinic 还因此获得专利。空军部队为此支付了版税，面罩也就在空军部队中被广泛使用。

Armstrong 定期选题，继续从事高空舱研究。他发现在 19 530 m（63 000 ft）处如果打开储血容器，会使血液"沸腾"。这一高度被称为 Armstrong 线。1939 年，他撰写了教科书《航空医学原理和实践》，之后此书 3 次更新版本。

1940 年，Armstrong 和 Boothby 医生以及 Lovelace 因研发面罩和对航空安全的贡献，荣获 Collier Trophy 奖。1949 年，Armstrong 被任命为美国空军军医总监。同年，他在德克萨斯州 Randolph 基地，创建了美国空军 SAM 航天医学系。

1957 年他从空军退休，时任军衔为少将。1982 年，他荣获国际民航组织颁发的 Edward P. Warner 奖，以奖励他对加压飞行非凡的贡献。唯一获此殊荣的另一个美国人是 Charles A. Lindbergh。

Armstrong 卒于 1983 年 2 月 5 日，距他 84 岁生日仅几天时间。1999 年 7 月 18 日，Armstrong 入主国家航空名人堂，他是第 2 名获此殊荣的医生（第 1 名是 John Paul Stapp）。他为和平和战争时期的航空航天医学留下了宝贵遗产，他将一生贡献给了航空航天事业的发展。

民用航空医学

Louis Hopewell Bauer 于 1888 年 7 月 18 日生于马萨诸塞州波士顿。他年轻的时候，在波士顿第一次看见飞机飞行，从此他将毕生贡献给航空事业。Bauer 在 1909 年获得哈佛大学文学学士学位，1912 年获得医学博士学位，成为陆军卫生部队的第 1 名中尉，并在 1913-1914 年间加入陆军医学院。他曾经在墨西哥边境、菲律宾和圣安东尼奥 Kelly 基地服役。在首个航空部队服役期间，他被授予中校军衔。他接替 William H. Wilmer 上校，成为医学研究实验室主任，并在任上完成第一次世界大战后研究室从长岛 Hazelhurst 基地移往附近 Mitchel 的搬迁。1921 年 3 月，实验室被烧毁，Bauer 监督了实验室的重建。他还建立了一所航医学校，并在 1922 年 11 月 8 日被命名为航空医学学院。1922 年，海军开始派遣医疗官前往学校，接受资格考试成为航医。海军后来在 1939 年 11 月 20 日建立了自己的航医学校，被命名为佛罗里达州 Pensacola 航空医学学院。

1925 年 8 月，在担任陆军航空医学院司令官 6 年后，Bauer 医生进入华盛顿 Barracks 陆军作战学院学习（Barracks 后来成为 Fort McNair）。在此期间，他完成了教科书《航空医学》，并在 1926 年 1 月以航医总监的名义发表。1926 年夏天，他完成了在陆军作战学院的学习，被派往佐治亚州的 Fort Benning。

1926 年 5 月 20 日，Calvin Coolidge 总统签

署航空商业法案。商业部部长 Herbert Hoover 收到 Bauer 希望从陆军空勤转业的请求。1926 年 11 月 16 日，Bauer 成为商业部航空分部卫生勤务主任。他立即投入筹备第 1 部联邦民航飞行员医学检查标准的工作。45 页的《商业航空条例》中的第 31 页到第 32 页为"飞行员身体鉴定"，由美国政府华盛顿特区政府印刷办公室在 1926 年 12 月 21 日发行并付诸使用。。

该体检标准规定："私人飞行员，不能患有器官疾病，或在私人飞行中影响安全操作的生理缺陷；每只眼的视力至少为 20/40（如果飞行员佩有矫正眼镜，并在不戴眼镜的情况下可以正确判断距离，< 20/40 的视力也是可以接受的）；能良好判断距离，无复视，视野正常，色觉正常，眼睛和内耳无器质性疾病"。

"商业飞行员，不能患有器官疾病，或在飞行中影响安全操作的生理缺陷；每只眼的视力不低于 20/30，但如果应征者戴矫正眼镜视力被 20/20，并在不戴眼镜的情况下可以正确判断距离，低于 20/30 的标准也是可以接受的；能良好判断距离，无复视，视野正常，色觉正常，无眼睛、耳、鼻、喉无器质性疾病"。

"运输机飞行员，应有良好健康史；肺、心血管、肠胃、中枢神经和生殖 – 泌尿系统健康；无身体结构缺陷或限制，无内分泌疾病，中心和周边视野正常，色觉正常，能正常判断距离；仅允许有轻微的眼肌肉平衡缺陷；无眼疾；耳、鼻、喉无堵塞和疾病，无影响飞行的平衡缺陷"。

在规定中还包括了特许飞行的体检标准。这项政策规定："有经验的飞行员、商业部部长可以特许因身体缺陷而停飞的飞行人员，在训练的基础上如果本人愿意，且其经验足以弥补其身体缺陷，则可恢复飞行。一旦特许飞行获得同意，只要身体缺陷不再发展，都将延续此特许，除非商业部部长取消此特许"。

1927 年 3 月，飞行员分级被扩大到 4 个级别，并对飞行学员做了特别明确的划分，即增加了名为"限制性商业飞行"级别，飞行学员被归为私人飞行员级别。

对于运输机和限制性商业飞行的飞行员，也同样需要每 6 个月进行一次体检和医学鉴定。面向行业和私人飞行员（包括飞行学员）的标准也是一样的。对这 2 个级别的飞行员的体检和医学鉴定每 12 个月进行一次。和行业及私人飞行员视力要求较低不同，新民航飞行员体检标准，则与陆军航空兵部队的标准一致。Bauer 医生据其在陆军积累的经验，参照当时航空医学观点，倾向严格限制发放特许飞行。

Bauer 的民航飞行员的鉴定体系使用了"航空医学检查官（AMEs）"。1927 年 2 月 28 日，首批 57 名 AMEs 被选拔出来。到 1927 年 6 月 30 日，Bauer 已经指派了 125 名 AMEs。另外，陆军和海军的航医也需要获得体检的资质认证，并为其另外设立体检经费。

Bauer 医生在 1928 年推荐设立地区航医。1929 年 4 月 20 日，他聘用 Harold J. Cooper 博士出任医疗主任助理。在 1929-1930 年间，他创办并组织了 12 次 AMEs 的培训会议。Cooper 博士还研究了飞行员身体缺陷和训练成功间的关系，他还将飞行员身体缺陷数据与飞机事故关联起来考虑。虽然没有共同发表文章，但 Bauer 还是鼓励并参与了 Cooper 博士的研究。Cooper 博士发现，在 1927-1929 年间，无论是统计全部事故还是严重事故，都有 50% 以上的飞行事故与飞行员身体缺陷有关。在此期间，他还 3 次裁决了有身体缺陷飞行员的停飞事件。

1928 年 12 月 15 日，Bauer 在他办公室与 29 名 AMEs 讨论，他们决定建立"航空医学协会"，推选 Bauer 担任临时主席。几周后，他们建立了临时机构并拟定规章制度，同时更名为"美国航空医学协会"，并于 10 月 7 日至 8 日在密西根州的底特律召开第一届年会。会场设在 Statler 酒店，Bauer 当选为协会主席。他在 1930-1931 年间，再次获选连任，并成为学会新杂志创刊的推动力量。1930 年 3 月 11 日，航空医学杂志第 1 卷第 1 期发表。杂志主编是路易斯安那州新奥尔良 Tulane 大学医学院的 Robert A. Strong 博士。杂志第一期有 62 页，首先是 Cooper 博士发表的 20 页的论文，内容是前面提及的研究。其他几篇文章由 Longacre 博士撰写，标题为人性的研究。

1930 年 11 月 26 日，Bauer 医生辞去了他的职务，可能的原因是商业部的医学分部被边缘化了。有些来自行业的抱怨说，医学检查标准太严格了，妨碍到选拔飞行员。有些人认为，这些抱怨刺激了 Bauer。Bauer 医生非常想从事心脏病学的临床工作，他在长岛毗邻 Mitche 基地的 Hempsted，建立了私人诊所。1948 年，他当选世界医学会的秘书长，并成为美国医学会的总裁（1952-1953）。

值得注意的是，Bauer 医生对建立每日和每月最长飞行时间影响颇大（设定 8 h/d，85 h/m）。他支持建立民航医学部，他推动航空医学会的活动国际化，他致力于增加军队在飞航医人数。商业部为 AMEs 考试支付资金，但将资金减少到 6 美元。Bauer 医生寻求将这一资金恢复到更高的水平。

Armstrong 和 Bauer 医生于 1958 年一起出席了航空医学会的会议（图 1-7）。Bauer 医生一生获得大量奖项，包括 1947 年首次获得的 Theodore C. Lyster 奖。1953 年 2 月，他帮助建立了美国预防医学委员会下属的航空医学鉴定委员会，他获得航空医学专业第 1 号证书。1963 年 6 月，这一专业扩充为航空航天医学。

有大量的意见针对医学检查标准和指派的检察官体系。有一条意见来自海军部长航空助理 Edward P. Warner（与前面提到过的 1982 年国际民航组织授予 Armstrong 的奖项获得者重名），

他 1929 年担任航空杂志的编辑。他提出有的文章认为，飞行员需要有鹰一样的眼睛和超人的能力来观察宇宙，他说具有鹰一样的眼睛也不行，新型飞机事故是源于飞行员的愚蠢和缺乏情绪控制。他认为决定飞行能力的研究，应该由大学心理实验室来承担而不是由医学办公室来研究生理上的措施。Warner 认为，过去的大多数飞行员都对医生有不快的经历，所以医学博士和航空医学检察官需要赢得飞行员和国会议员的信任，才能使工作更为有效。他引用了皇家空军的研究说，具有身体缺陷的飞行员，反而比身体健康但"鲁莽的"飞行员所遇的事故要少。他建议 Cooper 和 Bauer 医生要进一步研究事故和身体缺陷相关的数据。

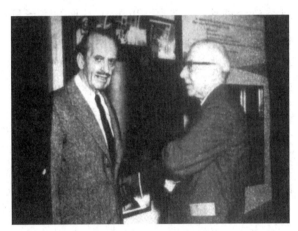

图 1-7　Harry G. Armstrong 医生（左）和 Louis H. Bauer 医生

两位航空航天医学界的杰出先驱和领导，在 1958 年的航空医学协会大会上

医学博士 Roy E. Whitehead，1933-1937 年任航空商业局的医学部主任，他承担了为加压座舱内的空勤人员和乘客充分供氧的多项研究，以满足他们的氧气需求。但他研究的历史价值却被忽略了。

Armstrong 写到，"Whitehead 博士有幸成为第一个提出有可能使用供氧方案的人"。Whitehead 博士进行的研究发现，私人飞机飞行事故与飞行员身体状况没有直接的关系。

1938年4月15日，航空商业局宣布密苏里州堪萨斯城的医学科学站开业，该研究站从事航空医学问题研究，提高飞行安全。研究站受原航空医学检察官Wade H. Miller博士的领导，计划研究航线运输飞行中飞行员疲劳和"缺氧症"影响的问题。此外，研究还为商业和非商业飞行人员建立新的、更实用的医学检查标准。1940年，因在研究飞行员疲劳问题上存在分歧，认为科学站研究与其他研究重复，再加上资金短缺等原因，科学站被关闭了。

为研究飞行员医学检查标准而开设的休斯顿医学中心，做了几项研究计划包括检查心脏疾病、轻型飞机缺氧和飞机防撞等。第二次世界大战爆发中断了这些计划。但到了1946年，民航委员会将其在休斯顿Ellington基地的飞行员标准化中心搬迁到奥克拉荷马城的Will Rogers机场，计划建立的医学研究室，现称为航空医学分部，按照标准化中心的要求在Will Rogers基地开张，John J. Swearingen被指定为医学研究室的领导。

1953年，Swearingen和他小小的技术人员团队被民用航空管理局（组建于1940年，当时是作为民用飞机和飞行人员联邦管理机构，是1958年成立的联邦航空局的前身）调往俄亥俄州的Columbus，附属于俄亥俄州立大学，并派遣医学院的人员和Swearingen一起工作，他可以进入高空舱。研究室被命名为民用航空医学研究实验室，开始撰写研究报告和拍摄研究电影。有一个被经常引用的情节是，坐在航班窗户旁的乘客在高空突然遭遇爆破减压的情景。研究成果影响到了后来飞机乘客座舱窗户的设计。研究小组还就在减压情况下，为乘客弹出氧气面罩的设计申报了专利。此外，第一具仿真假人（"奥斯卡"）被用于航空研究，如研究前面描述的飞机窗户损坏时的影响。

1958年，新的联邦航空局开始扩展其在Will Rogers基地的研究，建立了航空中心。中心的发展包括建立一所学院，培训航空局名下的飞行员、空中交通管理员和其他技术人员，改进飞行人员和飞机记录设备，升级用于训练的飞机，测试空中交通导航设备，建立航空医学研究所（在1960年隶属于以前位于Columbus的民用航空医学研究实验室），成立其他任务保障小组等。

Swearingen担任新研究所防护和救生分部的主任，并开展飞行人员躯干紧固系统和座舱仪表耐冲击设计等新的研究。他还研究在事故救生中飞行员和乘客座椅的吸能减震设计。坠落时人脸耐受冲击力的限值就是由Swearingen研究确定的（图1-8）。他的同事Ernest B. McFadden研究了烟雾防护帽，供乘员在飞机撞地起火时逃生所用。在图1-9中还展示了幼儿使用的氧气面罩的试验件，水上迫降时婴儿用水上救生衣，以及用于研究不同迫降救生装备的、有仪表指示的漂浮假人。

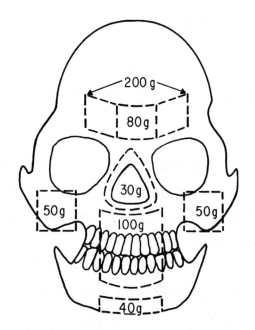

图1-8　John J. Swearingen研究的坠落时人脸耐受冲击力限值

民航航空医学研究所防护救生实验室的John J. Swearingen，1965年荣获Metropolitan奖，奖励其在事故防护和确定飞机坠地冲击中人脸受力极限所做的贡献

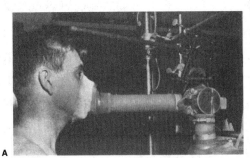
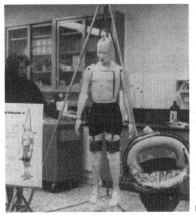
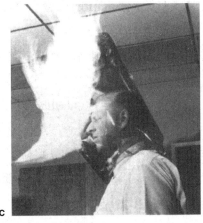
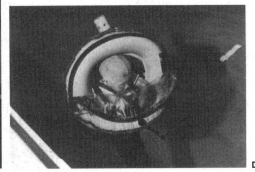

图 1-9　幼儿使用的氧气面罩

联邦航空管理局的 Ernest B. McFadden 发明的膜盒控制的乘客氧气面罩，吸附式儿童用氧气面罩。A：圆形乘客氧气面罩；B：有仪表指示的漂浮假人；C：烟雾防护帽；D：婴儿漂浮装置

　　1960 年 11 月，联邦航空局在华盛顿 Georgetown 大学开设了一家 Georgetown 临床研究所来研究航线飞行员的年龄老化问题。1965 年夏天，国会审计总署发现在新墨西哥州的 Albuquerque，有一所受国家健康研究所资助的 Lovelace 诊所也在研究航线飞行员的年龄老化问题。1966 年 4 月，一份报告被送往国会，说明 Georgetown 的研究与 Lovelace 的研究是重复的。于是联邦航空局关闭 Georgetown 的设施，并在 1966 年 9 月 10 日将其资金和有关人员转至位于俄克拉荷马城的新的民用航空医学研究所，这个超现代化的研究所为 4 层建筑（3 层在地上），总面积为 212 000 平方英尺。

　　1960 ～ 1965 年间在民用航空医学研究开展

的研究包括，航空应用杀虫剂中毒特征，飞行中的空间定向障碍，酒精和药物对飞行员工作的影响，空勤人员生物节律，飞行员的视觉、听力，音爆对公众的影响，飞行员疲劳，辅助飞行员医学鉴定的心脏康复锻炼，航线飞机的应急逃生，空中交通管理员的选拔等。从 20 世纪 20 年代开始，飞机在速度、体积和数量方面都在稳步发展，这也推动了联邦航空局发展空中导航设施，如交通指挥塔、中途空中交通管理中心、空中交通管理人员等。事实上，1956 年 6 月 30 日，"大峡谷"空中 United Douglas DC-7 飞机和 TWA 洛克希德公司的 L-1049 Constellation 飞机相撞，造成 DC-7 飞机上 53 名乘客和 5 名机组人员死亡，Constellation 飞机上 64 名乘客和

6 名机组人员死亡。这些事故说明民用航空的空中运输管理系统存在严重缺陷，促使政府下决心在 1958 年成立联邦航空局。

航空中的女性

女性自 1798 年以来，就开始驾驶或比空气轻或比空气重的飞行器。到现在女性已经可以驾驶所有类型的民航飞机完成航线飞行，驾驶所有类型的军用飞机完成作战。在涉及的飞行中还必须加上宇宙飞行。女性在不断创立飞行距离和耐力的记录。偏见的存在阻碍她们训练、进入军事航空领域和被商业航空所接受，她们的建设性建议也被忽视。例如，Marie Marvingt，在前文中提到过她开创的空中救护，她是在 1909 年首次跨越北海的气球飞行中完成的。当 1919 年推行第一个商业飞行员国际检查要求时，女飞行员被要求每 3 个月进行一次医学检查，而男飞行员则是每 6 个月检查一次。出现怀孕是要被停飞的。有 26 个国家接受了这样的标准，但美国没有。据说 Bauer 博士在比较后认为，美国标准并没有与国际标准有很大的不同。

1933 年 11 月 24 日，Roy E. Whitehead 博士继任 Raymond F. Longacre 博士成为商务部航空分部的主任。Whitehead 博士建议修改针对女飞行员的体检标准。他引入了建立记录女性月经异常、怀孕和流产病史的做法。他对女飞行员提出警告说，在从月经期前 3d 到月经期后 3d 的时间内飞行是有危险的。他指出，很多女飞行员在这个时间段内飞行发生晕厥导致严重的后果。

Whitehead 还指出，情感和智力也或多或少影响飞行，干扰正常情绪和正常心理反应的任何行为都会影响飞机控制和完成飞行。

许多医生不同意 Whitehead 博士古怪的"维多利亚式"的想法。女飞行员组织"九十九"也持不同观点。有些女飞行员认为，她们会在怀孕期出现恶心和呕吐的现象，但在 90% 时间内是适合飞行的。她们更愿意与女医生讨论这些事。1933 年，包括 Amelia Earhart 在内的女飞行员抱怨没有女性航空医学检查人员，这个意见在一定程度上促成了让纽约的 Clara R. Gross、洛杉矶的 Emma M. Kittredge 和其他几名女医生成为体检检查人。Earhart 在 1929 年接纳 99 名女飞行员，建立"九十九"组织，以为女性赢得更多在航空业工作的机会为宗旨。新的民用航空当局建立于 1938 年 6 月 23 日，为 10 000 名飞行员提供训练津贴，但只有 10% 是给女飞行员的。

20 世纪 30 年代，Jacqueline Cochran 完成了许多女性在航空史上的第一次。1937 年，她作为女飞行员第一次完成盲降。她多次参加航空竞赛。1938 年 9 月 23 日，她驾驶全金属的 Seversky P-35 战斗机赢得 Transcontinental Bendix 大奖赛。她在 1940 年获得 Harmon 国际奖。1942 年 9 月 11 日，应 Henry ''Hap'' Arnold 将军邀请，她成为德克萨斯 Sweetwater Avenger 基地的女飞行员飞行训练主任，这种训练使得在 1943 年 8 月 5 日空军拥有了一批服役的女飞行员（WASPs）。这些飞行员可根据需求，驾驶包括战斗机和轰炸机在内的飞机完成国内、国际飞行，有些人甚至可以驾驶 B-29s。1944 年 12 月 20 日，空军女飞行员计划终止，但 Cochran 女士还是继续她的飞行生涯。1953 年 5 月 18 日，她驾驶加拿大皇家空军 Sabre 喷气机，在 Chuck Yeager 的指导下，以 1007 kph（625.5 mph）的速度突破 1 倍马赫速。在 1964 年 6 月 3 日，她又驾驶 F-104G 星式战斗机以 2300 kph（1429 mph）的速度突破 2 倍马赫速。她的飞行生涯从 1932 年起，一直持续了 33 年，与其他飞行员比较，她保持了大多数速度和高度的记录，数量超过 200 项。

Lauretta M. Schimmeler 在 1932 年发现，空中救护和其他航空任务，需要受过特殊教育且被注册的护士。这个需求在 1942 年被提出来，当时陆军护理部队紧急需要有过飞行乘务员经历的、受过特殊教育的护士参加医学后送飞行。首批毕业的护士有 30 人。1944-1945 年间，有超过 100 万的病人经军方空运后送，官方总结说，使用护士是明智之举。

Jeannette Ridlon Piccard 医生，是保有驾驶气球升高 17 550 m（57 579 ft）记录的人。当时，1934 年 10 月 23 日，她使用了加压吊篮。和她在一起的是她的丈夫 Jean Piccard 医生，也是后文提到 Auguste 的孪生兄弟。作为一贯支持这样的飞行国家地理协会，却拒绝为她的飞行提供支持，理由是他们不能送一个女人和母亲在气球飞行中冒险。这次飞行自密西根州的 Dearborn 起飞，在俄亥俄州的 Cadiz 降落。

Jeannette Piccard 是进入同温层的首位女性，不知名的女英雄是数以万计的航线女乘务员们（虽然现在也有许多男性乘务员）。当 1929 年有这个职业的时候，她们不再是护士，但却在保障飞行乘客安全和舒适方面延续着她们最初的角色作用。当在飞行乘客出现病痛、飞行中出现减压事故，或是鲜有出现的紧急撤离时，飞行乘务员都在第一线提供帮助。急救箱和除颤器是供飞行乘务员在飞行中出现医学应急情况时使用的。在很多情况下，通过广播寻找在机上医生乘客或其他的医学专业人员，也可寻求到专业的帮助。

站在宇宙的门口

1935 年，商务部成立了政府同温层委员会，Amelia Earhart 和 Igor Sikorsky 都在其中。一个航空医学特殊委员会包括了 Armstrong、Bauer、Whitehead、Grow、Tuttle、Dill 和 McFarland 博

士等。1927 年 11 月 4 日，Hawthorne Gray 上尉上升到 12 192 m（40 000 ft）高的死亡之旅，使用的是开放式柳条吊篮，这也提示飞行人员应该使用加压防护的环境。

1934 年 12 月 7 日，在俄克拉荷马州上空，Wiley Post 驾驶用洛克希德公司的 Vega Winnie Mae，穿着 B.F. Goodrich 公司设计的加压服，上升到 15 240 m（50 000 ft）高度，这是一个非官方认可的高度。1934 年，在 Wright 基地，他通过高空舱实验帮助研发加压服。他的服装加压使用的是陆航部队使用的液氧系统。在 1934 年 12 月 7 日的飞行中，他遇到了由西向东时速达到 322 kph（200 mph）的劲风（他进入了喷气流中，也是第一个这样做的人）。1935 年 3 月 5 日，Post 从加利福利亚州的 Burbank 起飞，经在同温层的巡航高度，不间断抵达俄亥俄州的 Cleveland。他在 7 小时 19 分钟内飞行了 3275 km（2035 mi），平均地速为 449 kph（279 mph），比 Vega 保持的最快巡航速度快了约 161 kph（100 mph）。当时，地速达到了 547 kph（340 mph），Post 凭借了喷气流。到 1935 年 6 月 5 日，Post 的几种加压服帮助其完成了数次高空飞行，使他在超过 483 kph（300 mph）的状态下飞行更长的时间，也帮助他比其他任何人在同温层飞行更长的时间。航空协会认为，他的飞行预示着加压服用于商业和军事领域时代到来了。

任何谈及 Wiley Post 的讨论都会提到他在航空业上取得的业绩的个人历史。他 1898 年 11 月 22 日生于德克萨斯州的 Grand Saline。1913 年，在 Lawton 乡村展览会上，他第一次看到飞机，那是由飞行员 Art Smith 做表演时驾驶的一架 Curtiss Pusher 飞机。特技飞行使他倍感激动，并立志要成为一名飞行员。1916 年，他设法进入在堪萨斯城的 Sweeney 汽车学校学习（让他掌握了往复式发动机知识）。当美国在 1917 年 4

月参加第一次世界大战的时候，他加入位于俄克拉荷马州 Norman 的陆军训练部队成为学员，并被送往无线电学校的 B 部。到战争结束，Wiley 加入了名为"德克萨斯一流飞行员"的演讲团。作为跳伞者，他时不时地抓住 Curtiss JN-4"珍妮"飞机飞行为时几分钟的时机体验飞行。他共进行了 99 次跳伞，然后决定到一个钻井队去工作，以积攒足够的钱来买属于自己的飞机。1926 年 10 月 1 日，当他在 Seminole 附近的钻井平台工作的时候，从一个鲁莽的工人手中大锤上脱落的金属片飞进了他的左眼，使得他不得不摘除眼球。Bauer 工业法院判定 Post 获得 1800 美元的赔偿。除了只有一只眼外，Post 没有其他妨碍飞行的障碍，他知道他自己的能力。但当时 Bauer 医生的医学体检标准还未应用到俄克拉荷马州。直到这个标准在俄克拉荷马州实行了，Post 才得到特许飞行许可。2 名俄克拉荷马州的石油商人 F.C. Hall 和 Powell Briscoe，雇用 Post 当飞行员，带他们前往俄克拉荷马和德克萨斯的不同地方，就油井出租和对手竞争（使用的飞机是 1928 年产的空中旅行 4000 型）。1930 年 3 月 27 日，Hall 订购了一架洛克希德新产的 5B Vega 飞机，许可证号是 NC105W，当时已经拿到飞行驾照的 Post 被派去取货。1930 年 8 月 27 日，Post 驾驶这架飞机赢得从洛杉矶到芝加哥的空中拉力赛，他当时击败了像 Art Goebel、Roscoe Turner、Billy Brock 和 Leland Schoenhair 等多名更有经验、高级和国家著名的飞行员，再次证明单眼视力不是障碍。

前文提到过的 F.C. Hall，以他女儿 Winnie Mae 的名字命名了一架飞机。Hall 赞助 Post 和 Harold Gatty（领航员）完成首次快速环球旅行。飞行从纽约的 Roosevelt 基地出发，途径纽芬兰、欧洲、俄罗斯、阿拉斯加、加拿大，并向东横跨美国北部，最后回到 Roosevelt 基地，历时 8 天 15 小时 51 分钟。从 1931 年 6 月 23 日到 7

月 31 日的这段时间内，飞行创造了众多飞行记录，为飞行员和领航员赢得喝彩和荣誉。从航空医学的角度看，Post 是当时取得资质的 3259 名运输机飞行员中的一员。

Post 出书描写了他 8 天艰苦飞行与疲劳奋战的经历，除了中途离机小憩和吃少许东西以外，他一直在飞行。在他和 Gatty 飞行后出的书中有这样的描写："我知道，如果只习惯于常规的时间变化，就会突发疲劳"。Post 是第一个撰文提及航空昼夜变化影响的人，这在第二次世界大战后，才被阐述为影响长途飞行的生物节律问题。他写道，"所以，在飞行前那个冬天的大部分时间里，我从不在一周里的任何 2 天，在同一个时间睡觉"。有人可能会质疑这是否是一个好的训练方法，但 Post 觉得这个方法帮助他在应对不规律时间时，能很好地保持他的警醒。

F.C. Hall 将这架飞机卖给了 Post，Post 马上决定按照同一条路线，独自完成环球飞行。俄克拉荷马州的商人和一些大的企业出资或出装备赞助这次飞行。为了减少飞行员的工作负荷，还安装了一台 Sperry 自动驾驶仪。Post 是第一个使用这种设备进行长途飞行的人。美国陆军通信兵部队安装了新型无线电定向仪（有些部件还是保密的），调整了沿途的标准导航站来帮助他导航。为了缩短起飞的距离，飞机安装了新研发的俯仰可调的 Smith 螺旋桨。

和 1931 年的调整一样，Post 还是沿用那种打乱规律的睡眠习惯，只吃少量的食物，一天只吃一餐。1933 年 7 月 15 日，Post 早晨 5:10 从纽约 Floyd Bennett 基地独自一人出发，不间断飞行到德国柏林。他沿着 1931 年环球飞行的路线飞行，但中途停降得少了（上次是 15 次，这次是 12 次）。他在 1933 年 7 月 22 日夜晚 11:59 又 30 s 回到 Floyd Bennett 基地。这次飞行历时 7 天 18 小时 49.5 分钟，当 Post 抵达时，有 50 000 人前往欢迎，他第二次受到纽约城抛彩带的盛大欢迎（第一次是在 1931 年他完成环球飞行后）。

关于气球飞行，瑞士物理学家 Auguste Piccard 使用密封吊篮、供氧装备和去除二氧化碳的设备（净气器），在 1931 年 5 月 27 日和 Paul Kipfer 一起爬升到 15 606 m（51 200 ft）。为了防护起飞和着陆时的冲击，他们每人戴上了内衬枕垫的柳条帽。飞行中，他们进行了大气科学测量。

海军少校 Thomas Settle 和舰艇部队少校 Chester Fordney 为 1934 年芝加哥世界博览会进行了几次气球飞行。在这些飞行中，他们用红外摄像机寻找臭氧层，并携带一种仪器为 Arthur Compton 和 Robert Millikan 测量宇宙射线。

20 世纪 30 年代中期，欧洲包括苏联的气球飞行员都尝试了高空飞行。在美国，Armstrong 指导了 Albert W. Stevens 上尉和 Orvil A. Anderson 上尉，他们于 1935 年 11 月 11 日乘坐探索者 2 号上升到 22 066 m（72 395 ft）。他们用液态空气取代了液氧，因为后者有易燃的隐患。气球飞行员使用仪器发现，高空臭氧层阻挡了大部分阳光中的紫外线。仪器还发现，21 336 m（70 000 ft）处大气的氧气百分比，基本上是和海平面一样的。

1943 年 6 月 24 日，医学博士 W. Randolph Lovelace 上校从 12 253 m（40 200 ft）的 B-17 上跳伞，并以 322 kph（200 mph）的速度飞行，检查应急跳伞时携带供氧装备（可供氧 12 min）的性能。他在温度是 –10℃（–50 ℉）的高空早早地打开降落伞，经受减速冲击负荷约有 32 G（见第四章）。这个冲击比在低空跳伞时受到的开伞冲击大很多，造成 Lovelac 左手手套脱落，手也被严重冻伤。开伞冲击还造成了他晕厥，直到下降到较低的高度时才恢复知觉。跳伞供氧瓶发挥了作用，Lovelac 医生跳伞约 24 min 后着陆。

按照 Lovelac 医生的发现，机组人员被建议要在高空跳伞时延迟开伞，要等到适合的较低高度再开伞，那里空气浓度较高，也利于降低终极速度。

1957 年 8 月 19 日上午 09:22，David G. Simons 上尉驾驶气球从明尼苏达州 Crosby 出发，他乘坐的是一个铝制的座舱，上升到了 30 942 m（101 516 ft）的高度。为了这次名为人类－高限的飞行，Simons 穿着加压服，他是第一个在同温层过夜的人。他在第二天下午 5:30 降落在南达科他州的 Elm Lake。他在没有大气影响的情况下观察了星星，并报告说，他在当时产生了一种脱离地球的幻觉，这种感觉后来被称为孤寂感现象。也许正是由于他记录下了这种幻觉，后来的极高空旅行者们理解了这种现象，不再因这样的主观感受而大惊小怪。飞行的另一个贡献是有关睡眠不足的，因为在气球升空前的晚上 11:00，Simons 就待在密封座舱里了。这个项目验证了飞行生保系统的效果。1960 年 8 月 16 日，Joe Kittinger 上校从 31 330 m（102 800 ft）高处跳伞，在高空达到 990 kph（614 mph）的终极速度。这种先驱者的尝试，证明了后来宇航员实施宇宙飞船在高空成功逃生的方法。

关于高性能飞机乘员紧固系统防护问题，John Paul Stapp 上校亲自作为被试者进行了多次高速火箭滑车试验。1954 年 12 月 10 日，Stapp 面向前坐、穿戴飞行服和头盔，达到 1027 kph（638 mph）速度，并在 1.4 s 内突然制动，产生 35G 加速度作用。通过使用改进的紧固系统，对人体碰撞耐限进行实验，实验结果用于军、民用飞机和道路机动车的改进。

1947 年 10 月 14 日，Charles "Chuck" Yeager（1923-）驾驶 Bell X-1 型火箭动力飞机，从波音 B-29 飞机上释放，突破 1.0 ~ 1.06 马赫速，成为人类第一个突破音速的人。这次创纪录的飞行，是在加利福利亚洲 Muroc 陆军机场（现在的爱德华兹空军基地）上空 13 106 m（43 000 ft）

处完成的。

1953 年 11 月 20 日，Albert Scott Crossfield（1921-2006）驾驶道格拉斯 D-558-2（2 号机）流星烟火号从波音 B-29 飞机上释放，达到 2.005 马赫速，成为人类第一个突破 2 倍音速的人。这次飞行的高度达到 18 897 m（62 000 ft），飞机在爱德华兹空军基地（1949 年 8 月从 Muroc 陆军机场改名而来）降落。

1957 年 10 月 4 日，苏联人发射 Sputnik 1 号，这是第一次成功发射的人造地球卫星。1957 年 11 月 3 日，苏联人又发射了第二颗人造地球卫星，搭乘了一条叫 Laika 的狗。在卫星舱内安装了包括电视摄像头、环境压力和温度传感器在内的各种等设备，可供地面监看。1959 年 5 月 28 日，美国发射木星 AM-18 火箭将一只名为"Able"的恒河猴和一只名为"Baker"的松鼠猴送上太空。这是首批发射到太空又成功返回的生物。苏联卫星 Sputnik 5 号在 1960 年 8 月 10 日发射，携带了 2 只狗，分别叫 Belka 和 Strelka，2 只大鼠和 40 只小鼠，以及一些植物。飞船在第二天返回地面，承载的生物都活着。

1959 年 6 月 8 日到 1968 年 10 月 24 日，13 名试飞员在一项研究计划中，分别驾驶 3 架北美人 X-15 火箭飞机，从 B-52 轰炸机上释放，共完成 199 次飞行。这些飞行员不断扩展飞行包线，在第 188 次飞行时，达到 6.70 马赫速，即 7274 kph（4420 mph）。在第 91 次飞行中，飞行到 107 960 m（354 200 ft）的亚轨道高度。在"太空高度"上，空气动力学控制面失效了，需要用反推力喷气机来控制滚转、俯仰和偏航。2 名 X-15 的试飞员，Neil Armstrong 和 Joe Engle，后来成为宇航员。

太空人来了

1961 年 4 月 12 日，苏联军方飞行员在 Yuri Alexeyevich Gagarin 从 Baikonur 基地乘东方 1 号飞船飞入太空。他的飞行历时 1 小时 48 分钟，飞行轨迹高度 303 km（188 mi），向世界宣布人类旅行的新纪元已经开始。他乘降落伞在哈萨克斯坦降落。苏联用 cosmonaut（太阳系旅行者）来称呼宇航员（astronaut：星际旅行者）

美国选用 Goodrich 公司来改进 Wiley Post 的加压服，使之在穿着时可以行走，这是为宇宙飞行水星计划所做的准备。1961 年 5 月 5 日，Alan B. Shepard 从福罗里达州卡纳维拉尔角乘坐水星 MR-3 号（红石火箭），完成为期 17 分钟 26 秒的亚轨道飞行。Shepard 是美国第一位参加航天局计划使用火箭发射的宇航员，他的飞行高度达到 188 km（117 mi），飞行了 486 km（302 mi），最后乘降落伞降落在水面上。加压服是作为备份装备穿戴的，以防座舱压力出现问题。

苏联人送 Gherman Stepanovich Gherman Stepanovich Titov 乘坐东方 2 号飞船在 1961 年 8 月 6 日，完成了一次历时 25 小时 18 分钟的飞行。Titov 第一次报告了飞行中的航天医学现象——"空间运动病"。1962 年 2 月 20 日，John Hershel Glenn 乘水星 MA-6 号（泰坦星火箭），完成美国历史上第一次轨道太空飞行，飞行历时 4 小时 55 分钟（3 种轨道高度）。当在夜间飞临澳大利亚时，珀斯全城的人点亮灯光，以试验从太空观察的地面的情况。Glenn 对这一试验做了精确的报道。飞行中，宇航员的血压、心电图和体温自动记录并传送回地面接收站。

宇航员登月任务是由阿波罗 11 号首次完成的，1969 年 7 月 11 日，在万众瞩目之中它从卡纳维拉尔角升空。宇航员 Neil A. Armstrong 和 Edwin E. "Buzz" Aldrin 在 7 月 20 日踏上月球表面，当时 Michael Collins 在上空驾驶指令舱和服务舱绕轨道飞行。Armstrong 和 Aldrin 还在月球表面另外进行了 2.5 h 的车辆活动，采集了 22 kg

（48 lb）月表物质，进行了一系列试验并拍照后升空离开。1969年7月24日，他们在太平洋降落。

在阿波罗系列计划中，共有12人参与了6次飞行，每次2人。他们在月表行走，采集样本，驾驶月球车和进行试验。在阿波罗计划15、16和17中才使用了月球车。在阿波罗计划17中，驾驶月球车在月表行驶超过100km。在每次飞行中，还有6人在指令服务舱内绕月球轨道飞行，来为同伴提供帮助。阿波罗17号在1972年12月7日发射，于12月19日返回地面，也是最后一次阿波罗计划飞行。在上述探险中，航空航天医学所发挥的作用为过去、现在和未来的航天任务成功奠定了基础。

未来的航空航天医学将取得巨大发展，包括更广泛的国际合作，有更多的国家参与空间开发。在为本章做简明收尾的时候，应该认识到航空航天医学未来的版本，会包括俄罗斯、美国和中国开展的轨道飞行任务、太空往返任务和空间站（空中实验室系列、俄罗斯Mir空间站和国际空间站等）的内容。

吴 铨 译 涂 磊 校

参考文献

[1] Bert P. Barometric pressure. Translated by MA Hitchchock and FA Hitchcock. Columbus, Ohio: College Book Company, 1943.

[2] Jeffries J. A narrative of the two aerial voyages of Doctor Jeffries with Mons. Blanchard. Aviat Space Environ Med 1984;55:993-999.

[3] Jeffries J. A narrative of the two aerial voyages of Doctor Jeffries with Mons. Blanchard. Aviat Space Environ Med 1985;56:99-104.

[4] Armstrong HG. Principles and practice of aviation medicine, 3rd ed. Baltimore: Williams & Wilkins, 1952.

[5] Lam DM. To pop a balloon: aeromedical evacuation in the 1870 siege of Paris. Aviat Space Environ Med 1988;59:988-991.

[6] War Department, Air Service, Division ofMilitary Aeronautics. Air service medical. Washington, DC: US Government Printing Office, 1919.

[7] Hildebrand JR.Man's amazing progress in conquering the air. Natl Geogr Mag 1924;46:112.

[8] Wells HV. The flying service from a medical point of view. J RNav Med Serv 1915;1:55-60.

[9] ArmstrongHG, ed. Aerospace Med. Baltimore:Williams & Wilkins, 1961.

[10] Bauer LH. Aviation medicine. Baltimore:Williams & Wilkins, 1926.

[11] Armstrong HG. Principles and practice of aviation medicine. Baltimore: Williams & Wilkins, 1939.

[12] Benford RJ. Doctors in the sky. Springfield: Charles C Thomas Publisher, 1955.

[13] Holbrook HA. Civil aviation medicine in the bureaucracy. Bethesda: Banner Publishing Company, 1974.

生理学和环境

第二章

呼吸生理学和缺氧防护

杰博斯·理查德和大卫·格拉德威尔

科学使人为之陶醉。一个人可以从微不足道的投入中获取如此大的回报。

《密西西比河上的生活》——马克吐温

呼吸生理学

呼吸是生物体和环境进行气体交换的过程。对于大多数需氧生物而言，呼吸的关键是确保充足的氧气供应。有相当多的地质证据表明地球的原始大气是缺氧的，生命可以在厌氧条件下生存。由于大气环境的氧化，厌氧生物体变得相对稀少，酶系统的发展使利用和分解氧气成为可能。这种进化步骤有一个分支，因为氧气的利用释放了一种能量，使得多细胞生物有机体成为可能。同时，这需要一个运输氧气的精密系统。

呼吸过程对于通过被动扩散进行气体交换的单细胞生物体而言是一个简单的过程。即使在复杂的多细胞生物体中，个体细胞仍然以被动扩散的方式与它周围环境进行气体交换。在复杂的生物体内部，每个细胞被其他细胞所包围，与它竞争氧气，产生二氧化碳，这产生了两个需求。一个是要有充足的氧气供应，"充足"的定义取决于代谢速率；另一个是有效的运输系统。氧在水中的低溶解度对这两个需求均有影响。对于哺乳动物来说，氧必须是气态的，

而且要有足够的压力。即使在溪流淙淙的山涧，水中氧气与空气中比微不足道，腮为冷血动物呼吸提供有力支持。但是，即使最简单的多细胞生物，由于氧气溶解度的原因，要求运输系统包含一种载体分子。

在人体，气体交换系统组成如下：

1. 通气——是肺泡与环境交换气体的过程。环境条件不佳，例如缺氧、加压环境和气道阻塞，都会影响这个环节。

2. 肺扩散——是气体通过肺泡和肺毛细血管交换的过程。扩散过程简单而高效，临床问题罕见。大多数导致全身缺氧的肺部问题是由通气灌流比例失调所致。

3. 运输——气体通过血管系统在肺和组织之间运输。与氧气运输相关的临床问题普遍存在，包括贫血、出血、心排血量不足和血流受限等。

4. 组织扩散——是毛细血管和组织细胞之间进行气体交换的过程。这又是一个简单的过程，它可以通过增加毛细血管和靶细胞之间的距离而被阻碍，例如组织水肿。

5. 细胞内氧的利用——是发生在细胞内部的利用氧气的化学反应。一些化合物影响这一

过程，例如氰化物，对于大多数有氧生物来说是有毒的。

通气

呼吸道的功能解剖学

在一个静态人体内，当吸入气到达气管末端时，它已被充分湿润和加温。从主支气管到终末细支气管，气道的功能是引导气体进入呼吸区域。因为从鼻孔到终末细支气管区域不参与气体交换，它们构成解剖无效腔。成年男性静态时的解剖无效腔平均为150 mL，如果有附加的呼吸腔（如面罩），功能性无效腔会加大。静息支气管张力在正常呼吸道的作用是降低解剖无效腔，从而浪费了通风，换来的是增加了气流阻力。各种原因引起的呼吸道炎症增加了支气管的张力，进而导致哮喘，这是一种非常常见的困扰人类的疾病。

气流离开终末细支气管进入呼吸区，包括呼吸细支气管、肺泡管、肺泡囊。呼吸道总截面积随着外周气流的增加而增加，这个增长在气流进入呼吸区更为明显，导致空气流动速度显著放缓。事实上，气体运输的主要方式是扩散而不是对流，气体在肺泡的运动方式是扩散。

当24 h通气量 > 8000 L时，呼吸系统仅次于体表暴露于外界环境中，而且结构更为精致。尽管有不断地侵袭，薄壁组织和远端气道通过纤毛清洁系统仍保持无菌状态。纤毛细胞和分泌上皮细胞组成这一系统，构成呼吸道内层。薄的类蛋白分泌物漂浮在水状溶胶层的上面，捕获微粒，它们被移送到支气管、气管，被吞咽或咳出体外。这种分泌大约每天100 mL，个体通常是没有察觉的。当有害刺激物（感染、炎症、氧毒性等）导致纤毛受损、分泌物黏稠时，上述情况会发生变化。

肺容积

每次呼吸，静息状态下的成人平均吸入或呼出大约500 mL空气，称作潮气量（TV）。吸气是主动的，主要通过膈肌，而呼气通常是被动的。呼气末肺内残留的气量被称为功能残气量（FRC），其大小取决于肺弹性和胸壁之间的平衡。尽量用力呼气，呼出气体量被称作呼气储备量或补呼气量（ERV）。剩余的不能被呼出的气体被称作残气量（RV）。做最大限度吸气，吸入气体的容量称作深吸气量（IC）。肺容纳气体的总量称作肺总量（TLC）。潮气量（TV）和吸气量（IC）之间的差别是吸气储备量（IRV）。用力吸气和用力呼气间所能保持的气量称作肺活量（VC）（见图2-1）。

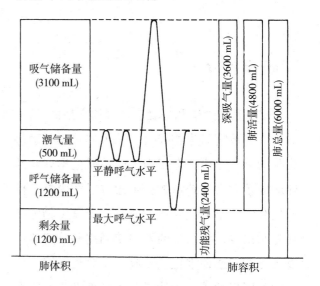

图2-1　肺容积检测相关指标

年轻成年人的平均值见表2-1。

肺容量直接与坐高相关，这解释了性别与种族之间的差异。随着年龄增长，残气量增加，肺活量减小。由于残气量不能被呼出，残气量、功能残气量、肺总量等都不能用肺量测定法测得。这需要气体平衡或者胸部气体压缩等技术。其余容积可以使用标准的肺活量计测得。在现代临床实践中，肺量测定法已经被等同于用力肺活量，因为它能提供更多的关于阻塞性肺疾病的信息。但是静态肺容量是研究压力差和加速度对肺组织影响的基础。

表2-1 20～30岁健康受试者的肺容积

检测指标	近似值（mL）	
	男性	女性
潮气量（TV）	500	450
吸气储备量（IRV）	3100	1950
呼气储备量（ERV）	1200	800
残气量（RV）	1200	1000
深吸气量（IC）	3600	2400
功能残气量（FRC）	2400	1800
肺活量（VC）	4800	3200
肺总量（TLC）	6000	4200

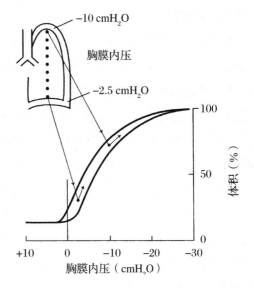

图2-2 肺通气的区域差别

由于肺重力的作用，肺底部比肺尖部的负压更低，因而，在肺的基底部在休息状态是受压缩的，但在吸气时，肺尖部扩张更明显（摘自 West JB. Ventilation/blood flow and gas exchange, 5th ed. Oxford : blackwell, 1990, 授权）

通风的不均匀性

肺和局部的大气道是刚性的，胸壁和肺弹性在很大程度上决定了整体肺容积，重力在肺的不同部位膨胀中起着重要的作用。在直立的个体，重力对肺顶部的影响要小于对肺底部的影响，位于肺上部的肺泡要比肺下部的肺泡更为膨胀。实际上，肺试图顺应重力，相对刚性的胸壁使得肺不能够向下移动，肺实质将移动到受到内部弹性约束为止。与底部肺泡相比，顶部肺泡体现了肺压力 - 容积曲线的扁平部分，它们在呼吸时容积变化很小，因此得到较少的通风（图2-2）。这些变化都源于重力而不是解剖结构，在仰卧位的个体，肺后部有更好的通风，由于肺泡膨胀变化不大，这些变化也不大。

相对压缩的肺基底部还有其他影响。当被试者呼出气体，肺底部小气道开始关闭，气体被包裹在远端气泡。上述情况发生时的容积被称作闭合容积，接近健康青年的残气量，由于肺弹性的减弱，闭合容积随年龄增加而增大，甚至接近功能残气量。这可能是随着年龄增长而静息状态下动脉血氧张力下降的主要原因。作为一个预测，在失重期间（抛物线飞行）的一次呼吸排氮试验没有记录到零重力条件下的气道关闭现象。

由于这些影响依赖于重力，持续的加速度（定义为地球引力的倍数或 G 值）使其发生，并使肺部地形不均。在加速度环境下小气道闭合经常发生，持续加速度导致灌流不均匀使得动脉血氧水平下降。用纯氧供气解决了部分缺氧问题，但产生了新的问题——加速度肺不张（见第四章）。如前所述，肺实质气道闭合发生在远端肺泡塌陷之前，气体被包裹在这些肺泡里。如果纯氧代替可呼吸的混合气，从肺泡到毛细血管的氧梯度使得被包裹的气体迅速被吸收（通过作者对动物准备的观察，这种速度是非常快的）。肺不张可能会引起呼吸困难、胸骨后不适，咳嗽。使用低于70%的氧气能有效防止这种症状。

灌流

尽管目的是通过呼吸运动吸入氧气，但轻微的偏离主题也是必需的。抛开肺实质血流讨论气流是没有意义的，大多数缺氧的原因是通气灌流比例失调。

肺血管系统

肺动脉不像肺静脉，是与各自伴行的气道密切相关的，与气道一样逐级分支。这使得缺氧的肺血管收缩更为容易。在某种意义上类似于气道，肺动脉床总截面积随着小血管而逐步增加。例如，肺毛细血管的总表面积是肺小动脉的50倍。这导致血流速度明显放缓，允许足够的时间进行气体交换。

肺循环是一个低压力系统，相对系统动脉而言，肺血管顺应性更接近系统静脉。实际上，在显微镜下，很难区分肺的小静脉和小动脉。全部肺血管床参与血容量过多或不足的调节分配，以应对静压变化。例如，Valsalva动作的性能可以挤压出肺血管床一半的容量。

不均匀灌流

肺有一个相对低程度的结构完整性，血液基本上没有，而且深受重力影响。在体循环，重力的影响被高压系统抵消，血管能够承受这样的压力。在肺循环，肺动脉的较薄结构和膨胀性导致血流的区域分布，它明显受引力影响。此外，毛细血管血液和肺泡之间的平均距离 < 0.5 μm，肺毛细血管周围组织支撑也很少。毛细血管血流既受肺泡内压力的影响，也受动静脉压力差的影响。缺乏组织支撑也使得肺毛细血管存在危险。动物实验表明，在毛细血管透壁压力为40 mmHg时，血管壁完整性遭到破坏。高空肺水肿也被报道有同样的损伤，病因不清，损伤可能是非均匀缺氧性肺血管收缩导致的。

肺平均动脉压（收缩压25 mmHg，舒张压8 mmHg，平均15 mmHg）足以保证直立位个体的肺尖部灌注，但是肺尖部的血流总量是低的。从顶部到底部血流有一个大略的线性增长。运动时整个肺血流增加，差异不显著。在失重条件下，区域性不均等血流明显减少，测量航天任务中的肺扩散能力表明其显著增长，这似乎没有被增加的肺毛细血管容积所解释（尽管如此，扩散能力的变化比肺泡毛细血管膜变化更能反映无效通气量的变化）与此相反，在持续加速度作用期间，区域间差别变得明显。在3Gz作用下（一种3倍于重力的惯性力，指向足），上半部肺无灌注。

另一个导致肺血流不均等的决定性因素是低氧性血管收缩。肺小动脉因缺氧而收缩，是肺泡内而不是血管腔内的氧张力导致这种反应。显然有一个有效的机制在减弱与局部肺疾病伴发的低氧血症的影响，缺氧性血管收缩发生在全部肺血管床以应对缺氧环境。在动物试验中，明显的血管收缩发生在肺泡气氧分压（P_AO_2）< 70 mmHg时。对于一个健康成人来说，这相当于2438 m（8000 ft）高度的肺泡气氧分压水平。由于存在物种间差异，尚不清楚在相同高度人类是否会有缺氧性血管收缩发生，但值得注意的是，在这一高度以上开始有高原肺水肿发生。

通气/血流匹配

由于气流和血流的地形分布特点，显而易见，静息直立位个体的气体交换大多数发生在肺的基底部。由于重力对血流的影响较大，肺尖部的通气/血流比值最大，至肺底部逐渐减小（图2-3）。通气/血流分布特点造成肺尖部的肺泡内氧张力比较高，这可以解释肺尖部易发肺结核问题。

正常情况下，正常的通气/血流比值不均匀导致的动脉氧分压要比预期的还要低。在持续加速度作用下，通气/血流比值不匹配变得非常明显。由于重力增长，肺向下变形，拉伸肺尖部肺泡，挤压底部肺泡。在较高G值作用下，许多底部肺泡塌陷。同时，肺血流几乎全在肺底部。在高G环境下，生理分流占肺血流量的一半。氧分压的下降既受G值大小的影响，也受加速度作用持续时间的影响。即使在3个G的作用下，经过几分钟暴露后，动脉血气体也不能保持稳定状态（见第四章）。

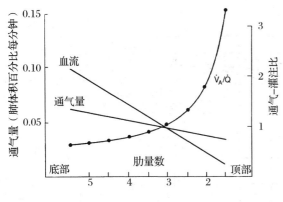

图 2-3　通气和血流分布示意图

吸气灌流比率在底部降低。（摘自 West JB. Ventilation/blood flow and gas exchange, 5th ed . Oxford : blackwell, 1990, 授权）

肺气体弥散

肺内气体交换的表面积（50 ~ 100 m^2）是巨大的，而膜的厚度通常 < 0.5 μm。气体弥散是一个被动的过程，影响因素有气体的跨膜分压差、气体的弥散能力和扩散距离。弥散能力是气体的自身属性，与它的溶解度直接相关，与其分子量的平方根成反比（见组织扩散）。尽管二氧化碳的分子量比氧气大得多，但是它的弥散速度大约是氧的 20 倍。这主要是由于二氧化碳的溶解度比较高。二氧化碳的肺弥散不是气体交换的限制因素。在有些已知情况下，氧气弥散限制肺内气体交换。与大多数观点相反，膜厚度似乎对氧气弥散阻碍作用不大，即使是有病变的肺也是这样。静息状态下，前 1/3 有效时间内，肺泡气和毛细血管之间的氧气平衡基本完成。因此，当膜间质因肺间质性疾病而增厚时，或血流速度随着运动加快，也有充裕时间进行氧气平衡。在有间质性肺疾病情况下从事体力活动，使氧气扩散受限。在正常的肺部，氧气弥散受限只发生在低氧条件下，尤其是运动情况下。例如，在珠穆朗玛峰的顶峰，即使在静息状态下氧气弥散也是受限的。

气体运输

氧气

使用 Henry 定律，应该能够根据气体分压、气体溶解度、温度等计算出给定血容量中的气体容积。实际上，对于氧气和二氧化碳来说，因为与血液成分发生了化学反应，血液里包含的气体比预想的要多。就代谢需要而言，正常状态下溶解在血浆中的氧气可以忽略不计。血液中氧气的溶解度是 0.003 mL/（100 mL·mmHg），所以即使在海平面，氧分压为 100 mmHg，100 mL 动脉血中也仅有 0.3 mL 氧气。供给纯氧，氧分压为 650 mmHg，将使血液中溶解的氧气增长到 2 mL/100 mL，这相当于静息状态下氧耗量的 40%。实际上，在氧分压为 100 mmHg 条件下，100 mL 血液运送的氧气大约为 21 mL，几乎全部氧气都与血红蛋白结合（由于血红蛋白接近饱和，更高的氧浓度也只是使氧气运输微弱增长，只是提高了血浆中溶解的氧气）。

血红蛋白是一种复合物，由多肽链四聚物组成，每一条多肽链包绕着一个血红素，血红素的原卟啉环与二价铁结合。多肽由 2 条 α 链和 2 条稍长的非 α 链组成；在普通成人血红蛋白 A 中，2 条稍长的非 α 链被称为 β 链。球蛋白链上的单一氨基酸替换可以导致稳定性和氧亲和力的显著差异。例如，β 链上的谷氨酸被缬氨酸替换会导致镰状细胞贫血。每一个血红素可以结合一个氧分子，所以一个血红蛋白运送 4 个氧分子。忽略血浆中溶解的氧气不计，每克血红蛋白可以结合 1.39 mL 氧气，以每 100 毫升血液中含 15 g 血红蛋白计，每 100 毫升血液的氧气运送能力为 20.8 mL。

血红蛋白的排列至关重要，可以在较小的氧气张力范围内快速吸收、有效运输氧气。单体形式的蛋白如肌红蛋白和氧气有较高的亲和力，但不能释放氧气，除非氧张力很低的条件下。

四聚体结构中单体的相互作用，使第一个氧分子结合后增加其余氧分子的亲和力。其生理结果就是形成了 S 型的氧离曲线（图 2-4）。

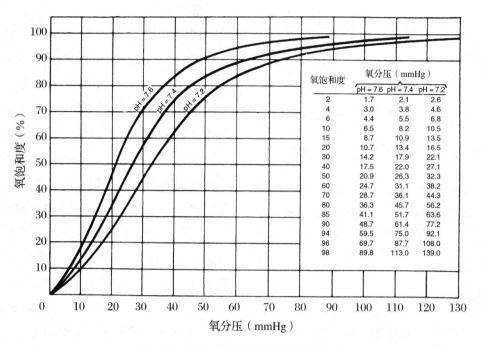

图 2-4　人血血红蛋白的氧离曲线

曲线的形状具有重要的生理意义。在相对平坦的上部分曲线，氧分压从正常的 100 mmHg 下降 30 ~ 40 mmHg，例如由 1829 m（6000 ft）上升到 2438 m（8000 ft）高度，动脉血氧饱和度只下降 7%。曲线说明了肺泡内氧气的结合效率，巨大压力差下氧气几乎完全结合。由陡峭的下部分曲线可以看出，当毛细血管氧张力达到静脉水平（40 ~ 50 mmHg）时，大量的氧气开始解离。在线粒体所需的氧张力水平 0.5 ~ 3 mmHg，毛细血管和组织间巨大的分压差促进氧气向组织扩散。

影响血红蛋白 A 氧离曲线位置变化的因素有温度、CO_2 张力、H^+ 浓度和细胞内 2,3- 二磷酸甘油酸（DPG）。2,3-DPG 是红细胞代谢的产物，缺氧时增加。上述变量的增高将使氧离曲线右移，氧分子解离。通常用 P_{50} 表示曲线的位置，50% 氧溶解时的氧分压；正常值大约是 27 mmHg。CO_2 对氧离曲线的影响成为波尔效应（Bohr effect），实际上是通过 pH 值变化实现

的，当其他因素影响氧离曲线以适应锻炼、慢性缺氧等特殊条件时，波尔效应是动态的。当 CO_2 进入全身毛细血管，氧离曲线右移，促使氧的释放。相反，当 CO_2 在肺毛细血管解离时，氧离曲线左移，利于氧的摄取。

贫血导致血红蛋白减少，降低了血液的氧气运输能力。通过将亚铁氧化为三价铁（高铁血红蛋白）而损失血红蛋白，或者通过结合一氧化碳（碳氧血红蛋白），造成氧的运输能力减弱与可用血红蛋白减少不成比例。在上述两种情况，余下血红蛋白的氧离曲线左移，抑制氧从可用血红蛋白解离。

在静息状态下的成人，每 100 毫升血液大约运送 5 mL 氧气，导致动脉血氧分压（$P_{A}O_2$）大约为 50 mmHg，氧溶解度为 75%。由于依赖被动扩散系统，氧气的吸收是受限的，但是混合静脉血氧溶解度 75% 意味着大量的氧储备。在静息状态每分输出量为 5 L/min 的情况下，一个 70 kg 的成人总氧耗量为 250 mL O_2/min。运

动的青年男性可以提高其氧耗量到 3 L/min，世界级运动员可以到 5 L/min，但是心排血量不能匹配这样的需求。随着最大运动量期间氧需求的增加，增加的心排血量解决了 1/3 的超额需求，余下超额需求靠增加氧气和血红蛋白解离，混合静脉血氧饱和度相应下降来实现。

就氧气解离而言，心脏是一个独特的部位。即使在静息状态，心肌消耗每 100 毫升血液中的 12 mL O_2。因此，在冠状动脉窦每 100 毫升血液中剩余 8 mL O_2，氧分压为 18 mmHg（当然，心脏永远不会停跳，导致冠状动脉与体循环静脉血有所不同。）增长的需求一定对应着增长的冠状动脉血流，这主要通过冠状动脉舒张来实现。在左心室，只有心舒张期冠脉才有血流，这使冠状动脉血流灌注增长受到限制，运动引起的心动过速又限制了冠状动脉血流灌注的有效时间。毫无疑问，这种限制在运动期间心功能的储备中发挥了重要作用。

二氧化碳

由于二氧化碳比氧气更易溶于血液，二氧化碳的溶解度是 0.0697 mL/100 mL 血浆 /mmHg 肺泡二氧化碳分压，是氧气的 24 倍，溶解的二氧化碳大约占排出总量的 10%。二氧化碳和氧气一样，也是和血液成分发生化学反应，形成碳酸氢盐，这大约占排出二氧化碳的 60%，并与蛋白结合形成氨甲酰基复合物，这就是剩余的 30% 排出二氧化碳。

碳酸酐酶催化二氧化碳和水为碳酸，然后很容易形成氢离子和碳酸氢根。大多数碳酸氢盐的合成发生在红细胞，因为血浆中没有碳酸酐酶。碳酸氢盐通过与氯化物交换进入血浆。在红细胞里，一些氢离子与血红蛋白不饱和结合的形式使其成为有效的质子受体。因此，氧在全身毛细血管的解离有利于碳酸氢盐的形成，从而降低二氧化碳张力，促进它的摄入。这一现象称为何尔登效应（Haldane）。不饱和血红蛋白还以另外一种形式帮助二氧化碳运输。球蛋白是氨基甲酰化合物形成的重要基底物质，不饱和氧加强这一反应，使全身毛细血管二氧化碳摄取更为容易。

氮气

氮气在生物学上是惰性的，与血液没有化学反应。根据亨利 Henry 定律，氮气浓度与氮气分压成正比。实际的浓度取决于氮气溶解度，在体温条件下血浆中氮气溶解能力是（0.0088 mL 氮气 /100 mL 血浆）/mmHg 肺泡氮分压，大约是氧气的 3 倍。在脂肪中氮气的溶解能力比在水中高 5 倍，一项观察部分地表明氮气在高分压情况下有局部麻醉剂的作用，例如在潜水过程中昏迷的发生。不同的溶解度在减压病发生中担负着重要的角色，因为相同分压条件下，不同组织包含的氮气量不同（见第三章）。

组织扩散

人体内有 500 亿根毛细血管，总截面积是主动脉截面积的 1000 倍以上。这使血流速度足够慢，以确保有充足的时间进行气体和营养交换。一个细胞离最近的毛细血管 30～50 μm 是罕见的。这个距离远远高于肺泡和毛细血管之间 0.5 μm 的距离，而后者的作用是提供整个机体和肺的气体交换，这必须更高效。氧气顺着梯度从毛细血管向细胞内线粒体交换。根据迪克（Dick）定律，气体通过一个组织的转运速率与厚度（T）成反比，与组织面积（A）、分压差和常数（D）成正比。

$$V_{gas} = A/TD \times (P_1 - P_2)$$

常数值的大小取决于气体和组织的特性，因为它与气体在组织中的溶解度成正比，与气体的分子量成反比。

为了增加向组织扩散的氧量，体循环增加毛细血管血流量，进而提高远端毛细血管氧气扩散的分压差（$P_1 - P_2$）。更为重要的是，它能增加开放毛细血管的数量，增加扩散面积（A），减少气体扩散距离或厚度（T）。随着终末小动脉阻力水平根据局部组织的需要波动，调节机制似乎在不断进行。氧气张力降低、二氧化碳张力升高、pH 值下降都刺激局部毛细血管床灌注，在毛细血管恢复能力和主要刺激物方面，器官之间显著不同。大脑对二氧化碳张力特别敏感，静息和运动状态下毛细血管血流有一点不同。冠状动脉血流对氧气张力敏感，但如前所述，毛细血管恢复受舒张间期所限。在肾和其他内脏，运动使其血流减少，就像不运动时肌肉群里的血流一样。在活跃的肌肉群，应对氧气、二氧化碳张力和 pH 值变化而产生的内皮素超调交感神经，导致毛细血管显著扩张，局部循环血流增加。

细胞利用

大约 95% 的氧气被哺乳动物细胞所利用，涉及线粒体细胞色素系统的基板直接氧化，该过程称为氧化磷酸化。氧化过程对能量生产非常重要。生成三磷酸腺苷（ATP），一种细胞内能量转换的的共同介质，缺氧时也能进行，但是碳水化合物代谢的初始阶段，在细胞质中葡萄糖通过糖酵解途径转化为丙酮酸的效率不高，每分子葡萄糖只释放 2 分子 ATP。在缺氧情况下，丙酮酸被转化为乳酸，作为一个代谢废物它远比二氧化碳难排出。然而，这一过程不能分解代谢脂肪酸和氨基酸。丙酮酸被线粒体摄取，通过 Kreb 三羧酸循环和氧化磷酸化产生另外 36 个 ATP、二氧化碳和水。二氧化碳很快被排出体外，水通常是有益的。在一些沙漠动物，代谢物——水是重要的水化作用资源。有氧代谢途径见图 2-5。

电子传递系统与氧减少密切相关，使得一般情况下自由基不能释放到细胞液内。线粒体所需的细胞内氧张力大约仅有 3 mmHg，＞3 mmHg

并不影响摄氧率。线粒体的活动增加并不需要额外的能量，但是线粒体数量增加会需要额外的能量。1 个小的淋巴细胞只有几个线粒体，而 1 个肝细胞大约有 1000 个线粒体。奇怪的是，负责运输氧的细胞却耗氧最少，这是因为红细胞在成熟的过程中失去了线粒体和细胞核，因此红细胞是厌氧细胞，依靠糖酵解来满足自己较低的代谢需要。

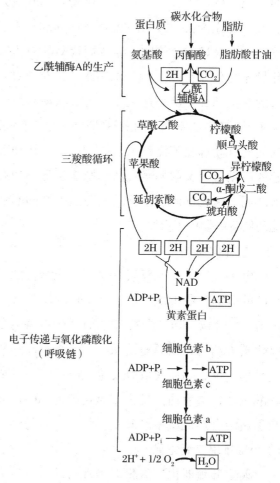

图 2-5　有氧代谢途径

ADP：二磷酸腺苷；ATP：三磷酸腺苷

在氧化分解代谢过程中，耗氧产生二氧化碳的比率被认为是呼吸交换率或呼吸商（RQ, or simply R）。碳水化合物的分解呼吸商是 1.0，脂肪酸和氨基酸释放的二氧化碳少于相应的耗氧量，呼吸商大约是 0.7。由于饮食通常是上述三种成分的混合物，呼吸商（0.80 ~ 0.85）通常是平均值。

通气控制

通气控制通过一个反射控制系统维持，这个系统包括控制器、中枢神经系统（CNS）、效应器、呼吸肌和许多感受器。这个系统由输入神经元将感受器和控制器连接起来，再由输出神经元将控制器和效应器连接起来。尽管主要的控制器位于脑干，它至少可以被来自大脑皮质的指令部分控制。感受器是用来探测血液中化学变化（化学感受器）或探测肺或胸部的物理变形的（机械感受器）。

心律是由一群起搏细胞决定的，这些细胞的不稳定的跨膜电势导致了自发的电活动。但是如果这样的活动出现在呼吸控制器上是永远不会被识别的。呼吸节律的出现依赖于髓质和脑桥中相互联系的神经元，吸气节律的出现和维持由这些中枢之间的交互神经冲动决定。髓质中枢由背侧呼吸团和腹侧呼吸团组成，背侧呼吸团在吸气时活动，腹侧呼吸团的一部分在吸气时活动，一部分在呼气时活动。此外，腹侧呼吸团包含支配上气道肌肉和支气管平滑肌的神经元。脑桥的长呼吸中枢和呼吸调节中枢影响呼吸的时机。实验性损害呼吸调节中枢并迷走神经切除，会诱发长呼吸模式（延迟吸气），这种情况在睡醒时消失，在睡觉时出现。

通气控制是复杂的，受许多输入信息的影响。维持呼吸的稳态和一些活动，如发声、排便、分娩等，呼吸肌的协调是必须的。而这些活动主要由大脑皮质和脑干控制，内在的通气率主要受化学感受器输入的信息影响。在正常情况下，二氧化碳张力是通气变化的主要驱动力。动脉内二氧化碳张力（$PaCO_2$）的变化主要由中枢化学感受器感知，仅一小部分变化来自外周化学感受器。尽管前面已经描述过，中枢化学感受器与呼吸中枢不同，但它的位置还是

不清楚的。对中枢化学感受器的刺激主要是由脑间质液的 pH 值下降介导的。这一过程是很顺畅的，$PaCO_2$ 增加引起每分通气量线性上升，先是通气幅度增加，然后是通气率增高。$PaCO_2$ 下降抑制通气。对睡眠或麻醉的个体进行人为的过度通气会引发呼吸暂停。

正常化学感受器的输入是基于二氧化碳张力而不是氧张力，这看起来似乎有悖直觉，但这实际是合理的。通气每分钟都在维持酸碱平衡，然而在健康个体，尽管有呼吸变化，氧合血红蛋白分解曲线能够确保动脉的氧饱和度。这种情况适合氧张力 < 60 mmHg 时，超过这个值，分钟通气量会迅速上升以降低 PaO_2。因此，与 $PaCO_2$ 上升通气线性上升不同，PaO_2 下降时通气急剧上升。这个反应受 $PaCO_2$ 影响，在高碳酸血症情况下对低氧血症的反应更大（7）。不同二氧化碳张力对低氧通气反应的影响见图 2-6。

前述的肺炎患者就是来自外周化学感受器输入信息的一个好例证。那些更轻的病例和室内空气氧张力减少到 65～85 mmHg 时，pH 值和 $PaCO_2$ 值会接近正常。然而，如果通气 - 灌注失调严重，PaO_2 会 < 60 mmHg，那么动脉血气常见的模式是 PaO_2 维持（如果可能）在接近 60 mmHg，合并过度通气和呼吸性碱中毒。实施供氧会升高 PaO_2，使得 $PaCO_2$ 和 pH 值更接近正常值。

负责改善低氧的感受器存在于颈动脉体和主动脉体，分别由舌咽神经和迷走神经支配。这些组成了外周化学感受器。颈动脉体似乎在人体更重要一些，对 $PaCO_2$ 和 pH 值的变化都有反应。对低氧血症的生理反应看起来全部局限在这些外周化学感受器，因为没有外周化学感受器的情况下低氧血症抑制呼吸。颈动脉体的血供高，这样溶解在血浆中的氧满足颈动脉体的需氧量。结果是氧分压而不是氧含量是化学感受器的感受指标。这就解释了为什么贫血和

一氧化碳中毒情况下，动脉血氧含量下降但氧张力正常，通常不出现呼吸急促。

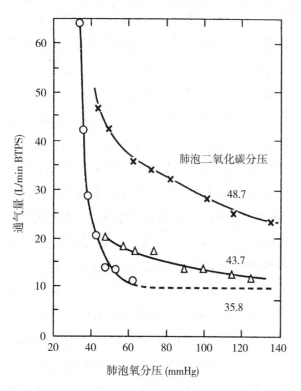

图2-6　缺氧反应曲线

　　当二氧化碳分压是 35.8 mmHg 时，几乎没有增加通气，直到氧分压降低到 50 mmHg, BTPS, 体温压力饱和度（摘自 West JB Respiratory. 2nd. Lippincott Williams & Willins,1979, 授权；Loeschke HH, Gertz KH. Einfluss des O2-Drucks in der Einatmungsluft auf die Atem tatigkeit der Menschen, gepruft unter Konstanthaltung des alveolaren CO2-Druckes. Pfluggers jArch Ges Physiol 1958; 267: 460-477）

异常通气

　　通气与动脉血二氧化碳张力的关系如此密切，以至于把通气不足和通气过度分别看作高碳酸血症和低碳酸血症的同义词。这种解释偶尔是误导性的。例如，阻塞性肺疾病和二氧化碳潴留患者尽管有效通气量减少了，但实际上他们增加了每分通气量。二氧化碳与通气量紧密相关，受其他因素影响较少。与氧气不同，环境中的二氧化碳是很少的，所以 $PaCO_2$ 决定于二氧化碳产生和排出速率。当二氧化碳随运动而明显增加，呼吸由 $PaCO_2$ 驱动，正常情况下二氧化碳生成增多伴随着通气增加。最终，肺部异常可能提高 $PaCO_2$，这可以通过增加通气而有效地降低。因为二氧化碳既来源于溶解在水中的部分，又通过重碳酸盐或氨基甲酸的化合物的分解或而释放，气体交换不足的区域依赖肺其他部分过度通气得到代偿。这种对通气灌流比例失调进行代偿的结果是 $PaCO_2$ 正常或更低。相反，在这种情况下动脉氧张力不能通过增加通气而达到正常。血液流经肺通气灌流区无法携带超过约 $21 \ mL/（O_2 \cdot 100 \ mL）$ 的氧气（也就是饱和血红蛋白）。不管通气增加多少，也不能代偿流入通气不良肺段血液的低氧含量。

高碳酸血症

　　通气灌流比例失调的严重肺疾病，由于太严重而不能被完全代偿。在临床实践中的高碳酸血症通常只出现在原发性呼吸衰竭引起的通气不足。这也与意识状态的改变有关，如药物导致的镇静、肌肉疾病等。这样的问题在航空航天医学实践中很少见。

　　奇怪的是，作为早期研究的例外，高碳酸血症是航空航天医学重点关注的问题。环境中的二氧化碳往往忽略不计，但是在一个密闭环境（如太空飞行的密封座舱）中有明显的风险（见第十章）。即使二氧化碳的轻微变化，也会导致通风量迅速增加。结果是保持动脉 $PaCO_2$ 稳定，但是这变得越来越困难，因为吸入气二氧化碳张力达到 40 mmHg，等同于海平面水平的 5.6%。基于以上原因，$PaCO_2$ 开始上升，直到达到 80～100 mmHg。$PaCO_2$ 进一步上升导致意识改变，最终死亡。在闭环系统（如宇宙飞船），通过与氢氧化锂反应或通过再吸收系统清除二氧化碳。航天飞行允许的 $PICO_2$ 是 7.6 $PICO_2$。NASA 长期太空飞行（7、30、180 d）的允许浓度是 5.3 mmHg。

过度换气

　　实际上，低碳酸血症等效于过度换气，因

为二氧化碳产物在基线下不能显著下降，环境中的二氧化碳接近于零，几乎不能再降低。过度换气的症状和体征源自碱血症的影响，由于增加了蛋白质的结合，这导致血清钙下降，低碳酸血症导致大脑血管收缩，有体弱的感觉，经常伴有濒死感。典型的神经肌肉表现有口、手、足部感觉迟钝和感觉异常，肌肉痉挛。严重的过度换气会导致手足抽搐、癫痫发作或晕厥。

二氧化碳通过中间形成碳酸与血清中的碳酸氢根达到平衡，如：

$$CO_2 + H_2O \longleftrightarrow H_2CO_3 \longleftrightarrow HCO_3^- + H^+$$

根据质量守恒定律，二氧化碳分压突然下降会引起化学反应向左，结合碳酸氢根而氢离子减少。由此产生的呼吸性碱中毒由组织和乳酸来缓冲，但是肾脏的代偿太慢，所以在急性过度换气时受到很大影响。

过度换气是一个重要的航空航天医学问题。原发过度换气由心理或生理应激引起，或者由水杨酸类药物、孕酮或茶碱等引起。过度换气也可能发生在加压呼吸期间。诊断的难点在于鉴别过度单纯换气和缺氧引起的继发性过度换气。如前所属，$PaO_2 < 60\ mmHg$ 会导致过度换气。作为一个规则，这个反应只是部分有效地提高动脉氧张力，但二氧化碳还是和以往一样被有效地排出。许多明显缺氧的症状，如口周和肢体末端的感觉异常，实际上是由于低碳酸血症。这些症状和体征可能由于缺氧引起，例如彩色视觉或受损神经状态的改变，很难察觉，而脑血流减少伴有明显的低碳酸血症也会影响视觉和精神状态。发绀不是原发性过度换气的特征，但是在高空寒冷环境，四肢缺氧可能会引起局部发绀（见表2-2）。

在临床实践中，过度换气的治疗主要是通过降低呼吸频率和深度，重复吸入呼出气。然而在高空，这种症状很可能意味着缺氧，需要不同的处理方法。飞行员在试图减低呼吸频率

和深度之前，首先要吸入100%纯氧以应对缺氧。供氧对于过度换气是无害的，对于高空缺氧而言能够挽救生命。对缺氧的治疗在下一节讨论。最终的诊断有赖于对飞机生命保障设备的彻底检查。

表 2-2　过度换气和缺氧性缺氧综合征的比较

指征和症状	过度换气	缺氧性综合征
症状发作	逐渐	快速（根据高度）
肌肉活动	痉挛	衰弱
外貌	苍白、冷汗	发绀
手足抽搐	X	X
呼吸急促	X	X
眩晕	X	X
沉闷和睡意	X	X
兴奋	X	X
疲劳	X	X
头痛	X	X
判断力差	X	X
头晕	X	X
记忆错乱	X	X
肌肉不协调	X	X
麻木	X	X
效能退化	X	X
呼吸率增加	X	X
反应时延迟	X	X
刺痛	X	X
无意识	X	X
视力模糊	X	X

X 代表两种情况都出现的指征或症状。

异常

由于氧气输送系统的复杂性，缺氧在组织水平可能由吸收、运输或利用率异常所引起。氧气过多创造了氧中毒的条件。

缺氧

厌氧机制在人体是低效的，不能持续很长时间。除成熟的红细胞外，所有的组织都或多或少地需要稳定的氧气供应，中枢神经系统对缺氧更为敏感。例如，脑复苏被视为心肺生命支持的直接目标，因为心脏骤停持续时间＞3 min，会引起中枢神经系统损伤。与缺氧相比，

缺氧导致更多的细微的不利影响，主要表现为视觉功能、认知功能下降，最终导致意识改变。

公认的缺氧类型有四种，为了提高其在航空航天医学领域的重要性，下面逐一讨论。

组织中毒性缺氧

特点是细胞不能利用氧气，组织中毒性缺氧通常是由中毒的细胞色素氧化酶系统所致。氰化物是标准的毒素。一氧化碳主要导致缺血性缺氧，但是因为它在组织氧含量低时与氧气竞争细胞色素 c 氧化酶，它也导致一定程度的组织中毒性缺氧。组织中毒性缺氧时动脉氧张力正常，不伴有发绀。

缺血性缺氧

缺血性缺氧是由血液的氧气运输能力下降所致。贫血症直接导致红细胞比容降低。更为确切的表述为一氧化碳中毒导致缺血性缺氧。一氧化碳是美国意外中毒的主要原因，它是不完全燃烧的产物，存在于飞机废气以及香烟烟雾中。一氧化碳中毒的主要影响是缺血性缺氧，作用机制有几点。与氧气一样，一氧化碳能与血红蛋白可逆性结合，但是他的亲和力比氧气高 200 倍，致使这些结合的血红蛋白不可用。然而，通过血红蛋白具体的相互作用，氧气与剩余未结合血红蛋白的亲和力发生改变。结果是氧解离曲线左移，外周组织氧气释放受阻。由于一氧化碳与血红蛋白是可逆性结合，小剂量中毒的治疗主要是吸氧。吸纯氧清除一半一氧化碳需要 1 ~ 4 h，而在 2.5 个大气压（ATA）条件下，大约需要 30 min。

缺氧性缺氧的氧分压正常，尽管氧含量是减低的。很少出现发绀，贫血症缺乏脱氧血红蛋白，碳氧血红蛋白呈樱桃红色。

淤积性缺氧

全身或局部血流不充足，就会导致组织淤积性缺氧。动脉氧张力下降并伴有发绀。常见的临床病因是休克或外周血管疾病，航空军医往往不太关注，下面的两个关于淤积性缺氧的例子很有趣。高空减压病（DCS）（见第三章）因为局部气泡形成而引起淤积性缺氧。持续性加速度（见第四章）导致局部组织血液淤积，在 G 轴作用的反向出现淤积性缺氧。因为 +Gz 是很常遇到的情况，大脑是不能耐受短暂缺血，最常受到持续加速度影响的器官。

缺氧性缺氧

缺氧性缺氧主要是因为肺泡内氧气不足，是临床上最常见的缺氧原因，在航空飞行中并不常见。在临床，病因是偶尔通风不足，但主要是通气灌流不匹配。在航空医学主要原因是吸入气氧分压降低。不论何种情况，PaO_2 是降低的，紫绀经常发生。下面我们讨论缺氧性缺氧的亚类——高空缺氧。超过 3048 m（10 000 ft），人类会随时出现缺氧。这是真的，即使那些长期居住在这种高度的人也会缺氧，慢性暴露和急性暴露的生理变化不同。不能从高原移居低海拔地区的居民来推断高空缺氧的影响，因为高原适应对人体影响很大。平原居民突然爬到珠穆朗玛峰 [海拔 8882 m（29 141 ft）]，会在几分钟内意识丧失，然后迅速死亡。登山运动员能不带氧气在那种高度剧烈运动。由于航空系统维持氧气张力相当于 10 000 ft 的水平或更低，急性缺氧事件主要是由于氧气装备故障所致。慢性高空缺氧这里就不详细讨论了。

气压随高度非线性变化是因为空气压缩率。根据 Dalton 定律，在均匀混合的气体中，氧气分压也是这样变化。表 2-3 显示了高度从 0 到海拔 7620 m（25 000 ft），增量 1000 ft，呼吸环境空气条件下总气压和氧气分压的变化。它还显示了在 10 058 ~ 14 041 m（33 000 ~ 46 000 ft）高度吸纯氧条件下氧分压的变化。因为水蒸气和二氧化碳的含量，肺泡气氧分压低于环境气体氧分压。肺泡气氧分压计算方程：

表 2-3 呼吸气体压力和呼吸商

高度		压力		PACO₂				呼吸商
(m)	(ft)	(psia)	(mmHg)	环境解分压 (mmHg)	PAO₂(mmHg)	PACO₂(mmHg)	PH₂O(mmHg)	(R)
呼吸空气								
0	0	14.69	759.97	159.21	103.0	40.0	47.0	0.85
305	1000	14.17	733.04	153.57	98.2	39.4	–	–
610	2000	13.66	706.63	148.04	93.8	39.0	–	–
914	3000	13.17	681.23	142.72	89.5	38.4	–	–
1219	4000	12.69	656.34	137.50	85.1	38.0	–	–
1524	5000	12.23	632.46	132.50	81.0	37.4	47.0	0.87
1829	6000	11.77	609.09	127.60	76.8	37.0	–	–
2134	7000	11.34	586.49	122.87	72.8	36.4	–	–
2438	8000	10.91	564.64	118.29	68.9	36.0	–	–
2743	9000	10.50	543.31	113.82	65.0	35.4	–	–
3048	10 000	10.10	522.73	109.51	61.2	35.0	47.0	0.90
3353	11 000	9.72	502.92	105.36	57.8	34.4	–	–
3658	12 000	9.34	483.36	101.26	54.3	33.8	–	–
3962	13 000	8.99	464.82	97.38	51.0	33.2	–	–
4267	14 000	8.63	446.53	93.55	47.9	32.6	–	–
4572	15 000	8.29	429.01	89.88	45.0	32.0	47.0	0.95
4877	16 000	7.96	411.99	86.31	42.0	31.4	–	–
5182	17 000	7.65	395.73	84.50	40.0	31.0	–	–
5486	18 000	7.34	379.73	79.55	37.8	30.4	–	–
5791	19 000	7.05	364.49	76.36	35.9	30.0	–	–
6096	20 000	6.76	349.50	73.22	34.3	29.4	47.0	1.00
6401	21 000	6.48	335.28	70.24	33.5	29.0	–	–
6706	22 000	6.21	321.31	67.31	32.8	28.4	47.0	1.05
7010	23 000	5.95	307.85	64.49	32.0	28.0	–	–
7315	24 000	5.70	294.89	61.78	31.2	27.4	–	–
7620	25 000	5.46	282.45	59.17	30.4	27.0	47.0	
呼吸 100% 纯氧								
10 058	33 000	3.81	197.10	197.10	109	40	47.0	–
10 973	36 000	3.30	170.94	170.94	85	38	47.0	–
11 887	39 000	2.86	148.08	148.08	64	36	47.0	–
12 192	40 000	2.73	141.22	141.22	–	–	–	–
12 802	42 000	2.48	128.27	128.27	48	33	47.0	–
13 716	45 000	2.15	111.25	111.25	34	30	47.0	–
14 021	46 000	2.05	105.92	105.92	30	29	47.0	–

[a]From Holmstrom FMG. Hypoxia. In: Randall HW, [ed]. Aerospace medicine. Baltimore:Williams & Wilkins, 1971, with permission.

–：表示未知或未测量。

$$P_{A}O_2 = P_{I}O_2 - P_{A}CO_2/R + [P_{A}CO_2 \times F_{I}O_2 \times 1 - R/R]$$

R 是呼吸商（呼吸交换率），通常是 0.85；$P_{A}CO_2$ 是平均肺泡二氧化碳分压，等于动脉二氧化碳分压（$PaCO_2$）；$P_{I}O_2$ 是吸入气氧分压，用下列公式计算：

$$P_{I}O_2 = (P_B - P_{H_2O}) F_{I}O_2$$

P_B 是环境大气压，$F_{I}O_2$ 是吸入气氧含量；P_{H_2O} 是体温条件下水蒸气压力（37℃ 时为 47 mmHg）。因为水蒸气在环境气体中的量很少，通常被忽略不计，方程可以简化如下：

$$P_{A}O_2 = (P_B - 47) F_{I}O_2 - PaCO_2/R$$

表 2-3 也显示了肺泡气氧含量和二氧化碳含量。表中呼吸环境空气的最高高度是 25 000 ft，呼吸纯氧的最高高度是 46 000 ft。超过这个高度，还未达到稳态就已发生意识丧失。

尽管肺泡气二氧化碳浓度和动脉血二氧化碳浓度是相同的，动脉血氧浓度比肺泡气氧浓度稍低一点，因为通气 / 灌流比例不均匀。健康青年人的肺泡气 – 动脉（A-a）氧浓度梯度大约为 8 mmHg，它可随着年龄增长，也会因为肺疾病而显著提高。图 2-7 显示了三个不同高度水平的血红蛋白饱和度，假设正常血红蛋白的呼吸商（RQ）为 0.85，正常肺泡气 – 动脉氧浓度梯度为 8 mmHg。在 3048 m（10 000 ft）高度，测得 PaO_2 大约为 51 mmHg，血氧饱和度为 84%。从这开始，氧解离曲线进入陡峭段。在 5486 m（18 000 ft）高度，PaO_2 降为 28 mmHg，血氧饱和度降为 55%，低于普通静脉水平。实际上，肺泡气 – 动脉（A-a）氧浓度梯度会随着高度而变化。随着肺动脉压的增高，通气 / 灌流比例会更加均匀，但由于更高高度的扩散可能是一个限制因素，最终的结果可能是没有变化。

缺氧的影响

急性高空缺氧对重要器官的影响不尽相同。对于呼吸和循环系统，它们能耐受中度缺氧，它们对缺氧的反应是提高运输能力。而中枢神经系统则出现或多或少的功能障碍。

呼吸系统的反应取决于外周化学感受器，即颈动脉和主动脉小球。高空急性暴露对肺通气的影响见表 2-4。缺氧的通气反应不被限制，健康个体的最大通气量 < 100 L/min。相反，缺氧引起的呼吸刺激因二氧化碳水平下降而削弱。不同二氧碳张力对低氧通气的影响见图 2-6。

心血管系统对高空缺氧的反应是增加心排血量。氧耗量是由心排血量和动静脉氧浓度差决定的。如前所述，运动等使得氧需求增加，进而使心排血量和氧耗量都增加。然而，静脉血氧饱和度只能就这么低了。随着高度的不断增加，氧浓度的下降，能够从动脉中摄取的氧气越来越少，这时需要通过增加心排血量来满足剩余的氧需求。

中枢神经系统也受到缺氧的影响。它是第一个因缺氧而发生功能障碍的组织。大脑氧耗量的特点是相对稳定，静息状态下氧耗量就比较高，运动时不发生明显改变。中枢神经系统对持续稳定供氧的需求可以理解为这样的生理过程，调节其他部位血流保证大脑血液供应。

一定程度的缺氧导致轻微的神经症状。这些在 R. W. Schroeder 上尉的关于 1918 年 9 月 18 日他的 8800 m（29 000 ft）飞行高度记录报告中描述得很详细（见第一章）：

在 20 000 ft，当以大弧度爬升时，我的眼镜开始结霜，很难看清仪表。当我到达 25 000 ft 时，我发现太阳变得很昏暗。我几乎听不到马达的转动，我感到很饿。我的想法是"来不及了……"我继续自言自语，我感觉该吸氧了，然后我开始吸氧。然后我爬升到 25 000 ft 以上，我一吸氧，太阳就变亮了，发动机声音很大，好像哪出了故障似的。我也不饿了，那天似乎是最美好的一天……

我一直吸氧，直到我的氧气耗尽，我看到

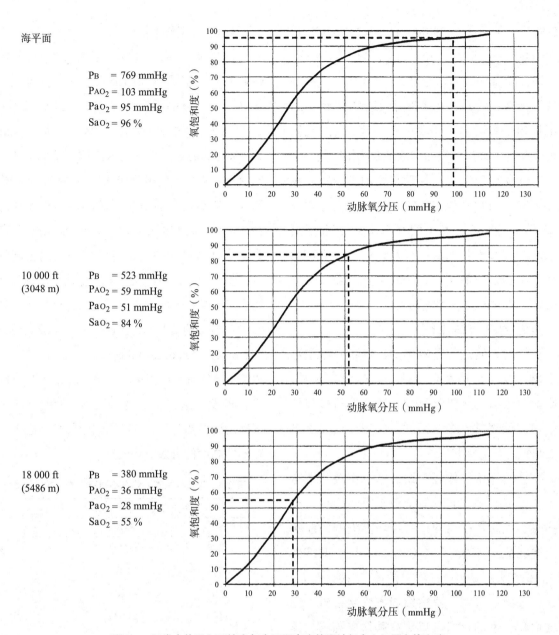

海平面

P_B = 769 mmHg
P_{AO_2} = 103 mmHg
Pa_{O_2} = 95 mmHg
Sa_{O_2} = 96 %

10 000 ft
(3048 m)

P_B = 523 mmHg
P_{AO_2} = 59 mmHg
Pa_{O_2} = 51 mmHg
Sa_{O_2} = 84 %

18 000 ft
(5486 m)

P_B = 380 mmHg
P_{AO_2} = 36 mmHg
Pa_{O_2} = 28 mmHg
Sa_{O_2} = 55 %

图 2-7　正常个体吸入环境空气在不同高度的预计氧合血红蛋白饱和度

表 2-4　急性高空暴露对肺通气的影响

		高度（ft）				
	m	海平面	3700	5500	6700	7600
肺功能	ft	海平面	12 000	18 000	22 000	25 000
每分通气量		8.5	9.7	11.1	15.3	—
呼吸频率		12.0	14.0	12.0	15.0	—
潮气量		0.71	0.69	0.92	1.02	—
肺泡氧分压		103.0	54.3	37.8	32.8	30.4
肺泡二氧化碳分压		40.0	33.8	30.4	28.4	27.0

　　The ascent was accomplished at 1400 m/min (4500 ft/min). The subjects remained at altitude for 30 to 60 minutes. Minute volume and respiratory rate are average values. The tidal volume was calculated

我的高度表显示接近 29 000 ft，温度 –32℃，转速从 1600 r/min 降到 1560 r/min。这看起来很好，但缺氧正在影响着我。我开始发脾气，我不能理解为什么我爬升了这么长时间还是 29 000 ft。我记得地平线看起来不太正常，但是我感觉我在正确飞行，我是正确的，地平线出了问题。

这时发动机停车，我没有燃油了，所以我盘旋下降。当我降到 20 000 ft 高度时，感觉好一些了……当我从俄亥俄州 Dayton 上空穿出云层时，我看不到地面，直到我下降到 4000 ft 高度再次通过离我出发地 200 英里的俄亥俄州 Canton 上空时我才看到地面。

缺氧的症状与体征

缺氧的先兆症状是轻微的，症状开始是不明显的。缺氧个体对自身认知障碍没有察觉，这影响对缺氧的识别。例如，醉酒地司机坚信他能很好的驾驶汽车。因此，应当多加关注飞行员缺氧的早期症状。

缺氧的症状与体征、缺氧本身有关，也与低碳酸血症有关。客观体征包括呼吸急促、过度换气、发绀。中枢神经系统功能失调的症状有思维混乱、行为改变（激动或好斗）、共济失调、意识丧失。缺氧的症状包括呼吸困难、头痛、疲乏、嗜睡、兴奋、视物模糊或管状视野。低碳酸血症引发的症状有口周或肢体末端感觉异常，一般伴有缺氧症状，这是飞行员最先察觉的症状。外周化学感受器会通过过度换气尽量维持动脉血氧浓度在 60 mmHg 左右，这会起到很好的代偿作用。

由于存在装备故障的危险，对缺氧症状的及早发现显得十分必要。但是，缺氧症状，以及它们发生的先后顺序存在很大个体差异。让飞行员经受可控的缺氧条件，例如让他们在低压舱体验自己的缺氧症状。一般来说，个体症状不随时间推移而改变，但是新手在低压舱训练时需要识别个体症状并关注症状变化。

有效意识时间

在 3048 m（10 000 ft）以下高度，尽管会有色彩和夜视能力方面的缺陷，但很少有人有缺氧症状。个体的暗视力在 1524 m（5000 ft）减少 10%，在 10 000 ft 减少 28%。从 10 000 ~ 15 000 ft，心肺代偿将使未适应环境的个体长时间保持功能稳定，尽管如此，某种程度的损伤可以作为判定个体警觉性下降、损伤程度和协调性的依据。在 15 000 ft 以上高度，根据高度不同，个体会在数分钟内或数秒内受到不同程度的严重损伤。值得注意的是，个体对缺氧的耐受性是明显不同的。个体能够执行有效飞行任务的时间被称为有效意识时间 [effective performance time（EPT）或 time of useful consciousness（TUC）]。EPT 不意味着意识丧失的开始，例如在 18 000 ft，飞行员没有达到意识丧失状态，他们不愿采取正确的防护措施。表 2-5 列出了静息状态下人体在不同高度的有效意识时间。

表 2-5　静息状态下人体在不同高度的有效意识时间

海拔高度		EPT
米	英尺	
5500	18 000	20 ~ 30
6700	22 000	10
7600	25 000	3 ~ 5
8500	28 000	2.5 ~ 3
9100	30 000	1 ~ 2
10 700	35 000	0.5 ~ 1
12 200	40 000	15 ~ 20 s
13 100	43 000	9 ~ 12 s
15 200	50 000	9 ~ 12 s

在较高高度，EPT 相当短暂，低于个体的平均屏息时间。在高空混合静脉氧分压下降，低于静息水平的 40 mmHg。在更高高度肺泡气氧分压也相应降低，导致肺毛细血管氧气反向扩散。因此，EPT 是循环时间的函数。即使是最轻微的运动，也会降低 EPT。因为循环时间减少，

外周氧其需求增加，使得氧气迅速消耗。

缺氧的治疗

随着缺氧的发生，纯氧的使用至关重要。如果飞行员在出现缺氧症状时已经使用了供氧系统，要么提高供氧浓度，要么使用其他氧源。在 12 192 m（40 000 ft）以上高度，应当采用正压呼吸供氧。供氧后飞行员的呼吸频率应当降到 12 ～ 16 次 /min，否则持续的低碳酸血症症状会误导飞行员以为缺氧还在持续。应当检查供氧装备，因为一些问题（如氧气软管未连接）很容易被发现并得到纠正。如果不能及时发现可纠正的问题，飞行员应当下降到 10 000 ft 以下的高度。缺氧的恢复一般很迅速，但是疲劳、头痛等症状会持续，尤其是长时间缺氧后。

有时，为了治疗缺氧而供氧，反而使症状加重，这种现象称为氧的反常效应。典型的症状包括意识混乱、视力下降，甚至意识丧失。这种现象发生的机制是氧气再灌注导致体循环血压降低，尤其是先前由于低碳酸血症收缩的脑血管发生短暂低血压而引起脑缺血。低血压的原因尚不清楚。在缺氧状态下供纯氧对心血管系统的直接影响是肺血管阻力降低，但是左心室前负荷增加、心输出量增加不能解释体循环低血压。这种现象很可能是由于氧自由基和氧氮化合物等扩张血管物质的瞬间释放所致，确切机制尚不清楚。

氧毒性

不管一个物质对生命多么重要，过量就可能中毒，氧气也不例外。需氧生物尽量去适应大气的氧浓度，同时避免氧中毒，但是安全边际很小。抗氧化防御体系很容易被突破，因为暴露于 21% 以上的高浓度氧环境中是一个很普遍的人为现象。

持续暴露于氧分压 > 400 mmHg，大致相当于海平面 55% 浓度的氧气，有肺损伤的风险。

暴露于较高氧分压环境下，临床中毒的时间就会缩短，吸入气氧分压为 760 mmHg 时潜伏期为 1 ～ 3 d，而在 1520 mmHg 条件下潜伏期为 8 ～ 10 h。中毒发生的时间有物种差异和个体差异。中毒可以因一些药物和放射照射而加速，因预先的非致死性暴露而减缓。这样的刺激因素和缓和因素经常呈现矛盾。例如，双流仑对大鼠高压氧中毒有防护作用，但对常压氧中毒则有促进作用。预先暴露于 80% 的氧气中能使动物耐受后续的 95% 的氧气，而预先暴露于 60% 的氧气中则增加了后续 95% 氧气的氧毒性。

相比氧浓度而言，氧毒性与氧气分压更相关。由于工程技术的进步，使得维持密封座舱压力低于大气压成为可能，早年的航天计划中，动物和被试者可以在 10 200 m（33 500 ft）的高度停留几天至几周。有一些关于毒性的独立报告，例如在胸骨后不适的情况下进一步高空暴露，被试者无症状的肺血液分流会增加，在这样的高度吸纯氧会更好。早期的宇航员生活在无明显毒性的气体环境中，1967 年，Apollo 飞船火灾后这种方式便被放弃了。

正常志愿者在海平面纯氧环境中暴露，胸骨后不适和呼吸困难大多发生在暴露后 4 ～ 22 h。在此期间，唯一的客观发现就是气管纤毛的清除较少了。长时间暴露于纯氧环境中会导致肺活量、肺顺应性和肺扩散能力降低，肺血液分流增加。个体耐力存在差异，少数志愿者能够耐受 3 d 以上。最长的暴露时间是 110 h，但志愿者出现了严重的呼吸困难和呼吸衰竭（9）。

由于特殊耐力的存在，很难确定有氧环境暴露的安全限值。一般而言，普通人能够在海平面纯氧环境中耐受 24 ～ 48 h，氧气浓度 < 50% 耐受时间会更长一些，但有轻微组织损伤。鉴于这些研究结果，军用和民用航空中的氧毒性似乎微不足道。个体暴露于增强装置中就不同了。胸部放射治疗，以及某些药物如博莱霉素，

与氧毒性有协同作用。由于自由基损伤，用博莱霉素或放射治疗偶尔会增强氧毒性。高氧增加了从任何一种治疗发展成肺炎的可能。在航空概念中，叫延迟毒性，发生于接受治疗后暴露于氧气环境中的个体。延迟毒性的案例，大多有手术经历，有的是初始治疗后几个月，有的是初始治疗后几年，大多数在暴露1年以内，这可能是人为的，因为它与恶性肿瘤延迟手术的治疗期最相关。这种氧毒性的风险也是有争议的，因为它的发生也不一致，氧毒性可能由多种因素所致。没有相关的航空医学文献。尽管风险较低，最好还是限制那些接受过博莱霉素治疗或胸部放疗的飞行员的纯氧暴露。

氧气的神经毒性不是航空飞行相关的概念，因为它需要暴露在两个大气压的纯氧环境下。然而，它与高空减压病的加压治疗有关，这时的纯氧压力在2.8个大气压左右。其主要风险是癫痫发作，表现为肌肉抽搐、不协调。由于大多数个体对2个大气压的纯氧的耐受时间大约为30 min，纯氧治疗时间一般为20～30 min，中间间隔5～10 min吸空气。这延缓了减压病治疗时的氧气神经毒性。

缺氧防护

本章的主题是关于有氧生物生命维持中氧气的核心作用。因为对高空低氧环境的适应是有限的，然而这与典型的航空暴露是相矛盾的，答案是在飞机中引入工程适应系统用于缺氧防护。

供氧是缓解在稀薄大气环境下缺氧的一种手段，19世纪法国伟大的生理学家Paul Bert在他的低压舱试验中清晰地描述了供氧的价值（见第一章）。他用这个证据建议热气球驾驶员在高空飞行时吸氧。实际上，3名热气球驾驶员在高海拔高度飞行时正确使用了备用氧，但是在上升超过8000 m的过程中导致2人死亡。

尽管飞机比空气重，1903年开始了一个到达有限高度的短途飞行，1913年完成了600 mi的飞行，速度记录是120 mph，到达20 000 ft的高度。当1913年飞到20 014 ft高度时，法国飞行员Georges Lagagneux被认为是第一个使用机上供氧系统的人。到1914年欧洲战争爆发时，大多数国家都有军用飞机了，并且都迫切需要提高飞机性能。高度在空战中的战术优势逐渐为大家所知，这驱使人们提升飞机的飞行高度。然而，生理学的限制不支持提升飞行高度已经成为航空武器发展的主要制约因素。这个限制的解决是通过第一个飞机氧气系统实现的。德国在这一领域的发展允许飞机和飞艇人员达到高度远远大于他们的盟军对手。Dreager公司甚至生产出第一套机载液氧系统。他们的设计很快就被盟军复制，并重新调整了这一军事优势。英国皇家航空队的研究展示了供氧在飞行中毋庸置疑的价值，并开展相关研究工作使这样的系统更容易被机组人员操作。这要求从出气口到面罩的输送氧气系统（通常是一根管子）要密封。有效利用氧气的技术在不断发展，使用储氧装置比连续供氧要好，最终是按照需求断续供氧，供氧技术还在不断进步。

在两次战争期间供氧技术缓步发展，但在第二次世界大战爆发时，飞行人员供氧系统已经被常规使用。第一次世界大战后不久，英国人J.S. Haldane指出补充供氧的使用可以使肺泡气氧分压保持在可接受的水平，呼吸纯氧可以在35 000 ft高度克服缺氧。超过40 000 ft，他建议为飞行人员提供选择性的防护。这就是压力服的使用，这与潜水服有些相同，衣服充有氧气，压力至少维持在130 mmHg。这一技术有效克服了高空上升的生理束缚。1933年，这种服装得到进一步改进，美国气球驾驶员Mark Ridge在减压舱内安全暴露于84 000 ft高度。1934年，先驱飞行员WileyPost穿着压力服驾驶他的飞机——"Winnie May"号飞到40 000 ft高度（见第一章）。

防止飞行员发生高空缺氧的另一个方案是增压座舱。1931年，Auguste Picard使用加压气球到达51 795 ft高度。第一架成功的加压飞机是1935年的Lockheed XC-35，但是在第二次世界大战期间加压飞机很少，B-29"空中堡垒"是个例外。第二次世界大战后，客舱加压成为战斗机和商业飞机的一个标准，尽管它们的加压程度不同。尽管如此，在50莱特飞行者1号升空50年后，个人供氧系统、压力服、加压座舱都得到了发展。本章其余部分将讨论当前这些系统的使用情况。

增压座舱

飞机

非增压座舱飞机常常受到飞行员和乘客高空缺氧的限制。国家监管机构规定了每一型飞机的飞行上限。一般而言，非增压飞机飞行允许高度 ≤ 12 000 ft。这个高度限制可以降低夜间轻度缺氧对夜视能力的影响。对加压飞机飞行高度进行管制，以保证出现座舱减压时飞行员和乘客有充足的氧气可以使用。商用飞机增压可以提供一个"衬衫级"的环境，等效高度 ≤ 8000 ft，而飞机可以飞行在40 000 ft。通常，军用作战飞机加压到一个较低的程度，因为它们比商业或非战斗飞机更容易遭到损坏，可能导致座舱减压。这样一个系统降低了高空减压病的风险，减少了氧的利用，但它要求飞行员必须佩戴个人氧气系统飞行。

座舱增压系统旨在通过压缩空气进入舱室并控制舱室出口以提舱室内的压力。舱室内外压力差因此建立起来。控制舱室入口和出口的空气确保供应新鲜空气，并与舱室环境控制系统一起协同调节舱室温度。现代商业飞机通常通过高效粒子过滤器（HEPA）循环50%的舱内空气，在不影响座舱内空气品质的前提下提高了效率，尽管对空气品质存在一些争议。

商用飞机一般从离开地面时开始加压（图2-8）。机身的最大压差是8.5 ~ 9 lb/in²，被称为高压差增压系统。一旦达到压差，飞机进一步上升将导致座舱高度进一步增加，考虑到维持座舱高度 ≤ 8000 ft的需求，飞机的最大高度便可得出。军用战斗机直到它爬升到8000 ft才加压，然后保持座舱压力在一定高度（等压线），直到达到最大压差。在高性能战斗机，压差在3.5 ~ 5.25 lb/in²，然而高压差军用飞机最大压差可达到9.2 lb/in². 其他加压制度包括用于超音速运输机的增强型高压差方案。

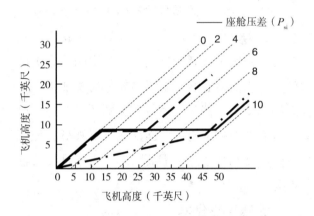

图2-8　飞机高度和座舱高度关系示意图

（商用运输机 -. 军用飞机 -, -- 代表军用飞机。商用飞机在地平面开始增压，座舱高度比飞机高度增加缓慢，直到达到最大座舱压力差。在军用飞机上，座舱并不加压，直到高度达8000英尺。因而等压座舱高度是可控的，直到达到最大座舱压力差。飞机下降将导致座舱高度增加）

航天器

在人造航天器轨道高度，大气压力很低，稀少的气体分子不足以提供有用的航天器内部气体环境。因此，航天器必须在不与外界进行气体交换的情况下使用增压系统维持舱内环境。俄罗斯的航天器设计从他们的太空计划的早期阶段开始，航天器舱内环境加压1个大气压（相当于海平面水平），氧气含量为21%，与空气相似。这将对舱的强度和重量提出挑战。早期的美国航天器（水星和双子座）航天器舱压力较低，从而减少重量，但氧含量较高以避免缺氧，引起舱内火灾的风险比较大。事故和火灾导致美国宇航局 3 名宇航员死亡，这促使当局对这一供氧制度和太空运输系统（STS）设计进行修改。在 STS 中，轨道飞行器在大多数飞行情况下加压到海平面水平，但是可以从 14.7 lb/in^2 减压到 10 lb/in^2 为舱外活动做准备。

供氧

不管客舱增压系统的存在，给航天器乘员供氧的要求与他们所暴露的环境压力有关。座舱失去舱压后导致突然暴露在一个更高的高度，系统的设计也必须满足缺氧防护的要求。这个系统必须设计成能够在飞行器乘员暴露于飞行器所处空间（或者受空气动力学影响达到更高的高度）的紧急状态下具备缺氧防护能力。下面的章节将描述氧气系统相关的要求，这与航天员面临的挑战有关。因此飞行器乘员所处环境的高度和环境压力需要给定，而不是飞行器本身。

氧气系统分类

闭环式氧气系统

在闭环式氧系中，在海平面水平摄取相对较低比例的吸入气就可满足代谢的需求。例如，在海平面水平，呼出气的 16% 是氧气。因此，大约只有 1/4 的吸入氧被利用了，其余的被呼出体外。回收呼出气体并送入氧气系统，可以节约用氧总量。

但是，这种优势随着高度增高而减弱，因为把适当的氧送入闭环式氧气系统以补充氧气消耗存在技术困难。闭环式氧气系统气体包括：①呼出的水蒸气在低温时会凝结或冻结；②越来越高的二氧化碳浓度，这必须要从系统中移除；③氮气的比例上升，其他泄漏的外来空气。因此，闭环式氧气系统因为这些需要解决的问题变得复杂。闭环式氧气系统用于太空飞行和一些水下呼吸系统，但很少用于航空，但是有些机组人员在机上着火时使用的防烟头罩是基于这种类型的氧气系统。

开放式氧气系统

在开放式氧气系统中，呼出气被排出到外界环境中。尽管这对于氧气利用来说相对浪费，但它有显著的优点——简单。氧气可以在呼吸周期持续供应或根据需要供应，即在吸气相启动氧气供应。这种系统的特点、常规要求和生理设计要求在随后的文本中阐述。

氧气系统的常规要求

便利性

氧气系统应尽最大可能减小使用者的负担，尽可能自动化。使用者只需穿戴好装备（通常是一个面罩），并快捷地连接好系统。

评估的完整性

戴上该系统后，用户应该能够确定系统功能正常，如有故障能立即显现。这个要求还包括在合适的地方有氧气流量和氧气储量的显示。氧气储量通常是通过压力表呈现给用户。流量显示是通过某种形式的流量传感器显示给用户。当有气流时这些传感器闪烁，持续闪烁，无论有没有气流，提示系统故障。

安全压力

氧气系统的主要目的是通过提供足够的氧气来保持足够的肺泡气氧分压，防止缺氧发生。环境空气渗入可能会妨碍这一目标的实现，建立小余压（安全压力）是最好的预防办法。这个余压在座舱达到一定高度时开始建立，英国军用氧气系统为 12 000 ~ 15 000 ft，美国氧气系统在 20 000 ft 以上。同理，安全压力可以防止座舱内乘员吸入烟雾或毒气。在这些情况下没有稀释的吸入气是可以接受的，所以必须供应纯氧，并避免混入座舱内空气。这个功能也可以通过预吸氧减少体内储存氮气，从而减少高空减压病（DCS）的风险。

温度

吸入气的温度应当为座舱内乘员所耐受。吸入气温度为座舱温度的 ±5℃ 之间通常是可以接受的。氧气系统本身应具备抗温度影响的能力。特别是暴露于低温环境时系统内水蒸气不能结冰，这会影响正常操作。

备份

用于防止缺氧的个人氧气系统，例如战斗机的氧气系统，一定程度的备份是必要的。简单的持续供氧系统被用作备份，但是呼吸调节器被具备主氧调器主要功能的备用氧挑起所取代。这允许呼吸气体的经济利用，并确保任务的有效性和机组的安全性。当主供氧系统故障时备份氧开始工作，以存储氧或氧气生成的方式，在配备弹射座椅的飞机上这项功能可以与弹出后用座椅上的储存氧气进行缺氧防护的功能合并。

水下逃生

一架坠入水中的飞机会迅速下沉。因此，氧气系统应被设计为在水下适当深度可以短时工作。一些国家空军提供短时氧气供应以协助飞行员逃离坠入水中的直升机。

氧气系统的生理要求

氧气浓度

在上升过程中，环境压力降低，吸入气（包括氧气）分压也会相应下降，除非主动升高吸入气分压。需要提高吸入气氧浓度来保持肺泡气氧分压相当于海平面可以呼吸空气的水平，这个浓度是可以计算的。

图2-9 显示了从地面上升到 34 000 ft 高度时，为维持 P_AO_2 在 103 mmHg，吸入气所需的氧气浓度。例如，在 25 000 ft 高度，提高吸入气氧分压从 21% ~ 63%，可维持 P_AO_2 在 103 mmHg。尽管健康个体可以耐受肺泡气氧分压的下降，在 8000 ft 吸空气可以导致记忆力

减退、学习能力下降、夜视能力下降等。然而，如果使用小幅提高浓度的吸入气，面罩内漏会导致环境气体渗入，这会使防止缺氧的安全边际降低。

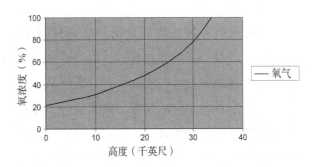

图 2-9　不同高度维持海平面水平供养所需供氧浓度
（图中电线为维持肺供氧分压至 103 mmHg，在从地面到 34 000 米高度范围）

然而，当在高空座舱失压时，最低氧分压可以耐受。在这种情况下，正压呼吸用于提供短时间缺氧防护，P_AO_2 为 30 mmHg 可以的在非常有限的时间内接受，随后机组人员降低飞机高度，迅速提升 P_AO_2 到至少 75 mmHg。

一个非常基本的供氧系统可以在任何高度提供 100% 的氧气。这可能有很多优势，包括成本和机械简单。然而，这样一个系统有很多缺点：①在低高度浪费氧气，因为高度超过 33 000 ft 时才会需要纯氧。②长期在 < 18 000 ft 高度吸纯氧会导致胸骨后不适。③呼吸高浓度氧气将进入中耳腔，吸收后引起耳朵不适和耳聋（延迟耳气压伤），这一现象可以通过吸入气中的氮气存在而减少。④在加速度增长期间，吸纯氧与肺基底部塌陷（加速度肺部张）有关，引起咳嗽、呼吸困难、胸痛。抗荷裤的使用使症状加重，但吸入气中混合 40% 氮气可以起到预防作用。

总之，飞机氧气系统应该提供浓度充足的氧气，但不要高过需求，为了防止缺氧，它应该有一个合理的组成，使肺泡气氧分压与在海平面呼吸空气相当。在 40 000 ft 以上高度，为

了达到可接受的肺泡气氧分压，吸纯氧正压呼吸 [高空加压呼吸（PBA）]，这可以通过提高加压的程度而防止飞机下降前的短时严重缺氧，进而导致肺泡气氧分压增高。

肺通气

如果氧气系统不能满足用户的通风需求，如每分通气量、瞬间流量等，这可能导致主观不适并显著地干扰呼吸模式。在高性能战斗机上的呼吸测量显示空战期间，甚至飞行员跑向飞机时刻对通气要求很高。飞行人员氧气系统应提供每分通气量 50 L/min [环境温度和环境干空气压力条件下（ATPD）]，吸气峰值流量至少在 200 L/min（ATPD）。北大西洋公约（NATO）和航空航天司令部 [前航空标准化协调委员会（ASCC）] 的航空标准中制定了这些氧气系统的分类标准（3）。

呼吸阻力

大多数氧气系统具有气流阻力，但是这必须最小化，否则会引起生理副作用。当个体面对主观持续的呼吸阻力时，副作用是多种多样的，多数人出现过度换气，另一些人为了减少不适而减低他们的呼吸需求。这两种做法都不可取。这样的呼吸阻力可能会使用户不舒服，感觉即将窒息。这迫使他们冒着缺氧的风险放弃使用他们的呼吸系统。为了减少氧气系统设计不当带给飞行人员的风险，航空标准规定了可接受的在不同的流率下的面罩腔压力。

增加的无效腔

除了解剖生理无效腔外，氧气系统构成功能无效腔。为了避免再吸入呼出的二氧化碳，面具内空间应该保持到最低限度，应少于 150 mL。发生迅速减压时，滞留于系统无效腔内的气体的氧浓度与飞行人员暴露的环境高度不相适应。至关重要的是要尽可能快地用能防止缺氧的高浓度氧气取代这种气体。唯一可能的是，困在无效腔的气体被立即移除，并一个呼吸周期内

提供氧含量符合要求的气体，防止缺氧。

机载供氧

气态氧

飞机上最常见的氧气储存方式是加压氧气瓶。许多气瓶的最大承受压力是 1800 lb/in^2，由钢制成，有时以线缠绕，减少飞机破损时释放碎片的危险。耐压超过 3600 lb/in^2 的钢瓶有时用于商用飞机和一些战斗机。这可以节省携带大量氧气所需的空间，但给它的支持系统带来挑战。

气态氧虽然被广泛用于飞行员，但是它必须符合一定的质量要求，如干燥，比医用氧气更严格。例如，气态氧用于航空必须在海平面水平体积浓度为 99.5%，包含 ≤ 0.02 mg/L 的水。这比医院使用的氧气更纯净、更干燥。然而，如前所述在飞行中氧气存储系统中水蒸气的凝结和随后的冻结可能带来灾难性的后果。

飞机钢瓶可以充氧到它的最大压力限值。当它被使用时，钢瓶内压力将下降，一般不充满钢瓶，以防止水分进入。

飞机钢瓶储氧多少决定于飞机的类型和承载能力。氧气瓶又大又重，在有些飞机可以少带或者不带储存氧，如训练飞机和飞行中不常规使用氧气的飞机，但在战斗机上是不行的。小钢瓶气态氧常用于商用飞机乘客的治疗，和安装在战斗机的弹射座椅上用于应急供氧。

液态氧

1L 液氧（LOX）可以产生 840 L 常温常压条件（NTP）下的气态氧。液氧是战斗机储存氧气的主要形式，因为液氧尺寸和重量的经济性对战斗机来说至关重要。液氧也可以存放于低压容器，但它必须在 1 个大气压下冷却到 −183℃ 进行液化。

大量液氧因为蒸发或更换容器而浪费。液氧是一种难以处置的危险物质，在生产工厂、船上发生过许多严重的火灾。

液氧的装载和使用分三个时相：①充盈期，把气体冷却，使其液化，存储于容器中；②压力建立期，容器内压力上升至 70 ～ 115 lb/in^2；③输出期，可以将呼吸的氧气从容器中送出。避免液氧内的热分层现象，较冷的液体会达不到操作压力，需要一个额外的流程把液体加热到一致的温度。钢瓶内的压力下降，更多的液氧蒸发。气氧通过供氧系统输送给飞行人员，并在呼吸前加热到适宜温度。

此外，由于液氧有可能被一些毒性物质污染，特别是碳氢化合物，还可以蓄积，因此大剂量污染物可以以较高浓度释放给用户，这使液氧有一定的危险性。液氧生产的复杂性和要求是实质性的。因此，在战斗机上液氧系统正在被机载产氧系统取代。

机载产氧系统

利用化学反应产氧可以用于快速生产可吸入氧。当高氯酸钠或高氯酸钾与铁反应，化学底物产生氧气。例如：

$$NaClO_3 + Fe = FeO + NaCl + O_2$$

这种反应是放热的，一旦通过提高反应物温度 < 250℃ 而得到激发，会持续下去，释放额外的大量的热量。活性化学物质通常是由粘结剂粘结为圆柱形"蜡烛"。最初的热源是一个富含铁的区域，它被撞击或者垫加热丝激活。

一些固体蜡烛已经被用于载人航天活动供氧，在俄罗斯空间实验室 Mir，作为国际空间站的备份氧系统。在航空领域，它们作为一种商用飞机的方便手段，为乘客提供紧急氧气，虽然它的不正确存储常与飞机失事联系起来。制造商也开发了一些产品作为战斗机座椅应急氧气的替代品。

通过其他方式化学产氧也是可能的。例如，过氧化钾与水反应，在形成氢氧化钾期间释放氧气。这种技术被用于独立的呼吸逃生装置，过氧化钾与呼出的二氧化碳反应使它更具优势，

从而减少二氧化碳在这个封闭系统中的蓄积。

从空气中浓缩氧气对于机载产氧来说更具优势。通过分子筛吸附氧气浓缩器（MSOC）变压吸附气体现在已经成为现实，这种系统已经被安装在大多数现代战斗机上。压缩空气被输送到筛床，在筛床氮气被筛床材料的矩阵所阻碍。这种吸附过程不导致氮气与筛床材料的化学结合，通常是沸石，这有赖于筛床吸附位置的可用性，它最终会被填满。然而，当筛床压力变低时，氮分子会释放出来，从而冲洗筛床。

沸石由排列成晶体结构的 SiO_4 和 AlO_4 组成。四面体结构的内腔通常由水分子填充，但加热时，水分子被驱散，留下一个开放的矩阵，一个适当大小的分子可以进入其中。氮气分子大小适合，但氧气和氩气分子太大了。

分子筛吸附氧气浓缩器最基本的结构由 2 个筛床组成，轮流加压，减压时清洗筛床。常常从工作筛床引出一小部分产品气来冲洗静止筛床。经过冲洗的筛床在下一个加压周期又可以吸附氮气了。通过这种办法，一种高氧浓度气体可以有效而又连续不断地产生。储气罐的存在解决了两个分子筛之间轮换工作引发的呼吸问题。多数分子筛吸附氧气浓缩器有 2 个以上的筛床，可以解决这一问题，并协助调控产品气的氧气浓度（图 2-10）。

由于氧气和氩气都不被筛床材料所吸附，两者都出现在高浓度的产品气中。这意味着由分子筛提供的最大氧气浓度大约是 94%，这个数值可能会由于其他因素而降低，例如筛床被水污染。这个问题可以备份气源来解决，备份气源可以在高空或分子筛故障时提供 100% 的氧气。在安装了弹射座椅的飞机，这个备份氧系统还可以用于逃生后缺氧防护。

飞机的分子筛吸附氧气浓缩器是这样设计的，压缩空气来自飞机发动机的气体压缩阶段，并不需要一个独立的空气压缩机。然而，发动

机故障会引起分子筛故障，直到另一个发动机点火为止。因此，飞机上必须有备份氧。尽管有这个不利因素，分子筛系统被成功地用于军用战斗机，其中包括单引擎战斗机。

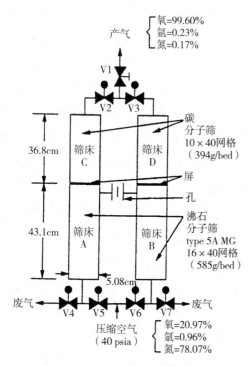

图 2-10　两阶分子筛产生系统

（摘自 Advisory Group for Aerospace Research and Development（AGARD）. Advanced oxygen systems for aircraft AGARD-AG-286. Quebec, Canada: NATO Canada Communications Group, 1996:1–95.）

在常规飞行中，往往不需要分子筛提供最高浓度的氧气。实际上，过高浓度的氧气对加速度肺不张和延迟性耳气压伤具有明显的不利影响。因此，飞行中的氧气浓度必须足够高以预防缺氧，也要在迅速减压期间使吸入气氧浓度足够高以确保生存，但又不能太高，防止引发前面所述的不利影响。在产品气中实际的氧气浓度可以被很多因素影响，包括通过筛床的气流、筛床增压间期等。这两个因素被引入反馈系统，反馈系统通过监测氧浓度或氧分压来调控分子筛，以维持产品气氧浓度在限定范围内。分子筛氧浓缩器（molecular sieveoxygen concen trator, Msoc），见图2-11。

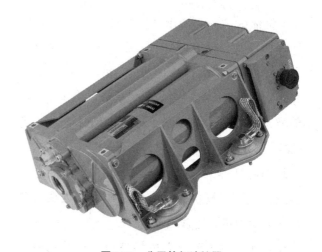

图 2-11　分子筛氧浓缩器

（Courtesy of Honeywell Aerospace UK）

氧气输送系统

连续气流

最简单的氧气输送形式是从储气罐到用户的连续气流。这种系统使用方便，造价低廉。然而，预先设定的流量有明显的不足，输送的氧气不能与需求匹配。吸气相大约占呼吸周期的1/3，在呼吸周期的其他时间，输送的氧气被浪费了。也会在高空或通气需求增加时出现氧气不足以预防缺氧的情况。如果供给高流量氧气来解决上述问题，那么在低高度和平静呼吸时就会浪费大量氧气。

这些问题可以通过使用一套计量孔调节从储气罐输出的氧气流量来得到部分地解决。逐渐增加计量孔的截面积就会增加供气流量。尽管这种技术使流量有一定的变化，它仅仅是部分地高度增长的补偿，不能解决通气需求变化的补偿。

在氧气调节器和面罩之间安装一个储气袋，在呼吸周期全程供氧，存储的氧气会在吸气相被吸入。这可以降低50%的氧气消耗，还可以用一个与面罩直接相通的袋子来改进这个系统。如果储气袋可用的气体和氧气调节器输出的气体不足以满足通风需求，周围的空气可以通过面罩的一个端口引入。生理无效腔的呼出气，没有参加呼吸过程，氧含量高，二氧化碳含量低，进入储气袋与氧气系统输送的氧气混合。这种装置非常有用，例如给患病乘客供氧，但它很容易受冰冻影响。这种装置也不能满足更为复杂的飞行人员氧气系统要求，如按需供氧。

按需送气系统

使用按需送气系统可以提供适当体积的气体以满足用户的通风需求，并且气体中氧气的比例适当以满足高度要求。这种技术可以确保防护缺氧的同时没有过度浪费氧气，或过度供氧导致延迟性耳气压损伤、高性能战斗机加速度肺不张。

由于这种系统根据需求供氧，能够满足大范围的通气需求，理想情况下能达到 300 L/min 的瞬时流量，可以提供安全压力和呼吸压力。在高空，根据国家标准提供安全压力和正压 PBA 防护。在美国，安全压力通常在 20 000 ft 左右提供，在英国通常在座舱高度 > 12 000 ft 时提供。暴露于 40 000 ft 以上高度时正压呼吸 PBA 是至关重要的，肺泡气氧分压 < 10 000 ft 呼吸空气时的水平，但一些美国氧调器在较低高度启动正压呼吸 PBA 以保持与海平面等效的肺泡气氧分压。按需型氧调器从分子筛提供氧气，而分子筛没有存储氧气的功能，所以安全压力应从地面开始建立。

尽管这种设计要求对大多数按需型氧调器来说较为普遍，但氧调器的精密程度各种各样。也许最常见的是安装在面板上的单元，例如飞行人员调节单元（CRU）。它提供了所有飞行员操控所需要的内容和信息，如压力、流量显示等（图 2-12）。类似的安装在面板上的单元被用于世界各国军用飞机，在英国这种装置被微型佩戴式氧调器所取代（与美国海军用的相同），近来被安装在弹射座椅上的氧调器取代。甚至更小的氧调器被安装在面罩上，由于重量、不

变移动等因素的影响，它主要用于运输机的应急氧气系统。飞行员在飞行全程和高空逃离时使用呼吸系统，这种飞机的氧调器通常安装在座椅上以减少氧调器的数量，并降低与佩戴式氧调器有关的风险。

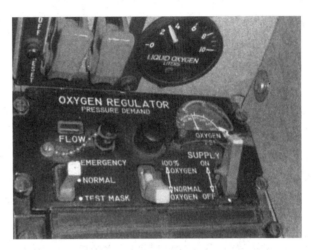

图 2-12　T-38N 压力需求调节器

空气稀释性氧调器包含一个膜盒，它调控环境中空气与储存氧混合的程度。这有很多方法，无论是吸引稀释还是注射稀释，其结果是满足个体在高空的生理需求。氧调器的启动可以用来引导在适当高度提供安全压力和正压呼吸。

抗荷正压呼吸的引入使得进一步修改氧调器，以致 G 引发的信号（气动的或电子的）引导调节器输送呼吸气体，其压力与飞行员所暴露的 G 值成正比。额外的吸入气压力来自氧气，因此吸入气含氧浓度（FIO_2）在加压呼吸期间通常增高。新发展的电子氧调器会提高装置的可靠性，但是出于飞行人员安全和任务完成的考虑，建议采用双模氧调器（一个主氧调器，一个备份氧调器）。在大多数现代氧气系统中，呼吸调节器和抗调器都装在座椅式调节单元上（图 2-13）。

面罩和供氧软管

与用户最终连接的是来自氧调器的供氧软管和氧气面罩。供氧软管的路径与氧调器位置有关，在装有弹射座椅的飞机的设计上必须考虑逃生需求。在飞行人员和弹射座椅之间有一

个单一的连接部位具有相当大的优势，氧气供应、抗荷裤充气、通信线（管）路都要经过这个连接部位。这可以在系紧安全带和地面逃离时减少分离连接器的数量，也简化了弹射救生的程序。

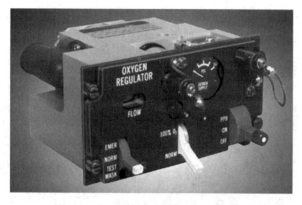

图 2-13　加速度和呼吸调节器结合单元

不考虑面罩，这个呼吸气体的管道的压力较低，而且必须满足广泛的呼吸需求。因此，这种管道孔径要大，阻力要小。管道的移动不应引起明显的气体压力波动，通过它的气体不应引起过度噪声，影响安装在面罩内的麦克风的使用（图 2-14）。

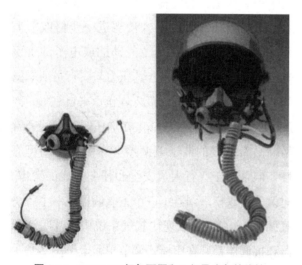

图 2-14　MBU-2X 氧气面罩和飞行员头盔的连接

全程吸氧飞行的飞行员使用的面罩必须具有大量的功能，有很好的适体性防止泄漏，有很好的舒适性便于飞行全程使用。作为氧气供应系统的终端，面罩还应支持通话功能，在鸟撞事件或弹射过程中保护面部，不应遮挡视野、阻碍活动。

飞行人员只有在紧急情况下戴面罩，它要达到的标准比较简单，面罩要防缺氧（包括低压缺氧），而不是干扰飞行人员。为乘客设计的应急面罩则有不同的要求。没有办法确保面罩适合用户，因此它被设计成尽可能地适应更广泛的群体。相对吸入多少空气而言，乘客能够接受的缺氧程度更为重要，而且有必要满足通气需求。此种面罩也缺乏通讯功能和面部防护功能，对于未经培训人员来说操作简单（尽管商业飞行前都有简要介绍）。乘客氧气面罩见图 2-15。

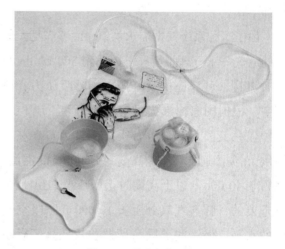

图 2-15　乘客氧气面罩

加压服

全加压服

穿上全加压服，使用者暴露于服装的内压力环境。服装膨胀到适当程度可以防护缺氧、高空减压病和体液沸腾（在 63 000 ft 以上，体液蒸发为水蒸气）。服装加压到一定程度，允许使用者呼吸空气，即这个压力与 10 000 ft（523 mmHg）等效。这不太现实，因为它限制了使用者移动。因此，需要设定充气压力来进行极限高度防护，但用户必须呼吸 100% 氧气以确保氧含量正常。用于航空和航天飞行的加压服的设计原理是一样的，尽管实际应用影响设计。

给服装加压至少 141 mmHg，呼吸 100% 氧气，能够防护严重缺氧。防护高空减压病，服装至少加压至 282 mmHg，等效于 25 000 ft 高度。一些方案可以给服装加压至 226 mmHg（0.3 bar, 4.3 lb/in^2），等效于 30 000 ft 高度，穿加压服时活动方便，持续时间相对有限，耐受这样一个压力没有太多困难。

在接近真空的环境中进行舱外活动要求服装压力达到 226 mmHg（0.3 bar, 4.3 lb/in^2），预先吸纯氧 4 h，或者短期预吸纯氧后舱内减压（见第十章、二十八章）。这种预吸氧或者排氮通过排除体内储存氮气来减低减压病的发生率和严重性。如果服装压力增高，则排氮时间可以缩短。俄罗斯航天服通常加更高的压力，甚至达到 420 mmHg（0.56 bar），尽管普通加压值是 0.4 bar 或 5.88 lb/in^2。

全加压服由压力系统组成，它不透气，可以给服装加压。还有一个固定层，防止过度膨胀。最外层是织物层，保护内部元件。在关节、手、手指周围，以服装的机械强度对抗充气压力是困难的。然而，在载人航天计划中这些服装有了较大的改善，让宇航员穿着航天服可以进行复杂动作。

飞行员在非常高的高空，有高空减压病风险时才穿全加压服。这仅限于在少数高空侦查和研究的飞机上使用。即使在一个完整的增压座舱内，服装部分加压也能对长时间高空飞行减压病有防护作用。

在航空飞行和太空探索中，服装的热舒适性是很重要的。高通风气流可以将身体的部分热量带走。在飞机上，这个气流直接引自发动机压缩器，而不是供给加压头盔用于防护缺氧的氧气。因此，飞行防护服装包括两个独立的部分，一部分用于防护缺氧，另一部分用于加压和温度调控。有必要保持这两个部分的压力差尽量小，但是头盔压力不能低于服装，否则空气就会进入头盔，接着会发生缺氧。航天服是液冷的，采用一体化设计。

部分加压服

尽管全加压服能够防护缺氧、高空减压病和体液沸腾，但是它价格昂贵、操作复杂、笨重烦琐。部分加压服可以作为全加压服的替代品，用于耐受有限时间的正压呼吸。一般而言，这种系统有一个贴身的面罩，可以给使用者输送明显高于环境压力的氧气。正压呼吸对生理的不利影响有胸部膨胀、呼吸周期的逆转、疲劳和循环失调导致晕厥。胸部对抗压的应用可以减轻胸部过度扩张。服装压力作用于肢体和腹部，也降低了循环失调的程度。虽然这种方法没有提供高空减压病和体液沸腾防护，但它可以在面罩压超过环境压力 30 mmHg 的条件下，通过正压呼吸耐受有限的时间。因此，这种方法可以在座舱失压发生在 50 000 ft 以上高度时提供短时间防护，必须立即下降，因为防护缺氧的程度是有限的，这样的高度短暂暴露后高空减压病有可能发生。如果减压发生在 63 000 ft 以上高度，这种方法对体液沸腾有很少的防护作用。

下半身和下肢的对抗压通过抗荷服充气获得。这一系统不仅用于抗荷，而且是高空代偿服的组件。对上肢加压改善循环系统，但这又带来不便，所以很少使用。

高级生命保障系统

高级生命保障系统为新一代战斗机而设计，它基于分子筛氧气浓缩器，具有安装在座椅上的备份氧源。飞行员使用部分加压服，它由胸部代偿背心和抗荷裤组成，它扩大了身体覆盖面积，并使用按需型氧调器提供氧气防护缺氧，也能提供正压呼吸。胸部代偿背心可以给身体加压，这样飞行员在高空减压时可以耐受更高值的正压呼吸，抗荷裤也通过充气参与高空防护。呼吸调节器和抗荷阀之间的联动装置自动控制上述功能，给飞行员输送适当压力的气体，以应对高空防护和加速度防护要求。

秦志峰　译　张雁歌　校

参考文献

[1] Michels DB, West JB. Distribution of pulmonary ventilation and perfusion during short periods of weightlessness[J]. J Appl Physiol, 1978, 45(6):987-998.

[2] Haswell MS, Tacker WA, Balldin UI, et al. Influence of inspired oxygen concentration on acceleration atelectasis[J]. Aviat Space Environ Med, 1986, 57:432-437.

[3] TsukimotoK,Mathieu-Costello O, Prediletto R, et al. Ultrastructural appearances of pulmonary capillaries at high transmural pressures[J]. J Appl Physiol, 1991, 71(2):573-582.

[4] West JB, Colice GL, Lee YJ, et al. Pathogenesis of high-altitude pulmonary oedema: direct evidence of stress failure of pulmonary capillaries[J]. Eur Respir J 1995,

8(4):523-529.

[5] Prisk GK, Guy HJB, Elliott AR, et al. Pulmonary diffusing capacity, capillary blood volume, and cardiac output during sustained microgravity[J]. J Appl Physiol, 1993, 75(1):15-26.

[6] West JB, Hackett PH, Maret KH, et al. Pulmonary gas exchange on the summit of Mount Everest[J]. J Appl Physiol, 1983, 55(3):678-687.

[7] Caruana-Montaldo B, Gleeson K, Zwillich CW. The control of breathing in clinical practice[J]. Chest 2000, 117:205-225.

[8] Air Medical Service. War Department: Air Services Division of Military Aeronautics[J]. Washington, DC: Government Printing Office, 1919: 423-434.

[9] Bryan CL, Jenkinson SG. Oxygen toxicity. Clin Chest Med 1988, 9(1):141-152.

推荐读物

West JB. Pulmonary pathophysiology-the essentials. 5th ed. Baltimore: Lippincott Williams& Wilkins, 1997.

West JB. Respiratory physiology-the essentials. 6th ed. Baltimore: Lippincott Williams& Wilkins, 1999.

第三章

减压应激生理学

由于空气减少，血浆及人体软组织中氮气析出产生小气泡。产生气泡的数量巨大，加之其自身不断膨胀，在不同的部位阻塞或压迫血管，尤其是运输血液和营养的小血管，干扰和阻碍血液循环。更别提这可能导致的神经及膜部的疼痛。

——Robert Boyle 爵士，《哲学会报》

Robert Boyle 在 17 世纪就对有关压力变化对生物体的影响做了敏锐的观察，。自从那时以来，人类飞行已经进入了大气层的顶界并超出其外，其中所遇到的问题主要受物理定律，尤其是气体定律的支配。人类在高空所面临的主要问题是当环境压力变化时，体腔内气体体积的变化（波义耳定律），以及当周围环境压力显著下降时，人体组织内形成气泡所引起的临床问题（亨利定律）。在操作航空航天装置时，这些情况都与高空飞行暴露有关［包括无增压座舱飞机的飞行高度 > 5486 m/18 000 ft，高空迅速减压，在高海拔地区潜水快速减压后飞行，以及航天员在太空站的出舱活动中进行空间操作（EVAs）］。本章将重点关注在航空航天环境发生压力变化时，发生的相关疾病的病理生理学和病因学，以减低风险和进行有效的治疗。

虽然潜水减压病和高空减压病都是由于体内气泡生成所致，但是由于不同的气体动力学和物理学效应，它们的发病机制和临床表现有很多不同，本章的讨论重点为高空减压病，而非潜水减压病。

对急性缺氧、过度通气、呼吸生理学的详细讨论，读者可参阅第二章，对于在宇宙空间环境作业所遇到的减压问题可见第十章，与潜水有关的减压问题建议读者查阅潜水与高气压医学相关文献。

大 气

引言

地球表面的环境条件变化对人类的活动有一定的限制作用。即使在海平面，大气环境由于纬度，气候和天气条件都会有很大的不同。在整个航空航天活动范围中，机组成员和他们的飞行器要面对更大的大气变化条件，为此需要使用生命支持系统和个体装备以保证人体正常生理活动及最佳工作状态。了解大气的物理性质对于理解它如何影响人体的生理，以及采用什么样的防护措施是非常重要的。

大气的成分及性质

地球在海平面压力的气压表示为 760 mmHg，即相当于 1013.2 毫巴（以 mb 或 hectoPascals，hPa，百帕，牛顿/平方米表示）或 14.7 磅/平方英寸或 29.92 英寸汞柱。呼吸的大气成分见表 3-1，在航空航天生理学讨论的范围内，这些气体成分的百分比在整个大气中是一致的。

表 3-1　地球大气成分

气体	在大气中所占百分比	分压（mmHg）
氮气	78.084	593.44
氧气	20.948	159.20
氩气	0.934	7.10
二氧化碳	0.031	0.24
其他气体	0.003	0.02
总计	100.000	760.00

（海平面清洁，干燥的空气在 15℃（59 ℉）。参考：美国标准大气，1962）

大气分区

以温度及其变化为基础，将地球大气细分为几个区域（图 3-1）。最低的区域为对流层，是地球大气中唯一不需要防护装备能够支持人类居住活动的区域。

对流层开始于地球的表面，并延伸到对流层顶部，在 5 ~ 9 英里（8 ~ 14.5 km；26 000 ~ 48 000 ft）。在它的较高水平高高度上，20 000 ft 以上（3.8 mi；6 km），需要给予一定程度的氧气供给。从海平面（15℃）到对流层顶，温度成线性下降，为对流层的特点。大约在 35 000 ft（10.7 km），温度约 –55℃。温度下降率，也就是在对流层温度随着高度上升而降低的速率为每上升 1000 ft 下降 2℃ 或下降 3.5 ℉。大约 80% 的大气质量和大部分的天气现象发生在对流层。温度、压力和湿度在对流层中的变化和导致所经历的气象环境条件变化极其不同。

对流层顶是对流层和平流层之间的分界线。喷气飞机发动机在低温下运行效率更高，这是飞机巡航高度一般位于对流层顶附近的原因之一，在此高度温度最低。平流层起始于对流层顶以上，并延伸至 50 km（31 英里）。空气质量的 99% 都是位于对流层和平流层。整个平流层

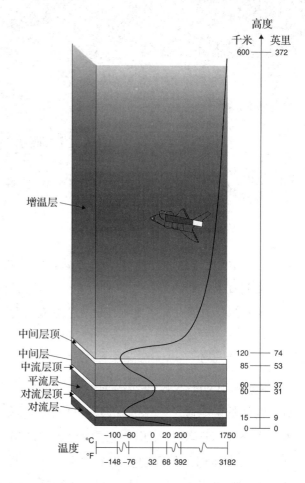

图 3-1　地球大气层分区

的下部的温度是相对恒定的。相比对流层，这部分空气干燥，而且密度较小。在这个区域由于紫外线(UV)辐射的吸收，温度逐渐上升至 –3℃。这种来自太阳的辐射达到平流层下部，产生臭氧，形成臭氧层。在臭氧的生产和反应过程中，包括对生命最有害的 UV-C（波长 < 280 nm）在内，几乎所有的紫外线辐射被吸收了。尽管到达地面的 UV-B（波长在 280 ~ 320 nm）是恶性黑色素瘤癌症和晒伤的一个主要原因，但其大部分也被吸收。大部分的 UV-A（波长在 320 ~ 400 nm）的能到达地表，人类需要它来合成维生素 D。尽管在对流层上部和平流层下部飞行会比在地面暴露于更多的紫外线辐射环境，但是目前没有发现其对正常飞行的人员有健康危险（见第八章）。在平流层以上和太空中飞行中，

飞行员要受到明显有害的辐射影响。

在位于 5000 ft 或以上的大气层较高区域，空气如此稀薄，以至于必须穿上压力服才能维持生命。由于太阳能量以几种形式被吸收所致的温度变化，在此区域的暴露必须采取热防护措施。在更高的区域，飞行器无法靠空气动力飞行和控制，进一步的介绍可参考推荐的阅读文献。

前文所述有关根据氧分压对人体功能影响对大气的进一步分层及人体防护措施可参见表 3-2。

表 3-2　大气层的生理学分区

生理学分界	高度和压力范围	问题	解决方案
生理学分区	0 ~ 10 000 ft 0 ~ 3048 m 523 ~ 760 mmHg	未经适应性训练的个体会因为中耳或鼻窦腔内气体的膨胀或者收缩压缩而导致气短、头昏眼花、头疼或者恶心	适应环境训练或降低能力要求
生理缺陷区	10 000 ~ 50 000 ft 3048 ~ 15 240 m 87 ~ 523 mmHg	从 10 000 ft 起出现认知能力和身体功能轻微降低，如果不供氧超过 25 000 ft 上会导致死亡	在 35 000 ft 以内供氧气和采用 PBA 能提供不错的防护，但功能会逐渐降低
太空等效区	大约 50 000 ft > 15 240 m < 87 mmHg	需要 PBA 才能生存，在 63 000 ft 以上，需要全压服，并提供至少 140 mmHg 压力的纯氧	加压舱或全压服并供给 100% 纯氧

PBA: 正压呼吸（Physiological Training, Air Force Pamphlet 160 ~ 165, 1976.）

海拔高度

高度的测量因测量目的的不同而有不同的方法和标准。在低海拔地图上提供给飞行员地面上物理高度的信息，如高山和机场，在低海拔地图上是高出以平均海平面（MSL）的英尺数为标准来表示的。MSL 是海平面超过 19 年来海水所有阶段的平均高度，一般由每小时高度读数确定。通过适当的设置和校准高度计，海平面以上的英尺数是在飞机上飞行员看到的高度。这也被称为气压高度（PA），即由压力高度表测量的、以标准海平面气压以上为基准的，飞机在地球大气层的高度。飞行员主要关注的是飞机离地面的高度。这个高度为飞机的飞行高度减去飞机所在地的海拔高度。在常规飞行中根据导航设备确定避开地形和塔楼的安全高度时，通常是看在低级别的导航地图上是作为最低航路高度（MEA），这是一个保证可以接受导航信号覆盖无线电定位点之间的高度，并能弥补这些障碍物间隙的满足之间无阻碍要求的无线电定位点之间的高度。在此高度通过设置正确的高度计飞行，可以确保在整个航段躲避障碍物。PA 是在一定大气标准压力下给定的大气高度值。当高度计气压调定窗（Kollsman Window）设定为 29.92 英寸汞柱时，美国空军（USAF）飞机高度计显示为气压高度的 PA 高度是用英尺显示。

空气密度，压力和温度

空气的密度受它的压力影响，随高度增加呈指数下降，在约 18 000 fi（5.49 km）达到海平面密度和压力的 50%。这个关系在任何特定的区域会受到标准温度和压力偏差的影响。图 3-2 以图形方式显示了大气压力如何受到高度的影响。该曲线描述了随着高度的增加，每增加 10 000 ft 的高度引起压力比较小的变化逐渐减小。例如，在 0 ~ 10 000 ft，压力变化为 237 mmHg，10 000 ~ 20 000 ft 压力改变 173 mmHg，而 40 000 ~ 50 000 ft 压力只改变了 54 mmHg。

在飞机的起飞、着陆和近场飞行，飞机高度表例行设置为机场当地高度，以反映局部压力的变化。这样可避免机场高度与高度表显示高度间的显著误差。

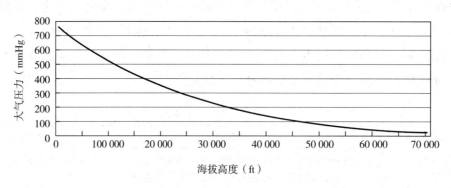

图 3-2　大气压力与高度的关系

温度变化偏离标准温度（15℃）也会产生误差，从而影响离地高度。例如，飞机在 5000 英尺 –40℃（例如在阿拉斯加的冬天）的条件下飞行，经过以当地大气压力（PB）修正后，显示的飞行高度会低 1200 多英尺。美国当地的 PB 是基于英寸汞柱。此设置将显示在海平面显示为 0 英尺。

由于局部压力变化，高度计被设置为较高或较低的设置来提供指定点的正确机场高度产生对飞机高度表正确的栏位高程在该领域的指定点。上述高于 18 000 英尺（飞行高度层 180；海拔 ft/100 每 100 英尺为一个高度层），高度表例行设置为 29.92 英寸汞柱，以提供飞机高度充分分离和标准化的间隙。虽然对高度表设定汞标准的英寸英寸汞柱是高度表的一个压力指示，它通常不用于航空描述在一个给定的高度总的气压。海拔通常是用衡量英尺（ft），米（m）、或公里衡量，而压力用 PSIA 磅每平方英寸（psia）压力，毫米汞柱（mmHg），或 MB 毫巴（mb）衡量。

光和声音

从地球的表面观察，由于光在低层大气中的漫反射使天空呈现蓝色，这种现象在大约 50 000 ft 的高度开始明显减弱，天空开始呈现黑色。在海平面声音的速度是 761 mi/h（340 m/s；1116 ft/s），在 50 000 ft，声速为 660 mi/h（295 m/s），在 50 000 ft 的高度，温度大约比低 75℃ 稍低。声音的速度是开氏温度（°K）的平方根的函数。

气体定律

了解气体定律对理解大气的物理性质以及它对人体生理的影响是有帮助的。气体定律描述了大气的物理性能，能使我们理解当人体暴露到低气压环境时它是如何影响我们的生理功能的。

波义耳定律

罗伯特·波义耳（1627—1691）是盎格鲁 – 爱尔兰人，是杰出的物理学家和化学家。1662 年，波义耳公开报道了他的发现，指出，在恒定温度下，气体的体积是与其压力成反比。如以下公式所示：P_1 和 V_1 是初始压力和体积，P_2 和 V_2 是最终的压力和体积。通过这个方程可定量地描述一定量气体的体积在降低不同压力时气体膨胀的情况。

$$P_1 \times V_1 = P_2 \times V_2 \text{ 或 } P_1/P_2 = V_2/V_1$$

例如，假设气体可以无限制地扩张，则通过此方程可计算 1 L 干燥气体从海平面减压到 20 000、40 000 ft 高度时的体积变化，结果如下：

1.0 L 在海平面

（760 mmHg × 1 L）/349 mmHg=2.2 L 在 20 000 ft
（760 mmHg × 1 L）/141 mmHg=5.4 L 在 40 000 ft

在肺部和其他体内空间由于水蒸气的存在使得问题变得更加复杂，可见体内受困腔体气体的部分中图 3-4 显示的是一个湿气体球在不同压力条件下的容积和直径，用以说明波义耳定律是如何解释减压或下降时再加压条件下受困气体体积的变化的。

道尔顿定律

约翰 – 道尔顿（1766—1844）是英国化学家和物理学家，1803 年，他证明混合气体的总压力等于其中各气体分压之和。

$$P_T=P_1+P_2+P_3+\cdots+P_n$$

因为海平面的标准大气压为 760 mmHg，因此组成标准大气的各种气体的分压之和必须等于 760 mmHg。在混合气体中，每种气体的压力与混合气体中其他气体的压力无关。用一种气体在混合气中的百分比乘以混合气体的总压力就可以得出该气体的分压。

标准大气不包括水蒸气压力，主要是由于地球大气中相对湿度可从 0 变化到 100%。这种变化占 760 mmHg 的 0 ~ 6.2%，在人体 37℃ 体温条件下为 0 ~ 47 mmHg。

亨利定律

威廉 – 亨利（1775—1836）是英国化学家，1803 年，发表了他的发现，即在溶液中某种气体的溶解量与该气体在溶液表面该气体的分压成正比。这种关系可以解释为什么溶解在血液和组织中的氮气在足以产生过饱和的减压条件下产生气泡。由此产生的含有少量氧、氮和二氧化碳及水蒸气的氮气泡可引起减压病（DCS）。

查尔斯和盖 – 吕萨克定律

查尔斯（1746—1823）是法国的发明家、科学家、数学家及热气球专家。1783 年，他制造了第一个氢气球；释放后，它上升到约 3 km（2 mi）高度。1787 年，他发现了气体温度和气体体积之间的关系，被称为盖 – 吕萨克定律或查尔斯定律。

$$V_1/V_2=T_1/T_2 \quad 或 \quad V_1/T_1=V_2/T_2$$

查尔斯没有公布其发现，约瑟夫 – 路易

斯 – 盖吕萨克 1802 年首次发表了这个发现，引用的是查尔斯的工作。其中温度是开尔文摄氏度，°K=℃ + 273。在绝对零度，–273℃，开尔文温度是 0°K。波义耳定律和查尔斯定律的区别是当那一个参数保持不变时，其他两个参数的变化。波义耳定律描述的是当温度保持不变，体积与压力的变化关系。查尔斯定律描述的是当压力保持不变时，体积与温度变化的关系。尽管从工程和化学的角度来看查尔斯定律是非常重要的，但是由于人体的体温通常是相当恒定的，因此该定律在生理学的应用有限。理想气体定律更好地描述了包含所有三个参数的变化（体积、压力、温度），并引入了其他参数提高计算的精度。

$$PV=nRT$$

式中，P 为气体压力，V 为气体容积，T 为气体温度，n 为分子数量，R 为通用气体常数，为 8.3145 J/mol K。

气体扩散

英国化学家托马斯 – 格雷厄姆（1805—1869 年）的实验表明气体分子的扩散与其分子量的平方根成反比。因此，低分子量气体的扩散速度比高分子量的气体要快。气体的扩散也受其在周围介质中的溶解性和两个相邻容积间气体浓度差的影响。浓度差大产生更大的扩散。在一种溶剂，例如组织或液体中溶解度较大的气体，意味着当有其他因素限制时有更多个分子扩散。气体扩散是肺和细胞呼吸生理过程的基础。通过呼吸 100% 氧气排除体内氮气的吸氧排氮过程就是气体扩散的应用。

慢性缺氧

陆地环境

在近数十年，地球及宇宙 / 航空航天环境之间的历史界限已经越来越模糊。在一定高度压力的停留时间和到达该压力的时间和形式其他一些特性决定着其生理影响。由于在民用航空运输业务中遇到在低压环境中超长途飞行、并有可能在未来进行航天飞行任务，以及需要快速运输民用和军事人员在高空长期逗留的等问题，因此航天医学从业者要熟悉在这些环境中各种因素的作用意义。以下将讨论这些问题以及相关的临床表现。

环境习服

高原习服是发生在暴露于低压和缺氧环境中的一个过程。针对不同的低氧环境影响，为保护身体组织发挥正常的生理功能，此过程也有不同。依发生的速度不同可归纳为不同的类型（表 3-3）。

表 3-3　习服过程及相关术语

急性习服	数分钟	心率增快、通气增加
慢性习服	数天	血红蛋白增高（血浆减少，血红细胞总量增加），毛细血管密度增加
适应	数年	低氧通气反应改变

如前文所述，很难回答对某一高度的习服需要多长时间。但其主要取决于心肺系统和血液系统，其过程一般从几天到几个星期。

遗憾的是，没有一个单一的参数，可以使我们能够进行生理性的量化和评估习服的水平和程度。除了缺少一个可靠的参数来评估习服外，习服的速度和程度还存在显著的个体差异。一个很好的临床法则是要经常了解在高原过去的表现，有无急性高原病（AMS）的症状和体征。过去的症状有助于判断未来在相似环境下的表现。需要特别关注有任何预先存在的心脏或肺的疾病者，因为低氧环境可使其加重。

有关年龄和性别对习服的影响所知甚少。男性和女性习服之间似乎无显著差异，年龄增加似乎对 AMS 有一些防护作用。

预习服是在进入高海拔环境前使机体达到一定程度环境适应的技术。这可以通过在一个模拟高空环境中，例如在低压舱或在高原短暂逗留来实现。呼吸用氮气混合的低氧气体进行间歇性低氧暴露（例如，在缺氧的环境中睡觉）以提高习服效果，尚缺乏有力证据。习服的效果一般在 2 周后消失，需要注意的是，有报道称高原住民在实际高原低高度暴露仅 12 d 后有重返高原就有发生肺水肿的情况。

操作注意事项

运动能力降低

在高原，机体氧化能力显著受到损害。在珠穆朗玛峰的海拔高度，习服人员的最大耗氧量从 4 ~ 5 L/min 降至约 1 L/min。缺氧环境导致运动能力显著降低，特别是在极高空没有氧气供给时运动极端困难，许多探险队为此都给予了生动的描述。

在高海拔地区做任何运动或身体活动通常都伴随肺通气显著升高。值得注意的是，通气量的表述通常要参照环境压力、体温和与水蒸气饱和的气体，称为体温条件下的饱和气压（BTPS）。这样能更准确地计算进出肺部气体的量。另一个测量条件是 STPD，是指在标准温度、压力和干燥气体条件下通气量的测量。后者在高空的变化非常小，并且与实际的呼吸力学（肺/胸壁运动）没有明显关系。在 STPD 测量系统中，耗氧量和二氧化碳产生量是传统的参数，两者与高度无关。

在极高海拔地区，严重的低氧刺激通过外周化学感受器可使通气量接近最大通气量水平，1981 年，珠峰探险队在 8300 米（以 Pb 计大气压力 271 mmHg）时，Pizzo 记录的呼吸频率为 86 次/min，潮气量 1.26 L/min，平均通气量达到 107 L/min。

认知能力降低

暴露到任何低氧环境都会明显大幅降低操作者的工作效率，特别是在进入高原环境的最初几天。在进入高原的第一个星期应考虑要有足够的休息时间（考虑到在高原睡眠质量的暂时性下降），减少工作强度，如果可能的话放慢工作节奏。除了有与不同程度的缺氧有关的认知能力降低外，还会出现严重头痛、神经系统症状和体征以及肺部症状，这有可能是高原特有疾病，如高海拔原脑水肿（HACE）或高海拔原肺水肿（HAPE）的先兆。

相关疾病

高原临床综合征

在讨论高原临床综合征的时候必须强调预防为主。高原的严酷环境，再加上强烈完成既定目标的的愿望（如爬山、执行任务），有可能使团队成员处于一种危险的境地。

对所有团队成员进行可能出现在所处高原的各种疾病及其症状表现的教育是非常重要的，这样大家或许可以互相观察团队的成员和同行。出现任何有关的迹象和早期行为改变，如落后、改变态度、嗜睡等应及时高度重视并给予早期评估。对各种体征和症状的动态监测可使团队避免不良后果，并使任何团队成员在有症状但仍然能够行走的情况下到达低高度地方。

急性高山病

急性高山病（AMS）是一种综合征，包括头痛、食欲不振、疲乏、恶心、全身乏力的感觉。在科罗拉多州滑雪胜地者中，其发生率为15%～30%，在雷尼尔山登山者中高达67%。很多人甚至在6000～6500 ft高度就出现症状。快速上升到高空（飞行）会显著增加风险。症状通常发生在进入高原地区最初几天的几小时内。

可以用Lake Louise共识标尺量表或使用包含一系列问题的环境、症状问卷（ESQ）调查表来完成对AMS的评分。第3版的ESQ由67个题组成。在临床上，头痛是目前诊断AMS最相关的指征。由于它简单，大多数人员更喜欢用Lake Louise评分系统，它包括自我评估（最重

要）、临床评估和功能受损评分。用非甾体抗炎的非处方药进行对症治疗可缓解头痛。使用乙酰唑胺（碳酸酐酶抑制剂）对症状的治疗非常有用，但更重要的是用于预防。后者它对于一个曾经患过严重高山病症状病史，并且近期有可能迅速进入高原的人非常适合。碳酸酐酶抑制剂可加速对于高原环境的适应。其他药物也可用于症状的控制，如地塞米松或其他类固醇。使用类固醇治疗高山症的缺点是它们不能促进习服，并有其他副作用。有可能发生反跳现象，即在高原停止使用类固醇后高山病复发。

使用氧气能缓解高原反应的症状，使用便携式高压氧舱对严重患者有帮助，特别是在高海拔探险的地区。

严重的高山病患者发生共济失调应引起高度重视，因为它可能是早期高原脑水肿的先兆，此时要转移到低海拔的安全地方。

高原脑水肿

高原脑水肿（HACE）一般在发生高原病的数天后发生。严重的高原反应和HACE之间的区别在于除了如前面所述的严重高山病症状外是否有运动失调、认知功能受损、高级皮质功能障碍（幻觉、无法作出决定、严重的精神涣散、非理性的行为、错误），以及神经系统缺陷。

在不利的高原环境发生HACE将使患者面临十分危险，需要后送，并可能使其他参与者置于危险境地。避免将患者转送到更高高度和有高山病症状时不要再上行是避免不必要不良后果的重要措施。HACE可能与高原肺水肿一起出现。HACE的治疗包括下降高度、用类固醇（如地塞米松）、吸氧，如果有条件的话，可以使用便携式高压氧舱，使患者卧床减少移动，让患者恢复步行能力后，以进一步从高空高原下降。

高原肺水肿

高原肺水肿（HAPE）是一种非心源性肺水肿，在12 000 ft（3650 m）其发生率可高达1%～

2%，并且似乎有某些患者具有遗传易发倾向。细心的病史分析有助于识别该类人群。在高原低氧情况下，这类易感者肺动脉压显著升高是此病症发生的原因。

发生率取决于上升的速度及峰高度。Pheriche 的报告显示在 4243 m 发生率为 2.5%，在 3500 m 印度军队的发病率为 0.57%。

HAPE 的症状是呼吸困难、胸痛、头痛、乏力、头晕等。体征包括体温轻度上升、干咳（尤其是在劳累）、咯血、心动过速、呼吸急促、发绀。

X 线片经常表现为在下部和中部肺野不规则状、斑片状，后来融合渗透的阴影，肺顶部少见。

吸氧和应用血管舒张药可降低肺动脉压力，如硝苯地平和其他试剂，如磷酸二酯酶抑制剂，后者目前正处于临床研究使用阶段。

对于有遗传倾向的这类人，为防止 HAPE，预防性使用硝苯地平是一个可行的选择。

另外，可以使用便携式增压舱以增加环境压力，改善症状，并有利于运送到较低的高度。

慢性高山病（蒙赫病）

慢性高山病是一种在高原生活多年的人群发生的疾病。主要表现包括红细胞增多症及相关症状，如头痛、头晕、身体疲劳和精神迟缓、厌食及劳力性呼吸困难、发绀和面色红润。也可存在肺动脉高压和右心衰竭。明显的促发原因是慢性阻塞性肺疾病、阻塞性睡眠呼吸暂停或引起缺氧的睡眠呼吸紊乱和其他肺疾患，造成更严重的缺氧，导致红细胞进一步增多。如果排除了肺部病理损害或其他原因，转移到低海拔高度通常有效。

实验室检查显示红细胞数、血红蛋白浓度和血红细胞比容增加。动脉血氧分压降低，二氧化碳分压升高。由于肺通气不良区域的血流量增多使肺泡 - 动脉血氧张力梯度增加。心电图显示右心室肥厚、肺动脉压和血黏度增加。

高原视网膜出血

在非常高的高原可以看到许多登山者有高原视网膜出血（HARH）。出血的特点是通常没有症状，往往在从高原回归平原后几个星期消失。视网膜出血似乎和 HACE 有关。如果出血靠近黄斑，患者可能会出现症状。这些出血点和棉絮状的斑块主要分布在动脉周围和静脉周围。通常情况下，不需要治疗，可自行恢复。

高原消瘦

在 5000 m 以上延长停留时间通常会引起体重明显降低。对探险队的实地考察研究和观察表明与各种多种因素有关，例如寒冷、有限的粮食供应或缺乏可口的食物，或需要增加燃烧热量的登山或徒步的活动。值得注意的是，在低压舱的研究中也有类似发现。例如在珠峰大行动的研究中时间长达 40 d，尽管有充分的饮食和舒适的环境，还是发生了体重降低。基础代谢率的增加已证明是主要因素。此外，在 5000 m 以上高度由于缺氧使消化道对碳水化合物、蛋白质和脂肪的吸收发生变化也可能起一定作用。

外星地外环境

为了实现在地球之外的探险活动需要在月球或火星建立基地。探险过程中使用的压力服必须保证探险者在月球表面真空和火星的表面上接近真空（4.5 mmHg）的条件下的功能活动。服装要对完成任务尽可能的没有影响，即运动自由和疲劳最小。目前，美国国家航空和航天局（NASA）的 EVA 服装采用的是 4.3 psia（225 mmHg），100% 的氧气，它提供了比海平面更多的氧气。这些现行的服装是为在火星或月球上使用的，由于时限制过于严格和且重量太大沉重，除非在服装技术上有巨大进步，否则 4.3 psia 的压力服是不可行的。因此，要考虑更低压力的服装。为了从所居住的压力环境过度到压力服 3.7 psia（191 mmHg）的环境而避免减压病的发生，也需要较低压力的居住环境。

在居住地和探险过程中可能每天都会遇到缺氧环境，可能会发生某些类似于地球高空引起的生理变化。

对低压、低氧环境的适应性变化

在人工栖息地环境对缺氧的适应（习服）可以使数千人在没有氧气供应的情况下旅游或住在高海拔陆地（3100 m，519 mmHg，10 200 ft）。虽然在3100 m以上高度暴露几天后人体功能会发生相当大的变化，肺通气的适应约需1周。月球和火星的低重力环境可以减少日常活动中的工作量和缺氧影响。尽管火星上的低重力（约为地球的38%）可能会减少压力服重量的影响，但考虑到在探险过程中的动力和平衡，质量仍然是个问题。尽管一定程度的缺氧适应是必要的，但还有许多因素决定着月球和火星潜在栖息地的环境。

低总压力

任何总压力的降低都会减低电子冷却风扇的效率和使大气控制和流通复杂化。对工程技术的挑战是必须满足湿度、二氧化碳和氧气含量水平的需要，以保持舒适性和生理功能。检测和清除污染物应该是国际空间站（ISS）为居住环境进行的改良和完善。

水平衡

要在低压栖息地维持湿度在一个舒适的水平，例如40%的相对湿度和20℃（68°F）的温度，这样可以减少经呼吸丢失的水分。这个水平的湿度加上相对全面覆盖的服装也将有助于减少不敏感的隐性水分流失。

操作注意事项

降低认知能力

在地球上急性暴露到3048 m（522 mmHg，10 000 ft）高度的一些实验中已证明能导致一些认知功能的降低，特别是那些涉及学习新任务的能力。在另一项研究中，暴露到10 000 ft（3048 m）12 h休息或进行轻微运动对认知功能无显著负面影响，但观察到在星光条件下，对夜视能力有轻微的不利影响。在安静情况下暴露到高空时头痛的增加提示即将发生轻微的AMS。美国空军并不要求其飞行员在日常急性暴露 ≤ 10 000 ft时使用补充氧气。

降低运动能力

即使习服后，所有人其在10 000万 ft高度的最大摄氧量也比在海平面的低。然而，在外星探险中对次最大摄氧量的影响未知。

通讯

在月球和火星穿压力服时总压力的降低会影响声带的发声效率，虽然在总压力226 mmHg（4.4 lb，30 000 ft）以上，对语言的沟通没多大影响。在服装压力为（2.7 psia，40 000 ft）时，由于穿着压力服时的通话需要电子传输，进行适当的放大和过滤，这样可以弥补低声带效率的影响。

消防安全

国家防火协会（NFPA）已经开发出一个公式，能用于计算允许的最大氧气浓度百分比值，以避免设定的大气增加燃烧速率。在NFPA 99B：低压设备标准（2005；3.3.3.3）规定在1个绝对大气压（ATA），23.5%浓度氧气的情况下，根据12 mm/s的燃烧速度基础确定增加的大气增加燃烧速率。规定大气的方程（NFPA 99B第三章定义；3.3.3.3）是：

$$23.45/（大气总压）（0.5）$$

该因子23.45是在海平面，不产生增加燃烧速率的氧气最高百分比浓度。即使在服装表面上有加压输送系统，但连续穿着的压力服需要在加压故障的情况下提供足够的安全性。压力服的设计必须能提供充足的氧气和总压力（最小141 mmHg的氧气分压及2.7 psia总压），以保证习服个体正常的生理功能和广泛的活动性和可操作性。如果压力服采用高达4.3 psia的压力差就不能满足这些要求，要考虑用压力低一些的压力服。

DCI一词包括DCS和动脉气体栓塞（AGE）。DCS是环境压力降低到一定程度使组织内溶解的气体生成气泡而引起的一种临床综合征。减压病的发生具有剂量－反应特征，病理生理的后果则不确定，临床症状的发生则受环境、组织内部因素和个体易感性的影响。

历史问题

Robert.Boyle在高空医学领域进行了先驱性工作，他在低压舱动物实验中首次观察了活体内的气泡生成。

"我曾在蛇眼中看到奇怪现象，在它的一只眼睛中有明显的气泡来回移动。"

随后人类减压病的临床证据来自矿山空气加压工作。1841年，法国采矿工程师Triger报告了当地矿工肌肉疼和抽筋。1854年，两名法国医生Pol.B和Watelle TJJ注意到在压缩空气环境条件发病的特征，即"在离开高压工作环境时才发病"，并且发现再加压可以减轻症状。他们首次使用"沉箱病"来定义发生压缩空气环境工作人员发生的这类疾病。

1896年，法国医生L.R.de Mericourt首次发表了关于潜水减压病的全面医学报告。1878年，法国生理学家Paul Bert在他的经典论文《大气压力》（1987年）中描述了迅速减压过程中气泡和减压病症状间的联系。

热气球等飞行器性能的提高使人类达到了一定的飞行高度，从而把这种病症带到了航空医学领域带来了一些航空医学问题。1906年，H.Von Schrotter在他的专著中描述了他在金属舱内上升到8994米15 min后体验到的"沉箱病"类似的症状。他没有往这个方向考虑，但是Boycott等分析了他的报道，并在1908年发表的文章中写道："虽然他的结论认为这些症状与'沉

箱病'无关，但是我们在回顾了Damant和自己的资料后认为Schrotter可能错了，在非常低压的环境下要考虑发生'沉箱病'的危险。"

这是第一次在文献中明确提到高空减压病。1917年，Henderson教授给出了详细的理论说明，他认为高空暴露有可能发生减压病。

Jongbloed.J 1929年在他的论文中描述了模拟高空对人体的影响，并提出要注意压缩空气病和高空减压病的相似性。1931年，Barcroft等描述了当低压舱在9160 m（30 000 ft）高度活动时膝关节的疼痛，事后看非常像减压病的表现。在美国，Dr.H.Armstrong研究了大气压力降低对飞行员的影响，1939年，他描述了他自己在低压舱高空暴露时体验到的气泡生成；

"……，然后我注意到在我手指肌腱有一连串小气泡，我能确定有气体栓塞存在。"

1938年，Boothby和Lovelace报告了一则他们同伴年轻生理学家Dr.J.W.Heim吸氧上升到10 670 m（35 000 ft）过程中发生的短暂截瘫的病例，下降到地面的再加压作用使瘫痪症状消失。这说明在高空有发生严重神经性减压病的危险。

最近几十年的研究采用了一些新的检测方法，可以在实验室受控条件下研究减压病的一些气泡表现。多普勒超声回波成像技术提高了研究活体静脉中气相变化的能力。气泡的大小可进行数字量化，也称为静脉气栓（VGE）等级。此分级标准是1976年由Speneer首次建立，分为0～4级，0级是无气泡，4级指大量气泡声掩盖了心音。

20世纪70、80年代进行的实验工作表明在减压暴露的健康人中可在循环系统中检测到气泡而无任何症状。这证明了Behnke1947年提出的早期假说，即存在"沉静气泡"，在许多情况下并非有气泡就发生减压病。最近的研究集中在活体内气泡引发的病理生理效应，以及导

致减压病临床症状发生的剂量—反应关系。这证明心脏内检测到静脉气栓未必就一定发生减压病。大多数人可探测到 VGE，但并没有发生减压病，一些发生了减压病的人却没有 VGE。随着更多研究资料的积累，有种倾向认为作为机体对一定时间和压力环境变化的正常反应，减压病的发生还与个体的体质因素和其他因素有关。

术语

减压病（decompression illness，DCI）临床综合征首次见于潜水和压缩空气环境，随后在航空医学领域也认识到此病的存在，因此有许多不同的术语用于描述此病。目前高空减压病（altitude decompression sickness，ADS）简称 DCS（decompression sickness）是在航空航天文献中广泛使用的术语。DCS 一词是 Benzinger 和 Hornberger1941 年直接翻译自德文 Druckfallkrankheit。DCS 较早的称呼包括航空气栓症、航空病、气压病、高空潜水员病、航空气泡病、高空沉箱病、航空关节病等。DCI 除了包括 DCS 外，还包括动脉气体栓塞症（arterial gas embolism，AGE）。静脉气栓（VGE）完全有可能通过肺毛细血管床式心脏右 – 左分流机制转为动脉气栓。需要注意不要将 DCI 与 DCS 混合使用。

DCS 的一些典型临床表现一直用习惯语描述。经典的关节和肢体疼痛被称为屈肢病（Bends），该词是 19 世纪 70 年代建造 Brooklyn 大桥的桥墩时用于描述在沉箱内工作的人员所出现的一种特殊状态。呼吸系统的表现通常称为"气哽"（chokes），皮肤症状被称为"蚁走感"或"潜水员瘙痒"，中枢神经系统症状则被称为"蹒跚步""减压眩晕"。

尽管在历史、病理生理和术语方面有不少共性，但高压（潜水）减压病与低压（高空）减压病还是有不少明确和重要的不同（表 3-4）。有一点需强调指出的是，一直有一种趋势，即把一个领域的研究成果和推论原封不动地应用于另一领域。有时这可能是正确的，但更多时候可能是轻率和错误的，由此可能会导致一些不正确的结论。高压和低压减压病发生环境不同的意义在于潜水员是完成了任务上浮到水面后发病，而飞行员如果因减压病而失去控制飞机则会危及其他人员，而潜水员发病只会影响他自己。

表 3-4　高空减压病（DCS）与潜水 DCS 的区别

	高空 DCS	潜水 DCS
1	从地面开始减压，组织中氧处于饱和状态	饱和潜水很少向上漂移
2	为预防缺氧和促进排氧，通常呼吸是高氧气体	为预防氧中毒，呼吸的混合气中惰性气体成分高
3	减压到高空暴露的时间通常是有限的	上浮水面减压后的时间是无限的
4	可通过吸氧排氮降低发生减压病危险	无法进行吸氧排氮
5	通常在执行任务中发生减压病	任务完成后发生减压病的危险最大
6	症状通常较轻，局限于关节痛	神经系统症状更常见
7	回到地面就是一种长期有效的加压治疗	需要加压治疗舱，治疗时间受限，并有一些危险
8	高空暴露时，组织氧分压降到非常低的水平	高压暴露时，组织氧分压增加到非常高的水平
9	代谢气体在发病中起一定作用	主要是惰性气体
10	几乎很少有后遗症	后遗症有慢性骨坏死和神经学系统损伤

气泡生成：理论

环境压力降低所致的气泡生成属于物理学过饱和概念的范畴，其基础是亨利定律，即溶解在任何液体或组织中气体的量与其所接触的该气体分压成正比。阐明该定律用于解释减压病的一个很好的例子是打开一个碳酸饮料的瓶子，开瓶前不会有气泡，即使液体中有气泡，液体表层的气压与液内也是平衡的。当打开瓶盖时，液面上的气压降低，液体内带气的泡沫就会排出，从而达到与环境压力的再平衡。就减压病的发生机制而言，潜水和高空减压病是一样的，虽然在气泡动力学方面有些不同。在同样的压力变化情况下，减压到高空生成的气泡比高压潜水生成的要慢些。

目前气泡生成理论包括两个主要机制。一是原发性气泡的生成，也称原发性成核，需要非常高的过饱和压力，二是从预先存在的气核（气泡核）生成气泡，其仅需要不到 1 个大气压的压差。目前有关机体内气泡生成的研究工作支持气核机制。在液体中两个接触的表面相对运动（例如关节）会发生黏性吸附，其所产生的负压足以引起原发性气泡的生成。此机制已用于解释关节处的真空现象和脊髓白质气泡的生成。目前，关于人体组织中气泡的生成、发展和导致减压病临床症状发生的机制和影响因素仍然未完全阐明。

影响气泡生成的因素

（1）气核：组织中“气核”或“气泡生成中心”的概念来自气泡生长限制理论。非常小的气泡由于有很高的表面张力倾向于在液体中溶解而消失。表面张力与气泡的半径成反比（Laplace 定律），其会使微气泡内部的压力高于外部，而导致微气泡溶解。这提示如果事先没有较小的气泡，就不可能有较大的气泡，这明显是个错误结论。实验证据表明如果要产生原

发性气泡，需要 100 ~ 1400 个 ATA 的压力。但是我们知道在哺乳动物和人体，在非常低的压差条件下就能产生气泡（不到 1 个 ATA）。在低过饱和液体中将两个黏附的物体拉开就可产生气泡，此过程称为摩擦成核。而且有实验表明在低压暴露前将动物（虾、蟹、老鼠）加压，能减少气泡的生成和减压病的发生。这些现象与气核存在是一致的，它使气泡能够在很低的压差情况下生成。目前认为气泡核产生与运动有关，在组织中气核的产生和破坏出于处于动态平衡（可参见后文“机机械过饱和”部分）。

（2）过饱和：在任何减压过程中，组织中一定量的惰性气体将扩散到血液，运送到肺，然后呼出体外，因为组织中溶解的惰性气体量与绝对压力成正比。

过饱和定义公式如下：

$$过饱和 = \sum P_g + \sum P_v - \sum P_a$$

式中，P_g 为所有溶解气体张力的总和；P_v 为所有蒸汽压力的和（例如水蒸气）；P_a 为当地的绝对压力。如果当时的绝对压力降低或溶解气体压力总和增加就会发生过饱和。

在高空上升过程中，大气压力（P_B）降低，使组织惰性气体张力（P_N 为氮气气压）大于 P_B，此情形称为过饱和。因此，对特定组织，减压速度超过一定临界值，组织不能迅速排出惰性气体就将产生过饱和。随着过饱和程度的增加就会增加气泡生成的可能性。

在液体中可因机械过程致使局部绝对压力降低产生负压而发生过饱和。例如，液体通过狭窄的管子会使局部压力降低（柏努力原理），而产生瞬间的气泡生成（雷诺空化）。声波在液体中也可引起声空化。在生物体黏滞吸附更有意义（图 3-3），黏性吸附是指液体中两个接触的表面分离时产生的力，其产生的负压可达上千个大气压级别。黏性吸附产生的过饱和程度

与液体的黏度成正比，与两个平面间距离的立方成反比。由这种机制产生的气泡也称为摩擦成核。在关节表面分开时产生充满蒸气的气泡，可通过这种机制导致关节面损伤。因为气泡塌陷时会产生一种称为"气体空化"的冲击力，比如在脊柱椎间盘内，椎体关节面和椎骨。

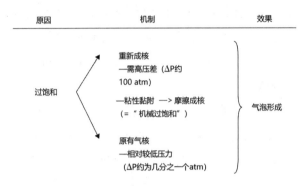

图 3-3　气泡形成的不同机制简介

（3）临界过饱和：很明显，机体能耐受一定的过饱和水平，而不会让惰性气体游离出来形成气泡。然而一旦达到临界过饱和，气泡生成可引起减压病。英国生理学家 Haldane 在 1908 年首次阐述了临界过饱和概念。他受英国海军的委托为皇家海军潜水员研究、设计安全的减压程序，他们的工作证明只是总压力降低不超过 50%，人体在高压暴露后减压不会发生减压病。他提出了组织半饱和时间概念，说明特定组织饱和或脱饱和 50% 氮气的能力。他假定机体具有不同灌注率的组织，可分别表示为半饱和时间为 5、10、20、40、75 min 的 5 种组织类型。Haldane 假定机体能够耐受大气压力降低一半而不发生减压病症状。Haldane 潜水表 1 适用于 < 30 min 减压，最深 204 ft 海水深度（fsw）的短时潜水，表 2 适用于潜水时间 > 1 h，减压时间 > 30 min 的较长时间潜水。应用研究表明，表 1 过于保守，而表 2 安全不足。此理论取决于影响不同组织过饱和比的变量值，包括组织氮半饱和时间、潜水时间和减压差（ΔP）。这就是为什么现行减压方案没有应用 Haldane 50% 原

则的原因。此处讨论此问题是为了给出一个数学的概念，如果将 Haldane 容许总压力变化 50% 的关系转化为 P_{N_2} 与 P_B 的关系，则临界过饱和比值（R）就是：

$$R = \frac{P_{N_2}}{P_B}$$

例如

$$R = \frac{P_{N_2}（2 个大压下）}{P_B（1 个大压下）} = \frac{2 \times 0.79}{1} = \frac{1.58}{1} = 1.58 （1）$$

事实上，对不同组织有不同的临界过饱和比值。

生活在海平面呼吸空气的机体所有组织和体液中溶解的 P_{N_2} 为 537 mmHg，假定 P_B 为 760 mmHg，P_{AO_2} 为 100 mmHg，P_{ACO_2}= 40 mmHg，P_{AH_2O}=47 mmHg。

P_B（海平面水平）=760 mmHg

=∑（肺泡所有气体的分压）

=P_{H_2O}（47 mmHg）+P_{CO_2}（40 mmHg）+P_{O_2}（100 mmHg）+P_{N_2}（573 mmHg）

如果人迅速减压到高空，当所达到的高度 P_B < 573 mmHg 时就会发生过饱和，相当于 2287 m（7500 ft）。因此，在海平面生活的人迅速减压发生过饱和的阈值高度为 2287 m（7500 ft）。

在海平面适应的个体有可能发生减压病症状的最低高度可能 < 3962 m（13 000 ft）。然而，最近的资料显示，通过对 120 多名没有吸氧排氮，暴露时间 4 h 伴轻度运动的人发病曲线的概率分析表明，在 13 000 ft 以下减压病的发生率 < 0.001%。在 5489 m（18 000 ft）的过饱和比值为：

$$R=P_{N_2}/P_B \qquad\qquad （2）$$

如果组织 P_{N_2}=573 mmHg，P_B=372 mmHg，则 R 值为 573/372=1.54。此值接近 Haldane 提出的临界过饱和比。不吸氧排氮，减压到 7010 m

（23 000 ft）伴轻度活动时高空减压病的发生率可达 50%。

潜水后飞行或在高原潜水后飞行（在高山湖泊），发生减压病症状的高度更低。有资料表明许多潜水员减压病的发生是由于潜水上浮后时间太短就飞行。潜水员安全减压上浮后减压到 1524 ~ 2287 m（5000 ~ 7500 ft）就足以产生气泡。原因是潜水后组织中存在高 P_{N_2} 值。潜水和高压医学委员会建议，潜水后要依据潜水的类型和时间在 12 h 后才能飞行。

影响气泡生成的因素

减压到高空，影响气泡生成的因素：①压力减少时 [根据 Boyle 定律（$P_1V_1=P_2V_2$）表示] 的气体膨胀；②在过饱和状态下，氮气从组织进入气泡；③氧气和二氧化碳气进入气泡（在潜水减压中可忽略，在高空暴露中其作用明显）。

（1）波义耳定律的影响

总压力降低时气泡形成后的体积增加。在加压治疗时气泡体积缩小。气泡的表示张力与其体积成反比，阻止其生长。因此，当气泡内总压力增加时，组织气泡生成的表面张力也增加。且小气泡减小到一定临界体积，表面张力很高则气泡破灭，其气体溶解。

（2）气体成分

一般认为氮气或其他惰性气体是减压病气泡的主要成分。如果一个新形成气泡内的唯一气体是氮气，就会立即产生压力梯度差，使其他气体扩散进入气泡，因此气泡内气体成分很快就会与其周围组织或液体的气体成分一致。在高压减压时产生的气泡，除氮气外，其他气体只占很低百分比。暴露到低气压环境时，包括氮气在内的所有气体分压都降低。在人体组织中，氧和二氧化碳的分压与所处的高、低压环境无关，因为维持两者在体内的适当水平是生命存在的先决条件。假定在海平面水平 O_2 和 CO_2 分别占总容积和压力的 6%，当减压到 5487 m（18 000 ft,1/2ATA），O_2 和 CO_2 将分别占气泡总容积和压力的 12%（共 24%）。在减压完成的瞬间，O_2 和 CO_2 分别占容积的 6%，但各自的分压降低了一半，这会导致 O_2 和 CO_2 立即流入气泡，使气泡体积增加 12%。这个例子说明在低压暴露中，代谢气体 O_2 和 CO_2 的重要性。从此点考虑，也需要重视水蒸气在气泡生成中的作用，特别是在减压到接近水蒸气压力值（47 mmHg，63 000 ft）的减压。

（3）静水压

Harvey 1944 年引入的公式可以表示气体离开液体进入气泡和气核增大的趋势。

$$\Delta P = t-P_{ab} \tag{3}$$

式中，ΔP 是压力差，即气体离开液体的趋势，t 是该气体在介质中的总张力，P_{ab} 是绝对压（即大气压加静水压）。

在海平面动脉内 t=760 mmHg，绝对压 P_{ab}=760 mmHg+ 平均动脉压（100 mmHg）=860 mmHg，则

$$\Delta P=760-（760+100）=-100 \text{ mmHg} \tag{4}$$

当 ΔP 是负值时，无气泡生成和增大的趋势。如果 ΔP 变为 0 或为正值，就有可能生成气泡。

在海平面，大静脉内 P_{O_2}=40 mmHg，P_{CO_2}=46 mmHg，P_{H_2O}=47 mmHg，而 P_{N_2}=573 mmHg，这样 t=706 mmHg。绝对压 P_{ab}=760 mmHg+ 平均静脉压（在胸腔内的大静脉 =0 mmHg），则

$$\Delta P=706-（760+0）=-54 \text{ mmHg} \tag{5}$$

如果将一个人突然暴露到 5490 m（18 000 ft）在新的压力还未达到平衡时，静脉内的 ΔP 将非常大。

$$\Delta P=706-（380+0）=326 \text{ mmHg} \tag{6}$$

前述公式中的 t 值也可因为局部产生较多的 CO_2 而增加。这样在进行肌肉活动时由于局部高 P_{CO_2}，会使 P_B 降低时产生的 ΔP 比单独 P_B 降低时更高。值得庆幸的是，这只是非常局限性的

过程。除非是在无氧水平的运动，由于随后发生的疲劳，在实际航空环境中这种情况的发生不可能超过几分钟。

因此，静水压是阻止气泡生成和生长的力，不仅包括血压、脑脊液压，也包括局部组织压（如组织浮肿时），其随血流而变化。

（4）组织灌注和扩散的影响

惰性气体从组织中排出与组织血液灌注有关，影响后者的因素也将影响惰性气体的排出。低压条件的减压研究表明减压前吸氧排氮期间运动可降低发生减压病的危险（减压病发生率从90%降到20%）。可能的原因是心排血量增加使周围血循环增加，同时血液向胸腔转移。负压呼吸有同样增加心排血量和增加惰性气体排出的作用。体位改变也有类似的作用。温度可通过改变血管张力而起作用，温度增加，血管扩展，惰性气体排出增加；相反，温度降低，血管收缩，减少惰性气体排出。

气泡的病理生理效应

组织内存在的气泡有直接和间接作用。气泡的定位很重要，血管外气泡会引起局部组织变形、功能障碍和局部缺血改变。关节痛是由于挤压了周围神经末梢的病觉感受器。在低压减压病中血管内气泡的作用比潜水减压病要小，它们会使局部缺血而引起症状，这取决于它们在血管和组织中的部位。气泡引起的间接作用非常复杂，血压、组织或内皮细胞与气泡表面的相互作用会引起一些中间介质的释放，它会依次引起白细胞趋化效应，产生氧自由基、补体激活、内源性凝血途径激活，产生花生四烯酸代谢产物，内皮细胞介导因子释放等。而对组织影响的程度又取决于受累组织特点、气泡多少和局部因素，如缺氧程度、侧支循环、再灌注损伤等，以及缺氧、运动、温度和压力变化速度等环境因素。

图 3-4 总结了减压后生成的气泡。需要着重

指出的是关于此方面的知识还相当不全面，相对于潜水减压病血管内气泡作用而言，在高空减压病中血管外气泡作用更大些。

减压气泡作用的靶器官

（1）肺脏

静脉气栓（VGE）会使肺动脉压以及肺血管阻力增加。这是由于气泡在肺血管中的机械阻塞作用和肺血管收缩所致。低压暴露超过7315 m（24 000 ft）不会引起肺动脉压明显增加。万一有大量气泡超过了肺循环的过滤能力，肺血管床就会发生栓塞，进而引起通气 – 灌注比的失衡而导致周围动脉血氧饱和度以及呼气末 CO_2 水平降低。

动物试验表明大量存在的静脉气栓可影响心排血量和动脉血压（可能因为右心衰竭和心肌灌注减少）。左心室舒张末期压力不受影响。除了 VGE 对肺血液动力学的影响外，有证据表明还存在支气管狭窄、胸骨下不适、突发性咳嗽和肺血管床渗透性的改变，导致液体渗出而出现肺充血或肺水肿。

肺脏有非常有效的过滤机制能除去血循环中的 VGE。但如果超过其能力就会导致气泡进入动脉系统，从而发生动脉气体栓塞的危险。

（2）心脏

心脏解剖形态学的异常或变化会导致左、右心房心室间发生分流，例如大动脉膜缺损（ASDs）或卵圆孔未闭（PFO），从而使静脉气泡进入动脉系统而发生 AGE。

（3）中枢神经系统

当气泡到达脑血管并引起血流阻塞时，血管会暂时性收缩，然后其末端微循环和小静脉明显扩张。有试验证据表明，脑组织内气泡可通过毛细血管进入静脉。这可用于解释为什么大约60%发生脑型减压病的潜水员在加压治疗开始前已恢复，而且推论脑血管气栓引起的神经功能缺损更可能是微血管的继发性改变，气

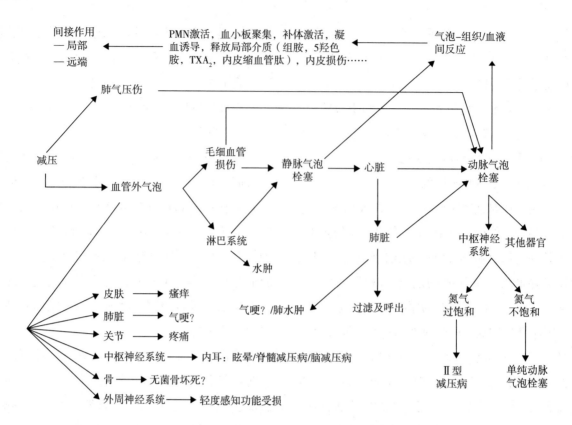

图 3-4　减压病气泡的病理生理学通路假说

[加粗箭头显示的是体内惰性气体消除的主要通路，问号（？）代表缺少文献支持的假定关系。PMN：中性粒细胞；TXA2：血栓素 A2；Ⅱ型减压病：严重的神经系统（脑）减压病]

泡暂时阻断血流的作用倒在其次。在脊髓型减压病的病理过程中除了硬脑膜外静脉气泡和动脉气栓外，脊髓白质中原发性气泡的形成也有作用。用猫进行的试验表明将气体注入脊髓动脉可引起严重心律不齐和高血压。因此减压病中的心功能障碍很可能与脑气栓有关。

（4）血液

血液中的成分和血管内皮细胞与气泡表面的相互作用会导致一系列级联反应（瀑布效应）。这方面大多数资料来自潜水减压病的研究。已报道有血小板聚集和血小板计数降低。肺血管床中中性粒细胞的分离和内源性凝血通路的激活可能与凝血因子Ⅶ的激活，以及内皮细胞损伤释放的氧自由基有关。电镜观察表明，血小板和白细胞附着于循环中气泡的表面，激活了补体系统，但它们在减压病病理生理中的作用还不明确。人体潜水减压病的研究表明，在严重的减压病病例存在血细胞比容增加和血小板降低，提示有微血管损伤，致使血浆丢失。

发病率

低压舱高空生理训练中高空减压病的发生率各国报道不一。欧洲军事人员训练中，5 年（1983—1987）12 000 次 7622 m 的暴露中发生了 5 例Ⅰ型减压病（单纯关节痛）。相当于每 1000 次暴露发生 0.41 起。英国没有正式报告低压舱内陪同上升人员减压病发生率的资料，但传说中确实存在。美国海军报道，1996 年 1 月至 2000 年 10 月，在 20 778 次 7622 m（25 000 ft）的暴露中发生了 44 例减压病，这相当于 1000 次暴露中发生 2 起。舱内观察者为 0.18%，参与训练者为 0.21%。1984—1989 年美国陆军报道，21 498 次上升中发生 42 例，平均 1000 次暴露发生 0.195 起，舱内观察者与学员的比为 3.17。美国空军报道，1985—1987 年的 80 048 次 7622 m 暴露中发生 34 例，发病率为 0.042%，1000 次暴露中发生 0.4 起。1980—1990 年，美国空军实际飞行中发生了 49 例减压病，每 10 万飞行小时 0.2 ~ 0.3 起。

关于航天飞行进行舱外行走时减压病发病率的问题可参见第十章。

从上述数字可见，从飞行员角度看高空减压病不是一个非常严重的问题，它极少发生，而且造成死亡式失能后果的情况也很少（从 1959 年以来只有 1 例在飞行中死亡）。过去，该病对飞行员的威胁只是报道发生异常情况本身，因为感到发病时飞行员有能力降落到地面。这会使报告的发病率数字有些偏差（有些没有报告）。为了减少此类问题的发生，避免报告错误，要给空勤人员进行高空减压病症状、体征的详细教育，识别症状特点。目前报告发生减压病症状只是一个生理事件，不会对飞行员的职业生涯有不利影响。因此，开始有在极高空环境飞行时（如 U₂ 高空侦察机）发病的报告。类似的情况在加速度引起的意识丧失（G-induced loss of consciousness, G-LOC）情况时也遇到过。过去军事飞行员很少报告 G-LOC 的发生，在明确报告此类情况不予惩罚后，才得到 G-LOC 的真实发病率。

影响高空减压病的因素

潜水减压病和高空减压病的发生与各种环境和生理因素的关系一直受研究者关注。与高空减压病相关的因素归纳如下。

高度

随着暴露高度增高，减压病发病率增高，并且严重病例增加。Davis 等回顾分析了 145 例需要治疗的高空减压病例，发现 13% 发生在 7622 m（25 000 ft）以下，77% 发生在 9146 m（30 000 ft）以上。

暴露时间

在 5488 m（18 000 ft）以上高度，暴露时间越长，发生减压病的可能性越大。即使在吸氧排氮 1 h 后暴露到 25 000 ft 和 27 500 ft 5 h 后也是如此。但有些人即使延长暴露时间也不发病，这与个体易感性有关。

综合环境因素预测减压病风险

Pilmanis 等用高度、高空停留时间，活动水平和吸氧排氮时间等因素建立了针对不同高空暴露条件的高空减压病危险评估计算机模型（图 3-5A、图 3-5B 和图 3-6）。

以前高空暴露

连续高空暴露会使惰性气体排出增加（特别是呼吸纯氧），因此相对于单次暴露会降低减压病和静脉气栓的发病率。

Davis 等报道的一系列病例表明，舱内观察者（它们在低压舱上升后要在舱内不断走动以监测受训学员）的减压病发生率高。在这一系列病例中减压病的危险因素是舱内观察者的体力活动多，而不是重复暴露本身。美国海军（USN）最近的试验表明，学员和舱内观察者高空暴露前采用同样严格的吸氧排氮方案，两者的发病率是一样的。

潜水后飞行

高空暴露前在大于海平面 1 个大气压的环境下呼吸会增加高空减压病的易感性。许多部门的回顾性病例研究和动物及人体的前瞻性研究都表明，潜水后飞行必需在上浮后要间隔一定时间。最近 Pollock 等的研究表明，在 60 fsw（60 ft 海水深度）空气潜水 60 min，随后间隔 12 h 后吸纯氧暴露到 25 000 ft 3h 没有明显增加发生减压病的危险。潜水和高气压医学会的建议如下：

最小上浮时间间隔。

（1）非减压潜水

a. 从最近一次潜水上浮前的 48 h 内，累计

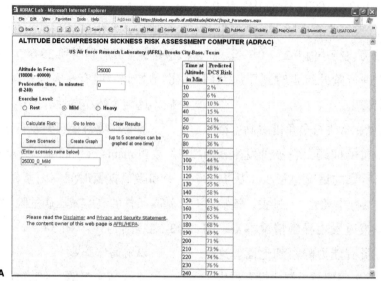

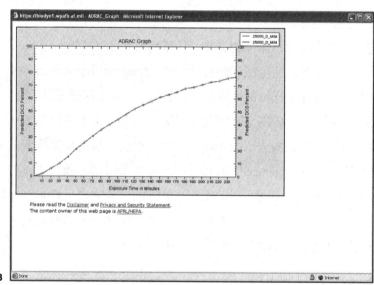

图 3-5 A：高空减压病风险评估系统（ADRAC）对高度为 25 000 ft、无吸氧排氮、轻度运动条件下高空减压病发生概率的预测；B：高度为 25 000 ft、无吸氧排氮、轻度运动条件下高空减压病发生概率的时间曲线

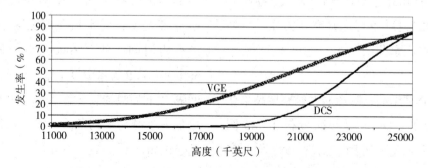

图 3-6 未吸氧排氮条件下出现 VGE 及 DCS 的高度阈值曲线

潜水时间＜2 h 的要间隔 12 h 才能飞行。

　　b. 多天、无限潜水（不包括饱和潜水）要间隔 24 h。

　　（2）需减压停留的潜水（不包括饱和潜水）要等 24 ~ 48 h。

　　饱和潜水涉及更复杂的问题，超出了本章论述的范围，有兴趣者可参见专业文章（见参考文献部分的推荐读物）。

年龄

　　最近的研究表明，男性减压病的危险随年龄增加，女性则降低，男性、女性综合看则没有影响。身高影响不大。危险性的增加与体质指数高和身体健康状况降低有关。

性别

　　最初的回顾性研究表明，女性减压病的发病率明显高于男性。但前瞻性的研究未见男性、女性减压病的症状有明显不同，采用激素避孕的女性较之未用激素避孕者，在月经周期的后 2 周减压病的易感性要明显较高。

锻炼（运动）

　　在高空进行体力活动与减压病的发生有一定的关系。在第二次世界大战期间曾用低压舱选拔空勤人员中队减压病的易感者。被检查者上升到 12 195 m（40 000 ft）并进行锻炼，直到其中一半人发生屈肢痛，没有发生屈肢痛的人可承担非增加座舱高空轰炸任务。运动对减压病的影响相当于增加暴露高度 915 ~ 1524 m（3000 ~ 5000 ft）。最近有关在 10 671 m（35 000 ft）进行轻度和剧烈运动的研究表明，两者对减压病的发生率都有明显影响。

　　在吸氧排氮时运动由于增加了惰性气体的排出，因此能明显降低发生减压病的危险。此方法已被成功用于为高空侦察机飞行员和进行空间站舱外活动的宇航员提供补充防护。

损伤

　　尚无可靠证据表明，既往损伤史与减压病有关。但从理论上考虑，在损伤的急性阶段由于损伤本身或愈合过程所引起的血液灌注的改变有可能增加关节对减压病的易感性。

体质

　　很长时间以来，在潜水和航空航天医学界一直认为肥胖能增加对减压病的易感性。美国空军航空航天医学院的研究工作表明，体质指数的增加会增加发病的危险。

其他因素

　　（1）温度：减压病发生率与环境温度之间无明确关系，不过，Balldin 报道，进行热水浸泡实验能增加排氮量。

　　（2）缺氧：减压病和缺氧症状有很多重叠，因此需要进行仔细区别。有人说缺氧与减压病有关，但一些研究提示缺氧无影响。

　　（3）酸 – 碱平衡：一些研究表明，二氧化碳分压升高与严重减压病的发病有关。已经发现在高空有意识的过度换气能减轻减压病引起的疼痛。但这是因为它提高了二氧化碳分压影响了气泡的生成，还是通过改变体液的酸碱平衡影响了痛觉感受器尚无定论。

　　（4）脱水：在 2 周内平均每天饮水多者较限制液体摄入者，对减压病的易感性降低，此发现来自 3 个各自独立的研究。

　　（5）微重力影响：在微重力条件下，发生体液迁移，会影响其对肺灌注和组织排氮的动力学。重力减小时产生气核数量较少，这只是生理推断。由于缺少微重力条件下的对照研究，故难证明。至今在美国和国际空间站的宇宙飞船舱外行走中尚无明确的减压病发生。进一步资料将来自有关 ISS 的医学研究计划。减压期间在同样代谢条件下行走和不行走对减压病的危险性和关节痛总的发生情况无影响。这些文章总的认为暴露期间在小于 1 个重力条件下行走并不会比模拟失重的仰卧位产生更多减压病。然而关节痛的分布是不同的，暴露期间不走动时身体上部关节病要多于身体下部，而在走动时相反。

（6）卵圆孔未闭（PFO）：这是一个目前正在研究，并有争议的问题。选拔有 PFO 的人员在高空环境工作有可能增加发生减压病的风险。目前假设，PFO 的存在有可能使静脉气泡从右心进入左心从而引起脑型高空减压病或动脉气体栓塞。

尚无法根据文献纵向分析在高压和低压减压环境下的这类危险。对 DCS 与 PFO 关系进行的 meta 分析表明，PFO 的危险比率是 2.52，每 10 000 次潜水中发生 5.7 例 Ⅱ 型减压病。有报道描述了具有 PFO 血流动力学表现的潜水员有临床上无症状的脑损伤（通过磁共振成像检查确认），其意义尚不清楚。高空减压病这方面的资料很少，尚未发现 DCS 与 PFO 之间有明确的关系。采用超声回声成像技术检查的 1075 例高空暴露人员有 6 人存在左心室气体栓塞，但未发现 DCS 与 PFO 之间有关系。6 人中 5 人评价有 PFO，3 人用跨胸超声心动描记术和跨食管对比超声心动描记术检查是阴性的，一人用后者检查 PFO 阳性，另一人有静脉窦。需要特别注意的是，有相当一部分无症状的健康成年人有 PFO，大约占 27.3%。公开发行的文献尚没有认定单纯 PFO 的人员不适合担任高空低压环境暴露的工作。但提示有右左分流病史的人要进行上述提到方法的检查。

（7）综合因素：通过大样本的分析表明，不管男女性，身体健康素质低者对减压病易感。

预防措施

对减压病的预防基础是控制组织中氮气压力与环境压力的比（P_{N_2}/P_B）。当吸入惰性气体，例如氮气时，组织液中该气体的张力就会增加，直到与吸入部分的气体分压达到平衡。减压时发生过饱和，一定程度的过饱和是可以耐受的。

临界过饱和比值因不同组织而异。超过组织的安全减压阈值，组织和血液中的溶解气体就会分离出来。这是减压病发生的第一个过程，当然在不同个体和同一个人本身减压病症状的发生与气泡生成之间存在相当的变异。就潜水而言，安全减压的条件依潜水的深度和停留时间而不同，在各种潜水手册中有各种减压表，其中之一是美海军潜水手册。

飞行员采取两种方式预防减压病，增压座舱和吸氧排氮。前者使飞行员暴露的生理高度低于实际飞行高度，暴露的低压环境小于产生气泡的压力。后者是高空暴露前呼吸纯氧排出体内氮气的方法。此方法用于必须暴露到产生减压病高度的人员防护。通过呼吸纯氧，体内包括氮气的其他溶解气体被氧气置换，当暴露到低压环境时组织内氮气的量减少。由于 P_{N_2} 的降低，使 P_{N_2}/P_B 的比值减小，从而降低发生减压病的危险。

例如，飞行员从海平面迅速上升到 5488 m（P_B=380 mmHg），飞机增压系统维持座舱压力在 2439 m（P_B=565 mmHg），假定所有组织在海平面是被氮气饱和的（P_{N_2}=573 mmHg），在迅速上升中就会发生明显的排出气体过程。

此时 P_{N_2}/P_B 的比值为：

$$\frac{P_{N_2}}{P_B}=\frac{573\ mm\ Hg}{565\ mm\ Hg}=1.01 \tag{7}$$

如果飞机没有增压，则 P_{N_2}/P_B 的比值为：

$$\frac{P_{N_2}}{P_B}=\frac{573\ mm\ Hg}{380\ mm\ Hg}=1.51 \tag{8}$$

如果飞机没有增压上升到 9140 m（P_B=226 mmHg），则 P_{N_2}/P_B 的比值将上升到：

$$\frac{P_{N_2}}{P_B}=\frac{573\ mm\ Hg}{226\ mm\ Hg}=2.54 \tag{9}$$

如果在此之前，飞行员在海平面进行了长时间的吸氧排氮，排出了体内一半的氮气，此

时的 P_{N_2}/P_B 的比值将减小到：

$$\frac{P_{N_2}}{P_B}=\frac{287\ mm\ Hg}{226\ mm\ Hg}=1.27 \quad (10)$$

吸氧排氮是非常有效的清除体内氮气的过程。当用密封面罩呼吸纯氧时，肺泡内的氮气分压几乎是零，这样在肺泡和组织间就形成明显的氮气分压差。氮气会迅速从组织扩散进入血液，被带到肺部呼出体外。排氮量取决于吸氧时间和组织灌注情况。

图 3-7 是体内总氮气的排出曲线。假定人体平均含有 1200 cm³ 溶解氮气，在吸氧排氮的 30 min 能排出 350 cm³ 的氮气。开始高空上升前吸氧排氮能明显降低高空减压病的发生率，实际飞行中的应用是在 4878 m 以下呼吸纯氧。虽然最近有证据显示，在 1 h 吸氧排氮期中断，但总排氮时间达到 60 min 不会增加减压病的危险，但是一旦开始吸氧最好不要中间间断。

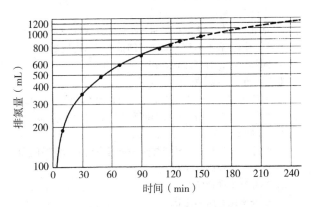

图 3-7　呼吸纯氧时的体内排氮曲线

吸氧排氮时不同组织排出氮气的速率不同。其取决于氮气在不同组织的溶解度，但更重要的是取决于组织的血液循环灌注水平。因此，机体不同组织中的气体以不同的时间与呼吸气体达到平衡。高空暴露时某组织的 P_{N_2}/P_B 比值有可能超过气泡生成的临界值。而另一个组织的 P_{N_2}/P_B 可能仍在安全范围以内，这可以部分解释为什么减压病的症状或体征发生在机体特定的部位。

减压病的临床表现

发生减压病时产生的气泡可在身体所有部位发生。但有些器官似乎特别容易受影响，并在这些解剖部位产生相应的症状和体征。此部分将介绍气泡引起的临床表现和减压病的典型症状。

分类

1960 年，Golding 就将减压病症状分为单纯疼痛的 I 型和严重的 II 型。这种分类方法是在英国 Dantford 隧道沉箱工作中减压中和减压后根据减压病症状对治疗的反应而建立的。此分类与同时期由 Donnell 和 Norton 介绍的美海军使用的 4 个治疗表类似。4 个高压治疗表（ I ~ IV ； I A 和 II A 无氧气时使用）用更大的加压压力治疗更严重的症状。就高空减压病而言，Golding 的 I 型和 II 型分类方法在临床上有些缺陷。因此， I 型和 II 型分类不是相互排斥的两个分类，有可能一个患者同时有这两种类型症状，而且静态的分类没有考虑减压病动态变化，患者有可能经过一段时间从 I 型发展为 II 型。

动态变化情况要依据下述内容确定：反复的临床检查（特别是神经学检查），对治疗的反应，进展情况，症状的发生时间（潜伏期）和复发情况，开始再加压治疗的时间，以及所有调查的结果。坚持将减压病的检查和评估列清单有助于为资料收集和随后的分析提供最大重现的可能性。

美海军潜水长按照采用减压病的 I 、 II 型分类方法，确定减压病的治疗，在当地没有医师时，潜水长可以给需要的海军潜水员进行高压氧治疗（需在电话咨询潜水医师后）。这样就需要有一个明确的治疗指南。美国空军航医根据减压病的症状和严重性确定对高空减压病的治疗。对一个高空减压病病例的准确描述包括每个症状的动态变化过程，具体内容见表3-5。

表 3-5　减压应激的分类及临床指南

关键临床描述	影响的组织器官	症状
症状的进展：自然消除/不变/复发/恶化	关节，仅有疼痛	最初轻微不适（疼、心烦），可发展为严重的深部钝痛、跳痛；无单一痛点；可通过外部加压缓解
有效治疗措施：加压/吸氧 谨慎记录时间线	皮肤及淋巴表现	短暂的瘙痒（尤其是躯干、耳朵、腕部、手部）鸡皮疙瘩（与猩红热样皮疹有关）；躯干桔皮症大理石样皮肤
与生命相关的重要症状：心率、呼吸频率、疼痛级别、血氧饱和度	心血管	发展为严重屈肢痛、气哽或其他神经系统症状后出现循环系统衰竭
	肺（气哽）	心律失常（例如一级房室传导阻滞）
仔细的神经系统检查以避免忽视难以发现的进展症状	神经系统：大脑及颅神经	精神状态改变（记忆受损、判断力改变、失语），神志不清，疲劳，视觉障碍（复视、视力模糊），人格改变，意识丧失，头痛，头晕，恶心，呕吐，耳鸣
	小脑	闭目直立试验异常，步态异常
	脊髓	感觉或肌肉运动能力受损，腱反射异常，瘫痪或局部麻痹
	前庭（眩晕）	眩晕、恶心、呕吐、偶发眼球震颤

每个症状从其发生到开始治疗这段时间都应描述清楚。与"Ⅰ型减压病"这样的直接描述不同，"治疗前1h发生的进行性肢体疼痛"能更好地提供基本信息以决定治疗。对于复发式进行性发展的症状要进一步描述病情加重的指征和水平。此外，要记录对加压治疗的反应，包括完全恢复、未完全恢复或无效，以用于指导进一步治疗。有关的研究和检查结果及其随时间变化的详细资料对于决定采取治疗措施也是非常重要的，具体内容见表3-6。

减压病痛

高空减压病中压肢痛占65%~85%，疼痛倾向于局限和在大关节周围。有时在小关节，例如指骨间关节，如果在高空暴露期间，这些关节有明显的自动主活动则更易受累。

屈肢痛在性质上是一种深部的疼痛，可以从仅是感知的非常轻的疼痛到严重的疼痛致使患者不能移动受累的关节。主动和被动的运动会加剧不适感，而局部加压，例如用测血压的袖带充分加压能暂时减轻疼痛，虽然也有人报道此方法不可靠。

表 3-6　高空减压病（DCS）处置程序

仔细评估 DCS 症状

1. 单纯关节病或皮肤症状

  A. 2h 内出现症状

    地面吸纯氧→无效或加重→治疗表5治疗→无效或加重→治疗表6治疗→无效或加重→可考虑增加治疗时间和压力，直到症状好转

  B. 2~6h 出现症状

    治疗表5治疗→无效或加重→治疗表6治疗→无效或加重→可考虑增加治疗时间和压力，直到症状好转

  C. 6h 后出现症状

    治疗表6治疗→无效或加重→可考虑增加治疗时间和压力，直到症状好转

  D. 36h 后出现症状

    重新考虑减压病诊断

2. 神经型、肺型或有心血管症状的

  治疗表6治疗→无效或加重→可考虑增加治疗时间或采用治疗表6A，直到症状好转

疼痛可发生于高空暴露时、下降中，或下降后的短时间内，甚至一些少见的病例发生在下降后几小时。在空中发生疼痛的病例下降后因为大气压力增加，几乎都能缓解。少数下降到地面缓解的病例在地面可又复发。此种下降后复发和未缓解的病例必须进行高压氧治疗。不能用止痛药治疗减压病的疼痛，因为疼痛是否消失是判断高

压氧治疗是否有效的指标。

胸腹部的疼痛不属于单纯的减压病痛，更可能是由于脊髓受累所引起的神经型减压病，要采取其他适当的治疗。

气哽

在潜水和高空减压病中被称为气哽的综合征比较少见，研究中的发生率占所有减压病的4%以下。但此情况有可能危及生命，其发生机制是肺脏有大量气栓。特征性的临床表现是胸骨下疼痛、吸气困难和干咳。回顾性分析2525次暴露发生的1030例减压病中，在29例气哽中仅有3例出现上述3个所有症状。Rudge回顾性分析了美国空军1966—1994年的资料发现，在15个患者中最常见一致的临床表现是胸骨下疼痛，在大多数病例吸气时疼痛加重。气哽患者会逐渐感到病情逐渐加重。在空中发生气哽时如不下降，病人终将虚脱。发生气哽的飞行员需要加压治疗，虽然有些病例有可能在下降中或进行地面吸氧治疗中缓解。

神经型减压病

神经型减压病是指出现涉及神经系统的临床表现和体征。很明显它主要限制于累及中枢神经系统的情况。涉及周围神经的轻度感觉异常通常与高空减压病有关，从预测角度看，除非它是呈现皮节分布的形式，原则上不会加重病情。然而，如果未能采取及时恰当的治疗，中枢神经型减压病有可能造成长期和明显的神经损害。

累及中枢神经的减压病占病例的4%，它的表现形式有两种，脊髓型和脑型。脊髓型主要见于潜水，高空暴露中很少见。脑型则更常见于高空暴露，潜水后不常见但也绝非没有。这两种类型在潜水和高空暴露后表现不同的原因尚不清楚。下面分开讨论两种类型的临床表现。

脊髓型减压病

在大多数病例，脊髓型减压病的首要症状是足部隐约发生的足部麻痹和感觉异常。感觉缺失向上蔓延，伴有受损脊髓水平以上的无力和瘫痪。另一些病例可能以带状的腹痛式胸痛开始，其发生在感觉或运动障碍之前。出现受损脊髓水平的部分或全部临床表现出现在发病的30 min内。

脊髓减压病发生的原因是脊髓中形成气泡或气泡栓塞了脊髓旁静脉丛。由于脊髓静脉回流缺少侧支循环，脊髓旁静脉正常流动缓慢，因此气泡或气 – 血界面形成的固体成分会迅速引起静脉回流的机械性梗阻。这种梗阻会导致脊髓充血性梗死。这种情况在高空减压病非常少见，在潜水减压病则常常发生。

脑型减压病

多数情况下，脑型减压病的临床特点是不同表现的感觉或运动症状及体征，不定位于某一特定脑组织。以偏头痛为特点的头痛较常见。常见的视觉障碍表现有暗点、管状视野、复视或视觉模糊。有时会出现极端的疲劳感和个性改变，从情感躁动到极端木然。对于不熟悉脑型减压病各种临床症状的医生，做出诊断是非常困难的。许多这类病人被误诊为精神障碍，由于未能采取及时明确的治疗而发展为血管舒缩性虚脱。

循环系统表现

通常在气哽和严重神经系统损害后发生的循环系统表现是休克（继发性虚脱），休克发生前无其他症状的休克（原发性虚脱）非常少见。所谓高空暴露后发生的减压后休克，即下降到地面后发生的休克，被认为是循环系统障碍的另一种类型。但它可能也不是一种独特表现，可能是其他类型高空减压病的延迟发作。

循环休克发生的可能机制包括气泡直接影响了血管运动调节中枢或大面积血管内皮损伤，导致血管内容量的大量损失。在许多病例可见血液浓缩，血细胞比容可达70%。

循环性休克的特点是对补充液体治疗无反应，类似于严重头颅损伤者，由于导致中枢交感神经阻断而对治疗不起反应。

皮肤的症状和表现

皮肤症状可以表现为瘙痒或仅仅是蚁走感。需要注意的是这些皮肤表现也有可能与周围神经受累有关。这种感觉一般经历 20～30 min，无须治疗。有可能发生一过性的猩红热样皮疹，然而皮肤有可能出现斑点或大理石斑纹表现即大理石样皮肤。此情况在高空减压病似乎并不意味着有神经循环反应的更大危险，但对潜水减压病而言，则是要发生更严重减压病的危险信号。此种情况的治疗要视情况而定，在潜水减压病出现皮肤大理石斑纹的要采用美国海军治疗表 6 治疗，低压暴露的要立即采用美海军治疗表 5 进行治疗，这还要看其回到地面后缓解的快慢。潜水后发生的皮肤大理石斑纹提示治疗医生随后很可能会有更严重减压病症状发生的可能，要按照 II 型减压病进行治疗。

压痕性水肿如果单独存在，仅是减压病的一般表现，能自然缓解，不会遗留后遗症。据认为它是由于气泡阻塞了淋巴管所致，高空暴露中很少见。此时，有可能发生淋巴结的局部疼痛，但加压治疗能使其迅速缓解。

全身症状和体征

在实际飞行的飞行员和进行低压舱试验的被试者以及陪同者中，常可见到高空减压后会发生暂时性的轻度疲劳。虽然可有明显的不适和食欲缺乏，但一般不会引起关注。对疲劳的意义和病因学尚未进行系统的研究，但它可能表示有精神或神经功能的轻度损害。严重的疲乏提示医生这可能是即将发生严重减压病的指征，需要及时进行详细的身体检查，以避免遗漏其他微小的症状和体征。

慢性影响

无菌性骨坏死常见于潜水员和沉箱工人，高空暴露中仅有过 1 例报道。高空减压病与无菌性骨坏死的关系缺乏真实的证据。从潜水资料可知，如果骨坏死发生在关节旁，很快会导致关节面的侵蚀和严重的骨关节炎。肩、膝和髋部是唯一受累的关节。损害早期没有症状，仅在进行放射检查时发现。无菌性骨坏死与减压病的确切关系目前仍不清楚。该病见于经常、定期的加压空气暴露的工作人员，暴露时间不足 1 年的很少发病。

减压病的诊断

只有满足下列条件之一的，才有可能发生减压病。

1. 暴露高度 > 5488 m（18 000 ft）。

2. 暴露于压缩空气环境后不久进行高空上升的（例如携带水下呼吸器潜水和进行高压舱暴露者）。有报道进行潜水后 3 h 乘增压座舱飞机飞行，在 1373 m（4500 ft）座舱高度发生高空减压病。

建议对所有潜水或飞行后仍有减压病（包括单纯疼痛）表现的病人采取下述措施：

1. 用密封良好的飞行员面罩或麻醉用面罩吸 100% 纯氧。

2. 如果附近有高压氧舱，立即采用适当的治疗表进行加压治疗。

3. 如果附近没有高压舱，立刻将病人送到最近的有高压舱的单位进行治疗。等待和运输途中病人要戴面罩吸纯氧。如果病人只是单纯的屈肢痛，在暴露后 2 h 内等待运输途中症状完全消失没有复发，可取消加压治疗。如果在暴露后 2 h 的窗口期以后出现症状，仍建议采用加压治疗（用治疗表 6）。

4. 如果减压病疼痛在等待运输中缓解，但随后又复发，需进行加压治疗，即使症状又有缓解。

5. 如果病人有持续的神经性减压病、气哽和休克要立即送往最近的高压舱进行治疗。

6. 运送病人要接近当地的气压水平，运送这类病人的飞机要有增压座舱。座舱高度绝不能超过当地海拔高度 305 m（1000 ft）。如果有可能，尽量避免将病人运往比事发地高 1067 m（3500 ft）的高压舱进行治疗。

7. 对每个运送时进行加压治疗的病人要提供先进的心脏生命支持系统。对于医护人员而言，严格遵守阶段减压和呼吸用氧制度是非常重要的，这样可以避免在使用不同治疗表减压过程中增加过多的氮负荷所造成的危险。

8. 单纯屈肢痛消失或神经症状/体征完全消失 72 h 后才能恢复飞行。

减压病的加压治疗

加压治疗的生理基础

加压治疗是通过改变环境的物理因素、吸入气体气压的升高（高压氧治疗时主要是氧气）和进入组织体液中各种气体成分的增加起主要作用。应用高压氧治疗减压病时，由于建立了氮气分压差会使气泡体积缩小，并再溶解。由于改善了缺血组织的灌注，可纠正局部组织的缺氧。

当人体所处的环境压力变化时，人体组织内的气泡也会产生相应变化。根据波义耳定律，环境气压增加时气泡的体积减小。临床上要特别重视延长治疗时间可能带来的高压氧中毒和空气间隔期间氮气再负荷的危险（图 3-7）。加压时气泡缩小，表面张力增加。

加压治疗可以完全清除气泡或明显减小它们的体积。气泡体积降低的程度取决于开始治疗时气泡的绝对体积。虽然在加压治疗开始时一些气泡不能完全被清除，但是有助于部分恢复因血管内气泡引起的循环阻滞和减轻血管外气泡的机械效应。

开始治疗时如果气泡太大而不能溶解时可呼吸纯氧增加加压时间，以使气泡体积继续缩小，这是由于气泡内气体继续向周围组织和体液扩散

所致。加压时由于气泡体积减小，气泡内各种气体的分压增加，从而促使其向气泡外扩散。如图 3-8 所示，当气泡内气体分压增加时会产生一个压力梯度促进惰性气体排出气泡。这是高压氧治疗有效的基本原理。氧窗等于气泡内氮气分压与肺泡氮气分压的差，呼吸高分压氧将增加氧窗，因为它增加了肺泡与气泡和组织液之间的氮气分压差（呼吸纯氧时肺泡内氮气为 0）。图 3-8 显示如果呼吸空气，这种有益的梯度差将减小，因为周围组织和体液要在新的氮分压下达到平衡。因此，呼吸纯氧时气泡将更快被溶解，随着呼吸时间延长，氮气更有利于排出气泡，气泡体积会更小。在加压治疗期间病人要间断性地呼吸纯氧。呼吸纯氧增加了从气泡排氮气的压差，有助于它们的重吸收。这个增加的压力差也有助于其他氮气过饱和组织中氮气的排出，从而预防产生新的气泡。所以如果加压时间足够长，所有气泡将再被溶解。

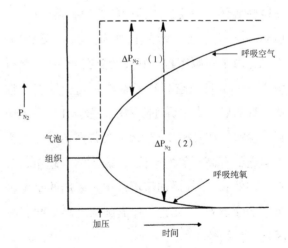

图 3-8 呼吸纯氧时气泡氮气梯度

注：（1）ΔP_{N_2} 随加压呼吸空气时间减少；（2）ΔP_{N_2} 随加压呼吸氧气时间减少。

高压氧会使缺血组织周围毛细血管内的氧分压增加，有助于氧气的扩散，改善局部组织的缺氧。改善组织供氧有助于阻断缺氧引起组织损伤的恶性循环，包括组织水肿和对正常循环和氧化过程的影响。

高空减压病的治疗

虽然绝大多数高空发生的减压病下降到地面能够完全缓解，但仍有大约 6.9% 的病例没有好转并需要治疗。此外，不到 1% 的病人下降后才出现减压病症状复发，称为延迟病例。相对于潜水减压病，高空减压病引起的死亡非常少见。1959 年以前，有资料记载的高空减压病有 17 000 多例。这些病例中，743 例是严重的病例，包括死亡的 17 例。Davis 回顾性分析了这 17 个死亡病例，得出下列结果：所有病例均死于不可逆转的休克，对药物和液体替代治疗无反应，几乎所有病例开始为单纯屈肢痛、神经表现或气哽，仅几个小时以后发展为循环休克和死亡。需要注意的是 17 例均未进行加压治疗。在他们回顾用高压舱治疗的 145 例高空减压病时，这些作者强调只有 1 例最初表现为休克，而七个其他病例开始是其他表现，然后才发展为休克。在这些病例中采用加压治疗的，没有发生死亡。1988 年发生了另一起死亡病例，在一架 F-100 飞机，由于座舱密封不好飞行员在 8537 m 暴露 > 30 min。在高空和延迟着陆后飞行员就有症状，着陆后一直主诉呼吸困难，着陆 1 h 后才送到急诊室。在发病 3 h 后才开始加压治疗（因为要运送到有高压舱的单位）。病人体重超重，51 岁，在发病 5.5 h 后加压治疗中（采用的是美国海军治疗表 6A）死亡，伴有肺部气哽症状，死因是心室纤颤。

早在 1945 年，Behuke 就推荐使用加压方法治疗那些回到地面后症状未好转的高空减压病人。但是直到 1959 年美国空军飞行员才成功接受了加压治疗。1963 年 Downey 用人体血清的体外试验证明了在高空中形成的气泡到地面后仍能持续存在。随后 Leveretl 等报道了他们在活体的验证工作。由于许多医生没有接受过有关高空减压病诊断和治疗方面的训练，因此对飞行人员来说很重要的一点就是要知道高空减压病的症状，并能寻求有关人员的医学帮助。高空减压病在下降高度和呼吸纯氧后一般都能缓解。对于一些下降中没有完全缓解的轻度减压病患者，在地面继续呼吸 2 h 的纯氧有时也是一种有效的治疗。其原因有两点：①下降中压力增加使气泡体积减小，影响减轻；②纯氧呼吸促进了血液和组织排氮，这会阻止气泡生长，使组织内毛细血管周围的气泡缩小，促进氮气离开组织，扩散进入已排氮的血液中。

飞行中减压病处置要点：100% 纯氧；尽可能降低飞行高度；通报飞行中紧急情况；在能得到医学救助的最近机场着陆（有航空军医或民航航医）。

高压氧治疗是标准的治疗方法，它在治疗着陆前未缓解和有神经和肺部症状的减压病是成功的。加压治疗提供的额外压力进一步减小了气泡的体积。高压氧治疗时呼吸纯氧确保没有氮气进一步进入组织，并且有助于向被气泡阻塞缺血的组织供应更多氧气。高压氧治疗高空或潜水减压病的资料证明在症状出现后越早治疗，成功率越高。如果症状报告延误，则治疗效果不好。要根据症状的特点和严重程度决定采取何种治疗方案，为了完全治愈，可能需要多种治疗方法。美国空军航空航天医学院（USAFSAM）的高压医学部（FEH）是为美国空军提供减压病治疗信息和咨询的主要单位。

美国空军低压舱上升中发生的减压病是依据 USAFSAM 的 FEH 制订的指南，并根据治疗时间和症状表现确定治疗方法。治疗方案包括地面吸氧和其他高压氧治疗。高压氧治疗方案包括改进的美海军治疗表 5 和表 6，呼吸纯氧加压到 60 fsw（英尺海水深度），其间要间断性地呼吸空气以避免氧中毒发生。治疗时间为 135 ~ 285 min，不包括增压时间。治疗表 6A 是加压到 165 fsw，共 319 min，用于治疗气体栓塞症和用表 5 或表 6 无效的罕见减压病病例。此时要用空气或氮气的混合物以预防氧中毒。由于在 165 fsw 会发生再次氮饱和,气泡体积减小得相对较小(图 3-9A 和图 3-9B),因此治疗

表 6A 一般不考虑作为 DCS 治疗的较佳选择。后文提到的辅助治疗措施是在美国空军航空航天医学院高压医学部进行的。

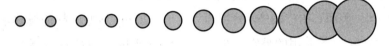

英尺海水深度(fsw)					高度(ft×1000)						
165	132	99	66	33	海平面	10	20	30	40	50	60

干燥气体直径

| 55% | 58% | 63% | 69% | 79% | 100% | 113% | 130% | 150% | 175% | 206% | 241% |

干燥气体体积

| 17% | 20% | 25% | 33% | 50% | 100% | 145% | 218% | 337% | 540% | 871% | 1405% |

A

英尺海水深度(fsw)					高度(ft×1000)						
165	132	99	66	33	海平面	10	20	30	40	50	60

| 54% | 58% | 62% | 68% | 79% | 100% | 114% | 133% | 159% | 197% | 261% | 465% |

湿气体直径

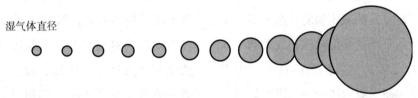

湿气体体积

| 16% | 19% | 24% | 32% | 48% | 100% | 150% | 236% | 399% | 761% | 1769% | 10 042% |

B

图 3-9 气泡体积随高度(压力)的变化

在布鲁克基地,20 年期间进行的高空减压病低压舱研究中观察了约 1000 个病例,89 人用高压医学部的高压氧进行了治疗,所有人的症状均完全消失。其余病例经过 2 h 地面吸氧或未处置也全部恢复。

治疗程序

如果飞行员仅有单纯关节痛症状,并且从高空回到地面 1 个大气压条件下缓解,可地面吸纯氧 2 h,观察 24 h。下降到地面后症状持续存在或者复发的,要安排进行高压氧治疗。地面呼吸纯氧只用于下列情况:①单纯的屈肢痛;②在高空暴露期间或高空暴露 2 h 以内的疼痛;③不

适于有麻痹,神经症状或呼吸症状(气哽)的病例;④地面吸纯氧 2 h 后所有症状完全消失;⑤所有症状缓解后氧气治疗要继续 1 h;⑥即使症状立即缓解,仍建议最少吸氧 2 h;⑦最长地面吸纯氧时间为 3 h;⑧如果症状加重或复发采用加压治疗表 5 或表 6 治疗;⑨如果 30 ~ 60 min 症状无改善,采用表 5 或表 6 治疗;⑩如果 2 h 内症状没有完全消失,采用表 5 或表 6 治疗。

对病人进行全面和细致的检查是重要的,有些病人可能没有报告或意识到细致微小的神经症状,它实际会影响治疗的选择。如果有明确的紧急治疗情况,如循环虚脱、严重的休克、

明显的神经系统失能，此时就不必先进行神经系统的检查。高压氧治疗后仍有症状或症状复发，要进行全面、重复的神经学检查。通过检查有可能对病情重新分类，改变所采用的治疗表。检查要给受累的解剖区域明确定位（幕上 / 幕下、脊髓、周围神经、肌肉 / 肌肉骨骼）。就重复性和一致性而言，这种检查应遵循一个标准的程序，可以用减压病检查清单的形式进行。

虽然在世界范围内有许多加压治疗表的治疗是成功的，但在美国，美海军治疗表是治疗减压病的权威方法。1964 年以前采用的是空气加压治疗表。由于治疗效果不满意 Goodman 等建立了氧气治疗表，即现在的表 5 和表 6。美国海军 1967 年采用该表，并证明效果很好。单纯屈肢痛地面吸氧无效或症状加重的采用表 5 治疗，在用表 5 治疗后症状未消失或加重的用表 6 治疗。

表 6 是用于治疗累及中枢神经系统、心肺系统或曾经治疗后复发的减压病的首选方案。美海军治疗表 7 只用于严重 II 型减压病或动脉气体栓塞经其他治疗无效的危及生命的情况。由于采用表 7 治疗要在高压舱内待 48 h，因此只有在舱内能全程提供医学护理的病人才能采用此治疗。如果从发病到治疗中间耽误较长时间，则减压病表现会更加严重，这可能是由于继发性水肿或栓塞所致血管堵塞和损伤所致，此时高压氧较单纯机械压缩气泡能提供更有益的治疗。

加压治疗后 24 h 内病人不要远离治疗地点，治疗 72 h 内避免运动、饮酒、潜水和高空暴露。病人要休息、多喝水，高压氧治疗后会有一定程度的疲劳感。有可能发生延迟性耳痛，可在睡觉前和次日早晨做捏鼻鼓气动作预防。

辅助治疗

吸纯氧和加压是治疗减压病唯一明确的方法。对严重的减压病患者，由于血浆通过受损的毛细血管外渗，会导致严重的血容量减少。要迅速输液以预防和纠正血浓缩引起的组织灌注不良和红细胞聚积。有中枢神经系统或呼吸系统表现的减压病患者及动脉气栓病人要静脉输入 Ringer 乳酸盐或普通的盐溶液。要避免输入仅含葡萄糖的溶液，因其有可能引起水肿。意识完全清醒的病人可口服液体，一般推荐 1 ~ 2 L 水、果汁或非碳酸饮料。经常检查尿量对补充液体治疗非常有帮助，排尿量要维持在 1 ~ 2 mL（kg·h）。

20 mg 地塞米松静脉输液和随后每 6 小时，4 mg 肌内注射能有效预防和治疗中枢神经系统水肿。甲基泼尼松龙静脉注射，开始 30 mg（kg·h），然后维持在 5.4 mg（kg·h）也能达到同样效果。除了对改善脑水肿有益外，目前尚无结论性证据表明皮质激素对减压病治疗结果有更多益处。

如果神经型减压病影响脊髓导致瘫痪，推荐预防性使用肝素，特别是低分子量肝素更好，可预防深静脉血栓症。肝素除上述作用外，对减压病无其他治疗作用，而且它有增加出血可能的危险（在严重减压病可见到有脊髓、脑和内耳出血的表现）。在脊髓型减压病，要留置导尿管，因为这类病人有可能发生神经源性膀胱。

目前正在研究使用抗心律失常量的利多卡因（负荷量 1.5 mg/kg，维持量 1 mg/min 静脉滴注）可对减压病病人提供神经保护作用，一些研究已表明有积极作用。

动物研究表明，静脉注射氟碳乳液与纯氧结合使用有预防和治疗减压病的作用，并可望在临床应用。氟碳乳液可以作为氧气和氮气的有效载体，因此有助于改善组织供氧和促进排氮。

潜水后减压病病人不像脑气体栓塞病人那样容易发生濒临死亡状况，但还是有这种可能，需要着手治疗。对这种病人必须施行严密的肺部护理、气管内插管、辅助呼吸、检测潮气末

CO_2，以及纠正酸碱平衡可能都是必需的。

早期采取的所有措施，除了必须马上采取的挽救生命的措施外均不应耽误将病人送往高压氧舱的时间。当然，同样重要的是，对严重病例，在高压氧治疗后，开始继续进行上述治疗也是所有治疗重要内容的一部分。

恢复飞行

空勤人员患减压病后的航空医学处置在美国国防部不同部门之间是不同的。美国空军政策规定单纯、完全缓解，没有遗留中枢神经症状的减压病飞行员 72 h 后可恢复飞行。飞行员恢复飞行前，当地航医要出具正常神经学检查的证明。累及神经系统的减压病患者正常要停飞 72 h，如果缓解并没有遗留残余症状，要恢复飞行需要有神经科医师的明确评定，同时要有圣安东尼的戴维思高压实验室高压医学医师和司令部航医同意恢复飞行的决定。减压病后有残留症状的飞行不合格，飞行员可提起申诉，由位于布鲁克的航空医学会诊部门根据病特分析和检查就具体情况做出决定，该决定是司令部做出最终裁决的依据。

美国海军执行下列政策：单纯一过性疼痛的 I 型减压病停飞 3 ~ 7 d，身体检查后无后遗症的可恢复性飞行。II 型减压病停飞 14 ~ 30 d，经航医身体检查无后遗症的可恢复飞行。有残余损害的飞行员可提出申诉，由海军航空医学研究所的高压医学委员会依据具体情况对每个申请做出决定。

压力变化的直接影响

体内含气空腔是被水蒸气饱和的，其分压与体温有关。由于体温是相对恒定的（37℃），水蒸气的分压也是恒定的，为 47 mmHg。因此根据波义耳定律可得出有关潮湿气体的公式

$$V_i(P_i-P_{H_2O})=V_f(P_f-P_{H_2O}) \qquad (11)$$

V_i 和 V_f 分别是气体的初始容积和最终容积，P_i 和 P_f 分别是空腔内气体的初始压力和终末压力，以 mmHg 表示。P_{H_2O} 是 37℃ 时的水蒸气压力，为 47 mmHg。压力降低时，潮湿气体膨胀的程度要比干燥气体大些（图 3-9A 和图 3-9B）。相对气体膨胀容积是终末气体容积与初始气体容积的比，表述为下述公式：

$$相对气体膨胀容积 = \frac{V_f}{V_i} = \frac{P_i-P_{H_2O}}{P_f-P_{H_2O}} = \frac{P_i-47}{P_f-47}$$

$$(12)$$

图 3-10 表示一定压力变化后潮湿气体比干燥气体容积增加的多。

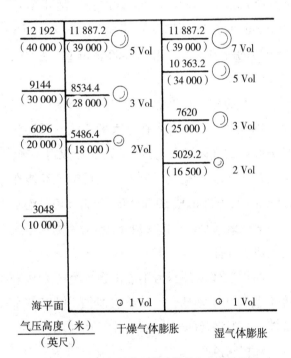

图 3-10 干湿气体体积膨胀倍数与高度的关系

当人体所处的环境压力改变时，体内空腔与外界环境之间就会产生压力差。由此，气体将会流动，使压力差消失。体腔容积的变化也会使腔内气体压力减小。如果压力差未消除，就会对组织产生病理影响，影响的程度与腔内外压差大小有关，而与腔内绝对压力大小无关。这可从波义耳定律的压力 - 容积关系计算中看出。例如，潜水员从海平面下潜到 33 fsw[公式

（13-14）]，就要比从 99 fsw 下潜到 132 fsw[公式（15-16）] 经受更大的压力变化产生的机械影响。两种情况下的压力差是一样的，但压力比却相差很大。

$$P_f - P_i = 1520 - 760 = 760 \text{（mmHg）} \quad (13)$$

$$压力比：P_f / P_i = 1520/760 = 2 \quad (14)$$

$$P_f - P_i = 3800 - 3040 = 760 \text{（mmHg）} \quad (15)$$

$$压力比：P_f / P_i = 3800/3040 = 1.25 \quad (16)$$

飞行和潜水中所发生的压力变化有很大的医学意义。但就压力变化的幅度和速度而言，两者又有明显的不同。飞行员以 1520 m/min 的速度从 7620 m 降到地面其所经历的压力变化是 478 mmHg，速率是 2.3 mmHg/s。潜水员以 60 ft/min 的速度从海平面下潜到 165 fsw，其所经历的总的压力变化是 3800 mmHg，速率是 23 mmHg/s。

一般而言，在正常飞行和潜水活动中大气压力的变化，不会对人产生大的影响。只要各种体腔内的气体压力能够与环境压力取得平衡，再大的压力也能耐受。例如，飞行员已经能在 0.1atm（17 982 m 或 59 000 ft）压力环境，潜水员在 69 atm（686m 或 2250 ft）压力深的水中成功完成了任务。

如果腔体内外压力不能平衡，会产生从轻度不适到严重疼痛，以及组织损伤，以至完全失能。主要涉及的部位有肺、中耳和内耳、鼻窦、牙齿和胃肠道。

肺：肺气压伤和动脉气栓

环境压力变化时，如果肺与周围环境不能持续进行气体交换，根据波义耳定律，会产生严重的病理损害。在主动屏气和强直痉挛发作时的吸气期，压力变化时就不会产生气流。

潜水下潜时屏气会产生潜在的问题。人的平均总肺容量是 5800 cm³。残气量（用力呼气后的肺容积）为 1200 cm³。如果肺内气体容积降低到 1200 cm³ 以下，由于肺组织弹性纤维和骨骼的作用，实际肺容积不可能进一步降低。那么此部分容积就要由血浆渗出和血液进入肺来补充。这种病理变化被称为肺挤压，这种情况在潜水时屏气较从高空下降要常见。要产生肺挤压，肺内气体容积要减小到其初始容积的 20%，如果从高空下降，这意味着飞行员要从 11 890 m（39 000 ft）一直屏气下降到地面。而对潜水而言，只要下潜到 132 fsw（40 msw），就能使肺容积减小 5 倍，这对许多有经验的潜水员都可以做到。

在压缩空气潜水时，通过来自水面上或潜水钟或高压舱式水下呼吸气供给呼吸的气体。气体通过一个调节器，使肺内气压与环境压力相匹配供给潜水员。向潜水员供应压缩气可避免下潜时肺被压缩，但给上浮带来了危险。上浮时潜水员必须不断地使肺内压与环境压力相平衡。这时可通过正常呼吸排出气体，或万一在水下无气体供应时，上浮中缓慢呼出气体而实现。如果不能这样做，根据波义耳定律肺内气体就会膨胀，达到了胸廓的弹性耐限以后，肺泡内压就会增加。肺泡内气体压力比环境压力高出 50 ~ 100 mmHg 就足以使气体进入肺泡外间隙，就会产生所谓的肺超压事故式或肺气压伤气压性肺损伤。

从 2 m（6.6 ft）上浮到水面的压缩空气潜水所产生的压力差足以产生肺超压事故。就飞行员而言，同样也关注肺气压伤问题。在高空迅速减压，可以产生足够的压力差，尤当伴有一些不利因素时，例如关闭声门做抗荷紧张动作，或伴有加压呼吸时。肺超压事故的尸体解剖都证明有肺泡外气体存在，并且其临床表现可有动脉气体栓塞，纵隔和皮下气肿，和（或）气胸。通过体格检查或放射线检查能确认后两种情况，采取常规临床处置。动脉气体栓塞的表现可在迅速减压后立即发生，并可导致意识丧失。表现为局部或全身痉挛、视野消失或失明、虚脱、瘫痪、感觉迟钝或意识混乱。在迅速减压后 15 min 内出现这些表现的病人必须考虑有发生动脉气体栓塞的可能，并及时采取治疗措施。

诱发因素

除了上升中屏气，肺超压事故的发生也与事先存在的影响肺内气体排出的疾病有关。因此，哮喘、慢性支气管炎、含气的肺囊肿和其他气道阻塞性疾病可增高危险的发生率。有些肺超压事故的发生无明确已知原因，上升中病人呼出气体，并没有随后肺的异常。据认为在这些病例，由于多余的组织，黏液塞子或类似的机制在小气道产生一种单向阀门的机制，加压时气体能进入，但减压时气体出不去，而使局部肺内气体聚积。

就伤病员的航空医学后送而言，必须牢记在外科手术式或随后留置动脉导管的过程中，由于向动脉式或静脉引入空气或其他气体将增加发生气栓的危险。随着留量导管和心血管系统有创外科操作应用的增加，动脉气栓的发病例数也在增加，Stoney 等估计通过动脉而引入气体的意外情况在每 1000 个病人中发生不少于 1 例。

诊断

当有减压情况发生时，最难的是如何区分动脉气体栓塞与神经性减压病。由于涉及选择适当的治疗表，因此明确诊断很重要。关键的一点是症状发生的时间和病史。气体栓塞是立即发生，迅速减压后很快出现症状。对任何病人做外科气体栓塞的诊断要考虑有动脉或静脉的插管（特别是涉及中央静脉的），常见的表现是突然发作的痉挛式昏迷。静脉气栓更常见，但由于肺毛细血管的过滤作用，其影响小些。但是，

如果存在卵圆孔未闭，房向隔缺损式动静脉分流，有可能导致气栓进入体循环。

外科手术的病人全身麻醉有可能掩盖异常的症状，病人不能正常苏醒或有无法解释的神经系统损害，提示有可能发生了术中的气体栓塞。依气栓的部位不同，神经系统检查可有各种表现，眼底镜检查可在某些病例看到动脉气泡。如果有条件立即进行 CT 扫描或磁共振检查有助于诊断，但不能因为等待进行影像检查而耽误治疗。

在气体栓塞的诊断和治疗中，首先要抓紧时间给予适当的生命支持疗法。虽然有些病人在延迟了 24 h 以上仍能生存，但是治疗失败（死亡率为 20% ~ 25%）的经验表明，从发生气栓到采取治疗的时间是一个重要因素。

治疗

为了进行有效的治疗，必须明确记住减压病和气体栓塞的区别，前者是气泡从体液中析出，后者是气泡直接进入静脉式动脉。虽然减压病的表现多种多样，但在发病后几小时或几天内采取适当的高压氧治疗，很少会导致死亡。相反，气体栓塞的发生则是实突然的、戏剧性和立刻危及生命的事件。气泡堵塞体循环或肺动脉循环。如果减压继续，气泡膨胀导致局部内皮细胞损伤和嵌入血管壁。此外，血浆蛋白与进入的气泡发生反应而变性，并附着在气泡壁上。血小板黏附在气泡上并被激活，释放血管活性胺类物质和前列腺素，会立刻导致缺氧，出现神经系统损害。

高压氧治疗的基本原理同样适用于治疗气体栓塞，机械性压缩气泡和给组织提供高压氧气。由于在气体栓塞的病人，通常有大量气体进入脑循环系统，因此通常必须提供极大的压力以压缩气泡。

头低 30° 的仰卧位是理想的体位，其有助

于减少气体进入中枢神经系统的可能。此姿势能增加脑内静血压，有时能迫使小气泡从动脉经大脑毛细血管床进入静脉，对病人不会产生有害影响。但同时，此姿势有可能增加脑水肿。除非心排血量增加对病人有益处，目前这不是常规推荐的方法。病人取仰卧位是更可取的体位。必需强调的是由于在很短时间内有发生中枢神经系统氧中毒的可能，因此在 6 ATA（治疗表 6A）下不能呼吸 100% 氧气，否则用不了 5 min 就会发生痉挛。可以采用呼吸 50% 氧和 50% 氮的混合气提高吸入气中氧浓度，此有助于改善组织缺氧。

一旦确定通过增加压力已达到最佳的效果后，必需将病人移至较低的压力环境以呼吸纯氧。由于呼吸纯氧的优点，美国海军潜水手册建议在决定是否加压在 6 ATA 以前，先加压至 2.8ATA 吸氧观察 20min。

加压治疗是治疗动脉气栓唯一确定的方法，所有其他方法本质上都是辅助的措施。一旦确定诊断，病人就要进入加压舱，吸空气迅速加压到 60 fsw（18 m 海水深度，2.8 ATA）。然后病人吸纯氧 20 min，如果症状改善，按治疗表 6 继续治疗。如果症状没好转或恶化，要加压到 6 ATA（165 fsw，50 msw），按治疗表 6A 继续治疗。

在没有事先向潜水医学专家咨询前不要改善标准表 6A 的治疗程序，因为有可能给病人或舱内医护人员造成潜在的损害。

治疗动脉气栓的辅助治疗方法有静脉输液，使用类固醇激素（见前面"高压治疗的辅助措施"部分）。动脉气栓患者常可见到血液浓缩，与组织缺氧和水肿有关。潜水员也常发生，继发于压力性利尿和口服液体不足所致的脱水。及时补充液体对于减轻因血细胞比容增加所引起的血液沉积和微血管的阻塞是非常重要的，同时要避免补充液体过量。可以静脉输入平衡盐溶液（Ringer 乳酸盐）或无糖等渗溶液，速度 1 L/h，直到病人排尿或导尿至少排出 500 mL。要特别避免用葡萄糖液体，以防止由于继发于尿糖所引起的渗透性利尿引起的更严重的脱水和可能发生的水肿。一旦达到适当的水平衡，输液速度可降至 150 ~ 200 mL/h。

可以静脉输入地塞米松 20 mg，然后在 24 ~ 48 h 每 6 小时肌内注射 4 mg，这对脑水肿的病人有好处。截至目前，尚无证据表明皮质激素有明确的治疗作用，因此，对其使用尚无定论。此外，无证据支持类固醇有可能增加对氧中毒易感性的观点。抗凝剂或抗血小板药物不建议作为动脉气栓的常规治疗，除非因神经系统受累不能行走，为预防深静脉血栓形成可以使用。

患者的运输

要尽可能一开始就呼吸纯氧，使用密封好、合适的飞行员用面罩或麻醉用面罩。在等待和运输途中病人要靠躺着，运输方式要尽量选接近海平面压力的方式。如果能够地面运输，就不要采用低空飞行的直升机运送。即使压力轻度降低，也会引起气体增大，从而明显影响病情。

运送途中要静脉输入平衡盐溶液或普通盐溶液。有中枢神经或呼吸系统减压病的病人，或动脉气栓患者运送时要有能够提供合格的呼吸和高级心脏生命支持（ACLS）护理的人员陪同。

必须及时进行高压治疗，但在一些延误治疗的病例效果也不错。因此，即使时间延迟，也必需进行加压和高压氧治疗。当然，争取早一分钟进行加压治疗对预后是有益的。

动脉气栓后的恢复飞行

发生动脉气栓后能否以及何时恢复飞行是一个复杂的问题。必需考虑气体栓塞的发生条件，有无潜在的肺脏病理损害（可作为复发的预测指标）和残留的神经系统损伤的证据。合理的方法是考虑损伤前脑气体栓塞情况。联邦航空管理局或军事当局所使用的脑损伤后病人的预估方案是决定恢复飞行的基础依据。但是病人绝不能在发生此类情况后 3 周以内恢复飞行，要确保肺组织完全愈合。

其他含气空腔

压力变化对耳、鼻窦和牙齿的直接影响见第十五章和第二十章。此部分讨论对身体的影响和干燥潮湿气体及压力变化对医疗仪器的影响。

水蒸气和气体膨胀

由于体内有气体的组织温度相对恒定，因此气体膨胀或压缩产生的机械影响遵循波义耳定律。高空上升减压时由于外界压力降低产生压力差，体内气体将膨胀。由于组织结构的特点，例如鼻窦和中耳，其内的气体容积基本是不变的。由于不能增加容积，因此这些气体就对周围组织产生一个压力，其可引起严重的、可使人失能的疼痛和组织损伤。

在体温条件下，水蒸气产生 47 mmHg 恒定压力，在上升中由于其他膨胀气体分压降低，它会起到增加气体压力的作用。例如，在 6 个大气压条件下，气泡中的水蒸气仅占 1% 的容积，在海平面占 6%，而在 40 000 ft 则占 33%。在 45 000 ft 以上，由于水蒸气占据肺泡压较大部分，因而氧分压就非常低。即使在 50 000 ft 高空采用加压呼吸增加 30 mmHg，或在 60 000 ft 增加 60 mmHg，肺泡氧分压仍与在 18 000 ft 呼吸空气一样。

目前尚无使用现行的供氧设备在 60 000 ft 低压舱暴露采用 70 mmHg 加压呼吸时记录的血氧饱和度结果。

在 63 000 ft 以上，由于环境压力是 47 mmHg，等于体温条件下的水蒸气压，无防护人体的组织液将变为蒸气，此种情况称为体液沸腾。它与气体栓塞不同，后者是由于肺内超压使呼吸的气体进入循环所致。发生体液沸腾的高度或压力依特定组织的温度和压力而不同。例如，周围组织的温度较内部组织要低，就需要更低的压力（更高的高度）才能发生体液沸腾。同样，动脉系统血压高一些，其产生体液沸腾的高度比 63 000 ft 要更高些。增加体表的压力也可减少发生体液沸腾的可能。如使用代偿服或应用加压呼吸，后者可使肺内保持较高压力。虽然，加压呼吸不能对其他组织提供防护，但它至少能增加供给组织的氧量。即使采用高空加压呼吸（APBA），目前的装备还不能在 60 000 ft 以上给组织提供足够的氧分压，包括使用加压背心，能使人耐受 60 mmHg 压力几分钟以上。

压力变化对体内受困气体的影响

由于球体的体积是其半径立方的函数，而直径是半径的 2 倍，因此球体体积变化较大时，其直径变化并不大。但是，不是容积的变化，而是压力差的变化才会导致下列一系列后果。

1. 胃肠道内气体膨胀。

2. 气压性中耳炎（耳堵塞），是由于鼓室腔和邻近空间内气体与周围环境气体间存在压力差（正压或负压）所引起的中耳炎，是一种慢性外伤性炎症。通过做下列动作可减少压力差。Toynbee 动作是捏住鼻子、闭嘴、做吞咽动作，这样可减少鼻咽部相对于中耳和咽鼓管的压力。Valsalva 动作是捏鼻鼓气，以增加鼻咽部作用于咽鼓管开口处的压力。Freuzel 动作是剧烈向前运动下颌，以开放咽鼓管，平衡压力。

3. 气压性鼻窦炎，是由于窦腔和环境之间存在压力差（通常是负压），导致一个或几个鼻窦产生的急、慢性炎症。特点是下降时受累区域产生疼痛，可突然发生，严重时可导致情绪失控和失能。

4.气压性牙痛，是由于在牙内或上颌窦内牙根尖与牙外环境存在气压差使受困的气体对周围组织产生正压或负压作用而引起的疼痛。

5.肺过度充气，在减压期间屏气或压力平衡不好所致，其可导致严重问题。由于肺脏的过度膨胀，导致：①肺气体栓塞（气体进入动脉循环）；②气胸（气体进入胸膜腔）；③纵隔气肿（气体进入纵隔）。

胃肠道

气体一般存在于胃和大肠。综上所述，潮湿气体的膨胀程度比干燥气体要大。高空上升时密闭胃肠道内气体的膨胀会使其扩张而产生腹痛。除了腹痛，由于膈肌被向上顶，因此呼吸受限。如果不能通过打嗝或失气使疼痛缓解而继续发展，将影响飞行操作。严重疼痛可导致血管迷走神经反应而发生低血压、心动过速和晕厥。最佳的治疗措施是避免食入产气的食物。嚼口香糖有可能增加吞咽的气体，至少在上升时要避免。要指导空勤人员当有腹部不适感时如何排气。腹部按摩和变换体位可促进气体排出。如果还不行，要下降高度，直到症状缓解。

其他含气空腔

压力变化对耳、鼻窦和牙齿的影响见第十八章。其章内容只涉及胃肠道和医疗设备。

压力变化对医疗设备的影响

气体容积的变化有可能影响在高空和高气压环境中使用的医疗设备的性能，这些器件包括静脉输液的滴液袋、气管内套管、胸导管用的气阀和血压计。

上升时，未放气的血压计袖带将膨胀并勒紧病人的胳膊。如果气管插管用气体充气，则从高压环境上升时就会产生明显的压力差。此压力作用如果长期存在，将导致气管黏膜损伤。

正确的预防方法是在套管内充入盐水而不是空气。当有压力明显变化时要检查水阀内液面情况，并打开使其与环境压力平衡。在高压舱内，静脉输液管上的滴液袋的容积将减小，要向内加入额外气体，并监测液滴的速度。而上升时，气体容积将增加，如果多余的气体没被液体置换，就有可能将气体输入静脉。

在进入高压舱或飞行前应用这些医疗器件时一定要考虑到压力变化可能产生的影响。如果有可能，在给病人应用前，要在可能遇到的压力环境下对器件进行功能检测。

体液沸腾

随着现代战斗机（F-22 猛禽、幻影战斗机2000）实际升限达到 18 287 m（60 000 ft），人体有可能暴露的环境压力将低于 47 mmHg，其等于 37℃ 体温状况下饱和水蒸气压力。一旦暴露到此压力环境，人体组织和体液就会自发地沸腾。此种情况，称为体液沸腾，发生的高度称为 amstrong 线，即 19 201 m（63 000 ft）。由于个体间的体温和压力不同，人体组织发生体液沸腾的高度，可低到 16 763 m（55 000 ft）；也可能会由于体温低于正常，穿抗 G 服或代偿背心给体表施加了压力而使发生的高度更高些。因此，将 "amstrong 线" 称为一个区域更合适。在此种极端压力环境下发生的生理变化资料主要源于动物试验和少量意外的人体暴露。

无防护的动物试验表现为动物在 9 ~ 12 s 内丧失意识，组织立即缺氧，静脉压迅速增加，数秒循环停滞，呼吸停止，30 s 内肌肉痉挛强直，随后松弛瘫痪。只要肺、心、脑能维持结构完整，在暴露 90 ~ 210 s 内有可能恢复。

在一次进行航天服的试验中，发生了一起暴露到 36 574 m（120 000 ft）的事故，被试者感到唾液在舌头上沸腾。迅速加压后在 4267 m（14 000 ft）恢复意识，未送医院治疗，其无任何明显不适。在第二起事故中为进行产品试验，被试者未用任何防护措施暴露到 22 554 m（74 000 ft）3 ~ 5 min。暴露后呈昏迷状态，去大脑姿势，有明显的肺出血。经及时高压氧治疗和全面救治，患者完全恢复，没有遗留任何神经损伤后遗症（1 年后神经系统检查正常）。

目前对体液沸腾尚无医疗治疗措施。因为一般认为暴露到此高度不可能生存。前述的例子说明需要进行积极治疗，目的在于重建肺气体交换和维持循环。在进行全面的治疗时至少需要考虑进行高压氧和地面吸纯氧。

寻求飞得更高、潜得更深更加拓展了超过人体生理所能适应的压力环境范围。暴露于这些环境所产生的病理影响已被定义为一类新的、与压力变化有关的综合征。对这些病症的研究表明是两类不同的原因所致，一是压力变化的间接作用，是由于液体中的气体析出所致；二是压力变化对含气腔室的直接作用。此外，现在认为从生理角度看，从潜水员遇到的加压环境到飞行员或航天员所遇到的低压环境实际是个连续的过程。最好的例子是潜水员安全上浮后在低高度飞行几小时后发生了减压病。

随着对压力环境变化所致生理影响了解的增多，人们已经能采用合理的治疗手段来应对这些医学问题。对轻度和严重减压病以及气体栓塞症，采用特异性的高压治疗方法已降低了死亡率和永久致残的发生率。一些辅助手段的应用增加了处置这类疾病的能力。

结语

科技的进步使人类能够进入航空或太空更严酷的压力环境。下一代战斗机升限的增加和为建设国际空间站必需进行更多的太空行走重新引起人们对航空航天工作环境中压力变化所致疾病的关注。技术的进步使人们能够建造生命保护系统以预防这类影响。不幸的是，建设实用、有效的生命保护系统会拖延滞后于运输工具的发展。从历史上看，这是由于缺乏有关暴露到这种不利环境对人体生理影响的知识。为了有效和安全地应用先进的飞行和潜水工具，需要人们注重下述能力的提升：教育使用者了解减压病的危险和症状表现；有效地报告减压病事故的原因；对临床分类体系不断的重新评估；积累减压病的资料，针对操纵者面对的环境创建有效地降低危险、量化风险和风险预测的策略。

郑媛憬 译 涂 磊 校

参考文献

[1] Muhm JM, Rock PB, McMullin DL, et al. Effect of aircraft-cabin altitude on passenger discomfort[J]. NEngl JMed, 2007, 357(1):18-27.

[2] Wu T. A Tibetan with chronic mountain sickness followed by high altitude pulmonary edema on reentry. High Alt Med Biol 2004;5(2):190-194.

[3] Messner R. Everest, expedition to the ultimate[M]. Seattle: The Mountaineers, 1999:275.

[4] West JB. Climbing Mt. Everestwithout oxygen: an analysis of maximal exercise during extreme hypoxia. Respir Physiol 1983;52(3):265-279.

[5] West JB, Hackett PH, Maret KH, et al. Pulmonary gas exchange on the summit of Mt. Everest. J Appl Physiol 1983;55(3):678-687.

[6] Hackett PH, Roach RC. High-altitude illness. N Engl JMed 2001;345(2):107-114.

[7] Klocke DL, Decker WW, Stepanek J. Altitude-related illnesses.Mayo Clin Proc 1998;73(10):988-992.

[8] Honigman B, Theis MK Kozid-Mclain J et al. Acute mountain sickness in a general tourist population at moderate altitudes. Ann Intern Med 1993;118(8):587-592.

[9] Hackett PH, Roach RC. High-altitude medicine. In: Auerbach P, ed. Wilderness medicine. Philadelphia: Mosby, 2001:

[10] Sampson JB, Cymerman A, Burse RL, et al. Procedures for the measurement of acute mountain sickness. Aviat Space Environ Med 1983;54(12 Pt 1):1063-1073.

[11] Markovic D, Kovacevic H. Recompression therapy of

mountain sickness. Arh Hig Rada Toksikol 2002;53(1):3-6.

[12] Roach R, Stepanek J, Hackett PH. In: Pandolf BR, ed. Medical aspects of harsh environments. Washington, DC: Office of the Surgeon General of the United States Army, Borden Institute, Walter Reed Army Medical Center, 2002:765-767.

[13] Hackett PH, Rennie D, Levine HD. The incidence, importance, and prophylaxis of acutemountain sickness. Lancet 1976;2(7996):1149-1155.

[14] Menon ND. High-altitude pulmonary edema: a clinical study. N Engl J Med 1965;273:66-73.

[15] Sime F, Monge C, Whittembury J. Age as a cause of chronic mountain sickness(Monge's disease). Int JBiometeorol 1975;19(2):93-98.

[16] Ward MP, West JB. High altitude medicine and physiology[M]3rd ed. New York: Oxford University Press, 2000:433.

[17] Wiedman M, Tabin G. High-altitude retinal hemorrhage as a prognostic indicator in altitude illness. Int Ophthalmol Clin 1986;26(2):175-186.

[18] Wiedman M. High altitude retinal hemorrhage. Arch Ophthalmol 1975;93(6):401-403.

[19] Nicogossian A, Huntoon CL, Pool SL, et al. eds. Space physiology and medicine. Philadelphia: Lea & Febiger, 1998:300.

[20] Asker JR. US, Russian suits serve diverse EVA goals. Aviat Week Space Technol 1995;143(3):40-43.

[21] West JB. Improving oxygenation at high altitude: acclimatization and O₂ enrichment. High Alt Med Biol 2003;4(3):389-398.

[22] Denison DM, Ledwith F, Poulton EC. Complex reaction times at simulated cabin altitudes of 5,000 feet and 8,000 feet. Aerospace Med 1996;10:1010-1013.

[23] Ernsting J. Prevention of hypoxia-Acceptable compromises. Aviat Space Environ Med 1978;49:495-502.

[24] West JB. Acclimatization to high altitude: truths and misconceptions.High Alt Med Biol 2003;4(4):401-402.

[25] Balldin UT, Dart TS, Whimore J, et al. The effects of 12 hours of low grade hypoxia at 10,000 ft at night in special operations forces aircraft operations on cognition, night vision goggle vision and subjective symptoms. USAF, Air Force Research Laboratory, 2007:40.

[26] Lenfant C, Sullivan K. Adaptation to high altitude. N Engl JMed 1971;284(23):1298-1309.

[27] Kindwall E. A short history of diving and diving

medicine[M]. In:Bove AA, ed. Diving medicine. Philadelphia: WBSaunders, 1997.

[28] Bert P. La pression barom′etrique. Columbus: College Book Company, 1943. ed. 1878, Paris, France.: Masson.

[29] Von Schrötter H. Der Sauerstoff in der Prophylaxe und Therapie der Luftdruckerkrankungen. Berlin:1906.

[30] Boycott A, Damant GCC, Haldane JS. The prevention of compressed-air illness. J Hyg Camb 1908;8:342-443.

[31] Henderson Y. Effects of altitude on aviators. Aviation 1917;2:145-147.

[32] Jongbloed J, Bijdrage tot de Physiologie der Vliegers op groote Hoogten, in Habilitation Thesis. University of Utrecht, 1929.

[33] Jongbloed J, The composition of alveolar air in man at altitudes up to 14'000 meters; partly without oxygen supply: themechanical effect of very low atmospheric pressure, in: Intenational. Air Congress. Vth Congress, The Hague, 1930:1418.

[34] Barcroft J, Margaria R, Douglas. Muscular exercise at low barometric pressures. Arch Sci Biol 1931;16:609-615.

[35] Engle E, Lott A, Man in flight: biomedical achievements in aerospace, in Doctors in the sky. Annapolis: Leeward Publications, Inc.; 1979:62.

[36] Boothby W, Lovelace WR. Oxygen in aviation. J Aviat Med 1938; 9:172-198.

[37] Spencer MP. Decompression limits for compressed air determined by ultrasonically detected blood bubbles. J Appl Physiol 1976; 40(2):229-235.

[38] BayneCG,HuntWS,JohansonDC, et al.Doppler bubbledetection and decompression sickness: a prospective clinical trial. Undersea Biomed Res 1985; 12(3):327-332.

[39] Behnke A. A review of physiologic and clinical data pertaining to decompression sickness. United States Naval Medical Research Institute, 1947.

[40] Benzinger T, Hornberger W, Die Druckfallkrankheit der Höhenflieger. No.34. Schriften der deutschen Akademie der Luftfahrtforschung, 1941.

[41] Pilmanis AA, Meissner FW,Olson RM. Left ventricular gas emboli in six cases of altitude-induced decompression sickness. Aviat Space Environ Med 1996;67(11):1092-1096.

[42] Piccard J. Aeroemphysema and the birth of gas bubbles. Proc Staff Meet Mayo Clin 1941;16:700-704.

[43] Vann R, Gerth WA. Physiology of decompression sickness.Hypobaric decompression sickness. Brooks

AFB, Texas: Proceedings of a workshop at the Armstrong Laboratory, 1992.

［44］Vann R. Chapter 11: Mechanisms and risk of decompression. In: Bove AA, ed. Diving medicine.WB Saunders, 1997.

［45］Van Liew H. Bubble dynamics. Hypobaric decompression sickness.Brooks AFB, Texas: Armstrong Laboratory, 1992.

［46］Kumar KV, Waligora JM, Calkins DS. Threshold altitude resulting in decompression sickness. Aviat Space Environ Med 1990;61(8):685-689.

［47］Webb JT,KannanN, Pilmanis AA. Gender not a factor for altitude decompression sickness risk. Aviat Space Environ Med 2003; 74(1):2-10.

［48］Sheffield PJ. Flying after diving guidelines: a review. Aviat Space Environ Med 1990;61(12):1130-1138.

［49］Dutka A, Francis TJ. Pathophysiology of decompression sickness.In: Bove AA, ed. Divingmedicine. Philadelphia: WBSaunders:1997.

［50］Harvey E, Barnes DK, McElroy AH, et al. Bubble formation in animals: I. Physical factors J Cell Comp Physiol 1944; 24(1):1-22.

［51］Webb JT, Fischer MD, Heaps CL, et al. Exercise-enhanced preoxygenation increases protection from decompression sickness.Aviat Space Environ Med 1996;67(7):618-624.

［52］Balldin UI, LundgrenCE. Effects of immersionwith the head above water on tissue nitrogen elimination in man. Aerosp Med 1972; 43(10):1101-1108.

［53］Butler B. Cardiopulmonary effects of decompression bubbles.Hypobaric decompression sickness[Z]. Brooks AFB, Texas: Proceedings of a workshop at the Armstrong Laboratory, 1992.

［54］Bove AA, Hallenbeck JM, Elliott DH. Circulatory responses to venous air embolism and decompression sickness in dogs.Undersea Biomed Res 1974;1(3):207-220.

［55］Diesel DA, Ryles MT, Pilmanis AA, et al. Non-invasive measurement of pulmonary artery pressure in humans with simulated altitude-induced venous gas emboli. Aviat Space Environ Med 2002;73(2):128-133.

［56］Chang JL, Albin MS, Bunegin L, et al. Analysis and comparison of venous air embolism detection methods. Neurosurgery 1980; 7(2):135-141.

［57］Khan MA, Alkalay I, Suetsugu S, et al. Acute changes in lung mechanics following pulmonary emboli of various gases in dogs.J Appl Physiol 1972;33(6):774-777.

［58］Harvey E, Whiteley AH, McElroy WD, et al. Bubble formation in animals Ⅱ. Gas nuclei and their distribution in blood and tissues. J Cell Comp Physiol 1944;24:23-34.

［59］Ring GC, Blum AS, Kurbatov T, et al. Size ofmicrospheres passing through pulmonary circuit in the dog. Am J Physiol 1961;200: 1191-1196.

［60］Philp RB. A review of blood changes associated with compressiondecompression: relationship to decompression sickness. Undersea Biomed Res 1974;1(2):117-150.

［61］Brubakk A, Vik A, Flook V. Gas bubbles and the lung. In: Lundgren MJ. ed. The lung at depth. Basel: Marcel Dekker Inc, 1999.

［62］Harding R. DCS-experience outside North America. Hypobaric decompression sickness. Brooks AFB,Texas:Armstrong Laboratory, 1992.

［63］Rice G, Anderson D. Altitude DCS following Naval altitude chamber operations(January 1996-October 2000, in Aerospace Medical Association Scientific Meeting, Reno, 2001. Abstract No.66.

［64］Weien R. Altitude decompression sickness: the US army experience.Hypobaric decompression sickness. Brooks AFB, Texas: Armstrong Laboratory, 1992.

［65］Baumgartner N,Weien RW.Decompression sickness due to USAF altitude chamber exposure(1985—1987). Hypobaric decompression sickness.Brooks AFB, Texas:Armstrong Laboratory, 1990.

［66］Kemper G. USAF aircraft operations: DCS-mishaps.Hypobaric decompression sickness. Brooks AFB,Texas:Armstrong Laboratory, 1992.

［67］Neubauer JC, Dixon JP, Herndon CM. Fatal pulmonary decompression sickness: a case report. Aviat Space Environ Med 1988;59(12):1181-1184.

［68］Bendrick GA, Ainscough MJ, Pilmanis AA, et al. Prevalence of decompression sickness among U-2 pilots. Aviat Space Environ Med 1996;67(3):199-206.

［69］Haske TL, Pilmanis AA. Decompression sickness latency as a function of altitude to 25,000 feet. Aviat Space Environ Med 2002; 73(11):1059-1062.

［70］Davis JC, Dunn JM, Gates GA, et al. Altitude decompression sickness: hyperbaric therapy results in 145 cases. Aviat Space Environ Med 1977;48(8):722-730.

［71］Webb JT, Pilmanis AA. Altitude decompression sickness between 6858 and 9144 m following a 1-h prebreathe. Aviat Space Environ Med 2005;76(1):34-38.

[72] Pilmanis AA, Petropoulos LJ, Kannan N, et al. Decompression sickness risk model: development and validation by 150 prospective hypobaric exposures[J]. Aviat Space Environ Med, 2004, 75(9):749-759.

[73] Pilmanis AA, Webb JT, Kannan N, et al. The effect of repeated altitude exposures on the incidence of decompression sickness.Aviat Space Environ Med 2002;73(6):525-531.

[74] Rice GM, Vacchiano CA, Moore JL Jr, et al. Incidence of decompression sickness in hypoxia training with and without 30-min O_2 prebreathe. Aviat Space Environ Med 2003;74:56-61.

[75] Pollock NW, Natoli MJ, Gerth WA, et al. Risk of decompression sickness during exposure to high cabin altitude after diving. Aviat Space Environ Med 2003;74(11):1163-1168.

[76] Piwinski S, Cassingham R, Mills J, et al. Decompression sickness incidence over 63 months of hypobaric chamber operation. Aviat Space Environ Med 1986;57(11):1097-1101.

[77] Weien RW, BaumgartnerN. Altitude decompression sickness: hyperbaric therapy results in 528 cases. Aviat Space EnvironMed1990; 61(9):833-836.

[78] Webb JT, Pilmanis AA, O'Connor RB. An abrupt zeropreoxygenation altitude threshold for decompression sickness symptoms. Aviat Space Environ Med 1998;69(4):335-340.

[79] Webb JT, Krause KM, Pilmanis AA, et al. The effect of exposure to 35,000 ft on incidence of altitude decompression sickness. Aviat Space Environ Med 2001;72(6):509-512.

[80] Webb JT, Pilmanis AA, FischerMD, et al. Enhancement of preoxygenation for decompression sickness protection: effect of exercise duration. Aviat Space Environ Med 2002;73(12):1161-1166.

[81] Webb JT, Pilmanis AA, Balldin UI. Altitude decompression sickness at 7620 m following prebreathe enhanced with exercise periods. Aviat Space Environ Med 2004;75(10):859-864.

[82] Boothby WL, Lovelace WR, Benson OO.(Accumulated nitrogen elimination at rest and at work(walking on a treadmill)[R]NRC report MAYO AERO MEDICAL UNIT USA, Rochester, MN November 1940.)

[83] Hankins TC, Webb JT, Neddo GC, et al. Test and evaluation of exercise-enhanced preoxygenation in U-2 operations. Aviat Space Environ Med 2000;71(8):822-826.

[84] Gernhardt M, Conkin J, Foster PP, et al. Design of a 2-hour prebreathe protocol for space walks from the international space station. Abstract 43. Aerospace Medical Association 70th Annual Scientific Meeting 2000. Houston, May 14-18, 2000.

[85] Webb JT, Pilmanis AA, Balldin UI, et al. Altitude decompression sickness susceptibility: influence of anthropometric and physiologic variables. Aviat Space Environ Med 2005;76(6):547-551.

[86] Macmillan A. Decompression illness and hyperbaric therapy. In: Ernsting J, Nicholson A, et al. eds. Aviation Medicine. Butterworth-Heinemann, 1999.

[87] Motley H, Chinn HI, Odell FA. Studies on bends J Aviat Med 1945;16:210-234.

[88] Smith H. The effect of anoxia on the incidence of decompression sickness at 35_000 feet. In: Report to Director of Medical Sciences (Air). Number 2. Regina: Clinical Investigation Unit RCAF, Jan.1943.

[89] Smith H, The effect of anoxia on the incidence of decompression sickness at 35_000 feet. In: Report to Director of medical sciences (Air). Number 2. Regina: Clinical Investigation Unit RCAF, 1943.

[90] Burkhardt W, Thometz AF, Ivy AC. (The effect of deliberate hyperventilation on the incidence of "intolerable" cases of bends and chokes)[Z].1944.

[91] Hodes R, Larrabee MG. The relation between alveolar carbon dioxide tension and susceptibility to decompression sickness. Am J Physiol 1946;147:603-615.

[92] Stewart C, Smith HW, McAlpine HA, et al. The incidence of decompression sickness on consecutive daily ascents to 35_000 ft. Number 2. Regina: Clinical Investigation Unit RCAF, 1942.

[93] Warwick O. The apparent relationship of fluid balance to the incidence of decompression sickness. Number 2. Regina: Clinical Investigation Unit RCAF, 1942.

[94] Warwick O. Further studies on the relationship of fluid intake and output to the incidence of decompression sickness. Number 1. Halifax: Flying personnel Medical Section, "Y" Depot RCAF, 1943.

[95] Balldin UI, Pilmanis AA, Webb JT. The effect of simulated weightlessness on hypobaric decompression sickness. Aviat Space Environ Med 2002;73(8):773-778.

[96] Webb JT, Beckstrand DP, Pilmanis AA, et al. Decompression sickness during simulated extravehicular activity: ambulation vs.non-ambulation. Aviat Space Environ Med 2005;76(8):778-781.

[97] Moon R. Patent foramen ovale(PFO) and decompression illness in space. In Aerospace Medical Association Meeting.Houston, 2000

[98] Bove A, Risk of decompression sickness with patent foramen ovale. Undersea Hyperb Med 1998;25(3):175-178.

[99] Knauth M, Ries S, Pohlmann S, et al. Cohort study of multiple brain lesions in sport divers: role of a patent foramen ovale. Br Med J 1997;314(7082):701-705.

[100] Hagen PT, Scholz DG, Edwards WD. Incidence and size of patent foramen ovale during the first 10 decades of life: an autopsy study of 965 normal hearts. Mayo Clin Proc 1984;59(1):17-20.

[101] United States Navy. United States navy diving manual. NAVSEA 0910-LP-708-8000. USN; 1999.

[102] Lovelace WR, Gagge AP. Aero medical aspects of cabin pressurization for military and commercial aircraft. J Aeronaut Sci 1946;13(3):143-150.

[103] WebbJT,PilmanisAA,KannanN, et al.Theeffect of stageddecompression while breathing 100% oxygen on altitude decompression sickness. Aviat Space Environ Med 2000;71(7):692-698.

[104] WebbJ, Pilmanis AA, Balldin U. The effect of a 60minair breathing break during preoxygenation on altitude decompression sickness risk. Aerospace Medical Association scientific program[M].Orlando: Aviation Space & Environmental Medicine, 2006.

[105] Golding FC, Griffiths P, Hempleman HV, et al. Decompression sickness during construction of the Dartford Tunnel. Br J Ind Med 1960;17:167-180.

[106] Donnell AJ, Morgan CP. Successful use of the recompression chamber in severe decompression sickness with neurocirculatory collapse. Aerosp Med 1960;31:1004.

[107] Francis J.The classification of decompression illness. Hypobaric decompression sickness[Z].San Antonio, Brooks Air Force Base, Texas: Aerospace Medical Association and Undersea & Hyperbaric Medicine Society, 1992.

[108] Balldin UI, Pilmanis AA, Webb JT. Pulmonary decompression sickness at altitude: early symptoms and circulating gas emboli. Aviat Space Environ Med 2002;73(10):996-999.

[109] Balldin UI, Pilmanis AA, Webb JT. Central nervous system decompression sickness and venous gas emboli in hypobaric conditions. Aviat Space Environ Med 2004;75(11):969-972.

[110] RylesMT, Pilmanis AA. The initial signs and symptoms of altitude decompression sickness. Aviat Space Environ Med 1996;67(10):983-989.

[111] Rudge FW, Stone JA. The use of the pressure cuff test in the diagnosis of decompression sickness. Aviat Space Environ Med 1991;62(3):266-267.

[112] Clark J.The neurologic evaluation of decompression sickness. Hypobaric decompression sickness[Z]. San Antonio, Brooks Air Force Base, Texas.: Aerospace Medical Association and Undersea & Hyperbaric Medicine Society, 1992.

[113] Rudge FW. Variations in the presentation of altitude-induced chokes. Aviat Space Environ Med 1995;66(12):1185-1187.

[114] Conkin J, Pilmanis AA,WebbJT.Case descriptions and observations about cutis marmorata from hypobaric decompressions[Z].NASA, 2002.

[115] Macmillan A. Sub-atmospheric decompression sickness. In:Ernsting J, Nicholson AN, Rainford DJ, eds. Aviation medicine.Butterworth-Heinemann, 1999.

[116] Hodgson CJ, Davis JC, Randolph CL Jr, et al. Seven year follow-up x-ray survey for bone changes in low pressure chamber operators.Aerosp Med 1968;39(4):417-421.

[117] Muehlberger PM, Pilmanis AA, Webb JT, et al. Altitude decompression sickness symptom resolution during descent to ground level. Aviat Space Environ Med 2004;75(6):496-499.

[118] Downey VM, Worley TW, Hackworth R, et al. Studies on bubbles in human serum under increased and decreased atmospheric pressures. Aerosp Med 1963:116-118.

[119] Leverett S, Bitter HL, McIver RG. Studies in decompression sickness: circulatory and respiratory changes associated with decompression sickness in anesthetized dogs[Z]. Brooks Air Force Base, San Antonio, Texas: United States Air Force School of Aerospace Medicine, 1963.

[120] Krause KM, Pilmanis AA. The effectiveness of ground level oxygen treatment for altitude decompression sickness in human research subjects. Aviat Space Environ Med 2000;71(2):115-118.

[121] Jooste PL, Wolfswinkel JM, Schoeman JJ, et al. Epileptic-type convulsions and magnesium deficiency. Aviat Space Environ Med 1979;50:734-735.

[122] Webb J. Aerospace physiology reference[Z]. USAFSAM, 2007.

[123] Goodman M, Workman RD. U.S.N.E.D. Unit. AFP 160-5 Chapter 1-5, Minimal recompression oxygen breathing approach to treatment of decompression sickness in divers and aviators[M]. Washington, DC: Government Printing Office, 1965.

[124] Catron PW, Flynn ET Jr. Adjuvant drug therapy for decompression sickness: a review. Undersea Biomed Res 1982;9(2):161-174.

[125] Spadaro M, Moon RE, Fracia PJ, et al. Life threatening pulmonary thromboembolism in neurological decompression illness. Undersea Biomed Res 1992;19:41-42.

[126] Moses J, David MT, Stevenson KM, et al Pulmonary embolism as a sequela to neurological decompression sickness. Pressure 1998; 28:8-9.

[127] Reeves E, Workman RD. Use of heparin for the therapeutic-prophylactic treatment of decompression sickness. Aerosp Med 1971;42(1):20-23.

[128] Inwood M. Experimental evidence in support of the hypothesis that intravascular bubbles activate the hemostatic process. Symposium on blood-bubble interactions in decompression sickness[Z]. Defence and Civil Institute of Environmental Medicine, 1973.

[129] Evans DE, Catron PW, McDermott JJ, et al. Effect of lidocaine after experimental cerebral ischemia induced by air embolism. J Neurosurg 1989;70(1):97-102.

[130] Herren JI, Kunzelman KS, Vocelka C, et al. Angiographic and histological evaluation of porcine retinal vascular damage and protection with perfluorocarbons after massive air embolism. Stroke 1998;29(11):2396-2403.

[131] Lynch PR, Krasner LJ, Vinciquerra T, et al. Effects of intravenous perfluorocarbon and oxygen breathing on acute decompression sickness in the hamster. Undersea Biomed Res 1989;16(4):275-281.

[132] Novotny JA, Bridgewater BJ, Himm JF, et al. Quantifying the effect of intravascular perfluorocarbon on xenon elimination from canine muscle. J Appl Physiol 1993;74(3):1356-1360.

[133] Spiess BD, McCarthy RJ, Tuman KJ, et al. Treatment of de-compression sickness with a perfluorocarbon emulsion(FC-43). Undersea Biomed Res 1988;15(1):31-37.

[134] Stoney WS, Alford WC, Burns GR, et al. Air embolism and other accidents using pump oxygenators. Ann Thorac Surg 1980; 29(4):336-340.

[135] Pilmanis A. Decompression hazards at very high altitudes. Raising the operational ceiling[Z]. Brooks AFB, Texas: Proceedings of a workshop at the Armstrong Laboratory, 1995.

推荐读物

Adler HF. Dysbarism. Aeromedical Review 1B64.. Brooks Air Force Base, Texas: United States Air Force School of Aerospace Medicine, 1964.

Bennett P, Elliotts DH. In: Brubakk A, Neuman T, eds. Physiology and medicine of diving, 5th ed. Baltimore: WB Saunders, 2002.

Bove AA, Davis JC. Diving medicine, 4th ed. Philadelphia: WBSaunders, 2004.

Clamann HG. Decompression sickness. In: Randel HW, ed. Aerospace medicine. Baltimore:Williams & Wilkins, 1971.

Davis JC, Hunt TK, eds. Hyperbaric oxygen therapy. Bethesda: Undersea Medical Society, 1977.

Engle E, Lott A. Man in flight: biomedical achievements in aerospace.Annapolis: Leeward Publications, 1979.

Folarin VA. Flight surgeon's checklist, 6th ed. Society of USAF flight surgeons, 2000.

Foster PP, Boriek AM, Butler BD. Patent foramen ovale and paradoxical systemic embolism: a bibliographic review [Review]. Aviat Space Environ Med 2003;74(6 Pt 2):B1-B64.

Fryer DI. Subatmospheric decompression sickness in man. Slough: Technovision Services. The Advisory Group for Aerospace Research and Development, NATO, 1969.

Gradwell D, Ernsting J. Aviation medicine, 4th ed. Butterworth-Heinemann, 2007.

Gray JS, Mahady SCF, Masland RL. Studies on altitude decompression sickness Ⅲ. The effects of denitrogenation. J AviatMed 1946;17:606.

Green RD, Leitch DR. Twenty years of treating decompression sickness.Aviat Space Environ Med 1987;58:362-366.

Kindwall EP, ed. Hyperbaric medicine practice. Flagstaff: Best Publishing Company, 1994.

Lundgren CE, Miller JN. The lung at depth. Lung biology in health and disease. Vol. 132. New York: Marcel Dekker Inc, 1999.

Malconian MK, Rock P, Devine J. Operation Everest Ⅱ: altitude decompression sickness during repeated altitude exposure. Aviat Space Environ Med 1987;58:679-682.

Pilmanis AA. Hypobaric decompression sickness. Brooks AFB, Texas: Proceedings of a workshop at the Armstrong Laboratory, 1990.

Pilmanis AA, Petropoulos L, Kannan N. Decompression

sickness risk model: development and validation by 150 prospective hypobaric exposures. Aviat Space Environ Med 2004;75:749-759.

Pilmanis AA, Sears WJ. Raising the operational ceiling. Brooks AFB, Texas: Proceedings of a workshop at the Armstrong Laboratory, 1995.

Saary MJ, Gray JW. A review of the relationship between patent foramen ovale and type Ⅱ decompression sickness [Review]. Aviat Space Environ Med 2001;72(12):1113-1120.

Surgeon General,USAF. German aviation medicine, World War II. Vols.I and II. Department of the Air Force. US Government Printing Office. 1950.

Thalmann ED. Principles of U.S. Navy recompression treatment for decompression sickness. In: Moon RE, Sheffield PJ, eds. Treatmentof decompression illness. Rockville: Undersea and Hyperbaric Medical Society, Proceedings of the forty-fifth Undersea and Hyperbaric Medical Society Workshop, 1996.

USAF Aerospace physiology handbook. USAFSAM, AFP 160-5 Chapter 1-5, 2007. Access to the ADRAC website: the user can register at http://biodyn1.wpafb.af.mil/altitude/login/ Login.aspx? ReturnUrl=%2faltitude%2fDefault.aspx, and may be granted access privileges to the use of the ADRAC model.

Naval Aerospace Medical Institute. Physiology of flight.1991 bubble related diseases. United States Naval Flight Surgeon's Manual, 3rd ed. http://www.vnh.org/FSManual/0 1/09BubbleRelatedDisease.html.

Ward MP, Milledge JS, West JB. High altitude medicine and physiology,3rd ed. London: Arnold, 2000.

Webb JT, Kannan N, Pilmanis AA. Gender not a factor for altitude decompression sickness risk. Aviat Space Environ Med 2003;74(1): 2-10.

West JB. High life. American Physiological Society, Oxford University Press, 1998.

Wilmshurst P, Edge CJ, Bryson P. Long-term adverse effects of scuba diving. Lancet 1995;346:384.

第四章

加速度对人的影响

人才是测量作用于人体各种动态力最可靠仪器。

——Colonel John Paul Stapp

首要原则是你不能欺骗自己，自己才是最容易被愚弄的人。

——Richard Feynman

介绍

加速度是速度的变化率。人对加速度的反应取决于其大小、方向和持续时间。这种反应在低幅度和持续时间长的加速度作用过程中可能是生理性和稳态的，但加速度作用在高幅值和持续时间短的状态下可能使身体受伤。以上两个结果表明应考虑、研究和分析人对加速度的反应方式。

作用于人的低幅度、持续时间长的加速度被称为持续加速度。高幅度、持续时间较短的加速度被称为冲击性或瞬时加速度。本章阐述持续加速度和冲击性加速度对人的影响，以及提出一些对抗两者的防护措施。由于飞行员在飞行中通常持续加速，其主要威胁是能力丧失，因此防护目的是防止飞机坠落，并提高飞行能力。因为瞬时加速度通常在飞行员离机或飞机坠落的过程中发生，所以对其防护目的是维护功能，减少潜在的伤害，并提高生存能力。

对这两种加速度的研究采取截然不同的方法：一个借助载人离心机，另一个则是要用到弹射架。这两种方法在模拟实际飞行环境方面都有局限性。在适当研究的基础上研发的模型依据的是牛顿力学定律，我们就从回顾这些定律开始。

牛顿定律

牛顿第一定律指出，一个静止或运动的物体，将永远保持其原有的状态，除非受到一个外力的作用。这个外力可以是推或拉力。例如，如果一架飞机受力是平衡的，它将保持直线平飞且没有加速度产生。同样，飞机上的乘员也不受加速度影响，尽管他们经受机翼升力对抗重力的作用。

如果飞机曲线飞行，如盘旋或向上俯仰时，必须要有一个力作用于飞机，以使其改变飞行路径（在这种情况下，力是来自升力）。图4-1中，由于升力飞机上仰。

机上乘员受力同样也遵循牛顿第一定律，在没有受到外力的作用时，保持直线和恒定速度运动。在飞机盘旋或向上俯仰时，这个力是通过飞机的座椅和地板施加给人的，如图4-1所示。

如图 4-2 所示，展示了一个飞机机头向下的飞行情况。在这个例子中，乘员受到地心引力的作用，以及受到膝带和肩带的牵拉力。

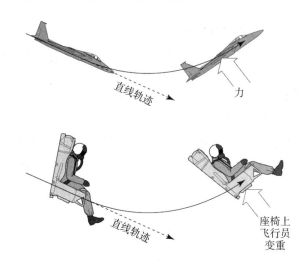

图 4-1　牛顿第一定律在飞行中作用于飞机的体现

飞机将保持直线运动，除非受到一个打破平衡力的作用。当飞机沿曲线运动时，打破平衡的力是由升力产生。如果力平衡不被打破，飞行员也将保持直线运动。在这种情况下，飞机向上的力作用到飞行员身上（资料来源：John Martini, BRC）。

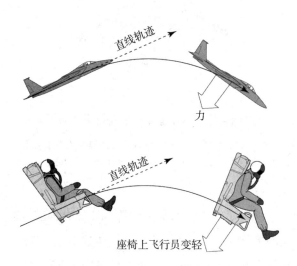

图 4-2　牛顿第一定律在飞行中作用于乘员的体现

作用于人的力是向下的，它通过膝部和肩部的约束机构作用到人体。人受到向上的力，像是要腾空离开座位（资料来源：John Martini, BRC）

当飞机坠落撞击地面时，飞机减速使速度突然变化。根据牛顿第一定律，机上乘员将继续保持他们撞击前的速度运动，直到他们撞到

已经减速的飞机结构上。在正面最先触及的结构是紧固系统，随后是仪表板或驾驶杆。图 4-3 表示的是飞机员在飞机坠水之前瞬间的情况。如图所示，在冲击过程中，飞行员受到驾驶舱内运动力的作用和接触前部结构而产生撞击力的双重作用。

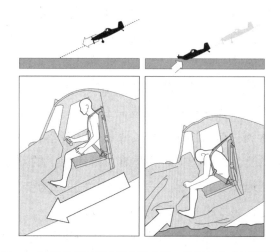

图 4-3　飞机坠落过程中根据牛顿第一定律机上人员的受力情况

人继续按照坠机前的速度运动，直到碰到前方的物体。在这种情况下，这些物体包括约束机构、控制单元和仪表板。如飞机内部看来，人受到向前运动的力（资料来源：John Martini, BRC）。

牛顿第二定律表示的是力和加速度的关系：

$$F = ma \qquad (1)$$

其中：F 表示物体受到的合外力，m 表示物体的质量，a 表示物体的加速度。

从牛顿第二定律可见，当加速度增加时，受到的力也增加，反之亦然。当力通过座椅或约束系统作用于人体时，人会同时感受到加速度和力的作用。在与地面正面碰撞的情况下，人感受到因与约束系统和座舱前部结构接触而产生的加速度和力。

牛顿第三定律指出，当两个物体互相作用时，彼此施加于对方的力大小相等、方向相反。由于碰撞的物体通常质量不同，产生的加速度也不一样（牛顿第二定律）。

G 的含义

因重力产生的加速度在行星表面的任何地方都是相同的（常数），但它会随着物体离地心距离的增加而减小。在地球上，这个常数被指定为"g"，约为 9.81 m/s²。在地球表面施加于物体的力（重量）取决于物体的质量，但质量相同的物体在地球表面的任何地方产生的力是相同的。

在其他星球上情况却不相同。例如，在月球上，重力产生的加速度只有 1.62 m/s²，物体降落到月球表面所产生的加速度比降落在地球上的小。同样，同一物体在月球表面上的重量小于地球上的重量。一个在地球上重量为 78 kg 的人，在月球上其重量只有 13 kg。

太空中靠近地球的物体，也会受到重力的影响。重力使航天器及其乘员落向地球。航天器在发射中达到 8 km/s 的轨道速度，才能环绕地球飞行。因为地球表面的曲线与航天器飞行的轨迹相去甚远（大约是圆形），航天器和航天员不能达到近地的距离，所以保持半自由落体的运动状态。地球轨道上的"失重"不是没有重力，而是无摩擦的自由落体状态。

人体受到力作用后产生的加速度用"G"来衡量，还可以认为是对使人体产生加速度的力的衡量，一般用地球重力加速度的倍数表示。加速度为 9.81 m/s² 时，受到的作用力为 1G。

因此，G 和加速度的关系可以表达为

$$G = a/g \qquad (2)$$

由于"a"和"g"的单位为 m/s²，两者相除，单位取消，G 变成一个比值。

如上所述，G 系数与作用力相关。例如，一个在地球上重量为 70 kg 的飞行员在加速度为 3 G 的飞行中（受到座椅和约束系统的作用），产生的力是他体重的 3 倍，或 210 kg。讨论 G 往往比讨论作用力或加速度更容易操作，因为

作用力的衡量随着飞行员质量的变化而改变，而加速度则不是。用重力的倍数来表示加速度，已经在航空界被飞行人员和航医广泛使用。

矢量和术语

具有大小和方向的量被称为矢量。加速度、速度和作用力都是矢量。G 也是矢量。在数学上，矢量可以用三角函数进行分析。平面图可以描述矢量的大小和方向。这些图由三个相互垂直的线性轴定义：x、y 和 z 轴。在航天医学领域，图 4-4 表示的是用平面图来表示飞行人员方向的示意图。

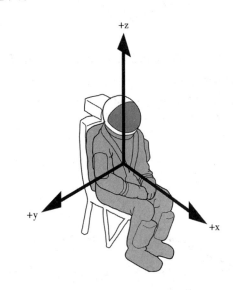

图 4-4　人体做直线运动时的坐标系图

通常以左手规则来判断轴的位置，模仿左手食指指向前方，大拇指朝上，中指指向右（资料来源：John Martini, BRC）

这里对轴坐标的定位和符号及其表示，与常规的表示方法有很大不同。主要表现为工程学和航空医学的差异，在各自领域有不同的表示方法，要想达成一致就要把结果综合起来考虑。例如，为航空航天研究与发展（AGARD）设立的顾问小组，将 AGARD 定义的人体加速度标准做了转换，以满足飞机设计的需要（其中 z 轴加速度方向与前者相反，正方向是向下的）。表达方式也与本书的前几个版本不尽相同。无须

解释，阅读涉及加速度的文献时，清楚了解作者使用的术语和符号是很重要的。

为了与 AGARD 标准、加速术语对等、航空航天和环境医学标准，以及大部分航空航天医学文献保持一致，本文中每个轴的正方向描述为"左手规则"即 x 轴维度是箭头的正方向向前，y 轴维度是正方向向右，z 轴维度是正方向向上，如图 4-4 所示。

这个规则同样适用于飞机加速度矢量的描述。如果飞机向前加速，即向正方向向上运动，加速度表示为"$+a_x$"。如果飞机加速度方向向上，则表示为 $+a_z$。如果加速度方向向右，则表示为 $+a_y$。表 4-1 的第一列列出了这些符号。

表 4-1 加速度方向与使用的术语

加速度	G 方向	描述
$+a_x$	$+G_x$	"踩油门加速"
$-a_y$	$-G_x$	"踩刹车减速"
$+a_y$	$+G_y$	对左臂托施加压力
$-a_y$	$-G_y$	对右臂托施加压力
$+a_z$	$+G_z$	座椅上力变重
$-a_z$	$-G_z$	座椅上力变轻

机上乘员因飞机加速度作用的结果，经受 G 的正方向与 a 是一致的。因此，当飞机产生 $+a_x$ 时，乘员经受的是面朝前的 $+G_x$，或者说，$+G_x$ 是座椅向前的加速度产生的，它使飞行员背部感受到椅背给他的压力。$+G_y$ 是座椅向右方向加速度产生的，它使飞行员感到左臂和左扶手之间产生了压力。$+G_z$ 是由座椅向上的加速度产生的，它使飞行员臀部感受到来自座椅表面的压力。这些规则和对应术语在表 4-1 做了概括。表中第 3 列应用了短语解释来帮助我们理解。在未指定方向时，用无字母或前缀标注的"G"来表示。

另一个容易混淆的问题与重力 +1 G 有关。一架飞机停在地面，或进行水平直线飞行，受到的是 $+1\,G_z$ 作用，且没有加速度。所以零加速度在 z 轴方向上对应的是 $+1\,G_z$，因为只有重力存在。

由于任何小于 $+1\,G_z$ 的 G_z 是相对负值，从人体直立的角度看，我们使用了相对的概念，即此时 G_z 描述为小于 $+1\,G_z$ 但大于零 G_z。当 G_z 小于零时，则用"负 G"或"$-G_z$"表达。G_z 小于 $1\,G_z$ 但大于零 G_z 时，容易引起理解上的混乱。虽然从学术上看仍是 $+G_z$ 值，但在人体生理反应上，已经宛如 $-G_z$ 了，因为人体的自主神经系统已经适应了重力作用。图 4-5 表示了这个定义。

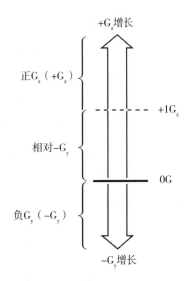

图 4-5 人体做水平运动时的受力情况

大于 $+1\,G_z$ 的垂直加速度被称为正向 G_z（$+G_z$）。任何小于 $1\,G_z$ 的 $+G_z$ 被称为相对 G_z。任何小于零的 G_z 称为负向 G_z（$-G_z$）（资料来源：John Martini, BRC）

参照系

为了便于正确理解，需要定义一个"参照系"来描述各种矢量。例如，一个人坐在一辆以 100 kmph 速度匀速行驶的火车上，他在列车内是感觉不到速度的，这表明速度矢量是以列车内为参照系的。如果观察者变换了参照系，如位于火车外的车站，他就会发现车上的人是以 100 kmph 速度运动的，这时速度矢量是以站台为参照系的。虽然描述的是同一事件，矢量表达会因为参照系的不同而大相径庭。

任何矢量，包括力、速度和加速度（或 G）取决于参考系的选择。持续加速度通常以飞机内部与乘员空间作为参照系，而瞬时加速度往往是以地球为参照系。

G 值是用一种称为加速度计或 G 表的设备来测量的。许多飞机都将 G 表安装在座舱内，以便飞行员观察。G 表按照飞机参照系来校准测量加速度（a_z 以 G_z 为单位）。同样，载人离心机是在地面上产生 G 的设备，其 G 表往往安装在靠近人员座椅的地方。

持续性加速度生理学

在常规飞行和特技飞行时都可能产生持续加速度。大多数飞机机动（如爬升和坡度盘旋）使座位上的乘员暴露于高 $+G_z$。很多研究关注这种作用于人体上的高 $+G_z$。但对于 $-G_z$ 的关注就少很多，仅在第二次世界大战之中和之后有过短暂的研究。G_x 和零 G 大多是相关太空飞行时才考虑的。G_y 的影响直到推力矢量战斗机才发展起来才引发研究关注。

本节介绍了当今航空和航天飞行中持续加速度的影响。本节还讨论了对抗措施和当前研究的局限性，并提出需要建立一个 $+G_z$ 耐力修正模型的建议。

相关力学

人体对 G 的生理反应。当飞机沿曲线飞行时，速度沿曲线不断变化（看成是一个矢量的变化，虽然速率可能保持不变），飞机产生加速度。飞机的加速度取决于飞机的速度和转弯半径。公式如下：

$$a = v^2/r \qquad (3)$$

其中，v 表示速度，r 表示转弯半径

如果机上人员是"固定"在飞机上的，他们经受相同的加速度，如下所示：

$$G = v^2/rg \qquad (4)$$

当机上人员受到 $+G_z$ 作用时，作用力使其感觉臀部对座椅表面的压力越来越大，他们感到

"变沉"，活动更加困难，如抬臂。当受到相对 $-G_z$ 作用时，臀部上的压力减小，感觉从座椅上腾空。随着 $-G_z$ 增加，人会感到肩部和膝部受到约束力。最后，人会感觉是被肩带吊起来的相反感觉。

一些飞机，包括民用特技飞机和军用飞机，具有在高速条件下做大俯仰变化的能力，因此产生高 G_z，产生的 G_z 幅度和持续时间取决于飞机的结构强度和产生的推力大小。

顺便说一下，公式（3）可以用于计算轨道速度。在稳定的圆形轨道中，重力加速度与沿半径转动产生的加速度大小相等，方向相反。在半径为 6700 km 的低地球轨道运动中，可以很容易演示，用产生 1G 来抵消 1G 重力加速度所需要的轨道运动速度约为 8 km/s，这就是前面提到的低地球轨道速度。这种轨道上的加速度矢量平衡，是产生失重的重要特例。自由落体概念和加速度平衡概念，对正确理解轨道失重都是非常有用的。

流体模型

当对体积受约束的液体施加外力时，其内的压力会增高，所以压力是测量由液体传导力（单位面积）的衡量尺度。例如，挤压装满水的塑料水瓶增加了瓶内水的压力。如果打开瓶盖，增加的水压会使水对抗重力的约束和瓶口的阻力喷射而出。同样，收缩期的心脏收缩增大了左心室内的压力，使高压血打开主动脉瓣，流入主动脉。

在地球上，作用于不同深度流体上的力随流体上部的重量而变化，这就是流体静力学的原理。因此，压力随深度的增加而增大，对此潜水员深有体会。图 4-6 中表示了流体柱的概念，认为 A 点的流体压力比 B 点的小，因为 A 点处上面没有流体。由于流体是自由流动的，并且内部没有刚性结构，根据帕斯卡原理（指流体中任何点压力的变化可传输到流体的每一个部

分），压力可在流体内部传导。

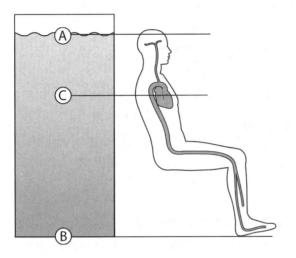

图 4-6 血压的流体静力学

图中所坐着的人旁边是一个容器，充斥着液体。容器顶部（A）的流体静压力为零，底部（B）为最大值。位于 A 和 B 之间的 C 点压力为中间值。这些规则同样适用于图右边人的流体静压（资料来源：John Martini BRC）

流体静力原理适用于体内的所有液体，包括心包积液、胸膜液、腹腔液和脑脊髓液以及静脉和动脉血管系统。图 4-6 水柱的右面，展示一个直立坐姿的人，并描绘出从头到脚连续流动的液体柱（心血管系统）。如果忽略由心脏产生的任何压力，仅考虑液体柱产生的流体静压，在水平 A 的血压为零，因为该处上方几乎没有血液。脚部水平的血压（水平 B）为最大，相当于其上方液体的重量。水平 C 代表在心脏位测量的血压，为中间值。这部分血压被称为流体静压。

总血压是动态和流体静压的总和。一个年轻的健康成人在心脏水平测量的收缩压通常是 120 mmHg 左右，是 2 个血压成分的总和。其他垂直位置的测量值会有所不同，例如，踝部。

公式（5）可以计算流体静压的数值，如下所示：

$$p = \rho gz \qquad (5)$$

其中，p 表示流体静压，ρ 表示血流密度，z 表示流体的垂直深度。

例如血液的比重是 1.06，ρ 的单位从帕（Pa）转换到毫米汞柱（mmHg）后，公式（5）变为：

$$p = 0.78 z \qquad (6)$$

其中，p 的单位是 mmHg，z 的单位是 cm。

公式（6）可以计算在地球上（$+1G_z$）不同垂直深度的流体柱血压的流体静压成分。例如，如果从主动脉瓣到头顶部的垂直距离为 38 cm，根据公式（6）可以推算出一个直立人主动脉瓣的流体静压约为 30 mmHg（0.78×38）。

当 G 增加时，直接的表现是任何物体的重量（力）明显增加，液体也同样如此。G 增加时，公式（6）变为：

$$p = 0.78 zG \qquad (7)$$

如果不考虑生理代偿，公式（7）可以用来预测 G 耐力。例如，一个主动脉瓣到头顶部的垂直流体距离为 38 cm 的人，其主动脉瓣处的收缩血压为 120 mmHg，在约 $+4G_z$ 时，收缩期的血流几乎流不到头顶部 [公式（7）：120 mmHg = $0.78 \times 38 \times 4.0$]。这是个动态收缩血压，无法承受血液流体静压的点，导致流向大脑的血流停止了。

公式（7）也可以估算其他位置的血压。图 4-7 和图 4-6 所示是同一直立坐位的人。根据公式（6）和公式（7），在人的左侧，图示了收缩压与到主动脉瓣的距离的关系。共图示了三种情况：$+1 G_z$、$+3 G_z$ 和 $+5 G_z$，同样是基于第 50 百分位的平均水平。使用这个简单模型进行计算，会有个体差异。值得注意的是，$+5 G_z$ 时下肢血压非常高；同样，$+5 G_z$ 时头部水平的压力小于大气压。要强调的是，采用的假设是心脏水平收缩压为 120 mmHg。

公式（7）可以用于测算其他体位的血压，例如后倾或倒置。图 4-8 A 显示的是测算一个斜躺的人的血压。因为斜躺姿势，心脏到大脑的垂直距离缩短，流体静压也较低。可以测算这时的正 G_z 耐力是增加的。图 4-8B 显示了头向

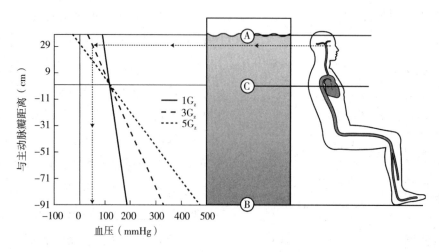

图 4-7 直立坐位人暴露于不同 G_z 条件下血压与主动脉瓣距离的变化

在描述坐姿人体的旁边，图示用公式（6）和公式（7）估算的血压（假设一个第 50 百分位平均水平的男性心脏水平收缩压为 120 mmHg）。为了确定垂直位置上的血压，自左侧表示 +G_z 的直线上引出一条水平轴线，在水平轴正下方标注压力值。带箭头的线表示在暴露于 +3 G_z 时，如何计算眼水平血压。注意当下肢血压升高，而且达到 +5 G_z 作用时，预测的头水平血压小于大气压（资料来源：John Martini, BRC）。

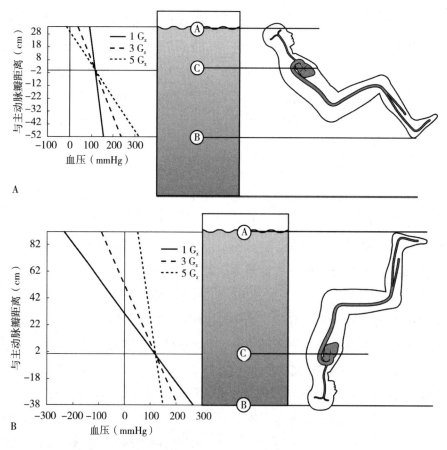

图 4-8 不同姿势的人暴露于不同 +G_z 条件下血压与动脉瓣距离的变化

A：暴露于 +1 G_z、+3 G_z 和 +5 G_z 条件下，测算斜躺姿势人体的血压。因为座椅靠背后倾，垂直流体静压柱降低，心脏上方的流体静压减小，可测算出正 G_z 耐力增加（资料来源：John Martini, BRC）；B：暴露于 –1 G_z、–3 G_z 和 –5 G_z 条件下，坐姿人体测算的收缩血压（倒置）。采用这种方式来说明 –G_z 水平的提高。注：测算的头部水平收缩压非常高（资料来源：John Martini, BRC）

下倒置的情形，即经受 −G_z 作用时，头部水平的血压会非常高。这些测算与人体研究结果吻合，说明每增加 1 个 G，头部水平血压降低大约 30 mmHg。

如果循环血量减少，头部血压会进一步下降。当血压在 +G_z 增长时出现升高，身体的下半部分血压变化也是如此（关联）（图 4-7），组织扩展。因为腹部和下肢的组织扩张，使要循环的血量不足以维持循环。

因为心脏到大脑的距离存在个体差异，所以主动脉瓣处的血压差异将会影响测算。因此，与身材较高的人比较，较矮小的人有更高的 +G_z 耐力优势。主动脉瓣处的血压升高会增加 +G_z 耐力。

G对人的生理影响

垂直正加速度（+G_z）

大脑对细胞缺氧非常敏感，从而造成脑功能快速下降。因为氧气是通过心血管 / 呼吸系统输送到大脑的，任何妨碍动脉血流向脑部的影响都会引起脑缺氧。当然，影响发生时，大脑不会立即丧失功能。在大脑功能开始丧失前，有 4 ~ 6 s 的储备时间。

血压的生理控制是（部分）基于压力感受器闭环反射，包括上胸部和颈动脉体感受器，传出神经、传入神经和中枢介导反应，压力感受器的反射通过激活自主神经系统来调控血压。当上胸部和颈动脉体检测到跨胸壁压减小时，交感神经系统（升压反应）被激活。当上体感觉到血压升高时，副交感神经系统（降压反应）被激活。

交感神经系统通过增加其动态分量使血压升高。血压的动态分量与心率、每搏输出量和总外周阻力相关。升高的心率和每搏输出量都会通过增加输出量和动脉射血量来提高血压。当动脉平滑肌收缩时，总外周阻力增加，从而

减少了循环动脉血容量的空间。

虽然代偿上体低血压非常有效，但压力感受器反射还是需要 6 ~ 9 s 的时间，心水平血压恢复也需要 10 ~ 15 s。因此，此代偿反应比脑缺氧储备时间（4 ~ 6 s）要慢。如果经受的 +G_z 大到一定程度，使交感神经反射不充分，就会发生大脑缺氧。衡量自主神经系统对 +G_z 的反应是心率，+G_z 水平增加直接导致心率增加，并在几秒内达到最大值。高持续 +G_z 暴露通常能导致心率最高值达到约 170 次 /min。

相反，副交感神经系统则是通过降低心率、每搏输出量和总外周阻力来降低上体血压。这通常使心肌和血管组织迅速得到放松，相比交感神经系统的反应时间，副交感神经系统调节在 2 ~ 4 s 充分发挥作用。暴露于 −G_z 条件下，心率大幅下降：−3 G_z 暴露条件下记录的心率下降高达 50 次 /min，一些受试者会发生短暂的心脏停搏。

心输出量是否充足取决于静脉血回流到心脏是否充足。虽然流体模型可能预测到 +G_z 增加时静脉回流消失，但早期实验认为腹腔内的器官（作为一个整体来看）像一个封闭的流体回路，一般能够保持静脉血回流。

除了压力感受器响应，内分泌系统也会促进交感神经系统发挥主要作用。空战、特技飞行、离心机试验，或任何非常规的 G 暴露条件下人的生理反应，都会引起瞬时的"战斗或飞行"反应，表现为肾上腺素、去甲肾上腺素和血清皮质醇水平提高。内分泌系统反应比压力感受器的反应要慢，但在耐受作用时间增加的 G 暴露中发挥重要作用。

+G_z 增加对呼吸系统也会产生影响。当流体静压随着 +G_z 的增加而升高时，肺灌注重新向肺的底部分布，尤其是在相对低水平的 G 暴露时。由于血液和空气的比重差异巨大，当受到加速度作用时，肺顶部的肺泡扩张，大部分血

液流向肺底部，使那里的肺泡塌陷变小。其结果是，通气/灌注不匹配，发生加速度肺不张。这些反应已经在第二章中做过描述。

+G_z 作用时，腹部压力增加，防止膈膜下降，但是因为吸气量随之减小，肺活量降低了。肺顺应性降低导致改变肺容量的阻力增加。顺应性降低和胸壁结构重量增加，使得呼吸做功与 +G_z 增长成比例地增加。在 +3G_z 水平时，呼吸做功增加了 55%。第二章已做过详细描述。

航空航天生理学家曾担心，暴露在大于 +9G_z 的环境可能导致人体肺组织损伤。这些担忧并未得到证实，人至少可以耐受 +12G_z。以前担心的血氧合作用下降也未得到证实，有可能是因为 G 暴露时，对人体的主要生理需求是无氧的，疲劳导致出现诸多生理限制。

无代偿+G_z应激的症状和征候

视觉

当 +G_z 增加时，最先出现的症状通常包括视觉变化。眼的内部是封闭的，并且通常具有 10 ~ 21 mmHg 的内部压力。视网膜动脉穿过眼球后侧，进入分布着视神经的中央视网膜。因为视网膜需要血液灌注，所以动脉压力必须要大于眼内压，如果动脉压力小于眼内压，就会发生视网膜缺血，首先是远离视盘的血管缺血，其次逐渐发展到中心视网膜。

飞行中暴露在 +G_z 增加环境中的飞行员，会感到视觉变暗，且是从周边视觉开始。这就是所谓的管状视野，大多数接受训练的飞行员都熟悉。在持续 +G_z（并增加）状态下，视觉症状会向内发展，从周边视觉不断发展到中心视力，这种症状称为灰视。不是所有飞行人员都会在中心视力丧失之前发生周边视力丧失。如果 G_z 降低了，视力会迅速恢复。

随着持续 +G_z 或 +G_z 的增加，视觉症状从灰视进而转变为视力完全丧失，即"黑视"（不

能与意识丧失混淆）。如果脑水平血压没有进一步降低，大脑和听觉功能保持正常状态，血压恢复后黑视会迅速消失。感觉出现视觉丧失，是飞行员获得的一个有价值的警告，即将发生意识丧失，除非采取适当措施。因为这些症状可能反复出现，因此研究中往往以受试者的视觉障碍报告作为测量 +G_z 耐力的依据。

近意识丧失

随着 +G_z 增高，早期认知功能障碍的症状出现，这种综合征称为近意识丧失（A-LOC），它包括短暂的失能，但意识不完全丧失，通常发生在相对持续时间短、但增长快的 +G_z 作用期间或之后。发生 A-LOC 时的表现是面无表情、抽搐、听力丧失、一过性失能、失忆、措辞差和定向障碍等。据报道，最常见的症状是认知和行动能力脱节。失能的持续时间比 G 引起的意识丧失（G-LOC）的失能时间要短得多，反映脑出细胞缺血的时间更短暂。

G引起的意识丧失

如果大脑低血压的程度超过了出现视觉障碍和 A-LOC 时的程度，就会发生 G-LOC。G-LOC 已被定义为"因 G 增长导致大脑血液循环出现突然、显著地减少，而使人失去现实意识的一种知觉变化的状态"。在离心机上经历 G-LOC 的受试者，经常在丧失自主肌肉控制和出现意识丧失征兆之前，出现目光呆滞。通常还会看到受试者肌肉抽搐（约 70% 人会发生），半自主握紧驾驶杆和尝试恢复定向，甚至出现遗忘，完全不能意识到发生的事情。之后的 G-LOC 恢复期，一些受试者（和飞行中的飞行员）会报告说出现类似睡眠做梦一样的"小梦境"，梦境时间非常短暂。

G-LOC 失能（当 +G_z 降低后）分为两个时期：绝对失能期（或无意识）和相对失能期。根据离心机研究，平均绝对失能期持续 12 s（范围为 2 ~ 38 s）。之后是相对失能期，包括感觉混乱/

定向障碍，平均持续 15 s（范围为 2 ~ 97 s）。在这两个失能期间，飞行员都无法维持对飞机的控制，整个总失能期平均时间为 28 s（范围为 9 ~ 110 s）。单纯的 G-LOC 不会产生明显永久的病理作用。

如果 +G$_z$ 增长率很高，G-LOC 会在不出现其他症状，如视觉症状的情况下发生。在这种情况下，G-LOC 发生是快速的、致命的，因为其发生没有警告。例如，几年前从一架 CF-18

大黄蜂喷气飞机上恢复的遥测数据表明，在与另一架飞机的一次空战演习中，飞行员迅速加载飞机到 +6.4 G$_z$，然后在 4 s 内飞机失控。飞机以一个近乎垂直俯冲姿态撞地坠毁。飞行数据表明，飞机失控 18 s 后飞行员曾经试图恢复控制。数据显示其总失能时间为 18 s。当飞行员能够认识到自己的处境，并试图控制飞机时为时已晚。图 4-9 是所记录的数据曲线图。

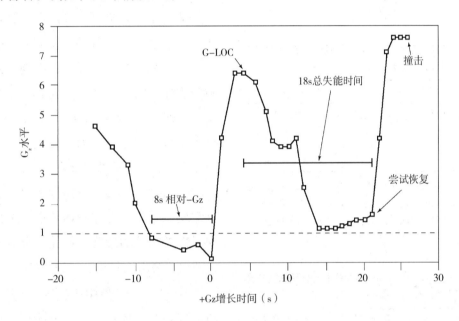

图 4-9　CF-18 大黄蜂坠机数据

这些数据是 CF-18 大黄蜂坠毁过程中记录下来的。如图所示，从 –G$_z$ 到快速增长至 +6.4G$_z$ 后发生的 G-LOC 和飞机失控的时间大约为 8 s。下一个飞行控制输入是在约 18 s 以后，虽然加速度快速增长至 +7.4G$_z$，但已经不能避免坠机发生。

现实中，区分 A-LOC 和 G-LOC 通常是非常困难的，两者在发生症状和时间上都有重叠，更像一个连续发生的事件，无明显的症状区分。但是，以前和当前的文献都假设或描述了一个明显的区别。

人的持续性+G$_z$耐力

人体 +G$_z$ 耐力研究以地面离心机训练中的志愿者为对象，过去使用的客观耐力测量方法包括测量耳脉搏、直接和间接测量的血压，以及意识丧失。一个较主观的，但更广泛使用的方法是根据视力变化的主观报告。但不幸的是，

报告可能会根据心理或社会压力、生理结构和缓慢的心理加工过程的影响而发生改变。

人体 +G$_z$ 耐力受许多因素的影响，包括人体测量学（大脑与心脏的距离）、肌肉收紧，抗荷服充气，以及 +G$_z$ 增长率等。控制这些影响因素的标准化方法已经被提出。要确定松弛状态受试者的 +G$_z$ 耐力，即测量 +G$_z$ 耐力时不要收紧肌肉或给抗荷服充气，采用被动心理生理代偿反应的方法。慢 G 增长方法使得心血管系统充分代偿，快 G 增长方法则测量心血管发生全面反应前的耐力。

一般情况下，按照不同的 G 增长率规定，使用两种不同的受试者测试方法：快速增长率（ROR）测试、慢增长率（GOR）测试。ROR 定义的增长率 > 0.33 G/s，通常高达 6 G/s。GOR 定义的增长率 < 0.25 G/s。ROR 条件下测量的松弛 $+G_z$ 耐力，比 GOR 条件下测试的要低 1 个 G。表 4-2 列出了研究 1000 名松弛状态的男性受试者报告的耐力结果。"二战"时期离心机研究，耐力是基于主观报告的，使用的增长率为 2 G/s，结果见表 4-2。

表 4-2A   1 G/s 增长率条件下 1000 名松弛的男性受试者未穿抗荷服时的 G 耐力水平

标准		G 值范围
周边视力丧失（PLL）	4.1 ± 0.7	2.2 ～ 7.1
黑视	4.8 ± 0.8	2.7 ～ 7.8
意识丧失	5.4 ± 0.9	3.0 ～ 8.4

PLL: peripheral light loss（资料来源：Cochran L B, Gard P W, Norsworthy M E. Variations in human G tolerance to positive acceleration.USNSAM/NASA/NM 001–059.020.10. Pensacola, 1954.）

表 4-2B   2 G/s 增长率条件下 300 名松弛的男性受试者未穿抗荷服时的 G 耐力水平

标准	G 平均值	± 1 标准差
周边视力丧失（PLL）	3.5	0.6
黑视	4.0	0.6
意识丧失	4.5	0.6

PLL: peripheral light loss（资料来源：Code C F, Wood E H, Lambert E H, et al. Interim progress reports and concluding summary of 1942–46 acceleration physiology studies. In: Wood E H, ed. Evolution of anti-G suits and their limitations, and alternative methods for avoidance of G-induced loss of consciousness. Rochester: Mayo Foundation Special Purpose Processor Development Group, 1990: 409–430.）

研究人员还研究了影响人体的 $+G_z$ 耐力的其他潜在因素。评估女性松弛 $+G_z$ 耐力的研究认为，她们的耐力与男性相当：ROR 条件下报告的耐力为 4.2 ± 0.5G，GOR 条件下报告的耐力为 5.2 ± 0.6G。女性在模拟空战机动中出现疲劳的时间与男性无显著性差异。口服避孕药的女性在月经期间其 $+G_z$ 耐力不受影响。运动病可降低 $+G_z$ 耐力。

相对负垂直加速度和负加速度（$-G_z$）

为了应对相对 $-G_z$ 增加，人体心率降低且血管发生扩张，反应相对比较迅速。这种反应随相对 $-G_z$ 增加到 0G，再到 $-G_z$ 的过程发生变化，导致上半身血压增加，并产生更强的副交感神经反应。

暴露在 $-G_z$ 期间，脑内血压升高，面部充血，主观感觉眼睛外凸。随着 $-G_z$ 的增加这种感觉会越来越强烈，腹内器官向上运动和呼吸做功增加。倒飞（$-1\ G_z$）虽然难受但还可以忍受。加速度为 -2 ～ $-3\ G_z$ 时，受试者面部严重充血并偶发红视。虽然有些受试者可以达到 $-5\ G_z$ 而无损伤，但大多数受试者仅可以在 $-3\ G_z$ 耐受 5 s，。在 -3 ～ $-4.5\ G_z$ 暴露条件下，面部充血的感觉变得强烈。支撑身体总质量的束缚系统增加了额外痛苦的感觉。特技飞行竞赛的飞行员描述说，会出现非常短暂的 $-9\ G_z$。

$-G_z$ 产生的一些副作用缘于头部动脉血压升高，特别是无法阻止这样的作用。颅内动脉压力升高需要周边脑脊液压力升高来平衡，所以副作用一般显现不出来。如果增加的血压不能被抵消，就会发生损伤。参加航展特技飞行竞赛的飞行员报告，由于高 $-G_z$ 的原因，会出现面部瘀斑、鼻子出血及结膜下出血等现象。

推-拉效应

飞机沿水平直线飞行时，产生的加速度为 $+1\ G_z$。飞行员暴露在相对 $-G_z$ 或 $-G_z$ 几秒后副交感神经张力会增强。其导致的结果是飞行员会发生心动过缓、心肌收缩和舒张减弱。

如果飞行员继续飞行载荷大于 $+1\ G_z$ 的动作时，由于血管扩张引起血管内腔增大，上半身的血流会向脚部转移，头水平的血压会明显下降（图 4-10）。联想到心脏最初是心动过缓、收缩力低的状态，那么在这种情况下，完全代偿反应需要 8 ~ 10 s，而且恢复的时间还取决于 –Gz 的幅度和作用时间。已证实脑细胞缺氧维持时间只有 4 ~ 6 s，+Gz 有关的症状明显比预期的 +Gz 耐力水平加重。图 4-10 表示受试者血压的反应，先是在 +1 Gz 后暴露于 +2.25 G，之后又在 –1 Gz 后暴露于 +2.25 G。

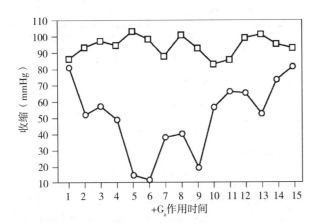

图 4-10　离心机实验中 1 G/s 增长率时不同 Gz 作用时间人体收缩压的变化

（离心机试验中，在 1 G/s 增长率时记录的血压数据。上边曲线表示暴露于 +1 ~ +2.25 Gz 时受试者的收缩压变化。下边曲线表示受试者暴露至 +2.25 Gz 前暴露于 –1 Gz 情况下收缩压的变化）注意：下边曲线中收缩压出现明显下降。受试者称，虽然没有产生 G-LOC，但出现了灰视症状

推 – 拉效应（描述为控制杆输入引起的结果）被用来描述这种现象。此术语随后被证实在许多人类和动物的研究中涉及，并且应用于飞行中人的研究。

横向加速度（Gx）

当加速度横向作用时，流体静压流体柱的垂直分量很短，大脑位置相对的垂直流体柱不易因加速度的作用而使血压发生变化。如预见的那样，离心机的研究证明，+Gx 对心血管的影响小于 +Gz 的影响。–Gx 对心血管的影响总体来说类似于 +Gx 的影响。如果在 +Gx 暴露时头抬高的话，心率会增加，说明是部分压力感受器发挥了作用。

然而，+Gx 和 –Gx 之间的差异考虑到与肺容量和肺通气有关。例如，在 +6Gx 时，肺活量比 1G 时减少 55% ~ 80%，而在 –6Gx 时，肺活量只有轻微的降低。+Gx 时的肺灌注情况与 +Gz 时很相似，也是在肺部内分布不均匀：肺后部附近的血容量增加，前面无灌注（由右至左分流）。–6 Gx 条件下暴露 1 min，动脉饱和度没有减少。

+Gx 作用时，呼吸需要更加用力，随着功能性肺容量降低，呼吸频率升高，功能性死腔也会增加。+Gx 作用时呼吸需用力是因为肺部弹性成分的作用。与 1 G 时的呼吸比较，+4 Gx 条件下呼吸用力需增加 1 倍。耗氧量增加。在 –5.6 ~ –6.4 Gx 条件下，吸入 100% 氧气但不穿抗荷服的受试者会出现加速度肺不张。因为 –Gx 过程中，肺容积不受到限制，加速度肺不张不是问题。但暴露于更高的 +Gx 水平时，受试者需要向外扩展胸壁（呼吸）来抵抗 +G 力，所以人体的耐力限制在 +15 Gx 左右。

尽管人体耐受 +G 的能力较高，但这一优势却并未在高性能飞机的抗荷系统中加以利用。但是，美国国家航空航天局（NASA）和苏联的航天器已经利用 +Gx 布局来保护宇航员在飞机起飞过程中受到的高 G 值作用。这种布局还被应用于载人返回舱中，虽然返回航天器中的宇航员主要暴露于 +Gz 环境（表 4-3）。

侧向加速度（Gy）

当暴露于 Gy 时，大脑也不会直接受到威胁，因为在这个方向上垂直静液柱相对较短。目前的飞机很少出现 Gy。但未来具有侧向矢量推力（TVP）的飞机出现时，它的影响可能就会成为一个重要的研究内容。±6 Gy 横向加速度引起的最重要的生理问题，是由于通气 / 血流不平衡造成的呼吸困难。放射影像显示，侧向加速度使心脏发生明显移位，肺沿着作用力方向受

到挤压。关于 G_y 的研究已经证明，G_y 作用后 10 ~ 15 s，血液中的氧饱和度水平降低。与暴露于 $-G_y$ 时比较，暴露于 $+G_y$ 时的血氧饱和度水平更低，超过 $3G_y$ 时会出现颈部不适。

多轴加速度

多轴加速度会出现在推力矢量的飞行机动中，如美国空军（USAF）的 F/A-22 或俄罗斯的苏 -37，并且可以增强或减弱松弛 $+G_z$ 耐力。G_y 和 G_z 同时作用使 $+G_z$ 耐力提高，而 G_x 和 G_z 同时作用会减少 $+G_z$ 耐力。这些差异很小，不会影响操作。

发生率和死亡率

统计过去 20 年，军事飞行人员在其职业生涯空中 G-LOC 的总发生率水平保持在 8% ~ 25%。有报道称，教练机、强击机和战斗机飞行员因 G-LOC 的平均事故率为每百万架次（PMS）25.2 次。

然而，G-LOC 发生率的范围从双座战斗机飞行员的 1.4 PMS 至初级教练机飞行员的 112.4 PMS。大多数 G-LOC 发生在训练飞行中，而且通常是不控制飞机的机组人员发生 G-LOC，因此这是预防坠机需考虑的一个因素。虽然有报告称，离心机训练可降低飞行中 G-LOC 的发生率，但 20 世纪 90 年代的美国空军却未发现飞行中 G-LOC 的发生率有所下降。飞行经验少的飞行员报告发生 G-LOC 的次数更多。

任务类型比飞行机种更能影响 G-LOC 的发生率。美国空军飞机各机种 G-LOC 的发生率见表 4-3。由于各种各样的原因，包括对事件失去记忆，自我报告飞行中的 G-LOC 发生率肯定是被低估了。

推 - 拉效应已被证明是飞行中发生 G-LOC 的重要原因。最近英国皇家空军（RAF）的研究报告称，飞行中约 31% 的 G-LOC 是由于推 - 拉作用引起的，这与美国空军另一项研究报道的 29% 相近。推 - 拉效应与先前报道的飞行机动一样，在竞赛特技飞行中也会发生。虽然推 - 拉效应最常见于教练机、战斗机、民用特技飞机，但是现代直升机飞行包线的扩展，使其在攻击飞行作战中发生 A-LOC 的可能性增加了。

表 4-3　美国空军（USAF）不同机种 G 引起的意识丧失发生率（1982—2002）

飞机	架次	发生率	预期值
单座战斗机	7 640 702	83（10.9）	193
双座战斗机	2 919 219	4（1.4）	74
强击机	2 784 219	5（1.8）	70
初级教练机	4 091 059	460（112.4）	103
高级教练机	4 631 538	6（1.3）	117
总计	22 066 838	558（25.2）	

[a] PMS: per million sorties（来源：Lyons T J, Craft N O, Copley G B, et al. Analysis of missionand aircraft factors in G-induced loss of consciousness in the USAF:1982-2002. Aviat Space Environ Med, 2004, 75: 479–482.）

鉴别 G-LOC 是调查坠机的关键因素，但在缺乏数据和事故幸存者信息的情况下，鉴别会变得非常复杂。由疑似 G-LOC 导致的坠机通常是致命的，包括单坐飞机。近几年，美国空军共有 20 例因 G-LOC 发生而导致的死亡事故。1995 年，一名加拿大 CF-18 飞行员在空战训练演习中因 G-LOC 死亡，推 - 拉效应被认为是原因所在（图 4-9）。1987 年，加拿大一架 F-20A 虎鲨原型机坠毁，通过机上调查，也认为是 G-LOC 原因。G-LOC 发生案例在通用航空中也有报道。

$+G_z$ 影响的防护

可以通过多种方法防护 $+G_z$ 对人的影响，包括：①减少心脏到大脑的垂直距离；②将持续时间限制在 4 ~ 6 s；③增加主动脉瓣处血压；④避免推 - 拉效应。

减少心-脑距

提高 +Gz 耐力并保护飞行员最有效的手段是减少心脏到大脑之间的垂直高度。受试者可以通过向前（俯卧）或向后（后仰），减少 +Gz 方向上的分量来实现。这种方法已被应用于现代战斗机的设计中，包括 F-16。缩短心 – 脑距也可通过穿抗荷服来实现（通过提高膈膜）。

限制作用时间

民航特技飞行中，飞行员不使用抗荷服也能耐受约 +12 Gz 和 –9 Gz 的加速度水平。因为很多这样的飞行员会进行持续的倒飞机动，推 – 拉效应也非常容易对其造成威胁。然而，由于飞机的推力限制，竞技飞机不能够长时间维持 Gz。因为暴露时间 < 6s，所以飞行员能耐受这些高水平的加速度。

提高主动脉瓣血压

作为 +Gz 增加过程中对抗血压流体静压升高的一种方法，任何安全增加主动脉瓣血压的措施，都会提高人的耐力。实现这一目标的最有效的方法是第二次世界大战首先提出的抗 G 收紧动作（AGSM）的使用。

抗G收紧动作

AGSM 包括全封闭声门的用力呼吸（L-1 动作）或部分封闭声门（M-1 动作），同时收紧腿、手臂和腹部肌肉。AGSM 在间隔 3 ~ 4 s 完成一次快速（＜1 s）呼气 / 吸气，这使人体在低胸内压期间能够获得足够的静脉回流。即使头水平血压与胸内压力下降到几乎为零，但是因时间很短，大脑能够保持正常功能。

收紧动作增加了胸内压力，即直接传到心水平的动脉压。随着 +Gz 的升高，尽管有心血管代偿，但是由于静脉回流减少使每搏输出量下降，导致心输出量减少。腿部肌肉收紧会增加血管阻力，帮助静脉回流。

AGSM 技术是通过学习掌握的，载人离心机是 AGSM 训练有效的学习平台，进行包括模拟空战在内的训练已经证明能有效提高耐力。一个得到充分训练的现役飞行员可以提高高达 3 G 的 +Gz 耐力。最近的一项训练计划包括推 – 拉效应动作。

做 AGSM 使人不断疲劳，对 AGSM 的生理支持主要是无氧肌肉收紧，它是达到动作强度的主要因素。无氧能力和肌肉力量都可以通过训练来加强。力量训练已被证明能增加 +Gz 持续耐力。处于较高 +Gz 水平时，如果突然停止做 AGSM，可能导致 G-LOC。

抗荷服

抗荷服（也称为 G⁻ 服）设计成能在主动脉瓣形成短暂的高血压以克服流体静压。抗荷服的设计通常采用两种方法：流体静压和气动方法。流体静压抗荷服是在 +Gz 作用时，利用抗荷服内的液体来建立人体对抗压。这些服装是自行完成功能的，不需要与飞机连接或其他附件，而且即时建立响应。第一套用于作战的抗荷服采用的就是这个原理。

流体静压抗荷服很快就被摒弃了，取而代之的是更轻、更舒适的气动设计抗荷服。但现代 Libelle 抗荷服又重新采用了这个概念。图 4-11 展示了第二次世界大战使用的常规抗荷服和现代常规抗荷服的照片。

气动抗荷服一般包括若干压力囊，衬在布质连体工作服内，压力囊覆盖腹部、大腿和小腿。控制阀根据 +Gz 水平大小为囊提供空气压力。抗荷服通过拉链使其紧密贴合身体，服装空气软管与飞机相联。第二次世界大战中成功研发了几种抗荷服，战后抗荷服设计得到改善，包括减少体表面覆盖以提高舒适性。随着飞机 +Gz

更高、持续时间更长，抗荷服设计回归早期增加身体覆盖面积的时代。

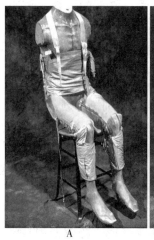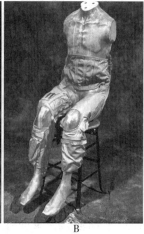

图 4-11　抗荷服

A：第二次世界大战期间使用的常规抗荷服；B：CF-18 大黄蜂采用的现代抗荷服。过去 50 年，基本设计变化不大。

常规的抗荷服通过以下途径来增加主动脉瓣血压：①通过腹部和腿部的机械压缩增加总外周阻力；②提高心脏的位置以减少到大脑的垂直距离；③增加静脉回流。抗荷服充气最佳反应时间是在 1 s 内达到 $+G_z$ 水平最大值。抗荷服的效果取决于腹部和躯干受到的压力（和耐受），压迫的面积和气囊的容量。总的来说，最高耐受压力提供最高防护，此外，防护还取决于受试者本身和服装的适体程度。

常规的抗荷服可增加 1 ~ 1.5 G 的 ROR 和 GOR 松弛 G 耐力。防护效果还取决于"舒适拉链"调节的适体程度。美国空军先进战术抗荷服（ATAGS）覆盖了大部分腿和腹部区域，还可以再增加 0.5 ~ 1.0 G 的 G 耐力。考虑 AGSM 防护效果时通常还要考虑抗荷服的防护质量。如果一名飞行员的松弛耐力为 $+5~G_z$，在抗荷服发挥恰当作用和有效做 AGSM 的情况下，其耐力能够达到 +9 ~ $+10~G_z$。

为了防止空战机动产生的疲劳，研究了对抗 G 的正压呼吸（PBG）辅助措施。其工作原理是 $+G_z$ 作用过程中，通过增加面罩压力使飞行员必须用力才能呼气。吸气容易但呼气用力，才能迫使胸内压力升高，进而增加主动脉瓣血压。

美国空军的 COMBAT EDGE 抗荷服是应用这种 PBG 技术的一个例子。COMBAT EDGE 使用了建立胸部对抗压力的服装（上衣），当呼吸面罩增加压力提升肺内压时，服装充同样压力的气体。服装通过充气支撑胸部，代偿高正压呼吸带来的扩张。研究还对是否在所有情况下都需要对 PBG 进行胸部代偿进行了探索。当正压呼吸用于高空防护时，加压服是需要的。但当飞行员暴露于 G 作用时，胸部重量增加，足以建立需要的胸部对抗压。

抗 G 正压呼吸降低高 -G 机动过程中产生的疲劳，因为可以减少 50% 的 AGSM。PBG/ATAGS 组合和倾斜的座椅靠背可使许多飞行员做少量的 AGSM 或不用做 AGSM，即可耐受持续 $+9~G_z$ 的作用。目前，F-22、Typhoon、芬兰的 F-18 和挪威的 F-16 都使用了这种设计。对全覆盖正压呼吸概念的研究表明，经过训练的受试者能够耐受超过 4 h、5 个模拟飞行架次的飞行，包括 80 次峰值为 $+9~G_z$ 和 80 次峰值为 $+8~G_z$ 的过载。

避免推-拉效应

除了尽量向飞行员告知推 – 拉效应的危害以外，目前没有研究出相应的对抗措施。

持续 G 的潜在不良影响

总体来说，现在飞机的加速能力不会导致永久性的伤害。大多数报道的损伤是轻微的，包括颈部劳损。有报道称，即使反复训练，离心机上发生的 G-LOC 也不会留下永久的后遗症。

虽然动物研究表明，可接受的 $+G_z$ 水平增加会导致心肌损伤，但这结果不被认为适用于人。在高度暴露离心机受试动物的尸检中未检测到病理性变化。横断面调查发现，与一般人比较，飞行员左、右心室的尺寸和室壁厚度，主动脉和左心房大小，三尖瓣和二尖瓣血流速度都无明显差异。

在离心机研究中记录的心律失常通常是良性的。这些心律失常，通常认为是由心脏电传导机制的改变所引起的，很少会出现症状，甚至影响到 $+G_z$ 耐力的情况。飞行中心律失常的发生率可能比离心机试验报告推衍的发生率更低，飞行中记录的心律失常无临床意义。

加速度（或航空性）肺不张综合征，是飞行员暴露于增长的 $+G_z$ 环境、呼吸富氧混合气（> 70% 氧气），同时穿着充气的抗荷服的情况下发生的。症状包括胸骨后胸痛或胸部不适，呼吸困难，阵发性咳嗽等。发生这种情况是因为肺的向下运动，而抗荷服腹部气囊膨胀引起的膈膜上移，从而压迫到肺下部组织，压闭末端肺泡。这些隔离肺泡中的氧气迅速被血液吸收，导致肺泡塌陷。毫无疑问，呼吸氧气可以导致加速度肺不张。加速度肺不张具有较高的个体易感性，吸烟会增加此症状的发生。

G_z 会导致内脏移动，但发生损伤的报道却很少。在 G_z 载荷作用下，胸腔内的心脏向膈膜发生移动。有个例报道称，在 $\pm G_z$ 作用时，由于内脏移动导致肾动脉夹层。还有 1 例是在做 AGSM 时，发生了急性腹股沟疝。

肌肉骨骼出现症状可能是伴随 $+G_z$ 最常见的抱怨。颈部疼痛经常在空战或特技飞行中 $+G_z$ 极快增长的情况下出现，通常是在需要几乎最大限度转头的时候。使用后倾座椅和佩戴头盔也可能使颈部面临受伤的风险。虽然放射学研究显示，在高达 $+6\,G_z$ 时未测量到椎间隙出现狭窄。有些退行性病变可能是椎体反复经受载荷的结果。最近一项使用磁共振成像（MRI）的研究认为，在小样本的战斗机飞行员中，未发现颈椎退行性病变出现高发。

有报告称，在静脉充血的地方出现疼痛，特别是穿着全覆盖式抗荷服的时候。不适的抱怨还包括手臂疼痛，但问题已通过使用充气袖带成功解决。在服装覆盖和没有约束的身体部位会出现小疹点和皮肤瘀斑（前面所讨论的），通常被称为 G- 麻疹或 G 麻疹，它们在数天内就能恢复，无后遗症。偶尔也会有发生大面积淤血的报道，包括下肢浅表性静脉炎及血肿。有趣的说法是，飞行员中痔疮发病率较高。

现有知识的局限性

过去认为，人体对增长 $+G_z$ 的耐力只与加速度大小、持续时间、增长率、防护措施和个体易感性有关，G_z 前暴露史（如推 – 拉效应）并没有被认为是降低 $+G_z$ 耐力的一个危险因素。

载人离心机通常包括一个安装在旋转臂末端的座舱（或吊篮）。根据公式 G 随着旋转轴中心到座舱的距离和座舱的速度变化而变化。座舱与旋转臂末端相联的方式，通常能使座舱被动地滚转运动，以调节合成 G 矢量，这个矢量是旋转 G 和重力的矢量合成，这样座舱内直立坐着的人员就受到 $+G_z$ 作用。

所有载人离心机产生的加速度都大于 $+1\,G_z$。为了产生其他方向的 G，座舱或乘员和座椅要随着合成 G- 矢量的方向做机械转动的调整。例如，如果离心机受试者在座舱内做远离旋转中心的"头部向外"翻转，就可以产生 $-G_z$。当受试者处于与合成 G- 矢量相垂直的位置时，可以得到 G_x 和 G_y。过去大多数离心机没有这个功能或无法在旋转过程中改变加速度的方向，现在一小半的离心机已经具备了这个功能。

离心机的另一个限制是需要降低作用于离心机受试者内耳、可能使之迷失方向的交叉耦合效应。降低这个效应，应使离心机开始运动时逐渐、慢速地增长至"基线"。基线通常为 $+1.2 \sim +1.8\,G_z$，代表起始水平。

与实际飞行情况比较，图 4-12 显示 2 个架次 F/A-18 飞行记录的加速度。需要注意的是，这些架次中有 5% ~ 6% 的飞行时间受到的负荷小于 +1 G_z，受到 1.2 ~ 1.8 G_z 加速度作用的时间甚至更长。图 4-9 展示了一架 CF-18 坠毁的加速度曲线。飞行员在对飞机失控后马上经历了相对 –G_z，因此导致 G-LOC。

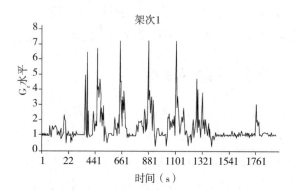

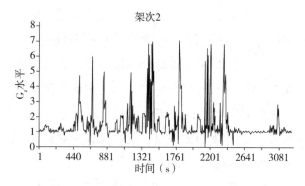

图 4-12　2 架 F-18 空中作战机动中记录的飞行曲线

在另一项对 240 例美国空军空中作战的研究中发现，高达 67% 的交战机动中出现推 – 拉效应。事故详情见表 4-4。

表 4-4　不同架次类型、飞行员状态及飞行类型的推 - 拉机动效应情况 [n/N（%）]

架次类型	飞行员状态	F-16	F-15	合计
战斗机机动	飞行学员	11/30（37）	7/43（16）	25
战斗机机动	飞行教员	3/28（11）	5/35（14）	13
空中作战机动	飞行学员	18/42（43）	16/24（67）	52
空中作战机动	飞行教员	12/32（38）	5/8（63）	43
飞机总计		44/132（33）	33/110（30）	32

（资料来源：Michaud V, Lyons T, Hansen C. Frequency of the "push-pull effect" in U.S. Air Force fighter operations. Aviat Space Environ Med, 1998, 69:1083–1086.）

因为第二次世界大战中出现了大于 +1 G_z 的飞行，大战期间和战后开展的数千项研究中，绝大多数都是研究加速度的，但没有考虑前期 G_z 暴露史的问题。大部分的实验是在离心机上进行的，而且缺乏评价前期 G_z 作用的潜在影响。于是，乘员前期 G_z 暴露史的问题，在设计防护措施时未受到充分重视，包括抗荷服的设计。

前景

当前和未来的载人战斗机将使用矢量推力，即发动机推力能在飞行中重定向。矢量推力能够实现"高敏捷性"机动，它是一架飞机在速度低于机身失速情况下还能保持控制飞行的能力。目前采用这种技术的飞机有洛克希德马丁公司设计的 F-22、F-15、F-16 和 F-18，米高扬古列维奇设计的 MiG 35 MFI，以及苏霍伊设计的 Su-37 和苏 -47。

高敏捷性飞行的战术优势包括改进的"优先瞄准"导弹攻击能力、对地攻击能力、侦察能力、导弹规避能力、高空作战能力、短距离起飞和着陆能力、自行机动能力、隐身能力和安全性。飞行机动，如 Herbst 和 Cobra 机动，已经得到改进，预期在未来 +G_z 暴露强度将会降低，但是频率会增加，-G_z 暴露会更加频繁。现在很少经历的 G_y 暴露，将变得更加普遍。随着推力系统的发展，G_x 作用会在幅度上有所增加。

知识还存在差距。当前对 +G_z 的防护措施，包括抗荷服技术，还不能为高敏捷性飞行应激提供足够的防护。也需要气动或液压抗荷服技术来快速响应体内流通静压等一系列挑战。基于系统的个性化闭环算法，结合各种前期 G_z 暴露史的处理方法，也将得到发展。

在认识推 – 拉效应 13 年后，又花了 10 年时间才首次发现推 – 拉效应是导致 30% 以上 G-LOC 的重要原因，直到现在还未提出一项有效的对抗措施。

太空作业

航天器的发射和返回都会产生较高的加速度。表 4-5 总结了在载人航天飞行中遇到的一些加速度。

表 4-5　航天飞机发射和返回的加速度曲线

航天器	发射曲线	返回曲线（平均最大 G）
水星 – 宇宙神	在峰值 8.0 G 持续超过 6 min 中的两个阶段：6.0 G 持续 35 s、6.4 G 持续 54 s	8.9 G（范围 7.6 ~ 11.1 G）
双子星座 – 宇宙神宇宙飞船	峰值 5.5 G 和 7.2 G	5.7 G（范围 4.3 ~ 7.7 G）
联盟号飞船	3.4 ~ 4.0 G	3.0 ~ 4.0 G
阿波罗 – 土星号	> 4.0 G	5.9 G（3.3 ~ 7.2 G）持续 60 s
宇宙飞船	3.4 G	1.2 G 持续 17 min

为了能够耐受这些加速度，宇航员在发射之前或发射过程中都需要经历 $+G_x$（图 4-13）。太空舱的座椅主要是刚性有弧线的座椅，而空间运输系统（STS）内航天飞机乘员舱的座椅通常多达 7 个可常规调节的座椅，其中 5 个在飞行过程中是可移动的。座位的结构是刚性的，固定在地板上，并配有传统的五点式约束安全带。个人生命支持设备包括配头盔的全压力服、可拆卸手套、靴子和降落伞。航天飞机没有弹射座椅，通过跳伞紧急逃生。

由于航天飞机发射前调节成与地球垂直的方向，坐姿的宇航员受到 $+1\ G_x$（重力）。当航天飞机脱离地球加速上升，$+G_x$ 作用增大至约 $+3\ G_x$。$+G_x$ 是最好耐受的，因为流体静压柱的调节不会直接威胁脑功能，但会增加呼吸做功（如前文所述）。

航天飞机一旦进入轨道，宇航员开始处于自由落体状态，即经历失重状态，这在航天医学中被称为微重力。在亚轨道发射进入太空期间（航天飞船 1）会经历短暂的 0-G，但很快飞

船会落向地球。

在微重力环境中，血压没有液体静压作用，所有的血压是由动态分量产生的，头部水平的血压也不下降。腿部容积减少，面部软组织扩张。刚开始心脏增大，心排血量和每搏输出量增加。心肺感受器在地面上是调节血容量的，也受到调节机制的刺激，血容量趋于减少。血浆容量迅速下降，可能通过运动传到血管外空间。血液容量减少，有可能是促红细胞生成素分泌减少的结果。随着在太空中身体活动整体减少，心脏肌肉质量降低（连同其他肌肉）。

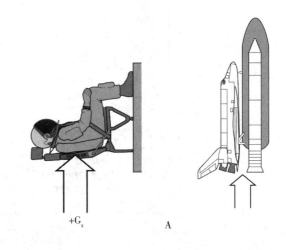

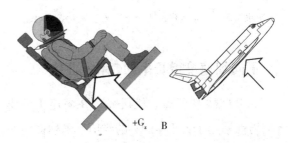

图 4-13　航天飞机发射返回过程中宇航员的受力情况

A 图描述了航天飞机发射之前以及航天飞机和联盟号飞船发射过程中宇航员的受力方向。B 图表示航天飞机返回时宇航员的受力方向。当大气阻力增加时，宇航员主要暴露于 $+G_z$。

在返回地球过程中，载人航天器进入大气中，再次使宇航员暴露于 $+G_x$。在返回期间，航天飞机的姿态导致产生 17 min 平均 $+1.2\ G_z$ 的 $+G_z$ 作用（表 4-3）。肌肉萎缩、心脏重量降低和

体液转移造成的脱水等综合原因，造成这个阶段 +Gz 耐力降低。作为返回程序的一部分，航天飞机的宇航员需要补充水分，并穿着抗荷服，按选择的压力充气。按照正常程序，在返回大气层前（与大气首次接触）要系好安全带。由于 1986 年挑战者发生的事故，现要求所有航天飞机的乘员在返回过程中穿着抗荷服。在返回和着陆过程中，这些充气的服装能更好地对抗

+Gz，起到防护作用。

+Gz 耐力模型：修订的要求

被普遍认可的 +Gz 耐力模型是由 Alice Stoll 在 1956 年提出的。该模型基于原始实验数据，并结合在其他实验室进行的类似实验结果而成，结合不同加速度增长率建立了一条 G 耐力曲线。本书以前的几个版本，都刊登了这条曲线的其他版本。图 4-14 再现了 Stoll+G 耐力曲线。

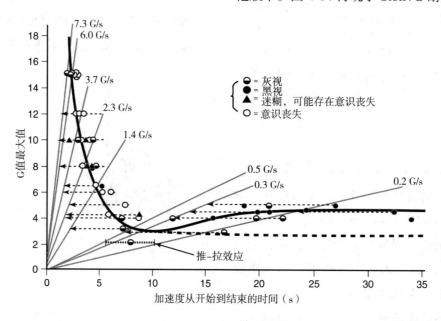

图 4-14　Stoll + Gz 耐力曲线

图中添加了一条直线，表示受试者先期暴露于 –1Gz 或 –2Gz 条件下出现视觉症状的范围（称为推 - 拉效应）

不同加速度增长率的G耐力曲线

Stoll 曲线基于离心机研究，并描述了健康青年男性暴露于大于 +1 Gz 的经历。虽然曲线充分描述了离心机研究中受试群体的加速度耐力，但作战状态下使用 Stoll 曲线（以及其他类似的衍生模型）时，应该小心谨慎。

当考虑了前期 Gz‾ 暴露史的情况下，基于 Stoll 模型的预测可能高估了人的耐力，在太空飞行中有极端的例子。如前面所讨论的，太空飞行导致身体功能失调，且 +Gz 耐力显著降低，包括对 +1 Gz 的重力。即使持续时间很短的 0-G

作用，如宇航员在大气中作抛物线训练飞行，也可能在飞机改出产生的中等 +Gz 负荷下，显现出 +Gz 耐力降低的症状。为了说明这个问题，在图 4-14 中的 Stoll 曲线图上增加了一条线，表示受试者在先期暴露 –Gz 后，报告视觉消失的情况。这条线落在 Stoll 曲线预测的耐力曲线下方。

当考虑了前期 Gz‾ 暴露史时，两个独立但相关的变量——Gz 的幅度和持续时间必须考虑在内。基于 Stoll 部分数据建立的模型，旨在预测后续的 +Gz 作用中，这两个变量对认知和血压的影响。当考虑了 +Gz‾ 暴露史的时候，这个模

型就展示了 Stoll 预测模型或类似模型的不足之处。

模型需要修订，尤其是考虑到太空旅游业的发展，以及商业航天器飞行员和乘客暴露于飞行负荷的可能性，很多事情还没有完全被理解。G_z 的先期暴露史现在被添加到列举的 G-LOC 风险因素中。以前长期依赖的 Stoll 曲线，应该被看作是一个随 $+G_z$- 暴露史而变化的动态演变实体。

瞬时加速度

机组人员在航线作战飞行和紧急情况下都会遇到瞬时加速度。作战飞行中出现瞬时加速度的情况包括航空母舰上的弹射器起飞、拦阻索钩挂和太空舱返回的冲击等。瞬时加速度还可能在紧急情况下遇到，包括弹射、降落伞打开和着陆。飞机坠机时就是遇到巨大、伤害性的瞬时加速度。

瞬时和持续性加速度往往是通过持续时间来划分的。例如，一些作者把持续时间小于 1 或 2 s 的加速度定义为冲击加速度。然而，固定持续时间的定义并不总是适用于航空航天医学中的加速度曲线。冲击持续时间取决于飞行人员是很少察觉还是感觉灾难性的。是否受伤可能是考虑这个问题的最好方法：造成损伤的就是瞬时加速度作用，挑战体内稳态的就是持续加速度作用。

设计航天器、逃生舱、弹射座椅、降落伞和约束系统，都是根据志愿者、尸体和动物研究得来的耐力数据。本章节从简要回顾瞬时加速度的基本机制开始，然后介绍当前对人体耐力的理解，对乘员紧急逃生、防护和飞机坠毁等也进行了讨论。

功与能

理解瞬时加速度一种方便的方法是通过能量概念，它可以被认为是做功的能力。动能是能量凭借运动存在的一种形式。动能可以表示为：

$$E = 1/2\ mv^2 \qquad (8)$$

其中 E 表示动能。

动能与速度的平方成正比，且与质量也成正比。例如，一个在近地轨道运动直径 6 mm 的螺栓，其质量和军用步枪子弹大致相等，但速度是子弹的 10 倍，因而其能量是子弹的 100 倍。

有能量才可以做功。用锤子敲击钉子，钉子受力并克服摩擦力，钉进木板一定距离。假设所有的能量都转移到将钉子钉入木板上，锤子的动能转化为做功。

功被定义为力和距离的乘积，或：

$$W = Fx \qquad (9)$$

其中 W 表示功，x 表示距离

有趣的是，功和能量的单位是相同的，并且作为一个实际的结果，它们是相等的。如果所有的运动动能都用来在做功（假设），那么可以估算运动的平均加速度为：

$$E = W\ 或者\ 1/2\ mv^2 = Fx \qquad (10)$$

得到公式如下：

$$a = v^2/2x \qquad (11)$$

当加速度施加于完全固定在飞机上的乘员时（又是一种假设），作用于乘员的 G 可以表示为：

$$G = v^2/2gx \qquad (12)$$

考虑飞行中飞机撞地的情形时，在撞击发生前的瞬间飞机是具有动能的，根据其速度和质量就可以算出 [公式（8）]。撞地后，飞机减速通过一段距离并最终停下来，动能变为零，见图 4-15A。如果我们假设所有的动能都用于做功（例如，破坏飞机结构，或者应对反作用力），而且我们知道减速经过的距离，就可以根据 [公式（12）]估算固定在飞机上人员所受到的平均 G。

注意在图 4-15B 中给出相同的例子，但所描述的减速距离比图 4-15A 短很多。如果再使用 [公式（12）]，计算出的平均 G 也会更大。图 4-15B

表示的飞机坠毁显然更严重，人员暴露于更大　的G，其严重程度与减速距离和速度有关。

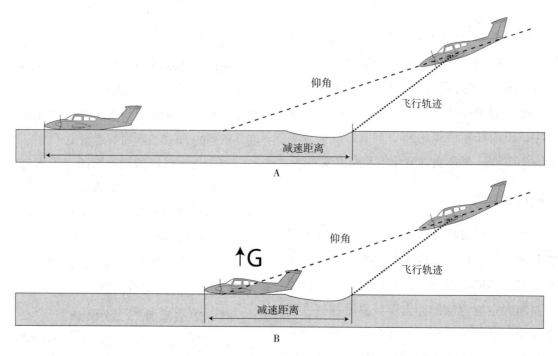

图 4-15　飞机撞地过程的受力情况

A：撞击到地面停止的飞机。这架飞机冲击地面，平移后停止。图中显示了其减速的总距离。平均减速度力用"G"表示（资料来源：John Martini，BRC）。B：表示同一架飞机，但是制动距离短很多。由于距离短 [参照公式（12）]，所以受到的平均"G"更大。与 A 相比，其受到的力和损伤的风险都更大（资料来源：约翰·马天尼，BRC）。

这些估算是基于一个恒定减速基础之上的，实际撞地时不会是恒定减速。通常撞地的时间是以数百毫秒计的。在这个时间范围内，减速（受到碰撞力作用）从 0 开始，上升达到峰值，并当碰撞结束后为零。因此，最大的加速度或"峰值 –G"往往是更受关注的量。通过 [公式（12）] 得到的平均值加倍可以估算峰值 –G。当能得到更多的信息时，有时可以使用非恒定加速度，来得到更为准确的分析。

这些概念非常重要，概括了所有本节将要进行讨论的概念。相同的速度和质量条件下，一架飞机受到的加速度和乘员受到的 G，（部分）取决于减速距离。如果动能能够在更长的距离上消耗掉的话，则损伤防护能力通常是提高的。

运动学和生物力学

运动学包括对运动的分析，而不考虑力。

生物力学是描述瞬时加速度造成的机械学（力、能量、加速度、动量）对人体的影响。描述冲击响应，通常要提到物体相对于飞行器的位移。强制缩短部分身体制动距离所引起的位移，会增加乘员的加速度，就像撞地发生的那样。在这种情况下，飞机相对于地面的初始速度迅速降低到零。

对于正面碰撞的人来说，冲击前的速度使得人体头部保持继续向前的运动，直至受到加速度力的影响。在本例中，头部相对于身体的其他部分，保持继续向前的运动，最终在颈部产生了力（图 4-3）。头部和身体之间的速度产生差异，因为后者由安全带的肩带束缚着。头部不得不遵循同样的速度变化，但是时间更短，因为头部比身体的减速时间更晚：身体和头部的速度必须最终达到零。飞行员在座舱的正常位置上发生的位移可能会使他撞到飞机的某部分，如仪表板，从而导致头部加速度增加。

乘员与飞机接触的方式，影响他们对瞬时加速度的反应。例如，头盔作为缓冲器，增加了头部速度变化期间的位移。当飞机经过撞击带减速时，约束系统将人固定在飞机上。弹射座椅的弹射筒和火箭点火弹入气流，产生脱离飞机所必需的加速度。

即使飞机仪表板表面和设备的设计经过优化，人的瞬时加速度能耐力还是有其病理生理极限。如果设计到位，可以降低飞机撞地过程中乘员受到的 G，防护不受损伤。一些直升机配备了防撞击座椅，帮助在垂直撞击过程中保护脊椎。防撞击座椅的原理是增加减速距离，从而降低受到的 G，详见图 4-16。

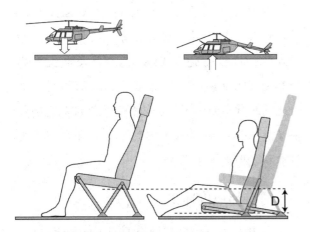

图 4-16 防撞击座椅原理

此设计原理是在受到垂直方向冲击时，允许座椅向下运动以增加减速距离，降低 G 作用和减少可能造成脊柱损伤的力（资料来源：John Martini, BRC）。

冲击过程中，通过增加飞行员的减速距离，使作用力降低，造成损伤的可能性减少。

耐力和耐力极限

人的耐力可以最简单地被定义为在无伤害或者可接受的伤害状态下人体的"忍受能力"。人的瞬时加速度耐力的定义有多种方式。一种有用的、常用的方法是确定不会导致人身伤害或死亡的加速暴露范围。根据整个身体，或特定的身体器官、结构和系统不同反应和受力的不同，来确定人体耐力的终点。

冲击分为三类。全身冲击是指座椅弹射时，或实验室试验时整个身体受到的冲击。穿透冲击是指能使一个物体穿透身体一部分的冲击。钝冲击是身体部位受到的集中但非穿透性的冲击。钝冲击和穿透冲击可能都会在全身冲击中发生。钝的、非穿透性冲击是作用在紧固于飞机或航天器乘员身上常见的冲击。这样的冲击力通常经座椅表面、制约系统、变形的客舱结构和气流吹袭等方式施加给乘员。束缚不够的身体部分，因为会产生相对运动，撞击到舱内物体的表面，如仪表板或座椅，从而可能发生局部的钝冲击。因此，包括全身钝冲击在内的全身加速度效应，也可能包含局部的钝冲击。

复杂的生物系统的损伤有多种模式，大部分的损伤模式没有多大实际意义，因为病理性的或致命性的损伤模式，可能在其他损伤模式之前就发生了，而且是在更高的能量水平。在许多情况下，应用的是单自由度模式。这种单自由度模式已经被应用在弹射座椅设计中，用来估计脊柱下部受损伤的概率。与造成其他损伤所需的能量相比，这种损伤通常需要更低的能量等级。

通过对数千名志愿者的冲击试验研究显示，瞬时加速度分析已经得到了提高。现在应用于冲击试验的设施包括：①用来空投试验车到减速器的塔，减速器为金属变形装置或液压缸；②装载各种推进系统的水平测试轨道，用于将试验车推到减速器上；③使试验车沿垂直或水平轨道加速的高压气体驱动器。

比较从不同冲击设施所做试验中收集到的测试数据必须谨慎，许多因素，如身体的支撑、约束系统结构、约束预紧情况、物体紧固和预置情况，波形形状，以及数据参照系的不同都必须加以考虑。在冲击前研究设备施加的条件至关重要（如自由落体塔与水平减速器）。当使用动态预负荷、身体定位、肌肉紧张以及预先定位的紧固时，试验结果可能不能反映实际飞机上的结果。

总结之前的耐力数据库是可行的方法，可以为文献提供可靠的指引。也可以用尸体和模拟人的试验装置（冲击试验假人）来进行拓展试验，试验结果也被纳入数据库中。这些研究的结果提供了很多有用的信息和见解。下文将对其进行简要概述。

向头加速度（ +G$_z$ ）

人体暴露于 +G$_z$ 冲击的限制因素是胸椎下段和（或）腰椎的骨折。早期的研究者估算，人体可以耐受 +18 ～ +20 G$_z$ 水平加速度作用和 17.5 m/s 的速度变化而不受损伤。1949—1966 年，美国空军作战中使用弹射座椅的经验表明，虽然不是没有发生损伤，但使用这些估算的最大值作为设计弹射器的依据是合理的。例如，对 175 次弹射的 4 种飞机峰值加速度作用的统计表明，水平 +17.5 ～ +18.4 G$_z$、作用时间 0.1 ～ 0.18 s，速度变化为 15.2 ～ 25.9 m/s 条件下，脊椎骨折发生率为 7%。基于更大范围实验数据所做的综合分析，使用了人体脊柱下部单自由度模型，从而形成一种估算弹射期间脊柱损伤概率的方法。

硬着陆和坠落的直升机，有比固定翼飞机 –G$_x$ 影响更大的 +G$_z$ 加速成分，且（在所有飞机坠毁中）钝伤是导致死亡的主要原因。使用肩带能对部分损伤进行防护。另外，在非致命的垂直冲击时，采用防撞击座椅可以预防乘员脊柱损伤。

向足加速（ –G$_z$ ）

当所施加的加速度是压缩脊柱的，脊柱损伤也是 –G$_z$ 的限制因素，如头先入水的冲击，但损伤的危险区域是在颈部。向下弹射座椅部分合成力是牵引力，如腰带对骨盆产生的力，也有一部分是压缩力，如约束肩带产生的力。在这样的条件下，志愿者通常能耐受半正弦波加速度曲线高达 –10 G$_z$，到峰值加速度的时间为 0.017 ～ 0.114 s，速度变化范围为 1.5 ～ 15.4 m/s。受试者如果坐在刚性座椅上，用两条肩带、一条跨胸的胸带、腰带、裆带和腿带束缚，能够耐受高达 –18.5 G$_z$、速度变化为 5.94 m/s 的峰值加速度。

向后加速度冲击（ +G$_x$ ）

当加速度矢量在 +x 轴方向时，限制表面，如座椅靠背，帮助人体耐受高增长率的向后加速度。在航空中，最常见的应用是在正面碰撞中对乘员的向后防护。Beeding 和 Mosely 在水平轨道减速器上让受试者暴露于峰值加速度为 40.4 G$_x$，速度变化为 14.8 m/s，以及增长率为 2139 G/s 的加速度，加速度达到峰值的时间为 0.022 s。试验使用了特殊的紧固系统和动态前负荷装置。试验后受试者出现了休克和意识丧失等症状，但他活了下来。

向前加速度冲击（ –G$_x$ ）

最引人注目的各个轴向上的人体冲击试验，是 Stapp 和他的同事所进行的一系列火箭滑车试验，研究成果在 1951 年出版发表。在这一系列试验中经历的最高加速度为 –45.4 G$_x$（峰值 45.4 G，平均 0.37 G$_x$），速度变化为 54 m/s，是由 Stapp 本人在一个面朝前的座椅上经历的。试验的 G 增长率为 493 G/s，采用了受试者的动态预载荷，特殊设计的宽腰带紧固系统和颈部冲击前弯曲等措施。试验后，他单侧视网膜出血，导致其持续 10 周的视野缺损。

然而这组试验中最严重的病理生理效应，发生在另一名受试者身上，他暴露于较低水平的 –38.6 G$_x$，但 G 增长率高达 1340 G/s。受试者出现了休克、阶段性晕厥和持续 6 h 的蛋白尿。在约束系统不充分和缺乏动态预载荷的情况下，–x 轴向上人体耐力的极限更低。

侧向加速度（G_y）

仅以腰带束缚的受试者，速度变化为 4.6 m/s 时可以耐受高达 9.95 G_y 的侧面冲击。当使用安全腰带和双肩带结构的紧固时，受试者能够耐受的加速度峰值高达 11.7 G_y，速度变化为 4.5 m/s。以前的试验中采用了垂直减速塔，使人暴露于 y 轴向的冲击。将受试者固定在一个适体的座椅上，进行左右横向的测试。加速度变化范围为 4.3 ～ 21.6 G_y，冲击速度为 6.68 m/s。受试者的主诉和生理反应从主观和客观上都表明，其耐受力已达到极限。

多向加速度

确定人体在多个轴向的耐冲击极限，因身体支撑和约束系统的原因，被限制在一个有限的范围内。一项多向加速度耐限的试验是利用垂直减速塔来进行的，其预冲击条件是近乎无重力自由落体。第二个试验使用的是水平减速轨道，因为要考虑轨道的摩擦力，动态预载荷约为 0.3 G。

在第一个试验中，探讨 7 种加速度矢量：向上 45°，向上向右 45°、向上向左 45°、右 45°、左 45°、左 90°、右 90°、用金属板支撑受试者的头部、躯干和腿。试验使用了 6 条加速度曲线，加速度范围 3 ～ 26 G。冲击速度范围为 1.5 ～ 8.6 m/s，加速度增长率为 393 ～ 1380 G/s。4 次试验后发现了一些即刻的心率变化，但这些测试都在可耐受范围内进行。

在水平减速试验记录中，受试者受到从 1 ～ 24 个不同方向加速度的作用，包括围绕冠状面 8 个方向的加速度，冠状面前方 45° 椎体内 8 个方向的加速度和冠状面后方 45° 椎体内 8 个

方向的加速度。当加速度矢量作用于胸 – 背向（–x 轴方向）并 45° 偏左时，–z 轴上的最大值范围为 11.1 ～ 30.7 G。冲击速度变化最高达到 13.7 m/s。所有试验都在志愿者耐力范围内，但在 –z 轴向有分量的冲击试验后，发现过短暂的心动过缓。

一些数据不能从志愿者试验研究中获得，但是有用的数据可从赛车运动撞击中收集到。2002 年国家改装赛车竞赛协会（NASCAR）规定，参加三大系列赛事的赛车，必须记录赛车碰撞的数据。记录显示，赛车遭受斜前方撞击的峰值加速度，大大超过了 Stapp 报道的极限，达到 80G，但没有造成严重损伤，当然其速度变化较小，只有约 34 m/s。

冲击衰减

如果乘员和加速度源紧密连接，冲击衰减是通过将加速度源和乘员之间传递的力限制在可接受的范围来实现的。被传输到飞行器乘员的加速度可通过飞行器结构变形、座椅与飞行器间的减震装置、身体支撑和紧固材料以及设备内的减震材料，如飞行头盔中的衬垫，来起到衰减的作用。

在中等严重程度的撞击中，变形或结构塌陷吸收能量，达到衰减加速度的作用。结构塌陷是撞击防护中减震的主要方法，因为它提供了相对大的缓冲距离。处于垂直碰撞风险的飞行器，如直升机，使用安装在座椅上的缓冲装置来减弱其加速度（图 4-16）。通常还使用黏性或摩擦阻尼装置、永久变形材料，如金属管或金属带，来避免能量储存和反弹。

如果撞击速度超过了衰减装置的能力范围，达到冲击限值，就会发生触底现象。乘员的加速度就会增加，以达到飞行器的速度，如图 4-17 所示。

常用的冲击衰减装置的一些性质可能限制了其使用。一些飞行器使用了限制力机构的衰

减装置，其性能会随乘员的体重而变化。冲击衰减的程度还受身体支撑和约束系统，或个人使用坐垫的影响，典型的影响是缓冲位移小。

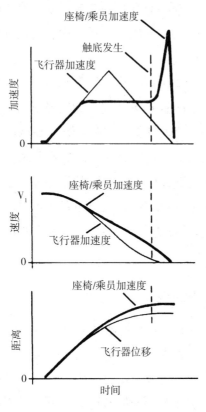

图 4-17　触底

当超出了衰减装置的能力范围，就发生了可能具有非常高的加速度和力的触底，损伤风险随之加大。图中显示了受试者和飞行器冲击过程中产生的位移、速度和加速度。注：上图的曲线表示发生触底时产生高 G 峰值。

约束

约束系统的有效性取决于座椅或飞行器结构和乘员之间负荷传输的好坏（控制接触应力），还取决于控制受限结构成分运动的约束能力。

第一个也是最常见的约束装备是腰带，它能防护相对较低水平的冲击。约束载荷通过约束盆骨骨骼的腰带施加到髂前上棘。如果腰带紧固或定位不当，或者加速度矢量改变骨盆旋转的方向，腰带可能滑过髂嵴作用到腹部上。如果发生这种情况，腰带上的负荷将通过腹部器官施加到腰椎上。当仅用腰带约束时，最常见

的损伤是由头部、四肢与飞行器内撞击导致的。

肩带的使用降低了乘员撞击飞机内部的可能性。此外，$-G_x$ 加速度作用过程中，肩带限制躯干向前移动，并可能降低侧向和垂直冲击的撞击包线。肩带的使用是通过增加约束区域，增加固定躯干质量的点，并减少肢体间的相对运动，使人在其他方向上的加速度耐力得到提高。当向上加速度分量很高的时候，肩带可以帮助受力脊柱保持原有的方向。

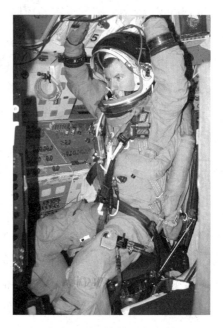

图 4-18　五点式约束系统

军用和民用飞机也使用类似的设计（美国国家航空航天局）。

尽管肩带有优点，但当肩带与腰带中心相联时，其张力有可能造成严重的问题，许多军用约束系统采用的就是这样的结构。这些肩带在朝前冲击条件下产生负载，将腰带提高到骨盆以上，使其勒在腹部和肋缘上。在加速度水平只有 10 G、速度变化为 5.5 m/s 的人体试验中，就出现了这个问题。Stapp 报道称，这样的约束结构在 17 G、冲击速度 > 30 m/s 的冲击中，试验受试者的自主耐力已达到极限。有些现代束缚系统，使用了一条或两条约束带，经两腿之间到座位前方与腰带扣相联。

鉴于约束系统对冲击耐力的影响很大，在解释人体试验结果时，必须将其考虑在内。例如，Stapp 成功地证明，人在面朝前的位置时能够耐受的加速水平高达 $-45.4\ G_x$。然而，这种约束系统不是一个常规军用约束系统。常规军用约束系统由 2 个 4.5 cm 宽的肩带和 1 个 7.6 cm 宽的腰带组成，没有 Stapp 阐述布局中约束肢体不同部分的有效连接。不幸的是，Stapp 使用的约束系统类型还未在航空航天中得到实际应用。

开发一个可以在冲击过程中建立高耐受区域，并能更好地控制肢体运动的约束系统，还包括对充气气囊的使用。这种方法提供的约束，在没有发生撞击的时候，不会妨碍到乘员。当飞行器结构检测到预设的加速度水平时，压缩空气、触发充气泵，或两者共同作用使气囊充气。需要注意在飞机上使用气囊时，因为气囊会和附属装备，如夜视镜之间发生相互作用，会造成损伤。当然，对没有配备弹射座椅的乘员位置，或头盔上没有安装附属装备的情况，充气气囊可能是适用的。

赛车运动的约束系统一般包括装有多个头部和身体侧支撑的定制座椅、边网安全头盔、头颈部限制系统以及六点或七点式约束系统。在假人测试中，已成功证明此装备能使颈部张力负荷减少大约 80%。限制头部和颈部的移动是典型的应用，而且这种装置与头侧和头后的支撑联合起来使用，但会增加对视觉的影响。从概念上讲，这些设置在发生正面的冲击时，提供了释放张力的其他途径，减小了颈部的张力负荷。尽管对现设计的改进尚有空间，但在大多数航空航天应用中还是受限于活动性、影响视觉和个体化费用高昂等因素。

逃生系统产生的瞬时加速度

从高速飞机紧急逃生时，作用于人体的力包括：弹射座椅弹射器推力，飞机驾驶舱周围的风力，由减速伞和个人回收伞开伞产生的力。弹射座椅是复杂的机构，在避免加速力过大的同时，还要平衡好从座舱脱离的时间。

早期的弹射座椅是通过弹药筒驱动的弹射器来实现弹射的，座椅弹射轨迹在飞机垂直尾翼上方空间要通畅，保障飞行人员在 150 m 以上高度的弹射救生安全。到了 20 世纪 50 年代中期和 60 年代初期，弹射座椅安装了火箭弹射器。安装火箭的目的是：①可以通过减少弹射推力减少脊柱受伤；②与驾驶舱分离后保持推力，以完成零高度、零速度的逃生。20 世纪五六十年代也研究了自动弹射程序，包括气压控制开伞、自动解除束缚，座椅分离和利用收口状态控制开伞。

不当姿态的弹射（例如向前倾侧的弹射），可能由于弹射器的推力的原因而导致脊椎受伤。如果体重较轻，座椅和乘员的总重量可能小于原设计规范，在这种情况下，给定的推力使得体重较小的乘员受到比需要脱离飞机更大的 G 水平作用，从而可能超出安全限值。

对于所有弹射的机组人员来说，一旦机舱盖被打开，高速气流吹袭的冲击可能会导致严重甚至致命的伤害。气流吹袭产生的力与气流速度的平方成正比，因此在 600 节弹射产生的力是在 200 节弹射时的 9 倍。当弹射时气流速度为 500 ～ 600 节时，作用到人体和弹射座椅上的气动加速度可能会高达 30 ～ 40 G。

气流吹袭也可能对未受束缚的胳膊或腿造成伤害。肢体受阻力和升力共同作用，被甩开脱离原来位置（尤其是在受到侧向升力的时候）。肢体的后向运动，被称为气流抽打，是因其质量和空气阻力的比值，与乘员／座位组合和气动阻力的比值之间不相等所导致的。

高速弹射导致的受伤类型包括：巩膜出血、骨折、四肢关节紊乱以及颈椎错位。与座椅或其他硬性结构的直接碰撞，也可能导致其他损伤。最近研究预测将 80% 的弹射置于安全包线之内。26% 的弹射者受伤程度较轻，而 16% 的人受伤严重。

座椅和坐垫

航空航天设计师们提出，理想的身体支撑系统是一个刚性的、个性化轮廓的座椅。这种方法确保了身体每个部分在设计的方向上同时加速，并且作用于身体表面上的支撑压力被最小化。这种类型的设计在实验室冲击、振动以及离心机试验中被证实是有作用的。刚性轮廓的设计方法使用于水星计划中宇航员的座椅设计和在双子座项目中对座位和靠背的设计。这种方法的缺点是个人定制的成本高，相对短时间使用后对刚性轮廓感到不适。

改进刚性座椅设计的尝试包括网状座椅设计。这些设计提高了舒适性，避免了刚性轮廓座椅造价高的问题。目前为止，网状身体支撑系统在耐受持续性加速度上已经被认为是有效的，但没有在振动或冲击中提供很好的防护。这与网状材料的弹性有关，在振动和冲击试验中，网状身体悬挂系统趋于发生谐振或接近人体的自然频率。

在航空航天器中应用最成功的身体支撑系统包括：①轻度贴合身体以控制身体姿势；②尺寸调节以适应较大的身体尺寸变化；③相对刚性，轻质结构；④使用衬垫以隔离小振幅、高频率的冲击和振动；⑤在不降低主要冲击防护的前提下，尽量减少座椅弹性垫层以减少飞行疲劳，设置扶手通常能增加舒适感。

有些预测认为，材料和结构，如软垫，总是能在冲击中对人体进行防护，但事实并非如此。位于乘员和加速度源之间的材料可放大作用于乘员的加速度，而不是减少力。首先，材料在冲击时会储存能量，并在回弹时释放出来。因此，乘员受到的速度变化比飞行器更大。其次，

这些变形可延迟乘员的加速度作用，并在乘员和飞行器之间产生较大的速度差。最后，乘员的加速度必须要超过飞行器才可以消除这个速度差。弹射座椅坐垫因其刚度以及在座椅结构和座椅乘员之间产生位移的原因，成为导致第二个问题的一个常见因素。

弹射过程中，让黏弹坐垫传送尽可能少的附加加速度给机组人员是非常重要的。如果座椅在坐垫压缩前加速移动几英寸，使得乘员与座椅撞击，像海绵状的软坐垫可能会对脊柱产生严重的冲击损伤。如果要达到火箭动力弹射的全部防护效果，座椅的初始运动必须与乘员的运动同步。弹射座椅的坐垫会感觉很硬，有时会让机组人员感到不舒服。当飞行人员私自使用另外的的坐垫时，生命保障教官和航医应该充分了解其对弹射存在的潜在风险。

解决弹射座椅坐垫舒适性问题的方法是使用"速率限制泡沫材料"。这种材料制成的垫子能缓慢适应臀部的压力轮廓，并通过消除"热点"来提高舒适性。但在弹射加速度作用时，不会迅速压缩至底。

跳伞

在运动或作战中使用降落伞，开伞的力通过吊带和背带传输到跳伞者。开伞力作用时间相对较长，在 300 m 高度时为 1 ~ 2 s。降落伞的力作用分两个阶段，第一阶段是伞绳拉伸，第二阶段是实际开伞冲击。开伞力的大小取决于开伞速度、空气密度、开伞方向，伞绳的长度，以及跳伞者的质量。

在高空和（或）高的速度下，开伞冲击可能很高。例如，在平衡速度下，一个重量为 91 kg 的伞兵使用一个直径 8.5 m 的平顶尼龙降落伞，在 2100 m 的高空受到的开伞力为 6200 牛顿（ N）。海拔越高，产生的力就越大（例如，12 200 m 高度受到的力为 14 700 N）。由于使用了自动开

伞设置，降落伞会延迟到约 4600 m 高度才开伞，且使用伞篷收口后，降落伞开伞造成的损伤并不常见。

降落伞完成打开程序并降落到地面后，跳伞者还要在着陆时遇到最后一个加速度的冲击。典型的军用降落伞会使跳伞者着地的速度降得更低，约为 6.4 m/s。着陆冲击力和从 2.1 m 高处跳下受到的力是一样的。产生的冲击力和跳伞者跳伞技术有关（即使用腿部作为缓冲器的能力），也和水平风向和风速的影响有关。

在典型的跳伞运动中，因降落伞开伞和自由落体着陆滑倒所致的损伤并不常见。首先，降落伞开伞的速度和高度可控性更强；其次，应用的跳伞技巧能够在开伞时更好地控制跳伞者的姿态；最后，可控性好的滑翔翼伞能更好地控制着陆高度和最终速度。

坠机

当飞机撞击物体或地面时，力作用于其结构，迫使其减速。这个力的大小可足以使飞机从撞击时的初始速度减到可能是零的最终速度。这种反作用力的大小取决于作用时间的长短。如果作用时间较短，受到的力会更大，如果作用时间比较长，受到的力就较小。

坠机中受伤和死亡的可能性与撞击力有关。如图 4-15A 和图 4-15B 所示，当飞机减速距离较长时，平均 G 较小，受损伤可能性较低。公式（12）表示的是位于飞机中央的乘员所受到的 G，与冲击速度和减速距离的关系。

为了评估坠机中受伤的可能性，许多研究者开始确定速度和撞击距离的变量。撞击速度有时可以从飞行数据记录仪、飞行仪表的检查（例如，空速表上的标记），或飞机撞击时的飞行特征（例如失速或螺旋）来获得。飞机撞击的距离可以从现场的证据获得，包括地面痕迹、飞机残骸和座椅撞击的距离来确定。坠机事故

现场的地面观察和残骸的仔细检查通常能估算出这个合理的距离。

公式（12）还可以估算固定在飞机内的人受到的平均减速度。如前所讨论的那样，峰值 –G 总是更高。将公式（12）的计算结果乘以 2 是估算峰值 G 的一种方法。这是假设在撞击过程中力的增加和下降是对称的，峰值出现在中间。公式（12）还开发出了其他版本，对撞击过程中受力随时间的变化做出了不同的假设。

因为估算的 G 是一个矢量，所以必须与机内乘员的位置、飞机的飞行路径、飞机的姿态以及其他因素相协调，如冲击地形的坡度。例如，一架直升机自转并撞击时，主要受到垂直方向的力。对于一个坐位的飞行员，这将导致其主要受到 $+G_z$ 作用。但对于一个平躺仰卧的人（如医疗后送病人）来说，在同一个撞击中受到的是 $+G_x$ 作用。对飞机的每位乘员进行 G 矢量调节，可能要使用三角函数。

重要的是，要记住公式（12）是特别为固定在飞机上的乘员设定的，这个理想条件永远不会在现实中发生，如在运动学章节讨论的那样，乘员一定会在撞击过程中发生运动。这个运动会受到约束系统、座椅和周围结构的影响，损伤也会和受到的 G，以及乘员与飞机的接触点数有关。通过对撞击时 G 矢量的估算和解析，可能会有助于理解这个运动。

有了这样的认识，评估损伤和约束系统，以及其他安全装置的作用，以寻找原因或预防损伤的目的就可以达到。如果要初步估算 G 的影响，包括方向、满足生存范围的程度、以及发生的严重损伤或死亡的可能性、坠机的情形，以及安全设备设计等一系列问题，都需要进行仔细审视。

识别损伤机制应遵循以下标准：①应了解从座椅结构和约束系统到损伤点的载荷传递路径；②载荷传递路径应根据物理学原理考虑产

生负载的根源，载荷下传输结构运动，以及载荷传输结构的能力；③在考虑损伤情况的时候，要看传输的载荷是否在合适的点产生了足够的应力。

未来发展方向

提高航空航天环境中冲击防护的机遇是存在的。未来的一个挑战是对佩戴头戴式设备的飞行人员颈部防护问题，例如先进的光学显示器、护目镜和防激光护眼装备。这些系统增加了重量，也改变了头/头盔的重心，在有过载的机动、坠机或逃生时使颈部的应力显著增加。现已提出各种各样的头部或头盔防护方法。一些在颈部充气的方案可能会对防护有帮助。考虑干预措施时应该针对风险，判断什么才是对损伤标准更好的理解。

其他挑战包括需要明确界定冲击耐力和冲击保护需求在性别上的差异。年轻成年女性在飞行器坠机冲击中死亡的风险增加大约22%。这一挑战可能特别针对太空探索，以及男女宇航员座舱返回时受到的各种作用力。逃生模块，包括太空舱，在用降落伞降落后对地的撞击，能够引起显著的损伤率。

对军事航空人员提供个人防护的进一步研究，应该着眼应用防碰撞的自动控制系统，自动弹射决策电子系统，以及开发利用微处理器来定制针对当时条件的逃生系统性能。支持这种定制的新技术可能包括了动态预加载阶段使用的弹射器，弹射器推力调整以适应不同尺寸的座椅乘员，以及阻力和升力特性可变化的降落伞。

乘员穿戴的装备将变得更为复杂，并将集成多种功能，包括抗荷服、约束系统、气流吹袭防护、抗暴露设备、环境感知、漂浮和生物和化学制剂的防护等。应开发个人防护组件和紧急逃生手段，并作为一个系统进行综合测试，以探索潜在的协同效应，避免重复和不匹配。

一些国家目前正在致力于太空飞行器的研究，将人员运送进入地球轨道，到达月球表面，例如美国，正在进行星际探测。在这些新的太空飞行探险中必须彻底解决的一个问题是，经历长航时飞行后，骨质流失的影响和耐受突然加速度时肌肉强度问题。决定让STS航天飞机退役，重新使用能容纳6名乘员的太空舱，会在未来的几年里给设计带来严峻的挑战。在一个太空舱内容纳空前多的人员，降落回收时加速度和着陆冲击等问题需要集中的、严谨的调查和设计。

随着商业太空旅游和高空军事飞行作战的开展，以及近期继续使用的STS航天飞机，高空救生问题仍然是一个挑战。能够进行高空飞行的军用飞机已采用弹射座椅（穿全压服）和独立的逃生舱。为了逃离航天飞机，宇航员必须从自己的座位上解开安全带，走到主舱的逃逸出口，展开跳伞杆，将降落伞系绳挂到杆上，然后离开飞行器。该系统提供了12 200 m以下高度的高空逃生选择。

在飞行服和抗G服的设计中，值得关注的是飞行人员和弹射座椅之间不能使用充气囊。头盔和服装设计应考虑不要在高速气流冲击下出现过度的提拉力和造成损伤。对从发射或轨道返回的宇航员来说，服装必须严格防护失压，并能够与逃生系统兼容。

从早期的航天器设计得到的经验可能对解决这些问题有帮助。无论如何，许多设计上的和个人防护上的挑战依然存在，在多用途防护设备的设计就存在几个挑战，这种设备最初是为不同航空航天系统的设计需求而开发的。加压服设计就是个例子，设计的服装应该在航天器设计背景下具备防护功能。航天器在发射和返回过程中产生的加速度相对较低，所以这样的设计可能并不适合弹道进入大气的飞行器。许多为太空压力服灵活性所做的设计，对飞行应急逃生或着陆冲击中产生的高加速度环境就未必合适。这些方面的问题涉及头盔和颈部环的设计，以及着全加压服时不能使身体束缚的难题。在给定背景条件下，完成成功的防护系统设计也是难题，因为必须考虑的因素太多了，而且飞行器设计师和逃生系统设计师看待每个因素的重要性也可能不一样。

建模与仿真将继续随着计算机微处理器和存储器的发展而完善。汽车工业已率先创建了人体损伤模型，并有可能应用这些成果。这些模型通常是用来对比验证尸体实验或人体测量设备的结果的。然而，损伤参数的调整必须要针对有风险的不同人群，并要考虑约束系统、身体支撑和头部防护上的差异。因为这些都不能真正代表人的活体，应用时必须始终保持谨慎的态度。

致谢

感谢 Sidney D. Leverett, James E. Whinnery, Russell R. Burton 和 James H. Raddin, Jr 所做的重要贡献，作为这本教科书以前的版本中持续和瞬时加速度章节的作者，他们为本书提供了大量基本内容。JohnMartini 先生是生物动力研究公司的插画家，创建和编辑了大量图片和表格。

周晴霖 **译** 吴 铨 **校**

参考文献

[1] Fryer DI. Glossary of aerospace terms. AGARDograph No 153.Aerospace Medicine Panel, 1971.
[2] Gell CF. Table of equivalents for acceleration terminology. Aerosp Med, 1961, 32: 1109-1111.
[3] Kaufman WC, Baumgardner FW, Gillingham KK, et al. Standardization of units and symbols: revised. Aviat Space Environ Med, 1984, 55: 93-100.
[4] Wood EH, Sturm RE. Human centrifuge non-invasive measurements of arterial pressure at eye level during Gz acceleration. Aviat Space Environ Med, 1989, 60: 1005-1010.
[5] Rossen R, Kabat H, Anderson JP. Acute arrest of the cerebral circulation in man. Arch Neurol Psychiatry, 1943, 50: 510-528.
[6] Beckman EL, Duane TD, Ziegler JE, et al. Some observations on human tolerance to accelerative stress: phase IV. Human tolerance to high positive G applied at a rate of 5 to 10 G per second. J Aviat Med, 1954, 25: 50-66.
[7] Wood EH. Some effects of the force environment on the heart, lungs and circulation. Clin Invest Med, 1987, 10: 401-427.
[8] Banks RD, Gray G. "Bunt bradycardia": two cases of slowing of heart rate inflight during −Gz. Aviat Space Environ Med, 1994, 65: 330-331.
[9] Banks RD, Grissett JD, Turnipseed GT, et al. The "push-pull effect". Aviat Space Environ Med, 1994, 65: 699-704.
[10] Ryan EA, Kerr WK, Franks WR. Some physiological findings on normal men subjected to negative G. J Aviat Med, 1950, 21: 173-194.
[11] Burton RR, StormWF, Johnson LW, et al. Stress responses of pilots flying high-performance aircraft during aerial combat maneuvers. Aviat Space Environ Med, 1977, 48: 301-307.
[12] Glaister DH. The effects of gravity and acceleration on the lung. AGARDograph 133. England: Technivision Services, 1970.
[13] Burns JW, Ivan DJ, Stern CH, et al. Protection to +12 Gz. Aviat Space Environ Med, 2001, 72: 413-421.
[14] Shender BS, Forester EM, Hrebien L, et al. Acceleration-induced near-loss of consciousness: the ''A-LOC'' syndrome. Aviat Space Environ Med, 2003, 74: 1021-1028.
[15] Burton RR. G-induced loss of consciousness: definition, history, current status. Aviat Space Environ Med, 1988, 59: 2-5.
[16] Cochran LB, Gard PW, Norsworthy ME. Variations in human G tolerance to positive acceleration USN SAM/NASA/NM001-059.020.10. Pensacola, 1954.
[17] Code CF, Wood EH, Lambert EH, et al. Interim progress reports and concluding summary of 1942-46 acceleration physiology studies. In: Wood EH, ed. Evolution of anti-G suits and their limitations, and alternative methods

for avoidance of G-induced loss of consciousness. Rochester: Mayo Foundation Special Purpose Processor Development Group, 1990: 409-430.

[18] Navathe PD, Gomez G, Krishnamurthy A. Relaxed acceleration tolerance in female pilot trainees. Aviat Space Environ Med, 2002, 73: 1106-1108.

[19] Heaps CL, Fischer MD, Hill RC. Female acceleration tolerance: effects of menstrual state and physical condition. Aviat Space Environ Med, 1997, 78: 525-530.

[20] Hearon CM, Fischer MD, Dooley JW. Male/female SACM endurance comparison: support for the Armstrong Laboratory modifications to the CSU-13B/P anti-G suit. Aviat Space Environ Med, 1998, 69: 1141-1145.

[21] Eiken O, Tipton MJ, Kölegård R, et al. Motion sickness decreases arterial pressure and therefore acceleration tolerance. Aviat Space Environ Med, 2005, 76: 541-546.

[22] Tripp LD. Use of lower body negative pressure as a countermeasure to negative Gz acceleration. Wright-Patterson Air Force Base: United States Air Force, 1989.

[23] Rushmer RF, Beckman EL, Lee D. Protection of the cerebral circulation by the cerebrospinal fluid under the influence of radial acceleration. Am J Physiol, 1947, 151: 355-365.

[24] Banks RD, Grissett JD, Saunders PL, et al. The effect of varying time at −Gz on subsequent +Gz physiological tolerance (push-pull effect). Aviat Space Environ Med, 1995, 66: 723-727.

[25] Goodman LS, Banks RD, Grissett JD, et al. Heart rate and blood pressure responses to +Gz following varied-duration −Gz. Aviat Space Environ Med, 2000, 71: 137-141.

[26] Goodman LS, LeSage S. Impairment of cardiovascular and vasomotor responses during tilt table simulation of "push-pull" maneuvers. Aviat Space Environ Med, 2002, 73: 971-979.

[27] Kobayashi A, Tong A, Kikukawa A. Technical Note: pilot cerebral oxygen status during air-to-air combat maneuvering. Aviat Space Environ Med, 2002, 73: 919-924.

[28] Rogers TA, Smedal HA. The ventilatory advantage of backward transverse acceleration. Aerosp Med, 1961, 32: 737-740.

[29] Nolan AC, Marshall HW, Cronin L, et al. Decreases in arterial oxygen saturation and associated changes in pressures and roentgenographic appearance of the thorax during forward (+Gx) acceleration. Aerosp Med, 1963, 34: 797-813.

[30] Clarke NP, Bondurant S, Leverett SD. Human tolerance to prolonged forward and backward acceleration. J Aviat Med, 1959, 30: 1-21.

[31] Harding RM. Survival in space: medical problems of manned spaceflight. London and New York: Routledge, 1989.

[32] Hershgold EJ. Roentgenographic study of human subjects during transverse acceleration. Aerosp Med, 1960, 31: 213-219.

[33] Popplow JR, Veghte JH, Hudson KE. Cardiopulmonary responses to combined lateral and vertical acceleration. Aviat Space Environ Med, 1983, 54: 632-636.

[34] Albery WB. Acceleration in other axes affects +Gz tolerance: dynamic centrifuge simulation of agile flight. Aviat Space Environ Med, 2004, 75: 1-6.

[35] Green ND, Ford SA. G-induced loss of consciousness: restrospective survey results from 2259 military aircrew. Aviat Space Environ Med, 2006, 77: 619-623.

[36] Burton RR, Whinnery JE. Biodynamics: sustained acceleration. In: DeHart RL, Davis JR, eds. Fundamentals of aerospace medicine. Philadelphia: LippincottWilliams & Wilkins, 2002.

[37] Lyons TJ, Craft NO, Copley GB, et al. Analysis of mission and aircraft factors in G-induced loss of consciousness in the USAF: 1982-2002. Aviat Space Environ Med, 2004, 75: 479-482.

[38] Sevilla NL, Gardner JW. G-induced loss of consciousness: casecontrol study of 78 G-LOCs in the F-15, F-16, and A-10. Aviat Space Environ Med, 2005, 76: 370-374.

[39] Michaud VJ, Lyons TJ. The "push-pull effect" and G-induced loss of consciousness accidents in the U.S. Air Force. Aviat Space Environ Med, 1998, 69: 1104-1106.

[40] Mohler SR. G effects of the pilot during aerobatics. Washington, DC: Federal Aviation Administration, Office of Aviation Medicine, 1972.

[41] Shender BS. Human tolerance to Gz acceleration loads generated in high-performance helicopters. Aviat Space Environ Med, 2001, 72: 693-703.

[42] Drane M, Navathe PD, Preitner CG, et al. G-LOC in general aviation (abstract). Aviat Space Environ Med, 2007, 78: 225.

[43] Wood EH, Satterer WF, Marshal HW, et al. Effect of headward and forward accelerations on the cardiovascular system. Wright-Patterson AFB, Dayton, Ohio: Aerospace Medical Laboratory, 1961.

[44] Wood EH. Contributions of aeromedical research to flight and biomedical science. Aviat Space Environ Med, 1986, 57(Suppl 10): A13-A23.

[45] Mikuliszyn R, Zebrowski M, Kowalczuk K. Centrifuge training program with "push-pull" elements. Aviat Space Environ Med, 2005, 76: 493-495.

[46] Balldin UI, Werchan PM, French J, et al. Endurance and performance during multiple intense high +Gz exposures with effective anti-G protection. Aviat Space Environ Med, 2003,74: 303-308.

[47] Laughlin HM. An analysis of the risk of human cardiac damage during $+G_z$ stress: a review. Aviat Space Environ Med, 1982, 53: 423-431.

[48] AGARD Aerospace Medical Panel Working Group 18. Echocardiographic findings in NATO pilots: do acceleration ($+G_z$) stresses damage the heart? Aviat Space Environ Med, 1997, 68: 596-600.

[49] Haswell MS, Tacker WA, Balldin UI, et al. Influence of inspired oxygen concentration on acceleration atelectasis. Aviat Space Environ Med, 1986, 57: 432-437.

[50] Beyer RW, Dailey PO. Renal artery dissection associated with G_z acceleration. Aviat Space Environ Med, 2004, 75: 284-287.

[51] Snyder QC, Kearney PJ. High $+G_z$ induced acute inguinal herniation in an F-16 aircrew member: case report and review. Aviat Space Environ Med, 2002, 73: 68-72.

[52] Landau D-A, Chapnick L, Yoffe N, et al. Cervical and Lumbar MRI findings in aviators as a function of aircraft type. Aviat Space Environ Med, 2006, 77: 1158-1161.

[53] Newman DG, Callister R. Analysis of the Gz environment during air combat maneuvering in the F/A-18 fighter aircraft. Aviat Space Environ Med, 1999, 70: 310-315.

[54] Michaud V, Lyons T, Hansen C. Frequency of the "push-pull effect" in U.S. Air Force fighter operations. Aviat Space Environ Med, 1998, 69: 1083-1086.

[55] Lyons TJ, Banks RD, Firth J. Introduction. Human consequences of agile aircraft, RTO Lecture Series 220, RTO-EN-12. Neuilly-surseine Cedex, France: Research and Technology Organization, 2000: I-1-I-9.

[56] Buckey JC. Cardiovascular changes: atrophy, arrhythmias, and orthostatic intolerance. Space physiology. New York: Oxford University Press, 2006: 139-167.

[57] Perez SA, Charles JB, Fortner GW, et al. Cardiovascular effects of anti-G suit and cooling garment during space shuttle re-entry and landing. Aviat Space Environ Med, 2003, 74: 753-757.

[58] Stoll AM. Human tolerance of positive G as determined by the physiological end points. J Aviat Med, 1956, 27: 356-367.

[59] Rogers, D. Model derived timing requirements for Gz protection methods. Models for aircrew safety assessment: uses, limitations and requirements. RTO Meeting Proceedings 20, RTO-MP-20. Neuillysur-seine Cedex, France: Research and Technology Organization, 1999: 22-1-22-6.

[60] Brinkley JW, Shaffer JT. Dynamic simulation techniques for the design of escape systems: Current applications and future Air Force requirements. Biodynamic models and their applications. Wright-Patterson Air Force Base, Ohio: Aerospace Medical Research Laboratory, 1971.

[61] Hearon BF, Raddin JH, Brinkley JW. Evidence for the utilization of dynamic preload in impact injury prevention. Impact injury caused by linear acceleration: mechanisms, prevention and cost. AGARD Conference Proceedings No 322. AGARD-CP-322, 1982: 31-1-31-14.

[62] von Gierke HE, Brinkley JW. Impact accelerations. In: Calvin J, Gazenko O, eds. Foundations of space biology and medicine, joint USA/USSR publication. Washington, DC: National Aeronautics and Space Administration, 1975: 214-246.

[63] Snyder RG. Impact. In: Parker JF, Weeds VR, eds. Bioastronautics data book. NASA SP-3006. Washington, DC: National Aeronautics and Space Administration, 1973: 221-295.

[64] Cheng H, Buhrman JR. Development of the biodynamics data bank and the web user interface. SAE 2000-01-0162. Warrendale: SAE International, 2000.

[65] Lovelace W, Baldes E, Wulff V. The ejection seat for emergency escape from high-speed aircraft. ASTIA ATI, 7245, 1945.

[66] Shanahan DF. Basic principles of helicopter crashworthiness. USAARL 93-15. Fort Rucker: United States Army Aeromedical Research Laboratory, 1993.

[67] Brinkley JW, Getschow K. Escape system design criteria based on human response to -z axis acceleration. SAFE Association. 1988. Data and paper available at: www.biodyn.wpafb.af.mil/GenStyInfo.asp?sn=198504.

[68] Shulman M, Critz GW, Highly FM, et al. Determination of human tolerance to negative impact acceleration. UAEC-ACEL-510. Philadelphia: US Naval Air

Engineering Center, 1963.

［69］Beeding EL, Mosley JD. Human tolerance to ultra-high G forces. AFMDC-TN-60-2. Holloman Air Force Base: Aeromedical Field Laboratory, Air Force Missile Development Center, 1960.

［70］Stapp JP. Human exposures to linear deceleration. Part 2: the forwardfacing position and the development of a crash harness. Air Force Technical Report 5915. Wright-Patterson Air Force Base, Ohio: Aero Medical Laboratory, Wright Air Development Center, 1951.

［71］Zaborowski AV. Human tolerance to lateral impact with lap belt only. The eighth Stapp car crash and field demonstration conference. Detroit: Wayne State University Press, 1966: 34-71.

［72］Zaborowski AV. Lateral impact studies: lap belt-shoulder harness investigation. The ninth Stapp car crash proceedings. Minneapolis: University of Minnesota, 1966: 93-127.

［73］Weis EB, Clark NP, Brinkley JW. Human response to several impact acceleration orientations and patterns. AerospMed, 1963, 34: 1122-1129.

［74］Brown WK, Rothstein JD, Foster P. Human response to predicted Apollo landing impacts in selected body orientations. Aerosp Med, 1966, 37: 394-398.

［75］Gramling H, Hodgman P, Hubbard R. Development of the HANS head and neck support for Formula One. 1998 Motor sports engineering conference proceedings. SAE 983060. Warrendale, PA: Society of Automotive Engineers, 1998.

［76］Melvin JW, Begemen PC, Faller RK, et al. Crash protection of stock car racing drivers—application of biomechanical analysis of Indy car crash research. Stapp Car Crash J, 2006, 50: 415-428.

［77］Power ED, Duma SM, Stitzel JD, et al. Computer modeling of airbag-induced ocular injury in pilots wearing night vision goggles. Aviat Space Environ Med, 2002, 73: 1000-1006.

［78］Anton D. Aviation: injuries and protection. In: Cooper G,ed. Scientific foundations of trauma. Oxford: Butterworth-Heineman, 1997: 172-188.

［79］Hunt JC, Johanson DC. Ejection mortality and morbidity: what are the odds of being killed or injured during ejection? A first look, with trends. (abstract). Aviat Space Environ Med, 2006, 77: 322.

［80］Hearon BF, Brinkley JW. Effect of seat cushions on human response to +Gz impact. Aviat Space Environ Med, 1986, 57: 113-121.

［81］Hallenbeck GA. The magnitude and duration of parachute opening shock at various altitudes and air speeds. ENG-49-696-66. Dayton, Ohio: Army Air Forces Materiel Command, Engineering Division, Aero Medical Laboratory, 1944.

［82］Evans L, Gerrish PH. Gender and age influence on fatality risk from the same physical impact determined using two-car crashes. SAE 2001-01-1174. Warrendale: SAE International, 2001.

［83］Hearon BF, Brinkley JW, Luciani RJ, et al. F/FB-111 Ejection experience (1967-1980)—Part I: evaluation and recommendations. AFAMRL-TR-81-113. Wright-Patterson AFB, Ohio: Air Force Aerospace Medical Research Laboratory, 1981.

推荐读物

Buckey JC. Cardiovascular changes: atrophy, arrhythmias, and orthostatic intolerance. Space physiology. New York: Oxford University Press, 2006: 139-167.

Fryer DI. Glossary of aerospace terms. AGARDograph No 153. Aerospace Medicine Panel, 1971.

Glaister DH. The effects of gravity and acceleration on the lung. AGARDograph 133. England: Technivision Services, 1970.

Shanahan DF. Basic principles of helicopter crashworthiness. USAARL 93-15. Fort Rucker: United States Army Aeromedical Research Laboratory, 1993.

Stapp JP. Human exposures to linear deceleration. Part 2: the forwardfacing position and the development of a crash harness. Air Force Technical Report 5915. Wright-Patterson Air Force Base, Ohio: Aero Medical Laboratory, Wright Air Development Center, 1951.

Wood EH. Evolution of anti-G suits and their limitations, and alternative methods for avoidance of G-induced loss of consciousness. Rochester: Mayo Foundation Special Purpose Processor Development Group, 1990.

第五章

振动与噪声

苏扎 D. 史密斯，杰瑞 R. 古德曼，弗迪南德 W. 葛罗斯韦德

——献给已故的海宁·温·杰埃克

人们所经受的最严重的噪声与振动环境也许是航空航天系统所产生的。这些生物力学的力环境，单一或联合地威胁参与或暴露于航空航天作业的人员，导致工作效率降低、生理和心理状态改变和损伤。开发有效的控制和缓解振动、噪声的方法和程序，需要对噪声和振动有更深入的了解，明确其对人体影响的产生机制。相关的研究已经证明振动和噪声暴露对人的心理、生理和工作能力的影响，从这些研究中收集到广泛的知识和数据，作为噪声暴露的指导方针和标准的基础，可预测和评估噪声环境的影响。在相关研究中的技术进步和防护装备的发展，不断挑战研究人员、设计师和健康专家，研究相关人员暴露在振动和噪声环境下有效的工作能力、通讯和健康安全。本章主要讨论与航空航天活动有关的振动、噪声的分析与测量的基本技术和人体对振动和噪声作出响应的相关知识。

航空航天环境中的振动

术语

振动

振动是指物体在动力系统中的往返运动。动力系统控制着弹性物体的相对运动，这种运动分为周期性和非周期性。周期性振动的简单形式是正弦运动，非周期振动的形式是冲击。随机振动是振动的一种形式，它的表现形式不具有统计学特性。固定的具有统计学特性的振动是能够被时间描述的，航空航天活动中，感受到的振动多是非固定的随机的。

振动是由航空器提供，人体各部分的振动特性与组织结构有关，航空器与人体接触，其产生的振动能量以压力波的形式将能量传递给人体。

频率

正弦或周期性振动频率是单位时间内所进行的往返运动次数。频率是指周 /s，频率的国际标准单位是赫兹，单位符号：Hz。随机振动的频率可用频谱分析技术或仪器进行分析和描述。

振幅

振幅的定义为离静止位置的最大位移。使用振动这一术语时多与速度或加速度联系，振动的位移单位选定为米（m）。速度的单位是 m/s，加速度单位是 m/s^2，角速度的单位是度，角加速度单位是 °/s^2。对于简单的正弦振动，速度和加速度的表达式为：

$$加速度值 = -\omega^2 x(t) \text{ 或 } -(2\pi f)^2 x(t) \quad (1)$$

$$速度值 = \omega x(t) \text{ 或 } (2\pi f)x(t) \quad (2)$$

这里 ω 单位是每秒弧度，f 是频率（Hz）（$\omega = 2\pi f$），2（t）是单位时间内的位移，正弦振动的振幅表达的是峰值或峰值到峰值。然而，对于随机振动，其表达式为：

$$X_{rms} = \sqrt{1/T\sum_{0}^{T} x^2(t)dt} \quad (3)$$

这里 x 是在 t 时间的振幅，T 是周期，在正弦振动中的均方根值是 $1/\sqrt{2}$ 或 0.707 倍峰值。

共振

当一个正弦激振力被施加到一个简单的质量、弹簧、阻尼器系统（一个自由度），系统将开始在其自然振动频率（自由振动）上叠加激振频率的振动。当阻尼出现，与固有频率相关联的运动将消弱（瞬态），但只要力存在，激振频率运动将继续（稳态）。如果激振力等于系统的固有频率，将发生共振。无阻尼振荡，通常有灾难性的后果。被描述为一个或多个自由度系统的动力系统是一个复杂的系统，在这个复杂系统中，每个子系统都有过度的振动和共振频率的潜力。

振动方向

振动可有三个直线和三个旋转自由度。人体对直线振动的反应与作用于人体的力的方向有关。作用于人体的振动方向已按人体解剖轴标准化。如图 5-1 所示，当评价振动对人体的作用时，应描述振动进入人体的作用点的力或运动，沿旋转中心转动的旋转加速度分为俯仰转动（沿 y 轴旋转），横滚转动（沿 x 轴旋转），偏航转动（沿 z 轴旋转）。人体可在单轴或多轴的组合之一进行平移和旋转。

频谱

振动的频谱表示振动刺激的分布量，通常用倍频程、半倍频程和 1/3 倍频程带宽的连续通

带级描述频谱。恒定带宽的子包括光谱中定义 0.1、0.25、0.5 Hz。最常见的用以描述人类的振动暴露相关的频谱分量是均方根。

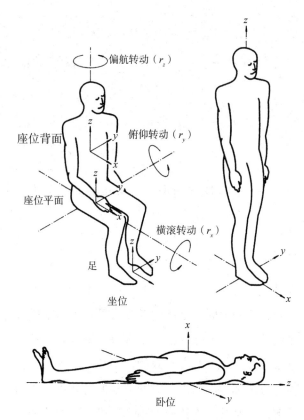

图 5-1　人体在机械振动中应用的坐标系

振动暴露时间

一般情况下，人体对连续振动的耐受性随着暴露时间延长而下降。虽然人体对振动的时间依赖性的影响还没有完全理解，但人们普遍认为，长期暴露在高振动水平可能存在健康风险，尤其是当暴露在长时间内重复发生的振动。在本章的后面将描述时间依赖效应的形式和暴露的标准。

振动源

飞行器推进系统

在航空航天飞行器中，振动的主要来源是推进系统内部。螺旋桨飞机，的主要频带是 1000 Hz，螺旋桨叶片转动，由于频率的不平衡力而产生振动。叶片频率的计算方法与螺旋桨

转速（或螺旋桨的旋转频率）和叶片数有关。在旋转翼飞机，如直升机，螺旋桨的旋转速度（或转速）主要在 200、400 转每分钟的范围，振动频率为 3 ~ 7 Hz，叶片通常为 2 ~ 4 个，叶片的振动频率主要集中在 6、28 Hz。其他的螺旋桨飞机有较高的旋转速度和更多的叶片数，例如，6 个叶片的 C-130 J 飞机螺旋桨的旋转频率为 17 Hz。叶片产生频率是 102（6 × 17）Hz。图 5-2 显示一个乘务人员在装有 2 个和 4 个发动机的螺旋桨飞机上的振动频率，其数据在 0.5 Hz 的增量分析，在这种情况下，螺旋桨的旋转频率

为 18.5 Hz，叶片频率为 73.5 ~ 74 Hz，在这些频率上产生的振动，通过座椅系统或其他表面接触身体传递到乘务人员，由乘务人员感觉到，并坚持在整个飞行中记录不同感觉程度。喷气发动机在高转速下运行，最大限度地减少产生低频的振动。在航天器，振动的主要来源是内部的推进剂的燃烧，振动可以通过暴露在空气中的振动波传输到地面操作和维护人员。机载振动引起的噪声，可影响军事环境下的地面工作人员。这样一个恶劣的振动环境也在航空母舰上被发现。

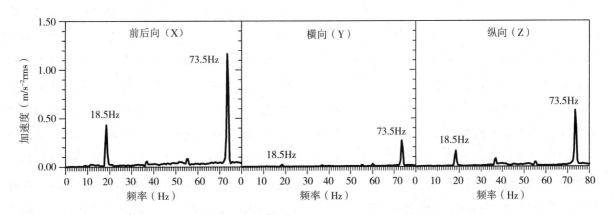

图 5-2　军事螺旋桨飞机的峰值加速度与螺旋桨的旋转频率

大气紊流

　　大气紊流是在航空航天飞行器与周围物质相互动力学作用而产生振动，是飞机外部振动源。在航班达 10 000 m（32 808 ft）高度，天气和热效应有助于空气紊流发生。在 10 000 m 以上，风切变发生移动的空气团之间可以引起晴空紊流，特别是在低于 500 m 的高度（1640 ft），局部加热和冷却的空气和地面之间形成空气紊流。在战术操作方面，地面紊流是特别重要的，这样的操作可以要求飞行员低空（500 m）飞行，直升机受地面紊流较大，因为他们通常在靠近地面飞行。此外，由于气流和旋转叶片之间的耦合引起的地面效应，飞机可能发生振动。

飞行器的共振

　　飞行器的振动产生于其内部的动力结构，这

些动力可以引起飞行器的共振。商业喷气式飞机飞行时，由于恶劣的天气，热扰动或晴空紊流，共振是经常遇到的，剧烈的共振尽管很少出现，但严重时影响飞机的控制。共振也发生在空中作战演习，高性能战斗机低空高速飞行时，这种低频颤振在短时间内可以很严重，它可以作为一个控制信息传递给飞行员，也可传递给机组人员，影响飞行员和机组人员的正常工作。

　　航天飞行器受气动力的影响，尤其是在发射过程中的最初几分钟的加速度，在发射过程中，结构振动主要在 2 Hz 和 15 Hz。飞行器在进入大气飞行时，由大气摩擦减速，引起振动。鉴于现代控制系统，飞行器进入大气层相对平稳，但飞行的不稳定性可能会导致较严重的短期结构振动。

测量分析技术

振动测量设备

　　振动测量设备由三个部分组成即传感器、信号调节器和放大器、记录装置。传感器能够检测加速度、速度等位移，可以测量各轴向的振动。由于加速度传感器体积小、重量轻，是最常用的用于测量的振动传感器。微型加速度传感器被安装到人体（或假人）的解剖结构位置，如头部。一个嵌入式加速度传感器的刚性磁盘通常是用来测量人体和物体表面之间的接触面的振动，特别是在坐姿。放大器用于放大的模拟信号，通常情况下，放大器将加速度信号放大，信号调节器能够过滤衰减低频率的信号（高通滤波器）或高频率信号（低通滤波器）。振动信号通常是被转换成数字信号并存储。各种振动值用于人类振动暴露的评估。振动测量设备的特征通常符合标准要求的振动数据采集、滤波和处理，振动通常是人与物之间的接触面发生，因此，测量振动设备常固定在这些部位。

振动分析

频谱分析技术

　　由于人体对振动频率非常敏感，因此，对人体振动的评价通常是评价振动的频率。模拟频率或频谱分析仪使用校准的窄波段即倍频带，或分数倍频带滤波器估计一个模拟的时间信号的频谱。数字频谱分析采用快速傅立叶变换（FFT）估计一个数字的时间信号的频谱。功率谱密度（PSD）是单位频率信号的均方，它被广泛用于展示和比较各系统暴露在随机振动的频率谱。当测量加速度时，单位是（m/s^2）^{2}/Hz，必须谨慎地使用数字谱分析估计的频谱。数字信号在一个规定的采样间隔采样，用秒（Δ）或频率（1/Δ Hz）。奈奎斯特（Nyquist）折叠频率（1/2 Δ Hz）被定义为 1/2 Δ 的采样频率，可以使用采样间隔检测频率。为了避免混叠失真，采样间隔应足够小，以便 1/2 Δ Hz 大于预期信号的最高频率分量。在测量最高频率分量时，振动分析技术通常是在数据处理过程中应用。有几种方法在信号处理中的文本和估计的功率或 PSD，由计算机软件包描述，以及交叉谱密度计算的各系统的各种测量响应。需要指出的是，模拟或数字处理技术的应用是以假设振动可以近似为平稳或时域不变为基础。

传递函数

　　传递函数定义了一个物理系统的振动传递特性。传递函数用来描述振动源和激发系统，以及耦合的组件构成的系统运动之间的关系，即输入 / 输出关系。在这方面，它可以作为制订和验证数学模型的系统响应和缓解技术开发过程的一个有用的工具。任何传递函数计算最简单的情况是在同一方向测量单输入、单输出。随机振动的传递函数可以计算输入和输出量，以及与输入的自功率谱密度之间的交叉谱密度比。这种方法产生的传递函数所描述的是输入和输出之间的线性关系。相关函数是 0 和 1 之间的计算值，更接近完整、更能反映输入和输出之间的线性关系。

　　当振动在不止一个方向时，单输入 / 单输出的传递函数也被用来估计传输特性。在信号处理的教科书中，用估计传递矩阵替代分析方法。

　　两个传递函数的方法通常是用来描述传输特性和人体的共振，这是机械驱动点阻抗和传递方法。机械的驱动点阻抗被定义为测量的传播力和振动系统在同一方向、同一地点的输入速度的比值。阻抗大小的单位是牛顿秒每米（N-s/m）。从直观分析，一个相关的函数，是用来反映机体的生物力学特性，是以质量为传播力和输入加速度之间的比率。

　　驱动点阻抗的峰值幅度和相位的输入和输出关系提供频率范围，其中包括的最大能量传递给人体（即共振）和可能发生的最大的生理和心理的影响。驱动点阻抗也提供了在一定条件下设备影响的定量信息，可作为人体的机械结构的第一个结构力学和工程术语描述。然而，阻抗主要反映位于靠近驱动点或测量位置的各组成部分受影响的程度。传统的输入和输出是测量同一位置之间的比率。传递的方法提供了有价值的信息，即从加速度测量头与振动表面的接触点上测量的输入加速度的计算值。通过计算载体结构的振动、冲击、传递，主要目的是解释其不良影响。阻抗与人体内共振相关，在多个位置测量的阻抗可以用于评估系统组件的共振频率，为人体提供解剖结构和区域之间的耦合信息。这一信息（如阻抗）的开发和验证对人体振动模型是非常有用的（尤其是减震器或集总参数模型质量弹簧）。对于人体传递函数，必须考虑到传感器重量、位置和连接方法，因为这些因素会影响传感器的测量。

振动暴露

在上文提到的传递函数是用来描述人体的生物动力响应。这些反应的特点是下一节中描述的振动对人体的影响。相关人的振动标准和对人体暴露评估健康相关的具体指标，以及使用安全、舒适要求等已经建立。最常用的指标是频率加权加速度均方根值。加速度测量位置在所有三个轴与身体接触的振动结构的接口。处在坐姿的人，该接口包括臀部和座椅之间的表面，背部、座椅和脚支撑面。站立时该接口包括脚和支撑面，对于靠着人，该接口包括骨盆和支撑面、头与支撑表面。一种嵌入式加速传感器的柔韧的磁盘通常用于这些点的测量。测得的加速度在时域或频域加权，在时域中，其计算方法用计算式（3），在该计算式中，X_{rms} 是加权加速度，a_w 是加速度谱（使用前面描述的频谱方法估计），可以用公式（4）计算：

$$a_w = \left[\sum_i (W_i a_i)^2 \right]^{\frac{1}{2}} \quad (4)$$

式中 W_i 是 i 频率的加权，a_i 是 i 加速度的均方根，频率加权与频率、方向有关，在某些情况下，与测量位置有关。以往的研究认为，频率加权曲线来自等同的舒适曲线，频率加权高，等同的舒适曲线低。研究人员继续评估人对振动的敏感性，这些努力可能导致当前频率加权修正，加权加速度水平的额外操作包括乘法因素，它反映振动方向的影响，而不是加速度和矢量的影响。

振动对人体的影响

人体生物力学

前面描述的传递函数的方法已被用于描述振动环境中的人体生物力学。从研究文献上看，大多数人体全身振动暴露评估研究，主要集中在测量人体暴露于垂直轴方向的振动（沿垂直或纵向的体轴）（图 5-1 z 轴），人体最敏感的振动在垂直方向上，一些航空航天飞行器，如螺旋桨飞机和宇宙飞船，在水平方向上也产生明显的振动。如前述振动分析，以评估人体的动态特性，最常见的两种技术是激振点阻抗和传递。

激振点阻抗

图 5-3 显示暴露在几个姿势垂直振动的激振点阻抗。在低的频率（< 3 Hz），身体作为均匀的物体（理论上 $Z=M\omega$）代表，根据物体和相关的组合物研究，包括肌肉紧张、姿势，发现在 4 ~ 8 Hz 的阻抗出现峰值，此峰被称为原发性全身共振。它主要发生在上躯干和肩胛带，包括上胸腹部软组织和器官。这些相对运动造成的更高的运动力，可在座椅 – 乘员、地板 – 乘员的人机接触部位的测量值反映（图 5-3）。在频率高于主谐振频率时，更多的能量被软组织吸收，阻抗趋于减少，虽然其他小区域的共振可以被识别，特别是在 10 Hz 和 15 Hz，如图 5-3 可以显示，这些小的峰，在一般情况下，与脊柱共振相关，但可能受到包括腿在内的其他组织或器官的影响。图 5-3 表明，从坐姿到站姿

暴露在约 1 Hz 共振频率的结果，使用这个简单试验，它可以表明，直立的姿势，身体变得僵硬。人体的阻抗是唯一的一次近似线性，同时暴露于振动和持续性加速度（惯性负荷）+2 Gz 以上，主体的共振转移到更高的频率，8 Hz 和 10 Hz 与相应的增加阻抗峰值有关，共振对人体生物力学的影响涉及人的耐受性，任何发生在 8 ~ 10 Hz 的强烈振动，可能有更严重的后果，因为在这些条件下，人的 G 负荷敏感性发生改变，相反，也有研究表明，在持续的加速作用下，在正常重力，观察到主共振峰中的阻抗的变化降低 1 ~ 2 Hz 时，振动加速度增大。

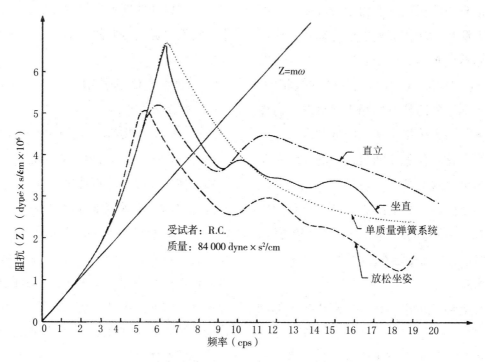

图 5-3　不同姿势的人体阻抗比较

振动传递

在坐姿，观察到头部传递的主共振峰的阻抗数据，在高于全身共振频率条件下，头传递率相对较低。座椅和其他身体部位包括胸部、脊柱和腿之间的传递率也被计算。需要注意的是，虽然加速度传感器非常轻便，可以减少一些物理效应，但由于受肌肉或皮肤反应的影响，数据不一定准确。这些数据，随着激振点阻抗变化，可提供不同器官或组织之间发生耦合行为的有价值的信息。例如，在 8、10 Hz 振动频率，观察到腿的共振峰，在脊柱传递峰已经观察到 6 Hz、10 ~ 12 Hz、12 ~ 20 Hz，这些峰值部位的阻抗，表现出解剖结构和振动频率之间的耦合效应。

暴露于垂直轴振动，可造成体内器官的运动，这取决于姿势和头的方向。在暴露前后振动过程中观察到，头俯在向前的位置是相当普遍的。从头顶方向记录，发现振动传输到头部量可以增加。头的振动会对视觉绩效具有显著影响，这在本章的后面讨论。此外，眼睛的共振发生在 20、70 Hz，并导致视觉减退。

越来越多的女性劳动力进入男性为主的航空（见二十二章）领域，因为大多数的男性受试者参与研究，为确保最佳的性别和个人安全，有必要了解在航空航天振动环境中，男和女的响应差异。最近的研究表明，可能在女人和男人之间存在振动响应特性差别，但是这些差别到目前为止没有导致影响完成工作、健康和飞行安全。有限的数据表明，在一般情况下，虽然男性和女性的肌肉分布不同，导致主要的动态解剖区域的阻尼特性不同，但对躯干运动相关联的共振频率范围没有显着影响。

多轴振动

虽然垂直方向振动已在航空活动中受到关注，然而，其他多个方向振动的存在可以造成更大、更复杂的身体运动。有研究为确定航空活动多轴或组合轴振动的影响，利用安全且复杂的多轴振动平台量化操作过程中乘员所受的振动，提出改进的方法。如前所述，有分析方法可用多轴传递矩阵评估多个轴发生的振动。

机载振动

空气的声阻抗和人体表面防止声波能量大量进入人体之间的不匹配，尤其是在更高的频率表现更加明显。更多的低于 1000 Hz 的声波能量以横向剪切波的形式被吸收，暴露在 100 ~ 1000 Hz 的高强度噪声（120 dB）环境下，噪声通过对体细胞的机械刺激，组织发生振动。低于 100 Hz，强烈的噪声会导致全身振动，不仅影响运动的胸部、腹部、内脏、四肢和头，而且在体腔内充满空气或气体填充的空间也可以产生运动。Von Gierke 等报道，胸壁和充满空气的肺共振发生在 60 Hz。以前的研究机载振动的影响也注意到噪声水平和暴露的主观评价之间的关联。在喷气式飞机的发动机附近，记录到加速度传感器从机体体表测得的加速度值。图 5-4 显示在 60、100 Hz，上部躯干的加速度峰值，特别是在纵向（x）的胸部方向，这与 Von Gierke 等的研究报告的结果一致，它表明，在测试条件下，峰值随噪声水平的增加而增加。应该说，这些初步的数据没有解决机载振动对不同体重、身高的影响。

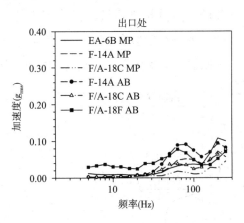 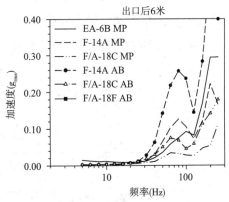

图 5-4　60、100 Hz 地面发动机试车试验，在胸部的前后方向之间测得的加速度峰值

振动对人体的生理影响

机械应力施加于暴露在振动环境中的人体，可能会导致身体各个部位的功能和组织结构的损伤，身体各部位的组织损伤程度，取决于不同的振动频率范围和暴露条件。大多数航空航天振动暴露水平低于损伤水平。全身振动的急性暴露，主要范围在 1 ~ 20 Hz 的强度，受试者暴露到这样环境，感到严重的疼痛或不适，没有造成明显的损害或伤害，但持续暴露在这样的振动频率范围内，造成身体伤害的可能性较高。图 5-5 是短时间、1 min、3 min 健康成年男性受试者暴露垂直正弦振动频率的试验结果。图中显示较长时间的暴露，机体的耐受性降低，最小的耐受性发生的 4 ~ 8 Hz，仍在全身共振频率范围内。该图描绘了在该频率的最严重的症状报道，头痛通常与暴露在 10 Hz 以上的频率有关，特别是暴露于持续的纵向加速度（Gz）与 Gx 或 Gy 振动。运动直接传递到枕部，这会人导致非常不舒服和不安。航天器发射和再入，船员是在半卧的姿势，这最大限度地减少通过身体的前后或 x 方向持续加速的影响（图 5-1），这些影响确实与身体接触的座椅有关，也是人机界面讨论的问题。

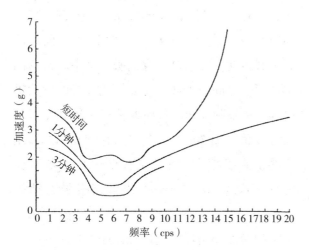

图 5-5　短时间、1 分钟、3 分钟暴露在垂直正弦振动频率的试验结果

在 2 ~ 12 Hz 频率范围，多数生理的影响与胸腹脏器共振有关，在 X 和 Z 轴方向的振动，干扰了胸腹脏器的运动和呼吸，表现为每分钟通气量、肺泡通气量和氧的消耗增加。暴露在 Gz 振动环境的试验表明，受试者出现 PCO_2 下降和低碳酸血症，说明发生了过度换气。如图 5-6 所示，呼吸困难发生在短时间暴露于高强度振动，在心血管功能的变化，包括动脉血压、心脏指数、心率和耗氧指数，其影响程度依赖于振幅和全身振动频率。一般情况下，在 2 ~ 12 Hz 的范围内的振动，其机体的响应包括心血管和呼吸的反应，但这些反应受肌肉力量和心理因素的影响。有研究表明，在麻醉动物相同的振动模式遵守各种机械刺激学说。

最常见的职业慢性健康症状，包括长时间暴露在振动环境引起的背部疼痛和功能紊乱（这些症状也有报道发生在其他职业），脊柱是在躯干上传播振动的主要途径，反复暴露于振动环境会影响骨骼肌的完整性，导致损伤。有报告，在航空活动中，背部疼痛和背部疾病发病率最高的是直升机飞行员，身体姿势是在这些症状产生的一个重要的因素，尤其是直升机飞行员采取的坐姿操作飞机，改变姿势可缓解症状。

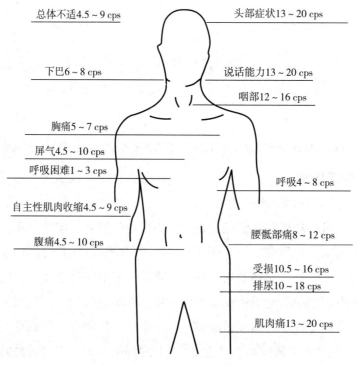

图 5-6　症状与振动频率（2 ~ 20Hz）的关系

20世纪60年代，美国空军进行了振动对人体影响的相关研究，主要结论是，低于150 dB的振动暴露，最常见的症状是轻度到中度的胸部振动，从50 ~ 100 Hz，纯音暴露达到150 dB以上的水平，受试者的耐受性达到50 Hz（153 dB）、60 Hz（154 dB）、73 Hz（150 dB） 和 100 Hz（153 dB），受试者报告的症状，50 Hz的症状包括头痛、咳嗽、严重的胸骨下压痛、窒息、流涎、吞咽痛、咽不适；60 Hz和73 Hz的症状包括眩晕、轻度恶心、头晕、肋下不适感和皮肤潮红；约100 Hz的症状主要是刺痛。最近的研究表明，胸部振动的增加与在胸部的加速度峰值的增加和噪声水平的增加相一致，已有研究表明，长时间暴露到高压环境，低频噪声可能有生理或病理的损伤。

振动对能力的影响

手动控制和头部跟踪

低频振动发生在喷气式飞机的抖动、直升机操作、航天飞机发射和返回，它影响完成工作的手动控制和头部跟踪性能，身体的不自主运动和四肢的振动，干扰操作员对仪器的控制，对于需要头或足控制操作的工作，头部的振幅越大，对工作的影响越大。

实验表明，在2 ~ 16 Hz的频率范围内，座椅加速度大约在0.05 gz rms，人工手动控制的跟踪误差增加。最大衰减率通常在4 Hz范围内，这是在主体共振附近（4 ~ 8 Hz）。大约在0.25 gz rms，手动控制受到严重影响，加速疲劳进程。对于X轴和Y轴振动，工作能力的最大降低发生在1.5 ~ 2 Hz，要防止这种降低，因为他们要控制任务的具体细节（例如位置、速度和力的控制，运动幅度的控制）包括手臂或脚腿的支撑。早期的研究表明，高强度的噪声与100dB、105 dB的噪声结合产生的振动，手动跟踪性能比单独的振动影响小，然而，当110 dB的噪声与振动结合对跟踪性能影响更大，工作

能力降低程度比观察到的任何单独噪声或单独振动更高。

利用带有跟踪装置头盔进行对象的跟踪。低频振动导致的头部振荡可以增加跟踪和瞄准误差。在纵轴的方向10 Hz以下的振动，可以进一步提高头部的运动，增加头部跟踪误差。

振动干扰的严重程度可以在一定程度上影响操作者的控制能力。例如，在紊流的飞行条件下，飞行员经常延迟手动活动，低频率可以激发"飞行－诱导－振动"，这种飞行引起的振动，常导致不适当的控制输入，飞行员显然有时间来纠正干扰输入，但是，由于对动觉线索或电机系统的响应特性的误解，他或她常需做一些补偿性操作，导致增加了飞机的不稳定性。

视觉表现

振动对视觉的影响，在所有相关参数之间存在着复杂的相互关系，例如，振动频率、振幅方向、视距、亮度、对比度和被视物体的形状等。当眼与被视物体发生相对运动时，出现阅读和执行视觉搜索困难，即使当所观察到的物体（如仪表板）出现相同的相位振动，也是如此。视觉受影响最大的是被视物体的单独的振动，其次是单独的乘员的振动，最小的是被视物体和乘员发生相关的振动。

代偿眼球运动是振动的物理反应，影响视功能。头部旋转时，前庭眼反射使眼睛向运动相反的方向移动，从而稳定地注视一个静止的物体（代偿眼球运动）。一些研究表明，20 Hz的振动作用，代偿眼球运动是有效的。另一些研究证明，8 Hz有作用。头部转动时，代偿眼球运动对于观察物体是最有效的，暴露在低频的水平振动，将引起头部的直线运动和旋转运动，暴露在高频，眼的共振造成视力模糊。由于身体的减震作用，这种效应只发生在高强度的振动，或发生在头直接与振动表面接触时。

航天器发射和返回阶段提出了一种独特的

视觉问题，因为船员在舱内是面向上半卧式，身体和头部紧密与座椅和约束系统接触。这是一种特例，将在人机界面中讨论。

认知功能

早期的研究证明，简单的认知功能（模式识别、刻度盘拨号和警示灯监测）不受振动影响，较复杂的认知功能受振动以及振动和噪声的组合的影响。一项研究涉及的心算和短期记忆，在确定的 5 ~ 16 Hz，振动峰值为 0.5 gz，结果显示较对照组（安静条件）明显变慢。无论这些研究结果如何，类似噪声一样，依据振动暴露的强度、时间和提供的活动不同，振动可以提高兴奋水平。

在研究振动对手动跟踪性能影响的同时，研究了振动和噪声联合作用对认知能力的影响。早期的研究表明，无论是 100 dB 或 110 dB 的噪声与振动两个因素的共同作用，对心算任务的影响明显大于单一因素的作用。在另一项研究中，使用一个复杂的计算任务，发现在 100 dB 的噪声比 65 dB 的噪声对计算任务的影响更大，100 dB 和 65 dB 噪声与振动共同作用，65 dB 的噪声和振动产生的影响较小。这些结果与手动跟踪试验类似。

人机界面设备

在航空活动中，人体与机上设备结合构成整体系统，包括座椅系统、头盔系统等，这种耦合减小了振动对人体的影响。目前航天环境的设备已经在舒适性、健康和功能方面得到改善，但问题仍存在。例如，大多数传统的座椅座垫，垂直振动从座位传到全身，引起上部躯干和头部的共振（4 ~ 8 Hz），在更高的频率，与坐在一个刚性结构整体相比，可抑制这些运动。被动悬架系统被用来减轻振动，在 2 Hz 周围或之下，发生共振附近的人通常增加振动传输到身体，产生比较大的位移。主动悬架系统使用一个反馈机制，相较于飞行器而言，座椅相对稳定。在军用飞机，包括弹射座椅、座椅垫相对较薄较硬，以尽量减少回弹过程中对身体的影响。因此，他们提供的小阻尼或隔离系统的目的是避免振动。悬架系统或隔离系统安装在这些类型的飞机上，增加不必要的重量，但有缓冲和防止碰撞的作用。如前所述，振动传递直接从枕头会影响视觉效果，造成视觉上的模糊，这可能与眼的共振有关。

头盔系统用于军事飞行环境，它会影响头部运动。研究表明，增加头盔的重量，将增加重力的中心与头部 / 头盔系统（CG）之间的距离，导致头向前的力矩增加。复杂的头盔视觉系统包括夜视护目镜（NVG）、头盔显示器（HMD）和头盔瞄准显示器（HMT/D），它们与人的接口的性能均是独特的问题。例如，使用头盔显示器，由于物体和头部的投射，代偿眼球运动在瞄准观察物体时失效。伴随 HMD 和仪表板上的显示器的使用，读数误差增大，相对头 / 头盔运动或滑动的可能进一步降低这些系统的有效性。正如前面提到的，由于振动弱化了头部跟踪性能。与飞行器的机动相关的低频振动，会导致不自主的头运动和头部跟踪瞄准系统的准确性下降，在过分使用头盔系统时，这一问题更加突出。

航天器的发射和返回，遇到了特殊视觉耐受问题，处在半卧姿势的宇航员和座椅系统之间的耦合是至关重要的。早在 20 世纪 60 年代，针对主观耐受和视觉功能，对航天器座椅、身体和头的保护装置进行了系统研究。图 5-7 说明了座椅配置与加速度耐力平均水平的关系。振动暴露时间依赖于频率，频率越高，到达加速度耐受水平的时间越短，最长的振动暴露时间是 250 s（大约 4 min）。在座椅上没有头盔或头保护装置，受试者保持他们的头在头枕内，如果头的抖振变得无法忍受，他们可以提高他们的头，继续试验直到试验结束。一个在 X 轴和

Y 轴方向的头盔约束系统被用在可调沙发上，头盔控制被设计到系统。一旦受试者摆脱头盔约束，暴露停止，相关的加速度水平被视为受试者的耐受水平。图 5-7 显示使用可调的座椅在 X 轴约 10 Hz 以下，人体可产生较高的耐受性，但在较高的加速度座椅，在 Y 轴大约 8Hz 以上的耐受力降低，与在 Z 轴航天员使用的座椅产生的耐受性相似。在 X 轴，研究的焦点在胸部，特别是与可调座椅共同使用，主要表现是呼吸困难。有研究报道，骶骨的反复冲击更适合可调座椅。虽然，在一般情况下，身体的调整与单独座椅相比，两者的结合更适应。在 Y 轴，也常发生这些症状，但不是经常。在 Y 轴方向使用座椅可产生摩擦力和撞击力。在 Z 轴，主要问题在头部，包括头痛和颈部肌肉酸痛。在可调座椅上，抬头可使头脱离高频振动，但可能有加速疲劳发生。使用头盔和较好的可调座椅，可减少低频振动的作用，同时减少在高频率的耐受性，特别是在水平方向。

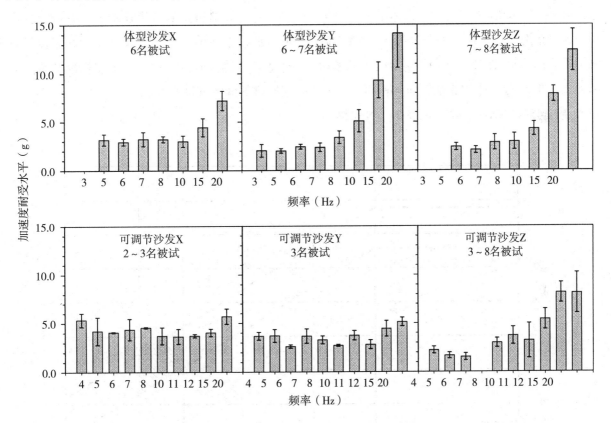

图 5-7　两种可调座椅人的加速度耐受平均水平

使用 Mercury 头盔和 Apollo 头盔，在半卧的姿势，研究了在 6、11 和 15 Hz 的表盘读数的效能。使用 Mercury 头盔在 X 轴（+1 Gx ± 1.1 gx）和 Y 轴（+1 Gx ± 0.9 gy）方向试验是第一次，只在 x 轴方向试验是第二次。使用 Apollo 头盔在 X 方向和 Y 方向的测试水平正好与那些试验一致。第一项研究包括无约束和有约束盔头。第二项研究包括约束头与使用减振器。第三项研究测试的使用无衬垫头盔和有衬垫头盔。在一般情况下，所有三项研究表明，在 10 Hz 以下，头和座椅结合，可减少表盘读数误差。这正好与抑制头增加耐受性一致。结果表明，不使用头盔，在 10 Hz 以上的频率可能改进表盘读数的性能和提高耐受性。值得注意的是，早期的耐受性和表盘读数性能研究，受试者均为身体合格的军人，且试验是在可控的实验室内进行。

振动的防护

暴露的管理

国家和国际标准

先前描述了振动对人体的生理和心理的影响，明确的是，没有简单的评估程序和适用的限制条件，包括所有环境暴露、人体姿势和约束、任务绩效。然而，基于实验室和现场经验，全身振动的标准已经制定，并提供振动对人体的影响评估指南。对机械振动主要标准是美国国家标准协会（ANSI）制定的《人体承受全身振动的评价指南》（ANSI S3.18—2001）。主要的国际标准是国际标准组织（ISO）制定的机械振动和冲击：振动对人体的影响评价第一部分：一般要求（ISO 2631-1：1997）。2001 ANSI 标准等同于 ISO 2631-1：1997。

ISO 2631-1：1997 使用频率–加权加速度和多因素，分析了振动对人体的影响，为评价振动对人体健康的影响，提供了对健康的警示带，如图 5-8 示（基于方程 B.1），低于警示边界区，没有观察或记录到对健康的影响，在警示带内，存在潜在的健康风险。在警示带上部，有明确的健康风险，在这个区域，任何轴向座椅，频率–加权加速度的均方根值是最高的。另外一条警示带，是基于重量–加权加速度均方根值，警告区是在 4 倍重量的功率振动方法基础上提出的。振动剂量值（VDV）是一个累积暴露，对峰值最敏感，值得注意的是这些标准的重点是对腰椎的健康风险评估。

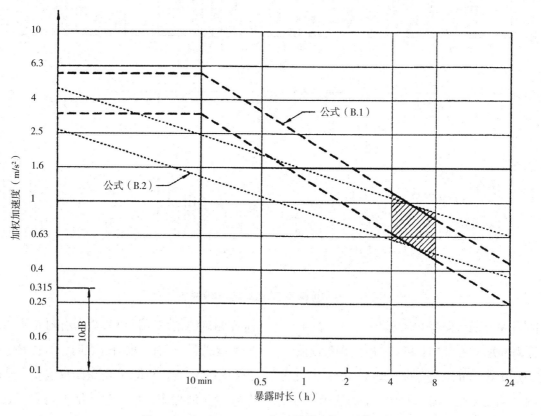

图 5-8　ISO 2631-1：1997（E）的健康指导和警示带

ISO 2631-1：1997 还提供了在公共交通运输产生的振动，舒适区的标准。评估舒适的加速度测量点，在每个主支撑表面（座椅、靠背和脚）的平移轴。对在多个方向发生的振动，振动的点的总值是对每个表面或位置的计算，计算方法使用重量加速度的均方根之和。如果舒适受到多个位置（座椅、靠背或脚）的振动影响，整体振动值是各点振动值的平方根的总和。此外，ISO 2631-1：1997 标准给出了振动频率从 0.1 ~ 0.5 Hz 对运动病发病的影响。ISO 2631-1：1997 最近已被用于评估和比较军事螺旋桨飞机的振动。

ISO 2631 的第五部分的标题是"振动和冲击的评估方法（ISO 2631：2004）"，包括了反复冲击对腰椎的健康影响。多冲击暴露可能在操作较差飞机时、驾驶车辆在崎岖的山地行驶时，或驾驶船在波涛汹涌的海面行驶时发生。使用生物力学模型计算加速度剂量，按照 ISO 2631-1：1997 规定的测量座椅方法建模，该模型预测一定的振动输入的腰椎响应。该标准提供了一个基于加速度剂量的不良健康效应的概率准则，腰椎的极限强度，人的年龄和年暴露次数。

欧盟标准

2002 欧盟建立了人体振动标准（标准 2002/44/EC）。该标准采用 ISO 指南规定的测量在每个平移轴的振动暴露。这个标准定义了一个暴露值（EAV）和暴露限值（ELV）基于 8h 能量 – 等效频率 – 加权加速度水平（A8 在 ISO 2631-1：1997）或者 VDV（ISO 2631-1：1997）。如果 EAV 超标，雇主必须采取适当的措施来降低日暴露，如果 ELV 超标，健康风险太高，有必要阻止进一步的暴露。

美国政府的标准

对于军事作业中的振动暴露，国防部设计标准部、人体工程学会、MIL-STD-1472E 给出了相关的规定。其他政府标准包括人机工效标准、NASA-STD-3000 和美国政府工业卫生协会（ACGIH）标准，标准中的主要指标包括阈限值（TLV）和生物暴露指数（BEIS），只有 MIL-STD-1472E 标准参考了 ISO 2631-1 1997 指南。2006 年版的 NASA-STD-3000 是基于以前的 ISO 2631-1 标准。ACGIH 提供的 TLVs 基于

重量加速度均方根值曲线，在 ISO 2631/1-1985 中是时间和频率曲线。这些值是限制值，是大多数工人在地面作业环境的标准，是可以重复暴露、健康风险最小的参考值。

目前，机载振动暴露的标准（如 2006）是相对于给定的噪声水平。空军职业安全和卫生标准（AFOSHSTD）48-20 建议，最大限度地减少全身振动的影响，在 1 ~ 40 000 Hz 范围内的高频率或 1/3 倍频程噪声水平，不能超过 145 dB，整体的声压水平（OASPL）应 < 150 dB，暴露在这样的噪声水平，没有时间限制。

振动控制策略

减少航空航天振动的一个有效的解决方案是从源头上消除振动，另一种方法是将乘员与产生振动的设备分开。消除振动源可能是相当困难的（以及昂贵的），特别是如果振动源可能与使用环境的装备相互作用，产生一个不可避免的后果（紊流和共振）。在螺旋桨或旋转翼的飞机，振动可以减轻到可接受的水平，以确保适当的螺旋桨平衡和同步。在本章开头所提到的，转子的转速和叶片数对飞机的振动特征起重要作用，对于螺旋桨飞机，通过调整操作人员的位置到振动最低的区域（距螺旋桨最远），达到乘员和产生振动设备分离的目的。目前可用的减振隔振技术可以用来减少高频率的振动，但设计这样的过程和机制，以减少对人类最敏感的低频振动仍然是一个挑战。发展可分散压力的座垫可能有助于减少在高负荷区域的不适。高频振动所致的不适、疲劳和潜在的视觉效果是不容忽视的，利用增加阻尼、隔离控制等措施，可以减轻一些影响。在 HMD 案例和瞄准系统，最大程度减小与低频振动相关的被动的头部运动也是一个挑战。计算机软件和积极的反馈机制可以用来减少对工效的不利影响。在某些情况下，机体和接触面之间的刚性耦合，产生低频率振动，低频可能导致重复伤害和不规

律运动。随着频率的增加，消除机体和振动表面之间的耦合，如头与枕接触，缓解振动过程的各个环节，对于降低航空航天器振动，它可能是更有利的。如此，开发商、用户、设备设计者、机械专家和人体振动专家都应积极参与，才能达到降振的目的。此外，控制实验室试验、控制产生高振动影响的设备，对降低航空航天器振动的不利影响也是必要的。

航空航天环境中的噪声

术语

声学

声学是声音的科学研究，包括声音的生成、传播和声波的作用。

声音

声音是听觉，它由物体振动而产生。由振动所引起的物体内部压力诱发，在传播介质中，以波的形成进行传播、叠加。

噪声

噪声是不需要的声音。因此，一个特定的声音的标记是主观的，噪声是一个人的看法，音乐对某些人是音乐，对另一些人可能是噪声。此外，人对声音的反应与他们的声音的感知相关。

声压级

人耳所感知的声音常用声压表示。声压的技术定义为在某一点总压减去该点的静压力，声压的单位是 Pa。声压级（SPL）被定义为有效声压与参考声压之比的以 10 为底的对数乘以 20，用 P 表示，在一个频带，与参考声压之比，P_0，20 μPa。声压级的单位是 dB，符号是 L_p，表达式为：

$$L_p = 20 \log_{10} (P/P_0) \tag{5}$$

声压级可用频带对数计算，声音水平是调整的加权声压级加到人耳，更好的代表不同的频率和声压范围。A-加权是低于约 55 dB 的水平，B-加权是 55 ~ 85 dB 的水平，C-加权被设计为 85 dB 以上的水平。A-加权几乎专门用于有关听力损伤和烦恼的噪声响应的测量。在 A-和 C-加权声音水平的差异是在一个低频谱的能量指示。A-加权声级由 La 表示，单位是 dBA。

声功率级

声功率定义为单位时间内声能的辐射的总能量。声功率的单位是瓦（W）。人耳觉察不到声功率，唯一感到的是声音压力。声功率级（PWL）是声功率与基准声功率之比的以 10 为底的对数，W 是在规定的频带的参考功率，W_0 是 1 皮瓦（1 PW）。PWL 的单位是 dB，符号是 L_W。表达式为：

$$L_W = 10 \log_{10} (W/W_0) \tag{6}$$

PWLs 的对数添加在音频频带，计算整体的 PWL。所有的内部噪声源的 PWL 总和是许多因素中的一个关键因素，虽然 PWLs 和 SPLs 的单位均是 dB，但两个层次是不可互换的。声功率是声能量源在所有方向的总辐射能，如果一个声源的声功率和房间或其他类似房间的声学特性是已知的，则人员所在位置的 SPL 可以被计算出。

频谱

声音的频谱表示声压或功率在频率上的分布。通常以倍频程、半倍频程和 1/3 倍频程的带宽描述频谱，但也可用任何连续带宽加以描述。与航空航天医学有关的噪声对人的作用与频率有关，对人的感知有重要作用的声能频谱范围为小于 1 Hz 或大于 20 kHz。正常年轻人耳对声能量的敏感范围为 15 ~ 20 kHz，这一区域被称为声频范围。次声频（低于约 20 Hz 的能量）在高强度时可以被感受到，但不是纯音色。超声被经典地定义为 > 20 kHz 的声能，然而，该术语适用于 8 ~ 10 kHz，在 20 kHz 以上，超声可以影响听力范围内的声压级。

时间关系曲线

压力－时间关系曲线图描述某一信号中声压作为时间函数的各种变化。频率特征在信号的压力－时间关系曲线图中并未量化，须采用高速频谱分析技术（3-D），以获得频率或频谱特征。稳状声是持续时间 1 s 以上的声音。在航空航天飞行器的测量通常是在 15 s。脉冲声是单个人突然发作且短暂的压力脉冲，持续时间＜1 s，而峰值与均方根的比＞10 dB 的声音。对脉冲声的典型描述包括其上升时间、持续时间、峰值水平和重复次数。脉冲声的频率特征可用频谱能－密度分析确定。

传播

从理论上讲，在开阔大气空间声波从某一理想的点源向各方向呈球形传播。当距离加倍时，声压降低到原值的一半，即声压级降低 6 dB。声音在空气中的速度取决于密度，因此，空气温度、气压和相对湿度影响声音的传播。其中温度是影响声音在空气中传播速度的最大因素，温度为 21℃ 时，速度大约为 344 m/s（1129 ft/s）。实际上，航空航天噪声的放射在各个方向不一致，而是遵循声源的形式或类型特征。评价噪声时，必须包括各种声音传播的方向性，以保证人员处于合适的位置。

密闭空间里的声音

航天航空环境类似封闭空间，在内部形成多次声反射。放入密闭空间的接收器，其接受的声音直接来自声源（直接声场）或来自一个或多个反射（混响声场）。直接声场是唯一的声源，距离不变，也不受反射特性的影响。混响声场明显受外壳表面尺寸和吸声性能的影响，由于多次壁反射，混响声场的大小与外壁面积、外壁对声波的吸收程度有关。在密闭空间内声能量密度，不超过三倍外壁尺寸，其他尺寸远远大于声波波长（高频率），声波丛接近均匀整个外壁和声源反射。随着声源距离的增加，相

关的混响声场的总声压级增加到直接场。混响声场的特点是混响时间，这个时间是能量密度降低到 60 dB 以下的稳态值所需的时间（声源已停止），它是决定室内或空间环境的语音通讯特性的重要参数。在平行的外壁的空间内，一些来自声源的声波会沿着一定的路径传播声振动或驻波。在低阶驻波，室内空间的响应是一个频率和位置的函数，空间分布的 SPL 不规律但很重要。航空航天飞行器在较小的空间可以产生较高的噪声，在这些航空器中，声学环境需要保持在可控水平，为机组人员和乘客提供安全、有效、舒适的工作环境。

多声源

两个相关（固定的相关相位）音调在相同的频率的矢量叠加，它们的相位将决定它们在 3～6 dB 的总和。实际上，大多数来自两个声源是不连贯的，并集中（在声学自由场）在一个压力场，导致 3 dB SPL 增加。在设置一个反射面，如地面或墙壁上等靠近声源处，能量总和将超过 3 dB 的反射能量。许多声源，如喷气发动机有建设性的和破坏性的频率－依赖干扰，在这种情况下，由于第二声源能量叠加，导致 SPL 从 2 dB 到 5 dB 增加。

航空航天中的噪声环境

飞行中，飞行器穿过大气产生的气动噪声是噪声的一个重要来源。飞机通过大气层飞行，其推进系统通常是最主要的噪声源。下面介绍不同飞行器产生的这种特殊噪声。

滑翔机

与滑翔机有关的噪声，如悬挂式滑翔机、翼伞飞行器、滑翔机等，是产生于物体和飞行员穿过空气中的空气动力噪声。滑翔机通过空气层时，其伞翼是噪声源，这种噪声主要是与滑翔机的气动设计有关，其移动速度造成空气扰动。头盔是飞行员必须佩戴的装备，有助于

降低空气动力噪声对飞行员听觉系统的影响。双机编队飞行时，前机和后机飞行员用喊话（或使用电子通讯系统）来实现通讯是有效的。

超轻型飞机

重量轻和飞行速度慢的飞机器包括有动力装置的滑翔机、翼伞飞行器和旋转翼飞机，这些通常被称为超轻型飞机或休闲飞机。这种飞机的座舱通常是开放设计的，飞行员与发动机或螺旋桨很近。发动机通常是二冲程或四冲程活塞发动机，驱动螺旋桨高速旋转，螺旋桨和发动机产生的噪声对飞行员或乘客的影响很大，造成了他们听力受损。目前的研究表明，推进－螺旋桨驱动的轻型飞机，比配备牵引螺旋桨飞机的噪声高 5 ~ 15 dB。良好的头盔防噪声设计（可能与有源噪声控制）、低声的引擎和采用降低叶尖速度螺旋桨有助于降低噪声。

螺旋桨飞机

商用和军用飞机的活塞或涡轮式螺旋桨发动机发出的强噪声，可能对地面居民的听力、舒适性和语音通讯产生有效性的威胁。当噪音出现时，从两个螺旋桨发出的噪声调相似，但其频率略有不同。适当的使用个人降噪声设备，可以大大减少或消除潜在的噪声引起的听力损失的威胁（NIHL）和恶化的音频通讯。

旋翼飞机

旋翼飞机舱内噪声产生于旋转器，特别是变速箱，其噪声形式包括脉冲的、持续的，属于宽带噪声，对于需要在噪声较大区域内或封闭的直升机内工作时，机组成员可能最容易受到噪声的伤害。相关研究发现，在直升机的旋转叶片具有人不可接受的噪声，它影响语音传递和通讯。直升机噪声谱包含高能级低频噪声，使用消声性能的飞行头盔和耳机是最有效的保护装置。特殊的噪声消声装置的开发对降低直升机噪声已取得实质性进展。

喷气式飞机

喷气式飞机在起飞、爬升、俯冲、超音速等特技飞行时，产生的噪声频率较高，相比低频更容易被控制。来自发动机强噪声，扰动飞机表面空气并传到飞机内部，形成了飞机舱室内噪声环境，这种噪声的特征与飞行员的操作、飞机机型、飞行条件有关。在起飞、反推力和着陆操作过程中，发动机满负荷运行，此时内部噪声较高，然而，这些飞行动作的飞行时间与巡航飞行比是很短，高噪声水平下长航时飞行，可能会导致不适、疲劳、烦躁、失眠、易怒等症状出现，在这种情况下，乘客可能要使用耳塞或耳机来缓解不利影响。大多数商业客机，将舱内噪声处理到最小，降低或消除影响语音通讯的噪声，商用飞机客舱采用一切降噪措施，尽最大努力地提供给乘客进行语言交流的环境，这是令人满意的，但在机上乘客交谈、在背景噪声下谈话可能受到一定的影响或感到不适。

战斗机

目前大多数战斗机，噪声水平通常约为 105 dB，但在有条件操作时，可以降低到 95 dB 以下，在最坏条件下，噪声可以达到 115 ~ 118 dB（Teleconference between Goodman JR, McKinley RM. Wright-Patterson AFB, Ohio: February, 2007; 16）。高性能战斗机的语音通讯设备是与飞行头盔－氧气面罩系统相结合，典型的高质量的高度补偿耳机安装在头盔内部，消除噪声的话筒安装在氧气面罩内，头盔和氧气面罩构成噪声屏蔽。其他类型的军用飞机的机组人员可以使用飞行头盔和安装在其的内消噪声耳机或简易耳机，也包括消噪声麦克风，某些情况下双听力保护是必需的，这些终端设备专用于在噪声环境下工作。

航天器发射

航天飞行器发射过程中，强烈的燃烧和强大的推进系统产生的噪声，传遍整个航天飞行器和乘员室，这些高强度的噪声是典型的短时噪声。航天飞机发射时的总声压级大约在外部是 149 dB，内部是 118 dB，航天飞机在飞行中，对乘员适当的听力保护是必需的，有利于防止听力受损。

太空飞行

太空飞行的噪声源于飞行器本身。噪声环境的特点与噪声源的类型、操作、型号、结构等有关，飞行器的外壳设计、船员居住的舱室的几何形状、材料的声学特性和环境因素直接影响噪声的程度。

航天飞机

航天飞机最初设计为运行 10 ～ 14 d，但后来改为 16 d，持续时间延长 2 d。在轨道运行时的主要噪声源是座舱风机，其他噪声源包括航空电子设备、冷却风扇、水泵和水分离器等。有效载荷表明，连续或间歇噪声源是额外附加的，当使用有效载荷飞行时，正常噪声水平范围为 65 ～ 68 dB。在执行 STS-40 任务中，在轨道飞行和空间实验室，噪声超出规定的水平。在正常工作条件下，空间实验室噪声水平的时间加权平均（TWA）大约为 76 dB，由此引起的重大问题是信息交流问题、烦恼心理问题、居住条件差问题和听阈上移问题。分析认为噪声超标是由操作负荷组合控制不到位所致。

国际空间站

国际空间站（ISS）是一个轨道上的实验室，是宇航员相对较长时间居住的家。目前，在 ISS 工作人员的停留时间为 3 ～ 7 个月或更长时间。ISS 的模块设备，如风扇、泵、压缩机、航空电子设备，和其他产生噪声的硬件系统，这些是为宇航员提供服务功能、生命支持和保温控制的设备，这些安装在支架上的设备，其有效使用产生连续或间歇的噪声。船员在跑步机上锻炼，或使用其他的训练装置训练也会产生噪声。在 ISS 根据任务需要开展相关工作可以添加或更改相关设备。机组人员和地面人员之间的信息沟通，显示工作等增加了机组人员的噪声暴露。在 ISS 多处位置的噪声强度接近 60 dBA，其中就餐、卫生活动和交际活动中心的服务舱（SM），噪声强度更高。在服务舱配有听力保护装置，供船员长时间使用。自 2003 年，SM 实施了改进计划，降低了噪声的水平和改进了宇航员的工作生活环境。

探索宇宙飞行

最初的月球探索任务计划长达 14 d。噪声管理面临的挑战是旅行时间显著增加，未来宇宙飞船的目的已不只是月球，飞行时间是数年而不是几个月，可用的生活和工作环境都小于 ISS 的室内空间。载人奔月球和火星探索计划也将是一个声学的挑战，相应的声学要求也需要调整，要考虑长期噪声暴露的影响、适宜的通讯和居住条件，乘员将有更多的自主权。在完成任务过程中将不应有异常反应，提供给乘员的是从轨道舱相对快速地回到返回舱。

噪声和语音分析

噪声暴露的指标

目前已经建立了量化的人体噪声暴露的指标，这些指标适用于评价航空航天噪声环境。

时间加权平均

人体在噪声环境下的工作时间取决于噪声强度和持续时间。在噪声暴露中，这些指标变化的组合，用时间加权平均（TWA）来确定。TWA 的表达形式是 dBA，是听力保护计划规定的噪声标准计算。TWA 增加 3dB，声波能量增加 1 倍，TWA 降低 3 dB，声波能量减少一半，暴露时间的变化适用于 TWA 方程。TWA 的方程定义如下：

$$TWA = 10\log\left[\frac{1}{480}\sum_{i=1}^{n}\left(2^{(L_{Ai}-85)/3}t_i\right)\right]+85 \quad (7)$$

式中 i 是暴露的间隔时间，n 是在一天内总的暴露间隔时间，t_i 是暴露时间，L_{Ai} 是 A 声压级（dBA）在耳部测的暴露间隔时间的加权。TWA 可以计算任意数量的暴露间隔时间。

等效声压级

等效声压级（Leq）是一个波动声在一个给定的时间间隔的 A 计权声压级。时间间隔超过该水平的平均值通常规定为 1、60、480、1440 min，这取决于时间间隔应用的重要性。Leq 的单位是 dBA，其方程的表达式如下：

$$L_{eq} = 10\log\left[1/T\sum_{i=1}^{n}10^{L_{Ai}/10}t_i\right] \quad (8)$$

式中 i 是暴露的间隔，n 是测量的声级的总个数，t_i 是 i 时间段的持续时间（分钟），T 是 L_{eq} 的总时间（如 1、60、480、1440 min），L_{Ai} 是采样到的第 i 个 A 计权声压级（dBA）。不同时间变化的声音也可通过超过声级的时间的百分比表示。例如，声级 L_{10} 表明测定时间内，10% 的时间超过的噪声级，并确定噪声的高强度成分。L_{90} 代表 90% 的时间超过的噪声级，相当于噪声的背景值。

语音识别器

一定强度的噪声可威胁语音通讯。语音通讯评估技术采用物理测量，这种测量方法是比较噪声信号对语音信号的掩蔽效应。这些技术的范围从简单的（A- 声级）到最复杂的方法，即语音识别指数（SII），目的是测定在各种情况下的语音识别，比较准确的测量识别方法是操作者使用感兴趣的通讯设备，在真实的情况下与环境声音竞争。

A- 计权声级

A- 计权声级值是利用噪声的声压级功能，显示各种类型的通讯质量。例如，面对面、通讯和公共广播系统在 A- 计权声级背景噪声在一个范围内的交流。表 5-1 显示的是语言通讯能力与背景噪声 A- 计权声压级水平的对比。A- 计权声级程序作为监测手段适用于预测语音识别。因为噪声谱的信息缺乏，在工程方面控制噪声有一定的难度。

表 5-1　语言交流能力与背景噪声 A- 计权声压级的对比

通讯方式	< 50 dBA	50 ~ 70 dBA	70 ~ 90 dBA	90 ~ 100 dBA	110 ~ 130 dBA
面对面（未放大）	正常的声音在 6 m 处	较大的声音在 2 m 处	很响或喊叫的声音在 50 cm 处	最大的声音在 25 cm 处	很难听到，甚至不可能在 1 cm 处
内部通讯系统	好	不太满意	使用扩音器不满意	使用扩音器不可能	使用扩音器不可能
公共通讯系统	好	满意	不太满意	难听到	很难听到

语言干扰级

语言干扰级（SIL）是一种用于评价稳定的背景噪声水平影响的指标，表示的是面对面语音交流的质量。SIL 是以 500、1000、2000、4000 Hz 为中心的 4 个音频带中的干扰噪声。声压级的算术平均值美国联邦航空管理局（FAA）最新使用的首选语言干扰器（PSIL），仅包括 500、1000、2000 Hz 频带。图 5-9 显示了在几个距离和语音级别下 PSIL 和 dBA 值的预期通信质量在混响空间 PSIL 的精度降低。

噪声标准

噪声标准（NC）的额定值是用来确定环境噪声倍频带对语音通讯质量的影响。评价一个空间的噪声，所测得的倍频带的噪声级被转换成噪声标准等级，描述的是提供的生活条件所对应的 NC 值，这条与 NC 评级相关的曲线是生活条件参考曲线。NC 曲线已被用于轨道飞行器的初始要求，在国际空间站实施，并计划用于系列太空探索任务。这些 NC 曲线详述了作为空间飞行器的连续噪声限值、测量方法和控制要求。

平衡噪声标准

平衡噪声标准（NCB）是 NC 标准的一个补充，为规范和评估噪声环境的控制提供指南。NCB 用于评估室内满意的语音通讯、干扰、声音和振动产生的烦恼。SIL 是由 NCB 确定一个可接受语音交流环境。NCB 曲线和 NCB 值适用于不同类型的工作空间，具有广泛的参考价值。隆隆声和嘶嘶的声环境的测定程序也包括在 NCB 中。

言语识别指数

言语识别指数（AI）用于评价语音信号的清晰度，其计算方法已经被使用了几十年，它代表听者听到的语音信号被理解的百分比。SII 是 AI 标准的主要修订，SII 定义了计算方法，该方法在多种不利的听音条件，如噪声掩蔽、过滤、混响等，计算结果与语言识别度高度相关，SII 是计算值，来自对语音频谱、噪声频谱、听阈的生理心理检查的声学测量或评估。不同的音频产生不同量的言语识别度，在一定范围内，高音频（讲话）比噪声有更高的识别度，一个语音通讯系统的识别度是通过测量每个言语、噪声频带比的预测结果，计算出的 SII 转换为言语识别度分数。

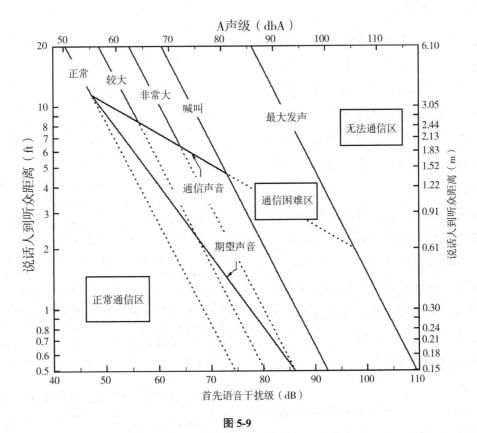

图 5-9

语言通信的有效性是首选语言干扰电平（PSIL）和说计算机者到听者距离的函数。

言语传输指数

言语传输指数（STI）像 SII 一样是基于 AI，基于通讯系统的测量，基于客观的 STI 计算，能够提供必要的信息，它产生一个单一的数值 0～1，STI 与其他语音识别度的心理生理测量有较好的相关性。好的语音沟通，STI 值最小应达到 0.6，如果 STI 值是 0.35，说明一句话只能听懂约 50%。STI 也可以用于数字通讯系统。

言语识别测试

标准化的方法是用于测量居住人群的言语

识别、总的语音通讯系统、以及通讯链中个体的语音成分，这些方法都是基于语音识别的主观评价。基本单位是一个受试者在规定言语样本中正确识别的百分比。这些样本是由与日常生活中直接相关的多个音节、单词、短语和（或）句子组成，这些识别测试材料大多数是人们在工作中提供的，可以推广到其他人群。这三个言语识别（AI、SII、STI）测试程序已标准化，并在 ANSI S3.2–1989 中描述，包括语音平衡（PB）、单音节单词识别试验、修改节律测试（MRT）和诊断节律测试（DRT）。

噪声对人体的影响

航空航天噪声对人体的影响分为生理和心理影响。生理影响包括噪声引起的听觉器官和非听觉的生理功能改变，听觉器官的直接影响限于外周听觉系统的听觉功能。噪声对非听觉器官的影响包括前庭系统、自主神经系统、睡眠，产生惊吓、导致疲劳。噪声对人的心理反应行为影响包括人的感知、判断、态度、意见等，这可能与噪声本身相关。大多数的噪声暴露刺激，这两种类型的反应均存在，两者存在一定的交互作用。在航空航天环境中，音频通讯受到噪声的影响，可能危及飞行安全，影响任务执行，降低参与者表现，降低通讯效率，也可阻止听或接受正确的信号（报警）。

噪声对听觉的影响

听觉功能

人的听觉系统是一个非常敏感的和高度专业化的复杂器官，具有很强的适应性和抵抗声波能量损害的作用（图 5-10）。在健康年轻人，听频率范围为 15 Hz ~ 20 kHz，听觉最敏感的区域是 500 Hz ~ 4 kHz，这是最重要的语言理解频带。听觉灵敏度用 dB 表示，它和正常的听觉阈或标准听力零级比较。在 < 3 dB 的初始水平（以两倍的能量源），人通常不会注意到的声

强度的增加，当声强度增加 10 dB 时，心理生理上的判断声音是"两倍响亮"。利用人耳实施信号检测需要在次声区更高的声压级（< 20 Hz）和音调的质量损失约 15 Hz 以下条件进行。超声的声能量（20 kHz 以上）通常不被人耳感知。次声和超声的分谐波即使在各自的频率以外的区域可明显地被感知。

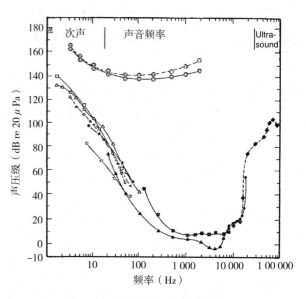

图 5-10 人的听觉敏感性和痛阈水平

□ = Von（1960）可听到的最小声压值（MAP）；○ =Yeowart, Bryan, 和 Tempest（1969）MAP 值；△ =Whittle, Collins 和 Robinson（1972）MAP 值；× =Yeowart, Bryan 和 Tempest（1969）不同频率和噪声的 MAP 值；|= 标准参考值 –MAP（1969 年美国听力计说明书上的国家标准）；▲ = 国际标准化组织 R226- 最低可听到的声阈（1961）；● =Northern 等（1972）的数据；◆=Corso（1963）骨导的数据 –40dB；◇ = Von Bekesy（1960）数据 = 发痒、疼痛；△ =Benox；★ = 静态压力痛；★ = Yamada 等（1986）平均听阈；◆=Yamada 等（1986）最小听阈（1975）

个体的听觉灵敏度，以标准听力测试频率的听力级描述（dB HL），或是 dBs，相对于正常听力的参考值。对于纯音听力正常的灵敏度范围（如空气传导听力测定）是 10 ~ 25dB HL，如图 5-11 所示。听力级 > 25 dB HL 被认为是不正常的，构成听力损失，即传导性听力损失。传导性听力损失由外耳和中耳功能受损引起，通常会减少低频刺激听觉灵敏度，更严重的可

能表现出平坦的听力图。

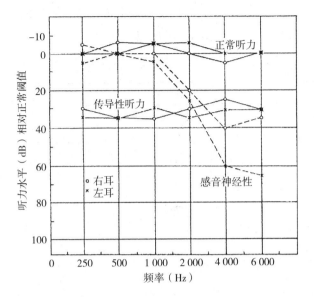

图 5-11 典型的听力图

感音神经性听力损失，通常归因于内耳损害，典型的听力图显示灵敏度的损失在高频率，噪声引起的听力损失，在听力图中经常出现"V"型改变，在 4 kHz 和 6 kHz 的区域，进一步加重（更多的噪声损坏）在较低的频率也出现损失。噪声导致的感音性神经损失与暴露的年数相关，这已被证实。术语混合性聋包括传导性和感音性听力损失。

上面为正常的听力，传导性听力损失的曲线相对平坦，感音神经性或感知性听力损失特征是随着频率的增加而降低。

听力损失 > 35 dB 时在语音频率（500 Hz ~ 4 kHz）范围发现通讯交流出现问题，如果治疗无效，可能需要助听器的帮助。虽然许多传导性听力损失常常适合于医疗或手术治疗，但感音神经性听力损失，医院的治疗效果很差。因此，这样的感音神经性疾病的预防，通过听力损失预防计划，是非常重要的。

一些保护措施用于中耳，减少声能量传递到内耳。在高声音强度，镫骨的运动变化是象一个活塞样摇摆动作敲在椭圆窗，造成听骨关节暂时性位移，可减少声的传动效率。此外，

响亮的声音可以触发声反射，使镫骨的肌肉收缩，增加听骨链的韧性，抑制低频声波能量传输。从机制上讲听骨链没有提供保护，然而，对短暂的 < 20 ms 的波冲动（如步枪射击）的保护，归于这种反射效应，需要明确的是这种反应潜伏期（25 ~ 100ms）长。

国家航空和航天局（NASA）的噪声生理效应总结在表 5-2，列出了不同 SPL 水平、不同噪声频率和不同暴露持续时间所观察到的非听觉器官生理效应，包括以下内容：

在血液和脑中的皮质甾类物质浓度增加，肾上腺皮质变大；电解质紊乱和血糖水平的变化；性激素的分泌和甲状腺激素的活性；血管收缩、血压波动和心脏肌肉的变化；异常的心率。

静态空气压力

随着环境气压的变化和和咽鼓管的开闭，在鼓膜内外可能形成压差。虽然高压差可能会导致明显的不适或疼痛，低压差可能会导致不易察觉的 8 ~ 10 dB、频率 < 1500 Hz 和 > 2300 Hz 的听觉灵敏度降低。这些影响通常是暂时的，通过做吞咽动作（Valsalva）来平衡中耳内外压力而得到缓解。

听力阈移

噪声性听力损失（NIHL）可能是暂时或永久的，两种类型的 NIHL 对患者可能有重大的影响。暂时阈移（TTS）是噪声暴露后，患者短期的听觉敏感性损失，与患者噪声暴露强度、频谱和持续时间有关，患者一般最快恢复听力时间，通常发生在噪声暴露的 12 ~ 14 h，也有的恢复较慢，可以达到 24 ~ 48 h。强噪声短时暴露（如冲击）或持续时间较长的连续噪声暴露，可能会导致较重的 TTS。对噪声的反应，与个人的易感性有很大的关系。目前没有证据说明，噪声暴露停止后几个月或几年内，噪声导致的听力损失将发展。虽然在确定做这项工作之前，能够确定噪声易感性的个体将是最有价值的工

作，但量化易感性没有令人满意的方法。噪声暴露标准和准则不包括易感因素，因为这种非特异性的差异，无法预测特定人员的TTS。TTS也可因其他原因引起，如阿司匹林或其他药物的过度使用等。TTS在飞行过程中是一个问题，因为听力损失影响飞行操作。

表 5–2　噪声的生理效应

R 症状和体征	暴露条件		
	声压级（dB）		
	Re: 20 μPa	频谱	持续时间
视敏度降低、胸壁振动、压抑感、呼吸节律变化	150	1 ~ 100 Hz	2 min
反射性肌紧张、不适、耳遮盖感、逃避感	100	—	卒发
耳痛	135	20 ~ 2000 Hz	—
耳痛	160	3 Hz	—
耳不适	120	300 ~ 9600 Hz	2s
10 dB 听力暂时性阈移	94	4000 Hz	15 min
10 dB 听力暂时性阈移	100	4000 Hz	7 min
10 dB 听力暂时性阈移	106	4000 Hz	4 min
鼓膜破裂	155	2000 Hz 低频	连续鼓风
鼓膜破裂	175	—	—
肌体机械振动、敏感期间	120 ~ 150	OASPL	—
迷糊、定向障碍、恶心、呕吐	120 ~ 150	1.6 ~ 4.4 Hz	连续
易怒、疲劳	120	OASPL	—
发生暂时性阈移	65	宽带	60 d
致命感	167	2000 Hz	—
致命感	161	2000 Hz	—
发生暂时性阈移	75	8 ~ 16 Hz	5 min
发生暂时性阈移	110	20 ~ 31.5 Hz	45 min

OASPL：总声压级；

永久性阈移（PTS）是持续存在的听力损失，不管远离噪声多长时间，听力损失是不可恢复的，TTS 和 PTS 型听力损失的测量，在报告中需说明在多少 dB 出现听力损失。TTS 和噪声暴露、PTS 和噪声暴露之间的关系，经过多年跟踪研究，最近已经确定。噪声引起的 PTS 之前的表现是 TTS，并进一步假定噪声暴露后如不产生 TTS，也应不会产生 PTS。PTS 的发展与TTS 相同，但速度较慢，不同的噪声暴露产生TTS 量累加，也有可能发展到 PTS。如果影响TTS 的因素持续存在，30 d 或更长时间噪声暴露后，噪声性耳聋可能被认定为 PTS。这些假设和资料来源于实验室的 TTS，TTS 和 PTS 资料来源于实际噪声暴露的数据资料库，为制定噪声标准和听力损伤的风险标准（DRC）提供依据，明确了听力损失与噪声暴露的关系。噪声暴露等于或大于 85 dBA 的 TWA 持续 8 h，对人体是危险的，可能引起 PTS。噪声性耳聋的流行病学调查表明，每日噪声暴露，持续 10 ~ 40 年（老化），噪声的损伤可以通过标准化的程序估算。然而，这些估算仍在听力阈移的个体之间显示出广泛的变异。其他内源性因素（例如性别，种族，接触耳毒性药物和化学品）也可以影响易感性人员的听力损失。

在听力保护计划中，最常用的用于识别噪声作业人员听力受损的早期信号是标准阈移（STS）。联邦的听力标准 [用于职业健康和安全管理局（OSHA），美国国防部和美国航空航天局] 的定义是每侧耳朵 STS 的平均变化在 10dB 或以上，基线频率为 2000、3000 和 4000Hz，这些在噪声性耳聋首次得到证明。在联邦法规（CFR）的 OSHA 第 29 章 1910.95、附录 F 中描述，STS 可以使用年龄修正量计算，校正早期噪声性耳聋的预警参数。

老年性耳聋

噪声引起的神经性听力损失可能混淆了老年性耳聋。老年性耳聋是在高频听觉灵敏度下降，随着年龄的增长，大部分人逐渐丧失听力。这种高频听力损失常发生在老龄人，有趣的是都发生在几个相同的噪声性耳聋频率。虽然没有一个标准的程序，一些噪声性耳聋的评估，试图估计损失部分，如果是多频段听力损伤，考虑是老年性聋。这可以通过在每个频段，减去非噪声暴露的老年性耳聋听力损失的平均值完成。目前的数据表明，女性比男性老年性耳聋的听力损失较少，而噪声性耳聋似乎不存在性别差异。其他的听力损失决定于个人的噪声暴露史和其他因素。

耳痛

耳痛是高强度噪声引起的听觉器官的疼痛，它与中耳过度的机械位移有关，被认为是发生在阈值区域损伤的开始。噪声引起的听觉器官的疼痛，几乎均发生在独立频率，SPL 在 130 ~ 140 dB 或之上，没有痛苦与内耳的过度敏感耳相关。然而，耳鸣（铃声或类似的声音在耳边）往往是更明显的警告，提示出现噪声暴露过度。美国宇航局的标准规定，在宇航员的舱室受到宽带暴露限制，即船员不得连续暴露于的噪声超过 120 dB 的任何倍频带，或 OASPL 在 135 dB 的任何噪声环境。其他的限制已在噪声限值规则中讨论。

非听觉器官的影响

一般来说，人类对噪声的适应能力较强，然而，适应不包括非听觉器官的效应。在实验室和现实生活中，噪声引起的生理效应已经被检测并记录。这些生理变化的幅度往往不大于那些典型的日常生活经验出现的效应。虽然一些生理效应发生在 70 dB 或以下的噪声，现在还不清楚潜在的不良的生理效应和总噪声暴露之间的关系，以及对健康影响的意义，这些生理效应似乎是一种保护作用。

一般的生理反应

多数非听觉器官效应是通过听觉系统采取适当的听力保护来避免。不幸的是，使用护耳器可能对通信产生负面影响（例如，在佩戴者有一个预先存在的听力损失），长期佩戴这种装置也可能不舒服。暴露在超过 150 dB 的声压级，即使使用最大的听力保护装置，也应禁止暴露在这样的噪声环境，因为感受器的机械刺激不同于耳，噪声谱含有强烈的低频声波和次声的能量，可以激发身体的某些部位，如胸部、腹部、眼睛和窦腔的不适，烦恼和疲劳，前庭系统的反应是非常高的，噪声通过对听觉系统影响，可表现出失定向、运动病和平衡功能障碍。

噪声引起的生理反应包括外周血流量、呼吸、皮肤电阻、骨骼肌张力、胃肠运动、心脏电生理、瞳孔、肾脏和腺体功能等改变。由于环境条件造成的影响，如极端温度条件、通风不良、意外伤害或死亡的威胁，结合特殊任务的要求和其他非噪声因素的影响，往往会随着噪声强度的增大，这些特异和非特异的生理反应更加严重，其程度与噪声的频率等物理参数没有对应关系。

在高强度噪声暴露时，定向障碍、眩晕、恶

心的主观报告与躯体平衡相关，表明前庭系统受到了刺激。经验表明，声波能量引起前庭反应，前庭系统是最可能的响应声波刺激的位置，相比其他与前庭系统有类似功能的机械和本体感受器，可以在高于 140 dB 的声压级，表现出前庭生理反应。

睡眠影响

睡眠是一种生理性的需要，睡眠中断和严重缺乏，可以对正常休息、放松、工作和健康产生不利影响。不同的年龄群体，对噪声的敏感性不同，年轻人最不敏感，老年人最敏感，很容易被噪声唤醒。熟悉的声音相对不熟悉声音，睡眠中的人更容易被唤醒。噪声对睡眠的干扰可以唤醒或激发一个人，它也能引发人的（不唤醒）睡眠阶段的变化，与其他睡眠阶段比，人们更容易在睡眠的第二阶段受到影响，最耐觉醒刺激的是深睡眠阶段（第四期），即与做梦相关的快速眼球运动（REMS）期。睡眠中受到噪声刺激，其脑电图、外周血管和心率在记录仪器上都有变化。一般人们不关注噪声暴露和睡眠阶段的变化。经过一段时间的睡眠剥夺，睡眠时几乎所有的时间都在睡眠第三、四期和快速眼动睡眠阶段出现觉醒的敏感性降低。睡眠剥夺的主要影响是疲劳，在实验室和社区，飞机噪声对睡眠的影响已被广泛研究。适当的噪声刺激可以导致睡眠障碍和相关的烦恼。然而，人们不知道被唤醒和睡眠阶段的变化对健康的影响。自从阿波罗计划开始，NASA 的太空计划遇到睡眠干扰问题，航天飞机任务已经将有效工作问题，归于高噪声水平暴露。休息空间的增大和广泛的噪声控制措施的实施，在轨道舱和国际空间站（ISS）提供了安静的休息和睡眠区。

惊吓

惊吓可能是被各种各样的刺激引起，这里是对突然的、意外的噪声刺激表现出常见反应。独立的惊吓引起的生理反应通常包括脉率增加、血压升高、血液向四肢转移等。这些生理反应没有特异性，研究表明，惊吓是一个天生的反应，通过学习和经验可以降低反应程度。

在选定的人群进行的研究，观察和测量到由噪声引起的非听觉器官生理反应。同时，应该强调的是，这些结果不足以证明任何群体，噪声都能引起这些生理反应。航空航天医师必须评估航空噪声环境对个人的潜在的不利影响，特别是当他们暴露在现有的标准和允许的噪声暴露标准规定的条件。在 ISS，从美国实验室的间歇噪声源得出的噪声水平显著增高，足以创造一个惊吓的关注，这样的设计变更降低了噪声源的要求。

心理的影响

个人生活中有许多心理因素，如观念、信念、态度和意见，这些有助于回应航天活动噪声的影响。这些反应一般都用烦恼、生气、工作中冲突以及言语通讯等方式解决，这是一个特殊的任务，将在本节中讨论。

烦恼

噪声能影响人们的注意力、干扰人们的日常活动，当这种干扰突出时，使人变得烦恼。许多基于物理刺激的测量技术被用来评估噪声暴露对人工作和生活的影响。一种观念认为，一个健全的人对声能的反应是通过烦恼或不需要来确定，因为这种声音已经被吵闹替代。这种主观判断的不需要，常被描述为感知噪声（PN）。PN 可以利用声音的物理测量，计算 PN 的 dB，或感知的噪声（PNdB）。

另一个不同的概念，认为烦恼与声能持续时间、声波能量的大小有关。量度在先前的定义是等效声级（Leq）。Leq 的使用是量化了环境噪声，使统计方法大大简化。Leq 是测量环境噪声对人影响的最重要的方法之一，因为试验证明，它准确描述了 NIHL 的发展，涉及噪声引起烦恼。

干扰和惊吓

干扰和惊吓除了先前讨论明确的生理效应外，有实质性的心理效应。事实上，烦恼的主要不良反应通常是被惊吓或唤醒，并不是因为这一事件引起的生理反应。就个人因素而论，如干扰因素的原因、环境控制的损失、对干扰原因的过度关注等，如何减少和消除干扰因素，通常是确定声能量或烦恼的接受程度，在国际空间站，宇航员认为噪声源的声音就像一个舱室泄漏声。因为关注惊吓，改变了间歇性真空排气的有效载荷水平。

工作能力降低

噪声对认知和感觉运动能力的的影响仍不清楚且很复杂。在相同的实验条件下，产生工作能力的提高，在同样试验条件下的另一场合产生工作能力降低。然而，在多任务的情况下，噪声导致的工作能力降低已被报道，试验结果是合理的、一致的。长时间暴露在约 100dB 的噪声环境，警戒任务的效率（需要警觉）降低。

在一个复杂方式下，心算任务受影响，时间的判断被曲解。足够强度的高频噪声对工作能力产生的有害影响比低频噪声的影响更大。噪声水平的突然变化，无论是上升还是下降，可能会产生短暂的扰动。在工作中，噪声通常会增加出错的数量，但不减少工作速度。高音调噪声，如果持续较长时间，可以使人不愉快且令人厌烦。在国际空间站，高噪声水平受到显著性的关注，尽管它们对工作能力的具体影响还没有被测量，但他们认识这样的噪声影响工作能力。

表 5-3 是美国国家航空航天局（NASA）的一个总结，表明噪声对人的影响，其噪声条件包括 SPL、频谱和持续时间，其他观察到的噪声对能力的影响包括以下内容：

连续规则的周期性和非周期性噪声降低视觉跟踪能力；增加噪声强度，导致兴奋，改进任务要求兴奋降低；噪声的心理影响可以包括焦虑、无助、降低任务完成能力、缩小注意力和（或）其他不良影响。

表 5-3 噪声对工作能力的影响

R 能力的影响	暴露条件		
	声压级（dB）		
	Re: 20 μ Pa	频谱	持续时间
平衡能力降低	120	宽频	—
慢性疲劳	110	机械噪声	8h
视敏度、立体视觉、近视力	105	航空发动机噪声	—
警惕性下降，改变思想过程、干扰脑力劳动	90	宽带	连续
疲劳、恶心、头痛	85	1/3– 倍频 16kHz	连续
宇航员的能力降级	75	航天器背景噪声	10 ~ 30 d
多项选择，连续 – 反应任务能力降级	90	宽带	—
听力超负荷（大声讲话）	100	讲话	—
人对人电话通讯	—		
听力暂时性阈移 2 min	70	4000 Hz	
噪声暴露后 2 min 听力暂时性阈移	155	—	8 h 脉搏 100 次

噪声对通讯的影响

直接的语音通讯

在背景噪声条件下，面对面交谈、讲－听距离，声音的效果和质量等绘制在 A- 加权和 PSIL 中，见图 5-9。良好的沟通，句子中 90% ～ 95% 的感知是正确的，预计在 55 dBA（48 dB PSIL）的噪声背景下，正常的声音距离约 3 m，在相同的距离，背景噪声增大到约 74 dBA，说话者须大喊，听话者才能理解，为保持良好的沟通，背景噪声每增加 10 dB，语音水平必须增加，从 3 dB（在较低的噪声水平）到 6 dB（在更高的噪声水平）。一般来说，男性平均声音高于女性的声音约 4 dB。NASA 标准对可理解文件的 AIs 从良好到非常好的范围是 0.7 ～ 1.0。对于 ISS，AI 的最低要求是 0.75。

在大多数高强度噪声环境，讲和听两者之间的距离＞1 m，正常的语音对话是不可能的。航空航天环境噪声条件下，要求高于正常的声音，努力且增加努力地去讲和听。声带增加应力的数量取决于所需的传播声音的功率和频率，偶然提高嗓门大喊是可以容忍的，然而，持续高于正常发声的努力是应避免的。电子辅助的通讯应使用在这些情况下，以保护个人健康，减少不足的通讯产生的错误。图 5-12 显示了 AI 和 NC 曲线或 dBA 水平的关系，航天飞机和国际空间站（ISS）通讯的距离是 5 ～ 8 ft，美国国家航空航天局（NASA）的最低要求显示是 0.75 AI。这个数字是根据英国男性对男性面对面的交流得出的，不包括混合性别组、不同的口音或不熟悉的交流等可能影响正常通讯的情况。

防噪面罩和其他音频警告信号，威胁操作人员的安全和工作能力。强噪声在耳水平也可能导致听觉超负荷、失真和暂时性听力损失，以及由此产生额外的干扰。这些防声面罩的隔噪效果随着噪声频率的变化而不同，随着信号

水平与噪声水平之比（S/N）而不同。在 ISS，隔噪面罩的警告信号模块具有较高的噪声水平，这引起了军方和国际标准的关注、分析和测试，以确保信号可以听到且有好的效果。

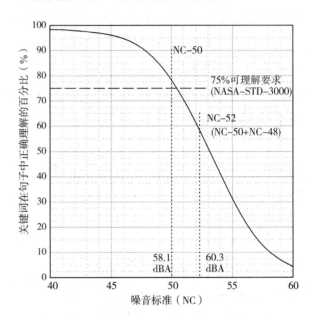

图 5-12　基于关键词在句子中正确理解的百分比

采用清晰度指数的方法，建议将航天飞机上的噪声水平作为噪声标准值的功能。

语音信号强度必须大于噪声，才能确保有良好可懂度。可懂度，作为一个功能指标，其表达方式是信噪比（S/N），随着不同类型的语音材料而变化。对熟悉的短语语音，在 S/N 为 –12 dB 条件下，可懂度约为 0% 校准基线，且大于 S/N 0 dB（12 dB 的区间）的 95% 校准。对于杂乱无序的语音，在 S/N 为 –12 dB 条件下，可懂度也是 0% 校准，但是需要约 +15 dB 的 S/N，方能超过 95% 的校准。航空噪声的频谱和幅度必须考虑减少对语音信号的影响，确保成功的通讯。世界卫生组织推荐对于具有正常听力的人，对语句完全理解，S/N 为 15 dB。

电子音频通讯

音频通讯系统是人类语言的优化，在航天环境中，它容易受到环境、个人语音条件和信息要素的影响，在声和电两个方面，噪声是最

具破坏性的要素。加速度、全身振动、人工气压环境和高工作负荷，这些既能威胁人身安全，也能改变通讯。接线员的语音能力受到读音、方言、词的用法、漏听、通讯经验、甚至个人情绪等多因素的影响。信息被语音元素更改，这些语音要素包括信息设置、材料类型、词汇量的大小、想不到的术语和不经常使用的短语。

在相同的通讯情况下，说者和听者的能力有很大的不同，这些不同在强噪声、疲劳、工作负荷大和通讯受到干扰等不利条件下，能放大到不能令人满意的水平。播音员在如此沟通环境下训练是很重要的。无论男女，对于陌生的话题，在高噪声和电子语音受干扰情况下，由于经过语音训练，通讯的效果取得较大的改进。当他们使用一个通讯系统，随着时间的延长，说者和听者稳步提高。

噪声的限制、测量和控制

噪声的限制

职业性噪声暴露限制

为预防听力损失，最常见的噪声暴露的标准加权平均（TWA）值是 85 dBA，持续 8 小时 3- dB / 双倍交换率。当使用 3 分贝交换率时，将 85 分贝噪音水平加倍（至 88 分贝），允许的暴露时间从 8 小时减半至 4 小时，将 85 分贝水平减半至 82 分贝，则允许的暴露时间从 8 小时翻倍至 16 小时。由 85 dBA ~ 82 dBA 双倍交换率，允许暴露时间从 8h ~ 16h。该标准在全球范围内使用，大部分美国机构（除 OSHA 和美国海军以外）也应用该标准。OSHA 目前使用 90 dBA，持续 8 小时 5-dB/ 双倍交换率标准，作为其允许的暴露水平。美国海军使用的是 84 dBA，持续 8 hg 的标准 4-dB / 双倍交换率。大多数的听力保护计划的目标是使暴露小于标准 TWA。噪声性听力损失（NIHL）的风险可以通过使用听力保护装置（HPDs）、限制暴露时间和噪声控制（如增加工人与声源之间的距离或工程变更）降低整体噪声水平，也可以降低整体的声压级。HPDs 必须在暴露于 85 dBA 或更大的噪声水平提供保护。美国航空航天局认为在 85 dBA 的 TWA 情况下，或对听力有害的情况下，职业暴露可持续 8 h。在太空飞行，无论暴露多长时间，85 dBA 或更大的恒定的噪声被认为是危险的。

航天器的噪声限值

总声压级（OASPL）68 dBA 的作为连续噪声暴露的限制标准，适用于所有领域的操作系统和有人控制的实验室。有效载荷必须满足 58 dBA，总噪声添加到各分系统的噪声水平确定总噪声量。间歇性的限制是向载荷和政府提供的设备（GFE）提出要求。航天飞机的飞行规则的实施，要求宇航员当环境噪声达到 74 dBA，需持续工作 24 小时 TWA 时，应远离噪声源，或配戴听力保护装置。ISS 的连续噪声限值适用于空间站人员，在美国这部分要求已经放在 NC-50（图 5-13）中。个人有效载荷框架的最大声压级（SPLs）是建立在 NC-40，有效载荷的补充总量被限制在 NC-48。对飞船各部模块增加的载荷的最大声级到达 NC-52，见图 5-13 大约是 NC-50 和 NC-48 的总和。间歇噪声限值适用于有效载荷，但低于设定的轨道飞行器，因为在飞行期间和设备配置存在显著差异，需要为国际空间站提供可以接受的长期通讯、满足居住者的健康需要。当噪声暴露水平超过 66 dBA，持续 24 小时 TWA 时，飞行规则要求船员佩戴听力保护设备，持续 24 h 的暴露，在所列出的 dBA 水平，要求配戴听力保护装置的时间是 67 dBA，持续 2 h；68 dBA，持续 7 h；69 dBA，持续 11 h；70 dBA，持续 14 h 等，直到 77 dBA 全时间要求配戴听力保护装置。危险的总体噪声限制在 NASA 标准采用了连续的噪声水平标准，飞行员的耳朵旁边的噪声不能超过 85 dBA。脉冲噪声（其每秒或更少时间的声压级超过 10 dBA）峰值声压级不允许超过 140 dBA。根据最近 NASA 探测飞船得出的结论，基于 1.5 min 的暴露水平，如航天器发射、进入和燃烧期间，应保持 < 105 dBA。这是在太空飞行计划中提供的声学部分参考要求。

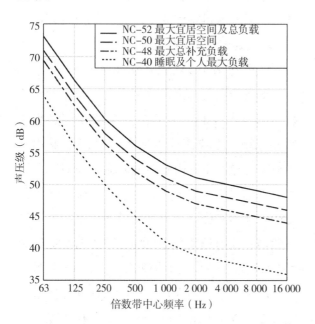

图 5-13　国际空间站连续噪声规范

声音测量设备

用于测量声音的仪器其基本组成包括传声器、放大器和数字显示装置。基本的声级计（SLM）包含这些部件并显示 SPLs 参考 20 μPa 相关的声压级。它对可以听到的频率范围的声压级给出一个总读数。大多数声压计包含三个声级网络（A、B 和 C）。

SLM 是检测噪声的常用仪器，如工作场所噪声的连续监测、噪音危险区域的识别或工作场所的声学标准的测量。当噪声超过暴露标准，噪声控制测量即可显示。作为频率的应变量，SPL 的分析通常是需要的。频谱分析仪，通常评估单音频率、1/3 倍频或恒定的频率带宽，可以单独使用或与 SLMs 结合使用。一些高端 SLMs 具有频谱分析功能。频谱分析仪是必要的，因为有效的噪声控制措施适用于倍频、1/3 倍频

带或声音的恒定带宽的描述。对于轨道飞行器，SLMs 定期显示所测数据，用来评估噪声强度。在国际空间站，SLMs 被用于轨道飞行器，周期性地测量并显示其特征，在预先设定的范围内实施噪声测量。

个人型噪声剂量计具有体积小、重量轻的特点，用于检测并记录暴露在一段时间内的噪声量，通常用于保护听力，它由麦克风、声能测试单元和显示器组成，显示器可显示单位时间的噪声量。噪声剂量计内设一个或多个显示器，可以报告 TWA 水平和噪声暴露剂量，以及相关的监测指标。市售的各种噪声剂量计在操作和读显有所不同，有的提供连续 24 h 监测，这对于长时间的太空飞行非常重要，虽然剂量计的型号不同，但操作原理基本上相同，最后输出的是实际暴露剂量占每天允许暴露剂量的百分比。在轨道飞行器，改良的商业剂量计可定期记录人员的噪声暴露水平 / 剂量。在国际空间站，类似的剂量计用于轨道飞行器，按照宇航员的工作模式，检测其暴露剂量。另外，剂量计固定在飞行器的相关部位，检测这些位置平均噪声水平。剂量计可以被用于 SLM 模式，检测工作过程中噪声的峰值水平。

噪声的控制

环境噪声的控制

飞行中外部噪声源于飞机动力系统和空气紊流。在航空航天飞行器中，内部噪声源于风扇、空调、风机、水泵等，这些噪声必须被控制。控制噪声源和传播途径是工程学科的任务，主要是进行定量分析与设计，降低噪声通常不能通过设计来满足最佳的舒适标准，但应保证允许安全的暴露条件和满足宇航员通讯的能力。在国际空间站，重要的工作是完成了降噪的有效载荷和控制设计，它是在飞行或任何时候在执行任务期间所使用，在有效载荷条件下，风扇和水泵是空间站舱内噪声的主要来源。GFE 这样的运

动设备（跑步机、自行车和其他训练装置）、个人卫生设备（吹风机和剃须刀）增加间歇期噪声并影响整体噪声暴露。设计的焦点集中于开发更安静的设备，在入口和出口增加消声器，在结构设计上通过机械手段隔离风扇、泵和压缩机。大多数模块的噪声被控制到接近 NC-52 水平，相等于 60 dBA。通过噪声控制计划的实施，较好的设计对硬件进行符合性测试，不断的检测和改进，参与模块的设计和审查，检测供应商提供的产品等系列措施，国际空间站整体噪声控制是有效的。在本书中，国际空间站的噪声控制方法及设计总结由古德曼和葛罗斯韦德提供。

个人防护设备

前面讨论的 SLM 和剂量计用来确定声水平或剂量，为人员的暴露与听力保护提供了基础的需要。在许多噪声环境下工作，被动地采用个人 HPDs、如耳塞，耳罩或头盔，这些装置可以降低从耳周围到鼓膜的噪声，使其达到可接受的水平，这是唯一可行的手段。然而，一些 HPDs 设备，配戴后可产生局部压力或变得不舒服，严重者可发生感染，或可能需要摘掉耳罩通讯。通过操作条件下的个体降噪，达到衰减噪声的目的，应根据有效性、舒适性等个人情况选择听力保护装置。所有人员应定期接受使用 HPDs 和听力保护的培训。表 5-4 显示了各种类型 HPDs 装置平均最小与最大的听力保护范围。图中的平均值显示的是人耳噪声衰减，由受试者在实验室配戴降噪装置，在标准化的物理噪声条件下实验所得，平均衰减值（平均值减去两个标准差）覆盖了 98% 的人口。高强度的声音可以绕过 HPDs，通过不受保护的部位，进入头部和躯干上部经组织和骨传导到达内耳。

表 5-4　良好听力保护装置可能达到的最小与最大的听力保护范围

保护类型	第三倍频带中心频率 (Hz)						
	125	250	500	1000	2000	4000	8000
	衰减 (dB)						
耳塞（预成型，用户可成型）	10 ~ 30	10 ~ 30	15 ~ 35	20 ~ 35	20 ~ 40	30 ~ 45	25 ~ 45
泡沫耳塞（随插入深度变化）	20 ~ 35	20 ~ 35	25 ~ 40	25 ~ 40	30 ~ 40	40 ~ 45	35 ~ 45
耳塞（第一代定制型）	5 ~ 20	5 ~ 20	10 ~ 25	10 ~ 25	20 ~ 30	25 ~ 40	25 ~ 40
耳塞（定制成型深插入型）	23 ~ 41	22 ~ 36	26 ~ 40	30 ~ 42	31 ~ 39	37 ~ 41	40 ~ 48
半插入耳塞	10 ~ 25	10 ~ 25	10 ~ 30	10 ~ 30	20 ~ 35	25 ~ 40	25 ~ 40
耳罩 / 头戴式耳机	5 ~ 20	10 ~ 25	15 ~ 30	20 ~ 30	30 ~ 40	30 ~ 40	25 ~ 40
耳塞结合耳罩 / 头戴式耳机	20 ~ 40	25 ~ 45	25 ~ 50	30 ~ 50	35 ~ 45	40 ~ 50	40 ~ 50
头戴式主动降噪耳机	20 ~ 35	25 ~ 40	30 ~ 45	1000Hz 以上与耳罩相同			
头盔	0 ~ 15	5 ~ 15	15 ~ 30	15 ~ 30	25 ~ 40	30 ~ 50	20 ~ 50
太空头盔	8 ~ 12	10 ~ 15	15 ~ 25	15 ~ 30	25 ~ 40	30 ~ 50	30 ~ 60

HPD 的性能可以由一个单一的数字评级描述，如噪声降低等级（NRR）由环境保护局（EPA）根据规定要求，在噪声护耳器标签上注明。个人配戴的装置，其有效 A- 加权噪声暴露值是从

噪声测量的 C- 加权噪声减去 NRR。如一个佩戴防护装置标签 NRR 为 25 dB，当 C- 加权水平测量噪声为 105 dB 时，其有效暴露的 A 噪声水平是 80 dB。当只有 A- 加权噪声被测量时，有效的噪声暴露水平是通过测量噪声减去 NRR 获得，以及减去额外的 7 dB，抵消 A- 加权。一个更准确的噪声暴露剂量是通过在一个倍频程的基础上进行计算得到的。相关的研究表明，由于耳塞插入不足和安装不到位，用户经常感觉隔噪效果为实验室研究的 33%。因此，一个耳塞的 NRR 往往是由于缺乏使用训练、选配不适、依从性差等因素，造成使用效果不理想。HPD 的最大降噪或最佳效果通常与防止空气泄漏和保护器的振动及材料的传导性能有关。

环保局已收到的资金且同意在 2007 年修改 NRR，两个频率带（或称降噪范围）可以被采纳，它代表用户的第 20% 和第 80%。这个等级的设计是从 A- 加权噪声减去，而不是 C- 加权，作为当前 NRR 的防护要求。

主动降噪（ANR）的 HPDs 降低低频噪声，方法是采用消噪耳罩。ANR 系统消除约 1000 Hz 以下的低频噪声，如表 5-4 所示。ANR 系统检测到头部的噪声并消除它，并产生一个能够破坏或干扰降低可知噪声的声场。与同样的被动降噪耳罩相比，ANR 耳罩提供了改进语音质量的语音信号，使语音清晰度更好，提高了舒适度，减少听力损失和疲劳。ANR 耳罩已被广泛应用于通用航空飞机，ANR 耳罩可为非正常听力的人定制，ANR 耳罩的改进，使降噪的功能进一步增强。带通和语音配置的使用确保了用户残余听力增益。在国际空间站，一些设备模块的噪声较高，各种类型的耳塞、ANR 耳罩的使用提供了充足的听力保护，各种车载 HPDs 的使用缓解了使用 HPDs 带来的感染或不适。

噪声明显降低了麦克风的作用，在不影响敏感的语音信号情况下，降低低频噪声，改进语音通讯的有效性，是高噪声水平的航天环境的需要，如直升机和战斗机等。在通讯耳罩、头盔等插入性耳塞的使用常获得额外的语音通讯效果，并且在高噪声环境获得听力保护。插入性耳塞具有降低语音信号和噪声的作用。如噪声的水平保持不变，语音信号的水平增加，在耳朵边的信 / 噪比得到明显改善，语音的可懂度增加。在高噪声环境，不使用个人噪声防护设备，通讯效果将受到影响。然而，在大多数噪声环境下，这些语音通讯设备提供令人满意的通讯效果。通讯耳塞（CEP）是一种新的技术产品，特点是具有两个声换能器，连接到语音通讯系统并与泡沫耳塞配套，提供被动噪声衰减，其中，迷你型的 CEP 更小、更舒适、富有弹性，并完全符合外耳道形状，可提供约 30 dB 的噪声衰减。由于信号通路传到听觉保护器的内侧，而不是外周，所以语音清晰度比被动或 ANR 耳罩明显提高。直升机和喷气式战斗机的驾驶舱环境大大受益于 CEP 技术。

语音控制

航天工作区是一个丰富区域，适用于语音基本控制和语音应答技术，适用于航空航天飞行环境评价。语音控制技术和语音控制，是优良的、综合的和现代的评价航空航天环境语音的技术方法。

自动语言识别

人类的语言是一个非常复杂和精细的声信号。自动语音识别（ASR）系统必须充实、相对减少语言编码，使其变为很小的识别信号系统，保留重要的语音编码的信息。所有的语音识别系统，获取的语言信号转变成数字信号处理，并将处理后的语言信号转换成一个模式匹配的模式识别系统。这个过程在良好的环境下是成功的，但偶有中断，特别是噪声影响很大时，识别率降低。评估人机界面，减少过度的工作量和提高整体工作效率的系统，包括多视觉、手动任务、反应时等反应能力指标及高度专业化的情境行为，完成对安全构成威胁任务的情况。语音控制作为传统控制的补充很常见，语音识别在很大程度上取决于说话人的音质、培训和扬声器的匹配。在任何语言识别技术中，重音降低是目前系统功能的特点，必须有一个内置的反馈回路，学会识别重音。在网络电话和空中交通管制中，重音是一个受关注和挑战的问题。

语音控制技术已被列入美国的多业务的联合攻击战斗机（JSF）。语音输入包含在单座欧洲战斗机 EF2000 和用于控制显示、雷达、无线电、目标定位、导航和其他功能。飞行员评估EF2000 程序把语音识别确定为"对飞机的安全、高效运行的必要"。给宇航员的经验施加压力可能对语音信号产生负面的的影响，重力荷载对语音产生的影响是一个相对的因素，在持续 5 G的加速度作用下，具有丰富经验的人员的语音识别性能大约损失 5%，没有经验的人可能会损失 30%，即使在低 G 值加速度情况下，也是如此。此外，G-保护需要增加氧气面罩呼吸气体的压力达 50 mmHg 或更多，从而影响语音的产生。振动存在于大多数航空航天飞行器中，然而，在旋转翼飞机的语音识别是一个主要的问题。在适宜条件下，可靠和正确的单词识别从 95% 提高到 99%，但在最恶劣的条件下，可能会降到 0%。固定和旋转翼飞机的飞行员认为，在减少他们的工作负荷时，经验可增加他们的语音识别能力。

一个使用语音输入设备的航天志愿者，由于受到航天器环境噪声的影响，语言识别率持续降低。1980 年，飞行器成功地使用语音输入/输出，宇航员与 5 个飞行用计算机交互实施通讯。目前，市售的声音识别器的语音识别系统可替代手工键盘。1990 年，在航天系统中，语音控制对操作的有效性得到进一步证明，两名宇航员在有效载重舱内，通过语音控制系统，成功

摇摄、倾斜和聚焦 4 个电视摄像机。2005 年，美国航空航天局资助的一个研究项目，取得了基于独立分析的语音增强系统的开发。常用的麦克风作为该系统的噪声滤波器，从输入的语音信号滤掉噪声，从而提高语音识别率。这个系统已通过测试，并用于其他 NASA 项目，包括一个集成式头带显示器（HMD）。

语音应答

语音应答系统已经深植在商业市场。微处理器提供典型的男性或女性声音的多种预编程的单词和短语。在航空航天活动中，语音应答可以是咨询、确认和报警。目前微处理器系统高度灵活，具有自适应的信息管理，包括优先权。一种自适应的语音数据库包括语音预警信号和非预警信号的有效整合、视觉显示、报警指标和信息交流功能。在商用和军用飞机上的人员，通过从警告系统发出的语音，如交通变更和防撞装置（TCAS）警告，有效降低了飞机空中相撞的机会。地形回避预警系统/增强型近地警告系统（TAWS/EGPWS）提醒冒险飞行员有关风切变、过度的下滑坡度和不安全的距地高度。飞机有关的警告，如失速、火灾、超速、高度和自动驾驶断开成为中央语音警告系统（CAWS）。在航天飞机，听觉报警和故障信息是在传感器读数超过预设的限制而产生的。

定位

一个相对较新的技术——三维（3-D）音频，使定位信息被添加到音频信号的感知耳机。音频信号，如语音通讯、目标定位、报警信号和飞机警告都是来自与接受信息的操作者相关的声源，3-D 改进了对信息定位的理解。人类声音定位是一个自然的、无意识反应，3-D 音频技术人员也是自然的、不需要训练、不受环境噪声影响进行定位。这种技术可减少工作负荷，提高工作效率。

虚拟样机使设计人员能够查看和分析航空

航天器内部的 3-D 虚拟现实技术。噪声源成为模拟的基础，他们的个性或共性特点、声学环境的声音质量、人员的反应，在飞行器设计和制造过程中，均进行了评估。如果需要，噪声抑制过程，可应用于单个声源或任何与其组合，允许再定位或对其进行声学控制。国际空间站环境模拟器（ISSES）是一个虚拟现实的开发，实时将声音送到耳机和对讲系统，模拟潜在的、任意的国际空间站的声学环境。该设计方法允许未来的宇航员或分析师将在国际空间站模型的不同位置实施，声音与空间混响噪声相结合，如空调系统，以及与机载设备发出的声音相似的噪声，如风扇或压缩机发出的声音。噪声缓解措施包括噪声源控制处理、途径、接收空间，同时模拟和分析评估噪声的要求。人对噪声的主观评价，可以通过双耳模拟进行，它代表由左、右耳听到的声音，包括双耳间信号差时间、强度的差异和声波散射到头部、耳廓和躯干的差异。虚拟样机技术可以帮助将声学技术运用到航空声学环境控制中。

于　丽　译　张雁歌　校

参考文献

[1] International Standards Organization(ISO). Mechanical vibration and shock—evaluation of human exposure to whole-body vibration—part 1: general requirements[Z]. ISO 2631-1:1997(E), 1997.

[2] Guignard JC, King PF. Aeromedical aspects of vibration and noise.AGARD-AG-151, 1972.

[3] Smith SD. Collection and characterization of pilot and cockpit buffet vibration in the F-15 aircraft[J]. SAFE J, 2002, 30(3):208-218.

[4] Griffin MJ. Handbook of human vibration[M]. London: Academic Press, 1990.

[5] Coermann RR. The mechanical impedance of the human body in sitting and standing position at low frequencies[R]. ASD Technical Report 61-492. WPAFB, Ohio: Aeronautical Systems Division, Air Force Systems Command, United States Air Force, 1961.

[6] Vogt HL, Coermann RR, Fust HD. Mechanical impedance of the sitting human under sustained acceleration[J]. Aerosp Med, 1968, 39(7):675-679.

[7] Smith SD. Modeling differences in the vibration response characteristics of the human body. J Biomech, 2000, 33(11):1513-1516.

[8] Von Gierke HE, Nixon CW. Effects of intense infrasound on man. In: Tempest W, ed. Infrasound and low frequency vibration[M]. New York: Academic Press, 1976: 115-150.

[9] Mohr GC, Cole JN, Guild E, et al. Effects of low frequency and infrasonic noise on man. Aerosp Med, 1965, 36(9):817-824.

[10] Smith SD. The effects of airborne vibration on human body vibration response. Aviat Space Environ Med, 2002, 73(1):36-45.

[11] Magid EB, Coermann RR, Ziegenruecker GH. Human tolerance to whole body sinusoidal vibration. Aerosp Med, 1960, 31:915-924.

[12] Hood WB, Murray RH, Urschel CW, et al. Cardiopulmonary effects of whole-body vibration in man. J Appl Physiol, 1966, 21(6):1725-1731.

[13] de Oliveira CG, Simpson DM, Nadal J. Lumbar back muscle activity of helicopter pilots and whole-body vibration. J Biomech, 2001, 34:1309-1315.

[14] Lopez-Lopez JA, Vallejo P, Rios-Tejada F, et al. Determinationof lumbar muscular activity in helicopter pilots: a new approach. Aviat Space Environ Med, 2001, 72(1):38-43.

[15] Harris SC, Shoenberger RW. Combined effects of broadband noise and complex waveform vibration on cognitive performance. Aviat Space Environ Med, 1980, 51(1):1-5.

[16] Smith SD, Smith JA. Head and helmet biodynamics and tracking performance in vibration environments. Aviat Space Environ Med, 2006, 77(4):388-397.

[17] Huddleston HF. Human performance and behaviour in vertical sinusoidal vibration[R]. IAM Report No. 303. Farnborough, England: Institute of AviationMedicine, 1964.

[18] Butler BP. Helmeted head and neck dynamics under whole-body vibration[Z]. Doctoral Thesis, University of Michigan, Ann Arbor,1992.

[19] Wells MJ, Griffin MJ. Benefits of helmet-mounted display image stabilisation under whole-body vibration. Aviat Space Environ Med, 1984, 55(1):13-18.

[20] Temple WE, Clarke NP, Brinkley JW, et al. Man's

shorttime tolerance to sinusoidal vibration[Z]. AMRL-TR-65-96, Wright-Patterson AFB, Ohio: Aerospace Medical Research Laboratories,1965.

[21] Taub HA. The effects of vibration on dial reading performance[Z]. AMRL-TDR-64-70(AD 603 963), Wright-Patterson AFB, Ohio:Aerospace Medical Research Laboratories, 1964.

[22] Taub HA. Dial-reading performance as a function of frequency of vibration and head restraint system[Z]. AMRL-TR-66-57, Wright-Patterson AFB, Ohio: Aerospace Medical Research Laboratories,1966.

[23] Shoenberger RW. Investigation of the effects of vibration on dial reading performance with a NASA prototype Apollo helmet[Z]. AMRLTR-67-205, Wright-Patterson AFB, Ohio: Aerospace Medical Research Laboratories, 1968.

[24] American National Standards Institute(ANSI). Mechanical vibration and shock—evaluation of human exposure to whole-body vibration—part 1: general requirements[Z]. ANSI S3.18-2002, Acoustical Society of America, 2002.

[25] Smith SD. Seat vibration in military propeller aircraft: characterization, exposure assessment, and mitigation. Aviat Space Environ Med, 2006, 77(1):32-40.

[26] The European Union Parliament and the Council of the European Union. On the minimum health and safety requirements regarding the exposure of workers to the risks arising from physical agents(vibration)[Z]. Directive 2002/44/EC, 2002.

[27] Department of Defense Design Criteria Standard. Human engineering[Z]. MIL-STD-1472F, 1999.

[28] National Aeronautics and Space Administration. Man-systems integration standards. NASA STD-3000, Revision B[Z]. 1995.

[29] American Conference of Governmental Industrial Hygienist, Inc. TLVs, and BEIs, Cincinnati, OH. ACGIH[Z]. 2003.

[30] Air Force Occupational Safety and Health Standard. Occupational noise and hearing conservation program. AFOSHSTD 48-20[Z]. 2006.

[31] American National Standards Institute(ANSI). Acoustical terminology. ANSI S1.1-1994, Acoustical Society of America, (Revision 2004)[Z]. 1994:2.

[32] Harris CM. Handbook of acoustical measurements and noise control, 3rd ed. New York: McGraw-Hill, 1991.

[33] Heller H, Dahlen H, Dobrzynski W. Acoustics of ultralight aircraft[J]. J Aircr 1990, 27(6):529-535.

[34] Goodman JR. International space station acoustics. Proceedings of NOISE-CON 2003[Z]. Cleveland, 2003.

[35] Beranek LL. Criteria for noise and vibration in communities, buildings, and vehicles. In: Beranek LL, Ver I, eds. Noise and vibration control engineering[M]. New Jersey: JohnWiley & Sons, 1992.

[36] American National Standards Institute(ANSI). Methods for the calculation of the articulation index(AI). ANSI S3.5-1969 R1986[S], Acoustical Society of America, 1986.

[37] American National Standards Institute(ANSI). Method for calculation of the speech intelligibility index. ANSI S3.5-1997[S], Acoustical Society of America, 1997.

[38] Steeneken HJM, Houtgast TA. Physical method for measuring speech transmission quality[J]. J Acoust Soc Am, 1980, 67:3318-3326.

[39] International Electro-Technical Commission. Sound system equipment Part 16: objective rating of speech intelligibility by speech transmission index. IEC 60268-16th Edition[Z]. Geneva: International Standards Organization, 1998.

[40] American National Standards Institute(ANSI). Method for measuring the intelligibility of speech over communication systems. ANSI S3.2-1989[S], Acoustical Society of America, 1989.

[41] Nixon CW. Excessive noise exposure. In: Singh S, ed. Measurement procedures in speech, hearing, and language[M]. Baltimore: University Park Press, 1975.

[42] Kryter KD. The effects of noise on man. New York: Academic Press,1970.

[43] NASA Johnson Space Center. Man-system integration standard, NASA STD-3000, Volume I, Part A[Z].1995.

[44] Humes LE, Joellenbeck LM, Durch JS. Noise and military service: implications for hearing loss and tinnitus[Z]. National Academies Press, 2005.

[45] International Standards Organization(ISO). Acoustics, determination of occupational noise exposure and estimation of noise-induced hearing impairment. ISO 1999-2nd ed 1990[S]. International Organization for Standardization, Geneva, Switzerland, 1990.

[46] Kent SJ, Tolen GD, von Gierke HE. Analysis of the potential association between noise-induced hearing loss and cardiovascular disease in USAF air crew members[J]. Aviat Space Environ Med, 1986, 57:348-361.

[47] U.S. Department of labour, Occupational Safety and Health Administration Regulations(Standards-29CFR).

Occupational Noise Exposure, 29 CFR 1910.95[S]. 1983.

[48] Department of Defense. DOD hearing conservation program, Instruction 6055[Z]. 1996.

[49] NASA. NPR 1800.1, Occupational Health[Z]. 2006.

[50] Harris CS. Effects of noise on health. AL/OE-TR-1997-0077, Wright-Patterson Air Force Base, Ohio: Noise Effects Branch, USAF Armstrong Laboratory[Z]. 1997.

[51] Pearsons KS. Recommendations for noise levels in the space shuttle. Bolt, Beranek, and Newman report, BBN Job No. 1571160[Z]. 1975.

[52] Berglund B, Lindvall T, Schwela DH. Guidelines for community noise[Z].World Health Organization, April 1999.

[53] Nixon CW, McKinley RL, Moore TJ. Increase in jammed word intelligibility due to training of listeners[J]. Aviat Space Environ Med, 1982, 53(3):239-0244.

[54] NASA Johnson Space Center. Flight directors office volume A, space shuttle operational flight rules, Flight Rule-A-13-29[Z]. 2007.

[55] NASA Johnson Space Center. Flight directors office volume B, ISS generic operational flight rules, Flight Rule-B-13-152A.1[Z]. 2007.

[56] NASA Johnson Space Center. Constellation program human-systems integration requirements, CxP70024[Z]. 2006.

[57] Goodman JR, Grosveld FW. Acoustics. In: Musgrave G, Larsen A, Sgobba T, eds. Principles of safety design for space systems[M]. Oxford: Elsevier Science & Technology Books, 2008.

[58] Goodman JR, Grosveld FW. Noise control design. In:Musgrave G, Larsen A, Sgobba T, eds. Principles of safety design for space systems[M].Oxford: Elsevier Science & Technology Books, February 2008.

[59] U.S. Environmental Protection Agency. Noise labeling requirements for hearing protectors. Washington, DC: Federal Register, 42(190),(40 CFP Part 211)[Z]. 1979:20460, 56120-56147.

[60] Anderson TR. The technology of speech-based control. RTO-EN-3,NATO, RTO, BP25[Z]. Neuilly-Sur-Seine Cedex, France, 1998.

[61] Anderson TR. Applications of speech-based control. RTO-EN-3, NATO, RTO, BP25[Z]. Neuilly-Sur-Seine Cedex, France, 1998.

[62] Lalime AL, Johnson ME, Grosveld FW, *et al.* Computationally efficient binaural simulation of structural acoustic data. Paper 77, Proceedings of the Eighth International Conference on Recent Advances in Structural Dynamics[Z]. Southampton, 2003.

[63] VerHage JE, Sandridge CA, Qualls GD, et al. ISS radiation shielding and acoustic simulation using an immersive environment. Immersive Projection Technology 2002 Symposium[Z]. Orlando, 2002.

[64] Grosveld FW. Binaural simulation experiments in the NASA Langley structural acoustics loads and transmission facility. NASA/CR-2001-211255[Z]. Hampton, Virginia, 2001.

第六章

飞行中的空间定向

外表往往具有欺骗性。

——伊索

航空航天医学作为一门独特的学科，其主要目的是预防飞行事故和伤亡。这种伤亡的治疗效果一直很差。经常会导致残废。空间定向事故的死亡率也要比其他类型事故的要高，为90%。只有预防能真正拯救生命。从航空的第一天，几乎所有的事故都是人的因素导致的。在第一次世界大战时，飞行员的存活每周统计一次，战争几乎没有导致飞行员死亡。绝大部分的死亡是由于飞行事故，而这些事故几乎都是由空间定向障碍导致。现在，绝大部分的事故仍然是由人的因素导致的，这些事故主要原因是由于空间定向障碍。理解人体如何相互作用和解释飞行环境对理解空间定向是必要的，进而可以控制和预防定向障碍导致的事故。

机械学

当代和未来的航空和航天飞行器操作员都应该深刻理解与飞行器运动有关的术语和物理原理。这样他们能够准确而有效地飞行。飞行人员还应该对飞行器内所装备的各种机械系统和电子系统的结构和功能作用有所了解。这有助于飞行人员了解这些飞行器设备的性能极限，当飞行器在空中发生故障时便于及时排除，转危为安。同样，对从事航空航天医学工作的人员来说，也应该了解一些有关机械学方面的基本概念和定律。这样，他们才能够分析和描述飞行员所处的运动环境。另外，航空医学专业人员还应当熟悉飞行人员定向机制的生理学基础和作业的限度。了解此点很有必要，因为医生或生理学家只有了解此点才能够有说服力地、有把握地与飞行人员谈论有关空间定向障碍问题，才可能有效地参与可能是由于空间定向障碍所致的飞机事故的研究。

运动

物理运动有两种形态：线性运动（或平移运动）和角运动（或旋转运动）。线性运动可以再分为直线运动和曲线运动。前者是指在直线轨迹上的运动，后者是指在曲线轨迹上的运动。线性运动和角运动都是由大量的不同亚型运动或运动参数所构成，都是直线位或角位的时间递次导数。位移、速度、加速度和急动是这种运动的最基本和最有用的参数。表6-1是线性运动和角运动参数的分类表。表中列出了这些运动的符号和单位。该表大体上是下面讨论的线性运动和角运动的一个略述。

表 6-1

参运 移动	线性运动		角运动	
	符号	单位	符号	单位
位移	X	米（m），海里（1海里=1852米）	θ	度（o），弧度（rad，1弧度=360/2度）
速度	V，$\dot{x}$	米/秒(m/s)，节（knot，1节=0.512米）	$\omega,\dot{\theta}$	度/秒（o/s），弧度/秒（rad/s）
加速度	$\bar{a}$，v，$\bar{x}$	米/秒2（m/s2），g（g≈9.18米/秒2）	$\alpha,\omega,\bar{\theta}$	度/秒2（o/s2），弧度/秒3（o/s2）
急动	$\dot{j}$，$\dot{a}$，$\bar{v}$，$\bar{x}$	ā米/秒2（m/s2），g/秒（g/s）	$\gamma,a,\omega,\bar{\theta}$	度/秒3（o/s3），弧度/秒3（o/s3）

线性运动

线性运动的基本参数是线性位移。由位移概念派生出来的其他参数有速度、加速度、急动。线性位移 X，是指某客体离某参考点的距离和矢向。所以，它是一个矢量，既有大小也有方向。例如，一架飞机的位置是在圣·安东尼奥（San Antonio）导航台径向 25 海浬、方位 150° 处。这完整地描述了该飞机离开作为参考点导航设备的线性位移。米（m）是标准国际单位制（SI）的线性位移单位，而像呎、浬、法定哩这些单位都要换算成米。

当线性位移在一段时间内发生变化时，产生另一种矢量，线性速度，在 Δt 时间间隔内的平均线性速度计算公式时：

$$v = (x2-x1)/\Delta t \qquad (1)$$

式中 X_1 是初始线性位移；X_2 是终末线性位移。例如，一架飞机在 1 h 内由得克萨斯州的圣安东尼奥飞到路易斯安那州的新奥尔良，其飞行的平均线性速度为每小时 434 海里（1 海里为

1.85 千米，译者注），实际方位为 086°。另外一些常用的线性速度单位是 mile/h 或 ft/s。而 m/s 是标准国际单位位制，是应优先使用的单位。很重要的一点是，描述一特定瞬间，如接近零的时间内的线性速度。这种线性速度称为瞬间线性速度，X（"点 X"）。这是位移对时间的一阶导数，dx/dt。

当一客体的线性速度在单位时间内变化时，以运动客体的线性速度发生改变所需的时间除速度差得出平均线性加速度 a。其计算公式：

$$a = (v_2-v_1)/\Delta t \qquad (2)$$

式中 v_1 是初速度，v_2 是终末速度，Δt 是经过的时间。平均线性加速度与位移、速度一样，是一种具有大小和方向的矢量值。所以，加速度是速度的变化率，正如速度是位移变化率一样。线性加速度值的标准国际单位是 m/s^2。例如，一架飞机 5 s 内由静止状态加速到速度为 100 m/s，其平均线性加速度则是，（100/s−0m/s）÷5 s，即为 20 m/s^2。瞬间线性加速度，X（"双点 x"）或 v，是位移的二阶导数，或是速度的一阶导数，分别表述为 d^2x/dt^2 为或 dv/dt。

g 是非常有用的一个加速度单位。为便于我们应用，把这个 g 等于恒定的 g，即自由落体接近球表面所显示的加速度值 9.81 m/s^2（32.2 ft/s^2，参考第四章）。要把线性加速度 m/s^2 换算成 g 单位时，只要除以 9.81 m/s^2 即可，所以 20 m/s^2 得出加速度值为 2.04 g。

径向加速度或向心加速度是线性加速度的一种特殊形态。它产生于曲线运动，通常产生于圆周运动中。这种加速度是沿着曲线半径所描绘的路线起作用，并指向曲线弧度的中心。其效应就是在加速度作用条件下，客体的速度连续发生方向变化。这种线性速度称为正切速度。例如飞机在射击地面目标后改为拉升，或做圆周轨迹的特技飞行时产生的加速度就是这种形态的线性加速度。如果知道了正切速度 v_t 和曲

线轨迹半径 r，按照下列公式就可以计算出这种向心加速度值 a。公式是：

$$a_c = v_t^2/r \qquad (3)$$

例如，一架飞机以 300 m/s（约为 600 节或 600 海里 / 小时）的速度和保持 1500 m 的转弯半径飞行，其向心加速度可以计算出来。将（300 m/s）² 除以 1500 m，得出 60 m/s² 值，再用每个 g 为 9.81 m/s² 除之，得出 6.12 g。

圆形运动中加速度的概念可以应用于围绕地球运转的航空飞行器。当飞行器以设定好的速度围绕地球运行时，它同时在掉向地球，速率由地球与飞行器之间的重力牵引力决定。飞行器有一个恒定的角加速度，加速度的大小与一个静止的人在同一高度所受的重力加速度一样，但方向相反。因此对于飞行器中的人，他的纯 G 力是零。这并不是说他没有重力或加速度，而是说所有加速度的综合效果是零。

用测得的加速度变化率可以将线性运动的参数导数再提高一阶。已知 j 值是一种线性加速度增长率，线性急动。平均线性加速度增长率计算公式是：

$$j = (a_2 - a_1)/\Delta t \qquad (4)$$

式中 a_1 是初始加速度，a_2 是终末加速度，Δt 是加速度变化所经过的时间。

瞬间线性急动是线性位移对时间的三阶导数，或是线性加速度对时间的一阶导数，分别表述为 d^3x/dt^3 或 da/dt。虽然 j 的标准国际单位是 m/s³，然而通常多用 g 变化率表示，即以每秒 g 值（g/s 为单位）。

角运动

前面举航空器的例子时，我们接触过角运动，具体讨论一些角运动的细微差别仍然具有指导意义。角运动参数的推导方式与线性运动参数的推导方式相同。角位移是角运动的基本参数，一个客体之所以能发生角位移，必定是个有极性的客体，也就是它有一个前和后，这样它才能面对或者指向一个特定方向。一个人面向东，就是一个简单的角位移例子。在本例中这个人的角位移是从参考方向"北"顺时针偏离 90°。角位用 θ 符号表示，通常以度、周数（1 周 =360°）或弧度（1 弧度 =1 周 ÷2π，约为 57.3°）来测量。在处理圆周运动（即离心运动）时弧度是一个特别便于使用的单位。因为只要把以弧度为单位的系统角位移乘以半径长就可以得出沿圆周轨迹的线性位移值。弧度是圆周上半径长度的圆弧所对角度。

角速度 ω，是角位移的变化率 Δt。在时间段内的平均角速度计算公式是：

$$\omega = (\theta_2 - \theta_1)/\Delta t \qquad (5)$$

式中 θ_1 是初始角位移，θ_2 是终末角位移。

瞬间角速度是 $d\theta/dt$。以仪表飞行中的 1 min 飞行方向改变 180° 的标准转弯率作为角速度计算举例。于是，ω=（180°–0°）÷60 s，得出角速度为 3°/s。该角速度值还可以 0.5 周 /min（ rpm），或 0.052 rad/s 描述（3°/s 除以 57.3°/rad）。事实上一个客体在旋动时也可能做曲线运动，但这一点也不影响对角速度的计算。如一架飞机在地面旋转台上以每分钟半圈的速率旋转，其角速度与在空中以 300 节（300 浬 / 小时）做标准速率的仪表转弯飞行（3°/s）时的角速度一样。

旋转时产生的径向加速度，或向心性加速度与离旋转轴的半径有关。因此，从角速度 ω 和半径 r 计算向心加速度常用的公式是：

$$a_c = v^2/r = \omega^2 r \qquad (6)$$

式中 ω 是从每秒弧度单位的角速度。如果用下列公式，可以很容易地用正切速度变换为向心加速度计算公式。

$$v_t = \omega r \qquad (7)$$

计算臂长为 10 m、转速为 30 rpm 的离心机上产生的向心加速度。先把 30 rpm 换算成每秒钟 π 弧度，然后用公式（6）计算。角速度平方，再乘以 10 m 半径，得出向心加速度为 10 π^2 m/s^2，或 10.1 g。

角速度的变化率是角加速度，a。平均角加速度计算公式是：

$$a = (\omega_2 - \omega_1)/\Delta t \qquad (8)$$

式中 ω_1 是初始角速度，ω_2 是终末角速度，Δt 是角速度变化所经过的时间。

瞬时角加速度，角位移二阶导数或角速度对时间的一阶导数可用符号 a，$d^2\theta/dt^2$ 和 $d\omega/dt$ 表示。如一名花样滑冰运动员以每秒 6 圈的速度旋转（2160°/s，或 37.7 rad/s）然后在 2 s 内完全停止，其角速度变化率，即角加速度为：（0 ~ 37.7 rad/s）÷ 2 s，即 1.89 rad/s^2。

角加速度的变化率，即角急动（angular jerk），这是另外一种角位移导数参数。而这一参数在航空航天医学中还没有被广泛应用。它的描述方法完全与描述线性急动（linear jerk）类似。但是，所用的符号和单位则是角度的而不是线性的。

力、惯量和动量

线性运动和角运动本身的生理意义不大。线性速度和角速度的变化产生的或引起的力和转矩可以刺激或危及飞行人员的生理功能。

力与转矩

力是产生或导致线性运动或线性运动变化的一种作用。它是一种推或拉的作用力。转矩是产生或导致角运动或角运动的变化，它是一种扭转或旋转的作用力。力的国际单位是牛顿（N）。因为转矩是指在离旋转中心一定距离上的一种力，所以转矩具有力和长度两个方面的量度。"牛顿米（Nm）"是转矩的国际单位制。

质量与（转动惯量）

牛顿的加速度定律以下式表述：

$$F = ma \qquad (9)$$

式中 F 是施于客体上的不平衡力，m 是物体的质量，a 是线性加速度。

描述与上相似情况的角运动，则用下列方程：

$$M = J\alpha \qquad (10)$$

式中 M 是施于客体上的不平衡转矩（或矩），J 是客体的旋转惯量（惯矩），a 是角加速度。

所以，客体的质量是施于客体上的力与力所引起加速度的比值。因而，质量是客体惯性的量值，即对加速度的阻力量。同样，旋转惯量是施于客体上的转矩与转矩引起的角加速度比值，同样是对加速度的阻力量。质量的单位是千克（kg），与 1 N/（m/s^2）等值。旋转惯量国际单位制（SI）单位，只是 Nm/（rad/s^2）。

因为 $F = ma$，所以某个质量 m 产生某个向心加速度 a，所需的向心力 F。可以用下式计算：

$$F_c = ma_c \qquad (11)$$

于是，从方程 3 可得：

$$F_c = (mv_t^2)/r \qquad (12)$$

或从方程 6 得：

$$F_c = m\omega^2 r \qquad (13)$$

式中，v_t 是正切速度，ω 是角速度。牛顿作用力和反作用力定律适用于所有作用于物体上的力，该定律描述为：任何施于一客体上的力都使该客体产生大小相等、方向相反的力。这一定律是惯性力概念的基础。惯性力是一种明显的、方向与加速度力相反的力，等于客体质量乘加速度。飞机向它的飞行员施加一个加速向前的推力，遂之产生一个惯性力，即飞行员的质量与加速度的乘积。这一惯性力把飞行员身体压向座椅的椅背。同样，由于在转弯时产生升力，飞机受到一个正向心加速度，使飞行员身体产生一个压向座椅底部的惯性力。然而更重要的是，惯性力作用于飞行员的血液和平衡器官上。因为血液和平衡器官直接受这种惯性作用而产生生理效应。

据此，引入 G 这个量值是适宜的。G 是用于测量重力惯性环境力大小的量值（注：不应把这个 G 与等于 $6.70 \times 10^{-1} Nm^2/kg^2$ 的万有引力常数的 G 相混淆）。明确讲，G 是一种相对重量：

$$G = w/w_0 \qquad (14)$$

式中 W 是在研究环境中观察到的重量；W_0 是在地面上的正常重量。重量的物理定义是，

$$w = ma \qquad (15)$$

和

$$w_0 = mg_0 \qquad (16)$$

式中 m 是质量，a 是加速度场（实际线性加速度与反向于重力的虚设加速度的矢向和），g_0 是重力加速度标准值（ $9.81\ m/s^2$ ）。因此，质量为 100 kg 的人，在地面上称重应为 100 kg 乘 $9.8\ m/s^2$ 或 981N（尽管一般弹簧称上仍读为 "100 kg"）。在某个其他地方或在某个其他加速度条件下，同一个人的体重就可以称出 2 倍之多（1962N），造成在称上的读数为 "200 kg"。此时，该人可能是在 2-G 环境之中，或者该人是在飞机上，他可能正 "拉" 着 2G。还应考虑到，由于

$$G = w/w_0 = ma/mg_0$$

所以，

$$G = a/g_0 \qquad (17)$$

因此，环境加速度场（a）与标准加速度（g_0）的比也可以用 G 来描述。

所以，g 是作为加速度单位（例如，$a_c = 8\ g$）用的，而 G 是无单位的重量之比，是专门用来描述重力惯性力环境的（例如，8G 的力或 8G 载荷）。当人在地球表面附近时，他感到的 G 力等于向地球中心的 1G 值。如果某人同时承受由一个直线加速度引起的 G 力，其重力惯性力 G 合力的大小和方向可从将其 1-G 重力按矢量与惯性 G 力相加的方法加以计算。例如，以 3 g 的向心加速度俯冲拉起的飞机，要受到 3G 的离心力作用。在俯冲终点处飞行员要同时感受到 3G 的离形轨迹飞行，在达到筋斗顶点时他所感受到的 G 力将是 2G。因为这时应该从 3G 的惯性力中减去 1G 的重力。另一个重力 G 与惯性力 G 相加的普通例子，发生于用加力起飞或进场失败的时候。如果向前的加速度是 1 g，其惯性力就是向飞机尾部 1G。惯性力与方向向下的 1G 重力按矢量相加，产生 1.414G 的重力、惯性力合力，方向是向后下方 45°。

正像惯性力与加速度力方向相反一样，惯性转矩与加速度转矩方向也相反。然而没有测量转矩可用的单位，特别是没有像角 G 这样的测量单位。

动量

要讨论清楚线性运动和角速度，必须引进动量和冲量的概念。线性动量是质量与线性速度的乘积，即 mv。角动量是旋转惯量与角速度的乘积，即 jω。动量是移动体或旋转体守恒的一种量，即一个客体除非受一个力或转矩的作用，其动量不会增加也不会减少。平移运动的冲量是力 F 与该力作用于客体的时间 Δt 的乘积，并等于传送到客体上的线性动量的变化量。因此，

$$F\Delta t = mv_2 - mv_1 \qquad (18)$$

式中，v_1 是初始线性速度，v_2 是终末线性速度。

对角运动来说，旋转冲量定义为转矩 M 与转矩作用时间 Δt 的乘积。旋转冲量等于角动量的变量。因此，

$$M\Delta t = j\omega_2 - j\omega_1 \qquad (19)$$

上述议程式是从加速度定律如下推导出来的。

$$F = ma$$

$$M = ja$$

因为 $a = (v_2 - v_1)\Delta t$ 和 $a = (\omega_2 - \omega_1)\Delta t$ 所以导出上述方程。

作用力和反作用力的方向

在航空航天医学中在描述线性的和角的位移、速度、加速度的方向和在描述线性的和角的反作用和转矩的方向时做了许多规定。其中比较常用的一些规定，在以下各节中加以计论。

飞行器的运动

空间是三维的。所以在描述空间内的线性运动时要参考三个线性轴。在描述角运动时要参考三个角轴。在航空上习惯称纵轴（前后）、横轴（左右）和竖轴（上下）的线性轴和滚转、俯仰和偏航的角轴，如图 6-1 所示。

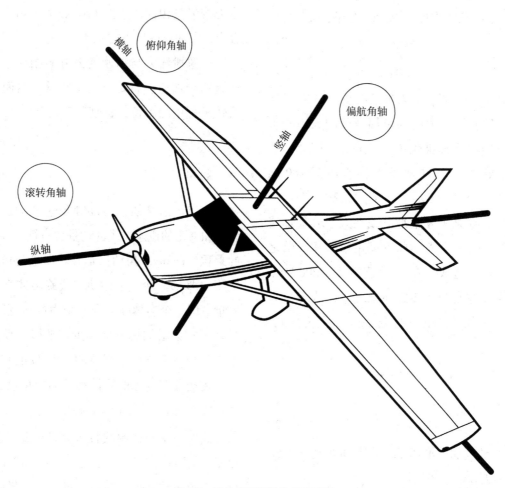

图 6-1　飞机线性运动和角运动轴

注：线性运动分为纵向、横向和垂直向；角运动分为滚转、俯仰和偏航。

飞机上多数线性加速度产生在由纵轴和竖轴确定的垂直平面内。这是由于推力通常是沿着纵轴产生的，升力通常是沿着竖轴产生。然而这些正在改变。能产生矢量推力的飞机如 F22 已开始在使用，而能产生升力矢量的飞机，如 CV-22（偏转翼飞机）已经使用了数年。这将给空间定向障碍产生更加危险的环境。

飞机上的多数角加速度产生于滚转平面内（与滚转轴向垂直），少数的产生于俯仰平面内。虽然在螺旋飞行和其他一些特技飞行中角加速度的确会在旋转平面内产生，但在正常飞行中在该平面内产生角加速度是很少的。当然，可以预计未来的飞机和航天器要比现在的飞机在操作上对角运动会有更多的自由。

生理性加速度和反应的术语

图 6-2 描绘出作用于人体的线性加速和角加

速度实际应用的座标系。在航空医学科学文献上广泛应用这一座标系。通常在起飞滑跑时产生的一种线性加速度，在这座标系中是在 $+a_x$ 轴方向上，即是一种 $+a_x$ 加速度。着陆滑跑中刹车制动产生一个 $-a_x$ 加速度。通常在空战特技动作中产生的一种径向驾车速度是 $+a_z$，即由脚到头方向的加速度。右手法则描述三个互相垂直轴的关系，它可帮助记忆 a_x、a_y 和 a_z 正加速度在这种特定座标系中的方向，如让右手食指指向前方表示是正 x 轴向，右手中指指向左方表示是正 y 轴向，右手拇指指向上方则表示是正 z 轴向。然而用右手法描述飞行器座标轴时，其使用规则就不同。$+a_x$ 是向前的加速度，$+a_y$ 是指向右的加速度，$+a_z$ 是指向下的加速度，即用反右手表示各轴的方向。

图 6-2 所示的 a_x、a_y 和 a_z 角加速度，分别表示为滚转、翻转、旋转（偏航）加速度。正 x、y、和 z 轴间的关系与用在线性加速度上的各轴关系一样。正向角位移、角速度或角加速度的方向用另一种右手法则描述。右手拇指伸直并外展，其他四指弯曲，此时右手拇指表示矢向，弯曲的四指表示角运动方向。因此，在这个座标秒中 $+a_x$ 加速度产生在滚转，$+a_y$ 加速度产生向下翻转和 $+a_z$ 加速度产生向左旋转，同样重要的是，要知道描述飞机器的角运动通常要用反右手座标系。正向滚转加速度是向右，正向翻转是向上和正向旋转是向右。

在图 6-2 中也标出了作用于人的重力惯性力（G）方向所用的术语。要说明的是，这些轴向的互相关系遵循一种向后的、反转的右手法则。图中规定，+ax 加速度产生 +Gx 惯性力和 +az 加速度产生 +Gz 惯性力。然而在 y 轴上没有得到这种方向性（极性）对应关系。这是由于 +ay 加速度产生 -Gy 力。如果把 +Gy 的方向倒过来，就可以在所有线性加速度与所有反作用力之间得出方向（极性）完全相对应的关系。已经有些作者采用这种规定。举一个使用这种反作用力符号术语的例子，如 "一名 F-16 飞机飞行员必须能耐受 +9.0Gz，而无视觉或意认丧失。"

"眼球" 命名的术语是描述重力惯性力的另一套有用的名称。在这个系统中，当头部受到加速度作用时惯性力的方向是用眼球惯性反作用方向来描述。与此相当的表达法，如 "加速度作用中眼球"（"eyeballs-in acceleration"）和 "G 力作用中的眼球"（"eye-balls-in G force"），无论对所施加速度场的方向或对引起重力惯性力环境的方向都不会造成混乱。

通常可以用图 6-2 中所示的座标系描述惯性转矩。图中的角反作用轴与线性反作用轴是同一的。由 $+a_x$ 角加速度（向右滚转）产生的惯性反作用转矩是 $+R_x$，$+a_z$（向左旋转）产生 $+R_z$，

生理加速度术语	生理反应术语

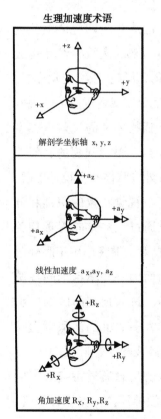

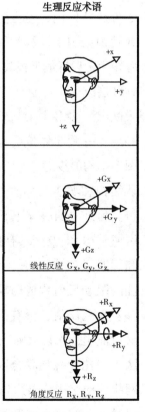

图 6-2 描述作用于人体的加速度和惯性反作用力的座标系

注：引自 W. C. Hixson, J. I. Niven 和 M. J. Correia；生理性加速度运动学术语，专用于前庭学。专著 14，海军航空航天医学研究所，Pensacola Florid，1966. 改制

而 +a$_y$（向下翻转）产生 –R$_y$。这种在加速度与反作用座标方向（极性）之间的不完全对应的关系，也是由于使用右手座标系的数学传统所造成的。

显然，在谈论或书写有关加速度和惯性反作用的时候，以上种种会给听者、读者造成相当的混乱。这确实需要对所用的座标系加以描述。从大多数应用的情况来看，"眼球"命名规定是完全适用的。

视觉定向

视觉对空间定向，特别像在飞机这样的运载工具中的空间定向，是最重要的感觉形态。如我们所知，没有视觉是不可能飞行的，而没有前庭系统或其他感觉系统提供定向信息倒未必不能飞行。视觉定向的一些基本特征这里需要提一下：①视觉实际上有两个独立的系统。它们有两种性质截然不同的功能：目标识别和空间定向。认识这两种视觉系统是极其重要的，即可以有助于理解飞行中的视性错觉，又可以有助于了解用飞机仪表进行空间定向所存在的困难。②视觉定向信息和前庭定向信息在最基本的神经水平上就实现整合，这点有助于理解为什么空间定向障碍常常不能为高级神经过程所纠正的原因。

视觉系统解剖

概述

视网膜是胚胎脑部的一个外折部分，是由外层的色素小皮和内层的神经组织组成。神经组织层内有视杆细胞和视锥细胞，有双极细胞、水平细胞和多极神经节细胞。双极细胞和水平细胞构成从视杆细胞和视锥细胞起始的网膜内传入路径。多极神经节细胞的轴突成为视神经的纤维。人眼内视锥细胞有近 700 万个，视锥细胞对光能具有比较高的阈值，具有精确的视觉辨别和色觉的能力，视杆细胞有 1 亿多个，其对光的敏感性比视锥细胞高得多。它具有在黄昏和夜间视物的能力，在眼后极附近有一视网膜黄斑。黄斑内的锥体数量分布密度最高，在黄斑内有一中心窝，这是完全由细长的视锥细胞密积成的一个小窝。此处具有非常精细的视锐度，也是中心窝视觉，或称中心视觉的解剖基础。眼其余部分的视敏度很低，对中心窝旁和周边视觉起辅助的功能。

双极细胞树状突与视杆细胞和视锥细胞连结，其轴突与多极神经节细胞的树状突或细胞体呈突触结合。多极神经节细胞的轴突平行经过视网膜面集中到视神经盘形成为视神经，并由眼球引出，在视交叉处与对侧眼来的视神经相遇。然而在一条视束中继续上升，最可能投射于外膝状体内，但也可能终止于四叠体上丘内或视前区内。外膝状体出来的次级神经元构成膝距束。后者成为视放射，并终止于主视觉皮层，枕叶层纹区（17 区）。呈现在视觉皮层上的视网膜映象，多多少少与外膝状体来的投射点逐点相应。外膝状体接受来自双眼视网膜的、似地图形结构的投射。所以，外膝状体和主视觉皮层，从结构和功能上都适于对视觉映象的识别和分析。另外，四叠体上丘通过丘脑枕向视觉相关区域（18 和 19 区）有投射，最终作用于眼外肌和颈肌运动神经核，因而为一些不精细的视源性的眼动反射构成通路。进入顶盖前区的纤维参与瞳孔反射。再有，大多数解剖学和生理学材料证明，来自大脑顶叶皮质、额叶眼动区（8 区）和枕叶视觉联合区的信息通过桥脑旁正中网状结构交接传出达到颅神经核，支配眼外肌。通过这条神经通路和可能还经过与上丘有关的其他通路启动和控制扫视眼动（快速眼动）和跟踪眼动（慢速眼动）。第三与第四节神经元非常复杂，有的神经细胞有上千个突触，他们的功能可能是广泛整合整个神经系统的信息。

视、前庭的汇合

在人和其他灵长类动物，视性高度依赖大脑皮质的结构与功能，而前庭定向则主要依赖于原始的解剖结构。当然，视觉与前庭定向过程绝非相互独立。我们已知视觉感知的运动信息以及其他视觉定向数据会传达到位于脑干的前庭核，但是似乎视觉和前庭定向信息的主要整合是首先在大脑皮质完成的。

膝状纹状体投射系统产生自觉视觉意识。该系统从结构与功能上可分为两部分：外侧膝状体小细胞层（"parvo"系统）和巨细胞层（"magno"系统）。在初级视觉皮质，这两个系统是分开的，在视觉合皮层两者进一步隔离，并最终分别终止于颞叶和顶叶。"parvo"系统的神经细胞较小，定位在视觉感受野的较中心位置，具有高的空间分辨率，而且能较好地识别颜色，但是对快速的运动和高频颤动反应差。与之相比，"magno"系统有更大的视觉感受野，对运动和颤抖更敏感，但是对颜色的差别不敏感。虽然"magno"神经在低亮度对比上比"parvo"神经的反应要好，但通常其空间分辨力要差，一般，"parvo"系统能较好地发现视野中心附近的小的缓慢运动的彩色目标，而"magno"系统则更有能力处理快速运动或虽然视觉刺激较小但在视野跨度较大的运动。

膝状纹状体投射系统这两个部分的重要性就在于，"parvo"系统通过腹侧投射到颞下区，这个区域负责视觉搜索，模式识别，视觉物体的记忆，而"magno"系统通过背侧投射到后顶叶和颞区，这个区域专门处理运动信息。"parvo"系统投射到的大脑皮质几乎不受前庭的影响。而"magno"系统投射的皮质区域则接受前庭及其他感觉的输入，这个区域在很大程度上参与空间定向。

视觉和前庭通路最后在脑桥旁正中网状结构区融合，视觉和前庭的信息在小脑和脑干整合，这种整合似乎容许视觉控制前庭源的平衡反射。当然，前庭传入神经也会影响外侧膝状体与上丘中的视觉系统的核团。

视觉信息的处理

人在三维空间内运动和自身定向的能力主要是由视觉系统控制。前庭系统失去功能（"迷路缺陷"），除非其视觉也缺失，实际上对空间定向没有影响。这一事实就说明了此点。对周边视网膜、神经核中继和主视觉皮层所做过的感受野研究提示了视觉定向信息处理过程内的机制。这些研究基本上表明有几种类型的检测运动的神经元，不同类型的神经元针对不同的运动特征，如运动的方向、速度、刺激的大小、空间中的方位，以及明亮度。

膝状纹状体投射系统分割为两个不同功能子系统，所以应当把视觉看为是两个分离的进程。一些研究者强调"parvo"系统在物体识别（"是什么"系统）中以及"magno"系统在空间定向上（"在哪里"系统）的重要性；另外一些则区分"形式"（颞枕部）与"运动"（枕顶部）加工处理程序的差别。最近的理论认为视觉背侧系统主要参与个体周围空间（近处）视觉到达或其他视觉活动的信息处理；而腹侧系统主要参与远侧空间的视觉扫描。在本文中，分别称呼其为"中心"与"周边"视觉系统，即一个是识别目标的，另一个是从事空间定向的。对这两个系统，中心视觉和周边视觉系统将分别在下文加以叙述。对产生眼动、促进定向信息获取的另一种视觉系统的某些功能也要加以叙述。

中心视觉

李博韦兹和迪慈苔对中心视觉做了一个很有用的总结：

〔中心视觉〕涉及对目标物的认识和识别，概括的讲，回答了"是什么"的问题。

中心视觉具有分辨细节（高空间频谱）的能力，最能在中央视野中体现出来。经中心视觉处理过的信息通常能很好地反映到意识中。它对像刺激能量和折射差这样的物理参数有精密的关联。大量有关"视觉"的研究以及有关视觉特性或个体差异评定的实验都涉及中心视觉的功能。

中心视野在视野中心30°左右。中心视觉主要不是用于个体在周围环境中的定向，而是在某些情况下用于获取定向的视觉信息。当然中心视觉是认识飞行仪表所必需的，然而一个复杂的认识过程、即仪表飞行技能，则要求把中心视觉获取的定向线索转换成有用的定向信息。

在目视飞行环境中与仪表飞行相反，距离和深度的判断主要靠中心视觉线索。特雷第茨把中心视觉线索分成为单眼的和双眼的。单眼中心视觉线索有：①大小常性，指网膜视像的大小与目标物的已知的和比较的大小的关系；②形状常性，指网膜视像的开关与已知目标物的开关的关系（例如，一已知圆经透视缩小成为一椭圆形，意指圆的一部分比其另一部分远）；③运动视差，指通过视网膜的影像运动的相对速度，即当一人在其所在环境中做直线运动时，近处目标的网膜视像比远处目标的网膜像移动得快；④重迭，指较远的目标的视像的一部分被较近的目标的视像所遮盖；⑤结构或梯度变化，指远处的细节看不清；⑥线性透视，指两平行线在一定距离处融合；⑦照明透视产生于觉得光源似乎来自目标上方和产生于目标暗影较深部分是远离淘汰的联想；⑧空气透视，指观察中如影像带些蓝色或模糊一些时，觉得目标较远。对深度和距离的双眼视觉线索有：①立体视觉，指由于轻微不一致的目标网膜视像整合所形成的三维空间视觉体验；②辐辏，指两眼趋向中线的一种偏转，双眼大体上沿会聚线凝视，其方向依目标的远近而定；③调节，指眼

晶状体曲度变化引起的影像聚焦过程。以上所述的线索中，大小点常性、形状常性和运动视差，对获取飞行中有关距离的信息是非常重要的。因为这些线索在甚至超过双眼视觉起作用的距离还是有效的。立体视觉只能在大约200m距离内提供定向信息，然而在定向上较辐辏和调节重要。辐辏和调节在距离超过6m时不起作用。如我们所知，无论在编队飞行还是在空中加油，很少有一架飞机的活动是发生在6m以内的。

周边视觉

李博韦兹和迪慈昔对周边视觉做了这样一个总结：

周边视觉用于空间定位和定向，概括地讲，回答了"在何处"的问题。周边视觉是以比较大的刺激方式为媒介，因此它独特地是对周边视野的刺激和比较粗的细节（低宽间频谱）刺激起作用，与中心视觉不同的是，周边视觉与刺激能量或视觉影像质量没有系统的关联。假如刺激是可见的，定向反应似是在"全或无"的基础上引起的……。周边视觉刺激引起的意识反应是低的，或者常常完全没有。对周边视觉功能的研究历史悠久，但对其心理生理特性的分析，……只是在最近10、15年内才开始的。

所以，周边视觉的首要作用是使个体在环境中定向。另外，周边视觉的这种功能与中心视觉功能完全无关。一个人可以完全用中心视觉去读书，同时可以从周边视觉得到充分的定向信息去走路或骑自行车。这一事实就明显地说明了此点。证明此点的还有：某些大脑皮质病变的病人，虽然他们丧失了分辨目标物的能力，然而能够保持视觉定向反应的能力。

虽然通常认为周边视野依赖于周围视野的刺激，然而更准确些应该认为周边视野是包括了整个视野的大视野。换句话说，周边视野不

是那么的定位依赖的，而是视野依赖的。此外，周边视野对远距离上的大图像或几组图像的刺激比近距离上的更加敏感。

周边视觉的定向功能可以设想有两个过程起作用：一是提供运动信息，二是提供位置信息，主要靠周边视觉检测出来的开阔的、连贯运动着参照物引起自身运动感觉或方向改变感觉（vection）。如果那些运动着的参照物围着一个人旋转，他会产生自身旋转运动感觉或角向量感觉。这种感觉可以是翻转、滚转、旋转或任何一种两者之间的平面内转动感觉。如果运动着的参照物放大，并偏离远处的某一点，或者变小，并在远处会聚，或者另外表现为线性运动，那么由此引起的自身运动的感觉就是有一定方向的线性运动感觉。这种感觉也可以朝向任何方向。当然其方向可以是真实的，也可以是错觉性的，这取决于受检者实际的运动，还只是形似在运动。想一想由宽银幕电影（如飞过科罗拉多大峡谷）所引起的强烈自身运动感觉就可以懂得周边视觉在定向上的重要性。

周边视觉提供位置线索，这是容易得到证明的。有前庭系统和脊髓本体感觉系统障碍病人，视觉可保持其姿势的稳定。网膜视像移动是视觉参与姿势稳定的基本参数。网膜视像移动是保持所要求的姿势位置的微小偏移引起的。从高度性眩晕这一现象中也可以看到视觉对姿势的作用。随着离开稳定的视觉环境的距离增大（高度增高），躯体摆动量增加致使网膜视像移动超过阈值。超过一定高度后，参与姿势稳定的视觉机制呈现过度的作用。尽管躯体摆动很大，而视觉所显示的姿势是稳定的。显示姿势相对稳定的视觉定向信息与显示躯体摆动幅度大的前庭和本体感觉信息之间发生冲突，结果引起晃动的眩晕感觉。

要着重说一下中心视觉与周边视觉功能上的一些差别。总的讲，中心视觉是用于感受到的客体对个体的定向，而周边视觉是用于个体对感受到的环境的定向。当中心视觉与周边视觉同时存在时，为中心视觉感受到的客体对周边视觉环境进行定向是容易的。其定向机制或是先进行客体对个体自身的定向，然后进行个体自身和客体对环境的定向，或是客体对环境直接进行定向。然而，如果只有中心视觉，人们将难以利用中心视觉所感受到的环境定向信息正确地进行自身的定向。因为天然的趋向是，感到自身是稳定而直立的，而且感到中心视觉所看到的客体似是以稳定而直立的、以自我为中心的参考系进行定向的。例如，当只有跑道灯和其他少量的中心视觉信息时，这种现象可使飞行员夜间着陆发生错误判断。

眼动

眼动可以分为两种基本类型，慢速跟踪眼动，如跟踪、辐辏，由前庭系统驱动；快速扫视眼动。慢速跟踪眼动至少部分由后顶叶大脑皮质及周围皮质控制，因为这些部位损伤会导致此功能的缺失。前庭源性的眼动主要由脑干机制参与的基本反射产生，因为前庭或小脑一些区域的病灶会损伤视觉追踪眼动，甚至前庭系统似乎参与控制视觉源性的慢速跟踪眼动。辐辏运动主要由大脑皮质的额叶眼区控制，该区域与上丘协作完成该动作。此外，该区域还接受来自其他皮质视觉相关区域的视觉输入。

眼球运动大大地保持住动态环境中的视觉定向。其主要原因是，适宜的眼球运动能稳定运动目标或外界环境在视网膜上的成像。前庭反射可稳定网膜视像，对其重要而基本的机制将在"前庭功能"一节中加以讨论。使网膜视像稳定、由视觉控制的眼动有慢速跟踪眼动和快速扫视眼动。跟踪性眼动适于跟踪运动速度在 60°/s 以内的目标；运动速度比较高的目标则要由扫视眼动跟踪或自主性动头去跟踪。扫视性眼动是用来自主地或反射性地去取得或赶上那种不能用跟踪性眼动去稳定在中心窝上的目标。在一些情况下，跟踪性眼动和扫视性眼动呈反射性慢跟踪和快速反向跟踪的交替变换形式，称为视动性眼震。诱发这种眼动反应的典型方法是，在实验室里将受试者围在一个旋转的、有条文的圆筒中。然而，候在铁路交叉口观看列车通过时，在这样比较自然的状态下可以很容易引出并体验到视觉性眼震。能足以引出视觉性眼震的视觉环境，其运动能提供这样一种刺激，或增强前庭诱发出来的眼动，或抵消这种眼动。这分别取决于视觉感受的运动是与前庭系统感受的运动一致，还是不一致。眼球幅辏运动对双眼的距离和运动的知觉起的作用很少。眼球福辏运动也是由视觉控制，但是与稳定网膜视像的跟踪性眼动和扫视性眼动相比，它在空间定向上的重要性比较小。但一个密闭的空间产生大的视觉是辐辏在一定程度上变得重要。如果没有引起辐辏作用会导致视觉刺激失真：只有辐辏双目才能融合图像呈现出来的大而远物体此时会被感知为小而近的物体。为了克服这个问题，视觉飞行模拟器在辐辏作用界限以外（7～10 m）呈现远距离的场景，或者用镜头或镜子在光学的无限远呈现的场景。

虽然网膜视像的大体稳定能提高视锐度，有助于目标识别和空间定向，然而达到网膜视像的绝对稳定却要明显地降低视锐度和减弱形状知觉。甚至在注视一个目标时，也要有连续的自主性眼动和非自主性眼动，才能避免这种因稳定视影像而引起的视锐度降低和形状知觉的减弱。然而这微弱的眼动我们是知觉不到的，而我们知觉到的是稳定的视觉环境。

自主的扫视性眼动和跟踪性眼动使我们有一个稳定的视觉环境。但是为什么会是这样还不容易明白。早期的研究者们认为，眼外肌的本体感觉信息不仅为控制眼动提供了反馈信号，而且也为调整眼动与视网膜影像运动的练习以及为视觉环境稳定达到主观认识提供所必须的传入信息。另一种眼动控制和视觉稳定性主观认识的机制是首先由斯佩里提出的"自然放电"（"corollary discharge"）或前馈机制（feedforward）。斯佩里的结论是："能引起视网膜视觉影像移位的眼动，通常可产生这样一种刺激方式，可以向视觉中枢有一种自然放电，以补偿视网膜的移位。这意思是，在视觉中枢中专门对每次眼动在方向和速度上进行提前调节"。运动和稳定的视知觉方面的理论，多年来已经发展成以"输入流"（"inflow"）、"输出流"（"outflow"）以及混合感觉机制为基础的各种模式。

在阐述视觉定向的要点时，强调了"中心－周边"二分法。伴随着未来视觉科学的成熟，这个简单的构架可能会被更复杂的视觉处理模型替代。现在我们热衷这个理论强调中心视觉（近）与周边视觉（远）的区分。这个理论认为背侧皮质系统及其对应的"magno"投射途径更多地参与了个体近处周围空间信息的处理，而腹侧系统以及其对应的"parvo"投射途径主要参与远处视野信息处理。该理论同样认为，视觉注意力在三维空间中的某些部分比其他部分更加高效（如远视力向视野的上方偏移，采用局部形状处理，而近视力则向视野下偏倚，更擅长于整体形状处理），周边视觉信息会从视觉注意的机制中排除。关于视觉定向的知识这里只介绍这些，更全面的内容可参见普瑞维的总结。

前庭功能

前庭功能在空间定向中的作用，不像视觉那么明显，但是非常重要。其理由有三：①前庭系统为一些反射提供了结构和功能上的基础；当人体和头部的运动要使网膜视像模糊时，这些反射可以使影像稳定。②前庭系统依据熟练动作和反射性运动自动进行的情况提供定向信息。③在没有视觉的情况下前庭系统可以提供相当准确的运动感觉和位置感觉，而且通常刺激在一定范围内持续发生多长时间，它就提供这种感觉多长时间。因为医务人员对前庭解剖和生理学一般了解的不多和其中一些工作原理又是理解飞行空间定向障碍所必需的，所以在下一节中对此详加叙述。

前庭解剖学

末梢器官

前庭末梢器官是比多数人认为的小的多，其直径只有 1.5 cm。整个前庭感受器似容置在一个典型烟斗之内。该器官保护在人体的一种最致密的骨内，即骨岩部内。每侧颞骨内有一个曲折的洞穴，称为骨迷路。其中充满外淋巴液，其成分与脑脊液很相似。骨迷路由三部分组成：耳蜗、前庭和半规管（图 6-3）。每侧骨迷路内有一个精细的、管状的膜迷路，其中含有内淋巴液，这是一种含浓度很高阳离子的液体。在耳蜗内的膜迷路称为蜗管或中阶。蜗管这个器官可把声能转化为神经信息。在前庭内有两个耳石器官，椭圆囊和球状囊。他们把重力和惯性力转化为空间定向信息，特别是转化为头的倾斜与线性运动信息。他们受线性加速度的影响。骨半规管内的膜半规管转变头角运动的惯性扭矩为信息，其功能相当于角度加速计。三个骨、膜半规管位于三个互为垂直的平面内。因此而得其名：前垂直半规管（或称上半规管），后垂直半规管（或称后半规管）和水平半规管（或称外半规管）。

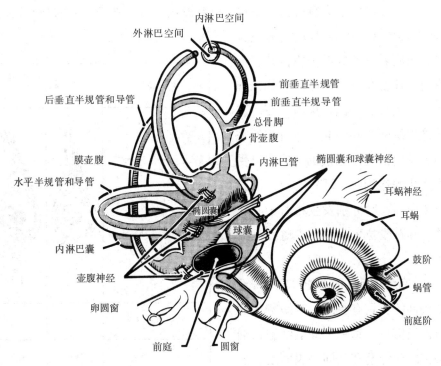

图 6-3 内耳解剖侧面图

注：骨半规管和前庭内分别含有膜半规管和耳石器官

三个半规管各经其两个末端与椭圆囊相通。每个半规管的一末端膨大、形成壶腹。每个壶腹内有一神经上皮细胞嵴，壶腹嵴。覆在壶腹嵴顶上的是一种胶状组织，称为胶顶，它封堵着膜半规管（图 6-4A）。壶腹嵴纤毛细胞的纤毛伸入到胶顶基部。因此当胶顶一运动，就使纤毛弯曲。

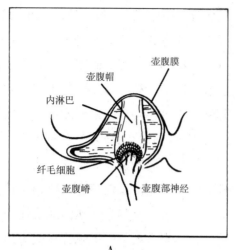
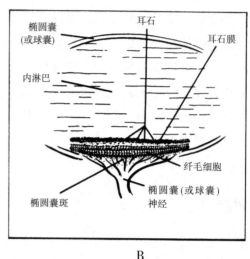

A   B

图 6-4　前庭末梢器官

（注：A.膜半规管壶腹，其中有壶腹嵴和胶顶；B.耳石器官模式图，其中有囊斑和耳石膜）

椭圆囊大致位于水平面上，椭圆囊底部覆有另一种斑状神经上皮，椭圆囊囊斑。球状囊位于垂直平面上。球状囊侧壁中央覆有另一块斑状神经上皮，球状囊囊斑（图 6-4B）。每块囊斑上覆一耳石膜。构成囊斑的纤毛细胞，其纤毛伸入在耳石膜内。耳石膜是一种胶质结构，其中含有很多微小的碳酸钙结晶，称为耳石。耳石是由网状结缔组织网络在一起。耳石膜的密度（比重）约为其周围内淋巴液的 3 倍。当受到重力惯性力变化的作用时，耳石膜使内淋巴液移动，并使两个耳石膜分别发生相对于其囊斑的位置偏移。耳石膜位置偏移使囊斑纤毛细胞的纤毛弯曲。

纤毛细胞是前庭感觉系统的功能单位。纤毛细胞把作用于头部的、具有空间和时间特征的机械能转化为神经信息。每一个纤毛细胞顶端有一根比较粗长的动纤毛和其同一表面上有多达 100 根细短的静纤毛。纤毛细胞在形态上呈极性排列，即向着一特定方向排列。纤毛细胞的这种极性排列的功能是：当纤毛细胞纤毛向动纤毛方向弯曲时，细胞发生去极化，纤毛细胞、前庭神经元产生的动作电位频率增加，高于休止电位的频率。纤毛弯的越大，前庭神经元内

产生的动作电位频率越高；与此相似，当纤毛细胞的纤毛背向动纤毛弯曲时，纤毛细胞发生超极化，前庭神经相应的神经元内的动作电位频率降低（图 6-5）。

纤毛位置	中间位置	朝向动纤毛方向	远离动纤毛方向
动纤毛（1） 静纤毛（60-100） 毛细胞 前庭传入神经末梢 动作电位 前庭传出神经末梢			
纤毛细胞极化	常态	除极化	超极化
动作电位频率	静息	高频	低频

图 6-5　前庭纤毛细胞功能

（注：当机械力使纤毛向细胞动纤毛方向弯曲，纤毛内发生除极化，前庭输入神经内的动作电位频率升高。当纤毛向相反方向弯曲，纤毛细胞发生超极化，神经元内的动作电位频率下降）

三个半规管壶腹嵴和二个囊斑内的所有纤

毛细胞都发生上述同样的基本过程。它们之间的主要差别在于导致纤毛弯曲的物理过程和各种纤毛细胞团排列的方向。当半规管的内淋巴液发生反应，施以压力于胶顶并使它偏移时，壶腹嵴纤毛细胞对其相连的半规管内的内淋巴液环的惯性转矩就会起反应。另一方面，囊斑纤毛细胞对能使囊斑耳石膜移位的重力惯性力也起反应。如图 6-6A 中所示，水平半规管壶腹嵴所有纤毛细胞排列方向是，其动纤毛向着壶腹椭圆囊一端。因此，内淋巴液向椭圆囊方向移动的压力作用于胶顶时，使纤毛细胞纤毛向动纤毛方向弯曲，壶腹嵴内的所有纤毛细胞发生除极化。垂直半规管壶腹嵴纤毛细胞排列方向与水平半规管相反，其动纤毛都背离椭圆囊方向。所以，在垂直半规管壶腹内向椭圆囊方向移动的内淋巴液压力使纤毛背离动纤毛方向弯曲，使垂直半规管壶腹嵴纤毛细胞发生超极化。

与此不同的是，囊斑纤毛细胞在整个神经上皮上排列的方向不是一样的，其形态极性方向决定于纤毛细胞位于囊斑的什么地方（图 6-6B）。在两个囊斑上有一条中心反射线。在该线两侧，纤毛细胞呈相反方向排列。在椭圆囊囊斑上，纤毛细胞的动纤毛都向着中心反射线方向排列，而在球状囊囊斑上，其动纤毛呈背离中心反射线方向排列。因为每个囊斑上的反射线至少弯曲 90°，所以有极性形态排列的纤毛细胞大致垂直于反射线，实际上是向着囊斑平面的所有可能有的方向排列。因此，三个半规管平面互相垂直使半规管可以检测感受任一平面内的角运动；两囊斑平面互相垂直加上囊斑纤毛细胞的全方位排列，使之囊斑能检测作用于任一方向的重力惯性力。这些外周感受器收集的信息还需要大脑来整合。

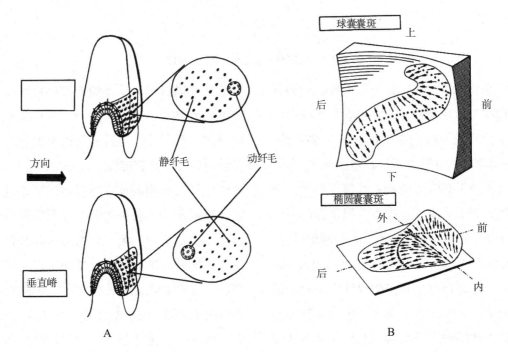

A

B

图 6-6 前庭神经上皮中的形态极性

注：A. 水平半规管壶腹嵴中的所有纤毛细胞排列方向是：其动纤毛向着椭圆囊；垂直半规管壶腹嵴纤毛细胞的动纤毛背离椭圆囊。B. 球囊囊斑（上图）和椭圆囊囊斑（下图）也有极性——箭头所示的是囊斑不同区域内的纤毛细胞动纤毛方向（引自 Spoendllin，H.H: 鼠猴迷路超微结构研究.《前庭器官在外界空间中的作用》.NASA-SP-77,Washington D.C. Nationa Aeronautical & Space Administration,1965）。

神经通路

为帮助读者把可能弄混的前庭神经解剖理顺，简要地叙述一下前庭系统的主要神经通路（图6-7）。椭圆囊神经、两条球囊神经和三条壶腹神经混合成Ⅷ脑神经或听神经的一部分，前庭神经。前庭神经内有一由前庭神经元细胞体组成的前庭神经节（Scarpa神经节）。前庭神经节内的双极神经元的树状突伸入到壶腹嵴和囊斑的纤毛细胞上；其多数轴突终止于脑干内的四个前庭神经核——上核、内侧核、外侧核和下核，但有些轴突进入种族发育上属于古小脑的部分，并终止于顶核和绒球结叶皮层及后蚓的其他部分。

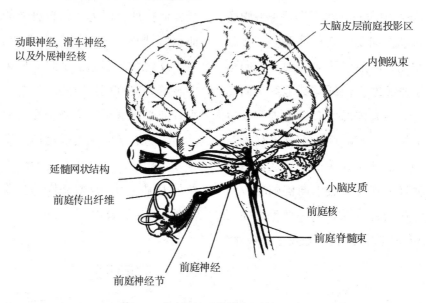

图6-7 前庭神经系统的主要神经通路

前庭神经核经二级前庭神经束投射到脑神经和脊髓神经运动神经核，并投射到小脑。因为前庭眼动反射是前庭系统的一种主要功能，所以前庭神经核与动眼、滑车和外展神经核（Ⅲ、Ⅳ、Ⅵ脑神经）有丰富的联系是很自然的。上行的内侧纵束（MLF）是这些投射联系的主要通路。所以，基本的前庭眼动反射是靠感受器、效应器细胞和在两者之间的三神经元反射弧（由前庭经节、前庭神经核和支配眼外肌的神经核组成）完成。另外还有一条由前庭神经核经旁正中桥脑网状结构到各眼动神经核和其他神经核去的多触突间接通路。通过中间神经元使同侧功能兴奋和对侧功能抑制的原理，显然在前庭眼动反射中会发生作用。反射弧中有大量神经元间联系为此提供了证据。由各种上行通路和交叉通路为基础的前庭眼动反射可使眼球向头动反方向运动，籍此稳定视网膜影像。来自前庭神经核的纤维，经由MLF下行通路和前庭脊髓内侧通路，经过交叉或不经过交叉达到脊髓副神经（Ⅺ脑神经）核和颈神经束运动核。这些神经通路构成前庭颈反射的解剖基础。前庭颈反射使胸锁乳头肌和其他颈肌发生适当的行动以稳定头位。第三条通路主要来自前庭神经外侧核的纤维通过整个脊髓束进入腹侧脊髓灰质。这条重要通路是不交叉的前庭脊髓通路。通过这条通路实现前庭脊髓（姿势的）反射。籍助于前庭对脊髓的基本反射的持续的和一时性的作用，而使躯体相对于惯性参考系达到稳定。前庭小脑二级纤维来自前庭神经核，进入同侧的和对侧的顶核、绒球结叶皮层和小脑其他部位。小脑延髓通路的交叉与不交叉纤维从顶核和其他小脑核发出而终止于前庭神经和有关的网状结构。从小脑，可能来自小脑皮层的输出纤维主要终止于前庭神经上皮中的输入神经元树状突末端，而不是终止于神经核结构。这些纤维是属于前庭输出系统的纤维。其功能是整合或控制来自前庭末梢器官的信息。初级和次级前庭小脑纤维和从小脑返回到脑干前庭区的纤维构成小脑下角的绳状旁体。这一结构，加上前庭末梢器官、前庭神经核和前庭在小脑内的投射区共同构成所谓的前庭小脑轴。这种神经组合体负责对初始的空间定向信息进行处理和引起以这种信息为基础的适应性行为和防卫性行为。

另外一些在功能上比在解剖上更清楚而显著的投射，这就是到一些脑干自主神经核和大脑皮质去的投射。X脑神经（迷走神经）背侧运动核和其他一些在延脑、桥脑中的自主神经细胞团接受前庭二级纤维。这些纤维多来自前庭内侧核。这些神经纤维传递前庭植物反射。这种反射表现为肤色苍白、出汗、恶心和呕吐，即运动病。这可由过强的或其他种异常的前庭刺激所引起。前庭信息经过前庭丘脑通路和丘脑皮层通路到达大脑皮质前庭主要投射区。前庭皮层投射区目前认为，是定位在顶叶皮层或顶岛脑皮层，而不是像以前所推测的位于颞叶。这一投射区包括有前庭、视觉和躯体感觉本体感代表区，并与空间定向知觉和高级运动活动相关的感觉整合有明显关系。另外，前庭信息还可以经过贯穿脑干网状结构和中脑的长的多触突神经通路传送到大脑皮质的广泛区域。通过这条通路引起的、对前庭刺激的非特异性皮层反应，可能与醒觉机制有关。

前庭信息处理

正如读者在读末梢器官解剖时可能推断过的，角加速度是半规管的适宜刺激，即生理性刺激；直线加速度和重力是耳石器官的适宜刺激。图6-8所示的是前庭机制的主要原理。关于旋转转矩和重力惯性力分别如何刺激壶腹嵴纤毛细胞和囊斑纤毛细胞以及有关前庭神经元中的动作电位频率怎样发生改变，已经做了讨论。形成的频率编码信息传送到若干前庭中枢投射区，作为初始定向参数进一步处理以应对各种功能的需要。这些功能是：前庭反射、自主运动和定向知觉。

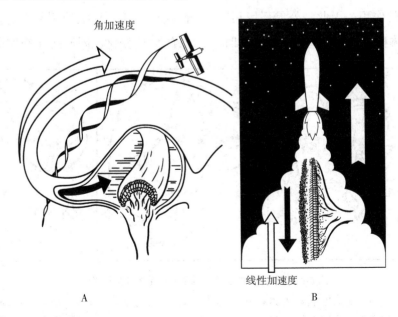

图6-8　前庭机制的主要原理 A 角加速度刺激半规管；B 线性加速度和重力刺激耳石器官

前庭反射

正如梅尔韦尔琼斯所做的非常确切的陈述："…为了控制眼球相对于空间的运动，运动信息输出流可在三个完全独立的解剖学舞台面上进行：①眼处于头颅的平台面上，由眼外肌使眼球做相对于头颅的转动；②头颅在躯体的平台上，由颈肌驱动；和③躯体的平台，由担负姿势控制的、复杂的神经肌肉机制驱动。"

在人体，主要靠前庭眼动反射稳定视网膜影像。这样反射主要是半规管源性的。做一个简单的实验就可以帮助我们认识清楚前庭眼动反射对稳定视网膜影像的作用。把手指伸开放在眼前 0.5 cm 处或就放在眼前，慢慢地把手指从一端移到另一端。由于视跟踪（视动）反射可以看清楚手指。当手指运动速率，或者说手指运动频率越来越快，最后达到这么一点，不能看清手指。因为运动使之看上去模糊了。大多数人达到这一点的运动速率约为 60°/s，或1～2 Hz。现在，保持手指不动，以手指移动时使手指看去变模糊的运动频率左右转头，这时手指仍然看去很清楚。甚至头动频率相当高时，由于半规管受到刺激引起前庭眼动反射，起保持手指影像清晰的作用。因此，外界环境相对人体，或反之人体相对外界环境做低频运动时，

是视觉系统以其视动反射稳定视网膜影像。然而，这种相对运动频率越来越高时，前庭系统以其前庭眼动反射越加起稳定视网膜影像的功能作用。特别是，只是由头、躯体运动引起的相对运动频率比较高时，是前庭系统起稳定视网膜影响的作用。

刺激半规管使视网膜影像稳定的机制，至少在概念上是简单的（图 6-9）。当头在水平水面（偏航）内向右旋转时，头部角加速度主要使水平半规管内淋巴液循环产生一反应转矩。而后，内淋巴液移动产生的压力压向胶顶，使右耳壶腹嵴胶顶向椭圆囊方向偏移，使其相应的壶腹嵴纤毛细胞发生去极化，相应的壶腹嵴神经动作电位频率增加。在左耳，内淋巴液使胶顶背离椭圆囊方向偏移，由此纤毛细胞发生超极化，动作电位频率下降。因为兴奋的神经信号传送到对侧眼外直肌和同侧眼内直肌，而抑制的神经信号同时传送到拮抗肌，所以上述的壶腹神经兴奋性变化引起两眼球共轭偏移。眼球共轭偏移方向与内淋巴液的反作用力方向一样，而这种角位移速度与内淋巴液作用于胶顶上的压力成正比。所以，由此引起的眼动是一种补偿性眼动。即这种眼动调节眼的角位，使之补偿头的角位变化，因而防止视网膜影像在视网膜

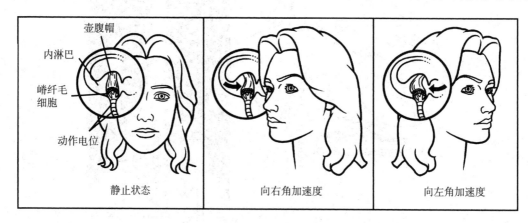

图 6-9　水平半规管工作机制及其产生的反射性眼动

注：向右的角加速度使右侧壶腹神经内产生的动作电位频率增加和使左侧壶腹神经动作电位频率减低。这种形式的神经信号使眼外肌把眼球向头转动相反方向转动。因此，眼球的补偿性运动使视网膜影像稳定。向左的角加速度引起与此相反的效应

上滑动。由于眼的角位移在身体上是有限度的，因此，运用一种与补偿性眼动方向相反的快速眼动，使眼球回到其初始的位置，也就是使眼球提前到达某一位置使眼球从该处能维持补偿性扫视一个适当的时间。这种快速眼动是一种逆补偿性眼动。由于这种眼动角速度非常高，所以在前庭眼动反射的这一时相内感觉不到眼动。

头在做通常的快速、高频旋转时，内淋巴液的旋转惯性力使胶顶偏移，产生一种相当于头在做角速度运动的反应。当头在做减速至停动的运动时，在瞬间加速度下产生的内淋巴液角动量使胶顶回到其休止位。所以，胶顶内淋巴液系统功能作用像一个积分式角加速度表，即它把角加速度参数转换为与头角速度成比例的神经信号。对在地面活动中通常所遇到的大量角加速度来说，确实如此。当角加速度超过了胶顶内淋巴液系统的动态反应范围，该系统就不再提供正确的角速度信息。当角加速度持续存在，或当用其他方法，如做温度实验（高于或低于体温7°的水慢慢灌入外耳道，引起内淋巴液对流），使胶顶保持在偏移位置时，前庭眼动反射的补偿相和逆补偿相交替出现，引起眼球做眼震性跳动（图6-10）。前庭眼动反射的补偿相称为眼震慢动相，其逆补偿相称为快动相。因为眼球的快速运动在临床上可较容易地被看出来，所以规定以眼震快动相方向作为眼震方向。垂直半规管也是以与此相似的方式工作。即垂直半规管受到刺激产生的前庭眼动反射与在该刺激下产生的角加速度平面相适应。因此，向上翻转（上仰）的角加速度（-a_y）刺激垂直半规管产生的前庭眼动反射，其眼补偿相向下，逆补偿相向上。在这一平面内的足够强的刺激引起向上的垂直性眼震。在滚转平面内的角加速度引起的前庭眼动反射，其眼动时相是顺时针和逆时针的补偿相和逆补偿相，以及引起旋转性眼震。其他平面的刺激引起其他种方向的

眼动，如斜性眼动或水平旋转性眼动。

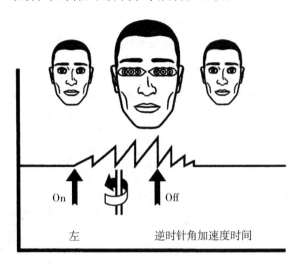

图 6-10　前庭刺激引起的眼震——交替出现的补偿性和逆补偿性眼动

（本图中，是向左的旋转角加速度，产生的逆补偿性眼动，或称快动相的眼震反应，方向也是向左）

正如人们所预想的，也有一种耳石器官性的前庭眼动反射。这种反射是由一种切力引起的。当惯性力或重力使耳石膜在囊斑上做各种不同位置移动时产生这种切力。它可使囊斑纤毛细胞的纤毛弯曲（图6-11）。可以设定，耳石膜相对于囊斑的每种位置都可以使其相应的椭圆囊或球囊神经内产生一种特殊空间形式的动作电位频率。而这种动作电位频率形式与其所受到的特殊刺激状态（如头向后倾或向前的线性加速）有关。由各种耳石器官来的这种动作电位与来自半规管和其他形态感受器的定向信息，在前庭神经核和小脑中发生相互作用和得到整合，最后产生相应的定向感觉和运动反应。侧向线性加速度（a_y）可引起包括眼震在内的反射性水平眼动。推测这是由于椭圆囊受刺激所引起的。同样，垂直性线加速度（a_z）可引起垂直性眼动，这最大可能是由球状囊受刺激所致。有时用升降机反射这一术语描述这种反应。因为乘电梯时产生的垂直线性加速度容易引起这种反应。来自耳石器官的水平性、垂直性前庭眼动反射的作用是显而易见的。它们与来自半规管

的反射一样，有助于稳定视网膜影像。对一种反扭转性眼动反射（ocular countertorsionreflex）（图 6-12）的作用还尚未清楚。头做侧向倾斜使耳石器官受到刺激。仅扭转反射使眼球绕视轴

（前后轴）对耳石器官刺激做出与头倾方向相反的方向反应，改变眼位。据推测，这种反射是以对重力方向改变所引起的反应来稳定视网膜景象。

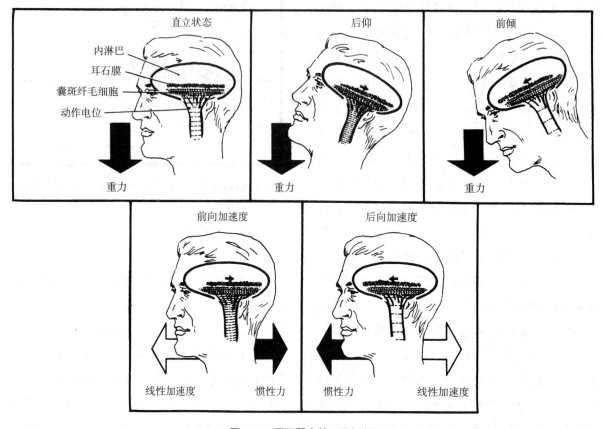

图 6-11　耳石器官的工作机制

（注：重力方向改变（上图）或线性加速度（下图）使耳石膜位置偏移囊斑，因此在椭圆囊或球状囊神经内产生一种新形式的动作电位。耳石膜偏移可以诱发出补偿性的前庭眼动反射和眼震以及感觉效应）

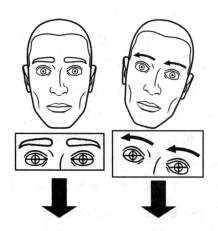

图 6-12　反扭转性眼动是一种耳石器官性的前庭眼动反射

（注：当头向左倾斜时眼球向右转动，使眼球如图所示处于绕视轴的一种新的角位置）

虽然用头部绕颈部旋转测量前庭刺激反应的方法，在临床上得到了某种应用。但我们对前庭耳石反射的认识远没有达到我们对前庭眼动反射认识的程度。这可能反映了前庭耳石反射在稳定视网膜景象的作用上不如前庭眼动反射，至少在人身上是这样。然而在其他种属身上不是这样。鸟类在其躯体运动状态下产生非常有效的、控制头位的反射，甚至可很容易地引起眼震性的头运动。鸟类的前庭耳石反射发育水平高，应该是鸟类眼在其头上相对不动的原因或后果。然而，人（或任何其他头能动的

脊椎动物）保持其头部能与重力惯性作用同一方向直立，这种能力是通过前庭对颈肌施以紧张性作用来保持的。

前庭脊髓反射的作用是确保躯体稳定。瞬间的线性加速度和角加速度（如在跌倒和落地时可出现的）引起各种伸、屈肌群迅速收缩，以使躯体恢复到稳定状态，至少使不稳定的最终效应有所降低。每个人都会体验到防止跌倒的反射性上肢运动。多数人会观察到，当把猫由高处扔下地时所显现出的、发展水平很高的翻正反射。然而前庭对姿势的持续作用很少引起人们的注意，但它在姿势保持上是非常重要的。前庭对姿势保持的作用是通过所谓的"抗重力"肌，如髋、膝关节伸肌的紧张性兴奋实现的。当然，这些前庭反射有助于躯体保持相对于重力方向的直立位。

随意性运动

已经概括地介绍了各种前庭性反射对稳定躯体平衡的作用，并着重介绍了对稳定网膜视像所引起的作用。前庭系统在为恰当地进行随意性运动提供信息上也起重要作用。要了解前庭信息在随意性运动中究竟有多大的重要性，首先必须承认这样一个事实，即熟练的随意性运动是一种连续性的运动，就是说，随意性运动一旦开始，就按着预定的方式和程序完成，而不利用从该动作产生起向高级神经部位同时发送的感觉反馈。例如，签名这样一个简单动作，其运动速度和方向变化如此迅速，实际上没有意识性的感觉反馈和运动准确性修正，至少在该动作近于完成之前是这样的。所以，学习一种技巧动作要形成一种类似计算机程序的神经活动程序。可以说这是一种能被用来引起有特殊需要的最终运动活动的神经活动程序。当然，用于某个随意性动作的原始神经活动程序不能保证该动作的完成。像运动所预计的大小和方向的参数必须产生于意识水平，反映人体相对

于地球表面的位置和运动的参数（即空间定向信息）必须产生于前意识水平（preconscious sphere）。从上面所述的签名动作可以看出，完成这样的动作，如字写得大或小、字写得快或慢、横写或竖写，需要附加信息。显然，要在不同空间和时间状态下完成一个基本动作，需要不同形式的神经肌肉活动，更需要很不相同的肌群参加。然而，动作所需的这种调节和控制是没有意识参加而自动进行的。用于有技巧的随意性动作或反射性动作的空间定向信息来自前庭或其他感受器。来自这些感受器的信号经过处理成为前意识的定向感觉。前意识定向感觉信号是动作自动调整得以进行的信息基础。所以，人体不用有意识地去决定做什么样的动作或给予动作指令。这是指，在辨别重力方向、分析重力对预计动作的可能影响、选择适宜肌群参与动作和抗重力作用的形式选择，以及确定每种肌群舒缩的正确顺序和实现所要求的动作适宜时间过程等不用有意识地去干预。人体靠体内已存储的熟练运动动作程序和通用的前意识定向感觉来处理其细节。这整个过程是前庭小脑轴的主要功能和责任。

意识性感觉

通常前意识定向感觉和意识性感觉都是产生于同一个信息处理过程。意识性感觉可能是错的，即错觉。这时人们会叙说他们体验到定向错觉（飞行员用语，"眩晕"是指飞行员体验到的意识性定向错觉。虽然临床上常用眩晕这个词，但并不总表示为一种明显的旋转感觉。在航空医学的习惯用语中并没有这种感觉的含意，而只有含错误的意识性定向感觉的意思）另外，飞行员会知道，其躯体告诉他的空间定向与他从其他信息,如飞行仪表指示判断的不一样。所以，意识性定向感觉可以是人体内部自然产生，也可以依据定向信息源以及感觉过程产生的。飞行员可在同一时间内同时体验到自然性的和获

得性的两种意识性定向感觉。因此，飞行中发生了定向障碍的飞行员通常在操纵上犹豫不决，如先是对一种感觉进行反应，而后又对另一种感觉进行反应，就这样的摇摆不定地变化着操纵动作。

前庭感觉阈

定向错觉常常由人体活动产生，或是由于人体定向变化低于感觉阈。比如，一个人坐在座落于塔顶的旋转餐馆中，就像"西雅图太空针"，是感觉不到房间旋转的。餐馆 1 h 旋转 360°，也就是每秒旋转 0.1°。进行方向障碍研究时应该考虑到各种前庭刺激模型相关的感觉阈。这些阈值首先在 1875 年由恩斯特马赫在精确观察维也纳弗累斯大转轮的乘客后阐述。马赫关于知觉的研究对随后几年爱因斯坦的理论产生重大影响。

据报告，旋转感觉最低阈值为 0.035°/s²。但这一感觉阈值是在给连续角加速度和长的反应潜伏期（20 ~ 40 s）下得出的。其他一些报告提出的感觉阈值，在 0.1 ~ 2.0°/s² 之间。旋转、滚转、翻转运动感觉阈分别为 0.14、0.5°/s²。然而，实际应用上是用刚刚可引起旋转感觉的角加速度 – 时间乘积或角速度描述半规管阈值。已知角加速度 – 时间乘积是 Mulder 常数。这一常数在刺激时间为 5 s 以内时是很恒定的。当然这一常数的实际观察值，随着受试者和方法的不同可在 0.2 ~ 0.3°/s² 范围内波动。以 2° 作为 Mulder 常数适宜值时，0.5 s 内的 5°/s² 的角加速度作用，因为角加速度 – 时间乘积值超过 2°/s² 角速度阈值而会被感知到。但是，0.1 s 内的 10°/s² 的角加速度作用，因其乘积值低于角速度阈而不会被感知。5 s 内的 0.2°/s² 角加速度作用也不会被感知。飞行实验发现，挡住飞行员的视线会使他们不能感知到 1.0°/s 以下的恒速翻滚，但是可以感觉到 2.0°/s 以上的。飞行中的俯仰率阈值同样是在 1.0°/s 到 2.0°/s 之间。但是，但飞机做俯仰运动伴随着补偿动力调整以保持净 G 力直接朝向

飞机地面，此时俯仰阈值会升高到 2.0°/s 以上。

耳石器官是对线性加速度和重力惯性力起反应。而线性加速度和重力惯性力都是有方向和强度的。因此，耳石器官功能的感受阈也应该有角度和强度这样两种值。对 G 力来说，其方向变化 1.5° 是理想（实验）条件下的感受阈值。据不同作者报告，线性加速度最低感受阈值，依加速度方向和所用实验方向的不同是在 0.001 ~ 0.03 g 之间。az 轴向的加速度阈值大致为 0.01 g，ax 轴向的加速度阈值大致为 0.006 g，ay 轴加速度阈值大致也在这个范围内。当加速度是持续性的，或者所用加速度频率比较低时，这种绝对阈值才适用。作用时间低于 5 s 以下的线性加速度阈值基本上是加速度 – 时间的乘积，即线性加速度常数，为 0.3 ~ 0.4 m/s。

实际的前庭感觉阈值，要想从特定的线性加速度和角速度引起的定向感觉上准确地计算出来，就好比在飞机发生事故并做出判断一样难办。确切的前庭感觉阈值差异可能是很大的。

使定向感觉阈增高的最常见的原因可能是由于注意力指向其他某种事物，而没有注意定向信号。其他种原因可能是，醒觉水平低、疲劳、药物作用或先天性个体差异。无论什么原因，情况可能是：对某一具体人来说，在一些情况下可以很敏感地进行定向，而在另一些情况下定向很不敏感。这种矛盾可引起感觉错误，以至导致定向错觉。

然而发生定向错觉的最重要的因素，事实上并不是前庭感觉的绝对阈值，也不是前庭阈值的随时间变化。事实是，前庭系统的结构像任何一种复杂的机械系统或电子系统一样，具有频率响应特性；各种类型加速度引起的刺激超出了半规管和耳石器官最适宜的（或"预定"的）频响范围，就会使前庭系统发生错误反应。在飞行中因加速度环境所产生的大量刺激，确实超过了前庭末稍器官的预定频响范围。所以

在飞行中发生定向错觉。在"空间定向障碍"一节里对此点的重要性将加以阐述。

前庭反应抑制和增强

前庭系统与所有的感觉系统一样，对持续性的（适应）或反复性的（习惯）刺激有反应减弱的表现。对飞行员更为重要的事实是，随着飞行时间和飞行实践的增加，可以获得一种能力，抑制天然的前庭知觉反应和前庭运动反应。这种能力称为前庭性抑制。与前庭性抑制密切相关的一种能力是视觉主导作用。这是一种尽管有强烈的前庭信号存在，仍然能够获取并利用来自视觉环境的空间定向信息的能力。前庭性抑制事实上是由于视觉主导作用而存在的。因为没有视觉作用时前庭性抑制就会消失。与前庭性抑制相反的一种效应，是对前庭刺激的感觉和运动反应增强，称为前庭反应增强。当刺激是一种新异性的（如乘坐娱乐公园里的旋转玩具），遇到飞机失控进入螺旋等这样的危险境界，第一次总是最敏感的。

前庭输出神经元的功能是控制前庭系统的增益，使前庭反应抑制和增强。这种机制的作用是使前庭末梢器官的增益发生明显改变，但远不只是这一点。其实际所包含的机制作用远比这大的多。对运动的意志性指令复制的感觉输出是前庭对预期刺激的反应的基础。而对这种前庭反应的精确控制可能是由小脑经过包括前庭输出系统在内的前馈环实现。所以，当预期刺激与实际刺激不一致产生一种错误的神经信号时就会诱发一种反应，产生前庭的反射和增强了的感知。于是，前庭性抑制使前庭系统对反复的定向刺激产生出的反应做出精确判断和以不同空间、时间形式的输出感觉活动主动地对抗预期性反应。反之，对新异刺激所引起的前庭反应不能判断则造成前庭反应增强。前庭反应增强也可能是由于神经处理方式发生改变所致。正常的负前馈机制可提供适宜的定向

信息，而当这种机制失效时，可以使神经处理方式发生改变。如此极其复杂的前庭功能是适应变化无穷的运动环境的保证，从而也是在这种环境内得以生存的保证。

其他种运动和位置感觉

虽然视觉和前庭系统在空间定向中起主导作用，但也不能忽视其他种感觉系统对定向的作用。特别重要的是非前庭性的本体感受器(肌肉、肌腱和关节感受器)和皮肤的外感受器。因为在飞行中在这些感受器功能作用中所产生的定向感觉通常支持产生于前庭信息处理过程中的定向感觉，判断后者是否准确。这些感受器的作用可以从如下事实看出。在缺乏视觉作用时，前庭感受器，肌肉、肌腱、关节和皮肤感受器，至少在地面上可以使我们保持空间定向和状态平衡。同样，在失去前庭功能时，籍助于视觉、其他本体感受器和皮肤机械感受器也完全可以进行定向和保持平衡。然而，当这三组定向感受器中有二组缺失或严重受损时，就不可能保持完全的空间定向，并失去状态平衡和有效的运动能力。

非前庭性本体感受器

谢灵顿（Sherrington）提出的"本体感受"或"自身感觉"的感受器种类包括前庭(或迷路)、肌肉、肌腱和关节感受器。然而，一般所说的本体感觉只是指非前庭性的成分。

肌和腱感觉

所有骨骼肌内含有称为肌梭的复杂的末梢感受器（图 6-13A）。这种末梢感受器主要是由小的内肌梭纤维构成，其排列与粗大的、普通外肌梭肌纤维平行，并被全部为充满液体的囊所包裹。分布在肌梭上的感觉神经主要是由粗大的、快速传导的输入神经元组成。这种神经

元出来的初级神经末梢（螺旋环状体）或次级神经末梢（花枝状体）附在内肌梭纤维上，并终止于脊髓前角细胞和中间神经元。外肌梭伸展、牵张时，从内肌梭纤维出来的输出神经的动作电位频率增加；肌收缩使动作电位降低或消失。然而，肌梭功能方面较有趣的是：内肌梭纤维的神经支配来自运动神经元（γ 输出神经纤维及其他种神经纤维），肌肉收缩可以使其受到刺激，因此可以改变产生于肌梭的输入信息。所以，来自高级神经中枢，如前庭小脑轴的下行神经冲动作用可以使来自肌梭的感觉输入信息发生改变。

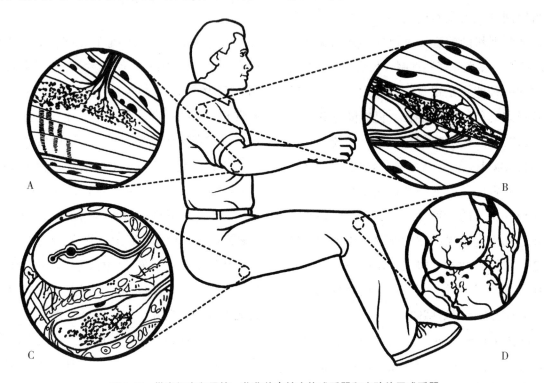

图 6-13　供空间定向用的一些非前庭性本体感受器和皮肤外层感受器

(A. 肌梭，有输入（感觉）神经和较周边性的输出神经（背侧运动性）。B.Golgi 氏腱器官。C. 层状、枝状和游离神经末稍型的关节感受器。D. 皮肤内的多种机械感受器中的二种：层状 Pacinian 小体和枝状 Ruffini 小体）

虽然肌梭在结构和功能上与相关连的肌群并联，并对肌群长度变化做出反应，然而 Golgi 腱器官（图 6-13B）在功能上与肌肉相串联，对肌肉张力的变化做出反应。腱器官是由盘绕神经的纺锤形的、细小的腱束组成，并附着在肌腱连结处，或者完全深埋在肌腱内。腱器官与肌梭不同，其神经支配完全是输入神经。

肌梭和腱器官的主要功能是为肌伸张（或肌伸展）反射提供感觉基础。这些基本脊髓反射的功能是使关节稳定。其作用是，对肌肉长度伸展和其随肌梭受到的刺激做出反应，即产生单突触性兴奋和收缩已伸展的主动肌（即伸肌）

和通过抑制性中间神经元的作用产生双突触性抑制和松弛拮抗肌（即屈肌）。另外，与肌肉相连的腱器官张力增加，引起主动肌单突触抑制，由此对已经收缩的肌肉，在收缩量上进行调整。事实上，肌伸长反射机制是保持姿势和进行运动的基础。较高级神经水平产生的兴奋或抑制，或直接作用于躯体运动神经元（α 神经元）或通过兴奋纺锤状运动神经元（主要是 γ 神经元）作用于肌梭，使各种基本的脊髓反射发生改变。由此使人体保持姿势平衡和进行有目的性的行为运动。一些研究者曾经推测过，在某些类型的飞行空间定向障碍中脊髓反射这种有效变化和调整被阻断。这是因为大脑皮质对运动活动的控制，为下级的脑干和脊髓控制所取代，使飞行能力恶化的一种"僵控"（"frozen-on-the-Controls"）型定向障碍，可能是由于高级神经功能紊乱使原始的反射明显表现出来的一种反应。

尽管肌梭和腱器官在控制运动活动中具有上述明显的重要作用，但很少有证据表明，这两种感受器对定向刺激（如在 1G 环境中直立时产生的）所产生的反应，可引起一些相应的意识性的本体感觉。已经清楚的是，脊髓后索和脊髓的其他上行束把肌肉输入信息送至延髓和丘脑的中继神经核，然后再送到大脑感觉皮质。另外，这些信息经过脊髓小脑背侧束和腹侧束广泛地投射到小脑，从而保证来自肌梭和腱器官输入终端的本体感觉信息与其他种定向信息进行整合，并经交接传送至前庭神经核、大脑皮质和其他所需要的任何地方。

关节感觉

与上面讨论过的所谓"肌肉位置觉"不同，已经明确肯定了来自关节的感觉信息确实可以上升到意识水平。事实是，关节运动和位置的感受阈可以很低。当以 1°/s 以上的速度移动膝关节时，膝关节的感受阈可低到 0.5°。关节内有三种类型的感受器，如图 6-13C 所示。①层状的或有囊包着的帕氏终器；②枝状结构，在关节囊内这种结构称鲁氏环层小体样末稍，在韧带内称高尔基腱器官；③游离神经末稍。帕氏小体样终器适应快，并且对快速关节运动敏感，而两种枝状结构适应慢，用于接受关节慢运动信号和关节位置信号。有证据表明，关节感受器受刺激可引起多突触脊髓反射。但对其性质和程度还不完全清楚。来自关节感受器的本体感觉信息，经过背侧索最后传送到大脑感觉皮质和经过脊髓小脑通路传送到小脑前叶。

从上述讨论中可以认为，只有肌、腱和关节有本体感受器。层状感受器、枝状感受器以

及游离神经末稍，在筋膜、腱膜以及骨骼肌系统的结缔组织中都可以见到，而且这些地方的本体感受器都可能向中枢神经系统提供本体感觉信息。

皮肤外感受器

皮肤外感觉器包括机械感受器（对触、压有反应），温度感受器（对冷热有反应），伤害感受器【nociceptors，对有害的机械性和（或）温度性刺激有反应，并产生痛觉】。皮肤外感受器中只有机械感受器对空间定向有明显作用。

有各种感受器参与皮肤机械感受作用：枝状的鲁非尼小体、层状的帕西尼和梅斯纳小体、分叉的和柳叶状的终端、默克尔细胞和游离神经末梢（图 6-13D）。机械感受器的反应形式也有多种。已经发现的，有 11 种反应形式，从高频瞬时的探测、几种形态的速度探测直到差不多静止的位移探测。帕西尼小体和与毛囊相连的一些感受器有很快的适应性和具有很高的机械频率响应，对皮肤在 50 ~ 400 Hz 范围内的正弦样移动有反应。所以，这种感受器最适于监测振动和瞬时的触觉刺激。鲁非尼小体是一种慢适应感受器，因此主要对持续接触和压力刺激有反应。默克尔细胞有稍慢的反应，适于监测皮肤的静态移位和速度。梅斯纳小体主要探测皮肤变形速度。其他一些感受器提供其他种形态的反应，从而完成经过皮肤可感受到的机械刺激的谱。触觉感受器的物理阈值很低，拇指上的低于 0.03 dyne/cm²（然而，与迷路听觉部分相比，这一阈值就不怎么低了。1-dB 水平的声压为 0.0002 dyn/cm²，比触觉感受器阈值低 100 多倍）。

从上述机械感受器来的传入信息主要经背侧束和延髓中继神经核进入内侧丘系和视丘皮质投射而传送到大脑皮质。皮肤外感受器来的信息，经过背侧脊髓小脑束和其他往小脑区的

神经束所构成的通路，传送到小脑，并与来自肌、腱、关节和前庭末稍器官的本体感觉信息进行整合。使用利用本体感觉的假体的触觉信息被证明可提高机体的感知和空间定向。相反，一些现代的"玻璃座舱"式飞机采用非移动控制杆，可有效消除触觉信息，使飞行员仅仅依靠视觉信息。这些新的设计在操纵上融入了模拟力，这种技术首先于 20 世纪 70 年代应用在 F-16 上。

听觉定向

在地面上确定声源方向的能力可以在空间定向中起重要作用。举个例子证明，旋转性声源可引起自身旋转感觉，甚至可引起补偿的和逆补偿性的眼动反射，称为听动性眼震（audiokinetic nystagmus）。耳、头、肩膀处于声源不同位置利用入射音能的差值滤波使我们可以确定声源的位置。这种能力的形成，部分源于相同听觉刺激到达两耳的时间差，但是能量谱特征一致的入射声波的方向变化让听者可以在一定范围内对声音高度方位进行定位，即使传到两耳的声音没有差别。

因为外界噪声水平高，又没有可听到的外界声源，所以在飞机上双耳声定位对空间定向的作用很小。然而飞行员可通过机体旁气流产生的听觉信息获得一些定向信息。如有经验的飞行员可以了解不同空速和迎角的声频和声强特性，并结合其他种定向信息产生有关其飞机的速度和上仰状态的感觉，特别是对于滑翔机。由于飞机性能越来越高和飞行员越来越与上述听觉刺激相隔绝，所以听觉定向信息的重要性在飞行中是有限的。实验表明，多个扬声器在模拟器中的立体排布可以提供定位信息。

空间定向障碍

在人类几百万年进化过程中，曾经看到，人类在发展中当过水中、陆上，甚至树上栖生的动物，但从来不是空中的动物。在人类进化中自行经受过和被动经受过各种千变万化的瞬间运动，但没有经受过的航空中通常体验过的比较持续的线性加速度和角加速度。人类在其进化过程中获得的感觉系统，能够很好地适应其自身在地球表面上所进行的活动，但适应飞行很差。即便是以飞行为主要活动形式的鸟类来说，当因雾或云使其视觉失去作用时，也不能保持空间定向和安全地飞行。看来只有蝙蝠具有不用视觉的飞行能力，只是它以听觉回声定位取代了视觉。考虑到人类种系发育过程，人类突然进入空中环境，新环境对定向的要求与人天生的定向能力之间的配合不当是不足为怪的。这样配合不当的表现即是空间定向障碍。

飞行错觉

错觉是一种错误的感知觉。定向错觉是自身相对地球表平面的位置、状态或运动的一种错误感知觉。因而，对位移、速度或加速度（线性加速度或角加速度）的错误感知觉引起定向错觉。在飞行中可发生大量的定向错觉，有的已命名，有的则没有命名，有的已经为人们所了解，有的还没有为人们认识。那些因为反复发生或引起情绪反应的，给飞行员造成深刻印象，从而报告出来的定向错觉在航空医学文献中已有了详细叙述，在本文中也将加以讨论。飞行错觉分类为以视性错误知觉为主引起的错觉和以前庭知觉错误为主引起的错觉。

视性错觉

根据视觉处理过程有两种不同方式（中心视觉方式和周边视觉方式）对飞行中的视性错觉进行分类。虽然这种分类多少有些人为，甚至在一些情况下显得太粗糙，其作用还是强调视觉定向中的二分法。我们首先介绍中心视觉方式相关的视性错觉。

形状恒常性

为了领会假形状恒常性线索所导致的飞行中的视性错觉，思考一下这样的例子。一个跑道建在非水平的地形上，如图 6-14A 所示的是飞行员着陆时观察跑道的视线。该图示出透视线和飞行员下滑角为 3° 的跑道透视形状。如果跑道向上带 1° 坡度（2 km 长的跑道只高出 35 m），在飞行员下滑角为 3° 时的跑道透视形状就会比跑道为水平时实际的远近比例缩小程度为小（跑道的网膜视象的高度更高）。这就可以使飞行员产生进场高度过高的错觉。飞行员对这种错觉产生的自然反应是，用一较小的下滑角以修正跑道视网膜景象（图 6-14B）。这种反应当然会引起危险。当跑道坡度向下将造成与上相反的情况。把这种向下带坡度的跑道感知为已习惯了的平的跑道形状，使飞行员以为自己进场高度太低，而必须按照比平常较大的下滑角进行着陆（图 6-14C）。

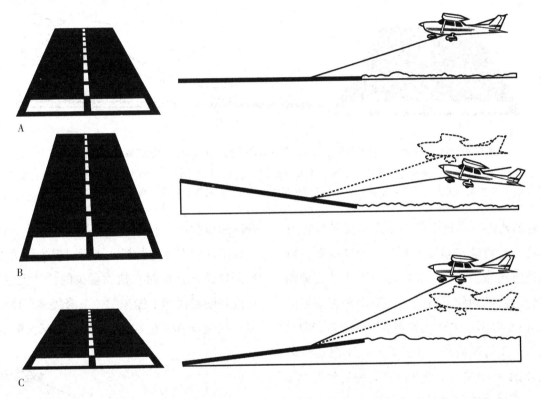

图 6-14　进场着陆时跑道坡度对飞行员跑道视网膜影像（图左）的影响和对下滑角可能造成的影响（图右）（A.平的跑道——正常进场着陆；B.上坡跑道引起进场高度高错觉——飞行员进场高度过低；C.下坡跑道引起相反的结果）

大小恒常性

大小的恒常性对距离的判断非常重要，中心视觉方式产生一些相应的错觉常常导致飞行事故的发生。例如，跑道宽度的错觉特别具有指导意义。跑道形状比飞行员已习惯的跑道窄，也可以引起危险的进场着陆错觉。大小恒常性使飞行员感知窄跑道比实际跑道长而远（即以为自己的高度较高），这时飞行员可能拉平过晚和着地比他预料的快得多（图 6-15B）。同样，比飞行员习惯了的跑道宽的跑道可以使飞行员信以为进场高度比实际低，他就可能过早拉平并陷入以过高的高度着陆（图 6-15C）。这两种跑道宽度性错觉，特别是在几乎没有周边视觉性定向信息的夜间飞行时会造成麻烦。飞行员在夜间飞行时最容易拉平过高。至少其部分原因是，跑道灯放置在实际跑道边两侧，使跑道看上去似乎比实际宽一些，因此也感到似乎靠跑道近一些。

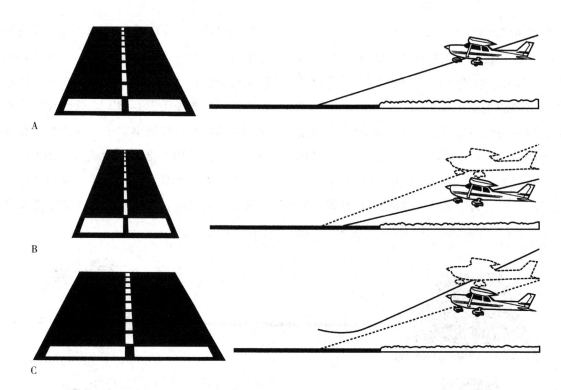

图 6-15　跑道宽度对飞行员视网膜上跑道成像的影响（图左）和可能对进场着陆的影响（图右）

(A.习惯的跑道宽度——正常进场着陆；B..跑道宽度窄使飞行员以为进场高度比实际高，由此他以过低的高度进场并拉杆过晚；C.跑道宽度大使飞行员发生进场高度低于实际的错觉，飞行员以过高的高度进场及拉杆过快)

　　着陆轨迹下的地面倾斜度和地面结构也可以影响飞行着陆点高度的判断。如果地形下倾至跑道进场端，飞行员就倾向于用比进场地面是平的时候所用的下滑角大的下滑角进场着陆（图6-16A）。另一方面，如果进场地面斜着向上至跑道，飞行员就倾向于用较小的下滑角着陆（图6-16B）。虽然飞行员是以中心视觉和周边视觉这两种视觉确定进场地面高度，但中心视觉的作用显而易见是特别重要的。如飞行员看他下面的建筑物，以为比通常看到的近，那么他就会把进场下滑角加大。

　　由于同样原因，中心视觉和大小视觉常性对飞行员在地貌结构不熟悉的地面上空飞行时判断不清高度和距离是有关的（图6-17）。有过这样的例子报告。在阿留申群岛着陆时，易于错误判断进场高度。原来是由于阿留申群岛上的常青树比多数飞行员所熟悉的常青树矮小得多。这种高度判断上的困难绝不只是在飞行进场和

着陆阶段存在。有一位技术高超的战斗飞行员，在西南沙漠上空进行格斗飞行时发生坠落事故。推测这位飞行员对在植物稀少的沙漠上空飞行高度判断错误和不能控制住下降接地高度所致。飞行错觉同样发生在错误识别了旁边的飞机机

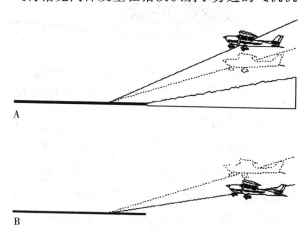

图 6-16　进场地形与跑道所成的坡度对着陆下滑角可能造成的影响

(A.进场地形下斜向跑道：飞行员认为他飞的下滑角太小和太陡峭。B.进场地形上斜向跑道：使飞行员认为他飞的下滑角太大，由此他着陆下滑角修正得太小)

型，比如误把小的美国空军/洛克希德 C-141 和 C-5 或者波音的 737 当成大许多的空中客车。

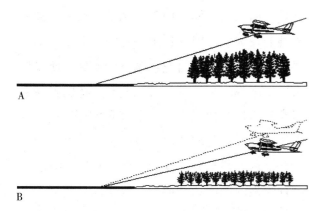

图 6-17 生疏的进场地貌对进场下滑角可能造成的影响

（A. 在树木高低熟悉的上空正常进场情况；B. 进场场地上的树木过矮，使飞行员认为他进场高度过高，由此使飞行员以比通常低的高度进场）

空气透视

空气透视也可使飞行员受骗。在白天，雾或霾可以使飞行员感到跑道似乎远得多，以至使飞行员失去视觉判别能力。在夜间，有雾或下雨时跑道灯亮度看上去似乎比晴天时暗些，由此可引起跑道比较远的错觉。甚至有过这样的报告，如右侧跑道灯比左侧亮些时飞行员产生向右倾斜的错觉。在薄雾或有霾的空气进场着陆时，特别是在夜间进场着陆时会发生这种形态的另一种危险错觉。在这种情况下垂直能见度比水平能见度好得多。所以下降入雾时显得进场高度高了，或与此同时跑道灯亮度减低，周边视觉线索突然为雾所掩盖，因此发生飞机上仰错觉，随之发生因飞行员做推机头的所谓改正动作而造成的危险。

缺乏焦点

众所周知，在静如镜面的水上和大雪覆盖的场地上进场和着陆，由于缺少适宜的中心视觉定向的线索而发生错觉。当水面平静时，海上飞机飞行员对飞机距水面的高度，知觉多是误高为低。因此，飞行员常规地用安全下滑率下降并等着飞机接水，而不是当水面平静时找好

拉平高度去着水。整个覆盖了雪的大地也会使飞行员失去用于判断飞行高度的视觉线索。因此为飞行员进场着陆造成比较大的困难，尤其是如果跑道也覆盖上了雪，进场着陆更加困难。另外，平静的水面和被雪覆盖的地面不只是在进场着陆时带来问题。许多飞行员在平静的水面上空或雪地上空做特技飞行时由于高度判断错误发生坠地的事故。

周边视觉线索

黑洞和乳白天空进场着陆，这是严重困扰飞行员着陆的两种情况。着陆通常靠中心和和周边两种视觉完成，而上述两种情况下只能靠中心视觉去完成。黑夜水上飞行或黑夜无光地带飞行，进入辨别不出天地线的跑道，更糟的是只有跑道灯可见时（图 6-18），这就是黑洞进场着陆。飞行员没有周边视觉线索帮助进行相对地面的定向，他会感到自己的飞机很平稳、飞机状态正常。但是跑道本身在移来移去，或位置不正（如下俯）。这种错觉使在黑洞天进场着陆发生困难和危险，而且常常引起不到跑道就着陆的结果。除了跑道和在跑道远处位置高的城市灯光外，地面全黑的条件下可使黑洞天进场着陆造成更大的危险。在这种情况下飞行员可能尽量按远处的城市灯光保持一个恒定的垂直视觉，结果由于他越来越接近跑道（图 6-19）使飞行呈弧线下降，远远低于所想采取的下滑角。另一种解释是，飞行员通过周边视觉错误地以为处于高处的城市灯光地带是平的，因此他减小了其进场下滑角。

在乳白天气进场着陆发生的困难与黑洞天进场着陆一样，在本质上都是出于同一原因，即缺乏充分的周边视觉定向搜索。乳白天空实际上有两种，大气性乳白天空（atmospheric whiteout）和高吹雪性乳白天空（blowing-snow whiteout）。大气性乳白天空是覆盖着白雪的大地与阴暗的天空融合成一体，见不到地貌结构，

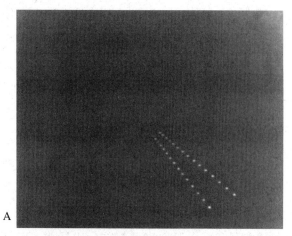

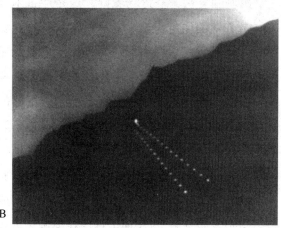

图 6-18　在黑洞进场时失去周边视觉定向线索对跑道定向知觉的影响

（A.当没有周边视觉定向线索时，飞行员以为是平飞和感到跑道向左上倾斜（此图为例）；B.天地线可见，飞行员用周边视觉使自身定向正确，跑道在中心视觉内似乎是平的）

外实际上什么也看不到。因此，在这种条件下必须看准高度表和飞机状态表才能完成进场着陆，以防发生空间定向障碍和疏忽撞地。高吹雪性乳白天空，因雪花漂飞常常是由于飞机螺旋桨或旋翼洗流把雪花卷到空中所致，使能见度极度下降。直升机在雪地上着陆特别容易引起高吹雪性乳白天空。通常直升机飞行员，在突然因旋翼引起的乳白天空中尽量用眼去看地面，于是不知不觉地倾向一侧，并且很快地以一种强烈的侧向运动撞地，致使机身翻倒。飞行员在可能发生乳白天空的地方飞行时，必须了解乳白天空进场着陆的危险性。因为所引起的意外的定向障碍往往发生在目视而不是发生在仪表气象条件之下。

　　高速接近一架飞机，是飞行员容易产生错误判断的又一种情况。如果飞行员用于判断自己相对于地的位置和速度，以及判断目标物相对于地的位置和速度这两种周边视觉线索都非常丰富，他的跟踪和接近他机的问题就与在地面上追捕猎物没有多大差别。然而当反应相对位置和接近他机的速率线索只能来自中央视觉时，如在高空、夜间，或在其他种能见度降低的情况下，跟踪和接近的问题就非常困难。在这种环境下，特别是当飞行员缺乏在无周边视觉线索环境中飞行的经验时，由于感知觉障碍就

天地线无法辨认。虽然在大气性乳白天空下的能见度可能并不坏，然而除了跑道或跑道标志

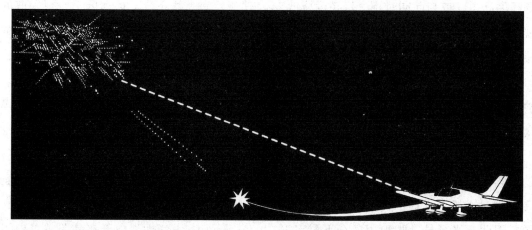

图 6-19　最常见和特别危险的一种黑洞进场着陆，飞行员以为远方的城市是平的，而呈弧形下降，下滑角低于规定的进场下滑角

容易引起，如冲过他机或更甚者发生空中相撞。

飞行员还应该意识到的一种现象是"浸入"错觉。它发生在夜间编队飞行，一架跟着另一架。为了避免产生乱流，并盯住长机，尾机需要把自己保持在长机下面在一个狭窄而恒定的角度。这可以通过把长机固定在挡风玻璃的一个固定位置来实现。如果飞行员被要求与长机分开至10 km（5海里），飞行员每减低一度，他的高度就减低其与长机距离的1.7%（正弦1°）。因此，如果飞行员在长机下方2°，并保持长机在挡风玻璃上的位置，那么其与长机分开10 km时，他的高度会比长机下降350 m（1100公尺）。更糟糕的是，尾机的下降会增加仰角数度，如果飞行员没有补偿增加的仰角，而是试图保持长机在挡风玻璃上的相对位置，那么他与长机在垂直高度上的差别可能在翻倍，甚至变成3倍。没有周边视野定向信息，飞行员不看仪表时无法发现飞行高度的大量丢失，可能不经意间比计划的飞行高度"浸入"（低）很多。显然，在飞行高度较低时这种情况是极其危险的，另外，在演习中飞行高度与其他战机分离也很危险。

视自动性错觉

视自动性错觉（visual autokinesis）是当视性定向线索很少时发生的一种令人困惑不解的错觉（图6-20）。在暗的背景下看一个小的、暗的光点，是诱发自动性错觉的一种理想刺激。飞行员注视一固定光点6s后，可以观察到光点向任何方向移动，移动的速度为0.2～20度/s。可感到光点向一个特定方向移动，也可感到光点连续向几个方向移动。周边视觉的自动性错觉是一种光点移动幅度大的平滑的运动感觉。而中心视觉的自动性错觉是一种光点在扫动或跳动性的感觉，感到固定光点的移动幅度不大。通常目标越大、越亮，越少有视自动性错觉效应。然而目标物的形状似乎对错觉程度没有什么作用。增加目标的数量也降低不了这种错觉效应。

因为大量的目标物也可以使人们感到或是整体地或是单个地在动，其运动强度与单个目标一样。视觉性错觉的生理机制还不清楚。事实上，甚至还没有确定实际眼动是否与自动性错觉有关。有人提出这样一种解释：可能是由于前庭稳定作用不够或不适当使眼球趋于不自主地移动，而纠正这种移动需要输出性眼动活动，此种眼动活动有感觉，从而引起这种错觉。

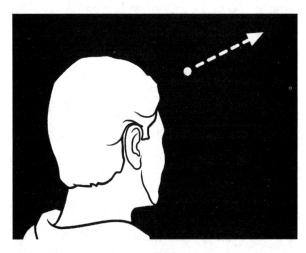

图6-20 视自动性错觉

（在暗处看一个小的、孤立的光点，或看一群小光点，可以感到这种光点在移动，实际上它们是固定不动的）

不管视自动性错觉的发生机制如何，重要的是它对飞行员的作用。很多飞行员发生过这样的奇闻。在夜间他们注视星星或注视地面上的一个固定灯光点，由于产生了自动性错觉而感到它在移动，误认为是另一架飞机，于是尽力去拦截或咬上去。自动性错觉的另一种恶性作用是，当飞行员在夜间飞行中要拦截或跟踪一架相对不动的飞机时，他感到那架飞机在忽上忽下、忽左忽右地动，事实上当时那架飞机没有这样动。于是飞行员做些不必要的和不应该做的操纵动作，去跟踪目标机的错觉性运动。结果再好也是增加了工作量和做了些没有用的动作，最坏的是会出现危险性操纵动作。

要避免或减少自动性错觉，飞行员必须尽力保持在一种空间定向明确的、良好的视觉环境之中。但是,这在夜间飞行是不太可能的。因此,建议:①飞行员应经常变换自己的注视点,防止过长时间地注视一个光点目标;②应当侧视目标,或通过并参考一相对固定的结构物,如座舱盖前缘去看光点目标;③飞行员应动一动眼、头和身体去消除这种错觉;④飞行员应当经常监视飞行仪表,以此帮助预防或消除任何知觉冲突。飞机上多装备几个灯光,或装备杆状光源,增强夜间飞行中的辨认能力可能会有助于减少自动性错觉的发生。但这并不能完全消除自动性错觉。

相对运动错觉（vection illusion）

至此,本章已经讨论过由于过分依赖中心视觉的定向处理所引起的视性错觉。这是因为适宜的定向信息不能从周边视觉得到,或经中心视觉接受的信息强而错误。然而,无论何时只要周边视野接受的定向信息被错误认识或误解,周边视觉本身就可以引起定向错觉。可能

相对运动错觉是这类错觉中最有强制性的。相对运动是视觉诱发出来的一种自身在空间环境中运动的知觉（自身运动）,可以是线性运动感觉（线性相对运动）和角运动感觉（角相对运动）。

几乎每一个驾驶汽车的人都曾体验过一种非常常见的线性相对错觉。当司机坐在车内停在红灯前等到放行,这时如若停在相邻车道上的车慢慢往前移动,就会产生一种司机感到自己的车在向后倒的强迫性错觉（使司机迅速而意外地空踏一下刹车）。同样,如果一位乘客坐在一辆不动的火车车厢里,而相邻轨道上的火车开动起来,这时他会体验到一种自己乘的火车在向相反方向移动的强烈感觉（图6-21A）。线性相对运动是造成密集队形飞行困难的因素之一。因为飞行员绝不可能确定出来,是自己的飞机,还是长机或是僚机造成自己的飞机在相对运动。

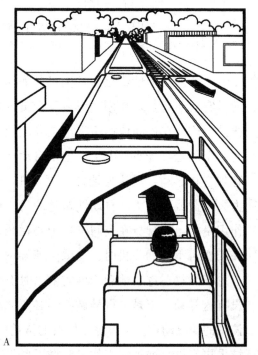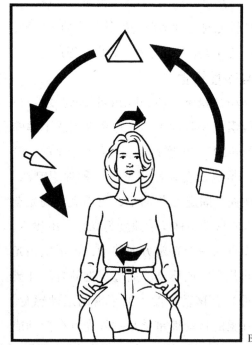

图6-21 相对运动错觉

（A. 线性相对运动。本图是,旁边的车辆在乘客周边视觉内看去是向后开动,于是使车上的乘客感到似乎他在向前移动;B. 角相对运动。目标物围绕着受试者转动,使在飞行模拟器内的受试者感到自身向相反方向转动。本例是向右旋转感觉）

当周边视觉传送目标物在旋转的信息时可以产生角相对运动错觉。这种旋转感觉可以在翻转（俯仰）、滚转、旋转（偏航）平面内或任何平面内产生。虽然角相对运动错觉在日常生活中不常见，但在实验室里把静坐不动的受试者罩在一个有垂直条带旋转的圆筒内很容易使他产生错觉。视性垂直条带开始转动后，一般在 10s 受试者就会觉到自己在旋转，而未感到有垂直条的圆筒在转动。如果在穿云或雾飞行时，机上的防撞旋转灯开着，飞行员可以体验到角相对运动错觉。旋转的反射光是一种很强的周边视觉刺激，使之产生在旋转平面内的旋转感觉。

另外一个相对运动错觉的例子被称为"星球大战效应"，该名称来源于流行电影，由于该电影运用相对运动诱导的视觉效果。这种现象是线性或角运动使飞机机舱盖内表面反射地面的光线，从而产生一种与飞机真实运动不符的令人不安的感觉。

可庆幸的是，相对运动错觉并不是对人完全无益。最先进的飞行摸拟器依据线性运动和角运动制造飞行错觉（图 6-2lB）。当把飞行视觉环境动态地呈现在飞行模拟器的宽视野屏幕上，可以完全强制性地模拟出真实的飞行错觉，以致完全不需要外加什么机械性的运动。（虽然机械性的运动信息可以提高刺激的真实性）电影院和虚拟现实极大地利用了这一现象。利用相对运动错觉造成运动感觉的例子在迪斯尼的游乐设施上也可观察到。这些游乐设施巧妙地将相对运动错觉与细微而协同的运动信息相结合。

虚假的地平线或地表

错误视觉线索

经周边视觉感受到的天地线，常常不真正是水平的。很自然，这种对天地线知觉错误可给飞行造成危险。例如，一块斜云层，如果其范围延展得比较长而占据飞行员周边视觉时，很容易被知觉为天地线（图 6-22）。整齐的坡地，特别是向上坡度，可引起水平状态的错觉，使飞行员弄错而带来灾难性的后果。很多飞机坠落事故发生在峡谷中。飞行员在进入峡谷时觉得谷底是平的，只感到谷底上升的速度居然快过飞机爬高的速度。建在倾斜地势的城市，晚上的灯光会产生一种假象，似乎城市光线延伸的平面，就是地球表面的地平线（图 6-19）。远处的阵雨可以使真正的天地线变模糊，使飞行员以为天地线就在雨区的近旁。如果在进场着陆时阵雨源恰好看去是在跑道的那一边，飞行员可以错误判断其飞机的俯仰状态，并且做出进场下滑角的不适当修正。

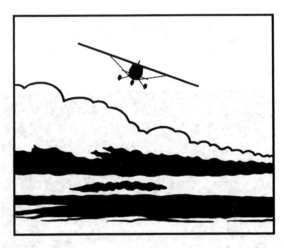

图 6-22　一片倾斜的云使飞行员误认为是地平面

在很高纬度区飞行时，会出现一种独特的地平线假象。经过长时间的黑暗，极光可能出现，而且是唯一的光亮。光帘加上地面反射可能形成一个天空 / 地表地平线，或者通过周边视觉产生相对运动错觉。如果不断漂移的极光帘旋转（一般这种旋转不会达到 90°），飞行员可能会跟随虚假的地平线旋转（图 6-23）。

飞行员在夜间飞行时特别容易发生对天地线知觉错误（图 6-24A 和 B）。飞行员易于把地面孤立的灯光点视为星斗，并且由此可以使飞行员以为他的飞机上仰或向一侧倾斜。当然在这种错误印象下飞行时可以引起严重事故。在

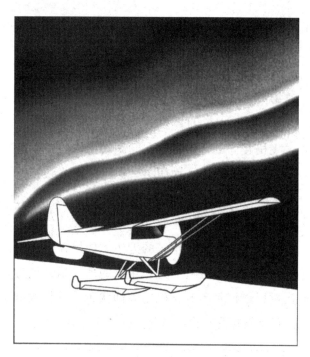

图 6-23　北极光产生伪地平线

（当极光光帘偏移，飞行员会跟随伪地平线飞行）

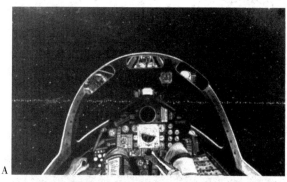

A

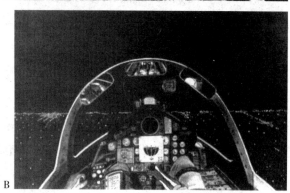

B

图 6-24　夜间飞行时对天地线知觉错误

（A. 把地面灯光点误认为是星斗，引起天地不分并感知到错误的天地线；B. 阴云天空与无光地面或水面不分，把天地线看为低于实际的天地线）

阴云密布的夜里常看不到星斗。无光地带可以与浓云融合一起，连成一片。这时可引起这样一种错觉，即把无光地带看成是天空的一部分。在海洋上或在其大水面上起飞，用肉眼不能分辩出是水面还是夜空，这是一种极期危险的情况，很多飞行员在这种情况下将后退的海岸线错认为是地平线。有些飞行员对各种错误知觉做出反应，导致灾难性后果。

飞行员在高空飞行时有时会感到操纵飞机状态的困难。其原因是，在高空水平飞行的情况下看天地线况下看天地线比多数飞行员在低空做这种飞行看惯了的天地线要低。天地线下移的角度，其近似值约为高度（km）的平方根。飞行员飞到高度为 15 km，其看到的天地线约在飞机平飞平面 4° 下面。如果飞行员从座舱盖左侧向外看，用肉眼定向，就可能把飞机操纵得向左倾斜 4°，使飞机左机翼与天地线对平。如果飞行员这样操纵了飞机，随后从座舱右侧向外看，飞行员就会看到右机翼高出天地线 8°。其中半数抬高就是由于飞行员自身的错误的操纵输入信息所致。飞行员也可以遇到俯仰操纵上的问题。因为天地线低可使飞行员错误感到飞机上仰 4°。

错误的周边视觉定向信息引起的另一种错觉是向阳倾斜错觉（lean-on-the-sun）。在地面上，不管太阳位于何方我们都习惯于把较亮的视觉环境视为上方，把较暗的视觉环境视为下方。因此，这种亮度梯度帮助我们在地面上定向。然而，在云中一般不存在这种亮度梯度，如果有的话，也是较亮的方向通常是向阳方向，较暗方向是背向太阳。但是太阳多不是正好在头上。结果，飞行员在薄云层飞行时，易错误地把太阳方向知觉为正是在他头上。这种错误知觉使飞行员发生朝向太阳方向的倾斜错觉。向阳倾斜错觉由此而得名。极端的情况发生在乳白天气情况下（存在过多水分）进行飞行特技表演或空战时，飞行员根据头顶的太阳确定方向恢复机身，实际上，此时飞机的倾斜角度甚至 > 90o。

其他虚假环境线索

飞行环境中，周边视觉定向线索可以提供重要的稳定作用，包括周围的仪表板、防眩板、坐舱罩框或挡风玻璃框架。另外，面板灯的反射和挡风玻璃或坐舱盖下的其他驾驶舱结构在夜间时特别重要。当飞行员不经意让飞机做翻滚或俯仰动作时，这些物品提供了周边视觉的稳定环境，使飞行员不易觉察到这些动作，尽管动作的速率可能远远大于平时前庭的感觉阈。在夜间或仪器飞行天气飞行时，飞行员可能会有虚假的安全感，因为他们的主导定向感觉来源于十分稳定的周边视觉环境，从而失去了对飞行状态的感知。当然，在视觉环境中存在正确的定向周边视觉参照物（地平线、地球表面）时，这一虚假的稳定状态感知不会出现。

最后，当投放空中照明弹时，照明弹可垂直下落，也可随风漂移。由此产生错误的垂直信息。照明弹的降落也会产生相对运动错觉。另外一种照明弹在夜间产生的现象是"飞蛾"作用。随着照明弹的降落，其照亮的地面面积或慢慢减小。根据前文描述的定向中大小恒定性机制，盘旋于照亮区域的飞行员，倾向于盘旋下降同时不断缩小飞行半径。另一个重要因素是，极光和照明弹的亮度可以很强，以致降低飞机仪表表盘的可见亮度，因此减弱仪表提供定向信息的作用。

前庭性错觉

前庭小脑轴处理来自前庭末稍器官、非前庭性本体感受器和周边视野的定向信息。在没有适宜的周边视觉信息时，不适宜的前庭感觉和其他定向感觉确实会引起定向错觉。为了便于讨论，一般先从能引起错觉的迷路两种功能成分，半规管和耳石器官的功能，讨论前庭性错觉。

躯体旋转性错觉（somatogyral illusion）

躯体旋转性错觉是由于半规管不能准确反映长时间的旋转，即持续性角速度而产生的。例如当人体受绕旋转轴（垂直轴）的角加速度作用时，角运动最先被准确感知，因为胶顶内淋巴液系统的动力学可以使半规管应对生理范围内的刺激频率（图6-25）像积分角加速表（即像旋转速率传感器）一样进行反应。如果在加速之后紧接着减速，如同在地面环境下通常发生的加减速度，先产生的旋转感觉，而后产生的停动感觉都是很正确的（图6-26）。然而，如果在角加速度之后不是紧接着减速，而是进入恒定的角速度运动，这时旋转感觉会越来越减弱，以至最后旋转感觉消失。这是由于胶顶在失去角加速度刺激后逐渐回到休止位置（图6-27）所致。如果一个人正在旋转中，经过长时间的恒角速度后，譬如恒速旋转10 s后给予角减速度作用，这时他的胶顶内淋巴液系统发送与长时间恒角速度相反方向的信号，即使他实际上在恒速旋转方向旋转得并不快也会发生这种反应。这是由于内淋巴液在开始旋转时，其角力矩使内淋巴液压向胶顶，使胶顶向内淋巴液流动方向偏移，胶顶偏移方向与内淋巴液流动方向一致，如果一个人受到的加速度作用方向与其开始所受到的加速度作用方向相反，胶顶则向背离内淋巴液流动方向偏移。甚至，实际上已经停止旋转了，但向持续恒角速度旋转方向相反的力向旋转感觉还要持续数秒，依减速度旋转刺激强度不同可持续半分钟或更长些时间。所以，专用术语，躯体旋转性错觉更为广义的一种定义是，"由异常的角加速度刺激形式引起的实际的和感觉到的自身旋转程度之间的任何不一致。"这里所谓"异常"是指所用的低频刺激超出了半规管系统传递特性的有效部分。

在低能见度情况下飞行时发生的躯体旋转性错觉可以是致命的。墓地螺旋（graveyard

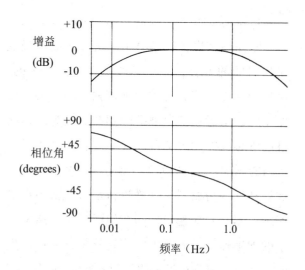

图 6-25　正弦刺激频率下半规管的传递特性

增益是感受到的角速度峰值与传递的角速度峰值的比率：相位角是角速度感受峰值与传递峰值间超前或滞后的计算值。在生理频率范围内（0.05～1Hz），知觉是正确的，即增益接近1（0dB），相位变化最小。然而在较低刺激频率段，增益骤降，相位变化近90°。这意味着，很难觉察出角速度，而把角加速度感知为角速度

（引自 Peters, R. A. Dynamics of the Vestibular system and their relation to motion Perception, spatial disorientation, and illusions,NASA-CR-1309,Washington,D.C.,Nation al Aeronautics and Space Administration,1969）

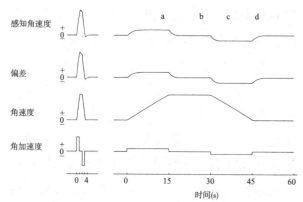

图 6-26　不同形式的刺激对角速度知觉的作用

（左侧，所采用的角加速度，其高频特性引起的随角速度变化的胶顶偏移和感知到的角速度，偏移呈近线性，感知到的角速度近似恒量。右侧，角速度峰速与左侧所示的一样，但角加速度低频特性所引起的胶顶偏移和角速度知觉更像所施以的角加速度，而不是角速度作用，因此引起的知觉是：(a) 比角速度总值低，(b) 不旋转，而实际上是在旋转；(c) 与实际旋转方向相反的旋转，(d) 继续旋转，而实际上已停止旋转，这些错误知觉是躯体旋转性错觉）

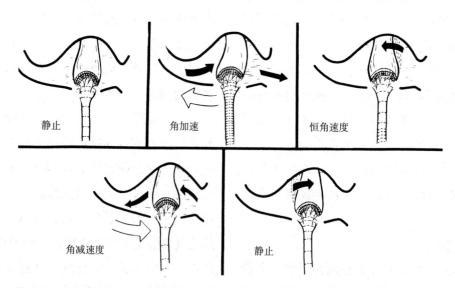

图 6-27　躯体旋转性错觉时半规管内发生的机械动力过程和壶腹神经内引起的动作电位

（所用的角加速度形式如同图 6-26 右侧所示的一样）

spin）是一个典型例子。它说明躯体旋转性错觉怎样可以使飞行员失定向，以至发生坠机的严重后果。这种状况发生于飞行员有意或无意进

入螺旋时（图 6-28）。开始飞行员是正确地感到螺旋。因为进入螺旋时的角加速度使相应的半规管胶顶产生相应的偏移，而且朝向相应的方

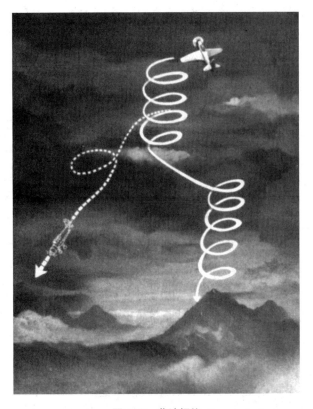

图 6-28　墓地螺旋

进入螺旋几圈后，飞行员开始失去螺旋旋转感觉。然后，当飞行员改出螺转时，由于产生了反方向螺旋性躯体旋转错觉使他又重新进入原来方向的螺旋（实线表示实际运动，虚线表示感觉上的运动）

向。然而，螺旋时间越长，螺旋的感觉就越减弱。这是由于胶顶恢复到其休止位所致。当飞行员踏反舵要停止螺旋时，即使这个动作的实际结果只是停止螺旋，但角减速度还是使他产生向相反方向螺旋的感觉。一个不知道有可能发生这种错觉的飞行员，于是就可能做出蹬反舵以消除向右螺旋的错觉。这种操作使飞机仍向左螺旋，而给飞行员一种他所想的不螺旋了的感觉，但却对飞机失去了控制。飞行员要从这种非常危险的境界中解脱出来，必须看机上的飞行仪表，并操纵、控制着飞机使仪表指示出所要求的状态。不幸的是，这是很不容易做到的。由于多次进入螺旋和飞行员要出螺旋所做的动作所产生的角加速度，可以引出很强的，而且是不适宜的前庭动眼反射，其中包括出现眼震。

在通常的地面环境中这种反射有助于稳定视觉环境的网膜影像。然而在这种情况下这种反射只能使网膜影像不稳定。因为视觉环境（座舱）已经与飞行员固定为一体了。因此，看飞行仪表会很困难，或者不可能，飞行员只有听任错误旋转感觉摆布，依赖错误感觉去空间定向和操纵飞机。

虽然早期航空知识已经提出，用墓地螺旋来说明躯体旋转性错觉的危险性，但在现代航空中最普遍而多见的例子是墓地盘旋（graveyard spiral）（图 6-29）。这种错觉发生的过程是：飞行员有意或无意地进入了带中等坡度的持续性转弯。转弯几秒之后，飞行员失去了转弯的感觉。因为其胶顶内淋巴液系统对恒角速度不能做出反应。开始带坡度进入倾斜状态的倾斜感觉，也随着时间而减弱。因为在协调飞行中（不论飞机是倾斜转弯，还是平直飞行）净重力惯性力的矢向是指向飞机座舱底板，耳石器官和其他重力感受器通常发出的信号，向下是纯持续性的重力惯性力的方向。因此，当飞行员压反坡度停止盘旋、改为平飞状态时，他不仅会有他是在向原转弯方向相反方向旋转的感觉，而且还会感到他是在原坡度相反方向倾斜。飞行员会不情愿地接受了这种感觉，做出错误操纵。不幸的是，飞行员又压坡度进入其原先的转弯状态。这时飞行员的感觉与其所想要的飞行状态是一致了，但是机上仪表指示给他的是高度正在下落（因为有坡度的转弯损失高度）和还在转弯。于是飞行员拉杆，可能再加上用力阻止他所不希望有的高度下降和尽力恢复损失的高度。如果飞机是在平飞，他的这种动作也许会成功，但是飞机在有坡度的状态下，这种动作使飞机急旋转，只有使情况变得更糟。除非飞行员认识到他的错误，并改正他所没有感知出的倾斜转弯，否则他会继续连续盘旋，并下落高度，直至撞地，因此而得名墓地盘旋。

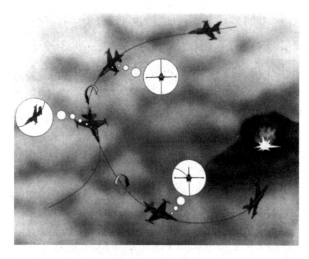

图 6-29　墓地盘旋

（飞行员在倾斜转弯中失去倾斜和转弯的感觉。由于飞行员要恢复平直飞行状态和停止转弯，而产生向原来盘旋方向相反方向的倾斜和转弯感觉，即发生躯体旋转性错觉。由于飞行员不能消除这种感觉，而做出不恰当的操纵动作，使他又重新进入原先的转弯状态）

相似地，飞机沿着纵轴翻滚时，飞行员也会产生一种错觉，吉林汉姆（Gillingham）错觉。飞行员视野受限，试着从过多的翻滚中恢复过来，当试着维持稳定的倾斜角时，可能会不经意间增加翻滚操作。飞行员不会注意到严重的操作失误，会导致飞机反方向翻滚。

眼旋动错觉（Oculogyral illusion）

眼旋动错觉是人看到的目标物在旋转的错误感觉。例如一人坐在一旋转装置里，该旋转装置同人一起绕垂直轴以恒定速度旋转，而后突然停止旋转。这时该人不仅体验到自身反旋转的躯体旋转性错觉，而且还体验到一种在他面前的目标物在反向运动的眼旋转性错觉。因此，有的人过分简单地把眼旋动错觉定义为是躯体旋转性错觉的视觉表现。然而这种错觉的阈值低，并且与我们推测的胶顶偏移不完全符合。因此，可以认为，这种错觉有更加复杂的机制。在角加速度引起前庭动眼反射时，有一种使视觉保持固视的力量，至少可能是发生眼旋动错觉的部分原因。飞机在夜间或复杂气象飞行时所发生的一种眼旋动错觉，通常证实是

一种躯体旋转性错觉，即飞行员错误地知觉他是在向一个方向旋转，同时也观察到他的机上仪表板也是向同一个方向移动。

科里奥利错觉（Coriolis illusion）

前庭科里奥利效应，又称科里奥利交叉力偶效应、前庭交叉力偶效应，或简称为科里奥利错觉。这是半规管系统受异常刺激所引起的另一种错误知觉。为了说明这种现象，让我们设定这样一种情况，一个人在其水平半规管平面内（大致为偏航旋转平面）进行旋转；旋转的、持续时间足以使其水平半规管内的淋巴液和其头的运动角速度一样；这时其水平半规管的壶腹嵴胶顶恢复到其休止位置，旋转感觉消失（图6-30A）。然后，如果该人在俯仰平面内向前低头，为简便起见设定向前低头90°，这时该人的水平半规管完全退出旋转平面，而他的两套垂直半规管进入旋转平面（图6-30B）。虽然这个人旋转着的头的角动量立即被迫脱离开相对于头的原来旋转平面，但水平半规管内淋巴液的角动量的消失则比较缓慢。内淋巴液继续移动所引起的转矩使水平半规管胶顶偏移，并且在半规管新的平面内。此时是在相对于头的滚转平面内产生角运动感觉。与此同时，两套垂直半规

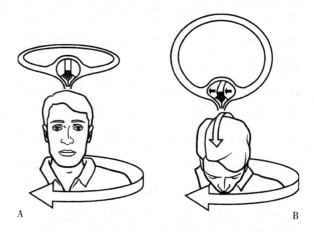

图 6-30　科里奥利错觉机制人体在偏航平面内旋转

（A 旋转时间持续到半规管内淋巴液相对稳定不动，B当向前下方低头，内淋巴液角动量使胶顶偏移，使人感到在半规管在新的平面内旋转，而在该平面内实际上没有旋转运动）

管内淋巴液定会获得角动量。因为垂直半规管此时进入恒速旋转平面之内，转距转换成动量变化，使垂直半规管胶顶偏移，并且产生在这一平面内，即相对人体的偏航（旋转）平面的角运动感觉。三对半规管的胶顶全都偏移产生的综合效应是，在没有产生相对人体的角加速度的平面内突然产生一种角速度的效应以设定的例子来说，如果原来的恒角速度是右向的和头低向前，结果感到科里奥利错觉是自身和其附近的周围环境突然向左滚转，并向左旋转。

较高性能的飞机飞行员偶尔发生在仪表飞行中的一种特殊的知觉现象，也认为是这种科里奥利错觉。因为这种特殊感觉现象发生在长时间恒角速度情况下大幅度动头的时候。这种特殊感觉是一种明显的滚转兼俯仰或俯仰感觉；是在飞行员动头把注意力由其前方仪表移到座舱内其他地方的开关或显示器时突然出现的。这种错觉之所以特别危险，是因为它最容易发生在仪表飞行进场、着陆的时候。在这一飞行阶段，高度下降得很快，座舱内设备的布局关系（如改变无线电频道）要求飞行员不断地转移注意力去检查仪表指示情况。

仪表飞行中的持续性角速度是否足以引起某种明显的科里奥利错觉，是有争议的。从而提出了另外一种机制（超 G 效应）解释飞行中动头所引起的旋转错觉。即使科里奥利错觉不引起空间定向障碍，这种错觉作为示范我们的非视觉性定向感觉易发生错误的一种手段也是有用的。几乎每名当今的军事飞行员，作为其受生理训练的一部分都在巴郎氏转椅上或其他种旋转装置上体验了科里奥利错觉。而对其中多数飞行员来说，这种训练使他们首次认识到了他们自身的定向感觉确实是不可信赖的。这对进行仪表飞行的所有飞行员是非常重要的一课。

躯体重力错觉

耳石器官可引起如大家所知道的躯体重力

这一类错觉。这种形态的错觉发生机制是，耳石膜受某一方向的惯性力作用在囊斑上移位，当重力惯性合力被感知为重力（知觉为垂直）时引起错误知觉。起飞进入能见度低的环境后所产生的上仰错觉是躯体重力性错觉中最常见的例子，可能是说明这种错觉发生机制最有力的例子。

设定一名高性能飞机飞行员把飞机滑到跑道头待命起飞。此时作用在飞行员耳石膜上的只是重力，耳石膜在其囊斑上的位置反映的信息是正确的，即人体下方是向着飞机座舱底板。假定现在飞机在跑道上加速、滑跑、起飞、收起落架和收襟翼，并一直保持 1 g 的向前加速度直到达到所要求的上升速度。加速度引起的 1G 惯性力使耳石膜向飞行员头后方向移位。实际上，耳石膜的这种新位置近似飞机和飞行员上仰 45°时所要处的位置。因若忽略上仰角不计，这时新的重力惯性力合力的矢向是在重力垂直线后下方 45°（图 6-31）。飞行员根据耳石器官来的信息所产生的上仰状态感觉当然是上仰 45°。来自飞行员非前庭性的本体感觉和接受机械力的皮肤感觉都支持这种错误的感觉。因为产生这些感觉的感觉器官也是对重力惯性力合力的方向和强度进行反应。发生了非常强烈的上仰状态感觉，飞机状态指示仪提供的中心视觉定向信息又不能有效地对抗掉这种感觉时，飞行员会想去推机头消除这种不愿有的飞机上仰感觉。飞行员屈从这种想法，就会以下俯的状态在不到跑道头几哩处撞地机毁。然而，有时飞行员会发现机头下俯的危险情况，似乎重新看地面突然恢复了正确定向。然而要拉起来已经晚了。载火箭起飞的飞机飞行员要特别警惕这种错觉。这些飞行员会受到 2 ~ 4 s 的冲击加速度作用，可产生的最高惯性力为 +3 ~ +5 Gx。虽然较大的加速度会很快消失，但所引起的上仰错觉可持续半分钟之久。这可使不了解这种现象的飞行员造成非常危险的后果。

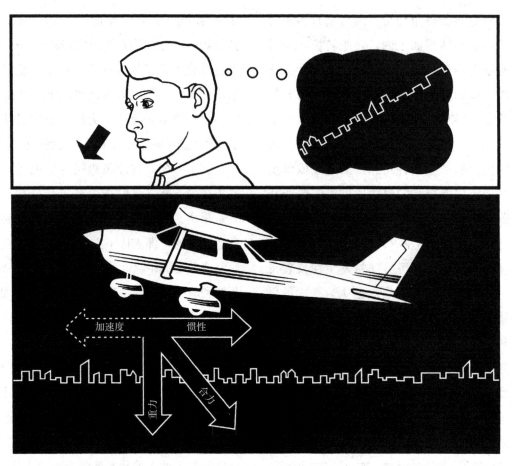

图6-31　起飞时产生的躯体重力性错觉

（向前的加速度产生的惯性力与重力的合力形成的重力惯性力合力是指向后下方。受向后下方的重力惯性力合力作用的飞行员会感到他是处于明显的上仰状态，并想向下推杆纠正上仰错误）

不要因为举了上述例子而误以为只有高性能飞机在起飞时才能发生上仰性躯体重力性错觉。已确认，有几十架运输机是由于在起飞时飞行员发生了躯体重力性错觉而坠落撞地。速度比较慢的飞机，刚起飞后在10 s内可以从100浬加速到130浬，产生作用于飞行员的惯性力为+0.16 Gx。虽然重力惯性力合力只为1.01G，刚超过重力一点点，然而它是指向后方9°，可使不留心的飞行员产生飞机上仰9°的错觉，因为很多速度比较慢的飞机爬高的上仰角在6°以下，而若向下修正9°俯仰角，就可使飞机府仰角低了3°多，这相当于正常下滑角大小。在没有清楚可见的外界天地线时，或者更糟的是在有低于飞机的、可加重前庭性错觉的错误天地线（如海岸线）时，飞行员不可避免地要向下

推机头。在某民航机场上这种事故曾屡发不鲜。因此，在航行图上专门加上一项注意事项，提醒飞行员从这个机场上起飞时要注意失去飞行状态定向参考物而可能发生的危险。

相反的错觉在减速飞行时发生，比如降低襟翼准备着陆时。降低襟翼伴随着机头下俯，慢速飞行的攻击角度是固定的。新飞行员，或者说飞行学员，会因为飞机下俯过多成为下坠的错觉而恐慌。

虽然很早就指出了经典的墓地盘旋错觉是飞行员发生了躯体重力性错觉所致，但也可以说这种错觉产生于躯体重力性错觉。靠"座位感觉"飞行的飞行员做必要的操纵动作所产生的G合力矢向，在强度和方向上与其所要求的飞行轨迹所能产生的一样。可惜，任何一种特定

的 G 向量不是一种特定的飞机状态和飞行运动所独有的。实际上飞行员在一种状态下飞行所产生的 G 向量，哪怕是几秒种也很少与其要求的飞行状态是相应的。特别是，一旦由于出现了飞行员感受不到的滚转而飞行员又没有纠正这种滚转状态的时候，飞机就会脱离所要求的平飞状态。只有一种情况，飞行员做盘旋下降而造成相当于平直飞行状态的 G 向量。通常在协调转弯中发生这种情况。在协调转弯产生的离心力是 G_y 力，它抵消了在飞机倾斜时所存在的重力 G_y 分量。另外，由于随着飞机下俯空速增加而出现的正切线性加速度产生一种 $+G_x$ 力。这种力抵消了在飞机下俯时所存在的重力向量的 $-G_x$ 分量。虽然对墓地盘旋中各种力的分析比较复杂，但技术熟练的飞行员可以很容易地控制住杆舵，消除所有的反映飞机是旋转下降的前庭性和其他非前庭性感觉。有一次民用航空班机黑夜起飞发生坠机事故。所记录下来的飞行数据表明，飞机虽然实际上是平飞，但飞行员操纵产生的 G 合力使他感觉有 10 ~ 12° 上升角，而整个实际飞行中净 G 力在 0.9 ~ 1.1G，而后他推机头进入加速盘旋下降，直至飞机几乎呈翻转状态坠地。

倒飞错觉（inversion illusion）

倒飞错觉是躯体重力性错觉的一种形态。发生这种错觉时的重力惯性力合力的矢向是在向后翻转，直至翻转到背离地面，而不是向着地面。因此使飞行员产生一种倒立的错误感觉。图 6-32 示出这种错觉是怎么发生的。一种典型的情况是，垂直上升的高性能飞机上升到规定高度都是较急骤。这样的动作使飞机和飞行员受到一种 $-G_z$ 离心力作用。这种 $-G_z$ 离心力是进入平飞状态前的弧形飞行轨迹产生的。当飞机进入较平状态的同时，空速急速增加，在整个力环境中又增加了一种 $+G_x$ 正切惯性力。$-G_z$ 离心力和 $+G_x$ 正切力与 1G 的重力合在一起产生一种纯重力惯性力，其矢向是向着飞行员的后下方翻转。这种矢向的重力惯性力对耳石器官的刺激作用，有点与飞机垂直上仰而进入向后翻转的状态相似。虽然这时半规管会对实际是在下俯的状态进行反应。然而由于耳石器官的信息强而消除了这种矛盾。这可能是由于半规管的反应短暂，而耳石器官的反应持久所致，也可能是由于来自非前庭性的本体感受器和其他机械感受器的信息增强了来自耳石器官的信息作用所致。飞行员对这种倒翻错觉所进行的反应是，以向前推杆去抵消上仰和后翻的感觉。由于这种反应动作产生圈套的 $-G_z$ 和 $+G_x$ 力，还是使这种错觉持续存在，因此使飞行员的处境更加恶化。狂风天气通常易引起这种错觉。向下气流是一种 $-G_z$ 力源。$-G_z$ 力可增加纯重力惯性力而引起倒飞错觉。无疑每名喷气式战斗机飞行员都必定体验过这种错觉。有些倒飞错觉报告是大的航班飞机飞行人员发生的。飞行员发生了错觉后错误地推了机头，从而使其飞机失去控制。飞机翻机（Jet upset）是一系列事情相继发生的总名称。这些事情包括仪表飞行天气、紊流、飞行员不能读其仪表、倒飞错觉、推机头动作和因空气动力或机械力难以恢复飞机状态。

超 G 错觉

超 G 错觉源于重力大小的改变，而躯体重力性错觉是由于重力惯性力的方向的变化。超 G 错觉是当 G 环境持续性大于 1G 时，对机体倾斜度虚假或夸张的感觉。做一简单的力学分析就可以确定出知觉反应的性质。让我们设定，一人直位坐在 +1Gz 环境内，并向前低头 30°（图 6-33）。由于头位的改变，该人的耳石膜向前移动，离垂直线约 30°。现在再设定该人直位坐在 +2Gz 环境内，也是向前低头 30°。这时该人的耳石膜因受增加 1 倍的重力惯性作用，而前滑动的距离比刚才的情况大得多。此时耳石膜移位的距离不是相当于正常的 +1G 环境下头向

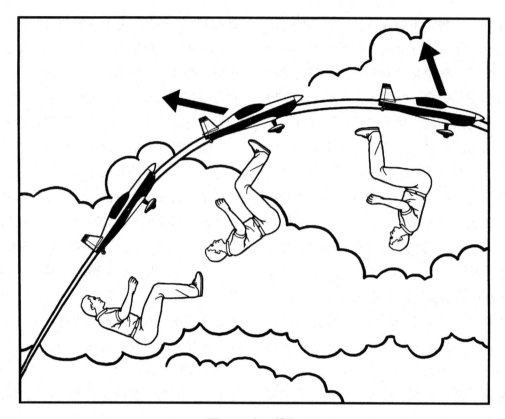

图 6-32　倒飞错觉

（进入平飞过程中离心力和正切惯性力与重力结合在一起产生一种重力惯性合力，其矢向是向飞行员的后上方，使飞行员突然产生倒立的感觉。狂风天气可产生附加惯性力促使这种错觉的发生）

（引自 Marlin. J.F. 和 Jones, G.M. : Theoretical man-machine interaction which might lead to loss of aircraft control.Aerospace Med. 36: 713-716,1965）

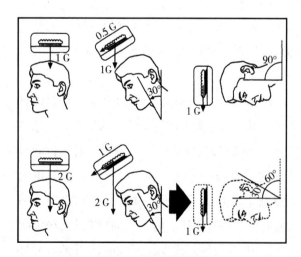

图 6-33　超 G 错觉机制

【人在 1G 环境内（左上图），当低头 30° 时（偏离垂直线），感受到施于椭圆囊耳石膜上的 0.05G 作用，当头低 90° 时感受到施于耳石膜上的 1G 作用。人在 2G 环境内（左下图），当头只低 30° 时感受到施于耳石膜上的 1G 的作用，人体感受到的超重错觉是受外力作用引起（右下图）】

前低 30° 的移位距离，而是相当于头向前的度数大的多的移位距离。理论上分析相当于头向前低 90° 的移位距离（2 sin30°=sin90°）。然而该人开始只低头 30°，并预计自己感受到的头低度数不会超过这个值。没有想到向前低倾的感觉如此强，并认为是由于当时所在的环境（飞行器）所致。他感受到的运载器的倾斜状态相当于他的实际倾斜感觉与所预想到的倾斜感觉之间的差。实际中，超 G 错觉产生的确切感知机制比上述的例子中的复杂得多。①椭圆囊斑并非完全水平的，而是从后往前向上 20 ~ 30° 的斜坡；②球囊斑通过尚不清楚的方式参与倾斜净知觉的产生；③如前庭错觉常常涉及的例子，好的视觉定向线索倾向于减弱感知的错觉。但是，实验证据清楚的证明超 G 错觉的存在。2G 产生 10 ~ 20°

的感知错误，1.5G 时错误值会减少到一半。

在高性能飞机上在进入转弯，如穿云下降转弯或程序转弯受一中等量的 G 力作用，可发生超 G 错觉。如果飞行员在转弯时低头向下看和向一侧转头选择新的无线电频道，或弯身低头检一支落在底板上的铅笔，他就会因发生超 G 错觉而产生在俯仰和滚转两个平面内的、失去控制的倾斜感觉。如前所述，超 G 错觉可能产生，这种环境下通常被当作科里奥利错觉产生的，俯仰和（或）滚转的错误感觉。超 G 被怀疑导致了多起严重的事故，因为这些事故发生在较好的视觉环境中，战斗机低空做 2 ~ 5.5G 转弯时。

理论上，当飞行员的头朝向转弯的内侧并且在升高（图 6-34），或者是朝向转弯的外侧且在降低，超 G 错觉导致飞行员产生倾斜的错觉。转弯时，如果飞行员是朝前的，则会有飞机上仰的错觉。

因此，在这些常见情况下，如果飞行员没有持续性把地球表面作为视觉参照，飞行员就很可能依据超 G 错觉产生的飞行姿势改变的误判，而导致飞机下降。可能提到过的一些事故中，飞行员的空间环境视野是受限的，可能因为飞行员飞行时盯着天空而不是地面，或者重力诱导的隧道视野导致了周边视野线索的丢失。不管是哪种情况，飞行员似乎失去对飞机姿势、垂直速度以及实际高度的感知，也就是说，空间定向障碍。

升降机错觉（elevator illusion）是超 G 错觉的一种特殊形态。由于椭圆囊膜由于增加或减少 $+G_z$ 力，导致相对于囊斑的各种位移方式，俯仰或垂直速度的虚假感觉会产生，即使头的正常位置没有变化。向上它是由于作用于人体上的 $+G_z$ 力值增加或减少所引起的。当一个人加速上升（如在电梯上）时，纯 $+G_z$ 力增加，爬升并向后倾斜的感觉就会产生。飞行中，如果飞机持续而

稳定地下降突然终止，这样一个向上的加速度就会产生。这个所承受 $+G_z$ 的暂时性增加，在飞行员因夜晚、天气及低头处理驾驶舱内事情而导致视野受限时，很可能诱导飞行员产生上仰并爬升的错觉。为了抵消这种上仰错觉，飞行员可能重新使飞机进入下降，然而感觉却是飞机保持在一个稳定的高度。在一个升降机错觉飞行的研究中，飞机从 10 m/s 的下降中相对快的企稳止降，被蒙住双眼的飞行员被要求保持感知的飞行高度。六个飞行员的平均反应是以 6.6 m/s 的速度下降。显然，重新开始下降的倾向性，在夜间或糟糕天气且没有精密设备的进场最后阶段，是非常危险的。在已报道的最小下降高度平稳飞行，飞行员常常开始寻找跑道。如果飞行员在这个关键时刻，没有注意飞行仪表，升降机错觉会导致其不知不觉得将飞机下降，浪费防止飞机撞击地面的缓冲高度。

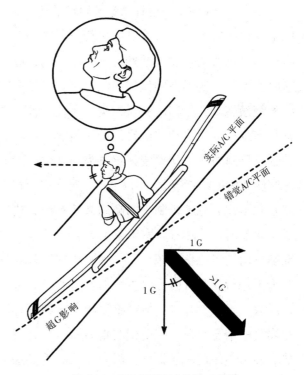

图 6-34 在飞行转弯中的超 G 错觉

（G 力诱导飞行员耳石膜的过度运动导致飞行员感觉头和身体大于实际的倾斜。飞行员抬头可以看到弯的内部认为这种感觉完全是飞机倾斜导致的。所以，为了纠正这种感觉，使飞机向另一侧倾斜并导致飞机下降）

眼重力错觉（Oculogravic illusion）

可以认为眼重力错觉是躯体重力性错觉在视觉上的表现，并且这两种错觉发生在相同的刺激条件之下。例如，飞行员由于使用减速器，受到一种由此而产生的减速作用，因发生躯体重力性错觉而感到机头下俯。与此同时他看到他前方的仪表板在向下移动，由此他确信他的感觉是向前下俯的。因此，眼重力性错觉是在净重力惯性力值和（或）方向发生改变时产生的一种目标物实际上相对于人体不动，而视觉感动目标物在明显移动的感觉。与眼旋转性错觉一样，眼重力错觉可能是由于在发生了前庭动眼反射时要保持视觉的固视作用所致。在这种情况下其前庭动眼反射是由于G矢向量值或方向改变所诱发出来的，而不是由角加速度所引起。

倾斜错觉（the leans）

飞行中最多见的前庭性错觉是倾斜错觉。实际上，每名有仪表飞行等级的飞行员，在其飞行经历中都曾发生过，或发生这种形态的，或有时发生另一种形态的倾斜错觉。倾斜错觉是一种绕滚转轴角位移的错误知觉，即是一种常常与前庭脊髓反射相关的错误的倾斜错觉。这种错觉导致飞行员朝着错误感觉为直立位的方向倾侧身体以纠正错觉（图6-35）。通常用耳石器官和半规管感觉机制上的缺陷来解释倾斜错觉。如前所述，耳石器官不是反映直立垂直线准确方向的可靠信息源。因为耳石器官不只是对重力进行反映，而是对重力惯性力的合力进行反映。另外，有时其他种感觉输入会超过耳石器官的信息，即使感受到的重力惯性力是反映真实垂直线的时候，也会引起错误的垂直感觉。半规管在飞行中可以提供同样的错误输入。因为半规管对某些滚转刺激可以准确地进行反映,但对其他种阈下刺激都不能进行反映。例如，如果一飞行员受到这样一种滚转中的角加速度

作用，其加速值与加速度作用时间乘积没有达到一定的阈值，如2°/s，飞行员则感觉不到在滚转。设定这位飞行员在平直飞行，他受到一种意识不到的和不正确的角速度为1.5°/S的滚转作用10 s，由此引起飞机带15°坡度。如果飞行员突然发现为他所不需要的坡度，并且以阈上滚转速率，如以15°/s向反方向压杆使飞机改平。这时他只会感受到实际做的滚转纠正动作引起的一半度数的感觉。当飞行员开始进入平飞的时候，即使他是重新在平飞状态之中，却产生一种向纠正滚转动作的方向倾斜15°的错觉。这时候飞行员发生了倾斜错觉。即使飞行员能够强制自己，准确地认读飞行状态仪表，以一种谨慎而又困难的过程去正确地操纵飞机，但其发生的错觉仍可持续几分钟之久，并在这段时间里其飞行效率明显下降。

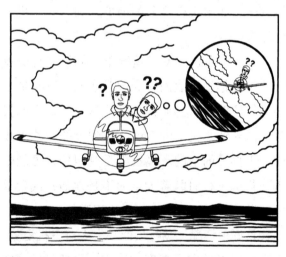

图6-35　倾斜错觉

（倾斜错觉是飞行中最常见的一种前庭性错觉。感觉是向右倾斜，而飞行仪表指示飞行是在平直飞行，该飞行员身体向左倾斜，以为这才是直立状态）

有意思的是，飞行员常常是在长时间转弯动作之后发生倾斜错觉，而不是由于阈下和阈上角运动刺激的变化。例如，在一次等候航线中，飞行员进入3°/s的标准速率的转弯，并持续1 min，然后改出转弯并持续平飞1 min，再转弯1 min，一直这样反复，直到航线条件允许

他朝着他的目标前进。在转弯阶段，飞行员开始时感到倾斜进入转弯，并且可正确地感觉出倾斜状态。但继续转弯时，飞行员的倾斜转弯感觉消失，而代之为飞机是在平直平飞的感觉。这是由两种原因所致：①当半规管内淋巴液流动速度跟上半规管转动速度时旋转感觉消失（躯体旋转错觉）；②方向是向着飞机底板的净 G 力提供错误的垂直线信息（躯体重力错觉）。在这之后，当飞行员改出转弯时，他感到他是在向相反方向倾斜转弯。随着飞行经验的增长，飞行员学会用密切注意状态仪表的方法很快压抑住错误感觉。然而不幸的是，有时，通常在飞行员特别忙乱时，他觉得消除不了这种倾斜错觉。如在"视性错觉"一节中已提到，错误的周边视觉定向信息也可以引起倾斜错觉。滚转性角速度最易引起这种错觉，至少在实验室里是这样。有一件事对倾斜错觉来说是显然的。即对这种错觉的解释不是一种。在某些情况下几种定向感觉系统的缺陷相互增强引起错觉，在另一些情况下，因某种原因一感觉系统产生的不正确信息会强于其他种感觉系统产生的正确信息，由此而引起错觉。各种经历表明，飞行员可无任何明显原因地突然发生倾斜错觉，或者甚至有意识地想像地面是在飞机的不同方向就可以发生这种错觉。这点意义在于，人们不应当认为，倾斜错觉或任何其他种错觉的发生都完全是对物理刺激的一种必然反应。这说明知觉反应比刺激末稍器官的反应更为重要。

定向障碍

定义

定向是一个人相对于地平面的位置和动作的知觉。它的首要含义（天然的）是指，基于周边视觉、前庭和其他感觉器官提供的在自然环境中的定向；另外的含义（人工的）是指，通过中心视觉、口头或其他象征性数据，如飞行设备显示的，智力性的构建的定向。虽然前一种类型的定向知觉是非理性的（不受分析与解释）而且包含大量潜意识的脑力处理，后一种类型，则是理性而完全有意识。与定向知觉不同，定位知觉是在（而非相对于）地平面的位置和运动的感觉。一个准确的定位知觉可以通过查看地图，或明确经度和纬度而获得。

定向障碍状态的特征是定向知觉错误。地理上的定向障碍，或者说"迷路"，则是指定位知觉的错误。这些定义共同包含了所有可能的位置和速度，包括平移和旋转，沿着和围绕三个正交的地表参考轴。空间定向信息包括视觉正常的个体晴天在或接近地表处应该可以获得并处理的数据。横向倾斜、前后倾斜、与垂直轴的角位置以及这些参数关于时间的第一倒数就是角位置和角运动，包括相对于地面的高度，前 - 后的速度、斜向一边的速度、以及上 - 下速度。除了这些，空间定向信息参数还包括坐标定位、在水平面上的线性位置尺寸。在飞行中，定向信息用飞行设备的为基础的参数描述（图 6-36）。角位置包括倾斜、俯仰、航向，对应的角速度包括滚转角速度、俯仰角速度、转弯角速度（或叫偏航率）。线性位置参数是高度，而线性速度参数是空速（或者叫地速）、滑转率、以及垂直速度。飞行中的航行信息包括在地平面上的线性位置尺寸，比如经纬度、方位，以及与航行参考点的距离。

空军的操作指南 11-27，第一卷，"飞行仪表操作"将飞行仪表分为三个功能组别：控制系统、性能系统和导航系统。控制仪表系统参数包括飞机姿势（如俯仰与倾斜），发动机功率与推力。性能仪表系统包括空速、海拔高度、垂直速度，航向、转弯速率、滑转率、攻角、加速度（G 加载）以及飞行轨迹（速度矢量）。导航仪表系统包括航向、方位、航程、经纬度、时间以及类似的用于决定在地表位置的参数。这些飞行仪表参数的这一分类可以帮助我们给定向障碍一个有用而可操作性的定义。相反，地理性的定向障碍是对飞机导航设备产生的飞行参数的错误感知。这些可操作性定义的实践应用就是他们建立了通常的理解关于定向障碍在各方调查空中事故，不论是飞行员、航空医生、航空生理学家、或者是其他领域的教授。如果针对问题"飞行员没有意识到真实的俯仰姿势和垂直速度和（或）其他控制或性能仪表参数？"的答案是"是的"。那么，显然飞行员是空间定向障碍。由此导致的一系列事件所引起的事故就清楚了。

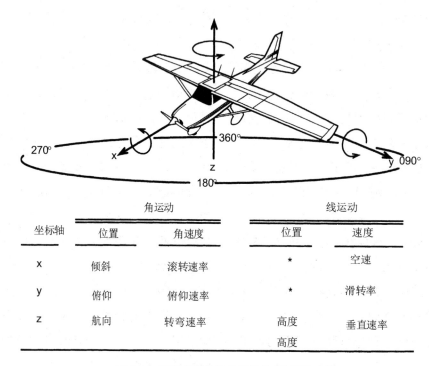

坐标轴	角运动		线运动	
	位置	角速度	位置	速度
x	倾斜	滚转速率	*	空速
y	俯仰	俯仰速率	*	滑转率
z	航向	转弯速率	高度	垂直速率
			高度	

图 6-36　飞行仪表数据为基础的空间定向参数

（空间定向障碍的特征就是对这些参数中任何一个的错误感知）

空勤人员讨论空间定向障碍时常常不够精确，他们喜欢说"态势感知丢失"而非"定向障碍"，似乎有过空间定向障碍是侮辱他们。态势感知包括个体一系列状态的正确感知，包括战术环境、地点、天气、武器性能、心理承受力、行政限制以及空间定向。因此，如果某种情况下，一个飞行员没有了他与地表面的相对位置及动作的感知，那么确切地说这个飞行员出现了定向障碍，广义点讲，也是态势感知丢失。

空间定向障碍的类型

将飞行中的空间定向障碍分为三类：Ⅰ型（没有认识到的）、Ⅱ型（认识到的）、Ⅲ型（无认识能力的）。Ⅰ型定向障碍，飞行员没有意识到定向障碍的任何表现，也没有发现自然与人工定向感知的差别，或者说没有怀疑飞行仪表功能出现问题，也没有发现飞机失控。在没有认识到空间定向障碍，飞行员无视其空间定向障碍的事实。是相对于地平面的位置、状态或运动的错误知觉。空间定向障碍和与其相应的术语 -- 飞行员眩晕（pilot vertigo），通常是指在飞行中感受了定向错觉。然而，在只是感受到一种定向错觉与定向信息感受错误或发生矛盾的情况下不得不控制住飞机，这两者之间在性质上截然不同。这种差别，在分析定向错觉飞机事故时非常重要。另外对开展生理训练，教育在受定向错觉影响有可能失去飞机操纵的飞行员来说也是很重要的。因此，空间定向障碍这一术语只能用于一个人不但具有定向错觉，而且还需要有正确的定向知觉去控制他的位置、状态或运动。当某人发生了定向错觉，但是不必要对其定向提供正确的作息时，就把他说成是空间不能定向（spatial unorientation）。把飞行员与飞行通讯员发生的错觉加以对比就可以说明这种差别。飞行员必须靠获得的定向信息进行反映，按规定的航迹飞行。所以，定向信息对飞行员是至关重要的。而通讯员可以不管他的空间定向而完成任务，定向信息是对是错，对他无关紧要。显然不是空间不能定向，而是空间定向障碍引起飞机事故，而且要加以研究，并尽力教育飞行员预防发生错觉。

分清楚认识不到的空间定向障碍（Ⅰ型）与认识到的空间定向障碍（Ⅱ）之间的差别，也是很有用处的。

顾名思义，认识不到的空间定向障碍是属于飞行员不知道他发生了定向障碍，而完全按其错误定向知觉所进行的反应去操纵飞机的一种状态。认识到的空间定向障碍，是飞行员知道了他操纵飞机的技能上有些失常，但他可能或者不可能真正认识到他的问题是由于空间定向障碍。除这两型空间定向障碍之外，甚至还有一种状态，即飞行员不仅知道因空间定向障碍使他不能有效地操纵飞机，而且因为动作剧烈产生对抗性的前庭动眼反应（眼震）还使视觉模糊不能得到正确的定向信息。为了用一个恰当而简单的术语描述这种状态，把这型定向障碍称之为前庭动眼失常型，或Ⅲ型空间定向障碍。

定向障碍举例

4架F-15鹰式战斗机中最后1架，在夜间恶劣天气出航，想用雷达跟踪、追上另外3架。这架飞机飞行员起飞后不久发生了航行错误。因此，在其雷达上没能发现其他3架飞机。灰心

之余，该飞行员决定去拦截他们。他以为其他3架会在标准的仪表飞行起飞航迹的弧线区内，于是，他切捷径去拦截。同时想当然地尽力去搜索其雷达上的、他以为随时可能出现的反射脉冲。与此同时在上升到离地1200 m之后，由于他不知道飞机已处于带了3°俯角的状态，飞机以差不多700 m/min的下降率进入下降状态。当飞行员从另一名飞行员那里得到了他想了解的方位信息之后，他不是突然意识到他处在与他机相撞的危险之中，就是他突然在雷达上发现了他机。因为这时他做了一个大坡度转弯，或是为了避开相撞的威胁，或是赶着去与他机会合。不幸的是，到这个时候他已经下降到离他机很近的下方，快得无法避开地面，就在飞机坠毁之前才在云下看到地面。

这次事故是由于没有认识到的定向障碍（Ⅰ型）所引起。这种错误看来是由躯体重力性错觉所致。躯体重力性错觉是由于这种高性能飞机在飞和爬高中产生的方向向前的加速度所引起的。飞行员全神贯注地搜索雷达上的目标，使他忽视了扫视仪表指示，只是错误的前庭信息得以侵入他的定向信息处理过程。由于飞行员没有意识到他接受的是不正确的信息，他一直根据这种错误的空间感觉去操纵飞机，以致纠正错误太晚了。

认识到的，或称为Ⅱ型的空间障碍的例子比Ⅰ型的空间障碍的例子容易举出。因为多数有经验的飞行员都会讲出他们怎么发生"眩晕"和如何克服的情景。然而，有些飞行员也可遭到不幸。一架F-15鹰式战斗机飞行员，夜间起飞上升与另一架F-15飞机编队后，在8200 m云中感到保持空间定向，控制飞机很困难。他向长机飞行员通话说："说说你的操纵情况"。因为气象不好，两名飞行员决定转到另一空域飞行，于是开始做右下滑转弯。此时僚机飞行员告诉长机飞行员"我在倒飞"。稍后，僚机飞行

员要退出编队，说："我不做僚机了"，而后又说："不，我跟着你"，最后说："不，我不做僚机了"。不幸的是，尽管长机在他脱离平飞状态进入下降时多次提醒他，然而他仍然进入了大坡度盘旋下降，而后不到 1 min 的功夫坠落到沙漠地上。在这起事故中，飞行员在云中改平时可能发生了倒飞错觉和在退出编队时进入了大坡度盘旋。虽然该飞行员知道他发生了定向障碍，或者至少他意识到有可能发生了定向障碍，但他仍然不能有效地操纵飞机。

飞行员能够认识到他发生了定向障碍，能够准确地从飞机状态仪表指示中获得定向信息，但还是坠地。这不免令人以为不是飞行员所为似的。飞行员是发生了空间定向障碍，而且自己在尽力设法去操作飞机，这一点是无需置疑的。

一架 F-15 鹰式战斗机飞行员，在天空晴朗的一天与另外两架 F-15 飞机飞行员进行空战战术飞行训练。他在 5200 m 高度上开始做大坡度左转弯。由于这一动作做得不正确，他的飞机开始大约以 150 ~ 180°/s 的速度进入左滚转。当他的高度下降到 5000 m 时，他曾在通话器里报告"失去控制，自动滚转。"飞行员至少有一次制止滚转的试图是成功的。高度在 2400 m 时滚转瞬间停止了一下，可证明此点。然而以后飞机又进入向左滚转。从飞机开始滚转到飞行员弹射历经 40 s 之久，致使弹射得太晚了。不管飞机滚转是由机械故障引起的，还是由于飞行员自己操纵所致的，这种强烈的滚转运动引起前庭动眼失常是肯定的。异常的前庭动眼反应不仅使飞行员不能认读仪表，而且是飞行员不能按自然天地线保持定向。因此，Ⅲ 型定向障碍可能使飞行员不能采取适当的、正确的动作去制止滚转和保持飞机停止滚转的状态。如果飞行员受到这种影响，必须会使飞行员不能正确判断他的飞行状态已经恶化的程度。

统计

由空间定向障碍导致或参与导致的飞行事故的比例在 1950-2000 年的 50 年里翻了 1 倍。国家运输安全委员会在 2000-2006 年间确定了 125 起空中事故的主要原因是空间定向障碍，对飞行员关于空间定向障碍及其危险表现进行教育的持续性努力并没有作用。幸运的是，大的飞行事故的总量和每一百万飞行小时的大事故数目在同一时间显著性下降（至少在美国这样），所以似乎飞行安全教育努力是确实起作用的。美国空军与其他组织的许多关于空间定向障碍事故的统计学研究提高了人们对航空中的这一问题的重视程度。

Nuttall 等 1956 年报告，一个主要的空军司令部在 1954-1956 年间，空间定向障碍事故占全部严重飞行事故的 4%，占全部机毁事故的 14%。Moser 1969 年报告了另一个主要的空军司令部队从 1964 年到 1967 年 4 月期间的飞行事故研究结果。他发现空间定向障碍是发生严重飞行事故的重要因素，占 9%，占机毁事故的 26%。Barnum 等在 1971 年回顾性分析了空军 1958-1968 年间的事故起数。他们发现，4679 起严重事故中空间定向障碍是事故原因因素的有 281 起，占 6%；这 281 起中有 211 起是机毁事故，占整个机毁事故的 15%。Barnum 等在一篇评论文章中总结出发生空间障碍定向事故的"平均飞行员"的一些有趣数据。如"年龄在 30 岁上下，飞行年限十年，作为第一驾驶员或飞行教员的飞行时间有 1500 h；他可能是一位战斗机飞行员，发生事故前 3 个月内大约飞了 25 架次"。Kellegg 在 1973 年一项独自研究中得出 1968-1972 年间的空间定向障碍事故率为 4.8% ~ 6.2%，并证实空间定向障碍引起的机毁事故率是很高的。

根据相关报道，美国空军承受的空间定向障碍损失最大。特别是对于一些高性能战斗机，如 F15 与 F16。1975-1993 年，在损失的 204 架美国空军 F16 系列战机中，30% 是由于空间定向障碍，即每十万飞行小时发生 5.09 起事故。在 20 世纪 80 年代，美国空军因空间定向障碍事故而导致的损失，每年都在 5 千万美元以上。在 1980-1989 年间，这一数字增加到 5 亿美元。在随后的 10 年里美国空军因空间定向障碍造成的损失在 1.5 ~ 2 亿，但是偶尔特别昂贵飞机的损失会在某些年份快速升高这一数字。最近的研究表明，空间定向障碍相关的事故在增加，平均每个事故所造成的损失也在增加。

空间定向障碍事故在世界各地一直很普遍。1982-1992 年，加拿大空军发生了 14 起空间定向障碍事故，造成了 24 人死亡，占所有飞行事故的 23%。印度空军和皇家空军也有相似的问题和相似的统计数据。

旋转翼飞机也不能避免空间定向障碍。A.J. Parmet 发现直升机在飞行员操作期间对倾斜特别敏感。在 1987-1995 年夜间飞行发生的事故，特别是使用照明设备时，占了美国军队的定向障碍事故的 43%，因为照明设备会限制驾驶员的周边视觉。全景夜视镜的发明，为这类问题的解决提供了希望。

普遍的观点认为一半以上的飞行事故与 Ⅰ 型定向障碍相关，其次是 Ⅱ 型，Ⅲ 型相关的极少。这说明，定向障碍的最主要的原因是视觉错觉。占了一半左右。另一半是前庭 / 体感错觉，前庭与视觉复合型错觉在一些事故中存在。1988 年，航空医生调查了怀疑为空间定向障碍引起的事故，发现全都与 Ⅰ 型定向障碍有关，2 起由视觉错觉引起，3 起由前庭障碍引起，3 起由视觉和前庭混合型错觉引起。根据这一报告，三种定向障碍引起事故的比例与传统的观点并不符合。

美国海军关于空间定向障碍的经历也很有建设性。在 1980-1989 年间，一共有 112 起 A 级的空中事故确定或可能是空间定向障碍引起的。其中 40 起确定是定向障碍导致，其中 20 起发生在白天，20 起发生在晚上，17 起发生在陆上飞行时，23 起发生在水上。2/3 的飞机，包括 15 架战斗机，6 架训练机，以及 11 架直升机被毁坏；40 起 A 级事故中 13 起始致命性的导致 38 人遇难。对于海军飞行员经历空间定向障碍的平均时间是 1488 飞行小时（中位数：1152 h），大概与空军飞行员的相同。奇怪的是，美国空军、海军、陆军空间定向障碍相关的飞行事故的发生率非常相似。虽然这些军队的飞行任务，多少有些不同。这一点，其他国家机构的飞行员也广泛的认可。

早期的事故统计有一个问题，就是这些数字是保守的，只包括那些国家安全委员会认定，定向障碍是确定、可能、或很可能因素的事故。事实上，许多因空间定向障碍导致的事故没有被确定，因为常常是杂念、任务过多、机组协调不佳引起了一系列后果导致事故发生。这些因素被认为比定向障碍更相关或更易于更正，尽管定向障碍紧随这些因素出现并最终导致飞机撞向地面或水面。从 1980-1989 间，263 起事故，425 名遇难者，20 亿美元以上的损失，是由于"态势感知丢失"。（(Freeman JE；personalcommunication to Kent Gillingham and co-author WE，1990)）。如果飞行员正确评价飞机的俯仰姿态、垂直速度，以及高度，或者说他们没有出现空间定向障碍，这些事故中的绝大部分是不会发生的。因此，可以认为空间定向障碍导致了比我们所知道的统计相关统计数据更多的事故，可能是这些数据的 2 ~ 3 倍。

世界范围内，空间定向障碍是商业飞机事故的主要原因，仅此于可控飞行撞地。可控飞行撞地，是一种态势感知丢失，显然是一种空间定向障碍的变异，增加了定向障碍导致的死亡人数。可控飞行撞地是指一架适航飞机处于飞行员控制之下撞入地形或障碍物，伴随着飞行员对即将发生灾难的认识不足。

空间定向障碍导致的运输机事故虽然不多，但确有发生。据报告，1950-1969 年间发生的 14 起是由躯体重力型错觉和视性错觉引起的事故，而认为是由所谓"黑夜起飞事故"造成的。另外，在同一时期发生的 26 起民用航班失控事故也是错判的。1987-1999 年，美国 4 起商业飞机空间定向障碍事故造成了 482 人遇难。全球范围内（除了美国），有 38 起类似事故导致 2280 人丧生。另一个事故原因是恐怖袭击，在美国导致 18 起空难，791 人丧生，全球 61 起 3904 人丧生。空间定向障碍也是通用航空（非军用机、非运输机）中的一个问题。Kirkham WR 等人在 1978 年报告，虽然空间定向障碍是美国整个通用航空飞机事故原因或因素的 2.5%，然而它是通用航空机毁事故的第三位常见原因。1970-1975 年间，4012 起通用航空机毁事故中有 627 起，其事故原因或因素是与空间定向障碍有关，占 15.6%。而且，空间定向障碍是通用飞机由持续目视飞行进入恶劣气象云中飞行发生机毁事故的第二位常见原因，可见其严重性。特别引人注目的是定向障碍引起的通用航空事故。1990-1998 年间，美国国家运输安全委员会记录的民航事故中，共 16 500 起空间定向障碍事故，绝大部分发生在通用航空飞机上。其中，1407 起是可控飞行撞地。这些事故 90% 的是机毁人亡的。可控飞行撞地事故在通用航空中持续增加但只商业运营的飞机上下降是由于培训与设备的差异。

空间定向和定向障碍的动力学

视觉主导

自然地会认为，一定形式的物理刺激总会引起一种特定的实际的知觉反应，或引起一定的错误知觉反应。当然，如果飞行员的天地线视域清晰、宽阔，其周边视觉实际上能提供所有的定向信息，直线加速度或角加速度运动信息可能引起错误，但不能导致空间定向障碍（当

然，运动信息非常强，一直引起前庭动眼反应紊乱的时候例外）。当恶劣的气象条件影响了飞行员的视觉，同样的加速度运动信息则可以使飞行员发生空间定向障碍。但飞行员通常可以靠飞机仪表获得定向信息而防止定向障碍的发生。如果飞行员对识别理解仪表指示的技能不熟练，或者仪表故障，那些错误的信息一定会引起定向障碍。

视觉主导作用的现象就是，飞行员用视觉定向信息形成了其空间定向知觉，而排除了前庭觉、非前庭的本体觉、触压觉和其他感觉信息。视觉主导作用分为两种类型，一是先天型，即周边视觉通过已有的神经联系和功能提供主导的定向信息；二是获得型，即经过中心视觉获得定向信息，而且是经训练和经验整合成为定向知觉的定向信息。精通仪表的飞行员在飞行中很少发生定向障碍，说明了获得性的视觉主导作用。即飞行员掌握了用中心视觉识别飞行状态表和其他飞行仪表指示的信息和能够把这些信息构成他是在什么地方，他要做什么和他要往什么地方去的概念，而且能在他操纵飞机时构成这些定向概念。这种复杂的技能必须通过训练形成和通过实践巩固。

前庭抑制

前庭抑制这一术语，常用来表示视觉活动过程的主导作用压倒不良的前庭感觉或前庭动眼反射。这方面的例子，如在训练有素的花样滑冰运动员身上可以看到视觉的主导作用。花样滑冰运动员经过大量时间掌握了消除旋转后眩晕和眼震的能力。这种眩晕和眼震通常是在冰上快速旋体突然停转时产生的高值减速度引起的。但是就是这种人员，当闭着眼或在暗环境中消除了视觉作用时，也会发生我们再给加速度刺激所引起的那样的严重眩晕和眼震。在飞行中，对不需要的前庭感觉和反射的抑制能力，是经过反复受到飞行中的线性加速度和角

速度作用而形成的。然而像花样滑冰运动员一样，当飞行员的视觉定向信息被消除了时，如当视线必须移开飞机状态仪表而去注视操纵无线电频道选择钮时，其抑制前庭感觉和前庭动眼反射的能力也会受到破坏。

机会主义

机会主义是指定向信息的处理过程中，具有一种能迅速而确切的以自然感受的信息填充定向信息空白的倾向。当飞行员在仪表气象条件下飞行时，其视线脱离开人工天地线很短的几秒钟，通常就足以使错误的周边、视觉或前庭信息破坏飞行员的戒备，而形成整合了错误信息的定向知觉。事实上，中心视觉的定向信息与前庭性的定向信息之间的冲突，没等飞行员对这些信息进行评定时就自行以前庭信息取胜而非常迅速地解决了。

因为前庭神经核是反射性定向反应通路的初级终点，而且也是任何空间定向知觉最后上升为意识初始整合水平。所以可以认为，到达前庭神经核的任何定向信息，无论是前庭信息，还是其他本体信息，还是周边视觉信息，在中心视觉信息争抗中都会占优势。而表现为飞行员唯一的定向知觉，换句话说，获得性的视觉主导作用虽然靠集中注意力获取人工定向信息可以得到维持，然而通过本体神经通道的自然定向信息过程对中心视觉优势作用的对抗是很强大的，而且是始终存在的。

适宜的定向信息的缺乏和各种形态感觉间的对抗，只是整个定向障碍事故发生的部分原因。为什么有这么多的失去定向的飞行员，甚至知道自己已经发生了定向障碍的飞行员也不能够控制住飞机使其恢复正常，几十年来一直困惑着飞行事故的研究者们。对这种现象有两种可能性的解释。第一种解释认为，定向障碍的心理负荷破坏了像飞行这样的经过学习获得的高级行为。第二种解释是，定向障碍的复杂

心理动力效应是飞行员以为是飞机本身的毛病。

飞行技能遭受破坏

飞行员认识到其空间定向和控制飞机的能力已受损时起，飞行技能可能就开始受到破坏。在某种情况下，要耗费很大的精力，专心致志地注意研究那些定向信息是确实可信的。是脑干网状的激活系统，还是前庭输出系统，或者两者都可以提高醒觉和增强前庭信息交流。只能是个推测。然而，网状结构的净效，大量的错误的前庭信息在这里处理，并结合进入飞行员的定向直觉之中。当然这种效应只使情况更加恶化。因而遇到正反馈的情况，这时，只有用飞行员坚定不移的努力才能打破这种恶性循环。不幸的是，像飞行员发生Ⅱ型和Ⅲ型空间定向障碍时所产生的心理负荷情况下其复杂的认识能力和运动技能都要下降。首先表现为注意力高度集中。发生过严重定向障碍生存下来的飞行员报告说，他们不能像通常那样扫视和认读所有仪表的指示，而是把注意力凝聚在某个飞行仪表上。飞行员还报告说，在他们试图摆脱定向障碍时，不能理解无线电通话向他们讲的是什么。其次是，在严重心理负荷下表现出回复到原始的行为，甚至反射动作的倾向。高度发展的，较晚获取的仪表飞行技能，在空间定向障碍负荷下可为原始的防御性反应所取代，而不能采取合适的恢复动作。第三点，常使人想起，在技能破坏达到极端时，发生定向障碍的飞行员会因恐惧、慌张面对飞机操纵系统呆若木鸡，无所适从。

巨手现象（Giant Hand Phenomenon）

Malcolm 等所阐述的巨手现象（the giant hand phenomenon）使人信服地解释了为什么很多飞行员甚至知道了他们发生了定向障碍，也应该能够避免对其飞机的失控，但却为空间障碍左右得极端慌乱和无能为力。遭受定向障碍作用的飞行员错误的知觉为，飞机的操作与他

的运动不一致。因此每次把飞机操纵为所要求的状态，而飞机似乎与他这种努力作对，老是恢复到另一个比较固定的姿态上去，发生绕滚转轴定向障碍（如倾斜错觉严重中立性盘旋错觉）的飞行员，可以感觉到有一种力，像一只巨手要把一侧机翼压下去，并且使飞机一直向那一侧倾斜着（图 6-37）。发生绕俯仰轴定向障碍（如典型的躯体重力性错觉）的飞行员可以感觉到，飞机受到一种类似的力作用使其机头下俯。巨手现象并不少见，据问卷调查，经历过空间定向障碍的飞行员有 15% 经历过巨手现象。不知道有这种现象的飞行员，在他第一次体验到这种现象时就可能惊讶不已，并且可能为这种现象所迷惑和不能辨别清楚问题的实质。飞行员在无线电通话中报告飞机操纵有故障，这并不能作为事故是由错误操纵引起的结论性证据，空间定向障碍才是事故的真正原因。

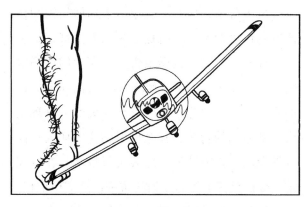

图 6-37　巨手现象

（对滚动姿态定向障碍的飞行员，感到飞机在对抗他试图根据飞行仪表确定的飞机姿态，好像一只巨手握着飞机，使飞机处于错误的本体感觉确定的滚动姿势）

用什么机制可能解释这种巨手现象？要理解这种现象，我们必须首先承认：一个人的定向知觉不仅仅形成有关其位置和运动的意识性知觉，而且也形成一种前意识的知觉（apreconscious percept）。这种前意识知觉是正确完成随意运动活动和反射性动作所需要的。意识性的定向知觉，可以认为它是理性的定向知觉。其中人们可

以精心推敲，辨别真伪、对错，还可能根据从他处获取的感觉，而不是原始的定向感觉在一定程度上变更知觉，使其符合实际事实。与此相反，前意识的定向知觉，应认为是一种非理性的定向知觉，其中只是对传入到脑干和小脑的原始定向感觉进行整合，而不易受推理作用而发生改变。当飞行员知道他已经发生了失定向，并且试图根据意识性的理性定性知觉去操纵飞机，而理性定向知觉又与他的前意识的非理性定向知觉相矛盾时会发生什么情况呢？因为构成前意识的定向知觉的信息参数只能用来实现原始的定向反射（如姿态反射）和熟练的随意运动（如走步、骑自行车、飞行），可以推想到，每当成为这些动作反应依据的定向信息参数与理性定向知觉不同时，这些类型的动作的实际结果就要背离理性想到的结果。失定向的飞行员用以失去控制滚转，恢复对飞机的操纵，然而他会体验到实行这种控制是极其困难的。这是因为作为人体功能的基本信息，反映做这样一种动作效果相反，甚至是危险的。或者飞行员会发现，一旦他做了滚转，就必定会反复做下去。因为他的躯体对前意识的恶性定向知觉自动进行反应。这种恶性的前意识的定向知觉又是来自飞行员的意识性的，要恢复操纵的动作。所以，前意识定向知觉会影响谢灵顿的反射性动作和随意性动作的"终末共同通路"，而在发生了空间定向障碍时，这种影响对飞行动作的表现就是巨手现象。飞行员要消除其意愿与技能之间的矛盾冲突，就必须把他的随意性动作与他掌握的飞行动作区别开。用拇指和食指移动控制杆，而不是用整个手，有助于分开两种动作，并从"巨手"中恢复飞机控制。

定向障碍诱发条件

读者从各种飞行错觉的物理学基础的知识中已经可以推测出许多可促使空间定向障碍发生的特殊环境因素。一定的视觉现象，如假天

地线、直线性和角向量运动以及自动性运动可产生特殊性的视性错觉。持续性恒速转弯，如在等待航线或程序转弯中可以引起躯体旋转错觉或倾斜错觉，以及在这种情况下可以设想到，动头可以产生科里奥利错觉。像在起飞中产生的相对持续的线性加速度可产生躯体中立错觉，再受转弯 G 拉力作用时动头可引起超 G 错觉。

什么样的飞行方式和飞行员做什么样的活动本身就最容易引起这些潜在性的错觉发生呢？当然，仪表复杂气象条件下飞行和夜间飞行是首要因素，然而在仪表飞行与目视飞行交替进行的飞行特别容易引起定向障碍。如果坐舱外视界模糊，飞行员视线立即回到座舱内注意看仪表，并且一直盯着仪表，直到重新确信可以继续做目视飞行为止，飞行员就不易发生定向障碍。事实上，任何要求飞行员中断认读仪表的情况或操纵动作，都会促使定向障碍的发生。这方面的例子如某些飞机上的电子控制开关和显示器由于安装的位置关系，使飞行员必须占去几秒钟中断认读仪表去和它们打交道，并且并非情愿的称此为"眩晕陷阱"。在飞行员中断认读仪表的时间里，某些需要做的大幅度头动为空间定向障碍的发生提供了机会，也成为其发生的原因。

在恶劣气象条件编队飞行，是最容易发生定向障碍的一种飞行条件。确实是，某些有经验的飞行员只要他们在恶劣气象中当僚机飞行或跟踪飞行就发生定向障碍。飞行员在恶劣气象中跟着长机做编队飞行时，很少有机会扫视一下飞行仪表。这一事实意味着飞行员与任何正确的定向信息来源基本上是隔绝的，而错误的前庭信息和周边视觉信息可畅通无阻地进入感觉中枢。

飞行员预防发生空间定向障碍，最最重要的是要精通、胜任和普及仪表飞行。无仪表飞行等级的飞行员进入仪表飞行天气肯定会在几秒钟内发生空间定向障碍。正如多数有仪表飞行等级的飞行员，如果他进入了云而发现飞行仪表不工作就会发生定向障碍是一样的。正如飞行员所说的，仪表飞行技能，肯定是"不用则废"。因此，飞行员没有一定的近期仪表飞行经验，不应该在仪表飞行气象条件下驾驶飞机，而且这样做通常应该认为是违反规定的。

即使经验丰富的仪表飞行的飞行员，如果他们的注意力从飞行仪表上转移走，也会很容易发生空间定向障碍。这种情况在存在其他任务分散他们过多注意力时出现，比如航行、交流、操作武器、修理故障，以及观察飞行中出现的地区。飞行员出现"任务饱和"。事实上，几乎所有关于Ⅰ型空间定向障碍的飞行事故都是由于飞行员没能将多项任务间的轻重缓急处理好。从进入飞行学校的第 1 天就传授的"拇指法则"就将首先驾驶好飞机，然后再在时间容许的情况下做其他事情。这永远都是一个给飞行员的很好的建议，特别是对于那些脑力工作负担很重的人，因为不能按照这个法则处理好任务的轻重缓急，就会导致定向障碍，甚至灾难。

最后一点，应该认识到影响飞行员身心健康的情况可能使飞行员更易发生空间定向障碍。饮酒对神经信息处理过程的损害作用，就是一个明显的例子。然而，在酒精较明显的作用过后许多小时可以诱发出前庭性眼震（酒精性位置眼震）。这种为人们所不很熟悉的作用可能是同样明显的。其他药物，如巴比妥类、安非他明、非处方药（如抗组胺药），特别是非法"娱乐性"药物（见第九章），肯定都有可能造成空间定向障碍以及坠机。体力、脑力疲劳以及急、慢性情绪负荷都同样可以使飞行员丧失集中认读仪表的能力，因此而损害飞行员抗空间定向障碍的能力。

定向障碍事故的预防

在各种情况下都可能发生空间定向障碍。

从理论上讲，采取特殊的对抗措施可以打破导致定向障碍的生理因素链中的任何一个环节（图6-38）。常常改变一下飞行动作程序，避免能引起飞行错觉的视性或前庭运动和位置性刺激，就可以预防空间定向障碍的发生。提高飞行仪表的性能，使飞行位置和运动信息转化为易为飞行员认知的定向信息，也可以有助于飞行员避免发生定向障碍。通过反复的仪表环境下的

飞行，飞行员可以熟练地掌握仪表飞行。这可以增强飞行员的知觉处理过程，使之产生正确的定向知觉，而不发生定向错觉。如果飞行员发生了错觉，他能够把手操纵飞机改为自动驾驶仪操纵，就可能把一个危险的空间定向障碍转变为影响不大的空间失定向状态。待定向错觉减轻后可以重新恢复操纵。

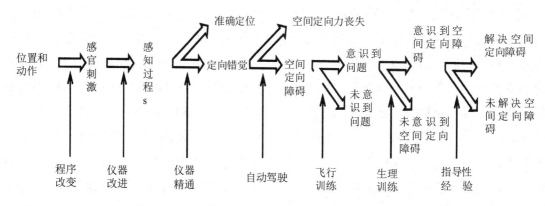

图 6-38　导致空间定向障碍事故的环链以及可能防止事故发生的环节

（从左向右是：改变飞行动作程序可以使矛盾的感觉信息减少。改进仪表显示方式可以使定向信息容易为飞行员接受。熟练的仪表飞行可以保证定向知觉准确。飞行员发生了定向错觉时，采用自动驾驶仪操纵飞机可以避免空间定向障碍，而代之为失定向。经过适当的飞行训练的飞行员在发生定向障碍时，飞行员能认识到他在操纵飞机上出现了问题。飞行员知道了什么问题后，对飞行员进行生理训练可以使他认识到，这个问题是出自于空间定向障碍。向飞行员进行适当的教育和让飞行员体验定向障碍，可以使认识到发生了空间定向障碍的飞行员采取正确的操纵动作恢复飞机状态和免于发生空间定向障碍事故）

用自动驾驶仪不仅有助于飞行员克服定向障碍，而且首先有助于预防定向障碍的发生。确实，一些战斗机有一个特别的"恐慌按钮"，定向障碍的飞行员通过按这个按钮使飞机回到机翼水平姿态。

发生了空间定向障碍的飞行员如果能认识到他是发生了定向障碍，他就是在恢复的中途了。然而认出定向障碍并非是件很容易的事。首先飞行员必须知道，他面临着一个保持其飞行高度或航向问题。如果飞行员集中注意力看别的，如雷达萤光屏，而没有看飞行仪表时就不能做到这一点。只要通过适当的飞行训练就可以逐步养成统筹各项任务及连续交叉地认读各仪表指示的能力。第二点，飞行员必须要认识

到他在飞机操纵上的困难，是由空间定向障碍引起的。通过生理训练可以提高这种能力。最后，飞行员处理定向障碍对飞机操纵的影响这种能力是要通过有效的飞行教育、适当的生理训练和在定向信息矛盾的环境中操纵飞机的经验获得。只是简单地知道他是发生了定向障碍，是绝不能保证他的生命安全的。

教育和训练

生理训练和知道如何有效地交叉认读各仪表是飞行员、航空医生和航空航天生理学家解决空间定向障碍的主要手段。理想的是，这种训练应该包括教学材料、演示和互动式培训。定向障碍方面的教材已为数不少。许多电教片、视频计算机程序、手册，以及书籍与指南中的

章节都为飞行员提供了有关空间定向障碍机制和其危害方面的信息。虽然在提供空间定向障碍信息方面所做的努力值得赞扬，然而编制的教材过多地偏向于理论机制和定向障碍的危害作用方面。缺乏实际如何处置的措施。

我们现在向飞行员强调，分为两个阶段的训练来预防定向障碍事故。首先，通过经常和系统的监测飞行仪表或真实的自然参考物，了解的关键性飞行参数（倾斜、俯仰、垂直速度和海拔），降低空间定向障碍的可能性，相反，如果由于手头的任务没有轻重缓急，导致注意力无法聚焦在飞行参数上，则很可能导致定向障碍。第二，但定向障碍没发生时，认识其本质并且采取行动。在过去，标准的建议就是信任仪表。现在，这个建议本身是有缺陷的，因为巨大压力下的飞行员在有限的时间内，需要知道怎么做才能使自己从困境中脱身，而不仅仅是知道如何去分析。如果飞行员被告知正确读取仪表数据，忽略自己的感知，飞行员便在定向障碍时有了简单而明确的指南来重新控制飞机。我们强烈的建议，在空间定向障碍上，对飞行员的每一次演示都应该强调：①通过经常交叉认读各仪表指示避免出现定向障碍；②通过正确读取仪表数据从定向障碍中恢复过来。

向飞行员示范、讲授空间定向障碍，传统的方法是在巴朗转椅上或其他种匀速旋转装置上进行。

让飞行员闭眼坐在旋转装置上，加速达到某恒定角速度，并要求用拇指按一按钮发信号反映其旋转感觉的方向。在恒角速度下旋转一段时间后（通常为 10～20 s），飞行员失去旋转感觉，并把这情况报告给观察人员。然后教员立即停止旋转，此时飞行员立即报告，他感到向原来旋转方向相反的方向旋转。通常要求飞行员这时睁眼，他会惊奇地看到，尽管有强烈的前庭性旋转感觉，但实际上他并没有旋转。最

好有其他培训的飞行员在场见证这一效果。示范讲解了躯体旋转错觉之后，再让飞行员闭眼、低头（面向地板）做恒速旋转。当飞行员报告其旋转感觉消失了时，让他突然抬头面向墙壁。这种动作引起的科里奥利错觉是一种有非常明确地向一侧滚转的感觉。惊愕不已的飞行员会表现出一种防御性姿势反射和在有滚转错误知觉时会睁开眼睛求助于视觉去定向。这种示范所提供的信息并不是说在飞行中会同样地发生这种错觉，而是说明前庭感觉是可以愚弄骗人，也就是说这种感觉不可靠。同时说明只有飞行仪表才可以提供准确的定向信息。

多年来，至少研制出了一打不同的装置，扩展了或代替了巴朗转椅示范各种前庭性和视性错觉以及飞行中定向障碍的效应。这些装置基本分两类：定向错觉示教器和空间定向障碍示教器。多数错觉示教器是让飞行员被动地坐在那里，体验一种或几种下述错觉，如躯体旋转错觉、眼旋转错觉、躯体重力错觉、眼重力错觉、科里奥利错觉、G 超重错觉、相对运动错觉和自动性错觉。在错觉示教器上，一般要求飞行员记下来或记住定向错觉发生的次数和方向，然后向他讲解或者让其体验真实定向。少数的抗眩晕训练器，实际上是一种空间定向示教器，让飞行员体验在发生各种前庭或视觉错觉时控制练习器的状态和运动的困难。这些设备虽实际上是为空间定向障碍训练器，图 6-39 所示的是目前用的两种抗眩晕训练器，但还有其他更复杂的设备。

虽然在飞行员生理训练中提倡广泛使用抗眩晕训练器，但重要的是要认识到，很可能有人不是严格按照所用装置的原理和功能去训练，而是滥用。一些抗眩晕训练器上装有飞机仪表，让飞行员在体验定向错觉时去执行跟踪认读仪表的任务，而不是实际去操纵训练器的运动。从事训练的人员简单从事，告诉飞行员在他发生

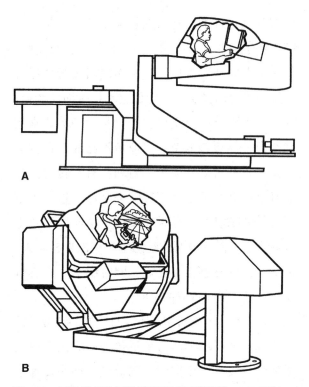

图 6-39　目前应用的两种型号抗眩晕训练器：2400 型 Vertigon（A）和 Gyrolab 3000（B）两者都是利用躯体旋转错觉、躯体重力错觉和其他前庭错觉，以及中心和周边视觉错觉，来给学员制造定向障碍，同时驾驶舱内的学员可以试着按着读到的真实的飞行仪表指示去操纵训练器的状态和运动

了错觉引起的运动时，只要很好地完成视跟踪仪表的任务，他就是在"克服定向障碍"，这一点是很诱惑人的。但是，由于飞行员的实际定向与跟踪任务是不相干的，所以与任何一种定向错觉也是不相干的，他也体验不到赖以进行操纵反应的视觉信息和前庭信息之间的冲突感觉。自然，这种情况没有抓住飞行中定向障碍的实质，而且反使飞行员信以为在这样的地面示教器上克服了定向障碍就可以产生一种能对付飞行中定向障碍能力，这使飞行员产生一种错误的安全感。现在采用空间定向障碍示教器越来越多了。在这种示教器上飞行员必须在定向错觉作用下按照真正认读的仪表指示操纵训练的实际运动。这样可能减少滥用训练器的情况，且能提高向飞行员示范空间定向障碍的效果。

飞行训练是教育飞行员了解空间定向障碍危险的一种好途径。飞行中示范前庭性错觉已正式编入飞行员训练课目。然而这种示范的效果在很大程度上决定于飞行教员的个人主动积极性和技术水平。了解前庭系统功能，并根据其经验而了解哪些动作一定可以引起错觉的飞行教官，通常可以在飞行中使飞行学员产生躯体旋转错觉、躯体重力错觉和滚转错觉。不应把前庭性错觉的示范性飞行与常规的飞行员训练大纲中异常飞行状态改出的示范混为一谈。前者的目的是让飞行学员体验定向错觉，并认识什么是飞行错觉；后者的目的是让飞行学员学会如何安全快速地恢复对飞机的操纵。然而，在这两种示范飞行中都应向飞行学员交待，应按指令"做到正确认读仪表"去操纵飞机。

飞行训练的作用是通过连续性的实践去保持飞行技能。然而对这种实践在降低空间定向障碍事故的重要性不能过分强调。无论是进行仪表飞行、编队飞行，还是进行特技飞行，熟悉当时的飞行环境和对所进行的飞行任务的熟练程度都不仅可以比较明显地提高预防或消除定向错觉的能力，而且可以比较明显地提高发生定向障碍时对其克服的能力。

飞行中的动作程序问题

如果一种特定的、飞行中的动作程序常常引起空间定向障碍，显然应该改变或取消这种程序。这会有助于减少定向障碍事故，如夜间编队起飞和重新加入编队是最容易引起空间定向障碍的一些动作程序的例子。

另外与此有关的方面是，"丢掉僚机"的程序。这种程序是用来使飞行员看不到一直在做僚机飞行的飞机。失去视觉联系，常常是由于能见度不好和在目视编队飞行与仪表飞行之间一阵犹豫不决之后发生的，自然，这可以引起定向障碍。因此，在还可能允许与其他飞行机组安全脱离时，应该尽可能地简化这种丢掉僚机的飞行程序。"丢掉僚机"的飞行训练程序，理想的是：先规定好偏离的飞行高度和航向，并一直在这种状态下保持飞行：若是另外改变高度和航向要再通知僚机，在这种程序中应避免频繁的或可引起定向障碍的长时间的持续性转弯，还应减少认知性工作负荷。在恶劣气象条件下飞行的僚机常常不是看不到长机，而是僚机飞行员受到的定向障碍负荷很大，以致使他做出抉择，丢掉长机似乎比继续编队飞行更为安全。通常处理这种情况的经验是，让僚机处于编队飞行中的长机位置，至少等定向障碍消失之后再变换过来。这样可以使发生定向障碍的飞行员要脱离开航线成为丢掉的僚机时能够避免必需做的转弯动作，因为飞行员发生了定向障碍时转弯特别困难而且危险。然而人们会怀疑让一名发生定向障碍的飞行员飞行是不是明智，一些研究空间定向障碍的专家也以充分的理由坚决反对这种做法。

采取其他人与发生定向障碍的飞行员进行通话联系的方法可能解决与飞行员和其他乘员生死攸关的定向障碍问题。在工作压力较大，飞行员保持必要频率的仪表读取的同时，长机应该周期性地向僚机报告飞行情况，如俯仰、倾斜、高度、垂直高度、航向、空速等必要指标，使僚机能够在大脑中构建出空间定向的图片。如果僚机已经定向障碍，长机飞行员仍然需要告诉僚机正确的定向信息，并提供一些潜在的如何生存下来的建议。不幸的是，还没有一种肯定有效的方式可以做到恰到好处的联系。大部分的指导飞行员会本能性地告诉定向障碍的僚机操作细节，或者说让僚机根据指令做。

对于定向障碍的飞行员是应该以粗暴的命令式语气使其按照指令做，还是应该让他们自己集中精力解决他们的定向障碍问题？过度的骚扰或者忽视都不是合适的做法。采用几句有力的、明确的、着重行动的口令可能是一种最好方法。如像"按地平仪飞行！"和"右转90°！"这样的口令。切记：发生空间定向障碍的飞行员或是处于慌乱忙碌之中，或处于功能失常状态之中，他对那种和声和气的琐言碎语或那种烦乱复杂的指令可能充耳不闻。简单明了和有明确针对性的口令可能是能够引起发生定向障碍的飞行员注意的唯一方法。如果定向障碍是一个潜在的风险，推荐飞行前讨论飞行程序。

座舱布局和飞行仪表

最著名的一种眩晕陷阱是安装在座舱内偏僻部位的无线电通讯发报频率选择开关，或无线电应答密码机的选择开关。操纵这种选择开关，不仅要求飞行员视线离开飞行仪表，中断对仪表的巡视，而且飞行员还要侧头去认读。飞行员侧头可能使他发生科里奥利错觉或G超重错觉。飞行设计师们现在已经知道，使常用的设备放在飞行员易看见和手易操纵的位置，这样可减少空间定向障碍发生的可能性。所以，大多数现代飞机把无线电通讯机和无线电应答密码机频率选择开关和读数器放在飞行员前方、飞行仪表附近。

飞行仪表安装位置也是非常重要。飞行仪表应集中直接安地飞行员的前方，而状态仪表，提供定向信息的主要仪表及操纵飞机所需的主要仪表应集中安放在仪表板中央（图6-40）。在仪表布局上如果没有尊重这个原则时，发生空间定向障碍的可能性就增加。如有一种现代战斗机，把飞行员在座舱内的坐位设计过高，以便扩大飞行员的视野，使空战时有一良好的视野。这种设计把状态仪表的位置降到几乎在飞行员两膝之间。结果造成，在夜间飞行和仪表气象条件下飞行时飞行员要用中心视觉去看很小、位置很远的状态仪表，从中获取正确定向信息。这时，那宽大的座舱盖围绕着飞行员周围，使其视野宽阔的优点却使他可能产生周边视觉运动错觉和位置信息引起的错觉，这种设计的最后效果是，造成飞行员定向异常困难，使在这种飞机上飞行的飞行员发生空间定向障碍的危险性比状态仪表安装位置较合理的飞机大得多。

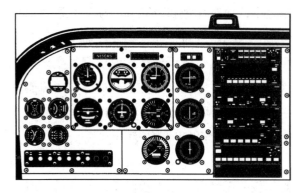

图6-40　设计良好的仪表板

（状态指示仪直接位于飞行员前方，其他飞行仪表集中在其周围。雷达和其他需要经常操纵和观察的设备放置在飞行仪表附近，这样可以缩短飞行员间断扫视仪表的时间。可以避免飞行员移动头部，以免因此而引起空间定向障碍）

事实上，飞行仪表的逼真度是仪表呈现易读、易懂的空间信息能力的主要因素。老式的"指针式、球式和空速"指示器（指针指示转弯方向和速率，小球反映转弯时杆舵是否协调，空速表指示飞机是否在爬升或俯冲）使飞行员做很多识别、理解才能按该仪表指示进行空间定向。然而，这种组合式仪表指示几乎满足了一代飞行员的需要。当采用了状态指示仪（也称为陀螺地平仪、人工地平仪或姿态陀螺仪）后，明显降低了飞行员进行飞行时的空间定向负荷量。因为飞行员可无困难地把人工天地线设想为真实天地线。多年来，除了变得更为可靠、更为通用之外，它变得更容易理解：仪表表盘一半是灰色或蓝色的"天空"，一半是黑色或棕色的"地面"。在其下半部分还有些模式刻度标志线，中间是零点线。这样与实际地球状况高度相似，使得状态指示仪成为当前仪表飞行的主要依靠。

一种飞行仪表设备设计的新构思，是平视显示仪（HUD），可以从风档玻璃附近的反光玻璃向飞行员投影显示数字型和其他符号性的信息。这样飞行员可以在其前方观察到仪表板及

监视飞行参数和武器情况的参数。当飞行员选择一种相应的显示方式，在"俯仰信号发生器"上可以观察到飞机的俯仰和滚转状态（图6-41）。航向、高度、空速和其他参数在平视显示仪上用数字显示出来。平视显示仪位于飞行员前上方，操纵飞机所需要的多数仪表、设备在其上面呈密集布局以及其显示参数的方式，可能使平视显示仪在减少空间向障碍发生上优越于传统的集中排列的仪表。然而，平视显示仪用于仪表气象条件飞行，被广泛接受。现在，在每个战斗机和几乎所有新的军事货运飞机上都能发现平视显示仪。2002年，阿拉斯加航空公司领先在商用飞机上安装了平视显示仪（图6-42）。

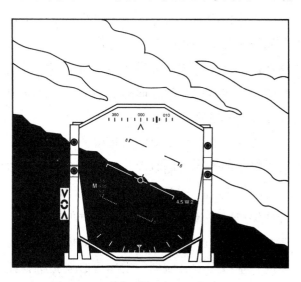

图6-41　一种典型的平视显示仪（HUD）

（显示仪中心的俯仰信号发生器显示俯仰倾斜状态的信息）

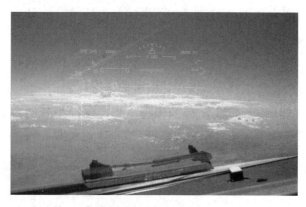

图6-42　阿拉斯加航空公司安装的平视显示仪

发展的下一代就是头盔/安全帽显示器，它不再将飞行员的视野限制在飞机的正前方，而是当飞行员转头时，显示器跟随他/她一起移动。很容易理解，尽管，在许多战斗机上，如 F/A-18 大黄蜂，F-16 猎鹰，新的 F-22 猛禽，平视显示器是飞行信息的最重要来源，但是平视显示器在某些方面不如传统的飞行仪表那么容易地获得空间方向信息。首先，平视显示器缩小了机舱外的视野，在视野中加入了清晰度很高的"游标"，而传统的仪表可以给予较大的，"全方位""空间环境视野。另外一个原因就是，平视显示器的仰俯梯度表相对不稳定，在飞机机动性中度活跃时零刻度线（地平线）从视野中消失使得平视显示器很难应用。而飞机从不正常的姿势中试图恢复时，这种机动肯定会发生的。第三个原因可能是传统姿态仪中的地平线比平视显示器中的零刻度线更像真实的地平线。

平视显示器在某些汽车上也有安装。为了减小市场上平视显示器的混乱并最大化提高生产效率，平视显示器的标准也正在制定。

状态指示仪和平视显示器看来似乎很好，然而它并不是保证空间定向的十全十美的飞行仪表。这种仪表因为基本设计上的欠点而有缺欠，它把视觉空间定向信息呈现给错误的感觉系统——中心视觉系统。这样可产生两种不良效应：①飞行员的中心视觉不仅要识别数字式仪表上的数字参数，而且还要为飞行员进行空间定向。因此，飞行员在仪表飞行中使用其中心视觉系统时处于效率低的状况，要用约 70% 的时间花费在看状态指示仪上，而其周边视觉却没有被利用。②事实上中心视觉不是天生能提供初级空间定向信息，使飞行员难以直接地认识人工天地线。

特别是新飞行员有一种倾向，感觉滚转和向后翻转的显示偏差，会对刚进入的滚转和俯仰朝错误方向进行修正。为此，曾从各方面设

法提高飞行员从姿态指示仪和有关飞行仪表获取定向信息的效能。一种方法是，固定人工天地线，让仪表上的小飞机滚转和翻转，以此指示实际飞机的运动。从理论上讲，这种结构可以使飞行员在操纵其飞机飞行之前不必过多地先对其飞行状态进行空间定向。飞行员仅仅是驾驶姿态仪表上的小飞机，让实际飞机跟着动。另一种方法是，让人工天地线提供俯仰状态信息，让姿态仪表上的小飞机提供滚转信息。

然而，这些方法却不能使中央视觉摆脱开对人为的空间定向信息的处理工作。

现在出现了另外一种设计思想，即设计周边视觉显示仪（PVD），如大家所知道的马卡姆天地线。这种显示仪至少想为飞行员通过其周边视觉提供俯仰和滚转的信息。这样可以抽出中央视觉去完成高精度的视觉分辨工作。已经研制出几种 PVD 周边视觉显示仪。其显示方式是，传真投影一条细长的、横穿仪表板显示的、反映真实天地线的光标线。这种光标线直接随真实天地线的实际运动而运动（图 6-43）。PVD 飞机姿态显示仪目前至少应用于一种军机，但是这种显示仪的显示俯仰角量程有限，以及其他缺点，影响了人们对这一新型显示仪的热情。

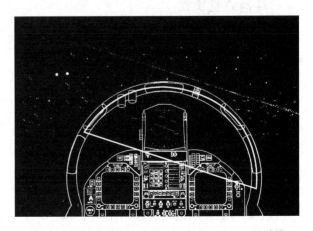

图 6-43　周边视觉显示仪（PVD）或 Malcolm 天地线

（人工天地线投影在整个仪表板上，并随实际天地线移动。飞行员用周边视觉观察投影的人工天地线及其移动）

我们相信空间定向问题的最终解决要靠

HMD 技术。电脑图像生成与光声技术的进步使得天然空间环境可以在全视野立体声的呈现（图 6-44）。现在的显示设备眼镜大小，只有几克重，为飞行员提供定向情景，这些情景不因飞行员头部姿势的改变而改变。下一代设备，将电子增强的视觉和立体声环境叠加在真实环境上。这样飞行员能够在一种完整而自然的形式下进行空间定向，其他输入包括听觉和触觉显示器可以增强该设备。

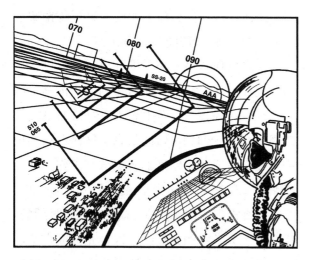

图 6-44　艺术家观念中先进的头盔显示器

（电脑生成的地平面图像和其他关键性飞行信息以全方位的视觉形式呈现在头盔面颊上，同时叠加在真实世界上）

其他感觉现象

　　闪光性眩晕、迷罔和目标催眠（target hypnosis），传统上是与空间定向障碍结合起来讨论的。然而，严格地讲，这些现象是注意力变化的问题，而不是知觉失常。脱离现象与空间定向障碍也没有直接的关系，但将这种状态下的异常感觉表现放在这里讨论是适宜的。

闪光性眩晕（flicker vertigo）

　　正象多数人从其自身经历中所了解的那样，看一种闪耀光线或闪耀光景象时会感到心烦意乱。在航空上，闪耀有时是由于直升机旋翼或低速飞机螺旋桨遮断直射的阳光产生的。或者在一些少数的情况下，像防撞灯呈不规则地闪动也可引起闪耀。飞行员们报告说，这类情况实际上是产生烦恼、激怒的原因。但在健康空勤人员中很少有证明说闪耀可引起空间定向障碍或临床上的眩晕。事实上，有位权威人士强调指出，没有什么闪耀性眩晕问题，而那只是以前的一种推测。当然，直升机的旋翼或机上的旋动信标灯可引起角相对运动错觉（angular vection illusions）。这是由于旋翼和旋动信标灯可造成旋转性阴影或旋转性照明带。然而这种角相对运动变化并不是由闪耀光所引起的。可以想象到，与角相对运动有关的感觉冲突也可以引起运动病症状。但这也不是由于闪耀光引起的，而可能是由于旋转光和旋转光阴影引起的。

　　另外应当了解的是，相当于脑电 a 节律的 8 ~ 14 Hz 范围的光刺激可使少数对闪光诱发癫痫易感人产生发作。虽然闪光诱发癫痫易感者的发生率（低于 20 000∶1）很低，而在飞行员中的发生率更低，但是有些直升机事故还是考虑是由于飞行员发生了闪光诱发性癫痫所致。

迷惘（fascination）

　　集中注意力，是人人每天都会遇到的事。当一个人学习一种新的技能，或者一种老的技能要重新学习的时候有压力，就特别容易引起注意力的集中。当飞行员的飞行任务中有新的或难度高的要求时，他往往会把注意力集中在这些方面，而对其他方面就不怎么注意。如果注意力过度集中就会使飞行员对应该进行反应的重要信息视而不见，听而不闻。这就称之为迷惘。最明显的一个例子是，当飞行员如此全神贯注地向目标发射导弹，以致不问要接近地面的一些明显标志而撞地。有人认为这种事故是由于"目标催眠"引起的。然而真正的催眠过程是无从怀疑或不该推论的。在飞行中有关迷惘的另外一些例子是：①在负荷程度特别高的仪表飞行时飞行员不是扫视各个飞行仪表，而是盯着一个飞行仪表；②把注意力都投到精确飞行信息上，而忽视了其他工作；③由于粗心做出很多粗笨的动作，尽管清晰地听到速度警报器的报警，仍然以大速度着陆。这些例子有助于我们去理解 Clark 及其同事最早提出的迷罔定义："飞行员具有进行适宜反应所必需的所有信息，也清楚地知道正确的操纵程序，但对此全然不顾而失去对非常明确的刺激状态进行适宜反应，这种状态谓之迷罔。"从迷罔的定义和上面所列举的例子可清楚看出，迷罔可以或引起感觉障碍，或引起动作失能，或两者都可引起。另外还了解到，至少是感觉障碍型的迷罔不仅在工作负荷比较高的情况下可以发生，而在工作负荷很低和单调乏味的环境下也可以发生。最后一点，读者还应了解，像注意力过度集中发生的迷罔与 G 负荷下发生的管状视觉不是一回事。即使中心视觉能看到所有的适应信息，迷罔所致的注意力下降也可对那些感受到的信息，或可引起反应的那些信息视而不见。

脱离现象(break-off)

Clark 在 1957 年报告了这种状态。他们的论文标题也许是对这种状态的一种最好的描述："脱离现象是飞行员在高空感觉到的一种与地球分离的感觉。"他们发现，在他们调查的 137 名美国海军和海军陆战队喷气式飞行员中有 35% 的人在高空飞行时发生过与地球分开、隔离感觉或身体上与地球分隔开的感觉。这三种状态最常发生在高空（5000 ~ 15 000 米，平均在 10 000 米）、单座飞机，而且是在操纵飞机不怎么忙的时候。在被调查的飞行员中大多数人认为脱离感觉是一种兴奋、安祥或其他种愉快的感觉。然而除了这三种感觉外，有的感到忧郁、孤独或不安全。脱离现象可能对操纵没有什么影响。特别是，不认为对飞行员操纵飞机的能力有明显影响。然而作者们认为，发生脱离现象同时伴有忧郁或恐惧可能对飞行员的行为有明显的影响。因此，在飞行员首次单独进行高

空飞行之前，应该向他们讲述这种现象。另外，脱离现象可能对飞行员的飞行动机产生微妙的、肯定的影响。谁能否定校约翰吉莱斯皮所经历到的这种感受的意义呢？是他为我们谱写出在航空上最值得纪念的诗篇："高空飞行"。"噢，我终于摆脱了大地无情的羁绊…伸出我的双手，触摸到了上帝的尊容。"

态势感知

空间定向的拓展就是态势感知。飞行员必须知道飞机相对于地球的姿势和位置，态势感知的丢失可能让飞行员在空间定向正确，但地理上定向障碍。如果你进场或者飞过一座高山，地理定位对于确定什么时候降低高度很关键。这与迷路无关。一架农业喷药飞机必须知道目标区域在哪，哪里有树木、电压线等危险物。

现代飞机装备玻璃座舱和先进的计算机导航系统让飞行员得意，同时使他受这个系统威胁。商业航空公司的飞行员，驾驶装备了这些飞行管理设备的玻璃驾驶舱飞机时，遇到的常见问题就是，很难理解这些系统在做什么以及电脑指令的确切含义是什么。举例讲，1995 年1 架商业飞机（B757），在夜间返回哥伦比亚的卡利，途中飞机下降至高山间的山谷。飞行员并没有意识到在他们已经错过了导航的检验点，然后，他们用速记代码编程 FMS，让飞机直接飞往卡利。此时，系统选择了他们 7 点方向 200 英里远的检验点。FMS 将飞机转向新的检验点，由于是夜晚看不到外面，飞行员没有发现他们转弯并直接飞向一座山。同时，没有雷达的地面控制中心，也没有意识到飞机的确定位置，对当时的危险毫无觉察。而这导致了机上 163 人中 159 人遇难。

失去态势感知在地面也会发生。飞机跑道侵入就是美国联邦航空管理局面对的主要问题

之一，特别面对太多的美国机场失控的事实。跑道侵入导致的最糟糕的飞机事故发生在1977年。2架747在特内里费机场跑道上相撞，由于视野和沟通都很差，导致飞行员和指挥塔态势感知的丧失。好的跑道标记和新的电子显示器有助于避免这类事故。

运动病

运动病始终是航空医学中要解决的一个问题。这种重要的证候群放在本章里讨论，是为了强调空间定向在其病因学上的极端重要性。事实上，空间定向和运动病在发生机制上是密切相关的，以致有时（且是合理的）习惯上把定向病与通常属于运动病的有关状态统统归做为一类。

运动病的定义、症状和特点

运动病是恶化健康的一种状态，表现为受运动环境中的不习惯条件作用，并对其发生反应的一种特殊证候群。症状通常是进行性发展，由嗜睡、淡漠和胃区不适到恶心、苍白和出冷汗，进而发展到干呕和呕吐。如果不采取措施终止其发展，最后可发展到身体完全衰竭。这些主要症状是完全可以预测的。前庭学家设计出一种通用的五级记分法，由不舒服 -- 一级到完全病态的五级。依据症状表现的程度定性评定运动病的严重程度。有时可见到的运动病其他症状有头痛、唾液和吞咽动作增多，食欲减低、呃逆和身体发热感。虽然呕吐有时可以暂时性地缓解运动病症状，然而更多见的是，发生了运动病的人如果其接触的不习惯运动环境或其他条件继续存在，就会继续处于病态，呕吐会代之为干呕。由于有各种各样的恶性运动和定向条件，所以有很多种运动病源性的名称，其中如海晕病、空晕病、晕汽车病、晕火车病、晕游乐车病、骑骆驼晕病、动画片晕病、飞行模拟器晕机病以及最近增加的一种航天病。运动病的一种变异是入睡综合征，主要表现为嗜睡，就像摇晃新生儿促进睡眠，这可能是新生儿反应的残留。

对运动的适应需要几个小时到几天。持续性暴露到运动环境中，如太空飞行与远洋航海会导致回到陆地后对不动环境的重新适应。有时候，导致个体有个很短的时间内仍然感到在运动中的感觉，既上岸综合征。

军事飞机上发生的运动病

Armstrong为我们提供了有关第二次世界大战期间军事航空中一些有意义的空晕病统计。

"…飞行学员在头10次飞行中的空晕病发生率占全体学员的10%～11%，其中1%～2%学员因此而停飞。其他受训飞行人员遇到很大的困难，有时其空晕病发生率可高达50%，还发现，除了飞行员外，其他作战飞行人员有时发生空晕病，而且影响其作战能力。曾发现在空运部队中情况更为严重。在极度不利的条件下空运人员的空晕病发生率高达70%。在非常需要他们支援的时候。有时甚至连着陆都一时性失能。"

最近的研究表明，美国和英国受训的军事飞行人员在训练中的空晕病发生率有时约占受训人员的40%。飞行学员中发生足以严重影响飞机操纵的空晕病占其发生率的15%～18%，飞行学员的空晕病几乎全是发生在头几次训练飞行时，发生在螺旋训练和头一次双机空战飞行时。大约只有1%的军事飞行学员因难以控制的空晕病而停飞。这证明绝大多数人是能适应的。然而受训的其他空勤人员的空晕病停飞率是相当高的。

虽然受训飞行员在自己飞的时候几乎都不

发生空晕病，然而当他们做为副驾驶员或当乘客时却可以发生。其他受训飞行人员，如领航员和导弹系统操纵员也易发生空晕病。狂风天气飞行，低空"地面跟踪"飞行和要反复受到高 G 力作用的飞行，如空战和投弹训练飞行，特别易使上述人员发生空晕病。由于不是这类人员主要操纵飞机，他们不能预知飞机的运动；由于他们忙于监视座舱内各种仪表的工作，不能经常地观察外界。这两种情况是这类飞行人员发生空晕病的重要因素。

模拟器晕机病

飞行模拟器晕机病现在越来越引起人们的重视。因为飞行模拟器能起到很大的实际作用，飞行人员花费在飞行模拟器上的时间越来越多。现在使用的高质量的军机模拟器可以激发 40% ~ 70% 受训者的运动病症状。一般，这些症状包括常见的嗜睡、多汗，以及其他形式运动病发生的恶心，呕吐很少发生，因为模拟飞行可以在没有严重到呕吐前随时停止。眼疲劳相关的症状如头痛、视物模糊等同样非常常见。但是航空医学特别感兴趣的是模拟器暴露经常导致飞行后姿势和运动失衡，瞬间定向障碍，不自主的视觉倒叙，以及其他感官急性重排的表现。

装有宽视野、无限光学、计算机成像显示器的模拟器，比提供较少真实周边视野刺激的模拟器，更容易引起模拟器晕机病，不管伴不伴随运动。直升机模拟器特别容易诱发症状，可能是因为这些低空飞机活动的自由度很大。有趣的是，模拟器晕机病在某一特定飞机上很有飞行经验的飞行员中更容易发生。症状经常在模拟飞行终止几小时后消失，但是有很少一部分人不平衡的感觉会持续 1 d。因为在高强度的模拟飞行训练后，可能瞬间出现运动和感觉障碍，所以建议机组人员别在已知的能够诱导模拟器晕机病的模拟器训练后，开始正常的飞行执勤。与其他运动环境的情况一样，反复性的

暴露到模拟运动环境，经常给予机组较少的运动病易感性。虚拟现实演示以及引人注目的场景动作剧也会使大众产生模拟器晕机病，称之为"模拟器病"。

民用航空发生的运动病

民用航空飞行训练中的空晕病发生率，只能对其做一个估计，然而可能比军事飞机上的发生率低一些。因为民航飞行员训练中没有螺旋或其他种空战特技动作。很少有乘客在现在的商业飞机上出现晕机。因为民航飞机通常在没有气流颠波的高度上飞行。然而多数轻型、低性能的 g 一般飞机上的乘客，其晕机病发生率并不低。这种飞机经常是在低空、气流变化比较大的高度上飞行。

航天运动病

克服航天运动病是航天面对的挑战之一。航天运动病是航天员 Jennings 首先体验到的一种运动病，而后大约有 70% 的航天员在任务的头 2 ~ 3 d 发生了航天运动病。在比较大的航天飞船上航天病发生率更高，航天员在这种大航天飞机上做的头部或身体的动作要比小的航天飞机上的多。现在的发生率仍然在 60% ~ 80%。虽然航天运动病与其他形式的运动病类似，但发生在空间飞行器的呕吐是没有习惯性前驱性的恶心与冷汗，而是急剧的。但是，在其他新型的、刺激的水平很低且较长或者刺激强度高且突然的定向环境中，也会发生相同的现象。由于航空飞行相关的突然呕吐与颅内压增高患者"弹丸"或"雪崩"样呕吐的很相似，有一种理论认为，航空飞行引起的不适可能是由于体液向头侧流，产生的零重力环境。这种体液转变理论已经不再流行，取而代之的是更为保守的共识：空间飞行产生症状的原因与一般运动病一样，因此"空间运动病"的名称更被人接受。

空间运动病症状的发展时程与对策见图 6-45。症状通常出现航空飞行开始几分钟到几小

时，持续数小时其至数天，平均36 h缓解。值得一提的是航空运动病的一个特征是麻痹性肠梗阻，特点是肠鸣音消失。由于这种正常胃肠活动的消失，营养吸收受损直到适应。由于对零重力环境的适应，导致一些宇航员在回到地球后再次经历运动病，虽然此时的严重程度比航空运动病要轻。据报道，已经适应的航天员在他们回到地球的几天内对其他的形式的运动病也耐受。预测航天运动病一直不成功，除非让宇航员试飞一次。

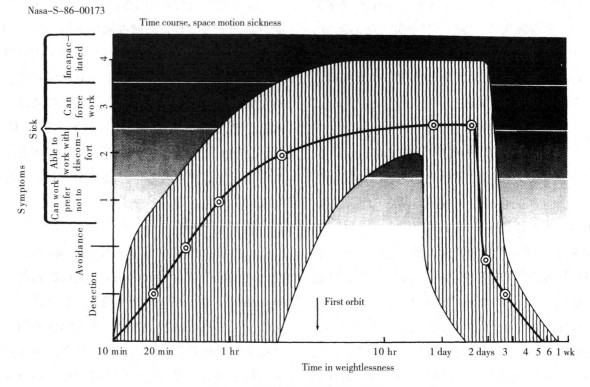

Nasa-S-86-00173

图 6-45　航空运动病症状的时间过程

（阴影区表示航天飞行器的机组人员记录下的各种运动病症状）

　　航空运动病对载人航天行动产生负面影响，10% ~ 20%的航天员在最初的几天内，表现会严重的受损。因此，空间运动病在载人航天行动中的潜在影响必须被合适的任务计划减到最小。如果可能，较少活动的任务应该安排在飞行初期。因为空间运动病诱导的呕吐至太空服能威胁生命以及相应的任务。出仓活动不应该在空间飞行的前2 d。直到对新的环境完全适应，头和身体的运动在出仓活动期间几乎不可能引起航空运动病症状。有趣的是，头的俯仰运动是最容易引起航空运动病，其次是翻滚和摇头，而且这些动作伴随两眼睁开要比闭目时更加容易诱发航空运动病。这些发现说明耳石器官介导的

前庭动眼反射在转变动力状态时至少部分参与了航空运动病的机制。治疗－预防措施为首先运用指数，然后用肌内注射异丙嗪，药物治疗可以试着口服东莨菪碱/d、安非他命，但是由于不良反应，被肌内注射而后口服异丙嗪取代。

　　零重力情况会导致流体转变、心血管功能失调以及骨骼脱钙。大空间站的旋转可以产生重力，缓解这些症状。但是这种旋转会产生其他类型的航空病。这种情况将来也会遇到。

运动病病因学

　　人类探索、推测运动病发生原因已有几千年历史。本世纪航海和航空航天事业的发展，

使运动病得到广泛的科学研究，从而能够对这种使人伤脑筋的病症做出令人满意的解释。

有关因素

如前所述，运动病是对所在的运动环境不习惯状态所产生的反应。所谓运动环境，总的讲是指在判断其空间定向时个体直接感受到的，或间接察觉到的线性的和角性的位移、速度和加速度。这里主要的关系量是机械感受器（与其相对应的是视觉性的）感受的线性加速度和角加速度，作用于前庭末梢器官的刺激。当然，轮船在恶劣天气中起伏、侧动、颠波运动肯定与运动病的发生有关；同样飞机在特技飞行中俯仰、滚转、旋转以及产生正负 G 力也肯定与运动病的发生有关。

半规管单独受到异常刺激，如用转椅旋转也可引起运动病。同样，耳石器官单独受到异常刺激，如在电梯上或四柱秋千上也可以引起运动病。不管是复杂的刺激，如通常在轮船上和飞机上所产生的，还是简单的刺激，如在实验室里所造出的，重要的是，异常的迷路性刺激与运动病的发生有关。不仅适量的异常前庭刺激足以引起运动病，而且要引起运动病也需要一定量的前庭刺激。迷路切除的实验动物和前庭末梢器官功能能丧失的人（称谓"迷路缺陷"）可完全不发生运动病。

视觉系统在运动病发生中可起到两种非常重要的作用。第一种作用：单独通过视觉感受到的运动可使某些人发生运动病。例如，观看宽幅影片上的驾驶飞机、乘坐高空单轨车以及在波涛起伏的海上驾船等可引起电影运动病；感受性敏感者看显微镜移动载玻片不能耐受而发生显微镜晕病；飞行模拟器上的宽视野视觉系统，在没有任何机械运动的情况下可以引起运动病，称为飞行模拟器晕病。不是中心视觉，而是周边视觉受到的异常刺激在视觉诱发性运动病中起着突出作用。通过周边视觉系统接受

到的定向信息会聚到前庭神经核，会缓解视觉诱发前庭参与的运动病。视觉在运动病发生上的第二作用可以用众所周知的一个事实说明。即受到异常运动作用的人，在看不到外界视觉参考物时，比能看到外界视觉参考物时更容易发生运动病。可明显说明这点的例子：在船舱底发生了运动病的海员，走向甲板看看天地线就可以防止运动病进一步恶化，飞行人员集中注意力做舱内工作（如监视雷达荧光屏上扫描）时发生了运动病。若向舱外看看就会减轻症状。

能提供空间定向信息的其他感觉系统，也能成为引起运动病刺激的通道。听觉系统受到旋转性声源刺激时可引起声源性眩晕（audiogenicvertigo）、声动性眼震（audiokinetic nystagmus）和相随的运动病症状。非前庭性的本体感受器受到新异形式能直线加速度和角加速度刺激时可引起运动病。然而，接受到的空间定向信息与预期的定向信息之间的差度可能比实际受作用的感觉通道或实际传送的刺激形式更为重要。在各种飞行模拟器上体验到的运动病证明，没有预计到运动形式和没有满足所期望的运动在运动病发生中的重要性。例如，2-FH-2 型直升机练习机上的飞行教员比学员更容易发生运动病。假定飞行员根据其实际飞机上的飞行经验期望做一定的操纵就会产生一定的定向刺激反应。而在模拟飞行中飞行员感受到的并不是这样。另一方面，飞行员没有经过实际飞机飞行，就没有这种期望，从而在模拟器上的体验与期望之间也就没有什么差别。另外一个有关期望的运动在运动病发生上作用的例子：飞行员自己操纵飞机不管飞多长时间都不发生运动病，但是当他不操纵飞机而是由另外一名飞行员在同样的飞机上飞行，做同样的动作时却发生运动病。这例子说明，只要飞行员自己操纵飞机时，他期望的运动总会得到满足，但是当他人飞行时他期望的运动得不到满足。

另外有一些与空间定向没有重要关系，而与运动病敏感性似有密切关系的因素。年龄是这种因素之一。在青春期之前，运动病敏感性随年龄增加而增高，而后逐渐减低。另一个因素是性别。年轻女性的运动病敏感性略高于男性（2/3以上的女性对远洋渡轮晕船，但这只是社会报道的现象，在实验室条件下，性别间的差异不管是在发病率还是在严重程度上都要小很多，而且这种差异随着年龄的增加而消失）。与大众的观点一样，一些科学证据也表明，吃过东西会增加运动病的易感性。也有证据表明高水平的有氧运动，增加了运动病的易感性，可能是通过增加交感张力。情绪不稳定和过于稳定的个性特征也与运动病敏感性有密切关系。不管一个人在受到运动作用时，是从事繁重的脑力作业，还是无拘束地探寻定向线索，看来一个人的胃的状态对运动病敏感性有影响。越是内向状态的越易引起运动病。同样，不管是在对地的定向上，还是担心可能发生运动病所

产生的忧郁、恐惧和失去信心都能增强运动病的敏感性。然而，对因忧郁引起的运动病，我们必须细心地加以区别。等待投入战斗的伞兵，在机上发生呕吐，可能是由于过度忧郁引起，也可能是由于发生了运动病引起，也可能由这两种原因引起，最后必须认识到，很多情况，如内脏受到机械性刺激和飞机座舱内的异常气味虽然通常与引起运动病的条件同时存在，然而这些情况本身并不引起运动病。

条件性运动病是一种令人比较感兴趣，但又有潜在危险性的现象。正如巴甫洛夫用狗做实验对象，训练它听到铃声分泌唾液一样，飞行员和其他飞行人员反复暴露在引起运动病的飞机运动条件刺激中，到后来可以一遇到条件刺激，或甚至一见到飞机就会产生运动病的自主神经反应（图6-46）。因此，逐步和合理地安排飞行人员去接触异常的飞行运动环境以及如果需要的话，可以在飞行训练早期阶段使用药物预防运动病。

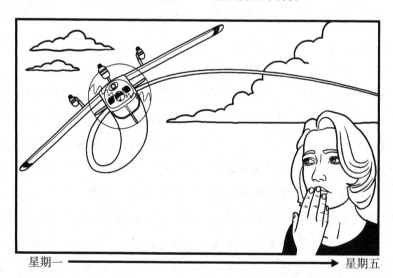

星期一　　　　　　　　　　　　　　　　　星期五

图6-46　条件性运动病

（在飞行中反复发生空晕病的飞行学员，甚至在飞行之前看到飞机或闻到飞机的气味就能条件反射性地发生运动病症状反应。在学员适应新异运动之前用抗运动病药物可以防止条件性运动病）

统一的理论

当前对运动病发生机制的认识都集中在"感觉冲突"理论上，或克莱蒙特首先在1931年提出的"神经不匹配"理论假说上。简单讲，感觉冲突理论假说是来自各种形态感觉系统，其中必定有前庭系统的定向信息不一致时产生运动病。

实际上，经过充分而详尽的分析后，所有的运动病都可以统一用感觉冲突理论解释。通常这种感觉冲突是前庭与视觉之间的冲突，或是前庭系统各部分之间的冲突。然而，前庭系统与听觉系统，或前庭系统与非前庭的本体感觉系统之间也可能发生冲突。因前庭-视觉冲突引起的运动病，一个显而易见的例子是，当受试者双眼戴上倒向棱镜，使其自身运动的视知觉与其自身运动的前庭觉完全相反时发生运动病。这个例子同样证明人脑的可塑性，几天之后适应便会产生，棱镜去除后，重新适应又会再次发生。另一例子是，电影晕动病，视觉知觉的是运动，可前庭觉知觉的是静止不动，两者之间发生冲突。空晕病和海晕病常常是由前庭-视觉冲突引起的，直线运动和角运动的前庭信号与舱内附静止不动的视知觉不一致。前庭-视觉冲突不只是反映在运动上，而且也反映在静态定向上。如有些人在抗重力室里发生运动病。抗重力室建造得使视觉垂直线与真实的重力垂直线完全不同。

前庭系统内冲突是诱发运动病特别有效的方法。前庭科里奥利效应使半规管产生绕非垂直轴的错误的角速度信号，而耳石器官发生的信号不证实角位置发生了变化。这时极易发生运动病。在零重力环境中，当一个向偏离垂直线方向动头时，半规管感受旋转运动，但耳石器官不能感受任何相对于重力矢向的角位置发生的变化。许多科学家相信前庭系统内发生冲突是航天病发生的机制。

类似的观念是"耳石器官倾斜翻译机制"，这一假说认为航空运动病是由于从视觉-前庭冲突发生到一个人学会正确解释零重力条件下的耳石器官刺激（例如是由线性加速度而不是重力加速度导致）。以这个模型为基础提出产生了一个很有希望的方案，让宇航员预适应失重环境下的感觉冲突。但是药物治疗似乎更加有效。

另外一个假说是微重力改变了前庭眼反射的增益导致了视觉感知与前庭感知之间的冲突，或是预期与丰富实际经验间的冲突。一个更微妙的假说是左右耳石的不对称运行，在 1G 重力环境中可以得到补偿，而在其他重力环境中不可以，导致前庭定位信息发生冲突。不论是哪种解释被广泛接受，其核心依然是感觉冲突。

什么因素决定是否定向信息发生了冲突？这取决于一个人以前在运动环境中所获得的经验和以这种经验为基础所期望的定向信息与实际所接受到的定向信息一致的程度。因此，感觉冲突的重点不是在于来自各种感觉形态的信息间的绝对差异，而是在于期望的定向信息与实际的定向信息之间构成矛盾。此点可以从下述事实得到证明：对持续性的异常运动环境，如海上、空中、慢旋转以及双眼倒向棱镜等可以逐渐得到适应；由异常运动环境返回到应该回到的正常环境后发生再适应。期望的定向信息与实际的定向信息一致而不发生运动病，这一点也可以由事实证明：飞行员和汽车驾驶员自己操纵时从不发生运动病，我们主动地自己做很多运动（跳跃、跳舞、杂技）也不发生运动病，但如果你们被动做这些运动，肯定会发生运动病。由此看来，这主要是与感觉和运动的定向动态过程内在模式有关，与对定向有意识的控制和无意识的控制有关。当期望定向信息与实际的定向信息之间发生一时性的矛盾时引起校正性反射活动，或以内部模式去适应，或者以这两种形式出现。但是当发生持续性的矛盾时，则发生运动病。

神经生理机制

运动病的神经生理过程依然是个谜团，尽管这个领域最近取得了一些进展。我们现在知道运动诱导呕吐并非必需脑干的化学感受区参与。正如我们曾近认为的，不止有一个通路通往延髓的呕吐中枢。一个较为流行的假说认为，运动病主要是由于脑干神经刺激不平衡，打破了平常M型胆碱能神经（交感神经）与去甲肾上腺素能神经（交感神经）的动态平衡。因此，研究集中到了前庭神经核－网状结构的形成，以及脑干的自动化控制中心。

一些发现支持这一假设，如东莨菪碱（一种毒蕈碱胆碱能受体阻滞剂）和右旋安非他命（一种刺激去甲肾上腺素释放的肾上腺素活性化合物），是非常有效的控制晕车的药物，特别是在联合应用时。反对的证据是神经药理学并没有在低位脑干证明这些药物的活性位点。故此推测，存在其他解剖结构，特别是边缘系统和基底神经节，在运动病的发生和治疗中非常重要。Kohl指出边缘结构在注意力机制中的感官系统选择中具有重要作用。感官冲突时运动病病理机制的基本特征，而对这种冲突环境的适应也必须依赖视觉感官。这两点都提示边缘注意力机制在运动病的产生和解除中有基础性作用。Kohl同样指出东莨菪碱在边缘结构（特别是隔－海马通路）中具有的作用，以及右旋安非他命增强了多巴胺传递的作用（特别是在黑质纹状体和中脑边缘系统）都支持边缘结构和基底神经节参与了运动病病理过程。Kohl等相信这些结构产生"一个高水平的感官整合过程，处理感官变化和反射的抑制或激活，最终产生自主神经症状。"虽然，运动病神经生理学和神经药理学及其相应的治疗还没有被最后确定，但是，目前的证据否定了前庭器官和低位脑干中的相应结构的重要性，并认为关键的导致运动病的结构位于皮质下区域。在自主调节中前庭输入的重要性并不明确，因为继发因素控制是不充分的，这些因素包括情感/情绪反应，肌肉收缩与局部淤血诱发的心血管反应等。脑干广泛的汇聚前庭和自主神经信息，这一解剖生理的证据表明，可能存在对前庭、躯体和内脏受体的重力加速度的整合呈现，进而对这些器官进行控制。在前庭功能紊乱或者运动病的情况下，内脏症状（如上腹不适、恶心，或呕吐）可能有助于逃避这样的环境。

发生运动病的目的

即使以细胞功能和亚细胞功能完全阐述运动病的发生机制，运动病产生的目的是什么仍然是个迷。Treisman提出了一个可能的答案。他认为，定向感觉，特别是前庭系统在对毒物产生催吐的反应中，起着重要作用。动物摄取了毒物并体验到毒物对中枢神经系统的作用，也就是说精神的空间定向感觉协调功能减退和随之而发生对运动活动的感觉反应预测性降低。这时发生反射性呕吐，从而使动物排除毒物。这种消除摄入的毒物机制，其有利于保存生命的价值是显而易见的。前庭末梢器官和小脑一定部位的基本特性以及通过这些结构的机制作用所表现出来的感觉冲突作用，为Treisman理论提供了合理的基础。最后一点，最近为Treisman学说提供的实验根据：迷路切除的动物，除了不发生运动病外，对一些天然毒物的催吐反应明显减弱。

运动病的预防和治疗

在所掌握的各种预防和治疗运动病的方法中多是效果不佳，很少能很容易地控制住运动病。然面从医学的合理性原则来衡量，这些方法一般是可用的。有几种特殊治疗方法经受住了时间的考验，并作为传统性治疗方法。而某些较新的方法看来还有很大的潜力可挖。

生理性预防

预防运动病最有效的方法是避开能引起运动病的环境。然而，在当今的世界里，对大多数人来讲，这既不可能，也不是合乎需要的。最普通，基本上是最成功的方法是通过持续地，或反复地暴露在新异的运动环境中以适应这种环境。发生适应的快慢，个体差异很大，主要决定于刺激的强度和个体的适应能力。通常持续暴露在中等强度的定向刺激环境（如海上和空中航行）中几天，或反复暴露在强的刺激环境（如空战，或在离心机上）中几个阶段，都会获得抗晕能力。在适应过程期间用抗运动病药物预防症状，不会损坏适应过程。建议在这时可以应用抗运动病药物。

当试图使乘员或机组人员预先适应新的定向环境时，需要考虑的一个重要概念是对运动的适应存在一般性和特殊性。在预先适应方案中使用的刺激与新环境中预期的刺激相似性越大，成功适应的可能性就越大。举例来说，在零重力太空飞行之前接触高 G 飞行来提高对一般效应下太空运动病的抵抗力，是起不到任何积极效果的。

选拔能抗运动病的人参加飞行，或把特别容易发生运动病的人淘汰掉，认为是降低某些范围内的，如军事航空训练期间的运动病发生率的一种方法。所谓对运动病的敏感性是一种复杂的综合性特征。这一点使选拔作为一种预防运动病的方法，其有效性比想像的低得多。至少有三种独立存在的、可影响运动病敏感性的因素。①感受性：是对一给定的定向信息冲突感受的程度和对其体验和反应的强度，②适应性：是对给定的异常定向环境适应的速率，表现为症状反应越来越少；③保持性：是在脱离新异环境后对该环境的适应保持能力。这三种因素似是独立存在的。这是说，经过专门预测，具有高敏感性的飞行员，也可能很快产生适应和能保持适应很长时间，于是就不能够根据运动病病史，甚至敏感性试验而停止其飞行训练。尽管绝大多数飞行学员能够适应空中环境，然而，或是用前庭刺激方法，或是用运动病询问表调查，所得结果表明，对运动病的敏感性与飞行训练成功与否成反比关系，即敏感性高的人，成功地完成飞行训练的比例低。另外，健

康鉴定结果表明，设法把发生运动病概率高的飞行人员淘汰掉，对某些要求比较高和耗资大的航空航天来讲是适宜的。用生物反馈行为调整法降低罹患慢性空晕病飞行员的敏感性，已取得了某些可喜的、有发展前景的结果。

生理性治疗

一旦发生了运动病证候群，就要设法使其恢复。第一步是脱离引起运动病证候群所在的环境。如果这点有可能做到，通常很快随之缓解。然而症状也可能继续发展，直至呕吐，甚至当引起症状的运动停止了以后，恶心和嗜睡症状有时可以持续数小时。如果不可能脱离所在环境，应设法取仰卧位或只是把头固定不动也可能减轻症状。如前所述，在密闭式座舱里受到运动作用的乘客，如能看看自然天地线也能有助予减轻些症状。最有效的一种生理性"疗法"，是把飞机操纵交给有了症状的飞行人员。历来的飞行教官都习惯于用这种方法防止其学员发生运动病。虽然他们可能不能解释出这种作法是怎样降低期望定向信息与实际定向信息之间的冲突。另外一种实践证明有效的方法是打开座舱通气孔，向发生空晕病的学员吹吹冷风。来自教官的这种关心，无疑挽救了很多要淘汰的飞行员。

药物性预防

作为预防运动病最有效的单方药物是东莨菪碱。在暴露于运动环境前半小时至 1 小时，口服 0.3 ~ 0.6 mg。遗憾的是，口服有效剂量的东莨菪碱，其副作用（即嗜睡、口干、瞳孔扩大和视调节麻痹）使之作为常规的口服药物，对飞行人员来讲是很不取的。当长时间停留在异常的运动环境中（如海洋航行）需要用预防运动病药物时，可以每 4 ~ 6 小时口服 1 次东莨菪碱。但这种药物有副作用，甚至不能继续口服该药。有一种新的和很有前途的方法，可以解决东莨菪碱作为长时间预防运动病的药物

使用问题，即东莨菪碱渗透膜剂型（trans-derm-scopsystem）——含东莨菪碱 0.5 mg 的渗透膜片。把这种渗透膜片贴在耳后皮肤上，渗透膜内的东莨菪碱 3 d 内从膜内逐步释放出来并经皮肤渗透吸收。为了达到最佳疗效，最好在暴露于运动环境前 8 h 开始使用。据报告，用这种剂型所产生的认知、情感和视觉副作用比口服东莨菪碱少。但是，需要主要注意的是，用过之后要洗干净手，否之揉眼后会引起调节麻痹。

飞行人员最常用的抗运动病药剂，多是"东莨菪碱 – 右旋苯丙胺"合剂。其中含东莨菪碱 0.6 mg，右旋苯丙胺 5 ~ 10 mg。在进入运动环境前 2h 口服。第二次服用如果需要可以在数小时之后，剂量为东莨菪碱 0.6 mg，右旋苯丙胺 5 mg。这种合剂不仅比单方东莨菪碱效用更高，而且右旋苯丙胺的兴奋作用可以抗东莨菪碱的嗜睡副作用。如果想在军队飞行训练中常规使用，那这个配伍是不可行的。因为对几种有效的抗运动病药物的个体反应差异很大，应该花一定的时间对不同的药物合剂和剂量做出个体评定，以获取最大的效益。

药物治疗

如果运动病发展到恶心程度，甚至发生呕吐，这时口服药物是无用的，如果不太可能立即返回到习惯的运动环境，这时重要的是要采取防止因持续呕吐造成的脱水和丧失电解质的治疗措施。肌内注射异丙嗪被用来治疗航空运动病。异丙嗪微胶囊鼻腔凝胶给药值得考虑。

在很多临床情况下习惯用异丙嗪直肠栓剂控制呕吐。用这种栓剂治疗运动病也应该是有效的。如果肠道外应用东莨菪碱或异丙嗪不能缓解呕吐，有必要静注苯巴比妥使病人镇静，以防止病人状况进一步恶化。当然对已经长时间呕吐的病人应该补充体液和纠正电解质紊乱。

抗运动病药物在航空医学上的应用

抗组胺药物 – 苯海拉明和氯苯甲嗪，对恶心的抑制、乘客的运动病的治疗非常有效。然后，这些药物镇静催眠的作用也很强。服用药物是有严格的禁忌证，即准备在服药后的数个半衰期内起飞的机组人员和设备操作人员，不可服用这类药物。没有镇静催眠作用的抗组胺药物对预防和治疗运动病是没有作用的。

如前所述，由于抗运动病药物的副作用，在飞行人员身上常规应用这种药物是不合适的。然而作为预防性药物可能是很在用的，可以帮助飞行学员适应在飞行训练中可能引起运动病的新异运动环境，从而可以取得更好的条件去学习及防止发生反射性的运动病。用预防药还可能有助于减低学员因发生运动病而产生焦虑。焦虑可以使运动病发展成自身难以解脱的恶性循环。需要的话，可以分两个阶段（通常在飞行训练开始时，然后在进入特技飞行时）分别服用药物 2 ~ 4 训练架次。这样用药之后，飞行学员不应再用抗运动病药。单飞时绝对禁止用药。其他飞行训练人员，如领航员，在用药上可以放松一些。因为这类飞行人员更易发生运动病及用药对其飞行安全没有什么严重影响。飞行教员，通常不应服用抗运动病药物。但航天人员不执行这条规定。因为其在空间飞行时暴露在 0 重力环境下的频率不高，而且没办法通过其他方法来预先适应。在平常条件下，航天人员所处的零重力环境中长时间停留后再重新进入正常地球重力环境时也要服用预防药物。一旦适应空间环境，他们需要重新适应地球，这体现了人类大脑的可塑性。

要保持旺盛的战斗力到达作战区的空运部队战斗人员，在一定情况下，如在恶劣天气做长时间低空飞行时也是服用抗运动病药物的对象。针对这些情况，航医生应当对发生运动病造成的危险和服用抗运动病药物的副作用造成的危害加以权衡，并做出是否用药的决定。做出这样的决定是航空医生的重要职责。

无人机

　　远程控制飞机的概念不是新的，20 世纪 90 年代以来，这些飞机的成功应用已经显著增长。以前仅限于军事领域应用，现在开始进入民用航空。一位飞行员，坐在地面的驾驶舱里，负责通过远程传感设备控制地球另一面的无人机。从控制的角度讲，事故发生的可能性相当大。2004年，德国月神"无人机"在 60 m 的空中与民用空中客车 300 在阿富汗喀布尔附近相撞。在民航中，一个飞行员远程控制多架正常大小的货运飞机的计划目前已经被制订。飞行员只控制飞机起飞和着陆，而飞行的其余部分由飞行管理系统控制。这种情况下飞机导向、情境意识情况还需要探索试点（见第二十三和二十七章）。

　　因此，我们可以看到，现代人类进入航空航天运动环境，不仅使人类获得了前所未有的感性认识，而且向人类提出了新的感觉上的要求。如果人们不能认识其原有的定向知觉在这种新异的环境中可能发生错误，那么将毁于空间定向障碍。然而，如果人们认识到其感觉系统的先天局限性，那就会迎接环境的挑战，并会在这环境中发挥有效的作用。我们还看到，能否认或忽视的。然而，通过知识和理解，这种影响是能够得到控制的。

刘　琳　译　张雁歌　校

参考文献

［1］Antu˜nano M. Spatial disorientation: seeing is not believing. FAAPublication AAM-400-00/1. 2005 Parmet AJ. Drain that swamp. Mil Med 1986;151(1):60-63.

［2］Hixson WC, Niven JI, Correia MJ. Kinematics nomenclaturefor physiological accelerations, with special reference to vestibularapplications. Pensacola, Florida:Naval AerospaceMedical Institute,1966; Monograph 14.

［3］Henn V, Young LR, Finley C. Vestibular nucleus units in alertmonkeys are also influenced by moving visual fields. Brain Res1974;71:144-149.

［4］Dichgans J, Brandt T. Visual-vestibular interaction: effects on selfmotionperception and postural control. In: Held R, Liebowitz H,TeuberHL, eds. Handbook of sensory physiology. Perception. VolumeVIII. Berlin: Springer-Verlag New York, 1978.

［5］Andersen GJ. Segregation of optic flow into object and self-motioncomponents: Foundations for a general model. In: Warren R,Wertheim AH, eds. Perception and control of self-motion. Hillsdale:Erlbaum, 1990:127-141.

［6］Previc FH. Functional specialization in the lower and upper visualfields in humans: Its ecological origins and neurophysiologicalimplications. Behav Brain Sci 1990;13:471-527.

［7］Liebowitz HW, Dichgans J. The ambient visual system and spatialorientation. In: Spatial disorientation in flight: current problems.AGARD-CP-287. Neuilly-sur-Seine, France: North Atlantic TreatyOrganization, 1980.

［8］Tredici TJ. Visual illusions as a probable cause of aircraft accidents.Spatial disorientation in flight: current problems. AGARD-CP-287.Neuilly-sur-Seine, France: North Atlantic Treaty Organization,1980.

［9］Sperry RW. Neural basis of the spontaneous optokinetic responsepreceded by visual inversion. J Comp Physiol Psychol1950;43:482-489.

［10］Previc FH. The neuropsychology of 3-D space. Psychol Bull1998;124:123-164.

［11］Spoendlin HH. Ultrastructural studies of the labyrinth in squirrelmonkeys. The role of the vestibular organs in the exploration of space.NASA-SP-77. Washington, DC: National Aeronautics and SpaceAdministration, 1965.

［12］Jones GM. Disturbance of oculomotor control in flight. AerospMed1965;36:461-465.

［13］Mach E. Fundamentals of the theory ofmovement perception. Leipzig:Verlag von Wilhelm Engelmann, 1875.

［14］IsaacsonW. Einstein. New York: Simeon & Schuster, 2007:83-84.

［15］Chueng B. Basic Non-visual spatial orientation mechanisms.Chapter 2. In: Previc FH, ErcolineWR, eds. Spatial disorientationin flight. AIAA, 2004.

［16］Holden M, Ventura J, Lackner JR. Stabilization of posture byprecision contact of the index finger. J Vestib Res 1994;4:285-301.

［17］Lackner JR, Dizio P, Jeka J, et al. Precision contact of the fingertipreduces postural sway of individuals with bilateral vestibular loss.Exp Brain Res 1999;126:459-466.

［18］Fulgham D, Gillingham K. Inflight assessment of motion sensationthresholds and disorienting maneuvers. Presented at the AnnualScientific Meeting of the Aerospace Association. Washington, DC,May, 1989.

［19］Rupert AH. Tactile situation awareness system: proprioceptiveprostheses sensory deficiencies. Aviat Space Environ Med2000;71(Suppl 9):A92-A99.

［20］Endsley MR, Rosiles SA. Auditory localization for spatial orientation.J Vestib Res 1995;5(6):473-485.

［21］Gillingham KK. The spatial disorientation problem in the UnitedStates Air Force. J Vestib Res 1992;2:297-306.

［22］Previc FH. Detection of optical flow patterns during lowaltitudeflight. In: Jensen RA, ed. Proceedings of the fifthInternational Symposium on aviation psychology. Columbus: OhioState University, 1989:708-713.

［23］Peters RA. Dynamics of the vestibular system and their relationto motion perception, spatial disorientation, and illusions. NASACR-1309. Washington, DC: National Aeronautics and SpaceAdministration, 1969.

［24］Jones GM. Vestibulo-ocular disorganization in the aerodynamicspin. Aerosp Med 1965;36:976-983.

［25］Ercoline WR, Devilbiss CA, Yauchi DW, et al. Post-roll effects onattitude perception: "the Gillingham illusion". Aviat Space EnvironMed 2000;71(5):489-495.

［26］Cohen MM, Crosbie RJ, Blackburn LH. Disorienting effects ofaircraft catapult launchings. Aerosp Med 1973;44:37-39.

［27］Federal Aviation Administration. General aviation controlled flightinto terrain joint safety implementation team: final report. 2000.

［28］McCarthy GW, Stott JRR. In flight verification of the inversionillusion. Aviat Space Environ Med 1994;65:341-344.

［29］Buley LE, Spelina J. Physiological and psychological factors in "thedark-night takeoff accident". Aerosp Med 1970;41:553-556.

［30］Martin JF, Jones GM. Theoretical man-machine interaction whichmight lead to loss of aircraft control. Aerosp Med 1965;36:713-716.

［31］Wade NJ, Schone H. The influence of force magnitude on theperception of body position. I. Effect of head posture. Br J HealthPsychol 1971;62(2):157-163.

［32］Matthews RSJ. The G-excess effect. IEEE Trans Rehabil Eng2000;19(2):56-58.

［33］Chelette TL, Martin EJ, Albery WB. The effect of head tilton perception of self-orientation while in greater than one Genvironment. J Vestib Res 1995;5:1-17.

［34］Schone H. On the role of gravity in human spatial orientation.Aerosp Med 1964;35:764-722.

［35］Correia MJ, Hixson WC, Niven JI. On predictive equations forsubjective judgments of vertical and horizon in a force field. ActaOtolaryngol Suppl 1968;230:1-20.

［36］Matthews RSJ, Previc F, Bunting A. USAF spatial disorientation survey.Spatial disorientation in military vehicles: causes, consequencesand cures. RTO-MP-086. Neuilly-sur-Seine Cedex, France: NorthAtlantic Treaty Organization Research and Technology Organisation,2002:7-1-7-3.

［37］Air force instruction 11-217. Vol. 1. Instrument flight procedures.Washington, DC: Department of the Air Force, Headquarters USAir Force, December 29, 2000.

［38］McNaughton G. Proceedings of the aircraft attitude awarenessworkshop.Wright-Patterson AFB, Ohio: Air Force Flight DynamicsLaboratory, 1987.

［39］Boeing Commercial Airplane Group. Statistical summary ofcommercial jet airplane accidents, worldwide operations 1959-2000.http://www.boeing.com/news/techissues/pdf/2000/statsum.pdf.2001.

［40］Neubauer JC. Classifying spatial disorientation mishaps usingdifferent definitions. IEEE Trans Rehabil Eng 2000;19(2):28-34.

［41］Davenport C. Spatial Disorientation, the USAF Experience FY1991-FY 2000. Presentation at Recent Trends in Spatial DisorientationResearch Symposium. San Antonio, Texas, November 15-17,2000.

［42］Nuttall JB, Sanford WG. Spatial disorientation in operationalflying. Publication M-27-56. California: United States Air ForcDirectorate of Flight Safety Research, Norton Air Force Base, Sept.12, 1956.

［43］Moser R. Spatial disorientation as a factor in accidents in anoperational command. Aerosp Med 1969;40:174-176.

［44］Barnum F, Bonner RH. Epidemiology of USAF spatial disorientationaircraft accidents, 1 Jan. 1958-31 Dec. 1968. Aerosp Med1971;42:896-898.

［45］Kellogg RS. Letter report on spatial disorientation incidence statistics.From The Aerospace Medical Research Laboratory, Wright-Patterson Air Force Base, Ohio. Mar 30, 1973.

［46］Knapp CJ, Johnson R. F-16 class a mishaps in the U.S. Air Force,1975-93. Aviat Space Environ Med

1996;67(8):777-783.

［47］Collins DL, Harrison G. Spatial disorientation episodes amongF-15C pilots during Operation Desert Storm. J Vestib Res1995;5(6):405-410.

［48］Cheung B, Money K, Wright H, et al. Spatial disorientationimplicated accidents in Canadian Forces, 1982-95. Aviat SpaceEnviron Med 1995;66(6):579-585.

［49］Singh B, Navathe PD. Indian Air Force and world spatialdisorientation accidents: a comparison. Aviat Space Environ Med1994;65(3):254-256.

［50］Brathwaite MG, Douglass PK, Durnford SJ, et al. Hazard of spatialdisorientation during helicopter flight using night vision devices.Aviat Space Environ Med 1998;69(11):1038-1044.

［51］NASA. USAF progress on panoramic goggles. Aviat Week SpaceTechnol 2000;153(7):56.

［52］Lyons TJ, Freeman JE. Spatial disorientation(SD) mishaps inthe U.S. Air Force 1988 [abstract]. Aviat Space Environ Med1990;61:459.

［53］The Naval Safety Center Aeromedical Newsletter. Number 90B3.Norfolk, Virginia: Naval Safety Center, 1990.

［54］ScottWB. New research identifies causes of CFIT. AviatWeek SpaceTechnol 1996;144(25):70-71.

［55］Commercial Aircraft Accident Statistics. Aviat Week Space Technol1999. 151(7); 52-53.

［56］Kirkham WR, Collins WE, Grape PM, et al. Spatial disorientationin general aviation accidents. Aviat Space Environ Med1978;49:1080-1086.

［57］Shappell SA, Wiegmann DA. Human error analysis of generalaviation controlled flight into terrain accidents occurring between1990-98. Washington, DC: FAA Office of Aerospace Medicine,2003; DOT/FAA/AM-0374.

［58］Parmet AJ. Controlled flight into terrain-lessons for generalaviation. Aerospace Medical Association Annual Scientific Meeting,May 15, 2007.

［59］Malcolm R, Money KE. Two specific kinds of disorientationincidents: Jet upset and giant hand. In: Benson J, ed. Thedisorientation incident. Part 1. AGARD-CP-95. Neuilly-sur-Seine,France: North Atlantic Treaty Organization, 1972.

［60］Lyons TJ, Simpson CG. The giant hand phenomenon. Aviat SpaceEnviron Med 1990;60:64-66.

［61］Ocker WC, Crane CJ. Blind flight in theory and practice. SanAntonio, TX: Naylor, 1932.

［62］Wick RL. No flicker vertigo. Letter to the editor.

Business/Commercial Aviat 1982;51:16.

［63］Clark B, Nicholson M, Graybiel A. Fascination: a cause of piloterror. J Aviat Med 1953;24:429-440.

［64］Clark B, Graybiel A. The break-off phenomenon-a feeling ofseparation from the Earth experience by pilots at high altitude.J Aviat Med 1957;28:121-126.

［65］New head-up tool aims to cut runway incidents/FAA top 10 listtargets runway safety. AviatWeek SpaceTechnol 2000; 153(7):48-51.

［66］Miller EF II, Graybiel A. Comparison of five levels of motionsickness severity as the basis for grading susceptibility. Aerosp Med1974;45:602-609.

［67］Graybiel A, Knepton J. Sopite syndrome: a sometimes solemanifestation of motion sickness. Aviat Space Environ Med1976;47(8):873-882.

［68］Shupak A, Gordon CR.Motion sickness: advances in pathogenesis,prediction, prevention, and treatment. Aviat Space Environ Med2006;77(12):1213-1223.

［69］DeFlorio PT, Silbergleit R. Mal de debarquement presenting in theEmergency Department. J EmergMed 2006;31(4):377-379.

［70］Jennings RT. Managing space motion sickness. J Vestib Res1998;8(1):67-70.

［71］Armstrong HG. Air sickness. In: Armstrong HG, ed. Aerospacemedicine. Baltimore:Williams & Wilkins, 1961.

［72］Lo WT, So RH. Cybersickness in the presence of scene rotationalmovements along different axes. Appl Ergon 2000;32(1):1-14.

［73］Lackner JR, Dizio P. Space motion sickness. Exp Brain Res2006;175(3):377-399. Epub 2006 Oct 5.

［74］Muth ER. Motion sickness and space sickness: intestinal andautonomic correlates. Auton Neurosci 2006;129(1-2):58-66. Epub2006 Sep 6.

［75］Heer M, Paloski. Space motion sickness: incidence, etiology,countermeasures. AutonNeurosci 2006;129(1-2):77-79. Epub 2006 Aug 28.

［76］Golding JF. Motion sickness susceptibility. Auton Neurosci2006;129(1-2):67-76. Epub 2006 Aug 23.

［77］Lackner JR, Graybiel A. Head movements in low and highgravitoinertial force environments elicit motion sickness: implicationsfor space motion sickness. Aviat Space Environ Med1987;58:A212-A217.

［78］Davis JR, JenningsRT, Beck BG.Comparison of treatment strategiesfor space motion sickness. Acta Astronaut 1993;29(8):587-591.

［79］Yang Y, Kaplan A, Pierre M, et al. Space cycle: a humanpoweredcentrifuge that can be used for hypergravity resistance training.Aviat Space Environ Med 2007;78 (1):2-9.

［80］Bos JE, Damala D, Lewis C, et al. Susceptibility to seasickness.Ergonomics 2007;50(6):890-901.

［81］Park HS, Hu S. Gender differences in motion sickness history andsusceptibility to optokinetic rotation-induced motion sickness.Aviat Space Environ Med 1999;70(11):1077-1080.

［82］Parker DE, Reschke MF, von Gierke HE, et al. Effects of proposedpreflight adaptation training on eye movements, self-motionperception, and motion sickness: a progress report. Aviat SpaceEnviron Med 1987;58:A42-A49.

［83］Kohl RL. Mechanisms of selective attention and space motionsickness. Aviat Space Environ Med 1987;58:1130-1132.

［84］Kohl RL, Lewis MR. Mechanisms underlying the antimotionsickness effects of psychostimulants. Aviat Space Environ Med1987;58:1215-1218.

［85］Balaban CD. Vestibular autonomic regulation(including motionsickness and the mechanism of vomiting). Curr Opin Neurol1999;12(1):29-33.

［86］Treisman M. Motion sickness: an evolutionary hypothesis. Science1977;197:493-495.

［87］Dobie TG, May JG. Generalization of tolerance to motionenvironments. Aviat Space Environ Med 1990;61:707-711.

［88］McDonough JA, Persyn JT, Nino JA, et al. Microcapsule-gelformulation of promethazine HCl for controlled nasal delivery: amotion sickness medication. J Microencapsul 2007;24(2):109-116.

［89］Cohen AF, Posner J, Ashby L, et al. A comparison of methods forassessing the sedative effects of diphenhydramine on skills relatedto car driving. Eur J Clin Pharmacol 1984;27(4):477-482.

［90］Weiler JM, Bloomfield JR, Woodworth GG, et al. Effects of fexofenadine,diphenhydramine, and alcohol on driving performance.Ann Droit Int Med 2000;132(5):354-363.

［91］PayneMW, Williams DR, Trudel G. Space flight rehabilitation. AmJ Phys Med Rehabil 2007;86(7):583-591.93. Hughes D. ATC and UAVS: file-and-fly wannabes. Aviat WeekSpace Technol 2007;166(7):46-53.

第七章

热 负 荷

以前，在开放式飞机座舱里，飞行员不得不在几乎没有环境防护措施或没有减轻环境负荷的防护系统的情况下执行飞行任务。随着现代化的飞机、防护服装和救生装备的出现，对现在的飞行员来说，温度负荷（热或冷）似乎不再是一个严重的问题。然而，目前应用于航空中的防护系统和装备的新问题，使得飞行员仍然要面对着温度负荷的挑战。例如，密封座舱会因太阳辐射的温室效应而产生热负荷。防护服（抗荷服及核生化防护装备）的应用增加了完成飞行任务的难度、加重了飞行员热负荷和脱水的风险。飞行人员或地勤人员靠近飞机发动机和（或）柏油地面或飞行甲板反射产生的热也是一个严重的问题。在地勤人员工作时，以及飞行人员在飞行前、地面滑行和等待起飞等户外等待期间，热负荷程度会因环境因素本身而进一步加剧，这种持续数小时的热负荷和脱水作用的联合效应会使得地勤和飞行人员的认知功能发生改变、反应时间延长、错误率增高、体能严重下降并损害驾驶舱管理、增加热相关疾病和热损伤的风险。尽管机上安装了降低热负荷的系统（空调和服装降温系统），然而这些系统的降温能力却是有限的。

地勤和保障人员也会暴露在冷环境中。与热负荷一样，长期暴露于冷环境中也会使人的认知功能，如决策能力和体能的下降，包括手

的灵巧度，此外还会增加损伤的风险。对于不仅仅暴露于冷空气当中，而且还利用双手来完成操作任务的地勤人员来说，这种情况尤其是事实。当触摸金属材料或长期站立在寒冷的柏油地面或者甲板上时，就会出现热量的散失。此时，需要关注冻伤的风险，尤其是末端肢体（手指或脚趾）。体热散失和冻伤的风险会因为环境因素而进一步加重，如风和（或）雨等因素会加速人体热量的散失。飞行人员在机上操作时同样也需要关注高空冷空气的影响，如在开放式座舱内驾驶直升机（图7-1）。

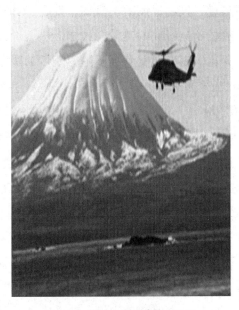

图7-1　驾驶开放式座舱直升机

（在飞行期间、因计划或意外在冷环境中着陆时，航空航天人员都可能暴露于低温环境中）

当飞行员被迫在地面或水上迫降时，飞机上所能提供的对环境（冷、热）的防护就不复存在。一旦处于陆地或水中时，飞行人员将完全暴露在外界环境中，这也是其生存所面临的主要挑战。知道哪些因素会导致积热、体热散失、脱水或者是环境暴露所致的损伤的重要性不仅仅是针对飞行人员或地勤人员，也包括既须分辨出冷、热损伤和脱水的体征，还要能够提供适当的医疗处理的航空医学人员。本章将概述热交换机制的具体细节、人体对环境负荷和脱水问题的心理和认知方面的反应、对寒冷和炎热环境中如何完成工作的指引、冷热环境暴露相关损伤和疾病的症状和体征并提供推荐的治疗措施。

体温及其调节

热交换生物物理学

人体核心温度的改变是人体储热发生正或负的变化的结果。如果人体吸收的热量超过散失的热量，核心温度就会升高。反之，如果散失的热量超过吸收的热量，人体储热就会发生负的变化，核心温度就会下降。热量的吸收和散失的关系可见如下公式：

$$S = M - (\pm Work) - E \pm (R + C) \pm K$$

S 为人体储热量，M 为代谢产热量，E 为蒸发散热量，R 为辐射散热量，C 为对流散热量，K 为传导散热量，W 为额外做功。E、R、C 和 K 都是人体热交换的途径，下文会详细叙述。数学公式中的正负号分别代表热量增加和热量损失。理解热量通过以上热交换途径增加和损失是数学的形式非常重要。在实际情况下，-W 是不会出现的。在地面和飞机座舱内人体热量增加和储存见图 7-2（地面环境冷、热源）和 7-3（座舱热源：太阳辐射热、电子设备产热、座舱内对流热和温室效应、飞行人员代谢产热）。

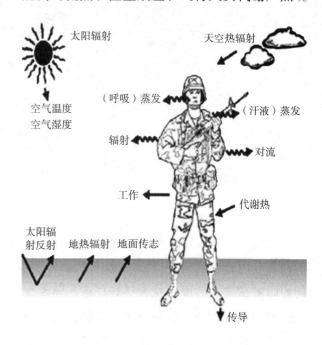

图 7-2　地面环境冷、热源

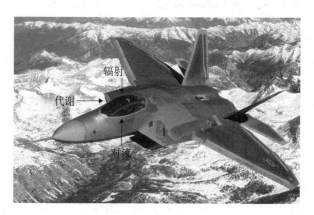

图 7-3　座舱热源

（座舱热源包括太阳辐射、电子设备、座舱温室效应、飞行人员代谢产热）

机体的产热、散热以及与环境的热交换途径

产热过程

在体力劳动过程中，大约 25% 的能量消耗用于完成实际的工作，

大约 75% 的能量消耗以热的形式释放了。热量通过活跃的骨骼和肌肉释放，并且在能够散热的环境中从身体中心向皮肤散失。健康年

轻男性进行体育运动时，整个机体的代谢产热量相比休息的时候会增加 15 ~ 20 倍。如果热量产生和散失不能平衡，体温就会在工作后早期就开始升高。在冷环境中，情况正好相反，为了维持正常的核心温度（37℃），在当中静止休息的人必须通过生理机制，如寒战来增加代谢产热量,寒战可以增加 3 ~ 5 倍的代谢产热量。

散热过程以及与环境的热交换途径

对流散热

无论是因为热流、身体运动、空气（风）或水的自然流动，对流是通过气体或液体在体表的流动来进行热量传递。对流引起的热量损失会在与水或空气接触的皮肤的温度低于人体体温时出现。反之，当皮肤温度达到或超过人体体温时，人就会从水或空气中通过对流获得热量。从人体核心到皮肤的热量传递最主要的方式是通过血流的对流作用来进行的。

辐射散热

当辐射温度高于人体体表温度时，辐射（太阳、天空、大的物体或地面）传热引起的热量增加就会出现。当人体周围的物体或环境温度低于人体体温时，人体就会出现热量散失。人体就会向周围物体或环境进行辐射传热。因此，尽管空气温度低于人体体温，但由于辐射作用的影响，人体仍可能在天空、地面或周围物体的温度联合作用下获得热量。辐射热交换并不依赖于空气流动。

传导散热

传导热交换是通过固体物质表面直接接触来传递热量。在热环境中，由于接触面积很小，传导引起的热交换通常是最小的。但是，在空勤人员站在高热柏油地面或与金属机身接触时，传导传热就至关重要了。反之，在冷环境中，站立在冷的柏油路面或与金属甲板上时，就会因传导散热导致热量散失从而导致肢体末端温度下降。

蒸发散热

当外界环境温度高于或等于体表温度时，人体只能通过蒸发来散热。皮肤表面汗腺分泌的汗液在转化为水汽时可通过蒸发作用降低皮肤温度。汗腺对热应激的反应主要是通过交感神经胆碱的刺激作用产生，而儿茶酚胺在其中起的作用较小。汗液蒸发率取决于空气的流动和皮肤与外界空气间的水蒸气压力梯度，所以在静止或者潮湿空气中，汗水不容易蒸发并会留在皮肤表面。汗水从身体或者服装上滴下时并不能带走人体热量。热量散失取决于环境温度。在低环境温度（5 ~ 10℃）中，干热散失（辐射和对流）远大于通过蒸发的热量散失。在高温环境中，蒸发散热则占主导地位。环境水蒸汽压力（相对湿度）也会影响热损失，当环境水蒸气压力高时，能够从皮肤蒸发到环境中的汗液就会减少，而在干燥环境中则正好相反。皮肤（或人）和外界环境的热交换受空气温度、湿度、风速、太阳、天空和地面辐射以及服装的影响。

热环境中的生理调节

人类身体的核心温度只能在一个狭窄的范围（35 ~ 41℃）内调节。这种调节通过行为和生理进行。行为性体温调节包括自觉的行为，如身体活动的改变、选择合适的服装、调节室内温度和寻找阴凉处、太阳或遮蔽物等。生理调节温度通常不受意识行为的控制，但也会受意识行为的改变，生理性体温调节包括皮肤血流量的控制（图 7-4）、出汗、代谢产热等。

图 7-4 示意图描述了人体体温调节系统的感受器和效应器。在大多数情况下，核心温度是控制变量，必须保持在限定的范围内。核心温度的信号与下丘脑的皮肤温度信号集成。如果核心温度信号偏离定义的设定点，适当的效应器就会出现反应（如血管收缩或扩张、出汗或

寒战），引起减少或增加外周热量散失和代谢产热。例如，在热环境中运动时，核心温度升高。这种核心温度变化会引起的散热效应反应（出汗、血管扩张、皮肤血流量增加），从而减轻核心温度的上升。这些反应表现出两个控制特点：

①当核心温度达到一个特定的阈值时开始出现；②这些反应会随着控制变量受影响程度而呈现出不同级别的反应。这种类型的控制系统被称为比例控制系统。

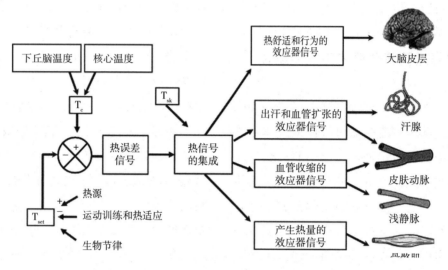

图 7-4　人体体温调节控制示意图

Sawka MN, Young AJ. Physiological systems and their responses to conditions of heat and cold. In: Tipton CM, ed. ACSM's advanced exercise physiology[M]. Philadelphia: Lippincott Williams & Wilkins, 2006: 535-563.

图 7-5 显示了两种比例控制系统的散热反应（出汗和皮肤血流量）。注意当这些生理反应增加时，有一个特定的阈值，随着核心温度继续上升，这些反应呈线性增加。效应器反应阈值的改变通常被认为是随着体温调定点的变化而变化。核心温度和效应器反应之间斜率关系的任何变化都被认为是外周系统（如汗腺）敏感度的变化。例如，脱水会增加机体核心温度引起出汗的阈值，从而延缓出汗的发生。

比例控制系统通过热学和非热学因素修正。皮肤温度作为一个热因子，会改变了出汗和核心温度之间的关系的敏感性。因此，在任何给定核心温度的情况下，皮肤温度高时出汗率更大，皮肤温度较低时，出汗率减小。改变核心温度和热损失反应之间关系的非热学因素包括脱水、习服、昼夜节律和内分泌状态等。表 7-1 介绍了这些因素对体温调节的影响。

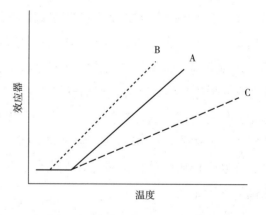

图 7-5　两种热散失感受器（出汗和皮肤血流）的比例控制系统

（A 线：这条线表明作为一个温度函数，温度感受器的反应是随着响应开启（阈值）或伴随温度的上升而反应增加（斜率和灵敏度）的特征点增加而增加，作为温度的函数的响应的响应点打开（阈值）和响应增加的温度上升（斜率或灵敏度）的响应函数的增加。B 线：感受器反应的阈值（相对于 a）发生变化而斜率没有变化。C 线：感受器反应的斜率（相对于 a）发生变化而阈值没有变化）

表 7-1　非热因素对出汗和皮肤血流量阈值和灵敏度的影响

因素	出汗		皮肤血流	
	阈值	敏感度	阈值	敏感度
脱水	升高	降低	升高	降低
习服	降低	升高	降低	升高
昼夜节律	相比午夜 12 点和凌晨 4 点，下午 4 点和晚上 8 点升高	无差异	相比午夜 12 点和凌晨 4 点，下午 4 点和晚上 8 点升高	相比午夜 12 点，凌晨 4 点坡度升高
月经周期	黄体期较卵泡期升高	黄体期和卵泡期无差异	黄体期较卵泡期升高	黄体期和卵泡期无差异

　　热习服是一个通过温度调控的变化来对人体整体的健康和表现产生影响的典型例子。出汗开始于较低的核心温度阈值，允许更早的散热和更低的皮肤温度。同样，在任何给定的核心温度条件下，由于皮肤血管扩张度增加的阈值温度的改变，皮肤血流量会增加。因此，随着热习服的形成，由于热交换的作用，更低的皮肤温度会降低血流量。然而，由于热习服会导致皮肤血流速度加快，从而引起干性散热（辐射和传导）会增加到更大的程度。相应地，皮肤血流量和出汗率的增加也就解释了为什么热习服之后核心温度的增加会降低。这是因为热习服后蒸发、对流和传导散热增加。

冷环境中的生理调节

　　在冷环境中暴露最初的反应之一是皮肤血管的收缩。外周（皮肤、皮下脂肪和骨骼肌）血流量的减少实际上增加了人体外周的隔热作用，这样就减少了了人体核心和外周之间的热传递（图 7-6），从而导致皮肤温度降低。当皮肤温度降至 33℃（95°F）以下时，皮肤血管开始收缩。随着冷暴露的继续，皮下组织中的血管收缩，因此就增加了隔热层的隔热作用。寒冷作用会使得皮下肌肉组织变得僵硬。因此，冷环境中的血管收缩反应会阻碍热量的散失，以维持人体正常的核心温度，但这种反应是以外周组织温度的降低为代价的。

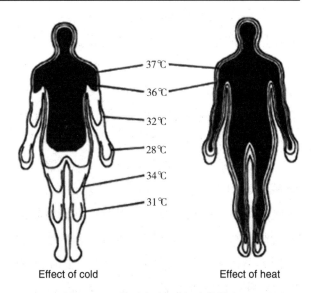

图 7-6　热、冷对皮肤温度的影响

　　其他应对寒冷暴露的反应主要是自主行为和可以增加代谢产热的不自觉的寒战，也就是说，通过增加身体的活动（如锻炼、增加活动等）而增加产热。寒战是无意识的、反复、有节律的肌肉收缩，可能是在冷暴露后立刻或者数分钟后出现，通常由躯干部肌肉开始，然后蔓延到四肢。颤抖的强度和范围会因冷应激的严重程度而不同。随着寒战强度和发生寒战肌肉的增加，机体的代谢率会增加，在冷空气中静坐暴露时通常达到 600 ~ 700 mL/min，在静止的冷水浸泡中经常会超过 1000 mL/min。在冷水浸泡实验中记录下来的氧气摄入量最高的报道是 2.2 L/min，大约是静息状态代谢率（50% VO_{2max}）的 6 倍。

　　冷暴露的一个普遍的反应是寒冷引起尿量增加（CID），尿量增加与血管收缩导致中央血流量的变化有关。冷暴露中由于 CID 引起的体液丢失并不会对人的健康或者表现造成影响，这一点与热暴露导致的体液丢失的后果是不一样的。实际上，在寒冷暴露前已经有脱水情况的人通常 CID 会比没有脱水的人要轻。也就是说，这种尿量的增加是有自限性的。此外，如果回到温暖的环境，在补充充足的食物和水分之后，脱水状况就会改善。在冷环境中，CID 引起的体液丢失在核心温度升高、皮肤血流量增加引起散热增加的重体力劳动时更加重要。如果在寒冷的环境中穿着厚重的服装，人会更容易出现体温升高，增加由于出汗引起的体液丢失。因此，在寒冷环境从事体力劳动时，保持身体不出现脱水非常重要。脱水不会增加外周冻伤的风险。

血管收缩引起的血流量减少和皮肤温度下降是引起周围冷损伤的病因，特别是在手指、足趾、耳朵、脸颊和鼻子等部位。寒冷引起的血管收缩对手、手指和脚有明显影响，使他们特别容易遭受冻伤、疼痛和手灵巧度降低（图 7-6）。另一种血管收缩反应是寒冷引起的血管舒张（CIVD），在某些情况下会阻止手指、脚趾、鼻、脸颊和耳部的血管收缩。在寒冷暴露时，皮肤在最初的温度下降后可能出现血流量增加。CIVD 可能是短暂的，使得皮肤温度出现周期性振荡。血流量增加会升高局部组织的温度，并可能有助于防止冻伤。CIVD 虽然是由于局部的寒冷刺激引起，但也受中枢神经系统的调控。

航空航天活动中冷、热应激对机体的影响及其防护

高温环境的综合评价

湿黑球温度指数

许多环境指数被提出用来预测热应激程度，最广泛使用的是湿黑球温度（WBGT）指数，这一指数 50 年前就被军队用于在炎热环境中的控制热损伤的指导。从那时以来，该指数也被职业和体育管理当局采用和推广，以促进热环境中工作和体育训练安全。WBGT 指数是通过测量的自然湿球温度（Twb）、黑球温度（Tbg）和空气干球温度（Tdb）使用下面的加权公式计算出的：

$$WBGT = 0.7 (Twb) + 0.2 (Tbg) + 0.1 (Tdb)$$

室内公式可以简化为 0.7（TWB）+ 0.3（TBG）。该公式强调了空气的水蒸气含量对人体热调节的重要影响（汗液蒸发），这是对一个世纪前相同的基本观察的延伸。在穿着核生化防护服和防弹衣的情况下，人体汗液的蒸发会受到影响，穿着服装时的 WBGT 调整指数还被用于在军事领域。

Harrison 等在仔细审查了地面环境和驾驶舱条件的关系后努力建立了一种适用于航空环境的热紧张指数，该指数可应用于地面至不超过 3000ft 高度的宽广范围。下面的方程由地面 WBGT（WBGTgr）和座舱 WBGT（WBGTcp）发展而来：

$$WBGTgr = (WBGTcp - 0.333)/1.183$$

战斗机热应激指数

在 WBGTgr 和 WBGTcp 关系的基础上，一种用于航空环境的热紧张指数被建立起来，称为战斗机热应激指数（FITS）。FITS 假设 Tbg 大于 Ta 10℃ 以上（晴朗天空），只需要两项地面测量指标就可以估计座舱热应激程度：

$$FITS = 0.83 (Twb) + 0.35 (Ta) + 5.08$$

FITS 温度在 3238℃ 之间代表"警惕区"，在这个区间内采取适当的预防措施是允许飞行的。当 FITS 温度＞ 38℃ 时代表"危险区"，在这区间内建议取消低空飞行，并且严格限制高空飞行时间。必须记住，FITS 只能提供一般性的指导，但它并不能解决飞行员特殊的职业情况。

按照如下的 FITS 程序设计，以尽量减少热

应激的影响：

1、FITS 警惕区（32℃ ~ 38℃）：① 鼓励飞行员在进入座舱前、等待起飞时或飞行中多饮水；② 注意热应激的一些症状；③ 起飞前 4h 内避免体育锻炼；④ 利用地面空调车对飞机座舱进行预冷；⑤ 安排备份机组成员进行飞行前检查；⑥ 在透明座舱上用卷布遮挡阳光；⑦ 把飞行人员直接送到飞机旁；⑧ 限制座舱待命允许时间。2、FITS 危险区（> 38℃）：

① 在透明座舱上用卷布遮挡阳光；② 在机械原因延误的情况下，在返回休息室前只允许更换台飞机；③ 两次飞行之间充分降温并补水；④ 支持自我状况评估，授权机组人员在判断继续飞行可能存在风险时放弃飞行。

风冷

另一个考虑到空气对流制冷作用的环境评价指标是风冷温度（WCT）指数（表 7-2）。WCT 将风速和空气温度结合到一起来估算环境制冷能力，这与无风环境形成了对比。风速可能因地形的不同而有所不同，但在飞行时也可增加，例如直升机的开放式运输。风并不能让物体变的比外界温度更冷，而是比无风条件下变的更快。

表 7-2　暴露面部皮肤风冷指数冻伤时间

风速 (mph)	空气温度 (°F)																	
↓	40	35	30	25	20	15	10	5	0	−5	−10	−15	−20	−25	−30	−35	−40	−45
5	36	31	25	19	13	7	1	−5	−11	−16	−22	−28	−34	−40	−46	−52	−57	−63
10	34	27	21	15	9	3	−4	−10	−16	−22	−28	−35	−41	−47	−53	−59	−66	−72
15	32	25	19	13	6	0	−7	−13	−19	−26	−32	−39	−45	−51	−58	−64	−71	−77
20	30	24	17	11	4	−2	−9	−15	−22	−29	−35	−42	−48	−55	−61	−68	−74	−81
25	29	23	16	9	3	−4	−11	−17	−24	−31	−37	−44	−51	−58	−64	−71	−78	−84
30	28	22	15	8	1	−5	−12	−19	−26	−33	−39	−46	−53	−60	−67	−73	−80	−87
35	28	21	14	7	0	−7	−14	−21	−27	−34	−41	−48	−55	−62	−69	−76	−82	−89
40	27	20	13	6	−1	−8	−15	−22	−29	−36	−43	−50	−57	−64	−71	−78	−84	−91
45	26	19	12	5	−2	−9	−16	−23	−30	−37	−44	−51	−58	−65	−72	−79	−86	−93
50	26	19	12	4	−3	−10	−17	−24	−31	−38	−45	−52	−60	−67	−74	−81	−88	−95
55	25	18	11	4	−3	−11	−18	−25	−32	−39	−46	−54	−61	−68	−75	−82	−89	−97
60	25	17	10	3	−4	−11	−19	−26	−33	−40	−48	−55	−62	−69	−76	−84	−91	−98

冻伤时间：淡灰色—30 min 内可能出现冻伤；中灰色—10 min 内可能出现冻伤；深灰色—5 min 内可能出现冻伤（来自美国国家天气服务）

对人来说，由于热量不断从核心转移到皮肤，风会增加热量损失。WCT 提出了发生冻伤的相对风险，预测了暴露着面部皮肤在风速 1.3 m/s（3 mile/h）行走时发生冻伤的时间。使用面部皮肤是因为该部位通常没有防护而直接暴露。然而，由于血管收缩会导致肢体血流量大幅降低，这会增加手指和脚趾对发生冻伤的敏感性。潮湿皮肤暴露于风中温度下降会更快。因此，在潮湿条件下使用 WCT 表时人体皮肤温度会比实际的环境温度低 10℃。需要注意的是，如果气温 > 0℃（32°F）是不能发生冻伤的。

操作能力

操作能力是完成工作不受环境因素影响而降低所需要的能力，依靠①对于环境威胁（气温、风速、降雨或浸泡的潜在可能）正确的评估；②易感性增加的识别（由于生理因素如疲劳或个体因素，如脱水、身体成分构成、锻炼水平或疾病）；③执行控制（适合的衣物、可获得的水、工作／休息轮换、制冷或保温的能力等）；④热或冷损伤的识别，缓解措施和第一时间的救助。

热应激影响及其防护

热负荷

在飞行前、发动机启动、地面滑行和等待起飞阶段，飞行人员会遭遇热负荷。即使是战斗机，总的地面时间都可能相当长。此外，在驾驶舱内的热负荷会比更加严重，这是因为座舱里空气流动速度下降，个体装备和太阳辐射热。驾驶舱内的 WBGT 指数可能会增加 20 ℉（11℃）甚至更高。尽管战斗机驾驶员在座舱里工作时体力负荷有限，但在炎热天气下飞行服装会带来严重的热负荷。多层的防护服装包括棉质内衣、阻燃工作服、抗荷服、降落伞背带、靴子、手套和头盔等。防护服可能会被增加到内衣里或整合到外层服装里。全套服装的穿着、行走至飞机处、在炎热的舷梯上进行起飞前检查都会导致人体核心温度显著升高。

因此，由于热暴露、座舱密闭和防护服装带来的工作负荷增加引起的出汗会导致人体脱水。此外，由于飞行人员穿着多层服装层，并可能需要长时间等待起飞，为了避免小便，他们可能不喝水。因此，当飞行人员进入炎热的飞机座舱并完成一系列起飞前的检查程序前，其体温可能已经升高并存在脱水的情况。此外，在战时，飞行人员预计需要飞行两个、三个或更多的快速交替、变化不大的任务，其体温和脱水的状况不能得到完全恢复。

脱水与工作表现

脱水是指身体总含水量（TBW）丧失导致身体水分不足。在一般情况下，机体可通过良好的生理（流量或激素）或社会／行为因素调节来维持身体水分。当机体缺水时，血浆容量减少，血浆渗透压随着身体含水量的降低而成比例地升高。血容量降低是因为出汗，血浆渗透压增压是因为汗液相对血浆是低渗的。这些变化是与开始出汗延迟、皮肤血流量减少和心搏量等心血管功能和体温调节变化的加强相结合的。现在已经充分认识到，当身体脱水程度超过约体重的 2%（3% TBW）时，就会对人的运动能力造成严重后果，并且会因为热负荷而加重。脱水对于认知能力的负面影响已经得到了明确认可。高性能战斗机飞行员存在的特殊压力与高温和脱水是相互影响的。具体来说，空中格斗需要在挑战人体耐限的多水平的 G 负荷下进行一系列复杂的操作，而热负荷和脱水都会降低飞行员意识丧失的阈值。

典型的飞行任务体力负荷（100 ~ 250 W）是有限的，但与飞行任务相关的脑力负荷是非常大的。人们采用多种认知测试方式对脱水、热应激以及它们结合一起降低认知功能的可能进行了大量研究。许多研究的结果是难以解释的，因为大多数的实验设计无法区分温度应激和脱水的效应。Gopinathan 等研究工作设计得非常好，他们分别测量了 11 人在 1%、2%、3%及 4% 等 4 种不同脱水程度下的运算能力、短时记忆和视觉运动追踪。受试者一旦达到目标脱水程度，就让其在热中性环境中充分休息。这样就能观察脱水本身的效应而排除了疲劳和热应激的影响。研究结果表明，像生理功能一样，在 2% 脱水这一阈值，心理功能也出现恶化。更多直接的飞行能力测试，如灰视耐受时间，在高加速度（7G）下，会首脱水影响而受损下降。而在较低的加速度（3G）时脱水的影响则比较小。然而，鉴于飞行员心理功能在高性能战斗机飞行中的重要性，记住即使小的飞行员失误也可能造成毁灭性的后果这一点非常重要。

参与脱水介导认知及加速度耐力功能降低的生理因素目前还没被充分阐明。与脱水相关的体温升高会降低心理驱动力或改变不依赖温度的中枢神经系统功能。先前的热应激和脱水后都会导致立位时脑血流减少，这会影响到大脑的供氧，而大脑供氧在过载时本身也会发生改变。脱水对应的颅内容积也会发生改变，虽然确切的功能性后果尚不清楚。建议高性能战斗机飞行员脱水不要超过体重的1%。这也有助于防止体温升高超过1℃，在进行多架次飞行时，飞行后适当补水能促进身体水分恢复正常。从飞行前和下一架次飞行阶段到飞行简报阶段，补充水分应保证有充足的时间没有产生尿意。另外的途径就是减轻地面滑行和飞行阶段的热应激程度，以减轻出汗引起的脱水。对 +G$_z$ 耐力和认知功能来说，脱水和热应激会产生叠加效应，因此，在高温的座舱中对飞行员进行进行主动降温是必不可少的。

热应激的防护

缓解措施

在炎热气候条件下进行低空飞行会产生超过了警惕区和危险区限值的环境热应激。现代的战斗机在地面阶段（等待和地面滑行）会提供座舱制冷。然而，如果飞行员必须要穿着防护服，那么从制冷座舱获得的好处就很有限了，额外的影响散热和汗液蒸发的服装就会增加额外的热负荷，损害人的体温调节和认知功能。此外，座舱制冷量是有限的，降低热负荷是一个缓慢的过程，在通常情况下，尚未等到达到人体完全的降温状态，飞机已经处在空战中或者已经返回了基地。微小气候降温系统是缓解座舱热负荷的有效措施。

微小气候降温系统可以通过传导（冰）、对流和传导（水灌注）、对流和蒸发（压缩或者制冷空气）来降低人体热负荷。在理想的条件下，通过一定形式的冷却系统，飞行员常见的冷却服（背心）可以去除100 W以上的体热。对头部进行降温可以提高人体的热舒适性，但是单独进行头部降温只能去除较少的热量并且可能

会因过度降温引起头痛。在一些飞行条件下，利用保暖手套或保暖袜对四肢进行保温可能是需要的，但飞行员基本关注的还是热应激控制。

图 7-7 描述了一个穿着防护服装在干热环境中一个广泛的代谢率条件下的耐受时间与制冷功率之间关系的模型。在接近飞行员实际代谢率（100 ~ 250 W）条件下，利用100 ~ 150 W的微小气候制冷，飞行员工作时间较没有制冷的情况下可以延长70 min ~ > 300 min。无论穿着普通服装或是防护服装，三种微小气候降温系统都会降低高温座舱热负荷，提高飞行员工效。

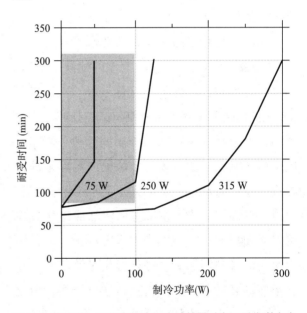

图 7-7 在炎热、干燥环境中配穿防护服时在不同代谢率水平（75 W 和 315 W）时的耐受时间与冷提取率之间关系建模仿真

（灰色区意味着随着与飞行时需求一致的 100 W 微环境制冷量的使用，耐受时间可以延长 70 ~ > 300 min）

热习服

对重复的热负荷的生物适应性包括热环境习服和获得性热耐受，可以被描述为针对热损伤具有更强的耐受力。针对热环境的这两种适应性的程度取决于热负荷的强度、持续时间、频率和热暴露次数。由于热习服降低了人体热紧张，获得的热耐受提高了人体组织针对热损伤的耐

受力，这些适应性具有相互补充的作用。当重复暴露于足够强度的热负荷引起核心温度和皮肤温度升高、大量出汗时，热习服就被诱发出了。在最初的热暴露期间，生理应变将在随后的每一天随着热适应而减少。这些适应包括出汗提前、出汗量增加、更好的体液平衡、心血管稳定性改善、代谢率降低。总体而言，热习服会带来热环境中核心温度升高程度降低，并且感觉完成体力劳动的努力程度降低。最重要的生理适应性变化是出汗提前、出汗量增加带来的散热增加，降低了心血管应变程度。然而，使用防护服可能会妨碍这种出汗反应的蒸发。但是防护服会阻碍这种更显著的出汗反应。

热习服与特定的气候和活动水平相关，因此，如果一个人将在炎热、潮湿的气候中工作，那么应在类似的条件下进行热习服。通常情况下，热习服需要大约2周的渐进式热暴露和体力活动，每天至少持续100 min。对于热环境不适应或者异常敏感的人需要多数天或数周来进行习服。适应性好的人需要一周时间完成热习服。此外，在高温环境（季节）中生活或工作数周可能需要应对高体温的最大程度的耐力。在热习服期间和热习服后，必须提供足够的水，并且监测消耗的量。热习服会增加出汗率，因此水的需求量也就增加了。热习服会在热环境暴露去除后1周内得到维持，大概3周时间，75%的热习服将会丧失。

冷应激影响及其防护

冷负荷

众所周知，冷应激会对认知功能和肢体活动产生不利影响。肢体活动与组织温度降低直接相关，这会损害肌肉的力量，减缓神经传导速度，并降低关节活动度。当皮肤温度下降到20℃，局部组织温度过低就使得手的操作能力开始下降，当皮肤温度下降到15℃以下时，手的操作能力会急剧降低。当温度降到4℃左右时，触觉敏感性就会受到损害。核心温度的下降与认知能力和精神活动的降低是关联的。

虽然存在大量的研究数据，但寒冷环境中人的表现能力的降低仍然难以预测。在某些情况下，在寒冷暴露过程中，即使核心温度中度降低，人的认知能力和肢体活动能力都可能会保持不变。虽然一般认为，寒冷的环境会造成人注意力不集中，导致遗忘手头的任务，但Enander认为，轻度冷环境暴露带来的觉醒程度提高可能解释了为什么有时会出现工作能力提高。在寒冷环境中，工作能力的提高或者降低，都可能与个人如何管理工作压力和（或）因寒冷带来的情绪焦虑有关系。通过在一定的冷负荷或者穿着防寒的衣服下的训练，在理想状况下一旦熟练掌握，工作技巧就会得到提高，就能减轻冷环境中工作能力下降的程度。这种策略对于户外冷环境中工作的地勤人员的手的灵巧度已经被证明是有效的。

在寒冷环境中，人严重依赖"行为性体温调节"，包括使用遮蔽场所、衣物，进行体力活动等来保持体温。最有效的保护当然是进入封闭的、保温的、加热的建筑物内。然而，对许多地面和飞行人员来说，这样的环境不一定能获得。从管理角度来说，不同类型的冷负荷会带来不同的挑战。例如，在冷空气中暴露时（10℃），人只需要穿着短裤、袜子就可以维持正常的核心体温超过4 h，而在相同的温度（10℃）齐胸深的冷水中浸泡，在90 min内就会导致核心温度降低1℃。在寒冷的空气中暴露时，主要关注的是暴露的皮肤的局部冷损伤（如低于冰点温度的冻伤）或由于四肢温度下降导致的手灵巧度降低，而冷水浸泡时则主要关注快速热损失引起的体温降低。在不同的情况下，采取的对策也是不同的。虽然在寒冷的空气暴露时，活动可以有效增加肢体血流量，从而提高热舒适和身体功能、降低外周冷损伤风险，但在 < 18℃ 的冷水中活动可能增加热量散失率，加剧核心温度的下降。

冷应激的防护：服装——创造一个微小气候

因为空气是优良的绝热体，因此服装的隔热值主要取决于服装纤维中的无效腔空气的多少。表 7-3 给出了美国典型的陆军和空军服装的隔热值。各层服装之间的不流动空气也会增加服装的隔热性能。在表 7-4 看到这方面的一个例子，虽然尼龙本身的隔热值并不大，但宽松和具有防风性能的材料增加了服装层之间的不流动空气，使得体能训练服在增加了尼龙夹克和裤子后的隔热值增加超过 1 倍以上。另一方面，全套防寒服装的总隔热值会小于穿着的每一套服装隔热值的总和，这是因为每一层服装实际上都增加了内层服装压缩的程度。如果人体被部分或者全部覆盖，那么防化服的增加不仅会增加服装整体的隔热值，但也会限制汗液的蒸发。决定穿什么并不一定简单，很可能会因人而异，或受到环境或使命任务的影响。在实际情况中，在不同的环境因素、活动水平和任务条件下学会如何进行最佳配装来维持人体热舒适性和工作能力是至关重要的。

表 7-3　不同美国陆军和空军服装的隔热值

服装	隔热值(clo)
改进的体能训练服	0.30
改进的体能训练服 + 尼龙夹克和裤子	0.70
美国空军诺梅克斯飞行服	1.15
航空燃料装卸工防护服	1.32
美国空军诺梅克斯飞行服 + 防化内衣	1.72
戈特克斯大衣和裤子	1.95
羊毛夹克，围兜	2.37

在寒冷的环境中，肢端的血流量大幅减少，局部代谢热生成很少。接触寒冷的物体会加剧手指温度的下降，这对于在户外工作的地勤人员十分重要。在寒冷的环境中，接触工具、设备或飞机本身都会导致人体组织冻伤。表 7-4 列出了裸露的手指皮肤接触不同材料时的冻伤时间。铁和石头的导热性相对较低，而铝的高导热性就很明显（表 7-5）。这就解释了无论温度何时降低到致人冻伤的程度之下，高保暖性手套的作用都十分重要。地勤人员应当注意，在处理甚至在 –40℃ 或更低温度下都是液态的燃料和石油产品时，特殊的预防措施都是必须的。裸露的皮肤与这些燃料接触可能会导致瞬间的冻伤，因此，必须要配套防护手套（图 7-8）。

表 7-4　不同温度下裸露的手指皮肤接触不同材料时的冻伤时间（s）

物质温度（℉）	铝（s）	钢（s）	石头（s）
32	43	> 100	> 100
23	15	50	> 100
14	5	15	62
5	2	5	20
–4	1	2	7
–13	< 1	< 1	4

表 7-5　不同物质导热率

物质	导热率 K (w/m.K)
空气	0.024
木头	0.1
雪	0.1–0.3
沥青	0.2–0.5
水	0.6
混凝土	0.8
冰	1.6
花岗岩	2.2
钢	50
铝	205

其他与冷、热负荷相关的情况

热负荷与微重力

由于宇航服的设计限制了传导和蒸发散热，太空飞行中的温度调节是一项特殊的挑战。发展发射服（LES）和逃逸服（ACEs）等防护服是为了防护外部因素的变化，如舱内高温、冷水浸泡、压力变化以及任何环境气体的变化。然而，这些服装会因影响散热而带来危害。尽管采用了新的技术，穿着这些服装仍然是笨重和难以活动的。因为所有物体都有质量，即使在零重力下，运动也需要耗能，这就会使得人体体温升高。下床活动的能源成本上升，除了限制蒸发由于封装，增加了热疗的风险。除了密封的服装影响了人体蒸发散热外，运动带来的耗能增加也会增加体温过高的风险。

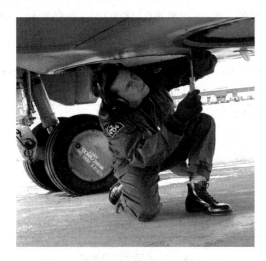

图 7-8 低温环境下地勤人员检查飞机

（因热量传递到停机坪或飞行甲板，或手与工具接触或与飞机本身接触导致的热量散失会造成地勤人员操作能力下降）

LES 是宇航员最初阶段穿着的服装，由聚丙烯内衣、抗重力服、双层尼龙外套和一个头盔组成。LES 是在水中浸泡时阻止体热散失的服装，阻碍了蒸发和传导散热，因此在舱内环境中，LES 的保温作用就会给人体造成损害，导致人体核心体温升高。液冷服是通过传导的方式让紧贴在人体皮肤的管路中的流动冷水来加快带走体热的一种辅助性调温服装。ACEs 的外层由 Gore-Tex 层构成，相比于以前的服装，这种材料在理论上可以使得体热更加容易地散失到周围环境中。

降低失重状态下体温过高风险的另一种方法就是维持人体正常体液平衡。在失重情况下，加重体液失平衡的一个因素是急性的血容量头

向转移。血液的头向转移会刺激大脑容量感受器，启动体液调节激素分泌，导致尿量增加、液体负平衡和低血容量，有效降低出汗性体温调节。补充水分有助于保持正常的流体平衡，在太空飞行前或飞行中，通过增加水摄入来维持人体正常的体液平衡可以保持人体的出汗性体温调节功能。在微重力环境下，穿着透汽的服装，汗液会扩散到人体的皮肤表面，有效形成一个大面积的、潮湿的皮肤表面，从而增加蒸发散热，降低体温过高的风险。

运动

即便是对体温过低的人来说，运动也可以通过增加体热来有效提高肢体的温度和人体核心温度。在寒冷天气下穿着适宜的服装，适度的运动（如以每小时 3.5 英里的速度行走）可以在 –22℉ 冷空气暴露时有效维持手指温度。在运动时，穿着的服装要减少以避免出汗，因为潮湿的服装会显著降低服装的保暖性，并且在运动停止后会增加传导性的热量散失。图 7-9 列出了在一个范围内的寒冷的条件下在因活动所致

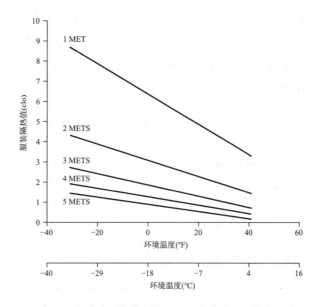

图 7-9 运动后不同代谢率状态下所需的服装隔热值（clo）

（因服装的保温作用（clo）、环境温度（℉，℃）和运动强度的相互作用（METS）。服装的隔热值越小，维持正常体温所需的运动强度（代谢产热）就越大。服装的隔热值越大，所需的代谢热量就越少）

的代谢率升高的情况下所需的服装隔热值（clo）。

冷水浸泡

水的导热能力是空气的 25 倍，甚至在水温为 70 ~ 75°F 时也会出现体温下降。体温过低的风险取决于水温、浸泡深度和浸泡时间。由于运动会增加四肢血液流动和工作肌肉产热增加的热量损失，因此，只有个人能够有信心能够游到岸边时才能进行这样的尝试。否则，尽量保存热量是最好的策略，保存热量最有效的措施就是尽量减少与水接触的面积和降低活动，例如 H.E.L.P 姿势（图 7-10）。抗浸服的设计既可提供漂浮功能，又能提供保温功能，可显著延长在冷水中维持身体功能的时间。最近的研究表明，运动病可能会因减弱寒战和血管收缩性反应而增加冷水浸泡期间体温过低的风险。图 7-11 显示人在不同温度水中的平均存活时间。在约 20℃ 的平静水中，存活率会显著增加。体热散失快的人（线以下的灰区）的生存时间比平均热量散失率低（线以上的灰区）要明显缩短。

有关冷水生存的其他信息，请参见美国海军巡逻机冷水救援尝试相关资料。

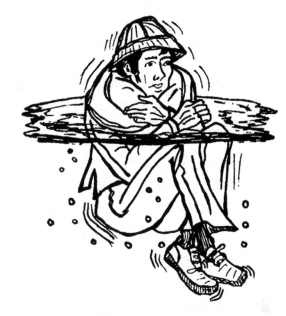

图 7-10　H.E.L.P 姿势

（因热量传递到停机坪或飞行甲板，或手与工具接触或与飞机本身接触导致的热量散失会造成地勤人员操作能力下降）

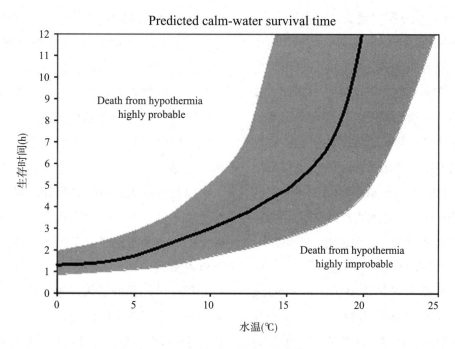

Predicted calm-water survival time

Death from hypothermia highly probable

Death from hypothermia highly improbable

生存时间(h)

水温(℃)

图 7-11　不同水温下的平均存活时间

（热量损失快的个体（线以下灰色区域）比平均热损失率慢的个体（线以上灰色区域）的存活时间会显著缩短）

环境损伤与疾病

热病与热损伤

轻微的热病包括热疹、热痉挛和热晕厥，而严重的热病包括热衰竭、热损伤和中暑。导致严重的热病或热损伤风险增加的因素包括热适应能力差、身体素质不好、脱水、体脂含量高和某些药物等。然而，严重的热病也可能发生在进行了合理的减轻热的程序的低风险人群身上。穿着不透气的防护服装，如长时间穿着G-suits 会因卫生问题引起热疹或痱子，痱子会干扰皮肤的热交换，从而增加热衰竭和热休克的风险。热痉挛是与重体力劳动相关的在腹部、手臂或腿部的肌肉疼痛或抽搐。热痉挛通常出现在剧烈运动致大量出汗之后，出汗会让人体损失大量的电解质，主要是氯化钠。热晕厥是由于外周静脉特别是下肢的血液缺乏而导致的暂时性循环衰竭，从而引起心脏舒张期血液充盈减少。热晕厥症状从轻度的头晕到意识丧失，通常发生在炎热的环境中长期站立之后，但也可以发生在剧烈活动后仍然站立时。热晕厥的人一旦坐下或仰卧，就会迅速恢复，然而，完全的血压恢复稳定和心率恢复正常可能需要数小时。热衰竭是严重热病最常见的形式，它发生在身体不能维持一定水平的心输出量以维持皮肤温度调节所需的血流量和运动代谢所需的血流量。热衰竭的症状包括晕厥、头痛、恶心、呕吐、食欲不振、低血压、心动过速、肌肉痉挛、过度换气和精神状态的短时间变化。

中暑的主要特点是体温升高（＞40℃或104℉）和严重中枢神经系统功能障碍，从而导致神志不清、抽搐或昏迷。热休克是一种极为严重的医疗急症，可导致多器官功能障碍。中暑发生之前可能出现头痛、头晕、困倦、坐立不安、共济失调、精神混乱、不理智或攻击性行为，或突然出现抽搐、神志不清、呕吐和失去知觉。皮肤可以是炎热和干燥状态，但也可以因出汗而潮湿。中暑者应立即送往紧急医疗机构，最重要的治疗方法是尽快降低核心温度。降温应该在野外就开始进行，患者应该被转移到阴凉的地方，褪去衣物，保持皮肤湿润。如果可能的话可以把患者泡在凉水/冷水中等待运输。如果不可能的话，在等待运输的过程给患者喷洒冷水或使用风扇也可以有效地降低核心温度。对于热衰竭和中暑的人，主动的降温措施应持续到直肠温度＜101 ℉（38.3℃），此时应停止降温以防止体温过低。

冷损伤

冷损伤几乎都是可以预防的。早期察觉以便能够及时有效的治疗。在体温过低的情况下，冷损伤可能会危及生命，在有冻伤的情况可能造成终生的伤害。严重冻伤可能需要截去受影响的组织。

体温过低在临床上定义为核心温度＜35℃，在这一点上，大多数人会发生最大程度的寒战。体温过低早期症状包括言语不清和身体协调性下降，并可能被误认为是中毒。随着体温继续下降，寒战增加，体温会迅速下降；因此，开始复温的时间是当一个人剧烈寒战时，此时身体仍能够产生热量。湿衣服必须去除，因为它大大增加热损失。在野外现场，保温和防风是至关重要的。如果一个人正在发生寒战，添加保温的衣物和限制进一步的热量损失将使寒战能够有效地复温。然而，如果寒战已经停止，就必须提供外部的加热。体温过低患者的脉搏和呼吸频率可能会因缓慢而浅而难以检测。心肺复苏（CPR）应该只在真正没有生命体征时才会进行，因为 CP 本身会引起心律失常。使用酒精对一个人进行复温是不对的。酒精会干扰肝脏葡萄糖的产生，导致低血糖，这会减弱寒战反应并引起皮肤血管舒张，从而造成从皮肤传递到环境的热量更大。

外周组织冷损伤

外周组织冷损伤可分为两类：冻结性损伤（即冻伤）和非冻结性损伤（战壕足、冻疮）。由于细胞和细胞外液含有电解质，皮肤的冻结温度略低于水的冰点，据报道，皮肤表面的冻结温度为 $-3.7 \sim -4.8℃$。潮湿和风都会增加组织降温的速度。由于外周血管收缩会显着降低组织温度，不仅是暴露的皮肤（鼻子、耳朵、脸颊和裸露的手腕），还有手和脚的冻伤都是最常见的。风冷等效温度图（表 7-2）表示了暴露于不同组合的空气温度和风速条件下裸露皮肤发生冻伤的风险，用来指导在该环境下皮肤冻伤的风险。通过覆盖适当的衣物和监测冻伤的症状和体征，冻伤的风险会大大降低。个人需要经常报告受伤部位麻木的感觉。复温后，疼痛非常明显。最初的感觉是一种不舒服的寒冷感觉，可能包括刺痛感、烧灼感、疼痛、剧痛和感觉下降。皮肤的颜色可能最初出现红色，之后变成蜡白色。同伴的检查对于预防冻伤十分重要，因为感觉丧失常常意味着病人并没有意识到发生损伤。快速复温（最好是在温水浴在 $40℃$）可最大限度地减少组织损伤。然而，因为冻伤对组织的损害超过延迟的复温，所以除非可以避免冻伤，否则在野外环境中不应该尝试去复温。如前所述，在很冷的温度下，接触性冻伤发生迅速，并能在与金属物体或凝固点在 $-40℃$ 以下的石油燃料、油类或机械油接触的几秒钟内发生。

非冻结性冷损伤

非冻结性冻伤可发生在零上的温度，特别是当皮肤或衣服潮湿时。在士兵被限制在久坐不动的姿势，或者因为在水中站着，或者仅仅因为穿着被汗液湿透的袜子，战壕足在第一次世界大战中大量流行并获得了这样的称谓。战壕足病通常发生在组织长时间暴露于 $0 \sim 15℃$（$32 \sim 60℉$），而作为更浅表损伤的冻疮，则发生在裸露皮肤暴露数小时后。非冻结性冷损伤的诊断包括对临床症状随着时间进行观察，因为不同类型和不同阶段可能会在初始损伤后的数天或数月内出现。预防战壕足需要经常更换袜子，以确保足部保持清洁和干燥。体育锻炼对于维持足部的血液流动也很重要。如果发生损伤，恢复过程会很漫长。冻疮会使组织肿胀、易损、痒，疼痛的皮肤可能在复温后还会持续几个小时，但没有持久的影响。冷暴露相关的其他医学问题包括寒冷诱发的支气管痉挛（CIB）或哮喘、寒冷性荨麻疹和雪盲。CIB 会在干燥、寒冷的环境暴露时发生，甚至在那些通常没有运动性哮喘的人群中发生，大约 25% 的优秀的冬季运动员会受到影响。这主要是由于面部冷却而不是呼吸冷空气；然而，尽管限制面部冷暴露（如戴上头套）能降低 CIB 的程度或发生率，有些受试者仍然会出现症状。为了减少呼吸道降温，热湿交换（HEM）模块被研制出以帮助吸入温暖潮湿的空气。在寒冷暴露时，虽然这些装置减轻呼吸气体热或湿损失几乎起不到作用，但他们确实有限制寒冷诱发的哮喘（CIA）和 CIB 的作用。寒冷性荨麻疹可能是最常见的荨麻疹类型，其特征是在寒冷刺激的几分钟内迅速出现瘙痒、发红、皮肤肿胀（荨麻疹）。在极端情况下，可能会出现过敏性休克。另一个值得关注的问题是，白雪反射眩目的太阳光会导致雪盲。这种疾病可以用护目镜来防护。对温度疾病的治疗和预防的大量措施可以在 TB MED 507 和 TB MED 508 中找到。

体温监测

在一个热或冷的疾病或损伤的情况下，核

心温度的测量对于确定核心温度变化程度和建立治疗措施是非常重要的。精确测量人体身体内部的核心温度（Tc）需要侵入性的方法。水银温度计常用于测量口腔温度。其他常常用来进行测量 Tc 的部位有直肠和食管。在研究中，食管温度监测更加常用。在战场上，这些或者其他部位的 Tc 测量在实际中可能不会应用。然而，使用其他的测量装置在腋区、鼓膜和身体表面进行 Tc 的测量可能会更方便，但可能不能精确地评价真正的 Tc。例如，在冷环境中，口腔和鼓膜温度通常是不可靠的，因此，通常采用直肠温度。食管温度更好地代表了中心血温度，在状态改变时的反应也更为灵敏，但由于在技术属于侵入性，还会给人体带来不适而难以获得。温度遥测胶囊是动态的战场条件下一个很好的选择，但价格昂贵，兵需要一个数据记录装置，但给一个怀疑体温过高或过低的病人口服是不可行的。然而，遥测胶囊给一个人反应迟钝或可能抽搐的病人作为栓剂使用是可行的，而使用玻璃的直肠温度计可能是危险的。如果病人有腹泻，可以弯曲的直肠温度测量传感器可能是更好的选择。总体而言，在温度疾病研究中，利用直肠温度测量 Tc 仍然是最精确有效的方法。

致谢

作者要感谢 Brett Ely 女士、Daniel Goodman 先生、Laura Palumbo 女士、Thomas Endrusick 先生的鼎力协助以及 Michael Sawka 博士文字校对。

在本报告中的意见，意见和（或）结果仅代表作者观点，不应被解释为军队官方部门的立场、政策或决定，除非被正式指定。所有的实验都在符合国家和联邦的指南下进行。

薛利豪 译 张雁歌 校

参考文献

[1] Gagge AP, Gonzalez RR. Mechanisms of heat exchange: biophysics and physiology. In: Fregly MJ, Blatteis CM, eds. Handbook of physiology: environmental physiology. Bethesda: American Physiological Society, 1996:45-84.

[2] Sawka MN, Young AJ. Physiological systems and their responses to conditions of heat and cold. In: Tipton CM, ed. ACSM's advanced exercise physiology. Philadelphia: Lippincott Williams & Wilkins, 2006:535-563.

[3] Shibasaki M, Kondo N, Crandall CG. Non-thermoregulatory modulation of sweating in humans. Exerc Sport Sci Rev 2003;31:34-39.

[4] Stephenson LA, Kolka MA. Menstrual cycle phase and time of day alter reference signal controlling arm blood flow and sweating. Am J Physiol 1985;249:R186-R191.

[5] Roberts MF, Wenger CB, Stolwijk JAJ, et al. Skin blood flow and sweating changes following exercise training and heat acclimation. J Appl Physiol 1977;43:133-137.

[6] Toner MM, McArdle WD. Human thermoregulatory responses to acute cold stress with special reference to water immersion. In: Fregley MJ, Blatteis CM, eds. Handbook of physiology: environmental physiology. Bethesda: American Physiological Society, 1996:379-418.

[7] Stocks JM, Taylor NA, Tipton MJ, et al. Human physiological responses to cold exposure. Aviat Space Environ Med 2004;75:444-457.

[8] Bell DG, Tikuisis P, Jacobs I. Relative intensity of muscular contraction during shivering. J Appl Physiol 1992;72:2336-2342.

[9] Eyolfson DA, Tikuisis P, Xu X, et al. Measurement and prediction of peak shivering intensity in humans. Eur J Appl Physiol 2001;84:100-106.

[10] Sawka MN, Young AJ. Physical exercise in hot and cold climates. In: Garrett WE, Kirkendall DT, eds. Exercise and sport science. Philadelphia: Lippincott Williams & Wilkins, 2000:385-400.

[11] O'Brien C, Young AJ, Sawka MN. Hypohydration and thermoregulation in cold air. Eur J Appl Physiol 1998;84:185-189.

[12] Castellani JW, Young AJ, Ducharme MB, et al. Prevention of cold injuries during exercise. Med Sci Sports Exerc 2006;38:2012-2029.

[13] Daanen HAM. Finger cold-induced vasodilation. Eur J Appl Physiol 2003;89:411-426.

[14] Yaglou CP, Minard D. Control of heat casualties atmilitary training centers. AMA Arch Ind Health 1957;16:302-

316.

[15] Haldane JS. The influence of high air temperatures. J Hyg(Lond)1905;5:494-513.

[16] Cadarette BS, Matthew WT, Sawka MN. WBGT index temperature adjustments for work/rest cycleswhenwearingNBCprotective clothing or body armor. USARIEM Technical Report No.: TN05-04(AD ADA435964). 2005.

[17] Harrison MH, Higenbottam C, Rigby RA. Relationships between ambient cockpit and pilot temperatures during routine air operations. Aviat Space Environ Med 1978;49:5-13.

[18] Nunneley SA, Stribley RF. Fighter index of thermal stress(FITS): guidance for hot-weather aircraft operations. Aviat Space Environ Med 1979;50:639-642.

[19] National Weather Service. Windchill temperature index, 2001.

[20] Ducharme MB, Brajkovic D. Guidelines on the risk and time to frostbite during exposure to cold wind, Proceedings of the RTO NATO Factors and Medicine Panel Specialist Meeting on Prevention of Cold Injuries. 2-1-2-9, 2005.

[21] Brajkovic D, Ducharme MB. Facial cold-induced vasodilatation and skin temperature during exposure to cold wind. Eur J Appl Physiol 2006;96:711-721.

[22] Departments of the Army and Air Force. Heat stress control and heat casualty management. Technical BulletinMedical 507/Air Force Pamphlet 48-152(I), 2003.

[23] Institute ofMedicine. Dietary reference intakes for water, potassium, sodium, chloride, and sulfate, 2005.

[24] Gopinathan PM, Pichan G, Sharma VM. Role of dehydration in heat stress-induced variations inmental performance. Arch Environ Health 1988;43:15-17.

[25] Nunneley SA, Reader DC,Maldonado RJ.Head-temperature effects on physiology, comfort, and performance during hyperthermia. Aviat Space Environ Med 1982;53:623-628.

[26] Greenleaf JE, Matter M, Bosco JS, et al. Effects of hypohydration on work performance and tolerance to +Gz acceleration in man. Aerosp Med 1966;37:34-39.

[27] Bruck K, Olschewski H. Body temperature related factors diminishing the drive to exercise. Can J Physiol Pharmacol 1987;65:1274-1280.

[28] Carter R III, Cheuvront SN, Vernieuw CR, et al. Hypohydration and prior heat stress exacerbates decreases in cerebral blood flow velocity during standing. J Appl Physiol 2006;101:1744-1750.

[29] Kobayashi A, Tong A, Kikukawa A. Pilot cerebral oxygen status during air-to-air combat maneuvering. Aviat Space Environ Med 1979;50:639-642.

[30] Dickson JM, Weavers HM, Mitchell N, et al. The effects of dehydration on brain volume—preliminary results. Int J Sports Med 2005;26:481-485.

[31] Nunneley SA, Stribley RF. Heat and acute dehydration effects on acceleration response in man. J Appl Physiol 1979;47: 197-200.

[32] Ferevik H, Reinertsen RE. Effects of wearing aircrew protective clothing on physiological and cognitive responses under various ambient conditions. Ergonomics 2003;46:780-799.

[33] Reardon M, Fraser B, Omer J. Physiological effects of thermal stress on aviators flying a UH-60 helicopter simulator. Mil Med 1998;163:298-303.

[34] Pandolf KB, Gonzalez RR, Sawka MN, et al. Tri-service perspectives on microclimate cooling of protective clothing in the heat, Technical Report No.:T95-10. USAMRMC, 1995.

[35] Nunneley SA, Maldonado RJ. Head and/or torso cooling during simulated cockpit heat stress. Aviat Space Environ Med 1983;54: 496-499.

[36] Cadarette BS, DeCristofano BS, Speckman KN, and Sawka MN. Evaluation of three microclimate cooling systems. Aviat Space Environ Med 61:71-76, 1990.

[37] Pandolf KB, Stroschein LA, Drolet LL, et al. Prediction modeling of physiological responses and human performance in the heat. Comput Biol Med 1986;16:319-329.

[38] Banta GR, Braun DE. Heat strain during at-sea helicopter operations and the effect of passive microclimate cooling. Aviat Space Environ Med 1992;63:881-885.

[39] Vallerand AL, Michas RD, Frim J, et al. Heat balance of subjects wearing protective clothing with a liquid- or air-cooled vest. Aviat Space Environ Med 1991;62:383-391.

[40] Heus R, Daanen HAM, Havenith G. Physiological criteria for functioning of hands in the cold. Appl Ergon 1995;26:5-13.

[41] O'Brien C,Mahoney C, TharionWJ, et al. Dietary tyrosine benefits cognitive and psychomotor performance during body cooling. Physiol Behav 2007. Feb 28;90(2-3):301-7.

[42] Enander A. Effects of moderate cold on performance of psychomotor and cognitive tasks. Ergonomics 1987;30:1431-1445.

［43］Young AJ, Castellani JW, O'Brien C, et al. Exertional fatigue, sleep loss, and negative energy balance increase susceptibility to hypothermia. J Appl Physiol 1998;85:1210-1217.

［44］Lee SMC, McDaniel A, Jacobs T, et al. Performance of the liquidcooling garment with the advanced crew escape suit in elevated cabin temperatures, 2004. NASA/TP-2004-212074.

［45］Bagian JP, Kaufman JW. Effectiveness of the Space Shuttle antiexposure system in a cold water environment. Aviat Space Environ Med 1990;61:753-757.

［46］Watenpaugh DE, Smith ML.Human cardiovascular acclimation to microgravity 20. J Gravit Physiol 1998;5:15-18.

［47］Nobel G, Eiken O, Tribukait A, et al. Motion sickness increases the risk of accidental hypothermia. Eur J Appl Physiol 2006;98:48-55.

［48］Danielsson U. Windchill and the risk of tissue freezing. J Appl Physiol 1996;81:2666-2673.

［49］DeGroot DW, Castellani JW, Williams JO, et al. Epidemiology of U.S. Army cold weather injuries, 1980-1999. Aviat Space Environ Med 2003;74:564-570.

［50］Mills WJ. Clinical aspects of freezing cold injury. In: Pandolf KB, Burr RE, eds. Textbooks ofmilitarymedicine: medical aspects of harsh environments, Vol. 1. Falls Church: Office of the Surgeon General, U.S. Army, 2002:429-466.

［51］Wilber RL, Rundell KW, Szmedra L, et al. Incidence of exerciseinduced bronchospasm in Olympic winter sport athletes. Med Sci Sports Exerc 2000;32:732-737.

［52］Koskela H, Tukiainen H. Facial cooling, but not nasal breathing of cold air, induces bronchoconstriction: a study in asthmatic and healthy subjects. Eur Respir J 1995;8:2088-2093.

［53］Carnevale N, Ducharme MB. Benefits of respiratory heat and moisture exchangers during cold exposures, 1999.

［54］Hamlet MP. Nonfreezing cold injuries. In: Auerbach PS, ed. Textbook of wilderness medicine. St. Louis: Mosby, 2001:129-134.

［55］Department of the Army. Prevention and management of coldweather injuries. Tech Bull Med 508, 2005.

第八章

宇宙辐射

Michael Bagshaw and Francis A. Cucinotta

1911 年，奥地利物理学家 Victor Hess 发现了宇宙辐射。地球持续暴露于来自太阳系外的高能银河宇宙电离辐射（galactic cosmic ionizing radiation，GCR）中，偶尔也会暴露于被称为太阳粒子事件（solar particle event，SPE）的太阳能量粒子中。GCR 被认为主要来源于新星（爆炸星），间或太阳大气的紊乱（太阳耀斑或日冕物质抛射）也会导致带有足够能量的放射粒子穿透地球的磁场进入大气。地球磁场、大气层以及太阳磁场和太阳风可对地球居民受到的宇宙辐射起防护作用。航行于地球大气层的飞机乘员也受到以上防护作用，但在高经度和高纬度地区的辐射防护效应则较为复杂。

太空中的旅行者没有受到以上防护作用，其电离辐射场与商业航线乘员的量级和特性迥然不同。由于宇宙辐射剂量较高，不同类型的辐射特性差异较大，因此，需对宇宙辐射的生物学效应进行进一步了解。虽然航空和航天环境有很多共同之处，但是机组人员、乘客和航天员的辐射量测定、辐射风险和辐射防护等方面仍有较大不同。这些不同影响风险评估、风险控制的辐射防护原理及辐射防护最优化（as low as reasonably achievable，ALARA）原则的应用。本章据此分为三个主要部分：第一部分主要介绍基础宇宙辐射的物理学和健康风险，第二部分介绍商业航线的宇宙辐射，第三部分介绍有关太空旅行及将来可能发生的太空行为的宇宙辐射。

宇宙辐射的基础物理学

电离辐射

电离辐射是指与原子相互作用、能够直接或间接引起原子丢失电子或破坏其原子核的亚原子粒子。如果以上事件发生在机体组织中，引起的损伤超过机体自我修复能力时，就会导致健康问题。表 8-1 列出了电离辐射的类型和特性。

地球大气层外，GCR 包含了绝大多数的快速移动质子（氢原子核）、α- 粒子（氦原子核）以及从锂到铀的 HZE 核。GCR 由 98% 的原子核和 2% 的电子组成。高能核中 87% 是质子，12% 是氦离子，1% 是较重离子。GCR 的能量以单位原子质量兆电子伏表示（1 mMeV/u= $9.64853336 \times 10^{13}$ m^2/s^2）。能源范围从几个 MeV/u 到 1000 MeV/u 以上，最高值可超过 10 000 MeV/u。高能离子的速度可接近光速。

当充满电荷的粒子通过屏障或大气和组织时，它们的能量丢失，并受到核的相互作用。能量丢失是由于电磁相互作用，将能量传递给电子，导致电离和激活。能量丢失的速率随着粒子的不断放电和速度降低而迅速增加。穿行距离由能量决定，电荷和速率相同的情况下，较重离子比较轻离子具有更强的穿透力。不带电粒子有较长的自由路径，中子在每次事件中能量转移较多，所导致的能量丢失使其看似沿粒子途径发生的独立事件。

表 8-1　电离辐射的类型和特性

辐射类型	成分	空气射程	组织射程	危险位置 [a]
β 粒子	一个电子	几米	很少的几毫米	内 + 外
γ 射线	电磁射线	若干米	若干厘米	内 + 外
X 射线	电磁射线	若干米	若干厘米	外
质子	自由质子	很少的几厘米到若干厘米	很少的几厘米到若干厘米	外
中子	自由中子	若干米	若干米	外
α 粒子	2 个质子 +2 个中子（氦）	很少的几厘米	不能穿透皮肤	内
高电荷高能量（high charge and energy，HZE）核	带有 n 中子和 z 质子的原子核	很少的几厘米到若干厘米	很少的几厘米到若干厘米	外

[a] 危险位置：仅摄入或吸入时产生作用（内），或可穿透人体（外）

原子核的相互作用使初级 GCR 的原子核生成电荷较少和体积较小的原子核，被撞击物质产生次级辐射。原子核撞击的平均自由路径大约为 10 cm，经过多次平均自由路径后，初级 GCR 重离子大量转化成为质子和中子。进入地球大气层后，这些粒子与氮、氧以及其他大气层原子的原子核碰撞，产生另外的（次级）电离辐射粒子。在常规商业飞行高度，GCR 主要包括中子、质子、电子、正电子和光子。

图 8-1 说明了初级粒子穿过地球大气层与其原子核相互作用产生次级粒子的过程。

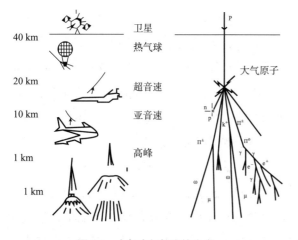

图 8-1　大气次级粒子的生成

GCR地球防护

以下三个变量为地球居民提供宇宙辐射防护：①太阳磁场和太阳风（太阳活动周期）；②地球磁场（纬度）；③地球大气（海拔高度）。

1. 太阳磁场具有可变性，约每 11 年两极方向进行一次交换。最近的太阳能最大强度期在 2000—2002 年，预计下一周期在 2011 年。接近两极交换期时，也就是"太阳活动低年"（最近的一次交换期大约在 2006 年），几乎没有太阳黑子，贯穿整个太阳系的磁场相对较弱和较平滑。太阳活动高年，太阳黑子很多，还有其他磁场涡流的表现，太阳向外喷射出的质子和电子（太阳风）带着较强、较复杂的磁场穿过太阳系。

当太阳磁场变强时，带电粒子的路径偏离较多，到达地球的 GCR 减少。因此，太阳活动高年导致的辐射强度最低，相反，太阳活动低年辐射强度最高。辐射效应根据其他两个变量，即高度和地磁纬度而定。在商业喷气式飞机的飞行高度以及地球两极，太阳活动高年和低年接受的 GCR 比值为 1.2 ~ 2，且随着高度的增加而增加。

2. 地球磁场对靠近地球大气层宇宙辐射的

影响较太阳磁场更大。赤道附近的地磁纬度几乎与地球表面平行，而磁极的地磁纬度几乎垂直，该处大气层接收的初级宇宙射线数量最多。在磁极末端，GCR 随着纬度增加至最高值，被称为极地高原（polar plateau）。

因此，宇宙辐射水平在极地地区最高，越靠近赤道，辐射越低，这种效应的规模依高度和太阳活动周期而变化。在太阳活动低年，商业飞行巡航高度在极地地区的 GCR 较赤道附近高 2.5 ~ 5 倍，纬度对 GCR 的影响比高度要大。

3. 地球生物通过大气层防护宇宙辐射。宇宙辐射带电粒子在穿过地球大气层时，由于电离空气中的原子和分子（释放电子）而丢失能量。带电粒子还与氮、氧以及大气层其他组分的原子核撞击。

围绕地球的辐射随着高度的升高而升高，大约每升高 2000 ft（609.6 m）增加 15%（依纬度而定），某些次级粒子在 65 000 ft（约 20 km）处达到最大值（即 Pfotzer 最大值）。该海拔以上，初级重离子以及次级粒子碎片在辐射中起的作用变得重要。

除防护 GCR 外，地球大气层还随着大气高度的变化为辐射流贡献不同的组分。因此，宇宙辐射对飞机乘员可能的生物学作用与高度直接相关。剂量率随着高度和纬度的增加而增加。高度相同情况下，纬度增加的生物学作用效应比纬度相同高度增加要大。

图 8-2 展示了太阳活动低年时，在极地高原某个位置根据高度变化计算的 GCR 产生的每个次级成分的有效剂量率（以及总有效剂量）。

由图可见，30 000 ft 高空的总有效剂量率约为海平面的 90 倍。30 000 ft ~ 40 000 ft 的增加因子为 2；40 000 ft ~ 65 000 ft 的增加因子也是 2。应指出，在 10 000 ~ 80 000 ft（3 ~ 25 km）甚至以上的高度，中子是决定性成分。在较低高度，中子的主导地位下降，但是在总剂量当量率中仍占 40% ~ 65%。

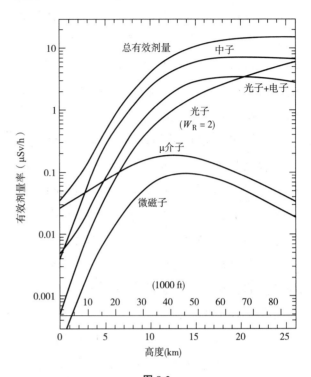

图 8-2

太阳活动低年时，极地高原附近大气中根据高度计算的各种银河宇宙辐射粒子的有效剂量率（截点 =0.8 GV）。数据源自 K.O'Brien，使用其 LUIN-98F 辐射传送码计算得出，质子的 WR 设为 2（NCRP 1993）而非 5。（Goldhagen P. Overview of aircraft radiation exposure and recent ER-2 measurements[J]. Health Phys, 2000, 79（5）:586-591.Health Physics 杂志获得保健物理学会及国家辐射防护和测量委员会认可）

太阳耀斑

有时太阳大气中产生涡流，即太阳粒子事件，导致辐射粒子的喷射。这是由太阳大气中突发的不定期能量释放（太阳耀斑）或日冕物质抛射（coronal mass ejection, CME）产生的，通常不足以对航线高度的辐射场造成的影响。但有时会产生带有足够能量的中子穿透地球磁场进入大气。这些粒子与大气微粒相互作用，作用方式同 GCR 粒子。这些事件相对周期较短，而且随着太阳每 11 年的周期变化而变化，通常在太阳活动高年的时候更为频繁。

有时长距离无线电信号会被干扰，这是由

于来自太阳的 X 光、中子或紫外辐射导致地球
上层大气层的电离辐射增加而致。此时商业航
线高度的电离辐射水平可能不会增加。同样，
由于带电粒子与大气上层的空气相互作用产生
的北极光和南极光（北端和南端的光），也并非
航线高度电离辐射增强的征象。

当初级太阳粒子的能量足以产生用中子
检测仪在地面水平可以检测到的次级粒子时，
被称为宇宙射线地面增强事件（ground level
enhancement，GLE）。GLE 较为少见，平均每年
1 次，主要集中在太阳活动高年，其光谱随事件
不同而有差别。任何与该事件相关的剂量率增
加都是非常快速的，通常只需要几分钟，也可
持续几个小时到几天。

作为太阳风增强的结果，SPE 相关的强烈
磁场干扰可导致 GCR 剂量率显著降低，长达几
个小时（Forbush 下降）。干扰使得宇宙射线和
太阳粒子更容易进入地磁场，造成较低纬度辐
射量显著增加，尤其是对于 SPE 来说。因此，
SPE 的综合效应可能是增加辐射量，也可能是降
低辐射量，其对辐射量的作用仍需进一步研究。
目前尚不能预测何种类型的 SPE 能显著增加商
业航线高度的辐射率，对于太空气候这一方面
的研究仍在进行中。

研究者自 1942 年起开始记录和分析 GLE，
并依次标记序号。至 2003 年为止，共观测到
64 次 GLE，除 GLE5（1956 年 2 月）外，其他
GLE 的年剂量都未达到 1 mSv[国际放射防护委
员 会（International Commission on Radiological
Protection，ICRP）建议的公众暴露限值]。
GLE60 发生于 2001 年 4 月，测量到的 SPE 辐射
剂量为 20 μSv。

GLE42 发生于 1989 年 9 月，是继 1956 年
（GLE5）以来观察到的强度最大的 GLE，其量
级达到 252%。然而，这仅代表了约 1 个月的
GCR 暴露，年辐射量仍未超过 1 mSv。在此太

阳事件期间，英国航线的协和超音速飞机在运行
中，机上监测设备并未激发辐射警报（警报激
发值为 0.5 mSv/h）。当然，应当注意的是，SPE
的纬度效应超过高度效应，而协和号当时并未
达到非常高的磁场纬度。

据报道，许多航线为了在预测的太阳耀斑
GLE 中避免较高的地磁高度而调整飞行计划，
为此投入大量成本，航班也被推迟。数据显示，
如果是为了辐射防护的话，以上措施并非必要。

放射生物学

电离辐射的生物学效应

较高水平的电离辐射，如核爆炸引起的电离
辐射，会引起严重的细胞损伤或死亡。对健康的
不利影响包括急性暴露后几天或几个星期内的早
期死亡，以及包括癌症或由于生殖细胞受损而引
起遗传畸形在内的长期效应。由于机体自我修复
过程的个体差异性，使人们对低剂量电离辐射，
如宇宙辐射或医疗 X 线辐射的作用效果预测更为
困难。但是，科学家们也提出了许多低剂量及低
剂量率辐射的健康效应假说。有的观点，认为辐
射对人体健康的影响并非线性，可能是 J 形曲线，
低剂量时对健康有益。也有的观点认为，辐射对
人体健康的影响可能受到非靶向效应的作用而增
加，即未被辐射轨迹直接穿过的细胞导致恶性肿
瘤的发生。

生物学效应取决于电离粒子能量空间分布
以及单位路径长度电离密度。带电粒子单位路径
长度的能量损失被称为阻滞力，能量沉积被称
为线性能量传递（linear energy transfer，LET）。

活体组织内的电离过程包括原子和分子
的激发，自细胞分子中发射出结合电子，以及
留下导致不利变化的化学活性自由基。辐射损
伤引起的多种自由基类似于正常代谢过程中产

生的自由基，细胞在进化过程中已经对这些自由基形成修复机制。每个粒子通路电离事件的数量与粒子动能传递到细胞结合电子的物理过程相关。粒子在孤立细胞中产生电子的速率非常重要，因为单个事件的修复相对有效，但是修复期同时发生多个事件效率就会大打折扣。

DNA 结构被认为是辐射损伤的靶标，电离粒子通过时 DNA 直接产生变化或受到伤害。DNA 损伤包括简单的类型，即一侧 DNA 糖-磷酸骨架碱基损伤或断裂，术语叫做单链断裂，以及复杂的类型，即 DNA 双螺旋结构同一处有 2 个或 2 个以上的损伤。随着 LET 增加，DNA 损伤幅度从简单到复杂。双链断裂（double-strand breaks，DSB），定义为不超过 20 个碱基对的范围内 DNA 互补链的糖-磷酸骨架有一处或多处断裂。DSB 被认为是对机体最不利的 DNA 损伤，可导致不同形式的突变，包括基因缺失和染色体畸变。对高 LET 辐射来说，大多数 DSB 非常复杂，包括附近的碱基损伤及其他断裂。

细胞对于电离辐射效应的修复能力主要取决于 DNA 损伤的种类（简单或复杂），部分取决于一个粒子通过细胞时该类事件发生的数量，以及粒子的通过速率。脊椎动物的 DSB 修复主要通过两个主要途径：①非同源末端连接（nonhomologous endjoining，NHEJ）；②同源重组（homologous recombination，HR）。NHEJ 是一种易于发生错误的修复形式，在细胞周期的复制前期及静息细胞的修复中占主导地位，包括最初断裂部位附近损伤区域的移除，以及残留 DNA 端的连接。HR 是 DNA 损伤修复的高保真形式，在 DNA 复制和间接核分裂期间起主要作用，修复时需要一个姊妹染色单体作为模板以合成 DNA。

近年来，对非 DNA 辐射损伤生物学效应进行的研究日益增多。包括细胞质和线粒体中的氧化损伤，以及破坏正常细胞进程的异常细胞信号，如控制细胞生长因子、组织微环境及 DNA 复制的异常细胞信号等。这些所谓的非靶向效应可能同时致突变和致癌。

染色体畸变

组织细胞可能会被物理因素，如冷、热、震动和辐射所破坏。在整个生命过程中，机体始终利用自我修复机制持续进行细胞损伤和修复。在修复过程中，可能会发生基因异位和其他染色体畸变。

大量研究证实，机组人员不稳定染色体变异率增加，如双着丝粒及染色体环等，并认为其与宇宙辐射暴露有关。Nicholas 等指出染色体变异随时间减少，因此，不能作为 GCR 持续暴露的良好指标。由于染色体结构变异如染色体异位变化相对较为稳定，他们推断结构变异可能是辐射暴露后更好的标志物。Nicholas 等还指出，研究对象即航线飞行员单个细胞平均染色体异位数显著高于对照。然而，在研究的辐射暴露范围内，飞行员的观察值与根据现有慢性低剂量辐射暴露模型预测的剂量反应模式并不一致。此外，该研究没有确定辐射在诱发染色体异位中的作用，而且迄今为止，尚无流行病学证据证实这些畸变与癌症发生有关。

包括重粒子在内的高 LET 辐射与染色体畸变关系的研究表明，染色体畸变的复杂性随着 LET 的增加而增加。这些研究采用多色荧光原位杂交（fluorescence in-situ hybridization，FISH）方法进行，染色体特异性探针用于标记单个染色体，可见辐射后出现两个或两个以上染色体之间的畸变，如图 8-3 所示。染色体畸变的数目似乎随着辐射场中 LET 的增加而增加。George 等报道了国际空间站（International Space Station，ISS）宇航员染色体畸变的数量和类型。

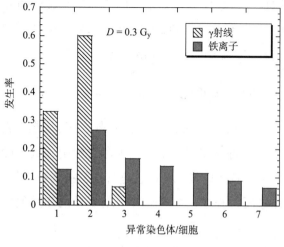

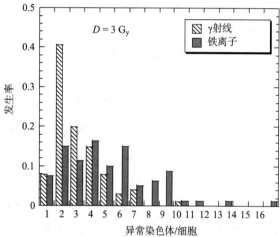

图 8-3　暴露于 300 mG$_y$ γ 射线或 1 GeV/u 铁离子后人体淋巴细胞染色体畸变观察

（Durante M,George K,Wu H,et al. Karyotypes of human lymphocytes exposed to high-energy iron ions[J]. Radiat Res,2002,158:581-590）

电离辐射的生物学效应取决于 LET 的高低。早期研究发现，剂量相同类型不同的辐射，会对生物系统产生不同程度的损伤。由此产生"相对生物学效应（relative biological effectiveness，RBE）"的概念，即产生相同生物学效应的特定类型辐射与 γ 射线或 x 射线的剂量比值。

组织剂量当量（dose equivalent，DE）由吸收剂量（dose，D）与品质因数（quality factor，Q 或 QF）计算得出，Q 取决于 LET。Q 的数值不仅取决于适当的生物学数据，还同样取决于 ICRP 的判定。Q 建立了辐射的吸收剂量值，其

产生的风险与参照辐射的给定吸收剂量相同。辐射权重因数（radiation weighting factor，W$_R$）考虑到品质因数，ICRP 会经常发布推荐值。

低 LET 辐射包括光子、X 射线、γ 射线以及电子和 μ 介子，其权重因数均为 1。电子是航线运行高度首要关注的低 LET 辐射。

中子、α 粒子、裂变碎片及重原子核归入高 LET 类别，在较高的高度，大约一半的有效剂量由中子产生。

从 10 000 ft ~ 80 000 ft（3 ~ 25 km）甚至以上，中子是宇宙辐射磁场起决定作用的组分。在较低的高度，它们的决定作用稍有下降，但是仍然占总剂量当量率的 40% ~ 65%。由于中子相互作用产生低能量离子，因此中子辐射可较 γ 辐射造成更严重的生物学损伤。但是，还没有足够的流行病学数据评价到何种程度的中子会导致癌症的发生。

现行权重因数见表 8-2。中子的权重因数取决于入射中子的能量。ICRP 92 版提议该因子的平均值应该是能量的连续函数，而不是 60 版所说的阶梯函数。

表 8-2　辐射权重因数

辐射类型和能量范围	权重因数
光子（全能量）	1
电子和 μ 介子（全能量）	1
质子（严重事件）	5[a]
中子 < 10 keV	5
中子 10 ~ 100 keV	10
中子 > 100 keV ~ 2 MeV	20
中子 > 2 ~ 20 MeV	10
中子 > 20 MeV	5
α 粒子、分裂碎片、重粒子	20

[a]ICRP 提出质子的权重因数应从 5（ICRP 60 版，1991）减少到 2（ICRP Publication 92: Relative Biological Effectiveness, Quality Factor, and Radiation Weighting Factor, 92. Elsevier, 2003）。

以上提议的依据是当前生物物理学和放射学知识，应当说这些因数的判定可能会经常变

化。（ICRP 建议不应回顾性更正单一组织或器官有效剂量或当量剂量的历史评估值，应当根据采用日期修订的权重因数来定。）

辐射测量单位

辐射能的标准单位是贝克勒尔（Becquerel，Bq），即每秒一个原子核的衰败。

宇宙辐射的关注点在于辐射剂量的生物学效应，剂量当量单位采用西弗特（Sievert，Sv）。ICRP 曾基于权重吸收剂量提出多个量值，用于评估不同辐射类型的 RBE。剂量当量（单位 Sv）是其中的一个。

剂量当量（H）定义为：

$$H(\text{LET}) = Q(\text{LET}) \times D(\text{LET})$$

Q 为品质因数，是 LET 的函数，D 是吸收剂量。

根据吸收剂量 D 以及器官和组织不同的权重因数获得有效剂量。

根据宇宙辐射剂量水平，通常测量值采用每小时微西弗特（μSv）或每年毫西弗特（mSv）（1 mSv = 1000 μSv）。

Sv 取代雷姆（rem）作为有效剂量的测量单位（1 Sv = 100 rem，1 mSv = 100 mrem，1 μSv = 0.1 mrem）。

其他地球来源的电离辐射

地面水平存在常量地面背景电离辐射流。地球物质产生的地面背景辐射，在英国为 2.6 mSv/年，美国为 3 mSv/年。低 LET 组分主导辐射流（93%）。

总背景电离辐射中，吸入气体氡占大约 2 mSv/年。

医学 X 射线通过集中局限的方式传递，常用剂量见表见 8-3。

这些是整个机体平均的有效剂量，代表不同组织暴露的相对敏感性。

肿瘤放射治疗的剂量范围为 20 ~ 80 Sv，以上剂量范围为平均值，不同个体差异性很大。

表 8-3　医学 X 射线的常用剂量

胸部 X 射线	0.1 mSv（100 μSv）
机体 CT 扫描	10 mSv
胸部 CT 扫描	8 mSv
静脉肾盂造影（intravenous pyelogram，IVP）	1.6 mSv
乳房 X 线照片	0.7 mSv（700 μSv）

辐射防护

原子能从业人员以及医学 X 射线相关工作人员可被划分为"等级工作人员"，需检测和记录他们的职业放射暴露量。对于等级工作人员来说，ICRP 建议最大平均机体有效剂量限制为 20 mSv/年（平均每五年中的任意一年最大剂量可为 50 mSv），此外建议孕期胎儿的当量剂量不超过 1 mSv。关于胎儿的限值与 ICRP 推荐一般公众人群限值一致，都是 1 mSv/年。

原子能及医学物理学从业人员可能会暴露于事故性高辐射，辐射防护守则要求教育此类从业人员尽最大努力避免此类事故。航空航天环境的状况不同，辐射暴露不是事故的必然结果，也并非不可避免。

英国国家放射防护委员会（National Radiological Protection Board，NRPB）建议保留暴露率记录，辐射有效剂量可能超过 6 mSv/年，也就是推荐的控制水平的工作人员个体，应当进行系统评价。这个数值是一个谨慎的主观数值，代表 3/10 等级工作人员的最大年辐射剂量，无放射生物学意义。

1991 年，ICRP 建议喷气式飞机机组人员宇宙辐射的暴露量应被认为是职业电离辐射暴露的一部分。

1994 年，美国联邦航空局（Federal Aviation Administration，FAA）正式承认航线机组人员职业暴露于电离辐射，并建议应告知他们有关辐射暴露、相关健康风险的信息，在此基础上帮助他们做出关于工作环境的决定。FAA于2003年10月发布一份告知机组人员有关其职业电离辐射暴露的科技报告。FAA建议机组人员5年平均有效剂量限值为20 mSv/年，任一年不超过50 mSv。怀孕机组人员从报告怀孕开始到生产，有效剂量建议限值为1 mSv当量剂量，任一月份不超过0.5 mSv。

欧盟（European Union，EU）理事会根据ICRP的建议，建立等级工作者及大众电离辐射防护安全标准指令规定。第24款是有关机组人员的防护，规定可能暴露于1 mSv/年以上的机组人员必须采取适当的防护措施。特别指出，雇佣者必须履行以下职责：评价相关机组人员的暴露情况；安排工作计划时必须考虑到核定的辐射暴露量，减少高暴露机组人员的辐射剂量；

告知有关工作人员工作相关的健康风险；女性机组人员孕期采取特殊防护措施。

欧洲指令采用ICRP关于职业暴露的限值（20 mSv/年），以及孕期胎儿1 mSV的暴露限值。此外，欧洲指令指出，怀孕机组人员接受的辐射暴露应采用ALARA原则。2000年5月，该规定被制定为欧盟成员国国家法律。

欧洲指令以及FAA科技报告均采用了ICRP职业暴露的建议限值，但是有关孕期的规定有所差别。欧洲指令使用ALARA原则，建议孕期工作人员辐射暴露应该保持在可合理达到的尽可能低的水平，最大绝对值为1 mSv。FAA则建议胎儿的最大辐射剂量为1 mSv，任一月份不得超过0.5 mSv，对ALARA没有提及。最大平均有效剂量汇总见表8-4。

表8-4　最大平均有效剂量限值

	ICRP	EU	FAA
一般人群	1 mSv	1 mSv	1 mSv
职业暴露人群	5年平均为20 mSv，任一年不超过50 mSv	5年平均为20 mSv，任一年不超过50 mSv	5年平均为20 mSv，任一年不超过50 mSv
胎儿当量剂量	1 mSv	1 mSv+ALARA	最大值1 mSv，任一月份不超过0.5 mSv
对照水平	N/A	6 mSv	N/A

ICRP：国际放射防护委员会；EU：欧盟；FAA：联邦航空局；ALARA：辐射防护最优化；N/A：不适用

宇宙辐射的健康风险

1. 癌症。辐射后细胞可能癌变，可能性大小视接受辐射的能量和剂量而定。对于辐射剂量5 mSv/年、工作时间20年以上的个体（长途飞行机组人员的代表性预测），罹患癌症的可能性为0.4%。西方人群总体癌症死亡率为23%，因此宇宙辐射暴露将癌症死亡率由23%增加为23.4%。工作时间超过30年的个体，癌症死亡率由23%增加为23.6%。

2. 基因风险。父母暴露于电离辐射后孕育的孩子具有遗传辐射诱发基因缺陷的风险。这

些可能在出生时或出生以后以形态异常或功能异常的形式出现。工作年限20年以上、累计剂量5 mSv/年的基因缺陷风险为1/2510。工作年限30年以上，风险增加至1/1700。同样，这也要考虑到一般西方人群基因异常的基础发生率约为1/51，新生儿患有1种以上严重异常的基础发生率为2%～3%。

3. 胎儿健康风险。电离辐射对胎儿造成的风险包括癌症和精神发育迟缓。一般人群中，新生儿淋巴细胞性白血病的基础发生率约为1/39 000，精神发育迟缓的基础发生率约为1/170。据估算，依据路径不同，胎儿每月暴露于宇宙辐射80 h（轮

档时间），风险增加 1/30 000 ~ 1/6000。产前发育期接受 1 mSv 照射可导致终生致命癌症风险增加 1/10 000（0.01%）。

4. 非癌效应（组织退行性风险）。辐射暴露导致的非癌效应主要是指退行性疾病，包括心脏和消化系统疾病、中枢神经系统早期和晚期效应以及白内障。非癌效应被认为本质上是不可逆转的，仅在剂量阈值以上发生。剂量阈值远高于航空剂量以及大部分航天任务，火星任务或暴露于大规模 SPE 的地球外探险除外。但是，最近流行病学研究表明阈值并非保持不变，提示航天飞行也要注意此类风险。

商业航线的宇宙辐射

航天宇宙辐射剂量的测量

1991 年 ICRP 建议应评价和记录机组人员的宇宙辐射暴露量。飞机航线高度的 GCR 非常复杂，能量范围很广，所有粒子类型均可见。协和超音速运输飞机 1969 年始飞，1976 年应用于法国航空和英国航空，2003 年退役。从一开始，人们就认识到宇宙辐射（包括银河系辐射和太阳辐射）在大约 60 000 ft（18 km）的操作高度会产生危害。因此，所有协和飞机上都固定安装了电离辐射监测装置，获取了大量的数据。

波音 747-400、空中巴士 A330、A440 等飞机的引进使续航时间大幅提升，留空时间延长至 18 h 甚至更长。许多航线穿过南北极或西伯利亚，其地磁场或大气对 GCR 的屏蔽作用比低纬度航线更弱一些。

GCR 可主动或被动测量。许多检测器只能够精确测量某一类型的辐射，通常只能检测有限的能量范围，对其他辐射类型也可能具有一定的敏感性。主动的直接指示仪表可立刻或稍迟即显示相关测量值，而被动整合设备需要飞行后在实验室计算测量值。

大量研究发表了经主动或被动测量得出的亚音速飞机的有效剂量率。这些测量值将在下一部分进行讨论。

有效剂量不能够被直接测量，但是周围剂量当量作为一个测量的运算值，可以作为宇宙辐射有效剂量较好的评估值。可通过直接测量计算周围剂量当量率或路径剂量（见"辐射测量单位"章节）。

协和飞机是唯一每次飞行期间均装配辐射放射量测定器的商业飞机。在这些测量数据的基础上进行的成本效益分析发现，在世界范围的亚音速飞机上安装、校准以及维持此类设备的成本较高。

通常建议机组成员佩戴个体胶片式射线计量器。但是，这种被动式放射量测定器的敏感性较低，为获取有效数据，需在多个区域进行佩戴。Lantos 等报道在一项机组人员自愿佩戴个人放射量测定器的试验研究中，8% 的计量器丢失或没有使用，2% 的计量器在通过行李安检时受到了额外的 X 光照射。考虑到组织和成本，在商业航线中分发、追踪和处理数千个胶片式射线计量器是不允许的。

为计算 GCR 有效剂量，人们研发了计算机程序，考虑到以下因素：出发机场和目标机场的地理坐标；飞机航线上任意一点的经度和纬度；任一时间的飞行高度；以太阳为中心的势能（代表太阳活动）；飞行的日期和时间；飞行经过的辐射场的性质。

最常用的程序是美国 FAA 根据 LUIN 传输代码研发的 CARI-6。该程序仅适用于测量日光层外各向同性且光谱恒定的银河宇宙射线组分，CARI 软件经飞行中测量，验证其精确度在 ±7% 以内。但是，其他研究者质疑该精确度，因其与太阳粒子作用的关联尚不明确。CARI-6 是其互动版本，在因特网上运行，对公众开放，可免费获取（http://www.cami.jccbi.gov/radiation.html）。CARI 还有较为复杂的下载版本，用户可储存和处理多个飞行图表，并计算用户特定位置大气的辐射剂量率。

欧洲航空路径剂量计算程序（European Programme Package for the Calculation of Aviation Route Doses，EPCARD）根据 FLUKA 传输代码设计，是代表欧洲委员会研发的另一个软件，同样仅适用于在日光层外各向同性且光谱恒定的银河宇宙射线组分。代表法国航空管理局（DGAC）研发的 Systeme d'Information et d'Evaluation par Vol de l'Exposition au Rayonnement cosmique dans les Transport aeriens（SIEVERT）系统可免费获取（http://www.sievert-system.org）。另外一个相似程序是加拿大的 PCAIRE，同样可免费获取（www.pcaire.com）。

这些计算机程序使航空公司及其员工可以遵从 ICRP 的建议进行辐射暴露量的监测。由于欧洲指令（见前文），欧洲航空公司有遵从 ICRP 建议的法定责任。但是，其他地区未对是否遵循 ICRP 建议有法律上的强制要求。

飞机乘客宇宙辐射剂量

大量研究对协和号和亚音速飞机的宇宙辐射剂量率进行了探索，结果较为相似。欧洲指令要求欧洲航空公司自 2000 年 5 月开始监测和记录职业暴露量，使用上述程序，如 CARI、EPCARD、SIEVERT 或 PCAIRE，定期进行机上磁场测量。

暴露量的影响因素包括航线、高度以及机型（机型影响爬升和下降率），通常采用 μSv/ 轮档时间表示（轮档时间是指飞机使用自身动力开始运动到飞行结束发动机关闭之间的时间）。短途飞行通常较长途飞行的飞行高度低，由于大气屏蔽及暴露时间较短，接受的辐射量较低。与之相反，很多长途航线在较高纬度和高度进行飞行。

对北半球航线部分领域的平均周围当量剂量率进行了测量，结果如下：协和式飞机：12 ~ 15 μSv/h；长途飞行:4 ~ 5 μSv/h；短途飞行：1 ~ 3 μSv/h。

总的来说，对于最大飞行时间限值为 900 hr/ 年的英国机组人员：长途飞行机组人员平均年有效暴露量为 2 ~ 4 mSv/ 年，低于 ICRP 推荐剂量限值的五分之一。短途飞行机组人员平均年有效暴露量为 1 ~ 2 mSv/ 年，低于 ICRP 推荐剂量限值的十分之一。

在辐射量最大的英国高纬度极地航线中，如伦敦希思罗机场到东京成田机场，平均周围当量剂量率测量值为 6 μSv/ 年。对于在该航线飞行时间为 900 hr/ 年的机组人员来说，年暴露量大约为 5.4 mSv，低于 ICRP 推荐量限值 20 mSv 的 3/10。对于超长距飞行（此处定义为飞行时间超过 18 h），如从迪拜到洛杉矶的航线，近期研究显示其平均有效暴露量为 80 μSv。每月飞行三个来回的机组人员年暴露量为 5.76 mSv。FAA 计算辐射量最大的是从纽约到雅典的美国高空高纬度长途航线，其当量剂量为 6.3 μSv/hr。

辐射量最大的航线中，怀孕的机组人员每月可工作 79 h（轮档时间），胎儿接受的辐射量不会超过 FAA 推荐的每月 0.5 mSv（ 0.5/0.0063=79 ）的限值。怀孕机组人员可以工作两个月，胎儿接受的辐射量不超过推荐的孕期限值 1 mSv（ 1/0.5=2 ）。

大量的航线要求机组人员怀孕后停止飞行，以符合欧洲指令有关胎儿 ALARA 的要求。FAA 的政策是必须为机组人员提供有关宇宙辐射的信息，但是并没有对机组人员是否停止飞行做出规定。

对于航线乘客来说，ICRP 对于一般大众的辐射量限值是 1 mSv/ 年，大约可以换算为每年乘坐协和式飞机 100 飞行小时，或每年乘坐经赤道亚音速航线 200 飞行小时。

航线乘客基本上可以分为两种类型，临时旅行者和频繁商务旅行乘客。对于前者来说，1 mSv/年的一般大众限值并不重要，但是对每年乘坐亚音速飞机横跨大西洋 8 次以上或英国—澳新航线往返 5 次以上、接受辐射超过 1 mSv 限值、经常进行商务旅行的乘客来说，就非常有意义了。不过商务旅行乘客的辐射暴露是由于工作所需，因此，对于该类乘客来说，职业限值采用 20 mSv 是合理的。该观点得到 ICRP 的支持。虽然商业旅行乘客接受的剂量可能会超过机组人员，但目前尚未有恰当机制来监测和控制其辐射暴露。

商业航线机组人员的流行病学

从接受辐射量的角度来说，机组人员接受的年度宇宙辐射剂量是相对较低的，最多不超过地面水平背景年辐射量的 2 ~ 3 倍。多年来，大量流行病学研究对商业飞行机组人员的癌症发生率及死亡率进行了探索，结果表明多种癌症的发生率略有升高。但是，结果缺乏延续性，主要是由于样本量较小，缺乏对结果进行解释的暴露量及影响因素数据。

欧洲发表两项有关死亡率的大规模队列研究结果，一项关于驾驶舱机组人员，另一项关于客舱机组人员，同时发表的还有一项对北欧飞行员癌症发生率的大规模调查研究。以上研究基于大量个体研究文献，也包含额外的数据。研究结果为机组人员癌症发生率是否增高提供了更多的统计学依据，确定了既定研究之间延续性的测量，为剂量－反应评价提供了基础。

Blettner 等的研究包括 28 000 名驾驶舱机组人员暴露 591 584 人年次，Pukkala 等的研究包括 10 211 名飞行员暴露 177 000 人年次。两项研究均认为机组人员职业风险因子的影响有限。两项研究有关死亡率的研究均表明恶性黑色素瘤发生率增加，但发生率增加既包括恶性黑色素瘤也包括其他类型的皮肤癌。Blettner 认为，黑色素瘤发生率增加与紫外线照射有关，可能是由于业余时间太阳照射所致，但是这个结论仍需进一步研究。Pukkala 等认为，虽然在评估的电离辐射剂量下，机组人员患黑色素瘤的危险性增加，但是增加的危险性很可能是由于太阳紫外线照射引起。

Zeeb 等的研究发现恶性黑色素瘤死亡率增加仅限于男性客舱机务人员。

过去 10 年间多项研究发现，女性飞行服务人员（客舱机组人员）乳腺癌的发病率略有增高。但是，由于样本量较小，对相关影响因素的了解不够详尽，难以对结果进行解释。

为了统一结果，Zeeb 等对 8 个欧洲国家的相关数据进行了研究。对超过 51 000 名客舱机组人员的死亡模式进行了调查，得到大约 659 000 人年次的随访结果。女性乘务人员总死亡率和总癌症死亡率略有降低，乳腺癌死亡率略有升高，但差异无显著意义。作者总结认为电离辐射仅是乳腺癌发病率增加的较小诱因，两者之间的关联可被生育能力或其他生活方式因素所干扰，如昼夜节律紊乱。

2003 年，Raffnson 等基于生育史信息更为详尽的 35 例乳腺癌患者进行了研究，以期进一步明确早期队列研究所述的职业因素在乳腺癌发生率中的作用。对结果进行仔细审查发现，只有在 1971 年前，乳腺癌患病风险显著增加，如果考虑到高度因素，那时候的宇宙辐射剂量应该比较低。1971 年以后，乳腺癌患病风险未见增加，使宇宙辐射在乳腺癌病因中的作用更难以辨别。总的来说，Zeeb 等的结论是对欧洲客舱机组人员来说，不管是宇宙辐射还是其他职业暴露，实质上并没有增加死亡率。

Raffnson 等 2005 年在冰岛进行了基于群体的病例对照研究，结果认为在调整年龄、吸烟情况及日光浴习惯等因素后，飞行人员宇宙辐射暴露量可能是商业航线飞行人员核性白内障的诱发因素。但是，该研究没有考虑白内障客观评价的易变性以及观察者偏差的可能性。此外，2006 年德国航空航天中心的 Stern 指出，德国飞行员白内障手术的发生率低于一般人群，飞行员在职期间没有进行过白内障手术（1 例创伤性白内障手术除外）。英国民用航空管理局（Civil Aviation Authority，CAA）也报道过类似结果（Johnston，RV personal communication，2007）。因此，飞行员暴露于宇宙辐射与白内障发生之间的相关性并不强。

商业航线总结

众所周知，尚未发现一个特定的电离辐射暴露水平，低于该水平则电离辐射的生物学效应就不会发生。现有证据表明，由于宇宙辐射暴露引起的航线机组人员或乘客机能异常或患病的可能性非常低，到目前为止，对飞行驾驶舱人员和客舱人员的流行病学研究尚未发现直接由于暴露于电离辐射而导致癌症死亡率或发生率增加的现象。但是，个体死亡率研究和组合分析表明发病率增加。对癌症发生率分别分析和综合分析结果表明，恶性黑色素瘤及其他皮肤癌发生率增加。许多作者认为结果可以用紫外线暴露来解释。其他作者认为虽然目前尚未明确看似合理的病理机制，但也不能完全排除宇宙辐射的作用。

对于客舱机组人员罹患乳腺癌的风险较其他非飞行职业高的说法，很难利用当前数据有效地将职业因素、生育因素和其他乳腺癌相关因素在乳腺癌发生中的作用加以区分。宇宙辐射和白内障之间的关系也是如此。很难排除观察者误差以及日光、吸烟、脱水的影响，随着年龄的增加，膳食结构变化导致晶状体蛋白结构变化的影响也很难排除。

EU 为机组人员宇宙辐射评价建立了一个法律框架，目前看来是非常有效的。其他地区，如美国，主要依靠指导材料和教育项目。因此，需要对世界范围宇宙辐射的一致性、计算精确度、测量以及 SPE 容许程度以及如何避免 SPE 进行进一步的改进。

航天飞行的宇宙辐射

关于航天员宇宙辐射量限值，可考虑美国航空航天局（National Aeronautics and Space Administration，NASA）外部咨询委员会制定的历史推荐量，这些历史推荐量为确立该限值打下了良好的基础。1967 年，国家科学委员会（National Academy of Sciences，NAS）建议中指出，由于航天任务的高风险本质，载人航天飞机辐射防护与地面工作者的防护确有不同。NAS 自 1967 年以来的报告均未推荐航天操作的"许可剂量"，指出该限值可能会置航天任务于危险境地，相反的，NAS 对于特定的辐射剂量可能产生效应进行了评估。1970 年，NAS 航天科学委员会为 NASA 制定了长期航天任务及人工操作的职业暴露剂量推荐指南。当时 NASA 仅有男性航天员，年龄为 30 ～ 40 岁。指南提出"基本参照风险"，等同于辐射暴露 20 年以上罹患癌症的可能性（年龄为 35 ～ 55 岁），基本上是按照加倍剂量估算。估算的加倍剂量 382 rem（3.82 Sv），忽略剂量率折减系数，四舍五入为 400 rem（4 Sv）。NAS 小组强调该推荐值不是风险剂量限值，而是参考风险。星际航天任务要考虑到更高的风险水平，而可能的空间站任务则考虑较低的风险水平。NAS 还考虑月度、年度及职业暴露方式提出"补充参照风险"。但是直到 1989 年，NASA 在实际工作中一直将 NAS 推荐值规定为所有任务的剂量限值。

1970 年，NAS 报告辐射的主要风险为白血病。从此以后，自日本原子弹（atomic bomb，AB）幸存者获取的数据使得对于特定辐射剂量致癌风险评估值提高，其中观察到辐射暴露后，实体瘤的发生率较白血病为高，虽然实体瘤的表达潜伏期较长。随着对 AB 幸存者数据的不断完善和辐射量的重新评估，这段时期（1970—1997）中，对剂量－反应模型及剂量－率依赖性的科学评价使得对辐射风险的评估大幅增加。当然，现在还不能对风险评估将来可能的变化进行安全预测。因此，ALARA 原则的一个补充原则就是防止不确定性，建议当工作人员接近剂量限值时应尽量采取保守主义的原则。

20 世纪 80 年代初期发生的许多重大变化使得重新定义宇航员剂量限值的需求增加。当时 NASA 要求国家辐射防护与测量委员会（National Council on Radiation Protection and Measurements，NCRP）重新评定近地轨道（Low Earth Orbit，LEO）操作的剂量限值。对相关因素的考虑增加，如对辐射诱发癌症风险的评估、风险限值的标准、宇航员群体构成等，宇航员群体包括男性试飞员以及多个不同群体约 100 名宇航员，如经常参加多项任务的专家、女性宇航员及年龄偏大的宇航员等。1989 年，NCRP 98 号报告建议年龄和性别相关职业剂量限值在癌症死亡率基础上增加 3% 作为一般风险限值。3% 的癌症致死风险增加量是在多个标准的基础上制定的，包括与地面辐射工作人员的剂量限值比较，以及与安全性较低产业的职业死亡率之间的比较。报告指出宇航员面对多种其他风险，对辐射风险过分强调是不合理的。报告同样指出，辐射诱发癌症死亡导致的平均生命缩短年限，40 岁以上的工作人员大约为 15 年，20～40 岁的工作人员大约为 20 年，较其他职业伤害低。对美国人群进行辐射诱发癌症死亡率和癌症死亡率之间的比较很复杂，那是由于大部分癌症死亡多发生在 70 岁以上，使得

一般人群生命缩短年限较小。

20 世纪 90 年代，对 AB 幸存者的追加随访和数据评估，使得对于特定辐射剂量致癌风险评估进一步降低。NCRP 2000 推荐量虽然保留了早期报告中关于风险限值的基本指导思想，但是建议限值较 1989 年推荐值显著降低。表 8-5 列出了工作时间 10 年以上、假定辐射量在工作期间平均分配的辐射限值的示例，还列出了以前的报告用以进行比较。这两个报告均指出，这些限值不适用于探测任务，因为对重粒子后期效应的预测还有很大的不确定性。

表 8-5　国家辐射防护和测量委员会（NCRP，1989 及 NCRP，2000）推荐的工作 10 年不同年龄和性别机组人员的职业剂量限值（Sv），基于增加的 3% 癌症死亡率

年龄（岁）	NCRP 98 号报告（Sv）		NCRP 132 号报告（Sv）	
	男性	女性	男性	女性
25	1.5	1.0	0.7	0.4
35	2.5	1.75	1.0	0.6
45	3.2	2.5	1.5	0.9
55	4.0	3.0	3.0	1.7

NCRP 132 号报告指出，1989 年 NCRP 提倡的与安全性较低行业的死亡率进行比较不再切实可行，因为以地面为基础的职业安全研究取得了很大进展。所谓的安全性较低行业，如采矿和农业，其死亡率降低，提示与 1989 年相比，当前限值应低于 3% 的死亡率水平。对于 LEO 辐射风险可接受水平的最新评论则建议应与地面工作人员职业剂量限值进行比较。另有广泛的观点认为，由于航天飞行对社会和科学贡献，3% 风险水平对参加 LEO 任务的宇航员来说是可接受的。

风险预测模型有多种作用，包括设置界定剂量限值的剂量－风险转换因子、预测任务风险以及评估防护或其他对策的有效性。对于任务计划和操作，NASA 采用 NCRP 132 号报告中推荐的用于评价航天癌症风险的模型。该

模型与其他辐射风险评价委员会及科学文献中描述的方法相似，采用死亡率表的形式。该方法包括对暴露群体过量风险的流行病学评价，如 AB 幸存者，以及对剂量和剂量率减弱因子（dose and dose-rate reduction factors，DDREFs）和 LET 依赖性辐射质量因子的评价。

近年来，NASA 意识到，为保证任务安全，有必要结合癌症风险评估和点评估一起预测任务的不确定性，因为当风险计算因子不确定性较大情况下点评估自身意义有限。对于不同的辐射防护方案，95% 可信区间（confidence intervals，CI）是对传统点评估的有益补充，可以用于研究缓解措施的值，以及计算能够限定进入风险计算的不同因子的研究值。

近年来对低 LET 辐射，如 γ 射线的不确定性进行了多次回顾研究，表明最主要的不确定性是对于从高到低剂量及剂量率致癌效应的数据外推。其他不确定性包括不同群体间风险值的变化以及放射量测定、统计学偏差和统计学方法造成的流行病学数据错误。曾提出低 LET 辐射的概率分布函数（probability distribution functions，PDFs），表明 95% CI 上限较地面辐射防护风险评估中位数高 2 倍以上。

评价航天辐射癌症风险时，评估质子和重离子的生物学效应以及预测组织部位 LET 光谱时会产生额外的不确定性。对于重离子放射生物学的有限了解被认为是航空辐射效果不确定性的最大障碍，辐射品质因子被认为是不确定性的主要组成部分。估计航天辐射 95%CI 上限约高出 GCR 评估中位数 4 倍，高出源自 SPE 的质子暴露 3 倍。

航天辐射量测定

W_R 未直接用于 NASA，而是对每一个宇航员进行个体组织剂量和剂量当量评估，采用的方法依据有效的航天交通工具和人体的飞行测量和运输模型。该方法使用 LET 依赖性辐射品质因子代替 W_R，还描述了组织如何减轻航天辐射。被动辐射量测定数据的主要来源是每个宇航员执行任务时佩戴的热发光剂量测定（thermoluminescence dosimeter，TLD）设备。有些案例中，被动辐射量测定还使用了 CR-39 塑料轨迹检测器。通过安装在航天交通工具，如航天飞机、和平号空间站和国际空间站的 TLD 还获取了额外的信息，用于探索依据防护变量得出的点剂量依赖性变量。

某些航天飞机、和平号空间站和国际空间站曾使用组织等效正比计数器（tissue equivalent proportional counter，TEPC）。TEPC（图 8-4）相对较小，重量在 1 kg 以下，提供时间依赖性数据，并提供评价源自 GCR 及被捕获中子的剂量各有多少的方法，因 LEO 任务中被捕获的质子具有非常强烈的地理学依赖性。当 TEPC 反应函数与航天传送模型相耦合时，TEPC 数据可用于活化模型进行器官剂量当量的预测，这不能直接进行任务品质因子的测量。据估计，在机组人员身体表面佩戴辐射量测定仪和辐射传送代码的综合方法对器官剂量当量进行描述的标准误差＜10%。以往航天任务使用该方法得到的结果见图 8-5。

在国际空间站或俄罗斯和平空间站执行长期任务机组人员的暴露量超过 100 mSv。可以预期，将来火星任务的暴露量可接近甚至超过 1000 mSv。表 8-6 展示了对 40 岁男性和女性在多项深太空探索任务中有效剂量、致死性癌症辐射诱发的死亡危险（risk of exposure-induced death，REID）以及 95%CI 的预测。因为这些风险远大于过去太空任务或地面暴露的风险，对太空辐射生物学效应的深入了解以及研发有效缓解措施是 NASA 及其他航天机构的首要关注点。

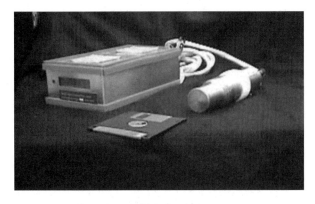

图 8-4

TPEC 是一种自动微型剂量测量系统，由波谱测定仪单元和探测器单元组成。波谱测定仪单元包括一台计算机，能够对数据进行实时分析，做为航天辐射线性能量（y）和时间的函数为剂量当量率提供数据。TPEC 充满低压气体，也应用于航空业

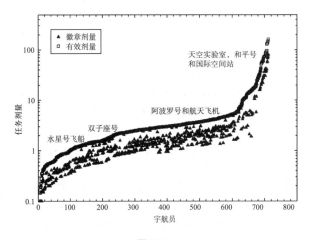

图 8-5

美国国家航空航天局（NASA）所有太空任务中所有宇航员的徽章剂量和有效剂量与日历年的关系 [水星号、双子座号、阿波罗号、天空实验室、阿波罗 – 联盟号、航天飞机、和平号和国际空间站（远征 1-10）]。

[更新自 Cucinotta FA, Wu H, Shavers MR, *et al.* Radiation dosimetry and biophysical models of space radiation effects[J]. Gravit Space Biol Bul, 2003, 16（2）:11-18]

在太阳活动低年时在 5-g/cm 铝防护罩后 GCR 剂量最高处进行计算。吸收剂量（D）和有效剂量（E）根据癌症风险较高的组织进行了平均。计算时考虑了竞争性死亡因素，因其大大缩短了风险概率值（＞5%）（Cucinotta FA, Durante M. Cancer Risk from exposure to galactic cosmic rays: implications for space exploration by human beings[J]. Lancet Oncol, 2006, 7:431-435. ）

表 8-6　月球或火星任务有效剂量、辐射诱发的致死性癌症危险百分比、95%CI 的计算值

探索任务（任务周期）	D（Gy）	E（Sv）	REID（%）	95% CI
男性（40 岁）				
月球（180 d）	0.06	0.17	0.68	[0.20, 2.4]
火星变轨（600 d）	0.37	1.03	4.0	[1.0, 13.5]
火星勘探（1000 d）	0.42	1.07	4.2	[1.3, 13.6]
女性（40 岁）				
月球（180 d）	0.06	0.17	0.82	[0.24, 3.0]
火星变轨（600 d）	0.37	1.03	4.9	[1.4, 16.2]
火星勘探（1000 d）	0.42	1.07	5.1	[1.6, 16.4]

辐射防护可对 SPE 进行有效防护。在深太空或月球表面，约 20 g/cm^2 的铝等效材料可将大多数 SPE 的有效剂量减少到远低于辐射限值的水平。氢含量较高的材料，如聚乙烯，对于减少有效剂量最为有效，与传统航天材料如铝相比，可显著降低辐射防护的面积。与太阳质子相比，GCR 能量较高，屏蔽不能够将其有效防护。有效剂量减弱得相当慢，需要屏蔽数量较多，花费较高。如何减少辐射健康风险模型的不确定性，如致癌性，是目前关注的焦点，期望能够研究出可行的生物学对策。通过阐明辐射致癌的生物学机制，包括陆地和航空辐射的不同作用机制，可望得出干预和减少风险的方法。以上研究对于航天辐射防护也很有意义。

致谢

感谢曾就职于英国航空的 David Irvine 先生对流行病学的解释。图 8-2 复制自《*Health Physics*》杂志，得到健康物理学会以及国家辐射防护和测量委员会的许可。

杜　鹏 **译** 张雁歌 **校**

参考文献

［1］Reitz G. Radiation environment in the stratosphere[J]. Radiat Prot Dosim, 1993, 51:3.

［2］Wilson JW. Radiation environments and human exposures[J]. Health Phys, 2000, 79(5):510-514.

［3］Wilson JW, Townsend LW, Schimmerling W, et al. Transport methods and interactions for space radiations[Z]. NASA TP-1991-1257.

［4］Goldhagen P. Overview of aircraft radiation exposure and recent ER-2 measurements. Health Phys, 2000, 79(5):586-591.

［5］BagshawM, Irvine D, Davies DM. Exposure to cosmic radiation of British Airways flying crew on ultralonghaul routes. Occup Environ Med, 1996, 53:515-518.

［6］Bartlett DT. Cosmic radiation fields at aircraft altitudes and their measurement. Proceedings of the Royal Aeronautical Society Symposium on In-Flight Cosmic Radiation[Z].London,6 February, 1997.

［7］Wilson JW, Nealy JE, Cucinotta FA, et al. Radiation safety aspects of commercial high-speed flight transportation[Z]. Springfield: National Technical Information Service, 1995. NASA Technical Paper 3584.

［8］Lovell JL, Duldig ML, Humble J. An extended analysis of the September 1989 cosmic ray ground level enhancement[J]. Jgeophys Res, 1998, 103:23 733-23 742.

［9］Duggal SP. Relativistic solar cosmic rays[J]. Rev Geophys Space Sci, 1979, 17(5):1021-1058.

［10］Lantos P, Fuller N. Solar radiation doses on board aeroplanes[J]. Radiat Prot Dosim, 2003, 104(3):199-210.

［11］Spurny F, Obraz O, Pernicka F, et al. Dosimetry on board subsonic aircraft, CSA flight routes, data and their new interpretation. In: Proceedings of the 24th Symposium on Radiation Protection Physics[Z]. Gaussig, Germany, 1992.

［12］Lantos P, Fuller N, Bottollier-Depois JF. Methods for estimating radiation doses received by commercial aircrew.Aviat Space Environ Med, 2003, 74(7):751-758.

［13］Jaworoski Z. Low level radiation no danger. http://news.bbc.co.uk/1/hi/health/3595122.stm, accessed 12 August 2004.

［14］Taverne D.Nuclear Power is fine-radiation is good for you[J]. Sunday Telegraph, 2004: 20.

［15］ParkCC,Henshall-Powell RL, EricksonAC, et al. Ionizing radiation induces heritable disruption of epithelial cell interactions[J]. ProcNatl Acad Sci USA, 2003, 100:10 728-10 733.

［16］Mothersill C, Seymour CB. Radiation-induced bystander effects-implications for cancer[J]. Nat Rev Cancer, 2004, 4:158-164.

［17］Billen D. Spontaneous DNA damage and its significance for the 'negligible dose' controversy in radiation protection[J]. Radiat Res, 1990, 124:242-251.

［18］Goodhead DT. Initial events in the cellular effects of ionising radiation: clustered damage inDNA[J]. Int J Radiat Biol, 1994, 65:7-17.

［19］Falck J, Coates J, Jackson SP. Conserved modes of recruitment of ATM, ATR, and DNA-PKcs to sites of DNA damage[J]. Nature, 2005, 434:605-611.

［20］Heimers A, Schroder H, Lengfelder E, et al. Chromosome aberration analysis in aircrew members[J]. Radiat Prot Dosimetry, 1995, 60:171-175.

［21］Roman E, Ferrucci L, Nicolai F, et al. Increase of chromosomal aberrations induced by ionizing radiations in peripheral blood lymphocytes of civil aviation pilots and crew members[J]. Mutat Res, 1997, 377:89-93.

［22］Scheid W, Weber J, Traut H, et al. Chromosome aberrations induced in the lymphocytes of pilots and stewardesses[J]. Naturwissenschaften, 1993, 80(1):528-530.

［23］Nicholas JS, Butler GC, Davis S, et al. Stable chromosome aberrations and ionizing radiation in airline pilots[J]. Aviat Space Environ Med, 2003, 74(9):953-958.

［24］Durante M,George K,Wu H, et al. Karyotypesofhuman lymphocytes exposed to high-energy iron ions[J]. Radiat Res, 2002, 158:581-590.

［25］George K, Durante M, Willingham V, et al. Chromosome aberrations of clonal origin are present in astronauts' blood lymphocytes[J]. Cytogenet Genome Res, 2004, 104:245-251.

［26］ICRP Publication 92: Relative Biological effectiveness, quality factor, and radiation weighting factor, 92[Z]. Elsevier, 2003.

［27］IARC monographs on the evaluation of carcinogenic risks to humans. Vol. 75. Ionizing radiation, Part 1: X- and gamma radiation, and neutrons[Z]. Lyon: International Agency for Research on Cancer, 2000.

［28］American College of Radiology and The Radiological Society of North America-RadioInfo. www.radiologyinfo.org, accessed 22 July 2007.

［29］Leibel SA, Phillips TL. Textbook of radiation oncology[Z]. Philadelphia: WB Saunders, 1998.

［30］International Commission on radiological Protection. 1990 Recommendations of the international commission for radiological protection[Z]. New York: Elsevier Science, 1991.ICRP Publication 60; Annals of the ICRP21.

［31］Document of the national radiological protection

board[Z].Chilton, Oxford: NRPB, 1993:4.

[32] Federal Aviation Administration. Crewmember training on in-flight radiation exposure[Z]. Advisory circular 120-61,May 19, 1994.

[33] Friedburg W, Copeland K. What aircrews should know about their occupational exposure to ionizing radiation. Washington, DC: Office of Aerospace Medicine, 2003[Z]. DOT/FAA/AM-03/16. 20591; October.

[34] Friedberg W, Copeland K, Duke FE, *et al*. Radiation exposure of aircrews[J]. Occup Med State Art Rev, 2002, 17(2):292-309.

[35] European Communities. The basic safety standards for the protection of the health of workers and the general public against the dangers arising from ionising radiation. Luxembourg: Office for Official Publications of the European Communities; 1996[Z]. Council Directive 9/29/EURATOM of 13 May 1996; Official Journal of the European Communities 1996; 39: L159.

[36] Friedberg W,Faulkner DN, Snyder L, et al.Galactic cosmic radiation exposure and associated health risks for air carrier crew members[J]. Aviat Space Environ Med, 1989, 60:1104-1108.

[37] Preston DL, Shimizu Y, Pierce DA, *et al*. Studies of mortality of atomic bomb survivors. Report 13: solid cancer and noncancer disease mortality: 1950-1997[J]. Radiat Res, 2003, 160:381-407.

[38] Worgul BV, Kundiyev YI, Sergiyenko NM, *et al*. Cataracts among chernobyl clean-up workers: implications regarding permissible eye exposures[J]. Radiat Res, 2007, 167:233-243.

[39] Bagshaw M. Cosmic radiation measurements in airline service[J]. Radiat Prot Dosim, 1999, 86(4):33-33.

[40] Bagshaw M. British Airways measurement of cosmic radiation exposure on Concorde supersonic transport[Z]. Health Phys, 2000, 79(5):591-591.

[41] Campbell RD, Bagshaw M. Human performance and limitations in aviation[M]. 3rd ed. Oxford: BSP, 2003.

[42] Davies DM. Cosmic radiation in Concorde operations and the impact of the new ICRP recommendations on commercial aviation[J]. Radiat Prot Dosim, 1993, 51:121-124.

[43] Preston FS. Eight years of Concorde operations: medical aspects[J]. JR Soc Med, 1985, 78:193.

[44] EURADOS Working Group 11. The radiation exposure and moni-toring of aircrew. Luxembourg: European Commission Publication: Radiation Protection 85, 1996. Eurados Report 1996.

[45] KajiM, Fujitaka K, Sekiya T, *et al*. In-situ measurements of cosmic radiation dose equivalent on board aircraft to/from Japan: 2nd report[J]. Aviat Space Environ Med, 1995, 66:517.

[46] Lewis BJ, Bennett LG, Green AR, *et al*. Galactic and solar radiation exposure to aircrew during a solar cycle[J]. Radiat Prot Dosim, 2002, 102(3):207-227.

[47] Lindborg L, Karlberg J, Elfhag T. Legislation and dose equivalents aboard domestic flights in Sweden. Stockholm: Swedish Radiation Protection Institute, 1991[R]. SSI Report 91-12.

[48] Oksanen PJ. Estimated individual annual cosmic radiation doses for flight crews[J]. Aviat Space Environ Med, 1998, 69:621-625.

[49] Regulla D, David J. Radiation measurements in civil aviation. Germany: Institut fur Strahlenschutz, 1993[R]. Final report GSF/BG/DLH research project.

[50] SchumacherH, Schrewe UJ.Dose equivalent measurements on board civil aircraft? Radiation Protection Dosimetry, Oxford University Press, Braunschweig, Germany, 1993[R]. Report PTB-Bericht N-13.

[51] Spurny F, Dachev T. Measurement onboard an aircraft during an intense solar flare, ground level event 60, on April 15 2001[J]. Radiat Prot Dosim, 2001, 95:273-275.

[52] O'Brien K. LUIN, a code for the calculation of cosmic ray propagation in the atmosphere[Z]. New York: Environmental Measures Laboratory, 1978. EML-338.

[53] Scraube H,Mares V, Roesler S, *et al*. Experimental verification and calculation of route doses[J]. Radiat Prot Dosim, 1999, 86:309-315.

[54] Roesler S,Heinrich W,Schraube H.Calculation of radiation fields in the atmosphere and comparison to experimental data[J]. Radiat Res, 1998, 151:87-97.

[55] Hosegood I. Occupational health issues in ultra-long range(ULR) airline operations. Proceedings of IATA Cabin Health Conference[Z]. Geneva, 2004.

[56] Bagshaw M. Perspectives of those impacted[J]. Health Phys, 2000, 79(5):608-609.

[57] Beninson D, Dunster HI. ICRP public statement[Z]. London,9 May, 1991.

[58] Gundestrup M, Storm HH. Radiation-induced acute myeloid leukaemia and other cancers in commercial jet flight deck crew: a population-based cohort study[J]. Lancet, 1999, 358:2029-2031.

[59] Irvine D, Davies DM. British Airways flightdeck mortality study,1951-1992[J]. Aviat Space Environ Med,

1999, 70:591-559.

［60］Blettner M, Zeeb H, Auvinen A, *et al*. Mortality from cancer and other causes among male cockpit crew in Europe[J]. Int J Cancer, 2003, 106:951-958.

［61］Zeeb H,Blettner M, Langner I, *et al*.Mortality fromcancer and other causes among airline cabin attendants in Europe: a collaborative study in eight countries[J]. Am J Epidemiol, 2003, 158:35-51.

［62］Pukkala E, Aspholm R, Auvinen A, *et al*. Cancer incidence among 10, 211 airline pilots: a Nordic study[J]. Aviat Space Environ Med, 2003, 74(7):699-706.

［63］Rafnsson V, Sulem P, Tulinius H, *et al*. Breast cancer risk in airline cabin attendants: a nested case-control study in Iceland[J]. Occup Environ Med, 2003, 60:807-809.

［64］Rafnsson V, Tulinius H, Jonasson JG, *et al*. Risk of breast cancer in female flight attendants: a population-based study(Iceland)[J].Cancer Causes Control, 2001, 12:95-101.

［65］Rafnsson V, Olafsdottir E, Hrafnkelsson J, *et al*. Cosmic radiation increases the risk of nuclear cataract in airline pilots: a population-based case-control study[J]. Arch Ophthalmol, 2005, 123:1102-1105.

［66］Stern CH. Cataract surgery in pilots[J]. Aviat Space Environ Med, 2006, 77(3):305-306.

［67］National Academy of Sciences National Research Council. Radiobiological factors in manned space flight[Z]. Washington, DC,Publications 1487, 1967.

［68］National Academy of Sciences National Research Council. Ra-diation protection guides and constraints for space-mission and vehicle-design studies involving nuclear system[Z]. Washington, DC,1970.

［69］National Council on Radiation Protection and Measurements,NCRP. Guidance on radiation received in space activities. NCRP Report 98[R]. Bethesda, 1989.

［70］National Council on Radiation Protection and Measurements. Recommendations of dose limits for low earth orbit. NCRP Report 132[R]. Bethesda, 2000.

［71］Cucinotta FA, Durante M. Cancer Risk from exposure to galactic cosmic rays: implications for space exploration by human beings[J].Lancet Oncol, 2006, 7:431-435.

［72］Cucinotta FA, Schimmerling W, Wilson JW, et al. Space radiation cancer risks and uncertainties for mars missions[J]. Radiat Res, 2001, 156:682-688.

［73］National Council on Radiation Protection and Measurements,NCRP. Uncertainties in fatal cancer risk estimates used in radiation protection. NCRP Report 126[Z]. Bethesda, 1997.

［74］Health Effects of Exposure to Low Levels of Ionizing Radiation,BEIR V[M]. National Academy Press,Washington, D.C. 1990.

［75］Benton EV. Summary of radiation dosimetry results on the U.S. and Soviet manned spacecraft[J]. Adv Space Res, 1986, 6:315-328.

［76］Badhwar GD, Cucinotta FA. A comparison of depth dependence of dose and linear energy transfer spectra in aluminum and polyethylene[J]. Radiat Res, 2000, 153:1-8.

［77］Badhwar GD, AtwellW, Badavi FF, *et al*. Space radiation absorbed dose distribution in a human phantom[J]. Radiat Res, 2002, 157:76-91.

［78］Cucinotta FA, Wu H, Shavers MR, *et al*. Radiation dosimetry and biophysical models of space radiation effects[J]. Gravit Space Biol Bull, 2003, 16(2):11-18.

［79］Cucinotta FA, Kim MY, Ren L. Evaluating shielding effective-ness for reducing space radiation cancer risks[J]. Radiat Meas, 2006, 41:1173-1185.

推荐读物

Hendee WR, Edwards FM, eds. Health effects of exposure to low-level ionizing radiation. Bristol, Philadelphia: Institute of Physics Publishing, 1996[Z]. ISBN 0-7503-0349-2.

NCRP, National Council on Radiation Protection and Measurements. Information Needed to Make Radiation Protection Recommendations for Space Missions Beyond Low-Earth Orbit. Report 153[Z].Bethesda,MD(2006).

第九章

航空航天毒理学与微生物学

约翰 T. 詹姆斯，A.J. 帕米特，杜安 L. 皮尔森

所有的物质都是毒物：没有一种物质不是毒物，毒物与药物唯有剂量之分。

——帕拉塞尔苏斯（菲利普斯·奥里欧勒斯·德奥弗拉斯特·

博姆巴斯茨·冯·霍恩海姆，1493–1541）

航空航天毒理学

毒理学介绍

毒理学最早可以追溯到历史上埃弗斯纸莎草纸（约公元前 1500 年）记载的将各种毒药和毒液作为狩猎或战争的一种手段。希腊人确定了具体的毒药，如铁杉，并且作为纪念，将希腊字母 "toxos"（箭头）作为现代科学的词根。在帕拉塞尔苏斯中年晚期的著作中，最早科学探讨了毒物和毒理学。他对具体的毒物剂量和剂量相关效应提出了革命性的理论。后来，他的理论成为现代药理学和毒理学的基础。1700 年，纳迪诺·拉马奇尼出版了 "*De Morbis Artificum Diatriba*"（工人的疾病）一书，描述了某种劳动，特别是从事金属作业的工人暴露于汞、铅、砷和岩尘中，与特定的疾病发生相关。现代毒理学随着现代工业化学的发展过程形成，马什于 1836 年最早建立了砷的分析方法。在 19 世纪后期，随着麻醉剂和消毒剂的合成，出现了工业有机化学物。1908 年，汉米尔顿开始了长期的职业毒理学问题研究，并在第一次世界大战中科学性的使用了毒剂，这可以参照哈伯创造了战争毒气并且确定了现在仍然使用的时间–剂量关系。

航空

在第一次世界大战的航空史上也可看到有关毒素影响飞行员和地勤人员的最早记录。特别是将蓖麻油作为润滑剂，采用开放式座舱飞机的飞行员需要戴上眼镜和围巾，以保护眼睛、减少食入和吸入，却无法避免其引起的恶心反应。最早由于乙酸丁酯、乙酸乙酯、异丙醇的吸入，地勤人员还受到了 "飞机液体中毒" 的威胁。以现代化复杂工业技术支持下的航空制造业中，往往需要使用复杂而危险的化学品和生产过程，这对参与飞机生产、维护和基本操作中作业人员的身体健康往往产生不利的影响，而地勤人员的数量又是空勤人员的很多倍。在日常的作业过程中，机组人员本身可以接触到毒物，但在事故过程中接触到的风险更大。为了给飞机和航天器提供推动的动力，就必须使用高能量燃料和有危害性氧化剂，在给这些燃料提供便携的贮存和使用过程中，会产生某些

特定的毒性，进而危害人体健康和污染环境。

航天

在密封座舱内进行太空飞行以及活性化合物作为推进剂的使用，从人类最早的太空飞行开始，都引起了毒理学关注。在第一次阿波罗登月之前，美国国家科学院（NAS）发布了 1 份很长的报告，推荐飞船应当采用潜艇舱内连续暴露 90 d 的空气质量标准，并建议提出特定化合物 60 min 和 1000 d 暴露的限值。1972 年，美国国家研究委员会（NRC）公布了 52 个化合物持续 60 min 到 6 个月暴露的限值，还有一些 10 min 暴露的限值。美国国家航空航天局（NASA）没有依靠任何外行专家独立对飞船的最大允许浓度（SMACs）限值进行了修订。然而，1989 年 NRC 明显应该为计划中的空间站设立空气质量指导。从此，NASA 和 NRC 一直保持着伙伴关系，设立了空气和水质量暴露指导。最近，当计划开始执行月球和火星长期任务时，这些限值又进一步延长到了 1000 d。

1967 年 1 月发生在肯尼迪航天中心的阿波罗 1 号（原编号为 204）内垫子失火造成 3 名机组人员死亡的部分原因是由于燃烧产物的中毒，这些物质可能是一氧化碳、二氧化碳以及刺激性气体。几年后的 1975 年，阿波罗号成功完成与联盟号太空飞船在低地球轨道的交会对接后，在降落穿过大气层时宇航员曾一度暴露于四氧化二氮的烟雾中。有关太空飞行的其他有意思的毒理学历史事件还包括 STS-40 上冰箱电机故障导致热解聚甲醛聚合物产生大量的甲醛；1997 年和平号空间站（Mir）上固体燃料氧气发生器（SFOG）失火没有产生一氧化碳却产生了有机化合物苯，事发 1 年后在微杂质过滤器上还产生百万分级（ppm）的一氧化碳，引起机组人员后期的头痛和恶心；由于和平号空间站上热循环的持续乙二醇泄漏及国际空间站（ISS）金属氧化物过滤罐不幸再生，导致舱外活动的

宇航员不得不在俄罗斯舱躲避了 30 h，以避免美国舱过滤罐中有毒蒸汽的再生。

由于材料来源的多样化、聚合物材料的热解风险以及处理类似事件有限的处置方式，使得太空飞行相关的毒理学风险对管理造成巨大的挑战。尽管我们共同致力于确保太空飞行安全，但有理由相信随着飞向太空站航天员的人数的增加，长途的月球飞行以及人类对火星的探索等，类似的事件将会继续发生。

毒理学基础原理

效力

毒物是一种能够产生不利影响的物质。实际上任何一种化学物质，包括水在内，只要有足够的剂量都可以产生不利的影响。毒剂可以按照其效力或能产生特定不利影响的剂量来进行分类。按照毒性效能的不同分级大小就可列出毒物的频谱。在六种分类中，相对毒性程度的大小可以通过比较致死剂量（LDs）。超毒剂要求能引起半数动物死亡的剂量（LD_{50}）为小于 5 mg/kg 体重，如肉毒杆菌毒素和尼古丁；剧毒剂的 LD_{50} 在 5 ~ 10 mg/kg 体重之间，如有机磷农药马拉硫磷；强毒剂的 LD_{50} 在 50 ~ 500 mg/kg，如苯巴比妥；中等毒剂的 LD_{50} 在 500 ~ 5000 mg/kg，如食盐；弱毒剂的 LD_{50} 在 5000 ~ 15 000 mg/kg，如乙醇；无毒剂的 LD_{50} 超过 15 000 mg/kg，如水。

暴露途径和靶器官

除了直接接触毒剂外，暴露于毒剂的最初过程就是吸收，即毒剂进入体内的过程。吸收有多种途径，航空航天环境是最常见的是吸入，蒸汽（气体成分）、烟雾（金属氧化物）、和固体颗粒进入通过呼吸系统进入体内。吸入物的水溶性决定其进入呼吸道的深度。易溶性气体，如二氧化硫（SO_2），在鼻部就可以很容易被吸收，而难溶性气体，如二氧化氮（NO_2）可以进入肺的深处从而造成肺部损伤。对于烟雾和灰尘颗

粒，其空气动力学大小决定了穿透深度。在鼻呼吸的条件下，直径＞5 μm的颗粒通常在鼻咽部被捕捉，直径在1 ~ 5 μm的颗粒气管、支气管区域被捕捉，而直径＜1 μm的颗粒可进入肺泡区域。通过肺部的溶解、淋巴引流和黏液纤毛的运动可以将这些颗粒排到体外。更小的颗粒可能会渗透到肺泡，通过上皮细胞膜吸收到人体。根据横截面比例确定哪些比较长、类似头发一样的特殊形状颗粒，如纤维（石棉，碳纤维）等，其在体内的运行的轨迹取决于其横截面积而不是其长度。

化学品进入人体除了通过肺器官外，还有其他通路。覆盖眼睛和鼻腔黏膜的非角化上皮细胞容易吸收水溶性颗粒，并且对酸碱敏感。然而，皮肤具有明显的防水、防脂溶性功能，对很多化学品的吸收都有一定的阻碍作用。尽管烧伤和感染可以破坏皮肤的角化层，使透过皮肤屏障进入体内的化学物质明显增加，但正常情况下只有特殊极性的化学物质，如二甲亚砜，能透过完整的皮肤。胃肠道途径的消化作用为能在酸性（胃）或碱性（食管和十二指肠）条件下溶解和吸收的化学物提供了进入体内的机会。此外，还有些化学物质在事故或医疗中，可能被故意穿过皮肤注入体内。

暴露的下一个阶段称为分布。跟据化学物质在不同pH值或脂肪中的溶解度，将会被进一步分散到全身。某些化学物质往往在酸性环境中解离，如阿司匹林会分布在较低pH值的环境中，例如胃或关节间隙。即使通过不同的吸收途径，也会出现这中情况。比如阿司匹林作为肠溶性胶囊在小肠内吸收，但最终却被分布到胃部。其他化学物质根据其与血浆蛋白，特别是白蛋白的结合性质进行再分布。与血浆蛋白结合的毒物直到与结合蛋白解离后才会分散到其他组织。一些金属如铅，会被正常代谢成份的特定蛋白载体转运。以铅为例，正常用来转运锌血红蛋白原卟啉位上与锌和钙结合的位点，可以结合化学性质相似的铅。

化学物质一旦进入体内，经过再分布就会与靶器官相互作用。高灌注器官（如肝）比低灌注器官将会接触到更多的毒物。选择性运输蛋白将会把特定的毒物集中靶器官，例如甲状腺细胞膜中的蛋白质将碘浓集到甲状腺内。大多数毒物在其效应部位有特异的结合位点。细胞内铅可能代替锌影响血红素的合成，而骨中铅可能代替钙影响骨的合成。其他一些化学物质特别是强酸或强碱，如肼，它能引起的非特异性反应的结合位点的各种蛋白质变性，产生非特异性效应。

代谢可以影响化学物质暴露的结果。位于鼻腔黏膜和胃内的酶可以在化学物质进入体内之前产生分解代谢。胃内脱氢酶可以分解胃部的酒精，酶的量也有巨大的差异，如男性胃部的脱氢酶量远远多于女性，这也会影响物质的相对毒性。经过胃肠道吸收的化学物质在经过肝脏的门脉系统时会产生首过效应。因此，从胃肠吸收的化学物质在进行全身分布之前首先要通过肝脏。下面这个例子说明代谢的重要性。在南美人们像喝茶一样摄入咖啡，可卡因被分解成一种没有生物活性的苯甲基芽子碱，因此以液体形式摄入体内的可卡因很少能够进入机体系统并产生精神性效果。当可卡因通过肺或鼻黏膜进入体内，肝脏的首过代谢效应不存在，可卡因的化学结构没有发生转变，可以观察到可卡因的精神性作用。生物转化也可以使一种化学物质产生不利改变，如黄曲霉毒素通过的肝脏的首过代谢，被肝脏的细胞色素P-450转化成一种致癌物质。

最终，有毒物通过排泄系统中任何一个通路被消除。许多化学物质通过肾脏排泄到尿液。其他人可能会通过胆汁排出体外，虽然这些有毒物质可能会受到肝肠循环。例如，汞在肝脏甲基化后，分泌至胆汁中。然而，在结肠肠道细菌可以分解甲基汞并重吸收后返回到系统。这可以延长化学物质的有效半衰期。有一些溶剂样的化学物质，如乙醇，可通过蒸气从肺部排出体外。乙醇也是一种碳水化合物，可代谢成乙醛，乙酸和二氧化碳。还有一些化学物质以在头发、皮肤和指甲处沉积的形式排出体外，例如砷和大麻素。有一些化学物质可在体内被存储很长一段时间，尤其是那些可溶于脂肪或骨的物质。这些"储存库"可以起到影响的化学物质在体内的半衰期，并且如果"储存库"突然释放毒物的话有可能导致毒性。例如，在太空飞行中骨动员，储存在骨骼中的化合物会被释放，如果在飞行前储存在骨里的铅足够高，就有可能引起毒性反应。

暴露时间和种类的推断

当人摄入毒剂却没有中毒时，需要对毒物的剂量进行判断。这些判断形成"先验"并给出具体暴露时间标准，以避免特定的不利影响。设置这种标准的数据往往来自于非人类的物种，也没形成所需要的暴露时间标准。要设置人类的暴露标准，需要一个从一个物种外推到另一个物种的公式和一个从一个暴露时间推断到另一个暴露时间的公式。应该有一个共识来确定每一种外推的方法，这些外推的选项将在随后的文字中进行讨论。

将动物数据外推到人类情况最精确的方法是建立以生理学为基础的药代动力学（PBPK）模型。通过这种方法，以最终毒物的浓度（造成损害）建模并来测量测试物种和人类之间的差异。在这个方法中，需要衍生出或假设出每一个物种的生理和代谢参数，并且这个模型能够解释随着暴露浓度的增加和代谢通路改变代谢途径的变化。例如，利用 PBPK 模型来比较正丁醇（一种常见的航天器的污染物）在大鼠中的相对血药浓度来预测如果人暴露于乙醇的

前体物（n- 乙酸丁酯）的影响。最终目标是防止中枢神经系统的抑制，此时可以看到暴露大鼠自发活动的减少。

当从一个物种推论到另一个物种时，毒理学关心的问题是动物体上观察到的毒性效果是否与人的暴露相关。啮齿类动物模型不适合人的模型，包括豚鼠的钙动员反应可以引起二氧化碳升高、大鼠甲状腺致癌物质的成瘤反应，并且在溶剂暴露中玻璃样液滴会沉积在雄性大鼠的肾脏。另外一个不合适的例子是大鼠肝脏摄取水中邻苯二甲酸二（2- 乙基己基）酯的成瘤反应。啮齿动物摄入毒物后的吸收比人类要少得多，但他们的肝脏过氧化物酶体增殖物激活受体 -α 介导的过氧化物酶体增殖反应在灵长类动物中几乎不存在。毒理学家必须始终质疑毒物模型反应与预期人类反应的相关性。

低剂量外推法

毒理学中的经典问题之一是将动物模型的毒性反应从高剂量推到远远低于动物研究中使用的任何一种预期反应的低剂量。解决这个问题的典型方法是推导出一个剂量 – 反应曲线来表示对毒物暴露的反应的严重性或发生率。在过去 10 年，NRC 和其他国家颁布了基准剂量法，以此来估算在较高剂量上进行的研究的低剂量反应。当约翰逊航天中心（JSC）毒理学组与 NRC 合作试图将这种方法应用于制定暴露准则时，出现了三个问题。第一个问题是，当每个剂量的试验动物数量在许多研究的典型数字即 10 附近时，数据随机变异。第二个问题是如何选择模型以适应数据，然后如何将它们的预测合并为单个参数。第三个问题是使用哪一个统计端点作为预测指标。是否应为置信下限或最大似然值，以及预测的风险水平是 1%、5% 还是 10%？对于如何应用基准剂量没有达成共识；然而，用未观察到的不良反应水平作为低剂量预测的一个起点，被认为是对默认方法的改进。

联合暴露

在任何实际情况下，人们都暴露在空气和水的化合物混合物中。通常，毒性风险主要由单一污染物引起；然而，有时必须考虑几种化合物的联合作用。例如，解决多重化合物暴露问题的第一步是计算每个空间任务的毒性指数（T 值）。计算如下：

$$T 值 = \sum_{i=1}^{n} C_i / SMAC_i$$

如果存在浓度为 C_i 的"n"种化合物，那么第 i 个化合物的暴露标准是 $SMAC_i$，这是机组人员暴露时间的限制。例如，对于短时飞行任务，通常使用 7 d 的 SMACs，而对于长期停留在 ISS 上，则使用 180 d 的 SMACs。如果 T < 1，空气被认为是可接受的；然而，情况往往并非如此。当发现 T > 1 时，化合物根据其毒性机制或靶器官分组。例如，刺激物、致癌物、血液毒物、免疫毒物、神经毒物、心脏毒物等构成不同的组。然后计算每组毒物的 T 值。如果每组 T 值小于 1 个单位，则认为空气是安全的。注意，一些具有多种毒性作用的化合物，如一氧化碳，可以对多个组群产生影响。要应用这种方法，必须事先知道每种化合物的靶器官，而这有时是不确定的。

急性和延迟毒性效应

重要的是，由于存在突发与迟发性中毒效应，保障飞行的航空军医和生物医学工程师必须意识到某些毒物不会立即引起最大反应，或者效果的性质可能随时间而改变。一个很好的例子，当氧化剂从推进器吸入到太空舱中，在阿波罗太空舱中四氧化二氮暴露引起的延迟肺水肿。估计曝露时间为 4 分 40 秒，平均浓度为 250 ppm，峰值为 700 ppm。当舱室打开时，机组人员是无意识的。机组人员出现呼吸道刺激的直接症状，但肺水肿（渗透）延迟约 1 d。症状包括胸闷、胸骨烧灼感和深呼吸时咳嗽。第

二天拍摄的胸部 X 线片显示化学性肺炎；然而，这些发现在着陆后 5 d 恢复正常。机组人员接受口服类固醇治疗。据我们所知，三名机组人员没有长期的健康影响。

另一个在太空飞行中延迟毒性效应的例子是在和平号空间站上，微量杂质过滤器热解后的一氧化碳暴露，当机组人员暴露于几百 ppm 一氧化碳时，血液中碳氧血红蛋白需要几个小时累积到最高水平。因此，直到初次过滤器燃烧暴露大约 8 h 后，机组人员才报告出现头痛和恶心症状。

适应性反应与不良反应

在评估有毒暴露的健康重要性时，必须清楚地描述生物体对毒物引起的不良反应的适应性反应。一个直接适用于太空飞行的例子是人类活动产生的二氧化碳。正常室外二氧化碳浓度约为 0.05%；因此，人们从体内排出代谢产物相对容易。在暴露浓度为 1% 或更高时证实存在过度换气（适应性反应），但暴露者未注意到其影响。呼吸速率的增加是由颈动脉和大脑中的化学感受器介导的；然而，如果暴露时间延长，那么过度换气就会逐渐消失，因为人们在暴露数周时会适应高二氧化碳（见第二章）。通常更高浓度（> 3%），会引起明显的副作用，如头痛、呼吸困难、或肋间疼痛。航天器保持浓度 < 0.7%（7000 ppm），但即使在这种低浓度下，敏感的机组人员也可能出现头疼。

个体敏感性（遗传因素）

个体对毒物反应的敏感性（遗传因素）因年龄、健康状况、先前暴露或遗传差异而不同。年龄很小或很老的人通常被认为更容易受到环境毒物的影响。有呼吸道疾病的人同样更容易受到空气污染物的影响，当城市地区的空气质量不佳时，经常会警告他们留在室内。以前的暴露可以增加或减弱一个人对随后暴露的敏感度。在职业性哮喘和反应性呼吸道疾病中，一

且过敏原对个体敏感，随后的再次暴露将在更低的水平上引起症状反应。另一方面，吸烟者、人体测试对象、甚至经历多次暴露于一氧化碳的实验动物都适应了它，因此不易受到一氧化碳的某些不利影响。

我们对个体对毒性损伤易感性差异的遗传基础的理解正在被毒理基因组学新领域所彻底改变，毒理基因组学在DNA、信使核糖核酸（mRNA）或蛋白质水平研究细胞或组织中的所有基因。在毒理基因组学时代之前，人们早已认识到某些人在接触某些毒物时更易产生不良反应。一个适用于航空和太空飞行的例子是乙醇。在这两种情况下都不鼓励摄入乙醇，由于催化乙醇代谢产物乙醛清除的酶中存在遗传多态性，我们必须认识到某些人极易发生"酒精敏感综合征"。在敏感个体中，即使单次摄入少量乙醇，这种化合物也会引起令人不快的潮红反应，包括面部发红、脉搏增加、头痛、恶心和嗜睡。毒理基因组学有助于我们在分子水平上理解毒物对基因组的影响，以及我们对易感性个体变异性的理解，因为它们的遗传易感性会因接触化合物而产生不良反应。原则上，可以筛选每个人的基因标志物，来揭示其对药物或毒物不良反应的易感性水平。

航空航天环境中的特殊化学品

航空燃料和化合物

液体航空燃料主要是基于石油的化合物。通常，所有航空推进剂由不同比例的烷烃、环烷烃和其他烃的混合物组成。所有都是易挥发和易燃的。石油燃料分为两类：航空汽油或喷气燃料。在全球大多数地方，航空汽油不再含有四乙基铅，这是为了保护环境而将其除去。大多数喷气燃料是煤油与特定添加剂的混合物，以产生特有的性能。每个航空汽油和喷气燃料制造商将混合大约300种碳氢化合物，以产生

能量需求、控制氧化，以及抑制特定应用所需的腐蚀和冷冻。根据天气的季节变化调整混合物，并控制特定地点储存燃料的"风化"。

燃料会引起皮肤刺激，蒸汽会引起恶心和镇静。长期吸入可导致神经病变，并怀疑肝毒性和致癌性。但是，现在大多数燃料由单点系统处理。这意味着燃油管必须锁定并密封在油轮和飞机之间，以便在系统关闭之前不会有燃油流动。这在职业环境中产生极少的燃料蒸汽暴露。燃料的燃烧产物包括一氧化碳、二氧化碳、不完全氧化的烃和通过加热大气氮产生的氮氧化物。使用航空气体的内燃机的排气倾向于富含一氧化碳，而喷气燃料燃烧的燃气涡轮发动机通常具有低的一氧化碳，但可能具有高的氮氧化物。

在航空环境中用到的其他石油产品包括润滑剂，其通常是较重的油和液压流体。一些液压流体具有磷酸盐组分，并且在某些情况下，例如燃烧可能产生剧毒的有机磷酸盐。尽管存在这种担忧，但没有一致的证据表明此类事件已经发生；尽管如此，这种流体通常被磷酸酯取代。除冰液可能含有乙二醇或丙二醇，它们有可能具有肾毒性，必须回收以防止环境污染。

火箭燃料

火箭燃料可能包括阿特拉斯导弹中使用的煤油（RP1），用于航天飞机主发动机和其他导弹上层的液氢，或肼。煤油的毒理学特性与喷气燃料类似。氢气是一种无毒气体，在 $-255\,℃$ 时是低温液体。肼在自燃发动机中用作燃料。当与氧化剂混合时，该燃料将自发燃烧。肼可用作肼（$H_2N\text{-}NH_2$），单甲基肼（MMH）（$H_2N\text{-}NHCH_3$）和不对称二甲基肼（UDMH）[$H_2N\text{-}N(CH_3)_2$]。肼被用作航天飞机轨道运行系统和反应控制系统的燃料，并用作 F-16 战斗机辅助动力装置的能源。在 F-16 中，MMH 通过催化转化器，将肼分解为氨和蒸汽。肼类是非常稳定、透明、无

色的液体，具有类似氨的气味。然而，肼比氨更有毒。氨的 24 小时 SMAC 为 20 ppm，5 ppm 可闻到，而肼也是 5 ppm 可闻到，但其 24 小时 SMAC 仅 为 0.3 ppm（NASA/JSC 20584，2001 年 3 月）。作为高碱性化学物质，它们迅速渗透完整的皮肤并凝固蛋白质。对眼睛和呼吸道产生极端毒性，工人应以呼吸和皮肤保护的形式完全隔离。需要用大量的水快速去污，然后对皮肤、眼睛和气道损伤进行对症治疗。MMH 吸收后可能发生癫痫发作并且对标准疗法有抗性。实验研究已经提出了 25 mg/kg 的吡哆啶治疗。

四氧化二氮和硝酸是自燃发动机中的氧化剂组分，并且在与肼混合时自发点燃。这些氧化剂用于航天飞机机载操纵系统以及其他火箭发动机的上层。它们具有高度酸性，与水或人体接触时会形成硝酸，并迅速导致眼睛、皮肤和呼吸道灼伤。如果这些氧化剂存在于环境中，则必须完全保护。需要用大量的水快速去污，然后对皮肤、眼睛和气道损伤进行对症治疗。吸入性损伤可能包括肺水肿，这可能是致命的或导致细支气管炎闭塞。

固体燃料是含有高氯酸铵、氧化剂和金属（通常是铝或镁）的混合物。另外，混合物中加入诸如塑料的粘合剂以产生稳定的固体。大多数空对空导弹和用于航天飞机的固体火箭助推器都使用这种组合。该混合物在点燃之前非常稳定，产生的燃烧产物是盐酸和金属氧化物。废气刺激眼睛和呼吸道。

航天系统毒性化学物质
氨
由于人体新陈代谢，这种水溶性气体在航天器中缓慢积聚，但它可以通过过滤器有效地去除，并通过与水一起冷凝到湿气冷凝物中。国际空间站上的其他氨污染源包括外部和内部热回路。在国际空间站的美国部分的外部热回路中使用的无水氨在维修回路时存在小的套装污染风险。此外，存在氨渗透到内部热回路中并且随后进入 ISS 内部环境的远程风险。基于来自氨监测装置的数据已经制订的飞行规则，以控制在舱外活动（EVA）之后存在于气闸中的氨，并且控制从热循环漏入到国际空间站的潜在灾难性泄漏。氨的主要毒性作用是呼吸系统和眼睛刺激，但是暴露于高浓度氨的组织中氢氧化铵的形成可导致类似碱的化学灼伤。通常，在发生有害暴露之前，可以闻到氨；然而，适应缓慢增加的浓度可能导致未检测到更高的暴露。

二醇类
当与水混合时，二醇类可形成良好的热交换流体。在和平号空间站上使用乙二醇溶液作为热交换器，在国际空间站中已被一种叫做三醇的液体所取代，三醇是甘油和水的混合物。这些液体通常需要痕量的抗腐蚀和抗微生物的化合物，这些化合物不会引起显著的毒性风险。乙二醇蒸气或细小气溶胶可引起黏膜表面的立即刺激，而摄入液体则主要导致中毒和肾脏损伤。采用这种乙二醇的主要经验是在 20 世纪 90 年代末和平号空间站上，当时热交换系统经常发生泄漏。由于液体的低挥发性，空气中的浓度在初始泄漏发生的模块中保持最高。基于通过可用分析测量跟踪单个事故获得的信息，蒸汽在几周内扩散到其他模块中，但相邻模块从未达到与首次发生泄漏的模块一样高的污染水平。暴露的机组人员报告了轻微的黏膜刺激，并且有传闻称，冷却液的浮动"漏气"导致中度眼刺激，令人不愉快。与乙二醇相比，国际空间站俄罗斯部分使用的甘油溶液毒性要小得多。此外，经过 7 年的国际空间站操作，没有检测到液体泄漏。

氟利昂
这类化合物也是一种优良的热交换液体。氟利昂 21 和氟惰性液体用于航天飞机，俄罗斯国际空间站服务舱的空调使用了氟利昂 218，并且各种氟利昂已被提议用于有效载荷试验。在太空飞行中使用的氟利昂中，氟利昂 21 由于其肝毒性是毒性最大的，180 d 暴露限值仅为 2 ppm。氟利昂 218 基本上没有毒性，其释放到国际空间站中没有毒理学后果。评估氟利昂的毒性时有两个重要问题：①使用的配方中是否含有高毒性的杂质；②氟利昂的任何化合物是否可以在航天器环境控制系统中分解为更有毒的化合物？由于专利问题以及环境控制系统中化合物的精确性能很少得到准确描述，因此回答这两个问题中的任何一个都会带来挑战。

灭火剂

近年来，航天器上使用了三大类灭火剂：水基泡沫、二氧化碳和哈龙。第一种类型是 1997 年试图用在消灭和平号空间站的 SFOG 火灾。结果是，由于产生氧气并且含水碱变成腐蚀性液滴的细小气溶胶，火持续存在（基于事故发生后空气采样器的发现）。国际空间站俄罗斯部分目前使用的灭火剂成分相似。二氧化碳是国际空间站美国部分可用的灭火剂。有些人担心大量使用这种物质会使环境二氧化碳水平增加到潜在的毒性水平并超过洗涤能力。基于氢氧化锂床的补充二氧化碳洗涤器在国际空间站上飞行，专门处理过量的二氧化碳。哈龙（$CBrF_3$）用作航天飞机上的灭火剂。该材料非常有效且毒性低。然而在过去，如果要使用这些产品，则会对热分解产物提出一些担忧。在不大的火灾中，这不是问题，但在大火中，可以大量产生溴化氢（HBr）和氟化氢（HF）产物。例如，哈龙不适合在 SFOG 火灾中使用。

挥发性有机化合物

在正常条件下，主要的痕量污染物是有机化合物，如醇类、酮类、醛类和芳香族化合物。酒精的最大毒性是甲醇，其高于 1 ppm 的浓度很罕见，但通常存在于 0.1 ppm 以上。如果长期（数月）暴露超过 7 ppm，该化合物可能会引起视觉障碍。最有害的小分子醇是正丁醇，其通常以约 0.1 ppm 或更低的量存在，但在 Metox 再生期间，发现偶然性浓度高达 2.5 ppm（T 值 =0.19）。毒性最大的醛是甲醛，在远低于 1 ppm 的浓度下会引起黏膜刺激。事实上，该化合物的 7 ～ 180 d 限值为 0.04 ppm，直至最近根据刺激性数据的重新评估将其增加至 0.1 ppm。在国际空间站减少模块间通风的情况下，将甲醛浓度维持在 0.04 ppm 以下是一项挑战；然而，更高的标准很容易达到。唯一对国际空间站具有显着毒性风险的芳香化合物是苯，它是众所周知的免疫毒素和致癌物。通常，该化合物低于空气样品中的检测限，但偶尔会在事故 [例如 SFOG 火灾或 Elektron（见第二章）] 过热时产生，并且短暂达到几 ppm 的浓度。其他芳香族化合物，如甲苯和二甲苯，一直以无害浓度存在于航天器空气中。

航天器中的有毒火灾和其他不可预测的毒性来源

一氧化碳

一氧化碳（CO）是大多数燃烧或热解过程中最普遍存在的有毒物质。CO 被吸入后迅速吸收并以比氧更高的速率与血红蛋白结合。应注意通过脉搏血氧仪监测氧气水平，因为这些装置可以将测量碳氧血红蛋白并将其报告为氧合血红蛋白。任何 CO 暴露都应该怀疑存在含氰化物。预计在太空中发生的普通燃烧事件期间，CO 会显着增加。由于对流不会发生在接近零重力的情况下，因此小火很快就会耗尽氧气，从而比地球上同样火灾产生的 CO 更多。1998 年和平号空间站可再生的微量杂质过滤系统内的意外燃烧表明，CO 毒性暴露可以从看似微不足道的事件中产生。探测器管和电化学传感器在 ISS 上飞行，以帮助在发生火灾时管理 CO。此外，航天飞机上还配备电化学传感器和环境温度催化氧化剂过滤器，可去除多余的 CO。有关

CO 暴露的处理，请参阅第二章。

酸性气体

当聚合材料受热降解时，会产生化合物的"浓雾"。基于这类化合物的固有毒性和预计火灾发生相对量，在混合物中，预计酸性气体是最危险的。最受关注的化合物是氯化氢（HCl），氰化氢（HCN）和氟化氢（HF）。它们分别来自含有氯、氮或氟的聚合物材料。美国航天器中使用的典型绝缘线路系统由 Kapton（含氮聚合物）和 Teflon（含氟聚合物）组成。酸性气体的短期接触限值在几 ppm 范围内，因为它能够刺激黏膜表面（HCl 和 HF）或引起中枢神经系统的抑制（HCN）。美国船员配备了能够定量 HCN 和 HCl 的仪器；然而，HF 的精确传感器已被证明是难以找到的。有关这些化合物的毒性和监测策略的更多信息，请访问 JSC 毒理学组网站 http://hefd.jsc.nasa.gov/tox.htm。

航天器空气质量暴露标准

制定可靠的暴露标准需要广泛的专业知识，这是单个人无法完成的。因此，这些标准通常由专家小组设定，这些专家根据他们对毒性作用、代谢、流行病学、统计学、病理学和暴露方法的了解而选择。自人类太空飞行的最早几天以来，在存在一些差距的情况下，NRC 毒理学委员会已经为小组委员会提供了所需的专业知识，为 NASA 提供适当的环境标准和文件建议。根据目前的范例，NASA 毒理学家为每种化合物准备一份文件，其中包含文献调查以及该调查的数据如何用于确定暴露标准。在反复仔细审查后，对文件和拟议标准进行调整，直到所有各方都对方法和标准满意。最终的文件和标准可以通过 NRC 的网站访问（http://newton.nap.edu/books/NI000062/html/R15.html 或 http://www.nap.edu/books/0309091667/html）或通过 JSC 毒理学组网站。

联邦航空管理局商用飞机空气质量标准

目前在商用客机中，机舱"海拔"最高可达 8000 ft。美国供暖制冷与空调工程师学会（ASHRAE）机舱空气质量技术委员会建议二氧化碳含量不超过 1500 ppm。这种限制的原因不是基于二氧化碳生理学，二氧化碳生理学在超过 3000 ppm（3%）的水平之前不会发生显着变化。相反，1500 ppm 标准品用于表示静态空气和潜在的令人不快的气味。在具有来自人类呼吸和碳酸饮料的许多二氧化碳来源的商用飞机机舱中，这已被证明是难以满足的限制。几十年来，人们一直在争论控制飞机舱内的微量气体以确保乘客和机组人员的舒适度。禁止在这种飞机上吸烟大大减少了指定超出前文所述空气污染水平的动力；但是，ASHRAE 已经制定了一套标准草案供审查，审查期已经结束。推荐的空气质量标准很快就可以用于商用飞机。

灰尘

来自航天器或生活环境的尘埃

漂浮颗粒物仍然是影响航天器操作和船员健康的问题。例如，飞行规则现在要求机组成员在进入连接到 ISS 的新太空舱时必须佩戴眼睛和呼吸保护装置。之所以制定这个规定，是因为在太空舱的地面准备期间沉降的碎片一旦达到零重力就漂浮。其他灰尘并不是那么无害。例如，氢氧化锂粉尘可能会从航天飞机二氧化碳擦洗罐中逸出，并可能与眼睛接触，由于其腐蚀性，可能会对角膜造成持久性损伤。最近，人们一直担心 ISS 中来源于镀有镉的防腐蚀卡口针的镉（Cd）粉尘。在对这些卡口针和 ISS 空气过滤器进行了长时间的分析和检查之后，得出的结论是，任何船员接触到的 Cd 粉尘都远低于中毒水平。

天体环境中有毒尘埃的外部来源

在阿波罗任务期间，很明显月球尘埃对机组

人员来说可能是一个问题。这种灰尘牢固地黏附在诸如太空服之类的表面上并且大量地累积在月球着陆器中。当运载工具在月球交会期间重新进入微重力环境时，尘埃漂浮在空中，有时对机组人员的控制提出了挑战。虽然有几份报告说机组人员被灰尘困扰，但没有明确的证据证明它有毒。暴露是短暂的，当空中尘埃最严重时，机组成员经常更换头盔。当人类长时间停留在月球表面并且地面车辆被用于探索时，月球尘埃可能影响机组人员健康是一个问题。激活月球尘埃颗粒表面并使其具有大表面积（瑞士奶酪外观）的过程是月球所特有的，并且这种反应性和巨大的表面积可能使尘埃比同类地球的物质更具有毒性。人类正在努力了解和模仿月球表面的活化过程，并确定这些过程增加了月球尘埃毒性的程度。这个问题变得更加有趣和具有挑战性，因为在这项工作中，包括高地、月球表明阴暗部、成熟和不成熟的各种类型的尘埃。

净化气体"毒性"

即使被视为完全无毒的气体，如果它们以足够的浓度存在以取代氧气，也可能是致命的。在这方面，人们会想到冷却剂和清洗剂。氮和氦通常用于在燃料上形成惰性环境。这些气体可用于对燃料箱加压或防止空气进入燃料箱，从而导致燃料箱爆炸。客机主油箱内的空气存在可能导致灾难性后果，例如 1996 年燃油箱爆炸摧毁了 TWA 800 航班。在这种情况下，飞机主油箱中只剩下少量燃料，可以达到爆炸上限。美国联邦航空管理局（FAA）于 2007 年颁布了一项新规定，要求飞机油箱中氮气加压，以防止将来发生此类事件。氮气加压燃料箱在军事运输中已普遍使用多年。使用氮气或氦气的问题是氧气的置换；如果一个人进入密闭空间，将导致窒息。

当个体进入一个氧气很少的封闭环境时，窒息的机制迅速展现；在 10 ~ 15 s 发生意识丧失。由于肺内的扩散梯度是相反的，从而这种情况迅速展开。氧分压（PO_2）值约为 40 mmHg 的肺动脉血通常携带的氧气少于肺泡，肺泡的 PO_2 通常为 100 mmHg。然而，在纯氮气或氦的大气下，肺泡氧含量为 0，氧气会从血液中扩散到肺泡中，导致肺静脉血中几乎没有氧气，几秒钟内大脑就会耗尽其储备。当工作人员进入使用惰性气体清除过燃料的燃料箱时，可能会发生这类事故。1981 年 3 月 19 日，肯尼迪航天中心发生了这样的事故，当时哥伦比亚号航天飞机正在进行加工，并且隔间已用氮气吹扫。两名工作人员进入车厢并迅速失去意识。五名救援人员也失去了意识，直到其他工作人员戴上自给式呼吸器并救出救援人员后，他们自己才获救，但最初的两名遇难者死亡。

药物和酒精毒理学

机组人员和安全敏感人员必须遵守美国交通部和美国联邦航空局以及欧洲联合航空管理局的药物和酒精管理法规。这些规定非常相似，禁止在工作中使用酒精，禁止在工作中或任何其他时间使用违禁药物。1991 年颁发的综合交通员工测试法中阐述了药物检测，并按照 FAA 的规定执行。药物监测有入职前检测、事故后检测、质疑检测和随机检测等方式。这些由交通运输部 49 CFR 第 40 部分和联邦航空局 14 CFR 管理，包括飞行的各个阶段。安全敏感的岗位包括机组人员、空乘人员、机械师、飞机调度员、地面安保、飞行指导、空中交通管制和安全员。FAA 规定对特定违禁物质进行尿液检测，包括安非他明、阿片类药品（吗啡、可待因和海洛因，但不包括半合成阿片类药物）、苯环己哌啶、大麻（大麻素）和可卡因。

执勤时禁止饮酒。如果用呼气酒精测试仪

（EBAT）检测到酒精浓度相当于 0.040%，则 FAA 明确限制禁止执行安全敏感的任务。达到或高于此值的级别被认为是阳性的。酒精浓度为 0.020% ~ 0.039% 不被认为是阳性，但个体必须离开安全敏感岗位至少 8 h 并重新测试并发现其水平 < 0.020%。< 0.020% 的水平被认为是阴性，并且代表可以准确测试的最低合理水平。

与飞行员和其他安全敏感的商业航空公司人员不同，宇航员未在飞行前立即进行酒精使用测试。2007 年，NASA 特许建立了一个宇航员医疗保健系统审查委员会；在委员会的报告中指出，至少有两次"宇航员在飞行前喝醉，航空军医和（或）其他宇航员希望现场领导提升对飞行安全的关注。"NASA 外部审查委员会提出了建议。这些可概括如下：①政策、教育工作和纪律必须针对饮酒的个人进行监督问责制；②必须在飞行前建立无酒精期；③机制必须可用于解决负责人提出的问题。随后的 NASA 调查无法证实委员会对宇航员饮酒的观察。不过，NASA 对审查委员会的报告做出了回应，报告中提到了饮酒和行为健康问题。

其他非处方药品也可能对执行安全敏感部门工作的能力产生重大影响。FAA 飞机事故毒理学调查结果表明，非处方抗组胺药物对航空安全的影响大于消遣性毒品或酒精。美国飞机事故死亡调查表明，未经批准的药物往往导致事故，或者是发生事故的原因。在一项对最近事故受害者的研究中，1683 名死亡者中酒精因素占 5.6%，管制药物（包括阿片类药物，可卡因，甲基苯丙胺和大麻）占 8.6%，非处方类药物占 14.9%。

毒理学结论

航空航天活动对毒理学的实践带来了独特的问题。活性有毒化合物是航空航天探索的组成部分；因此，暴露的机会是常见的。通常是通过吸入，然而，眼睛和皮肤接触也可能受到伤害。医务人员必须认识到，某些化合物会引起延迟效应，即使微量污染物在反复的和长期的暴露时也会对健康产生不利影响。暴露于一组化合物中，某些个体可能对痕量污染物异常敏感。因此必须将宇航员视为许多毒物的易感人群。太空飞行中的风险有些可预测，也包括燃烧事件等不可预知的风险。商业航空相关的安全敏感人员需要严格控制，以确保药物和酒精不会增加事故的风险。

微生物学

微生物学介绍

环境是人类在地球上生存的重要元素。同样，航天器 / 空间站的封闭环境对人类在太空中的生存起至关重要的作用。气体成分和内部环境的温度对于人类居住是必不可少的适宜物理特性，而居住空间环境内难以接受的生物和化学污染使得人类难以长期居住，因此建立和维护一个舒适、安全和高效的环境是保持人类居住的重中之重。一般来说，我们认为传染病是与微生物有关的主要问题，但其他不利影响因素如图 9-1 所示，也可能影响宇航员的自身安全和工作效能。除传染病外，过敏、挥发性化学物质和微生物毒素同样可能会导致飞船内成员的不适，并降低工作效率。植物病原体可能危及人类的食物供应，微生物污染可能导致食物变质和水质下降，并且严重的累积可能导致关键航天器系统（例如生命支持系统）的性能退化。除了作为我们环境的固有污染物之外，微生物还将大量的化学污染物释放到环境中。

宇航员的微生物风险通常不包括那些与高风险公共健康疾病相关的风险，如结核分枝杆菌和肝炎病毒。这是因为机组人员在飞行前对这些疾病进行筛查，并且在空间飞行期间没有暴露接触到这些微生物的可能途径。乘客是航天器上微生物的主要来源，并且释放到太空环境中的大多数微生物通常是无害的，并伴随着一些条件性致病菌，例如金黄色葡萄球菌。微生物污染物也可能来自有效载荷和实验中的设备、水和食物，消耗品以及发射前的环境。这些污染物与人类污染物一起污染了国际空间站，并可能引起我们对于航天器系统（如生命支持系统）关键功能变化的担忧。我们会在后面的文章中讨论减轻这些风险的方法。

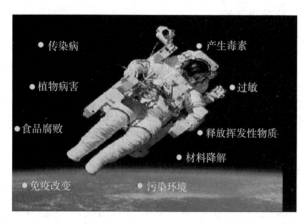

图 9-1　太空环境中微生物的副作用

国际空间站上降低风险的方法

可接受性限制

为了确保国际空间站上最佳的乘员工作效能，以此建立了呼吸用空气、航天器的表面、饮用水和食物微生物污染的可接受限值（表 9-1）。这些标准是依据现有的行业标准（如环境保护署饮用水指南）和专家组制定的，并用于人类太空飞行。对补给型航天器，新的国际空间站模块、水、食物、设备和材料需进行飞行前监测，并对国际空间站环境进行定期监测，以评估是否符合可接受性限值。

（1）空气

许多疾病是通过空气进行传播。诸多呼吸道病毒，如流感病毒、水痘带状疱疹病毒、呼吸道病毒，包括结核病在内的细菌性疾病以及真

菌性疾病，如曲霉病均通常通过空气途径传播。由于较大的水滴迅速落入地球，因此重力是限制太空传染病传播的有效手段。在地球常规重力下，40 μm 及更大的气溶胶颗粒在 60 s 内沉降到地面。较长时间的空气传染因子停留在人类呼吸的空气中，机组人员受到感染的风险越大。在空间飞行的低重力环境中，生物气溶胶（微生物或微生物产品的气溶胶）的产生问题很大，因为气雾化的液滴更容易产生并且保持悬浮在空气中直到它们碰撞到物体表面或被捕获在空气过滤器上。

表 9-1　国际空间站微生物可接受限度

参数		飞行前	飞行中
空气	总细菌	300 CFU/m³	1000 CFU/m³
	总真菌	50 CFU/m³	100 CFU/m³
表面	总细菌	500 CFU/100 cm²	10 000 CFU/100 cm²
	总真菌	10 CFU/100 cm²	100 CFU/100 cm²
水	总数	50 CFU/1 ml	
	总大肠杆菌	未知 /100 ml	
食物	有氧总计数	≤ 20 000 CFU/g	
	大肠杆菌	≤ 1 CFU/g	
	葡萄球菌	≤ 1 CFU/5 g	
	沙门氏菌	≤ 1 CFU/25 g	
	梭状芽胞杆菌	< 100 CFU/g	
	酵母和霉菌	< 100 CFU/g	

CFU，菌落形成单位

如图 9-2 所示，使用小型手持式电池供气取样器（Burkard）于每季度监测 1 次呼吸空气。空间飞行的限制和约束要求能够利用小型便携式设备进行飞行监测，这些设备采用电池供电，操作简单，维护需求少，易于校准。准确性和可靠性是额外的重要因素。85 L 的空气会冲击培养基板上的细菌和真菌。培养后的细菌和真菌可以通过目测计数显示和定量。国际空间站上发现空气中的细菌和真菌含量较低。国际空间站空气中最常见的细菌是葡萄球菌、微球菌和芽胞杆菌。这些细菌通常与人类相关（芽胞杆菌，一种常见的孢子形成环境细菌除外）。曲霉菌和

青霉菌是已发现的普遍存在的真菌（霉菌和酵母）属。这些都是常见的环境霉菌。国际空间站的细菌和霉菌的含量一直低于可接受的限度，远低于普通家庭，办公室和早期航天器的水平。这些低水平的污染物归因于在原始国际空间站设计中包含的高效微粒空气（HEPA）过滤器。

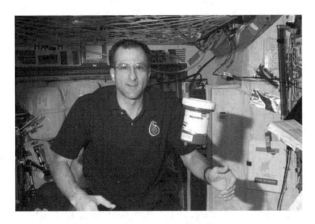

图 9-2　国际空间站呼吸气体监测

（2）表面

许多疾病，如流感和结核病，都可以通过人体或无生命物体（如门旋钮）的接触传播给其他人。航天器内微生物的积累可能会导致其他的不良影响（图 9-1），包括关键航天器系统（如环境控制系统）的性能下降。每季度用填充生长培养基的载玻片表面（选定面积为 25 cm^2）来收集细菌和真菌。经过适当培养后，这些样品可以在轨道上（类似于空气样品）进行定量分析，为飞船成员提供当前环境条件的数据。国际空间站的结果表明，人类细菌（如葡萄球菌）是最常见的可恢复细菌属。青霉属、曲霉属和枝孢霉属是霉菌的普遍种属。国际空间站的表面污染水平一直很低，低于可接受的限度。国际空间站 7 年以上的数据验证了严格的内务管理日程表监测飞船成员的不间断预警具备有效性。然而，在大多数航天器中，包括国际空间站（国际空间站）在内（图 9-3）偶尔会出现过多的增长。

当表面超过细菌或真菌的可接受限度时（表9-1），需使用俄罗斯供应的消毒剂擦拭剂（氢过

氧化物和季铵化合物）或美国供应的擦拭剂（季铵消毒化合物）来对表面进行清洁。

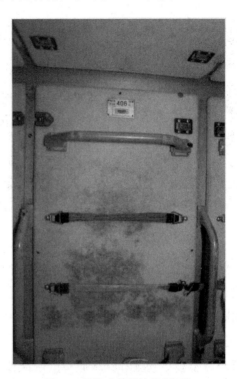

图 9-3　国际空间站的真菌污染

（3）水和食物

超过 200 种疾病通过食物传播。疾病预防控制中心（CDC）估算，美国每年有 7600 万例食源性疾病和 5000 例死亡病例的发生。类诺沃克病毒、弯曲杆菌和沙门菌是食源性疾病的主要原因。

根据表 9-1，在飞行前分析食物以确保微生物的安全。在轨道上测试水的细菌含量，如图 9-4 所示。测量的水量通过过滤器捕获悬浮的细菌。添加生长培养基和孵育后，可以通过视觉对细菌进行定量。通常情况下，细菌负荷低，处于可接受的范围内（表 9-1）。将饮用水运送到国际空间站的成本高昂，需要在国际空间站上进行湿度凝结水的回收和再循环，以减少必须从地面补给的饮用水的体积和质量。回收和处理的湿度冷凝水由航天飞机和地面供水提供的水补充。国际空间站上的饮用水可以从三个水港获得，包括地下或穿梭供水的分配器和来自湿

度恢复系统的两个端口。先前已经描述了这些系统和分析硬件的详细内容。

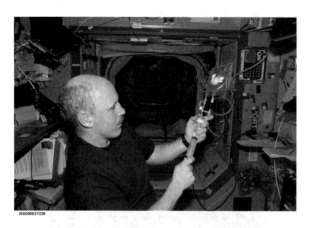

图9-4 分析国际空间站饮用水的细菌含量

对水样进行飞行后分析确定了恢复的主要种属，其中包括嗜盐菌属、雷尔菌属、假单胞菌属和甲基杆菌属。这些物种在供应水中很常见。虽然在水中并不罕见，但机会性病原体，如嗜麦芽窄食单胞菌和铜绿假单胞菌从饮用水系统中进行了多次回收。三种国际空间站饮用水源通常都对大肠菌群进行分析，这是粪便污染的常规指标，并可能引起致病微生物（如乙型肝炎或胃肠道细菌病原体）。重要的是，在国际空间站饮用水中未检测到大肠菌群或水性病原体。封闭的国际空间站环境和航天员的健康职业习惯排除了大多数与水传播疾病相关的病原体。因此，国际空间站的饮用水系统并未发生重大的医疗污染。

（4）有效载荷

有效的载荷可能会污染航天器的环境。宇航员暴露于许多生物材料中，其中一小部分可能是危险的。与生物危害性材料相关的大多数风险都是微生物。

通过多个因素对每个航天器、空间站或空间栖息地进行与生物危害有关的微生物风险的特异性的评估。这些因素包括已知的特定微生物、感染剂量、致病性、与药剂有关的疾病、调查中使用的微生物总数（允许任务期间的生长）、

生物安全水平以及疫苗和治疗选择的可用性。

飞行有效载荷由世界各国的有效载荷组织提出。所有有效载荷均经过休斯敦美国宇航局联合科学委员会有效载荷安全评估小组（PSRP）的严格安全评估。评估要求有效载荷组织编制并提交安全数据包。生物安全是全面安全审查其中的一项。美国宇航局联合科学委员会生物安全审查委员会对所有含有生物材料的有效载荷进行注意审查。有些有效载荷本质上可能并不具有生物危害性，但其可能含有有害微生物。例如，有效载荷中用于研究目的使用的动物可能含有有害微生物。动物必须符合联合科学委员会保护人体科学委员会文件定义的微生物制剂的要求。其他有效载荷可能需要进行类似的微生物评估。例如，植物和土壤（或土壤兴奋剂）可能含有可能对飞船成员和（或）航天器造成危害的真菌和细菌。上述所有情况都有可能包含微生物的危害。

风险缓解对策

风险缓解对策从航天器和空间环境的设计阶段就需降低风险。经验表明，在有效的风险缓解对策设计和实施后进行的早期识别是最具成本效益的方法。这种方法可以减少或消除许多微生物风险。例如，通过在空调和空气配送系统中设置保护措施，可以大大减少空气传染/致敏物质和有害颗粒物的风险。事实证明，将HEPA过滤器安装在空气循环系统中可以非常有效地保持国际空间站上空气中极低浓度的细菌、真菌、病毒。包括真菌孢子，花粉和尘螨在内的各种过敏原被有效去除。HEPA过滤器在去除直径＞0.3 μm的颗粒方面有效率达99.997%。HEPA过滤是提供微生物污染物含量非常低的空气技术中最有效和成熟的。如有可能，应寻求工程和设计解决方案，以消除与不利健康的影响因素或重要系统污染（如生命支持系统）相关的环境污染物。这样更具成本效益，通常可

以解决问题，而不是只单纯追求监测方法。

选择用于构建全套航天器的材料对于阻止不适宜的微生物生长非常重要。无孔表面比多孔表面（例如织物）更容易清洁和消毒，应考虑含有抗菌物质的表面。警惕漏水、溢出和冷凝物对早期发现最终导致微生物的生长条件非常有效。一般来说，用含表面活性剂的清洁剂常规清洁暴露表面的乳化污染物，足以满足航天器内表面上细菌和真菌的既定可接受限度。但消毒湿巾需在指示后可供使用。所有清洁和消毒的物质必须兼容，才能在封闭的环境中使用，以便为机组人员回收利用空气和水。

保持环境条件不利于微生物污染物的持续生长，这对预防或控制环境微生物污染物至关重要。航天器的特点是为飞船成员提供舒适温暖的环境，不幸的是，这种温度可促进微生物生长。而控制水的可用性（如湿度和表面冷凝物）对抑制微生物的生长是必不可少的。防止表面水凝结、漏水和溢出，并将相对湿度保持在 60% 以下是有效的控制措施。

火星任务的方法

从国际空间站和早期的计划中吸取了经验教训，并且必须将其应用于航天器和太空栖息地以进行火星任务。将站过滤器纳入国际空间站是从航天飞机和俄罗斯和平号中吸取的经验教训。微生物风险要被鉴定，可接受的风险水平需进行定义。从航天器设计阶段开始的早期开发和实施有效对策来缓解上述风险。监控必须是在地球外并会进行限制。月球栖息地的经验可能表明不需要例行监测。相反，对重要的表面或系统进行预防性日常清洁以及能够修复（例如消毒）严重污染区域的环境条件（如气味、泄漏）进行预警是可行性的方法。

飞行前、中对机组人员健康的高度警觉可将传染性病原体限制在机会性病原体中，可以对上述机会性病原体在具有正常免疫力的宇航员中进行处理。临床上免疫力显著下降和（或）微生物毒力增加可能会带来医学挑战。

微生物学结论

微生物制剂会对宇航员的健康、安全性和工作表现产生不利的影响。除直接影响机组人员外，微生物还会降低环境和航天器关键系统的性能，最终危及任务目标。超过 7 年的飞行和飞行后的环境数据清楚地表明，国际空间站的环境在微生物学上是安全的，并与洁净、健康的人类生存环境一致。

根据以往的太空飞行计划，人类多年来吸取了占领月球栖息地的经验，火星任务可以顺利完成。在火星飞行器和地表栖息地设计阶段的早期干预中，可提供一些微生物防治措施，如高效微粒空气过滤器，在易于微生物生长的区域使用抗菌材料；如环境控制和生命保护系统（ECLSS）的内部组件（例如，水冷循环），饮用水先进消毒技术等。预防技术仍可以降低飞行前的风险。航天员健康的身体以及保持自身免疫力尤为重要。所有微生物环境计划（可接受限度）如能保持正常免疫应答反应，所有医学免疫应答将减少风险。

吴　峰　田大为 **译** 于　丽 **校**

参考文献

［1］Major RH. A history of medicine. Springfield: Charles C Thomas Publisher, 1954:3-65, 383-394, 640-713.

［2］Witschi H. Profiles in toxicology, Fritz Haber: 1868-1934. Toxicol Sci 2000;55:1-2.

［3］Bowen E. Knights of the air. The epic of flight. New York: Time-Life Series, 1980:36-42.

［4］Bauer LH. Airplane dope poisoning. Chapter 16. Aviation medicine. Baltimore: Williams & Wilkins, 1926:171-173.

［5］Parmet AJ. Toxicology in aviation. Aeromed Train Dig 1990;4(1):43-52.

［6］Osbon HG. Apollo toxic hazard board-definition and

procedures. Memorandum from the Chief Engineer, Apollo Space & Information Systems Division, dated 21 October 1963.

[7] National Academy of Sciences. Atmospheric contaminants in spacecraft, report of the panel on air standards for manned spaceflight. Washington, DC: National Academy Press, 1968.

[8] National Research Council. Atmospheric contaminants in spacecraft, report of the panel on air quality in manned spacecraft of the Committee on Toxicology. Washington, DC: National Academy Press, 1972.

[9] National Aeronautics and Space Administration. Apollo 1: the fire. 1967 http://history.nasa.gov/SP-4029/Apollo 01a Summary.htm, accessed 2/22/07, 2007.

[10] Nicogossian AE, LaPinta CK, Burchard EC, et al. Chapter 3. Crew health. The Apollo-Soyuz test project medical report. NASA SP-411. 1977:11-24.

[11] James, JT. Toxicological assessment of the noxious odors produced by the Orbiter refrigerator/freezer during the STS-40 mission, Memorandum SD4/91-308, 1991.

[12] James JT, Beck S, Martin M, et al. Toxicological assessment of the ISS atmosphere with emphasis on the metox canister regeneration. Paper 2003-01-2647 at the International Conference on Environmental Systems, July 7-10, Vancouver, Canada, 2003.

[13] Klaassen CD. Principles of toxicology. In: Klassen C, Amdur M, Doull J, eds. Toxicology: the basic science of poisons, 3rd ed. New York: Macmillan, 1986:11-32.

[14] Witschi HR, Last JA. Toxic responses of the respiratory system. In: Klaassen C, ed. Toxicology: the basic science of poisons, 6th ed. New York: Macmillan, 2001:515-534.

[15] Jenkins AJ, Cone EJ. Pharmacokinetics: drug absorbtion, distribution and elimination. In: Karch SB, ed. Pathology of drug abuse, 3rd ed. Boca Raton: CRC Press, 2001:151-202.

[16] Eaton DL, Gallagher EP. Mechanisms of aflatoxin carcinogenesis. Annu Rev Pharmacol Toxicol 1994;34:135-172.

[17] Rozman KK, Klaassen CD. Absorbtion, distribution and excretion of toxicants. Toxicology: the basic science of poisons, 6th ed. New York: Macmillan, 2001:91-112.

[18] Kondroshov V, Rothenberg SJ, Chettle D, et al. Evaluation of potentially significant increase of lead in the blood during long-term bed rest and space flight. Physiol Meas 2005;26:1-12.

[19] Teeguarden JG, Deisinger PJ, Poet TS, et al. Derivation of a human equivalent concentration for n-butanol using a physiologically based pharmacokinetic model for n-butyl acetate and metabolites n-butanol and n-butyric acid. Toxicol Sci 2005;85:429-446.

[20] James JT, Gardner DE. Exposure limits for airborne contaminants in spacecraft atmospheres. Appl Occup Environ Hyg 1996;11:1424-1432.

[21] Holden PR, Tugwood JD. Peroxisome proliferator-activated receptor alpha: role in rodent liver cancer and species differences. J Mol Endocrinol 1999;22:1-8.

[22] National Research Council. Methods for developing spacecraft water exposure guidelines. Washington, DC: National Academy Press, 2000.

[23] Wong KL. Carbon dioxide. Spacecraft maximum allowable concentrations for selected airborne contaminants.Vol. 2. Washington, DC: National Academy Press, 1996:105-187.

[24] Sood A, Bee JB, BeckettWS. Chapter 57-Occupational lung diseases. In: Stein JH, ed. Internal medicine, 5th ed. St. Louis:Mosby, 1998: 471-476.

[25] Wong KL. Carbon monoxide. Spacecraft maximum allowable concentrations for selected airborne contaminants. Vol. 1. Washington, DC: National Academy Press, 1994:61-90.

[26] US Environmental Protection Agency. Potential implications of genomics for regulatory and risk assessment applications at EPA. Report EPA 100/B-04/002. 2004.

[27] Thomasson HR, Crabb DW, Edenberg HJ, et al. Alcohol and aldehyde dehydrogenase polymorphisms and alcoholism. Behav Genet 1993;23:131-136.

[28] Agency for Toxic Substances Disease Registry. Jet fuels JP-5 and JP-8. CAS 8008-20-6. 1999.

[29] Chao YE, Gibson RL, French LAN. Dermal exposure to jet fuel(JP-8) in US Air Force personnel. Ann Occup Hyg 2005;49(7): 639-645.

[30] McCollumDK. Maintaining Skydrol hydraulic fluid. Aircraft Maint Tech 2006:2783.

[31] Harbison RD. Alcohols and glycols. In: Harbison RD, ed. Hamilton and Hardy's industrial toxicology, 5th ed. St. Louis: Mosby, 1998:217-234.

[32] NASA/Kennedy space center fact sheet. Accessed at: http://wwwpao.ksc.nasa.gov/nasafact/count2.htm, 8-3-07, 2007.

[33] MacNaughton MG, Stauffer TB, Stone DA. Environmental chemistry and management of hydrazine. Aviat Space Environ Med 1981;52(3):149-153.

[34] Martin GA, Cardinale MA, Tafer JR. In: Harbison RD,

ed. Space operations. Hamilton and Hardy's industrial toxicology, 5th ed. St. Louis: Mosby, 1998:589-596.

[35] Freudenrich C. How space shuttles work. Found at: http://wwwpao.ksc.nasa.gov/nasafact/count2.htm. Accessed 8-3-07, 2007.

[36] Dejournette R. Rocket propellant inhalation in the Apollo-Soyuz astronauts. Radiology 1977;125:21-24.

[37] Potter AE. Environmental effects of shuttle launch and landing. Ch19. STS-1 Medical Report, NASA Technical Memorandum 58240. December 1981.

[38] Nicogossian AE, Parker JF Jr. Space medicine and physiology, Chapter 19. Toxic hazards in space operations. NASA SP-447, 1982:285-292.

[39] Wong KL. Ammonia. Spacecraft maximum allowable concentrations for selected airborne contaminants.Vol. 1.Washington,DC:National Academy Press, 1994:39-59.

[40] Wong KL. Ethylene glycol. Spacecraft maximum allowable concentrations for selected airborne contaminants.Vol. 3. Washington, DC: National Academy Press, 1996:232-270.

[41] Weiland PO. Living together in space: the design and operation of the life support systems on the International space station. Vol. I. NASA/TM-1998-206956, 1998.

[42] Weiland PO. Living together in space: the design and operation of the life support systems on the International space station. Vol. II. NASA/TM-1998-206956, 1998.

[43] Lam C-W. Bromotrifluoromethane. Spacecraft maximum allowable concentrations for selected airborne contaminants. Vol. 3. Washington, DC: National Academy Press, 1996:21-52.

[44] Wong KL.Methanol. Spacecraft maximum allowable concentrations for selected airborne contaminants.Vol. 1.Washington,DC:National Academy Press, 1994:149-167.

[45] McCoy JT. Formaldehyde. Spacecraft maximum allowable concentrations for selected contaminants. Vol. 5.Washington, DC: National Academy Press, 2008. (approved for publication)

[46] Tomaszewski C. Carbon monoxide. In: Ford MD, ed. Clinical toxicology. Philadelphia: WB Saunders, 2001:657-668.

[47] ASHRAE. Commercial Aircraft Cabin Air Quality Research Report, June 29, 2006.

[48] MacLeon S. Carbon dioxide. In: Harbison RD, ed. Hamilton and Hardy's industrial toxicology, 5th ed. St. Louis: Mosby, 1998:162-164.

[49] Gaier JR. The effects of lunar dust on EVA systems during apollo missions. NASA/TM-2005-213610, Cleveland: Glenn Research Center, 2005.

[50] Taylor LA, James JT. Potential toxicity of lunar dust, space resource utilization roundtable VIII. At http://www.isruinfo.com/index.php? page=srr8. Accessed 8-3-07, 2007.

[51] Aircraft accident report in-flight breakup over the Atlantic Ocean Trans World Airlines Flight 800 Boeing 743-131, N93119 near East Moriches,New York July 17, 1996. NTSB Report Number: AAR-00-03, 8/23/2000. http://www.ntsb.gov/Publictn/2000/AAR0003.htm

[52] Martin GA, Cardinale MA, Tafer JR. Space operations. In: Harbison RD, ed. Hamilton and Hardy's industrial toxicology, 5th ed. St. Louis: Mosby, 1998:589-596.

[53] NASA Kennedy Space Center Chronology, 1981, Part 1, 84-85 and Part 2, 181-195.

[54] NASA Astronaut health care system review committee. Report to the administrator. February-June, 2007.

[55] http://www.nasa.gov/audience/formedia/features/astronautreport.html. Accessed 17-02-08.

[56] Chaturvedi AK, Smith DR, Soper JW, et al. Toxicological findings from 1587 fatal civil aviation accidents between 1998-2003. Aviat Space Environ Med 2005;76:1145-1150.

[57] Pierson DL, McGinnis, MR, Viktorov AN. Microbiological contamination(chapter 4). In: Sulzman FM, Genin AM, eds. Space biology and medicine, volume II: life support and habitability. Washington, DC: American Institute of Aeronautics and Astronautics, 1994:77-93.

[58] Pierson DL. American Society for Gravitational and Space Biology. Microbial contamination of spacecraft. Montreal Bull 2000;14(2):1-5.

[59] Castro VA, Thrasher AN,HealyM, et al. Microbial diversity aboard spacecraft: evaluation of the International Space Station. Microbial Ecol 2004; 47: 119-126.

[60] Bryan FL. Diseases transmitted by food. A classification and summary, 2nd ed. Atlanta: U.S. Department of Heath and Human Services, 1982.

[61] Mead PS, Slutsker L, Dietz V, et al. Burden of food-borne illness in the U.S. Emerging infectious diseases. Vol. 5, Centers For Disease Control and Prevention. 1999:607-625.

[62] Koenig DW, Bell-Robinson DM, Johnson SM, et al. Microbial analysis of water in space. Presented at the 25th International Conference on Environmental

Systems. San Diego, 1995.

［63］Samsonov NM, Bobe LS, Gavrilov LI, et al. Water recovery and oxygen generation by electrolysis aboard the International Space Station. Presented at the 32nd International Conference on Environmental Systems. San Antonio, 2002.

［64］Ott CM, Bruce RJ, Pierson DL. Microbial characterization of free floating condensate aboard the Mir space station. Microb Ecol 2004;47:133-136.

［65］Sonnenfeld G, Taylor GR, Kinney KS. Acute and chronic effects of space flight on immune functions. In: Ader R, Felten DL, Cohen N, eds. Psychoneuroimmunology, 3rd ed. Vol. 2. San Diego: Academic Press, 2001:279-289.

［66］Pierson DL, Mehta SK, Stowe RP. Effects of space flight-associated stress and environmental factors on reactivation of latent herpes viruses. Psychoneuroimmunology, 4th ed. Vol. 2. San Diego:

Academic Press, 2006:851-868.

［67］Nickerson CA, Ott CM, Mister SJ, et al. Microgravity as a novel environmental signal affecting Salmonella enterica serovar typhimurium virulence. Infect Immun 2000;68(6):3147-3152.

推荐读物

Bruce RJ, Ott CM, Skuratov VM, et al. Microbial surveillance of potable water sources of the International space station. SAE Technical Paper 2005-01-2886. 2005.

James, JT. Airborne dust in space vehicles and habitats, Paper 2006-01-2152 in SAE Transactions of Aerospace, 380-386.

Mudgett PD, Packham NJ, Jan DL. An environmental sensor technology selection process for exploration. International Conference on Environmental Systems, Paper No. 2005-01-2872, SAE, Warrendale, 2005.

第十章

空 间 环 境

在太空计划中，我们面临的两个问题是地球引力和文书工作，地球引力可以战胜，但文书工作有时很棘手。

——沃纳·冯·布劳恩（1912–1977）

在过去 40 年里，人类探险活动已超出地球生物圈。人类已完成了数次在低地轨道（low earth orbit）内的短期逗留活动。人类已在月球上行走过。在环绕地球的空间站内，人类可以一次连续生活和工作几个月的时间。无人航天器曾在火星这类遥远的星球上着陆过。在今后 10 年，国际空间站（International Space Station）的建设将会全部完工，将用于帮助人类获取更多关于人类在太空长期生存的专业知识。从国际空间站获取的知识将有助于我们开发更为复杂的航天器生命保障系统，这是执行更为大胆的人类太空飞行任务所需要的。未来几十年，我们有可能会看到人类登上火星或重返月球建立人类科研设施。在遥远的未来，生命保障技术甚至可以帮助创立永久的外星球基地或殖民地。

一般情况下，地球上的条件都非常有利于人类的生存。除几个特殊区域外，人类生活足迹几乎已遍及地球陆地的每个角落。人类习惯于改造他们的周围环境，使之变得更适合居住。但是，总的来说，在地球上，人们几乎不需要做太多的环境改造。在多数情况下，人类对地球表面所固有的适合人类居住的特性早已习以为常，但是，已知的空间环境条件并不适合人类生存。明确已知地球和空间环境条件的差异，可以告诉我们其中的缘由。

从表面看，通过在密封舱内营造地球环境条件，可以很容易地创造适合人类居住的环境。但是，从实际操作来说，首先需要弄明白人类生存所需要的详细环境特征，然后再考虑将这些需求与其他设计方面的制约因素进行统筹。要在航天器中实现这些环境特征，是非常具有挑战性的。如何平衡这些各种需求和制约因素，对现有技术来说，也是一种极限挑战。

利用真实航天器的生命保障系统作为实例，可以解释设计专门用于支持人类在太空生存的系统所涉及的概念和挑战。最后，探讨先进的生命保障技术，还旨在揭示如何可最终突破这些设计挑战，进而促成未来人类造访火星甚至更遥远的星球。

空间环境

空间环境与已知的地球环境有着显著的不同，不适合人类居住，主要是因为它缺少适宜的大气层。然而,空间环境的一些其他环境特性,对人类生存也造成很大影响。

缺少大气层

地球大气层是由温度、压力和气体混合物组合而成,是人类在星球表面生存所必需的。组成大气层的气体分子绝大多数位于距表面 10 000 m 的范围内。离开表面的距离越大,单位体积内的大气分子数量就会越少,个体气体粒子之间的碰撞数量也会减少,导致大气压力下降。图 10-1 显示,离地球表面越远,大气层会变得越来越稀薄。

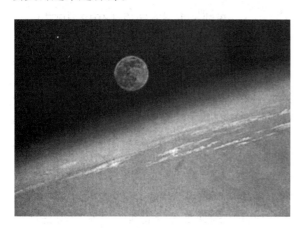

图 10-1　地球大气层的正切面

在大气层内,在特定高度还会出现其他生理和工程方面的制约因素。在 13 000 m（43 000 ft）高度以上,加压供氧面罩会失效,就需要启用舱内大气增压（参见第三章）。在 18 900 m（63 000 ft）高度以上,总的大气压力等于水在体感温度时的蒸气压力。在这个高度之上就是所谓的"阿姆斯特朗线",没有穿保护装置的人的体液就会在称之为体液沸腾（因气压突然减低而出现的）的过程中自发性沸腾。在 27 000 m（90 000 ft）高度之上,大气变得非常稀薄,目前常见的喷气发动机将不能使用,必须使用火箭发动机。在约 90 km（47 mi）以上的高度,大气变得更稀薄,空气动力控制翼面将不能使用,只能使用反应发动机来控制飞行器的方向。

这条线叫 Von Karmann 线。在 180 ~ 200 km 高度之上,空气阻力变得非常小,几乎可忽略不计,标志着大气层和太空之间的真正工程边界。大气层的上限被确定为分子对撞变得极其罕见的点,几乎测不到。在此高度之上是真实空间中的高真空,被称作外大气层,在此高度空气分子数量稀薄到 1 ~ 20 mol/cm³ 的密度。

失重

在地球上,重力作用无处不在。人类从地球飞到太空、在太空旅行和返回地球的旅程中都会经历重力作用的变化。在地球表面,地球质量产生相当于 9.81 m/s²（32 ft/s²）重力。该重力场延伸到地球表面之外数百万公里之远（月球就被困在该重力场内）。然而,将一航天器置于轨道内可以抵消该重力场,使飞行器停留在太空（图 10-2）。该飞行器的速度必须保证足以产生与其所处高度地球重力量级相等的离心力。这一条件满足后,飞行器就不会再坠落到地球表面。换句话说,对绕轨道飞行的物体来说,尽管其切向速度阻止其坠落到接近地球表面,但其会持续围绕地球坠降。这种离心力和重力矢量的平衡模拟了真重力缺乏的情况,更确切地被称作自由落体或微重力。

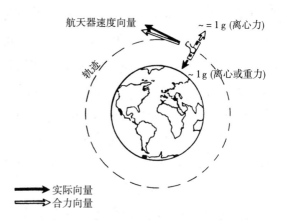

图 10-2　地球轨道中力的平衡产生失重示意图

星球重力场的量级决定一个物体要达到多大速度才能进入轨道运行。在 250 ~ 600 km

（150～350 mi）高度的低环地轨道上的航天器必须保持 28 000-42 000 kPh（17 000-25 000 mph）的切向速度。从可能性上讲，物体应可以在更低一些的高度做轨道运行，但是地球大气层产生的气动力摩擦使这种可能变得不现实。较小的星球产生的重力也要小一些，因此，到达轨道运行状态所需要的速度也就小一些。在类似高度环绕火星（表面重力强度只有地球的 1/3）和月球（表面重力只有地球的 1/5）的轨道速度要低很多。

微重力对太空的适居性影响很大，因为人类自然适应于地球环境下的重力。在第一次人类太空飞行之前，有些科学家担心，没有重力人就活不了，但后来的太空飞行证明他们的担心是错误的。不过，微重力对人类健康的确有影响，从运动眩晕到胃肠紊乱的瞬间影响，再到骨头钙流失之类的长期影响。关于微重力医学风险的更多讨论，详见第二十八章。

正如前面提到的，使用当今的火箭技术访问太空，需要达到轨道速度。要从太空返回，航天器必须将地球大气层作为刹车，进行减速。这些速度方面的巨变会给航天器及其乘客带来很大的加速力和减速力，水星号飞船上的宇航员短时内承受的加速力（从前胸到后背）高达 8 Gx。作为对比，目前航天飞机乘客在发射时承受的加速力最大为 3 Gx。重返大气层时，联盟号飞船乘客承受的加速力最大为可能达到 10 Gx，航天飞机乘客承受较小的力（1.3 Gy），但持续时间较长，方向不同（从头到脚）。在太空中改变航天器的线性速度和旋转速度也会导致乘客承受加速力。

围绕航天器的轴旋转航天器，可以产生离心力，借此可模拟重力。在未来，旋转航天器可能会得到离心力式的假重力，从而减轻失重的负面影响。

轨道力学

尽管详细探讨轨道力学不在本书的讨论范围之内，但是对轨道力学的基本术语进行解释，有助于说明轨道力学对航天器操作的影响。轨道力学对将有效载荷发射进入轨道的能力具有重要作用。正如之后大家会看到的那样，轨道力学对确定航天器所承受的辐射照射量也具有核心作用。

当发射火箭进入地球轨道，发射矢量相对于赤道的角度决定需要多大的速度才能进入轨道，自然也决定可以将多少有效载荷带入轨道。这是因为，地球旋转对到达什么样的轨道影响巨大。

地球表面的切向速度在赤道处最大（1040 mph 或 1734 km/h），在地球的两极处降低到零。当按朝东方向发射火箭时，地球转速可施加到到达轨道所需的速度上。纬度越低，或发射地点越靠南，可用的地球转速就越大，所需要的火箭推进剂就越少。在赤道地区进入轨道效率最高，在两极地区最困难。改变发射矢量的角度会改变合成轨道的倾角。通常用该倾角来指代轨道。从赤道处向正东方向发射航天器，将产生 0 度轨道倾角。从任何指定发射地点发射航天器时，最有效的可能轨道倾角等于发射地点的纬度。因此，从佛罗里达州的肯尼迪航天中心向正东方向发射的火箭将进入一个 28° 轨道，从哈萨克斯坦的巴以库尔发射场向东发射的航天器的轨道倾角将为 51.6°。任何从地球的任一极点发射的火箭，其轨道倾角将为 90°。在某一指定发射点，通过从正东方向向南或向北偏移发射矢量，可以获取不同倾角的轨道，但这样做的代价是必须大量增加到达轨道所需的推进剂的数量。因此，从肯尼迪航天中心发射前往国际空间站（位于 51.6° 的轨道上）的航天飞机所携带的有效载荷要远少于将它发射进入 28° 轨道所能携带的有效载荷量。向西发射火箭需要额外的推进剂，以抵消地球自转的影响，导致此类轨道效率非常低，基本上无人使用。

辐射

空间环境相对来说缺乏物质，但它可能充满能量，特别是在靠近类似于太阳这类的星体时。该能量是以电磁辐射和高能粒子的形式出现。太空发现的电磁辐射波长不一，从低频微波辐射往下到红外（热）光、可见光、紫外线波长，一直到高频 X 光辐射和 γ 光辐射及其他辐射光。质子、电子、中子、α 粒子和重离子这类粒子可能不是非常重要的物质，但是能量十足。地球大气层和周围的地磁场保护地球表面部分免于太空辐射。在低环地轨道之外的太空飞行，飞行器可能脱离该保护层，增加了将乘客暴露于潜在有害辐射下的风险。

电离辐射和非电离辐射

粒子辐射和电磁辐射可归类划分为电离辐射和非电离辐射。电离辐射拥有足够的能量，可以在碰撞时将材料从原子结构中撞出，从而释放更多的电磁或粒子辐射。宇航员曾报告，当他们闭上眼睛时，他们偶尔会看见小的闪烁光，这些证据表明，在眼睛内出现的核碰撞能量产生物可以激活视网膜视觉接受器细胞。如电离辐射粒子和人体细胞内的原子核发生碰撞，其释放出的合成能量会破坏细胞的 DNA。这种遗传破坏可导致细胞死亡或有致癌影响的细胞突变。

虽然非电离电磁辐射产生的能量可能不足以直接破坏遗传材料，但它仍然可能造成较大危害。如未经过大气层衰减，只要被照射几秒，太阳光紫外线电磁辐射就会导致严重的太阳灼伤和视网膜灼伤。

关于可以导致巨大热负载的太阳光红外辐射，在后面有专门探讨。电离辐射有几处来源：银河系宇宙辐射（galactic cosmic radiation）、太阳辐射、地磁俘获辐射。因为航天器飞行的高

度和轨迹影响从这些辐射源接收的辐射量，这些信息可用于计算可能的辐射量情况，这些预测情况在做飞行计划时会用到。

银河系宇宙辐射

银河系宇宙辐射来源于太阳系之外，很可能是由太阳系外的，如超新星之类的星体巨变活动产生的。银河系宇宙辐射主要是粒子辐射，包括 α 粒子、β 粒子以及较重的核子，如锡和锂。这些粒子通常以惊人的速度运行，赋予它们很高能量，通常在 0.3 ~ 2 GeV（109 eV）。尽管有相对稳定流量的银河系宇宙辐射进入太阳系，但行星体区域内的银河系宇宙辐射量受太阳活动影响。因为行星磁场强度在太阳活动高发期间会增加，在太阳活动高发期间，从行星环境散开的经银河系宇宙辐射补充能量的粒子量最多，因此，降低了穿透地磁带的银河系宇宙辐射量。

尽管银河系充电粒子可能被电磁场转向，但其高速度使其可以穿透数米厚的固体物质，使被动防护（如航天器的铝壁）基本上没用。幸运的是，其高速度和低流量密度使得银河系宇宙辐射可以通过宇航员身体而不撞击任何原子核，从而使其传送给细胞组织的能量最小。被动防护增加会增加银河系宇宙辐射粒子与防护层内的核子碰撞的可能性。这些原子碰撞可能释放一批次级电磁辐射和高能粒子（通常是中子），它们可能比原来的粒子具有更多不良生理影响。

太阳风和太阳宇宙辐射

太阳风包括 400 ~ 500 km/s（240 ~ 300 mi/s）的速度从太阳喷射出的质子 - 电子等离子体。这种太阳风或太阳宇宙辐射（solar cosmic radiation）背景太空辐射中最多变的部分，其密度在 11 年太阳活动周期内变化非常大。在太阳活动高发期间，太阳宇宙辐射可能是宇航员太空辐射的主要来源，特别是当太阳粒子被困在

地球地磁带内时。在太阳活动最弱的期间，被俘获的辐射带能量不是很足，太阳宇宙辐射成为最主要的辐射源。太阳耀斑可导致太阳宇宙辐射流量以太阳粒子运动（solar particle events）的形式增加 1000 倍。

太阳耀斑和太阳粒子运动辐射

太阳表面的磁扰可以导致太阳耀斑产生。太阳耀斑由电磁辐射和包括高能质子的太阳粒子运动组成。太阳粒子运动包含粒子的能量和流量密度都很大，足以对一个不幸闯入其中但未带防护的太空旅行者造成致命辐射照射。幸运的是，该粒子运动期间释放的粒子辐射并不是在各个方向均匀分布，因此，并不是每个太阳粒子运动都会对某一特定位置的航天器造成最大流量的辐射发射。

太阳粒子运动辐射流量密度的发作率和损耗率会变化很大，其持续时间差异从几分钟到几天。太阳粒子运动通常在太阳活动周期的活跃期内出现。

不幸的是，很难准确推测太阳粒子运动会何时出现、持续时间多长和辐射流量多大，以及航天器暴露于其辐射下会有多大的后果。绕地球做轨道运行的辐射探测器可以测量伴随太阳耀斑的太阳电磁辐射量的增加，还有其他装置可用于探测质子流量密度的增加。如探测到电磁和粒子辐射明显增加，则说明一场太阳粒子运动可能出现。那样的话，就可以对航天器提出预警，使机组人员可以有准备地进入有保护作用的"避风港"进行躲避，直到辐射流量返回到能够接受的低水平。

即使对规模最大的太阳粒子运动，地球磁场也是有效的屏蔽。有记录以来最大的一次太阳粒子运动（1972 年 8 月）所包含的辐射，对在地球磁气圈下标准轨道飞行的航天飞机来说量级很低，几乎探测不到，但是，对在较高轨道飞行的未加屏蔽的航天器来说，它有可能对航天员的身体健康构成威胁。

磁俘获辐射

在 20 世纪 50 年代，杰姆斯·范·艾伦博士和他的团队对地球地磁圈的规模和性质进行了调查研究。地磁带是一个将地球包围在极强的磁场内环形结构，它是因地球熔化铁磁核旋转产生的。这些地磁带的厚度取决于纬度，最厚的部分位于赤道附近。值得注意的是，地球的磁极有点儿稍微偏离其旋转极。银河宇宙辐射和太阳风的高能粒子不撞击地球表面，而是被困在这些地磁带内，沿磁力线振荡。

在太阳活动高发期间，被困在这些地磁带内的粒子数量会增加。地磁带包括两层：包含俘获的质子和重离的内磁带（高度范围在 300 ~ 1200 km，以及含有电子的外磁带（高度范围在 10 000 ~ 55 000 km，取决于太阳风的情况）。因为其环形形状的缘故，范·艾伦地磁带的磁场可以位于大气层外表面非常靠南或靠北的纬度处。这些非常低的区域被称作极光角，见图 10-3。

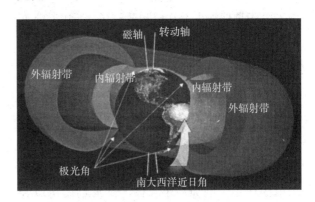

图 10-3 范·艾伦辐射带

在极低纬度，在被大气层俘获的高能粒子的影响下，大气层中的气体分子会被离子化，形成北极的北极光和南极的南极光这样的壮观光景。

多数轨道飞行出现在位于这些地磁带主体部分的下方，为航天器中的人员提供了一些保护，使其免于太空辐射。然而，由于地球的自转轴与其磁极并不吻合，该偏差使地磁带在所谓的南大西洋近日角地区下沉到 160 ~ 320 km（95 ~ 215 mi）的低高度。绕轨道飞行的航天器经过该地区受到磁场俘获的粒子辐射的强度等于在 1300 km（750 mi）高度的辐射强度。对典型的低倾角轨道（28°）飞行的航天飞机来说，其在飞行中受到的多数辐射是因为通过该区域。通过南大西洋近日角地区的轨道的百分比取决于倾角角度。较高倾角（51.6°）的国际空间站通过近日角中心的频率要低于 28° 低倾角轨道。然而，由于在较高高度近日角的尺寸会增大，因此，在大高度（如国际太空站）绕轨道飞行的航天器要经在低高度沿同一轨道轨迹飞行的航天器遭受更多辐射。同样，高倾角轨道都经过极光角，在该区域地磁带下沉接近地球表面，因此，增加了受俘获磁带辐射的照射量。因为地磁气圈没有覆盖地球的极地区域，在很高倾角轨道飞行的航天器也会暴露在大剂量的银河系宇宙辐射下。

月球和火星上的辐射

由于月球缺少大气层和地磁场，所以其表面不像地球表面那样有可以屏蔽辐射的东西。月球表面是由岩石和陨石撞击产生的粉状岩屑（风化层）组成，因此，不得不承受银河系宇宙辐射和太阳辐射的持久攻击，包括偶尔受太阳粒子运动的影响。火星也缺少明显的地磁场，但其稀薄的二氧化碳大气层确实能起到一些屏蔽辐射的作用。因为一个星体的球形物质可以为其表面的某一点屏蔽等比例的宇宙辐射（这被称作 2π 屏蔽），在这些星体表面所承受的辐射大约只相当于自由空间相同区域所受辐射的一半。行星材料也可用于屏蔽辐射。如果在月球上建立一个有人居住的月球站，在其外面覆盖厚厚一层风化层也可以起到有效屏蔽辐射的作用，但高能质子和中子除外。然而，如果覆盖的风化层土被厚度不够的话，土被中原子碰撞

中散开的次级辐射可能使其作用适得其反，对其下面的机组人员造成更多辐射风险。

热不稳定性

地球的大气层不仅提供增压和氧合作用，还起到保温毯的作用，使地球表面的温度保持相当稳定。地球大气层调节因发生昼夜交替产生的温度变化。这种温度调节能力在海平面最强，因为在海平面的大气层质量密度最大，并随着高度的增加而递减。了解阿尔卑斯山气候的人都对下列情况很熟悉：白天太阳辐射很强，日落后随着阳光辐射的退却温度急剧下降。

在太空没有大气层来调节温度，辐射是能量传输的唯一方法。

在处于相距太阳有地球与太阳之间距离的地方，太阳能辐射足以给物体裸露的表面加热至给材料和设备造成热损伤的温度。随着相距太阳的距离增大，太阳辐射的强度会降低。在太阳系的偏远之处，太阳提供的热量很少。同样，由于太空缺少大气层来保存热量，热量会散地非常快。即使在地球距太阳这样的距离，未暴露在阳光下的表面的温度通常比水的冰点温度都低很多。

任一物体的被阳光照射和未被阳光照射面之间的显著温差会产生很大的热应力。人类不能承受这种热应力。宇航员在做宇宙飞船外活动期间，身穿太空服在宇宙飞船外作业，会同时感觉难以忍受的酷热和严寒。为了生存，他们必须使用保护装置，以抵御这种温度剧变。关于保持热量稳定所需的环境控制系统在后面章节讨论。

空间碎片

地球的重力场吸引固态物体，其中多数进入大气层并象流星那样燃烧掉。视其大小情况，这些物体被称作陨石或微陨石。据估计，每天

有多达 10 000 公吨的微陨石材料坠落到地球表面。但是，在某一特定时间，估计只有 200 kg 此类材料悬浮在距地球表面 2000 km 的轨道内。这种微陨石材料多数都非常小（直径都远小于 0.1 mm）。尽管非常小，但这些粒子的极高速度使其具有巨大的动能。一个以轨道速度运行的直径为 1 mm 的物体可以很容易地穿透标准航天器的铝皮。

令人更为担忧的是人类活动生成的大量轨道碎片。有人认为有数百万公斤的与人类相关的太空碎片悬浮在低环地轨道。这些人造太空碎片不仅主要包括非常小的物体，如漆片和来自固体火箭燃料的氧化铝颗粒，还包括运载火箭、老旧卫星、甚至宇航员遗落的工具的碎片。北美防空司令部（North American Air Defense Command）对直径超过 10 cm 的轨道碎片进行跟踪监测，这样的碎片在轨道中数量有 6000 多个。小于此尺寸的碎片不在常规跟踪监测范围内。

对暴露于轨道环境下时间较长的航天器表面进行的检查表明，其与轨道太空碎片发生碰撞的频率很高，但碰撞对象都是极小的颗粒。标准宇宙飞船的构造确保其足以抵御与这么小的微陨石的碰撞。宇航员在执行宇宙飞船舱外活动任务时，其太空服也能针对此类撞击提供保护。为进一步降低微陨石撞击的风险，任务制订者会对航天飞机进行合理定向，以确保机体能够保护太空行走的宇航员免受潜在微陨石撞击的影响。

隔离

尽管基本上与适居性关系不大，但物理隔离是空间环境对人类生存影响巨大的特性。在地球表面，各种形式的资源总是顺手可及。高度发达的现代交通技术使得地球表面任意两个地方之间的旅行均可在数小时内完成。补给、备用设备和后援通常都相距不远。相反，绕轨道运行的航天器无论从距离上讲还是从速度上讲，都与其陆地出发点是隔离开的。

由于太空中的航天器与其地球表面的资源完全隔离，航天器不得不带足宇航员完成任务所需的所有东西，或者所带东西要维持到他们重新得到补给。除了太阳能，太空中没有其他资源可以被有效收集，并用于替代使用过的材料。

给处于危难中的航天器提供实际救助（假如这种救助是可行的话），需要耗费巨大资源。即使让一台航天器中止飞行任务并返回受保护的地球，也是一件惊天动地的事，这一点已在阿波罗 13 号机组人员身上得到验证，他们历尽千辛万苦才成功引导受损的飞船从月球飞回。

这种物理隔离也影响通讯。轨道轨迹内有大片区域不在当前无线电通讯设备的有效范围之内，在特定时间会造成航天器和地面任务控制室中断联系几分钟。空地通讯系统的元器件故障会使轨道飞行中的宇航员因得不到地面专家的帮助而面临危险。

人类太空生存的需求

前面所讨论的空间环境和地球环境的差别告诉我们，为什么人类不能在太空生存，除非通过航天器、太空站或太空服提供合适的适合人类居住环境。在创造合适的环境条件时，有许多因素必须考虑到。首先应考虑且是最重要求的因素是满足人类居住需求。在航天器环境中，这些适居需求如何满足取决于与任务目标相关的其他外部因素和现有技术的限制。

人类适居性考虑

尽管适居性可定义为有利于生存，但要准确定义它的概念还是很难。正如健康这个概念一样，通过其不存在来定义环境适居性概念比通过其存在来定义更容易。人类生活在一个天生就适宜其居住的环境内，这使他们对其能忍受的环境条件有着不言而喻的理解。而且，当可以自由选择时，他们对其所喜欢的环境条件的选择展示出高度的一致性。但是，当被要求定义最佳适居环境条件的特征时，多数人会忽略生存所真正需要的条件，只专注于无关紧要的因素。由于适居性很难定义，所以，也许从环境条件如何影响人类的角度考虑适居性更为合理。对一个特定环境来说，其适居性的主要考虑因素应是人类必须能够生存。这意味着多数基本的生理参数得到满足。人要生存的时间越长，越多的环境元素需要落实到位。

生存并不是确定适居环境的唯一考虑因素。环境条件也必须具备相当的质量，确保居住者能够执行其应指定的任务。

一个剧烈翻滚的太空舱能够保证其舱内人员生存，但滚动会阻止他们查看关键的控制面板。环境条件也可能导致人的工作效能随时间的流逝而下降，这种工作效能下降情况出现的早晚，取决于环境条件有多糟糕。

确定环境适居性的最终考虑因素是与居住者的健康和安全相关。也许人们可以在某一环境生存，而且也许还可以在那儿执行其需要完成的任务，但是他们可能由于待在那个地方而健康受到影响。受辐射照射也许不会带来明显的症状或出现身体供能明显下降，但是可能会导致未来严重的健康问题。

维持可以呼吸的空气环境

空气环境适宜性的关键是保持接近 21 kPa（3.1 psi 或 160 mm Hg）海平面氧分压时的氧浓度，从而避免出现夜间视力下降、记忆和认知能力受损、意识不清甚至死亡。数秒之内的缺氧都可能引起这些不良反应，后果取决于缺氧的程度。因此，保持氧气供应不中断极其重要。另一方面，初始分压为 32 kPa（4.7 psi 或 240 mm Hg）的较高氧分压也可能导致生理问题，如肺部刺激和损伤以及中枢神经障碍等。

图 10-4 说明了适用于航天器内部使用的气压和氧浓度范围。出于安全原因，氧浓度和氧分压应保持在尽可能低的水平，以最大程度减少火灾风险。目前美国的有关规定要求航天器空气环境在海平面大气压时的氧浓度＜ 23.5%，俄罗斯的航天器氧浓度可能超过这个值。

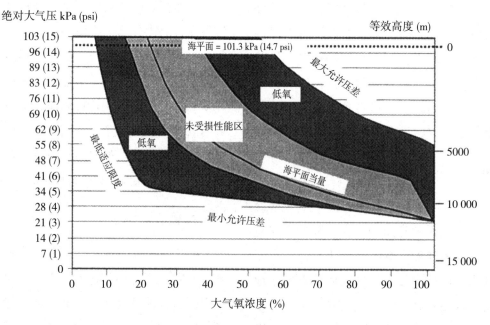

图 10-4　人对大气压和氧浓度的生理极限

地球大气层的二氧化碳含量为 0.032 kPa（0.0046 psi 或 0.24 mm Hg）。如二氧化碳浓度过高，会导致不良生理影响，如听力丧失、头痛、认知能力下降，最终甚至导致意识不清和死亡。要避免这些不良影响，大气中二氧化碳的分压应保持在 1.0 kPa（0.15 psi 或 7.6 mm Hg）以下。但是，如出现紧急情况，在分压高达 1.6 kPa（0.20 psi 或 15 mm Hg）的条件下，人类可以短时间承受。因为在正常呼吸代谢过程中不断有二氧化碳产生，所以需要不断从航天器内的空气中"清除"二氧化碳，以确保航天器内的二氧化碳浓度维持在可接受的水平。

微量污染物也会对航天器内的空气造成潜在问题，并有可能导致长期和短期健康问题。潜在的空气污染源有很多。新陈代谢产物（如甲烷和氢化硫）以及遗洒的清洁用和试验用化学制品都是可能的污染源，同样，泄漏进客舱或附着在太空服表面被带入客舱的有毒推进剂（如联氨）或冷却剂（如氨）都可能成为污染源。有些有机聚合物材料也会慢慢释放有毒的挥发性的有机化合物（如甲苯），而且，其他材料的热分解也会释放一些化学物质。燃烧会产生有毒的燃烧物。因此，监测航天器舱内环境是否存在这些微量污染物并在需要时采取有效措施清除它们是至关重要的。针对上述每一种大气污染物，可以制定航天器最高承受浓度标准（Spacecraft Maximum Allowable Concentrations），以确保舱内某一污染物的浓度保持在安全水平。关于许多潜在污染物的航天器最高承受浓度标准，可以参照美国工业卫生理事会（ACGIH）、职业安全和健康管理署（OSHA）和环保署（EPA）这类组织针对某特定化合物制定的地面管理标准。如找不到关于某一化合物（如联氨）的地面安全管理规定，可利用可用的研究数据来确定合理的航天器最高承受浓度标准。目前，已对近 200 种潜在大气污染物制定了航天器最高承受浓度标准。

温度控制

相对来说，尽管人类可以生存的温度条件和湿度条件跨度很大，但可供舒服工作和生活的温度和湿度范围相当小，并且还取决于活动的强度。理想的温度范围是 18 ～ 27℃（65 ～ 80 ℉），理想的湿度范围是 4 ～ 16℃（40 ～ 60 ℉露点（相对湿度 25% ～ 70%）。要确保人类处于最佳工作状态，就需要将温度和湿度保持在这一舒适范围，提供不需外套、只穿衬衫即可的工作环境。人们也喜欢能够适度调节他们的环境温度和湿度，以满足不同活动量的舒适要求。

饮用水供应

人要生存，需要有稳定的饮用水供应，来满足饮用、做饭和个人卫生需求。饮用水的获取渠道包括存货供应、废水循环再用、大气冷凝水、使用氢/氧燃料电池生成水。所供应的饮用水中含有的有机、无机和微生物污染物的含量应确保在可接受的低水平。必须对饮用水的质量进行监测，以确保在整个执行任务的过程中水质标准保持不变。已出台的《航天器水质安全指引》对饮用水可能的污染物含量指标进行了限定，以确保有足够纯净的饮用水可用。

最大限度降低辐射暴露

前面已提到，空间环境的辐射量远远大于地球环境。这种辐射会造成一系列对身体的重大影响，导致短期和长期病患。第十一章将会就空间环境辐射对身体健康的影响作更详细的探讨。通过最大限度降低辐射暴露，可以极大减少与辐射相关的后遗症风险。但是，在空间环境中要想彻底消除辐射是不可能的，只能是尽可能保持辐射暴露水平在合理控制范围内。舱体屏蔽和精心计划飞行路线可以减少航天器机组人员的辐射暴露。但是，这些方法并不能确保宇航员可以在太空飞行中免于相当强度的辐射。

确保宇航员在职业生涯内遭受辐射的总量（短期和终生累计）保持在可以接受的安全范围内，可以大大降低相关风险。这需要对执行太空任务的宇航员所遭受的辐射量进行认真测量。然后，针对每名宇航员制订辐射暴露极限，根据每名宇航员遭受辐射的记录分配任务，确保其免于被过度辐射的风险。如机组人员的累计或阶段性辐射暴露量接近这些极限，他们的太空飞行活动就会受到限制，以保证不突破关于辐射暴露的限制规定。宇航员的职业生涯辐射暴露极限是根据国家辐射防护理事会关于地面工人的辐射暴露极限确定的，其所容许的年度最大辐射暴露量为 0.05 Sv（5 rem）。

但是，由于太空飞行所面临的独特工作环境，国家辐射防护理事（National Council of Radiation Protection，NCRP）会于 1989 年推出的建议草案将低地轨道宇航员的辐射暴露标准设定为大大高于地面工人的标准［他们造血器官每年所容许的辐射暴露量最高为 0.05 Sv（5 rem）。目前，国家辐射防护理事会正在根据最新数据和关于可承受风险的新概念，对其建议的低地轨道宇航员的辐射暴露标准进行修订。新的太空辐射暴露标准可能会接受的风险上限是因辐射暴露导致终生致命癌症可能性增长 1%。它们将考虑遭受风险暴露时宇航员的年龄和性别，其所容许的辐射暴露将低于以前的标准。未来超出低环地轨道的太空飞行可能需要不同的辐射暴露标准。

营养保障

宇航员每天需摄入适量的食物来补充新陈代谢能量贮备，提供维护和修复身体组织所需的生物基质。也必须补充微量营养素、维生素和矿物质以保证健康。人们总是喜欢美味可口的食物，因此，需要注意食物的温度、外观、质地、味道和香味要招人喜欢。在航天器执行航天任务的过程中，必须保证有足够符合代谢、营养和口味需求的食物供应，因此，航天器要具备适当的食物保质、储藏和加工能力。

废弃物管理

太空舱内人员产生的废弃物包括以下几种基本类型：固体废弃物（如用过的食品包装）、包括排泄物和呕吐物在内的湿固体废弃物、包括尿和废水在内的液体废弃物以及气体废弃物。其他废弃物类别还包括具生理危害的废弃物和高危险性废弃物。此类废弃物必须从居住舱内移走或隔离，以限制不卫生和可能造成危险的环境污染。

人的因素需求

人们要保持其完成任务的能力，必须保证无论身体还是生理，均处于良好状态。如果做不到这一点，他们的工作表现就会随着时间的消逝而下降，他们的周边环境对于他们保持良好的心理和生理健康起着不可或缺的作用。人的因素和人的工作表现在第二十四章有详细讨论。

适度睡眠是确保一个人工作表现正常的重要因素。要使一个人保持长时间工作表现正常，需要为其提供有助于其睡眠或至少不影响其睡眠的环境。适当的明 / 暗交替有助于保持正常的生理节奏。应最大限度减少噪声、振荡和其他干扰，以促进正常睡眠和防止对人体健康和工作表现造成不利影响。

居住环境设计对人的工作表现也影响重大。必须提供足够亮度的照明来保证正常工作。航天器居住环境的容积、空间安排和装饰应设计合理，以保证舒适的工作和生活。窗户也要考虑在内，以提供与外部环境的联系。

在另一方面，与陆地环境的隔离会造成其他心理紧张性刺激。提供与地面家人和朋友通信联络的机会，将有助于机组人员与其地面生活保持重要联系。应提供时事新闻，以使机组人员不感觉与其家人失去联系。为使机组人员不至于在漫长执行任务的过程中感到无聊，应配备娱乐设施。

任务需求

航天器飞行任务的目标和目的对需要哪一种生命保障系统来提供必要的环境参数和需要携带补给品的类型和数量有着极大影响。机组的人数决定执行任务时每天所需要的空气、食物和水，以及每天需处理多少二氧化碳和其他代谢产物。机组人数越多，航天器就需配备更多的居住空间。空间站设计者也许还得考虑在机组人员轮换和补充补给品时需要有容纳额外乘员的能力。在某种程度上规模经济效用可以实现，因此，如能稍微给生命保障系统扩容，就有可能使空间站大大增加容纳乘员的容量。

任务时间的长短也决定所需补给品的数量。对短期任务来说，所有必需的补给品可一次带齐。但是，如果任务时间较长，所需补给品太多，重量太大，难以全部携带。这就要求用可再生补给品取代一次性补给品。废弃物也可以循环再用，取代新鲜的补给品（如使用燃料电池产生的水作为饮用水源，而不用额外携带水源）。任务时间越长，补给品和资源必须谨慎节约地使用。

从航天器生命保障系统的废物流中回收和再利用已用过的资源的系统叫质量闭路循环系统。消耗性资源，如氧气、饮用水和食物，通过代谢活动变成废物副产品，它们的质量就可能不能再利用。

图 10-5 说明了一次太空任务过程中每天可能使用的消耗性资源情况，以及可能产生的废物副产品的情况。从废物副产品中回收和循环再利用可用资源，实际上等于将物质返回到消耗性资源贮存库，从而减少任务所需携带补给品的总量。这个从废物副产品中回收再用可用质量的过程叫做质量闭路循环。不对可利用物质进行循环再利用的系统没有质量闭合回路，

所以常被称作开放系统。通常，短期飞行的航天器都采用开放系统，因为不用从废物副产品中再生资源。在这儿必须指出的是，从客舱空气中清除代谢产生的二氧化碳不属质量闭路循环，因为二氧化碳中的氧气未被回收再利用。完全质量闭路循环，即实现将所有废物质量都回收再利用为可用物质，不再需额外携带补给品，从理论上讲是可能的，但实际上不可能实现。近期太空站使用的水回收再利用系统代表质量闭路循环系统的首次实际使用。但是对历时较长的太空任务来说，如造访火星，就需要使用较大的质量闭路循环系统。

表 10-1 列出了各个层级的质量回路闭合以及达到这些闭合层级所用的机制，并辅以实例说明。

航天器的任务目的地不仅决定任务期间所需的消耗性资源的数量，而且也影响其生命保障系统的设计，特别是影响其可靠性和可维护性的设计。对在低环地轨道运行的航天器来说，更换故障或被损坏的设备相对来说较容易。但是，如果在执行飞往火星任务的途中设备出了故障，要更换就不可能了，因此，航天器必须极其可靠。考虑到可能出现不能更换设备的情况，要将设备设计为可用现有技术、工具和材料进行修理。对于执行探索型太空任务的航天器设备来说，结实耐用和易于恢复是重要的设计要求。

技术需求

在设计航天器生命保障系统时，人的需求和任务需求可以用来生成技术需求，如客舱需要多大？需要供应多少氧气和水？等。因为航天器生命保障系统是由众多复杂的分系统组成的，所以，要认真考虑如何把各种组件集成在一起。

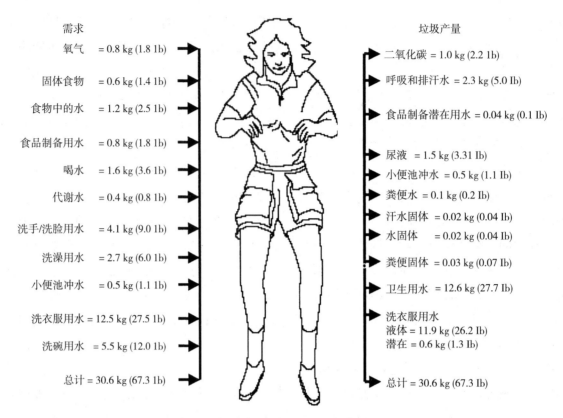

图 10-5　人的消耗需求和废物排出的质量平衡

（选自 Wieland P. 人类太空生存设计：环境控制和生命支持系统（NASA RP-1324）. Huntsville:NASA Marshall 太空中心 1994）

表 10-1　质量回路关闭 - 等级和机制

质量回路关闭水平	关闭描述	任务场景	任务持续时间
完全关闭	除了由于泄漏、EVAs 等造成的损失（例如，生物生命保障）	月球定居，火星定居	永久
固体废物回收	固体废物的回收（如用作植物肥料）	月球基地，火星基地	几十年
粮食生产	为补充储存食物而种植的新鲜食物	未来空间站，火星任务	几十年，几年（没有补给）
O_2 回收	二氧化碳中的氧气被回收再利用	未来的长期任务	年
水回收利用	水从大气凝结水中回收，废水用于回收	国际空间站，米尔	年
–	–	太空实验室，米尔	月
完全开放，使用可以再生技术	减少消耗品（例如，使用分子筛代替 LIOH 去除二氧化碳）	延长时间轨道飞行器，漫游者栖息地	周
完全开放，使用可以再生技术	所有携带或补充的垃圾，没有重复使用（废物排放或储存）	水星，双子星座，阿波罗，航天飞机	天

　　首先航天器生命保障分系统的组件应确保在完成任务的同时，使用耗材最少、产生的废弃物最少。要确保实现这一点，就需要把各种生命保障系统组件紧紧集成在一起（图 10-6）。很难把热量控制系统和湿度控制系统的作用分开，因为两者对依附其上的大气湿气收集系统是密不可分的。一个分系统的性能和缺陷对其他组件的功能影响巨大。航天器生命保障系统也可能受到航天器内其他设备和装置的影响，如热量控制系统必须解决航空电子设备产生的热量问题。

　　当航天器相互对接时，它们的生命保障系

统必须相互作用。要想对接成功，必须解决对接航天器的生命保障系统在基本操作参数方面的差异。比较俄罗斯和美国的航天器，两者的生命保障系统采用的工作原则和原理大不相同。将这些不同系统集成在空间站的两个扇区非常具有挑战性。

生命保障系统也必须与其使用者融为一体。这些系统必须满足使用人的生理需求。它们也必须可以人工操作和维护。人机一体化正是融合了可靠性和安全性的概念。

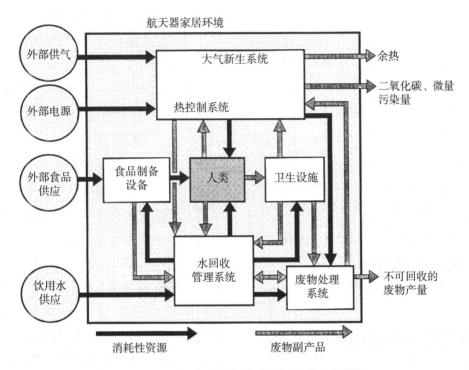

图 10-6　宇宙飞船太空生活环境亚系统集成示意图

技术限制

在解决如何满足前面简要列出的航天器生命保障系统的需求问题方面，存在几个技术限制。第一个也是最重要的一个限制是航天器设计本身。现有的火箭技术只能把有限尺寸和质量的物体带入轨道。运载火箭的此种有效载荷极限限制了航天器客舱及内部配置的尺寸和重量，而且极大地影响航天器携带补给品及其他资源的数量。受制于最大有效载荷限制，在不能多携带补给品的情况下，要增加任务补给需求就只能提高质量回路闭合的程度。

技术瓶颈也对航天器生命保障系统的性能起着制约作用。正如后面会讨论到的，至少在目前可用有效载荷量的情况下，要实现长期太空任务所需的质量回路闭合程度，从技术上讲不可行或不可能。使用当前可用的生物技术，可以实现非常紧密的质量回路闭合，但这样一个系统规模极大，根本不可能带上太空。非生物学技术的物理－化学方法也可用于回收资源和质量回路闭合，但其工作系统还未被开发出来。要想高级的资源回收系统变得可行，必须在生命保障系统设计领域先取得巨大进步。如这些资源以适当数量存在且可以获取的话，也许从星体上回收可用物质（如水和氧气）是可行的。

空间环境本身对生命保障系统设计造成严格的限制。要设计在微重力条件下工作的生命保障系统是很富挑战性的，因为固体、液体，甚至气体在空间环境的运行方式不同于在地面环境。例如，在无重力的情况下，要把液体从气体中分离是不容易的，因此，要设计一款太空使用的沐浴装置很难，贮水箱也变成很复杂的装置。太空真空也对物质有影响。除气作用，或挥发性元素在太空真空的流失，可以改变物质的物理和化学性质。固体物质在太空真空环境下的升华速度要快于在地面环境下（举个类似的例子，锋利的刀子在长时间不用后会变钝，因为分子从锋利刀刃处升华了）。该过程会导致材料在太空更易腐蚀。由于在空间环境下，相互之间无空气层间隔，紧密相邻的材料可能会想互扩散，这就是所谓的冷焊过程。当选择用于太空真空的材料时，这些属性必须考虑在内。

正是由于这些棘手需求和限制因素的存在，航天器生命保障系统的设计师不得不克服众多挑战。仔细研究组成航天器生命保障系统元器件的演变情况，可以找到其设计过程中所涉及的一些概念如何转化为实用的案例。

航天器环境控制和生命保障系统

给某一特定航天器居住环境选择何种航天器环境控制和生命保障系统，需要既满足人类居住需求，也要考虑满足太空任务需求所存在的技术、任务、可行性和安全方面的制约因素。正如前面所讨论的那样，航天器环境控制和生命保障系统的分系统和组件之间如何集成，对于系统的功能影响很大。历史实例揭示了设计这些分系统的原理，并对各种分系统和组件的集成组织和功能给予了肯定。这些分系统和组件可以按功能组织，将个体功能的临界性作为优先考虑因素。

大气控制和供应系统

美国水星号、双子星号和阿波罗号宇宙飞船的生命保障舱含有压力为 34.5 kPa（5.0 psi 或 250 mm Hg）的 100% 氧气，所产生的氧分压稍

稍高于标准空气气压 [地面水平面空气分压为 21.4 kPa（3.1 psi 或 160 mm Hg）]。选择低压氧气环境的原因有三：①总的大气压力最低，可以采用最轻的压力容器；②单一气体环境使得空气控制系统的复杂性降到最低；③由于没有氮，所以降低了太空舱外活动时产生减压病的风险。对于短期太空任务来说，含氧量稍高的大气成分基本上没什么问题。在地面测试时，曾用过纯氧空气环境，舱压额外增加到 110.2 kPa（16.0 psi 或 830 mm Hg），以避免出现结构性损伤。这种高含氧量的环境大大提高了火灾风险。这种悲剧发生在 1976 年 1 月的阿波罗一号飞船上，火灾夺走了三位宇航员的生命，这是在发射架上测试高压舱时发生的事故。由于适当的氮气含量降低大气的可燃性，从而减少火灾风险，所以，在此后的地面操作中都是采用 40% 的氮气和 60% 的氧气。发射后，舱压会消减到工作状态时的压力水平，即 34.5 kPa（5.0 psi 或 250 mm Hg），同时氧气含量增加到 100%。在发射前，宇航员要在其宇航服内预呼吸纯氧达 3h，以避免因快速释压造成的减压病（减压病在后面会讨论）。在返回地球大气层和降落地面的过程中，船舱要重新增压，以避免结构损伤。

由于纯氧气环境的火灾风险以及长期暴露在高氧压情况可能带来的不良生理影响，太空实验室号使用的空气是 72% 的氧气和 28% 的氮气，气压为 34.5 kPa（5.0 psi 或 250 mm Hg），所产生的氧分压稍微高于海平面的空气压力。执行太空舱外活动不需要预呼吸纯氧。在两次太空任务的间歇，太空实验室号会减压到 13.8 kPa（2.0 psi 或 102 mm Hg），并会持续衰减到 3.45 kPa（0.5 psi 或 26 mm Hg），直到下一个机组到达。

航天飞机是第一种拥有近似地球大气混合物的美国航天器，22% 的氧气和 78% 的氮气，总压力为 101 kPa（14.7 psi 或 760 mm Hg）。近似地球大气层的空气环境有五个优点：①其含

有的惰性气体氮气最大限度地降低火灾风险；②其适宜的空气密度有助于人的呼吸功能更有效地发挥作用；③其空气密度有助于对人体和电子设备进行空气冷却；④容许地面测试时不使用昂贵的压力室也能创造与其工作环境一样的测试环境；⑤容许太空采集的研究数据很容易地与地面获取的数据比对。但是，这种空气环境有两个缺点：①增加了空气控制系统的重量和复杂性；②增加了执行太空舱外活动时因减压造成减压病的风险。在执行太空舱外活动计划的前夜，机舱通常要降压到 70.3 kPa（ 10.2 psi 或 530 mm Hg），以降低组织氮气饱和，从而减少所需要的预呼吸纯氧时间。要维持可接受的机舱氧分压，氧气含量要随之增加到 23%。尽管舱内氧气含量通常保持在 23.5% ~ 26%，但是在这种低舱压情况下，在未达到火灾安全极限之前，氧气含量可以提高到 29%。紧接下来，将讨论太空舱外活动和减压病问题。

与此相反，俄罗斯宇宙飞船总是拥有更多的接近地面大气层的空气成分。俄罗斯的东方号飞船、上升号飞船和联盟号飞船舱内都含有近似空气的气体混合物，气压大约为 101 kPa（ 14.7 psi 或 760 mm Hg）。礼炮号空间站拥有近似陆地海平面的空气环境，总气压在 93.1 ~ 110 kPa（ 13.5 ~ 16 psi 或 700 ~ 830 mm Hg），氧分压为 20.5 ~ 25.9 kPa（ 3.0 ~ 3.8 psi 或 150 ~ 200 mmHg）。和平号太空站也拥有近似于空气的氮气–氧气混合物，总气压 101 ~ 129 kPa（ 14.7 ~ 18.8 psi 或 760 ~ 970 mm Hg），氧分压为 21 ~ 37 kPa（ 3.1 ~ 5.4 psi 或 160 ~ 280 mm Hg），氧气含量为 21% ~ 40%。俄罗斯航天器的总气压变化是因其大气氧分压变化引起的，而其氮分压保持相对稳定。氧分压的显著变化是由生成氧气的反应机制造成（详细情况参见下节）。但是，机组人员完全可以承受这种氧分压变化。

国际空间站的大气含有 21% 的氧气和 78% 的氮气，总压力为 101 kPa（ 14.7 psi 或 760 mmHg），气体分压和总气压变化都很小。选择使用这种大气成分是为了使微重力研究数据和地面模拟数据的相似性最接近，同时也是为了给国际空间站的设备提供稳定的工作环境。

在未来，也可能会选择其他大气成分组合。太空任务持续时间越长，越需要低压的大气环境。可以使用惰性气体组合（如氦、氮和氩）以降低惰性气体分压，从而最大限度地减少减压病的风险。未来的航天器也可能选择不同舱使用不同大气成分组合的设计。例如，在专用于种植生物学生命保障系统植物的舱内，可能会降低氧气含量，提高二氧化碳的含量。

大气供应

用来供应和控制空气成分和含量的机制受质量闭路循环的层级影响非常大，而质量闭路循环的层级是由任务需求决定的。通常来说，使用任务需求所容许的闭合程度最低的系统所提供的解决方案最简单。短期任务通常携带足够的资源，所以容许开放系统设计。随着任务持续时间增加，回收和循环利用资源就变得更为必要，以最大限度地减少浪费和限制必需资源的储备量。

在水星号飞船上，氧气作为高压气体贮存。在双子星号飞船上，氧气作为低温超临界流体贮存（通过给其加压，使其在较高温度下保持稳定的液体状态），以节省贮存空间。在阿波罗号飞船上，氧气作为高压气体和超临界液体同时贮存。在这些美国早期的飞船上，压力容器容许气体以低速率泄露，某种程度上阻止了空气污染物的聚积。气体损失部分可以从气体补给存量处得到补充。阿波罗号飞船的设计氧气损失量是每天 1 kg（ 2.2l b）。

除代谢消耗和设计的泄露率外，空气也可由于气闸舱操作、通过容器的封口和孔洞、以及通过固体材料的扩散运动而泄露。航天器居住环境的空气泄露率是其建造材料、设计以及内部气压水平的函数。尽管降低内部气压可以限制气体泄露，但是，选择使用何种气压还要受其他因素影响。简而言之，空气含量可以通过利用贮存气体补充、通过减少空气成分损失或从代谢副产品再生的方式来维持原来的含量水平不变。

俄罗斯飞船都是完全密封的，以最大限度减少气体损失，故其损失率几乎可以忽略不计。在早期的俄罗斯飞船上，备用气体供应非常小。任何氮气损失，如执行太空舱外活动前给固定气闸舱减压造成的损失就得不到补充。机组人员代谢消耗掉的氧气是通过不可再生的过氧化钾气筒来补充，过氧化钾和空气中的水和二氧化碳发生反应，产生氧气、碳酸钾和氢氧化钾。这种简单的化学系统在产生所需要的氧气的同时，还可以清除空气中的二氧化碳和过度的湿气。这种系统节省重量，并使得其空气控制系统比美国同时代的产品更简单，但是不能准确调节空气参数。尽管它们已在所有俄罗斯的飞船上被成功使用过，但其化学品的极端反应性使贮存和处理都很困难。

在东方号和上升号飞船内，配有小的高压氧气瓶，以备紧急情况时可用来给宇航服加压。然而，由于联盟号是按零气体泄露标准设计，压力服在其内部不能穿。但是，在 1971 年，联盟 11 号飞船在返回大气层前意外降压，夺走飞船内三名未穿宇航服的宇航员的性命。因此，联盟号被重新设计为配备压缩空气贮存装置，以补充空气泄露造成的气体损失，并修改客舱，使其在发射和重返大气层时可以容许穿着压力服。

太空实验室，首个使用混合空气的美国航天器，贮存氮气和氧气作为高压气体。尽管装有自动空气控制系统，但空气成分和压力通常是通过人工添加某种气体的方式来保持。航天

飞机也将氮气和氧气作为高压气体贮存，尽管代谢用氧是通过超临界低温液体源提供的。

礼炮号空间站的氧气通过固体化学反应筒的作用提供，这种化学反应筒常见于以前的俄罗斯飞船上。压缩空气高压缸被用来弥补泄露的气体。氮气和氧气并不被单独贮存。补充气体用的气缸和氧气发生器反应筒都是定期由地面供应。

俄罗斯和平号空间站在大气控制系统方面有显著的进步。它是第一个将氮气作为高压气体单独存储的俄罗斯飞船。它也是第一艘氧气由代谢副产物产生的飞船。用电解的方法从水中产生氧气，包括从尿液中回收水。从代谢产生的二氧化碳中再生氧气。高氯酸盐蜡烛的燃烧产生了氧气和盐，可以从中获得额外的氧气。与早期的俄罗斯航天器一样，和平空间站上的氧气系统不能精确控制大气中的氧分压。从地球发射的补给再一次补充了天然气储量。

国际空间站的俄罗斯和美国部分均带有空气控制和供应系统，两者构成一个混合系统。在早期建造阶段，俄罗斯的星辰服务舱为整个国际空间站提供空气控制和供应。后期增加的美国舱可加强此功能。美国气闸舱已安装能够提供氮气和氧气的高压气箱。这些气源基本上可以维持国际空间站内的氮气含量，但是氧气只能供太空舱外活动和紧急操作时使用。俄罗斯扇区通过位于服务舱的电解氧气发生系统（类似于和平号飞船上使用的系统），为国际空间站提供大部分氧气。一个与和平号飞船使用的高氯酸盐火花塞非常相似的固体燃料氧气发生器也被使用（在第三章有详细说明）。由于这种混合性，调节空气压力和成分含量就成为一个动态过程，涉及俄罗斯和美国空气控制和供应系统之间的复杂互动。

空气更新系统

飞机需要从周围的大气中吸取新鲜空气来

更换客舱内的不新鲜空气，但航天器不同于飞机，它必须保持舱内空气中的污染物不断被清除。这些污染物包括主要的代谢副产品（如二氧化碳和水）、微量代谢副产品（如氨和甲烷）以及许多源自其他途径的污染物。由于航天器所携带的资源补给有限，所以航天器生命保障系统必须在将这些污染物清出内部环境的同时，最大限度地保存所需的大气成分。因此，需要对大气成分的含量进行监测，以确保环境质量得以保持。

二氧化碳气体清除系统

一个正常人每天消耗大约 0.84 kg（1.84 lb）氧气，用它来将食物转化成能量，同时在此过程中产生大约 1 kg（2.2 lb）二氧化碳。因个人的身材、饮食和活动量不同，每个人利用氧气和产生二氧化碳的速率也会不同。正如前面讨论的那样，在密闭航天器环境中，将大气中的二氧化碳含量降到最低对防止不良生理影响非常重要。目前可用于从大气中清除二氧化碳的方法有几种。这些方法都是基于吸收（利用与吸附剂的化学反应或电气化学反应）、吸附（利用吸附剂的物理吸引力）、薄膜分离或生理消耗。

不可再生的化学吸收对清除大气中的二氧化碳是最简单的方法。氢氧化锂（LiON）已被用于所有美国航天器（太空实验室除外，它使用的是分子筛）。氢氧化锂也被用于俄罗斯的联盟号和礼炮号航天器，作为辅助性二氧化碳清除剂。前面提到，东方号和上升号有过氧化钾/氢氧化钾（KO_2/KOH）系统来吸收二氧化碳。当空气通过含有氢氧化锂的箱子时，将与二氧化碳气体产生不可逆的化学反应，产生碳酸锂（Li_2CO_3）、水和热量。由于该反应是不可逆的，氢氧化锂在该过程中会被消耗掉。对于任务时间持续多天的航天器来说，需要携带相当大数量的氢氧化锂，这就使得可再生二氧化碳清除系统更具有优越性。例如，对于执行长期轨道飞行器计划（EDOMP）所要求的 14～18 d 飞行任务的航天飞机来说，其为满足标准二氧化碳清除系统需求而携带的补给品质量将大到难以接受，所以，氢氧化锂箱被换成可再生的分子筛，来完成清除二氧化碳任务。

太空实验室装有可再生二氧化碳清除系统，它使用的是分子筛，由一个双层沸石垫组成。当空间站的空气通过它时，第一层阻挡空气中的水分，从而使干燥的第二层能够吸收二氧化碳。将分子筛暴露于真空可以清除吸收的水分和二氧化碳，从而使其可以再生。如果换成使用氢氧化锂，可能需要数千公斤氢氧化锂。太空实验室的分子筛系统将大气中二氧化碳的含量维持在可以接受的低水平（0.7 kPa, 0.1 psi, 或 5 mm Hg）。和平号太空站的四层分子筛系统维持类似的二氧化碳浓度。

国际空间站的二氧化碳清除系统和太空实验室及和平号的系统类似，也是使用可再生多层分子筛。潮湿的空间站大气先通过干燥分子筛，其中的湿气被清除，产生热量。然后热的干燥大气通过二氧化碳清除垫。被清洁过的大气然后通过已饱和的干燥剂垫将湿气释放给大气以维持大气湿度（大气的过多湿气在别处会被清除）。已饱和的清洁器垫被暴露于真空中并被加热，以释放（脱附）其吸收的二氧化碳。这种多层构造在容许其中某层释放二氧化碳到真空的同时，其他层继续清洁国际空间站大气，这样，系统能够持续工作。如这种清除二氧化碳的分子筛系统出故障，可以使用备用的氢氧化锂（LiON）箱。

图 10-7 揭示了国际空间站美国扇区的实验舱内的二氧化碳清除装置的工作原理。

在执行长期任务期间，如飞赴火星任务，要为整个任务期间提供足够的氧气供应，可能需要从代谢产生的二氧化碳中回收氧气。通过化学还原方法，可用几个电气化学流程实现从二氧化碳中回收氧气。二氧化碳电解已在和平号空间站成功实验过。但是，要想实现将电气化学碳还原技术有效用于航天器二氧化碳回收系统，许多后续工作还有待完成。在地球上，植物从空气中回收二氧化碳，对其进行氧分离，产生氧气和碳基生物质。可以想象，一个基于生物学基础的环境控制系统可以利用植物来从大气二氧化碳中回收氧气，同时将碳返回食物供应链，作为可吃的植物材料。关于这个领域的研究工作正在进行中。

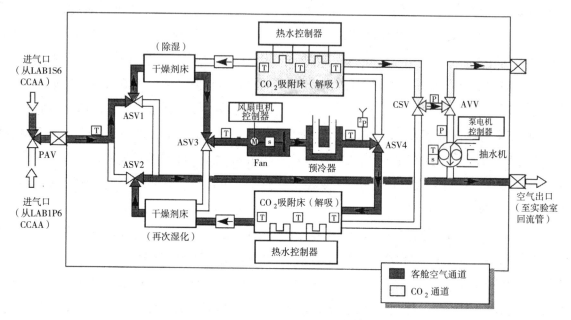

图 10-7　国际空间站实验舱二氧化碳清除装置的工作原理

PAV(process air valve)，气体处理阀门；ASV（air selector valve），气体选择阀门；CSV(carbon dioxide valve)，二氧化碳选择阀门；AVV(air vent valve)，气体进出阀门

大气微量污染物清除系统

将大气微量污染物浓度维持在可接受的安全范围之内是很重要的。控制微量污染物含量的第一步是最大限度减少其产生量，控制所生成污染物的种类。在设计阶段，通过精选材料以减少气体废物及合理定位化学品贮存和处理设备的位置以减少污染物产生等措施，可以减少要清除的大气污染物的数量。对于以极小数量出现的污染物，航天器客舱的微量气体泄露率已足以将其浓度维持在可接受的低水平。

微重力也排除了大气颗粒物质的沉淀可能，因此客舱通风系统必须包括气体过滤功能，以清除这些漂浮的物质，从而保持大气质量。烟雾化的微生物和病毒通过通风系统可以快速扩散到航天器客舱内。高效大气颗粒物（HEPA）过滤器必须能够把最小的有传染性的颗粒过滤掉。在国际空间站的美国扇区内，大气颗粒物过滤器可以截获 99.997% 的细菌物，清除直径大于 0.3 μm 的任何悬浮颗粒。这些过滤阀门必须安装在通风系统的关键位置，以确保可以清除细菌类的污染物和大气颗粒物，从而保持可接受的大气质量。

对于大气中不能被机械过滤掉的物质，必须通过吸附和吸收方法清除，或通过催化氧化作用变成毒性较低的二氧化碳和水。清除可再生污染物的处理过程要保证及时清理再生的污染物。对不可再生的成分必须定时清除。当出现大气有毒成分的含量超过污染物清除系统容量时，比较可行办法可能是将客舱大气排到太空，用未被污染的贮存空气取代。太空实验室号的做法是，在机组人员轮换的空档期进行部分释压，在某种程度上也将大气污染物清除出去。

可溶入于水的污染物被在航天器热交换器中冷凝的水吸收。被污染的冷凝水被清除，使热交换器可以有空间收集更多的冷凝污染物。如果需要对回收的水进行循环再利用（关于水的回收利用问题在后面讨论），而不是贮存起来或排出舱外，则有必要对收集的冷凝污染物作进一步处理。

活性碳自身吸附高分子量无极性的混合物。今天的航天器都使用活性碳来清除有机大气污染物。一旦活性碳充满挥发性污染物，可以更换活性碳，或者通过加热或暴露于真空的方式使之释放吸附的有机混合物。真空再生的活性碳吸污垫曾被用于和平号太空站，目前国际空间站也使用它。通过被可再生分子筛的物理吸附或被不可再生的氢氧化锂滤毒罐吸收，其他

酸性的大气污染物可以和二氧化碳一起被清除。

催化氧化器可用来将大气中的污染物转化成毒性较小的物质。使用铂和钯作催化剂，可以将一氧化碳、甲烷和联氨氧化为水和二氧化碳。令人高兴的是，这些催化剂可在低温条件下高效工作。需要对这些催化剂进行空气预过滤处理，清除有机污染物，以免有机污染物沉淀其上，降低其工作效能。航天飞机系统使用的是包装于活性碳中的带有铂涂层的木炭作催化剂，以免催化剂受到抑制。

高温催化剂更有效，但必须小心使用，以免将相对无毒的化学品（如氨）过度氧化为更有毒的东西（如氧化氮）。国际空间站美国扇区的微量污染物控制系统中就包含该类型的高温催化剂。使清洁过的空气通过氢氧化锂滤毒罐，可以清除任何过度氧化物（图 10-8）。

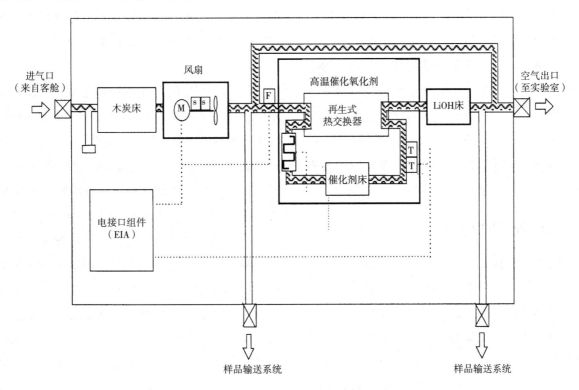

图 10-8　国际空间站实验舱追溯污染物控制组件示意图

（LiOH：氢氧化锂）

对持续时间较长的太空任务来说，有可能需要循环使用和保留所有的微量大气污染物，以

维持适当的质量闭路循环。要从大气环境中清除这些污染物的污染并同时保留它们的元素成分，生物解毒系统可能是唯一有效的办法。这种系统能够收集污染物并将它们输送到生物解毒系统，它们会被贮存在那儿直到被系统内的植物、动物和细菌降解。可以想象，这种系统可以将有毒物质转化为生物基底材料，这些材料将可以用于食品生产。

为确保空气控制系统工作正常，必须对空气参数进行监测。进行实时监测可以确保主要大气成分保持在可接受水平。当前的航天器都具备实时大气监测能力。国际空间站的美国扇区装有大气主要元素分析器，该仪器利用分光镜对氧气、氮气、二氧化碳、氢气、水和甲烷的大气分压进行实时监测。俄罗斯扇区也装有类似的装置。

了解是否有其他微量污染物存在客舱大气中也很重要。空气样本可以收集在真空容器中，待返回地球后进行研究。也可以让客舱空气通过德雷格试管，如发生对试管特定污染物的化学吸收，会产生看得见的颜色变化。对持续时间非常长的太空任务来说，需要进行综合大气污染物分析，以确保大气质量得以保持不变。如不能将空气样本带回地面，则航天器本身需要具备相当水平的大气分析能力。

热量和湿度控制系统

调节环境温度和湿度是非常重要的，但是，空间环境的特性使其成为很具挑战性的任务。地球大气层有助于稳定环境温度，且其密度足够大，可以用作热交换介质。在太空，没有大气层来发挥这个作用。地球轨道距太阳的距离已足以使太阳电磁辐射给航天器带来足够的热量。在太空真空中，晒不到太阳的物体冷却非常快，会导致低温材料和设备的损伤。在航天器内，人和电子设备可以产生相当大的热量载荷。取决于身材大小和活动量的情况，一个人每天代谢活动产生的热量为105～155 W(360～533 BTU/h)。总体而言，绕低环地轨道飞行的航天器的居住环境必须不断向太空排放热量，以维护内部适宜穿着衬衫的舒适环境。

航天器的热量控制是通过主动和被动机制来维持的。被动机构使用不动的部件来促进热稳定。相反，主动热量控制系统是通过机构方式将热量从航天器内部输送到其表面。然后，热量被辐射到太空，或者被利用蒸发冷却方法排掉。这种由液体（水）到气的蒸发相位转移是一个吸热过程。汽化热量来自于航天器，和被蒸发的液体一起扩散到太空，该过程可起到相当大的冷却作用。由于月球上也没有大气层，航天器也需采用相同的散热系统。热量也可被传导到月球表面，但是数据显示，这种地面散热系统必须做得非常大才可用于此目的。同样，由于火星表面的大气密度很低，建造以大气对流方式散热的系统将非常困难。在任何情况下，由于火星和太阳之间的距离以及火星寒冷漫长的夜晚，所产生的总体热梯度都是负的。在火星上的人居环境里，保存热量非常重要，相比之下，散热能力就不是那么重要了。

航天器的方向中对于其热量控制也具有非常重要的作用。尽管是在飞往月球的过程中，阿波罗宇宙飞船仍需以稳定的低速率旋转来避免其外部局部区域被晒得过热。飞船通常将其方向调整到货舱门打开，朝向地球表面，这可以保护货舱内的蒸发器组件免于太阳辐射（以及微小陨石的撞击）。由于空间站是由太阳能驱动的，所以它必须保持一个固定朝向，使其光电收集器最大程度暴露于太阳辐射。由于空间站保持朝向太阳的相对固定方向，其表面热量状况在不同位置差别很大。因此，必须有系统来稳定航天器表面的温度，给冷的区域升温，给热的区域降温，以防止材料和设备因温差大造成毁损。

被动热量控制系统

被动热量控制系统使用热绝缘、表面涂层、热屏蔽和加热器来保持热量稳定。热绝缘阻挡热传递，将温度梯度降到最低。正如我们家中用于防止热量流失和进入的保温措施一样，航天器的热绝缘起到同样的作用。纯金属的热绝缘性很差，因此，航天器通常都敷有一层绝缘材料或涂层。重返大气层的航天器必须承受极高的温度，因此其必须被高度绝缘。航天器的硅瓦，厚度为 1 ~ 11 cm（0.5 ~ 4.5 in），能够在太空和重返大气层时提供极好的热绝缘作用。由于空间站未被设计为可重返大气层，所以其热绝缘层通常较薄。国际空间站的热绝缘层厚度为 3.2 ~ 6.4 mm，由多层不同的材料组成。

使用合适的涂层可以提高航天器表面的温度调节能力。特定表面的热量环境决定使用何种涂层。要知道哪个区域使用哪种涂层，必须弄明白辐射率和吸收率的概念。辐射率是指一个物体所具有的发放辐射能的能力（热量以红外电磁辐射的辐射），吸收率是指一个物体对辐射到其上的辐射能的吸收能力。反射率和吸收率正相反，但不应将反射率和辐射率混淆。辐射率和吸收率都是按理想状态定义的概念。所谓的"黑体"是指能够以理论最大值从其表面辐射热量的材料。它也能够吸收辐射其上的所有热量，因此其辐射率和吸收率都是 1.0。与此相反，一个理论上完美的反射体应是既不吸收也不辐射辐射能，因此其辐射率和吸收率都是 0.0。现实中所用的材料其辐射率和吸收率都是介于这两个理想值之间。在现实条件下，航天器涂层要承受高量级的辐射能，所以应尽可能确保最低的吸收率，这样也可以得到较低的辐射率。这种材料应具备很好的热量反射能力，但热量辐射要低。与此相反，设计为辐射热量区域的涂层，如散热器片，应具有高辐射率、低吸收率。

这种差异化表面涂层的概念被有效用于太空实验室号，该航天器内的主要排热措施是被动热量控制系统。国际空间站也使用类似的差异化表面涂层。

航天器外部的某些区域热敏性极高，所以涂层已不足以提供适度的热屏蔽。对于这些区域，可能需要使用反射性屏蔽，以消除这些区域表面的太阳热量。太空实验室号装有这种热屏蔽为其散热器屏蔽热量。如在发射过程中散热器上方的铝制热屏蔽受损，要维持适合生存的内部温度将变得极其困难，只有通过大胆的太空行走来安装一个伞形的热屏蔽来代替它，才能解决问题。

因为太空的阴暗区域非常寒冷，所以必须使用加热器来确保航天器的外部温度保持可接受的水平。国际空间站的表面使用外部加热器，以防止加压舱的内表面出现冷凝现象，维持设备正常工作温度，防止外接设备被冻坏。国际空间站美国扇区一侧的外部就有 300 多个加热器。

也可使用导热管来短距离有效传输热量，而且不涉及活动部件。它们通常都装有热量传输液体。这种液体在导热管的加热端被蒸发，然后以气体形态输送到致冷端，在那儿冷凝，释放热量。然后，冷凝液体通过毛细管作用返回到加热端，从而在导热管的两端之间形成非常高效的被动热交换。在国际空间站俄罗斯工作舱的某些区域，使用含有氨水的导热管来保持表面温度一致。

主动热量控制系统

由于被动热量控制系统对维持航天器内适当的热量稳定性，常常难以满足需求，所以有必要使用主动热量控制系统。主动热量控制系统通常包括热交换器和热传输回路。热交换器把热量从一个介质交换至另一个介质，如空气–至–液体、液体–至–液体或液体–至–太空。热传输回路包括热传递介质，如流体或高压气体。通过将热传递液体泵入热传输回路，可以机构方式将系统内的热量送到指定的位置。然后，利用一个热交换器从那儿把热量传递到二级热传输回路，或直接排入太空。

尽管许多航天器都有被动散热器，但有些航天器还是采用了主动排热系统。热交换器可以被动散热，方法是直接散热到太空，或者通过将液体蒸发进入太空真空的方式散热。例如，双子星号、水星号和阿波罗号飞船均使用水作为热传导液体。在经过热交换器吸收客舱内部热量后，水被蒸发进入太空，并带走其吸收的热量。通过调节系统内的水流，可以调节客舱温度。航天飞机还有两个蒸发冷却系统（一个含氨，一个含水）。这种蒸发器要比被动散热器散热更快，但是，对于持续时间很长的太空任务来说，由此引起的质量损失是不可接受的。因此，在多数航天器中，被动散热器被用来将热量直接排放到太空。

热传导液体在熔点和冰点、载热能力和毒性方面各不相同。选用何种冷却剂很大程度取决于其所使用的环境。通常，一台航天器会使用一种以上的热传导液体，这主要取决于其所使用的位置。内部热传导回路包含毒性较低的混合物，如水、水和酒精或水和乙二醇混合物。外部热传导液体通常毒性更大一些，但有更好的物理属性（如氨和氟利昂）。热交换器可以将热量从一个热交换器回路传送到另一个。例如，航天飞机内部有水冷却回路，用于收集客舱内部热量。然后，热量被传送到含有氟利昂的热交换器回路，由其将热量传送到有效载荷舱门处大散热器。当航天飞机绕轨道飞行时，这些散热器是主要的排热渠道。为使这些散热器的排热作用最大，有效载荷舱门总处于敞开状态，且航天飞机通常将方位调整为始终使这些散热器处于背阴处。

在国际空间站内，俄罗斯和美国扇区的热控制系统之间的互动程度非常低，工作舱之间的气流通过开放舱成为唯一的相互作用的方式。在早期的建造阶段，俄罗斯扇区对保持国际空间站的内部热稳定起主导作用。但是，随着美国扇区的增大，它的设计排热能力远远大于俄罗斯扇区。

俄罗斯国际空间站所配备的热控制系统与和平号用使用的类似。通过热交换机从内部收集热量，然后将其传送到内部热传输乙烯己二醇和水的混合物。从那里，热量被传送到外部冷却剂输送系统，该系统使用硅流体作为热传递的介质。必须指出的是，内部和外部热交换系统均有两个冗余回路，因此，任何一个故障，都不会导致灾难性后果。最后，热量被传送到外部安装的氨气散热器，该散热器将热量辐射到太空。俄罗斯主动热控制系统总的排热能力约 $3.5 kW$。

国际空间站中美国扇区的主动热控制系统与俄罗斯的热控制系统具有一定的相似性。该热控制系统由一个内部热控制系统（内含水）和一个外部热控制系统（无水氨）组成。内部热控制系统可从内部集热、散热，外部控制系统可阻止内部热量散入太空，又可监测外表面温度。这一内部系统由 2 个充满水的冷却剂回路组成：低温回路和中温回路组成。低温回路（4℃ 或 40 ℉）可为生命保障系统外制动闸冷却；中温回路（17℃ 或 63 ℉）可从航空设备和实验设备中集热。这些盛满水的冷却剂回路可将热量传到由两个含氨回路组成的外部热控制系统。外部回路可将热量转移到一些大的、可移动的，可疏散的散热器上。这些散热器能够被安装在指令舱外面的支架上。这系统完成后，美国外部控制系统排热总量将达到 75 kw。

湿度控制系统

人类的新陈代谢活动让周围大气中水的含量变得尤为重要。通过显性失水（如流汗）和非显性失水（如呼吸），每人每天大约排入大气层 2.3 kg 的水蒸气。为了维持舒适的外部环境，为了最大限度降低水分冷凝，为了吸附空间环境中的一些对设备造成损害的杂物，防止微生物过度增长，就必须清除大气中多余的水分。

要维持适度的湿度水平，就必须要清除飞船座舱中多余的水蒸气。清除大气中的水分有几种方法：物理式吸附、化学式吸附或者冷凝于冷的表层。从短期情况看，不可再生的化学吸附或吸收通常是最为简单的。对于这种方法，可以用化学干燥剂。从更为长期持久的情况看，使用可再生系统是最好的。分子筛能够被用作干燥剂垫，在通过二氧化碳洗涤过滤器之前干燥太空舱内的空气。但是事实上，这些干燥剂垫清除了太空舱内的所有空气，也未能很好地监测湿度水平。在用分子筛清除大气中的二氧化碳时，经过过滤器过滤后热而干的空气继续向后通过干燥剂垫，便由湿气变成了干燥的空气。

最好的清除多余的大气水分的方法是使用热交换器。水分在热交换器内部较冷的表面冷凝，这是从物理方面清除。陆地减湿器就是用的这种方法。受重力影响的机械装置会收集这些冷凝的水滴。在太空中，失重使得收集这些冷凝的水滴变得尤为困难。在"水星号"宇宙飞船中，水汽的冷凝物通过带有海绵和冷凝贮槽的热交换器被清除。在"双子星"宇宙飞船和"阿波罗号"宇宙飞船和俄罗斯宇宙飞船中，热交换器中的灯芯通过毛细管来锁住水汽冷凝物，以方便收集和清除。在俄罗斯的宇宙飞船中，热交换器中的湿度控制也被用于调节化学生成氧气的速率。美国航天器和国际空间站的美国扇区使用完全不同的系统。在该类系统中，热交换器中包含冷凝物的空气流经涂有亲水膜和配有冷却剂回路的"吸水杆"，产生气体/液体混合物。一个离心式的气－液分离器将混合物中的水分离，将其送往水回收系统进行净化。

在国际空间站的俄罗斯扇区，大气湿气冷凝在热交换器的冰冷表面，在那儿被收集起来并通过气－液分离器，然后，被归集、净化和再循环（后面进一步讨论）。国际空间站的美国扇区使用类似航天飞机使用的冷凝热交换器和离心分离系统收集大气湿气。在国际空间站的建造早期，美国扇区回收的大气冷凝物被收集在贮存箱内，从那儿排放到舱外，或通过人工方式将其运至俄罗斯服务舱的净水系统。增加居住舱后，美国扇区将接收其自用水回收系统，以作为俄罗斯环境控制系统的补充。

通风设备在维持太空舱内温度、湿度和大气成分的均衡方面起着重要作用。在陆地重力作用的大环境下，受热的空气中增加的浮力让物体在对流时丧失热量。对流能够让大气中所需的混合物与其中的气态混合物保持均匀性。在微重力太空中，这些对流不会出现。因此，必须在太空舱内安置通风设备让大气中的热量和湿度转移到热交换器中。太空舱通风设备中的气流要经过调整来清除未通风区的气流，使得保持不变的"大气袋"中减少的氧气含量和增加的二氧化碳含量不变。通风扇、风道、进气道和扩散器格栅让空气通过通风系统得以交换。降低气压，减少气体浓度，需要更高的通风率使得大气冷却。在"阿波罗"号低压环境的太空舱内，排气扇声音嘈杂，所以只能间歇性的使用。

如图 10-9 所示，为国际太空站中美国实验室太空舱中的通风系统总布局，该图体现了用于过滤、冷却、干燥舱内空气的各子系统间的紧密耦合。

火情探测和灭火

从"阿波罗一号"遭遇火灾的事实中，我们知道火对航天器来说是灾难性的。所以在航天器中降低火灾风险至关重要。我们可以通过降低大气中氧的含量，以及耐高温材料，使用通风系统来降低大火灾的发生率，或阻止火势蔓延。火燃烧时间越长，造成的损害就越严重。很显然，和平号飞船上发生的高氯酸酯氧气发生器火花塞引发的火灾失控是一场灾难（详情参见第三章）。幸运的是，它引发的灾难实际上很小，燃烧产生的烟雾和其他产物很快被大气更新系统清除。快速火情探测也很重要。另一

次事件说明火情探测不灵很成问题。在该事件中，和平号的空气更新系统发生闷烧，系统本身产生的烟很少，但在被检测出且被扑灭前，其产生的一氧化碳已足以令机组人员感到不适。如一旦发生火灾，必须有可用的有效灭火方法，并有配套的清洁工具。这种火情探测、灭火和清洁系统也必须与航天器内的其他生命保障系统相兼容。

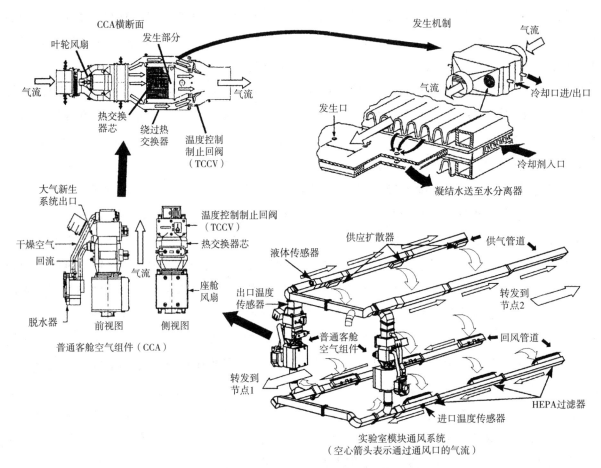

图 10-9   国际空间站通风系统示意图

国际空间站通风系统包括热交换和冷凝收集系统细节，CCA(cabin air assembly),舱内空气调节组件

通过闻味可以以很高的灵敏度和专一性识别烟雾，并且可能比人工火情探测系统更可靠。无人居住区域（如航空电子舱）和机组人员睡觉时需要使用自动火灾探测器。在航天飞机中，人员未及的航空电子舱装有烟雾和火情探测器，与自动灭火器相连。

灭火系统通过使用水、泡沫、二氧化碳或

碳卤化合物，将助燃的氧化物、燃料或热量与火隔绝。因为航天器中的多数火灾与电气故障相关，所以灭火时不能用水。泡沫和碳卤化合物已被用于美国的航天器，但两者对清洁工作造成很大困难。国际空间站的美国扇区使用的灭火措施是手提灭火器，内装二氧化碳，不需要很多清洁工作。俄罗斯扇区使用的灭火器含

有氮基物质，可以以泡沫或液体形态释放。

太空舱外活动

太空飞行的历史已证明，让人类穿上太空服在脱离航天器保护的情况下执行太空舱外活动的是很有价值的。太空舱外活动包括在月球表面行走、对航天器具进行重大修理以及截获卫星进行修理。随着国际空间站第一批工作舱的发射，太空舱外活动的焦点已转向太空建筑，身穿太空服的美、俄宇航员在不同的工作条件下将大结构的零部件组合在一起。太空舱外活动的环境和操作方面的挑战与航天器的生命保障系统的挑战略微不同，需要独特的解决方案。要了解太空舱外活动和航天器大气控制系统之间的关系，首先需要了解太空服和航天器环境控制系统之间的差异和相似之处。

太空服实际上是一个小型自主生命保障系统，它必须保证宇航员在执行太空行走任务期间（通常 4 ~ 8 h）的生命保障需求。为能够提供所需的生命保障，太空服必须差不多具备航天器所需要具有的全部生命保障功能。太空服必须使其穿戴者包裹在一个适当加压且具有可呼吸空气的环境里，并且保护其免于极端热量、辐射和微陨石冲击。幸运的是，由于太空舱外活动时间较短，所以对太空服的环境控制系统的大小和复杂程度的要求就相对较小。从实用角度讲，太空服必须确保穿着者的活动性和灵活性，从而使宇航员可以较为方便地执行任务，而不至于因太疲乏而难以完成任务。这些实用和技术限制对选用何种内部环境控制环境具有重大影响。

自由度和灵活性，作为太空服的重要工作性能标准（仅次于可居住性），取决于太空服的内外压力梯度和太空服的设计。压力梯度越小，太空服的自由度和灵活度越大。大气压力最低时，太空服的自由度最大。当使用 100% 氧气时，太空服内部压力为 21.5 kPa（3.1 psi 或 160 mmHg），这种压力很容易承受，曾被用于水星号和双子星号项目的太空服。阿波罗号和太空实验室所用太空服的内部压力增至 26.6 kPa（3.85 psi 或 200 mm Hg）。当前美国太空舱外机动装置（extravehicular maneuvering unit, EMU）的工作压力为 30 kPa（4.3 psi 或 222 mm Hg），但是在破裂前可承受的压力高达约 83 kPa（12 psi 或 620 mm Hg）。俄罗斯的奥伦纤维太空服的工作压力（39 kPa，5.7 psi 或 300 mm Hg）更高一些。该奥伦纤维太空服还可降压至 27 kPa（3.9 psi 或 202 mm Hg）达 15min，从而容许太空服在短期内提高自由度，使穿着者的手工操作灵活性更高，以便执行更困难的任务。

穿着早期气冷太空服的宇航员常因过热而烦恼。由于太空服内空间小、气体密度低、气流小，且紧紧裹在身上，所以要从其内部排热很难。用液冷系统代替气冷系统大大缓解了这一问题。穿着贴近皮肤的装有含水冷却剂细管的服装，可以最大限度地提高身体的散热能力，太空服的穿着舒适度也由此得以明显提高。阿波罗号太空服内的内部液冷服装能够散热 147 W（500 BTU/h），确保宇航员可以在月球表面从事艰辛工作，但不至于感觉过热。

美国 EMU 太空服的多层构造保护穿着者免受外部环境的影响。最外一层反射太阳辐射并具抗磨蚀功能，中间一层提供热绝缘和刚性结构支撑和保护，最内一层压力气囊保存内部大气。已增装手套电暖器装置以防止在处理真空冷却金属表面时被冻伤。护目镜装置过滤太阳光紫外线，并日间飞行时降低太阳光的强度，防止面部灼伤或视网膜损伤。整个 EMU（包括太空服及其内部生命保障系统）总重约 130 kg（285 lb）。之其不同的是，俄罗斯的奥伦纤维太空服重量（70 kg 或 150 lb）轻得多。如果需要，EMU 自带氧气供应系统和氢氧化锂二氧化碳过滤装置可以维持可居住性 8 ~ 10h。 在国际空间站上，可用可再生的金属氧化物过滤二氧化碳装置来代替氢氧化锂滤毒罐。向外排放热量是通过使用水蒸发器系统来完成。

执行太空舱外活动的机组人员要比在航天器内部的人员面临更多危险。在航天器外，机组人员更多暴露于辐射、微陨石冲击和热不稳定性的风险中。因此，太空服的设计应确保尽可能缓释这些风险。执行舱外任务的宇航员还面临沾染有毒推进剂的危险，它们有可能和污染物一起附着在太空服上在任务完成时被带到航天器内。必须有妥当的措施来预防此种具有潜在危险的污染物进入航天器内部。此外，航天器在太空飞行过程中，其外部积聚的静电有可能引发电击危险。因此，很有必要在宇航员和航天器之间建立适当的电气接地连接。由于进行太空舱外活动时将遭遇大气压力变化问题，所以减压病对执行太空行走任务的宇航员构成很大风险。

减压病

当宇航员从航天器（不管是和平号还是空间站）舱内走出执行舱外太空任务时，其承受的大气压力从标准舱内压力（101 kPa，或 14.7 psi，或 760 mm Hg）下降到较低的太空服工作压力（29.7 kPa，或 4.3 psi，或 220 mm Hg），在此情况下很容易导致减压病。减压病常见于二战时的飞行人员，他们承受的压力变化类似于执行太空舱外活动任务的宇航员所承受的压力变化。当环境大气气压下降导致进入人体组织的惰性气体（通常指氮气）超过在此压力下的饱和点时，导致超饱和气体离开溶液形成气泡。如结缔组织中形成氮气气泡，可能会引发难以忍受的疼痛，产生"抓狂"般痛苦感受。如在中枢神经系统形成气泡，则会导致脑缺血和类似脑卒中的症状。如肺脉管中形成气泡，则可能导致心血管系统崩溃和死亡（呼吸暂停）。减压病产生的前

提条件是周围惰性气体的分压要足够高。双子星和阿波罗飞船舱内的纯氧空气环境排除了宇航员执行太空舱外活动产生减压病的可能。同样，太空实验室号舱内氮气分压（9.7 kPa，或 1.4 psi，或 72 mm Hg）也足以引发减压病。

在压力变化较大时，通过下述三种方法也可预防减压病：一是在释压前，预呼吸纯氧，将氮气从人体组织中冲出；二是降低初始空气压力，从而降低最初人体组织中氮气的含量；三是提高所承受的最低气压，从而减轻人体组织氮气超饱和的程度。在执行太空舱外活动时，采取上述措施可以预防减压病的产生。

当在环境压力下呼吸纯氧时，由于缺少吸入氮气，在人体组织和大气之间形成负的氮气浓度梯度，造成氮气从人体组织中流出。在持续呼吸纯氧的情况下，这种氮气流出会持续，走到组织溶解的氮气基本上全部被排出。人体组织除氮速度的快慢，取决于该组织的种类和流经该组织的血液量。在预呼吸纯氧时做运动，可加快组织除氮的速度。正在编写的关于从国际空间站外出执行 EMU 太空舱外活动的预呼吸规程已融入有关运动内容，这样做可以大大缩短预呼吸纯氧的时间。需要指出的是，如所呼吸的空气中被重新注入氮气，已脱氮的组织会重新实现氮饱和。预呼吸纯氧过程的任何中断都可能导致组织中氮浓度的危险性增加。

降低周围大气压力，也就降低了人体组织中的氮饱和浓度，这样，饱和组织中的氮含量也就小了。通过降低大气压力来减少人体组织初始氮含量的做法，可以大大缩短预防减压病发生所需要的预呼吸纯氧的时间。在计划进行太空舱外活动的前夜，通常将航天器舱内压力从 101 kPa（14.7 psi 或 760 mm Hg）降至 70.3 kPa（10.2 psi 或 530 mm Hg），这样就将预防减压病所需的预吸氧时间从 4 h 降至 40 min（舱内氧气浓度也提高到接近 23.5%，从而使舱内的氧分压

得以维持）。不幸的是，由于国际空间站的空气压力严格维持在 101 kPa，所以不能用此法来安全缩减所需的预吸氧时间，除非是要执行太空舱外活动任务的宇航员在密封过渡舱过夜"宿营"，并将其压力降到 70.3 kPa。如果气压维持海平面水平，要将人体组织中的氮含量降至安全水平，通常需要 4 h 的预吸氧时间。预吸氧时间过长会消耗相当数量的纯氧，并会给太空任务的日程安排造成负面影响。幸运的是，研究表明，在预吸氧过程中做大强度运动，可能会通过增加人体组织毛细管血液流量和相应的氮排出，提高人体组织的氮流出速率。在标准大气压下，这种运动式预吸氧方法可用时不超过 2 h 就将人体组织中的氮含量降至安全水平。由于这种缩短预吸氧时间的做法提高了可用补给品的使用率和日程计划的执行率，所以，有关运动要求已被写入正在制订的关于国际空间站太空舱外活动预吸氧规程。

通过使用提高最终大气压力来降低气压变化幅度的办法，可以限制发生人体组织中氮超饱和的可能性，从而降低减压病风险。换句话说，如果太空服的工作压力非常接近航天器内的环境，那么在执行太空舱外活动任务前就不需要事先预吸纯氧。正如前面提到的，执行太空舱外活动任务用的太空服的最大工作压力受限制，因太空服需要满足维持执行任务所需的适当自由度和灵活性的需要。奥伦纤维太空服的工作压力（39 kPa，或 5.7 psi，或 295 mm Hg）较高，使俄罗斯宇航员（他们能够接受的减压病风险稍高一些）只需 30 min 的预吸纯氧时间。时至今日，无论是俄罗斯的太空舱外活动还是美国的太空舱外活动项目，均未发生过减压病事件。可以想象，如果能研发出压力在 62 kPa（9 psi 或 460 mm Hg）以上的功能性太空服，预吸氧环节可以废除。

当出现与高度相关的减压病时，在地面气压条件下呼吸纯氧可以解决这个问题。但是，如果减压病在地面气压条件下难以治愈，则可能需要在高压舱内进行高压氧气治疗才可成功消除相关症状。在提议的自由号空间站设计中，包含具有高压氧气治疗能力的密封过渡舱，但是该设计能力未能在国际空间站的设计中得到落实。拟用于国际空间站的便携式高压氧气室已在研发过程中，以应对太空舱外活动引发的难以治愈的重症减压病。

水的贮存、回收和管理

时至今日，所有载人航天器都携带供机组人员使用的饮用水补给。航天器必须携带足够的水，作为机组人员饮用、做饭、个人卫生以及实验项目使用。饮用和做饭用水的消耗量平均约为每人每天消耗 2.3 kg（5 lb）饮用水。个人卫生活动，如洗刷和沐浴，消耗的水量更大一些。饮用水可以使用备用补给水，或者从燃料电池中获得。燃料电池通过混合氢和氧产生电能，同时产生副产品——水。阿波罗指挥舱和航天飞机中用于提供饮用水的燃料电池，对于持续时间较短的太空飞行任务来说是很好的水源。由于使用燃料电池需要存贮大量的氢和氧，所以持续时间较长的太空飞行任务通常不用其作为电源，在这种情况下，就需携带备用水。有数名机组人员的长时间太空飞行任务需要大量补给用水。当太空实验室号发射时，它携带的备用水足够 3 名机组人员使用 171 d，总重达数千公斤。由于俄罗斯礼炮号和和平号空间站仍将持续工作更长时间，所以其备用水都是通过补给飞船定期补充。对持续时间很长或机组人员太多的太空飞行任务来说，携带和存放足量的备用水的成本是难以承受的，因此，使得回收和再利用饮用水成为必要考虑因素。废水回收在下一节讨论。

在太空贮存饮用水（或任何液体）是很具

挑战性的。在地球上，重量有助于留存液体，可以用无盖的贮存箱体来存放。在没有重力的情况下，液体必须存放在完全封闭的容器内，以防止其流出。没有重力协助的排放装置，很难将液体从刚性壁的贮存容器中将液体排出。在太空中，使用柔性壁的容器更方便，因为其形状和大小可以做成与液体的贮存量完全吻合，从而使泵入和泵出液体更容易。水星号飞船上使用的是柔性贮水袋。俄罗斯的东方号、上升号和联盟号飞船使用柔性贮水袋来存放饮用水，柔性贮水袋被密封在刚性金属箱内。用吸嘴可以将水从水箱内吸出。礼炮号和和平号空间站将饮用水装在更大的水箱内，该水箱使用加压的内部柔性贮水袋来输送水。美国航天器使用类似的刚性水箱设计，但贮水袋由不锈钢制成的波纹管取代。像贮水袋和波纹管这类的柔性装置使用寿命受限，因为其材料和设计都没有刚性箱体那么坚固耐用。在填充和排空过程中对柔性部件的挤压和拉扯进一步缩短其使用寿命。

水星号飞船舱贮存的饮用水直接来自佛罗里达州可可阿海滩的市政自来水供应，因为据信其中残留的氯含量足以抑制微生物的过度生长。历时更长一些的水星号飞行任务也使用了市政自来水，但在飞船发射前又额外添加氯，来进一步抑制微生物过度生长。在阿波罗号指挥舱内，机组人员每天都要给燃料电池产生的饮用水加氯。果珍这种橙味粉末状添加剂被研发出来，来掩盖这种燃料电池水的金属味，同时也是为了补充微量营养素和矿物质。登月舱内的饮用水来自于贮存箱是发射前注入的，在其中加碘而不是加氯以预防可能的腐蚀问题。以后的美国航天器都是使用碘作为首选杀菌剂。太空实验室机组人员周期性地给贮水箱和饮用水（也是由燃料电池产生的）供应单向阀门注碘，从而使碘浓度保持在 1 ~ 2 mg/L。由此引发因每天饮用此种水而摄入的碘可能对甲状腺造成

不良影响的顾虑。因此，在航天器的饮用水供应管道内安装了除碘系统，以确保在供水前及时清除水中的碘。

俄罗斯人使用略微不同的办法来保持水的可饮用性。饮用水在输送到航天器内的贮水箱前被烧沸消毒。离子银被用来抑制贮存水中微生物的生长，而不是用氯或碘。在俄罗斯执行长期太空任务的航天器（如礼炮号和和平号空间站）以及国际空间站的俄罗斯扇区的供水系统中，电解作用使其中的离子银浓度保持在 0.2 mg/L。

与氧气不同，饮用水被使用时，不会发生化学变化或被消耗掉。相反，水协助将代谢产物和毒素排出体外。水以尿液、粪便和呕吐物的形式被排出体外，将各种代谢产物和微生物污染物带入周边环境。用于个人卫生或其他用途的水也含有各种生物和化学污染物，如死皮、肥皂残留物等。人也以呼吸水汽和汗液蒸发等方式向大气排出水，其中也含有代谢产物。一旦这些废水（汽）进入大气，它们会吸收从其他污染源进入大气的偶极化学污染物（如氨）。大气中的废水也会吸附到大气中悬浮的颗粒物上。因此，最终在热交换器中冷凝的大气湿气含有各种杂质。废水成为收集源自各种渠道的污染物的最终代收点。

处理废水的方法有很多种。其中最简单的一种是将其直接排入太空。通常的做法是，先收集废水，待将废水积聚到一定量后再排入太空。也可以将废水输送至蒸发热交换器，以提供额外冷却功能。对于太空任务时间长的航天器来说，水分保持很有必要，因此，可考虑对废水进行净化处理。废水样本源（如尿液、固体排泄物、卫生和厨房用水及大气冷凝水）决定其所含污染物的数量和成分，从而也决定了其被回收循环再用的可行性。来自相对无污染源头的废水（如冷凝水）只需简单净化后就可注回饮用水供应系统，但从人类固体废物中收集的水气可能

污染很严重，根本不适合再循环使用。分来源收集废水有利于对废水进行分类处理，可以确保利用复杂性较低的系统获取最大水量。

从历史上看，没有哪个美国航天器曾安装过废水处理设施。各种来源的废水，包括大气冷凝水，都直接排放到舱外。阿波罗号指挥舱内的大气冷凝水被输送到蒸发热交换器来辅助冷却船舱，但是月球舱所产生的废水都被贮存起来，以免其污染月球表面。太空实验室的废水都是直接被排出舱外，因为其舱内备有足够的饮用水供应，根据不需要进行水循环再利用。因为航天飞机的燃料电池能够提供额外的水供给，所以废水也是被直接排到舱外。

俄罗斯的礼炮号和和平号空间站首先采用水循环再利用系统的航天器。水循环系统降低了空间站对从地球发射时所携带新鲜饮用水供给的依赖。不同来源的废水分别进行独立管理。大气冷凝水被收集在一起后，被泵入含有离子交换树脂和活性碳的存贮柱，然后再流经各种过滤器。最终，在加入微量矿物质后，被净化后的水就可以用于沐浴用途。据报道，该系统循环使用了礼炮6号所用水量约50%，这将所需携带的水补给从10.2吨减到2吨。在和平号空间站，厨房和卫生用水也会被以类似的方式进行净化处理和再利用。从尿液中回收水，是利用蒸气蒸馏方式单独进行。具体做法是，用吸水布条不断浸透尿液，然后将其加热至蒸发出水汽，只留下浓缩废物残余。被蒸发的水汽在热交换器中冷凝，然后被用于给电解氧气发生器供水。由于固体废物残余留在吸水棉芯中，因此必须定期更换新棉芯。

在和平号空间站，回收大气水分用于沐浴的做法曾遇到过问题。宇航员注意到，水回收再利用系统难以收集到所期望数量的水分。后续分析发现，舱内材料具有吸收水分的作用，其中某些材料（如隔音和隔热材料）能够吸收比

自重还多的水分。这些充满水分的材料是细菌理想的培养基。自养细菌很快将一些区域用绿色黏液覆盖。异养细菌吃掉固定舱壁绝缘板的粘合剂后，舱壁绝缘板脱落。因此，开始使用风扇来保持绝缘板干燥，并定期杀菌溶液擦拭，以最大程度减少此类问题。

类似的水回收系统也出现在国际空间站的俄罗斯扇区。一个气-液分离装置被用来收集大气冷凝水，然后泵入含有离子交换树脂和活性碳的去污染滤柱。经净化后的水退出滤柱，然后流经一个质量传感器，由其测量导电性。如果水的导电性低（表明纯净度可以接受），则水会被输送回饮用水供应系统。如测得的水的导电性数值太高，不能接受，则应切断水流，隔离净化器直至其被修复。卫生和厨房用水流经同样的系统，从尿液中回收水的方法与和平号空间站的做法一样，回收后的水同样被用于电解氧气发生器。前面已提到，国际空间站的美国扇区将不会有自己的水回收再用系统，除非安装具有回收利用大气水分、尿液和卫生用水能力的居住舱。

水质监测是必要的，以确保水的可饮用标准得以维持，确保其不被有机、无机或微生物杂质污染。俄罗斯和美国的航天器设计者都坚持同样的信条：只要飞行前贮存水的质量验证合格且飞行过程中采用适当的措施防止微生物繁殖，则在整个任务期间水都将保持可饮用标准，这就使对水质进行常规监测变得没必要。在太空实验室空间站，使用一个简单的基于淀粉的比色测定法来监测水的碘含量。在和平号空间站能够监测水温、pH和盐度。从空间站补给取得的水样本也运回地球进行分析。

对于持续时间更长的任务来说，水质有可能变差的顾虑也更大。水质变差有几种方式。化学污染物可通过几种途径进入供水系统。水管理系统的材料变质后可能渗出进入饮用水供

应系统。靠近供水系统的装置（如冷却剂回路）泄漏化学物质会不易察觉地产生污染。废水循环再利用也导致产生污染的额外途径。如净化系统出故障，其中的废水污染物或其他劣质副产品都会对供水系统造成污染。

航天器水供应系统的污染常会不经意发生。当除碘系统第一次安装到航天飞机上时，机组人员很快注意到水中的强烈化学气味。这种不好气味的元凶是一种有机化合物，它是在对新装的除碘过滤器消毒过程中随机产生的，并渗入到供水系统。在飞行结束后的几天内，一定数量的该种化合物仍可以在机组人员的尿液中测到。幸运的是，机组人员能够尝出饮用水中的异味，并转而饮用其他贮存水源，从而减轻了他们摄入化学物质的危险。如果该化学物质是无味的，则他们将觉察不到水被污染，将继续饮用被污染的水。

要对每一种可能的污染物进行监测是很难的。但是，跟踪监测几个关键参数，如水的 pH 值、导电性和总的有机碳及碘浓度等，可以对水的质量及水净化系统的工作性能进行总体评估。这种监测可用于验证水质标准和水净化系统性能是否未受损坏。国际空间站的俄罗斯扇区对源自水回收净化器的水实施导电性实时监测。如果水的导电性出现增加情况，则说明有污染存在，应将系统关闭。

更多深层次分析，如质谱分析，可以用来识别个体水污染物，帮助确定其污染源。在未来远离地球的长期太空任务中，也许不可能将样本带回地球分析或接收额外的水补给。因此，开发水质监测和维护系统变得至关重要，这种系统应能够可靠地探测和管理水供应系统的污染情况。国际空间站在此领域所取得的经验弥足珍贵。因此，轨道飞行机载水光谱分析能力正在计划中。

对水供应系统的微生物有机体进行监测也很重要。如水供应系统的微生物抑制机制失败可能会导致微生物滋生，造成饮用水中的微生物有机体聚积，可能会对机组人员的健康和安全造成不良影响。幸运的是，对飞船的水供应系统的生物监测表明，无明显的霉菌或细菌污染。对于使用循环水的长期太空任务来说，能够探测水供应系统的微生物有机体污染的自动监测系统是大有用途，但是要设计足够灵敏的探测系统很难。要探测浓度为每 100 毫升水 0 ~ 10 个群落集团（colong forming units，CFU）的水生微生物有机体很困难，既费时，又需要大量的设备和培养基，而且，还会产生相当数量的有生物危害的废物。国际空间站将对其水供应系统中的微生物有机体浓度进行监测，也许很有可能，该项工作将有助于促进开发更为先进的微生物探测系统。

在未来，生物系统不仅可以用于提供水和大气净化，而且还可以环境质量的灵敏探测器。以前曾用过类似的系统。在矿井中，金丝雀比人类对有毒气体更敏感。它们的死亡会警告矿工矿井通风道内可能有有毒气体积聚。科学家已提出如下理论，最近全球两栖类物种的大量灭绝表明环境质量已悄无声息地发生退化。这些生物学原理，连同快速发展的生物技术，可能会在某一天被用于设计极其灵敏的生物环境监测系统。

人体排泄物处理

由于水星号的太空任务持续时间很短，所以一直没有考虑执行过程中如何处理人体排泄物，直到发生艾伦·谢泼德在发射台上尿在太空服里的事件。在以后的太空任务中，都提供了收集人体排泄物的装置。粪便被收集存放在袋子里。事后在袋子里加入化学物质，以防微生物产生气体将袋子胀破。尿液被单独收集并直接排出航天器。太空实验室号使用便桶来收集粪便，并将其脱水存放，以备返回地球后分析用（其样本至今保留在约翰逊航天中心）。航天器使用复杂的离心装置来持续收集、干燥和存放粪便，直到返回地球时才将其中的粪便取出，用于分析用途。该装置还被设计为男女通用，但其复杂性有时会影响其可靠性，所以还要携带备用贮粪便袋，以备不时之需。

俄罗斯人使用不同的办法来管理人体排泄物。俄罗斯航天器的密封程度一直比美国的航天器要高，因此通常不是直接将排泄物排到航天器外。东方号、上升号和联盟号飞船的人体排泄物收集系统是使用气流来收集尿和粪便，将所有排泄物导流到一个公共存贮箱。在礼炮号和和平号空间站，尿液和粪便是分开收集的。粪便物被收集和存贮在一个密封箱内，每周1次将其弹射出去，并用新的存贮箱取代。尿液被单独收集和处理。和平号空间站有类似的系统，但收集起的尿液不是被排掉，而是被蒸馏以提取水用于电解氧气生成反应。俄罗斯便桶被设计为男女可通用。

国际空间站的卫生间位于俄罗斯服务舱内，与和平号的设计类似。固体排泄物被收集在多孔透气袋内，使废水和废气可被吸入气－液分离器。已用过的排泄物袋会被密封存放在便桶内，直至最后被处理掉。被分离的废液会被送往后续过滤和处理环节，卫生间内被污染的空气会经过大气净化系统后返回。最终，美国扇区将拥有其自己的卫生间设施。

食物保存、存储和制作

人类要在太空生存，除需要创造必要的环境条件外，还必须保证有足够的营养。食物所提供的营养必须能够保障完成体力和脑力活动所需的能量。在太空飞行中，食物起着很重要的心理作用。美味可口的食物对于保持机组人员士气和增进就餐时的人际交流非常重要，因为就餐时间是机组人员唯一可以在一起放松的时机。

带入太空的食物必须精心包装和处理，以保证所用存储空间最小，且可以在室温下存放而至于变质。食物的存储和保存方法必须能够确保食物制作简便快捷，所用设备最少，且产生的废物最少。食物的密度和硬度要适中，确保在微重力条件下食用时不掉渣或不方便。薄脆或松散的食物或不黏在一起的食物应尽量避免。

在水星号计划期间，曾有人担心宇航员在太空不能吞咽。当时所提供的都是易于吞咽和消化的食物，通过插入头盔面罩的软管输送入口内。食物中有肉泥、果泥和蔬菜泥，装在可折叠的容器内。在以后太空项目中，曾提供过冷冻和脱水的食物。在双子星号项目期间，太空食谱的种类进一步增多。多数食物都进行脱水处理，以缩小存储空间和延长保存寿命，其中一些在食用前可重新水化。在阿波罗项目的早期，也是提供此类食物，机组人员可用手拿着食物吃或用管子吸食。在阿波罗项目的后期，一些脱水食物被经恒温处理的食物所取代，此类食物含有更多的正常水分，吃起来更为可口。在阿波罗号项目期间，也首次使用了经辐射处理的食物。在太空实验室号项目期间，太空食谱又被进一步扩大，包括可再水化食物、恒温处理食物、冷冻熟食、现成食品等各类食品。有一个小厨房可用来再水化和加热食物。食物被装在可折叠的容器或铝罐头内。由于太空实验室号项目期间特别进行了代谢研究，所以食物营养成分以及食物消耗情况都被精心测量过。

与早期太空任务相比，航天飞机上所配备的食物主要是可从商场购买的食物，包括各种恒温食物、再水化食物、中度脱水食物和现成食品。需要时，也可使用利用航天飞机厨房水即再水化的脱水食物。食物通常储存在软袋中，以最大限度缩小存储空间。在执行任务前，机组人员同营养学家一起研究制定整套食谱，供他们选择的花样有很多。其中有个宇航员，在执行太空任务期间，每餐总是选择他最喜爱的食品（虾仁开胃菜）作为主菜。

俄罗斯太空飞行中所供应食物的变迁与美国航天食品所经历的情况类似。在东方号飞船早期的太空任务中，所供应的食物都是泥状食品，之后逐渐增加了食物供应种类和食品加工技术。在和平号空间站，所供应的食物包括可再水化的食品及可以在食品加热器中加热的罐头食品。进步号补给舱还为其运送新鲜蔬菜和水果，以增加食物种类。

为国际空间站提供食物融合了俄罗斯和美国的太空餐饮经验，使用的是航天飞机和和平号项目所研发的食物供应系统。空间站的厨房位于俄罗斯扇区，提供了食物存储和加工、用餐及垃圾处理的场所。食物加热器对俄罗斯和美国的食品补给来说都适用，饮水器提供室温饮用水或为食物再水化提供热水。所配餐具使机组人员避免直接用手指进餐。多数食物都可在室温保存（冻干或恒温处理过）。从地面带上来的新鲜食物可偶尔增加一下花样。

未来超出低环地轨道的长期太空飞行任务将需要很大的食物存储量。需下大力气进行食物准备，确保有足够量的富有营养、美味可口的食物供应，而且其保质期要与整个任务持续时间相符。这可能促生在执行任务期间种植食物的需要，即利用植物从代谢产物中再生食物。这种食物生产系统将与其他生命保障系统融为一体，提供在非生物系统中难得一见的质量闭路循环等级。

个人卫生设备

个人卫生对保持人的正常状态非常重要。保持个人卫生可以抑制身体表面的微生物生长，降低这些有机体致病的可能性。定期清洁皮肤可以收集和清除多余的皮肤细胞，否则它们会散落到舱内空气中。某些文化要求个人卫生的水平要确保没有体臭，但在其他文化中这一点没那么重要。当国际机组人员长期近距离共处时，卫生问题就变成重要问题，因为保持可接受的个人卫生水平对机组人员的士气很重要。基本的个人卫生包括清洗身体、头发以及刷牙。对持续时间更长的太空任务来说，刮胡须、淋浴和洗衣服是需要考虑的。

早期的太空任务持续时间都很短，因此均未配备个人卫生设备。随着任务时间延长，基本个人卫生保障也随之提供。在太空实验室号上，宇航员可以洗浴、刷牙甚至刮胡子。曾数次尝试在太空实验室号和和平号上使用沐浴设施。沐浴装置可以使用，但是安装和操作它所用的时间太长，难以接受。总体而言，可实际使用的沐浴、洗头和洗衣服的设施一直未开发出来。在航天飞机执行太空任务的过程中，海绵浴和毛巾浴是最有效的清洁身体的方法，而且一种不需用水的香波也被证实很有效。为了未来更长时间的太空任务，必须找出解决这些个人卫生难题的办法。

通讯系统

保持与地球沟通的能力是绝对至关重要。除了提供信息交换、传送请示和指令外，通讯系统还将太空旅行者与陆地联系在一起，使他们可与地面的亲朋保持联系。在早期太空飞行中，通讯总是断断续续，不连贯。通讯仅限于航天器通过头顶时的简短片段，除非在遍及全球的偏远地点设立中继站。现在，对航天飞机来说，卫星通讯系统已将其绕轨道一圈的通讯中断间隔降至几分钟。俄罗斯的通讯系统局限于其航天器飞越其领土的时间间隔。在国际空间站，高带宽通讯系统容许传输大量加密和非加密数据。对于到更远目的地的旅行，通讯系统的问题会更多。时滞问题会影响地球与遥远的航天器之间的通讯。要克服这些挑战，需要开发更强大、更复杂的通讯系统。

客舱容量和适居性

一旦基本的生命保障需求得到满足，则需考虑其他空间环境特性，以确保航天器的适居性。航天器客舱的容量和构造必须与拟乘载人员的数量相匹配。早期的航天器都很小，水星号飞船舱的人居空间只有 1.56 m³（55 ft³），大部分空间被设备占居，宇航员不能自由移动。同样，双子星号飞船的人均空间更小，两个宇航员共享 2.26 m³（80 ft³）的空间。俄罗斯东方号飞船的舱内容量最小，只有 0.2～0.3 m³（6.5～10 ft³）。上升号和后来的联盟号飞船容量更大一些，可乘载 3 名机组人员。联盟号的人居空间大约 10 m³（353 ft³）。顺便提一下，正是飞船舱内容量增大使宇航员可以在舱内自由移动后，与微重力心理适应相关的晕动症才凸现。在开始使用更大一些的阿波罗号飞船之前，美国人并未留意到晕动症。阿波罗的指挥舱(人居空间 5.9 m³ 或 210 ft³，生命保障系统占居空间为 0.25 m³ 或 9 ft³)和登月舱（人居空间 4.5 m³ 或 159 ft³）的人居空间已非常接近联盟号飞船的人居空间。作为对比，美国航天飞机的多层客舱的人居空间有 74 m³（2615 ft³），通常可容纳 7 名机组人员。如在气闸舱处加装太空实验舱和太空居住舱，航天飞机的人居空间会进一步扩大，并在其货舱提供更多的生命保障设施。

由于空间站的任务持续时间都很长，所以其设计者尽可能将它们做得大一些。俄罗斯的礼炮号空间站容量约为 100 m³（3500 ft³）。太空实验室号空间站，迄今飞行过的最大的单体航天器，其人居空间为 361 m³（12 750 ft³），但设计为只容纳 3 名机组人员。和平号空间站综合体由 1 个核心舱（人居空间约 150 m³ 或 5300 ft³）和 7 个附加舱组成，包括 1 个美国气闸舱转接器，容量也仅仅是接近太空实验室号空间站的容量。国际空间站的内部空间计划为 1218 m³（43 000 ft³），竣工后将成为最大的人造太空建筑。

对持续时间较长的太空任务来说，合适的居住空间是极其重要的，因为需要为机组人员提供某种程度的私密空间需求。俄罗斯的礼炮号和和平号空间站均有两个供机组人员使用的包厢，另外一名机组人员将不得不自寻私密处。航天飞机上有时配备睡眠站，给机组人员提供大受欢迎的私密间隔。国际空间站的俄罗斯服务舱也含有两个小私人包厢。除非再安装一个居住舱，否则要想拥有更多私密空间是不可能的。未来长期飞行的航天器需要配备足够的居住空间，确保每名机组人员都有私密空间，这将有助于化解人际紧张问题。

跟居住空间大小一样，居住空间如何划分和装饰，对于预期如何在该环境里生活和工作具有巨大影响。美国航天器设计者通常选择相当普通的白色内舱装饰。机组人员感觉很适合居住。俄罗斯人航天器内装饰方面的试验走得更远一些。他们的礼炮号和和平号空间站选用会使人产生"家庭般"感觉的内饰，这样在长途飞行中，使宇航员不至于有心理压抑的感觉。有趣的是，他们在空间站内营造出鲜明的地板到天花板的方位感觉。内部装饰为柔和的浅色调。在和平号空间站内，某些区域的表面铺有地毯，进一步提高近似普通家族或办公室空间的感觉。国际空间站融合了美国和俄罗斯的航天器内饰设计理念。这些内饰实践经验将有助于设计未来执行长期太空任务的航天器的人居环境。

对于持续数小时以上的太空飞行，营造一个有助于睡眠的环境很重要。如果机组人员在几天内没有适当的睡眠，他们执行任务的能力就会下降。要保持好的睡眠环境，降低噪声很重要。尽管航天器内的各种泵、风扇和压缩机对维持适合居住的环境很重要，但是它们的噪声通常都很大，影响睡眠。如持续暴露于总体噪声等级足够大的环境，听力损失就会出现。阿波罗号飞船上的通风机风扇的噪声太大，只能让其间歇性运转。航天器设计者在设备选型方面所面临的挑战是，要选择能够达到所希望的功效但噪声最小的设备。如果需要进一步降噪的话，隔间措施也是很有效的。宇航员注意到，航天飞机的客舱系统相对安静得多。国际空间站和某些区域是很安静的，但有些舱内噪声太大，需要采用噪声防护装置。随着未来太空任务的持续时间越来越长，客舱噪声防护措施将变得更加重要，以防止长期暴露于噪声环境引起的不良生理和心理影响。

工作时间内，客舱内要有适当的照明度来保证任务完成。必须使用人工照明，因为单靠周围的太阳光照明会有问题。未经过滤的太阳光太强，暴露其下几秒钟就可能引起严重的视网膜和皮肤灼伤。即使有阳光过滤措施，轨道飞行中的航天器由于要经历交替很快的亮暗循环，而且，其相对于太阳的方位的不断变化也使得环境光可能作为可靠的照明光源。尽管在利用外部光照明方面存在缺陷，但窗户对载人航天器具有重要作用。它们允许机组人员监视航天器外部，这对于进行太空舱外活动时特别重要，如进行航天器对接、货物装卸和太空行走等活动。在低环地轨道，观察地球是一项非常有趣的娱乐活动，可以提供有用的科学数据。但是，在长时间远离地球的飞行中，窗外可看的东西很少，因此，拥有窗户的缺点可能大于其优点。

全光谱的人造白色光提供最佳照明，因此也自然被视为最令人满意的。客舱灯光应最好能够变暗或熄灭，因为人在黑暗环境中可以睡得更香。航天飞机在执行太空任务时有时需要采用两班轮班倒的工作方式，因此，需要通过使用睡眠站来为倒班的机组人员提供隔离开的黑暗环境来满足睡眠需要。当采用单班工作制时，所有机组人员都在同一时间睡觉，机组人员通常喜欢把窗户的遮光板放下来，这样的他们的睡眠不会被频繁的日出日落所打扰。在某些情况下，如果不能调暗舱内灯光，机组人员通常会选择戴眼罩。国际空间站的内部照明系统提供了全光谱亮度适中的灯光，以保障各种工作任务，也可根据需要调暗或熄灭。此外，还装有电池供电的备用灯，以备舱内全面断电时使用。

提供娱乐活动也很重要，因为在长时间太空飞行过程，枯燥会引发压抑和人际关系问题。除朝窗外瞭望外，也需要有其他活动。宇航员常把他们喜欢的音乐唱片带上天。在和平号空间站内有一个藏书达400多册的图书馆。在国际空间站内有高带宽通讯系统，可以为机组人员提供时事、音乐甚至录像和电影。未来的航天器将会从计算机和信息技术的迅猛发展中受益。

除前面提到的生命保障系统和安全设备提供的重要环境条件外，航天器的人居环境也需要配备一系列其他设备来帮助机组人员保持最佳身体状况和工作状态。需要运动设备来使机组人员保持肌肉和骨骼强度以及心血管健康，从而确保机组人员可以较为顺利地完成任务并返回地球。必须配备适当的医疗设备和药品，用于治疗一些常见病，或者稳定重病或重伤机组人员的病情或伤情，待返回地球后再做进一步治疗。

航天器人居环境的未来方向

前面的许多章节已讨论过有助于未来长期太空任务实施所需要的潜在发展方向。从总体上讲，这些太空任务将需要更大的质量闭路循环系统，这需要在可再生生命保障系统领域取得的巨大进步。生命保障系统将需要将代谢产物和其他环境污染物高效转化可用的东西，如纯氧、水甚至食物。完成这些任务所需的高级系统十有八九将融合生物工艺和系统。除这些系统外，还将需要有对环境条件更为灵敏的监测装置，以及具备调整环境控制系统内部变化的能力。

需进一步指出的是，也许从国际空间站的经验可以得出如下推论，对于长时间探险类的太空任务来说，也许需要某种形式的人造重力来确保机组人员保持良好的健康状况。用离心机来产生假重力的试验型系统已研发出来。可将大型离心机集成到未来航天器的生命保障系统。由这种系统产生的人造重力不仅会带来生理方面的益处，而且有助于使用更为简单的重力依赖型生命保障和个人卫生系统。

结论

空间环境条件要比我们在地球上经历的环境条件严酷得多，并不有利于人类生存。但是，已开发问世的生命保障系统能够确保人类在太空生存。航天器在太空旅行的时间越长，需要这些系统的复杂性越高。航天器的生命保障系统必须保证既能维持环境条件又不浪费宝贵的补给品。随着时间的流逝，生命保障系统的性能越来越高，但是，要使人类探索遥远星球的梦想变为现实还需要其效能更高。国际空间站的实践明确展示了集成和使用生命保障系统所面临的挑战。从这些雄心勃勃的行动中获得的经验，对于未来航天器人居环境的开发工作来说将是非常重要的。

致谢

作者对舍利吨奈特在本章编写过程中所给予的巨大技术和精神支持表示感谢；对德牧德尔卢梭、罗格比理科、杰夫琼斯及约翰逊航天中心许多其他参与审阅本章内容的人表示感谢；感谢特里约翰逊在制图方面给予的帮助。

陈　珊　译　于　丽　校

参考文献

[1] Van Beckh HF. The space medicine branch of the Aerospace Medical Association. Aviat Space Environ Med 1979;50:513-516.

[2] Waligora JM, ed. The physiologic basis for spacecraft environmental limits.(NASA RP-1045). Washington, DC: NASA Scientific and Technical Information Branch, 1979.

[3] Lundquist CA, ed. Skylab's astronomy and space sciences. (NASA SP-404).Washington, DC: US Government Printing Office, 1979.

[4] Strategic program plan for space radiation health research. Presented at the 9th Annual Space Radiation Health Investigators' Workshop, Loma Linda, 1998.

[5] Wilde RC, ed. Radiation issues. In: Extravehicular crewman work system(ECWS) study program, Executive summary.(NASA SP-04J77). Vol. 1.Windsor Locks: Hamilton Standard, 1980.

[6] Nachtwey DS, Yang TC. Radiological health risks for exploratory class missions in space. Acta Astronaut 1991;23:227-231.

[7] Simonsen LC, Nealy JE, Townsend LW, et al. Radiation exposure for manned Mars surface missions.(NASA TP-2979). Hampton: Langley Research Center, 1990.

[8] The National Research Council Committee on Toxicology. Spacecraft maximum allowable concentrations for selected airborne contaminants. Vol. 4.Washington, DC: National Academy Press, 2000.

[9] International space station medical operations requirements documents.(NASA SSP-50260, Revision A).Houston: 2000; JSC internal reference document.

[10] National Council on Radiation Protection. Guidance on radiation received in space activities.(NCRP Report No. 98). Washington, DC: Scientific and Technical Information Office, 1989.

[11] National Council on Radiation Protection. Guidance on radiation received in space activities.(NCRP Report No. 98). Washington, DC: Scientific and Technical Information Office, 2001.

[12] Nutritional requirements for international space station missions up to 360 Days.(JSC 28038). Houston: 1990; JSC internal reference document.

[13] Ruppe HO. Introductions to astronautics, Vol I and II. New York: Academic Press, 1966.

[14] Popma DC. Environmental control system development for manned spacecraft—1960-1973.(ASME 74-ENAs-50). Paper presented at the Intersociety Conference on

Environmental Control Systems, Seattle, 1974.

[15] Report of the Apollo 204 [Apollo 1] review board. Washington, DC: US Government Printing Office, 1967.

[16] Johnston RS, Dietlein LF, Berry CA. Biomedical results of Apollo. (NASA SP-368). Washington, DC: Scientific and Technical Information Office, 1975.

[17] Hopson GD, Littles JW, PattersonWC.Skylab environmental control and life support systems. ASME Paper 71-AV-14. San Francisco: American Society of Mechanical Engineering, 1971.

[18] Morgenthaler G, Fester DA, Cooley CG, et al. An assessment of habitat pressure, oxygen fraction and EVA suit design for space operations. Acta Astronaut 1994;32(1):39-50.

[19] Soviet space programs, 1981-1987, part I. Washington, DC: US Government Printing Office, 1988.

[20] Wieland P. Designing for human presence in space: an introduction to environmental control and life support systems.(NASA RP-1324). Huntsville: NASA Marshall Spaceflight Center, 1994.

[21] Eckart P. Spacecraft life support and biospherics. Torrance: Kluwer/Microcosm, 1996.

[22] Parks KL, Bridges MC. Trace contaminant control system(TCCS).(NASA JSC-36331). Houston: JSC internal reference document, 1998.

[23] Nicogossian AE, Huntoon CL, Pool SL. Space physiology and medicine, 3rd ed. Malvern: Lea & Febiger, 1993.

[24] International space station familiarization.(NASA JSC TD9702A). Houston: 1998; JSC internal training document.

[25] International space station Russian segment life support system(LSS ISS) study guide. Star City: 1997; Russian Space Agency internal training document.

推荐读物

Eckart P. Spacecraft life support and biospherics. Torrance: Kluwer/Microcosm, 1996.

Johnston RS, Dietlein LF, Berry CA. Biomedical results of Apollo.(NASA SP-368). Washington, DC: Scientific and Technical Information Office, 1975.

Lane HW, Schoeller DA, eds.Nutrition in spaceflight and weightlessness models. New York: CRC Press, 2000.

Nicogossian AE, Gazenko OG, eds. Space biology and medicine. Washington, DC: AIAA, 1994.

Nicogossian AE, Huntoon CL, Pool SL. Space physiology and medicine, 3rd ed. Malvern: Lea & Febiger, 1993.

Waligora JM, ed. The physiologic basis for spacecraft environmental limits. (NASA RP-1045). Washington, DC: NASA Scientific and Technical Information Branch, 1979.

Wieland P. Designing for human presence in space: an introduction to environmental control and life support systems.(NASA RP-1324). Huntsville: NASA Marshall Spaceflight Center, 1994.

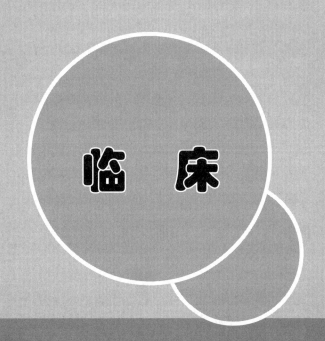

临　床

第十一章

空勤人员健康和航空医学证明

困难不在于接受新想法，而在于摆脱那些根深蒂固的成见的纠缠。这些成见成就了现在的我们，在我们思想的每个角落留下了烙印。

——约翰·梅纳德·凯恩斯

影响飞行员健康的因素

普通执业医生的训练主要针对的是一般环境中患者生理状态改变的预防、诊断和治疗。而执业航空医生除掌握上述专业技能外，还要懂得许多飞行特殊环境对机体的影响，如加速度、气压改变、低氧、热应激以及昼夜节律紊乱等。人们通过加强飞行器和生命支持系统的设计来对抗这些不利因素，然而，由于机体失代偿而不能完全适应飞行环境，飞行绩效和安全性依然会受到影响。因此，民用航空和军用航空医学机构一直在寻求健康、合格的空勤人员，这些人体质应最能适应飞行应激，且最易从飞行应激中恢复。表 11-1 列出了影响空勤人员健康的主要环境和内源性因素。

环境因素

重力/加速度

有关重力和加速度对心血管、视觉、前庭和其他系统的影响已在本书中其他章节（第四章）进行了阐述。由于 +Gz 和 −Gz 载荷主要影响心血管系统，飞机的 G 值变化导致心血管和前庭疾病，对于飞行人员来讲，有效掌握使用对抗措施是极其重要的。

表 11-1 影响空勤人员健康的主要环境和内源性因素

环境因素	内源性因素
重力/加速度	年龄
飞行器设计/工效学	疲劳
缺氧	心理应激/缺乏沟通
热应激	昼夜节律紊乱
气压改变	月经
噪声和振动	吸烟、饮酒和药物使用
辐射/激光	自我用药
座舱空气质量	长时间坐位姿态
感染性疾病	营养
危险货物	急慢性疾病

飞机设计/工效学

民航空勤人员只穿着简单的服装和佩戴轻便的头戴耳机进行沟通，而军事飞行员的保护从头到脚。包括一个 1 ~ 2 kg 带夜视装置的飞行头盔，整个躯干的生命保护系统、飞行服和飞行手套、抗荷服以及飞行靴等。高空飞行时还需要额外增加庞大笨重的代偿服。这种生命支持和特殊任务设备之所以大而重是基于如下的生理需要，如保温特性、连接有夜视仪的头盔面罩的重量和前向中心对颈部脊柱和软组织的影响；加速度和空战对抗演习时颈部肌肉高度活动和协同收缩；无预期的加速度对后座飞行员急性颈部伤害。许多作者报道了飞行人员工效学问题，并提出一系列保护措施，包括颈部肌肉加强训练、飞行前颈部热身、消除/限制拉过载时的头部活动等。

缺氧

大部分飞机空中座舱压力不是保持海平面的大气压。健康的空勤人员可耐受轻度缺氧。因心脏或肺部疾病而导致血液运输氧气能力下降的个体另当别论，即便在普通商业飞行座舱，空勤人员仍可能需要供氧措施的保障。

热应激

商业飞行的座舱温度和湿度得到了有效控制，对于军机来讲则很难实现。热应激对于热带和沙漠气候的军事飞行员来讲尤为突出。长期以来的工程解决措施包括安装座舱和驾驶舱空调系统，采用穿着有效的个人降温服装等。特别是后者，对于穿着笨重防护服，在核–化–生环境中作业的空勤人员尤为重要。在上述飞行环境中作业的空勤人员飞行前后还必须还要保持充足的饮水（详见第七章）。

昼夜节律紊乱（飞行时差和任务时差）

长航时商业和军事飞行人员会发现阳光和活动时间大大改变。飞行时间跨越 8 ~ 10 个时区的事情司空见惯，这对飞行人员的警觉度和作业能力都有不同程度的影响。去同步化同样会发生在不同的任务转换过程中。无论是哪种飞行或任务时差，操作、家庭或社会活动、昼间活动都会影响恢复性睡眠。本书中对预防和降低危害的措施已经进行了阐述（详见第二十三章）。

气压改变

随着高度的上升，气压可由 760 mmHg 降低为 0。如无有效保护，空勤人员不仅面临着缺氧的威胁，还会随高度的增加发展为减压病。高空飞行空勤人员还会经历由于体内空腔器官（如窦、中耳、病牙、消化道等）和周围空气气压差导致的气压伤。鼻窦阻塞和中耳阻塞最常引起疼痛，在高度下降时最常发生（见第十八章）。这一现象可分散受影响的空勤人员的注意力，甚至使其丧失作业能力。压力平衡耳塞对从 8000 ft 座舱高度下降的气压性损伤的保护作用效果不明显。

噪声和振动

源于飞机引擎、喷射器、推进器的噪声会影响通讯，还可能导致声创伤和听力丧失，特别是在长时间暴露情况下（详见第五章）。研究者已检测到飞行环境中噪声高达 130 dB 以上时，空勤人员和地面航线附近的人员都受此影响。听力保护计划的实施在于鉴别和界定飞行航线噪声，提供可行的听力保护措施（即地面人员佩戴防噪耳塞或耳套，空勤人员佩戴舒适的头戴式耳机、耳塞或头盔，和/或消噪耳机），以将长期噪声暴露降低至可接受的水平。振动的影响主要体现在可导致飞行员特别是旋翼飞机飞行员的背部疼痛。

电离辐射

飞行环境中的电离辐射源主要来自宇宙辐射形成的中子和 γ 射线。飞行高度越高、距离两极越近，宇宙电离辐射强度越强。电离辐射能够破坏染色体，增加癌症风险，危害生殖健康。原子核性白内障同样是因为暴露于电离辐射造成的。国际辐射防护委员会（ICRP-60）对于职业暴露限制的规定是 20 mSv/ 年，平均超过 5 年。胎儿的上限是孕期腹部暴露不超过 22 mSv。非孕空勤人员年度有效吸收剂量在这些范围之内，从最少的 2 mSv 至最多的 5 mSv 暴露途径，女性空勤人员孕期需限制飞行时间，太阳耀斑活动期间高空飞行会增加空勤人员的暴露剂量。联邦航空委员会负责对太阳耀斑活动进行监测，在可能存在异常辐射水平时改变空勤人员构成，提供评估飞行中受到的银河宇宙辐射强度的措施（见第八章）。

非电离辐射

外部潜在影响飞行员健康的辐射包括飞机电子设备发射的电磁辐射，光谱中的紫外光部分、激光束和雷达等发射的无线电等。飞机窗户玻璃和丙烯酸材料可以分别隔绝低于 320 和 380 nm 波长的紫外光。这一保护措施可保护机组人员避免除 UV-A（320～400 nm）外的紫外光辐射，UV-A 的危害明显低于短波紫外线 UV-B（290～320 nm）。Diffey 和 Roscoe 测量了 18 架次从英国飞行至地中海的波音 737 和 767 飞机的紫外辐射剂量。结果显示，吸收剂量可忽略不计。空气中雷达波的衰减和飞机座舱本身的"法拉第舱"效应（一种使其内成员免受电磁辐射的结构），可保护飞行员避免过多雷达辐射的影响。座舱内的非电离辐射主要来自仪表盘和耳机 / 头盔通讯系统。

激光

激光在军事领域的应用已有多年历史，主要用于范围探测和目标选择。这种通常在可见光和近红外区域使用的 10 646nm Nd：YAG 的激光可能会导致视网膜损伤。激光对光束内的地面人员和空勤人员（地面至空中的激光照明）会造成安全性危害。激光的眩光会对飞行关键阶段造成干扰，导致情境意识的丧失、闪盲和类似于强光闪耀后的余像，有可能长时间影响飞行员的视力，致空难发生。理论上还有可能发生永久性失明。有关限制接近空域的商业性激光使用的措施已颁布，用于保护空勤人员免受民用激光的危害。美国联邦航空局第 7400.2 条款中对空域激光指标有明确规定（2006 年 8 月修订本"F"，第 6 部分第 29 章"户外激光操作"；空域亮光指南在第 30 章高强度光操作中有阐述）。美国联邦航空局建立了机场周围的空域区域。这一无激光区域延伸至跑道周围和上方。这一区域内的光辐射度要低于 50 nW/cm^2。关键飞行区域覆盖了机场周围 10 海里，光辐射度限制为 5 μW/cm^2。美国联邦航空局、军方或其他航空权威部门指定的操作敏感飞行区域，光辐射度必须低于 100 μW/cm^2，这一区域一般设置在繁忙的航线或用于军事飞行。

虽然诸如美国空军等军事组织给飞行员发放激光保护眼镜避免一些波长的伤害，但可调多光谱激光武器又对防护措施提出了更高挑战。国际民航组织出版了激光发射器和飞行安全的操作手册。

座舱空气质量

座舱和海平面空气最大的不同在于座舱中空气湿度低。1994 年，航空运输协会的一份研究发现，其湿度在 12%～21%。其他研究表明湿度甚至低至 5%。飞行前和飞行中的饮水很容易补偿少量蒸发造成的水分丧失。臭氧和二氧化碳是座舱的首要污染物。巡航飞机中臭氧浓度可由很微量直至高于 1.0 ppmv。臭氧的释放除了导致头痛，眼睛、鼻腔和咽部刺激症状，还影响暗适应和视力调节，但是，空气中催化性转换器可有效降低这一危害。美国联邦航空局规定 27 000 ft 之上臭氧的平均浓度为 0.1 ppmv，高于 32 000 ft 的允许的峰值为 0.25 ppmv。由于现在美国所有飞机和大部分国家的飞机都禁止吸烟，并未对挥发性有机成分和烟草烟雾进行限制。采用活性碳过滤器被用来去除座舱空气中的有机成分。每 3～4 分钟座舱空气交换 1 次，飞机再循环系统一般使用 50% 的舱外新鲜空气和 50% 再循环空气以提高湿度，同时可使乘客感觉舒适。同时采取措施增加湿度。在新一代飞机中，高效微粒子空气滤器可过滤微生物和不小于 0.3 μm 的颗粒，其效率高达 99.99%。相反，一般办公和家庭空气滤器只能分别每 5 分钟和 12 分钟完成 1 次气体交换，通常不采用 HEPA

滤器。当代座舱空气研究证明，座舱空气质量一般在可接受的标准之内，不会对空勤人员和乘客健康造成危害。

传染性疾病的传播

呼吸道病原体、被污染的食物和水，或暴露于疟疾等虫媒疾病所产生的气溶胶和飞沫是空勤人员传染性疾病可能发生的原因。尽管风险较低，但在空中飞行时还是发生过肺结核传播。一些多重耐药或极端耐药结核菌株在飞机等公共区域的扩散受到公众和临床医生的广泛关注。幸运的是，机舱空气滤器过滤了流感、麻疹、结核和 SARS 等病原体，否则这些疾病就会有经空气飞沫播散的可能。经飞沫传播的流感病毒比其他气溶胶传播的疾病更容易扩散，这一现象意味着该疾病不会扩散到离传播者较远的区域（最远的距离大约 5 ft）。但是，病毒还可通过短期内接触被污染的表面、进食或黏膜接触被污染的食物和水传播。对于乘客来讲采用下列方式可以达到个人保护的目的：洗手、使用含有酒精成分的手部消毒剂（对流感有效，但对诺如病毒无效），避免接触他人使用过的器皿和食物、良好的呼吸习惯（如打喷嚏或咳嗽时以手掩口）、保持一定的社交距离（3 ~ 5 ft）。当然还可以戴口罩（普通口罩可预防病原菌的扩散，N95 口罩可避免潜在感染病原菌的吸入）。飞机上有普通医用口罩，没有 N95，口罩在独立医疗箱里的急救包中。奇怪的是，一些急性和失活的消化道病原体传播时有发生，报道称，超过 33% 的国际航线飞行员在其职业过程中发生上述情况。该类疾病的预防措施包括要求空勤人员在不同时间进食不同食物，落实饮食操作者医学监督和烹调人员消毒训练计划，使用经认可的定期（包括未通知的）检查的航食供应企业、培养装备、表面和手指擦洗，确保合理的储存温度，确保安全、适合饮用的水源，确保合理的废物处理（饮食操作者不包括这些人员）。

最后，当飞机临时停靠有大量携带病毒的蚊虫机场或在上述区域长时间等待，疟疾等蚊媒疾病可能会传染给空勤人员。在夜间暴露、飞机灭虫以及药物预防期间，上述区域还会偶发地方性疟疾。自 20 世纪 20 年代以来，飞机灭虫已成为国际惯例。但包括美国在内的许多国家因为有机组成员和乘客杀虫剂相关疾病的报道而中断了这项业务，但国际法律对此项业务依然认可。残留的拟除虫菊酯药物可能杀虫是最有效的方法。航空研究与发展顾问组颁布了 1 份军用和民用航空飞机灭虫法指南。

有害货物

有害货物会对人们形成潜在的危险，具有易燃性、腐蚀性、反应性、毒性或放射活性等特点。Voge 和 Tolan1993 年做了两次关于美国空军和海军安全中心有害货物时间数据库的资料评估。尽管有禁止乘飞机旅客携带有害货物的规定，违法事件仍时有发生。最常见的原因是对有害货物的不如实申报。泄露和气味是最多出现的问题。空勤人员和（或）乘客的反应症状自恶心和轻度头痛直至意识丧失。ValuJet 592 次航班的空难就是因为氧气发生罐的不恰当包装导致飞机坠毁在大沼泽地。机上人员全部遇难，航空公司破产。当运输有害货物时，周密的计划和详细的申报、恰当的储存和良好界定的操作流程、当前和广泛的人员培训、防护设备的准备、必要时的紧急处置措施的落实、恰当的运输措施的核实，以及对错误、事故和灾难实际的全任务报告等都是最基本的要求。

个体与个体间的因素

年龄

毫无疑问，随着年龄的增加，人的认知和生理功能都在减退。另一方面，专业飞行训练毫无疑问地需要加强。因此，确定一个退休年龄的界限对于保证飞行安全来讲绝不是小事。

美国联邦航空局于 1959 年确定了 60 岁的强制退休年龄，在随后的时间里，几个科学小组深入研究了该项规定，这一规定得到了多个机构的支持。1978 年后，国际民航组织的标准：第 1 次将退休年龄大幅延长至 65 岁，其他岗位的飞行员年龄不得超过 60 岁。美国联邦航空局随后启动了一个航空条例制定委员会研究此项事物，提出修改美国联邦航空局标准。2007 年 12 月 10 日参议员 Oberstar 提交参议院通过了该项法案。而对于航空器和驾驶更大、更复杂飞机的商业飞行员仍需进一步研究。

疲劳

导致空勤人员疲劳的原因包括昼夜节律紊乱、飞行前的睡眠缺失（包括因进食咖啡或酒精、心理应激、消化不良或临床睡眠障碍）或不习惯宾馆的床所致的睡眠障碍，光、噪声或蚊虫等所造成的环境应激等。疲劳一般常见于飞行时间延长至凌晨 2 ～ 5 点，人生理节律的最低点，或持续长达 10 h 飞行时出现。当有明显睡眠缺失发生时，即使在熟悉环境里，短期飞行也可出现飞行疲劳。本书其他章节中对疲劳及其对抗措施有详尽阐述（见第二十三章）。

心理应激 / 沟通缺乏

自 20 世纪 80 年代以来，机组人员之间的沟通协调不足已被认为是飞行差错和事故的原因之一。这可能是由于性别、年龄或文化差异使副机长、导航师或机舱人员对机长的权威发生质疑造成的。军事飞行的机长与其他编队成员或飞行员与空管人员之间的沟通可能遇到同样困难。针对民航和军航的几代机舱改进和机组人员资源管理的实施取得了一定程度的成功。推荐对特殊型号飞机机组成员的进行适应性训练和操作环境培训。在临时停靠、空管人员、航母飞行甲板和机舱工作人员之间的关系及飞行期间（最极端的例子就是气流和劫持人质事件）空勤人员与乘客间的偶然接触等是其他的人与人之间的应激源。

月经和怀孕

月经和怀孕是女性特有的生理现象。理论上，两者都会影响飞行作业能力，可对飞行安全造成影响，威胁飞行任务和女性空勤人员及其胎儿。关于高 G 环境和长时间暴露和（或）高海拔飞行的效应需要特殊关注，因为这会导致在电离辐射环境中的暴露强度增加。昼夜节律紊乱会影响女性空勤人员的月经功能。但是，美国空军一项针对女性受试者的离心机试验表明，在高达 +7Gz 强度的模拟空战训练中，女性的月经周期和作业能力没有相关性。

对于怀孕空勤人员而言，为减低受辐射的强度和潜在危害，妊娠期间或妊娠后短期内不参加飞行任务将是非常谨慎的选择。但是，个体的妊娠反应（妊娠期头 3 个月的恶心、呕吐）和对危险（宇宙射线辐射暴露等）的耐受程度是不同的。许多航空公司禁止了女性飞行员和乘务员在孕 20 ～ 27 周（怀孕子宫发育至有保护作用的骨盆上缘之前的生理过程与部分机组成员限制一致）或更晚时间的飞行。

吸烟

毫无疑问，吸烟及消费无烟烟草制品对人体健康是有害的。因此，每支香烟产生的一氧化碳的剂量相当于增加 5000 ft 的海拔高度。早在 1989 年，美军飞行人员中吸烟者占 24%，而军队其他地面支持部队中吸烟者占 39%。美国男性公民中吸烟者占 31%。针对美军 2000 名战斗机飞行员的调查表明，78 位飞行员吸烟。不幸的是，一些东欧等区域的飞行员吸烟盛行。戒烟后尼古丁诱导的撤离效应是飞行安全的又一隐患。尽管安非他酮等精神类药物因潜在的副作用被禁止使用，但尼古丁替代治疗是允许的。Grossman 总结了针对吸烟飞行员的治疗选项。Varenicline 是美国食品药品监督管理局 2006 年 5 月批准的戒烟药物，但尚未被美国联邦航空局批准写入。在美国，自 1989 年以来，飞机客舱内禁止吸烟（最初规定留空时间 < 6 h 的客舱），自 2000 年以来，驾驶舱内禁止吸烟。1992 年，国际民航组织第 19 次汇编，修改的第 A29-15 条决议，严格限制了国际航线上的乘客吸烟。

饮酒

超过 80% 的美国成年人饮酒，人均年饮酒量大约 25 加仑。约 8% 的美国全职工人使用违禁药物，实际数据还有可能被低估了。过去 40 年间，许多论文研究了酒精和药物对飞行作业能力的影响。违法使用经常招致公众严查。当血液酒精浓度 > 0.04% 时，飞行员一系列飞行操作的错误率迅速上升，一些研究还报道即使在 0.025% 的低点，还是观察到了飞行作业能力的下降。甚至当血液酒精浓度降低至 0 时，酒精对飞行作业能力和安全的影响可持续至饮酒后 15 h。这可能归因于宿醉效应，快速眼动睡眠缺失所致的疲劳。睡前饮酒也可导致睡眠型呼吸暂停和低氧血症事件的发病率上升（详见第九章）

违禁药物的使用

对 1989 至 1993 和 1994 至 1999 两个 5 年间的空难尸检标本比较表明，使用可卡因、苯丙胺、大麻和巴比妥药物等违禁药物比例上升了 25%。但是，在一等飞行员上述药物的使用同期由 2.8% 降至 0.8%，可能是因为运输部的药物检测计划实施的原因。尽管像许多药物的长短期效应还存在争论一样，其使用的社会意义仍存异议，任何飞行员使用违禁药物都是不可接受的。许多违禁药物都有副作用（嗜睡、愉悦感、干扰心理活动、幻觉、幻觉重现），对飞行安全和作业能力构成明确威胁。航空医生应当熟悉常见的违禁药物，尽量不要在给飞行员的处方中应用。自 1980 年以来，对军事人员的健康调查定期进行，最近的一次调查 2005 年完成。

自我用药

包括一些如褪黑激素、缬草、贯叶连翘等植物提取物的处方和非处方药物副作用表现为嗜睡、低血压、视敏度降低、恶心、眩晕、精细神经功能受损。除了官方规定的非处方药药物范围外，民用和军用航空医学规则要求空勤人员必须要由指定的航空医生治疗，遵守医嘱合理用药。在航医合理紧密追踪的前提条件下，通过后续充足的综合医学分析，可以宣布飞行员停飞。尽管有这些安全措施，空难飞行员事故后研究已发现血液中有许多威胁飞行安全的药物，如抗阻胺药、抗抑郁药、抗癫痫药等。

静态生活方式

大部分飞行员有静态生活方式，可能导致体重增加、胰岛素抵抗、高脂血症、高血压，甚至糖尿病，以及冠心病和等脑血管疾病。冠心病是导致吊销民航和军用航空领域飞行执照的首要原因。尽管飞行劳动作业主要由轻体力劳动构成，身体素质依然是军事飞行员的必备素质。因此需鼓励军事飞行员定期锻炼，结合合理的健身计划和基地设施保障，采取定期体检确保身体状况良好。几乎没有航空公司和商业飞行组织为空勤人员制订健康促进或健身计划，这些机构的飞行员根本没有生活方式的合理措施。肥胖的流行以及并发症持续增多，使长期静态生活方式导致健康问题的飞行员数量越来越多。

营养

民用和军事飞行员的生活节奏都很快，并且经常在不同地区执行任务，导致飞行员饮食时间和地点经常发生变化。进食丰盛、健康、精心制作的新鲜膳食对于飞行员来讲是一种奢求。不良的饮食习惯有害健康、威胁飞行安全和（或）影响飞行作业能力，如低血糖的风险、因错过饮食而发生脱水、进食高油、高盐零食和食餐、过度饮用咖啡因和高糖饮料。按照惯例，飞行前和飞行期间不允许进食豆类、碳酸饮料等产气食物和饮品。这一规定的目的在于避免高空胃肠胀气导致的不适，特别是对军事飞行员尤为重要。空勤人员应当遵循以健康饮食为目的的膳食原则。不同机型的飞行员能量需求也不一样。一名70公斤飞行员飞行时最大的能量消耗约为150 kcal/h，两倍于静坐能量消耗75 kcal/h，约为4.0 min/h步行能量消耗的一半（380 kcal/h）。

急慢性疾病

本章后续内容将会阐述，在选拔和定期筛选的空勤人员中，严重失能性疾病非常少见。飞行安全和作业能力更容易受到颈腰部扭伤、脚踝伤、呼吸道感染和胃肠炎等急性疾病的影响。飞行可导致耳部和窦类气压伤合并呼吸道黏膜发炎，脱水相关的G耐力下降，高级认知功能受损可因胃肠炎引起。严谨的航医会将这些危险因素告知年轻的航医和缺乏经验的空勤人员，其工作目的在于首先通过使飞行人员按照标准免疫程序接种疫苗、准备卫生的食物等措施，确保空勤人员得到充分休息和充足饮水，帮助空勤人员安全有效地预防季节性过敏原。偏头痛等一定程度的亚急性或慢性疾病的复发对诊断、治疗以及研究形成了挑战（见第十六章）。鉴于其5%～15%的发病率，飞行员的主观性和对诊断后卧床休息的担忧，报道的空勤人员偏头痛估计比实际的发病率低。当更丰富的流行病学资料和更客观的诊断设备发展后，航医能够通过有关航空医学报告和与空勤人员建立的良好关系更好地解决这些问题。

流行病学、疾病和残疾预防

军事飞行人员

针对民用和军事飞行人员的流行病学研究目的在于确定飞行的生理性应激长时间效应，通过对这些发现的回顾性调查更好地确定选拔标准。Graybie等1940年开展了一项有关1056名男性飞行学员和教官的研究，后来称之为美国海军千名飞行员研究计划。健在的可取得联系的飞行员从那时起一直被定期评估。1978年，McIntyre报道，千人计划的飞行员心血管疾病死亡率只有那些未被选中的美国男性的一半。1981年，York后来又观察到1970—1980年死亡在上述人群中的显著差异。114名在世的人员更倾向于定期锻炼，戒烟和适度饮酒，得出以下结论，健康的生活方式可能改变心血管病风险，避免过早死亡。西点计划对1953年进入美国军事学院474名男性军官的心血管疾病和死亡率进行了队列研究。除了两年一度的医学检查外，1975—1979年和1988—1992年在美国空军航空医学学校和阿姆斯特朗实验室还进行了两次额外的评估。28岁之前检测危险因子（血清胆固醇、高密度脂蛋白、胆固醇、心脏收缩压、吸烟状态），研究者已经能够预测成为飞行员的人群中，55岁之前谁更容易罹患冠脉疾病。他们认为从最低三分位风险相关评分中选择候选者，将会得到一个55岁时冠脉疾病发病率很低的飞行员群体。

Grayson和Lyons对200 000美国空军男性空勤人员进行了回顾性调查，这些人在1975—1989年至少有1年时间在位工作，将这些人的癌症发病率与SEER（流行病学监测和最终结果，一个美国癌症登记标准人群数据库）比较。空军飞行员的皮肤癌和膀胱癌标准化发病率较高，但霍奇金病发病率较低。

McCrary和VanSyoc注意到美国空军提高了其能力以保留有经验的飞行员使其永久停飞率由1984年的每年4.1%降低至1995—1999年的0.18%。

商业飞行的空勤人员

ICAO、美国联邦航空局和欧洲联合航空管理委员会（JAA）以及其他国家的政府机关，建立了飞行员资格认证的一系列标准，航线运输飞行员要经历最细致的检查。1990 年之前针对商业飞行员开展的大部分流行病学调查，关注医学不合格和（或）空中飞行能力丧失。最近的研究已经更多的关注发病率和死亡率，特别是给予癌症以特殊关注。

民航飞行员残疾和死亡

Preston 的研究报道了 1954—1965 年飞行的 73 名停飞的英国飞行员，其中 49% 因精神病学原因，10% 因心血管疾病原因停飞。死亡的 27 名飞行员中有 22 名死于非商业飞行事件。LaVehrne 研究发现，1250 名法国航空公司飞行员中的 64 名永久停飞飞行员中，34% 为心血管病原因，17% 因精神病学原因。而 Kidera 观察到 1938—1966 年联合航空公司 123 名医学停飞飞行员中，42% 因心血管原因，14% 因精神病学原因。在另一家美国的航空公司（西北航空公司）中，Orford 发现 103 名医学停飞飞行员中，51% 因心脏疾病，13% 因精神病学，12% 为神经病学原因。Holt 在 1985 年的跟踪研究又一次发现，自第一次研究以来，心血管疾病成为 50% 医学停飞的原因。

Band 等研究了 2 家加拿大航空公司飞行员的死亡率和癌症发病率，1950—1988 年的 913 名飞行员中，死亡 71 例，其中，23 名（32%）因空难、18 名（25%）因心血管疾病、16 名（23%）因癌症、14 名（20%）因其他原因。在所有死因中，飞行员标准死亡率低于预期的健康职员（0.80）（因有严格的疾病和残疾淘汰制度，健康职员的总死亡率低于普通人群）。但是，空难、直肠癌和脑癌等原因导致了标准死亡率明显上升。已确诊的 57 名各地偶发的癌症病例显著提高了标准死亡率，这些病例有霍奇金病、原发性脑癌和非黑色素瘤皮肤癌。

在第二个针对 2740 名加拿大航空公司 1980—1992 年在职至少 1 年飞行员研究中，Band 又一次观察到在全死因中，飞行员的标准死亡率显著降低（标准死亡率 0.63），空难提高了标准死亡率。在癌症病例中，尽管癌症总体标准死亡率明显降低，急性髓性白血病和前列腺癌的标准死亡率却显著增加。在两项研究中，恶性黑素瘤标准死亡率均增高，但差异无统计学意义。

另一项研究中，Band 发现，长期残疾率随着年龄的增加而增加，自 20～29 岁年龄段的 1.86‰ 上升至 50～59 岁区间的 9.22‰。外伤是年轻飞行员中最常见的原因（约占 30 岁长期残疾率的 66%），30～49 岁飞行员非外伤致残原因中最常见的是酗酒等精神障碍（约占非外伤致残原因的 25.4%），在最大龄组，缺血性心脏疾病显著增高（约占 50～59 岁非外伤致残原因的 27.9%）。Band 指出通过更多的关注身体状态和生活方式的管理措施可能会预防飞行员的外伤和循环系统疾病。他敦促飞行员协会和航空公司一起努力确保预防计划的落实。

所有正在进行的研究只关注了男性飞行员。美国第一位解聘的飞行员出现在 1973 年（Frontier Airlines）。Nicholas 在 2002 年发表了有关女性飞行员的第一篇流行病学研究，2003 年针对这一人群中后续的研究又观察到了乳腺癌发病率升高。需要进一步的研究以关注关于女性飞行员的残疾率和死亡率。

Ballard 等对 1985—1998 年 6 个关注于男性飞行员和女性乘务员的队列研究进行了荟萃分析。其中所有疾病原因所致飞行员的死亡率均较低，这些疾病包括肺癌、所有类型的白血病、缺血性心脏病和呼吸系统疾病等。通过使用一种称为组合的社会经济状况相对风险统计数值，发现了黑素瘤和脑癌的死亡率上升，而前列腺癌和脑癌的发病率也上升。

一项对 1984—1991 年美国 24 个州的死亡数据资料的比例死亡率研究发现，肾和肾盂癌症是导致男性飞行员死亡率显著上升的唯一原因。

作者还指出肾癌和航空燃料的相关性已在其他职业健康研究中得到了报道。但是，这一发现又与英国和加拿大航空公司的研究矛盾，这两项研究发现飞行员预期的肾癌和膀胱癌发病率显著降低。最后，一项关于 28 066 名男性飞行员和 262 名女性驾驶舱飞行人员的大型研究发现，恶性黑素瘤（SMR 1.78）和空难的死亡率升高，而肺癌（SMR 0.53）和心血管疾病的死亡率下降。

综上所述，与一般大众观点不同的是飞行员总的死亡率低于普通人群，60 岁后其平均预期寿命较普通人群长 5 年，非商业飞行所致的飞机事故死亡率显著上升。30 岁以前最常见的飞行员致残原因是外伤，30 ~ 49 岁和 50 岁以上的飞行员中酒精中毒等精神障碍是最常见的致残原因。通过生活方式的改善，这些不良情况都能得到预防。在飞行员群体研究中，除了黑素瘤，其他形式的癌症发病率并未升高。总的说来，飞行员的癌症发病率低于普通人群。

飞行失能

飞行员时常会经历飞行失能的发作（对 1968—1998 年 IFALPA 的飞行员调查表明，27% ~ 29% 经历过至少 1 次的飞行中失能现象），最常见的原因是胃肠道不适（不受控制的腹泻、恶心、呕吐或严重的消化不良）。但是，极少有飞行员主动报告这些情况，即使有也只有极少的商业航空事故归因于飞行员失能或医学原因。这与通用航空的情况矛盾，后者每年因飞行中失能原因均能造成几起飞行事故，失能原因包括心血管/脑血管事件、饮酒或服用药物、一氧化碳中毒或发作。飞行中人的因素的特殊性也会导致飞行失能，包括缺氧、空间定向障碍或不当抗荷动作等，本书其他章节将做详细阐述（第二、第四、第六章）。大多数 35 岁以下心血管性死亡的飞行员归因于肥厚性心肌病（基于运动医学文献），而高于 35 岁的人群中，几乎所有死因为冠心病。尸检表明，飞行员的冠心病发病率与普通人群相近。此外，尽管年轻飞行员心血管性死亡率低于普通人群，高龄飞行员心血管性死亡率接近弗雷明汉研究的数据（表 11-2）。DeJohn 研究了 1968—2000 年空中失能案例，Mitchell 和 Evans 使用了政府对空中失能限制的 1% 原则，并认为这一原则的限制性可能太强了。他们推荐最大的可接受突发失能概率限制至少在每年 2%。

表 11-2 冠心病发病率（ALPA 和弗雷明汉对白人男性的研究）每千人的年龄特异性发病率

年龄组	Framingham 研究	ALPA	Framingham/ALPA 比例
29 ~ 34	2.93	0.151	19.40
35 ~ 39	2.44	0.678	3.60
40 ~ 44	5.16	2.05	2.52
45 ~ 49	7.23	4.460	1.62
50 ~ 54	12.70	8.740	1.45
55 ~ 59	19.80	15.900	1.25

空乘人员

Pukkala 和 Auvinen 研究了 1577 名男性和 187 名女性客舱乘务员的癌症死亡率和发病率数据。发现乳腺癌和骨癌的标准死亡率统计学上显著升高，特别是招收后的 15 年间最为显著。白血病（3.57）和黑素瘤（2.11）的发病率也显著增高。

Lynge 的报道同样显示，丹麦空乘人员乳腺癌的风险增高（SIR 1.61），尽管由于样本量小没有统计学差异。Wartenberg 发现美国退役的女性空乘人员乳腺癌风险增加（SIR2.0）。Linnersjo 发现瑞典空乘人员总的癌症 SIR 为 1.01，而乳腺癌的 SIR 为 1.3（非显著升高），但是男性和女性空乘人员的黑素瘤和非黑素瘤型皮肤癌的风险均增高。相同的是，Haldorsen 并未发现挪威航空公司空乘人员的乳腺癌发病率升高，但是他报道了黑素瘤和非黑素瘤型皮肤癌风险增高。也报道了男性空乘人员的 AIDS 和空难标准死亡率升高。

一些研究调查了女性空乘人员自发性流产和月经不调的风险。Cone 和 Vaughan 报道了1990—1991 年间怀孕的 9392 名空乘人员，15%发生自发性流产。这一概率与报道的美国普通人群中 10% ~ 20% 的比例相似。Aspholm 对芬兰一项回顾性研究调查了 1751 名 24 ~ 39 岁怀孕的空乘人员，怀孕起始时间自 1973—1994年，其自发性流产率为 12.1%。这一数值又一次与所有芬兰的普通女性相似。这两项研究表明，在怀孕前 3 个月飞行的空乘人员自发性流产发生率轻微升高，但作者同时又指出，无论从事何种工作，怀孕头 3 个月均是自发性流产的高发阶段。空乘人员的妊娠结果与普通人群相似。美国职业安全与健康国家研究所发表了几篇论文，确定飞机客舱辐射和其他职业暴露的特点，评估其对空乘人员和飞行员的健康效应，并将其作为空勤人员研究计划的一部分

乘客

Agredans 报道了乘飞机旅行概率与黑素瘤发病率高度相关，这归因于乘飞机增加了紫外辐射的暴露和阳光充足的目的地导致的乘客晒斑。但是，Rafnsson 发现空勤人员和随机普通人的恶性黑素瘤流行的风险因子没有差异，并得出如下的结论，先前针对飞行员和空乘人员的研究发现恶性黑素瘤发病率增加不能简单地解释为过多的阳光暴露。

美国民航航空医学个人医学认证

美国很久以前就认可了经专家鉴定的民航航空医学证书，这一规定的应用已超过 75 年，文件记录的医学案例起码有超过 5 百万的民航空勤人员。民用航空医学经验的独特资源与定义明确的航空医学研究计划相配合，给当代的航空医学资质认证工作提供了一个强有力的框架。

美国联邦航空局是美国唯一的，负责对美国民航和商用空域的使用实施监管的政府管理机构。同时负责推进航空工业的发展，建立影响日常操作的规范，范围从航空医学资质认证到发射空间商业飞行器。这些职责驱使美国联邦航空局制定各种政策。此外，作为 1946 年芝加哥协定最初的国家之一，美国签署了 ICAO 准则，定期履行该组织制定的程序，评估国际航空准则的落实情况。该准则的技术申请指南在第 18 项附则中，被称为国际标准和推荐实施办法，有关航空医学资质认证的内容在附则 1 个人诊断中（详见第二十八章）

历史回顾

美国联邦航空局成立于 1966 年，但是，该组织最早可追溯到 1926 年。与今天的美国联邦航空局相似，该组织在当年同样负责航空活动监督和商业飞行管理，包括发布、实施和修改国内航空医学标准。

发布民用航空医学标准的同时，军事航空医学也发布并更新了其标准，本书中其他章节会有说明。与其他国家的情况相似，美国军用标准影响了早期的民用标准。但是，随着民用航空的发展壮大，这两份医学标准内容的差异越来越大。由于任务需要，军事标准仍然保持了严格的限制，而民用标准变得更为灵活，以适应迅速发展的商用航空，满足通用航空工业的扩张需求。

联邦政府早期的飞行和商业航空规定可追溯至 1926 年的商业航空法案。时任商业干事的 Herbert Hoover 建立了航空分支机构以履行新兴航空业的管理职责，这一分支机构建立了航空管理分部和航空信息分部，根据功能又将航空活动进行归类。除具备检查、工程、诊断和执行职责外，航空管理分部还下辖医学分会。1926年之前，美国没有民用航空医学组织。

1926 年 9 月，LouisHopewell Bauer 被选为第一任民用航空医学负责人。他先前是一名军

队航医，在航空医学相关的领域中具有相当的专业背景和经验。作为医学分会负责人任期的早期阶段，Bauer 医生建立了第一部民用航空体检标准，确定了检查飞行员体检频率。与此同时，他认为对于民用航空，无需严格按照军用标准要求，因军事飞行除了飞行本身外，还有其他军事任务的需求。同时他指出，军标的编制是为了建立一个选拔程序，能够确保长期军事任务的完成和对飞行员职业的有效性，这些不适用民航飞行员。

1930 年退休之前，Bauer 医生为民用航空医学规则系统的建设树立了数个里程碑。1928 年他推动了联邦地区航空医生的聘任系统，完成了体格缺陷与空难和训练成就的关系研究，建立了实用飞行检验程序，给予放宽医学标准。

早期标准

1926 年 10 月 31 日，第 1 部民用航空生理标准正式生效。在其他医学专家的协助下，Bauer 医生确定了停飞的身体状况，这些状况可能导致飞行中的突然失能和死亡，或可能导致飞行员驾驶飞机的能力降低至不可接受的水平。直到今天，这一程序仍是美国飞行员航空医学停飞资质认证的基本原则。像军用标准对其政策的影响一样，民用航空标准最初也是根据以往经验建立的。此外，这些标准还包含了许多军用标准中严格的条款，并保留了许多年。

与现有标准相比，最初的标准比较简单表11-3。只有 3 个等级的体格鉴定，每一等级都由新的条例建立：

私人飞行员

工业飞行员

运输飞行员

1927 年 5 月，运输飞行员标准中增加了第 4 个等级鉴定标准——有限商业飞行员，飞行学员被归到私人飞行员标准之下。每 6 个月运输和有限商业飞行员需进行一次体格检查，工业

和私人飞行员需每 12 个月更新他们的医学鉴定征书。

Bauer 医生最先提出放宽医学标准不适合新飞行学员，但对于有实际飞行经验的飞行员标准需要保留。但是，在国会和行业的压力下，还有部分原因是部门指定的体检医生为不合格的人员错误地颁发医学鉴定证书，很快新老飞行员都准予放宽医学标准。

1930 年对新飞行员降低的医学诊断标准与其说归因于大萧条带来的经济困难时期，不如说是不合理的医学标准。尽管 Bauer 医生和 Harlod J Cooper 医生的研究明确表明，飞行员身体缺陷可导致飞行员较差的训练成绩和较高的事故率，20 世纪 30 年代还是出现了对视敏度和其他医学鉴定标准的放松。比如引入肢残等静态性生理缺陷属于合格飞行员的概念，非商业飞行员体格检查时间从 1 年放宽至 2 年。最有革命性意义的条例制定于 1959 年 10 月。当时有 9 类高危突然失能或误判发生的医学状况，需要否定所有等级飞行人员的医学鉴定。此标准下，9 类情况被鉴定为"强制停飞条件"，包括下列已有的病史和临床诊断：①心肌梗死；②心绞痛；③癫痫；④无合理医学解释的意识紊乱；⑤需胰岛素或服用其他降糖药控制的糖尿病；⑥精神病；⑦药物成瘾；⑧酒精中毒；⑨严重性格障碍致明显重复性行为异常

尽管联邦航空医生委员会不能根据上述状况强制停飞，美国联邦航空局管理人员却能够给予特许，但是 1972 年，停飞权限又委托给航空医生委员会，当时精神障碍从中枢神经紊乱中分离出来，归为精神病学分类。此外，当代精神病学命名法被采用，对酒精中毒、药物依赖和人格障碍进行了标准定义。1976 年，又修改了视力标准，允许接触性透镜替代框架眼镜。

1982 年 5 月，医学标准又进一步得到修订。这一变化是由 3 个原因促成的。①一项针对 9

表 11-3 67 部医学证书等级的医学标准分类摘要

医学标准	医学证书分类 / 航空活动		
	第一级（航线运输飞行员）	第二级（商业飞行员 / 非美国联邦航空局 ATC）	第三级（私人飞行员）
远视力	每只眼睛视力必须达到 20/20，矫正或不矫正		每只眼睛视力必须达到 20/40，矫正或不矫正
近视力	16 英寸处测试，每只眼睛视力必须达到 20/40，矫正或不矫正		
中间视力	50 岁以上人员 32 英寸处测试，每只眼睛视力必须达到 20/40，矫正或不矫正	无要求	
色觉	具有感知满足飞行任务安全操作颜色的能力		
听力	背对测试者 6 英尺远的能够听到普通音量的对话并证明或通过下列之一的听力测试		
听力学（必须通过其中一个测试）	听力检测言语的辨别测试，单耳得分 70 分以上；纯音听力试验优于下表：		

频率（Hz）	较好耳（dB）	较差耳（dB）
500	35	35
1000	30	50
2000	30	50
3000	40	60

医学标准	内容
ENT	无耳部疾病或表征的，或可适当预期表征的眩晕、言语或平衡状态障碍
脉搏	无取消资格的限制，用于测定心血管系统状态和响应性
心电图	35 岁和 40 岁之后每年检查，无常规要求
血压	本标准无特殊规定，但是 AME 指南推荐，如果平均血压高于 155/95 mmHg 后需进行评估和可能的治疗
精神病学	无精神病诊断、双相情感障碍、严重的人格障碍
物质依赖或物质滥用	经诊断或有药物依赖的病史的，除非有明确的临床证据，FAC 所认可的全愈，包括不少于过去 2 年持续完全戒除物质依赖，依赖的物质包括酒精和其他药物 [如五氯酚（PCP）、镇静剂和安眠药、抗焦虑药、大麻、可卡因、鸦片、苯丙胺类、致幻药和其他精神类药物和化学药品]
取消资格的条件	心肌梗死；心绞痛；需要治疗的 CHD，未治疗的有体征或临床意义的 CHD；人造瓣膜植入；永久心脏起搏器植入；心脏置换；癫痫；无合理医学解释的一过性中枢神经系统功能缺失；无合理医学解释的意识障碍；严重到有明显重复行为的人格障碍；精神病；双相情感障碍；物质依赖；两年内的物质滥用；需胰岛素或服用其他降糖药控制的糖尿病

类强制性停飞疾病的授权免除机构的诉讼；②联邦法庭的裁决发现酒精中毒标准与 1970 年的一项法案矛盾（广泛的酒精滥用和酒精中毒预防、治疗和康复法案）；③美国联邦航空局针对国家运输安全委员会心血管标准的曲解的忧虑。这些条例在如下 4 个关键方面进行了修订：①在已建立的标准下而不是通过需要有需强制取消资格的个人停飞过程，允许特殊医学诊断的发布（如放宽标准）。②对于酒精中毒人员，能够提供得到联邦航空医生委员会认可的证据，或全面戒酒超过 2 年期限的。在条例范围内允许发放医学鉴定证书。③清晰指出即使治愈的冠心病也不予合格。④有功能缺陷的不予授予一级医学证书（如限制飞行员执行第二级飞行工程师和指令长）。

直到 1995 年以前，该项规定没有进行过明显修改。1995 年一名飞行员因服用可能影响飞行安全的药物而被取消医学认证，给权威部门标准修订提供了参考，该文件有一次重要的修订。在第 7 次向巡回法院递交申请后，美国上诉法院裁定该法案，美国联邦航空局随即将其发布。在关于医学的条例发布后不久，这一标准详细的修订在 1996 年早期启动，反映了当前医学知识、训练和专门术语的需求。此外，标准的重新编号反映了联邦政府的规范，这项工作在 90 年代中期完成。

现行医学标准

美国与其他国家一个显著不同的特点是个体必须取得政府要求的航空医学证明。飞行员、飞行工程师、导航师、空中交通控制的塔台操作人员和飞行学员在美国必须取得医学认证并按照其规定进行相应的活动。不像许多其他国家，空乘人员、飞行调度员、机械师和其他许多从事航空活动的个人在美国不需要取得医学认证。

1996 年的医学标准修订案体现了美国联邦航空条例（FAR）规定的当代医学诊断标准，这些医学标准在第 14 条联邦条例代码（14CFR）第 67 部分。14CFR 的第 61、63 和 65 部分分别给飞行员和飞行指挥员、除飞行员外的飞行人员、除飞行人员外的空勤人员提供了非医学认证需求。

在 FAR 这些规定下，获得航空运输资格证的飞行员必须取得一级医学证书才能飞行，获得商业飞行资格证的飞行员必须取得二级医学证书，休闲或私人飞行员必须取得三级医学证书。复合飞行学员和空军可发放任意级别的医学证书。飞行工程师和飞行导航师需要获得二级医学证书，非美国联邦航空局聘用的民航空中交通控制塔台操作员、国防部或美国海岸警卫队与之相同。拥有滑翔机或热气球的人员不需要满足任何已建立的航空医学标准，但是，他们必须证明不知晓可能导致无法驾驶滑翔机或热

气球的医学缺陷。FAR 第 61 部分 23 节，40 岁以下的飞行员一级医学证书有效期自检查之日起 6 个月，二级医学证书有效期自检查之日起 12 个月，三级医学证书有效期自检查之日起 36 个月，40 岁（含）以上的飞行员 24 个月。

2004 年，一项讨论了至少 7 年之久的飞行员规则最终完成，建立了被称为竞技飞行员的一个新的分类。这类飞行员允许飞行重量不超过 600 kg 的飞机，在视觉可见的飞行限制条件下，只能搭载 1 名乘客。关键问题是将只要求这些飞行员取得驾驶执照，而不需医学认证（FAR 2006 第 116-129 页）。无论在哪个州居住，他们将按照当地申请驾照的医学规定执行，美国联邦航空局的法律顾问补充了以下限制条款：如果此人先前已取得医学证书，他就不能否认、中止或取消其最近一次有记录的医学认证。

67 部

现行的美国联邦航空局医学标准将医学证书分为 3 类，分别为第一、二、三级医学证书。除少数免责条款外，这一标准在各级分类中保持一致，表 11-3 归纳了这些标准。在 1996 年学会对 67 部修订基础上，先前规定的 9 类取消资格的疾病扩大到 15 类。今天，基于已存在病史或临床诊断的取消资格的条件如下：

①心肌梗死；②心绞痛；③需要治疗的 CHD，未治疗的有体征或临床意义的 CHD；④人造瓣膜植入；⑤永久心脏起搏器植入；⑥心脏置换；⑦癫痫；⑧无合理医学解释的一过性中枢神经系统功能缺失；⑨无合理医学解释的意识障碍；⑩严重到有明显重复行为的人格障碍；（11）精神病；（12）双相情感障碍；（13）药物依赖；（14）两年内的药物滥用；（15）需胰岛素或服用其他降糖药控制的糖尿病。

第一、二级医学证书标准中修改了对远视力的要求，删除了未矫正的视力标准。然而，每只眼睛矫正视力必须达到 20/20。对于第三级

医学证书，新标准要求视敏度达到 20/40 或更优，每只眼睛的矫正或裸眼视力在 16 英寸。增加了 50 岁以上申请一、二级医学证书的新条款，中间视力要求达到 20/40 或更好，每只眼睛的矫正或裸眼视力在 32 英寸。申请第三级医学证书的近视力标准为 20/40 或更好，增加了每只眼睛的矫正或裸眼视力 16 英寸的要求。修正所有级别证书的颜色视觉标准遵循这样一句话"具有感知满足飞行任务安全操作颜色的能力"。

听力标准的修订参照了听力障碍的标准。后者修改后明确包括眩晕和其他影响平衡状态的情况。删除了所有级别的耳语声测试，替换为申请人必须能够满意的完成下列三个之一的测试：①背对测试者 6 英尺远的双耳言语试验；②可接受的语言理解力，在听力检测言语的辨别测试中，或在一个完好的声场环境中，单耳至少获得 70% 的测试分数。③参照下表所列的可接受阈值独立的听敏度纯音听力测量试验取得可接受的结果。

关于中枢神经紊乱、精神障碍和酒精等药物使用的说法进行了明显改变。引入了瞬间中枢神经系统失控的概念，更全面有效地解释了原标准中意识紊乱没有全面涵盖的情况。Seizure（发作）一词替换了 convulsive（抽搐），精神疾患更好定义了妄想、幻觉、明显稀奇古怪的行为紊乱等情况。增加了双相情感障碍诊断的标准，这一标准是《精神障碍诊断和统计手册第四版》的最新提法。引入物质依赖和物质滥用的概念，替换酒精中毒和药物依赖。引入最新的术语，使得在处理服用药物和酒精飞行员时有了更大的权威。2006 年，第 61 部又增加了两节飞行员条例的新内容。其中 61.14 和 61.16 参加航空飞行操作的雇员，当被要求进行药物和酒精测试而拒绝，或妥协于酒精测试，或伪造发布测试结果的，1 年内将不允许申请任何医学证书，暂停或取消其任何资质认证。

通用医学标准保持不变，为机构评价和因器官系统鉴定的医学淘汰的各种非特异情况。允许美国联邦航空局授予不达标的个人医学证书条例是 67.401.。

特别发布

特别发布最新术语医学诊断核准替代，或简称为核准。读者可能会看到特别发布、核准或弃权等说法在书中交替使用，但它们均指同一个概念，即给未达到特定医学标准但考虑其他因素可安全执行飞行任务的人授予医学诊断。为授予核准，联邦航医委员会可能需要飞行员进行一项特殊医学飞行测试，一项实际测试，或为取得这项决定而进行的医学评估。核准有时间限制，个人必须定期更新，证明其能够安全胜任飞行任务。此外，67 部 401 节中还规定了，在个人发生肢残或失去一只眼睛等情况时，可以放宽标准，联邦航医委员会可以出具能力证明报告（SODA）替代核准。个人必须证明在执行飞行任务时不会危害公共安全。不像核准，SODA 没有时间限制，只有在医疗状态发生改变时必须更新。

鉴定政策

为完善 FAR67 部中的医学标准，航空医学办公室专门为航空体格检查员（AME）提供大量指导性材料。这一指导不作为正式出版物，作为 AME 指导放在美国联邦航空局网站。这一参考材料经专门制作，其目的是帮助规则的解释和应用。这一文件包含执行者的法律责任和决定执行何种情况等一般性信息。指导描述了检测的技术和标准，同时还有完成申请的形式指导。规则和复训研讨会给航空医生和公众提供关于许多标准自身中未涵盖的潜在的淘汰性医学状况等重要信息。指南的在线网址是 http://www.FAA.gov/about/office org/headquarters offices/avs/offices/aam/ame/guide/.

诊断标准由联邦政府调节过程发起，经常与其他文件合并且篇幅冗长。由包括个人、其他政府机构或代表特殊人群利益的组织等各种来源的声音要求对飞行员医学诊断的规则进行修正，改变美国联邦航空局的政策。即使为规则的很小改变，也需进行广泛的调研。在建立的内部规则方案和规则实际修订版之间花费几年的时间毫不稀奇。为产生一个新的规则方案，必须有掌握基于推进 ANPRM 提案过程的充足信息。ANPRM 的目的是收集信息，观察变化，如果出现保证规则制定行动的充足信息，ANPRM 启动建议法则的基础和法案本身。在提供给公众评论和引导公众可能发表需要的任何申诉后，美国联邦航空局再次评估提案，决定修正的过程。如果美国联邦航空局的决定表明修正规则，管理人员就发布带有有效期限的修正案，允许航空人员对新条款要求有一个执行时间。

飞行员医学鉴定过程

美国发放医学鉴定证书的一个基本前提是该证的持有者在上述证件有效期内不出现医学失能。为确保这一前提，有关部门针对美国联邦航空局医学诊断的发放建立了一个检查和平衡的两步程序。第一步由指定的 AME 执行，该AME 按照建立的程序对申请者实施体格检查，并做出发放、延期发放或拒绝发放医学诊断的决定。第二步由美国联邦航空局对 AME 做出的诊断决定进行评审和裁决。这两步评审过程帮助确保真正符合标准人能够拿到从事这一职业的鉴定。美国联邦航空局管理人员通过联邦航空医生委员会最终提供对所有特殊医学鉴定进行终极裁决。有不到 0.1% 的申请者因明显的医学或药物原因被永久性拒绝发放。最希望出现典型的确定情况是申请者符合鉴定的要求而直接从 AME 处获得有效的医学鉴定。

航空医学检查系统AMEs

航空医学鉴定医师是美国联邦航空局授权的，对申请者进行体检，发现其满足已建立的医学诊断等级要求状况，做出发放、延期发放或拒绝发放决定的航空医生。截止 2006 年 9 月，美国有 4574 名民航航空医学鉴定医师，335 名在其他国家，另有 363 名军事航空医生被指定履行军方美国联邦航空局第二、三级检查任务（航空医学教育分部，个人通讯，2001）。

美国民航航空医学鉴定医师系统被委托给 9 家联邦航空局区域航空医生委员会。职责包括初指定、指定和监督航空医学诊断行为。实践中，基于训练和临床经验、对实施要求的检查项目设备充分掌握、在所在地域对检查者的需求等构成了按委员会良好标准认定全科航空医生许可条件。典型的选派偏向于对航空医学有广泛的经验或训练者或人员，对飞行操作熟悉人员。在初指定之前，需要航空医生参加一个美国联邦航空局倡议者训练。之后，作为未完全指派的状态，航空医学鉴定医师必须至少每 3 年参加一次美国联邦航空局的航空医学继续教育培训。

除了指定美国国内的航空医学鉴定医师外，美国联邦航空局也指定了国外的航空医生以完成美国联邦航空局在国外的体检任务，还有 NASA 和军事航空医师在个人需要时实施美国联邦航空局体检。指定美国之外的其他国家和美国军事医学机构的 AME 的官方机构是位于俄克拉何马城的国内航空医学研究所（CAMI）的航空医学教育分部。指定美国之外 AME 核其所在地域的体检医生需求的原则进行。指定国际航空医学鉴定医师的标准与美国国内相同。但是，对于参加学术研讨班的人员、在成为高级 AME 之前至少担任了 3 年体检医生的人员和被授权进行第一级检查的医生，允许这些标准有一定弹性。

对于指定军事医学机构和 NASA 临床的内部政策如有变化，需要经特别鉴定的军事和 NASA 航空医生确认，而不是指定机构。这一政策改变防止了军事医生而不是其他经指定的航空医生实施体格检查，发放美国联邦航空局医学诊断。

美国联邦航空局评估过程

包括航空医学鉴定医师体检后的结论的飞行员医学诊断申请，被进一步提交至俄克拉何马城 CAMI 的航空医学诊断分部，已完成资料的采集和申请过程。在 2005 年，CAMI 共收到 438 707 份医学诊断申请。共包括 210 511 份第一级、87 912 份第二级、129 459 份第三级申请。9 个区域机构中申请复审和证明决定得很少。9 个区域航空医学委员会拥有和航空医学鉴定部同样的权威，以发放或确定医学认证，此外，他们同样负责针对不满足医学标准不放弃特许医学认证的人员采取法律强制措施。

每一工作日航空医学鉴定部能收到超过 1400 份电子申请。电子数据经过几个编辑程序处理，以确保得到一条完整的记录，每一个申请都由建立的医学标准筛选明显差异，与机构文件中的申请数据进行比对。航空医学鉴定部是美国联邦航空局中第一批实现全程电子办公的机构之一。在法令规定下，每一名 AME 必须以 8500-8 的格式传送文件。这一过程经互联网完成。一旦申请，检查即进入文档、图片和工作流系统（DIWS）。这一系统存储了所有的检查和支撑飞行员医学鉴定文档的扫描件。依据病理学代码，申请案例以电子形式从一个人传递至下一个人。计算机系统最初对 AME 所作的检查执行自动编码过程，并将其中 90% 归档。其余的案例由体检实施者决定其优先权并完成处理。航空医学鉴定部训练检查者没有医学背景，

如果有医学相关的问题，他们以电子形式求助于体检医学复核官。医学复核官将会要求提交更多的信息，发放或拒绝发放医学认证。10% 的被拒案例需要由航空医学鉴定部医学官员复核和裁决。

必要时，医学文件需提交全国各地的医学专家顾问根据诊断进行复核与推荐。因为需专家复核的大部分案例涉及心血管疾病，在俄克拉何马城隔月就会举行一次心脏学顾问会议，复核相关案例，并对医学鉴定做出判断。被航空医学鉴定部干事或其他 9 个 RFS 之中任何一个拒绝发放医学鉴定的申请者，需要由联邦航空医生委员会重新审定。必要时，航空医学办公室的医学专家分部支持专家团需要从联邦航空医生委员会获得额外的信息，或从顾问处获得其他意见。

医学鉴定特许飞行的授权

FAR67.401 中规定了核准或弃权的权利。这一权利不光委托给联邦航空医生委员会，同时还委托给了航空医学鉴定部干事和 9 个 RFS 干事。一旦获得美国联邦航空局官员的决定，当申请者能够证明在诊断有效期内，执行依据相应级别医学鉴定授权规定的任务而不威胁飞行安全并得到了机构官员的认可时，不满足医学标准的人员也会获得许可。为达到是否决定授予核准的目的，机构需要委托一次特殊医学飞行测试、实际测试或医学评估。除医学因素外，将会考虑申请者的操作经验。在决定是否特别颁发三级医学证书时，应考虑训练的概念，对于私人飞行员的鉴定证书，飞行员应能自由接受合理的风险，不接受商业或航空运输飞行员鉴定。

在 67.401 规定下发放医学鉴定，要求其在诊断期内，需经特殊医学测试、检查或评估随访，同时还有可能经过操作限制（如需佩戴眼镜、

助听器、或假肢器官装置的情况）等。在申请第二、三级医学诊断时必须强制进行功能性限制（如需要实施限制飞行员任务的措施）评估，而一级不需要。

对于任何取消鉴定的医学原因都需考虑官方核准，自动放弃的则不需要。决定是否同意官方核准，通过要求申请者知晓经历临床评定的重要疾病，当申请者取得合格证明后，定期提供疾病进程的特殊评估报告，通过这些方式，将飞行安全的风险降到最低。通过这些对鉴定的要求或限制，机构试图为经权威授权的人员建立一个安全水平，等同于普通飞行员人群中无已知疾病的人员。

67 部规定下，所有级别的医学许可和几乎所有疾病都有被取消资质的授权。尽管经授权的疾病谱很宽泛，痊愈和稳定的标准非常严格。给予授权的弹性随着飞行人员任务和责任的降低而增大。因此，相对于一、二级医学许可，三级医学许可的授权弹性空间更大，特别是当不包括为补偿或雇用目的而进行旅客运输时。

2005 年，共有 5973 名飞行员没有得到授权（被拒），约占总申请者的 1.36%。在这些未取得授权的飞行员中，5527 人因未提交证明，即他们拒绝向美国联邦航空局提交评估和测试使其申请被视为弃权。同一年中，向美国联邦航空局提供了所有信息的申请中，只有 446 人最终没有得到授权，约占总数的 0.1%。

申请程序

美国航空医学资质认证过程之外，一项重要的法律并不常为人所知，即一旦美国联邦航空局给予并认可了医学资质，不经过评估过程，该机构将无法简单地取消或推翻其结论。在医学资质被航空医学鉴定师发放 60 d 内，如美国联邦航空局没有要求提供更多的材料或通知申请者不合格，其医学资质将得到最终确认。不

同于军事航空医学，美国联邦航空局的地面观察或被称为 down chit exists，法律上是不可能的。机构任何否决、删除或取消资质的行为必须经过法定的程序。法定程序一旦实施，不满足或可能不满足 67 部要求，但仍拥有资质的申请者将被警告，不允许按照 61 部 53 节规定的飞行员和（或）医学资质等内容行使特权。该节内容特别警示性说明了已知有医学缺陷或正在接受治疗或服药而致其不达标的飞行员进行的航空活动，是违反 FAR 规定的行为。

在美国联邦航空局最终否决医学资质的 60 d 内，飞行员可向国家交通安全委员会提交重新评估的申诉。这一诉求仅限于确定美国联邦航空局是否按照其规定合理应用了其标准，而不是标准本身是否合理。受到重新评估的诉求后，国家交通安全委员会指派一名行政法法官。行政法法官听取申诉，通常在飞行员较方便的地点安排一次听证会以听取飞行员或其证人的陈述。这些听证会证词的规则是放松的。飞行员有权由法律顾问代表，而法律顾问往往代表美国联邦航空局。医学证明来自于代表飞行员和机构证据。

在听证会证据信息和专家医学证明基础上，行政法法官将就飞行员在这些规定下是否合格做出裁决。飞行员或美国联邦航空局均可以直接就这一裁决向 5 名国家交通安全委员会成员提出上诉。委员会一般不听取口头申诉，主要依据听证会上的录音和每一方的提供的简要信息做出判断。

飞行员在美国联邦航空局发布医学鉴定结论（或否决医学资质或否决后要求提供更多信息）结论的 60 d 期限内提出申诉，进入国家交通安全委员会程序情况下提供的鉴定将由飞行员负担。如果发布医学资质超过 60 d 后美国联邦航空局采取行动，这些情况下提供的鉴定将由美国联邦航空局负担。鉴于此原因，及时领

受并评估申请 AME 发布的医学鉴定结论是医学诊断计划的重要目标。国家交通安全委员会关于实践飞行安全的过程规则颁布在 49CFR 第821部。

如果整个委员会站在美国联邦航空局的立场上，飞行员可向所在地或位于哥伦比亚特区的美国上诉法院 Circuit 提出上诉。美国联邦航空局也可以就国家交通安全委员会的决定向法院提出上诉，但只能在申请者获得医学诊断资质60 d 后提出异议。

医学选拔情况下的鉴定过程

关于航空医学鉴定案例管理事项的详细讨论超出了本书范围。但是，接下来关于临床选拔情况的讨论将给读者对美国航空医学鉴定实践提供一个总体情况的了解。从全球范围看，强调以下内容很重要，即获得航空医学鉴定的案例与政府和医生的数量相当。本文所讨论的是适用于美国的程序和理念和其特殊的医学、规则及法律环境。本文所讨论的美国的鉴定过程可能不适用于其他国家或其他情况。其他组织的鉴定理念和过程的讨论在本书其他章节。

在美国，包括空中运输和其他运送乘客活动或货物运输等商业操作在内的有关飞行活动，FARs 被认为提供了最高的安全级别。现有的规则允许第三级医学鉴定证书拥有者获得更高的风险负担。

航空医学鉴定部使用的病理学编码的现有编码系统与国际编码系统相似，但并未使用国际疾病分类系统——ICD-9。ICD-9 编码系统在最近刚刚加入现有编码系统。现有系统有将近1000种编码，其中一些为行政性的。一些医学编码包含一个编码下的几种相关的医学状况。如表 11-4 所示的 2005 年前十名通用编码。

行夜航或信号控制任务。

表 11-4　前十名通用病理学编码

顺序	数量	种类
1	40 024	药物治疗的高血压
2	25 291	变态反应
3	19 458	酒精
4	14 930	疝气
5	14 752	肾结石
6	13 893	佩戴隐形眼镜
7	12 062	酒后驾驶
8	11 663	胃食管反流
9	9620	花粉症
10	9513	医学申诉（特殊状况）

文档、图片和工作流程系统，俄克拉何马城 Northrop Grumann, 2006

色觉

最新的 67 部中，关于授予申请者医学鉴定证书的色觉缺陷有了更好的标准。如申请者通过了美国光学公司假同色表（1965 年版，Dvorine，第二版；Ishihara，14-，24-，或 38 版；或里士满，1983 年版）。此外，航空医学检查员指南中列出了其他可接受的替代表。如果申请者未通过以上其中任一或全部的测试，必须在其医学体检表上注明以下内容：没有明确证明可进若取消此项限制，申请者必须通过信号光隙测试，该测试由一名美国联邦航空局飞行观察员在申请者便于到达的机场或美国联邦航空局飞行服务区办公室进行。本测试证明申请者辨别 67 部中认定的飞行中红色、绿色、白色等颜色的能力，这些颜色是飞行员执行任务确保飞行安全所必须的。如果申请者通过测试，美国联邦航空局将向他们提供证明作为其达标的证据。该证明代替先前的 SODA，因它决定了一旦通过了 SLT，就表明申请者达到了美国联邦航空局的标准。

屈光外科手术

美国授予外科矫治或矫正屈光不正飞行员医学鉴定另一项有争议的问题，即屈光外科手术。过去，美国联邦航空局必须证实飞行员和飞控人员中接受放射状角膜切开术（RK）的有效数量，但是，美国飞行员中获取航空医学鉴定证书最流行的两种手术是屈光性角膜切除术（PRK）和屈光性角膜成形术（LASIK）。这些手术可能会有角膜瘢痕形成或浑浊、视敏度恶化或变异、眩目问题、视觉朦胧等副作用，不适于飞行。申请者术后必须达到其申请的相应医学鉴定的标准，即使这意味着申请者必须继续佩戴眼镜执行飞行任务。一旦痊愈并恢复到相应标准，主责医生确定其稳定的视敏度且没有明显后遗症，申请者必须向美国联邦航空局提供获得恰当医学鉴定的当前眼科诊断。2006年，有1210名一级、14.4名二级、3146名三级各种屈光外科手术申请者获得了医学鉴定证书。航空医学鉴定部列出了PRK术后的人员数量：一级258名、二级273名、三级697名。同期的LASIK为一级1750名、二级1883名、三级4570名。

自本书最新一版，美国联邦航空局现正在允许使用多焦接触镜和人工晶体。建议美国联邦航空局的眼科专家认为随着这些装置科学的进步，飞行员佩戴不会引起视力的扭曲。美国联邦航空局同时也在允许可容的镜片的使用。这些镜片紧贴睫状体，调整至非常类似于人晶状体的状态，实际替代了人晶状体。

对于飞行员佩戴多焦点镜片的政策规定，在获得医学鉴定证书前，应经过术后3个月的地面适应或观察期，而非接触性对焦点镜片期限为1个月，且不能发生任何并发症，如眩目、闪耀或视敏度变化等。飞行员必须同时满足相应医学鉴定证书级别的视力要求。该规定并未改变飞行员可不适用接触性镜片的政策，换言之，接触性镜片对一侧近视力眼的矫正和接触性镜片对另一远视力眼的矫正。

癌症

关于各种恶性肿瘤的诊断有赖于特定的肿瘤类型或情况。最需要随访恶性肿瘤患者的是其转移扩散的范围。特别关注于这样特点的肿瘤，能够扩散至脑并引起发作或影响认知，或扩散至其他器官系统引起突然失能。此外，还特别关注放化疗效应对飞行活动能力的影响。美国航空医学鉴定中，这一随访由医学鉴定的有效期实施，时长通常为6、12、24、36个月。在此期间，如预期申请者可能会有肿瘤或治疗效果不显著，就可能无法获得航空医学鉴定证书。

一般而言，患有癌症的申请者往往被告知不适宜进行飞行活动，直到做出特定诊断和伴随转移诊断。若肿瘤本身易于转移，申请将被拒。若肿瘤初次诊断已发生转移，申请者将被拒，或若申请者有航空医学鉴定许可，其许可可能被取消。如果正接受化疗，将不被允许申请直到治疗后满1年，假定肿瘤已缓解。

可以考虑给有癌症史的申请者授权，但是必须提供一个系统全面的医学评估，包括不适合的状况、经CT或MRI检查获得的转移诊断。如果授权，申请者需要定期提交追踪报告。如果肿瘤被完全切除，无残留、无症状，可允许申请者在完全康复后重返飞行。需给医学授权以时间限制使其定期提交追踪报告。

患有白血病的申请者，特别是急性患者，通常被拒。霍奇金淋巴瘤患者在放化疗结束后可获得医学许可。通常情况下，直到飞行员治疗后满1年仍保持良好状态才考虑给予条款免责。美国联邦航空局规定中，非霍奇金淋巴瘤患者与霍奇金淋巴瘤类似，只有患者结束放化疗才予以考虑。通常情况下，针对这些情况的当前大多数治疗形式都是可以接受的。要求飞行员阐明经过各种测试后疾病已得到缓解。

机构努力评估使每个患者避免严格的"菜单式"方法。这使得患有癌症的申请者在有安全飞行保证的条件下获得合理的机会继续飞行。为强调这一观点，对每一恶性肿瘤病例采用的方法将被讨论，以便读者理解为得到授权决定需考虑的一些问题。恶性肿瘤在其损害深度＞0.75 mm时以其增加的转移可能性而闻名。此外，已扩散至局部淋巴结的黑素瘤损害引起反应不同于扩散至远距离淋巴结、远距离器官或脑的损害。因此，深度不足0.75mm的黑素瘤损害，无转移可授予无限制的医学鉴定授权。如果黑素瘤损害深度＞0.75mm，合并仅扩散至局部或局限的淋巴结，美国联邦航空局的政策允许申请者通过特殊情况程序获得航空医学鉴定许可。但是，其损害和淋巴结必须经切除或处置，申请者经诊断无转移；随后申请者必须定期提供其治疗医生对其脑部MRI的扫描和随访报告。如果黑素瘤扩散至远距离淋巴结或器官而不是脑，申请者通常3年内被拒。之后将会被重新评估是否给予许可必须由申请者提供详细的医学评估报告，随后需要定期提交包括脑部MRI扫描的随访报告。如果黑素瘤扩散至脑，申请者将5年被拒，之后如果临床表现良好，可能获得许可。如果被确认许可放宽标准，申请者通常需要定期提交包括脑部MRI扫描、肿瘤转移调查和随访报告。对于其他恶性肿瘤，采用一种基于当前临床指南和风险评估的相似的推理研究法以确定是否获得鉴定许可。

高血压

高血压是美国获得航空医学诊断授权最常见的情况。2005年一年间共有8889名一级、12 766名二级、37 932名三级飞行员获得这一诊断。对于这一疾病都给予航空医学许可。尽管缺乏特定明确的标准，美国联邦航空局建立了一个推荐的血压标准，即血压检查时不高于155/95 mmHg。如有临床指征，持续高于此值的情况需要临床评估并考虑治疗干预。对于那些用药或不用药而有效控制且稳定的申请者，在申请者在场的情况下，美国联邦航空局鼓励AME给以其医学授权。这一情况避免了当这些案例提交航空医学授权分部时可能引起的授权延迟。

被诊断患有高血压的申请者需提交由其主治医生撰写的含有冠心病风险、高血压或心脏病家族史、用药（如果有）和其他因继发于高血压末端器官损害讨论的信函。如有增长的心脏风险因子或体征，需同时要求申请者进行负荷试验。还希望申请者提供血脂谱和空腹血糖报告，在高血压后进行的首次医学诊断授权时，还需其提供心电图报告。关于治疗，美国联邦航空局接受当前所有对高血压治疗的药物，除了以下5种：α-甲基多巴、胍那决尔、胍那苄、胍乙啶和利血平。美国联邦航空局推荐使用β-受体阻断剂（或任何其他推荐本类药物使用时的医学状况）治疗飞行员高血压以控制空中飞行时发作。

冠心病

本章前面曾指出，所有与冠心病相关的心脏疾病和许多治疗冠心病的措施在FAR规定中是特别指出不适合的，包括心绞痛、心机梗死；经皮腔内冠状动脉成形术（PTCA）、支架、动脉粥样硬化斑块切除术、动脉斑块旋磨术、冠状动脉分流术（CABG），以及永久性起搏器。

一旦诊断为冠心病或上述任何疾病，申请者必须经特殊许多程序申请航空医学诊断许可。如果获得授权，他们将收到美国联邦航空局的书面授权信和一个具有时限的恰当的医学许可。并被要求向美国联邦航空局阐明他们在此许可和医学诊断期限内驾驶飞机是安全的。如这一期限内的任何时候飞行员有相应的临床表现，许可将被取消。表11-5列出了一些来自航空医学鉴定部对各种冠心病相关疾病统计资料。

在发生心脏疾病之后，申请者重新获得航空医学许可评估之前需要等待6个月。这一间隔被认为是疾病的观察期，以确定疾病的重现或加重，或治疗措施的并发症。6个月结束后，要求申请者提供疾病相关的所有医学或外科记录、1份当前的心血管功能分析报告、1份血脂谱、空腹血糖检验报告和 1 份最大程度的符合测试报告。此外，一级和二级医学许可者还需要提交 1 份放射性核素负荷测试，以及 1 份 6 个月的心导管插入术术后报告，以确定建立的任何实施治疗步骤的有效性。插入导管术的解剖学结果需与放射性核素负荷测试结果比较。此外，先前提到的有关 CAMI 心脏病学家评估包括所有一级和二级医学许可者。在联邦航医授权之前发生个体心血管事件时从专家中抽组成临床和飞行安全风行评估推荐小组。

表 11-5 截止 2006 年 5 月，按照医学许可级别分类统计的冠心病和相关疾病的航空医学许可数据

	一级	二级	三级
心肌梗死	440	418	2938
经皮腔内冠状动脉成形术	370	286	1682
冠心病放置支架	548	437	2940
冠状动脉旁路移植手术	368	381	3178

按照许可期限后续换发新证时，申请者需提交追踪信息，至少包括他们当前的健康状况、血脂谱分析、空腹血糖和最大程度的 Brouce 运动应激试验。一级、二级和三级医学许可特别需要为期 12 个月的随访。一般而言，如果申请者在后续试验中表现出缺血症状，即使无症状，也不会被予以许可。

心脏瓣膜疾病

心脏瓣膜疾病是另一种联邦航医委员会所认可的不适于飞行安全的疾病，需进行特别的资格取消和医学检查。当主动脉狭窄至经瓣膜阶差达到 40 mmHg，或瓣孔面积变的 ≤ 1 cm^2，申请者将被拒，直到瓣膜置换或情况发生改善。这些情况的一个例外是未处置的二尖瓣狭窄，在大多数情况下不被允许。任何瓣膜病理改变，如永久性心律失常、心力衰竭、全身栓塞等并发症，或其他明显的情况将被拒绝授权。

航空医学诊断许可允许使用当代的生物或机械瓣膜，同时允许在有效的治疗水平使用口服抗凝药物。

二尖瓣脱垂（MVP）申请者在无非永久性心律失常或休克等相关条件及其他明显症状时，可以获得航空医学许可。大多数情况下，MVP 申请者会获得授权，即使在服用特定药物控制症状的情况下。

如果一个瓣膜被修复而不是被置换，如瓣膜成形术或口角开大术，申请者可以在 3 个月的观察期后获得许可，但前提是机构收到其提交的良好心血管评估报告。但是，瓣膜置换后，申请者必须在术后满 6 个月才能申请重新进行医学许可的评估。将要求他们提交所有关于疾病和手术的记录，一个当前的心血管评估报告、血脂谱、血糖检查、当前最大程度的 Brouce 负荷试验、当前的二维彩色超声心动图和 24 h 动态心电图监护。表 11-6 所示为美国联邦航空局有关当前人工心瓣更换术后获得授权的统计资料。

表 11-6 截止 2006 年 5 月，按照医学许可分级统计的美国联邦航空局心脏瓣膜置换病例数据

	一级	二级	三级
机械瓣膜	36	34	170
组织瓣膜	34	40	151

美国的航空医学诊断授权允许使用华法林作为人工瓣膜术后抗凝剂；当前美国联邦航空局倾向于给 INR 值为 2.5 ~ 3.5 飞行员授权航空医学诊断许可。

永久性起搏器

随着对永久性起搏器使用的依赖和永久性起搏器体积的减小，美国联邦航空局开始对于向所有级别医学许可的飞行员授权航空医学许可。申请者必须在放置永久性起搏器后经过一个强制性 2 个月观察包括起搏器的放置、起搏发生器或起搏点导线置换等操作。在考虑给予授权之前，申请者必须提供所有有关放置起搏器的医学记录，包括起搏发生器及导线生产商、型号、序列号。一名美国联邦航空局心脏病学顾问组成员监督失常警告，任何发生器或导线的问题将导致申请者授权被收回。同时，需申请者提供 2 个月申请授权期间按所有起搏器的评估报告、最大程度的 Brouce 负荷试验、当前心血管评估报告、血脂谱分析、血糖检测、二维彩色超声心动图和 24 h 动态心电图监护。之后，所有级别的授权都要每 6 个月进行起搏器评估。

是否有起搏器依赖更为重要。美国联邦航空局定义起搏器依赖为：起搏器关闭或设为最低设置后心率< 40 次 /min。美国联邦航空局最近已开始给具有起搏器依赖的申请者授予三级医学诊断许可，先前是不可能的。然而当前如果申请者具有起搏器依赖性，一、二级医学许可还不予授权。到 2006 年 5 月，航空医学鉴定部已为 43 名一级、60 名二级、333 名三级具有永久起搏器植入的申请者发放的航空医学许可。

心脏移植

心脏移植是 67 部规定的取消许可的特殊医学情况之一。目前，尚无一人因此获得许可，但是，在美国联邦航空局曾一度有少数飞行员获得许可。当发现这些飞行员移植的心脏血管继发了明显的病变后，其许可被收回。血管病变是移植后第 1 年的头位死因，由于手术去神经的移植心脏此病发生隐匿。其第 1 年死亡率为 10% ~ 50%，5 年死亡率为 50% ~ 90%。组织学表现为血管内膜单核细胞增殖，全血管壁可见满载脂质的巨噬细胞、平滑肌细胞增生、血管内膜增厚。

糖尿病

美国现在开始向口服降糖药的糖尿病申请者发放特殊医学许可。某些疾病情况下，β- 阻断剂合并口服降糖药并未获得应用的许可，因其可能造成机体的低血糖反应和突然失能的风险。美国联邦航空局接受所有的口服降糖药包括复方制剂。二甲双胍、噻唑啉二酮类、西格列汀、阿卡波糖等是仅有的可与 β- 阻断剂一起使用的口服药，因不会导致低血糖。

在申请者提交医学授权前，需考虑其血糖稳定时间维持了不少于 60 d。申请者需提交其治疗医生出具的眼、心血管、脑、肾或外周血管无糖尿病引起的血管病变诊断证明。同时提交最近 30 d 内糖化血红蛋白检测报告。

到 2006 年 5 月，共有口服降糖药和（或）抗高血糖药的糖尿病飞行员 548 名一级、1108 名二级、4137 名三级飞行员获得了医学许可。

1995 年，鉴于当时的政治环境，联邦航空医学委员会召集了一组内分泌专家，关注逐渐增加的通过胰岛素治疗的糖尿病申请者，以期建立一个相关的指南。随后，提出了 1 份详尽的医学授权程序，在空中交通管制专家批准后开始实施。当此类申请者表现良好，无并发症，医学许可将扩大至三级。当时航空医生委员会认为与一、二级飞行员比，三级医学授权拥有者属于可允许放宽标准授权的一类。之所以这样，是因为当获得特殊情况（放宽标准）的授权，与一、二级飞行员比，三级许可的飞行员承担其自身安全更多的责任。到 2006 年 5 月，共有 462 名胰岛素治疗的糖尿病申请者获得了许可。

还需考虑的是，胰岛素治疗的申请者必须维持 6 个月血糖的稳定。此外，连续 5 年内低血糖症状的发作不得高于 2 次，任何一次发作不得伴有意识丧失、发作、认知功能障碍或第三方干预。申请者必须提交其治疗医生出具的当前检查的报告，2 份近期的糖化血红蛋白检查结果，必须包括 90 d 内的检查。胰岛素的类型和剂量必须详细说明，并说明其对心血管、脑血管、外周血管以及神经系统存在或不存在危害。申请者还必须提供一名眼科专家对药物是否可能引起有临床意义的眼科疾病的书面说明。如果年龄不小于 40 岁，申请者必须进行最高水平的等级运动试验。必须有相应的记录表明，申请者经训练会使用血糖记录仪，知晓低血糖发生时需采取的措施。

有能力恰当地监测并处置其自身的糖尿病。为了获得或保持医学授权，要求胰岛素治疗的糖尿病申请者遵守一个详细的糖尿病检测计划，以及如何使用血糖记录仪和葡萄糖补充剂。

药物依赖或滥用

美国联邦航空局对于药物依赖的定义为：证据表明个人用药（不含烟草或黄嘌呤衍生物）有增加的耐受性，有戒断症状表现、控制力受损或使用或继续使用损害健康，或导致社会的、个人的或职业的功能障碍。美国联邦航空局对于"药物"的定义包括酒精、其他催眠药和镇静药、抗焦虑剂、鸦片，中枢神经兴奋剂（包括可卡因、苯丙胺类），类似作用的芳基环己胺、印度大麻、吸入剂，以及其他的精神治疗药物和化学药品。1974 年，美国联邦航空局航空医学办公室与航空公司飞行员联合委员会联合建立了人类动机干预调查计划（HIMS），监测经治疗物质依赖和滥用飞行员的恢复。该计划很大程度上依赖航空公司的职工辅助程序，监视面对药物依赖飞行员的人，并鼓励其进入入院治疗计划。一旦飞行员戒毒成功，入院治疗计划将结束，并获得资助，定期参加疾病治疗后的照顾调理和嗜酒者互诫协会/麻醉品互诫协会活动，并在密切监督下获得授权重返飞行。该类监督需要飞行员定期参加疾病治疗后的照顾调理和嗜酒者互诫协会/麻醉品互诫协会的活动，要求内科成瘾性研究者出具 1 份随访报告，一名接受额外训练的 AME 将负责全程监督，观察复发迹象和定期向位于俄克拉荷马州的美国联邦航空局航空医学许可分布发送报告。随访报告一般持续 2 年，但对于复发的飞行员可持续 5 年。该计划使得数以千计的飞行员在戒毒和有效执行其计划后最快 90 d 内重返飞行。

但对于三级医学许可飞行员，重新获得医学许可非常困难。因为缺乏支持和监督计划的建立，而这一计划可由雇主提供。为获得授权的评估，私人飞行员必须阐明 2 年内完全戒毒。对于所有级别飞行员继续有效医学授权的要求之一是保持对其曾成瘾的物质保持完全全面的戒毒。

到 2006 年 5 月，共有 992 名一级、348 名二级、520 名三级飞行员在被诊断为酒精依赖后重新获得授权。

药物的一般使用

对于飞行员的药物使用一直存在争议。一些国家倾向于不限制药物使用，而另一些国家则相当严格。关注点不仅在于药物使用，还在于自我服药和医生开具处方服药等药物状态。一般而言，接受抗凝血、抗病毒、抗焦虑、巴比妥酸盐类、化疗剂、试验药剂、降血糖药、调查研究用药、改善情绪、运动病药、麻醉药、抗组胺镇静药、抗组胺药、类固醇药物或类固醇等药物长期治疗的申请者，其许可将被延迟。

在提交了申请人无副作用发生的说明后，允许使用无镇静作用的抗组胺药物，如盐酸非索那定或氯雷他定。允许有过敏性鼻炎和哮喘的申请人使用非吸收性类固醇鼻剂或气雾吸入剂。需强调的是过敏性鼻炎和哮喘的严重程度不会导致取消授权。在使用类固醇药物时，允许每日使用不超过 20 mg 等剂量的泼尼松。其原因多种多样，但最主要的是高剂量使用可能伴随副作用发生，高血糖症的风险增加，类固醇诱导的精神病学改变（类固醇精神病）。此外，高剂量类固醇可以表明体征正在恶化，其自身可预先排除某人行使飞行特权。

美国民航允许使用非甾体抗炎剂和新的环氧化酶 -2 抑制剂。需强调治疗条件是一个重要因素。如有急性腰骶劳损或由明显关节炎发展的申请人在急性期、疼痛期和疾病所致失能期不应飞行。

除作用于中枢的抗高血压药物外，允许使用其他所有类型的抗高血压药物。要求 AME 告知计划参与飞行任务的飞行员，使用 β- 受体阻断剂和其他钙通道制剂可以使其在有 G 负荷的对抗演习中易于晕厥。

美国联邦航空局一项政策曾表明，如果医生使用了未经 FDA 推荐使用的药物，是飞行中不被接受的。2005 年该政策被修改，起因是代谢综合征的治疗。此病的体征包括超重、高三酰甘油血症和高血压，有发展为糖尿病的风险。临床试验已表明，使用一些口服降糖药可降低胰岛素抵抗，降低糖尿病风险。口服降糖药——二甲双胍、吡格列酮、罗格列酮等，是 FDA 推荐的治疗 2 型糖尿病的药物，通常被用来治疗这一疾病。虽然这些治疗用药并未得到 FDA 的批准，但是美国联邦航空局已经接受了这些药物的用法，由于代谢综合征并不影响飞行安全，尽管是在未经 FDA 批准的情况下，美国联邦航空局还是决定接受此类药物的使用。

一个新关注点是其他医学药物的使用，如治疗许多疾病的中草药。由于缺乏对于这些药效的研究，因此，有时很难给予飞行人员以确定的使用建议。美国联邦航空局现在不鼓励或禁止在飞行活动期间个人使用此类药物。但是，如发现申请人使用此类药物，会要求其提交补充材料以确定他们适合飞行。最后，用于治疗注意力缺乏症或外源性肥胖症的兴奋剂和降低食欲药物，如苯丙胺类、哌甲酯、阿托西汀、苯丁胺、苯甲曲秦和西布曲明，一般不允许在飞行中使用。

空管人员：一类独特的民航飞行人员

民航空管人员代表了美国一类独特的飞行人员。对于他们的医学许可依赖于其所在的公司。首要但不是唯一的民航空管人员雇主是美国联邦航空局。其他组织，如国防部、县市政府以及私人承包商也可雇用民航空管人员作为塔台的操作者。目前，美国联邦航空局组织内和未确定的，数量较小，受雇于其他雇主的这一人群约有 20 523 名操作人员和监督者。美国联邦航空局组织内的空管人员工作于不同的联邦机构，包括但不限于以下机构：ARTCC 空中交通控制中心、TRACON 终端雷达控制中心、ATCT 空中交通控制塔台、AFSS 自动化飞行服务站、CERAP 联合路途引导中心。与美国联邦航空局相应的机构不同，其他民航控制人员只在 ATCT 空中交通控制塔台工作。

民航非美国联邦航空局空管人员至少需达到 67 部规定的二级医学标准。关于二级医学许可的要求早已讨论，对空管人员的要求与任何飞行员或机组成员同级医学许可的要求一致。并未因空管人员不通过实际飞行来履行其安全相关责任而有任何区别。国防部非现役空管人员获得医学许可途经特殊，采用对其特殊要求的军事空管人员标准，执行特殊任务。这些标准在本书其他部分有所叙述。但是，当这些空管人员执行民航和军航双重任务时，在国防部 FAR65 部要求之外，需要他们至少具有美国联邦航空局二级以上医学许可，免除现役的军事空管人满足美国联邦航空局相关医学标准。

受雇于美国联邦航空局的空管人员是指作为空中交通控制专业人才，满足美国联邦航空局 3930.3A 号令规定的医学标准，不受 FAR 同样规则的制约。至于军事空管人员，FAR65 部免除了美国联邦航空局 ATCS 满足美国联邦航空局二级医学许可标准的规定。但是，美国联邦航空局 3930.3A 号令规定的标准比 67 部规定的二级医学许可标准某些方面更为苛刻。医学标准的主要差别在于听力、视力和血压要求；基于年龄实施体检的频率；心电图检查的需求；

以及有关医学停飞和弃权的规定。表 11-7 包括了根据美国联邦航空局 3930.3A 号令中有关美国联邦航空局对其空管人员的医学标准。

美国联邦航空局 ATCS 医学标准的分类方式反映了不同空中交通管制机构的空中交通活动。对空管人员最严格的标准适用于飞行器的紧急控制（如 ARTCC、CERAP、TRACON 和 ATCT），而次严格的标准适用于 AFSS 空管人员，因为他们不控制空中交通。AFSS 活动局限于天气预报、飞行追踪和通用航空飞行计划；这些人不提供直接的空中交通服务。

表 11-7　美国联邦航空局空管人员医学标准美国联邦航空局 3930.3A 令

ACTS 工作类型		
医学标准	ATCT、ARTCC、TRACON、CERAP	AFSS
远、近视力	单眼视力 20/20 或优于 20/20，矫正或不矫正	至少单眼视力 20/20 或优于 20/20
眼动能力	双眼所有方向无异常	无要求
中视力	无特殊要求	
色视觉	正常色视觉	
视野	中央和外周视野正常	中央视野正常
隐斜视	无内隐斜视或外隐斜视 > 10° 上隐斜视 ≥ 1.5 棱镜屈光度	无复视
听力	独立纯音听力测量试验，不低于以下阈值 频率（Hz）500 1000 2000 4000 较好耳（dB）20 20 20 40 较差耳（dB）25 25 25 40	
耳鼻喉科	无耳病；经证明或可信的预期证明无眩晕、言语或平衡障碍	
心血管	无心脏病史，无脑血管意外 / 短暂性脑缺血发作病史	
心电图	入职前体检，入职后 40、45、50 岁检查，50 岁后每两年	
血压	年龄最大降低	血压（mmHg）
		140/90
		150/90
		150/100
	50+	160/100
基础医学	无糖尿病、癫痫及其他发作、意识丧失史；无其他功能或器官性疾病，这些疾病在执行空中交通管制任务时可能有潜在的威胁	
精神病学	无抑郁症、焦虑症、精神病、双相情感障碍和重度人格障碍	
物质依赖和滥用	经诊断有物质依赖和滥用史的即被取消资质，除非有明确的康复临床证明，包括永久戒除物质；DOT 3910.1C 号令指导	
取消资质的条件	与 67 部不同（表 3），本命令中未规定取消资质的疾病做特殊规定；但是，相同的疾病取消资质的疾病目录适用于 67 部医学许可者，特别是申请美国联邦航空局 ATCS 者；每个案例都需独立审核	
检查频率 40 岁以下 40 岁及以上	每 2 年、每 3 年 每年、每 2 年	

太空：下一个医学鉴定授权的挑战

1984年2月，总统颁布了一项执行命令指派DOT作为领导机构监督美国境内所有商业太空发射活动。1984年10月30日，国会通过了商业太空发射法案，赋予DOT必要的权利管理美国境内所有的商业太空发射活动。起初，DOT的任务是监督这一活动，但是，1995年11月16日，这一职能转移给美国联邦航空局。运输部长委托给美国联邦航空局这一职责，使其发放并管理美国所有的商业太空发射活动，以确保其行为的安全和责任，促进、鼓励和推进商业太空运输。在美国联邦航空局内部，商业太空运输办公室得履行这一职责，确保上述行为符合公共健康和安全、财产安全、国家安全和美国外交利益。

2004年10月4日，Scaled Composites研究的太空飞船一号成为第一艘私人驾驶的宇宙飞船，在14 d的飞行期间。飞行高度两次超过328 000 ft（99.9744 km），因此得到了1000万美元的Ansari X-Prize资助。执行此次飞行任务的民间航天员获得美国联邦航空局二级医学授权许可。

当前联邦航空医生委员会的计划是按照特殊授权程序确定适合驾驶此类太空飞行器的条件，以及不适合的医学条件。

20世纪60年代出现的载人太空飞行将人类开启了航空人员医学诊断授权的新纪元。医学标准必须与时俱进，以满足此类特殊任务的需求。但是，商业化的太空活动，如制造业和旅游迫使对这些标准的重新思考。并非每个人都期望太空旅行需要满足下列严格的要求，包括NASA对民间个人那样严格的要求，以及当前驾驶宇宙飞船的军事飞行人员或在国际空间站执行任务的飞行人员。

普通民众将很快进入以前只有满足最严格身体良好的人才能进入的区域。基于这一考虑，期望着商业太空旅行的发展，1999年，美国联邦航空局航空医学办公室建立了空间站工作人员和旅客的医学标准。目前尚未获得最终批准。

NASA的医学标准

NASA自20世纪50年代晚期开始了选拔航天员的工作，在过去的50多年间持续改进医学选拔程序。1959—1977年，经医学评估航天员申请人按照健康状况和身体素质分级，而没有一个针对其他申请者特定的"通过或不通过"的医学标准。1977年，NASA建立了一套航天员选拔的医学标准。为选拔出能够执行空间飞行任务的人员，要求其职业生涯时间为10 ~ 15年。这些最初的标准包括一级的飞行员和二级的任务专家。其中一些医学标准（如视力）较美国联邦航空局二级宽松；当年共选拔出35名航天员，包括22名任务专家。有效载荷专家标准（三级）在20世纪80年代早期建立，为选拔非职业航天员基于其特殊的科学和职业背景执行特殊任务。

有效载荷专家最早1983年飞往1号空间实验室。自那时起，共有59名专家完成了飞行。其中有前参议员Jake Garn，前国会议员和参议员Bill Nelson，前航天员和参议员John Glenn。两名专家完成过三次飞行，日本的Chiaki Mukai完成了STS 47、STS 65和STS 95，Charlie Walker，McDonald Douglas完成了STS 41、STS 51和STS 61。ChristaMcAuliffe是第一名被选中的教师，完成了STS 51-L任务。她就是按照有效载荷专家标准选出的。包括Christa McAuliffe等7名航天员在1986年1月28日的挑战者号事故中死亡。她的备份是Barbara Morgan，在事故后重新返回学校任教，并在1998年成为NASA的有效负载专家，已列为执行STS-118号飞行任务。

四级医学标准建立于 20 世纪 80 年代中期，用于普通民众的太空飞行预期，但最终没有使用，参议员 Garn 的和国会议员 Nelson, and Ms. Christa McAuliffe 的飞行，适用于这一分类（尽管使用了有效负载专家标准），在挑战者号之前计划了包括新闻记者等更多的飞行。那次事故后，普通民众的太空飞行被叫停。近期，随着自费国际空间站旅行人数的增加，NASA 的四级医学标准被空间站的国际合作伙伴用来建立一套新的空间飞行参与人员医学标准，与早期普通民众空间飞行的概念相似。

1978 年后 NASA 的选拔和保留标准几经改版，最新版本为 2006—2007。随着医学知识的更新，基于对标准潜在证据基础认识的深入，有关标准的条款可以适当放宽。但是，新的任务需求，如向国际空间站的长时间飞行或探险任务，可能使相关标准更为保守。更为保守的标准可能有助于避免潜在任务造成的医学损伤。新的医学标准在本著作撰写时可能已经出版。含有医学评估的第二卷正在撰写。这些标准适用于选拔和保留标准，评估所有的空间飞行种类，代表了对 1978 年发行的第一版选拔标准的最新改版。这些更新的标准将被用来选拔未来的航天员。

航天员选拔最后的候选者将进入约翰逊空间中心，进行为期 1 周的面试和医学检查。过去 1 周，约有 20 名候选者在 1 周内完成了检查，总人数已超过 120 人。这些数字可能改变未来的选拔。在严格的病史、体格和实验室检查外，眼科、耳鼻喉科、妇产科、神经科、精神及心理科专家也会进行专科检查。NASA 的航天医学小组评估候选者并基于最新批准的 NASA 医学标准决定其是否当选。在一个特定的选拔过程中，最后人数的多少因 NASA 要求掌握的技能情况而异。选拔后，为继续保持飞行能力，NASA 所有的航天员需要经历一次年度医学和实验室检查。AMB 听取偏离标准的案例报告并决定临时或永久停飞。永久停飞需经 NASA 总部的首席健康和医学官员评估和批准。

为满足所有飞往国际空间站成员（航天员、宇航员和特殊任务专家）的长时间空间飞行，NASA 建立了附加的标准。这些内容已被所有 5 个空间站的合作国批准，包括美国的 NASA、加拿大航天局、俄罗斯（Roscosmos）、日本 JAXA 和代表 17 国的欧洲航天局。这些附加标准在选拔和定期体检卷中，任务指定成员的额外检查独立一卷。长期国际空间站飞行（超过 30 d）要求的测试包括行为健康检查和筛选试验，如 EBCT、MRI、超声检查，结肠镜和幽门螺杆菌检查。合作伙伴国将所有的航天员和宇航员提交多国空间医学委员会，MSMB 决定由谁有资格飞往国际空间站。短期和长期飞行状态的年度再授权由 MSMB 在其完成了第一次评估并由发起国的医学机构通过后裁决。电视会议每月 1 次，面对面会议每年 2 次。

国际上针对 SFPs 建立了一套特殊的标准，本质上适用于空间旅行者。这些标准不像职业航天员和宇航员那样苛刻，计划向公众公开促进逐渐兴起的空间飞行业务。作为这一文件，该标准最早可在 2007 年秋季发表。完成飞行的 SFPs 有 Dennis Tito, Mark Shuttleworth, Gregory Olsen, Anousheh Ansari 等，Charles Simonyi 在 2007 年 4 月刚完成飞行。这些 SFPs 自己承担空间飞行和训练的费用，乘坐联盟号宇宙飞船发生和着陆，10 d 时间在国际空间站轨道舱旅行。最初对 SFPs 的评估研究在俄罗斯生物医学研究所，候选者在提交 MSMB 之前经 Roscosmos 医学委员会主席批准。

2005 年以来，NASA 已形成了航天员健康标准以指导航天员的健康保持，对抗空间飞行对人体的损害，包括微重力、密闭座舱毒物和微生物暴露、电离辐射环境暴露等。这些标准同样指导生物医学研究者研究对抗微重力的措施，指导生命保障系统和环控系统的设计。这些标准涵盖了空间飞行的所有人体系统，第一卷规定了允许的暴露限值（如辐射）以及允许的丢失限值（如骨丢失）、任务的适合度（如行为健康）、医疗护理水平以用来设计适合任务风险生命保障系统；第二卷明确了环境健康内容，如可接受的电离和非电离辐射水平，空气和水的毒理学和微生物学污染物、加速度、噪声和震动等。人的因素标准被用来设计宇宙飞船和生活舱的设计、建造、装备以及人机交互界面，同时还有空间活动。第一卷标准已经通过，并作为一个部门的系列标准，第二卷在本书撰写过程中。这些标准使 NASA 可以设计可执行的标准的过程，一个聚焦的风险管理系统。

结论和附加资源

鉴于下一个 10 年预期的航空活动显著增长，飞行人员医学鉴定面临着明确现实和持续的挑战。航空医学从业者将会面临着鉴定医学状况、新的治疗和处置方法以及新药物等对飞行安全的影响等领域的挑战。为紧跟医学的快速发展，新问题必须尽快研究、解决。通过创新改变计划管理，审慎开展研究，直面这一挑战，不仅使更多的人以其能力尽可能获得并保持航空医学许可，而且继续确保飞行和商业空间旅行安全。

有许多资料可供航空医生或航空体格检查员参考，以做出关于航空医学许可、任务的适应性、病损和残疾的决定。除了美国联邦航空局航空医学检查指南，包括其他国家民航和军航权威部门发布的指南，也可以在网上可以查到，还可以参考临床实践指导方针（美国航空航天医学专家协会）、雷曼临床航空医学（第四版）。

王若永 译 于 丽 校

参考文献

[1] Lyons T, Neel RL, Simpson CG, et al. East meets West: a comparison of eastern block/western aeromedical practices[J]. Aviat Space Environ Med, 1997, 68:1150-1153.

[2] Bento Coelho J, FerreiraA, SerranoJ, et al. Noise assessment during aircraft run-up procedures. Aviat Space Environ Med, 1999,70: A22-A26.

[3] Kikukawa A, Tachibana S, Yagura S. G-related musculoskeletal spine symptoms in Japan Air Self Defense Force F-15 pilots. Aviat Space Environ Med, 1995, 66:269-272.

[4] Nakagawara V, Montgomery RW. Laser pointers and aviation safety. Aviat Space Environ Med, 2000, 71:1060-1062.

[5] Oksa J, Hamalainen O, Rissanen S, et al. Muscle strain during aerial combat maneuvering exercise. Aviat Space Environ Med, 1996, 67: 1138-1143.

[6] Coakwell MR, Bloswick DS, Moser R Jr, et al. High-risk head and neck movements at high G and interventions to reduce associated neck injury. Aviat Space Environ Med, 2004, 75:68-80.

[7] International Civil Aviation Organization. Manual on laser emitters and flight safety[Z]. International Civil Aviation Organization (ICAO), 2003.

[8] Association AT. Airline cabin air quality[Z]. Washington, DC: ATA, 1994.

[9] Lindgren T, Norback D, Lindgren T, et al. Health and perception of cabin air quality among Swedish commercial airline crew. Indoor Air 2005;15(Suppl 10):65-72.

[10] Lindgren T, Norback D, Andersson K, et al. Cabin environment and perception of cabin air quality among commercial aircrew. Aviat Space Environ Med, 2000, 71:774-782.

[11] National Research Council CoAQiPCoCA. The airliner cabin environment and the health of passengers and crew[M]. Washington, DC: National Academy Press, 2002.

[12] Finkelstein S. The 17th Andre Allard Memorial Lecture: to smoke or not to smoke in civil aviation[J]. Aviat Space Environ Med, 1998, 69: 415-416.

[13] Lindgren T, Norbäck D, Wieslander G. Perception of cabin air quality in airline crew related to air humidification, on intercontinental flights. Indoor Air, 2007, 17:204-210.

[14] Wenzel R. Airline travel and infection [editorial

comment].N Engl J Med, 1996, 334:981-982.

[15] NagdaN, Koontz MD, Konheim AG, et al. Measurements of cabin air quality aboard commercial airliners. Atmos Environ 1992;26A: 2203-2210.

[16] Thibeault C. Airliner cabin air quality. Occup Med 2002;17:279- 292.

[17] Thibeault C, Thibeault C. Aerospace Medical Association. Cabin air quality. Aviat Space Environ Med 1997;68:80-82.

[18] Markel H, Gostin LO, Fidler DP. Extensively drug-resistant tuberculosis: an isolation order, public health powers, and a global crisis. JAMA 2007;298:83-86.

[19] Leder K, Newman D, Leder K, et al. Respiratory infections during air travel. Intern Med J 2005;35:50-55.

[20] WHO. Tuberculosis and air travel: guidelines for prevention and control[Z]. 2006.

[21] JamesM, Green R. Airline pilot incapacitation survey. Aviat Space Environ Med 1991;62:1068-1072.

[22] Conlon C, Berendt AR, Dawson K, *et al.* Runway malaria [letter] [see comments]. Lancet 1990;335:472-473.

[23] Gratz NG, Steffen R, Cocksedge W, *et al.* Why aircraft disinsection? [see comment]. Bull World Health Organ 2000;78:995- 1004.

[24] Rayman RB, Rayman RB. Aircraft disinsection. Aviat Space Environ Med 2006;77:733-736.

[25] Ellis RA. AGARD. Aircraft disinsection: a guide for military & civilian air carriers. In: ed. France: Neuilly-Sur-Seine, 1996.

[26] Anderson FM, Tarlock AD. Hazardous waste environmental protection: law and policy[Z]. Boston: Little, Brown and Company, 1984.

[27] Voge V, TolanG. Physiological problems caused by transportation of hazardous cargo in military aircraft[J]. Aviat Space Environ Med, 1993, 64:662-665.

[28] Voge V, Tolan G. Hazardous materials incidents in military aircraft. Aviat Space Environ Med, 1993, 64:658-661.

[29] National Transportation Safety Board. Aircraft accident report: in-flight fire and impact with terrain, Valujet Airlines Flight 592[R]. In: ed. NTSB,1996.

[30] Odenheimer G. Function, flying, and the age-60 rule [editorial comment]. J Am Geriatr Soc, 1999, 47:910-911.

[31] Tilton F. Should the FAA change it's Age-60 Rule? Fed Air Surg Med Bull, 2007, 2; Fall.

[32] Yesavage J, Taylor JL, Mumenthaler MS, *et al.* Relationship of age and simulated flight performance [see comments]. J Am Geriatr Soc, 1999, 47:819-823.

[33] Helmreich R. On error management: lessons from aviation. Br Med J 2000, 320:781-785.

[34] Sexton J, Thomas EJ, Helmreich RL. Error, stress, and teamwork in medicine and aviation: cross sectional surveys. Br Med J 2000, 320:745-749.

[35] Wiegmann D, Shappell SA. Human error and crew resource management failures in Naval aviation mishaps: a review of US Naval Safety Center data, 1990-1996. Aviat Space Environ Med 1999, 70:1147-1151.

[36] Iglesias R, Terres A, Chavarria A. Disorders of the menstrual cycle in airline stewardesses. Aviat Space Environ Med, 1980, 51:518-520.

[37] Heaps C, Fischer MD, Hill RC. Female acceleration tolerance: effects of menstrual state and physical condition. Aviat Space Environ Med, 1997, 68:525-530.

[38] McGinnis J, Foege WH. Actual causes of death in the United States. JAMA, 1993, 270:2207-2212.

[39] Fitzpatrick D, Shannon S. Health-risk behaviors of Army aircrew. J Occup Med, 1992, 34:810-814.

[40] USAFSAM. USAF flight surgeon's guide, Chapter 14[Z]. San Antonio, 1999:23.

[41] Grossman A, Landau DA, Barenboim E, *et al.* Smoking cessation therapy and the return of aviators to flying duty. Aviat Space Environ Med, 2005, 76:1064-1067.

[42] Henningfield JE, Rose CA, Henningfield JE, et al. How US airlines became smoke free? Tob Control 2001, 10:295-296.

[43] International Civil Aviation Organization. Resolution A29-15: smoking restrictions on international passenger flights[EB/OL]. Available at: http://www.icao.int/cgi/goto m med.pl?icao/en/med/MED Resolutions.html, 1992.

[44] Civil Aerospace Medical Institute. Alcohol and flying, a deadly combination[Z]. Oklahoma City: Civil Aviation Medical Institute, FAA, 1994.

[45] Substance Abuse and Mental Health Services Administration (SAMHSA) Office of Applied Studies. Substance use and mental health characteristics by employment status[Z]. Rockville: Substance Abuse and Mental Health Services Administration, 1999.

[46] Cook R, Bernstein AD, Andrews CM. Assessing drug use in the workplace: a comparison of self-report, urinalysis, and hair analysis, NIDA research monograph. NIDA, 1997, 247-272.

[47] Cook C. Alcohol and aviation. Addiction, 1997, 92:539-

555.

[48] Kraus CK, Li G, Kraus CK, et al. Pilot alcohol violations reported in U.S. newspapers, 1990-2006. Aviat Space Environ Med, 2006, 77:1288-1290.

[49] Billings C, Wick RL Jr, Gerke RJ, et al. Effects of ethyl alcohol on pilot performance. Aerosp Med, 1973, 44:379-382.

[50] Billings C, Demosthenes T, White TR, et al. Effects of alcohol on pilot performance in simulated flight. Aviat Space Environ Med, 1991, 62:233-235.

[51] Tornros J, Laurell H. Acute and hang-over effects of alcohol on simulated driving performance. Blutalkohol, 1991, 28:24-30.

[52] Knowles J, Laverty SG, Kuechler HA. Effects on REM sleep. Q J Stud Alcohol, 1968, 29:342-349.

[53] Gibbons H. Alcohol, aviation, and safety revisited: a historical review and a suggestion. Aviat Space Environ Med, 1988, 59:657-660.

[54] Taasan V, Block AJ, Boysen PG, et al. Alcohol increases sleep apnea and oxygen desaturation in asymptomatic men. Am J Med, 1981, 71:240-245.

[55] Canfield D, Hordinsky J, Millett DP, et al. Prevalence of drugs and alcohol found in fatal civil aviation accidents between 1994 and 1998. Aviat Space Environ Med, 2001, 72:120-124.

[56] Bray R, Sanchez RP, Ornstein ML. 1998 Department of defense survey of health related behaviors among military personnel[Z]. Research Triangle Park: Research Triangle Institute, 1995.

[57] Bray RM, Rae Olmsted KL, Williams J, et al. Progress toward healthy people 2000 objectives among U.S. military personnel[J]. Prev Med, 2006, 42:390-396.

[58] Bray RM. 2005 Department of defense survey of health related behaviors among active duty military personnel[Z]. 2006.

[59] Taylor J, O'Hara R, Mumenthaler MS, et al. Relationship of CogScreen-AE to flight simulator performance and pilot age. Aviat Space Environ Med, 2000, 71:373-380.

[60] Canfield DF, Hordinsky J. Medicine OoA. Drugs and alcohol found in fatal civil aviation accidents between 1989 and 1993. In: ed.Washington DC: Federal Aviation Administration, 1995.

[61] Kruyer W. Cardiology. In: Russell Rayman M, ed. Clinical aviation medicine[M].New York: Castle Conolly Graduate Medical Publishing, LLC, 2000:164-165.

[62] USAF. Health promotion program[Z], Air Force Instruction AFI 40-101. 1998.

[63] US Department of the Army. Army health promotion, Army Regulation AR 600-63[Z]. 1996.

[64] US Navy. OPNAV 6100.2A Health and Wellness Promotion Program[Z]. 2007.

[65] Billings CE, Billings CE. Epidemiology of injuries and illnesses during the United States Air Force Academy 2002 Basic Cadet Training program: documenting the need for prevention. Mil Med, 2004, 169:664-670.

[66] Qiang Y, Li G, Rebok GW, et al. Body mass index and cardiovascular disease in a birth cohort of commuter air carrier and air taxi pilots. Ann Epidemiol, 2005, 15:247-252.

[67] Poston WS, Haddock CK, Peterson AL, et al. Comparison of weight status among two cohorts of US Air Force recruits. Prev Med, 2005, 40:602-609.

[68] Katz D. Nutrition in clinical practice: a comprehensive, evidencebased manual for the practitioner[M]. Baltimore: Lippincott Williams &Wilkins, 2000.

[69] Alpers DS, Bier DM. Manual of nutritional therapeutics[Z]. Boston: Little, Brown and Company, 1995.

[70] Kaufman W, Callin GD, Harris CE. Energy expenditure of pilots flying cargo aircraft. Aerosp Med, 1970, 41:591-596.

[71] Littell D, Joy RT. Energy cost of piloting fixed and rotary wing aircraft. J Appl Physiol 1969;26:26.

[72] orentzen F. Oxygen consumption during flight at moderate G. Aerosp Med, 1965, 36:415-417.

[73] 73. Hastings J. Neurology. In: Rayman R, ed. Clinical aviation medicine[M].New York: Castle Conolly Graduate Medical Publishing, LLC, 2000:164-165.

[74] York E, Mitchell RE, Graybiel A. Cardiovascular epidemiology, exercise, and health: 40-year follow-up of the US Navy's "1000 aviators." Aviat Space Environ Med, 1986, 57:597-599.

[75] MacIntyre NR, Mitchell RE, Oberman A, et al. Longevity in military pilots: 37-year followup of the Navy's "1000 aviators."Aviat Space Environ Med, 1978, 49:1120-1122.

[76] Pukkala E, Auvinen A, Wahlberg G. Incidence of cancer among Finnish airline cabin attendants, 1967-92 [see comments]. Br Med J 1995, 311:649-652.

[77] Clark D, Tolan GD, Johnson R, et al. The West Point Study: 40 years of follow-up. Aviat Space Environ Med, 1994, 65:A71-A74.

[78] Grayson J, Lyons TJ. Cancer incidence in United States Air Force aircrew, 1975-89 [see comments]. Aviat Space

Environ Med, 1996, 67:101-104.

[79] McCrary BF, Van Syoc DL, McCrary BF, et al. Permanent flying disqualifications of USAF pilots and navigators(1995-1999). Aviat Space Environ Med, 2002, 73:1117-1121.

[80] Preston F. Physiological problems in air cabin crew. Proc R Soc Med, 1974, 67:825-829.

[81] Lavernhe J, Pasquet J, Mathivat A. Incidence of cardiovascular diseases among the flight deck personnel of an airline. Aerosp Med, 1969, 40:62-63.

[82] Kidera G. Clinical aspects of commercial aviationmedicine. JAMA, 1967, 201:242-246.

[83] Orford R, Carter ET. Preemployment and periodic physical examination of airline pilots at the Mayo clinic, 1939-1974. Aviat Space Environ Med, 1976, 47:180-184.

[84] Holt G, Taylor WF, Carter ET. Airline pilot disability: the continued experience of a major US airline. Aviat Space Environ Med, 1985, 56:939-944.

[85] Band P, Spinelli JJ, Ng VT, et al. Mortality and cancer incidence in a cohort of commercial airline pilots[J]. Aviat Space Environ Med, 1990, 61:299-302.

[86] Band P, Le ND, Fang R, et al. Cohort study of Air Canada pilots: mortality, cancer incidence, and leukemia risk. Am J Epidemiol, 1996, 143:137-143.

[87] Band P, Deschamps M, Fang R, et al. Long-term disability rates in a cohort of Air Canada pilots. Aviat Space Environ Med, 1998, 69:1137-1140.

[88] Irvine D, Davies DM. The mortality of British Airways pilots, 1966-1989: a proportional mortality study. Aviat Space Environ Med, 1992, 63:276-279.

[89] Irvine D, Davies DM. British Airways flight deck mortality study, 1950-1992. Aviat Space Environ Med, 1999, 70:548-555.

[90] Besco R, Sangal SP, Nesthus TE, et al. Institute CA. A longevity and survival analysis for a cohort of retired airline pilots. In: ed. FAA, 1995.

[91] Nicholas JBG, Padgett S, Hoel D, et al. Women on the flight deck—disease prevalence among female airline pilots in four us airlines. Ann Epidemiol, 2002, 12:511.

[92] Nicholas JS, Butler G, Hoel DG, et al. Breast cancer in female airline pilots. Epidemiology, 2003, 14:S63.

[93] Ballard T, Lagorio S, De Angelis G, et al.A cancer incidence and mortality among flight personnel: a Environ Med, 2000, 71:216-224.

[94] Nicholas J, Lackland DT, Dosemeci M Jr, et al. Mortality among US commercial pilots and navigators. J Occup Environ Med, 1998, 40:980-985.

[95] Blettner M, Zeeb H, Auvinen A, et al. Mortality from cancer and other causes among male airline cockpit crew in Europe. Int J Cancer, 2003, 106:946-952.

[96] Buley L. Incidence, causes and results of airline pilot incapacitation while on duty. Aerosp Med, 1969, 40:64-70.

[97] Chapman P. The consequences of in-flight incapacitation in civil aviation. Aviat Space Environ Med, 1984, 55:497-500.

[98] Booze C Jr. Sudden in-flight incapacitation in general aviation. Aviat Space Environ Med, 1989, 60:332-335.

[99] Froom P, Benbassat J, Gross M, et al. Air accidents, pilot experience, and disease-related in-flight sudden incapacitation. Aviat Space Environ Med, 1988, 59:278-281.

[100] Masters R. Aeromedical Support to Airline and Civilian Aircrew. In: ed. Fundamentals of aerospace medicine. Baltimore: Lippincott-Raven, 1996:775.

[101] DeJohn CA, Wolbrink AM, Larcher JG, et al. In-flight medical incapacitation and impairment of airline pilots[J]. Aviat Space Environ Med, 2006, 77:1077-1079.

[102] Mitchell SJ, Evans AD,Mitchell SJ, et al. Flight safety and medical incapacitation risk of airline pilots. Aviat Space Environ Med, 2004, 75:260-268.

[103] Kulak L,Wick RL Jr, BillingsCE. Epidemiological study of in-flight airline pilot incapacitation. Aerosp Med, 1971, 42:670-672.

[104] Lynge E. Risk of breast cancer is also increased among Danish female airline cabin attendants [letter comment] [see comments]. Br Med J 1996, 312:253.

[105] Wartenberg D, StapletonCP. Risk of breast cancer is also increased among retiredUSfemale airline cabin attendants [letter comment] [see comments]. Br Med, J 1998, 316:1902.

[106] Linnersjo A, Hammar N, Dammstrom BG, et al. Cancer incidence in airline cabin crew: experience from Sweden [see comment][J]. Occup Environ Med, 2003, 60:810-814; [Erratum appears in Occup Environ Med, 2004, 61(1):94.]

[107] Haldorsen T, Reitan JB, Tveten U, et al. Cancer incidence among Norwegian airline cabin attendants [see comment]. Int J Epidemiol, 2001, 30:825-830.

[108] Blettner M, Zeeb H, Langner I, et al. Mortality from cancer and other causes among airline cabin attendants in Germany, 1960-1997. Am J Epidemiol, 2002,

156:556-565.

[109] Cone J, Vaughan LM, Huete A, *et al*. Reproductive health outcomes among female flight attendants: an exploratory study. J Occup Environ Med, 1998, 40:210-216.

[110] Aspholm R, LindbohmML, Paakkulainen H, *et al*. A spontaneous abortions among Finnish flight attendants. J Occup Environ Med, 1999, 41:486-491.

[111] Irgens A, Irgens LM, Reitan JB, *et al*. Pregnancy outcome among offspring of airline pilots and cabin attendants. Scand J Work Environ Health, 2003, 29:94-99.

[112] Agredano YZ, Chan JL, Kimball RC, *et al*. Accessibility to air travel correlates strongly with increasing melanoma incidence[J]. Melanoma Res, 2006, 16:77-81.

[113] Rafnsson V, Hrafnkelsson J, Tulinius H, *et al*. Risk factors for cutaneous malignant melanoma among aircrews and a random sample of the population [see comment]. Occup Environ Med, 2003, 60:815-820.

[114] Takahashi G. International aviation medicine. In: DeHart RL, Davis JR, eds. Fundamentals of aerospace medicine[M]. Baltimore: Williams & Wilkins, 2002:586-587.

[115] Preston E. FAA historical chronology: civil aviation and the federal government, 1926-1996[Z].Washington, DC: Federal Aviation Administration, 1998.

[116] Holbrook HA. Civil aviation in the beurocracy. Bethesda: Banner Publishing Company, 1974.

[117] Burton R. G-induced loss of consciousness: definition, history, current status. Aviat Space Environ Med, 1988, 59:2-5.

[118] Civil Aerospace Medical Institute, Office of Aviation Medicine CAI. Guide for aviation medical examiners. In: ed. Washington, DC: Federal Aviation Administration, 1999.

[119] US Department of Transportation FAA. Federal register; revisions of airman medical standards and certification procedures and duration of medical certificates[Z]. Final Rule:11 238-11 255.

[120] Civil Aerospace Medical Institute. Guide for aviation medical examiners[EB/OL]. Available at: http://www.faa.gov/about/office org/ headquarters offices/avs/offices/aam/ame/guide/.

[121] Personal communication from AME staff. Aeromedical education division[Z]. Oklahoma City: CAMI, February 1, 2001.

[122] Civil Aerospace Medical Institute. Aeromedical certification statistical handbook[Z]. AC8500-1[Z]. Oklahoma City: Office of Aviation Medicine, Civil Aerospace Medical Institute, FAA, 2000.

[123] Civil Aerospace Medical Institute. Oklahoma city. Civil Aerospace Medical Institute, Federal Aviation Administration, 2005.

[124] SilbermanWS. RK and laser visual acuity procedures. Fed Air Surg Bull 1998;98(3):5.

[125] Silberman WS. Aeromedical certification update. Fed Air Surg Bull, 2000, Summer:3.

[126] Civil Aerospace Medical Institute. Oklahoma City. Civil Aerospace Medical Institute, Federal Aviation Administration, 2006.

[127] Bourge RC. In: Bennett JC, Goldman L, eds. Heart transplant[M]. Philadelphia:WB Saunders, 2000:377.

[128] Silberman WS. Medications in civil airmen[J]. Fed Air Surg Bull, 1997, 97(4):10.

[129] Virtual Flight Surgeons[EB/OL]. Available at: http://www. aviationmedicine.com/content/index.cfm?fuseaction= showContent&contentID=103&nav ID=103, 2007-4.

[130] Rayman RB, Hastings JD, Kruyer WB, *et al*. Clinical aviation medicine[M]. New York: Professional Publishing Group, 2006.

第十二章

航空医学相关呼吸系统疾病

捷博 S. 皮卡德和格瑞 W. 格瑞

> 上帝用地上的泥土做成了一个男人，然后向他的鼻孔吹气，赋予他生命的呼吸……创世纪 2：7。

由于其富于弹性的支持结构，肺对径向加速力产生的变形和破坏最为敏感，被称为人类在惯性力环境中的薄弱环节。肺的最基本功能是气体交换，其交换效率由吸入气体成分的合适配比决定。即使在正常肺中，通气和灌注的分配也受纵向和横向加速度的影响。为新时期战争准备的生命支持设备具备正压呼吸功能（positive pressure breathing，PPB）以增加抗荷耐力，即抗荷正压呼吸（positive pressure breathing for G protection，PPG），减压时也能维持肺泡氧分压（PPB），同时也会给肺组织增加支撑。当星际旅行目的地从低高度地球轨道扩展到月球及太阳系内后，肺面临从最初的接触面到气态及微粒环境，会使肺对环境污染易感从而造成急慢性损伤。

影响呼吸系统结构和功能的疾病使呼吸系统在航空环境中更易发生结构和功能的损伤，从而导致急性失能、缺氧、加速度性肺不张和对抗荷耐力产生潜在的危害（见第四章）。在战时的高 G 值环境中，重力和气体交换损害的局部因素导致了显著的肺通气 / 灌注比（V/Q）失衡。即使在潮气呼吸时小气道也有关闭现象，呼吸高氧会导致呼吸道末端快速吸收氧气而关闭气道，进而导致"加速度性肺不张"。影响气道功能的疾病（主要是阻塞性肺部疾病，如哮喘、慢性支气管炎和肺气肿）有可能会加剧通气 / 灌注比失衡，影响气体交换，降低抗荷耐力，增加加速度性肺不张的易感性。航空环境中普遍存在缺氧现象，同时缺氧造成的复合功能下降或失能状况加剧很可能是呼吸系统疾病造成的结果，因此呼吸系统疾病可能加剧缺氧的风险和程度。

空间计划正逐渐转变为月球甚至是星际旅行，肺有可能再次成为人类星际旅程中的薄弱环节，这是因为肺是月球灰尘或星际旅行中可能遇到物质的主要过滤器，而星际灰尘的物理、化学，甚至是生物成分仍然有很大一部分是未知的（见第十章）。

本章将讨论航空医学关注的阻塞性肺部疾病，包括哮喘、慢性阻塞性肺部疾病（chronic obstructive pulmonary disease，COPD）、肺囊肿、肺大疱、气胸、间质性 / 限制性肺部疾病，包括肉状瘤病。由于睡眠障碍中阻塞性睡眠呼吸暂停（obstructive sleep apnea，OSA）占主导地位，该类药物由呼吸专科医生开处方，因此关键的临床睡眠障碍也将在此综述。睡眠生理、抗疲劳对策和昼夜适应会在第十一和二十三章讨论。

飞行人员呼吸系统疾病评估

有关个人呼吸系统疾病的标准评估方法应包括肺功能测试和影像学检查。评估应该定义缺氧和呼吸系统受损后的失能风险。更多信息可能会源于可读性强、已标准化和有关的非侵入性检查。另一方面，睡眠障碍的评估更为复杂且耗时，所用的诊断程序在不同实验室间并未标准化。

肺功能测试

设备齐全的肺功能检测实验室均可进行多种业内的检测，一般常规呼吸系统评价方法常以测量用力肺活量（forced vital capacity，FVC）开始，而该检测却是一种不精确的呼吸量测定法。在正规操作的前提条件下，呼吸量测定法可提供有关限制性和阻塞性疾病的信息；正常 FVC 结果可排除限制性疾病，同时第 1 秒用力呼气量（1 second forced expiratory volume，FEV1）降低，表明阻塞性肺部疾病的存在。可能有多种原因会导致阻塞性肺部疾病，比如衰老，但重复测量相关指标能获得更多信息。如服用支气管扩张剂后或间隔一段时间后 FEV1 有明显变化，存在这种可逆的阻塞性又无明确原因，可判定为哮喘。

限制或阻塞过程会限制空气流通，可能会导致低 FVC 值，此时应测量肺容积。气体稀释法通常是可行的，但对呼吸量测量法来说，空气流通不畅会导致不实的肺容积测量。全身体描记是一种更为精确的衡量肺容积的方法。评估限制性疾病常包括弥散能力测试，可作为评估通气 / 灌注比失衡中动脉血气分析（arterial blood gas，ABG）的补充。然而，弥散能力测试对许多混杂变量敏感，可重复性是个问题。

对于飞行员，确认包括肺实质在内的慢性

肺部疾病应考虑 ABG 检测。该检测同样适用于 COPD 人群。除非出现一系列恶化，血气分析很少用于哮喘检测，动脉血氧饱和度只有在严重哮喘中才显示异常。民航典型机舱高度被限制在 8000 ft（2438 m）以下，军用飞机座舱高度通常在 10 000 ft（3048 m）。在这些高度，心血管系统正常成人的静息氧分压大约为 60 mmHg。若已患有肺部疾病，动脉血氧分压将会更低。测量外周血氧并不能很好地评估氧合情况，因为动脉氧分压只有降到 60 mmHg 后血氧饱和度才开始下降。患有中等程度疾病的机组人员动脉氧分压常在氧合血红蛋白解离曲线的平台区（图 2-4）。

关于限制性疾病的诊断多于阻塞性疾病，但阻塞性疾病在实际中更为常见，特别是在航空肺部病患中常见。阻塞性疾病肺功能检查时，如在支气管扩张后有明显改善（> 15%），即是患有哮喘的强有力证据，但哮喘是多变性疾病，当时肺功能检查可能并不明显。尽管肺功能检查正常但已怀疑患有哮喘，可用支气管激发试验（bronchial provocation testing，BPT）帮助诊断。实验室会应用多种激发抗原，这其中雾化组胺和乙酰胆碱是最好的标定。乙酰胆碱刺激后，通常衡量 PC20 参数，乙酰胆碱的浓度要使 FEV1 减少 20%。PC20 浓度 < 8 mg/mL 被认定为典型阳性。另外，目前美国胸椎学会的准则认可一个边缘类别。在该分类法下，PC20 浓度 ≥ 16 mg/mL 是正常的，浓度 < 4 mg/mL 而导致支气管痉挛，可认定为过度反应。FEV1 减少 20% 时的浓度介于这两个值之间被认为是边缘。乙酰胆碱刺激试验被经常用于诊断呈现非典型症状的病患，还可用于评估治疗反应。由于时间和花费限制，后者并不被广泛应用于实际医疗中，但对于表明抑制的反应的治疗却对空勤人群非常有用。

以下是一些注意事项，BPT 不能用于筛查；气道高反应的患病率大大超过临床哮喘，而且会随近期呼吸道感染等因素波动。BPT 结果应与临床影像相结合。同样乙酰胆碱刺激试验并不适用于排除痊愈后儿童哮喘的后续复发。在一项近期研究中，有 1/3 的阴性 BPT 病患随后有复发现象。这相当于痊愈后儿童哮喘的历史复发率。

影像

X 线胸片是评估呼吸系统疾病不可或缺的手段。原因很简单，肺对许多疾病均会产生造影剂。深吸气时肺部充满空气，患病时（如浮肿、炎症、瘤、纤维化）会有水密度呈现。标准胸片对阻塞性肺部疾病诊断并不是很有用。典型的肺气肿导致的肺泡膜破裂和支气管炎与哮喘中表现出的气管腔狭窄并不会显著影响肺部密度。

胸部计算机断层扫描（computed tomography，CT）会更有助于诊断，能更好地显示淋巴结肿大、早期纤维化、小结节和其他异常。相比常规 X 线胸片 CT 能更清晰地显示大疱，如应用高分辨率格式还可确认标准 X 线胸片可能不可见的胸膜下肺大疱。

睡眠研究

多数临床上睡眠障碍的准确诊断需要应用整夜多导睡眠检查（polysomnography，PSG）。虽然在睡眠障碍实验室中整夜睡眠研究是繁琐的，但简单方法会丢失很多信息。典型的 PSG 包括脑电图（2 ~ 3 根导线）、肌电描记（舌肌和胫前）、眼动电图描记、心电图（常为 II 导）和血氧饱和度。气流和呼吸功是最常测量的呼吸参数。

睡眠分期现已被合理地标准化，多数实验室采用瑞迟山芬和卡尔斯评分系统。然而定义呼吸事件有许多重要变量，特别是低通气。同样地，定义觉醒的组成在各实验室间也不尽相同。睡眠呼吸暂停的评分主要基于呼吸暂停 – 低通气

指数（apnea-hypopnea index，AHI），该指数衡量每小时睡眠障碍呼吸事件的平均数。每小时有 5 次事件被认为是正常的，每小时 > 30 次以上被视为严重，当然这一分类也是可变的。

多次睡眠潜伏期试验（multiple sleep latency testing，MSLT）是常被用到的量化日间睡眠的客观检测。通常在测完 PSG 的白天进行，包括每隔 2 h 监测到的 4 ~ 5 个 20 min 的小睡，睡眠潜伏期被定义为清醒与真正睡眠最初 30 s 之间的间期，快速眼动（rapid eye movement，REM）潜伏期是指从最初的真正睡眠到第一个 REM 睡眠的时间段。正常睡眠潜伏期是 > 10 min 的，如果 < 5 min 即被认为是病态睡眠。正常情况下，REM 睡眠不会出现在测试中；2 个以上的睡眠起始 REM 会被诊断为嗜睡发作。

MSLT 测量入睡倾向，维持清醒测试（maintenance of wakefulness testing，MWT）测量维持清醒状态的能力。两个倾向习性属于相反的相互关系，也是有区别的，一些被试在同一天会出现无法相比的结果。MWT 测试时，被试者被要求在黑暗、安静的房间里维持清醒状态。测试包括每隔 2 h 的 20 或 40 min 试验共 4 次。正常潜伏期是 18 min，11 min 是低限。MWT 被认为比 MSLT 更有利于临床诊断，因为它在职业设定中表明了关系问题。然而，也要认识到 MWT 对于对结果没有特别兴趣的被试者是有效的。

哮喘

哮喘是一种气道对各种刺激物反应的炎性疾病，有阵发或持续的症状，如呼吸困难、胸紧、气喘、有痰、气道过度紧张相关咳嗽和各种气流限制。哮喘发病率在世界工业化后有所增加。美国终生哮喘发病率为 11.9%。哮喘严重程度也有所增加，由其引起的死亡率在 1980—1999 年间上升了 1 倍。儿童期较为常见。儿童期哮喘

可能缓解，多达25%的病患在青春期后就无症状了。许多成年哮喘患者有儿童哮喘病史，气道炎症的阳性标志物出现时可能没有临床症状或肺功能异常。

航空医学概念中的哮喘包括遭遇突发情况后的潜在的突然失能（如驾驶员座舱烟雾环境），小气道失能导致通气/灌注比失衡从而增加缺氧反应、加速度性肺不张、降低抗荷能力、迅速减压后可能的肺气压伤和用药后的不良影响。在军事环境下，穿着防护设备和配置问题所带来的束缚也与此有关。

哮喘包括一系列严重疾病，对航医和航空医学从业者的挑战是为疾病的严重性进行定量，创建一个基于证据的风险评估法的适当的航空医学处置方法。评估应包括病史、体检和肺功能评估。

机组人员的哮喘评估

病史

病史是妥善保存的文件材料，包括过去特别是近几年的较为严重的情况记录，如紧急医学救助或住院记录。针对于急性期或维持性治疗的药物反映了疾病的严重性。在非体力活动时使用短效β受体激动剂（short-acting β agonists，SABAs）一周内超过3次表明哮喘控制得不好。这样的病史是急性哮喘发作的最好预示。

尽管哮喘可能在成人中初次发作，许多患哮喘的成人都有儿童哮喘或周期性支气管炎病史。哮喘儿童可能到青春期后就无症状了。青春期哮喘症状是成年后哮喘的预兆。哮喘可能在几年内不发作，但还会复发。

通过提供可能的选项确认激发因素对非药理干涉是非常重要的。这些可能选项包括环境中的致敏原，如动物皮屑（特别是猫的），灰尘（羽绒枕或寝具内的）和花粉（豚草属）。另外一些常见的刺激物包括间发的病毒感染、职业中的刺激物、运动和冷空气。多达20%的哮喘可能会对阿司匹林敏感。吸烟并不是特别的支气管刺激物，其可使所有类型的哮喘恶化。哮喘可表现为运动诱发的支气管痉挛（exercise-induced bronchospasm，EIB），这一现象涉及快速喷气式飞机机组人员，他们做抗G收紧动作和加压呼吸可能诱发支气管哮喘。

暴露于致敏原后的哮喘发作可能有多种形式。即刻反应主要发生在暴露最初的几分钟，持续30~60 min，与对乙酰胆碱或运动的反应类似。早期反应能被色苷酸钠和吸入性短效支气管扩张剂阻止。延迟哮喘反应发生在吸入过敏原的6~8 h，病情会更加严重，缓解更慢，常超过12~24 h。吸入性支气管扩张剂对延迟反应效用不大。延迟性哮喘反应在航空医学中有显著发病率。夜间哮喘（夜间清醒时发生哮喘症状）常预示着疾病活动性增高。

妥善保管从儿童期开始的病史资料会为适当的航空医学处置提供非常重要的信息。在对候选机组人员进行训练和颁发许可证时，常轻视过去的症状，应该向家庭医生处获取病史，且需用更多的信息证实完善。

肺功能评估

肺功能测试会提供肺功能和气道反应性的客观数据。但目前并没有针对哮喘的特异性检测，临床无症状哮喘可能会有正常或近似正常的肺功能。评估应包括吸气和呼气流速、肺活量、气道阻力和BPT。对于有运动诱发哮喘病史的人员，运动前后的气流评估试验对了解病情很有帮助。

流速-容积环往往是呼出气流受限的证据，正像前面提到的，在临床无症状区，一些哮喘并没有气流受限。偶尔地，吸入气流受限可能在气管软化中显现。

肺活量评估通过增加的残气量、功能残气量（functional residual capacity，FRC）和（或）

总的肺容积显示气体滞留（见第二章）。体积描记肺活量会比氦气稀释法更好地表示气体滞留，其通过体盒测出的 FRC 值比氦气稀释法多 10%。

FVC 和肺活量的测量应在服用支气管扩张剂后重复进行。增加的流动率表明支气管肌紧张增加，肺活量显著降低表明有气体滞留，吸入 β 激动剂 15 min 后 FEV1 比基线多 12%（至少 180 mL）表明有明显哮喘症状。BPT 能客观反映气道反应性，应成为用来评估机组人员哮喘的航空医学评估的一部分。然而，支气管高反应性的发生率远远超过临床证实哮喘，一些有高反应气道的人并未患有哮喘。另外，阴性 BPT 结果无临床症状并不预示着哮喘的长期解决。BPT 结果应整合进入临床影像资料。

即使在临床无症状期，哮喘也可能有进行性气道炎症。由吸入致敏原引起的哮喘往往是遗传性过敏性疾病。遗传性过敏症患者往往有外周血的嗜酸性粒细胞增多、高水平 IgE 和皮肤内测试的膨疹及发红反应阳性。气道炎症的标志物包括痰中有嗜酸性粒细胞和呼出气中一氧化氮（exhaled nitric oxide，eNO）含量增加。eNO 测试是测量气道炎症的非侵入性检查。如果可行，即使无临床症状或肺功能测试（pulmonary function test，PFT）正常，标准化测试的 eNO 水平增加也会反映进行性气道炎症的存在。这些测试会对评估机组人员哮喘提供额外的确证信息。

对于有 EIB 病史的个体，最大运动量前后进行流速 – 容积曲线运动测试有助于诊断。运动最初 30 minFEV1 值降低 > 12% 被认为有显著意义。

机组人员哮喘的治疗

机组人员哮喘的治疗应遵循已有的临床标准（见推荐阅读）。治疗时应注意避免环境致敏原。不推荐用免疫疗法治疗哮喘。戒烟是一项非常重要的治疗手段，而且在后续的机组工作中也要坚持。

SABAs 常被用于短期控制哮喘，但可能会导致明显的肾上腺素副作用，飞行任务前不推荐使用。除了运动前的预防措施，患 EIB 的机组人员对 SABAs 的需求比基础值多（如与间发性呼吸道感染有关）表明哮喘控制得不好。吸入性皮质类固醇（inhaled corticosteroids，ICS）能在哮喘反应中抑制早期炎症反应，应被用作机组人员早期哮喘的控制。治疗目的是通过吸入类固醇完全避免症状，可通过依据病史、自我监测气流率峰值和包括正常支气管激发试验的重复肺功能检测而逐渐减少维持这种状态的剂量。从航空医学角度来看，ICS 是安全的，不会影响飞行。对于有哮喘的机组人员来说，单使用最大建议剂量的 ICS 并不能很好地控制病情，应附加长效 β 受体激动剂（long-action β agonist，LABA）和（或）白三烯阻断剂。需要更进一步治疗哮喘的药物，如口服类固醇或氨甲叶酸会影响机组执行任务。

航空医学处置

恰当的航空医学处置依赖于对潜在飞行安全和操作效果的基于证据的风险分析，对机组人员的全面评估包括整合了病史信息的肺功能评估。

（1）机组候选人：考虑到机组人员昂贵的培训费用和在高 G 环境下即使很小的气道失能也可能造成的不良后果，有哮喘史的人员会排除在军事招飞之外。然而，儿童在间发的病毒感染期间有轻微气喘即被定义为哮喘的趋势有所增加，因此了解详细病史很重要，包括从儿科医生和家庭医生处获取的信息。对于有轻微儿童哮喘史而在青春期后不需要紧急治疗或入院的候选者，应对其进行包括支气管激发试验在内的完整肺功能评估。如果可行，标准化的 eNO 测试将提供有关气道炎症的更多客观信息。青春期后并没有哮喘病史且支气管反应的肺功能评估正常者可被选入机组培训。

（2）正式机组人员：对正式机组人员哮喘症状的航空医学处置依赖于其职责或其执照类型，最后形成评估结果概况和控制症状的处方。一般地，即使无症状也有小气道失能的可能性存在，因此患哮喘者不能成为快速喷气式飞机的机组人员。非快速喷气式军用机和民航机组人员，如哮喘症状轻微而且只使用吸入性类固醇即控制得很好，包括支气管反应试验的肺功能评估正常或接近正常者，可继续履行飞行职责。正常的 eNO 评估结果同样反映了哮喘炎症控制得很好。这类机组人员即使在几周内得不到药物治疗也不太可能出现急症发作的情况。如必须要用 LABA 或白三烯阻断剂控制病情则是哮喘处于更为严重阶段的表现，但也能完成一些机组任务。对于这些人来说，如果没有药物治疗，在短期内进入哮喘症状的风险增大。除去运动前预防法和职业有关的病毒感染恶化等情况，如必须使用 SABAs 说明哮喘控制得不好，该类人员不适合执行飞行任务。

慢性阻塞性肺疾病

慢性阻塞性肺疾病（COPD）在机组人员中的发病率通常小于哮喘，这主要是因为发展成为临床典型的 COPD 的时间过程跨越了正常的机组成员职业生涯。慢性肺阻塞疾病的全球组织（The Global Initiative for Chronic Obstructive Lung Disease，GOLD）将 COPD 发展阶段分为 5 部分（见推荐阅读）。

在正常环境中机组人员的 COPD 应该处在 GOLD 的阶段 I（轻微）。临床显著疾病（GOLD 阶段 II - IV）只能被允许在部队服役或民航任职后期及退休之后出现。然而，在飞行任职期间会导致 COPD 的病理生理过程被激活，因此航医应采取一些主要的保护措施减缓这些过程用以阻止 COPD 的发展。

导致 COPD 的主要原因是吸烟。烟斗、雪茄和被动吸烟均能导致 COPD。还有一些不常见的原因包括暴露于灰尘或化学环境中。全球 COPD 的发病是普遍且显著的，在 40 岁以上成人中大约有 1/10 患病。目前，在美国，COPD 是导致死亡的第四大原因，预计在 2020 年将上升至第三位。

COPD 包括慢性支气管炎和肺气肿这两种永久性的不可逆通气障碍。尽管在临床上这两种疾病是不同的，但实际上经常部分重叠。慢性支气管炎被定义为伴有黏液腺扩大的气道炎症，表现为细支气管的黏液过量分泌和结构改变。感冒时多痰证明了这些检验结果，临床慢性支气管炎被定义为每年有 3 个月表现为感冒多痰，并连续 2 年以上。肺气肿是一种结构破坏性过程，包括末梢肺泡的肺实质、肺弹性或连接组织的酶破坏，最终导致肺气肿的形成。

这两种过程均会严重干扰通气、灌注及其配比，最终导致在一个标准大气压环境下的缺氧。在有症状阶段，两种疾病会导致呼吸过短，最初会在负荷重时出现，之后将会发展为正常活动，如散步时出现症状。特别是肺气肿，有症状阶段之前是无症状期，后者常长达几十年，这就包含机组人员的职业生涯。

这两种疾病的主要特征是加剧最大通气量的衰减，而后者在正常情况下是随着衰老出现的。吸烟导致小气道炎症反应变化，即使年轻吸烟者中也会普遍存在轻微支气管炎，在他们支气管的周围会出现巨噬细胞簇和细支气管周围纤维化灶。持续暴露于吸烟环境中使炎症和结构破坏恶化，增加了气道阻塞性。

年轻吸烟者支气管周围巨噬细胞增多被认为会发展成为肺气肿。巨噬细胞分泌蛋白酶，激活氧原子和嗜中性粒细胞趋化因子，从而引发了组织破坏过程。

肺通常会通过蛋白酶阻遏物，如 α-1 蛋白酶阻遏物（又被称作 α-1 抗胰蛋白酶）结合蛋白酶而使其失活，从而保护组织免于弹性蛋白酶和其他蛋白酶的破坏。缺乏 α-1 抗胰蛋白酶是一种常染色体隐性遗传疾病，会导致携 PiZZ 纯合子等位基因的人在很早期就发生肺气肿。这种情况在人群中的发生率大约是 1/3000。PiZZ 基因纯合子个体血清中 α-1 抗胰蛋白酶含量只有正常的 10% ~ 15%。即使不吸烟，肺气肿在这类人群中发病率也可达 80% 以上，具体表现为肺部的大泡在包括肺底部位的分布。症状主要在 40 ~ 50 岁出现，吸烟者会更早。这些患者有可能出现不正常的肝功能。杂合子个体（PiMZ）血清 α-1 抗胰蛋白酶的含量通常约为正常的 50%。与正常人相比，这些个体同样有肺功能恶化的倾向，特别是吸烟者。

大量证据显示，早期戒烟能阻止 COPD 的通气受限症状。在患病早期这个办法是最有效的，而在 COPD 较晚阶段其有效性减弱。

包括机组人员在内的吸烟者会认为并不是所有吸烟者会发展成为 COPD，多数吸烟者希望不会发展至患病。定期常规肺功能检查有助于确定可能面临 COPD 的吸烟者，该方法应成为吸烟机组人员周期性体检的一部分。小气道失能和气流受限是早期气道阻塞的证据，这是航医与机组人员探讨戒烟阻止患病的重要信息。相反地，如果一个无症状的吸烟者在 40 岁时有正常的 FEV1 值，那他很有可能不会发展成为有症状的 COPD 患者。尽管如此，另一些吸烟有关的风险包括肺癌和动脉粥样硬化（特别是冠状动脉）也是值得引起注意的。

当肺气肿过程推进肺组织破坏，会出现扩散能力（diffusing capacity，DLCO）降低、肺膨胀、气体滞留等肺功能变化。

航空医学关注点

该病与航空医学关系的显著性在于即使在发生症状的早期，该病对通气和灌注的干扰（该病病理生理过程的一部分）可能会导致在轻微缺氧环境中的明显缺氧反应，如在高度为 8000 ~ 10 000 ft（2438 ~ 3048 m）的客舱中。这些高度通常并不会引起正常人的缺氧反应，但对有轻微或中度 COPD 患者来说通气 / 灌注比失衡可能会导致动脉氧分压处于氧解离曲线的陡峭部分，即使动脉氧分压有很小的降低也可能导致血氧饱和度的大幅降低。运动会使该风险变大；即使是适度运动，血氧饱和度在氧解离曲线上的轻微降低也可能会导致明显去饱和和缺氧症状。

小气道失能可能会导致高 G 值环境下小气道关闭，从而引起加速度性肺不张，还可能降低抗荷耐力。由于胸廓内血容量增加会妨碍小气道功能，这些问题在新式高 G 防护装备中会更为突出。新式高机动战斗机 G 值和起飞速率增加可能会使肺水肿发展过程中的肺薄壁组织的破坏加快，这被称为人类在高 G 环境中的薄弱环节。为防护高空缺氧和 G 值施加的正压会加重肺水肿前期的肺部损伤。

最后，有气体滞留和大泡变形的中重度 COPD 患者，出现肺气压伤的风险增加，特别是在机舱失密封或低压舱航空医学训练中的迅速减压时较易出现。

航空医学评估与处置

机组候选人

筛选军队飞行员训练的评估方法应包括 PFTs。测试最少应包括 FVC 检测，更合适的是评估流速 - 容积环。有症状显示气流受限或肺活量减小的候选者应对其进行更进一步的包括肺活量和扩散能力在内的肺功能测试。有 COPD 家族史，特别是早发性肺气肿的候选者应检测其是否有 α-1 抗胰蛋白酶缺陷。最近几年治疗方法突飞猛进，也应考虑接纳有非正常呼吸基线的囊胞性纤维症候选者。有顽固气流受限的个人，特别是吸烟者，并不是机组培训的理想候选人。

正式机组人员

对于吸烟的机组人员，肺功能检测应包括在航空医学评估中。评估应至少包含有 FEV1 和 FVC，对敏感性增强的早期小气道失能的检测包括 50% 肺活量用力呼气流速（forced expiratory flow rates at 50% vital capacity，FEF50）、最大呼气中期流率（volume-time derived mid-maximal flow rate，MMFR25 ~ 75）、肺活量和 DLCO。

吸烟机组人员，特别是有早期肺失能人员，应积极鼓励其戒烟。应该强调早期戒烟扭转吸烟导致肺损伤的重要性，忽视 COPD 定性之前长时间的无症状期会使病情可逆性受限，且职业会受现实牵连。最近关于戒烟的物理干涉疗法可改变这一结果，包括戒烟小组、尼古丁口香糖、尼古丁透皮贴剂和安非他酮、伐尼克兰等药物。进行干预的最后模式需要暂时停飞或限制飞行。包括航医在内的健康专家持续的鼓励是成功戒烟的最有效策略之一。但航医在此劝阻角色中的重要性也不能被夸大。

在肺功能检测中有小气道失能的机组人员，特别是扩散能力降低者，应检测其 α-1 抗胰蛋白酶浓度，降低的浓度是由基因型导致的。

航医不会经常遇到很早便开始吸烟且 α-1 抗胰蛋白酶缺陷导致的 COPD 机组人员，更少见的是由烟雾吸入造成的肺损伤。对已有 COPD 的机组人员，航空医学评估应进行全套肺功能检测包括评价运动能力的运动测试、评估肺大疱的 CT 扫描、暴露于高空或低氧混合气时的血氧饱和度和（或）血气，后者可用降低氧气浓度的呼吸装置（reduced oxygen breathing device，ROBD）或结合高度的低氧系统（combined altitude and depleted oxygen system，CADO）实现。

肺功能测试显示，有早期 COPD 的机组人员，不适合操作快速喷气式飞机，特别是提高了 G 防护效果的最新一代高机动战机。有气流受限、气体滞留、扩散能力降低症状者，特别是运动后或暴露于 10 000 ft（3048 m）血氧饱和度显著降低者应永久停飞。民航机组人员患 COPD 的医学证明应包括用低氧混合气或低压舱环境模拟机舱或非增压飞行高度时出现潜在缺氧反应的评估。

对患 COPD 需乘飞机乘客的评估将在第二十六章讨论。大众对商务太空旅行兴趣的提升促使 COPD 患者也开始寻求商务太空旅行的可行性（见第 30 章）。这类旅行带来的生理学挑战需要深入全面的航空航天医学评估。

囊肿和大疱

肺气肿囊的合并可能会导致更大空腔的发展，这其中直径超过 1 cm 的被称作大疱。肺大疱常在肺尖形成，反映了在正常 1-G 环境下局部重力剪切力。肺尖大疱可能因为邻近脏层胸膜而发生开裂形成气胸 [这不应与胸膜下肺大疱混淆，后者是原发性自发性气胸（primary spontaneous pneumothoras，PSP）的原因，典型发生在无薄壁组织大疱变化时] 邻近的大疱通过合并变得更大，可占据肺的 1/3，常会挤压肺组织而引发症状。囊肿本质上是一种空间扩大，偶尔会充满空气，可能是先天性的（如支气管囊肿），又或由多种原因引起，包括空洞感染（如肺结核、组织胞质菌病或球霉菌病）。

在地面正常环境下，囊肿和大疱常表现为空间占用功能障碍，对气体交换的影响并不显著，这是因为潮汐式通气和血流在这些部位是很小的。体积大的大疱通过挤压相邻肺组织影响气体交换，从而造成肺不张。

航空医学最主要关注肺气泡和大疱问题：① 减压过程中有破裂的风险，从而导致气胸、纵隔气肿或可能出现不常见的灾难性动脉气体栓塞；②体积较大的囊肿和大疱经迅速减压后扩张，会导致剩余正常肺的压缩的风险。对快速喷气式飞机或特技飞机机组人员需进一步关注反复暴露于增大的径向加速度造成的剪应力可能会使肺大疱膨胀加速。正加速度导致的肺扭曲和加压呼吸带来的压力，使肺大疱在高 G 环境下破裂的可能性增大。

肺囊肿和大疱是否会随减压而扩张，使飞行中肺压缩和（或）破裂的可能性增加，很大程度上依赖于肺囊肿和大疱与主要气道间气体流通的通畅度。这种情况通常用以下几种方法评估：①通过平衡气方法测肺活量的不同，如通过氦稀释法与体描记法比较测得不同，因为气体流通不好的气道空间氦稀释时将不能平衡，与体描记结果相比会得出更小的肺活量；② 133 氙肺扫描时无通气；③深呼气与深吸气肺体积的 X 线胸片无变化；④如果设施完备，可进行低压暴露时肺体积膨胀的胸片检查。然而，需注意的是有报道 < 4 cm 的空腔也会造成低压舱训练时的动脉气体栓塞。有非正式报道中提及乘客的肺大疱破裂会导致咳血甚至死亡。

除非体积过大，肺囊肿和大疱一般是无症状的，常因为其他原因进行胸片检查时发现。进一步的评估应包括双肺的高分辨率 CT 扫描和气道流通评估。

航空医学处置依靠评估结果，同时考虑机组人员的职责。对于非快速喷气式飞机的机组人员，小的囊肿和大疱可与要求不高的职责相容而不带来干扰；但要进行包括胸片或 CT 的年度体检。对有体积较大、气流流通不好的肺大疱军事机组人员，应建议切除。对连续执行任务的快速喷气式飞机机组人员，推荐采用胸膜固定术剪除肺大疱。彻底切除和胸膜固定术后，应有最少 3 个月的恢复期使之痊愈，在返回飞行岗位前推荐评估肺功能测试、正压呼吸和低

压舱检测结果。有明显 COPD 和肺气肿引起的并发肺大疱人员不适合飞行。

自发性气胸

自发性气胸（spontaneous pneumothorax，SP）为非创伤原因造成的胸腔内出现空气，通常分为主要形式和次要形式。次要 SP 在有相关的实质或气道疾病时发生，老年人中多见，其治疗受相关肺疾病影响很大。相反地，主要 SP（primary spontaneous pneumothorax，PSP）在青年人中发病较多，20 ~ 30 岁者最多，有明显的频次和航空医学含义。

每年 PSP 的估算发病率在男性中为 7.4 ~ 37/100 000，在女性中为 1.2 ~ 15.4/100 000。实际发病率更高些；在更大范围会偶然出现 1 ~ 2% 的发病率。主要是在做胸腔镜或外科手术时发现胸腔大泡。身材高瘦的人患有这种大泡的风险似乎更高。

尽管多数女性的 SP 源自相同病因，也应对其询问月经史。在经期最初的 48 ~ 72 h 可能发生月经气胸，伴随月经的复发性气胸应被正确诊断。相关病因是复杂的，因为一些病人会受累于胸腔子宫内膜异位，另一些则有膈肌开窗情况。这与常见的 SP 的区别是重要的，因为口服类固醇类避孕药来抑制排卵会有效阻止月经气胸复发。

分析多数系列病例，PSP 的开始是随机的，未特别偏重于某个活动期间。在低压条件下形成的风险增加，对 112 名 PSP 飞行员的研究发现有 11% 在飞行中发病，6% 在低压舱中发病，这些人几乎全部在迅速减压后立即出现症状。实际上所有有症状的 SP 患者会经历患侧胸膜痛。2/3 的患者主诉呼吸困难。只有心动过速例外，体检经常不会被发现，除非气胸过大导致共振增加和呼吸音减小而被发现。诊断为气胸的必

要条件是找到脏胸膜线，且在标准胸片上找到顶点。

SP 会引起一些医学问题。与 SP 有关的胸膜炎痛会很严重，甚至会造成失能。飞行中的气压变化会影响气胸容积，从而导致上升时体积增大呼吸受限，而下降时体积受压减小。

对 PSP 的即刻处理部分决定于其体积。对症状轻微的小气胸（常＜15%）观察即可，胸膜每天可重吸收半胸椎 1 ~ 2% 体积的空气，如果吸氧可使这个吸收率增加 4 倍。更大的气胸可用简单吸气治疗，在 2/3 的病例中有效。最后，可植入胸管，在漏气停止后移除。相比标准胸管，一种连接单向活门的小孔导管可减少不适、移动方便、缩短住院期、完全满足 PSP 要求。

最重要的航空医学考虑集中在复发风险上。初次气胸后二次发生的风险约为 20%，三次发生的风险为 60%，四次发生的风险为 80%。约10% 的复发出现在对侧。约 2/3 的复发在最初两年内，这一比例在文献中有很大差异。关于何时阻止复发有很大争议。历史上，对有二次气胸的临床病患会通过手术阻止复发，但航空医学界对飞行员气胸进行手术预防仍存在争议。一种更吸引人的治疗有较大复发风险人群的替代法应被确认，这种方法通过高分辨率 CT 确定大泡存在。但关于评价这种方法效用的研究很少且相互矛盾。

阻止气胸复发的程序主要包括通过化学或机械法进行多次划破和胸膜切除。目前采用常见的四环素和滑石粉等多种硬化剂化学性胸膜固定已经被尝试应用。但肠外四环素已不再应用，还有一些药物是有相当效用的，这种治疗方法能控制复发率为 10% ~ 25%，但仍不符合航空医学要求。滑石粉更为有效，其成功率接近磨料胸膜固定术或胸膜切除术，但要注意坚持使用。滑石粉与急性呼吸窘迫综合征有关；因像泥浆而被限制使用，最近吹入性滑石粉或撒粉

法也被限制使用。此外，胸腔内滑石粉的使用偶尔会导致此后几年明显的胸膜纤维化。使用胸腔镜的机械磨料胸膜固定术后有 0 ~ 6% 的复发率，这与开放式胸膜固定术相近。胸膜切除术，无论是通过胸腔镜或开胸手术均是成功的，但需要更多技术而再无更多好处。

间质性肺部疾病

间质性肺部疾病（interstitial lung diseases，ILD）因其具有相似的症状和影像学特征，常被认为是多种紊乱疾病中的一种。典型的病患在用力后会出现呼吸困难，其胸片显示间质渗入扩散，肺功能测试呈限制模式。偶尔地，非典型病患胸片显示间质样式，PFTs 检测有或无限制情况出现；这种困境决定于这种破坏症状是否来自于旧时损伤，如病毒性肺炎或进行性疾病的早期阶段。间质性疾病可能是急性亦或慢性。依据已知的病因学将 ILD 分类是非常有用的，例如感染（病毒、真菌），环境暴露（二氧化硅、石棉），药物反应及其他一些未知病因。

航空医学关注的 ILD 的主要形式集中在功能受损和病情稳定性上。功能受损最有可能为呼吸困难和（或）血氧不足。呼吸困难是一种痛苦的症状，如果没有进行性的 ILD，该症状趋向于在给定的用力水平下相对一致。血氧饱和度不足主要归因于通气 / 灌注比失衡，心血管输出量增加造成的扩散受限也会影响血氧饱和度。在慢性 ILD 早期，静息动脉血氧饱和度通常是正常的，而且运动导致脱饱和是正常的。随着疾病进展，通气 / 灌注比失衡，最终分流导致静息低血氧症和低碳酸血症。判断氧化作用的损害程度不应通过静息 PO_2，而应通过肺泡 / 动脉氧分压差（alveolar/arterial oxygen difference，AaDO2），该值在 20 岁时平均为 7 mmHg，而在 60 岁时升至 15 mmHg。有稳定病情的飞行

员，无呼吸困难或在剧烈运动后出现呼吸困难，AaDO2 正常或只有轻度升高者可重返一般的飞行岗位。有进行性且不稳定病情，需要皮质类固醇或其他免疫抑制剂集中治疗者，不建议重返飞行岗位。

肉状瘤病

肉状瘤病常被认为属于 ILD，而它实际是一种系统性肉芽肿疾病，常出现在肺门和纵隔淋巴结。常会累及皮肤、眼、肝、心脏和神经。内分泌表现包括垂体后叶素缺陷或烦渴（取决于是否分别涉及到垂体或下丘脑）引发的真（伪）尿崩症，和由肉芽肿内骨化三醇合成造成的高钙血症。肉状瘤病的一般特性为有器官中的解剖表现而无临床失能证据；一般不会累及到脑和心，如出现在这两种器官将会严重，该病一般不会引起某一器官功能失调。心脏或神经结节病常局限于单独的器官，表明这种孤立的亚临床疾病比一般认为发生的更频繁。

肉状瘤病发病率会典型地在 30 ~ 40 岁阶段增加，是在航空医学工作中经常遇到的间质性肺疾病。治疗肺肉状瘤病与 ILD 并没有明显不同，除非肺肉状瘤病易出现间歇性发作和缓解。尽管对于肉状瘤病的活检证实在临床设置中是有争议的，围绕该病的航空医学问题和替代的鉴别诊断方法（如淋巴瘤的诊断方法）是很复杂的，以至于对飞行员来说建议用组织学方法诊断。

肉状瘤病常会在肺外出现，这又使其区别于其他 ILD，也使航空医学治疗复杂化。除肺之外，航空医学关注与肉状瘤病有关的器官还有眼、脑和心。

眼肉状瘤病常会表现为葡萄膜炎症，典型的为前葡萄膜炎症，常为肉芽肿性葡萄膜炎症，后路视网膜炎也较为常见。结膜感染较为少见，症状轻，但能作为活检组织学证据的有用取样

点。25% ~ 50% 的结节病人波及眼部，这一数据可能反映了转诊偏倚。确诊为肉状瘤病的飞行员需要做一个彻底的眼科检查。来自于肉状瘤病的葡萄膜炎症可能会很严重，甚至会由于炎症和继发性青光眼而导致失明。急性葡萄膜炎症需要外用皮质类固醇治疗，更为严重的病例需要全身类固醇治疗。活性期葡萄膜炎症需要停飞直至痊愈。

有 5% 肉状瘤病患者患有临床神经系统结节病，实质上累及中枢和外周神经系统。典型症状为颅神经麻痹、脑膜炎和下丘脑与垂体的神经失能。5% ~ 22% 神经肉状瘤病有侵袭，但是仅偶尔有表现。病患中非正常的精神状态非常稀少。在其他器官出现新的肉状瘤病的飞行员应接受全面的神经系统检查；如没有任何累及神经系统的症状或现象出现，进一步检查很可能显示不需要做治疗。

与航空医学最有关系的无疑是心脏结节病。尸检结果显示，有 20% ~ 50% 病例累及心肌，但该系列的趋势是明显的；相比肉状瘤病侵犯的其他器官，涉及心肌的病情将会更为致命。猝死的情况并不少见。据估计 5% 的肉状瘤病患者有心脏结节病。肉芽肿结节比较容易出现在室间隔基部及左室游离壁，很少涉及右心室，更少涉及心房。典型的临床症状包括传导阻滞，如完全性心脏阻滞或室内传导阻滞、充血性心脏衰竭和猝死。

最主要的航空医学问题集中在对已有其他器官出现肉状瘤病的飞行员心脏疾病的全面评估。一些非侵入的方式被捧为检测心脏疾病的有用手段，但多数作者均忽略了在正常心脏中可能会出现假阳性。此外，所有研究均缺少参考标准；由于肉芽肿分布不均，活检位点一般在心尖部室间隔，而肉芽肿往往在基底分布，因此心内膜活检存在高的漏检率。最近，MRI 被提议为检测心脏累及的最佳方法，但最新的研

究显示，采用 MRI 为临床诊断心脏累及的参考标准时，非正常 MRI 的阳性预测值仅为 55%。筛选飞行员是否有肉状瘤病的心脏累及，似乎通过动态心电图监测而发现传导阻滞、室性心律失常和频繁室性早搏（每天 > 100 次或为总早搏数的 1%）最为合理。航空医学主要关注节律紊乱，这一结果会很好地显示与已知疾病合理的相关性。运动测试也可显示心肌结节引发的心律失常，但该方法必须额外评价提示缺血的风险。若动态监测异常，则应进行更多的心脏检查，包括影像学分析。这种途径带来最重要的航空医学关注点就是关注节律紊乱和提高了非正常影像所示阳性结果的预检概率。

临床睡眠障碍

发作性睡病

由于睡眠呼吸障碍的普遍性，睡眠障碍患者通常由呼吸专科医生管理。然而，作为病理性嗜睡的第二大常见原因，发作性睡病却是明确的神经功能障碍。其发病率平均为 0.05%，低于睡眠呼吸暂停，有较强的遗传性。发病的高峰年龄为 15 岁，30 ~ 40 岁发病也较常见。其嗜睡的基本症状在几个月或几年内可能比表现出的其他相关症状更明显。

过度的白昼睡眠典型地表现为不可预期的、持续几秒或几分钟的小睡。呼吸暂停作为睡眠的插曲，常在刺激减少条件下发生，而小睡常有清醒。发作性睡病附属典型症状包括晕厥和由情绪促成的突然性肌张力丧失。有 60% ~ 70% 的发作性睡病患者有典型麻痹所致的晕厥，这种晕厥意识未受损伤且持续可达 2 min。晕厥是敏感的，尽管典型表象是完全的姿势垮下；如笑会跟随着颈部肌肉的短暂虚弱而造成抬头困难。60% 的发作性睡病患者表现为睡眠瘫痪，

常在睡着或清醒时发生，近乎完全瘫痪并持续几秒至几分钟；对于 REM 睡眠，眼动和呼吸是分开的。约 1/4 的发作性睡病患者经历了临睡和半醒幻觉。有 80% 的患者会发生有时为异样的自主行为。自主行为可能是由多种原因导致的严重嗜睡的特征，但它在发作性睡病中更常见，常由清醒与睡眠的快速转换导致。发作性睡病的所有表象似乎都是由对清醒与睡眠边界区分的控制力减弱造成，特别在 REM 睡眠中这种现象更为突出。晕厥和睡眠瘫痪表现了 REM 缓慢入侵，而幻觉体现了梦境侵入清醒状态。许多正常人，特别是在睡眠剥夺时偶尔会经历类似睡眠发起和睡眠补偿现象（如睡眠瘫痪和幻觉）；相反，晕厥不会在正常个体中出现，典型的晕厥几乎均会被诊断为发作性睡病。

诊断基于正式的睡眠研究，一般由 MSLT 完成。紧要的是，由于发作性睡病与航空飞行是不相容的，应正确进行 MSLT 来避免假阳性；有兴奋作用的药物治疗常是有效的，但效果是有限的。

睡眠呼吸暂停

睡眠呼吸暂停（OSA）包括呼吸暂停或通气的反复发作，发病率为发作性睡病的 100 倍，在飞行训练前不太可能表现出来。对患病率的计算取决于对其的定义，在美国已普遍认可的 OSA 患病率为在 30 ~ 60 岁之间人群中有 4% 男性和 2% 女性患病。在该研究中 OSA 被定义为每小时有 5 次以上呼吸暂停 – 低通气指数（AHI），并与白昼嗜睡有相关性。

OSA 被视为睡眠与呼吸障碍的统一体。深度睡眠时肌张力减弱，此时隔膜正常作用而咽肌张力下降。呼吸时腔内负压引发了上呼吸道狭窄，增加了严重程度，从而导致振动、明显的呼吸负压或气流停止。气道振动或打鼾常被视作社会问题而不是医学问题。它的发病被认

为是正常的变化；早有研究发现，44% 的男性和 28% 的女性有习惯性打鼾。在无觉醒或气流减少情况下严重打鼾是否会引起并发症还不清楚。明显呼吸负压导致呼吸功增加，即使气流不减少也会严重影响睡眠。这种呼吸功有关的白日嗜睡对睡眠的干扰，被称为"上呼吸道阻力综合征"，现已被归为 OSA。更加严重的阻塞导致气流减弱或停止，此时呼吸功继续，会典型地引发睡眠的多次觉醒。尽管觉醒导致气道张力和通畅的重新建立，但睡眠质量和深睡眠的时间会受到影响。呼吸暂停和呼吸减弱时间延长常会导致夜间低血氧。另外，睡眠呼吸暂停会使高血压和心肌梗死风险增加。

肥胖是引发 OSA 最常见的风险因素，相比一般人群飞行员肥胖者少见，较早的研究显示，飞行员 OSA 发病率较一般人群低 2% ~ 4%，而真正发病率仍是未知的。OSA 与航空医学有很大关系，长时间睡眠剥夺和（或）低血氧症反复发作会带来白昼嗜睡和认知失能的风险。不论本质上的数量或质量怎样，睡眠剥夺是一个累积性问题。连续 14 d 限制睡眠在 6 h 以内对认知的影响与连续两昼夜未睡眠对认知的影响相当。而该研究中的被试者多未发觉其认知能力在逐渐下降。

飞行相关数据很少，但 OSA 是车祸的明显致危因素，该病患者发生车祸数是对照人群的 3 ~ 7 倍。入睡毫无疑问地会导致风险增加，但如果没有类似病史还可使人安心。模拟驾驶相关研究表明，该病会使警觉受损、跟踪错误增加，在一些案例中甚至超过了酒精导致的呼吸暂停。这些受损可通过治疗改变，治疗还可使自主报告车祸减少 50% ~ 75%。由于在受影响最严重处的不同点更易被察觉，治疗研究多数评估了有严重 OSA 的个体。然而，研究表明甚至在有轻微睡眠呼吸暂停的个体中都会出现认知失能，且症状会随治疗改善。

在现行临床方针中，成人每小时发生 5 次以上 AHI 并有相关症状，或 15 次以上 AHI 无症状均可认为患 OSA。已发布的推荐治疗将经鼻持续气道正压（nasal continuous positive airway pressure，nCPAP）列为标准治疗方法。这些方针推荐的治疗方法适用于每小时出现 AHI ≥ 30 次或每小时发生 5 ~ 30 次且伴随有症状的成人。由于 OSA 发作隐秘，病人常是有症状的，但倾向于将其归咎于繁忙带来的疲劳，这些误解直到开始治疗才会被纠正。同样，正如之前注意到的，慢性睡眠剥夺所致受损也难被病人察觉。最后，在职业设置中，个人动机也可能发挥作用。因此，对有每小时 5 次以上 AHI 的关键任务岗位人员（如警察、公共汽车司机）建议进行治疗。

飞行员无症状的可能性使治疗决定复杂化，衡量 OSA 影响的客观方法有助于解决这一问题。MWT 是衡量被试者保持觉醒能力的标准方法。然而，在人群中已有验证，动机程度并不是一个特定问题。根据 USAF 经验，尽管采用更长的改进 MWT，有强烈动机 AHI 的飞行员几乎不会在 40 min 任务中入睡。神经认知测试似乎对衡量受损更敏感，但标准化的测试还尚未得到临床验证。

PSG 是在入睡中评分，因此动机不是问题，但实验室间的一致性却是另外一个问题。呼吸事件评分，特别是低通气评分，变化明显但意在标准化的方针并没有被贯彻实施。医生评估有睡眠障碍的飞行员时建议寻求已建立好的实验室并参阅其设施，至少要等到被广泛接受的标准到位。

如能合理地遵守，nCPAP 是一个很有效的治疗方法，但由于其过于严峻的环境而不适用于军事应用。减重对肥胖性呼吸暂停很有效，常在减重较少后（如 20 lb）有明显改善。尽管实现困难，特别是减重常是个问题，继续飞行却是一个强烈的动机。也应尝试体位疗法，特别是对仰卧和非仰卧位置时 AHI 有明显不同者。有下颌骨非手术疗法优点的口腔矫治器对轻至中度呼吸暂停常是有效的。尽管对打鼾非常有效，悬雍垂腭咽成形术只对一半的呼吸暂停患者有效。上下颌前移是更有效的，但也涉及更多广泛的外科手术。

温冬青　译　张雁歌　校

参考文献

［1］Wood EH, Hoffman EA. The lungs, "Achilles' heel" of air breathers in changing gravito-inertial environments. Physiologist 1984;27:47-48.

［2］Crapo RO, Casaburi R, Coates AL, et al. Guidelines for methacholine and exercise challenge testing-1999. Am J Respir Crit CareMed 2000;161:309.

［3］Taylor DR, Cowan JO, Greene JM, et al. Asthma in remission: can relapse in early adulthood be predicted at 18 years of age? Chest 2005;127:845-850.

［4］Mannino DM, Homa DM, Akinbami LJ, et al. Surveillance for asthma—United States 1980-1999. MMWR Morb Mort Wkly Rep 2002;51:1.

［5］Asthma prevalence and control characteristics by race/ethnicity—United States 2002. MMWR Morb MortWkly Rep 2004;53(7):145-148.

［6］Halbert RJ, Natoli JL, Gano A, et al. Global burden of COPD:systematic review and meta-analysis. Eur Respir J 2006;28:523-532.

［7］US National Institutes of Health. COPD Fact Sheet. US National Institutes of Health Publication Number 03-5229. http://www.nhlbi .nih.gov/health/public/lung/other/copd fact.pdf.March 2003.

［8］Jennings RT, Murphy DMF, Ware DL, et al. Medical qualification of a commercial spaceflight participant: not your average astronaut. Aviat Space Environ Med 2006;77:475-484.

［9］Abolnik IZ, Lossos IS, Gillis D, et al. Primary spontaneous pneumothorax in men. Am J Med Sci 1993;305:297-303.

［10］Voge VM, Anthracite R. Spontaneous pneumothorax in the USAF aircrew population: a retrospective review. Aviat Space Environ Med 1986;57:939-949.

［11］Mitlehner W, Friedrich M, Dissmann W. Value of computer tomography in the detection of bullae and blebs in patients with primary spontaneous pneumothorax. Respiration 1992;59:221-227.

［12］Sihoe ADL, Yim APC, Lee TW, et al. Can CT scanning be used to select patients with unilateral primary spontaneous pneumothorax for bilateral surgery? Chest 2000;118:380-383.

［13］Scott TF. Neurosarcoidosis: progress and clinical aspects. Neurology 1993;43:8-12.

［14］Delaney P. Neurologic manifestations in sarcoidosis—review of the literature, with a report of 23 cases. Ann Int Med 1977;87:336-345.

［15］Sharma OP, Maheshwari A, Thaker K. Myocardial sarcoidosis. Chest 1993;103:253-258.

［16］Smedema JP, Snoep G, van Kroonenburgh MP, et al. Evaluation of the accuracy of gadolinium-enhanced cardiovascular magnetic resonance in the diagnosis of cardiac sarcoidosis. J Am Coll Cardiol 2005;45:1683-1690.

［17］Suzuki T, Kanda T, Kubota S, et al. Holter monitoring as a noninvasive indicator of cardiac involvement in sarcoidosis. Chest 1994;106:1021-1024.

［18］Silber MH, Krahn LE, Olson EJ, et al. The epidemiology of narcolepsy in Olmsted County, Minnesota: a population-based study. Sleep 2002;25:197-202.

［19］Young T, Palta M, Dempsey J, et al. The occurrence of sleepdisordered breathing among middle-aged adults. N Engl J Med 1993;328:1230-1235.

［20］Van Dongen HP, Maislin G, Mullington JM, et al. The cumulative cost of additional wakefulness: dose-response effects on neurobehavioral functions and sleep physiology from chronic sleep restriction and total sleep deprivation. Sleep 2003;26:117-126.

［21］Baumel MJ, Maislin G, Pack AI. Population and occupational screening for obstructive sleep apnea: are we there yet? Am J Respir Crit Care Med 1997;155:9-14.

［22］Ter´an-Santos J, Jim´enez-G´omez A, Cordero-Guevara J. Cooperative Group Burgos-Santander. The association between sleep apnea and the risk of traffic accidents. N Engl J Med 1999;340:847-851.

［23］George CFP, Boudreau AC, Smiley A. Simulated driving performance in patients with obstructive sleep apnea. Am J Respir Crit Care Med 1996;154:175-181.

［24］Juniper M, Hack MA, George CF, et al. Steering simulation performance in patients with obstructive sleep apnoea andmatched control subjects. Eur Respir J

2000;15:590-595.

[25] Hack M, Davies RJO, Mullins R, et al. Randomised prospective parallel trial of therapeutic versus subtherapeutic nasal continuous positive airway pressure on simulated steering performance in patients with obstructive sleep apnea. Thorax 2000;55:224-231.

[26] Sassani A, Findley LJ, Kryger M, et al. Reducing motor-vehicle collisions, costs, and fatalities by treating obstructive sleep apnea syndrome. Sleep 2004;27:453-458.

[27] Redline S, Adams N, Strauss ME, et al. Improvement of mild sleep-disordered breathing with CPAP compared with conservative therapy. Am J Respir Crit Care Med 1998;157:858-865.

[28] Engleman HM, Kingshott RN, Wraith PK, et al. Randomized placebo-controlled crossover trial of continuous positive airway pressure for mild sleep apnea/hypopnea syndrome. Am J Respir Crit Care Med 1999;159:461-467.

[29] Loube DI, Gay PC, Strohl KP, et al. Indications for positive airway pressure treatment of adult obstructive sleep apnea patients—a consensus statement. Chest 1999;115:863-866.

推荐读物

Becker A, Lemi`ere C, B´erub´e D, et al. Summary of Recommendations from the Canadian asthma consensus guidelines, 2003. CMAJ 2005;173(Suppl 6):S3-S11.

Caples SM, Gami AS, Somers VK. Obstructive sleep apnea. Ann Intern Med 2005;142:187.

Rabe KF, Hurd S, Anzueto A, et al. Global strategy for the diagnosis, management and prevention of chronic obstructive pulmonary disease: GOLD Executive Summary. Am J Respir Crit Care Med 2007;176:532-555. http://www.goldcopd.org/GuidelinesResources.asp.

Light RW. Pleural diseases, 4th ed. Philadelphia: LippincottWilliams &Wilkins, 2001.

Ryu JH, Olson EJ, MidthunDE, et al.Diagnostic approach to the patient with diffuse lung disease. Mayo Clin Proc 2002;77:1221.

Sharma OP, Maheshwari A, Thaker K. Myocardial sarcoidosis. Chest 1993;103:253.

Transport Canada Guidelines on the Aeromedical Assessment of Asthma. http://www.tc.gc.ca/CivilAviation/Cam/TP13312-2/asthma/menu.htm.

第十三章

临床航空航天心血管医学

因为我能立即回答，所以我很欣慰的回答"不知道"。

——马克·吐温

心血管病（CVDs）是世界范围内的一个重要健康问题，也是工业化国家引起人类死亡和患病的一个主要原因，因此它将一直会是航空医学处置和飞行人员标准所关注的一个重要领域。心脏病常使民航飞行人员和军事飞行人员飞行资格受到限制或丧失。因心脏问题而申请特许飞行的人员，大多数特许都涉及冠心病（coronary artery disease, CAD），包括冠状动脉血管重建（如旁路手术、支架手术）。心律失常和瓣膜疾病也是飞行资格审查中医学检查的常见原因。

心脏病学的快速发展面临航空医学应用中的挑战和机遇。本章不可能包含所有心脏疾病的诊断，也不可能包含所有的细节问题。本章主要讨论与航空航天医学最相关的问题，包括不同心电图发现的处置、CAD和CAD干预、瓣膜疾病和快速心律失常。这些讨论可以作为其他心脏疾病航空医学处置的范例。

之前，专家已经形成对心脏疾病评价的航空医学"七步法"，简要介绍和讨论如下：

①建立航空医学中心脏病事件可接受的风险值，年度心脏病事件率如果超过这个风险值则不能继续飞行；

②考虑时对心脏病诊断选择恰当的航空医

学事件；

③对这些选择的事件评价年度事件率；

④记录任何特殊的问题，如高+Gz或单座机飞行；

⑤如果考虑放飞，应该重新换发新证；

⑥在第二步中没有考虑的其他航空医学终点（事件）也应该被评价。

⑦考虑医学治疗对诊断的影响，并记录。

在这个过程中，航空医学的决定基于每年的事件率的百分比，这个年事件率建立在短期安全性1～3年和航空生涯中长期安全性5～10年。使用来自机组成员和临床研究文献中仔细筛选的人群的数据。在风险值内（如每年1%），突然和完全的失能（心脏性猝死，晕厥）是最重要的，但也应该考虑所有事件，它们可能会消极地影响正确的飞行表现。

早期的过程和接下来选择的心脏病的讨论在航空学上的应用，尤其是在军事和商业飞行中。这个程序较易适用于其他特殊环境，如当考虑因长期、孤独等太空任务引起的潜在不同风险值时适用于太空飞行。

航空医学决策的制定与机组人员的症状、临床心脏病密切相关。在这一方面，有用的临床文献通常是可以获得的。然而，航空医学决策的制定必须经常考虑机组人员没有症状、亚临床疾病，而在这一方面有用的临床文献可能会很少或完全没有。这时，疾病的诊断没有在考虑中，相反地，异常的检测结果，如心电图或运动试验提示有病。这时，航空医学焦点就变成了评估潜在心脏病的风险，使用更多的检测慎重地评价这种风险会到什么程度。这些挑战就是航空心脏病学的基本原则。

心电图异常的处置

对于飞行机组很多岗位来说，安静状态下的 12 导联心电图检查都是常规检查项目，但还有一些需要解决的问题。一些心电图的发现，如电轴左偏（left axis deviation，LAD）、ST-T 改变、室性期前收缩等，与年龄增加、CAD 和高血压的发病率增加有关，可能具有一定的预测价值。但是，这些发现经常是非特异性的，也不能反映潜在的病理改变，在临床上经常不进行评价。航空医学的为难之处在于如何在发现潜在疾病而又不进行过多的检查之间平衡。潜在疾病本身可能需要更多的检查。

与原先记录的心电图比较从而发现的很小的异常，对于航空医学处置经常会非常有帮助。心电图的异常，如果已经存在很多年了，而且保持不变，可能不需要再评价。反之，与原先记录的心电图相比，一个新出现的问题，可能会需要进行彻底地检查。这些异常发现的诊断标准不再讨论，如有需求，读者可以在标准心电图教科书中寻到答案。

很多心电图问题比较轻微，会以一定的频率出现，这可能是正常的心电图变异而不需要深入地评价。一些常见的心电图变异见表 13-1，但表中并未列全。而且，针对不同的个体，即使是这些问题，航空医学工作者也可能会需要进行深入地评估。

表 13-1　心电图的一些正常变异

窦性心动过缓	心电轴右偏
窦性心动过速	电轴无法确定
电轴不稳定	早期复极 ST 段抬高
窦性心律失常	早期复极 ST 段抬高
3 s 以内的窦性停搏	非特异性的室内传导延迟伴 QRS 波宽度 < 0.12 s
房性异位节律	终点传导延迟（宽 S 波）
心房游走性节律点 r	不完全性右束支传导阻滞
交接区心律	V_1 和或 V_2 的 RSR' 波型
心室自主心律	V_1 的 R 波高于 S 波
I 度房室传导阻滞	室上性或室性逸搏
莫氏 I 型房室传导阻滞	偶发的室上性或室性期前收缩

传导障碍

右束支传导阻滞

不完全性右束支传导阻滞（incomplete right bundle branch block，IRBBB）是一种常见的心电图异常，经常认为是一种正常变异（表 13-1）。完全性右束支传导阻滞，在军事飞行人员中的发生率为 0.2% ~ 0.4%。在军事飞行人员中，其并没有与进行性传导系统疾病的风险增加或其他心脏问题相关联。超声心动图检查常用于航空医学中排除器质性心脏病。如果超声心动图检查结果正常，则完全性右束支传导阻滞者，无论是民用还是军事飞行职业均是被允许的（包括在军事飞行人员选拔中），也不需要进行定期性评估。

左束支传导阻滞

左束支传导阻滞（left bundle branch block，LBBB）随着年龄的增加而增加，就像 CAD 和高血压随着年龄的增加而增加一样，在军事飞行人员中的发生率为 0.01% ~ 0.1%，在 35 岁及以下飞行员中 LBBB 很少，超过 35 岁后开始常见。航空医学关注的重点是 LBBB 与 CAD 或扩张型心肌病的关系。如果没有潜在的心脏疾病，

LBBB 不是心脏事件重要的风险因素，尤其是相对年轻、健康的飞行员人群。对有 LBBB 的飞行员来说，评估潜在心脏疾病是必须的，但是就 LBBB 本身而言，运动试验和核素心肌血流灌注显像（nuclear myocardial perfusion imaging）的准确性有限。有 LBBB 存在时，运动试验心电图 ST 段的改变不易解释，并且心肌灌注成像常显示心前间壁区域不正常。通常冠脉造影是排除潜在 CAD 的金标准，但有其固有危险。基于机组人员位置，CT 血管造影可能是被认可的排除大多数冠脉疾病的检查方法。但是这种检查会造成大约 25% 的病变得不到正确的评价。虽然在 LBBB 者中检测冠脉钙化有用的数据还没有，但这种检测技术就像其在普通人群中用于筛查一样，在飞行员人群中也有一定的作用。在本章后面部分会再讨论冠脉钙化检测。

美国空军的数据显示，潜在的 CAD 在飞行员中的发生率大约为 10%，是估计的背景发生率的 2 倍。发牌当局必须考虑 LBBB 的初步评估是否应该包含有创或无创的冠状动脉造影。多年以来，如果冠状动脉造影和无创性检查结果正常，美国空军飞行员 LBBB 者无需限制飞行，但定期进行无创性评估是恰当的，特别是在初始评估中未进行冠状动脉造影者。由于 LBBB 可能会是扩张型心肌病的早期表现，因此要加强 LBBB 的定期随访。

非特异性室内传导延迟

在 QRS 间期 < 120ms 的健康个体者中，非特异性室内传导延迟（nonspecific intraventricular conduction delay，IVCD）被认为是一种正常变异。如果 QRS 间期 ≥ 120 ms 时，IVCD 被认为是异常的，但是对其潜在疾病和预后的危险并不清楚。在军事飞行员中其发生率与右束支阻滞相似。如果潜在的心脏疾病存在，心脏肥大往往是其一个特点。超声心动图评价，至少在年大飞行员中，进行阶梯式运动试验下的核素或超声成像检查，应足以排除潜在疾病。如果无潜在的心脏疾病，飞行不受限制。定期评估是恰当的。

左前分支和左后分支单支阻滞和双支阻滞（left Anterior and posterior hemiblockand bifascicular block，LVCD）

据报道左前分支阻滞（left anterior hemiblock，LAHB）和左后分支阻滞（left posterior hemiblock，LPHB）的患病率在军事飞行员中分别为 0.9% 和 0.1%。心电图教科书认为这种发现，尤其是 LPHB 常常与潜在的心脏疾病有关。但这在军事飞行员人群中并非如此，潜在心脏疾病并不常见。通过无创检查方法证明不存在潜在心脏疾病的左前（后）分支阻滞，其预后是正常的，飞行工作不受限，并且今后也不需要重新评价。

这些心电图发现，特别是与原先心电图相比新的发现，需要进行深入地检查。深入检查取决于个体的年龄和所有 CAD 风险因素。对年轻、低风险因素的飞行员（35 岁及以下），超声心动图检查可能已经足够。对年大、高风险因素飞行员，推荐进行超声心动图和梯级运动试验检查。如果结果正常，则不需要进行周期性再评价。

双束支阻滞（RBBB 和 LAHB 或 LPHB 联合阻滞）在机组成员或其他健康人群中的患病率还不清楚。RBBB 飞行员的研究显示，与 RBBB 伴正常电轴者相比，双束支阻滞并未增加潜在疾病的发生。因此，评价和处置双束支阻滞应该参考 RBBB 或单支阻滞。

电轴左偏和右偏

电轴偏离并不是传导系统的问题，之所以在此讨论是因为其与单支阻滞有部分重叠。对航空医学工作者来说，处置电轴偏离是一个常见的问题。关注的焦点是电轴偏离是否是潜在疾病的标志。与原先心电图比对是有帮助的。

突然出现的电轴偏离更有意义，然而，逐渐的电轴左偏常常随着年龄的增加而出现。

飞行员中电轴右偏（right axis deviation，RAD）和电轴左偏（left axis deviation，LAD）发生率分别为 0.07% 和 0.9%。已有飞行员的研究报告并不能显示其会增加心脏病或事件的发生。使用超声心动图检查排除器质性心脏病是合理的。对年大飞行员新出现的 LAD，应该考虑进行梯级运动试验检查，如果结果正常，不应该限制飞行，且将来也不需要进行再评估。

Ⅰ度房室传导阻滞

在相对活跃、健康的飞行员群体中，孤立的 PR 间期延长 > 200 ms 是良性的。据报道在健康飞行员中其发生率约为 1%，感觉是由于休息时迷走张力增强所致。轻度的 PR 间期延长，不需要评价。如果 PR 间期明显延长，但在运动试验中变短或接近正常，心电图没有其他表现，则不需要限制飞行，将来也不需要进行再评价。

Ⅱ度和Ⅲ度房室传导阻滞

健康、年轻的个体在进行 24 h 动态心电图检查时，典型的是在睡眠时，常可发现莫氏Ⅰ型（MobitzⅠ，即 Wenckebach）房室传导阻滞。常规 12 导联心电图检查很少发现莫氏Ⅰ型房室传导阻滞，在飞行员心电图检查中的报导检出率是 0.004%，通常认为是由于迷走张力增强而引起的正常变异。莫氏Ⅱ型房室传导阻滞在军事飞行员中的检出率是 0.003%，它有发展为Ⅲ度房室传导阻滞的危险，而后者会带来血流动力学改变，需要植入永久心脏起搏器起搏。很多专家甚至认为即使无症状的莫氏Ⅱ型房室传导阻滞也可能需要永久的心脏起搏。如果有这种心电图发现，应该停飞。

Ⅲ度房室传导阻滞在军事飞行员心电图检查中的检出率为 0.004%，包括先天性和获得性的。获得性的Ⅲ度房室传导阻滞对所有飞行职责均不合格，因为它会导致窦性心动过缓，从而引起血流动力学改变。多数专家认为无论有无症状，Ⅲ度房室传导阻滞均需要永久停飞。先天性的Ⅲ度房室传导阻滞是一个有争议的问题。由于在招收飞行学员时即不合格，因此先天性的Ⅲ度房室传导阻滞的资料无论在军事飞行员中还是在商业飞行员中都非常少。虽然临床治疗效果很好，但有发生猝死风险的报道，因此不建议飞行。

心腔扩张和肥厚

心房异常

军事飞行员中心电图检查左、右心房异常检出率的报道为 0.004%。如果缺少心房扩大或肥厚等潜在疾病的症状或表现，这些心电图结果是非特异性的。如果没有临床表现或其他心电图改变，评估不可能显示其病理原因。超声心动图检查对于评估和处置是足够的，因此应该在任何情况下应用。如果超声心动图检查显示正常或仅存在一个或两个心房轻微扩张而无其他证据时，这应该是正常变异，不需要其他评估，也不需要限制飞行。

心室肥大

在飞行员中，右心室肥大是一个不常见的心电图发现，是潜在疾病的表现。应该根据发现使用超声心动图检查进行进一步评估和处置。

心电图检查反复发现左心室肥厚（left ventricular hypertrophy，LVH）可以预测存在心脏风险增加的危险。如果存在继发的 ST-T 改变则可以肯定。因此，LVH 伴随 ST-T 改变必须进行评价，正确的医学和航空医学处置取决于心电图发现。应该考虑高血压、主动脉瓣疾病和肥厚型心肌病（hypertrophic cardiomyopathy，HCM）。

在飞行员中，LVH 经常以单纯的 QRS 波电压增加出现，而没有其他心电图表现。超声心动图检查可以证明 LVH 是否真得存在。如果不存在，没有进一步评估或重新评估的必要。如果存在，因体育训练而发生的生理学改变与疾病表现一定不同，这将在运动心脏与心肌病理一章的心电图处置一章做进一步讨论。

异位搏动——室上性和室性期前收缩

室上性期前收缩（premature supraventricular contractions，PSVC）包括房性和交界性期前收缩。PSVC 在军事飞行员心电图检查中的患病率 < 1%。PSVC 经常是良性的，即使频发或成对，也不代表有潜在疾病。在美国空军飞行员，无症状频发和成对的 PSVC 不能预测心律失常事件或持续的室上性心动过速。当非常频繁和成对时，PSVC 可伴有轻度症状。航空医学处置应根据症状进行。

在军事飞行员心电图检查中，室性期前收缩（PVC）的患病率也 < 1%。PVC 的频率和复杂性随年龄的增加而增加，就像年龄作用于 CAD 和高血压的患病率一样。与一些心脏紊乱相关的 PVC 也预示心脏事件增加的风险。对 PVC 的调查比 PSVC 的调查要恰当一些。然而，在美国空军飞行员，没有潜在心脏病，频发和成对的 PVC 并不能预测持续的室性心动过速（VT）或心律失常事件。

心电图检查中发现的孤立的 PVC 或 PSVC 不需要评估。评估年大飞行员单独的 PVC 或不考虑年龄者两个以上 PVC 是合适的。24 h 动态心电图检查能够检测孤立期前收缩的频率，并能记录任何成对或心动过速。期前收缩的频率和复杂性应该进行深入地评估（如进行分级运动试验，超声心动图检查）和航空医学处置。

美国空军目前对期前收缩的分级标准依据的是 24 h 动态心电图记录中期前收缩占心搏总数的百分比。稀有和偶而期前收缩（< 1%）不需要进一步评估；频发的期前收缩（1% ~ 10%）需要进行超声心动图和梯级运动试验检查；非常频发的期前收缩（> 10%）和频发成对（>

10 对）需要在检查中心进行详细的潜在心脏疾病的排除。然而，对频发和成对期前收缩的重要性还没有被很好地界定。

QT 间期延长

QT 间期延长可由先天性综合征或继发于各种原因所引起。继发性的必须进行详细的病史排除。最常见的继发性原因是药物原因。其次还包括某些电解质失衡（如低钙血症）、内分泌异常、神经系统功能、以及营养缺乏（如慢性酒精滥用）等。先天性长 QT 综合征（long QT syndrome，LQTS）涉及很多影响心脏动作电位的离子通道的突变，导致易患室性心动过速，目前一些基因类型已经明确，常为常染色体显性遗传，但也伴有变异性表达。常规基因检测对诊断作用不大。

长 QT 综合征本质上是一种心电图诊断。其他一些表现，如患者或亲属的症状，对诊断也很有帮助。QT 间期会因年龄、性别和心率的不同而变化，通常以矫正 QT 间期代表 QT 间期（根据心率对 QT 时长进行校正），正常的矫正 QT 间期为 440 ms 或更小。对于成年女性，矫正 QT 间期 > 460 ms 为异常，> 480 ms 可以诊断。而对于成年男性，矫正 QT 间期 > 450 ms 为异常，> 470 ms 可以诊断。T 波的改变也可能存在，并且是某些长 QT 综合征的特定基因型。病人心电图表现可能是矫正 QT 间期延长，处于临界值，甚至在有些时候，矫正 QT 间期正常，但仍然存在有长 QT 综合征。

动态心电图监测可以证实在不同心率下是矫正 QT 间期延长还是暂时性 T 波改变。其致死性心律失常为多形室速（尖端扭转），但在动态心电图监测中很少发现短阵室速发生。运动或惊吓往往会引起心律失常，但很难被运动试验诱发出来。运动平板检查有助于诊断。正常情况下，QT 间期在运动过程中会缩短，而在恢复过程中不会延长。一些长 QT 综合征的基因型，

QT 间期在恢复阶段可能会显著延长。电生理测试、信号平均心电图检查以及其他一些复杂检查对诊断 LQTS 或预测相关事件并没有帮助。

低风险 LQTS 包括心电图发现的 LQTS 和其他情形，如没有个人或家族病史或可疑的心律失常事件。心源性猝死或晕厥的年发生率约为每年 0.5%。有个人或家族事件史者每年发生猝死或晕厥的年事件发生率约为 5%，第一次事件有 10% ~ 20% 为猝死。尽管晕厥前状态和头晕的发生率没有详细记载，但根据推测有发生晕厥前状态和头晕的危险。

症状往往因劳累或惊吓而诱发。除了竞技运动外，无症状人群一般建议活动不受限制，尤其是进行预防性 β- 受体阻滞剂治疗者。对有症状的个体，需要使用 β- 受体阻滞剂控制症状，如果动态心电图检查和运动平板检查结果良好，除了竞技运动外，其他活动不受限制。LQTS 的航空医学处置必须考虑上述心律失常事件和活动限制的风险，尤其是对军事飞行员，应该强制性进行定期的体质测试和其他体力活动测试。招飞时 LQTS 不合格。如果发现一个老飞行员，没有先前事件和家族史，可以考虑限制性飞行和低性能飞机飞行。还应包括限制于多机组飞机。

心肌缺血和心肌梗死的可能性

如果心肌梗死（myocardial infarction，MI）的心电图改变应当立即停止飞行职责，在进一步诊断和预后评估后依据具体情况进行处置。更常见的情况是心电图只存在一些疑似变化，如下肢导联小的 Q 波或胸前导联差的 R 波（poor R-wave）的连续变化。与以前的心电图结果进行对比，准确的导联放置位置的重复性心电图检查可能是有价值的。进一步的评估是必要的，但仅进行梯级运动试验是不够的，因为如果没有心肌梗死后残余的心肌缺血它可能是正常的。比较恰当的评估方法是使用超声心动图进行局部室壁运动异常的检查或核素显像检查是否有局部灌注缺损。可以通过运动核素显像或负荷超声心动图对心肌梗死和残余缺血进行更为彻底的评估。

非特异性 ST-T 波改变可能是一个难题。其对潜在心脏疾病诊断有一定的预测价值，特别是与检查记录相比新出现的变化。然而，这种表现是非特异性的，在一个原本健康的，在飞且无症状飞行员中诊断重大疾病的可能性很低。非空腹状态可引起一过性 ST-T 改变。如果是复查、空腹心电图或新出现（与原结果相比）的变化，对男性年大飞行员（例如年龄 35 ~ 45 岁）和绝经后的女性飞行员进行 CAD 的筛查是必要的。伴有高危风险因素的年轻男性飞行员也可以考虑进行筛查。建议进行梯级运动试验。

预激综合征心电图表现

预激（Wolff-Parkinson-White，WPW）综合征，WPW 综合征经典心电图表现是短 PR 间期和 delta 波，没有快速性心律失常的证据和表现。WPW 综合征是心电图表现加上快速性心律失常，尤其是室上性心动过速。据报道，在一般人群和军事飞行员人群中 WPW 综合征的心电图发现约为 1.5/1000。WPW 综合征者年猝死的风险为 0.1% ~ 0.15%，可以通过心脏电生理检查识别低危个体。猝死的机制被认为是快速室上性心动过速恶化为房颤，房颤通过旁路传导至心室，从而引起室颤的发生。室上性心动过速风险的报道差别很大，但是社区门诊人群和军事飞行员人群的最新数据表明，初始的 WPW 综合征心电图诊断后 10 年内，室上性心动过速每年的风险是 1% ~ 3%。

WPW 综合征者心电图发现的航空医学处置必须考虑猝死的低风险和室上性心动过速的风险，特别是招飞中。射频消融术在某些情况下发挥了重要作用，在后面章节中将进行讨论。

运动员心脏与心脏肌病理学

本主题不全是心电图表现，会涉及超声心动

图检查发现的一个或多个心腔轻度扩张或左心室轻度肥厚。其常常是由于心电图检查有 QRS 高电压或其他非特异性心电图表现而进行超声心动图检查时发现。由于缺乏潜在的病理变化、无收缩或舒张功能障碍，因此一个或多个心腔的轻度肥厚或扩张常常被认为是正常的生理变异，特别是在喜欢运动且无症状的个体中。不需要进一步评估。

一个常见的难题是超声心动图检查发现伴有或不伴有心电图左心室肥厚电压改变的轻度同心左心室肥厚（concentric LVH），这可能是生理性肥大或心肌病理改变。左室肥厚的两个原因应该很容易被排除或确诊，一是主动脉瓣狭窄，超声心动图应该能确定其是否存在，二是高血压，这可以通过血压检查排除。如果这两个原因都能排除，心室肥厚可能是运动引起的心肌细胞生理变异，这在医学和航空医学上有重要区别。多数研究引用 11 mm 作为正常左室壁厚度的上限。相对于久坐者，竞技运动员左室壁厚度增厚，这种增厚通常还在正常范围内，往往是 12 ～ 13 mm，很少超过 14 mm。在军事飞行员选拔中进行的超声心动图检查数据显示，女性左室壁厚可达 12 mm，男性可达 13 mm。

在无高血压或主动脉瓣狭窄且喜欢运动的飞行员，轻度的同心左室壁增厚至 12 ～ 13 mm 可认为是正常变异。增厚到 ≥ 14 mm 时应做进一步评估。停止所有运动后进行超声心动图检查应该能区别生理和疾病情况。生理性肥大会回归到正常的壁厚而肥厚型心肌病不会。此时，飞行员必须停止所有的有氧运动和无氧运动，仅仅是降低运动量不会引起左室肥厚的消退，这种消退不太可能早于停止运动后 4 周。继续飞行，包括做收紧动作的高 -G 飞行，在停止运动训练期间可以继续。1 个月以后的超声心动图检查是必需的。一旦消退得到证实，飞行员可以恢复全面锻炼，而不需要重新评估。

冠心病

根据美国心脏协会公布的最新统计数据，心血管病，包括脑卒中、CAD 和高血压，持续为美国人群死亡的首要原因，超过全部死亡人数的 40%。动脉粥样硬化性 CAD 是工业化国家人群死亡的首要原因。其作为公众健康和航空安全关注的重点，怎么强调也不过分。据世界卫生组织预测，到 2025 年，心血管疾病将成为世界范围内发病率和死亡率的首要原因。

CAD 可以沿着稳定型心绞痛、不稳定型心绞痛、心肌梗死和心源性猝死持续发展。其首次表现往往是心源性猝死或心肌梗死。稳定型心绞痛可能仅仅在 25% 的男性中表现，而不稳定型心绞痛、心肌梗死和猝死是其主要表现。这些症状可能会导致能力减弱或突然失能，引起灾难的发生。事实上，死于心肌梗死者有一半在发病后 1 h 内会如此。在军事飞行和商业飞行中，心脏性猝死无论是在病案报告还是经验中均公认是引起生命和飞行器损毁的重要原因。

我们对心脏疾病的病因和治疗的认识已经有了大大地提高，在过去 10 年中心血管疾病的死亡率下降了 20%。然而，它仍然是工业化国家人群的主要死因。动脉粥样硬化在年轻时开始出现，临床事件仅仅是疾病的晚期表现。因此，应该从疾病的亚临床状态开始预防，并且识别高危个体。心脏病知识继续快速发展，能更好地理解动脉粥样硬化的病理学过程，识别新的危险因素，发展新的技术。关于如何有效地筛查心血管病、什么时候筛查、如何治疗、预后走向等引起了大讨论。新的治疗方法和检测技术在未来航空医疗决策中发挥的作用仍然是个未知数。

冠状动脉造影是诊断 CAD 和其程度的金标准。病变严重程度取决于管腔狭窄的百分比。

在临床上，通常认为轻度 CAD 最大狭窄 < 50%，重度 CAD 最大狭窄为 50% 或更大，在讨论中将使用这些定义。需要指出的是，一些文献中定义重度 CAD 是最大狭窄为 70% 或 75% 或更高。血管造影有助于确定斑块的大小，但不能确定斑块的成分。有趣的是，血管造影可能会出现正常或只有"管腔不规则"的发现，但血管内超声检测发现存在严重的动脉壁内动脉粥样硬化的现象。疾病的早期，动脉壁内小的或者中度的斑块，会由于血管外膜膨胀而使管腔保持正常。

流行情况

在美国，据估计有 1000 万人目前存在有症状的 CAD，无症状 CAD 更多。在 ≥ 20 岁成年人中，估计调整年龄后的 CAD 患病率为 5.5% ~ 9.0%，这取决于性别和种族。战争中阵亡年轻士兵的尸检研究显示 10% 存在明显动脉粥样硬化的证据。1981 年，来自英国的一项研究报告显示，在飞行事故中意外丧生的军事飞行员和商业飞行员中存在相似的患病率，在这项研究中飞行员平均年龄为 32 岁，重度 CAD 的患病率为 19%。商业飞行员尸检研究显示严重的 CAD 患病率存在年龄依赖性，< 40 岁的飞行员发病率为 0.6%，≥ 50 岁的为 7.4%。英国皇家空军的尸检数据显示，在私人、商业和军事飞行人员中，< 30 岁者重度 CAD 的患病率为 7%，30 ~ 49 岁升至 18%，50 岁以上为 43%。心脏移植时对供体心脏进行血管内超声检测动脉粥样硬化显示出更高的发病率，青少年发病率是 1/6，20 ~ 29 岁为 1/3，30 ~ 39 岁的为 50%。从航空医学角度观察，无论在民用还是军用飞机飞行员中，CAD 都是停飞的首要原因。飞行员群体其 CAD 虽然较一般人群少，但仍然有，需要进行检测和治疗。

病理学

急性冠脉事件主要由斑块破裂或糜烂所引起，这种变化在中度狭窄者中比高度狭窄者更常见。在几项研究中发现，心肌梗死中的一半或更多者发生于狭窄 < 50%。事件可能是由于不显著的疾病的斑块破裂所引起，即所谓的易碎斑块，狭窄 < 50% 的斑块是其标志，预后较差。

动脉粥样硬化的过程比较复杂，尚未完全洞悉。脂质积聚和氧化反应，在动脉粥样硬化起始中发挥着重要作用，同时伴随着引起 CAD 危险因素的内皮功能障碍。初始的病变是脂纹，其主要成分是吞噬脂质的巨噬细胞。"易碎斑块"典型组成是有纤维薄帽中富含脂质的巨噬细胞。与成熟斑块相比，含有平滑肌细胞较少。

斑块易碎的另一个特点是炎性细胞浸润。目前没有可用的方式准确地识别易碎斑块，但这是研究的热点领域。有两项研究发现，青年动脉粥样硬化的病理生物学因素（PDAY）研究和 Bogalusa 心脏研究，证实该过程始于童年，CAD 的患病率及程度随年龄巨增。PDAY 研究中发现在最年轻一组中（15 ~ 19 岁），所有的主动脉和一半左右的冠状动脉右支有粥样硬化病变。

危险因素

冠脉疾病危险因素，现在术语称为传统的或经典的危险因素，在 Framingham 心脏病研究中给予了明确的界定，包括年龄、性别、早发 CAD 的家族史、高血压、吸烟、高胆固醇血症、糖尿病和左室肥厚。在 INTERHEART 研究中确定了九个危险因素，并能解释全球范围内 90% 的心肌梗死风险，其危险因素包括吸烟、ApoB/ApoA1 比例升高、高血压、腹型肥胖、心理社会因素、水果和蔬菜摄入量少、每日饮酒量以及缺乏体力活动。就像在代谢综合征中的作用一样，危险因素往往发生协同性的作用。

其他"新兴的"与风险增加相关的危险因素包括高半胱氨酸、脂质片段如脂蛋白 a 和载脂蛋白 A 和 B，炎症标志物，如 C 反应蛋白、白介素 -6 和尿微量白蛋白。这些新出现的危险因素在筛查和危险分层中的确切作用还有待确定，但它们可能有助于确定谁应该接受更积极的风险因素的干预。

尽管对所有的危险因素进行详细讨论超出了本文的范围，但本文还会针对一些危险因素进行讨论。

吸烟

吸烟对心血管疾病的证据是基于观察性研究。在美国，每年吸烟会导致 40 万人过早死亡。来自美国医疗部门的 1 份 1989 年的报告数据显示，吸烟增加心血管疾病的发病率 2 倍，增加心血管疾病死亡率 50%。暴露于二手烟的非吸烟者也有一个小的、剂量相关的冠状动脉疾病危险增加。吸烟的量和持续时间会加速动脉粥样硬化进程。在一级预防中进行的三个戒烟试验表明，戒烟者 CAD 事件的发生率下降 7% ~ 47%。吸烟状况应成为飞行员常规评价的一部分，应给飞行员提供适当的咨询及戒烟方案。

血脂紊乱

脂蛋白含量在斑块的发展和破裂中起着重要的作用。遗传和环境因素会引起血脂异常。据估计，多达 90% 的 CAD 患者伴有低密度脂蛋白（LDL）胆固醇升高，多数仅是轻度升高。高密度脂蛋白（HDL）胆固醇水平与 CAD 发病率呈相反关系。在 Framingham 研究中，50 岁以上人群中与 LDL 升高相比，高密度脂蛋白胆固醇降低是 CAD 危险因素更强的预测指标。总胆固醇与高密度脂蛋白胆固醇的比例是 CAD 病例和对照之间的最佳鉴别指标。1981 年，美国空军对那些平板测试异常而接受冠状动脉造影的飞行员进行了回顾性分析，研究了其总胆固醇和高密度脂蛋白胆固醇的比例，有 CAD 者其比例高于 6.0 的为 88%，而没有 CAD 者，仅有 4%。

脂质片段对于风险能够提供更多的信息。载脂蛋白 B（Apo B）反映了导致动脉粥样硬化脂蛋白颗粒总体的情况（极低密度脂蛋白、中间密度脂蛋白、低密度脂蛋白和脂蛋白 a），并且在一些前瞻性研究中，被认为是比 LDL 能更好地预测血管事件的标志物。在代谢综合征和 2 型糖尿病患者中更容易发生载脂蛋白 B 和三酰甘油升高。

脂蛋白（a）是 LDL 的一种颗粒，在其中 ApoB 与 Apo(a) 连接。LP（a）的血浆水平由单基因决定，遗传度很高。在多数前瞻性研究中认为，LP（a）是早期动脉粥样硬化有效的预测标志物。

代谢综合征

代谢综合征由一组危险因素组成，包括腹型肥胖、血糖代谢障碍、高血压和血脂异常（低 HDL 和高三酰甘油水平）。国家胆固醇教育计划（National Cholesterol Education Panel）成人治疗组和世界卫生组织和国际糖尿病基金会已经制定了诊断标准。值得注意的是，对于腹型肥胖的诊断标准因不同种族而有不同。代谢综合征明显增加了心血管事件的风险，超过存在的传统危险因子所起的作用，依据诊断标准的不同，接近 2 倍。潜在的机制似乎与胰岛素抵抗有关。代谢综合征个体糖尿病发生的风险也显著增加。

糖尿病

糖尿病是一种常见的疾病，近期的统计数据显示它越来越流行。糖尿病患者被认为是 CAD 的高风险人群。糖尿病患者的所有死亡中 75% ~ 80% 由动脉粥样硬化所引起，CAD 是罪魁祸首。糖尿病患者，尤其是伴有其他危险因素时，推荐进行积极治疗。军事飞行人员如果确诊为需要胰岛素或口服药物治疗的糖尿病，通常需要停飞，因为这可能会导致低血糖。在某些地区，民航机组成员有糖尿病可能会获得特许飞行，这些飞行员需要彻底的 CAD 筛查。关于糖尿病与飞行执照获取的更深入的讨论可见本书第十八章内分泌学和第十一章的飞行员健康和航空医学认证。

肥胖和体力活动

缺乏运动可以增加 2 倍左右的冠状动脉事件的风险。量化体力活动和风险之间的关系是非常困难的。许多研究表明，体力活动能够减少 CAD 事件的危险，特别是在男性。从不运动到中度体力活动，获得的心血管疾病风险降低的益处最多，而从中度体力活动到重度体力活动获得的益处较少。运动能提高高血压的控制，并引起高密度脂蛋白胆固醇升高。据估计，每周 10 min 的体力活动能增加高密度脂蛋白胆固醇水平的 25%。虽然还没有研究降低体重与降低危险之间的效果，但体重和死亡率之间的线性关系是明确的。通常情况下，肥胖与其他危险因素相联系，这种联系可能是介导危险的机制。

家族史

虽然传统的危险因素可以解释大部分 CAD 的易感性，但 10% ~ 15% 的 CAD 个体，没有可识别的危险因素。针对同卵双胞胎家庭的研究发现，由于基因的影响，其早发 CAD 强烈一致。在同卵双胞胎中，一人早发心脏病死亡，另一人发生心脏病死亡的风险在男性是正常的 15 倍，在女性是正常的 8 倍。在 Framingham 子代研究中，父母心脏疾病会使其子代心脏病危险增加约 2 倍。

炎性标志物

炎症已被确定为动脉粥样硬化发病机制中的关键因素，多种炎症标志物作为动脉硬化危险的指示物进行了研究。这些标志物包括炎性细胞因子（如白介素 -6）、急性期反应物，如 C 反应蛋白、高敏感度 C 反应蛋白（hs-CRP）和尿微量白蛋白（如肌酐与微量白蛋白比值）。女性健康研究和多个其他前瞻性研究数据表明 hs-CRP 是心脏事件的独立预测因子。hs-CRP（和其他炎症标志物）在风险评估的作用仍然存在一些争议，但大部分的数据支持 hs-CRP 可以用于传统危险因素评估出的中危患者的远期危险分层。

风险评估和风险分层

作为定期健康检查或认证体检的一部分，在军事飞行人员和民用执照持有者中应该进行基础危险因素信息的评估，以便估计心血管风险。在北美（如 Framingham 心脏研究）、欧洲（PROCAM 研究）和其他地方已经开发出了风险指数，它利用主要危险因素评估全球心血管疾病的危险。用于计算风险的风险引擎，可在网上获得。

临床指南依据 Framingham 风险分数，一般将风险分为低危、中危和高危，其得分分别为 < 10%、10% ~ 19%、20% 或更大。如果存在其他危险因素，如糖尿病（高风险当量）、代谢综合征，或早发 CAD 家族史，风险因素可以向高调整。在中危者中，评估新出现的危险因素，如 Lp(a)、hs-CRP、载脂蛋白 B 和尿白蛋白/肌酐比值，有助于进一步风险分层，确定其为高危或低危。

一级预防

航医和民航医学从业者有双重作用，一是进行医学飞行资格的认证，二是疾病预防的责任。在很多情况下，强制性的定期医疗检查或认证是机组与医疗系统的唯一接口。应该利用这样的机会获得全面的心血管风险评估。

风险分层基于风险指数，如 Framingham 的个人识别。这种评估在临床上可用于识别机组人员中谁处于中危或高危风险，谁需要立即关注和干预。风险评估也可以作为一个动力，坚持从而降低风险。

重要的一点是这种指数用于风险评估模型，有其局限性。许多在 10 年风险评估中处于低危或中危的个体由于单一风险因素的累积效应，会导致长期处于高危险状态，如果不进行治疗可能会导致早发 CAD。这意味着无论短期的绝对风险如何，每一个主要危险因素都应该进行干预。此外，风险指数不考虑新的危险因素，因此可能会低估某一个人的风险。预防工作应该针对每一个主要危险因素。降低长期风险的核心是生活习惯的改变，包括体力活动、控制体重、戒烟和恰当的饮食结构。

许多临床试验已经证明了降低胆固醇在一级预防和二级预防中的效果。早期的一些试验，如苏格兰西部 CAD 预防研究（WOSCOPS）和空军/德克萨斯冠状动脉粥样硬化预防研究（AFCAPS/TexCAPS），证明一级预防效果明显，能够降低非致死性心肌梗死或 CAD 死亡相对危险的 30% ~ 40%。其他的一些二级预防试验，如北欧辛伐他汀生存研究（4S）、胆固醇和事件复发研究（CARE）、普伐他汀在缺血性疾病中的长期干预研究（LIPID），均已经证实调脂治疗在二级预防中具有非常大的效果。比较一级预防和二级预防试验，在相对疗效上无显著差异，只在绝对事件率上有差异（如此二级预防显得"更为划算"）。这些试验支持 CAD 者，以及具有多种危险因素者或高风险血脂但没有明确诊断的患病者强化降低 LDL 水平的作用。在最近的一些二级预防试验（如 PROVE-IT）研究中发现，强化降脂（低密度脂蛋白胆固醇 ≤ 70 mg/dl）的增强效果已经得到了证实。

所有类别的降脂药物飞行员通常都可以使用。在治疗开始后，大约 1 个星期内不能飞行，用于观察药物的特异性反应。他汀类药物和非诺贝特类药物，特别是联合用药时可能会导致肌痛或非常少见的弗兰克肌炎。同时使用抗真菌药物和大环内酯类抗生素也会增加肌病的风险。应该告知患者立即报告任何可疑症状，必要时评估肌酸激酶水平。他汀类药物和烟酸类药物能够引起肝转氨酶水平升高，因此有必要在治疗前后监测肝脏转氨酶水平。目前美国空军使用的一个建议方案是在开始治疗前检查肝转氨酶水平，在治疗 12 周后，每年或必要时再次进行肝转氨酶水平检查。治疗前和有必要时进行肌酸激酶检查。在某些司法管辖区（如美国空军，美国海军），某些类型的降脂药物是需要特许的，而有些药物（如烟酸）是不允许的。

一些专家组已经出版了一级预防和二级预防的指南，如果需要具体的建议可以进行咨询。一个令人不安的事实是，治疗没有得到充分利用，二级预防者中有超过 80% 未接受治疗，需要一级预防治疗者中只有 4% 接受了治疗。从医学专业角度出发，治疗受益最大者并没有得到足够的治疗。

CAD 筛查

无症状 CAD 患病率大大超过了已经确诊的 CAD。灾难性的事件可能是一半以上无症状个体 CAD 的最初期表现。发现无症状性 CAD 能更容易地采取更积极的预防措施，从而减轻主要冠脉事件的风险。因此，无症状 CAD 者的筛查具有两方面的作用，一方面可以延长和提高生活质量，另一方面可以减少职业事故风险。

CAD 筛查的目的是检测血流限制、血流动力学明显阻塞或者检测冠状动脉斑块的存在。检测冠状动脉阻塞性病变的方法包括负荷运动试验，负荷核素灌注成像（NPI）和负荷超声心动图。检测斑块的技术包括定量评估冠状动脉钙化积分（CACS）、电子束 CT（EBCT）、多排螺旋 CT（MDCT）。随着更多尖端检查技术的发展，多排螺旋 CT 下的冠状动脉造影提供了有关斑块程度和冠脉阻塞的情况，这接近常规冠状动脉造影。

筛查方法的效用与筛选技术的敏感性和特异性，与贝叶斯定理有关。检测敏感性是指存在疾病时，筛查方法发现疾病的能力。特异性反映筛查方法在没有疾病时的正确识别能力。贝叶斯定理涉及存在疾病的后测概率与人群中的患病率，或检前概率的关系。当检前概率很低，就像在飞行员人群中 CAD 的总体患病情况，阳性筛查方法后的检后概率仍然很低，阳性预测价值也很低。因此，对一个飞行员，如果不提前进行风险分层，不推荐进行冠脉阻塞疾病的通用筛查方法检测，如负荷运动试验、负荷核灌注成像（NPI）和负荷超声心动图。利用风险因素分析（如前所述的 Framingham 和其他风险因素分析）工具识别个体检前概率较高，从而保证第二次筛查有更大的效用。航空当局必须明确什么级别的检前概率应该采取第二次筛查。一般来说，对飞行员确定在风险因素分析时"高风险"的条件下。然而，这种用于触发第二次筛查的风险水平可能不仅涉及航空安全，也涉及风险管理，例如在长时空间飞行的航天员机组或高性能军用飞行员其阈值较低。

筛查检测的选择取决于检测方法的实用性、专业性、成本和测试的特性（敏感性 / 特异性）。敏感性越高的测试，在疾病真正存在时检出的可能性越高，而"假阴性"越低。特异性越高，则假阳性越低。在航空医学处置中需要重点考虑的问题是一个阴性筛查测试的价值。最近的一项荟萃分析表明，NPI 和负荷超声心动图结果正常的个体，其心肌梗死或心源性猝死的事件发生率在未来 3 年每年不到 0.6%。美国空军的数据显示，在超过 5 年的随访中，负荷运动试验、铊 NPI 和心脏透视三种方法的每年事件发生率为 0.5% 或更少。

负荷测试

运动负荷测试能评估冠状动脉病变阻塞和血流限制情况，还提供关于血压反应、心律失常和有氧能力的相关信息。它具有既安全又广泛使用的优势。运动负荷测试对血流动力学阻塞性病变的敏感性和特异性为 60% ~ 70%；因此，在低发病率人群中的使用会产生大量的假阳性结果，需要进一步检查以明确。在女性人群中，敏感性和特异性可能较低。

目前，一个专家委员会认为运动负荷试测试在无症状的 45 岁以上的男性和 55 岁以上女性的应用，是一个 IIb 类指标（即证据相互矛盾或意见存在分歧）。这包括在特殊职业人群中的应用，如航空人群，这种不足可能会影响公共安全。

在一组军事飞行员人群中，负荷测试不正常预测血管造影 CAD 的阳性预测价值仅为 10%。通过 ECG 异常进行预选择，其阳性预测值为 20%。一项前瞻性运动平板试验研究（样本量为 25 927 名表面健康的无症状男性，平均年龄 43 岁）显示运动平板测试结果异常与 CAD 在调整年龄后的相对危险度为 20。这种增加随着危险因素的数量而增加（当有三个或更多的危险因素时，调整年龄后的相对风险度为 80）。他们的结论是，运动试验是预测未来 CAD 死亡风险的一个有价值的工具，尤其是在心脏危险因素较多的人群中。

核素测试

核素灌注成像评价心脏的灌注依靠于休息状态和负荷后同位素在心肌层的分布。铊和锝同位素在核灌注成像中的引入使得其灵敏性和特异性达到 85% ~ 90%。负荷可以通过平板运动试验，踏车运动试验，或药物学方法，如多巴酚丁胺输注来诱发。由于需要额外费用，且有辐射暴露，因此 NPI 一般仅在平板运动测试异常或基线心电图异常且排除影响 ST 改变（如 LBBB）的因素时使用。

放射性核素平衡法（血管造影）提供全部

心室功能的信息（射血分数测量）和节段性室壁运动异常，可补充由 NPI 研究提供的信息。

负荷超声心动图检查

负荷超声心动图，能够在休息和负荷状态下评价部分或全部的心肌收缩功能。这通过心肌和心内膜成像进行评估。负荷可通过运动平板测试、卧位脚踏车测试或药物学方法如多巴酚丁胺输注来实现。敏感性和特异性与负荷 NPI 相似。局限性包括对所有心肌进行准确成像有一定技术上的困难，这可通过注射造影剂使心室变得不透明而得到改进。负荷超声心动图可能对女性特别有用，既可避免辐射暴露，又可提供比负荷测试更敏感的检测方法，而负荷测试在女性中的敏感性较低。负荷超声心动图在阳性负荷测试结果者的随访筛查中可能有用。

冠状动脉斑块评价的测试

随着对 CAD 发病机制的认识，即粥样硬化斑块的最初形成，随着时间的推移而缓慢发展，然后演变到阻塞血流的病变，早期斑块病变的检出变得有吸引力。虽然在病变发展的早期，斑块可能不会钙化，但冠状动脉的钙沉积几乎总是冠状动脉斑块存在的反映。冠状动脉透视检查（CAF）自 20 世纪 60 年代开始应用，是预测动脉粥样硬化解剖学病变存在相对准确的方法。CAF 检测冠状动脉钙化是一种非定量评估。美国陆军和美国空军的研究显示，CAF 检测冠状动脉钙化与负荷试验和铊负荷检测相比，对冠状动脉阻塞性疾病和冠脉事件具有较高的阳性和阴性预测值，其敏感性和特异性分别为 70% 和 75%。CT 扫描技术可以定量检测冠状动脉钙化情况，其通过耦合 ECG 来克服心脏运动的问题。EBCT 使用固定钨环电子束扫描，这可产生快速放射影像。多层螺旋 CT 或多层 CT（MSCT/MDCT）具有快速旋转（300 ～ 400 ms）的多个 CT 扫描构架技术。目前这一代 MDCT 最高已达 64 层，新的产品已经在开发中。除了在非常低

的分数水平，EBCT 和 MDCT 产生相似的得分。MDCT 的辐射暴露显著高于 EBCT。CACS 定量结果使用盖斯顿单位表示。已经基于大型数据建立了标准数据。定量冠状动脉钙化积分反映总体斑块负担。回顾性和前瞻性研究证明，与从标准危险数据所获得的信息相比，定量冠状动脉钙化积分可对冠脉事件可以提供更多的预后信息。

CACS > 100 被认为冠状动脉事件易发，其敏感性，特异性和优势比分别为 89%、77% 和 25.8%。冠状动脉钙化反映存在冠状动脉斑块，与其他危险因素联合使用可以指导预防措施的力度（如降脂目标）和进一步的诊断评估。

利用静脉造影，MDCT 能够提供高品质的无创冠状动脉造影，对于评估冠状动脉狭窄和识别冠状动脉斑块及其特征具有很高的准确性。其限制在于运动伪影和严重钙化的冠状动脉段。MDCT 冠状动脉造影技术正在达到成熟水平，足以对飞行员提供准确、无创的血管造影信息（其他无创检测显示冠状动脉疾病的存在），并且可以评估在血管重建或心肌梗死后哪些人可以返回到飞行岗位。MDCT 血管造影的另外一个特点是能够识别非钙化斑块，这有助于指导预防干预的强度以及冠状动脉风险评估。

用于识别需要进一步筛查的飞行员的测试，即初级风险分层后而需要进行二级筛查者，取决于以下一些因素，如成本、可用性和测试的性能。运动负荷测试被广泛应用，但其敏感性和特异性很低，并且在低流行人群中经常会产生假阳性结果。负荷超声心动图和 NPI 测试有较高的敏感性和特异性，但较昂贵，并且通常需要运动负荷试验进一步的评估。EBCT 或 MDCT 介导的 CACS 评估应用越来越多，并提供有关冠状动脉斑块及冠脉事件相关风险更多的敏感和特异的信息。CT 冠状动脉造影有较高的辐射照射，但能提供冠状动脉斑块和管腔的权威信息，

是其他检测结果阳性后的最后检查方法。

在选拔执行国际空间站（ISS）长时间太空任务的机组成员时，初筛过程包括 CACS 筛查、传统危险因素信息和 hs-CRP。候选者 CACS ＞ 100，或者超过年龄和性别匹配的 90 百分位，必须接受进一步的测试，包括冠状动脉造影。造影显示存在冠状动脉疾病者对于长时间任务来说是不合格的。国际空间站机组人员，每 5 年重复检查 CACS 一次。

女性和CAD

从历史上看，航空行业作为一个整体，特别是军用航空，一直是男性主导的行业。因此，大多数航空医学文献涉及的都是男性飞行员人群，可能并不适用于不断增长的女性飞行员人群。CAD 尤其如此。在美国空军，自 1994 年以来为飞行训练进行筛选的女性候选者所占比例一直是 10% 左右。需要更多考虑的是性别相关的具体问题，如乳腺癌和骨质疏松症。然而，与男性人群一样，心血管疾病是女性死亡率和发病率的首要原因。在世界范围内，女性总死亡人数的 1/3 是心血管疾病，在发展中国家 50 岁以上女性有一半死于心血管疾病。40 岁以后发生 CAD 的终生风险在男性估计为 49%，在女性为 32%。几位作者都认为 CAD 是"一个机会均等的杀手"。需要说明的是 CAD 在女性发病一般比在男性延迟 10 岁。

一些研究表明，与男性相比，女性 CAD 相对较温和（这种现象称为 Yentl 综合征），而其心血管健康改善的速度不及男性。然而，与男性飞行员一样，对女性飞行员来说航空医学也强调对已知或可疑 CAD 的风险评估，因为它涉及飞行安全。

在临床上，女性 CAD 的表现往往不同于男性。与男性相比女性的冠状动脉较小，侧支循环较少，这可能会导致局部缺血增加，特别是

在劳累或负荷情况下。Framingham 的资料表明，女性 CAD 的初始表现 69% 为不稳定型心绞痛，而男性仅为 30%。女性非典型前驱症状包括疲劳、呼吸困难、呼吸急促和呼吸困难急促、脖子和下巴疼痛、心悸、咳嗽、恶心、呕吐和消化不良。

虽然相同的心脏危险因素通常在男性和女性中作用相同，但其表现还是存在一些性别差异。男性吸烟率高。在女性，肥胖和相关的胰岛素抵抗的患病率高于男性，女性往往比男性体力活动少。更年期前，女性比男性的风险低，其血压和低密度脂蛋白胆固醇水平低，高密度脂蛋白胆固醇水平高。其中的一些差异被认为是由性激素所介导，在绝经后，男性和女性风险状况变得更为相似。

危险因素改善在男性和女性同样有效。最近他汀类药物试验已经清楚地表明，对于 CAD 一级和二级预防，调脂对女性和男性同样有好处。绝经后，女性 CAD 的风险急剧上升。激素替代疗法，曾经被认为具有保护性，但在一个女性健康研究中表明会增加心血管疾病的危险。虽然关于风险因素和 CAD 标志物的许多有益的效果已被证实，但与男性相比，女性心血管疾病的比率并没有减少。但是，戒烟、控制体重、适量运动、糖尿病和高血压的检测与控制、血脂异常的管理，对于女性有明确的效果。在飞行员中，无论男女，均应该积极进行非药物和药物学的危险因素改善。

前面讨论的筛选检测方法针对的主要是男性人群；而女性人群，尤其是女性飞行员人群仍然缺乏良好的数据支持。女性在运动平板检测中的心电图反应较不可靠，存在较多的假阳性结果，特别是涉及到航空医学的相关问题时。虽然仍存在乳房假衰减，但是铊或其他放射性元素的心肌灌注显像比单纯的运动平板测试更准确。据报道，负荷超声心动图更准确，对女

性 CAD 筛查和胸部疼痛综合征的评估成本效益更高。CT 冠状动脉钙化积分评估冠状动脉斑块负荷总体预后价值似乎并没有受到性别的影响，但绝经前女性与同龄男性相比，女性冠脉钙化积分相对较低，在评价风险时，应该使用不同性别的常模数据。

当航空医学从业者或权威评估女性飞行员可疑或确诊的 CAD 时，应该考虑性别对风险因素、一级预防，二级筛查方法以及潜在的非典型症状的影响。进一步讨论见第二十二章女性健康问题。

自然病史和航空医学处置

CAD 在两个方面表现为一种典型的渐进性疾病，已存在的病变使管腔变得更加狭窄和新病灶的出现。由于确诊 CAD 的多数患者存在医学治疗和（或）有冠状动脉血运重建，因此 CAD 的真实自然病史依然不知。通常，与 CAD 发病率相关的心血管危险因素也与心血管事件后的预后有关。因此，无论是在临床还是在航空医学中，积极的二级预防是极其重要的。CAD 飞行员的自然病史数据是非常稀少的。与普通人群相比，飞行员人群相对比较健康、存在较少的危险因素，而且往往无症状。针对 CAD 的航空医学决策，通常基于临床数据，其可能不是非常适用于飞行员人群。另外，临床领域诊断和治疗疾病的知识正在迅速发展。阿司匹林的使用、高血压更好地治疗、血脂异常积极治疗，特别是与他汀类药物的联合使用，能显著改变目前的统计数字。

尽管疾病程度的评估还存在缺陷，但冠状动脉造影确实能预测中期和长期的结果。一些研究表明，CAD 解剖上的程度是患者生存和其他临床事件的一个强的预测因子。许多航空监管机构的现行建议考虑这一点，并允许不同程度的 CAD 获取飞行执照，但经常受到一些限制。

在民用和军用航空中，恢复飞行职责涉及不同的任务，包括军事任务中的战斗飞行和高性能战斗机飞行。如果某种程度的 CAD 被允许返回某些类别的飞行，则同时政策还应更加重视二级预防。

一些研究小组已经针对表面健康的平民百姓和血管造影确诊的 CAD 患者开展了长期随访研究，报告 10 年以上其每年心脏事件的发生率在 0.0% ~ 0.65%。表面健康的美国空军飞行员的数据回顾显示在 5 年内，每年心脏事件发生率随着年龄而逐渐增加，但最多增加到最大年龄组 45 ~ 54 岁组的每年约 0.15%。这些心脏事件的发生率可用于航空医学处置轻或重 CAD 的决策中。

轻度CAD

轻度 CAD（最大造影病变 < 50%）的长期研究显示，在 10 年以上的随访中，每年心脏事件的发生率为 1.5% ~ 3.0%。此外，事件发生率随不重要疾病的严重程度增加而逐步增加。在这些研究中，研究队列人群通常有胸痛症状，最终导致冠状动脉造影。相比之下，美国空军对约 250 名无症状的轻度 CAD 的军事飞行员超过 10 年的随访显示，每年事件率约为 0.5%。在冠状动脉手术研究（CASS）人群中，有一组为没有明显冠脉狭窄的患者组，共有 6758 例患者。在这个组中，4463 例冠脉造影正常，1368 例最少有一个轻度病变（30% ~ 50%），927 至少有一个中度病变（50% ~ 70%）。在 CASS 研究中明显的 CAD 被定义为最大病变 > 70%。冠脉造影正常、轻度病变和中度病变的 12 年生存率分别为 91%、86% 和 79%。

鉴于轻度 CAD 飞行员的事件发生率很低，对无症状且先前没有心脏事件的轻度 CAD 飞行员，美国空军多年来一直允许其继续飞行，但仅限于低性能和多成员飞机。高 +Gz 对轻度病变的影响是未知的，多数高性能飞机是单座的。轻度病变的斑块破裂和无症状者进展为显著 CAD 者需要进行额外关注。建议可以继续返回多机组成员的商用飞行和通用航空。建议进行定期无创性评估，军事飞行员每年进行无创性评估。轻度 CAD 进展为显著 CAD 的发生率依然未知。由于检测无症状疾病进展的更可靠的无创检查方法和轻度 CAD 飞行员人群更好的数据结果，可以考虑依据疾病程度、无创性检查结果的稳定性、危险因素改善的控制程度和不同的飞行职责，对飞行员进行周期性冠状动脉造影检查（3 ~ 5 年的时间间隔）。

重度CAD

在 CASS 研究中，有 0 支、一支、两支、三支血管重度 CAD 的病人，4 年整体生存率分别为97%、92%、、84% 和 68%，12 年生存率分别为 88%、74%、59% 和 40%。CASS 对重度 CAD 的定义是病变狭窄 ≥ 70%。血管造影显示的疾病的严重程度是决定其 4 年和 12 年生存率最重要的变量。另一个对生存率具有强大的预测功能的变量是左心室功能情况。据报道，所有类别重度 CAD 的年死亡率为 3.0% ~ 4.0%。在某些研究中，狭窄 > 50% 定义为重度 CAD。美国空军比较了 92 名军事飞行员轻度和中度 CAD（最大病变40%，N=38，与最大病变50%，N=54）的心脏事件发生率。对于40%组,5 ~ 10年随访中年心脏事件发生率约为每年 0.5%，无心脏病死亡。对于 50% 组，5 年的年心脏事件发生率约为每年 3.0%，10 年的发生率约为每年 2.5%，有一例心脏猝死。在大多数研究中，事件的发生率与病变动脉的数量、左冠状动脉主干是否有病变及左心室功能状况相关。

航空医学关注的重点是疾病进展情况，尤其是原先血管造影显示正常动脉段新发现的重度病变（狭窄 ≥ 50%）。MASS 研究是针对有症状单支血管（左侧前降支）重度 CAD 的一项前瞻性研究，这些病人随机分为药物治疗组、血管成形术组或外科手术搭桥组（使用胸廓内动脉移植）。不考虑治疗组，2 年重度病变新发的发生率为30% ~ 35%。5 年重度病变新发的发生率在三组中分别约为 60%、50% 和 45%。药物治疗组中,5 年内每年心脏事件发生率为 4.8%。

对于重度 CAD（最大狭窄 ≥ 70%），如果没进行血运重建（如血管成形术、支架、旁路移植手术），一般不推荐返回飞行岗位。单支血管中度病变（最大病狭窄 50% ~ 70%）伴有其他部位限制性轻度病变可以考虑返回到受限制的民用或军用航空飞行。该飞行员应该是无症状的，在明显病变支配区域无缺血的证据，不需要抗心绞痛治疗。总之，左室功能应正常且无局部室壁运动异常。美国空军的经验是符合这些标准的军事飞行员年事件发生率约为 1.0%。建议每年进行无创性再评价。每 3-5 年重复进行冠状动脉造影。民航问题在第十一章进行进一步讨论。

经皮冠状动脉介入术（PCI）

CAD 的标准治疗是药物治疗、外科旁路移植术和经皮冠状动脉介入治疗（percutaneous coronary intervention，PCI），旨在针对事件的二级预防和症状的缓解。PCI 是指非手术，基于导管的冠状动脉血运重建，如血管成形术和装支架。冠状动脉血运重建，无论是手术或 PCI，在军事飞行岗位通常认为是不合格的。然而，商用航空授权机构对成功进行血运重建，且手术后属于低危的个体，往往允许其返回飞行岗位。

20 世纪 70 年代，经皮腔内冠状动脉成形术（PTCA）第一次开始使用，出现了一些经皮治疗的方法。PCI 包括 PTCA、定向旋切术、旋磨术、激光引导程序和冠状动脉支架。每个方法的具体适应证将不再讨论。伴随着 PCI 的出现，死亡率和 MI 减少了。对于大多数仅有一支或两支血管病变的 CAD 患者，多项研究一再表明与药物治疗比较，PCI 术后患者的生存率或 MI 并没有获得明显的好处。

PCI 的主要问题是治疗部位的短期内再狭窄，通常出现在 PCI 术后的 3～6 个月。在所有的血管成形术中，如果定义再狭窄为症状再次出现，大约发生再狭窄的比例是 1/3，如果通过造影则再狭窄可能高达一半。使用冠状动脉支架，尤其是药物洗脱支架，再狭窄率可降低到 10%～20% 或更低。基于再狭窄程度的心脏事件的预测是困难的。

另一个主要问题是自体血管疾病经常出现，并可能由于斑块破裂而进展或导致急性临床事件的发生。此外，中度疾病的 PCI 治疗可能会由于再狭窄的高发率而导致更严重的狭窄和较差的临床预后。针对无症状患者进行 PTCA 治疗的研究显示，运动耐力无显著变化，没有显著减少未来的症状、血运重建、MI 或心源性猝死。仅仅为了职业目的而无标准的临床适应证，不建议对无症状飞行员进行 PCI 治疗。

最近 PTCA 及支架试验显示，一支和多数两支血管的疾病进行成功/简单的 PCI 治疗后，每年心脏事件的发生率（心源性死亡或非致死性心肌梗死）为 1%～2%。如果有心绞痛和再次血运重建，则每年的心脏事件发生率约增加 1 倍。MASS 研究中的 PTCA 者，5 年随访期中每年的事件发生率约为 8%，心源性死亡或非致死性心肌梗死每年略高于 2%。然而，多数重复性血运重建治疗用于不稳定型心绞痛。大部分文献涉及 PTCA。在最近的几项低风险的患者的支架治疗试验中，事件的发生率在每年 1%～3%，部分甚至不到 1%。

经历了自身血管 PCI 手术治疗的飞行员，没有明显的再狭窄，没有可逆性缺血的证据，且左室功能正常，可以返回多成员机组的限制

飞行岗位或低 +Gz 飞机飞行。应在 PCI 术后 6 个月内进行初次评估。如果考虑返回商业或军事航空飞行岗位，冠状动脉造影被推荐为初始评估的一部分。无创性再评估应至少每年进行 1 次。每 3-5 年进行 1 次冠状动脉造影。

冠状动脉旁路移植术

冠状动脉旁路移植术（CABG）是减少心绞痛的症状非常有效的治疗方法。而且，在选择患者组中如三支病变患者，它能显著降低死亡率。然而，CABG 术后，疾病的发展仍然存在，在移植血管中出现自体血管病的发展，主要是在大隐静脉移植。据报道每年约有 3% 的失败率。这强调冠状动脉旁路移植术只能治标而不能治本。使用胸廓内动脉作为移植导管，移植后通畅性显著改善，生存率显著提升。导致 CAD 的风险因素，尤其是血脂和吸烟，明显影响 CABG 的术后效果。CABG 的临床适应证通常被认为是两支或三支血管的重度病变，先前有 MI 或左室功能降低。移植物闭塞和自体血管病的出现是主要的担忧。

CABG 术后最初几年的年事件率一般超过每年 2%。CABG 术后低风险者，心源性死亡或非致死性心肌梗死的年事件率为 1%～2%，而脑卒中险和高风险者则为 5% 或更高。增加其他终点事件，如心绞痛和再次血运重建，低风险者的年事件率大约增加一倍为 3%～4%。选择低风险的群体，心源性死亡或非致死性心肌梗死的年事件率可以低至 0.5%～1.0%。MASS 研究中的手术组，5 年中每年事件率为 1.7%，所有事件都是致死性或非致命性心肌梗死。

与 PCI 相比，多年来发牌当局允许 CABG 术后返回民用航空飞行。军事飞行员 CABG 术后返回多机组成员中的限制性飞行岗位、低 +Gz 飞机是可以接受的。与 PCI 一样，左室功能应该正常，没有可逆性缺血的证据，不需要使用

心脏药物。初次评价应该在 CABG 术后 3 ~ 6 个月进行。如果考虑返回商业或军事飞行岗位，冠状动脉造影是初次评估的一部分。所有的移植物应该获得授权，所有明确的病变都应该进行移植（完全血运重建）。最少每年进行无创性评估。应该考虑进行定期冠状动脉造影。民用航空医学认证问题在第十一章。

心肌梗死

与 CAD 相关的死亡率有所下降，但急性心肌梗死的人数一直保持相对稳定。由于左室功能状况和潜在 CAD 严重程度不同，预后复杂。心肌梗死后的航空医学处置受这些因素和其他一些因素的影响，其他的一些因素，如心肌梗死后的血运重建、梗死的相关动脉、二级预防的效果和残余缺血。无论有无血管重建，在所有重度 CAD 人群中，早先心肌梗死的存在增加事件发生率，也应该考虑心肌梗死后的推荐药物治疗。多数指南推荐心肌梗死后进行他汀类药物、β- 受体阻滞剂和血管紧张素转换酶（ACE）抑制剂治疗，除非特别禁忌。心肌梗死后重新返回飞行工作，必须进行个体临床情况和航空类型的具体分析。

高血压

高血压是 CVD，尤其是脑卒中和 CAD 明确和重要的危险因素，能够增加任何年龄和种族男性和女性的死亡率，还能引起其他严重的并发症，如外周血管病、终末期肾脏疾病、心脏衰竭。许多研究已经证明血压水平，包括收缩压和舒张压水平与风险之间的连续关系，如 CAD。高血压是一种由遗传和环境因素双重决定的复杂疾病。大多数高血压是原发的，这意味着其病因没有明确的病理过程。高血压一般定义为血压高于 140/90 mmHg。

高血压的分类和评价

高血压的分类随着对高血压风险的持续认知而发生改变。高血压预防、检测、评估与治疗国际联合委员会第七次指南报告（JNC7）提供了高血压分类、危险分层和治疗建议的极好的背景资料。由于大多数高血压患者无症状，每次健康检测中都应该记录血压。诊断高血压应在不同的日子至少进行三次血压测量。

JNC7 继续定义高血压为收缩压 ≥ 140 mmHg，舒张压 ≥ 90 mmHg，或需要长期用药物控制血压。一个新的分类是：高血压前期，即血压在 120 ~ 139/80 ~ 89 mmHg；正常或理想血压，即血压 < 120/80 mmHg。推荐高血压前期需要进行生活方式调整。治疗高血压通常要 < 140/90 mmHg。推荐高风险患者、伴有其他危险因素、靶器官的影响和确诊心血管病的患者，血压应控制在更低水平。

高血压诊断后，常规评估应包括病史、体格检查和常规实验室检查。病史应该重点关注疾病持续时间、症状、目前的药物治疗、生活习惯及合并症。体检应重点关注心血管疾病——杂音、脉搏、心脏听诊 S4 和高血压眼底改变，继发性高血压（如肾动脉狭窄，内分泌原因引起的高血压等）的建议也一样。实验室检查应包括血清电解质检查、全血细胞计数（CBC）、血脂、空腹血糖和肌酐。也要进行心电图检查，以寻找左室肥厚或 CAD 迹象。

白大衣高血压

血压在医生办公室升高，然后在后续检查中正常，这种现象经常被称为白大衣高血压。许多研究者已经表明了白大衣高血压的重要意义。但由于双方意见均有，这仍然是争论的一个问题。数据表明，真正的高血压其临床过程和终末器官损害远较白大衣高血压严重。然而，白大衣高血压者比正常血压者处于更大的风险中。其实质并不能被认为只是一种正常变异。恰当的认识是不稳定的高血压或高血压前期。虽然还不需要药物治疗，但生活方式的改变应该开始进行。

航空医学上的处置和概要

高血压本身并不会引起突然失能的风险。飞行员人群关注的原因主要是它是脑卒中和心脏病的风险，而后者能引起突然失能。+Gz 环境暴露还没有被证明会带来的高血压升高的风险。飞行职业中高血压诊断和治疗的失误，可能给飞行员带来一些问题。JNC VII 指南得到了很好地认可和接受，也容易用于航空医学政策和处置。目前美国空军政策规定，如果血压可以通过非药物学方法或批准的药物控制在 < 140/90 mmHg 内，并且没有任何终末器官损害证据，允许继续从事飞行任务。初次发现血压高于 140/90 mmHg，但 < 160/100 mmHg，进行 6 个月的非药物治疗试验（改变生活方式），此时飞行员继续保持飞行职责。目前美国空军批准的高血压治疗药物有噻嗪类利尿剂和赖诺普利。飞行员开始药物治疗应该有一个短期的观察期，通常大约为 1 周，以观察是否有特异反应或其他不良的副作用。

器质性心脏病：瓣膜和先心病

在职飞行员，无论是瓣膜或先天性的器质性心脏病，通常会导致飞行限制，需要在疾病的任何变化或进展中进行定期心脏评估。在某些情况下，它会导致永久停飞。就器质性心脏病而言，航空医学关注的重点包括由于心律失常、血栓栓塞事件或其他并发症，如亚急性细菌性心内膜炎（subacute bacterial endocarditis，SBE）等引起突然失能的可能性。多年以来，美国心脏协会与专业的社会组织如牙齿、感染性疾病和小儿社团合作，已经公布了 SBE 预防指南。

早在 2007 年，美国心脏协会就公布了新的 SBE 指南，新的指南与过去的截然不同。SBE 预防建议只针对特定的高危人群，特别是对于牙科手术、呼吸道手术及涉及感染的皮肤、皮肤结构或肌肉骨骼组织。胃肠道或泌尿生殖道手术不再推荐 SBE 预防。航空航天从业者经常面临的条件不在高风险条件列表中。以下这些情况不再推荐进行 SBE 预防，包括但不限于二尖瓣脱垂（MVP）、二叶型主动脉瓣（BAV），瓣膜正常的二尖瓣或主动脉瓣关闭不全以及未修补的房间隔和室间隔小缺损。高危险人群限于人工心脏瓣膜、SBE 病史、先天性心脏疾病和伴有心脏瓣膜病的心脏移植患者。面对这些显著变化，航空航天医学从业者、发牌当局及机组人员标准委员会应该从其心脏病和传染病实际出发，形成具体的职业指导。

其他需要关注的问题包括在高 +Gz 条件下心排血量损害与意识丧失，重复 +Gz 暴露引起的瓣膜问题恶化，或右向左分流引起的 II 型减压病（DCS）问题。器质性心脏病经皮治疗的发展带来了关于在航空环境的适宜性和耐久性的问题。这给飞行员器质性心脏病修复带来了新的挑战，也给航空组织和航空医生带来了新的挑战。

机组成员的超声心动图筛查

对于军事和其他飞行训练计划来说，筛查结构性心脏疾病能够减少受训机组人员先天性和获得性瓣膜心脏疾病问题。在过去的 10 年中，一些国家的空军已经将超声心动图筛查列入其空人员医学选拔方案中。飞行人员申请者的超声心动图筛查方案在一个或有限的一些地点进行筛查，由熟知结构性心脏异常的航空医学心脏病专家监督进行。由通过认证的训练有素的技术人员使用高品质的超声心动图技术进行检查，且使用严格定义的标准，如美国超声心动图协会的标准，进行始终如一的解释是最重要的。超声心动图筛查可以检测出结构性心脏疾病，包括心脏瓣膜疾病和先天性心脏疾病，以及心肌疾病，如心肌病或节段性室壁运动异常。

利用超声心动图筛查，加拿大空军空勤人员候选者中不合格的比例是 7.8%。超声心动图检查最常见的不合格发现是 MVP（4.5%），其次为正常瓣膜时的主动脉瓣反流（1.3%）和有或无反流的二叶式主动脉瓣畸形（BAV）（0.9%）。最近美国空军飞行员候选者的一项研究显示，不合格率仅为 1.5%，这种差异主要是因为超声心动图诊断 MVP 较严格的标准导致 MVP 检出率较低所引起。1999 年和 2000 年 299 名加拿大军事飞行员候选者的筛查显示超声心动图结果的不合格率是 2.6%，其 MVP 的检出率只有 1.3%。

最近关于超声心动图筛查方案效用的调查已经质疑其整体效益。对 20 208 名美国空军飞行员申请者的数据分析显示初步不合格率为 1.45%（N=294）。最常见的异常是有或无轻度主动脉瓣关闭不全（AI）的 BAV（0.76%），三叶主动脉瓣的轻度 AI（0.25%）和 MVP（0.29%）。但是，经过 12 年的数据收集，特许标准正在逐渐改变，以致早期的一些诊断（目前仍不合格），可以通过特许进入飞行员训练。因此，在招飞中引入目前的特许标准后，人们发现，只有九个筛选检查会产生一个不合格和不符合特许的诊断，比率仅有 0.045%。因此，超声心动图筛查的效用看起来束缚了航空特许政策，每个空勤人员培训机构应该适当调整它。

超声心动图也可以在有瓣膜疾病的受训空勤人员决定其继续飞行或医疗认证的评估中发挥重要作用。超声心动图在评价反复暴露于持续的加速度力作用是否对心脏结构和功能产生影响中得到了有效使用。在一项北大西洋公约组织（NATO）多国研究中，对比分析了 289 名老练的高性能飞机现役飞行员与 254 名非高性能飞机飞行员的超声心动图检查结果，发现两者在心脏结构和功能上没有明显差异。

器质性心脏病的临床检查

应特别注意在训机组人员和机组人员候选者中的心脏检查，在这些人群中，无论是先天性的还是早期获得性的瓣膜病，其临床表现非常不易被察觉。杂音和额外声音在相当程度上会因舒张末期容积而发生改变，可能只能在一个位置听到。机组体检人员应该将心脏听诊纳入体格检查的常规工作，旨在发现器质性心脏疾病的征兆。听诊应该在一系列体位下进行，从坐位开始，然后是平卧位、左侧卧位、直立位。最后，如果有任何可疑的发现，应该在瓦尔萨尔瓦动作中或后进行进一步的听诊，同时进行如含动态运动或吸入亚硝酸异戊酯后。通过在临床常规检查采用这样的程序，医生才能最大限度地提高体检中检测心脏器质性病变的敏感性。

在总体健康和适宜的空勤人员人群中，生理性血流杂音是常见的，其特点是轻度杂音（6 级分类中的 1~2 级），处于收缩中期。这种生理性杂音一般在直立位会消失。右侧杂音一般随吸气，左侧杂音一般随呼气而增加。典型的生理性收缩期杂音不需要进一步评估。以下听诊结果是超声心动图检查的指征：新的杂音、明显的收缩中期杂音、3 级或以上杂音、全收缩期和收缩中晚期杂音、收缩期杂音在站立位或瓦尔萨尔瓦动作后增强、所有的舒张压期杂音。额外的心脏声音，如射血咔嗒声、尖端非射血咔嗒声，或固定的第二心音分裂，也应该进行超声心动图检查排除潜在的器质性心脏问题。

心脏瓣膜病

主动脉瓣狭窄

主动脉瓣狭窄（aortic stenosis，AS）是先天

性 BAV、风湿热或退行性瓣膜病的结果。后者发生在老年人，不太可能是航空医学问题。风湿性心脏病在工业化国家不常见，因此最常见引起飞行员 AS 的疾病是 BAV。

在胸骨右上角区听到收缩期渐强 – 渐弱的杂音，放射至颈动脉和沿胸骨左缘至心尖（在此处可能最易听到），临床上应该怀疑 AS。严重的 AS 可能不产生明显的杂音，但在这个阶段会有临床表现。可能存在表明左心室肥厚的收缩期射血咔嗒声和第四心音。心电图可能会有左心室肥大和劳损的证据，而胸部 X 线可显示心脏扩大伴左室突出。

无论什么病因，AS 的自然病史是一种多年进行性病变，在此期间个体无症状。AS 引起的流出道梗阻会导致左心室压力负荷过高和随之而来的左心室肥厚。随着 AS 的进展，压力超负荷会导致左心室扩大，引起左室舒张期和收缩晚期功能障碍。症状的出现，包括呼吸困难、心绞痛、晕厥，表明已经到了中度或重度狭窄的程度，极可能会发生急性失能。

从航空医学的角度来看，AS 应当在症状出现前，在周期性的体检中通过临床和心电图检查而发现。二维（2-D）超声心动图和多普勒检查可以发现主动脉瓣形态、左室大小、壁厚和功能。有时，如果超声心动图结果不明确或需要明确冠状动脉的问题，心导管检查可能是必要的。

因此航空医学处置取决于狭窄的程度，狭窄的程度包括轻度，中度或重度。依据瓣膜大小、压力梯度和最大血流速度的分类系统已经建立了狭窄的分级。出版的指南中主动脉瓣狭窄的分级如下：依据瓣膜大小，瓣膜区 > 1.5 cm² 为轻度，1.1 ~ 1.5 cm² 为中度，≤ 1.0 cm² 为重度；依据平均压力梯度，轻度指平均压力梯度 ≤ 20 mmHg，中度指在 21 ~ 39 mmHg，重度指 ≥ 40 mmHg。最大血流速度是一个新的参数，

可得到的数据很少。

基于平均压力梯度，通常认为有轻度 AS 的运动员是适合于所有竞技运动的。对于轻度 ~ 中度的 AS，竞技运动仅限于低到中等强度等距和有氧运动。严重的 AS 或伴有症状的中度 AS，建议不参与任何竞技体育。

如表 13-2 所示，航空医学的建议需要结合瓣膜面积和平均压力梯度。航空医学对 AS 的关注主要涉及临床事件的发生（晕厥、心绞痛和猝死）和阻塞引起的心排血量的限制，尤其要重点关注特技飞行和军事高性能飞机飞行。

表 13-2 主动脉瓣狭窄分级

主动脉瓣狭窄分级	瓣膜面积（cm²）	平均压力梯度（mmHg）
轻度	> 1.5	≤ 20
轻至中度	1.1–1.5	≤ 20
中度	1.1–1.5	21 ~ 39
严重	≤ 1.0	≥ 40

机组成员有轻度的 AS 不需要限制飞行，但需要定期的超声心动图随访。轻度 AS 在高性能飞机中的飞行实际经验是很少的，目前还没有报告。轻度 AS 可以进展或保持这种状态多年。对于航空医学而言，评估其进展的发生率需要至少几年的连续超声心动图检查来评价狭窄及左心室参数的严重性的系列变化。幸运的是，轻度 AS 患者中，多达一半个体可能多年保持稳定，在这种情况下，超声心动图检查的周期可以延长至一年两次。进展率平均约为 0.12 cm²/年，但不幸的是无法预测任何特定个体的进度率。

事件发生率随着狭窄从轻度进展到中度而增加。无症状中度 AS 每年的事件发生率约为 5%。如果存在症状，事件发生率是每年至少 10%。因此，有中度 AS 者对于军事飞行任务是不合适的。对于轻度至中度无症状 AS 者，可考虑限制于低性能飞行作业。重度 AS 患者需要进行瓣膜置换，不适宜用于军事飞行。虽然猝死的发生率，甚至是严重的 AS，每年不到 1%，

但航空医学权威机构在医疗认证时应该考虑中度或重度 AS 有其他事件的潜在可能，包括心绞痛和晕厥，这在紧急情况下随着高水平肾上腺素刺激可能会发生。对于没有 AS 病史者，认真地运动或药物（如多巴酚丁胺）压力测试检查有助于识别与应力诱发症状相关的个体，或相反地，患者具有低心排血量和仅轻度至中度的 AS。

主动脉瓣反流（主动脉瓣关闭不全）

主动脉瓣反流（aortic regurgitation，AR）是主动脉瓣病变的结果，无论是原发性或继发于 BAV、风湿性心脏瓣膜病、心内膜炎，或瓣膜硬化和钙化所致的退行性疾病。AR 也可能是其他一些疾病的结果，如高血压引起的主动脉根部扩张、主动脉炎、或结缔组织疾病。在机组人员中，BAV 和三叶瓣的原发性反流是最常见的。

慢性 AR 的血流动力学效应是由于容量负荷过重，左心室逐渐扩大和肥厚所引起。症状出现在左室收缩功能下降和左心衰竭发展的整个过程的最后。最初的症状是劳累性气短、运动耐力降低、全身疲劳，最后，随着左心衰竭的发生，会出现端坐呼吸和夜间阵发性呼吸困难。虽然没有 CAD，但可发生心绞痛，这是因为心室肌肥厚增加了氧的需求，同时会降低冠状动脉灌注。

急性 AR 很少是由心内膜炎或主动脉夹层的原因引起。这种突然的容量超负荷由于并发肺淤血和水肿可耐受性很差，而低流量状态可以引起休克和猝死。这是外科中的一种急症。

AR 经典的临床表现是沿胸骨边缘听到的高亢渐弱的舒张期杂音（左侧为主动脉瓣病变，右侧为主动脉根部病变）。此杂音容易漏诊，特别是轻度 AR。往往更为突出的是由于每搏输出量增加而引起的一个短的喷射性收缩期杂音辐射到颈动脉。听诊中发现这样的收缩期杂音则应该及时仔细检查是否有 AR 舒张期杂音，这种杂

音在坐位前倾或蹲位，呼气末屏气时得到加强。当 AR 穿过二尖瓣前瓣叶从而阻止其完全打开，由于功能性二尖瓣狭窄，在心尖部听诊可发现一个隆隆样舒张期杂音（Austin-Flint 杂音）。其他的临床表现还包括脉压增加和脉压迅速衰减。

严重程度的诊断和量化最好通过超声心动图和多普勒检查进行评估。2-D 超声心动图将提供左心室大小和功能的信息。依据彩色血流影像、多普勒得出的压力衰减一半的时间、胸主动脉降支逆向血流这几个定性和半定量方法，AR 分为微量、轻度、中度、重度。微量和轻度 AR 压力一半时（pressure halftimes）> 600 m/s，轻度 AR 在 500 ~ 600 m/s，中度 AR 在 200 ~ 500 m/s，严重 AR < 200 m/s。其他用于量化慢性 AR 的严重程度和血流动力学情况的方法包括主动脉造影、休息和运动状态下的核素心室造影和磁共振成像。

随着左心室容积增大，使用肼苯哒嗪和硝苯地平等血管舒张剂治疗，已证明可以延缓瓣膜置换术，提高手术的效果，是目前 AR 推荐的治疗方法，甚至是无症状严重的 AR 和左心室扩张。虽然结果没有得到很好的证明，但 ACE 抑制剂有相似的血流动力学的结果，而且更常用。对于症状恶化或无症状个体伴有左室收缩功能衰竭（射血分数 < 25%）或重度扩张（收缩末期和舒张末期内径分别 > 55 或 75 mm）需要进行瓣膜移植。

从航空医学的角度来看，慢性 AR 是不太可能引起急性失能。航空医学关注相关问题包括选飞问题、AR 后期的药物治疗以及高性能飞行中引起的加速度对 AR 是否加重。

谈到选飞，由于中度或重度 AR 者有可能发展到需要换瓣，因此其并不是进行飞行训练好的候选人，尤其是在军事航空中。虽然二尖瓣、三尖瓣、肺动脉瓣的微量反流，甚至轻度反流，在常规的超声心动图检查中并不是一种罕见的

发现，但轻度 AR 则非常罕见。一项有 BAV 和轻度 AR 的 52 名军事飞行员的研究显示，在＞3.5 年的随访中只有 15% 进展为中度 AR（平均基线年龄为 47 岁，随访时间为 0.5 ~ 14.5 年）。因此，现有的资料表明，轻度或更少的 AR 不大可能进展，因此对于军事飞行训练选拔是可以接受的。然而，瓣膜形态的变异 [三尖瓣与二尖瓣，增厚程度和（或）钙化] 可能会加速或减缓 AR 的进展。个体有这些发现时，可能会增加培训投入资源的风险。

反复暴露于径向加速力和其应对措施对 AR 的血流动力学影响还是未知的，但前、后负荷的重复暴露理论上可以加重主动脉根部扩张和主动脉瓣关闭不全。致力于探索北约飞行员反复暴露于持续高 +Gz 可能带来的不良心脏问题的一项超声心动图研究，在 289 名高性能飞行员的队列研究中没有发现 AR，在对照组 254 名非高性能飞行员中有 4 例。美国空军的一项小样本跟踪研究，研究组为高性能飞行员 16 名，对照组为低性能飞行员 16 名，平均随访时间为 5 年。对照组有 5 名发现了严重的 AR，而研究组仅 1 名，但两组左室功能和尺寸保持稳定。

目前航空医学关于轻度 AR 的建议是飞行任务无限制。中度 AR 的建议是限制飞行，不适合于高性能飞机。严重 AR，但左心室尺寸和收缩功能正常者，对于低性能飞机是可以的。但由于左心室扩张的发生，此类飞行员应当接受血管扩张剂治疗作为标准治疗，对于军事飞行任务不合格。另外，由于突发事件不是一个问题，严重的 AI 对于持续低性能飞行是可以接受的，直到飞行员达到公布的指南需要瓣膜手术。民航医学资格的认证和许可取决于发证机构对血管扩张剂治疗的政策。微量以上 AR 的所有机组人员应在 1 ~ 3 年的时间间隔随访进行超声心动图和多普勒检查。

二尖瓣反流

二尖瓣反流（Mitral Regurgitation，MR）是由于二尖瓣单瓣或支撑结构，如纤维环、腱索和乳头肌异常而引起。腱索或乳头肌断裂常发生于缺血性心脏疾病，可引起急性，经常是严重的 MR。这是一种医疗急症，有左心房和肺血管压力突然上升，并导致肺充血和水肿，往往有房颤。

慢性 MR 进展到中度及重度最常见的原因是伴有二尖瓣脱垂的黏液瘤样二尖瓣疾病。其他原因包括扩张型心肌病，心内膜炎和风湿性心脏瓣膜病。慢性 MR 引起左心室容量超负荷，左心室扩张以维持每搏输出量。左心房扩大以弥补增加的容积和压力。最终，渐进的左心室扩张导致收缩功能损伤和心脏衰竭。房颤可因为左心房扩大而发展，并诱发血栓栓塞事件。

MR 的早期症状包括易疲劳和劳累时意想不到的呼吸困难。进一步发展会导致心力衰竭症状，如端坐呼吸、夜间阵发性呼吸困难和水肿。体检发现有心尖区收缩期杂音横向辐射到腋下。后背可能听到后期喷射音。伴有黏液瘤疾病，在杂音前可以听到二尖瓣脱垂的，变化的收缩中期咔嗒音。随着 MR 严重程度的进展，杂音持续时间可能会延长至整个收缩期。奇怪的是，重度 MR 杂音可能会很少或几乎没有，甚至在仔细听诊时也是如此。在疾病的晚期阶段，第一个心音可能会听不清，但经常会有第三心音。

重复暴露于持续高 +Gz 环境及防护装备的使用（这些防护装备会增加后负荷）可能会加剧 MR 的严重程度，但这方面的支持数据很少。北约空勤人员超声心动图研究，其研究涉及反复暴露于持续高 +Gz 对心脏的不良影响，没有发现异常的 MR。Albery 等对 18 名离心机实验个体，每人进行 45 min 累计 ≥ 2 个 +Gz 的暴露，发现 MR 没有变化。6 名女性离心机纵向研究实验发现，100 次暴露，3 min 到高 +Gz（最高达 9 个 G），在 7 个月的研究中其左心房内径没有变化。这被认为大致相当于典型 F-16 飞行员 3 年的 G 暴露。

MR 的航空医学处置必须考虑到基本病因和血流动力学的影响。评估应包括超声心动图和多普勒研究，以评估反流的程度以及心脏结构和功能。经食管超声心动图（TEE）为 MR 提供了敏感的评估方法，为不满意常规超声心动图检查的个体所需要。运动试验可以提供运动耐力的相关信息，并帮助评估运动诱发的心律失常。负荷超声心动图或运动核素心室造影有助于评估左室对运动的反应。

在机组候选者中，微量，甚至轻度 MR 是常规多普勒超声心动图检查的一个常见发现。在心脏结构，包括二尖瓣及附属装置正常的前提下，认为这是正常的生理变异。现有证据表明，即使是高性能飞机飞行生理性 MR 也不会加重，因此这种个体在选飞和颁发医学执照时是合格的，不需要限制飞行。

MR 进展到中重度和重度是一种不正常的发现。G 暴露表面上不会影响生理性 MR，但没有中度或重度 MR 这方面的数据，因此应该限制这些个体从事高性能飞行，特别是当有房室扩张或左心功能不全的证据时。只要年度审核没有症状、窦性心律、左心房不明显增大（< 50 mm）和左室功能正常或接近正常，持续的非高性能飞行和民航飞行是合适的。

二尖瓣狭窄

二尖瓣狭窄（mitral stenosis）最易由风湿热或系统性红斑狼疮引起。它可能会保持多年无症状，在无明确风湿热史的候选者或飞行员中可能会发现，但仅有约 50% 的孤立二尖瓣狭窄者能回忆起有风湿热病史。仔细的临床检查可以在左侧卧位检测到特色的二尖瓣开放拍击

音和低调舒张期隆隆音。第一心音可能会加重。心电图可显示左心房增大的证据，V1 的双相 P 波可能是最早的表现，加宽、有切迹的 P 波随心房增大的进展会出现。胸部 X 线可显示左心房扩大，肺淤血和二尖瓣钙化。

二尖瓣狭窄限制舒张期血流通过二尖瓣口，而要维持血流需要提高左心房的压力，这将导致左心房逐渐扩大。通常在第三和第四个 10 年发展为正向血流逐渐受到限制，肺静脉和毛细血管压力上升，最早的症状是劳累时意想不到的呼吸困难和易疲劳。左心房扩大易患房颤，有症状的二尖瓣狭窄者中房颤的发生率 30% ~ 40%。

多普勒超声心动图是首选的检查，可以明确诊断和评估二尖瓣狭窄的严重程度。可以使用 2-D 超声评估瓣膜形态及瓣口面积，左房和心室的大小，以及左心室功能，而且瓣膜面积可以通过使用多普勒测量压力梯度的方法进一步计算。

缓解二尖瓣狭窄的干预措施包括经皮球囊瓣膜成形术、连合部切开术和瓣膜置换术。球囊瓣膜成形术是初始干预的首选。对不适合瓣膜成形术者，如并发 MR，连合部切开术能带来相同的中短期效果。这两个方法都是治标不治本，随着狭窄的复发，5% ~ 10% 的患者在 5 年之内需要重复手术。

风湿性二尖瓣狭窄是一种渐进性疾病，军事飞行员选飞不合格。申请民用飞行牌照者需要仔细评估，但个别无症状的、狭窄程度为轻度（瓣口面积 > 2.5 cm²）、窦性心律、左心功能正常、左心房没有明显扩大（< 50 mm）者可能是合适的。

三尖瓣疾病

轻微和轻度的三尖瓣反流是很常见的现象，在军事飞行员候选者中超声心动图检查超过一半会有。虽然中度三尖瓣关闭不全是不常见的，

在没有致病原因时应被视为是生理性的，也不是飞行员选拔和训练的一个不合格的原因。单纯的重度三尖瓣关闭不全是罕见的，可能是由风湿性疾病、三尖瓣脱垂、心内膜炎、创伤、类癌，或继发于肺或心脏原因的右心室扩张而引起。临床所见是在胸骨左下角或右缘有一个随吸气而增强的长期或收缩期杂音。在颈静脉搏动中可观察到典型 V 波，在严重的个体会有搏动性肝肿。

超声心动图检查可以明确诊断，评估严重程度和原因。航空医学处置将取决于发病原因以及反流的严重程度。单纯的中至重度或重度关闭不全，如因创伤或脱垂引起且右心室功能正常者，在定期超声心动图检查和临床评估的情况下，对于低性能军事飞行或民用牌照可能是适合的。

风湿性二尖瓣狭窄病人中有 5% ~ 10% 会发生三尖瓣狭窄。风湿性三尖瓣通常是既狭窄又反流。多个心脏瓣膜联合疾病对于军事飞行人员选拔是不合格的，对于商业民用牌照却有可能合格。

肺动脉瓣疾病

右心室流出道梗阻可以是漏斗部，瓣膜上（supravalvular），或因肺动脉瓣狭窄（pulmonic stenosis，PS）。漏斗部狭窄几乎总是与室间隔缺损有关。在成人时诊断的 PS 一般是先天性，比较轻微。特征性物理检查发现是一个沿胸骨上端左缘的收缩渐强 – 渐弱杂音，吸气时加重，可辐射到左锁骨下区。也可能有射血性咔嗒音，容易在呼气时听到。超声心动图可以证实诊断，显示肺动脉瓣尖部为圆锥形或圆顶状融合形。在大多数情况下，其严重程度可以通过血流速度的多普勒评估分级，偶尔评级需要右心脏导管检查。轻度 PS（峰值梯度 < 30 mmHg）通常预后良好，航空医学上认为在定期评估疾病进展

的异常情况后，其适合进行军事飞行员的选拔和培训和民用牌照的颁发。中度或重度 PS 导致右心室肥大，易发展产生症状，如由于心排血量的限制而引起的过度的劳力性呼吸困难。中度至重度的 PS 治疗采取球囊瓣膜切开术，远期结果较好。中度或重度 PS 者军事飞行员选拔不合格，但如果无症状，运动负荷测试耐力较好，可能适合民航。瓣膜手术后的飞行员，如果血流动力学检查结果良好，且没有并发症，无论是军事飞行员还是民用飞行员都是可以接受的。

微量和轻度肺动脉瓣反流（pulmonary regurgitation，PR）是超声心动图筛查的常见结果，可能是正常的生理变异。很少会发展，从医学角度看，对于军事飞行人员的选择和民用飞行是合适的。中度和重度 PR 是罕见的，但在航空医学处置时需要个别评定，主要需要考虑 PR 的严重程度，症状和血流动力学的影响，如右心室扩张和三尖瓣关闭不全的严重程度。

瓣膜置换术和修复

对于进展阶段、急性反流、急性心内膜炎和急性狭窄可能会需要瓣膜置换或修复，通常涉及主动脉或二尖瓣。瓣膜置换标准和这类病人的管理方法已经建立。虽然能改善血流动力学，但心脏瓣膜手术会增加长期的并发症发生的潜在风险，对于继续飞行这往往不能接受。瓣膜置换可能是机械瓣膜或生物假体，异种置换来自动物组织（牛、猪），同种置换来自其他人。并发症包括逐渐或突然需要再次手术的瓣膜衰竭、心内膜炎发生、血栓形成、血栓栓塞和心律失常。机械瓣需要终生抗凝治疗，显著增加出血的风险，在航空医学处置中必须将这种因素纳入风险评估中。与机械瓣膜和抗凝治疗相关的并发症的事件发生率可能超过每年 5%，继续飞行通常是不合适的。异种瓣膜并不需要抗凝，但可能会逐渐变坏，需要更换。标准生物瓣膜总的

并发症发生率也超过每年 5%。机械和异种生物瓣膜对于军事飞行是不合格的，由于并发症发生率每年超过 5%，也不符合普遍接受的商业飞行的 1% 法则。新的无支架生物瓣膜能改善血流动力学，血栓栓塞率保持每年约 1%，瓣膜因退行性变而需要更换者约为每年 2%。

从航空医学角度看，更多的希望是进行人类同种异体瓣膜置换术。其程序包括同种异体移植瓣膜的抗生素灭菌和通过冷冻疗法保藏。罗斯程序包括以肺动脉自体移植更换病变主动脉瓣，以主动脉同种异体瓣膜替换主动脉瓣膜。对于年轻患者，自体移植长期生存往往更好。至于其他人造生物瓣膜抗凝治疗不是必需的。虽然同种移植和异种移植的相关并发症的发生率均为每年 2% ~ 4%，但是同种移植比异种移植的长期结果要好，而且令航空医学上担忧的诸如急性瓣膜衰竭之类的并发症是极为罕见的，因此如果病人有非常好的手术结果，血流动力学回归至正常或接近正常者，对于多机组飞行职务可以考虑。

美国空军目前有 5 位在飞飞行员进行了主动脉瓣移植，几乎全部采用同种主动瓣膜移植（Strader，JR，2007）。除了一个以外均被限制在多机组、低性能飞行。然而最近美国空军开始不限制飞行任务——第一例主动脉瓣膜移植的高性能飞行员。在这一案例中，使用了一种新的似猪的异种移植瓣膜，左心室流出道、主动脉瓣和主动脉根部作为一个整体均恢复了正常的血流动力学。从航空医学角度看，关于主动脉瓣移植的这类调查方法是有希望的，他们保持了正常的血流动力学、适当的耐久性和低事件率。但对于有瓣膜手术的所有飞行员，均需要进行个别评定。

二尖瓣置换术并发症发生率与主动脉瓣置换术相似。由于机械和生物二尖瓣移植会引起低的瓣膜血流通过率和增加血栓形成的可能性，需要抗凝治疗的比率更高。因此，华法林抗凝治疗对二尖瓣置换术是必需，这与航空职责矛盾。然而，对于二尖瓣反流，手术修复，而不是移植，其术后并发症发生率较低，也可改善长期预后。退行性变的、黏液瘤样或连枷二尖瓣的手术修复通常是切除患病的瓣叶，修复剩余部分。二尖瓣修复常常与环形瓣膜成形术相结合来尝试恢复二尖瓣环的正常几何形状和近似的二尖瓣尖顶瓣叶，尤其是当术前状态与严重 MR 相关联时。二尖瓣修复手术后由于手术效果很好，血流动力学得到改善，瓣膜和心肌功能正常或接近正常，窦性心律，以及良好的运动耐量，可限制在多机组飞行。美国空军在限制飞行任务者中目前有 8 名二尖瓣修复者。

当飞行员面临瓣膜手术时，各种手术方案的限制条件、风险和好处的相关知识有助于医疗决策。因此，建议手术顾问、飞行员和航空航天医学专家之间的密切合作。大多数飞行员不选择进行瓣膜置换，是由于相关事件发生率和机械瓣膜对航空飞行的限制。了解瓣膜置换（如同种主动脉瓣）或修补（如二尖瓣）的预期结果，远期并发症如再手术的发生率，对于任何手术的选择都是至关重要的。

对瓣膜修补或瓣膜置换的任何类型的飞行员的航空医学管理需要进行系列研究以评估手术修复和缺乏相关并发症时继续胜任飞行任务的能力。这在很大程度上可以通过超声心动图检查评估瓣膜功能、后续解剖对位、左心功能、瓣膜血流动力学、残留关闭不全或狭窄的程度（如果存在）等而得到。负荷超声心动图对于在生理负荷下评估瓣膜功能是有益处的，可以通过运动负荷（跑步机或卧位自行车肌力测试）或药理学（多巴酚丁胺输注）方法来实现。对于主动脉瓣置换的飞行员，了解瓣膜移植时重新植入冠状动脉是重要的，因为这对再吻合中定期筛查冠状动脉狭窄情况是必要的。虽然瓣膜手术后与瓣膜手术相关的心律失常比较罕见，但还是要定期进行 24 h 动态心电图监测以评估相关的心律失常。

先天性心脏病

先天性心脏疾病在航空医学中可能在候选者或执照申请者中存在，包括已经修复的先天性缺陷，临床或超声心动图筛查，或者在培训或执照授权时确诊的未诊断过的缺损。

二叶主动脉瓣

二叶主动脉瓣（bicuspid aortic valve，BAV）是成人先天性遗传性心脏疾病的第二种常见疾病，仅低于二尖瓣脱垂（MVP）。发病率在基于尸体解剖研究的成人中为 1% ~ 2%，但在空勤人员候选者中的超声心动图检查中，其发现率为 0.5% ~ 0.9%。军事飞行员候选者发病率较低，可能是一种选择偏倚，因为申请人必须先通过筛查体检。

在临床上，BAV 可以由于发现有收缩期喷射性喀喇音而怀疑。这些杂音是与第一心音同时发生或紧随其后的一种高音调的杂音，最易在胸骨上部右侧或胸骨柄主动脉听诊区听到。可能会有相关的主动脉发出杂音，这是由于湍流而非狭窄。或与主动脉瓣狭窄或关闭不全相关的杂音，这是其并发症。听诊发现在 BAV 并不始终如一，而且在很多人，在其并发症发病前，BAV 无症状，也无临床表现。2-D 超声心动图为 BAV 的诊断和系列随防并发症的发展，提供了一个敏感和特异的工具。

BAV 的并发症包括心内膜炎、主动脉瓣狭窄、主动脉瓣关闭不全、伴有或不伴有主动脉夹层的升主动脉瘤的形成。大多数现有的自然病史数据是基于尸检研究，带有明显的选择性偏倚，缺乏基于超声心动图诊断的功能正常的 BAV 数据。BAV 的并发症与年龄有关，在童年和成年的早期，心内膜炎和临界的主动脉瓣狭窄最常见，在成年的早期到中期主动脉瓣关闭不全和主动脉夹层多见。

BAV 是一种心内膜炎的基础病变，虽然真正的发病率很可能要低得多，但据估计基于所选案例其发生率高达 30%。BAV 引起主动脉夹层的相对风险增加 9 倍，主动脉夹层通常是因为主动脉根部扩张同时伴有高血压而发生，主动脉根部扩张在 BAVs 很常见，在正常的功能 BAVs 及在那些狭窄或功能不全中其发生率都很常见。随着风湿热发病率下降，BAV 成为引起主动脉瓣狭窄最常见的原因，其发病缓慢，随时间的发展而加重，在人生第二和第三个 10 年出现硬化，随之发生钙化。平均主动脉瓣压力梯度每 10 年增加 18 个 mmHg。在 BAV 中主动脉瓣关闭不全可单独发生，或者是心内膜炎或主动脉根部扩张的结果。相反地，主动脉瓣关闭不全也可导致主动脉根部扩张。与主动脉瓣狭窄相比，主动脉瓣关闭不全往往发生在年轻时，在整个飞行生涯中影响飞行员。

从航空医学的角度来看，BAV 因为其并发症的可能性成为需要重点关注的问题。在全生命周期中，至少 1/3 BAV 者中发生严重并发症。在这些并发症中，尽管主动脉瓣关闭不全可能在感染的瓣膜中突然发生，但只有主动脉夹层可能会引起突然失能。在有 BAV 的 52 名现役美国空军飞行员（平均年龄 47 岁）的分析中发现，微量或轻度 AI 和 AS 比较常见（占研究总数的 60% ~ 70%）。在平均 3.5 年的随访中发现进展为轻度或中度 AR 或 AS 是相当常见的，在超过半数的受试者中发生。然而，进展为严重疾病很罕见。虽然许多有 BAV 的个体最终发展到需要手术治疗是个事实，但其中大部分直到其飞行生涯结束也不会发生。对民用航空管理部门来说，这可能是个更大的问题，因为民用航空飞行执照对飞行员许可年龄的限制，允许哪些最终进展到需要医学或手术干预者继续从事飞行。

从执照或保留的角度来看，具有正常 BAVs 功能的个体适于无限制飞行。每年的临床评估和定期的超声心动图随访（如每 2～3 年 1 次）应该进行以评估其并发症的发展。是否允许有 BAV 申请人进入或不进入军事飞行训练是由一个风险评估决定。这些个体中的大多数人很可能是能够完成其预期的职业生涯，但接受 BAV 个体的政策决定，必须接受一定程度的训练飞行人员，因为后来的并发症而造成的一定程度的损耗。BAV 个体获准进入飞行训练，需要定期进行超声心动图检查以评估并发症的发展，并且在进行口腔科和外科手术时需要进行抗生素预防。军事飞行中，如加速度、加速度生命支持设备和动作，对于 BAV 并发症（如主动脉根部扩张、夹层和主动脉瓣关闭不全）发展的影响是未知的。最近的一项研究表明，与低性能飞行员相比，高性能战斗机飞行员 12 年重复的高 +Gz 暴露并没有加快 BAV 的发展，建议不应该因为 BAV 本身的存在而取消飞行员的飞行资格。

二尖瓣脱垂

当二尖瓣瓣叶在心室收缩期超出二尖瓣环的平面而延伸进入左心房时，二尖瓣脱垂（mitral valve prolapse，MVP）就发生了。这是一种常见的先天心脏瓣膜异常，人群患病率为 2%～4%。据报道，MVP 在多数航空队列研究中的患病率为 0.2%～1.0%，这是由于飞行员体检所造成的选择偏倚。MVP 的诊断通常是通过 2-D 超声心动图做出，其定义已经标准化即在胸骨长轴时脱垂瓣环面至少 2 mm。M 型发现或心尖视图后叶的移位可以提供证据支持。听诊时听到收缩中期咔哒声，在临床上应该怀疑有 MVP。这种杂音随着左心室容积的变化而变化，随着容积的增加而延缓到收缩后期。因此，这种收缩中期咔哒音可以通过改变体位影响心室容积而变化（下蹲，瓦氏动作的收紧期和放松期）。经常会在收缩中期的咔哒音之后伴随一个短的收缩晚期杂音，但并非总是如此。这些听诊结果可能是短暂的，在不同的时间表现不同，反映的是不同的自主神经张力、水合（hydration）、容积状态及其他因素。

从形态上看，MVP 往往与二尖瓣腱索和瓣下结构等结构异常有关。经常有瓣叶自身胶原基质的组织学异常，随着时间的变化，由于腱索连接处糖蛋白沉积而导致二尖瓣瓣叶增厚和黏液变性。腱索会发生相似的破坏性变化、伸长和变薄（解剖基板腱索断裂）。后叶最常被累及（67%），前叶单独累及很少（10%），两者均被累及约为 25%。

MVP 引起的主要功能性改变的关注点是二尖瓣反流的程度。随着时间的推移，瓣膜不断恶化，二尖瓣反流可能从疾病早期的轻微反流发展到重度反流，并需要手术矫正。在后期阶段，由于病变腱索的破裂和连枷瓣叶的形成可能会引起二尖瓣反流程度的突然增加。虽然病情发展典型时间表通常是几十年，但有 MVP 及任何程度二尖瓣反流的年轻飞行员和飞行员申请者对大多数航空组织和主管部门带来了需要考虑其进展为严重疾病风险的操作和选择的问题。MVP 另一个需要关注的问题包括感染性心内膜炎的危险性（infective endocarditis，IE），这似乎与结构性瓣膜异常的程度有关。咔哒声单独存在不增加感染性心内膜炎的风险。然而，感染性心内膜炎在伴有反流杂音的 MVP 病人中的发病率高达 6%～8%。在病例对照研究中，其整体相对风险大约是正常者的 5 倍。美国心脏协会关于心内膜炎预防目前的共识建议是，对多数 MVP 个体不建议进行抗生素预防。

短暂性脑缺血发作和脑卒中已被归因于MVP。但是，有多种混杂因素，包括血栓前凝血功能障碍，其他心脏问题，如卵圆孔未闭（PFO）、房间隔缺损（ASD）或左房扩大与房颤。然而，无论是绝对还是相对风险都是非常低的，Framingham研究发现在＜45岁的人中，没有任何证据表明MVP与脑卒中有关。

尽管临床并发症的绝对风险是低的，但增加了诸如心内膜炎、血栓栓塞事件、二尖瓣反流和心律失常的相对风险，尤其是在持续高+Gz环境中。在大多数北约空军中，MVP一直被认为在飞行员选拔时是不合格的。2004年，当有MVP和轻度以下相关二尖瓣反流的飞行员申请者被允许进入初始飞行员训练后，关于MVP的美国空军政策发生了变化。当一个现役飞行员发现有MVP时，政策一般是允许其继续从事飞行，包括高性能战斗机的飞行，但需要定期监测并发症。这种定期监测包括超声心动图/多普勒检查，跑步机测试和24h动态心电图监测。如果涉及持续高+Gz，需要考虑进行离心机评估其心律失常问题。但是一项包含约400名有MVP的美国空军飞行员的回顾性研究显示，这可能是徒劳的。在现役MVP飞行员中，潜在失能事件发生很少，美国空军飞行员的一项回顾性研究显示，总的不合格事件率每年为1.4%。

房间隔缺损

房间隔发育缺陷可能会导致房间隔缺损（atrial septal defect，ASD）、房间隔瘤（ASA）或PFO。ASD有三种类型——继发孔（ostium secundum）、原发孔（ostium primum）和房间隔缺失（sinoseptal defects）。继发孔型房间隔缺损是原发隔畸形发育未能覆盖卵圆孔的结果。这是ASD最常见的类型，占所有ASD约75%。心内膜垫发育不足未能完全关闭原发孔导致原发孔型ASD。因为二尖瓣前叶也是由心内膜垫发育

而来，因此原发孔型ASD几乎总是伴有二尖瓣前叶分裂。这些缺陷在21-三体综合征中是最常见的。原发孔型约占ASD的15%。房间隔缺失最不常见的，占ASD的10%或更少。房间隔缺失是由于静脉窦和瓣膜窦的畸形胚胎学发育而产生。最常见的是静脉窦型ASD，位于上腔静脉流入口附近，通常与部分或全部右肺静脉回流异常相关，可能直接进入右心房，或直接进入上腔静脉。

在正常情况下，ASD会引起血流从左心房流向右心房，导致右侧容量超负荷和右心房、右心室扩大。血流动力学后果取决于ASD的大小。在肌肉收紧、咳嗽、Valsalva动作、抗G收紧动作或正压呼吸时房内压可能会发生短暂的逆转血流逆转和ASD在假设上可能会引起栓塞的产生，无论是血块还是静脉气泡。

ASD症状或并发症的发展取决于分流的大小。ASD分流超过1.5肺–全身血流率，通常会产生明显的右心室容量负荷过重和症状，包括容易疲倦、呼吸困难（尤其是在劳累时）、心律失常（尤其是房颤）。未被发现的ASD可能会引起肺动脉高压，导致血流反转分流（即艾森曼格综合征）。在机组人员，他们的工作性质需要进行定期健康检查，ASD更易在无症状时被检测到，主要的检查方法包括临床检查、心电图和胸部X线、超声心动图。即使ASD治疗后，也增加了患者患房性心律失常（尤其是房颤，特别是在肺动脉压力已经升高时）的风险。

ASD的典型表现是有一个固定的不随呼吸而变化的第二心音分裂和右心室收缩期流出杂音（收缩中期，在胸骨左缘上端最易听到）。仔细听诊可发现早期舒张期隆隆样的杂音，反映过量血流通过三尖瓣，在胸骨下段的右侧最易听到。心电图上可能显示轻度右心室传导延迟（V1/V2表现为RSR），以及额面电轴＞90°。胸部X线可见突出的肺动脉主杆和肺动脉分支及

右心室扩大。

TTE 通常被用于诊断和评估 ASD。彩色多普勒可以证明横跨房间隔的血流，右心房和心室腔的大小。多普勒技术也可以量化肺 – 全身血流率。

ASD 的封闭可通过直接外科手术修复或近来发展的导管手术而实现。这涉及从股静脉途径部署一个装置。该方法对位于中心的继发孔型缺损效果最好。肺 – 全身血流率＞ 1.5 及右心室肥大的 ASD 需要封闭和改善症状。

航空医学处置取决于 ASD 的类型和分流的程度。航空医学担忧的是右至左分流产生血块或静脉气体栓塞的可能性。在血流动力学上无关紧要的 ASD 不具有航空医学的影响，可以考虑进入飞行训练或继续无限制飞行。对严重 ASD 如果在 25 岁前进行的修补，成功且不复杂的封闭手术其预后是正常的。由于后来的房颤、脑卒中和右心衰竭，25 岁后进行修补，预后显著变差。在 25 岁前成功地进行 ASD 修补，没有残余分流且心脏结构和功能都正常，可以作为飞行训练的候选者且不需要限制飞行。25 岁后进行修补，需要个别鉴定和详细随访。静脉窦型 ASD 修补的预后与继发型 ASD（secundum ASD）相似，可以进行类似处理。其他 ASD 的预后往往不如继发型 ASD，应该个别鉴定。此外，修复越早结果越好。原发孔型 ASD 的修补可能会经历相关的晚期事件，如明显的二尖瓣或三尖瓣关闭不全、房颤、传导缺陷。

卵圆孔未闭

卵圆孔至成年期依旧未闭是比较常见的，而且通常没有血流动力学问题。尸检中 PFO 的发病率约为 25%，随着年龄的增长从 30 岁前的 34% 的下降至 40-80 岁的 25%。随着年龄的增长，平均孔尺寸增加，整体人群平均在 4.9 mm。

临床体检无法检测到 PFO。TEE 结合彩色血流检查或注射造影剂检查是 PFO 诊断的"金标准"，与尸检相比，其对 PFO 的检测敏感性接近100%。然而，TEE 是一种有创和不舒服的检查，且有一定的风险。TTE 与 TEE 相比，其特异性较好，但敏感性较低，据报告＜ 50%。这可以通过使用造影剂，如盐水泡输注同时进行刺激性动作如瓦氏收紧动作得到改善，但 TTE 作为一种独立的筛选工具仍不尽如人意。心房中隔动脉瘤和 Chiari 畸形与 PFO 的患病率增加有关，应该增强 TTE 检测 PFO 的能力。

左右心房之间的压力差通常是很小的，大约为 5 mmHg，刺激性动作，如 Valsalva 动作或抗 G 收紧动作在收紧后放松时可瞬间扭转这种压力差。对比成像，例如在收紧动作时使用双注射系统注射生理盐水滴注气泡到右心房，可以增加右向左分流检测的灵敏度。使用造影剂注射可增强 TTE 或 TEE 检测 PFO 的敏感性。沿心房间隔走行的下腔静脉血流可以使上腔静脉血流远离心房间隔，增加从手臂注入造影剂的假阴性结果。

基于 PFO 的频发性和事件的低风险性，大多数的发牌机构会认为无症状，偶然发现的 PFO 在飞行员选拔中可以接受，也不需要限制飞行职责。航空医学关心的问题是 PFO 可能相关的一些潜在假设，如从右到左的分流可能产生血凝块，导致脑卒中，或在高空减压时产生静脉气体栓塞，产生中枢神经系统减压病。

脑血管事件（CVA）（脑卒中或短暂性脑缺血事件）在飞行员群体是罕见的，但在普通年轻人群中，PFO 可能会成为 CVA 的发病基础。在没有其他原因可识别的脑卒中，即原因不明性卒中者中，PFO 的发病率＞ 50% 特别高。任何飞行员患不明原因的 CVA 时，应该进行仔细的检查以发现右至左的分流，包括 PFO。如果可以认为 PFO 是这些事件的发病基础，并且飞行员没有航空医学关注的重大的神经系统后遗症，而且 PFO 也进行了成功的封闭，可以考虑允许飞行员继续飞行职责。

从潜水研究中发现许多信息认为 PFO 增加了 II 型减压病的风险。虽然类似，在两者中均有减压参与，但高度和潜水暴露在生理上并不等同，从潜水研究中得出的数据并不能直接适用于航空环境，也不宜直接应用到高空 DCS 中。

潜水员数据的回顾性分析显示，虽然绝对风险仍然偏低，但有 PFO 的潜水者，其患 II 型 DCS 的相对风险增加了 2 ~ 3 倍，尤其会引起大脑的早期损害。运动潜水员的 MRI 研究已经证实有和没有 PFO 者与对照组相比可以显著增加缺血性脑损伤的发生，有 PFO 的潜水员可以增加 DCS 事件 4.5 倍,缺血性脑损伤增加 2 倍多。基于这些信息，筛查高空减压时包括 PFO 在内的右至左的分流引起的 II 型 DCS 的飞行员似乎是明智的。

对有 PFO 和 CVA 或 DCS 事件个体的治疗仍存在争议。虽然经静脉放置 PFO 封堵装置是一项日益成熟的技术，而且效果良好，但是遭受 CVA 或 DCS 事件的 PFO 封堵手术者结果暗示 PFO 与其有一定的关系。然而，PFO 和 CVA 或 DCS 之间的因果关系假设还非常不确定。涉及以上因果关系的调查研究，临床文献是不统一的。先前的一些高品质的前瞻性和回顾性研究关于 PFO 与原因不明性卒中和 DCS 之间因果关系的结论也是不一致。因此，临床和航空医学上处置经受这些事件的个体时必须逐人评价。个案不能暗示人群情况。因此，关于 PFO 封堵和（或）航空飞行职责的恢复的处置最好逐人评定，直到因果关系清晰，"一刀切"的航空医学处置政策会引起不必要的治疗，是非最优化的处置。

房间隔瘤

房间隔瘤（atrial septal aneurysm, ASA）在临床检查中并不易被发现，经常是在航空医学筛查时作为心脏检查的一部分，使用超声心动图检查偶而发现。超声心动图中对 ASA 的定义是心房间隔突出超过房间隔平面 ≥ 15 mm，或在心肺循环期间房间隔的偏移 ≥ 15 mm，并且动脉瘤基底直径 ≥ 15 mm。其在普通人群中的患病率大约为 2%。它经常与 PFO 一起出现，两者都是血栓栓塞性脑卒中的发病基础。

从航空医学的角度来看，虽然 PFO 和 ASA 一起会增加血栓栓塞性脑卒中的相对危险，但其绝对风险仍然较低。由于较低的绝对风险，ASA 不是限制飞行的一个原因。在飞行员医学选拔时，这个问题与 BAV 类似，由训练投资的风险评估政策决定。

对于经历了血栓栓塞事件的飞行员来说，发现有 ASA 或 PFO 时，如果其神经功能的恢复是完全的，动脉瘤的修复、PFO 的手术或经导管封堵可消除或减少复发事件的风险，允许恢复飞行。

室间隔缺损

由于室间隔缺损（ventricular septal defect, VSD）在听诊时有沿胸骨左缘收缩期刺耳的杂音，因此在经过训练的机组成员中不太可能有未被诊断的 VSD。从航空医学角度看，小的血流动力学改变不明显的 VSD 不会增加风险，这类个体无论是对军事飞行员选拔还是民航选拔在医学上均是合格的。大的血流动力学显著改变的 VSD 会产生明显的从左向右的分流，引起肺动脉高压和肺血管闭塞性疾病。这类疾病通常在儿童早期即进行了手术治疗，其预后取决于修复手术的年龄以及肺血管并发症。2 岁前的手术修复治疗其长期预后良好，这些个体无论是军事飞行员选拔还是民航飞行员选拔通常是可以接受的。2 岁后的手术修复者，在作为机组候选者时需要逐人评估其肺血管阻力和压力、心律失常和传导障碍。

动脉导管未闭

同样，动脉导管未闭（patent ductus arteriosus, PDA）因为在左侧第 2 肋间存在由于持续性左至右的分流而产生突出的连续性杂音，不太可能在飞行员选拔中发现。严重的 PDA 几乎都在童年时通过开胸手术进行了结扎。因此无论是军事飞行员还是民用飞行员选拔，成功修复的 PDA 均是可以接受的。应该对其残余分流、右心室功能、肺血管阻力和压力进行评估。

主动脉缩窄

主动脉缩窄（coarctation of the aorta, CA）通常在童年时期即做出诊断，但也可能直到成年也未被发现。主动脉弓的局部缩窄通常发生在远侧至左锁骨下动脉，导致上肢和下肢之间的压力差。相关的异常包括 BAV、主动脉近端动脉瘤或仅是远端的缩窄、脑血管动脉瘤。如果发现上肢血压升高，下肢脉搏和血压减弱，应该怀疑有主动脉缩窄。缩窄通常在童年发现并修复，但即使修复后，主动脉仍然存在发生动脉瘤、夹层和破裂的危险。长期预后与手术修复的年龄有关，9 岁以前修复结果最好。由于存在持续的风险，即使手术后也有，因此对于军事飞行员选拔来说主动脉缩窄是不合格的。民航的医疗认证授权取决于修复的年龄和结果。评估内容包括评估在休息和运动中的高血压，使用超声心动图或核素显像评价左室结构和功能。压力梯度 < 20 mmHg 的轻微缩窄的预后不明确，对于医学认证来说，这样的人可能是可以接受的。

肥厚型心肌病

肥厚型心肌病（hypertrophic cardiomyopathy, HCM）发病率估计在 0.02% ~ 0.2%。在一项 2 万多名美国空军飞行员候选者中进行超声心动图筛查中没有发现 HCM。自发性病例很常见，约 50% 是显性遗传，伴有可变外显率和临床表现。HCM 可分为阻塞性或非阻塞性，只有约 25% 的人存在有左心室流出道动态阻塞。左室流出道梗阻的存在和严重程度与猝死或症状不相关。多数患者无症状或仅有轻微症状，但症状可以很严重，这往往与劳累有关。虽然大多数猝死发生在休息或轻度劳累时，但约有 1/3 者发生在剧烈活动中或刚剧烈活动后。

据报道在不同的社区人群和无症状个体中年死亡率为 1% 或更低。猝死最常见于年轻患者，但也可见于中年以后，甚至没有前驱症状。易猝死的标志包括年轻患病者、晕厥、家人有 HCM 和猝死、一些遗传标志物、严重的肥厚和非持续性室速。10% ~ 15% 进展为扩张型心肌病，10% 有心房颤动。

动态心电图监测中发现非持续性室速、运动试验中发生低血压和晕厥病史可能预测年死亡率 > 1%。没有这些因素预测死亡风险的每年不到 1%。非致死性事件，如晕厥前状态、头晕、胸痛、呼吸困难，增加航空医学的相关事件发生率超过每年 1%，约为每年 5%。

这类病例不推荐进行军事、商业和特技飞行。一般情况下无症状低风险个体可能进行私人飞行。建议每年进行 24 ~ 48 h 动态心电图监测、运动试验和超声心动图检查。竞技运动员公布的指南有相似的建议，不分年龄、性别、症状状态、存在 / 不存在流出道梗阻或是否治疗，反对参加除了低强度的运动以外的运动。

心动过速和射频消融

心动过速因其突然、难以预测和血流动力学症状可能损害飞行能力而成为航空医学关注的重点。抑制心动过速的药物治疗是以前的主要治疗方法，而该疗法在临床和航空医学上有其自身的问题。很难做到完美控制，但心动过速的突破性药物治疗的可能性必须始终考虑。药物可能会有令人担忧的副作用，许多抗心律失常药物会有致心律失常作用。射频消融治疗对很多心动过速提供了一种有效的治疗方法。以前很多可能需要永久停飞的心动过速飞行员，现在可以返回飞行岗位，仅需要限制飞行，甚至不用限制飞行。

鉴于本节讨论的目的，心动过速被定义为三个或更多个连续室上性或室性异位期前收缩，节律 ≥ 100 次 /min。

室上性心动过速

房室结折返性心动过速

这是室上性心动过速（supraventricular tachyarrhythmias，SVT）最常见的类型，约占所有 SVT 的 60%。房室结内两条或多条路径形成了房室结内折返路径。大多数电生理学家认为，这种折返路径一旦形成，房室结折返性心动过速（atrioventricular node reentrant tachcardia，AVNRT）将在病人整个生命周期中发生。电生理学的文献报道显示，短短几个月内的复发率高达 70%。然而，这些数据来自三级中心的经验，可能受到一些偏见的影响。最近关于所有 SVT，来自社区研究和军事飞行员人群的研究的经验表明，持续性 SVT 首次发作后，其年复发率为 10%，或更低。

房室折返性心动过速

这是 SVT 第二个最常见的类型，约占 SVT 的 30%。房室折返性心动过速（Atrioventricular reentrant tachycardia，AVRT）涉及旁路或支路折返路径。WPW 是其最常见的情况。通常，SVT 的传播方向是顺行向下经过房室结途径和逆行向上通过旁路，产生一个窄的 QRS 波群 SVT。在偶然情况下，SVT 的传播方向是相反的，顺行沿旁路向下和逆行沿房室结通路向上，产生宽 QRS 波群的 SVT，可能易被误认为是 VT。

其他室上性心动过速

SVT 剩余的 10%，其产生机制不常见，包括自动性房性心动过速、房内折返性心动过速和窦房结折返性心动过速。

室上性心动过速的航空医学处置

航空医学关注的是 SVT 反复持续发作，症状可能使飞行员失能或造成其他影响飞行能力的风险。与 SVT 相关的血流动力学症状（如晕厥、晕厥前状态、头晕）对于飞行职责来说是不合格的。SVT 持续多次发作，即使没有血流动力学改变，也应该飞行不合格，因为存在未来发作可能性和治疗的不可靠性。如果考虑药物控制 SVT 飞行员的放宽标准问题，最有可能的候选药物是洋地黄制剂、β- 受体阻滞剂和钙通道拮抗剂。使用射频消融（在本文后面部分进行讨论）治愈的 SVT 飞行员也有资格获得特许。

对 SVT 单次持续发作，不伴有血流动力学改变，也无其他显著症状的飞行员，航空医学处置是比较灵活的。考虑到其年复发率在 10% 或者更低，对某些种类的飞行职责恢复飞行可能是可行的，即使在没有药物治疗时。美国空军多年来已经让这样的飞行员返回飞行岗位，并且未限制飞行职责，但并没有发生飞行事故。

房颤和房扑的航空医学处置

心房扑动（房扑）往往与心房颤动（房颤）相关联，但也可以独立发生。它提出了独特的思考。在其他方面健康且未服药的个体，心房率约为 300 次 / 分，房室传导率常常是 2∶1，其心室率将为 150 次 /min。按 1∶1 传导心室率为 300 次 /min，这是完全可能的，尤其是在年轻病人中。即使这种室率耐受性良好，也需要注意。药物治疗用以增加房室阻滞率，从而控制心室率。由于存在快速心室率的可能性，权威机构认为房扑者飞行不合格。然而，如果药物控制良好，对于私人航空来说选拔时可以考虑接受。

房颤可能是潜在心脏病理改变的结果，尤其是心脏瓣膜疾病。在这种情况下，航空医学处置应该根据其原发疾病来决定，这在本章其他部分讨论。这里只讨论孤立性房颤，即缺乏基础性心脏疾病证据的房颤。对孤立性房颤的定义中，大多数专家也排除了高血压，年龄 > 60 岁。孤立性房颤有三种不同的表现：房颤单次孤立发作、周期性复发、持续性和慢性房颤。

单次发作的房颤往往有明确的发生原因，如酒精和（或）其他兴奋剂（假日心脏综合征）的急性滥用。单次发作的房颤常常具有自限性和自发恢复到正常的窦性节律。在其他方面健康的个体，即使存在心排血量不足和运动耐力降低的情况，阵发性和慢性孤立性房颤往往无症状。脑卒中在孤立性房颤者中的风险通常是每年不到 1%，不需要华法林抗凝治疗。正如房扑，阵发性或慢性房颤的药物治疗目的通常是为了控制心室率。即使心室率在休息状态下不加速，但在用力和应激时，心室率会快速和极度加速。同样，洋地黄制剂，β- 受体阻滞剂和钙通道拮抗剂在航空医学上最容易被接受。其他药物有不可接受的副作用，包括致心律失常作用。

单次不伴有相关的血流动力学表现的房颤发作后，如果经过几个月的观察期后，可以排除潜在心脏疾病，飞行员可以返回飞行岗位，包括无限制的军事飞行。阵发性或慢性孤立性房颤，如果没有症状，且运动耐力良好，心室率得到良好控制，运动负荷试验结果好，那么无论是民用航空还是军事航空公司都是可以接受的。建议限制于低性能飞机飞行；房颤本身和心率控制药物两者均可能会降低 +G 耐力。房颤的消融治疗，稍后讨论，提供回归到高性能飞机飞行的可能。每隔 1 ～ 3 年进行重新评估是适宜的。

室性心动过速

谈到室性心动过速（ventricular tachycardia,

VT）通常会引起临床和航空医学从业者强烈的本能反应。多数临床和文献经验涉及持续性或伴有血流动力学症状的 VT。在这里，航空医学的处置方法似乎是显而易见的——在所有类别飞行职责中不合格。更多的时候，航空医学的问题是对非持续性不伴有血流动力学表现的室速的处置。

当联系到某些心脏疾病，如 CAD 或心肌病时，非持续性室速的存在会带来不良心脏事件额外的风险。当存在其他不相关的心脏疾病时，非持续性室速似乎并不使其风险增加。在航空医学上，这些问题应该像处理特发性非持续性室速一样处理。当没有潜在的心脏疾病存在时，这种室速定义为特发性室速。心脏的研究文献和大多数心脏病专家认为，特发性非持续性室速是良性的。然而，大多数关于特发性非持续性室速的研究文献认为心脏性猝死是其唯一主要终点。许多文章并没有提到晕厥的问题，很少提到晕厥前状态、头晕、呼吸困难和其他血流动力学症状，而这正是航空医学所关心的。

另一个需要考虑的是阵发性室速发作的频率和持续时间。有关的研究文献并不支持偶发的短期 VT（持续几拍或几个节拍）会有良性的预后。对于频繁发作或每次超四个节拍或更长的室速，其预后并不明确。最近的美国空军一项研究证明了这些数据。在一项有 103 名无症状的、非持续性特发性室速的军事飞行员的 10 年随访研究中发现，心源性猝死、晕厥、晕厥前状态或持续性室速等事件的年发生率 < 0.5%。然而，其室速大多数只持续三拍时间且在 24 h 动态心电图记录中只有一次发作。仅 10% 24 h 动态心电图记录中有超过四次的非持续性室速发作，仅 3% 有超过十次心跳的室速发作。基于这项研究的数据，美国空军指南推荐：24 h 动态心电图记录不超过 4 次和不超过 11 次心跳持续时间的飞行员可以恢复无限制飞行。

室速的航空医学处置

无创评估需要排除潜在的心脏病理性改变，尤其是 CAD 和心肌病。推荐进行最小级的运动负荷试验、超声心动图检查、24 h 动态心电图检查和冠状动脉钙化检查。也应该考虑进行运动核素成像或负荷超声心动图检查，尤其是年长的男性飞行员、绝经后的女性飞行员或其他高风险情况。根据无创检查结果考虑是否需要冠状动脉造影。

对于持续性室速和任何持续时间长的、伴有血流动力学表现的 VT，不管其飞行种类，建议飞行不合格。如果是非持续性室速，没有症状，但与潜在的疾病有一定的联系，将会增加心肌病或 CAD 等的风险，取消飞行资格可能是合适的，特别是对军事和商业飞行来说。

频繁或持续时间较长的阵发性特发性室速的风险尚不清楚。对非持续性特发性室速，明智的做法是应限制发作次数和持续时间。竞技运动中具有非持续性阵发性室速返回完全竞技岗位的建议是发作时长约 10 次心跳或更短时间。缺乏有关可接受的发作频次方面的建议。美国空军目前的指南建议是 24 h 动态心电图记录不超过 4 次发作和持续时长不超过 11 次心跳者可以恢复无限制飞行。

心动过速的射频消融治疗

房室结折返性心动过速和房室折返性心动过速

这两类 SVT 消融治疗的成功率是相似的，也有很多这方面的报告。在有经验的实验室，即刻成功率是 95% 或更高；初次消融治疗失败后的再次消融治疗成功率也在 95% 以上。因此几乎所的患者都能治愈。外观即刻成功者功能性折返的复发率为 5% 或更少。大多数临床复发出现消融治疗后 2 ~ 4 个月，晚期复发非常少见。在临床上，复发通常定义为 SVT 再次出现或出现

WPW 心电图。并发症的发生率较低，但包括完全性心脏传导阻滞的可能性和需要安装心脏起搏器的可能性。这种风险是当折返位于房室节前侧表面上或附近时消融治疗所固有的。AVRT 中有 5% ~ 10% 其旁道位于这个危险区域。AVNRT 消融治疗通常在房室结的后侧面进行；这个部位手术造成完整的心脏传导阻滞的风险大约是 1%。

成功且简单的消融治疗者可以返回不受限制的飞行职责。进行 3 ~ 4 个月地面观察期是合适的，主要目的是要超过大多数临床复发期。成功消融治疗的文件证明材料是航空医学重要的内容。美国空军最初关于射频消融政策规定在消融治疗后 3 个月需要进行心脏电生理检查。由于这项检查的结果一直是阴性的，所以现在淘汰了这个规定。目前美国空军政策仅需要 4 个月的地面观察期，在此期间心电图正常，无心律失常症状和 SVT 发生。美国空军的经验认为可能也需要动态心电图检查和分级运动试验检查，这并不是基于研究。对 SVT 发作伴有明显血流动力学症状的飞行员应该考虑进行后续的心脏电生理检查。

其他室上性心动过速

如前所述，这些心动过速是不正常的快速性心律失常，主要是自发性房性动过速。与 AVNRT 和 AVRT 相比，关于这些心律失常消融治疗的文献经验报告很少，特别是有长期的随访的研究很少。但是，对这些心律失常消融治疗所报告的结果与 AVNRT 和 AVRT 消融治疗类似。航空医学处置或许应该遵循 AVNRT 和 AVRT 治疗后的原则，并进行逐人评价人。

房扑

房扑是一种折返环靠近三尖瓣的折返性心动过速。因此，它非常适合进行消融治疗。无显著并发症者治疗成功率为 95% 或更高。航空医学上对其的处理也与前文提到的 AVNRT 和 AVRT 相似，消融治疗后房颤的复发率据报告

在 20% ~ 30%。病人房扑的消融治疗可能很成功，却要经受阵发性或慢性房颤。这种情况如果在房扑消融治疗前房颤已经存在时更易发生。航空医学处置必须考虑这种并发症特点。经过 6 个月的地面观察期后，可以考虑返回不受限制的飞行职责。

心房颤

房颤消融术特有的治疗程序在不断发展和完善。成功率与治疗程序有关，所有治疗房颤的药物其成功率在 60% ~ 90%，据报道复发率高达 25%，通常在治疗后 3 ~ 6 个月内复发。晚期复发率比 SVT 消融治疗的可能性大。建议地面观察 4 个月后，如果无创性检查结果正常可以返回到无限制飞行职责。建议进行分级运动试验、24 h 动态监测和超声心动图检查。近年来，美国空军已经允许几个阵发性或慢性房颤的飞行员在消融治疗后返回无限制飞行，至今没有相关问题或事件的报告。

室性心动过速

室性心动过速（ventricular tachycardia，VT）射频消融治疗处置的讨论比各类 SVT 消融治疗后的处置更加困难。对这种情况，一方面，一些人可能认为航空医学的处置是容易和简单的，不考虑飞行职责，全部停飞；另一方面，执行消融治疗的心脏科医生认为对特发性室速，这种治疗是能完全治愈的，因此不会对航空安全造成威胁。需要进行消融治疗的室速，如果与潜在的心脏疾病，如 CAD 或心肌病相关，则不论何种飞行种类，均应取消飞行资格。潜在的心脏病经常会引起多源性 VT，在这种情况下，消融可能仅是姑息性或辅助其他治疗，如辅助抗心律失常药和植入式除颤器治疗，潜在的疾病本身很可能不合格。

仅特发性室速的消融治疗可以考虑返回飞行岗位。这就存在了一个悖论。在临床上，VT 消融治疗推荐用于持续或短阵 VT，特别是如果室速频繁、有症状或药物治疗无效。虽然这种特发性室速可能能治愈，但一些已经出版的指南认为无症状、非持续性特发性室速是消融治疗的禁忌证。换句话说，越严重且有症状的病例在消融治疗后才可以考虑重返飞行职责。

这种情形相比 SVT 消融治疗更加复杂，且缺少经验和长期随访的报告。此外，电生理检查在室速消融治疗后，与 SVT 消融治疗后相比更不可靠。而且文献中关于 VT 的消融治疗的"治愈"可能仅仅是指无复发或无心电图记录的持续性室速和无血流动力学改变的表现。非持续性室速的发作的可能仍然存在，"治愈"仅仅可能意味着心脏的节律处于抗心律失常药物的控制之下。换句话说，"治愈"可能并不意味着彻底根除室性心动过速且不要需要任何药物治疗。

关于 VT，有几种可能的机制。特发性室速最常见的机制和位置，可能也是最易治疗的，最适合进行消融"治愈"是右室流出道性 VT。随着未来关于远期治疗成功和结果的信息越来越多，这种是有希望获得航空医学处置的。在此期间，放宽标准获得限制飞行只能逐人评价。此时，需要 6 ~ 12 个月的较长的地面观察期，同时需要进行全面的无创性评估和年度评估。

心包炎和心肌炎

心包炎

在飞行员人群中，心包炎通常是病毒性或特发性。其他病因（如细菌、结核、肿瘤、自身免疫疾病）的航空医学处置基于潜在疾病的预后，因此不再进一步讨论。病毒/特发性心包炎，在急性期通常会在几周类有病毒性疾病的表现，其特征是发热、其他全身症状、胸部不适、心包摩擦音和心电图的 ST-T 波改变。这通常持续 2 ~ 6 周，此后病情开始恢复。飞行员在急性期应该停止飞行。

急性期结束之后，航空医学主要关注点是周期性心包疼痛和室上性心律失常。后期心包积液、伴或不伴有心包压塞，以及慢性缩窄性心包炎等的发生是不常见的。约 1/4 患者在急性期之后会发生几个月甚至长达 1 年的周期性胸痛。非甾体抗炎药或秋水仙碱通常对复发症状有效，很少需要类固醇类药物治疗。虽然室上性心律失常可能会发生，但缺少关于其发作可能性方面有用的数据。

为了避免并发症，如反复胸痛、反复心包积液和心律不齐，谨慎地航空医学处理应该在急性期后有一段不飞行的观察期，包括药物治疗停药后一段时间。对多数病患者来说，症状缓解后观察 2 ~ 3 个月和抗炎治疗停药后至少 1 个月是足够的。同时，推荐进行超声心动图检查和动态心电图检查。

梯级运动试验可用于排除劳累诱发的心律失常或证明正常的运动耐力，但常规不建议。如果没有发现因临床症状或动态监测而发现的心律失常和没有相关心肌炎的证据，进行梯级运动试验可能是无益的。此外，心包炎引起的 ST-T 改变可能需要数周至数月时间来恢复，在分级运动试验中可能会出现继发性 ST 段压低，从而造成处置中不必要的混乱情况。

晚期并发症不常见，不太可能没有症状或体征，因此对简单的病毒 / 特发性病例并不需要进行日常再评估。经过临床治疗后，经过特定的观察期和随访检查，没有发现什么问题，推荐返回无限制的飞行职责。

心肌炎

在飞行员人群中，心肌炎最常见的病因也是由病毒感染所引起的，但其带来的后果可能会更加严重。致病病毒谱可能还不是非常清楚，但亚临床感染性心肌炎可以快速进展成致命性

充血性心力衰竭。心肌炎和心包炎有着共同的病毒性病因学原因，病毒性心肌炎往往伴随心包炎或使之复杂化。病毒性心肌炎可能比临床诊断更为多见；很多特发性扩张型心肌病很可能就是未确诊的病毒性心肌炎的最终结果。

病毒性心肌炎可导致心腔扩大、心室收缩功能不全、心脏衰竭、心律失常和传导障碍。虽然恢复通常是完全的，但无论是出现在急性期还是作为无症状潜伏期之后的延迟效应，扩张型心肌病可能就是最终的结果。

航空医学上要求飞行员在心肌炎之后，症状消失，心腔大小和功能恢复至正常或接近正常。建议有一段时间的地面观察期，多数研究建议为 6 个月。随后的航空医学评估应该检查恢复情况，功能容积和心律失常。这些检查包括超声心动图、24 h 动态心电图监测、梯级运动试验（并同时使用负荷超声心动图检查评估峰值压力时心室的功能）。如果能够表明恢复良好——好的功能容积、正常或接近正常心腔大小及功能、没有严重的心律失常，飞行员可能返回不受限制的飞行职责。由于扩张性心肌病可能会发生较晚，因此建议进行周期性评估。

摘要

在航空航天医学界，航空医学从业者往往用"保证他们飞行—安全"表达我们的使命。按照飞行员和我们临床同事的观点，我们必要且保守的做法屡屡使我们获得很大的声誉。我们的工作是一种独特的医疗实践，比临床医学所固有的内在回报更少。由于需要全方位的安全性和结果数据，我们一般仅限于经过验证，确定的方法，而不是使用最新的药物、最新的测试或者最热门的新程序。但是，它是一种独特的医疗环境，航空航天心脏病只是其众多引人入胜的方面之一。

在本章中，我们简要地讨论了一些有关心脏疾病和航空医学决策方面的重要问题。对所有的心脏病诊断，给读者提供无可辩驳的数据从而支持明确的航空医学处置，这是很困难的，甚至是不可能的。由于民用和军用航空种类、不同观点和哲理等如此广阔，航空航天医学真实地证明了医学实践不仅是一门科学，也是一门艺术。我们试图说明航空医学决策过程适用于多数诊断，从常见的心脏疾病到逐人评定。选择一个事件率范围，明确恰当的航空医学事件，决定每年的事件发生率，考虑特殊环境（如高 +GZ），制定一个重新认证的政策，考虑其他终点和治疗和……的影响，保证他们的飞行安全。

强东昌　译　于　丽　校

参考文献

［1］Kruyer WB. Cardiology. In: Rayman RB, ed. Clinical aviation medicine, 4th ed. New York: Professional Publishing Group, Ltd, 2006:147-276.

［2］Hiss RG, Lamb LE. Electrocardiographic findings in 122,043 individuals. Circulation 1962;25(6):947-961.

［3］Gardner RA, Kruyer WB, Pickard JS, et al. Nonsustained ventricular tachycardia in 193 U.S. military aviators: long-term follow-up. Aviat Space Environ Med 2000;71(8):783-790.

［4］American Heart Association. 2001 Heart and stroke statistical update. Dallas: American Heart Association, 2000.

［5］Marso SP, Griffin BP, Topol EJ. Manual of cardiovascular medicine. Philadelphia: LippincottWilliams & Wilkins, 2000.

［6］Nissen S. Coronary angiography and intravascular ultrasound. Am J Cardiol 2001;87(Suppl):15A-20A.

［7］Pathobiological Determinants of Atherosclerosis in Youth(PDAY) Research Group. Natural history of aortic and coronary atherosclerotic lesion in youth. Findings from the PDAY Study. Arterioscler Thromb 1993;13(9):1291-1298.

［8］Yusuf S, Hawken S, Ounpuu S, et al. Effect of potentially modifiable risk factors associated with myocardial infarction in 52 countries(the INTERHEART study): case control study. Lancet 2004;364(9438):937-952.

［9］Danesh J, Collins R, Petro R. Lipoprotein(a) and coronary heart disease. Meta-analysis of prospective studies. Circulation 2000;102:1082-1085.

［10］Gami AS, Witt BJ, Howard DE, et al. Metabolic syndrome and risk of incident cardiovascular events and death. J Am Coll Cardiol 2007;49(4):403-414.

［11］Leander K, Hallqvist J, Reuterwall C, et al. Family history of coronary heart disease, a strong risk factor formyocardial infarction interacting with other risk factors: results of the Stockholm Heart Epidemiology Program(SHEEP). Epidemiology 2001;12: 215-221.

［12］Lloyd-Jones DM, Ham BH, D'Agostino RB, et al. Parental cardiac disease as a risk factor for cardiovascular disease in middle aged adults: a prospective study of parents and offspring. JAMA 2004;291:2204-2211.

［13］Pearson TA, Mensah GA, Alexander RW, et al. Markers of inflammation and cardiovascular disease. Application to clinical and public health practice. A statement for health care professionals from the AHA/CDC. Circulation 2003;107:499-511.

［14］Ridker PM, Cook N. Clinical usefulness of very high and very low levels of C-reactive protein across the full range of Framingham risk scores. Circulation 2004;109:1955-1959.

［15］National Cholesterol Education Program, National Heart, Lung and Blood Institute. Detection, Evaluation and Treatment of High Blood Cholesterol in Adults(Adult Treatment Panel III). National Institutes of Health Publication No 01-3670, May 2001.

［16］Grundy SM, Cleeman JI, Merz CNB, et al. Implications of recent trials for the National Cholesterol Education Treatment Program Adult Treatment Panel III guidelines. Circulation 2004;110:227-239.

［17］McPherson R, Frohlich J, Fodor G, et al. Canadian Cardiovascular Society position statement- recommendations for the diagnosis and treatment of dyslipidemia and prevention of cardiovascular disease. Can J Cardiol 2006;22(11):913-927.

［18］Metz LD, Beattie M, Hom R, et al. The prognostic value of normal exercise myocardial perfusion imaging and exercise echocardiography. A meta-analysis. J Am Coll Cardiol 2007;49(2): 227-237.

［19］Gibbons RJ, Balady GJ, Bricker TJ, et al. ACC/AHA 2002 guideline update for exercise stress testing: summary article. Circulation 2002;106:1883-1892.

［20］Gibbons LW, Mitchell TL, Wei M, et al. Maximal exercise test as a predictor of risk for mortality from coronary heart disease in asymptomatic men. Am J Cardiol 2000;86:53-58.

［21］Fleishmann KE, Hunink MG, Kuntz KM, et al. Exercise echocardiography or SPECT imaging? A meta-analysis of diagnostic test performance. JAMA 1998;280:913-920.

［22］Smalley BW, Loecker TH, Collins TR, et al. Positive predictive value of cardiac fluoroscopy in asymptomatic U.S. Army aviators. Aviat Space Environ Med 2000;71:1197-1201.

［23］Loecker TH, Schwartz RS, Cotta CW, et al. Fluoroscopic coronary artery calcification and associated coronary disease inasymptomatic young men. J Am Coll Cardiol 1992;19:1167-1172.

［24］Nasir K, Raggi P, Rumberger JA, et al. Coronary artery calcium volume scores on electron beam tomography in 12,936 asymptomatic adults. Am J Cardiol 2004;93:1146-1149.

［25］Hamilton DR, Murray JD, Ball CG. Cardiac health for astronauts: coronary calcium scores and CRP criteria for selection and retention. Aviat Space Environ Med 2006;77:377-387.

［26］Pilote L, Dasgupta K, Guru V, et al. A comprehensive review of sexspecific issues related to cardiovascular disease in women. CMAJ 2007;176(Suppl 6):S1-S44.

［27］Osswald S, Miles R, Nixon W, et al. Review of cardiac events in USAF aviators. Aviat Space Environ Med 1996;67:1023-1027.

［28］Edmond M, Mock MB, Davis KB, et al. Long-term survival of medically treated patients in the Coronary Artery Surgery Study (CASS) registry. Circulation 1994;990:2645-2657.

［29］Hueb WA, Soares PR, Oliveira SA, et al. Five-year follow-up of the Medicine, Angioplasty, or Surgery Study(MASS). Circulation 1999;100(Suppl 19):II107-II113.

［30］Gray GW. Cardiovascular and pulmonary disease in NATO aircrew—an overview. In: Cardiopulmonary aspects of aerospace medicine, Advisory Group for Aerospace Research and Development (NATO) Lecture Series 189. Loughton, Esse: Specialized Printing Services Limited, 1993:1-1-1-5.

［31］GrayGW,Salisbury DA,GulinoAM. Echocardiographic and colour flow Doppler findings in military pilot applicants. Aviat Space Environ Med 1995;66:32-34.

［32］Strader J, Adair A, Kruyer W. Efficacy of United States Air Force Pilot Applicant Screening Echocardiography [abstract]. Aviat Space Environ Med 2007;78(3):319. Aerospace Medical Association 78th Annual Scientific Meeting, May 2007.

［33］AGARD Aerospace Medical Panel Working Group 18. Echocardiographic findings in NATO pilots: do acceleration(+Gz) stresses damage the heart? Aviat Space Environ Med 1997;68(7):596-600.

［34］Barnett SL, Lopez FM,Strader JRJr, et al. Echocardiographic followup of 52 military aircrew with bicuspid aortic valve [abstract]. Aviat Space Environ Med 2006;77(3):271. AerospaceMedical Association 77th Annual ScientificMeeting, May 2006.

［35］Albery WB, Ten Eyck RP, Wolfe M. Female exposure to high G: echocardiographic evaluation for chronic changes in cardiac function. Aviat Space Environ Med 1998;69:857-861.

［36］Albery WB. Echocardiographic evaluation of female centrifuge subjects for chronic changes incardiac function. Aviat Space Environ Med 1999;70:561-564.

［37］Lund O, Nielsen SL, Arildsen H, et al. Standard aortic St. Jude valve at 18 years: performance profile and determinants of outcome. Ann Thorac Surg 2000;69(5):1459-1465.

［38］Jamieson WR, Burr LH, Munro AI, et al. Carpentier-Edwards standard porcine bioprosthesis: a 21 year experience. Ann Thorac Surg 1998;66(Suppl 6):S40-S43.

［39］Ramirez A, Strader JR, Kruyer WB. A military pilot with aortic root and prosthetic aortic valve replacement for ascending aortic aneurysm [abstract]. Aviat Space Environ Med 2006;77(3):272. Aerospace Medical Association 77th Annual Scientific Meeting, May 2006.

［40］Gleason T, David T, Coselli J. St. Jude medical toronto biologic aortic root prosthesis: early FDA phase II IDE study results. Ann Thorac Surg 2004;78:786-793.

［41］Ward C. Clinical significance of the bicuspid aortic valve. Heart 2000;83:81-85.

［42］Carter D, Pokroy R, Azaria B, et al. Effect of G-force on bicuspid aortic valve in aviators. Cardiology 2006;108(2):124-127.

［43］Boudoulas H, Wooley CF. Mitral valve: floppy mitral valve, mitral valve prolapse, mitral valvular regurgitation, 2nded. Armonk: Futura Publishing, 2000.

［44］Hagen P, Scholz D, Edwards W. Incidence and size of patent foramen ovale during the first 10 decades of life: an autopsy study of 965 normal hearts. Mayo Clin Proc

1984;59:17-20.

[45] Schwerzmann M, Seller C, Lipp E, et al. Relation between directly detected patent foramen ovale and ischemic brain lesions in sport divers. Ann Intern Med 2001;134:21-24.

[46] Overell JR, Bone I, Lees KR. Interatrial septal abnormalities and stroke: a meta-analysis of case-controlled studies. Neurology 2000;55(8):1172-1179.

推荐读物

Bonow RO, chair. ACC/AHA 2006 guidelines for the management of patients with valvular heart disease. A report of the American College of Cardiology/American Heart Association task force on practice guidelines. J Am Coll Cardiol, 2006;48(3):e1-e148.

Braunwald E, Zipes DR, Libby P, Bonow RO, eds. Braunwald's heart disease: a textbook of cardiovascular medicine, 7th ed. Philadelphia: WB Saunders, 2004.

Joint National Committee on Prevention, Detection, Evaluation, and Treatment of High Blood Pressure. The seventh report of the Joint National Committee(JNC-VII) on Prevention, Detection, Evaluation, and Treatment ofHighBlood Pressure.JAMA, 2003;289(19):2560-2572.

JoyM, ed. First European workshop in aviation cardiology. Eur Heart J, 1992;13(Suppl H):1-175.

Joy M, ed. Second European workshop in aviation cardiology. Eur Heart J 1999;1(Suppl D):D1-D131.

Joy M. Cardiovascular disease. In: Rainford DJ, Gradwell DP, eds. Ernsting's aviation medicine, 4th ed. London: Edward Arnold (Publishers) Ltd, 2006:567-604.

Kruyer WB, Gray GW, Leding CJ. Clinical aerospace cardiovascular medicine. In: DeHart RL, Davis JR, eds. Fundamentals of aerospace medicine, 3rd ed. Philadelphia: Lippincott Williams & Wilkins, 2002:333-361.

Maron BJ, Zipes DP, co-chairs. 36th Bethesda conference: eligibility recommendations for competitive athletes with cardiovascular abnormalities. J AmColl Cardiol 2005;45(8):1313-1375.

第十四章

航空医学眼科学

托马斯·J·特雷迪奇与道格拉斯·J·伊万（Thomas J. Tredici and Douglas J. Ivan）

> 上帝说："要有光。"
>
> ——《创世纪》1 : 3

在飞行的各种要素中，视觉总是占主导地位。这早已为威廉·威尔默（William Wilmer）及康拉德·贝伦（Conrad Berens）等先驱者们所认识。1918年，他们就在纽约长岛米尼奥拉（Mineola）的空军医学研究所建立了第一个研究飞行人员视觉功能的实验室。根据航天员们报告，在太空中定向仍然需要视觉，因此，很明显，飞行的整个过程几乎全部依靠视觉。眼中视网膜接收电磁能量（光子），通过光化学反应转换成电信号。这些电信号由神经冲动传递到大脑枕区，进一步处理及转译为视觉。

眼的解剖学和生理学

人类的骨性眼眶如同四边形金字塔保护和支撑着眼球，有利于角膜裸露，以便让眼在观察时得到最大视角。眼眶后部的孔裂有连接大脑和眼的颅神经及血管通过。六对眼外肌使得双眼可以在视野范围的所有方向进行转动。

眼球

眼球直径约为25毫米，球壁有三层，外两层为巩膜和葡萄膜（或称为色素膜），起支撑、保护和营养作用；内层为视网膜，有光敏感成分。相较于巩膜（12毫米），透明角膜的半径距离（7.5毫米）较短（图14-1）。

如图14-2所示，正常眼是一个 +60 D 的屈光系统，由 +45 D 的角膜和 +15 D 无调节功能的晶体组成。角膜曲率半径的一个微小变化即可导致光线折射的重大变化。因此，可以通过改变角膜的曲度来改变屈光度，如使用角膜接触镜、角膜塑形镜（orthokeratology）或进行外科手术，包括放射状角膜切开术（radial keratotomy，RK）、准分子激光角膜表面切削术（photorefractive keratectomy，PRK），或准分子激光角膜原位磨镶术（laser in situ keratomileusis，LASIK），以及其他角膜屈光手术（corneal refractive surgical，CRS）。

葡萄膜位于巩膜与视网膜之间，是有色的，眼部的血管分布于后方的脉络膜和前方的睫状体及虹膜。房水是由睫状体上皮细胞分泌产生的。睫状肌由副交感神经系统支配，在眼调节过程中，通过收缩来改变晶体的大小。瞳孔是虹膜的开口，其大小由自主神经系统交感神经和副交感神经间的平衡来控制，主要是对光照水平的反应。

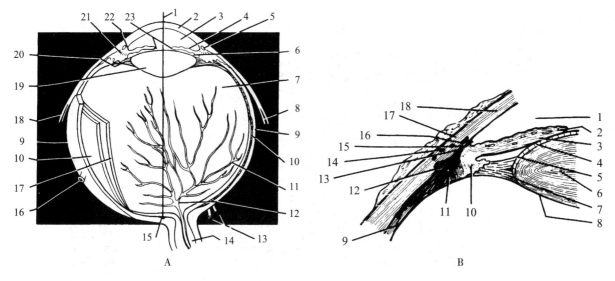

A 图为眼球解剖图，1. 视轴；2. 角膜；3. 前房；4. 虹膜；5. 巩膜静脉窦（Schlemm 管）；6. 后房；7. 玻璃体；8. 内直肌；9. 巩膜；10. 脉络膜；11. 视网膜血管；12. 视网膜中央血管；13. 睫状动脉和神经；14. 视神经；15. 中央凹；16. 涡静脉；17. 视网膜；18. 外直肌；19. 晶状体；20. 睫状小带 / 晶状体悬韧带；21. 睫状肌；22. 前房角；23. 瞳孔。B 图为前房角及其周围结构图，1. 前房；2. 瞳孔括约肌；3. 瞳孔开大肌；4. 晶状体上皮细胞；5. 晶状体前囊；6. 晶状体核；7. 悬韧带；8. 晶状体后囊；9. 睫状体上皮；10. 睫状肌（环状纤维）；11. 睫状肌（放射状纤维）；12. 睫状肌（纵行纤维）；13. 前房角；14. 房水静脉；15. 小梁网；16. 巩膜静脉窦（Schlemm 管）；17. 巩膜；18. 角膜基质

图 14-1　眼解剖图

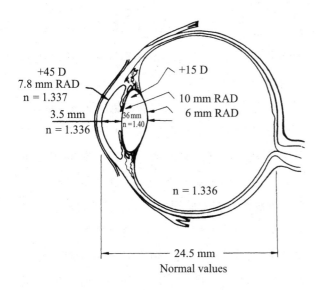

图 14-2　眼光学性能正常值

RAD：半径；D：屈光度；n：折射率

　　晶状体位于虹膜后方，由悬韧带进行固定，悬韧带纤维插入晶状体囊和睫状体（图 14-1）。为了清楚地看到近处，必须增加晶状体的焦度，这称为调节。副交感神经支配睫状肌收缩其环形部分的肌肉，之后晶状体悬韧带纤维松弛，具有

弹性的晶状体变得更加球体化，从而增加其折射率。随着年龄的增长，尤其到 40 岁中旬时，大多数飞行员需要戴老花眼镜才能看清楚仪表板、图表、无线电设备等。重要的是，眼睛通常聚焦在黄色单色光谱处，而远视眼聚焦在红色光谱处，近视则是蓝色。

　　视网膜是最内部的感光层，视网膜神经上皮层有 10 层。感光细胞分为视杆细胞和视锥细胞（图 14-3）。视杆细胞在低照度条件下提供视力（暗视觉），而视锥细胞在中、高照明条件（中间视觉和明视觉）下起作用，并提供色觉。视锥细胞主要集中在黄斑中央凹附近，视锥细胞的密度达到 47 000 个 / 平方毫米。视盘或盲点位于黄斑鼻侧 15°，所占面积约为高 7° 和宽 5°（图 14-4）。

　　玻璃体是一种透明无色的凝胶状结构，填补了眼球的后 4/5。玻璃体 99.6% 的成分是水。玻璃体飞蚊症较为常见，大多是无害的。飞蚊症通常是由于蛋白质 / 胶原支架倒塌增厚所致，从而

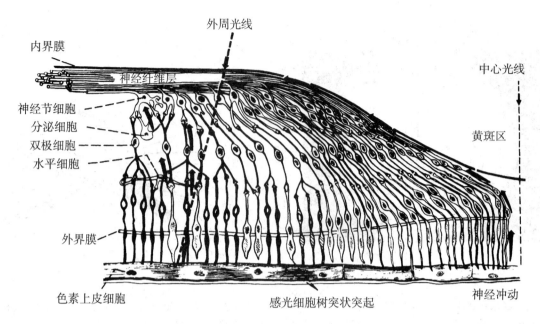

图 14-3 视网膜

在视网膜上形成阴影。更为严重的飞蚊症是形成较多的漂浮物，需要尽快诊治，这些漂浮物可能是红细胞。如果出现黑色漂浮的膜状物应尽快检查是否有视网膜脱落的可能性。

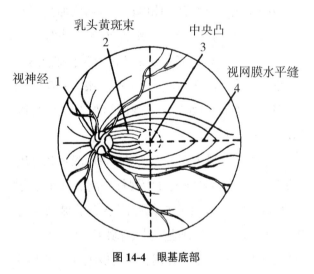

图 14-4 眼基底部

眼附属器

眼附属器包括眼外肌、眼睑和泪腺等（图14-5）。每只眼球都有六条眼外肌附着，由于单眼视力倾向于融合且维持双目视觉，双侧中央凹通过反射和自主调节来指向所注视的目标。泪腺位于额骨骨窝，它分泌角膜前泪膜的部分

泪液。角膜上皮细胞由一个三层结构组成的膜覆盖，外脂层起源于睑板的睑板腺，中间的液体层来自于泪腺，内部的黏液层起源于结膜的杯状细胞。泪液排泄系统包括小的泪管口以及在上下眼睑边缘内部附近的泪点。这些开口汇集为共同的小管，然后连接到泪囊，开口在鼻甲内侧。

眼睑为角膜提供保护，每分钟眨眼 6～8 次，从而使角膜前泪液层分布均匀而且光滑，增进角膜的光学性能。眼睑通过眼轮匝肌的作用而闭合，眼轮匝肌受面神经（第Ⅶ对脑神经）支配。而睁眼由提上睑肌控制，它受动眼神经（第Ⅲ对脑神经）支配，此外，由交感神经支配的米勒肌（Muller 肌）在睁眼过程中有辅助作用。在执行长时间、易疲劳的任务中，由于传导至 Muller 肌的交感神经冲动减少而导致眼睑下垂。

视觉原理

在飞行的所有阶段，视觉都是非常重要的，尤其在观察远距离目标以及辨别物体形状和颜色等细节中更为重要。视觉还能在视野范围内判

断距离和估计运动速度等。驾驶现代化飞机和航天飞机，近视力也特别重要，因为阅读仪表板、无线电控制盘、图表、视觉显示器和地图等都是需要近视力的。夜间，即使人的视觉功能减低，飞行员依旧主要依靠视觉来安全驾驶飞机。

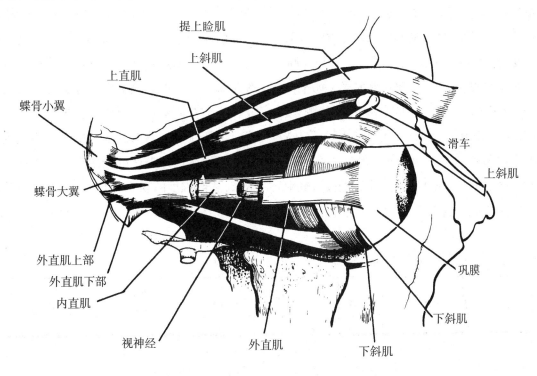

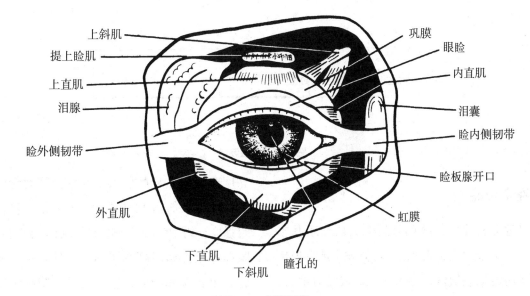

图 14-5 眼附属器

物理刺激

　　电磁波谱范围包括从波长为 10 ～ 16 米的最短宇宙射线至数千米的长无线电波（图 14-6）。刺激视网膜的那段光谱称为可见光，波长为 380（紫色）～ 760 纳米（红色）（纳米为毫米的百万分之一，或 1×10^{-9} 米）而可见光谱的邻近部分，虽不可见，但对眼有影响，值得注意。波长为 180 ～ 380 纳米的电磁波称为紫外光或致命射线。眼睛暴露于此段电磁波可产生眼组织损伤；损伤的严重程度取决于光线强度及持续时间。波长＞760纳米直至微波的电磁波称为红外线（IR）或热射线。此种电磁波也能引起眼组织损害，取决于射线强度和持续时间。地球大气层以外（高度为30 000米以上）的空间，光线强度约为13 600呎烛光。晴天，海拔3000米高度的光线强度约为12 000呎烛光，海平面约为10 000呎烛光。大气中的水蒸气、尘埃颗粒、气体会吸收一部分太阳光线。另外，光线还有选择性吸收的特性，短于200纳米的紫外光可被氧离子吸收；200～300纳米的紫外光被大气中的臭氧层所吸收，这对于我们来说是非常幸运

的，因为200～300纳米的光线对眼睛的损伤最大。这些波段产生的眼损伤与焊工不戴防护镜时所致的光化性角结膜炎相似。在40 000米高度以下，200～300纳米波段的光线不成问题，这大约相当于第二臭氧层的高度。在此高度以上，必须考虑这些紫外光波段的影响。近年来有关航天项目的研究表明，危害性最大的光线波长为270纳米。必须使用防护镜过滤有害光线，否则在航天器舱外活动的时间将受到严格限制。到达地球表面的光线波段在300～2100纳米，光线强度的变化范围为10 000呎烛光（地面）～13 000呎烛光（目前能够到达的高度）。

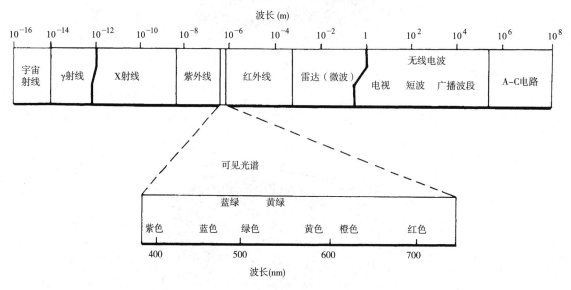

图14-6　电磁波谱

视觉功能

　　视觉器官受到光线刺激后会完成三项基本功能：①视觉器官需要通过从物体发出或反射出的光线而看见该物体，称为对光的视觉分辨力。②能够观察到物体的细节，称为视锐度。③能够在视野范围内判断物体间的距离，并且能够察觉物体的运动。后两个功能统称空间分辨力。显然，所有这些功能都是同时发生的，但本章将分别讨论。视觉分辨力包括光线敏感度，即发现微弱光线的能力；亮度分辨力为察觉光源

亮度改变或差异的能力；色彩分辨力为分辨颜色的能力。如图14-7所示，当光线亮度低于一定强度，约10^{-6} log毫朗伯时，眼不会产生反应，眼前完全黑暗。随着照明水平的增加，人开始能看出轮廓和物体，这是视杆细胞视觉或暗视觉。暗视觉的最佳视力在20/200～20/400范围。当照明亮度增至约10^{-2} log毫朗伯时（满月条件下的雪地），达到视锥细胞的阈值，称为过渡视觉，此时，视锥细胞和视杆细胞都起作用。继续增加照度约相当于10^2 log毫朗伯（如100呎烛光下的白纸），仅有视锥细胞起作用，称为明

视觉。视锥细胞对颜色敏感，也能观察到细节。亮度增加超过 10^2 log 毫朗伯则对视觉能力的提高作用不大。正常视觉能忍受的亮度上限为 $10^4 \sim 10^5$ log 毫朗伯，这相当于凝视太阳或核武器爆炸。由于视网膜有视杆和视锥细胞的二元视觉系统，眼睛能适应非常大的亮度范围。视

杆细胞含有感光色素视紫质，对很少量的光能敏感。视杆细胞对运动也敏感，但对颜色不敏感。视锥细胞所含的感光色素在光线波长 445 纳米（蓝）、535 纳米（绿）及 570 纳米（红）有最大吸收值。刺激视锥细胞所需的光能要比刺激视杆细胞多得多，但视锥细胞能辨别细节和颜色。

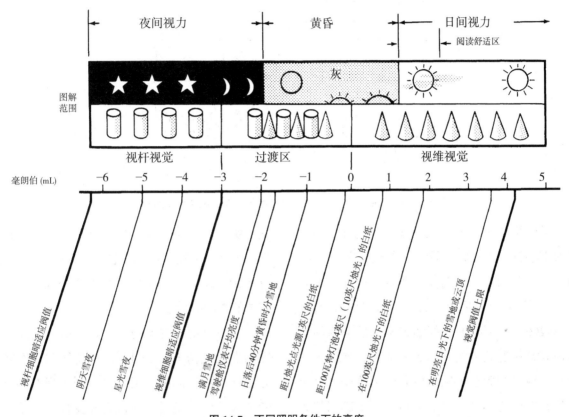

图 14-7 不同照明条件下的亮度

阈值是视锥或视杆感受器能看到目标的亮度水平

心理色彩由三部分组成：色调、饱和度和明度。色调是颜色的一个组合名称，如红、黄、橙。这与光谱波长密切相关。饱和度是指给一种单色添加白光，以减少这种颜色的饱和状态。例如，一个光谱中红色混合白光后成为粉红色。色调仍然是红色，但其饱和度已经被降低了。明度与光通量到达眼的数量相关。在本质上，一个高强度或亮度的光源看起来色彩鲜艳明亮，例如，明亮的红色或黄色，而低强度或亮度的光源看起来较为暗沉或色彩灰暗。

在夜间或低水平的光照下，因为只含有视锥

细胞，中央凹成为一个相对的盲区。因此，在晚上观察时最好看向偏离中心视野 15°～20° 的地方，此处的视网膜包含视锥细胞和视杆细胞。如暗适应曲线图（图 14-8）所示，视锥细胞能很快适应黑暗，为 6～8 分钟，而视杆细胞的适应过程则慢得多，需要 20～30 分钟。视杆细胞和视锥细胞也有不同的灵敏度峰值。明视觉和暗视觉的相对亮度曲线显示暗视觉（视杆细胞功能）的峰值在 510 纳米处，而明视觉（视锥细胞功能）的峰值在 555 纳米处，如图 14-8 所示。这些峰值的敏感性差异是产生浦肯野转

移现象的原因。亮度曲线同时显示了红色滤光眼镜（滤过波长为610纳米以上光谱光线）为什么可以让视锥细胞获得足够的光线，满足个人活动需求，而同时大大降低进入视杆细胞的光线，允许暗适应发生。

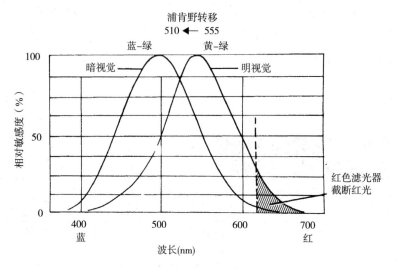

图14-8　暗视觉（视杆细胞）和明视觉（视锥细胞）亮度曲线

眼的第二个主要功能是视觉敏锐度，能够观察细小目标以区分不同细节或辨别轮廓变化。通常以细节所包含的对角来衡量。视网膜中心（中央凹）的视力是较高的，而周围视力较差，＜20/200。视网膜上视杆细胞和视锥细胞的分布模式是引起这种视力差异的原因，如图14-9所示。视锥细胞在视网膜中心凹和黄斑部分布密集，在中心凹甚至分布有以1：1比例与大脑相连的神经纤维，而黄斑以外区域看到的图像则逐渐丧失细节，在视网膜边缘区域细节分辨能力最差。在视网膜周边的某些区域，上百个视杆细胞连接到一个单神经纤维。这一结构在感知极小光能量或察觉动态目标时，有非常优良的表现，但不能感知细节。视力受眼的屈光状态影响。视力可分为四种基本类型：最小可见能力，是看到一个点光源的光的能力，用光强度来衡量能够看到或看不到；最小感知能力，是在一个单色背景中看到细小目标的能力，目标尺寸（对角）和对比度是决定因素；最小分辨能力，是能够看清并区分非常接近的物体的能力（也被称为两点辨别力）；最小辨别能力，是形状感觉能力，通常可用兰氏环形（Landolt C）视力表（C字表）或斯内伦（Snellen）视力表进行测量，在C字表中辨认出1弧分或达到字母表中的20/20视力。

检测视觉分辨力的另一种方法是利用对比敏感度及光栅（图14-10）。视觉检测最有效的方法就是正弦波图。正弦波图利用现有的且功能强大的数学工具——傅立叶变换。正弦波光栅图中30每度周期（cycles/degree）视角的可以与1弧分视角或Snellen视力表中20/20视力值相当。人类视觉系统在对比敏感度检查图中2～4 cycles/degree区域最敏感。这种检测方法可以检查出几种对比敏感度降低的疾病，如弱视、多发性硬化、视神经炎、白内障以及青光眼等。

目前，对比敏感度检查方法在检测和评估空勤人员眼部疾病、不明原因视力丧失以及科研过程中有很大的价值。

第三个重要的视觉功能，也是航天飞行所必须的视觉功能，是深度觉。深度觉是在视野范围内判断距离和运动知觉的能力。距离判断

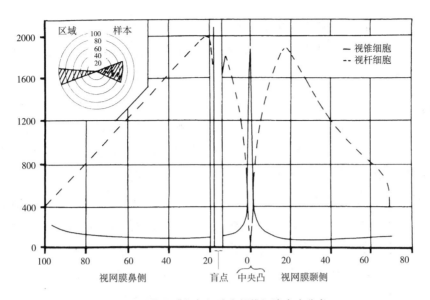

图 14-9 视网膜视杆细胞和视锥细胞密度分布

Chapanis RN. Vision in military aviation. Technical Report 58–399. Wright Field: Wright Aeronautical Development Center, 1958.

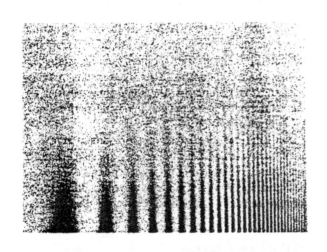

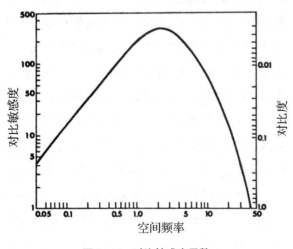

图 14-10 对比敏感度函数

A 图为观察图，正弦光栅显示对比度和空间频率对视觉分辨力的影响；B 图：正常对比敏感度曲线

或深度知觉，是判断两个或两个以上的物体间的绝对距离或相对距离的能力，后者更为常见。从经验中学习到的意识和潜意识线索，如空中透视、相对运动、相对大小、光影分布、重叠轮廓，以及最重要的单眼因素——运动视差，都有助于视觉识别。

双眼的汇聚性和立体视觉也参与了这一过程。立体视觉是判断目标距离的最重要因素，它是由双眼视网膜形成的图像差异而产生的。但人们认为在飞行过程中人眼立体视觉的最大实际极限距离只有 200 米（600 英尺）。

视觉是一个复杂的生理和心理的过程，需要对从传感器（眼睛）到大脑的信号进行解码或解释。环境压力可能会破坏维持清晰视觉所需的生理平衡，这将在随后的章节中讨论。

航空航天环境中的视觉

对于飞行员和宇航员来说，他们是在一个并不友好的环境中执行任务。在这一部分，将主要讨论环境对眼睛和视觉的影响。影响视觉的因素包括缺氧、气压降低、眩光、高速加速度，以及在太空中过度电磁能量、失重等其他因素。所有这些因素会降低视觉能力以及一个人在效能最佳状态执行任务的能力。

环境和眼睛

缺氧

视觉是能够第一个感知到缺氧的特殊感觉，夜视能力的下降就是证明。缺氧时，眼外肌变得无力及不协调，以至于调节范围减小，导致近视力模糊，执行近视觉任务困难。从海平面到海拔3000米被称为无差异区，正常白天视觉在这个高度并不受影响；然而，夜间视觉在这一高度即可出现轻微损伤，所以所有夜间飞行的作战人员从起飞时就应当使用供氧设备。3000～5000米是适应区。一些视觉功能的轻微损伤开始发生，但是这种功能损伤仍旧可以被充分克服，并完成所执行的任务。在这一高度，视网膜血管变深、发生紫绀，小动脉直径代偿性增加10%～20%，视网膜血容量增加4倍，视网膜小动脉压力随着系统血压轻微增加，瞳孔收缩，并且在5000米高度损失大约40%的夜视能力。调节和辐辏能力降低，克服隐斜视能力减低。当飞行器返回地面或吸氧时，所有这些变化都可以回归正常。生理性代偿反应能够使飞行人员正常执行任务，除非他们在没有供氧的情况在这一高度保持长时间飞行。5000～8000米为代偿不足区，因为在这一区域，生理过程不能代偿缺氧。之前描述的视觉障碍会更加严重，对视觉刺激的反应能力和反应时间变得迟缓。隐斜视不再得到代偿，形成双重视觉。调节和辐辏能力下降导致视力模糊和复视。夜间视力受损更加严重。同样，如果不在这个高度上停留太久，所有的损伤变化通过吸氧或返回到海平面等方法是可逆转的。8000米以上是失代偿区，也是致命高度。循环系统发生障碍，出现视觉和意识丧失，缺血缺氧可能导致视网膜和（或）

大脑永久性损伤。商用飞机及其他有加压舱的飞机可以保持机舱内压力≤2500米海拔高度的气压。在这一海拔高度，除了对夜间视力有几乎无法测量到的影响外，没有上述的任何视觉影响。对于吸烟者来说，由于一氧化碳的影响，视觉能力不受影响的海拔高度可能会大大降低。

气压降低

减压病是一种由于气压降低而影响飞行员的生理紊乱。在减压病中，发生短暂的视觉功能障碍不常见但也可能发生，包括出现同侧盲点，甚至可能出现偏盲，伴随头痛，出现类似偏头痛的症状。更罕见的是，飞行员可能出现短暂的偏瘫、单瘫、失语和定向力障碍。在个别病例中，患者出现永久性视力损伤。有关减压病的更多内容和探讨请参阅第三章。

视觉环境

飞行人员的视觉环境是不断变化的。从夜晚到白天，从阳光灿烂到阴云密布，从有良好参照物的场景到空洞视野。幸而眼睛的适应力很强，可适应的光照水平为1×10^{-6}～1×10^{5} log毫朗伯。例如，全日照在云上的亮度约为6×10^{3} log毫朗伯，满月雪地的亮度为1×10^{-2} log毫朗伯，星光雪地的亮度为1×10^{-4} log毫朗伯。当飞行器到达较高的高度时，天空变暗，地平线更亮，苍穹更暗。这与公认的正常光线分布相反，出现下亮上暗的光线分布。在高空因雾霾较少，太阳辐射更强，在30 000米高度，太阳光的亮度有13 600呎烛光。此高度上紫外线的比例也较高。海拔高度每增加1千米（3300英尺），紫外线辐射增加约6%。玻璃太阳镜可以减低光强度并可滤过紫外辐射起到防护作用。塑料眼镜片必须在塑料材质里含有衰减物质以滤掉紫外辐射。一些新的材料，如聚碳酸酯，已被用于新式飞机的风挡，有效地减少了进入座舱的紫外线辐射。这种材料可以挡住大部分波长<380纳米的紫外线。在高空飞行人员的视觉也受到

缺乏参照物的影响。空洞视野或空间近视也会导致飞行人员视觉能力降低。最后，在高空阳光和阴暗区的出现也会引起视觉变化。阴暗区域内也有些被散射光照亮的区域，但在高空这种散射光要少些，而阳光更明亮些，因此，阳光与阴影区之间的对比度增加了。

能见度

大部分现代飞行是在驾驶舱中进行。这需要良好的近视力以及适量的视觉调节。尽管有仪器与雷达检测，飞行员在一些情况下仍需进行舱外观察，包括起飞降落、飞行编队、导航，特别是观察其他飞机。飞行员在环境中观察目标存在多种影响因素：①目标的大小，与距离相关；②亮度或整体亮度；③视网膜的适应程度；④目标与背景间的亮度和色彩对比度；⑤视野范围内的目标位置；⑥眼睛的焦点；⑦观察目标的时间长短；⑧大气衰减。

目标的能见度主要取决于它的大小及与背景的对比度。白天，在最佳对比度条件下（白色背景上的黑色物体），一个物体可在接近视力阈值时被观察到，对角 0.5 弧分，或相当于视力 20/10（Snellen 视力表）。黑色背景上的光点，类似于一颗星星，即使很小且距离遥远，仍然可以清楚地被观察到；然而，观察光点的例子不仅与视力相关，也与感光能力相关。看起来更大的星星，是因为它是更亮的，而不是因为它对向更大的视角。当目标与背景间的对比度减弱时，物体的能见度也变差。在这种情况下，有较低对比度的目标，要变得更大或更近，才可以被看到。在雾霾或薄雾的条件下，对比度明显下降，甚至大型的目标也可能变得不可见。一些检测技术，如对比敏感度功能检测，为识别出视觉系统功能可以在较低对比度阈值环境下有效工作的个体提供了检测手段。上文中介绍的影响能见度的因素，在一定程度上是相互关联的，一种因素的减少往往可以由另一个因素的增强来进行补偿。如一个观察目标可能很小或很远，刚好低于可见性阈值。但是，通过增加亮度或改善其与背景间的对比度，或者同时提高亮度和对比度，这个目标可能变为可见的。此外，当花更多的时间去观察时，物体也可以更好地被感知。

视野边缘的目标必须按比例放大才可以被看到。为了获得最大的能见度，目标必须在视野 1 度（中央凹）的位置。当视野边缘的物体移动时，它更容易被察觉。

能够减弱视觉目标获取的最后一种因素是空虚视野或空间近视。过去的理论对此的解释是眼睛在零调节时的一种静息状态。更复杂的测试技术（激光视力计）表明，在部分个体眼睛静息的状态中，实际上仍有少量的调节在进行，因此使得眼远视力形成散焦。在所谓的静息状态下，因为此时视焦点距眼睛 1~1.5 米，会产生 0.75~1.00 D 的近视，从而降低其远视力。也就是说，这种现象可以发生在正视眼和近视眼的个体中。然而，中度远视的个体（远视者），会发现这种调节张力实际上是有利的，他们的远视力可能会增强。在明亮的日光下，缩小的瞳孔可以通过增加景深对于空间近视产生一定的补偿；然而，克服这种近视产生的更好方法是将目光锁定在远距离的目标上。实际上，任何距离 >15 米的目标都有助于充分放松这种调节，改善远视力。夜间近视，类似于空虚近视，在下面的夜视部分章节将继续讨论。

夜间视力（暗视觉）

夜间视力在航空飞行中极为重要。夜间视力与日间视力（明视觉）有很大不同。在夜间，飞行员想要获得最佳的有效视力，眼睛的使用方式必须不同于日间。飞行员需要了解夜视原理并进行夜间用眼训练，以获得有效的夜间视力。

视网膜不同部位对于光的反应是不一样的。视网膜上一个较小的中心区域仅含有视锥细胞，负责最大的视觉敏锐度和颜色辨别，但它不能在低强度的光照下起作用。这是视网膜中央凹，是人们的阅读区域，也是人们在直视下聚焦观察目标的区域。它给我们提供中央视觉，在强或中等光照条件下是起作用的（明视觉和中间视觉）。

在眼的周围区域，视杆细胞和视锥细胞感受器同时存在。外周视网膜视敏度感知能力会降低，颜色辨别能力也变差，但在低照度下或暗视觉条件下，这部分视网膜仍有功能。根据被广泛接受的双重视觉理论，人类的眼睛是"眼中之眼"。中心视力要求的光亮度约为 1×10^{-3} log 毫朗伯或更大。明亮月光的亮度约为 1×10^{-2} log 毫朗伯。因此，光线亮度小于月光时，中心视力减弱是显著的。外周视力仅需要中心视力千分之一的光亮度，相当于 1×10^{-6} log 毫朗伯或更大。在一个黑暗的，仅有星光的夜晚，个体只能使用视网膜周边区域来观察。这就解释了为什么飞行员经常抱怨说，他们能在夜间看到一架飞机，但当他们直视它时，这架飞机会在眼前消失。在夜间为了保持目标可见，必须学会以 15 ~ 20 度的角度向旁侧观察。当光亮度在 1×10^{-3} ~ 1×10 log 毫朗伯时，视杆和视锥细胞同时在起作用，称作中间视觉（图 14-7）。

个体可以通过观察自己是否具有色彩感知来判断自己的视觉类型。视锥细胞感知所有颜色。视杆细胞只能辨认颜色的灰度。大多数视锥细胞位于视网膜的中心区域，所以如果在夜晚可以识别出颜色，就会有中央视觉；反之，如果一切物体都出现灰色调，人们只会有外周视觉或视杆视觉。

暗适应是眼睛在低照度条件下进行最大效率调节的过程。当人第一次进入剧场或从明亮的房间走进黑暗时，通常会有这种感受。视网膜中心区域的暗适应过程为 6 ~ 8 分钟，但这部分视网膜对于夜视是无效的。外周区域暗适

应时间为 20 ~ 30 分钟，尽管在持续 2 天的时间内会继续进一步轻微的适应（图 14-11）。外周区域对暗红光（波长 630 纳米或更长）是不敏感的。此种暗红光如同暗淡的光线一样也不易被察觉，所以外围区域的暗适应也可以发生在暗红光环境中，好像没有光线存在。这一特性对于我们来说是幸运的，因为在飞行前佩戴红色护目镜，飞行员可以在明亮的房间里阅读或休息，而他们的视网膜外围区域同时在进行暗适应。

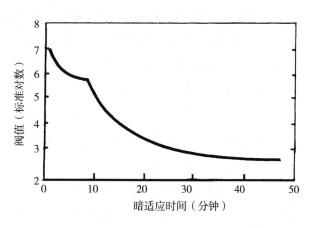

图 14-11　暗适应曲线

暗适应是单眼的独立过程。这一过程在黑暗中缓慢进行，遇到光线会很快消失。机组人员必须非常熟悉设备和控制装置的位置，以便在夜航时，即使在没有灯光的情况下也可以有效地控制它们。飞行员应该避免注视排气管或任何其他明亮的光源。夜间在飞机上使用灯光时，如阅读仪表、地图或其他图表时，应尽可能降低灯光亮度，减短灯光使用时间，并应使用红色光源；然而，红色照明确实会产生一些问题，如适应性疲劳和色彩感知减少。因此，红色光源不再是座舱视觉照明的首选。当个体在明亮光线下闭上一只眼睛时，尽管睁开的那只眼视网膜被漂白，但闭合眼仍然是暗适应的。

暗适应还取决于饮食中充足的维生素 A 供应。维生素 A 存在于蔬菜中，这些蔬菜要么是绿色的，要么在其生长的某个阶段是绿色的，

如生菜、胡萝卜、卷心菜、桃子、西红柿、青豆和香蕉。维生素 A 的其他来源包括牛奶、鸡蛋、黄油、乳酪和肝脏。缺乏维生素 A 的饮食或导致维生素 A 供给减少的疾病都会损害夜间视力，即使摄入大剂量维生素 A，使视力恢复到正常也可能需要几个月的时间。过量摄入维生素 A，如服用大剂量维生素胶囊，对于正常人是毫无价值的。目前，各种药物研究都没有发现可以改善正常人的暗适应能力。

在没有补充氧气的情况下，在 1100 米高度夜视能力平均下降 5%，在 2800 米高度下降 18%，在 4000 米高度下降 35%，在 5000 米高度下降 50%。缺氧、疲劳和过度吸烟都会降低夜间视物能力。对于军事飞行，从起飞开始就应当吸氧，以达到最佳视敏度。疲劳也是可以预防的，在飞行之前，只要有可能都应当获得充足的睡眠。一氧化碳中毒引起的缺氧与高海拔引起的缺氧一样，都可以影响亮度辨别和暗适应。例如，5% 的一氧化碳饱和度与在 3000 米无氧飞行状态效果相同。飞行前吸 3 支香烟可能会导致 4% 的一氧化碳饱和度，对于视觉灵敏度的影响相当于海拔 2800 米高度，或使夜视能力下降 15% ~ 18%。

在第二次世界大战期间，对于座舱使用红色照明进行了大量的研究。从暗适应的观点来看，使用波长 > 630 纳米的红光照明座舱是可取的。其目的是保留尽可能大的视杆细胞灵敏度，同时允许使用对中央凹视觉有效的照明；然而，随着越来越多电子导航设备的使用，飞行人员在座舱内的视觉效率的重要性明显增加。因此，目前提倡低强度的白色座舱照明，因为它在飞机内提供了一个更自然的视觉环境，而不会削弱非自发光物体的颜色。以前使用的红色照明的缺点是，在这种光线下航空地图上的红色标记是看不见的。对于老视前状态、老视，甚至是远视眼的飞行员，红光也会导致或加重他们的近点视力模糊。由于眼睛的色像差，人类看红色时是远视。

紫外灯已被用于座舱照明，但是如果紫外线被直接反射进眼睛，会产生令人担忧的副作用。这些射线会在眼晶状体中产生荧光，让飞行员产生在雾中飞行的感觉。适当调整紫外灯，降低强度，可以在一定程度上克服荧光问题。这些灯的辐射对眼睛无害，因为即使在最高的强度下，辐射量仍远低于影响角膜上皮的阈值。

在第二次世界大战期间，许多科学家都深入研究过夜视问题，但没有开发出一种单一的、令人满意的夜视能力测试方法。美国空军（USAF）开发了一种自发光 Landolt C 靶标的镭板夜视仪；然而，因为它含有镭，现在很少使用。

目前，检测夜视能力最好的方法是使用戈德曼 – 威克斯暗适应计（Goldmann-Weekers 暗适应计）。该仪器能够非常详细和准确地测量出个体的暗适应曲线。但因为检查过程费时，设备昂贵，并不是每个飞行员都必须做的检查，仅在研究机构和大型诊所中使用。使用此仪器，可以确定个人夜间视力的阈值。检测结果为暗适应曲线（图 14-11）。

夜视镜

现代科技还推出了夜视镜（night-vision goggle，NVG），可以增强夜间视力甚至超过裸眼视力（图 14-12）。目前可用的 NVG 可将环境光增强至约 1000 倍（×1000）。有几种光电设备可用于改善夜间视力，包括 NVG 和前视红外（forward-looking infrared，FLIR）系统。多数 NVG 系统都是头盔式的，看起来像双筒望远镜。为了使物体和景观在夜间可见，NVG 通常采用两个像增强器来放大或增强低照度水平下反射或发射的环境光。像增强器对部分可见光和短波红外辐射敏感，但需要最低限度的环境光来激发绿色荧光屏，并产生可见光图像。

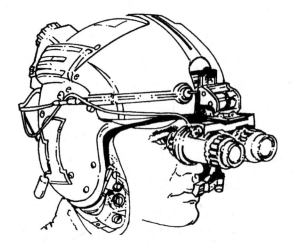

图 14-12　头盔夜视镜（三代）

NVG 增强图像类似于黑白电视图像，区别是 NVG 具有绿色图像而不是灰色图像，这是由于选择的显示器荧光粉不同。机组成员看到的图像不是直接视图，而是荧光屏上显示的图像。NVG 系统类似于使用麦克风、放大器和扬声器来放大微弱的声音，并使声音可以被听到。在这两种情况下，某些"自然保真度"可能会在放大过程中丢失。

相对于裸眼暗视觉，NVG 可以提高夜视能力；然而，NVG 也有很大的局限性。性能局限性包括视觉灵敏度最多为 20/40，视野不超过 40 度，深度感知能力下降，几乎没有立体视觉，以及与人眼不同的光谱敏感度。因此，NVG 的

训练和经验对飞行安全至关重要。

FLIR 设备由座舱或头盔视频监视器组成，该监视器显示来自内部红外传感器的图像，通常固定于飞机前部（附属于飞机的鼻部）。这些传感器对长波红外线（热）敏感，并提供良好的分辨率。红外传感器可以探测到 3000 ~ 5000 纳米或 8000 ~ 12 000 纳米光谱范围内的辐射。FLIR 必须有有效的热辐射，许多物体在光谱范围内辐射出可测量的红外能量。

光电设计

简要介绍 NVG 的操作原理可以使人们更容易理解其工作原理和局限性。进入像增强器的环境光通过物镜聚焦在光电阴极上。像增强器的光电阴极示意图如图 14-13 所示。当环境光的光子撞击对可见光和近红外辐射敏感的光电阴极时，电子被释放，产生级联效应。从光电阴极释放的电子数量与撞击的光子数量成正比。然后电子通过微通道板被加速并放大，该微通道板的作用类似于一组大量排列的光子倍增管。微通道板，约为 5 美分硬币的大小，将加速的电子引导至荧光屏，产生增强的光图像。光放大被称为设备的增益。增益是荧光屏传输到眼睛的光线与照射物镜光线的比值。现代 NVG 有 400 ~ 1000 倍的增益。

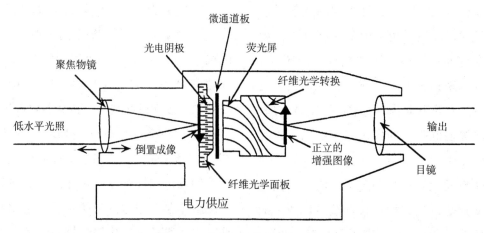

图 14-13　光电阴极像增强器示意图

NVG 不会将夜晚变成白天。虽然飞行员第一次看 NVG 时通常会对其印象深刻,但在他们第一次飞行时会产生许多问题。尽管 NVG 的视觉功能在很多方面都比暗视觉功能有显著的增强,但 NVG 的功能与正常明视觉功能相比会变差。必须向机组人员强调 NVGs 可以引起视觉性能下降。

米勒(Miller)和特雷迪奇(Tredici)在已出版的《航医夜视手册》中描述了关于 NVG、操作问题、环境因素与装配技术等更详细的信息。

空间分辨能力,立体视觉和深度觉

在航空领域,精确定位三维空间非常重要。如果不能做到这一点,就会在空间上迷失方向,这对于飞行员来说非常危险。在加速度为 +1Gz 的情况下,人通过感受本体觉冲动来进行地球定向,这种本体觉冲动来自身体每个部位,从半规管及前庭器官感受器,到可以提供定向最强线索的视觉系统。线性加速度和角加速度能够产生空间定向障碍,尤其是没有外部视觉参照时;相反,当有足够的外部视觉参照可用时,通常不会发生空间定向障碍。飞行员克服空间定向障碍的能力会因充分的视觉参照而大大增强,但是可因心理压力而减弱。深度觉感知的视觉线索来自单眼和双眼。单眼视觉线索是后天习得的,一些研究人员认为单眼视觉线索可以通过学习和训练得到改善。然而,这些单眼视觉线索往往是最容易被错觉欺骗的。相反,立体视觉是最重要的双眼线索,是天生的以及不可回避的。当飞行员具备这种能力时,会长期存在,即使在视觉线索稀少的情况下,如在夜间低能见度条件下,以及在陌生环境中。然而,对于飞行员来说不幸的是,立体视觉的最大使用范围只有 200 米。这意味着立体视觉在驾驶飞机时并不是必需的,因为许多缺乏立体视觉的人仍然是优秀的飞行员;然而,当飞行员立体视觉较强时,情况会更好。因此,立体视觉检查应保留在飞行员视觉功能检查中。飞行员立体视觉检查可能是视觉功能检查组成部分中最具意义的单项检查。通过立体视觉检查达到 15 ~ 20 弧秒的人一定具备功能良好的视觉系统。他们必须有两只均衡的眼睛:视力必须非常好才能达到这种弧度视差,必须具有正常的视网膜感应,并且其运动状态必须正常,至少在直线前进的位置上时。从本质上讲,即使立体视觉与飞行无关,保留眼科检查中立体视觉也是明智的。

深度觉(空间定向)

深度知觉是在真实空间中对感知对象的视觉空间的心理投射。将真实空间中的真实物体与其在视觉空间中的投影进行关联,可以得到准确的深度感知。深度知觉的线索包括单眼和双眼线索。

单眼线索如下:①视网膜成像的大小(尺寸恒常性)——能够判断已知的和可比较尺寸的目标的是重要的线索。②运动视差——图像在视网膜上的相对运动速度;离目标较近的物体与观察者的运动方向相反,而离目标较远的物体与观察者的运动方向相同。③干扰——一个物体因为另一个物体而在视线中消失。④纹理或梯度——距离增加导致观察细节损失。⑤线性透视——平行线在远距离会聚。⑥明显的透视收缩——如圆形在一个角度看起来为椭圆形。⑦照明透视——光源通常被认为是从上方照射下来。⑧空中透视——远处的物体相较于近处的物体看起来带点蓝色且更模糊。

双眼线索如下:双眼会聚——此线索的价值并不确定,一般只用于观察近距离目标。②自动调焦——也仅用于近距离观察。③立体视觉——双目视觉可以观察三维立体，发生在视信号融合过程中，这些信号来自于微小分散的视网膜点，这些信号分散足以刺激产生立体视觉，但又不至于完全不同，导致复视。

用于飞行的两个最重要的单眼因素被认为是运动视差和视网膜成像的大小。所有的单眼线索都是从经验中获得的，并且是可以解释的。立体视觉被认为是最重要的双眼线索，是基于先天且不可回避的生理过程。像视力一样，立体视觉也可以分级，称为立体视敏度，以视差弧秒为单位进行测量。由于瞳距等限制因素，立体视觉在 200 米（600 英尺）以上是不可靠的。

立体视觉（深度知觉的要素之一）可以由几种不同的仪器进行测量。人们可以在韦尔霍夫（Verhoeff）深度感知设备上测量近距离立体视敏度，这种设备在没有特殊光学设备的情况下，在 1 米处测量立体视敏度。近距离立体视觉也可以用沃特圈（Wirt circles）[蒂特马斯检查法（Titmus）] 测量。在这种情况下，眼睛与偏光透镜分离。远距离立体视觉的测量设备，包括博士伦 Ortho-Rater 仪、Titmus 检查图、凯斯通（Keystone）或奥普特（Optec）视觉检测仪器。使用这些仪器，分别向每只眼呈现不同的图像，仪器中镜头将图像投影到无穷远处。从本质上讲，这些是针对远距离立体视觉的测试，许多检查者没有意识到，在一些眼运动障碍中，如微斜视，被检查者可能有正常的近距离立体视觉（深度觉），但远距离立体视觉异常，反之亦然。

色　觉

自第一次世界大战以来，航空医学专家和飞行员一直强调正常色彩视觉的重要性。1920 年，威廉·H·威尔默（William H. Wilmer）和康拉德·贝伦（Conrad Berens）博士在他们的文章《航空之眼》中指出，正确识别色彩对飞行员的成功飞行起到了重要的作用。在现代航空领域，无论是民用还是军用，色觉的检测需求并没有减少，而且有扩大的趋势。如飞行员和机组人员必须能够识别各种颜色的光信号和导航灯，以及各种反射表面的颜色，如地面目标、旗帜、烟雾和信号弹。识别地图和图表上的颜色非常重要，尤其是在军事领域，即使在光线不佳的情况下也需要确定目标与地形间的微小颜色差异。现代飞机在电子飞行信息系统（electronic flight information systems，EFIS）中引入了全光谱颜色，旨在快速向机组人员提供飞行信息，因为色彩可以提高效率，而不需要进一步的有意识的识别。在一定条件下，如明亮的日光下，这些显示器的色彩对比度会降低。在缺氧和较差的视觉条件下，如雾、烟、雾霾或昏暗的光环境中,颜色感知觉降低。在低照度、缺氧和疲劳的情况下，有色觉异常的人与正常人相比，颜色感知觉会不成比例地降低。飞机在 8000 ~ 10 000 英尺海拔高度，传统上不供给氧气，但座舱内存在慢性缺氧，这已成为一个值得关注的问题，特别是在军事飞行中。因此，根据所有这些因素，现在比以往更强调飞行员拥有正常色觉的重要性。

色觉异常可以是先天的、后天的或人工诱发的。先天性色盲几乎都是红 / 绿色盲，在男性中更常见，而蓝 / 黄色盲对性别的影响是均等的，而且很少是先天性的，多数由于眼部疾病或中毒引起。先天性红 / 绿色盲的遗传是由性染色体携带的隐性遗传。约 10% 的男性与 0.5% 的女性是天生的红 / 绿色盲。与先天性红 / 绿色盲不同，先天性蓝 / 黄色盲是极罕见的，发生率为 0.001% ~ 0.007%，男女性无差别。后天色盲通常为蓝 / 黄色盲，发生率估计占总人口数的 5% ~ 15%。因此，鉴定色觉正常与否，需要测试红 / 绿色盲和蓝 / 黄色盲，包括先天性和后天性的。

从飞行安全角度，对于可获准飞行色觉异常的严重程度存在很大争议，特别是在民用航空领域。2002 年 7 月，美国国家交通运输和安全委员会（the National Transportation and Safety Board，NTSB）认定佛罗里达州塔拉哈西市一架商用飞机坠毁的原因之一是色觉异常。由于这一事故，NTSB 建议美国联邦航空管理局（the Federal Aviation Administration，FAA）重新评估现有的飞行员色觉功能要求，并且采用更有效的测试方法。因此，毫无疑问，这起事故以及现代座舱内颜色的大量使用，使得色觉异常与飞行安全的关系得到了全新的审视。例如，与正常人相比，色觉异常者会犯更多的错误，需要花更多的时间观察且更接近有色目标。

在多数情况下，色觉正常的个体可以使用假性同色表（pseudoisochromatic plate，PIP）进行色觉的有效筛选。很少有色觉正常的人不能通过 PIP 测试，而色觉异常的人则很难像正常人一样得分，除非他们学会通过这些测试的技巧。然而，在许多情况下，有轻度色觉障碍的受试者在测试中表现不佳，甚至与有严重色觉异常的受试者一样差。自 19 世纪以来，色灯（Lanterns）一直被用于二级职业测试，但由于其缺乏相对实用性，在现代环境中缺乏操作相关性以及其他技术问题，现在已经停用。例如，在第二次世界大战中，由陆军航空兵部队航空医学院开发的色彩阈值试验（the color threshold test，CTT）允许轻度色觉异常的人员进入航空培训；然而，CTT 的评分是基于现场实地考核，包括在限定时间内分辨有色信号弹、棕色枪和电路中导线编码的能力。这种方法随着可更换的拉顿（Wratten）滤波器不再生产，就被淘汰了。美国海军在第二次世界大战期间为海军信号员开发了法恩斯沃斯（Farnsworth）灯（FALANT）。那时，人们可能认为轻度的色觉异常在信号环境中是安全的，FALANT 被设计为能够使具有 20% 色觉异常的

人可以加入需要"正常"色觉的海军职业领域；但是，它不再同目前的职业要求联系起来。此外，最近的研究表明，FALANT 可以让那些更严重的色觉异常者通过测试，且在现代应用中，其识别颜色功能的可靠性受到了质疑，尤其是美国国家运输安全委员会。因此，美国空军不再使用它进行色觉测试。除了各种 PIP 测试外，其他色觉测试，如法恩斯沃斯（Farnsworth）二分法试验（Panel D-15）和 FM-100 色彩试验，已被用于航空领域。这些方法中有许多在识别二色视者时是有效的，但在检测不太严重的色觉异常时却变得不可靠。基于瑞利（Rayleigh）和莫兰德（Moreland）同色异谱方程公式的色盲检查镜是最有效的检测方法。最近设计的基于时空亮度掩盖效应的试验，如颜色评估和诊断（the color assessment and diagnosis，CAD）试验，或采用分离锥体特异性对比原理的测试，如锥体颜色测试（the cone color test，CCT），甚至可能会取代 PIP 和色盲检查镜，因为其操作更加方便，且可以最终确诊。在这之前，与其他检查方法比较的话，用于色觉检测的最终金标准是色盲检查镜（表 14-1）。北大西洋公约组织（北约）第 24 工作组（WG 24）建议，如果需要更明确的评估，现代航空色觉测试应包括之前的 PIP 测试，以及后来的色盲检查镜检测。WG 24 还建议放弃使用所有职业色灯试验。然而，所有的色觉测试必须依赖反射光，无论是 PIP [石原忍色盲检查表（Ishihara）、德氏色图（Dvorine）、AO 试验、哈迪 – 兰德 – 里特尔伪等色图（Hardy-Rand-Rittler）、Igaku-Shoin 试验等] 或色彩辨别试验 [D-15 色盘测试、朗托尼（Lanthony）色觉测试、FM-100 色彩试验等] 必须有适当开尔文温度的光源（光源 C）。最常用的光源 C 是麦克白（MacBeth）光源，其温度约 6000 开尔文（K）。所有这些测试必须有适当要求，例如，单眼应远离其他光源并且适当限制测试时间。

表 14-1　色觉异常发生率

男性	百分比	女性	百分比
红色色盲	1.0	红色色盲	—
绿色色盲	1.4	绿色色盲	0.4
红色色弱	0.78	红色色弱	0.4
绿色色弱	4.6	绿色色弱	—
总计 α	7.78	总计 α	0.8

α 全色盲发生率为 1/10 万

根据杨－赫（Young-Helmholtz）色觉理论，灵长类动物的视网膜存在三类视锥细胞。这些视锥细胞吸收的光的峰值灵敏度分别为 445 纳米（蓝色）、535 纳米（绿色）和 570 纳米（红色），如图 14-14 所示。现代术语称之为短（S）、中（M）、长（L）波敏感视锥细胞。光谱的任何颜色都可以用这三种原色的组合来构成，且当三种颜色同时刺激时，色彩感知是白色。

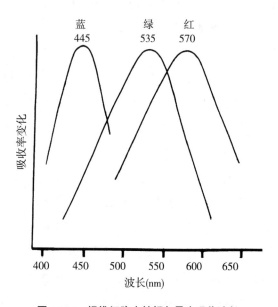

图 14-14　视锥细胞光敏颜色最大吸收波长

最严重的色觉异常被称为全色盲，完全没有色觉。一般人群中，这样的人可能只有 1/10 万个，而他们的中心视力在 20/200 范围内，这些人终身不会获得航空飞行资格。仅具有两种视锥细胞类型的色盲个体被称为二色视者，占男性人群中的 2%～3%。二色性色盲包括红绿色盲（没有 L 视锥细胞）占男性的 1%，其色彩感觉包括灰色、蓝色、黄色，会将红色与绿色，蓝绿色与棕色混淆；绿色色盲（没有 M 视锥细胞）也占男性的 1%，其色彩感觉是灰色、蓝色和黄色，会将绿色与红色，紫色与棕色混淆；蓝色色盲（没有 S 视锥细胞）不会看见蓝色和黄色。

绝大多数色觉异常的个体是色弱。这些人被称为异常三色视者。在红／绿异常三色体中，M 视椎体和 L 视锥体的敏感性曲线向另一个方向移动，导致神经输入失真，并且不能像色觉正常的人那样对一些可见光波刺激作出反应。红色弱，意思是"对红色的色觉减弱"，是由 L 锥体的移位引起，发生在 1% 的男性中。这些人会错过某些红，需要比正常情况更多的红色刺激才能进行色盲镜颜色匹配。绿色弱，意思是"对绿色的色觉减弱"，是由 M 锥体的移位引起，发生在 5% 的男性中。这些人需要更多的绿色刺激才能进行色盲镜颜色匹配。蓝色弱是 S 锥体移位的结果，需要更多的蓝色或蓝／绿色的刺激才能进行颜色匹配。

色觉异常也可以由于疾病、毒品、药物、强光、创伤以及其他损伤视锥或视神经的情况所导致，偶尔也可能由直接的脑损伤引起。比如说青光眼的早期可单方面地表现为蓝／黄色盲，而不影响视力，因此必须进行单眼色觉测试。

第一次世界大战以来，要求机组人员必须具有正常的色觉。过去的色觉检测策略，反映了当时男性主导的航空领域，对红、绿、白色信号和导航灯识别的需求。形状和其他结构被作为次要线索。色彩在现代显示器中的运用，充分利用了色觉正常者的独特优势，可加快信息传递，提高环境识别。现代航空，特别是军事和航空交通管控的环境中，越来越多地应用多光谱色彩，而没有非色彩的冗余。融合来自不同传感器的输入，所谓的传感器融合与外部场景再现仿真座舱模拟新技术的发展，会在未来继续挑战色觉感知。无论异常程度如何，色觉异常者在使用 EFIS 显示器是都会有显著问题。约 3% 的先天性红 / 绿色盲男性可以被归类为轻度色盲，但不管程度如何，每一种色觉异常都不同于另一种。因此，可以说，对于所有色觉异常者都能使用彩色显示器的设计，包括二色视者，但由于他们不能有效地分辨色彩显示，会降低整个系统的使用效能。

数十年来，滤波技术一直被提倡用来"治愈"色觉异常。例如"X-chrom 隐形眼镜"，是一种只戴在一只眼睛上的红色滤光隐形眼镜，透光率为 15%～20%。这种镜片被宣称为可以将色觉异常者送入飞机座舱。它创造了一个"新"的彩色世界，帮助色觉异常者避免混淆颜色。然而，实现这一"治愈"的代价是将正常世界的其他部分退化。此外，这些镜片使大多数色觉检查测试变得无效，尤其是那些基于精心挑选的用于识别色觉异常的混合彩色线条试验。较新的系统，如 ColorMax 公司和 ChromaGen 公司的镜片也有类似的问题。遗憾的是，没有选择波段的滤光器（任何彩色滤光片）可以让色觉异常者恢复正常色彩感知。

飞机 / 工程因素

G 力（重力）

在高速飞行中，视觉系统受到加速度（G 力）、振动和人类视觉感知正常滞后的深远影响。在地球上，人体持续受到重力的影响，这种力称为 G 力（持续加速度引起的惯性力）。在飞行中，速度、加速度和方向改变可以增加 G 力的数量和方向。以上加速度效应在第四章（人类对加速度的反应）中有更为详细的论述；但是，G 力对飞行员的视觉有显著性的影响，这将在本章讨论。在飞行中，飞行员遭遇线性加速度，如弹射器起飞、舰载机航母着陆、水上迫降、高速救助等。在倾斜、转弯以及从俯冲、筋斗和翻滚中改出时会遇到径向加速度。角加速度发生在飞机旋转，风暴中以及飞机紧急救援后的翻滚中。主要与飞行员有关的是 +Gz 加速度，尤其是那些高速飞机。当 +Gz 被拉动时，回心血量就会减少。在此种情况下，心脏继续跳动，但收缩血量减少降低了心排血量，降低血管张力，导致血压下降。图 14-15 显示，随着 G 力的增加，达到一个临界值，眼动脉中的血压低于眼内压。在这一临界点上，视觉功能一定会受到损伤，随后发生黑视。然而，在中枢神经系统的其他部分存在足够的血管灌注压，不会发生意识丧失，直到增加的 G 力进一步降低动脉压并由此产生的中枢神经系统血管压力为零时，会发生意识丧失。平均而言，飞行员在 +3.5～+4.5Gz，开始丧失外周视力。在 +4～+5.5Gz，会出现黑视或完全失明，然而，听力和方向感仍然存在。从 +4.5～+6Gz，飞行员可能会失去意识。这些只是平均值，它们的变化取决于 G 力发作速度和飞行员的身体状况。在不远的过去，训练、相关抗荷动作和防护服使飞行员能够耐受 +8～+9Gz，并保持较长时间的效能。这些因素包括改善人的身体状况，绷紧肌肉，做抗荷动作，如 M-1，以及穿着改进的抗荷服。如果可以提供后倚或斜倚的座椅，可以进一步增强 G 力保护。

–G 力不常遇到。然而，如果这些 G 力延长，它们会导致身体上部的血管充血，引起剧烈头痛。从视觉上说，可能会出现所谓的红视。这一现象的真正原因还不得而知；可能是由于视线通过充血的下眼睑时，下眼睑起到了滤波器的作用。在高转速下，为了维持视觉功能，必须保持足够大的转弯半径，以免造成过度的 G 力加载。表 14-2 显示产生 ±6G 力的高速飞机转弯的半径。例如，在时速为 3200 千米时，飞行员无法在 < 27 千米直径的圆圈内转弯，否则他们会产生黑视，除非飞行员做上述保护动作并

穿着良好的抗荷服。图 14-16 显示加速度和时间对视力的影响。

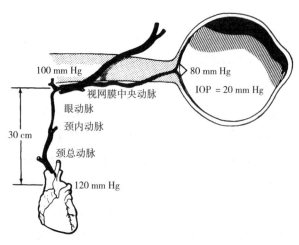

图 14-15　从心脏到眼睛的正常动脉血压

IOP：眼压

表 14-2　高速飞机产生 +6G 力时的半径

千米 / 小时	米
400	209
1200	1882
1600	3395
3200	133 597

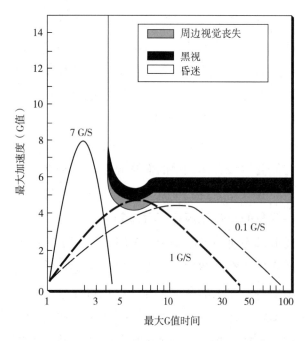

图 14-16　不同 +Gz 条件对视觉功能的影响

产生视觉症状和丧失意识所需的最大加速度 G 值和时间。给出显示不同 G 力发展速率的曲线可以显示该参数对于周边视觉丧失和黑视发生的重要性

振动

振动会导致视力模糊，降低飞行员的视觉效率。研究表明，在频率＞ 15 赫兹的垂直正弦振动期间，视力下降。在 25 ~ 40 赫兹和 60 ~ 90 赫兹频带范围，视觉退化尤其明显。当振动无法避免时，通过对视觉仪器、显示器和印刷材料等进行适当地改进，增加亮度和对比度，可以有效降低振动对视觉功能的影响。

视觉感知滞后

从事件发生到人看到事件之间的时间长度取决于两个因素：光线到达眼睛所需的时间长短以及视觉通路和大脑传导的时间。由于光速恒定，物体与眼睛之间的时间间隔不是重要因素，但视觉机制的滞后是显著的，虽然传导以超音速的速度进行，但这仍是一个重要的影响因素。如图 14-17 所示，以 1000 千米 / 小时速度飞行的飞行员在周边视野中看一架飞机；飞过 28 米后，之前的图像才从视网膜传递到他的大脑；飞出了 300 米，飞行员才会有意识地识别到这架飞机。飞行员在决定是否爬升、下降、转弯之前，飞机行驶已经超过 1 千米。飞行员行驶约 1.5 千米后才可以改变飞行路线。在飞行时速在 3000 千米时，即先进战斗机可以达到的速度，所有以上这些距离都要乘以 3 倍。这里提到的时间可能是绝对最小值，且不会因为任何精妙的机械或电子产品而被缩短，因为这是人眼、大脑、肌肉和神经系统不变的特征。相反，随着新一代飞机速度的增加，在每个时间区间内行驶的距离无疑会增加。此外，还必须认识到，任何会干扰飞行员视觉的因素，无论是飞机的结构部件、挡风玻璃、服装、眼镜、烟雾，还是 G 力引起的灰朦，都可以大大延长视觉感知和识别事件所需的时间。飞行员不仅要识别目标是否为一架飞机，还要确定它是敌是友。识别时间可能延长约 1.5 秒，持续时间可能在 4～8 秒范围内，而不是图表中显示的 2 秒。一名飞行员在执行某些简单操作时，如扫视仪器，可能会盲目飞行数千英尺。在时速为 1000 千米时，对舱外的视觉观察中断约 1 千米。在时速为 3000 千米时，中断约 2 千米。在将视线从飞机外部转移向仪表板并再次返回时，眼的调节时间（眼睛对准看清仪器所需的时间）非常重要。眼睛自动调节和放松总共需要 1 秒，即在时速

为 3000 千米时的 1 千米。对于眼调节能力减弱的年大飞行员来说，这是一个重要的影响因素。如果设备设计不当或光线不足，对这些设备的识别时间会超过 0.8 秒。同样，如果天空很亮而面板暗淡，飞行员首先必须适应座舱内昏暗的光线，然后重新适应外面的亮度。人类几乎无法缩短这些时间。以上内容表明，对于现代飞行员，特别是战斗机，在座舱仪表照明方面必须给予最佳的设计。在这个领域节省是不明智的，因为飞行员视觉功能下降不利于驾驶飞机，即便是飞机的其他设计和动力都很出色。

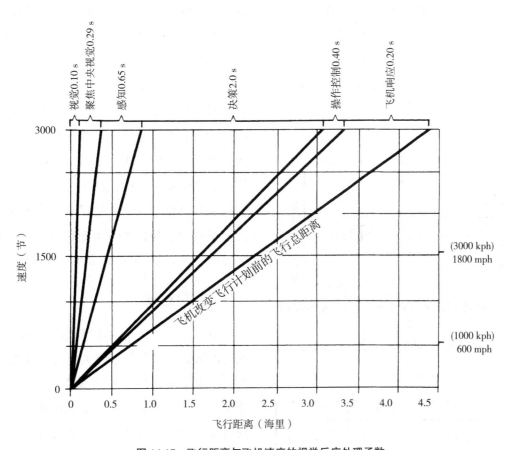

图 14-17 飞行距离与飞机速度的视觉反应处理函数

飞机风挡

飞行员必须，也是必要的，透过几层透明材料来观察舱外。在通过飞机风挡观察时，飞行员可以使用遮阳板，此外，如果飞行员屈光不正，

则需要佩带眼镜。视线通过以上这些透明材料可能会发生扭曲失真，所以这些透明材料必须具有最小的变形量，且飞行员应尽量减少使用（图 14-18）。飞机风挡是依照空气动力学原理设计成形，有时这些设计不符合良好能见度的要

求。当飞机风挡仅使用平板玻璃时，失真和多幅图像的问题是最小的。较新的飞机需要的复合形状只能用塑料制造，而高速飞机低空飞行时会遇到另一个危险：鸟撞击。飞机和鸟类的速度结合在一起，很容易击碎任何玻璃材质的风挡，因此需要新一代的多层塑料（如聚碳酸酯），来承受鸟撞击造成的冲击。但是，这引发了另一个问题。由于塑料风挡是由多层材料制成的，在每一层都会出现图像反射，这些多层图像会变得令人厌烦，并且导致飞行员视觉混乱。光线反射到飞机风挡可能发生位移、偏差、扭曲，或者导致多幅图像，如图 14-19 所示。从视觉的角度来看，扁平的薄玻璃或塑料是最理想的材质，然而，由于前面提到的原因，弯曲的、厚的和层压的透明材料在现代飞机中是必不可少的。在最终的设计中，必须在空气动力学、光学和应力之间做出妥协。

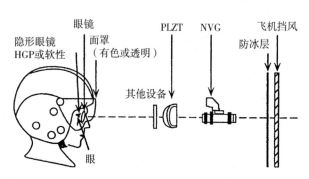

图 14-18　不同的透明材料可能介于飞行员与飞机外部环境之间

HGP：硬性透气性角膜接触镜；PLZT：锆钛酸铅镧；NVG：夜视镜

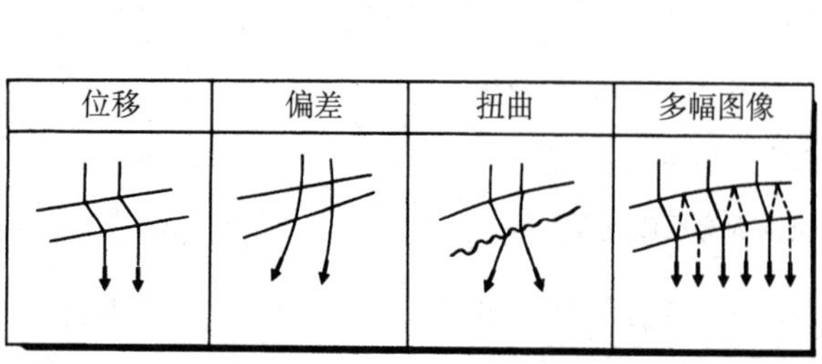

位移	偏差	扭曲	多幅图像

图 14-19　飞机风挡的光学效果

飞行员选拔——视力标准

本节将讨论飞行员从业的视觉功能选拔，保持视力在峰值效率所需要采取的方法，以及避免飞行员最佳视力受损的眼保护方法。不可否认，视觉是驾驶飞机或航天器飞行时所需的最重要的感官。在使用围巾、头盔、护目镜、开放式驾驶舱的飞行早期，良好的远视力是非常重要的。随着封闭式座舱和令人眼花缭乱的仪表板的出现，无论远近视力都变得绝对必要。在现代封闭式飞机中，当眼睛的屈光误差不太严重时，可以佩戴眼镜飞行。然而，在军事飞行中，特别是在新型先进战斗机中，佩戴眼镜仍然不方便，确实是一种不利条件，因为：①在长航时任务中飞行员会感到不舒服；②高 G 力可能会使眼镜脱离；③在通过任何透明材料时，光的传输都会发生衰减；④观察过程需要更加透明的材料；⑤发生视野受限；⑥眼镜有起雾的倾向；⑦在夜间，眼镜会产生烦人的光线反射；⑧眼镜与其他个人装备集成时非常困难；⑨高折射率可能会导致图像畸变和失真；⑩高度近视矫正会减小视网膜图像大小。

飞行员选拔

用于飞行员视觉功能选拔的技术不应具有绝对的限制，这样只能将人群的主要部分排除在外。根据不同的任务和飞机，对飞行员的视觉要求也是不同的。并非所有任务都需要最佳的视觉能力。检查技术应该能够选拔出那些视觉系统具有高效能和无疾病的人。

视觉检查技术

病史

应该尝试从患者那里采集完整的眼部病史。这包括任何眼部疾病、损伤、用药、手术、视力减退、复视，和（或）使用眼镜或隐形眼镜史。采集所有眼部疾病的家族史,特别是青光眼、夜盲症、内斜视(斗鸡眼)、白内障或色盲等病史。

眼部检查器械

下列器械可以节省时间并使视功能检查更加方便:①两个手电筒,其中一个电筒装有裸露灯泡,可以作为点光源;②一个远距离目标,可以用手电筒点光源照亮;③一个近距离目标,如印有小字的压舌板;④检眼镜;⑤用棱镜检测隐斜视和斜视,如果不使用视觉筛查仪;⑥遮光板;⑦一把毫米刻度尺或普林斯(Prince)尺;⑧放大倍数约为 2 倍的小型放大镜。

一般的眼科检查

(1)外部检查

首先,检查眼眶是否有异常或不对称;是否有眼球突出或内陷。然后观察眼睛是否有明显的运动障碍或眼球震颤。记录观察到的任何损伤或分泌物。检查眼睑是否对称,是否有上睑下垂症状。观察睫毛,注意眼睑是否有内翻、外翻畸形。眼睑及周边区域的炎症、囊肿或肿瘤可以快速检出。内眼睑和球结膜可以通过外翻上睑和按压下睑来进行检查。这样可以看到充血、分泌物、肿瘤或色素沉着等。

使用手电筒可以进行瞳孔检查。此时应注意是否佩戴隐形眼镜。软性隐形眼镜难以察觉,可能需要使用放大镜,或最好使用裂隙灯来观察。检查瞳孔的大小、对称性、位置和反应(即对光的反应,直接、间接反应和调节能力)。相对性传入性瞳孔反应缺陷(Marcus-Gunn 瞳孔征)是视神经或视网膜病变的极有价值的指征。当瞳孔对间接光反射比直接光刺激的反应大时,是存在 Marcus-Gunn 瞳孔征的,并可以通过摆动光试验引发出。

眼科检查包括用手电筒和放大镜观察角膜、前房、虹膜,以及尽可能多的晶状体。角膜应无混浊和血管形成。根据经验,可以估计前房深度,观察虹膜是否有囊肿、肿瘤或异常色素沉着,观察晶状体是否浑浊。

(2)角膜局部解剖学

随着屈光手术的出现,特别是 RK、PRK 和 LASIK 等,出现了更先进的角膜检查和测量方法,检查人员可以通过以上方法知道被试是否接受过这些眼科手术。计算机辅助视频角膜造影术(角膜地形图)已经发展成为准确评估角膜前曲率状态的工具。早期的圆锥角膜现在可以更容易诊断出来,通过获得更准确的角膜曲率数据可以使隐形眼镜的配戴更为合适。屈光手术的随访也可以进行更严格的评估。

(3)视力和屈光不正

在 6 米(20 英尺)处,Snellen 视力表 20/20 线上的整个字母代表 5 弧分的视角。如图 14-20 所示,字母的每个组成部分对应 1 弧分,因此 20/20 表示在 6 米处这个人可以识别测试字母的组成部分。每只眼睛的视力应分别进行测试,先不戴眼镜,然后戴眼镜矫正。当被试的视力低于正常且未矫正,没有眼镜时,可使用直径为 2 ~ 2.5 毫米的针孔进行测试。如果视力改善意味着视力不正常很可能是由于屈光不正引起的。如果视力没有改善,则很可能存在角膜或晶状体混浊,以及视网膜或视神经缺陷。如果佩戴眼镜不能将患者的视力提高到 20/20,那么针孔试验也可用于佩戴眼镜检查。视力的改善提示应该修订患者的配镜处方。图 14-21 显示了球面屈光不正高达 +4D(远视)或 −4D(近视)的近似视力。

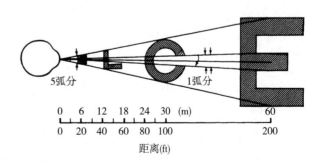

图 14-20 视力几何图

(Adler FH. Physiology of the eye: clinical application. St. Louis:C.V. Mosby Co., 1970)

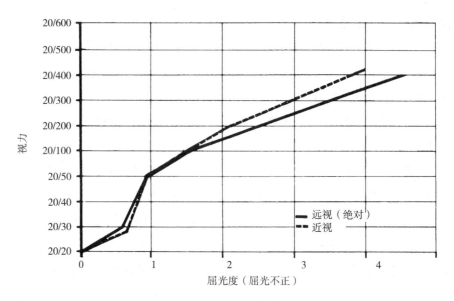

图 14-21　视力与屈光不正的函数关系

屈光不正很少是由疾病过程引起的。其主要是由于眼球屈光系统的屈光力与眼球长度的不匹配造成。这些因素如果能够相互匹配，个体就接近或实际上是正视的。当眼球屈光度过短时，不匹配会导致远视，或者屈光表面的屈光力太强时，会导致近视，眼睛相对来说过长。第三种最常见的畸变是散光。这通常是由于角膜的非球面性造成的；也就是说，角膜的一条子午线的屈光度比另一条子午线高，或比位于其 90° 的另一条子午线更为弯曲。通过散光眼的光线形成了一条称为斯特姆（Sturm）圆锥的路径。这种形式的散光被称为规则散光，可以通过圆柱形和球形柱镜片来矫正。偶尔会碰到有不规则散光的眼睛；在这种情况下，散光的最大和最小度数都不是 90 度，这种形式的散光只能用隐形眼镜矫正。硬式隐形眼镜是唯一可以矫正这种缺陷的方法，因为隐形眼镜下方的泪膜层填充了散光角膜的不规则部分。此外，复曲面软性隐形眼镜也可以用来矫正散光误差。如果被检者的视力低于 20/20，则应该需要屈光度检查。散瞳验光是最好的选择，因为它完全放松眼部调节，因此可以产生真实的总折射误差。这尤其有助于检测出远视眼的屈光不正，因为

这些年轻的远视者可以通过努力调节来削弱其总误差，纠正部分球面误差；然而，眼调节并不能帮助纠正近视。事实上，调节会增加近视，使屈光不正更加严重。无论在近距离还是远距离，散光者都可能看不清楚。只有圆柱形或球形镜片矫正器，或隐形眼镜才能矫正视力。眼调节对于轻度散光个体可能会有一定的帮助，通过将视网膜上的 Sturm 圆锥转移到畸变最小的圈上。然而，与远视眼个体相比，这需要睫状肌用力，且如果屈光不正未矫正，则会出现视觉疲劳和视力模糊的症状。

为了在近距离看清楚，晶状体的屈光度必须提高到与所看到物体的距离相适应的水平。45 岁之后，大多数人在 33 ~ 35 厘米的阅读距离上无法保持足够的视力。这种情况被称为老花眼，当人们希望能够在近距离阅读时，必须用镜片来矫正。

远视力检查可使用距离 6 米（20 英尺）的视力表或投影仪表图来检查。较小的房间，如 3 ~ 4 平方米的房间，可以使用反向图表和镜子。对于航医或检查人员来说，检查视力和其他视觉功能的最佳方法是使用视觉检查仪，如图 14-22 所示。这种仪器可以方便地检查病人的

远近视力、隐斜视及立体视觉。在没有视觉检查仪的情况下，也可以使用近视力测试卡进行检查，根据卡片上的说明，在距离卡片 33 ~ 35 厘米处进行近视力检查。每只眼睛要单独测试。

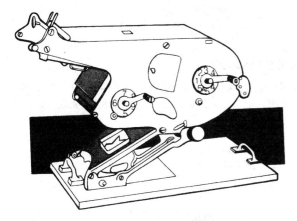

图 14-22 视觉检查仪用于视觉功能评估

可以使用普林斯尺或其等效检查方法分别检测每只眼的调节能力。必须注意的是，当患者有屈光不正时，可以佩戴眼镜进行调节功能的检测。如果是佩戴双焦或三焦眼镜的老花眼患者，他们只能通过眼镜的上部或远处部分进行检测，而不能使用眼镜的双焦或三焦部分进行检测。如果允许患者通过双焦部分进行检查，会改变测试并且增加等同于双焦点强度值的调节幅度。图 14-23 表明，调节功能通常随着年龄的增长以几乎恒定的速率下降。45 岁左右就凸显出来，因为大多数阅读材料的视角太小，如果距离眼睛 0.3 米以上就看不见了。

（4）眼动

对于驾驶飞机的个体来说，正常的眼球运动是必须的。在飞行的关键阶段，出现复视或丢失立体视觉可能是毁灭性的。医生在眼凝视的主要位置检查眼的视线，并确保眼位在进入六个基本位置时保持凝视，如图 14-24 所示。正如本章前面所讨论的那样，在遵循赫林（Hering）定律运动且由相同的神经支配的配偶肌的作用下，六对眼外肌将眼睛转动到凝视视线的无穷远位置。图 14-25 显示了配偶肌及其运动方向。

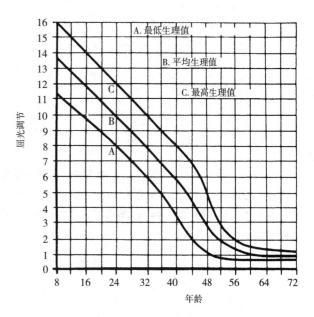

图 14-23 调节功能 - 年龄曲线

眼睛的明显偏差被称作斜视，通常可以通过赫斯博格（Hirschberg）检测进行检查和定量评估，即观察角膜光反射与固定眼位的位置偏离，如图 14-26 所示。相反，隐斜视是一种潜在的偏差，仅当视线融合（双眼观察）被中断时才会出现，例如将遮光板、马氏杆或者红色透镜置于一只眼上时。目前斜视患者大约占总人口数的 3%，而隐斜视大约占人口数的 100%，也就是意味着，在本质上，隐斜视是正常的，除非是极端情况。在眼的静息状态进行检查，眼睛可能向内偏，是内斜视或内隐斜视；向外偏，是外斜视或外隐斜视；向上或向下偏，为上或下斜视或隐斜视。

斜视患者通过偏离眼可能会看到双重的、模糊的影像，此外，患眼有可能是弱视，随之而来是视力非常差。因为几乎所有的人都有隐斜视，所以它不大被关注，除非比较严重。如果隐斜视比较严重，则需要大量的神经肌肉努力来维持光线融合和单一双目视觉。任何额外的压力都可能导致光线融合失败，从而导致复视及立体视觉丧失。缺氧和疲劳是飞行员常见的压力，可以引起隐斜视改变；这是将隐斜视检查作为飞行视觉功能检查的一部分的主要原

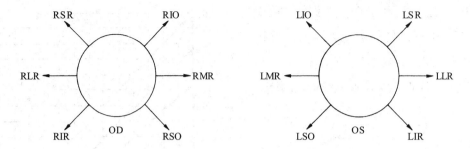

图 14-24　凝视主要位置的肌肉运动方向

RSR：右上直肌；RLR：右外直肌；RIR：右下直肌；OD：右眼；RSO：右上斜肌；RMR：右内直肌；RIO：右下斜肌；
LIO：左下斜肌；LMR：左内直肌；LSO：左上斜肌；OS：左眼；LIR：左下直肌；LLR：左外直肌；LSR：左上直肌

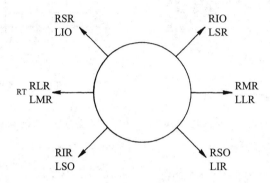

图 14-25　配偶肌

RSR：右上直肌；LIO：左下斜肌；RLR：右外直肌；LMR：左内直肌；RIR：右下直肌；LSO：左上斜肌；RSO：右上斜肌；
LIR：左下直肌；RMR：右内直肌；LLR：左外直肌；RIO：右下斜肌；LSR：左上直肌

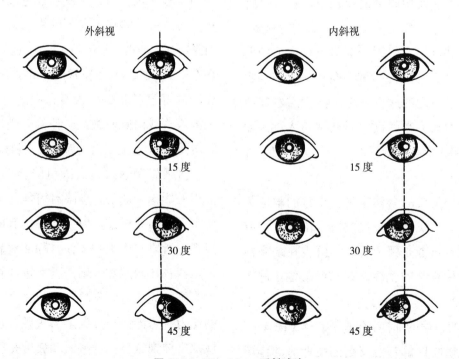

图 14-26　Hirschberg 反射试验

该视野用于检测斜视

因。航空医学检查者准确测量隐斜视的最简单的方法是使用视功能检查仪。眼科医生和验光师在眼科实验室主要利用马氏杆、遮光板及棱镜检查并测量隐斜视。正如前面提到的那样，Hirschberg 检测可以准确测量出大角度斜视。小角度斜视只能由覆盖测试来检测。

眼的近会聚点在这个检查中也很重要，因为它也受缺氧和疲劳的影响。在这些情况下，眼近会聚点有后退趋势。通常情况下，近会聚点距离眼睛 100 ～ 120 毫米，但是军事飞行员的近会聚点预计为 70 毫米或更短。普林斯尺可以用来做这个测试。将一个小的、昏暗的灯光或测试目标沿着普林斯尺移动，直到患者视线融合失败，看到重影。同时，检查者可以注意到一个眼睛偏离。测量到的点是接近近会聚点的，且在可接受的范围内。

当患者遮挡一只眼睛时，检查者观察到眼球震颤时，无论是摆动还是旋转，应将患者转诊至眼科医生处进行全面评估。

（5）色觉

有多种检测方法可以用于测试色觉异常，已经在"色觉"一节中讨论过。

（6）立体视觉 / 深度知觉

给飞行员进行双目视觉测试通常称为深度感知测试。实际上，是对立体视觉的测试，立体视觉是深度知觉的一个组成部分。视觉检测仪器，如博士伦、Titmus、Keystone 以及 OPTEC 等公司的产品，具有极佳的测试幻灯片，可将立体视觉精确到 15 弧秒。军事飞行员至少要有25 弧秒的立体视觉。这些使用视觉检测仪器的测试，应在视觉无限远处进行，因此，是远距离立体视觉测试。还可以进行近距离立体视觉测试，如 Verhoeff 深度知觉测试，有三条不同宽度的条纹。该测试在距离 1 米处进行，无需任何特殊的光学设备。在需要时，患者应当佩戴眼镜以矫正距离，并且患者必须在 8 次检测中没有失误，才能通过 Verhoeff 深度知觉测试。这相当于大约 32 弧秒的视差。另一种常用的近立体视觉测试是 Wirt 检测。这种测试需要使用偏光眼镜，但其缺点是仅有 40 弧秒的视差。以上三种立体视觉测试使用普通室内照明即可。

（7）视野

航空医学检查人员在视野检测中需要做的只是视野比较，将检查者与患者的单眼视野进行比较。在视野检查中出现任何异常，或有神经疾病史或眼内压升高史，必须进行更精确的视野计检查，包括正切暗点计数屏和周边视野暗点计数屏。自 20 世纪 50 年代后期以来，视野计，如戈德曼（Goldmann）半球视野计成为视野标准检查。近年来，自动静态阈值视野检查已成为评估视野的新标准，尤其是在青光眼患者中。汉弗莱（Humphrey）和 Octopus 模型是最受欢迎的。正常视野的范围如图 14-27 所示。

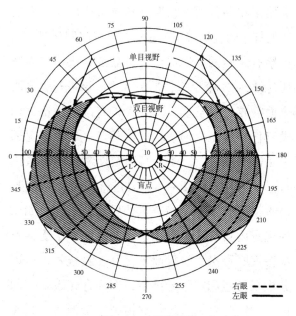

图 14-27 正常视野

（8）夜间视力

夜间视力不进行常规检测，除非有相关病史。如果有夜间观察困难的病史，应当进行暗适应检查。该检查必须将患者转诊至配备有暗适应仪的机构来完成。

（9）眼内压

青光眼是一种成年人的常见疾病。在机组成员中发现的大部分青光眼属于开角型青光眼，40岁以下的人群中并不常见。眼压测量应该在30岁以上的人群中进行。但是，如果存在青光眼家族史，任何年龄段都应当进行眼压测量。然而，最近越来越多的"色素性青光眼"患者被确诊。这是一种开角型青光眼，其色素来源于虹膜，导致小梁网堵塞。这些患者通常有轻度近视，首先表现为色素分散综合征，随后病情恶化为色素性青光眼。美国空军现在对29岁以上的现役飞行员进行眼内压升高的筛查，此后在每次全身体检时都筛查眼压。压陷式（Schiøtz）眼压计对于航医检测人员来说是最容易掌握的。压平眼压测量法是一种优良的技术；然而，这需要更多的练习，并需要使用昂贵的裂隙灯或手持压平式（Tono-Pen）眼压计。无论如何，不管使用哪种仪器，结果都具有可比性。太空时代的技术给我们带来的是空气或喷气眼压计。它也给有经验的医生提供了可靠的结果。任何眼压持续＞21毫米汞柱的患者都应该进行青光眼全面检查，会发现大多数人仅有眼压增高，而没有任何视野缺损或视盘凹陷等。这种情况通常不需要处理，但是，必须定期对这些患者进行仔细随访，如每3～6个月进行一次眼压测量，检眼镜检查及视野检查。如果病情恶化，如出现视野内盲点或杯盘比异常，应立即接受治疗或咨询眼科医生。目前正在开发新技术，可以分析视神经和神经纤维层，作为青光眼损伤的证据。这些新技术包括立体视频摄像机、共焦激光系统、激光扫描检眼镜和光学相干断层扫描仪等。

（10）内眼检查

飞行员眼科检查的最后一部分是对眼透明介质和眼底的检查。为了更好地观察眼底，应该扩瞳。在浅色虹膜中，两滴2.5%去氧肾上腺素足以使瞳孔扩张，而不改变眼调节。如果虹膜颜色较深，可能要添加短效睫状肌麻痹剂才能充分扩张瞳孔以观察眼底。一滴1%环戊烯醇或1%托吡卡胺，加上一滴2.5%去氧肾上腺素，会使瞳孔扩张几个小时。检查者用右眼观察患者的右眼底，然后将直接检眼镜切换到左眼以观察左眼底。在检眼镜中旋转+6或+8D镜片，在离眼睛约15厘米处观察红色反射，检查是否有浑浊、条纹或任何其他变化。如果发现这些情况，患者应该转诊进行咨询会诊。正常眼底细节如图14-28所示。任何眼底异常的个体都应转诊至眼科医生处进行诊断，接受治疗。

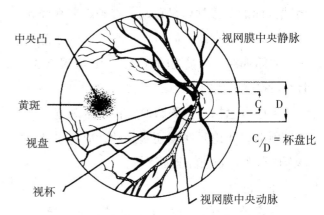

图14-28　正常眼底示意图

视力保护

准备终身从事航空工作的人应当进行彻底的眼科检查。因为预计飞行员至少可以服役20年，因此，无论对于民用或军用飞行生涯来说，视觉系统健康状态的长期预测是非常重要的。检查者应努力选拔出具有良好视觉功能的人员，以满足所要履行职责的视觉要求。选择具有健康视觉系统的个人对确保20年以上的飞行生涯大有帮助。定期复查有助于维持健康的眼部功能。适当的营养对于维持视觉系统至关重要。维生素A对于夜视是必需的，并且有助于产生视觉色素，而水溶性维生素B可以预防营养性弱视。在日常活动、体育锻炼和在飞机上保护眼部不受外力伤害是很重要的。防止过量的电磁辐射也是必要的。这种能量是航空业中遇到的职业性危害。如果发现眼部疾病或损伤，适当、及时、正确的治疗将加速康复。治疗之后应当重新评估损伤程度（如果存在的话），以及可能对飞行员飞行效率的影响。最后，航空医学检查人员或航医应该教育所有机组人员正确使用和维护他们的眼睛和视力。

许多药物被用于诊断和治疗眼部疾病。大多数这些药物应在眼科医生指导下才能使用；然而，航空医学检查人员应该对某些常用药物的作用有基本了解。眼睛是观察自主神经系统药效学的绝佳领域。自主神经系统的交感神经和副交感神经支配瞳孔和睫状体。瞳孔扩张肌由交感神经支配，括约肌由副交感神经支配。参与调节的睫状肌由副交感神经支配。表 14-3 总结了一些常见的眼科药物及其作用。

表 14-3　常见眼科用药

扩瞳剂	
肾上腺素能类（类交感神经药；扩张，直接作用）	抗胆碱能药（副交感神经阻断药；乙酰胆碱拮抗剂）
肾上腺素（α 和 β）	阿托品
去甲肾上腺素（α）	东莨菪碱
去氧肾上腺素（α）	后马托品
异丙肾上腺素（α）	环戊通
噻吗洛尔（β 阻滞剂）	托品酰胺

扩瞳剂——胆碱能类（类副交感神经药）	
直接作用	间接作用
毛果芸香碱	氯化腾喜龙
碳酰胆碱	异氟磷酸盐（DFP）
醋甲胆碱	二乙氧膦酰硫胆碱

药物	含量（%）	起效时间	持续时间
毛果芸香碱	0.5–6	15 min	4–6 hr
丁卡因（盐酸丁卡因）	0.25–0.5	1 min	15 min
丙帕卡因（奥斯卡因）	0.5	30 s	10 min
利多卡因（塞罗卡因）	1，2	5 min	3–4 hr
去氧肾上腺素（新福林）	2.5，10	10 min	2 hr
阿托品	0.5–2	2 hr	7–14 d
后马托品	2–5	30 min	6hr
环戊通（赛克罗奇）	0.5，1，2	15–30 min	24hr
托品酰胺（托吡卡胺眼液）	0.5，1	15–20 min	2–3hr

使用阿托品或类固醇制剂时，按规定航空医学检查人员应咨询眼科医生。绝对不要为患者使用眼科麻醉剂。

飞行员视力的影响条件

一旦具有健康视觉系统的飞行员被选中，除了轻微的屈光变化和 50 岁以上老视的普遍发生之外，飞行员通常会保持几十年良好的视力。年轻的飞行员，尤其是那些不戴眼镜者，可能会受眼部外伤。眼外伤对飞行职业生涯可能是毁灭性的。航空医学检查人员应该提示飞行员，在所有涉及高速投射物的运动中，如手球、网球、壁球和曲棍球等，都要使用防护眼罩或抗冲击眼镜。眼部受伤应立即明确诊断并接受治疗。在年大飞行员中，青光眼或眼内压增高是常见的。根据最新的医学理念，无论何时都应当进行青光眼治疗，并使用对视力无副作用的新药，人们不必担心青光眼对飞行员职业生涯的影响。美国空军航空航天医学中心（USAFSAM）开创的观察和治疗方案使95%的空军患者在整个职业生涯中保持了飞行状态。在没有治疗的情况下，应定期观察那些眼内压升高（30毫米汞柱＞眼内压＞21毫米汞柱，无视野缺损）的个体。青光眼患者（眼压＞30毫米汞柱或在任何压力下视野或视盘改变）使用左旋肾上腺素、β-受体阻滞剂或前列腺素类似物滴眼液治疗，治疗效果显著，且不产生继发性视觉异常。此外，一些新的眼部药物，如局部碳酸酐酶抑制剂、α-肾上腺激动剂和前列腺素类似物，现在可以用于治疗青光眼和眼内压增高。激光也被用于治疗青光眼。例如，小梁成形术现在经常用于开角型青光眼的治疗。在小梁网进行显微激光烧灼，可以促进液体流出，从而减少眼部药物的用量。对于更罕见的窄角型青光眼，激光可用于虹膜切开术。此前，需要外科手术来进行虹膜切除。这两种治疗都可以用于飞行员，使他们能够回到所有飞行任务中。

视网膜疾病也见于年轻患者。中央浆液性视网膜病变是一种不明原因的黄斑水肿，严重损害飞行员的立体视觉或深度知觉。幸运的是，97%的患者可以康复并恢复全部飞行状态，正如美国空军飞行员审查记录回顾。年大飞行员可能会出现黄斑变性，这可能最终会结束他们的飞行生涯，因为目前没有有效的治疗方法来治疗这种情况。

少数飞行员可能会出现圆锥角膜或不规则散光，但其中许多人可以通过佩戴适当的复曲面或硬式隐形眼镜来恢复到完全飞行状态。美国空军的一项研究显示，82%被诊断为圆锥角膜的美国空军飞行员，已恢复到全部的飞行状态。

有相当一部分人患有偏头痛，但只有少数飞行员向航空医学检查人员抱怨。对于飞行人员来说，这种情况的最重要的方面是在发作期间出现中心性暗点，或由于可能出现的头痛而丧失活动能力。

白内障常见于年大飞行员，或在任何年龄发生眼外伤所致。如果晶状体混浊的密度足够大，可能会影响视力，从而影响飞行员的职业生涯。现代外科手术和术后光学矫正，也就是通过在手术中植入人工晶体或手术后配戴隐形眼镜，可以使许多人通过视力检查并且恢复飞行。最近的数据表明，这些治疗相当成功，即使在军事飞行员中也是如此。在安装人工晶状体的80只眼中，96%的视力达到20/20，86%的患者恢复到完全飞行状态，3人因非眼科疾病停飞，3人因出现眼科并发症而停飞。这些患者最长的随访时间为20年。

屈光不正矫正

标准技术

屈光检查是用来确定个体正视眼的晶状体调节能力的检查方法。屈光不正可以通过视网膜检影法进行检测，通常在使用睫状肌麻痹剂滴眼液后进行。透镜、交叉圆柱体或散光刻度盘可以进行明确的或主观的屈光检查，第三种常见的计算屈光不正的方法是使用焦度计，它可以测量患者目前的眼镜矫正量。如果眼镜将患者的视力矫正到20/20，就不需要做任何屈光处理。在20～40岁，飞行员的远视屈光变化不大。在40岁之后，虽然远视误差可能保持不变，但对于早期老视的矫正往往也是必要的。球面加透镜可以矫正晶状体调节不足。老视一旦开始，患者需要每2年复查1次，以保持清晰、舒适的近视觉。对于远视觉没有误差的患者来说，半眼眼镜就足够了，但对于那些需要进行远视矫正的患者，则需要双焦眼镜来矫正。

对于需要校正近距（阅读）和中距（仪表面板）视力的年大飞行员来说，三焦点眼镜和更新的渐进镜片可能很有帮助。

使用隐形眼镜矫正屈光不正始于 50 多年前。民用航空已经接受使用，自 1989 年以来已被用于军事航空。

经过艰巨的研究，美国空军现在允许其飞行员使用软性隐形眼镜代替眼镜。少量经过测试的软性隐形眼镜获准使用。散光度 > 0.75D 的飞行员应当配戴复曲面软性隐形眼镜。使用隐形眼镜遇到的主要问题是干燥的驾驶舱环境。迄今为止，美国空军的软性隐形眼镜计划是成功的。硬质透气(HGP)隐形眼镜是由有机硅酮 – 丙烯酸酯制成，软性隐形眼镜由羟乙基甲基丙烯酸酯（HEMA）和硅树脂塑料制成。硬性镜片以有限的方式矫正视力缺陷，如不规则散光、圆锥角膜和无晶状体。软性隐形眼镜佩戴起来更舒服，适应时间更短，软性镜片不易改变角膜曲率。但是，对于飞行员来说，软性镜片也有显著的缺点，就是不能矫正 > 0.75D 的散光。对于某些个体来说，硬性镜片可能会暂时或永久地将角膜塑造成一种不同的屈光状态或曲率。这可能会偶然改善视力，也可能导致角膜扭曲和视力下降。

屈光矫正的新技术

（1）角膜塑形术

30 多年前，一些眼科医生开始使用特制的隐形眼镜来缩小角膜曲度，来改善未矫正的视力，这一治疗方法被称为角膜塑形术（矫正角膜）。虽然这种技术可以改变角膜曲率，但它是不可预测的，且不是永久的。它需要使用所谓的固位接触镜来保持效果；然而，一旦停止使用，大多数角膜会在数周内恢复到原来的曲率和屈光不正。令人遗憾的是，这种治疗可能导致"规则"散光，类似于圆锥角膜散光，甚至出现角膜瘢痕导致视力下降。

（2）屈光手术

角膜屈光手术（corneal refractive surgery，CRS）手术已经发展到可以永久改变眼的屈光状态。虽然，这些治疗大部分都是为了矫正近视而开发的，但 CRS 技术现在也可用于矫正远视和散光。最早的近视手术之一是 20 世纪 50 年代出现的放射状角膜切开术（radial keratotomy，RK）。RK 涉及在角膜基质上做四个或更多的放射状切口，直到后弹力层（Descemet 膜）的深度，放射状延伸到角膜缘，但在瞳孔上方保留 3 ~ 4 毫米的中央光学区。这些切口使角膜中央变平，从而减少整体近视的度数。与角膜塑形术一样，角膜对 RK 切口的反应是可变的且不可预测；但效果更持久。虽然现在很少开展，但过去愿意接受 RK 治疗的飞行员希望有资格继续从事航空事业。目前，由于 RK 治疗后可能出现角膜完整性降低、长期不稳定（渐进远视转移）、视力日常波动、眩光、海拔效应以及远期效果仍然未知，使得大部分的军事部门不允许接受 RK 治疗。幸运的是，在大多数国家，RK 几乎完全被更新，由更有效的 CRS 治疗所替代。最近，出现了新型的 CRS 治疗，使用激光，如 193 纳米紫外光准分子激光来消融和压平角膜中央。使用这种激光的近视手术可分为表面消融术，最著名的是准分子激光角膜表面切削术（photorefractive keratectomy，PRK）、变型手术准分子激光上皮瓣下角膜磨镶术（laser epithelial keratomileusis，LASEK）与机械法准分子激光上皮瓣下角膜磨镶术（epipolis laser in-situ keratomileusis，Epi-LASIK），或在铰接角膜瓣下进行的深层消融术，称为准分子激光原位角膜磨镶术（laser in-situ keratomileusis，LASIK）。LASIK 角膜瓣可以使用机械切片机制作，最近也可以使用飞秒红外激光（infrared laser，IntraLase）制作。

一般来说，PRK 相较于 LASIK，术后角膜混浊的发生率可能更高。然而，LASIK 的角膜瓣不能完全愈合，且长期不稳定，这在某些行业或职业中可能是存在问题的。例如，到目前为止，偶然发生的角膜损伤已被证实，会导致 LASIK 术后 6 年内出现角膜瓣脱位。此外，高海拔、气流吹袭、水流喷射和 G 效应的影响，仍然是 LASIK 术后眼睛长期存在的重大潜在威胁。目前尚未有足够的航空医学研究来探讨此类手术的相关问题。尽管如此，LASIK 比 PRK 更受欢迎，因为其效果更快，角膜混浊更少，且术后眼痛即刻减轻。然而，这一差距正在缩小，因为新型镇痛药使得 PRK 几乎无痛苦，而先进的波前分析（定制 CRS）在表面消融时更为有效，这使得定制 PRK 成为潜在的更适合飞行员的治疗方法。

PRK 和 LASIK 手术主要用于矫正近视，可达屈光 -8.00D，但最近也用于治疗远视和散光。然而，随着近视度数的增加，并发症也会相应增加。其他远视 CRS 技术，例如激光热角膜成形术，使用红外激光在周边进行热灼烧诱导角膜中央角膜曲度减低。非激光 CRS 技术，如角膜基质植入物（Intacs）和植入式眼内隐形眼镜（intraocular contact lenses，ICLs）。但以上每一种技术的应用都比较有限，因为其不确定性限制了他们在航空医学中的适应证和需求。

文献报道，CRS 术后 89% ~ 98% 的低度近视患者可获得 20/40 的视力，65% ~ 80% 的人会获得 20/20 或更好的视力。根据术前近视的度数，在 75% ~ 95% 之间，其精度在 ±1.00D 范围内变化。然而，考虑到全世界受过训练或申请入职的飞行员人群中，术前最佳矫正视力为 20/13，因此，术后 20/20 的视力目标是否适当，仍然存在问题。术后角膜混浊和 CRS 引起的高阶波像差会影响视觉的整体质量，造成光晕和眩光，特别是在低光照条件下瞳孔扩张时。对比敏感度功能，即在不理想条件下的观察能力，在两种手术后的 12 个月内都显示出下降。航空从业的可预测性仍然是一个问题。如果一个人屈光矫正达到 1.00D 的精准度内，20/20 的未矫正视力将不能满足飞行员的要求。最后，CRS 术后远期存在视网膜脱落的可能性和风险。无论如何，PRK 和 LASIK 手术已经获得美国联邦药品管理局（FDA）和美国联邦航空局（FAA）的批准，现在美国军方允许大多数职业领域，包括飞行，可接受此类手术。然而，需要继续研究以确定 CRS 对现代飞行员飞行操作的影响，特别是在军事航空领域。

保护视力

眼部防护材料

自 1972 年 6 月起，所有眼镜镜片在美国使用，都必须通过 FDA 的耐冲击力测试。耐冲击并不意味着镜片是牢不可破的，只是玻璃镜片必须承受 5/8 英寸直径的钢球从 50 英寸高度掉落在其表面的冲击力。玻璃镜片经过硬化处理以承受落球试验，包括经加热或化学热处理。

丙烯基二甘醇碳酸酯（CR-39）镜片也可替代玻璃。一种透明的塑料聚碳酸酯（Lexan）被用于头盔上的护目镜和驾驶舱的透明挡风，它的强度足以承受鸟撞击。鸟撞击对于低空高速飞行的飞机是危险的。多层聚碳酸酯挡风玻璃与用于飞行员头盔面罩的类似材料显著改善了对这种致命危险的保护。双遮阳板系统，一个清晰，一个有色，可在所有飞行条件下提供最大限度的保护。聚碳酸酯镜片现在可用于矫正屈光不正的眼镜镜片。对于体育和职业活动，聚碳酸酯可用作普通眼镜的护目镜，也可以直接放入眼镜框中，矫正视力并保护眼睛。这种材料还具有一个次要的好处，即防止紫外线。它在 385 纳米开始传输光线，阻断所有短波光谱。但是，它很容易被刮伤且成本较高。

过滤器和太阳镜

电磁能量（光线）对眼睛的影响范围和程度已经在前面讨论过。如前所述，航空环境中的光强度可能比地表高出 30%。非生物紫外辐射（200 ~ 295 纳米）被大气层过滤，但在高海拔地区还是非常重要。300 ~ 400 纳米的紫外辐射在地表也很常见，目前认为长期的紫外线慢性暴露对晶状体是有一定的损害作用，并可能与黄斑变性有关。760 纳米以上的红外辐射是阳光和核能造成视网膜灼伤的主要因素。照在地球上的阳光由 58% 的红外能量（760 ~ 2100 纳米）、40% 的可见光（400 ~ 760 纳米）和仅有 2% 的紫外线辐射（295 ~ 400 纳米）组成。在高海拔地区，紫外线辐射可能高达 4% ~ 6%，占太阳能量光谱的 8% ~ 10%。太阳镜可以保护飞行员免受过量和有害的电磁能量。

理想的飞行员太阳镜应该做到以下几点：矫正屈光不正和老花眼；防止物理能量（风或异物）；降低整体光照强度；传输所有可见光能，减弱紫外线和红外辐射；不扭曲颜色；不影响立体视觉（深度知觉）；与头盔和飞行设备兼容；坚固耐用，价格便宜，需要最少的维护。

现在常用的太阳镜有五种类型：有色滤光片、中性滤光片、反射滤光片、偏振滤光片和光致变色滤光片。它们都只允许一定比例的入射光通过眼睛，但以不同的方式产生这种效果。有色、中性、偏振和光致变色滤光片通过吸收一部分光线，让其余部分的光通过滤光片来实现滤光。在熔融玻璃中添加特定的化学物质来实现光谱过滤，产生通透的色彩。玻璃镜片的前表面也可以着色，但这种方法容易划伤。塑料镜片通常浸入染料中以产生过滤效果。

有色滤光片的缺点是改变观察目标的颜色，并可能降低患有色觉异常者辨别色彩的能力。

中性滤光片可以充分降低光线量。重要的是，它们不会扭曲颜色，可以最大限度地消除过多的红外线和紫外线辐射。

反射滤光片可以被均匀地涂覆。它们消除紫外线和红外线能量；然而，这种类型的涂层很容易划伤和剥离，并让观察目标产生绿色色调。

偏光滤光片可以减少水面或高速公路上的眩光。对于飞行员来说，这可能会导致严重问题，例如，在使用偏光眼镜时，由于座舱盖导致的应力偏振，可能在挡风玻璃和檐篷上产生盲点。塑料偏振滤光片很容易刮伤，而当被夹在玻璃中时，价格昂贵且沉重。

光致变色滤光片（光线透射率可变）是光力学透镜，其强度可以随入射光中紫外线含量而变化。一些飞行员可能会发现足够暗的镜片密度；然而，对于航空用途，透射率变化的范围是不够的。在"开放"状态下，深色镜片仍然太暗，而较浅的镜片在最大密度时不够暗。密度和循环时间可以减少，特别是在炎热和低紫外线的环境中，如汽车内或驾驶舱内，环境光线通过另一个透明物体而改变。如图 14-29 所示，将这些镜片与其他镜片进行比较。

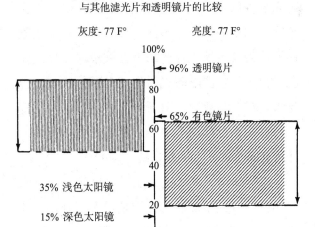

太阳镜（2 mm）透射率范围（%）
与其他滤光片和透明镜片的比较

图 14-29　各种有色镜片减少光线透过的效能

为飞行员选择太阳镜

镜片材料应该选择 CR-39 或聚碳酸酯塑料或耐冲击玻璃。经过大量试验后，15% 的中性密度透镜，对于航空业来说，可能是最好的综合折衷方案。有些人在日常使用中更喜欢 25% 的透镜（例如驾驶或体育运动时），但在飞行时，应当换成 15% 的透镜。透镜在可见光的能量范围内应该具有相当平坦的透射曲线，以保持正常的色觉，但可以减弱紫外线和红外线辐射。一个理想的透射曲线如图 14-30 所示。

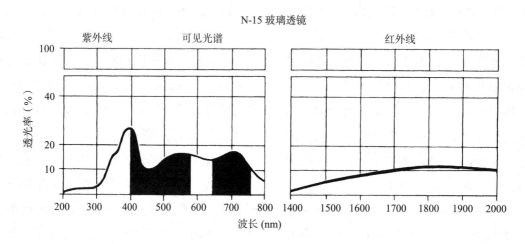

图 14-30 太阳镜透射曲线

两个眼镜镜片之间的整体透射差异不应大于 10%；否则，这种差异将导致普尔弗里希（Pulfrich）效应，可能会降低立体视觉和深度感知。当整体光线强度足够时，如在日光下，通过 15% 中性密度透射镜片的视力，与未戴滤光镜片的眼睛一样好。在低光照水平下，如在黎明或黄昏以及较暗的阴天，太阳镜会降低对比敏感度和中心视力，因此应该被摘除。关于某些被称为蓝色滤光片的选择性波段滤波器已经说了很多，它能阻断光谱中所有紫外线和蓝色光谱。在航空业中，阻断光谱中的任何颜色都不可取。飞行员的"中性密度"太阳镜镜片允许所有颜色透过，并有效减少紫外线。

在特殊情况下，电磁能量可以达到非常大的程度，以至于普通的保护装置无法满足。如此巨大的能量可以在核爆炸过程中释放出来，或与激光束一起释放，因此，必须保护眼睛免受这些能量的损伤；否则，将会对眼睛造成永久性伤害。

核闪光保护

尽管核武器威胁已大大减少，但仍然存在；因此，后续的内容也不仅仅具有历史意义。

与身体的其他任何器官或组织相比，眼睛更容易受到远距离的核爆炸伤害。当给定大小的瞳孔暴露在一定距离的核爆炸时，将导致一定的核能量分布在视网膜成像上。当爆炸距离增加 1 倍时，通过同样大小瞳孔的能量只有 1/4。然而，视网膜上的成像区域也只有原来的 1/4，因此，除了由于大气和眼介质引起的衰减之外，不管与爆炸的距离如何，视网膜上成像单位面积的能量将保持不变。当机组人员查看核爆炸火球时，可能出现的闪光盲和脉络膜视网膜灼伤仍然威胁着他们。

在白天，由于具有较高的环境照度，光线通过小直径瞳孔，视网膜灼伤和闪光盲的问题会大大减少。在晚上，瞳孔直径大，眼睛的防护是必须的。目前人们提出了许多的值得提倡的眼睛保护方法。已经开发了适用于飞行员镜片或挡风玻璃的固定密度滤光片、机电和光电护目镜、爆炸透镜滤光片和向光性装置。所有这些工作的总和是 2% 透射率的固定密度滤光片，镀金遮阳板可以在白天对眼睛提供足够的保护，将视网膜灼伤和闪光盲的发生率降低到可控的比例。然而，该滤光片不能在夜间使用。另一个白天或夜间随时可用的，有效防范闪光盲的措施，是通过辅助面板照明将仪表盘照度提高到 125 呎烛光。这种增加的照明显著缩短了视觉恢复时间。所谓理想的"全方位"的防核闪光的保护方法仍在寻找中。最近开发的用于防止核闪光的材料是一种透明的铁电陶瓷材料（锆钛酸铅镧，PLZT），置于两层偏振片之间，如图 14-31 所示，在 50 ～ 100 毫秒对爆炸的光能量起反应，达到光学密度为 3。其最大的缺点是，在开放的状态下，只能透过 20% 的光线。值得关注的是，美国空军航空航天医学院（USAFSAM）开发的用于保护空勤人员免受敌方核武器闪光攻击的 2% 的镀金护目镜，目前并没有使用于此目的。相反，它被宇航员用作和平探索月球和太空的最外层遮阳板。

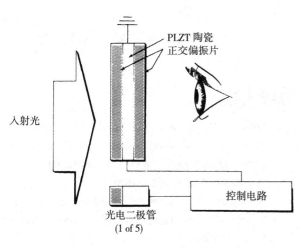

图 14-31 闪光盲护目镜
PLZT：锆钛酸铅镧

激光眼防护

激光器（通过激发放射性物体辐射产生的增强光线）产生单色、相干、准直的光。激光束发散少，使得光束的能量只会随着离光源距离的增加而减少到最低。激光能量能够对眼睛中吸收光能的组织造成严重损伤。比如，氩（480纳米），倍频 YAG 激光（532 纳米）、红宝石（693

纳米）、钕（1064 纳米）的激光能损害视网膜和脉络膜，因为这些组织会吸收这些波长的光能。美国国家标准协会标准 z-136.1 最近修订了激光分类，如表 14-4 所示：

表 14-4 激光分类

激光分类	允许的连续波（CW）激光功率
1 类	蓝色为 40 μW，红色为 400 μW
1M 类	与 1 类相同
2 类	1 mW
2M 类	与 2 类相同
3R 类（可见的）	5 mW
3R 类（不可见）	5 倍于 1 类
3B 类	500 mW
4 类	不限

激光在目标测距和照明领域的军事应用日益广泛。飞行员自身通常不会有接触激光束的危险，但使用此类仪器的技术人员和其他人员作业时应当戴防护目镜或面罩，其光密度在所用的激光波长下作业被认为是安全的。激光本身可以被用作武器。如果人们知道它的威胁并且使用相应波段的滤波器是有帮助的。理想情况下，反应灵敏的滤波器处于开放状态，但在被激光束击中时应当立即关闭。遗憾的是，目前还没有这种类型的保护装置。另一个值得关注的领域是在机场附近使用激光。国际民用航空组织（ICAO）最近通过了一项国际标准，在国际机场内外控制激光发射。这些规定是基于早期美国联邦航空局（FAA）的限制规定，该规定是为保护美国机场免受激光束攻击而设立的（图14-32）。美国空军航空航天医学院（USAFSAM）的技术报告 tr-88-21 全面介绍了激光眼损伤的医疗管理。受伤的外眼、角膜和眼睑都可以治疗。视网膜损伤会影响视力，这取决于视网膜所吸收的能量密度，更重要的是视网膜的损伤部位。直接击中视网膜中心凹可以显著降低中央视力，并且是永久性的，功能恢复较差。还应考虑其

他安全因素，如对工作人员进行激光安全教育，不看激光束，检查在实验室或车间中的反光材料，张贴警告标志，尽可能在光线充足（形成小瞳孔）的房间内操作激光器。激光安全工作距离\防护材料的选择和安全程序是非常复杂的，需要航医单独管理。如果有可能的话，应该得到生物环境工程师或健康物理学家的帮助。

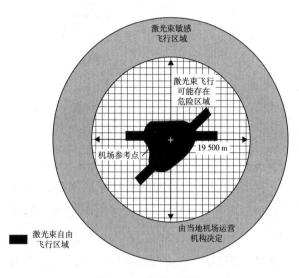

图14-32　保护飞行区

航医或航空医学检查人员要负责建立和执行视觉监视程序。至少，检查人员应该在激光操作者开始他们的任务或工作之前完成眼部检查。这应包括远视力和近中心视力检查，包括矫正和未矫正、阿姆斯勒（Amsler）方格表检查、色觉和眼底检查，特别注意眼底中心凹（眼底的任何异常都应仔细记录或拍摄视网膜照片）。在任务或工作结束时，应当进行类似的检查。年度视力检查被认为是不必要的；然而，任何使用激光的工作人员如果有眼部症状的主诉或声称受到激光损伤时，都应当进行检查并评估。

正如本章开头所述，视觉在人类信息收集过程中扮演着最重要的角色；任何影响视力的东西对于飞行员来说都是重要的。关注飞行员并努力提高其效能的航医和检查人员应特别注意飞行员的视力和视觉系统。

即时、清晰的视觉确保我们能够将整洁、准

确的视觉数据传输到大脑中枢。信息收集后的整合与处理是中枢神经系统的工作，可以通过飞行员训练和教育得到加强。然而，如果接收到不准确或不完整的视觉信息，几乎可以肯定无法执行任务。随着现代航空决策时间的缩短，人们更加关注视觉系统。

本章讨论了视觉的物理、生理、医学和生物工程学方面的内容。通过视觉辅助工具增强了视觉选择性和能力，飞行员的视觉范围得到了扩展，从而为反应和决策提供了更多的时间。在选拔出具有出色视觉功能的飞行员后，重要的向他们提供维持和保护视力和视觉器官的方法，使他们能够享有充分的飞行职业生涯。眼科学和其他视觉功能学科是综合的科学专业领域。即便如此，本章节仍希望以通俗易懂的实用的方式向所有医生和其他对本专业感兴趣的人提供相关信息和数据。

于　飞　张　琳　**译**　张雁歌　**校**

参考文献

[1] Wilmer WH, Berens C. The eye in aviation. Office of the director of air service. Aviation medicine in the Army Expeditionary Forces(AEF). Washington, DC: Government Printing Office, 1920.

[2] Duke- Elder SS. System of ophthalmology, volume V: ophthalmic optics and refraction. London: Henry Kimpton, 1970:81.

[3] Pitts DG, Tredici TJ. The effects of ultraviolet on the eye. Am Ind Hyg Assoc J 1971;32:235.

[4] Moses RA, Hart WA Jr. Adler's physiology of the eye: clinical applications. St. Louis: Mosby, 1987:561-582.

[5] Campbell FW, Maffei L. Contrast and spatial frequency. Sci Am 1974;240:30-38.

[6] Mannis MJ. Making sense of contrast sensitivity testing—has its time come? [Editorial]. Arch Ophthalmol 1987;105:627-629.

[7] Randel HW, ed. Aerospace medicine, 2nd ed. Baltimore:Williams &Wilkins, 1972:594-595.

[8] Dohrn RH. Aircraft instrument and cockpit lighting

by red or white light. Conference proceedings. Springfield: Advisory Group for Aerospace Research and Development(AGARD)/North Atlantic Treaty Organization(NATO), 1967.

[9] Mims JL III, Tredici TJ. Evaluation of the Landolt ring plaque night vision tester. Aerosp Med 1973;44:304-307.

[10] Miller RE II, Tredici TJ. Night vision manual for the flight surgeon.Brooks Air Force Base, Texas: AMD, AL-SR-1992-0002, August, 1992.

[11] Pitts DG. Visual illusions and aircraft accidents. Brooks Air Force Base, Texas: United States School of Aerospace Medicine, SAMTR- 67-28, 1967.

[12] Luria SM. Chapter 2.3. Environmental effects on color vision. Color in electronic displays.Waddel and Post, 1992; 175-187.

[13] Mertens HW, Milburn NJ. Performance of color-dependent air traffic control tasks as a function of color vision deficiency. Aviat Space Environ Med 1996;67(10):919-927.

[14] Dain SJ, Honson VJ. Selection of an optimal light source for the FM 100- hue test, colour vision deficiencies IX. Modern problems in ophthalmology. Dordrecht: Kluwer Academic Publishers, 1989.

[15] Van Everdingen J, Smith VC, Pokorny J, et al. Sensitivity of tritan screening tests as evaluated on normals at reduced levels of illumination. Colour vision deficiencies X. Dordrecht: Kluwer Academic Publisher, 1991:167-175.

[16] Lakowski R, Oliver K. Modern industrial lighting and the protanope.ModProbl Ophthalmol 1978;19:105-109, Karger,Basel.

[17] Vola JL, Leprince G, Cornu L, et al. The 100 hue and mesopic level. Mod Probl Ophthalmol 1978;19:67-70, Karger, Basel.

[18] MiddletonWEK, Mayo EG. The appearance of colors in twilight. J Opt Soc Am1952;42:116-121.

[19] Sloan LL. A quantitative test for measuring degree of red-green color deficiency. Am J Ophthalmol 1944;27g:941-947.

[20] Wyszechi G, Stiles WS. Color science. New York: John Wiley and Sons, 1982.

[21] Pokorny J, Smith VC, Verriest G, et al. Congenital and acquired color vision defects. New York: Grune & Stratton, 1979.

[22] Wright WD. The characteristics of tritanopia. J Opt Soc Am 1952;42:509.

[23] Linksz A. An essay on color vision and clinical color-vision tests. New York and London: Grune & Stratton, 1964.

[24] Lakowski R. Theory and practice of color vision testing. Br J Ind Med 1969;26(3):173-189.

[25] WhilansMG, AllenMJ. Color defective drivers and safety. Optom Vis Sci 1992;69(6):463-466.

[26] Smith DP. The assessment of acquired dyschromatopsia and clinical investigation of the acquired tritan defect in dominantly inherited juvenile. Am J Optom Arch Am Acad Optom 1972;49(7):574-588.

[27] Lyle WM. Drugs and conditions which may affect color vision part I. J Am Optom Assoc 1974;45(1).

[28] Lyle WM. Drugs and conditions which may affect color vision part II-diseases and conditions. J Am Optom Assoc 1974;45(1):47-60.

[29] National Transportation Safety Board. Aircraft Accident Report NTSB/AAR-04/02. Washington, DC, June, 2004.

[30] Rowland LS. A lantern for measuring chromatic thresholds. Project 97 Report No 1. Randolph Field, Texas: AAF School of Aviation Medicine, Dec 1942.

[31] Rowland LS. Selection and validation of tests for color vision—the color threshold lantern as a quantitative test for red-green color deficiency. Project 137 Report No 5. Randolph Field, Texas: AAF School of Aviation Medicine, Oct 1943.

[32] Sloan L. A quantitative test for measuring degree of red green color deficiency. Am J Ophthalmol 1944;27:941-947.

[33] Rowland LS. Selection of color vision tests for the Army Air Forces:a review of studies made at the AAF School of Aviation Medicine.Project 393 Report No 1. Randolph Field, Texas: AAF School of Aviation Medicine, Jun 1945.

[34] Farnsworth D, Foreman P. A brief history of lanterns for testing color sensation and description of the essential principles. Color Vision Report No 11. BuMed Project X-457(Av-241-k), 15 April 1946.

[35] Farnsworth D, Foreman P. Development and trial of New London Navy lantern as a selection test for serviceable color vision. Color Vision Report No 12. BuMed Project X-457(Av-241-k), 6 May 1946.

[36] Cole BL, Vingrys AJ. Who fails lantern tests? Doc Ophthalmol 1983;55:157-175.

[37] Grether WF, Connell SC, Bjornstad JM. Experimental evaluation of the New London Navy lantern for testing color perception. Memorandum Report MCREXD9-694-21B. Engineering Division, Air Materiel Command, Mar

1949.

［38］Schmidt IS. Comparative evaluation of the New London Navy lantern for testing color perception. Project Report 21-29-009. Randolph Field, Texas: USAF School of Aviation Medicine, Aug 1951.

［39］Cole BL, Vingrys AJ. A survey and evaluation of lantern tests of color vision. Am J Optom Physiol Opt 1982;59(4):346-374.

［40］Cole BL, Maddocks JD. Can clinical colour vision tests be used to predict the results of the Farnsworth lantern test? Vision Res 1998;38:3483-3585.

［41］Kinney JS, Paulson HM, Beare AN. The ability of color defectives to judge signal lights at sea. J Opt Soc AmJan 1979;69(1).

［42］Zentner AB. A proposal for a diagnostic colour vision standard for civil airmen. Aviat Space Environ Med 1988;59:770-775.

［43］Cole BL, Lian KY, Lakkis C. Color vision assessment: fail rates of two versions of the Farnsworth lantern test. Aviat Space Environ Med Jun 2006;77(6).

［44］Birch J, Dain SJ. Performance of red-green color deficient subjects on the Farnsworth lantern(FALANT). Aviat Space Environ Med Jan 1999;70(1).

［45］Paulson HM. The performance of the Farnsworth lantern at the Submarine Medical Research Laboratory and in the field from 1955 to 1965. ReportNo 466. Bureau of Medicine and Surgery, Research Work Unit MF022.03.03.9017.01, Jan 1966.

［46］Hovis JK, Oliphant D. Validity of the Holmes-Wright Lantern as a color vision test for the rail industry. In: Mollon JD, Cavonius CR, eds. Vision Research International Color Vision Society. International Color Vision Society. 1998:3487-3491.

［47］Forsey SD, Lane JC. A comparison of seven tests of colour-vision. AviationMed Memo No 19. Dept Civil Aviation, Commonwealth of Australia, 1956.

［48］Barbur JL, Harlow AJ. Colour vision testing using spatiotemporal luminance masking: psychophysical and pupillometric methods. In: Drum B, ed. Colour vision deficiencies XI: proceedings of the Eleventh Symposium of the International Research Group on Colour Vision Deficiencies, Sydney Australia June 21-23, 1991. Dordrecht:Kluwer AcademicPublishers 1993:417-426.

［49］Barbur JL,Harlow AJ, PlantGT. Insights into the different exploits of colour in the visual cortex. Proc Biol Sci 1994;258:327-334.

［50］Rodriguez-Carmona ML, Harlow JA, Walker G, Barbur

JL. The invariability of normal trichromatic vision and the establishment of the "normal" range. Proceedings of 10th Congress of the International Colour Association. Granada, 2005;979-982.

［51］Seshadri J, Christensen J, Lakshminarayanan V, Bassi CJ. Evaluation of the new web-based "colour assessment and diagnosis" test. Optom Vis Sci 2005;82(10).

［52］Rabin J. Cone-specific measures of human color vision. Invest Ophthalmol Vis Sci 1996;37(13):2771-2774.

［53］Rabin J. Quantification of color vision with cone contrast sensitivity. Vis Neurosci 2004;21(3):483-485.

［54］Menu JP, Ivan DJ, et al. Operational colour vision in the modern aviation environment. Report of the NATO Advisory Group on Aeromedical Research and Development RTO-TR-16AC/323(HFM) TP/6; ISBN: 92-837-1026-6.

［55］Adams AJ. Chromatic and luminosity processing in retinal disease. Am J Optom Physiol Opt 1982;59:954-960.

［56］Adams AJ, Rodic R, Husted R, et al. Spectral sensitivity and color discrimination changes in glaucoma and glaucoma-suspect patients. Invest Ophthalmol Vis Sci 1982;23:516-524.

［57］Greenstein VC, Hood DC, Ritch R, et al. S(blue) cone pathway vulnerability in retinitis pigmentosa, diabetes and glaucoma. Invest Ophthalmol Vis Sci 1989;30:1732-1737.

［58］Lanum J. The damaging effects of light on the retina empirical findings, theoretical, and practical implications. Surv Ophthalmol 1978;22:221.

［59］Applegate RA, Adams AJ, Cavender JC. Early color vision changes in age-related maculopathy. Appl Opt 1987;26(6):1458-1462.

［60］Sperling HG. Intense light hazards in ophthalmic diagnosis and treatment. Vision Res 1980;20:1033-1203.

［61］Hansen E. The disturbance of colour vision after sunbathing. In: G Verriest, ed. Colour vision deficiencies V. Bristol, England: Adam Hilger Ltd, 1980.

［62］TsoM,WordfordMS. Effect of photic injury on the retinal tissue. Ophthalmology 1983;90:952-963.

［63］Fishman GA. Ocular phototoxicity: guidelines for selecting sunglasses. Surv Ophthalmol 1986;31(2):119-124.

［64］Ham WT, Ruffolo HA, Mueller HA, et al. The nature of retinal radiation damage: dependence in wavelength, power level, and exposure time. Vision Res 1980;20:1105-1111.

[65] Sliney D, WolbarshtM. Safety with lasers and other optical sources: a comprehensive handbook. New York: Plenum Press, 1982:251-252.

[66] Jaeger W, Krastel H. Colour vision deficiencies caused by pharmacotherapy. Colour vision deficiencies VIII. MartinusNijhoff/Dr W. Junk Publishers, 1987.

[67] Fraunfeld FT, Meyer SM. Drug induced ocular side effects and drug interactions. 3rd ed. London: Lea & Febiger, 1989.

[68] Lakowski R, Morton A. Acquired colour losses and oral contraceptives. Mod Prob Ophthal 1978;19:314-318.

[69] Mahon LE, Jacobs RJ. Electronic flight information displays and colour defective observers. Clin Exp Optom 1994;74:196-203.

[70] Cole BL, MacDonald WA. Defective colour vision can impede information acquisition from color coded video displays. Victorian College of Optom, Report No. 3 to the Dept. of Aviation Melbourne, Australia, 1986.

[71] Cole BL, MacDonald WA. Defective colour vision can impede information acquisition from redundantly colour coded video displays. Ophthalmic Physiol Opt 1988;8:198-210.

[72] Mertens HW, Milburn NJ. Performance of color-dependent tasks of air traffic control specialists as a function of type and degree of color vision deficiency. Report DOT/FAA/AM-92/28. Washington, DC: Federal Aviation Administration, Office of Aviation Medicine,1992.

[73] Christ RE. Review and analysis of color coding research for visual displays. Hum Factors 1975;17:542-570.

[74] Bergman H, Duijnhouwer F. Recognition of VDU presented colours by colour defective observers. In Proc, 24th Annual Meeting Human Factors Soc, The Human Factors Soc, Santa Monica, 1980:611-615.

[75] Andresen S. Signal recognition performances of color vision normals and color defectives related to work at a multicolor screen. Bremen, Kiel, 1992.

[76] Mertens HW, Milburn NJ. Validity of clinical color vision tests for air traffic control. Aviat Space Environ Med 1998;69(7):666-674.

[77] Kuyk TK, Veres IIIJG, Lahey MA, et al. The ability of protan color defectives to perform color-dependent air traffic control tasks.Am J Optom Physiol Opt 1986;63:682-686.

[78] Cole BL. The handicap of abnormal color vision. Clin Exp Optom 2004;87:4-5.

[79] Welsh KW, Vaughan JA, Rasmussen PG. Aeromedical implications of the X-chrome lens for improving color vision deficiencies. Aviat Space Environ Med 1979;50:249.

[80] Wulfeck JW, Weisz A, Raben M. Vision in military aviation. WADC Technical Report 58-399. Wright Air Development Center,Wright-Patterson AFB, Ohio, 1958.

[81] Provines WF, Kislin B, Tredici TJ. Multiple images in the F/FB-111 aircraft windshield: their generation, spatial localization, and recording. SAM-TR-77-32, Brooks Air Force Base, Texas: United States Air Force School of Aerospace Medicine, 1977.

[82] Sanders DR, Koch DD. An atlas of corneal topography. Thoroughfare:Slack, Inc, 1993.

[83] Peters DR, Green RP Jr. The pigmentary dispersion disorder in USAF aviators. Aviat Space Environ Med 1992;63:1049-1053.

[84] American Academy of Ophthalmology. American Academy of Ophthalmology Optic nervehead and retinal fiber layer analysis.Ophthalmology 1999;106(7).

[85] Tredici TJ. Screening and management of glaucoma in flying personnel. Mil Med 1980;145:1.

[86] Serle JB, Podos SM. New therapeutic options for the treatment of glaucoma. Focal Points 1999;XVII(5).

[87] Green RP Jr, Carlson DW, Dieckert JP, et al. Central serous chorioretinopathy in US Air Force aviators: a review. Aviat Space Environ Med 1988;59:1170-1175.

[88] Carlson DW, Green RP Jr. The career impact of keratoconus on Air Force aviators. Am J Ophthalmol 1991;112:557-561.

[89] Tredici TJ, Stern C, Burroughs J, Ivan DJ. Poster: cataract surgery in USAF pilots. American Academy of Ophthalmology annual meeting. Atlanta, 1995.

[90] Dennis RJ, Apsey DA, Ivan DJ. Aircrew soft contact lens wear:a survey of USAF eye care professionals. Aviat Space Environ Med 1993;64:1044-1047.

[91] Tredici TJ. Role of orthokeratology: a perspective. Ophthalmology 1979;86:698.

[92] Rowsey JJ, Balyeat HD. Preliminary results and complications of radial keratotomy. Am J Ophthalmol 1982;93:437.

[93] Waring GO III. Focal points: clinical modules for ophthalmologists. Vol. 10, No. 5. San Francisco: American Academy of Ophthalmology,1992.

[94] Waring GO III. Radial keratotomy for myopia. In: Focal points:clinical modules for ophthalmologists. Vol. 10,No. 5. San Francisco:American Academy of Ophthalmology, 1992.

［95］ Kezerian GM, Stonecipher KG. Comparison of the IntraLase femtosecond laser and mechanical keratomes for laser in situkeratomileusis. J Refract Surg 2004;30:804-811.

［96］ Durrie DS, Kezerlan GM. Femtosecond laser versus mechanical keratome flaps in wavefront-guided in situkeratomileusis.J Cataract Refract Surg 2005;31:120-126.

［97］ Landau D, Levy J, Solomon A, et al. Traumatic corneal flap dislocation one to six years after LASIK in nine eyes with a favorable outcome. J Refract Surg 2006;22(9):884-889.

［98］ Guttman C, Talsman J, McDonald M. Can future patients expect to see better than 20/20? Ophthalmol times 2001;26(5):21.Mar.

［99］ Vukich JA, Ticlittom ISG. U.S. Food and Drug Administration clinical trial of the implantable contact lens for moderate to high myopia. Ophthalmology 2003;110:255-266.

［100］ Rapuano CJ, Sugar A, Kolch DD, et al. Intrastromal corneal ring segments for low myopia. Ophthalmology 2001;108:1922-1928.

［101］ Holmes-Higgin DK, Burris TE. Corneal surface topography and associated visual performance with Intacs for myopia: phase III clinical trial results. The Intacs Study Group. Ophthalmology 2000;107:2061-2071.

［102］ Ivan DJ, Tredici TJ, Perez-Becerra J, et al. Photorefractive keratectomy(PRK) in the military aviator: an aeromedical perspective. Aviat Space Environ Med 1996;67(8):770-776.

［103］ Diamond S. Excimer laser photorefractive keratectomy(PRK) formyopia— present status: aerospace considerations. Aviat Space Environ Med 1995;66:690-693.

［104］ Ohlsson J, Villareal G. The "20/20" standard. Acta Ophthalmol Scand 2005;83(4):487-491.

［105］ Velasco e Cruz AA. Historical roots of 20/20 as a(wrong) standard value of normal visual acuity. Optom Vis Sci 1990;67:661.

［106］ Frisen L, Frisen M. How good is normal visual acuity? A study of letter acuity thresholds as a function of age. Albrecht Von Graefes Arch Klin Exp Ophthalmol 1981;215:149-157.

［107］ Miller D. Optics and refraction. New York: Gower Medical Publishers, 1991:10-13.

［108］ Welsh KW, Miller JW, Shacklett DE. An acceptability study of photochromic lenses. Optom Wkly 1976;21:16-21.

［109］ Byrnes JA, Brown DVL, Rose HW, et al. Chorioretinal burns produced by an atomic flash. Arch Ophthalmol 1956;55:351.

［110］ American National Standards Institute. American national standards for the safe use of lasers. New York: American National Standards Institute, ANSI Z136.1 1976.

［111］ International Civil Aviation Organization. Manual on laser emitter and flight safety, First Edition. International Civil Aviation Organization. 2003.

［112］ Green RP Jr, Cartledge RM, Chaney FE, Menendez AR. Medical management of combat laser eye energies. USAFSAM-TR-88-21, 1988.

［113］ Air Force Occupational Safety and Health. Air Force Occupational Safety and Health(AFOSH) Standard 161-10, Health Hazards Control Laser Radiation. Washington, DC: Department of the Air Force, 1980:23-24.

第十五章

航空航天医学中的耳鼻喉科学

杰姆斯 R. 费伦

简 介

耳、鼻和喉（ENT）区域，像许多其他器官一样,包含几个结构。为保证机组人员飞行安全,必须功能正常。当此区域功能受损或过于敏感,如当咽鼓管阻塞或迷路传递冲突信号到中枢神经系统（CNS）时，机组人员可能会突然或完全失能。飞行员出现某些耳鼻喉状况可导致永久其飞行不合格,但多数情况是自限性的,或经过适当的治疗可恢复正常。幸运的是,对于一个训练有素的飞行员或航天员,因耳鼻喉疾病或状况永久停飞的情况并不常见。

功能解剖和生理学

耳和听力

安全操作飞机或航天器,适宜的听力是基本条件。保护现有的听力是极其重要的,任何可治疗的听力损失应及时治疗。对于任何正常情况下可听到的声音,一件复杂事件的突然发生和打断,可导致听力下降或缺失。

声音的接受涉及生理和电化学处理。声波的收集由外耳开始,提供一个小量的放大作用,更重要的是确定声音在空间的位置。其定位可能是由于声波到达不同耳的微小时间差、轻微不同的音量、轻微不同的共振，根据头的位置来确定声源。头部的微小移动可帮助定位。当佩戴头盔时，尽管复杂的声学工程可恢复一些定位信息，但定位功能大部分会丧失。一旦声波进入外耳道，声波冲击鼓膜，引起鼓膜和三个链接的听骨的生理振动。锤骨附于鼓膜的中部，砧骨为锤骨和镫骨的桥梁，镫骨进入卵圆窗，通过卵圆窗中耳作用于内耳。鼓膜的面积几乎是卵圆窗膜面积的 20 倍，提供声波的机械放大作用。另外，听骨自身的杠杆作用也进一步提高了机械放大作用。鼓膜或听骨链的缺失定会导致较大的传导性耳聋。尽管这可能是先天性的，但对于已训练有素的机组人员，经常是外伤、感染和手术的结果。

在卵圆窗，镫骨底板直接接触内耳外淋巴，声振动通过液体刺激耳蜗的感觉神经毛细胞。这些细胞，每个都有纤毛，纤毛变形传递振动波，波的幅度被翻译成音量，而频率被感知为音调。不同的音调通过耳蜗不同区域的毛细胞感觉。当纤毛变形时，神经递质被释放，产生动作电位。这些动作电位通过第 8 颅神经、脑干和颞叶皮层，传导到中枢神经系统，被转换成声音。

平衡

平衡感觉是通过双眼、小脑、皮肤、肌肉和关节本体感受器，以及内耳的前庭部分接受的。当这些部位中的任何一个受损，可能会得到代偿。例如，如果闭眼，但所有其他平衡系统是正常的，我们经常能保持站立，甚至正常行走。然而当两个或多个系统受损时，平衡感就会显著降低。这个问题将在内耳平衡功能中详细解释。

每个内耳都有两种"加速度测量器"。半规管的壶腹感受角加速度，椭圆囊和球囊的囊斑感受线性加速度。每侧耳有三个半规管，允许感受三个轴向的加速度。这些轴类似飞机动作的俯仰、侧翻、横滚三个动作的基本轴向。对侧耳以补偿的方式感受同样的运动，他们能共同感受这三个基本运动的复杂的综合。壶腹内的纤毛细胞，由于管内的液体流动而至纤毛变形，产生动作电位，然后感觉为运动。然而，半规管有一个接近3度/S的旋转阈值。这个阈值以下的运动不被感知，这在航空中有重要意义。例如一个飞行员，可能使飞机慢速翻滚和下降，而他没有任何感知。如果仪表气象状况和测量系统未监测到，飞行员就可能由于空间定向障碍失去控制而冲向地面。

线性加速度，如在飞机弹射或加速过程中，可被球囊和椭圆囊感受到。重力加速度也是线性加速度，尽管我们平时不会意识到，除非在特技飞行或空间飞行过程中作用于人体的外力改变或消失时。

内耳输入前庭系统帮助控制许多活动，从早上起床到做竞技体操。通过这些输入，当我们的头部移动时，半规管帮助我们的双眼聚焦在目标上，可防止在绊跌时不至于倒地。然而，航空航天环境可挑战这些内耳功能，因此意识到这些限制是很重要的。

鼻和鼻窦

鼻和鼻窦是一个单元。因为正常的鼻窦是与空气相通的，他们直接与鼻腔的空气相通，两个结构被有纤毛的黏膜覆盖，正常情况下会产生薄薄的黏液层，通过纤毛运动传输到鼻咽部，最终被吞咽。并无明显的理由解释鼻窦为什么存在，鼻自身有4个明确的重要功能，除允许空气通过外，还有湿润、温暖、清洁吸入的空气和嗅觉。鼻腔和鼻窦共同提供言语的共鸣，在鼻窦感染时可暂时改变。鼻腔内有3对鼻甲，下鼻甲、中鼻甲和上鼻甲。下鼻甲血流丰富，很容易受炎症或创伤刺激而增大。中鼻甲较小，血管不十分丰富，但也可肿胀，以及由于各种刺激，如鼻过敏原或慢性化脓性鼻窦炎分泌物，发展成息肉样变。由于上颌窦、额窦和前组筛窦窦口的位置，中甲的肿胀会影响窦的通气和引流，比下鼻甲肿胀影响要大。下鼻甲肿大主要引起鼻塞。下鼻甲最小，在常规检查中很难看到，在鼻和鼻窦堵塞中几乎不起作用。所有鼻甲产生了较大的表面面积，允许吸入的空气充分和黏膜作用。

空气进入鼻腔，到达鼻甲，气流湍动。这允许空气和黏膜最大限度地接触，增加了上述的鼻腔功能。正常的有节奏的鼻腔气流的前后流通也造成了小量的气流进出鼻窦，而维持窦内正常的氧分压。功能良好的纤毛黏膜、通气良好的鼻窦并不容易引起感染。相反，纤毛运动受损伴有气流打断，可导致黏液停滞，增加感染的可能性。引起黏膜损伤或鼻腔和窦口堵塞的状况，可引起细菌性鼻窦炎。包括病毒性上呼吸道感染、变态反应性鼻炎（尤其是当伴有鼻息肉时）、局部减充血剂的过度使用，甚至是大量干燥空气的吸入。尽管减充血剂和干燥空气本身不会引起鼻窦炎，但能导致黏膜增厚、干燥，阻碍黏液层的迁移，增加淤积和细菌繁殖的机会。当暴露在干燥空气中，保持黏膜湿润是很重要的，使用盐水喷鼻有益。

吞咽和咽鼓管

咽鼓管是当鼓膜完整时空气进入和离开中耳的唯一途径。咽鼓管也提供了中耳黏膜分泌黏液的引流途径，因为在休息情况下，咽鼓管是闭合的，防止咽部分泌物进入中耳和衰减自己的声音传入。正常的声音传递，依靠中耳内的环境压力的空气，从鼓膜和听骨到卵圆窗，任何状态的变化都可导致传导性耳聋。乳突骨内的气腔与中耳的交流，提供了附加的气体容积，可作为一个对抗环境压力变化的潜在疼痛的缓冲，但是咽鼓管必然是平衡压力的基本途径。中耳的通气经常并不会意识到，因为咽鼓管通过收缩鄂帆张肌打开，在吞咽和打哈欠时，咽鼓管打开允许小容量的气体通过。咽鼓管通气必须是周期性的，如果咽鼓管未打开，中耳内的气体将会均衡黏膜内的低分压气体，引起中耳压力的缓慢降低，引起渗出。很可能因为环境压力在飞机上升过程中降低，中耳压力较高，咽鼓管会被动开放。这个开放可通过快速吞咽或打哈欠强化，但一般不是必须的。然而在飞机下降过程中，当增高的外界气压开始推压鼓膜时，咽鼓管必须通过某些动作主动打开。如果未做任何动作，可发生疼痛。如果压力差足够大，会发生中耳渗出，这将在航空性中耳炎中讨论。

上部气道

口腔和鼻气道的结构，可增加吸入和呼出的阻力，因而帮助维持肺的顺应性。在正常呼吸中，基本的阻力结构是鼻甲，在无扁桃体和腺样体肥大的情况下，软鄂作用较小。自主神经系统控制鼻甲内的血管，引起鼻甲充血或收缩。每1到5小时，鼻阻力从一侧改变到另一侧。我们很少意识到这个循环，因为总的鼻阻力是保持连续的。然而，如果是由于鼻肿瘤、息肉或鼻中隔偏曲引起单侧鼻腔阻塞，总的鼻腔阻力会增加，健侧鼻甲充血，导致有症状的阻塞，甚至用口呼吸。这种上气道阻塞可加重阻塞性睡眠呼吸暂停，这种情况对于飞行安全的意义将在后面的章节中讨论。

重要的耳鼻喉检查

当评价飞行人员时，应具备恰当的头颈部检查的能力。详细的评价包括纤维内窥镜，对耳鼻喉科专家是有利的，但借助基本的器械，可由任何医生完成适当的基本检查。

面部

先天性面部异常很容易被观察到，如未矫正，对于飞行来说是不合格的。例如，错位咬颌（牙合）、显著的面部不对称、鼻部畸形，可影响氧气面罩的穿戴。幸运的是大多数可手术矫治。应检查和触摸腮腺部位，因为无症状的腮腺肿瘤很常见，容易漏诊。

听力

申请飞行训练或需要定期体格检查的任何人应该进行标准的听力筛查。如果听力图显示双侧耳听阈值不对称，或者如果受检者在听力检查前主诉单侧听力下降，音叉检查可提示最基本的信息，直到做完整的听力图。512 Hz音叉是最有用的，可有助于区别传导性和感音性耳聋。实施最简单的检查是 Weber（韦伯）检查，音叉放置在眉弓中间或头顶。如果听力图显示，在 500 Hz，双耳阈值大于 10 dB，音叉可能偏向一侧（一侧听力好于另一侧），作为规则，如果听到较响的一耳，听力损失更大，认定为传导性耳聋；如果听到较响的耳在听力较好耳，那么很可能是感音神经性聋。对于临床这是重要的信息，因为传导性耳聋是可以治疗和处置的，如耵聍栓塞、听骨链重建或置换；感音神经性聋外科手术不可修复，尽管严重的听力损失可通过耳蜗移植矫正。韦伯氏试验是有帮助的，但肯定不能诊断，需要尽快地做听力图。

耳

耳廓先天异常，可伴有外耳道和中耳异常，但很少见。外耳和鼓膜在检查时很容易发现病变。因为外耳道呈 S 形，轻拉耳廓向上向后，检查外耳道，可很容易进行耳镜检查。选择适合于外耳道的耳镜，放在外耳道软骨段 1/3 处，将耳镜固定，阻止耳镜移动，以防滑入耳道深部，刺激深部敏感的外耳道皮肤。耵聍或异物（无论大小或性状）都可堵塞外耳道和鼓膜，应先取出，这需要专业人员来做。正常鼓膜是浅灰色，半透明的。如耳镜检查鼓膜可通过吹张使其松弛或彭隆，不要用力挤压，尤其是如果耳镜是密封的。如果轻挤气球，很容易看到鼓膜运动，缺少运动可提示潜在的穿孔或中耳渗出。下一步，请受检者做瓦尔萨瓦（Valsalva）动作（见下一章节），仔细观察鼓膜运动。鼓膜缺乏运动，并不是必要的病理指征，但提示需要进一步检查，包括鼓室图和声导抗，可揭示中耳负压和渗出，都提示咽鼓管功能不良。当做瓦尔萨瓦动作看不到鼓膜运动时，需做鼓室图来确认。

鼻

如果在检查时没有头镜或电头镜，需使用大的窥镜观察鼻中隔、显著下鼻甲增大、鼻息肉及肿瘤。如果受检者主诉鼻塞，但无明显原因，观察鼻翼区域的吸入性凹陷，在鼻骨的前部，如果看到，询问鼻成形术史。因为正常吸入性凹陷可能提示手术后软骨缺失。中隔偏曲很常见，一般不引起症状，许多被受检者忽略。鼻息肉经常是发亮的、黄色或灰葡萄样结构，能很清晰地看到其从鼻孔突出。这些状况常常揭示其航空医学的临床意义。肿瘤可有溃疡或血痂。如提前几分钟双侧鼻孔喷表面收缩剂，检查会更彻底。

口腔和喉

这个区域的恶性损伤，尤其是口腔底部和舌根部，粗略的检查很难看到。用木质压舌板压舌，仔细观察所有区域，尤其是吸烟者或酗酒者。无烟草使用者应察看下唇内部和颊黏膜，如看到扁桃体，明显不对称，应考虑新生物。如果舌出现自主性收缩或偏斜可提示神经性疾病。尽管不常规做，舌背的触诊可发现，硬的部位可能是恶性的，尤其是受检者颈部有包块。尽管一些口腔、咽部肿瘤是外部生长的，许多是溃疡性或白色、红色斑片状，提示病变，须尽快取活检。持续性疼痛或声嘶，是参考指征。

颈部

颈部包块的触诊或触痛，应注意甲状腺、淋巴结核下颌下腺。让受检者吞咽，观察甲状腺和移动包块（理想情况用光源正切光照射颈部），然后在吞咽过程中和之前触诊腺体。许多检查者更喜欢站在受检者后面，当用双手触诊时，能触到或看到包块，无论在何处，必须进一步检查评估。听诊颈部动脉杂音。

皮肤

休闲或职业性暴露于阳光下可引起皮肤恶性肿瘤的风险。所以检查头面、颈部皮肤是重要的。最可能的区域包括耳、鼻、唇部。早期检查是很重要的，因为小的损害很容易治愈。放大镜有助于检查。任何损害建议专科咨询。

职业性功能障碍

耳

噪声性听力损失

职业性噪声暴露导致的进行性听力损失是普遍的严重问题，可导致个体损害和政府及工业部门每年的赔偿负担达亿万美元。因此，预防更为重要。美国军事服役训练名录，将在职业生涯中预期要暴露在高强度噪声中的所有成员列入听力保护项目。项目包括定期听力图、教育、工作场所噪声强度测量、提供听力保护设备。连续噪声比间断噪声更有害，更可能预示着言语频率的听力损失。幸运的是，无论何种类型的噪声都不会引起重度听力损失，但可引起高频早期听力损失。高频听力损失可由于在有背景噪声情况下辅音抑制，损害言语识别。

脱离噪声是不可能的，当工程效应最大化时，只能做听力保护。那些持续暴露在强噪声环境下的工作人员，如航线人员，经常佩戴双层保护设备如插入式耳塞和耳罩。当佩戴合适时，他们可很好的起到保护作用，在一个正常工作日，当环境噪声水平低于 125 dB 情况下，但佩戴这些设备很难做到最好的交流。机组人员必须能在高强度噪声下交流，当佩戴双层耳保护器时，最大的无线电音量仍不是最合适的。主动的噪声衰减头盔在衰减无背景噪声时更有效。但有些设备是庞大的并需要附加的电子设备。一种便宜的、轻便的、等效的解决方法是使用交流耳塞和外耳道匹配，像音乐播放器一样闭合耳道。无线电交流绕过耳塞的闭合效应，允许舒适音量的传入，耳塞本身提供背景噪声衰减。

声损伤

声损伤是指由极强度的噪声引起的突发听力损失。它并不是慢性职业性噪声暴露导致的渐进性听力损失。接近耳部的枪声或附近的爆竹燃放都会导致声损伤。在几天后可能会有轻度听力恢复，但大多数听力损失是立即发生且持久性的。

突发性听力损失（特发性突发感音神经性聋）

这是一种非噪声引起的医学问题。它可能在几分钟或几天内发生。经常是在觉醒后注意到，几乎一半病人有眩晕或头晕。病毒、血管因素、自身免疫因素、内耳圆窗膜破裂都可能是发病原因，但没有确切答案。病人经常是中年或青年，许多人在几周内会恢复大部分听力或全部听力。数据显示唯一治疗有效的是足量口服类固醇激素 10 天以上。影响疗效的因素是较大年龄，原始听力差、眩晕和延迟治疗。只要未诊断不合格，突聋病史不会影响飞行任务。

外耳炎

大多数外耳感染是急性的，容易治疗。慢性病例也会发生，可能是顽固的。病原微生物大多数是细菌性的，少数是真菌性的。罪魁祸首经常是绿脓假单疱菌和金黄色葡萄球菌。温暖、潮湿、应用湿棉棒擦伤皮肤或取出保护性耵聍都可增加易感性。最佳治疗包括清洁感染的外耳道，用酸性溶液冲洗，抗菌素溶液滴耳。如果外耳道弯曲，不适合用滴耳液，可暂时放置棉片。急性期，耳部很敏感，不适合戴头盔或耳罩。由于外耳道堵塞，听力可能下降，一旦感染清除，所有飞行任务都可恢复。

耵聍栓塞

耵聍堆积很常见，但经常是无害的，因为很少有临床意义。但大而硬的耵聍，通过接触敏感的内部骨部，甚至触及到鼓膜，会引起疼痛。当咀嚼、打哈欠、做瓦尔萨瓦动作或试图插入耳塞时也会引起疼痛。如需观察鼓膜，或耵聍栓塞引起疼痛或听力下降，必须清除鼓膜。清除方法有很多，除了简单地用双氧水滴耳，否则会引起外耳道损伤的风险或鼓膜穿孔。如果有穿孔病史，不适合冲洗。但如果动作轻柔，只使用温水，用或不用过氧化物，是安全的。热水或冷水可引起恶心等温度反应。用滴耳剂软化有助于清除耵聍，如难清除时，可咨询专家。

急性中耳炎

急性中耳炎在幼儿中常见，在成人中很难见到，并不是航医关注的问题。在上呼吸道感染时可引起急性中耳炎，临床表现为剧痛，鼓膜充血、发红、可能彭隆甚至穿孔，从孔中流出分泌物。恰当的治疗是争论的话题。主要是由于两种常见的细菌引起急性中耳炎（肺炎链球菌和流感嗜血杆菌），表现出增高的抗菌素耐药性，很可能是过度用药的结果。在 2004 年，美国家庭医生学院公布了治疗指南。指南推荐，在已确诊的急性细菌性中耳炎病例，抗菌素在

48～72 h 后可停止使用，可用适当的疼痛缓解药物，和其父母或病人保持联系。一个 Meta 分析了 80 个使用抗菌素治疗急性中耳炎研究得出结论，当看到症状缓解时，并无证据支持使用抗菌素，也没有一致的治疗时程。所以这里不做抗菌素选择和剂量推荐。当感染解决了、咽鼓管功能正常后，停飞的机组人员可恢复飞行。

航空性中耳炎

也被称为气压损伤性中耳炎或压耳，在机组训练人员中尤其为常见，但也可在感冒的飞行员中见到。在下降过程中，外面压力增大，随之耳痛。如果中耳并不清洁，可导致浆液性出血性渗出。根据压力变化幅度和速率，渗出可是清色或血性。与潜水员不同，在飞行人员中鼓膜穿孔很少发生。年轻的在编军事训练者有更多的问题。因为许多人之前从未经历过快速气压变化，不知怎样平衡压力，告之通过打哈欠、吞咽或做瓦尔萨瓦动作平衡压力。吞咽和打哈欠可能会变得无效。当中耳和环境压力增加之间的压差较大时，如果受训者借助瓦尔萨瓦动作经常会不成功，即使他们有正常的咽鼓管功能。瓦尔萨瓦动作的失败是典型的，由于受检者不能将肺部压力传到鼻咽部即咽鼓管打开的位置。大多数时候，他们有声带紧闭或舌咽部肌肉一起用力，有效地阻塞了咽鼓管。恰当的技术确保肺压直接传递到鼻孔，可以放松鼻翼，观看是否有气体从鼻部喷出。一旦有压力的空气确定到达鼻咽部和鼻部，换气就会发生。通过打哈欠，鄂帆张肌收缩，将增加成功的机会。偏移下颌或倾斜头部并无帮助。鼻用收缩剂有帮助，但经常是上升飞机（压力舱）时唯一解决方法。在更高的高度，可做瓦尔萨瓦动作。因为咽鼓管可有效"锁住"，当压力差超过 80-100 mmHg 时，上升高度可减低压力差，开放的咽鼓管，很可能缓解机械阻塞，使用波氏球压力产生装置。这些是经常在压力舱可得到的，但在飞机上的航空性中耳炎不起作用。好的消息是

一旦到达地面，耳痛很少持续。如果有渗出，它将在 1 周内吸收。决定停飞应根据引起阻塞的原因。上呼吸道感染的人应暂时停飞，直到感冒症状和任何渗出消失，中耳通气正常。受训者应停飞，直到他（她）会做有效的瓦尔萨瓦动作。

试图做瓦尔萨瓦动作时有可能身体扭曲，可引起心脏输出下降，血压持续上升 20 s，可增加较大年龄个体心律失常的可能性，托因比动作是安全的，可通过在捏鼻和闭嘴时简单吞咽实施。如无压力差，它开放咽鼓管和使小量空气从中耳出来。因为鼓膜轻度收缩的结果。托因比经常被使用于咽鼓管功能的可视实验。

当压力差不存在时，在咽鼓管开放的短时间内，气体可在任一方向发生平衡。还有另外一个瓦尔萨瓦类似的技巧，称为弗伦斯动作（Frenzel maneuver）。它比瓦尔萨瓦更安全，很容易实施，也没有产生较大压力导致鼓膜穿孔、冲破内耳圆窗膜或引起低血压的危险。它是通过打开颌骨，嘴里充满空气，捏鼻闭唇，使气体推舌向后向上，重要的是将声带紧闭，同时有助于收缩咽肌。一旦会做，重复就很容易。

另一个引起耳气压伤的是延迟性气压性中耳炎或"氧性耳炎"。对于吸入高浓度氧的任何人都可发生，由于平衡黏膜内的氧，导致中耳内氧的吸收，可产生显著的中耳负压。可通过及时频繁的瓦尔萨瓦动作或吞咽预防。如果氧暴露接近就寝时间，中耳压力无机会平衡，可能会由于耳痛醒来，甚至渗出。设闹钟提醒是个明智的选择，可在晚上清洁耳朵。

外淋巴瘘

过量的渗出、突然明显的压力变化或听骨置换，可使圆窗膜或卵圆窗膜破裂，导致外淋巴瘘。外淋巴瘘有内耳的 1/2 液体，化学成份不同于内耳液，作用于圆窗膜和镫骨底板，引起的症状包括波动性听力下降，眩晕和失衡。一旦诊断，应对症治疗，病人应将头放在高位休息，必须进行

专科咨询。如果症状几天内无缓解，可进行手术探查。在复飞前，症状应完全解决，无证据显示复发，至少 6 个月，有些机构规定 1 年。

耳科手术后的飞行资格

用脂肪或筋膜简单修复鼓膜穿孔的成功率是 90% 以上。一旦外科医生陈述听力完全恢复，只要咽鼓管功能正常，即可恢复飞行。更复杂的手术如中耳或乳突胆脂瘤切除术，需要较长时间恢复。如考虑放宽标准，应延迟。术后评价听力和咽鼓管功能是必须的，发现问题很常见。有几个理由，手术耳听力差于术前。一旦听力损失稳定了，需考虑听力损失放宽标准。没有数据提示术后压力舱检测有价值。

耳硬化症手术，卵圆窗镫骨底板固定的疾病，会涉及底板开窗术或全部、部分切除术。当这些疾病引起了较大的听力损失，对飞行员有困扰时，要考虑手术治疗。由于耳蜗常常是正常的，佩戴助听器有效，只需增大音量。然而助听器可能是个麻烦，由于不舒服和声畸变，并不适合座舱使用。因为只是音量可改善听力损失，如果飞机左右平衡可以调节，它就是理想的。不幸的是许多系统并不能实现。在手术中，底板的一端尾部修复，连接到沾骨，另一端通过卵圆窗手术开口，达到内耳淋巴界面。开口用组织移植物覆盖。在过去，移除完整的镫骨很常见，在卵圆窗留下比较大的开口。比较新的技术包括精确激光底板穿通（镫骨底版造口术），和小直径的活塞放在穿通处，已降低了手术损害内耳和手术后外淋巴瘘的风险。结果，以前的广泛推荐 1 年期的停飞期已经被一些机构修改。美国海军、美国空军和国家宇航局目前认为 3 个月时间足够，只要听力稳定、无眩晕发作和术后失衡。美国陆军停飞飞行员 6 个月，然后限制双座飞行 2.5 年。如果做了完整的镫骨底板切除术，压力舱检查并不作常规要求，尽

管美国空军要求低压舱检查，快速减压和快速下降。如果做了新式镫骨底版造口术，如果受检者能在地面清耳，无任何眩晕感，低压舱暴露不会有助于放宽标准决定。

听神经瘤切除术可影响听力、平衡和面神经功能，为做最好的治疗决定，在观察、手术和放射中，必须做详细的专科会诊。放宽标准应延迟，至少在治疗后 6 个月，然后要求专科会诊。美国空军服役局有几个作战喷气式飞机飞行员在听神经瘤手术后返回座舱例子。因此不必作终止职业生涯的诊断。

眩晕

对于航空军医来说，最困难的诊断之一是眩晕。在临床实践中，许多病人会主诉"眩晕"。当进一步询问时，他们描述的感觉则千差万别，感觉"头轻"，"头昏"，"头昏眼花"或"迷糊"，有时确实陈述为眩晕。本讨论将聚焦真实的眩晕，被定义为"运动的幻觉"，经常被描述为倾斜感觉的旋转。对于飞行员来说，词语眩晕主要意味着"空间定向障碍"，因为这不是耳鼻喉科的诊断，本章节不讨论（见第 6 章）。真实的眩晕，不管发作多么频繁或短暂，会带来飞行员失去飞机控制的危险，必须全面评价。应咨询耳鼻喉科学家和神经科学家，受检者应停飞，直到做出诊断，眩晕完全解决。最初的评价必须询问详细的病史，因为病史常常提供最有效的诊断线索。除了专科会诊外，进一步检查包括，血生化检查、电测听、姿势描记、眼震电图、中枢神经系统成像（MRI）、磁共振血管造影术、心电图，以及先进的前庭功能检查，如前庭肌源诱发电位（VEMPs）。VEMP 和其他的先进的检查并不常用，因为利用其做临床工具，做放宽标准决定并不完全明确。

常见的只发生于头位改变时的眩晕原因是良性阵发性位置性眩晕（BPPV），结合典型病

史（在一个刺激性头部运动后，旋转性眩晕延迟发作，持续时间小于 1 分钟）。生理检查（一个眩晕和眼震的渐强 – 渐弱模式、顺时针或逆时针眼震、重复的紧密间隔检查、严重性减低）。潜在的（基础的）状况，被认为是管结石，是由耳石（位觉砂，碳酸钙结晶，正常情况下位于球囊或椭圆囊毛细胞顶部，占据了半规管其中之一中的新的位置，常常是后半规管。许多病例是特发性的，但相当多的个体有潜在的耳病或头外伤史，因此它提示需做广泛的评价。现在的治疗常常利用耳室复位技术，Epley 动作是最常用的。这项技术包括缓慢和准确的移动头和身体，通过 4 个位置，当 BPPV 诊断正确时，短期治愈率接近 90%，尽管有可能复发。如果 Epley 动作失败，可简单重复此动作。治疗后通知病人禁止平卧位，睡眠时在头部和躯干垫几个枕头 48h，治疗 1 周后，提供证据证实，激发头部运动，无眩晕和眼震，可恢复飞行。

当眩晕、恶心、呕吐和快速眼震出现时，即可作出迷路炎的诊断。现在，可能会作出更特异的诊断，其中许多病例被分类为前庭神经元炎，被认为是病毒性的单个颅神经病变，只涉及第 8 颅神经的前庭部分。来自于受影响的迷路输入中枢神经系统的信号突然减弱，触发了运动的强化接受。前庭神经元炎，也称为前庭神经炎，常发生在 30-40 岁人中，并且是自陷性的，大多数病人几周后完全恢复。有证据表明，口服类固醇可缩短病程，加快前庭神经功能的恢复。急性症状应用前庭抑制剂治疗，如抗组织胺药（氯苯甲嗪）、吩噻嗪（异丙嗪、普鲁氯噻嗪）或短效苯二氮卓类（安定、氯硝安定）。较新的止吐药（奥坦西隆和格兰塞群）经常作为治疗恶心和呕吐的保留药物，当其他方法无效时。神经科会诊可能会有帮助，尤其是当涉及到其他的颅神经时。一旦完全恢复，复发很罕见，可恢复飞行。

梅尼埃病是一种特发性内耳淋巴压力的增高。它可发生于双耳，但最初表现单侧症状。一个典型梅尼埃发作是以阵发性眩晕（经常突然发作）、波动性听力下降、低频耳鸣、不适耳闷为特点。一般认为，症状是由于内耳内膜的小穿孔，使双侧内淋巴和外淋巴液混合，导致钾离子浓度异常，对于耳蜗和淋巴的毛细胞具有神经毒性。病史、完整的听力学检查，在大多数病例中可以诊断。口服利尿药、低盐饮食都可降低症状发作的频率和严重性，但手术切断前庭神经是清除眩晕发作的唯一方法。手术切断，并不保证有效。在神经切断后，听力损失可能是进行性的，因为潜在的内淋巴压力增高并未改变。中耳滴注庆大霉素已应用了数年，在减少眩晕发作上有效，但有听力下降的风险。一项较新的技术，使用微泵，通过微导管传递药物到圆窗膜区，似乎是有希望的，优点是几乎不引起听力下降。梅尼埃病很难放宽标准，当眩晕不发作至少 1 年后，可考虑，但不能单飞。

变压性眩晕是一个奇怪的现象，主要发生在一侧中耳正压排出快于对侧或当一个瓦尔萨瓦动作清晰地在一耳实施时的飞行员中。有一个真实的眩晕感觉，可能持续几秒钟到 1 分钟。并不像报告所说它是孤立的，很短的发作，但一些人倾向于此，使他们的飞行适应性存在疑问。

空晕病将在第 6 章阐述。它并不是一个病理状况，但确实是微重力诱发的，当耳石器官（球囊和椭圆囊）不再有 1G 输入，冲突视觉导致大多数空间飞行者几天的症状。前庭抑制剂注射在缓解症状中是有效的。地面适应策略技术正在研究中。

鼻和鼻窦

外伤

鼻窦骨折极少发生，除非在交通事故中的重力冲击面部。大多数面部骨折可手术修复，鼻窦功能不大可能受影响。另一方面，鼻骨骨折非常常见，可见的变形应由耳鼻咽喉科医生来矫正。非常重要的是检查鼻腔内部，当外力冲击引起出血时，可引起中隔水肿，堵塞鼻腔，可能会发生在外鼻未变形时。如未及时治疗，可导致中隔软骨坏死，鼻背部畸形"鞍鼻"。一个简单的中隔偏曲，如无症状，不需矫正，甚至引起轻度症状，如果未出现窦口堵塞，也可以忽略。中隔穿孔被认为是中隔手术常见的并发症，如果未引起反复出血或呼吸中哨鸣，不需要修复。事实上，较大的穿孔很难修复，因此如无出血或哨鸣，无需治疗。如果有症状，可插入硅胶填补穿孔。对于无创伤史或手术史的穿孔，应做进一步检查，因为有继发于肉芽肿、肿瘤或可卡因滥用的可能。良性中隔穿孔，如无反复出血不应该阻止飞行。

鼻内病症

据统计，1/4 人群有变态反应性鼻炎，1 年中经常发生。症状可能是季节性的，由于花粉暴露或常年性的尘螨暴露。当症状如流涕、打喷嚏、流泪和鼻痒与花粉季节同时发作时可明确诊断。症状不明显的病例需要变态反应专家评估。治疗包括盐水冲洗，口服非镇静抗组胺药局部用类固醇喷雾剂、白细胞三烯修饰因子和变态反应免疫疗法（注射）。免疫疗法用于严重、顽固的病例，必须要连续治疗 3～5 年。另外，由于有反应，只能在诊所里治疗。所有的这些治疗是适合飞行的，如果是有效的，无相关副作用。

急性鼻窦炎是典型的自陷性病毒感染。在感染中，耳和鼻窦气压伤的风险大大地增加。所以应停飞，直到所有的症状消除。应使用对症治疗，但避免用抗菌素。除非有证据表明感染转变为细菌性的。持续性的单侧流脓，伴同侧窦部局部疼痛，是诊断的证据。抗生素治疗应按公布的指南执行。直到体征和症状消失才能复飞，但作为乘客飞行，在完全恢复前是不可避免的，可使用局部鼻血管收缩剂，如推荐的羟甲唑啉，可减低耳和鼻窦气压伤的机会。局部用鼻类固醇有助于减轻鼻黏膜充血，但见效慢，在急性状况下无用。在恢复飞行前，医生应检查咽鼓管功能。

慢性鼻窦炎有症状的情况，持续 3 个月。因其为细菌感染，症状和体征轻于急性鼻窦炎。尽管有这些症状，飞行员常常试图飞行。鼻窦气压伤可能是第一个指征。诊断不仅要求详细的病史和耳鼻喉检查，还需有冠状位 CT 片。初始用长期的抗菌素治疗值得尝试，飞行生涯尚未终止的飞行员将最终实施功能性内窥镜鼻窦手术。手术有一个高的复飞率，尽管复发可能会发生，建议定期重新评价。理想的情况是所有术后个体，在考虑复飞前，应在低压舱进行功能检测，无需进行超过 18000ft 以上的检查。所以在检查中，减压病的风险很小。

尽管鼻息肉可能是变态反应性鼻炎的结果，也同样可能是慢性感染引起的，或不常见的状况，如阿司匹林敏感和囊性纤维化。鼻息肉不仅可引起恼人的鼻塞，还可引起鼻窦气压伤。较小的息肉可局部用类固醇或短效的足量全身用类固醇。但较大的息肉最好是手术治疗。当看到息肉时，冠状位鼻窦 CT 可有指征，因为经常显示鼻窦黏膜广泛增厚。由于这个原因，内窥镜鼻窦手术是必须的，以清除感染和疾病的黏膜区域，以及息肉。如果不清除，这类黏膜将继续阻碍鼻窦换气，引起感染和形成息肉。当做复飞决定和术后建议时，视同慢性鼻窦炎同样对待。在一个正常的个体，单侧的息肉，应考虑肿瘤的可能。

慢性鼻充血，无变态反应、感染，或鼻内肿物，可能是由于血管运动性鼻炎。敏感的鼻黏膜和反应性鼻甲可能会由于湿度、温度变化、异味、鼻刺激剂、卧位，甚至是情绪变化而肿胀。

局部用鼻类固醇喷雾剂有帮助，但也许任何治疗对改善症状都无效。一个可能的病因学解释是鼻腔血管的自主控制不稳定。无需停飞，除非在高空中有功能性问题。

反弹的鼻腔充血的人，经常是过度使用鼻收缩喷雾剂。充血越严重，越容易频繁使用药物，最终对任何剂量的喷雾剂都无效，虽然仍继续使用。必须放弃使用血管收缩剂，口服血管收缩剂、局部用类固醇喷雾剂、盐水冲洗或喷雾是有帮助的。如果症状改善缓慢，可短期口服类固醇激素。在停药过程中，对于飞行员来说，必须停飞，因为血管收缩剂撤药的指征包括明显的情绪痛苦。

鼻窦气压伤

鼻窦气压伤，被认为是气压性鼻窦炎或窦口堵塞，在感冒飞行的人中最常见，但像前面提到的，也可以使慢性鼻窦问题的指征。窦口堵塞，在一个有经验的飞行员，无急性感冒症状，应进一步检查。损伤时由于在下降中手影响的负压增加引起的。这相对的真空可引起快速黏膜充血，经常形成黏膜下血肿，导致突发的针刺样痛。鉴于此原因，对飞行安全是有害的。单纯的气压性鼻窦炎，在感冒过程中，无需进一步评价，因为一旦感冒症状消失，可恢复飞行。相反，复发的气压性鼻窦炎，甚至在明显的感冒症状出现时，应进一步检查，找到病变的可能性极高。

鼻和鼻窦手术后飞行资格

幸运的是，大多数飞行员鼻和鼻窦手术后，都可恢复飞行，但应继续跟踪，尤其是鼻窦手术后。在飞行生涯中。复发性或慢性鼻窦炎和息肉可使飞行员回到熟悉的体征和症状，又有新的鼻窦气压伤的风险。定期检查，每4-6个月1次，可准确确定复发情况，以尽早治疗，减少引起后期停飞的机会。放宽标准推荐应包括定期随诊，如果坚持，几乎没有中断飞行生涯的机会。

口腔、咽部、颈部

口腔状况

下唇和上唇砾砂色皮肤边界，由于暴露于太阳，容易发展成鳞状细胞癌，略突出的部位很容易早期诊断。局部切除常可治愈。治疗后愈合很快，应该只是短期的停飞，应定期复查，以防复发。如果癌症已经转移到近处或远处淋巴结，应广泛治疗。做出复飞的决定，应依靠专家的综合评定。

复发的疱疹单纯损害部位常常在砾砂样皮肤，边界周围区域，并且是自限性的。但最初的口腔疱疹感染可引起广泛的黏膜发作，将导致停飞。在上述例子中，损害是传染性的，在症状发作期间，和手口接触都是不明智的。早期治疗口腔抗病毒药可缩短或阻止发作，抗病毒软膏对唇损害有帮助。口腔溃疡可表现为疼痛，在溃疡区域周围，典型的在2周内愈合，但一些不幸的病人可在口腔溃疡未愈合之前，产生新的溃疡。病因不能确定，可能的诱因包括压力、口腔外伤、戒烟、在月经周期黄体酮的波动。然而，缺乏支持证据。小的溃疡，黄或灰色，边界发红，应对症治疗，去炎松羟甲基纤维素软膏，用的较普遍，而且有效。四环素类抗生素，洗必泰葡萄糖酸盐漱口有效。如果疼痛明显，20%苯佐卡因羟基纤维素软膏可速效缓解。尽管也可能有助于愈合，但不会阻止下一次发作。幸运的是，并不必停飞。大的、多发的、频发的或持续的溃疡（大于3周）需要进一步评价，以防潜在的疾病。

咽部情况

急性咽炎在感冒中是最常见的，可引起黏膜充血，可触到到颈部淋巴结。大多数感染是病毒性的，但如果发热、不适和黏膜渗出出现，可能会有细菌感染，应做链球菌快速筛查。溶血性链球菌阳性筛查结果提示需要用抗菌素。但如果是阴性，有高热、明显不适或扁桃体坏死，可提示用抗菌素。

EB 病毒引起的感染性单核细胞增多症，可表现为严重的咽炎和扁桃体炎，颈部淋巴结肿大。增高的异嗜性白细胞抗体效价可做为传染性单核细胞增多症，检测试剂盒阳性证据，完整的血计数显示异常的非典型淋巴细胞，有助于确定诊断。(尽管在疾病过程中单核细胞增多症检查可能不显示阳性)。更广泛的 EBV- 特异性抗原和抗体试验有助于确诊。如果感染最近或以前发生过，但并不是必须的。单核细胞增多症是一个全身性疾病，侵及肝、脾可引起两个器官的增大。应做肝功检查。病人不应该参加接触性运动，直到恢复，因为会有脾损伤的风险。类固醇激素，用或不用抗病毒药物治疗严重的症状，并未显示有明显疗效。因为在一些病例中，不适和疲劳可以持续一段时间，应避免飞行，直到所有的症状和体征(包括肝脾肿大)消失。颈淋巴结恢复正常可能是慢的，如果所有的单核细胞增多症的表现消失，可恢复飞行。

急性扁桃体炎经常是上呼吸道感染相关的急性咽炎的部分，但时常扁桃体疼痛会剧烈伴吞咽困难、牙关紧闭、变声(所谓的热土豆声音，由于试图避免舌动导致)、有典型的扁桃体周围脓肿。治疗应以从脓腔排脓为目的，引流可用 18 号针头有效，同时应用抗菌素治疗，止痛和多饮水。如果脓再次出现，脓腔需要切开引流。在这种情况下，可做扁桃体切除术。最终是否做扁桃体切除术是有争议的。但在复发性扁桃体炎或复发性脓肿病例，建议切除，一旦症状消失，可恢复飞行。

打鼾经常被认为是一个简单的社会问题，但严重的打鼾者可发展到一个更严重的状况，被称为阻塞性睡眠呼吸暂停综合征(OSAS)。睡眠呼吸暂停是严重未被识别的，常常延迟诊断，尤其是在单独睡眠的人群中。主要的症状，最让人担心的是对于驾驶或飞行的人，是过度的白天睡眠。这是由于间断性的阻塞上呼吸道导致的频繁觉醒而引起的片断性睡眠的结果。相关的症状包括晨起头痛、咽喉干燥、疲劳、易激惹、注意力不集中。患者可能喘息、打鼾、有可听可见的阻塞性呼吸暂停期。这种情况男性几乎是女性的 2 倍。在睡眠中心就诊的男性的数量，是女性的 8 倍，很可能是由于女性不愿意承认她们有打鼾问题。风险因素包括上呼吸道的阻塞损害、超重(体质指数 BMI > 30)、颈围大于 17 inch。无论 BMI 是多少、较大年龄、缩颌、舌位抬高、狭窄的口咽通道、使用酒精，所有这些因素或任何一个都可增加气道的阻塞，经常是动脉血氧饱和度剧烈的下降。应做一个全面的头颈部检查，询问详细病史(面谈陪床)。在将病人送到睡眠中心之前，如果未治疗，OSAS 可增加代谢综合征的发生发展，并公认可增加心肌猝死、中风、夜间猝死的发生率。在驾驶和飞行人群中，在操作中睡眠确实存在导致事故的可能。一旦诊断 OSAS，最初的治疗是睡眠中持续的使用鼻部正向加压(CPAP)。当晚使用 6 h 或以上，可完全恢复所有症状，甚至改善代谢综合征的胰岛素抵抗。

如果病人拒绝使用 CPAP，可进行手术，包括悬雍垂软腭咽部成形术(UPPP)、上颌骨和下颌骨徙前术，舌位降低可有帮助，尽管 CPAP 至目前为止，有较好的成功记录。在罕见病例，完全的通道阻塞，唯一有效地治疗是气管切开术，但不适合飞行。飞行人员已知的或可疑的阻塞睡眠呼吸暂停必须停飞。并参考客观评价，应包括在睡眠中心进行的多通道生理记录仪。

如果 OSAS 确诊，必须治疗。如果能应用的话，应包括减低体重。只有在治疗后、面谈后、新的检查结果表明症状已消退、病人成功通过保持觉醒检查后，才能恢复飞行。对于一些用

CPAP的人可诱导其停止治疗，在数天到数周，所有症状重新出现，因此保持密切联系很重要。幸运的是，大多数人发现CPAP使他的感觉很好而绝不想停止治疗。

胃食管反流疾病（GERD）可有食管外表现，如早晨声嘶，咳嗽、咽喉痛、咽喉管和中耳炎症，甚至牙釉质侵蚀。当怀疑时，最初推荐用保守措施，小量多餐，避免晚间饮酒，餐后3小时内不卧床，抬高床头位。这些措施可结合口服组织胺H2受体拮抗剂。警惕个体无医学知识，因为长时间未得到处方而忍受此病。最近已可得到质子泵抑制剂（PPI），不需要处方，但无医生的关注，不推荐使用超过14天。在一些病例中，可推荐胃底折术，但当抗酸治疗无效时，手术的有效性还无定论。允许或限制飞行，应根据症状的严重性和治疗是否有效来决定。

急性发作的声嘶与病毒性上呼吸道感染和过度用声有关。如果发作隐匿声嘶持续，考虑GERD。声带损伤和长期吸烟导致的咽炎。应禁声数天，但如果声嘶持续3-4周，必须做喉镜或内窥镜检查。大多数声带良性疾病如息肉、结节、水肿、角化，可观察到，或手术治疗。结节可用强化语言疗法，水肿在停止吸烟后可缓解。怀疑癌变的损害应取活检。幸运的是大多数恶性喉部病变，早期可引起声嘶，所以诊断和治疗不会耽误。手术切除早期小的浸润病变，和激光治疗原位癌治愈率几乎达90%-95%。因为微小的浸润性喉癌有着较高的治愈率，几乎很少有手术并发症。一旦声音恢复，可恢复飞行，但要定期随访。军队政策不同，美国海军要求在局部喉癌治疗后需要停飞1年，但美国空军未规定停飞时间，只要求病人安全恢复，在考虑放宽标准之前。

任何颈部肿块需要关注。尽管大多数是良性的，与炎症或感染有关，但都需详细检查，因为许多头颈部恶性病变最早表现为转移性淋巴结病变。评价应以先耳鼻喉会诊，常包括内窥镜、CT、MRI和肿块针刺治检（FNAB）。手术取活检不提倡，因为破损的恶性损害有引起局部转移的机会。全部切除治检几乎无局部种植癌细胞的机会。如果肿块性质不确定，切除可能是必经的。已证明的良性肿块切除，如无相关症状，例如甲状舌管囊肿，是有效的。

较低位中线包快很可能是在甲状腺，甲状腺包快的恶性率几乎是20%，FNAB无助于做辨别。当诊断不确定时，同测的整个淋巴结切除是标准的治疗。对于恶性病变，进一步手术是必须的。放射性碘有助于摘除残余腺组织，在检测残余甲状腺组织时做术后核医学成像更敏感。甲状腺激素替代疗法几乎无任何风险，适合飞行。恶性诊断要求定期监测残余肿瘤的生长或转移，但最具侵略性的恶性病变如退形性和髓性癌，预后较差。退形性恶性程度最高，多数病于确诊数月后死亡。甲状腺手术重要的并发症有两个：声带麻痹和甲状旁腺共能减退。声带麻痹并不总是引起声音上的明显变化，但可导致音量提高困难，气道在锻炼中可轻度代偿。如果声音有过度呼吸音，甲状软骨成形术有帮助。单侧麻痹在飞行中不受影响，如果声音交流是好的，不应停飞。双侧声带麻痹，在拔除管中可引起急性呼吸困难，需立即治疗。甚至最小症状的甲状旁腺机能减退，绝不会改善，不适合飞行。

甲状旁腺腺瘤很少出现在颈部包块，当血中钙浓度增高时才考虑。起决定作用的检查提示：增高的钙离子浓度，异常高的甲状旁腺素（PTH）。通过非损伤性成像定位腺瘤，最常用的是放射性跟踪技术，但难度较大。手术选择范围从双侧打开颈部探查到小范围的侵入技术。如果腺瘤界限清楚且成功切除，PTH水平稳定在正常范围，飞行不需要限制。

总结

耳鼻喉领域包括了多个系统和器官，在我们开始或继续飞行生涯之前必须是健康的。例如当内耳功能正常时，我们并未察觉它的存在，但如果功能异常，它会产生即发和失能的症状。同样应用于中耳和鼻窦，当这些结构的通气功能受损时，疼痛快速出现，如果未完全失能，一定会分散飞行员的注意力，影响飞行任务的完成。在航空医学实践中，警惕影响耳鼻喉区域的病变过程是至关重要的。

致谢

第三版的主要作者理查德霍特博士为第四版提供了出色的框架。他不能参与本版主要原因是根据美国空军预备役的规定，在中东服役。我们感谢他的贡献和服役。

张雁歌 译 吴 铨 校

参考文献

[1] Chen CY, Halpin C, Rauch SD. Oral steroid treatment of sudden sensorineural hearing loss: a ten year retrospective analysis. Otol Neurotol 2003;24:728-733.

[2] Wilson WR, Byl FM, Laird N. The efficacy of steroids in the treatment of idiopathic sudden hearing loss. Arch Otolaryngol 1980;106:772-776.

[3] Lieberthal AS, Ganiats TG, Cox EO, et al. American Academy of Pediatrics, American Academyof Family Physicians. Subcommittee on Management of Acute Otitis Media Clinical practice guideline. Diagnosis and management of acute otitis media. Pediatrics 2004;113:1451-1465.

[4] Takata GS, Chan LS, Shekelle P, et al. Evidence assessment of management of acute otitis media: I. The role of antibiotics in treatment of uncomplicated acute otitis media. Pediatrics 2001;108:239-247.

[5] Aggarwal R, Saeed SR, Green KJM. Myringoplasty. J LaryngolOtol 2006;120:429-432.

[6] Dal T, Özlüoḡlu LN, Ergin NT. The canalith repositioning maneuver in patients with benign positional vertigo. Eur Arch Otorhinolaryngol 2000;257:133-136.

[7] Strupp M, Zingler VC, Arbusow V, et al. Methylprednisolone, valacyclovir, or the combination for vestibular neuritis. N Engl J Med 2004;351:354-361.

[8] Tomooka LT, Murphy C, Davidson TM. Clinical study and literature review of nasal irrigation. Laryngoscope 2000;111:1867-1869.

[9] Benninger MS. Therapeutic choices in the treatment of acute community-acquired bacterial rhinosinusitis.Am J Rhinol 2006;20: 662-666.

[10] Scully C. Aphthous ulceration.N Engl JMed 2006; 355: 165-172.

[11] Brandfonbrener A, Epstein A, Wu S, et al. Corticosteroid therapy in Epstein-Barr virus infection. Effect on lymphocyte class, subset, and response to early antigen. Arch Intern Med 1986;146:337-339.

[12] Candy B, Hotopf M. Steroids for symptom control in infectious mononucleosis. Cochrane Database Syst Rev 2006;3:CD004402.

[13] Tynell E, Aurelius E, Brandell A, et al. Acyclovir and prednisolone treatment of acute infectious mononucleosis: amulticenter, doubleblind, placebo-controlled study. J InfectDis 1966;174:324-331.

[14] DeVault KR, Castell DO. Updated guidelines for the diagnosis and treatment of gastroesophageal reflux disease. Am J Gastroenterol 2005;100:190-200.

推荐读物

Bailey BJ, Johnson JT, Newlands SD, eds. Head and neck surgery-otolaryngology, 4th ed. Philadelphia: Lippincott Williams &Wilkins, 2006.

Brook I. Sinusitis. New York: Taylor & Francis, 2006.

Cummings CW, Haughey BH, Thomas JR, et al., eds. Cummings otolaryngology, 4th ed. Philadelphia: Elsevier Science, Mosby, 2005.

Jahn AF, Santos-Sacchi J. Physiology of the ear. New Haven: Singular, 2001.

Lee KJ. Essential otolaryngology, 8th ed. New York: McGraw-Hill, 2002.

Sataloff RT, Sataloff J. Hearing loss, 4th ed. New York: Taylor & Francis, 2005.

Snow JB, Ballenger JJ, eds. Ballenger's otorhinolaryngology: head and neck surgery, 16th ed. Lewiston: BC Decker,

2003.

Additional Reference Material

The American Society of Aerospace Medicine Specialists has made its Aerospace Medicine Practice Guidelines available at: http://www/asams.org/guidelines.htm Pertinent to this chapter are the guidelines for Acoustic Neuroma, Allergic Rhinitis, Cholesteatoma, Gastroesophageal Reflux Disease, M´eni`ere's Disease, Sinusitis, and Sleep Disorders. Other sources of information are the US Navy Aeromedical Reference and Waiver Guide (http://www.nomi.med.navy. mil/NAMI/WaiverGuideTopics/index .htm), the US Air ForceWaiver Guide(www.airforcemedicine.afms. mil/ waiverguide), and the US Army's Aeromedical Policy Letters. https://aamaweb.usaama.rucker.amedd.army.mil/ AAMAWeb/ policyltrs/Army APL

第十六章

航空航天神经病学

约翰 . D. 哈斯汀 John D Hastings

倾听患者给你的陈述，他们会把不适告诉你，如果你听的足够耐心，他们甚至会把你最想听的告诉你。

——瓦特 .C. 奥威尔茨（Walter C Alvarez）

一个不采集正确病史的医生和一个不能提供正确病史的病人同样糟糕，因为病人会接受到同样糟糕的治疗。

——不知名作者（Author Unknown）

在治疗中出现的巨大失误与医生的肉体和灵魂有关，尽管两者不能分开。

——柏拉图（Plato）

在医疗实践中，神经科医生被要求回答下列问题：

1. 患者诊断为神经系疾病吗？

2. 如果是，病灶在哪里？

3. 病理生理过程是什么？

4. 基本鉴定诊断是什么？

通过神经科病史、神经科检查、辅助研究、患者教育程度、训练和经验，神经科医生就能做出诊断。航空医生（aerospace medicine physician）（以下简称航医）会遇到与神经科有关的挑战，这些挑战与航空安全和进行适当的航空医学处置有关。无论是航空医务人员（aerospace medicine examiner）、航医，还是调度人员（regulator），都应对患者的航天或航空生涯做出判断。就个人而言，保障航空安全也是航医面临的永无止境的挑战，航医应肩负掌握标准及确保航空安全前提下放宽标准的责任。

在全部航天活动（操作）不太可能回避的情况下，需要重点考虑操作活动或任务性质的航空医学处置。航医必须考虑航天操作、潜在的长周期、相对于民航的军事行动、相对于乘组的单人行动及行动的性质等有关问题，对民航、私人、商业航线运输的要求也必须考虑。例如，具有典型特征的偏头痛有可能对全球快速部署的军事行动造成潜在危害，但还要考虑多乘员或单一飞行员执行任务可接受的风险。

当神经学问题存在时，航医应考虑如下问题：

1. 条件是一成不变的吗？如果是，功能性失能会到什么程度？

2. 条件是进展的吗？如果是，可预测还是不可预测？

3. 条件能成功监测吗？

4. 条件能导致突然失能吗？

5. 条件能导致完全失能吗？

对神经学失调飞行员进行航空医学处置上的失误，是仅仅根据有限的信息就做出了最大决定导致的。在神经学诊断方面，病史常常是最丰富的信息来源，神经科检查通常是正常的。辅助性研究包括实验室研究和神经影像学检查，有时还有复杂的研究，如心脏电生理研究。大多数情况下，病史是唯一的诊断手段，只需通过偏头痛、脑电图正常的癫痫样发作或短暂性脑缺血发作但无血管弥散（TIA）即可抓住病史的重点。

由于要根据所获得的医学记录和从其他人处采集的病史做出诊断，航医处于不太有利的地位。更有甚者，航医没有机会接触到个人或获得病史，当病史资料不全时还要付出额外的努力去获得信息。航医在观察急诊患者时，配偶、其他旁观者，或飞行同行的陈述对诊断和航空医学处置起到关键作用，追求完美的病史是做出航空医学处置的最好指导。

另一个在神经学诊断上需要重点考虑的是心理学因素作用。反映真实神经学疾病的症状常常纠缠情绪方面的抱怨，梳理出抱怨的属性对航医非常重要，而且，心理学影响对于神经学家面对大量共同障碍方面常常起着重要作用。偏头痛、晕厥、每天发作的慢性头痛对情绪的影响也起了示例作用。

本章不针对没有神经系统疾病的个体，也受到神经学影响的人群。这些影响可能对航空安全造成危害，从而导致暂时性或永久性丧失飞行资格或飞行操作方面受限。

以下章节将使用这些原理对航空医学鉴定中遇到的特殊神经学问题进行说明。

发作性障碍

发作性神经病学障碍包括偏头痛、募集性（丛集性）头痛、TGA（短暂遗忘）、晕厥、癫痫、单纯性发作和眩晕。潜在的障碍会造成飞行员突然失能，成为航空医学关注的重点。有些障碍可造成永久性失能，但另外一些障碍可通过治疗和限制活动而得到功能适应。眩晕将放在第15章讨论。尽管"中枢性"眩晕的发生与脑干疾病有关（例如多发性硬化（MS），或血管缺血性疾病），但大多数突发性眩晕表现为外周性前庭通路发病。

偏头痛

偏头痛很常见，在妇女和儿童中的发病率为17%和6%。一般症状包括单侧性（以一侧为重）、搏动性、恶心、呕吐、畏光、恐声、虚脱。偏头痛患者通常喜欢呆在黑暗和安静的房间里，随着症状的缓解可进入睡眠。头痛可持续数小时到数天，并且通常伴随虚脱感，随头部移动会遗留疼痛。尽管偏头痛可以自发，但有很多事件可加速其发作，包括睡眠剥夺、饥饿、太阳下暴晒、疲劳、心理因素、口服避孕药、暴饮暴食、酒精和情绪应激。偏头痛患者是追求完美和生活有序倾向性格的人。家族史阳性的病例占60%。偏头痛可发生于任何年龄，但常发生于少年儿童，有时可进入缓解期，多年以后又出现症状。

普通偏头痛，会出现无先兆头痛。典型的偏头痛中，会出现先于头痛的15～30分钟的视觉先兆，被描述为闪光或火花，视野出现偏盲、着色和万花筒样光环，或"之"字样光，"人"字样光感等缺失。一个重要诊断特征是视觉先兆阳性，意谓着光出现（缺血性偏头痛是以光缺失视觉现象呈"阴性"为特征的），非视觉先兆也会出现，如面部和手部麻木或语言表达困难等症状。

第三种偏头痛是"偏头痛等同发作"（偏头痛变异、畸形偏头痛），这种类型的偏头痛先兆不伴头痛发作。变异性视觉偏头痛超过40岁并不常见,有时由于脑血管疾病会被误诊为 TIA(短暂性脑缺血发作)。

稀有类型偏头痛包括"复杂性偏头痛",例如伴有卒中的偏瘫性偏头痛,伴有眼球运动神经瘫痪的眼肌麻痹性偏头痛和伴有共济失调和意识模糊的基底性偏头痛。

依据偏头痛在特殊人员身上发作的特征和对操作活动的考虑,偏头痛可能需要或不需要航空医学重点关注(例如相对于民间的全球部署飞行任务),为了指导航空医学处置,航医应考虑下列因素,包括:①前驱症状 (先兆):一些偏头痛患者会经历一个从数小时到几天的前驱症状,以不舒适感、焦虑、恐惧或全身症状为特征,前驱症状可防止飞行员参加飞行活动。②诱发因素:很多偏头痛患者会报告特殊诱发因素,如果能够避免,可以减少偏头痛发作风险甚至排除发作可能。这些风险因素包括情感应激、多重任务超负荷、睡眠剥夺、禁食、过饱、酗酒、月经和其他可诱发事件。③偏头痛先兆:为小的先兆或者有明显的功能性受损。例如当视野远周边出现碎片样闪光时,会出现轻度不连续口周和指尖单侧感觉异常。患者会出现交替、完全性同侧偏盲或显著失语。④发作速度:有些偏头痛发作迅速,15 ~ 30 分钟内伴呕吐和虚脱。而其他一些则发作缓慢,起初可能只是抱怨一只眼不舒服,但不会发展成几个小时后的严重头痛,飞行期间发作时需要正确评估这些情形。⑤发作频率:偏头痛发作的随意间隔很宽泛,可以从几天到几年,甚至几十年。每个月都发生严重偏头痛的才被引起关注。每年只发生 2 次的远不会引起担忧。⑥急诊治疗措施:如果早期服用阿司匹林、非类固醇消炎药 (NSAIDs)、对乙酰氨基酚可有效控制病情。这些在航空环境下是可接受的。曲坦类化合物在限制与飞行有关的时限后可以使用。抗惊厥药、麻醉性止痛药、含有巴比妥成分的止痛药都被

禁止使用。⑦预防性治疗:偏头痛预防性用药包括 β 受体拮抗剂、钙通道阻滞剂、抗惊厥药和抗抑郁药,包括三环类选择性五羟色胺再摄取抑制剂。β 受体拮抗剂和钙通道阻滞剂在航空方面是可接受的,其他的药物由于对中枢神经系统有潜在影响而被禁止使用。

考虑到偏头痛的易感性,对大多数个体的诊断不必下不合格结论。考虑到对个体偏头痛特征的早期提取,可以进行基于航空环境的航空医学处置。

丛集性头痛

真正的丛集性头痛,早期称为组胺性头痛或叫霍顿性头痛 (Bayard. T. Horton),有非常明显的临床特征。"丛集性"这个词是指持续时间从几周到几个月的连续头痛。随即伴发的症状会间隔几个月到几年,甚至更长时间。每次头痛发作对患者来说都是一样的。临床症状包括突然发作,1 ~ 2 分钟内达峰值,疼痛位于单只眼的后部,单侧鼻音加重,虚脱、红视、流泪,可能出现霍纳氏综合征(上睑下垂、瞳孔缩小),剧痛会持续 30 ~ 40 分钟,并伴随症状的迅速缓解。头痛可以在每天的相同时间准时发作,在每天发作一次或更多次头痛一段时间以后,这种丛集性头痛宣告结束,患者也由此获得了解脱。

治疗丛集性头痛可用麻醉性止痛药和其他止痛药如碳酸锂,有时也常用氧 (有效的血管收缩药)。丛集性头痛在发作期间出现剧烈头痛和需要止痛药治疗时,应下不合格结论,但是,丛集性头痛一旦停止,并长时间得到缓解,通常允许飞行合格。

其他头痛

这些头痛尽管不包含在发作性异常当中,但大多数为每天常见的慢性头痛,以前是指紧张性头痛。这是一种经常发生的头痛(每天或几

乎如此），常常会自己减轻，使人不得安宁，但不会失能，也不需要治疗，可以是躯体类型的一部分。一项研究表明，46% 的患者主诉有源于内源性抑郁的慢性头痛。如果当前的问题没有解决，那么目前使用的治疗性药物一般都会影响航空医学资格（麻醉性或含有巴比妥类的止痛药 / 抗抑郁药 / 安定药）。

短暂遗忘（TGA）

TGA 是以严重顺行性遗忘和逆行性遗忘为主要特征的奇异现象，最初描述于 1954 年。TGA 是一种在 24 小时内消退的大脑遗忘状态。与意识模糊状态的区别是 TGA 的个体稳定性、意识知觉水平、复杂工作能力未受到损害并保留。严格的诊断标准包括被亲眼目睹过能力的展示、有明显的顺行性遗忘、时刻保持警醒警觉、有超出记忆能力的意识水平、缺乏局灶性症状但神经学检查无异常、（对短暂记忆的事情）24 小时内消退。

尽管某些研究表明 TGA 发生于 5 ～ 92 岁，但 90% 的病例发生于 50 ～ 80 岁范围。大多数患者遗忘的间隔时间在 4 ～ 6 小时，逆行性遗忘的间隔时间范围从几小时到几个月不等，到恢复的时候，永久性逆行性遗忘的间隔时间可以缩小到 1 小时。

诱发 TGA 的环境条件包括冷水浸泡、性交、痛苦体验和医疗过程。极少数情况下血管造影术与肌体劳累有关的占 18%，与情绪应激有关的占 14% ～ 44%，与偏头痛有关的占 25% ～ 33%。

TGA 发作时，病人会出现失去时间和地点的定向，但是仍保留个体的一致性。反复提到的一个问题是，患者在完成一项精细的且十分熟悉的工作，比如驾驶飞机，会诱发 TGA，这也是固定不变的特征。超过 50% 的患者发生偏头痛样疼痛时均与 TGA 有关。

磁共振成像技术（MRI）显示，TGA 发生时单侧或双侧颞叶内侧超灌注。实验表明，大脑皮层出现了缓慢的皮层抑制扩散。有趣的是，一个相似的皮层抑制扩散机制已经用于推定偏头痛先兆。尽管有报道，超过 5 年的复发率是 3%，但大多数 TGA 患者是单一发作。经常需要依靠特殊的诱发因素进行航空医学处置，也经常依靠一定时期内对随机症状的观察来进行处置。霍杰斯（Hodges）的专著对 TGA 进行了详细的综述和讨论。

晕厥

当讨论有关意识障碍时，病史在神经学诊断方面的重要性非常明显。将发作（癫痫）与晕厥区分开是航空医务人员面临的永无止境的挑战（一般疼痛性发作与昏厥的区分）。错误的诊断会对飞行员造成严重的影响。直到目前，1/3 的晕厥患者因伴有抽搐而被错误诊断成癫痫。

晕厥的本质是意识丧失和自身恢复引起大脑超灌注后的体位失调。在接近晕厥（晕厥前）时，发生过程是不完全的（或许被代偿性动作阻止，比如坐下），意识可部分保留。

晕厥很常见。弗莱明翰姆（Framingham）的研究表明发生率超过 3%。约 75% 平均在 26 年间发生过一次。一项对 3000 名平均年龄 29 岁的健康美国空军人员的研究报告显示发生过晕厥的占 2.7%。

Flier 在 1942 年出版的一本医学手册（合著者为 Grow or Armstrong）中有关"飞行适应性"的文章中提到，低血压人群占 2.5% ～ 5%，这种现象在炎热气候中更常见。通常表明人具有双重体质。他们通常体重不足、扁平胸、收缩狭窄、扩张不够，经常抱怨倦怠无力、头晕、眩晕和表现出晕厥倾向。除此而外，对晕厥再没有其他可供参考的资料。

由于体内环境的损害而发生晕厥，外周血

管平滑肌可保证心脏输出调节、循环血量和外周阻力处于正常平衡状态。当人站立时，70% 的循环血量位于心脏或心脏下部。重力可使 500 ~ 800 mL 血液聚集于较低的肢体末端血管床中，此时，中心静脉压降低 3 ~ 5 mmHg，血容量也达到发生"卒中"时的 50%。这种结果会降低压力感受器的刺激，导致包括交感活动增强和副交感活动抑制的代偿机制发生。心率增加至 10 ~ 25 次 /min，交感传入至小动脉使外周阻力增加，可维持平均动脉压以确保内环境的稳定。突然的疼痛、恐惧和列其他诱发事件可瞬间破坏微弱的内环境平衡机制，随后晕厥就发生了。血管迷走性晕厥这个词是由刘易斯（Lewis）在 1932 年提出的，是指外周血管收缩能力丧失（外周阻力丧失）和心脏功能抑制（迷走神经张力过强引起的心动过缓）双重机制诱发的晕厥。当时文献中此词的含义与神经介导、神经调节、神经心脏性晕厥是同义词。刘易斯（Lewis）认为外周阻力的丧失是大多数晕厥的最主要机制。血管减压性晕厥提示发生低血压时不会有明显心动过缓。心脏抑制性晕厥是指由迷走神经张力过强介导的以心动过缓为主要机制的晕厥，这是临床上的重要区分标志。

心脏抑制性反射功能很强，表明心理性刺激可导致室性停搏和纤颤。相对于血管减压性晕厥，心脏性晕厥是突然发作的。心搏停止时，人处于直立位，几秒内即可发生晕厥前症状，6 ~ 8 秒内即发生意识丧失。在恶性心脏抑制性晕厥中，受伤和突然死亡是附加风险。

当评估晕厥时，航医必须先问询：是晕厥吗？还是其他？下例病史要点有助于准确诊断：

1. 体位：当患者处于直立位时，会特征性地发生晕厥，坐时很少发生，而躺着几乎不会发生。癫痫发作不考虑体位。

2. 先兆过程的长短：血管减压性晕厥（非心脏性）通常有 2 ~ 5 分钟的先兆过程，一般有不舒服感、热感、焦虑感和眩晕呕吐感，随之渴望有冷空气和通风换气来缓解。相对而言，如果出现癫痫发作先兆，持续时间很短暂。

3. 前驱症状：提示视网膜缺血的视觉主诉，包括颜色变暗，出现黄色、白色，漂白现象，黑幕现象或视野缩小（管状视野），这些表明晕厥的发生存在脑外机制。呼吸性前驱症候可能包括哈欠或深呼吸。胃肠症状包括胃排空、空腹或疑似上腹部异常。常见焦虑、口干、前额和手部湿滑，在收缩压超过 70 mmHg 时可能会发生眩晕和头晕，但不会像真发生晕厥那么重，不会发生环境或躯体的旋转。

4. 晕厥样发作：晕厥是一个短暂过程，持续 10 ~ 15 秒，轻度或无意识模糊。这是一个低张力而非刚性视野苍白样（视野出现白颜色丧失，甚至出现蓝色）事件（晕厥样嗜睡）。会发生呼吸变浅，但自我察觉不到，意识恢复迅速。发生晕厥倒地的患者可迅速站起来，但只能重复一次发作，这是诊断血管迷走性晕厥的特征。

5. 伴随抽搐和尿失禁：在晕厥试验中，当晕厥发生时，EEG 背景频率变慢、波幅降低甚至变平坦，缺乏背景活动。10% ~ 15% 的晕厥患者会发生脸和手的短暂肌痉挛性反射，身体呈强直样姿势，或发生其他短暂癫痫样发作活动。这些现象是晕厥发作时伴随抽搐的主要内容，但不是癫痫发作。癫痫发作是以神经元过度放电为特征的，而不是皮层活动的缺失。伴随的抽搐更多地反映功能性去大脑状态。另外约 10% 的晕厥患者经历过尿失禁，如果合并抽搐，有可能导致 1/3 的病例被错误诊断为癫痫样发作或癫痫。

6. 晕厥发生背景：晕厥事件的发生主要与环境有关。但遗憾的是，情绪上的心烦意乱、药物的使用、饮酒、躯体疲劳、脱水、治疗过程，或其他诱发事件都可能出现。有可能的话，航医在已经确定晕厥确实发生了的同时，还必须尝试确定诱因和发生机制。表 16-1 列出了晕厥的潜在诱因。

表 16-1　晕厥潜在的诱因

晕厥潜在诱因的分类
反射介导的血管运动不稳定性
血管迷走性（神经心脏性的，神经介导的，神经调节的）晕厥，普通头晕
情景性晕厥（与特殊环境有关）
咳嗽性晕厥
打喷嚏
吞咽
排便
排尿后晕厥
举重
训练诱发的
小号演奏员
Mess 戏法
Valsalva 动作
医疗过程：体检（眼 – 眼迷走神经，耳等），静脉穿刺，泌尿生殖器或胃肠的仪器检查等。
泡澡或淋浴
直立位的 / 去自主的
原发自主性功能丧失（自主性神经病，CNS 障碍）
继发自主性功能丧失
用药，酒精
长病程疾病，长期卧床
血容量减少（失血，脱水）
心输出障碍
梗阻性疾病：主动脉狭窄，自发性主动脉下肥大性狭窄，肺狭窄
泵血功能障碍：心肌梗死，冠状动脉疾病，心肌炎
心脏节律障碍
心动过速
心动过缓
混合型节律紊乱：窦房结疾病（过速 / 过缓），综合征
精神疾病
其他疾病
颈动脉窦性晕厥
舌咽神经痛
贫血
原因不明

引用自 Benditt DG, Lurie KG, Adler SW 等人《血管迷走性晕厥的病理生理》一书中的表 1，3；Kapoor WH 的《晕厥病因学中神经心脏性病因的重要性》一书中的表 1，56；参考 Blann JJ，Benditt D, Sutton S, eds 等《神经介导的晕厥：病理学研究与治疗》。Bakken 研究中心系列刊物，第 10 卷，Armonk, NY: Futura, 1996; with permission. CNS，中枢神经系统

幸运的是，50% 以上的晕厥是良性的，并没有归于疾病一类。仔细的病史采集和体检表明，25%～35% 的头晕患者是由晕厥引起的，而 75% 的患者只是发现了诱因。有 5% 至 10% 的患者通过基础实验室检查（完成血细胞计数，化学分析）和 12 导联心电图（ECG）检查可以得到答案。进一步的研究需要得到病史和体检结果的参照，有可能使我们转向针对心脏的研究，比如超声心动图、Holter 监测、移动监测或者高级电生理研究，脑 MRI 和 EEG 研究没有帮助。

当最初的研究不能给出解释时，头直立位倾斜床（HUT）试验在评价晕厥上可能是有帮助的。受血管迷走性机制的支持，HUT 可在 50% 的不明原因性晕厥患者中检出阳性病例，但是，不用药物研发，HUT 的假阳性率几乎达 10%，而使用药物诱发（一般使用硝酸甘油）后可提高 27% 或更高。假阳性试验导致临床晕厥发作患者的错误诊断。其他的失误包括 HUT 的倾斜角度不标准、倾斜时间随意变化、缺乏可重复性等。HUT 在常规晕厥评估中没有被作为推荐项目。

赞成对大多数良性的，几乎不可能在飞行中复发的晕厥进行航空医学处置。通过适当的检查，排除晕厥的严重诱因，再经过一个时期的随机症状观察，可提供进一步的把握。

发作障碍

癫痫样发作、抽搐性发作和癫痫是同义词。癫痫样发作是不正常的、阵发性的大脑神经元过度放电。癫痫是以复发倾向（2 次及以上）为特征的缓慢发作性疾病，不需要诱发。80 岁人群，癫痫的累积发病率在 1.3%～3.1% 之间。青年人群，最高发病率超过 20 岁，而老年人要超过 60 岁。有 2/3 的患者为自发性癫痫。

不是所有癫痫样发作都是癫痫。发作的阈限是由人的体质和遗传决定的。如果超过这个阈限，就会导致一次临床事件的发生。这个阈限可随着一天的时间变化、激素影响、睡眠剥

夺和其他因素而波动。电解质紊乱（例如严重的低血糖或低血钠）、感染的过程（例如，高剂量青霉素引起的肺炎球菌性脑膜炎）、长时间停搏导致的心脏搏停和由此产生的大脑缺血均会引起急性症状性发作。当接受药物治疗时（三环类抗抑郁药，安非他酮、茶碱和其他药物），低发作阈限的人均可出现发作。另外，一些确认患上癫痫的人可以达到永久性的缓解（例如表现为颞中部棘波的良性儿童性癫痫）。

出于航空医学目的，对癫痫样发作做一简单分类是适当的，见表16-2。我们可以从几乎一半的病例中得到癫痫样发作概括，从剩下的人群中得到部分性发作概括。而全身性发作伴随全部大脑皮层的自发异常放电，就像名字暗示的那样，部分性发作（旧的命名为局灶性发作）起源于大脑皮层分散的区域，表明部分性发作必须给出脑损伤的鉴定（瘢痕、肿瘤、脓肿、腔性血管瘤、其他损伤）。

简单部分性发作患者的意识可保留。一只手的限局性抽搐可能是由于大脑皮层对侧损伤引起的。但患者仍保留警觉性，能够进行活动，随着发作的停止，一般不会遗留后遗症。

复杂部分性发作患者的意识受到损害或丧失。复杂部分性发作前，通常伴随一个被描述成各种类型的先兆，如似曾相识经历、嗅或尝到了不舒服的味道（嗅觉先兆）、强迫性思维、色彩鲜艳的视觉记忆或自我分离感，均可以在发作前出现。患者可能做出像反复咂嘴、咀嚼、手或身体出现笨拙或摩擦桌子这样的刻板动作。对周围事物的感知既可能受损也可能丧失，但意识既可能丧失也可能保留。

任何部分性发作都可能波及邻近的皮层区域，甚至波及中线结构较深的部位，并投射到大脑皮层的全部区域，随之爆发一次全身强直-阵挛性发作（大发作）。例如，一次限局性发作从早先提到的一只手开始，逐渐扩展到前臂、上肢、脸和腿（杰克逊癫痫，由Hughlings Jackson描述），随后出现令人虚脱的大发作，这是对部分性发作的辅助概括。

全身性强直-阵挛发作前会出现10～20秒的强直状态，简言之呈屈曲状。表现为双上肢抬起，外展，肌肉僵直，双肘部分屈曲呈外旋状，腿部运动较少。眼睛保持睁着，但眼球向上方偏斜，伴颈背肌紧张，也可伴有"痫叫"，这是由于呼出的气流压迫部分关闭的声带引起的。随后上肢和腿伸开，并伴呼吸暂停和面部发绀。当强直收缩真正地呈节律性缓解时，发作进入慢性期。随着松弛期的延长，阵挛性反射的频率会下降，常见咬舌和尿失禁。

癫痫大发作以伴随后续状态为特征，通常包括打鼾式深睡眠。患者意识恢复后还伴随有意识模糊和觉醒过度状态，并逐渐清醒，常见恶心、呕吐、头痛。剧烈的肌肉抽搐引起躯干和末梢肌疼痛和敏感，也可发生肩关节脱位或脊柱压缩性骨折。患者想睡觉，等醒来时已忘记发生的事情。

小发作（失神发作）可代表全身性发作的其他各种类型，常发生于儿童，以短暂失神伴（或不伴）有肌阵挛反射和交替性肌紧张为特征。最具代表性的特征是瞬间意识丧失，并伴有2～3秒的重复眨眼。患者会迅速恢复正常活动。如果这种反复发作是短暂的，患者可能意识不到病情的发生。

在评估一次或多次晕厥时，仔细询问病史是最重要的。在急诊时，旁观者的描述可能是最重要的部分。辅助医疗人员和抢救人员的记录、详细的急诊室记录、医生的评估和护理日志都可在确诊方面提供重要的详细信息。个人史、家族史、用药和社会关系史、饮酒史和物质滥用也都非常重要。

成年人癫痫样发作的评估，必须包括大脑钆元素和钆元素示踪的脑部MRI，以及睡眠剥夺觉醒 EEG 和睡眠 EEG。即使有对照组，仅凭计算机断层扫描（CT）是不够的。因为颞中部硬化、错构瘤或空洞畸形可能被漏诊。仅记录觉醒的 EEG 是不够的，因为有些癫痫样放电活动只能在睡眠中才能记录到。对可疑患者可以使用光刺激诱发反射引起发作（光敏性癫痫）。需要重点指出的是，40% 以上的癫痫患者一生中的 EEG 都有可能是正常的，因此再一次强调病史的重要性。

显然，对癫痫发作或有发作问题的患者做航空医学处置时需要详细的评估。发热引起的发作史并不意味着有慢性发作的可能。有些发作患者在成年期可完全缓解，例如颞中棘波的良性运动型癫痫（Rolandic epilepsy，罗朗多型癫痫）。急性症状性发作的患者不会隐匿慢性发作的可能。全面的神经学评估辅助随机发作期和随机用药期的观察，就可以做出医学鉴定。

单一发作

如果不伴随第二次诱发事件，单一无诱发癫痫样发作不属于癫痫。首次癫痫发作的患者需经过明确、全面的医学和神经学评估。

单一、无诱发事件的癫痫发作复发风险程度与风险因素有关。热性或癫痫样发作史是在首度风险因素提高时发生的，就像远期神经学损伤或者以前的急性症状性发作史一样。异常的神经学检查或异常的影像研究与风险因素反复增加有关。EEG 异常是非常重要和特异性的表现，风险因素占非特异性 EEG 的 30% ~ 40%，占正常 EEG 的 25%。

超过 5 年、无风险因素、反复发作的单一、无诱发事件的癫痫占 26% ~ 33%，以后几乎接近正常人群的发病率。因大多数患者治疗无效，很多癫痫学者不主张对首次发作和无风险因素的患者进行治疗，这对 5 年期的随机发作和随机用药观察的飞行员很重要，对重复航空医学

鉴定可能要加以考虑。

抗惊厥治疗可以延缓进程，这期间的继发性发作满足癫痫的诊断标准（2 次或更多次的非诱发发作），继发发作的复发风险可提升至 37%。

脑血管疾病

在美国，卒中是第 3 位的死亡诱发因素，也是最主要的致失能因素。美国每年几乎有 700,000 人发生卒中，其中 200,000 人是复发病例。几乎 85% 的病例是缺血性的，而剩余的是出血性的。

缺血性卒中

缺血性卒中可以根据对局部脑损伤的性质、类型和病灶定位的推定作出分级。主要分类包括大动脉血栓样梗阻（颅外、颅内，或心脏性血栓）、小血管疾病、其他原因（术后血凝过高）和不明原因性卒中。

20% ~ 30% 的卒中是心脏栓塞性的，15% ~ 25% 的病例是由于大血管疾病引起的，其中 75% 病例原发于颅外（颈或椎动脉、大动脉），其他起源于颅内大血管（大血管颅内段，大脑基底，前、中、后动脉及主要分支），起源于小血管的腔隙性卒中大约占 20%。凝固性障碍导致的卒中占 1% ~ 5%，无明显诱因的卒中（原因不明性卒中）在患者中也占明显比例。航空医师必须搞清楚一级预防、二级预防，显著功能性失能程度的评估，复发风险的鉴定等问题。

卒中的非可变风险因素包括年龄（超过 55 岁的每隔 10 年，风险成倍增加）、性别（男性高于女性）、种族（美国黑人和西班牙裔的风险高于白人）和遗传（有家族史的风险增大）。

有明确证据的可变风险因素包括外周性 TIA/卒中、高血压、糖尿病、吸烟、脂质代谢障碍、心脏疾病、心房颤动、无症状性颈动脉狭窄。

没有得到完全科学数据支持的其他因素包括酗酒、药物滥用、缺乏锻炼、营养不良、高凝状态、高同型半胱氨酸血症、激素替代治疗和口服避孕药。

卒中的一级预防包括对可变风险因素的高度关注，其中包括治疗高血压、体育锻炼、解决因饮食和／或用药引起的脂质代谢障碍问题；戒烟、限酒，治疗心脏疾病和明确的非症状性颈动脉狭窄。如果发病，对糖尿病进行严格的管控是非常重要的。

缺血性卒中发生时的二级预防包括可变风险因素的鉴别和降低风险因素。高血压可造成各种类型的缺血性卒中。亚型包括动脉粥样硬化、小动脉脂质透明变性、心功能障碍。对高血压的有效单一管理可减少 70% 的发病率。在一项系列化试验中，哌林多普利和吲达帕胺合用可减少 43% 的卒中发病率，而不用考虑原始血压。国际联合委员会在有关高血压的检查、评估和治疗的第七次报告（JNC-7）中对高血压作出如下分期：收缩压不超过 120 mmHg，舒张压不超过 80 mmHg 为正常；（120 ~ 139）/（80 ~ 89）mmHg 为高血压前期（正常高值血压）；（140 ~ 159）/（90 ~ 99）mmHg 为一期高血压；160/100 mmHg 或者更高为二期高血压。对有前期高血压的建议是改变生活方式，其中，包括控制体重、体育锻炼、减少盐的摄入。在改变生活方式的同时，指南还建议使用噻唑型利尿剂，对一期高血压或许可以合并使用一种其他药物。对二期高血压更多的是两种药物合并使用（噻唑型利尿剂与转血管紧张肽酶抑制剂、或转血管紧张肽酶受体抑制剂、β 受体拮抗剂、钙通道阻滞剂合用）。

高脂血症可提高卒中风险的发病率。尤其是与颈动脉有关的卒中。美国卒中协会（ASA）的指南建议采用国家胆固醇教育项目指南。该指南对改变生活方式、饮食以及伴有胆固醇升高、合并心脏疾病或原发粥样硬化患者的治疗提出忠告。

糖尿病是卒中的最明显风险因素，占缺血性卒中患者的 15% ~ 33%。另外吸烟也是缺血性卒中的独立高风险因素。一般认为，在全部卒中亚型人群中，酗酒可增加卒中的发作风险。而对于一个中度饮酒者来说，或者有保护作用。比如每天喝 1 ~ 2 盎司的酒，目前还没有完整的报告证明对肥胖者和缺乏体育锻炼的人有害。

ASA 指南倡导对伴有严重颈动脉栓塞（70% ~ 99%），有症状性的（TIA 或卒中）患者行颈动脉终末血管切除术，入选的栓塞患者占 50% ~ 69%。非症状性颈动脉栓塞采取跟踪观察再合并治疗。没有入选的颈动脉栓塞患者中，65 岁以上的男性占 7%，女性占 5%，均超过 50%。60% 以上的颈动脉栓塞患者的卒中风险发生率每年接近 2%，心肌梗死发生率每年接近 5%。对非症状性颈动脉栓塞的治疗存在争议。多迪克（Dodic）等人建议，对医学体征稳定、栓塞达到 80% 的非症状性颈动脉栓塞患者可施行颈动脉终末血管切除术。对栓塞超过 80%、希望存活 5 年的患者也可施行。而外科医生从这些患者处得到的周期性复发主诉率不足 3%。美国神经病学会推行的临床医师指南对年龄在 40 ~ 75 岁之间、栓塞达 60% ~ 90% 的患者的手术指证参数提供了支持。

房颤与心脏栓塞性卒中的显著风险有关。实验表明，通过调整法华令剂量治疗的患者，相对风险可减少 68%。每年的卒中纯发生率可从 4.5% 降至 1.4%。

鉴于一线和二线预防机制以及对神经后遗效应功能性损害的评估，航医必须致力于航空医学处置方面的复发风险问题的研究。

就全部风险而言，患缺血性卒中的人在 5 年内的复发风险可达 30%。一项北曼哈顿人卒中研究表明，包含混合种族（黑占 40%，西班牙人占 26%，白人占 26%），年龄超过 39 岁的 5 年复发率是 25%，存活要好于腔隙性卒中。德哈隆 Dharoon 等人报告，卒中超过 5 年的复发率是 18.3%（平均年龄 69.7 岁，平均随访 4 年）。一项社区卒中研究报告表明，10 年期间第一次复发是 43%，也是最高的。在第一次复发以后，再次复发的，每年平均有 4%。在全部的 328 名患者中（69% 是缺血性卒中），第 1 年内复发的有 30 人，34 人超过 9 年。卒中复发的预见因素包括年龄增大、房颤、酗酒、出血性卒中、出院时发生高血压。一项针对西班牙人的研究表明（平均年龄 75.4 岁），5 年的累积发病率是 26%。其中年龄是重要预见因素。一项针对英国人的研究表明，5 年内的复发率是 16.6%。

复发随卒中的类型而变，是航空医学处置中需要重点考虑的。在对 178 名腔隙性卒中至少 10 年的随访中，发现复发率是 23.5%（年复发率是 2.4%）。

与成年和病因学因素相比，对年轻人的卒中复发关注度较低。在对 95 名年龄不超过 45 岁的患者 5 年随访中，有 4.7% 的患者复发。在一项针对 428 人，年龄在 15 ~ 44 岁的巴尔的摩 - 华盛顿地区联合青年卒中研究中，有几乎 34.3% 的首发患者是原因不明的。另外有 18.7% 的虽无可疑原因，但至少有一项是可疑的。明确的诱因包括心脏性栓塞（31.1%）、出血性 / 其他诱因（19.8%）、血管病理性非动脉粥样硬化（11.3%）、药物滥用（9.4%）、偏头痛（1.4%）。大血管动脉粥样硬化只占 3.8%。在一项针对 15 ~ 45 岁，第一次发生缺血性卒中的 272 名西班牙青年人研究中，第 1 年的年复发率是 3.6%，随后降至 1.7%。在一项针对 60 名意大利人，年龄在 17 ~ 45 岁，患有 TIA 或缺血性卒中的研究中发现，平均每隔 6.1 年的复发率是 7.4%。

不明原因的缺血性卒中（隐匿性卒中），在卒中中占有明显比例（30% ~ 40%）。从

Medlind 检索 1966 ~ 2004 年有关脑血管障碍的文献，可得到 170 000 多条结果。这表明 10 年内医学信息成倍增加。为航空医学处置寻求最佳证据的航医必须考虑获得所学医学专业知识以外的大量证据，必须遵循利用最好的证据作出个人判断的理念。擅长脑血管疾病研究的哈佛大学神经病学教授路易斯·卡普兰（Louis Caplan）提出下列建议："我一直倾向于卒中是特异性的提法。卒中复发风险、卒中后发作、心脏性风险是随个体的病因学、疾病性质、病灶而变的。我只是把建议写出来，并非定一个通用规则。但是，对每一个病例都要作出评估——最好是由一个擅长卒中研究的专家小组来进行评估"。

出血性卒中

与高血压有关的脑内出血（脑实质内动脉出血）占病例的 72% ~ 81%。出血部位包括脑桥、小脑、基底节和脑叶（皮质下的白质）。常见死亡或严重的失能，通常不能恢复飞行。

脑内出血的非高血压因素包括血管畸形，例如硬膜下血肿或动静脉畸形、使用安非他命、脑淀粉样变性、血管炎和转移瘤引起的出血。从乳房和肺转移来的恶性黑色素瘤是排位第三的脑转移性损害，出血很常见。

脑内出血的预后并非总是很差，通过对风险因素的鉴别或理想的外科手术治疗，可以完全恢复。对高血压的审慎治疗能减少复发到可接受水平。完全切除血管畸形对脑内出血可能治愈，但必须解决癫痫发作问题。尽管大多数畸形以出血形式存在，但有相当比例（32%）与癫痫发作有关。癫痫发作倾向与包括皮层在内的严重畸形有关。尽管完整的外科手术切除可排除出血的可能，但有可能遗留起源于周围神经组织的癫痫发作，只能下飞行不合格结论。

颅内动脉瘤

非外伤蛛网膜下腔出血的最常见原因是颅内长期动脉瘤破裂，病例占80%。经尸检证明，直径超过3 mm的动脉瘤发病率是4%。动脉瘤通常起源于脑基底的主要动脉（威利斯willis环），是由于动脉壁肌层先天性损伤和退行性变共同引起的血管内弹力层损害。发生于前循环（分布于大脑前动脉和中动脉）的病例占80%以上，混合型占31%。动脉瘤破裂的死亡率是23%，超过50%的存活者表现出显著的能力丧失。

如果一个动脉瘤能从血管上手术剥离并无残留，患者能够被治愈。术后3～12个月行常规经股动脉大脑血管造影术可证明治愈。在进行动脉瘤手术时（例如梭形动脉瘤、broad-necked动脉瘤）可使用夹闭术和包埋、灌胶等非手术方法，尽管可使瘤体缩小，但仍遗留有出血的危险。

航空医学评估人员主要关心神经病学遗留损害，可能包括局限性神经病学损害或认知损害。据此航医需要进行仔细的神经病学评估，通常要进行为期一年的观察。

尽管使用多种方法，血管造影术有时也不能显示出血灶。如果一位自发性蛛网膜下腔出血患者一年内没有复发，其进一步出血的危险会降低到可接受的水平。

外伤性脑损伤

外伤性脑损伤（TBI）是20～55岁年龄组神经病学失能的常见原因，飞行员也经常碰到。航空医学评估人员更关注持续性神经病学遗留损害的可能性，而不是疾病的紧急处置。评估TBI飞行员的必要性包括对TBI性质和严重程度的鉴定。

医学检查可揭示TBI的本质。脑震荡是由于头部遭受撞击引起的，没有组织损伤的证据。它以短暂意识丧失或改变为特征（几秒至几小时），但是可发生显微镜下损伤、出血性瘀斑、轴突球样萎缩性病变、水肿。脑挫伤、弥漫性水肿破裂、外界物体穿透伤、脑基质间出血（脑内血肿）均可导致脑实质的明显损伤。另外由于挤压和疝形成机制，脑实质外出血（硬膜下或硬膜外血肿）可导致脑损伤。

用格拉斯哥量表（Glasgow Coma Scale，表16-3）和创伤后遗忘症持续时间（PTA）（表16-4）可评定TBI的严重程度。TBI的格拉斯哥评分在13～15分表示轻度，9～12分为中度，低于3～8分为严重。当格拉斯哥评分和PTA持续时间能共同为临床的急性恢复期提供依据时，航医就能准确地判断TBI的严重性。格拉斯哥评分低于9分和/或PTA持续时间超过24小时的患者，应高度关注有持续性神经病学损害的可能。

TBI后遗症包括脑震荡综合征、局部神经病学功能丧失、神经心理学后遗症、创伤后癫痫（PTE）。

表16-3 格拉斯哥评定量表

睁眼	E（评估分值）	最佳语言反应	V（的分值）	最佳运动反应	M（平均分值）
自主性	4	定向力和交谈	5	可按照医生指令	6
对声音有反应	3	意识混乱	4	可指出疼痛部位	5
对疼痛刺激有反应	2	用词不当	3	躲避疼痛	4
无反应	1	发出无法理解的声音	2	去皮质反应（屈曲姿势）	3
		无回答	1	去大脑反应（过度伸展）	2
				无反应	1

E+V+M=3～15分

表 16-4　创伤后遗忘症（PTA）

创伤后遗忘症（PTA）	持续时间
轻度脑损伤	0～1 小时
中度脑损伤	1～24 小时
严重脑损伤	1～7 天
重度脑损伤	＞7 天

脑震荡综合征

脑震荡后遗症是一系列非特异性症状的综合表现。通常伴随微弱的或前后几乎不连贯的脑损伤，可能没有意识丧失。症状包括头痛、烦躁、注意力不集中、精力涣散、失眠、记忆障碍、非特异性头晕。神经病学检查和影像分析无异常。对大多数个体而言，症状是自限性的，持续数天到数周或者最长 3～6 个月不等。这一综合征通常对飞行员不会产生长期影响。

限局性性神经病学失能

TBI 后的局限性神经病学失能有多种表现形式，包括颅神经麻痹（嗅神经、视神经、眼外肌神经、面神经、前庭听神经、其他）、表达性失语、偏瘫或其他局部运动丧失、共济失调。大多数神经病学康复发生在 6 个月内，进一步康复则比较缓慢，周期超过 2～3 年。

神经心理学后遗症

在加速度和旋转力的作用下，暴露于颅腔内不规则表面的脑组织会受到损伤。额极和额叶的额眶面可遭受挫裂伤，颞前叶同样容易受到相同的损伤。

额叶与性格、行为、执行功能有关，而颞叶更多地与智力和记忆有关。额叶损伤可导致包括去抑制、易激惹、大发脾气的行为变化。一个人也可表现为两者兼而有之的感情淡漠、漠不关心和抑郁。判断、计划、解决和归纳问题的能力以及原创动力的损害均反映执行功能出现障碍，更常见的是强迫思维（心理变通机能

丧失）和解决问题的能力丧失。脑白质深部损伤可引起注意和精力集中能力的损害。颞叶损伤可导致严重的记忆损害，是 TBI 的主要常见后遗症。

TBI 患者的病情由中度向重度发展时，航医要留意其神经心理学损害的可能性。如果需要临床评估和回顾检查结果，可能需要进行正规的神经心理学测验。

创伤后癫痫

航医主要关心 TBI 发生后出现癫痫发作的问题，而包括硬脑膜破裂和脑实质受损的几乎占 5%。热性癫痫发作史、近亲家族发作史、脑震荡、血肿（硬膜外、硬膜下、实质内）均与 PTE 的发作风险增加有关。

癫痫大发作通常没有潜在的慢性发作预示。TBI 发生后，延迟几周或几个月的癫痫发作暗示存在引起持续癫痫发作的可能，并留下神经胶质瘢痕。

PTE 的发作风险随头部损伤的严重性而增加，尤其是 TBI 的严重性。安乃格斯（Annegers）的研究表明，和严重的 TBI 相比，PTE 1 年内的风险率是 6%，与由轻度发作成中度的 TBI 相比不足 1%。脑震荡、脑血肿、早期癫痫发作、意识丧失或 PTA 发生超过 1 天、颅骨压缩性骨折均会增加癫痫发作的可能。硬膜下血肿肯定会增加风险，但硬膜外血肿增加的风险程度较小。

铁化物对原发癫痫动物模型研究很重要。目前认为，PTE 发生的假设是"铁驱动"现象。其理论基础是外渗的红细胞进入神经组织，最终导致血红蛋白铁代谢的平衡，并在铁的代谢中产生超敏自由基氧化物而引起过氧化作用，过氧化作用导致了细胞膜和细胞器的损伤。

几乎 1/3 的 PTE 患者在 3 个月内会出现首次"铁驱动"现象，6 个月内出现的占 50%，1 年内出现的占 75%，2 年内的占到了 90%。

肿瘤

飞行人员有可能患颅内肿瘤，出现的症状包括头痛、呕吐、癫痫发作、认知改变和局部神经病学症状，比如轻度偏瘫或共济失调。

良性肿瘤

良性颅内肿瘤包括硬膜、颅神经或脑实质瘤。实质外肿瘤包括脑膜瘤、听神经瘤、神经纤维瘤、垂体瘤。良性脑实质肿瘤包括室管膜细胞瘤、第三脑室胶质囊肿（实际上是单一囊肿）和脉络丛乳头状瘤。症状一般来自于神经结构受压而非肿瘤侵润。由于怕伤害到大的或致命的组织结构，在切除病变组织时不能完全排除会伤害到正常组织，因此，用恶性这个词来定义。符合这一定义的肿瘤包括颅脑斜坡瘤、颅静脉窦和第三脑室底颅咽管瘤。残余肿瘤可导致复发。

良性硬膜肿瘤或颅内神经瘤适宜完全切除。如果要切除，最好选择肿瘤还很小时进行。这些肿瘤包括覆盖在大脑皮层上的脑膜瘤、听神经瘤、三叉神经纤维瘤、垂体瘤、胶质囊肿、脉络丛乳头状瘤和松果体瘤，通常能被完全摘除。

恶性肿瘤

恶性颅内肿瘤通常起源于脑实质，呈侵入性损害。恶性程度高时有快速生长的可能。神经胶质瘤（星形细胞瘤和少突神经胶质瘤）是最常见的原发恶性实质肿瘤。多形性成胶质细胞瘤是指高度恶性的星形细胞瘤。侵润特征包括恶性细胞呈内指突样对正常神经组织侵害。外科医生可以成片、成块的切除肿瘤，但无法尽可能地完全切除肿瘤而不损害神经功能。

神经胶质瘤的发病规律是复发。肿瘤恶性程度不高时，尽管可能会延续很多年，但是手术切除而不复发几乎不可能。但有例外，例如儿童小脑结节的囊性星形细胞瘤。进行航空医学处置时，评估人员必须考虑肿瘤的性质（良性或恶性）、部位、症状表现、后遗症的性质和程度（运动、感觉、认知）、复发风险、癫痫发作的可能性。就像切除血管畸形那样，完全切除肿瘤并不能保证免除癫痫的发作，因为仍有可能源自发生变化了的病变神经组织。通常要进行一个时期的观察，尽管有一个相当长的神经病学稳定期，但恶性程度不高的恶性实质性肿瘤会有特征性地复发，一般不作医学合格诊断。

遗传、退行性脱髓鞘障碍

这里要讨论的包括几种条件如病程发展可以呈非进行性、间歇性和集中爆发性的，或呈进展缓慢的间歇样式。如果这些条件不影响飞行安全，通过适当的监控就可以下医学合格的诊断。

家族原发性震颤

有报告称原发性震颤是一种发病率达5.6%以上的最常见运动障碍。家族性震颤与原发性震颤相同，唯一的区别就是表现或缺乏震颤家族史。染色体显性遗传占病例的60%。尽管震颤在一生中可出现较早，但发病的平均年龄在35～45岁。手部震颤占94%、头部震颤占33%、声音震颤占16%、腿部震颤占12%，很多年以后出现慢性恶化是其特征。

震颤是指有意识地采取和使用（有意地直接朝向目标运动）某种姿势（采取有意对抗重力的姿势，比如伸展上臂）。震颤频率在8～12 Hz。患者常常描述书写困难，无法用叉子保持豌豆的平衡或用勺子盛汤，无法用托盘盛载一只空杯子，无法用螺丝刀或无法把一杯水送进嘴里，但休息时几乎很少发生震颤。常见报告称喝酒能改善震颤。

原发 / 家族史性震颤有可能产生航空医学方面的影响（例如追踪目标困难，在空间狭窄的座舱里无法操纵开关）。在医治的患者中，有一位民航的队长，在飞机降落后，用脚趾踩刹车时出现明显的震颤。他关闭了飞机发动机，把袜子脱在舱门口，以为出现了机械故障。尽管什么问题也没有找到，但在两次偶然情况下的复发证实是足部震颤。低剂量的 β- 阻滞剂治疗使他得以完成职业生涯。

幸运的是，震颤对大多数人很少或不产生危害，若进展十分缓慢则就不需要治疗。使用 β 受体拮抗剂通常很有效。苯巴比妥是一个古老的抗惊厥药，在儿童使用剂量范围内即可见效。但是，苯巴比妥是巴比妥酸盐的衍生物，可引起嗜睡，被禁止在飞行环境下使用。由于可能对中枢神经系统产生影响，加巴喷丁和苯卓氮平也被禁止使用。

帕金森病

帕金森病以典型的三联症为特征，包括静止性震颤、肌肉僵直和反应迟钝（运动反应过慢）。常见临床症状包括慌张步态、动作刻板或步态停止，全部身体姿势呈屈曲状，反射姿势障碍，说话少，面部表情缺乏（面具脸）。这些特征可以被检查者观察到。神经科检查可发现齿轮样僵直、快速轮替动作障碍（拖动样脚步、手指震颤、前臂旋前 – 旋后障碍）。

出于确诊的目的，患者可能在疾病的早期看医生，但没有治疗的愿望或需要。在对病程进行适当监控的情况下，允许飞行合格。当需要治疗时，就必须考虑用药后的潜在副作用。

直到 1960 年左旋多巴问世前，伴随嗜睡和认知改变的抗胆碱药是唯一用于治疗该病的药物。左旋多巴是治疗帕金森病的金标准药物，对很多患者有效，可相对减少副作用。近些年

多巴胺拮抗剂、基础的普拉克索和罗平尼罗被允许用于原发病的治疗。近期认为，如果必要可以用左旋多巴。这些药物的使用最初得到联邦航空管理局批准（FAA），但是，由于被告知白天大多数时间嗜睡而禁止使用。金刚胺一直用于震颤的治疗，恩他卡朋可延迟服用左旋多巴患者体内多巴胺的分解。

一些有帕金森症状的患者可表现出很多大脑功能障碍的证据，由此引出"帕金森附加综合征"这个词。附加特征包括痴呆、眼球运动障碍、共济失调、直立位低血压和非自主性表现。多系统萎缩和进行性核上性麻痹是典型症状。

神经病专家或运动障碍专家能够鉴别这些基于临床特征的疾病。

引起微小或不引起损害的早期或轻度帕金森病不必排除医学许可。没有明显副作用的一些药物治疗是可以接受的，比如左旋多巴或金刚胺。

多发性硬化（MS）

多发性硬化（MS）是影响年轻人和中年成人的疾病，稍以女性占优。该疾病以神经系统多发损害为特征，以发作间隔和发作时间来分类。MS 的损害包括脑白质和脊髓的空洞样变、局部感染、脱髓鞘和神经胶质瘢痕。

MS 的临床病程可因人而异。在最初发展阶段，病程进展缓慢，但不会停止。在常见的复发和缓解病例中，MS 常特征性的恶化和缓解。每次恶化不会完全消退，导致累积性神经病学损害。在 MS 病程发展的第二阶段，病程的复发和缓解在随后的几年里使神经功能缓慢地进行性衰退。

MS 临床表现为高度依赖脑和脊髓空洞。单侧视神经炎是 MS 的常见体征，其他症状包括复视、构音障碍、共济失调、运动或感觉症状、膀胱或肠功能障碍。几乎 14% 的 MS 患者会出

现轻度或前后不连贯的神经病学损害，又称良性 MS。

通常通过静脉给予皮质类固醇来治疗急性恶性变，尤其是肾上腺皮质激素，免疫调节治疗旨在减少病程恶化的发作频次和严重度，减缓累积性神经病学损害。治疗包括肠外给予干扰素或格拉替雷醋酸盐。对使用类固醇治疗但病程进展明显和进行免疫调节治疗的患者，可使用化疗，药物包括环磷酰胺、咪唑硫嘌呤、氨甲喋呤、米托蒽醌。

对某些 MS 患者作出航空医学处置是有帮助的。MS 良性患者对飞行安全可能不会造成风险，但病程进展缓慢、已发生广泛转移、没有累积性神经病学损害、恶性相对较轻的患者应给予应有的关注。有明显功能性障碍、飞行安全症状明显（例如晕厥、复视、认知改变）或经常发生严重恶化的患者不适于飞行。

神经空洞的航空医学处置

在神经病学诊断中，我们需要对在辅助研究中碰到的"经常发作和找不到解决方法"的问题作出恰当的解释，这对于航空医学的处置十分重要。由于缺乏实验室研究，且病史不全或不准确，可错误地导致停飞或终止飞行生涯。经 HUT、EEG 和 MRI 研究得出的结论很容易给神经病学诊断造成混淆。

头高位倾斜研究（HUT）

如在本章"晕厥"一节中提到的，HUT 研究有助于对不明原因晕厥进行评价。卡普（Kapoor）报道，几乎 50% 的不明原因晕厥患者对被动倾斜试验有阳性反应，有 2/3 的人在药物诱导下（异丙肾上腺素）进行被动倾斜试验时发生了阳性反应，但是无症状个体也有相当多的发生阳性反应。卡普（Kapoor）和布朗

特（Brant）报告称无药理学评价的假阳性率是 20%，有异丙肾上腺素诱发的是 31%。试验的可重复性也是问题。毕奥克斯（Beooks）等人报告在一项 109 人参加，连续进行 2 天的 HUT 试验中，被检查者对 HUT 反应的变异性非常大，于第 2 天常常无法重复血管减压反应。在 36 名受试者中，只有 11 人发生了重复性血管减压反应（31%）。

航医在将倾斜试验的假阳性反应与非神经病学晕厥事件（例如癫痫发作）关联时必须十分小心，因为这样有可能导致错误判断。

脑电图（EEG）

在全部人群中，EEG 的轻度非特异反应占 10% ~ 15% 的发病率，中度异常占 2% ~ 3%。这些变化也可以发生于疾病当中。如果有可能，做出仔细的临床判断对鉴定其严重程度是必要的。当航医将 EEG 异常报告与临床事件关联时必须十分小心。例如伴抽搐和尿失禁的晕厥患者在发生脑电非特异性异常后，有可能被错误地诊断成癫痫。航医切记，无癫痫发作的个体可以有 EEG 癫痫样异常，而有癫痫发作的个体可能始终有正常 EEG（EEG 上有棘波但无癫痫发作；EEG 上可能无棘波，但又有癫痫发作）。Engel 指出，2% 的人群在 EEG 上会表现出特异性癫痫样异常，这可能导致其被不恰当地诊断为癫痫。

众所周知，有正常 EEG 表现的癫痫患者占相当比例。文献报告称 50% ~ 60% 的人在一次发作后被明确诊断为癫痫，其常规 EEG 显示癫痫样异常（无睡眠剥夺的 30 分钟常规记录），过度呼吸、闪光刺激、睡眠中记录、睡眠剥夺技术都可提高癫痫的检出率。发作期间的异常 EEG 可能会终止。30 分钟的记录是全天 24 小时中的小样本采样，连续记录也许会增加癫痫的检出，但 4 次连续记录以后再难以进一步检出。

EEG 正常但并不能排除癫痫发作的可能对 EEG 评估人员很重要，对上述提到的采样效果同样重要。对疑难病例，可在癫痫检测中心完成连续视频 EEG 的检测（几天或多天）。

最近，被无临床经验的医师过度诊断为异常 EEG 的现象十分普遍，而这些 EEG 只是呈癫痫样波形改变的良性 EEG，例如 14Hz 和 16Hz 的阳性棘波、小的尖波、6Hz 棘波、wicket 棘波，这些波型都可以在正常人的 EEG 上看到。

磁共振成像（MRI）

在脑 MRI 上经常能够发现的是 T2 高密度病损灶，一般被认为是不明原因发光物（UBOs），或者称非特异性脑白质高密度（WMHs）。有关这些病损灶的报告可导致航医不能明确诊断。如果飞行员或航天员表述有误则会导致确诊更加困难。经过全面训练并有经验的神经影像学专家可报告"正常"结果，其他可能报告相反的结果。像大脑微血管疾病（多发骨折）或脱髓鞘疾病（MS）。

有研究报告，年龄在 16 ～ 65 岁，有 UBOs 表现的正常人占 5.3%，但是在较年幼的个体身上几乎见不到。另一项研究报告，无神经病学症状和体征的患者 WMHs 静止期的 T2 病理学特征是髓鞘磷脂呈灰白样变，显示与高血压和动脉硬化改变有关。有些人认为，损害呈正常样血管周围间隙扩大（Virehow-Robin 间隙）。偏头痛患者会经常出现 UBOs。

神经病学文献反映出人们对 UBOs 的本质和意义存在争议，这些争议也反映在实践活动中。放射学家、神经放射学家、神经病学家和神经外科医生对 UBOs 的不同解释给这些争议提供了证据。航医若不了解 MRI 未来是没有优势的。鉴别非特异性的 WMHs（UBOs WMHs）和病理性的白质损害对临床医师很重要。正如其他的辅助研究，必须通过实验来解释患者和临床背景的关系。

陈勇胜　译　张雁歌　校

参考文献

[1] WiebersDO,Dale AJ,Kokmen E, et al. eds. Mayo clinic examinations in neurology, 7th ed. St. Louis: Mosby, 1998:3.

[2] Raskin NH. Paroxysmal disorders: migraine and other headaches. In: Rowland LP, ed. Merritt's textbook of neurology, 9th ed. Baltimore: Williams & Wilkins, 1995:838.

[3] Trimble MR. Psychiatry and neurology: neurologic presentations of psychiatric illness. In: Aminoff MJ, ed. Neurology and general medicine. 2nd ed. New York: Churchill Livingstone, 1995:482.

[4] Hodges JR. Transient amnesia, clinical and neuropscyhological aspects. London: WB Saunders, 1991.

[5] Dermkasian G, Lamb LE. Syncope in a population study of healthy young adults. JAMA 1958;168:1200-1207.

[6] Grow MC, Armstrong HG. Fit to fly. New York: D. Appleton-Century, 1942:62.

[7] Olashanksy B. Syncope: overview and approach to management. In: GrubbBP, OlshanskyB, eds. Syncope: mechanisms andmanagement. New York: Futura Publishing, 1998:33.

[8] Hauser WA, Hesdorffer DC. Incidence and prevalence. Epilepsy: frequency, causes and consequences. New York; Demos, 1990:1.

[9] Hauser WA, Rich SS, Annegers JP, et al. Seizure recurrence after a first unprovoked seizure: an extended follow up. Neurology 1990;40:1163-1170.

[10] Van Donselaar CA, Schimisheimer RJ, Geerts AT, et al. Value of the electroencephalogram in adult patients with untreated idiopathic first seizures. Arch Neurol 1992;49:231-237.

[11] Sacco RL, Adams R, Albers G, et al. Guidelines for prevention of stroke in patients with ischemic stroke or transient ischemic attack: a statement for health care professionals from the American HeartAssociation/ American Stroke Associationn council on stroke. Stroke 2006;37:577-617.

[12] Fleming KD, Brown RD, Petty GW, et al. Evaluation and management of transient ischemic attack and minor cerebral infarction. Mayo Clin Proc 2004;79(8):1071-

1086.

[13] Fleming KD, Brown RD. Secondary prevention strategies in ischemic stroke: identification and optimal management of modifiable risk factors. Mayo Clin Proc 2004;79(10):1330-1340.

[14] Gorelick PB. Stroke prevention. Arch Neurol 1995;52:347-355.

[15] PROGRESS Collaborative Group. Randomized trial of Perindopril based blood-pressure-lowering regimen among 6,105 individuals with previouis stroke or transient ischemic attack. Lancet 2001;358:1033-1041.

[16] Chobanian AV, Bakris GL, Black HR, et al. National high blood pressure education program coordinating committee. The seventh report of the Joint National Committee on Prevention, Detection, Evaluation and Treatment of High Blood Pressure: the JNC-7 report. JAMA 2003;289:2560-2572.

[17] Fine-Edelstein JS, Wolf PA, O'Leary DG, et al. Precursors of extracranial carotid atherosclerosis in the Framingham study. Neurology 1994;44:1046-1050.

[18] Wilterdink JL, Furie KL, Easton JD. Cardiac evaluation of stroke patients. Neurology 1998;51(Suppl 3):S23-S26.

[19] Dodick DW, Meissner I, Meyer FB, et al. Evaluation and management of asymptomatic carotid artery stenosis. Mayo Clin Proc 2004;79(7):937-944.

[20] Sacco RL, Shi T, Zamanillo MC, et al. Predictors of mortality and recurrence after hospitalized cerebral infarction in an urban community: the Northern Manhatton stroke study. Neurology 1994; 44(4):626-634.

[21] Dhamoon MS, Sciacca RR, Rundek T, et al. Recurrent stroke and cardiac risks after first ischemic stroke: the Northern Manhattan study. Neurology 2006;66(5):641-646.

[22] Hardie K, Hankey GJ, Jamrozik K, et al. Ten-year risk of first recurrent stroke and disability after the first-ever stroke in the Perth Community Stroke Study. Stroke 2004;35:731-735.

[23] Modrego PJ, Mainar R, Turull L. Recurrence and survival after first-ever stroke in the area of Bajo Aragon, Spain. A prospective cohort study. J Neurol Sci 2004;224(1-2):49-55.

[24] Hillen T, Coshall C, Tilling K, et al. Cause of stroke recurrence is multifactorial: patterns, risk factors, and outcomes of stroke recurrence in the South London stroke register. Stroke 2003;34(6):1457-1463.

[25] Staaf G, Lindgren A, Norrving B. Puremotor stroke from presumed lacunar infarct: long-term prognosis for survival and risk of recurrent stroke. Stroke 2001;32(11):2592-2596.

[26] Ory F, Albucher JF, Guiraud-Chaumeil B, et al. Risk of recurrent stroke in adults aged under 45 years following a first ischemi stroke: a five-year study of 95 patients. Rev Neurol 2003;159(8-9):755-760.

[27] Kittner SJ, Stern BJ, Wozniak M, et al. Cerebral infarction in young adults. The Baltimore-Washington cooperative young stroke study. Neurology 1998;50:890-894.

[28] Verona JF, Bermejo F, Guerra JM, et al. Long-term prognosis of ischemic stroke in young adults. Study of 272 cases. J Neurol 2004;251(12):1507-1514.

[29] Musolino R, La Spina P, Granata A, et al. Ischemic stroke in young people: a prospective and long-term follow up study. Cerebrovasc Dis 2003;15(1-2):121-128.

[30] Sacco RL, Ellenberg JH, Mohr JP, et al. Infarcts of undetermined cause: TheNINCDSstroke data bank. AnnNeurol 1989;25:382-390.

[31] Demaershcalk BM. Literature-searching strategies to improve the application of evidence-based clinical practice principles to stroke care. Mayo Clin Proc 2004;79(10):1321-1329.

[32] Case CS, Mohr JP, Caplan LR. Clinical manifestations of stroke: intracranial hemorrhage. In: Barnett HJM, Mohar JP, Stein BM, et al. eds. Stroke: pathophysiology, diagnosis and management, 2nd ed. New York: Churchill Livingstone, 1992:561.

[33] Mohr JP, Hilal SK, Stein BM. Clinical manifestations of stroke: arteriovenous malformations and other vascular anomalies. In: Barnett HJM, Mohar JP, Stein BM, et al. eds. Stroke: pathophysiology, diagnosis and management, 2nd ed. New York: Churchill Livingstone, 1992:659.

[34] Mohr JP. Clincal manifestations of stroke: intracranial aneurysms. In: Barnett HJM, Mohar JP, Stein BM, et al., eds. Stroke: pathophysiology, diagnosis and management, 2nd ed. New York: Churchill Livingstone, 1992:617.

[35] Annegers JF, Hauser WA, Coan SP, et al. A population-based study of seizures after traumatic brain injuries. N Engl J Med 1998;338(1):20-24.

[36] Shou SN, Kramer RS, Shapiro WR. Neurological and neurosurgical conditions associated with aviation safety: intracranial tumors—panel 2. Arch Neurol 1979;36:739.

[37] Deuschl G, Krack P. Tremors: differential diagnosis,

neurophysiology, and pharmacology. In: Jankovic J, Tolosa E, eds. Parkinon's disease and movement disorders. Baltimore: Lippincott Williams & Wilkins, 1998:429.

[38] Kapoor WN, Smith M, Miller NL. Upright tilt testing in evaluating syncope: a comprehensive literature review. Am J Med 1994;97:78-88.

[39] Kapoor WN, Brant N. Evaluation of syncope by upright tilt testing with isoprot erenol. Ann Droit Int Med 1992;116:358-363.

[40] Brooks R, Ruskin JN, Powell AC, et al. Prospective evaluationof dayto-day reproducibility of upright tilt-table testing in unexplained syncope. Am J Cardiol 1993;71:1289-1292.

[41] Aronson AE, Auger RG, Bastron JA, et al. Chapter 15:Electroencephalography. In: Mayo clinic examinations in neurology, 5th ed. Philadelphia:WB Saunders, 1981:287.

[42] Engel J Jr. Seizures and Epilepsy. Philadelphia: FA Davis, 1989: 313.

[43] Ajmone Marsan C, Zivin LS. Factors related to the occurrence of typical paroxysmal abnormalities in the EEG recordings of epileptic patients. Epilepsia 1970;11:361-381.

[44] Gumnit RJ. The Epilepsy handbook. The practical management of sezures, 2nd ed. New York: Raven Press, 1995:5.

[45] Leppik IE. Contemporary diagnosis and management of the patient with Epilepsy, 6th ed. Newtown: Handbooks in Health Care, 2006:61.

[46] Salinsky M, Kanter R, Dasheiff R. Effectiveness ofmultiple EEG's in supporting the diagnosis of epilepsy: an operational curve. Epilepsia 1987;28:331-334.

[47] Daly DD, Pedley TA. Current practice of clinical electroencephalography, 2nd ed. Philadelphia: Lippincott-Raven, 1997:316.

[48] Hopkins RO, Beck CJ, Burnett DL, et al. Prevalence of whitematter hyperintensities in a young healthy population. Neuroimaging 2006;16(3):243-251.

[49] Takao M, Koto A, Tanahashi N, et al. Pathologic findings of silent hyperintense white matter lesions on MRI. J Neurol Sci 1999;167(2):127-131.

[50] Porter A, Gladstone JP, Dodick DW. Migraine and white matter hyperintensities. Curr Pain Headache Rep 2005;9(4):289-293.

推荐读物

Aminoff MJ, ed. Neurology and general medicine, 2nd ed. New York: Churchill Livingstone, 1995.

Rowland LP, ed. Merritt's textbook of neurology, 9th ed. Baltimore: Williams & Wilkins, 1995.

Wiebers D, DaleAJD, Kokmen E, et al. eds. Mayo clinic examinations in neurology, 7th ed. St. Louis: Mosby, 1998.

第十七章

航空航天精神病学

让我们用精神之眼，欣赏这样一个更加美好的世界，在那里人们成为真正的神，通过黄金之链接近天堂，在那里人们通晓所有的艺术和科学。

——约翰·丹尼尔·梅杰 1670

上帝拒绝给予人类飞行的翅膀，这样人们可以安静平和的生活，如果人类知道如何飞行，危险将会永远相随。

——约翰·卡拉姆埃尔·洛布科为茨 1670

飞行并不危险，而是充满乐趣。

——理查德·巴赫（Richard Bach）1963

航空医学的从业者，包括民用和军事领域的航空医生，从事飞行员选拔和身体健康维护的工作，这种工作性质使他们显著区别于传统的临床医生。同样，航空航天精神病学关注飞行员的一般认知能力、情绪稳定性、应对技能以及与飞行安全和效率密切相关的行为，这也与临床精神病学关注的精神障碍诊断和治疗存在很大的不同之处。

飞行并不仅仅是一种交通方式。大部分飞行历史初期的飞行员和航空医生的著作认为飞行安全和效率远远不止在于飞行兴趣和身体能力。近几年来，航空领域中有关精神、情绪和心理因素的问题变化很大，但是它们毋庸质疑是实际存在的问题。安德森（Anderson）早期的航空医学著作中，全部9章内容中有3章是关于航空心理学、航空神经症问题的他写道："飞行历史早期就有关于精神崩溃的记载，他们可

被归于一类新的职业神经症类疾病，即航空职业神经症。"

飞行和飞机的任务已经有了很大的发展，与以前由木头、金属导线和亚麻蒙布的结构发生了很大变化，同样飞行员也有了很大的变化。早期的飞行员高度同质，主要是青年男性和少部分青年女性，现在我们必须考虑到民航中各个年龄段的人，还有短期和长期的航天飞行任务的要求。航空医学的从业者仍然在努力选拔合适的飞行员，选拔标准包括飞行动机良好、身体健康、心理能力足够、气质稳定、应对技能适合等，而且现在我们必须在长达50年或更长的飞行职业生涯中，维护和增强飞行员的特质。

在飞行员编写的关于航空的著作中，既讨论我们今天说的人的因素（见24章）的话题，也关注飞行的乐趣。这种积极情绪因素是飞行员热爱飞行的本质部分，是其他任何语言不能

替代的。人们对飞行的迷恋如人类赛跑历史一样古老，最初的主题包括将空气想象为生动存在的实体。空气可以激发想象，因为它不可见、不可预测，存在于天地之间。具有飞行能力的不可见的事物存在于这些领域，比如天使、仙女、空气精灵、长翅膀的魔鬼。所有的宗教和神话都有对这些事物的讨论和描写。在 St 圣·Augustine 奥古斯丁的著作中，关于"up"的概念包含接近天空的意思，空气的精神运动非常迅速以至于可以预测未来。阿姆斯特朗（Armstrong）将航空中的情绪描述为精神的经历，他指出所有的宗教将飞行描述为神的天赋。麦基（Magee）的十四行诗"高飞"广为传颂，将飞行员的最终行为描述为"伸手触摸上帝的脸"。军事飞行员，传统上被认为是无感情的群体，他们之间互相赠送的徽章上镌刻着这首诗。简而言之，心理因素是航空的本质。

从本质上来说，医学文献倾向于讨论出现问题的事物。临床精神病专家在处理精神障碍疾病时主要关注病因、诊断和治疗，也关注如何进行预防。航空精神病学和临床精神病学存在以下几个方面的不同：简洁的说，不是所有精神正常的人都适合飞行，不是所有的精神障碍都会导致一名飞行员不适合飞行；航空精神病学必须同时关注积极和消极的精神健康因素，因为如果缺少积极的精神特征，精神障碍将无法定义，也因为精神疾病的存在会降低飞行安全和效率。飞行员在亚临床水平上的精神障碍会影响飞行安全和效率，而同样的问题发生在非飞行员身上，也许不能被正式诊断为精神障碍。航空精神病学也是系统体格检查的一个方面，通过检查确定飞行员在一定时期内是否具有飞行资格，该项检查要确保飞行员的精神状态至少在下一次接受检查前是适合飞行的。在某些军事和商业航空任务中，检查者也负责选拔能够适应整个飞行职业生涯的飞行员，一般

是20年或直到退休。这个长期预测性要求的难度，远远不是临床精神病学家预测抑郁症患者在未来几周内是否会自杀所能相提并论的。

航空医生在诊室中对飞行员作出精神病诊断。他们具有不同水平的精神病学经验和技能，描述飞行员的方式很难直接翻译为精神病学语言，航空医生和临床精神病医生对同样的疾病表现所用的术语大不相同。航空医生和精神健康咨询师之间紧密的协作和合作非常必要，他们对于航空精神病学方面的知识结构和兴趣差异很大。航空医生对飞行员的诊断不仅以异常临床表现为基础，同时也要以航空医学意义为依据，但是大部分精神病医生因不知道这种意义而不能做出合理的解释。这些航空医学意义包括思考在飞机前面、追寻问题的本质、情景意识不良等。只有少数同时接受过这两个领域的专业训练并达到相当的水平、具有实践经验的内科医生才可以独立的对精神障碍患者作出航空医学诊断。

由于一些飞行员对航空应激源与生活应激源的反应存在很大不同，因此各学科间需要合作。精神健康因素主要指亚临床、日常生活中不太重要，但是会导致航空安全和效率受损的因素，这会使不具备航空医学思维的医生、心理学家或者咨询师不能意识到存在的问题。人生活在有限的思维和行为环境中，因此确定哪些是危及飞行安全和效率的问题，需要对与精神健康相关的航空医学诊断原理具有成熟的职业理解。

多个国家航空医学医生在实践中采用的教科书指出，文化差异会影响本章所讨论的问题，比如对女性飞行员的态度或者对急性战斗应激反应的治疗。目前针对选拔中的精神健康指标、飞行安全和效率的健康维护、对生活和航空应激的反应以及其他航空医学问题，我们将会讨论有用的原理而不是明确的答案，明确的答案

不适合读者的原因是其很快会过时。

飞行员选拔

航空医学的精神健康标准应该适合飞行安全和效率，或者适合飞行员健康。每一个标准都应有充分的证据支持，因为选拔标准越多，达到标准的人会越少，达不到一项标准就会使应征者被拒之门外，因此每个标准必须经过公平、有效的验证。有效的标准应该将安全、健康、可靠和胜任能力综合考虑，纳入检查的项目应该是客观、可重复的。航空中精神健康最终的效度验证是飞行生涯中的健康、安全和效率。飞行效率的研究者采用多种选拔技术，使用了如放单飞、培训合格、事故率和毕业后 5 年内的职业表现等不同的评价标准。选拔程序有淘劣法和择优法两类，前者是只淘汰有精神障碍的应征者，其余的确定为完全合格者；后者是从完全合格者中选择最优人员。

精神健康标准随着精神健康理论的发展而逐渐完善。这些理论源自心理功能客观评估（心理和神经心理测试）和精神障碍分类 [即美国精神病学会制定的精神障碍诊断和统计手册（DSM- Ⅳ）]。中枢神经系统的先进检查方法包括功能性磁共振成像、正电子发射计算机断层扫描、单质子发射计算机断层扫描和计算机增强技术脑电图等，提高了诊断准确率，有些方法最终成为选拔方法。基因研究将来也可能有助于确定成功飞行员的气质功能基因。当前，虽然飞行员选拔的方法大部分依靠会谈和心理测试，这使选拔很大程度上依赖飞行教员的直觉和经验。选拔内容分为动机、能力、自我感觉和情绪稳定等方面。

飞行动机

动机是一种促使人去满足愿望或达到目标的心理驱力或力量。健康的飞行动机和艺术家或医学家的职业动机相似，由情绪成分（边缘系

统、非理性的）和认知成分（大脑皮层，理性的）联合组成。很多飞行员会述叙从记事起就想飞行，把这作为动机的最终证据。特定飞行员动机的情绪和认知成分随着年龄、经验、婚姻、子女、正常生活事件等因素而变化。比如飞行员对于如何看待飞行危险的回答，因事故、婚姻、子女或者年龄变化而有所不同。因此飞行动机应该被看作动态的过程，当航空医学方面认为有必要时，要重新评估。

飞行动机象征着积极因素和消极因素之间的平衡，积极因素包括喜爱、情绪、有意义和应付技能等，消极因素包括恐惧、焦虑、危险经历或者害怕危险等。单纯的对飞行的喜爱情绪能够抵消对实际飞行危险的害怕。飞行意义的潜意识代表着力量、自由、独立、控制和其他基础驱力，也能导致焦虑，如果这些原始的成分是有威胁的。如果飞行员对生活情境（如婚姻和家庭和谐）失去控制，就会导致飞行恐惧症（Fear of Fly，FoF）。最后飞行员的应付技能，对于基础的心理弹性、坚韧性和应激抵抗力都是必须的，可能会被实际的飞行危险战胜，包括近距离遇到飞行事故、自己或者朋友发生飞行事故或者参战，这是完全不可控的情境。

一些飞行员从事飞行不是因为情感的喜爱，而是因为例如经济待遇、社会地位或者能够得到旅行机会等更加理性的原因，他们对飞行没有强烈的情结，此类飞行员在面对生活情境变化或者超过预期回报时，往往会毫不犹豫地选择退出飞行职业。McGlohn 麦克格雷等的调查比较了美国空军男性和女性飞行员动机中的情绪成分和理性成分，传统观点认为，女性倾向于理性成分，但调查结果中男性飞行员最支持（45%）的从事飞行的动机，也是女性最支持的（34%），男性飞行员倾向于情绪成分吸引他们从事飞行。

任何对于飞行动机的评估必须以飞行和勇

敢的问题为基础。飞行是让人着迷的危险活动，具有喜爱和恐惧两重性。喜爱是因为飞行具有力量、风度和美，恐惧是因为其具有发生事故的可能性。那些看重理性和镇静的飞行员在描述航空事件时会用非情绪的词语，实际上这有很深的情绪根源。飞行员由于内心和文化因素，倾向于压制情绪，或者完全否认，或者没有意识到这些因素对生活的影响。当飞行员表现出非理性、不恰当的情绪或者与应激源不符的过度情绪反应时，航空医生必须考虑到情绪成分的可能性。非理性、不合理和不恰当的三种情绪反应表明航空相关的内在情绪成分。

一些飞行员有不健康或病理性的飞行动机，比如通过诸如攻击性的活动对父亲样权威进行竞争，或者象征性想超过父亲的变态心理要求。这种飞行动机如果持续不止，就会在不知不觉间产生危害作用。这类人在向目标奋斗的过程中，焦虑感会与日俱增。有些人从事飞行只是满足父母的愿望，或者试图证明自己不恐惧，虽然并没有人说他胆小（反恐惧症）。还有些人仅仅是寻求冒险刺激（高感觉寻求的人）。一些应征者并不想成为飞行员，只是想通过飞行员的身份补偿缺憾感觉，因为感到被他人疏远、无能、弱小，希望通过成为飞行员获得荣誉、竞争力和力量感。如果没有精神障碍诊断方法，这些病态的动机也许会导致潜在危及飞行安全的表现或者行为。如果飞行员有这样的动机或者对飞行风险缺少防御能力，可能会在飞行培训过程中被认为是明显不适合飞行或者在飞行职业早期发生飞行恐惧症。

飞行能力

能力包括飞行员身体、认知、自主、神经生理和心理的品质。这些品质包括情景意识、空间知觉、心理计算能力、急性应激状态下控制情绪并进行正确分析和行动的能力、心理运动技能（灵活的双手）、对重要的刺激的选择并

能排除无关刺激的干扰能力。没有人能够在所有方面都很出色，但是飞行安全和效率需要综合平衡这些能力，飞行需要的远不止临床精神健康状态。

能力的范围很广，能力评估也不完全是航空医学的内容和职责。飞行教员可以在飞行培训中确定学员是否是"飞行好手"，这是择优标准的重要组成部分，是航空医学检查的重要补充。飞行教员评估应征者在实际座舱中的表现，包括智力、知觉、注意、解释、决策速度和质量、飞行训练应激下的感觉反应等，这些品质是完成飞行的心理和身体的能力基础，对于飞行安全是必须的。

航空医学专家和航空心理学专家数十年来努力地分离这些特殊能力。最近飞行模拟器技术的进展对只有通过实际飞行训练才能学会飞行的传统观念提出了挑战，但是即使最复杂的模拟设备也不能完全复制实际飞行的身体感觉和感知觉输入，如加速度、气压变化、全频谱的声音和振动变化，也不能改变学员的认识，如飞行模拟器中的错误虽令人尴尬但不会致命，这确实意味着飞行学员不会经历强烈的情感体验、自主神经和激素变化，而同样的情境在实际飞行中，会导致上述变化，就像模拟战斗训练不能让战士做好实际战争准备一样。

情绪稳定性

情绪稳定性与人格、气质和人际关系有关，包括对权威的态度。再孤独的私人飞行员也必须决定什么时间、在哪飞行，必须共享航线、遵守飞行条例和指令。飞行员对飞行的一般态度包括处理天气问题的方式、白天和夜间飞行的差异、疲劳、昼夜节律、对飞行中紧急事件的准备程度和许多其他明确的重要因素，总的来说就是航空界所说的人的因素的组成部分。在这些情况下飞行员犯错会导致致命的空中飞行事故，不少有经验的飞行员死于原本可以避免

的事故中，比如误入雷雨事故或者由于着急没有完成飞行前检查导致飞行事故。

评估飞行员情绪稳定性包括评估人格（气质）。很可能没有任何职业像飞行一样吸引那么多的人去研究它的参与者。第一次世界大战时，Beaven 比文提出有成就的飞行员的重要特征是对想象力的控制、自信心、耐心，特别是强烈的飞行动机。Fine 法恩和 Hartman 哈特曼强调飞行员应具有中等以上的智力，对生活持现实观点，在处理应激事件时倾向于主动应对而不是内省，后一种特点解释了为什么有些受到严重挫折的飞行员以不适当的行为方式应对问题而不是深思熟虑的考虑问题。有一项对 105 名优秀男性军事飞行员的研究指出飞行员具有特殊的自信心，有要求竞争和争取胜利的愿望，以及有强烈的与其父亲等同的心理。这些人中多数是长子，对于职业生涯的选择出于理智的考虑，只有当成功机会很大时才会选择冒险，他们容易交朋友，但是很少建立深厚感情，因此与人保持适当的距离。Christy 克里斯蒂指出在诸如坚毅和灵活等各种因素中保持平衡是必要的，一名成熟、有良好动机和自信心的飞行员，能胜任任何职业和任务。

当代对于优秀飞行员的气质研究采用专门的术语，既不依靠临床精神病学文献中的术语，也不依靠原来航空医学中的描述飞行员人格的日常词汇，而是经过严格定义和可测量的术语。Helmreich 黑尔姆莱西等在关于机组资源管理（CRM）的研究中确定了两种人格维度会影响机组绩效：一是工具性，具有工作导向的、任务导向、渴望成功的特点；二是表达性，具有人际交流和敏感性特点。他们采用会谈、问卷和录像技术，使调查者、教员和机组成员可以仔细分析机组表现。这项研究提供了关于有效和无效飞行员人格的特点信息，虽然研究者没有以临床术语呈现研究结果。飞行员也许是明显

的工具性的或者表达性的，积极地或者消极的，两种因素对座舱交流都是重要的。

CRM 研究确定了 3 种类型的飞行员：第一种在两个维度都有积极成分，积极地工具性人格意味着很强的工作导向、成功的驱力和完成任务的驱力，积极的表达性包括低竞争意识和较少的语言侵略性，这两种特点似乎是最好的多人机组搭配。在 CRM 训练中，这样的机组成员的合作、交流技能得分最高，表现出最好的动机态度，即对机组而不是领导负责，他们对自己面临应激的反应有清楚的判断和洞察；第二种表现出高工具性、低表达性的机组具有积极地工具性人格特点，但是具有竞争性和语言侵略性，交流和合作技能较差，责任意识差，对应激源的影响只有中度意识；第三种机组表现出低工具性、低表达性，在合作和交流方面表现差，在训练中无责任意识，认识不到应激源的影响。

Helmreich 黑尔姆莱西的研究采用了工业或者职业心理学的方法。CRM 概念的使用使其在多个领域推广，比如核反应堆控制团队研究、手术中外科医生和麻醉医生人际关系研究。

选拔程序

飞行员精神健康评估与普通临床精神病学会谈不同。航空医生不仅要寻求通常意义上精神健康的证据，而是要确定一个正常人在飞行前和飞行中是否具有能作出良好决策的动机、能力、稳定性、成熟、注意力、知觉、希望和判断能力，是否具有忍耐长期应激的坚韧性和心理弹性。

航空医生需要对体格检查负责，官方接收和评估这些航空医学检查报告后，必须在下次检查之前对飞行员可能出现的航空医学合格级别下降进行评估。在职业飞行员选拔中，航空医生必须考虑到未来 20 年或更长时间内应征者的飞行适应性。

半结构式会谈或者检查清单是对应征者或

者成熟飞行员惊醒航空精神健康检查的一种方法。美国海军航空医生以《航空适应能力》作为正式评估工具，而空军用的是《军事航空适应能力评估》，评估结果的质量和可用性因航空医生的心理会谈和观察技术而异，投入的时间和个人兴趣也会影响结果。虽然任何一个内科医生都可以确认典型的精神障碍，但轻微的症状却很难发现，尤其是如果飞行员刻意隐瞒（抑制、说谎）或者没有意识到（否认、压抑）自身存在的症状。目前几乎没有正式的关于精神检查技术研究确认预测效度的报告，面临的困难包括会谈过程的敏感性问题（例如反诈病或者伪装正常）、阻抗、航空医生的经验、移情和反移情等，如何识别重要的症状问题，当症状存在时能够及时有效地开展咨询问题是目前最主要的工作。

最近培养的航空医生很快掌握了对于飞行员的职业和个人敏感性，能够识别健康飞行员的行为表现，形成了有用的对精神健康飞行员的基本印象。当检查开始时有用的线索是申请者在团体中的威望或者与官员之间的关系。有精神健康问题的飞行应征者或者熟练的飞行员在官员面前的表现比在航空医生面前的表现更加不同，因此官方工作人员应该向航空医生报告他们观察到的任何行为问题。

很多检查中，受检者在见到检查者之前需要填写一个表格，受检者也许会仔细填写，也许会遗漏某些项目，检查者应该掌握更改过或者遗漏的信息，询问受检者为什么产生特定的错误，因为有一些飞行员不愿意直接说谎，但是又不愿意报告消极的信息。如果申请者不在本地工作，检查者可以询问他（她）为什么跑这么远来进行检查。一些人是在碰运气，希望遇到不严格的检查者，或者多次参加检查以学习如何进行欺骗性作弊的方法。

检查者应该仔细询问应征者接受职业、半职业心理健康咨询（比如辅导员、公司支持计划）的历史情况。服用非处方药物的情况，中药治疗情况和饮食情况，这些信息对航空医学来说是很有意义的，因为治疗的目的与航空医学相关，或者因为飞行员认为有必要对症状采取治疗措施。在病史和问诊方面发现不合逻辑的解释要注意，如果飞行员的解释不合理，要追问详细的信息。如果检查者不能理解飞行员的急切解释，排除误解、飞行员使用的是第二语言、教育上的差异、文化差异或者智力限制等可能性。但是交流困难可能是神经病学或者精神病学问题导致的。

导致身体遗留伤疤的行为也许是个人粗心的行为习惯的表现。通过触诊头皮和颅骨，获得头部外伤的证据，判断其可能有过意识丧失或者遗忘症病史。其他的有关身体检查情况，也许有心理状态的信息，包括异常行为、着装、自言自语、具有反社会意义的纹身或身体刺青、腕部刀砍的伤疤（可能是曾经自杀的痕迹）、因物质滥用导致的皮肤红斑（如酒精）、针刺痕迹、鼻中隔伤疤或者穿孔。内科医生应该在体格检查之前、过程中和之后与受检者进行交流，询问家庭、工作、教育、服役经历、飞行经验等情况，当对受检者产生不正常的感觉时，航空医生要相信自己做出的心理方面异常判断。

在评估的最后，航空医生应该掌握足够的信息，用来确定受检者是否存在精神障碍，是否需要进行进一步的医学检查。如果有任何关于受检者精神状态异常的问题，或者检查者对其精神状态感觉异常，即使没有确实证据，也要进行简明精神状态评估（MSE），使用表17-1中的部分或者全部条目。注意，这个MSE的范围超过临床上的精简版MSEs，后者只是用来评估感觉中枢功能，而不是评估大脑皮层功能。检查者检测到可能的问题，应该暂缓发放许可证，要求进行正式的精神健康咨询以确定相关问题。

官方有相应的章程规定此过程。

表 17-1 精神状态检查（AMSIT）

外表、行为和语言表达

外表：外观年龄、性别、其他典型面貌特征。是否有病容或者沮丧表情，对患者的衣着和行为详细的描述。

与检查者对话的方式：平静、抗拒性、富有魅力。与检查者配合的程度。

心理运动的活性：增强或降低，包括跳跃、轻微摇动、敲击动作、看表等。活跃还是死气沉沉？

情感的行为表现：发抖、出汗、流泪、握拳、嘴角下沉、皱眉等。

重复性行为：怪癖、姿势、模式化行为、蜡样动作、强制性重复行为。

注意力干扰：分散、自我中心。

语言表达：描述声音大小、语速、清晰度和自发性；不好的特征是缄默症、语无伦次、语言反复、模仿语言、掩饰、创造新词、铿锵话语

情绪情感（注：情绪与情感的关系就像气候和天气一样）

情绪：使用形容词评分——适度（就这样）、中等（需要治疗）、严重（需要立刻治疗）。注意沮丧、兴高采烈、愤怒、恐惧、焦虑等持续性情感。

情感：范围、强度、稳定性、与当前思维的适合度。描述正常的稳定情感状态，例如受检者的情绪愉快，情感范围、强度稳定性正常，对讨论话题反应适度

感觉功能

定向：时间、地点、方位。

记忆：瞬间记忆（数字回忆）、短时记忆（回忆10分钟前的3个项目、当前事情回忆）、长时记忆（历史）。

计算能力：7秒连加、11×13（只有受过足够教育的）。

集中注意：倒序拼读、按字母表顺序排列单词的字母、复述大地

智力功能

从受检者一般信息、词汇、复杂概念理解等方面估计智力水平：中等以上、中等、中等以下。不要混淆智力和教育水平。受检者能否处理抽象概念、类比推理、合理组织语言，是否和检查者一样聪明

思维

一致性：有清晰的想法但可能表达无条理性。

逻辑性：相当清晰、合乎文法的语言可能表达了不合逻辑的想法。

目标指向性（有观点、不跑题）：跑题还是围绕论点。

注意力不集中：分散（中断自己的陈述）、自我中心。

联想：联想松散、联想阻滞、思维奔逸。

知觉：幻觉、错觉、去人格化、身体形象扭曲。

错觉：对真实情形的错误解释。

其他内容：超常的记忆力、思维和触觉，自杀倾向或者杀人倾向。

判断：正常的（设置众所周知固定的情形，如在大街上捡到一封信邮寄出去）和社会性（受检者对检查者行为表现、受检者怎样看待其他人，可预测的还是不可预测的、合理的还是无理性的、舒适的还是危险的）。

抽象能力：让受检者给出事物相似性和差异，如树木——灌木，孩子——侏儒，国王——主席，性格——人格。这比解释箴言篇更可靠。

洞察力：理解任何人的功能紊乱，会影响自己或他人，需要采取治疗措施，如果不承认问题或者浮浅承认问题（那是一个问题）则洞察力不良，如果理解为自己的问题（我有这样的问题）则洞察力中等，如果自己负责任（这是我的问题，我负责处理）则洞察力好

AMSIT，外表、情绪、感觉器官、智力、思维（这一版AMSIT改编自Fuller DS的版本，并重新印刷。引用自：Leon RL.Psychiatric interviewing: a primer, 2nd ed.New York: Elsevier/North-Holland, 1982:75–77; 获得授权）。

航天员选拔

评估航天员候选者的精神健康和气质包括几个与其他飞行职业评估不同的因素。美国国家航空航天局（NASA）每年有两次选拔，竞争非常激烈，在超过3000名申请者中选择20人。最初的筛选是资料审查，最终的选拔需要个人会谈和心理测试，采用单项淘劣标准。几乎任何精神疾病诊断和病史都是不合格标准。精神健

康不是单项择优法，因为候选者还要进行其他医学和职业检查。但是，选拔委员会也许会看重积极的人格特质——沉着。不仅重视候选者在地面职业中取得的成功历史，也重视对环境应激源的易感性和心理弹性，长期隔绝生活的适应性，两性团体中人际交流技能、文化、种族、职业和权威性等。检查者必须考虑候选者是否自负、是否需要同事和领导的支持。

因为宇航员训练费用昂贵，在实际太空飞行之前需要训练很多年，遗传因素也是需要考虑的因素。某些精神因素和心理因素比通常的精神健康更有意义，如工作的成功、人际关系、创新能力、处理冲突的能力、道德、重要的亲人支持、成熟和灵活性。

航天员机组精神健康的高标准看起来好像很直观，但是实行起来会比较困难，存在法律和伦理学的限制。虽然循证的标准是理想的，临床精神病学文献通常关注精神疾病个体，几乎无法提供实用的证据来支持航天机组早期和亚临床的选拔。NASA 的标准通常来自 DSM- Ⅳ，增加了特殊的品质和亚临床表现。这些标准经过一系列的 NASA 论证会议，由航空医生、航天医生、航空医学和临床精神病专家、心理学家、流行病学家和心理测量专家共同讨论完善。

在选拔过程中，心理测验经过在航天员群体建立常模，为会谈之外提供了客观的数据，所有的决定都经过同行评议以控制个体误差。其中最常见的不合格原因是焦虑障碍、心境障碍和不理想的人格特质。负责建立和确定选拔标准的组织，在模拟太空工作环境中进行了一系列研究，比如南极越冬、核潜艇巡航、生存情境和远征等。

虽然机组在任务前后都进行了问卷测试，但是航天员心理适应性和团队相容性的证据主要来源于文献证据，主要资料来自 Kanas 喀纳斯和 Caldwell 考尔德韦尔的研究。不同航天机构之间的政策差异、机组人员数量少、密集的公共曝光度、难以匿名等原因使个案报道很困难，而且随着对这一主题的关注，尤其是计算机化问卷的开发，在太空中收集数据成为可能，未来几年将会积累更多的数据。随着任务持续时间的延长，机组变得更加多样化，这样的数据对保障任务安全和效率都是必要的，对机组成员的个体精神健康也是必要的。

选拔包括预测健康状态，特别是精神健康状态，实际上是一项困难的任务，任何航空医学选拔和鉴定系统不仅依靠检查者和正式标准，还要依靠飞行员智慧、洞悉和诚实的报告职业生涯中出现的医学问题，识别并承认不适合飞行的时间。

精神健康标准、维护和特许飞行

正式的飞行员精神健康标准因航空类型和鉴定官方的不同而不同。通常最严格的标准用于民航运输机飞行员（他们负责运送的数百名乘客的安全）、航天员、高性能战斗机军事飞行员（长达 20 年或更长的职业生涯中接触大规模杀伤性武器），精神健康标准的多样性使讨论的用词很难统一，检查者必须熟悉评估对象适用的条例。航空医生应该对精神障碍有一定水平的了解（确定临床疑似病例），根据需要对怀疑有精神健康问题的飞行员进行专业会诊。齐墨尔曼简洁而优秀的书中列出了鉴别精神障碍的要点，对于非精神病专业医生很有帮助。简明的临床评估会有助于航空医生形成对受检者精神健康水平的主要结论，以决定是否需要进一步精神会谈。但人格障碍提出了特殊的挑战。

这一部分是关于精神障碍的主要分类和航空医学应用。读者可以参考 DSM- Ⅳ 和当前关于精神疾病的书籍中对特殊精神障碍的详细论述，航空医生认为可能影响飞行安全的任何精神障碍都应该是医学停飞的原因，应提交上级航空医学权威机构复查。

特殊精神障碍

精神障碍

思维障碍是精神病性障碍的主要标志，患者会产生对周围世界的独特解释，即使面对相反的证据也是如此。特点是妄想（由于错误的信念而曲解真实知觉）、幻觉（虚幻的知觉）、错觉（对真实感觉刺激的错误解释）、去人格化（失去真实的知觉）、联想松弛（不合理的观念连接），或者出现迷惑的、无组织性的言语和行为。

现有精神病和精神病病史都是飞行员淘汰的标准之一。以下情况可以特许飞行，即病因明确、临时性、已经康复并且永不复发（例如中毒、感染、代谢问题导致的痴呆）。在很罕见的情况下，精神健康的飞行员遭受强烈的应激时会出现短暂的精神性反应，然后完全消失，这符合特许的标准。积极地确定病因，同时进行有效的精神病学治疗，达到完全康复，经过一段时期的仔细观察随访精神正常，可以考虑恢复飞行。这种情况下，航空医学判断应该是保守性的，无论飞行员如何强烈的希望恢复飞行。

双向情感障碍

双向情感障碍（BADs）以前被称作躁狂抑郁性障碍，可以表现为几种形式。躁狂期即使在有药物治疗的情况下也可能会复发，因此应该长期停飞。无精神症状的 BADs 复发率高，容易进展为精神症状期，因此大部分航空条例将 BAD 本质上看作是停飞的条件。具有精神症状和不具有精神症状的 BADs 都对药物治疗敏感，比如碳酸锂、抗惊厥药物和情绪稳定剂等，服用这些药物本身就是停飞指征。目前临床精神病学中，患者在躁狂或者抑郁期过后需要长期预防性服用这些药物。这些无临床症状的飞行员，是让他们由于服用药物原因停飞，还是停止服药恢复飞行进而导致复发风险增加和药物耐受，如何进行决策变得很困难。如果无精神症状的

BADs 飞行员是特许飞行，飞行员、精神治疗专家和航空医生应该联合起来做出任何可行的决策。如果飞行员是职业飞行员，应该咨询公司内科医生的意见。航空医学鉴定部门必须确保每一个恢复飞行的决策都有严格论证。

抑郁障碍

抑郁障碍可能与躯体或者情感症状同时存在，也可能两者都有。因为飞行员一般很少关注自己的情感，更多地关注身体症状，因此他们更可能抱怨出现身体不适而并非情感抑郁。躯体症状包括睡眠结构的变化，如入睡困难、睡眠不深、睡眠不足导致晨起疲劳或者睡眠过多（嗜睡症）。胃口的好坏也许会伴随体重变化、便秘或者腹泻。飞行员抱怨注意力、记忆力下降，头痛或者轻微却很讨厌的疼痛。情感症状包括对日常活动缺乏兴趣缺乏（失去生活的乐趣）、视物迟钝（心理运动能力迟缓）、易激惹、注意力涣散、决策能力降低。大部分时间情绪表现为抑郁、容易哭泣、无价值感、负罪感、自我谴责感，表现出逃避现实的思想或者死亡相关的念头，这也许意味着自杀的观念或者自我毁灭的观念，甚至已经有了特定的计划。

如果出现上文描述的症状，几乎没有航空医生会漏诊，但是其中某些症状是缓慢发展的，经过几周甚至数月仍不清晰，一些内科医生和飞行员的关系非常亲密，以至于内心不希望给他们贴上抑郁症的标签，也许是害怕做出精神病的诊断会导致飞行员受辱。即使在正式咨询中，医学精神健康职业也会出现这种现象，将抑郁障碍症状弱化，强调外界环境的影响。在尽量不影响飞行员飞行生涯的指导思想下，或者出于不能带走其最后的梦想——飞行的想法，做出不正确的过低诊断，这从伦理学上来说很不幸，而且有可能导致其他更加严重的后果。正式的文献和保险公司都不认为飞行和心理治疗同样安全和有效。漏诊的精神障碍同样没有

得到治疗，如果抑郁障碍以适应障碍为主，可能会出现用药不当，使用抗焦虑药物治疗抑郁症可能会导致症状加剧，自我使用酒精作为药物会使飞行安全和飞行员健康都受到影响。

飞行员在使用任何抗抑郁药物的治疗过程中均应该停飞，直到症状减轻、用量下降，药物残留通过代谢被清除（大约需要 5 倍药物半衰期的时间），飞行员在停药和无症状后 6 个月才能恢复飞行。适当地选择和使用抗抑郁药是一个新的研究领域，航空医生应该紧跟文献报道，无论使用什么药物，都要确保患者正确使用，包括适应症、治疗目标、足够的剂量、副作用、药物相互作用、同意治疗和中断治疗的文书等。

目前为止，抑郁障碍需要使用的药物均会导致停飞，同样使用心理激活类药物也是如此，疾病诊断和治疗都会导致停飞。抑郁障碍是可以治愈的精神障碍，飞行员经过治疗、治愈、停药，无复发 6 个月之后，经过鉴定授权可以恢复飞行。美国联邦飞行条例（FAA）、NASA 和 3 部军队飞行条例都禁止飞行员带药飞行，航空医生明知故犯或者默许带药飞行，在伦理和法律上均是不允许的。内科医生对患抑郁障碍的飞行员可能会漏诊，应该避免因同情而漏诊漏治。航空医生应该按照航空医学文献的研究动态情况处理病情，因为将来官方对于医治指南可能会变化（见后面心理激动剂药物的讨论）。

不需要药物治疗的抑郁障碍也许不用停飞，这根据症状表现和严重程度、飞行员的反应以及对症状的理解来判断。经验丰富的检查者或者航空医生应该通过咨询精神健康医生对这些飞行员进行个体化评估。

物质滥用和依赖

物质滥用和依赖评定为飞行不合格。在这个复杂的领域，医学和管理部门的政策变化相当大。通常航空医生应该以客观证据作为决策基础，而不能仅仅依靠患者的片面之词。航空医生必须认真鉴别酒精依赖或者药物依赖者是否有人格障碍，因为人格障碍本身就是飞行不合格的标准。（第 11 章讨论物质滥用的戒除方法）

神经症

根据传统的心理分析理论，神经症属于潜意识中的焦虑通过症状进行表达，使个人能够间接地和象征性地减轻焦虑。技术的发展提供了支持精神病的生物学证据，采用科学的方法检测病因使对精神病的解释有了神经化学解剖方面的证据。基因研究为未来进行精确诊断提供了可能性，因为药物可以减轻精神症状，表明生物化学或者代谢在该疾病中有重要作用。

目前，美国精神病学学会的术语中已经删除了传统的神经衰弱一词，将其诊断分散到心境障碍、焦虑障碍、躯体性障碍和分离性障碍四类诊断中。心境障碍中神经过敏包括临床抑郁，在上文中已经讨论过。焦虑障碍包括恐怖症、惊恐发作、强迫症、急性和创伤后应激障碍（PTSDs）以及广泛性焦虑障碍。躯体性障碍包括癔症、反转障碍、疑病症和一些疼痛障碍。分离性障碍包括身份分离障碍（多重人格）、记忆丧失、遗忘症以及类似情况。患有这些精神障碍的飞行人员均要停飞，但是也有一些例外，主要考虑到症状的本质和严重程度。

一般医学问题导致的精神症状

一般医学问题导致的精神症状是现在对器质性精神障碍的正式命名。这个分类区分了由医学原因导致的精神障碍、由于外界物质导致的精神障碍和无特殊原因出现的精神障碍。导致精神障碍的基础疾病往往会导致永久停飞，除非疾病是可逆的并且不再复发，比如急性代谢或者感染导致的谵妄或痴呆。

适应障碍

适应障碍需要临时停飞，直到症状消失、问题解决。DSM-IV 将适应障碍与以下分类进行区分，包括焦虑心境、抑郁心境、行为错乱、身体主诉、退缩、工作压抑等。适应障碍持续3个月以内，具有明确的外部应激源，可以是一个或多个，复发、间断或者持续的。应激源可能是婚姻、家庭、飞行、社会关系、工作关系、身体疾病、宗教、法律、经济或仅仅是关心。障碍的严重程度与应激源的严重程度不一致，因为个人对应激源的易感性差异很大。因此对一个人几乎毫无影响的应激源可能会导致另一个人崩溃。发生适应障碍，工作效率低下或者不适应的情绪行为会影响职业、学习、社会功能或者亲密关系受损，症状在6个月内会减轻，影响消失，如果应激源持续存在，适应障碍会因为个体采取有效的应对而达到较好的适应水平。

适应障碍是个体因为面对的情境而产生的，并非是一种生活模式，后者容易导致人格障碍。如果症状持续超过6个月，必须重新定位诊断（例如诊断为抑郁障碍）。如果适应障碍与物质滥用和依赖有关，应考虑做出物质滥用和依赖的诊断（见11章），越南战争中航空医生的临床经验证实了这一观点。

患者适应障碍的飞行员会经历无力感、反复抱怨、飞行中分神（白日梦）、过度焦虑、飞行中注意力分散。他们也许失去往日的幽默感（最好的应对技能之一），变得易激惹、易暴怒、更多饮酒、纠结于无意义的行为。烦乱的思维会导致失眠、感到受到欺骗，对于微不足道的身体状况过分关注，甚至产生飞行恐惧，完全厌恶飞行。

这些症状包含抑郁、焦虑、挫折导致的失控行为等，有些是个别飞行员行为特征的放大，有些是严重偏离了常态。出现应激症状的飞行员如果原先为精神健康，必须弄清楚问题的原因。短期使用药物对减轻急性症状是有效的，但是服药时不能飞行。咨询或者正式的"谈话治疗"可以对问题的本质进行剖析，提供最佳的应对措施。一旦确认飞行员问题的根源，大部分人愿意而且善于采取有效的措施，航空精神病医生认为这样的患者疗效好。患者在治疗中可能需要服药减轻急性症状，但是当病情减轻时可以停药，这样因病停飞的时间通常会很短。

人格障碍和人格特质

机组中出现人格障碍往往让人不安，其行为表现不但需要航空医学干预，而且需要行政管理干预。任何人格障碍的飞行员如果出现明显的重复出格行为，应该采取医学停飞措施。人格（气质）是个体意识、无意识的行为模式和倾向性，是个体独特的行为方式，人格来自遗传、生物因素、自主神经系统、生理特性，中枢神经系统与外界环境通过信息的感知、记忆、存储、解释相互作用，受环境因素的影响塑造。虽然人格模式似乎是天生的，儿童时期的经历有助于大脑的发育，对人格发展至关重要。

人格特质表现在感觉、思维、行为的模式之中。DSM-IV指出，当人格特质缺少灵活性时会适应不良，导致明显的社会功能受损或者主观抑郁情绪，这时会发生人格障碍。很多人表现出一些特征，但是程度不重，达不到临床标准，环境或者亲密关系的应激可能会暂时加重这些表现，出现类似人格障碍而不是适应障碍。对病史的详细了解有助于作出准确的诊断，DSM-IV描述了10种人格障碍的诊断标准：A类包括偏执型人格障碍、分裂型人格障碍和非典型分裂型人格障碍；B类包括反社会型人格障碍、边缘型人格障碍、表演型人格障碍和自恋型人格障碍；C类包括回避型人格障碍、依赖型人格障碍和强迫型人格障碍。给出了每种人格障碍的症状表现，下面以反社会型人格障碍为例进行说明。

反社会型人格障碍以无视、侵犯他人的权利为主要特征，作出诊断时，患者年龄要大于15岁，并至少符合下列症状中的任何三项。

①无视社会规范，经常有反社会或者违法

行为。

　　②欺骗行为，如说谎、欺骗、诈骗、使用化名。

　　③无计划性，冲动性。

　　④易激惹，攻击性，斗殴和攻击别人。

　　⑤无视自己和他人的安全。

　　⑥不负责任，没有固定工作或经济来源。

　　⑦危害别人或者偷窃，但缺少内疚感。

　　飞行员人格障碍多为反社会型、自恋型、强迫型和偏执型，对人格障碍的飞行员进行航空医学鉴定很困难，因为诊断几乎完全依靠症状表现，下面是几点建议。

　　医学鉴定专家应该将人格障碍的诊断建立在确实的书面证据上，包括航空工作中和日常生活中都要重视，这是唯一能够评估飞行员是否出现违反第 67 条联邦航空条例（FAR.67）的行为。心理测验也有助于诊断，但是通常不能确诊，（敏感性过高），必须根据飞行员的常模标准解释结果，而不能采用一般常模标准。

　　如果飞行员对一系列不太可能的生活事件给出复杂的解释因此而就医，这提示可能是人格障碍的原因。尤其他认为自己最优秀，声称受到不公正待遇时，有人格障碍的可能性很大。对于不理想的诊断结果，患者会出现过激敌对行为甚至诉讼。

　　人格障碍很难治疗，但并非不可治疗。患者可能没有任何抑郁情绪，甚至以自己的行为为荣，认为不需要任何改变，自认为毫无问题，问题在别人身上，其他人才是应该改变的。如果情况不严重，减少生活应激或者一些内心的改变就能减轻问题，至少可以减少对航空工作的影响。如果问题严重，需要通过精神健康咨询师、航空医学当局和行政管理部门作出联合决策，咨询师和航空医生必须熟悉相关航空条例和航空医学条例。

　　需要对飞行员说明，如果没有发现人格障碍的医学原因，航空管理者或 FAA 有可能通过行政命令做出停飞决定。飞行员很可能不合作，认为医学诊断是错误的。航空医生可提提出类似问题，"你（飞行员）是否知道，如果我们发现你的医学鉴定结论是适合飞行，你将会因现在的行为表现而被解雇？"。列出患者的合作情况这将有助于后续工作开展以及面对质疑。

　　无论是在军事航空领域、航线飞行、公司飞行或者民航中，通常这样的问题都会很复杂，可以申请上级航空医生或者航空医学鉴定医生进行决策。最困难的问题是，决策本身只是医学的还是有行政的因素，前者只需要飞行员医学停飞、接受治疗并享受因病致残相应的待遇，而后者涉及规定、法律问题，甚至会导致失业。鉴定中我们必须谨记"这个飞行员能保证飞行安全吗"，如果出现的行为会影响飞行安全就应该停飞，无论是医学问题还是行政管理的原因。比如在就诊的行为表现中出现了不服管理的苗头，这在航空条例中是严格禁止的。如果这些行为属于人格障碍，有医学基础，应该做出医学停飞决定，直到完成治疗。众所周知，一些人格障碍的治疗很难，因此只有接受完全的治疗痊愈并有客观的治疗记录，才能够重新接受鉴定。

精神健康维护（精神卫生）

　　航空医学关注飞行员健康维护，任何可能会导致能力下降、影响空中安全或者效率的疾病都是关注重点。对这样的疾病一旦做出诊断，军事飞行员会由相应的管理部门做出停飞决定，民航飞行员会主动停飞，或者由 FAA、受雇公司停飞。

　　关于精神健康问题如何在一般航空医学实践中应用，出现了几个新的观点。精神健康是相对的而不是绝对的，精神健康最佳的指标就是优秀的工作表现、有爱心、有创造力、成熟且灵活的解决冲突问题的能力、尊重他人、现实，因此精神健康涉及诸如幸福感、生活能力、人际关系能力等不能测量的因素，其中一些明显不适合飞行，比如自杀观念，有些却很难评估（爆脾气）。

医学范畴没有达到临床标准的精神病症状也许已经达到航空医学的标准，例如因家庭原因导致飞行员飞行中注意力分散，不能集中注意力观察座舱仪表或者注意外界环境变化，即使这些症状没有达到适应障碍或焦虑障碍的临床诊断标准，但是会造成情景意识和飞行能力下降，影响飞行安全。

人们希望飞行员能够识别躯体症状，尤其是重复发生的，这看似合理，但是精神状态会影响内省、洞察力、判断或者认知功能，因此自我报告不完全可靠，即使最好的飞行员也是如此。由于精神疾病的特性，任何有 BADs 或者心理障碍的飞行员必须停飞。

飞行员的精神疾病可能会有继发性受益现象。经典的心理学术语中，心理防御机制的原发性受益是减轻内心冲突和伴随焦虑。继发性受益是指因为疾病症状可以使个人的注意转移，获得经济收益、伤残待遇、摆脱责任等。举例说明，男飞行员可能因为自己持续数年的飞行恐惧症获得补偿，在日常生活中没有不良情绪，可以从事非飞行工作。因为他感觉良好，不对飞行恐惧症进行治疗。如果他不得不重新飞行，恐惧感会被激发，精神症状复发，重新失去工作能力，因为：①不得不飞行，这是原发性的效果；②失去了伤残待遇，这是继发效果。这种精神疾病和职业因素相结合的复杂状态，仅仅通过药物治疗是不够的，认知行为疗法或者心理动力疗法可能会有效，前提是飞行员愿意接受心理治疗师的治疗，如果他拒绝合作不想恢复飞行，治疗很困难。

精神疾病的个别评定

患精神障碍的飞行员也许需要个别评定，而不是依据一般的精神健康标准。个别评定一般在精神障碍痊愈后实施，或者症状减轻后对飞行安全和效率没有影响、基本不会复发的情况下实施。

虽然很多飞行员认为只要患精神障碍均会导致停飞，但是大部分情况是可以个别评定的。美国空军 65% 的精神障碍住院患者 2 年内恢复了飞行工作，没有住院的患者恢复飞行的比例更高。即使是有自我毁灭行为也不一定需要停飞，据报道 14 个因精神障碍出现自杀企图的患者经过治疗后，航空医学当局经过个别评定最终批准了其中 11 个恢复飞行，占 79%。

个别评定的诊断标准

飞行员精神障碍的个别评定比其他患者临床精神病的正常诊断更为复杂，需要更加详细和综合的证据，心理测验需要结合航空医学专业知识进行谨慎解释。航空医生必须判断精神健康诊断的确定性、预后情况、可预防性、飞行员判断的可靠性、复发率等问题。类似情况的统计数据分析对航空医学决策是必要的，必须考虑到家庭情况，包括获得的支持程度以及可靠地行为表现。个人医学和心理健康护理的质量和方便程度也很重要，评估飞行员的飞行表现不但包括常规飞行，还包括非常规飞行，比如紧急状态、多种操作压力任务、多种个人和环境因素等。很明显，每个个案中所有这些因素均不同，没有标准的答案。做出飞行不合格的决定很简单，但是做出可以安全飞行的决定很困难，那么在个案中，做出飞行合格结论的依据是什么呢？

进行个别评定，需要考虑定期常规体检情况、精神疾病性质、飞行员准确自我评估的能力和可信度、家庭成员和同事的观察情况，大部分航空医学鉴定机构有获取这些信息的规章，作为个别评定合格必须具备以下要求：

①没有突然失能的风险。

②几乎没有潜在不确定的操作消耗，尤其是在高压力状态下。

③在平时和航空环境应激状态下都能果断、稳定。

④如果有恶化或复发的可能性，要有容易发现的初始标记或症状，不会置个人或他人处于危险状态。

⑤易于监测是否稳定、恶化，不需要借助外部测验、侵入性检查等。

⑥在严酷的环境中能够持续操作飞机，从容驾驶。

最后一条标准适用于军事航空，其他航空中可以不采用。鉴定当局可以根据飞行任务情况使用这些标准或者适当降低标准。

生活应激和飞行应激

飞行员不但要面对航空应激，同时要处理日常生活应激。飞行职业生涯中可能会出现急性应激反应、心理生理障碍或者抑郁。飞行员的应对技能有助于其有效处理飞行中的紧急情况，但是在处理家庭或者职业压力时不一定有效。航空航天精神健康问题远不止通常临床上正常状态。航空医生必须识别和管理前临床状态的精神健康问题，这些问题会对飞行表现造成影响，也许还没有达到临床精神疾病的诊断标准，并非所有精神健康（正常）的飞行员都能够安全有效地飞行。同样并非所有有精神疾病病史或者现在有精神病的人，一定会出现飞行安全和不能完成飞行任务的问题，这也是存在个别评定的原因。这些似是而非的描述是因为一些人对航空应激和生活应激的反应差别很大。机组错误是飞行事故的主要原因之一，航空医学中的精神健康问题关系到飞行安全，尤其是任何飞行员所犯错误在一定程度上都含有精神（心理）因素。

航空医生应该对临床精神障碍保持警觉，尤其是会影响飞行安全和效率的亚临床症状，包括过度应激症状、焦虑或者抑郁。下列现象要引起注意：

①日常活动或飞行中错误增多。

②因担心或者效率低而分散注意，不能自控地关注某事，尤其是在飞行中。

③失去往日的幽默（最好的应付技巧）。

④粗心行为。

⑤情感挫折，容易哭。

⑥情绪变化，尤其是更加易激惹或无缘无故发怒。

⑦反复争吵，没完没了。

⑧无助感，被欺骗感。

⑨快感缺乏。

⑩睡眠障碍，多与重复性思维有关。

⑪最近产生的厌恶飞行或者恐惧飞行。

⑫无原因的体重变化。

⑬性趣减退。

⑭对身体症状的过度关注。

⑮对以前的轻微身体问题过度关注。

⑯饮酒或服用失眠药物增多。

军事航空医生与飞行员的关系较紧密，对飞行员进行一些检查相对于民航医生来说相对容易，可能的检查包括：

①进行关于生活和航空应激的教育，讨论应激相关症状的发生以及如何处理，讨论生活应激如何影响航空表现。

②学习如何辨别处于应激状态的飞行员，教授飞行员和领导识别这些标记和症状。

③必要时推荐合适的治疗机构。

④必要时做出停飞决定，直到应激事件消失或者飞行员学会更好的应对方法。

飞行恐惧症

飞行恐惧描述的症状和很多生活中表现的恐惧症状相似，精神病学文献中没有这个术语，但是航空医学领域很早就关注这个问题。飞行恐惧是多种精神障碍的集合。DSM-IV只提到过1次飞行恐惧症，定义是一小部分飞机乘客出现的特定恐惧现象，程度严重，持续时间长。这是对于非飞行员的定义。

飞行员的飞行恐惧症是一系列的动机和适应性的改变。原来热爱飞行的老飞行员变得害怕飞行，这也许意味着出现了急性或慢性应激以及相关症状反应。发生飞行恐惧症的飞行员对象征性威胁出现的焦虑情绪，也许是在飞行过程中一直存在的对危险的理性恐惧，也许是因为对最近飞行事故的反应，也许是个人遇到的其他危机的错位感受，也许是因为强有力竞争者或者权力人物破坏其自尊而导致失去了飞行动机。

无论原因和现状如何，飞行恐惧症应该属于医学停飞的标准，直到问题得到解决、症状等到治疗。治疗方法包括精神会谈和心理动力学方法，如有必要可使用药物和行为矫正技术。

事故后精神障碍

事故后精神障碍指的是飞行员在飞行时或事故后可能产生急性适应障碍或者创伤后应激障碍（PTSD），最初飞行员会否认或压抑害怕，但是最终害怕会突破防御心理，成为临床证据。飞行员或内科医生也许会很容易讲述事故导致的初始症状，症状会符合急性适应障碍的正式诊断标准，也可能进展为 PTSD。因为 PTSD 的治疗漫长而困难，重大事故后应该采取预防性措施进行早期干预。干预包括交流事故导致的情绪反应，接受最初否认存在的消极情绪，确认情绪反应是正常的，解释清楚梦魇、闪回、反感、焦虑和情感麻木等现象。飞行员最初的飞行动机和当前的飞行动机也是交流项目之一，未来对整个事件的交流是开放的。这个方法一直以来都是航空医学的标志性工作之一，其原理和目前流行的心理危机干预技术很相似，后者目前应用于其他民间或军事灾难情境。目前精神病学研究表 PTSD 具有明确的神经化学基础，航空医生应该注意到未来可能会出现的预防性药物，在急性创伤事件后数小时内使用以预防 PTSD。

恐惧障碍

即使没有遇到明显的飞行事件也会发生飞行恐惧症。原来热爱飞行的飞行员可能会不知不觉地产生飞行恐惧，然后加重。症状始于在航空环境中某些挑战性的情境（复杂气象、夜航等）导致飞行员害怕情绪被放大，产生不良焦虑体验，然后泛化到其他航空环境中。飞行员这些症状令飞行员不愉快，导致自我失调，而这些症状往往来自飞行之外的问题，比如家庭负担、经济问题和生活事件等。因为生活困境导致焦虑情绪被带到航空环境中，尤其是激发恐惧体验的航空情境下，因此这些症状被错位植入真实的飞行中，飞行员产生困扰，比如反复检查天气报告或者试图避免夜航。因此，关于症状开始发生时详细的生活事件史对于诊断和治疗都至关重要。

飞行恐惧症的治疗包含联合使用行为矫正（放松和脱敏）和认知疗法以及内省导向的会谈疗法，后者的目的是明确和处理生活问题，最好由具有航空知识的治疗师实施治疗。由其他飞行员带飞几次会说明飞行适应性的改善。大部分飞行员对带飞治疗反应良好，因为飞行恐惧是自我失调反应，同时恢复飞行有经济刺激作用。治疗也包括使用药物，因为药物会影响飞行，所以只在初期使用。

躯体化障碍

躯体化障碍症状是飞行恐惧症的顽固表现，是慢性的身体或生理症状，职业飞行员往往以此表达自己不再适合继续飞行（有时会以"我愿意继续飞行，但是"开头），这和大部分飞行员的通常态度形成鲜明对比，后者往往有症状但会选择继续飞行。不愿意飞行的飞行员的症状来自潜意识冲突、飞行导致的焦虑和放弃飞行导致更大焦虑之间的冲突。因为身体原因的"非自愿"停飞超出了飞行员控制范围，成为解决冲突的可接受的方法。生活应激也会加重身体症状反应。飞行员意识中没有飞行焦虑，因此对任何关于是否有飞行忧虑的问题都会愤怒地否认，因为这些问题是对防御机制的挑战，触及了潜意识中不可忍受的焦虑。飞行员不关心可能导致症状的疾病，而将注意力集中到避免飞行任务上，这样才能避免挫折感。希望停飞的飞行员和不希望停飞的飞行员的通常表现完全不一样。在应对这些躯体症状时，飞行员和责任医生的挫折与愤怒感远远超出了普通医学情境，这也许意味着他们存在心理上的次级受益现象。

三种临床观察有助于鉴别症状的潜意识问题：一是飞行员倾向于描述症状对飞行的不良影响；二是飞行员对严重疾病没有表达特别的焦虑感，对特殊治疗没有兴趣；三是当被问到"病治好后你是否愿意恢复飞行"时，飞行员的回答模棱两可或者不愿回答。鉴定导致问题的身体原因可以使医生避免采取非必要、昂贵的侵入性诊断措施。即使症状的心理原因已经明确，飞行员也不愿意承认，不配合必要的心理治疗。症状的原因（头痛、各种疼痛、感觉缺失、胃肠功能紊乱等）会对飞行安全有影响。一旦确定为飞行恐惧症的躯体表现，飞行员可能会完全拒绝治疗。

心理生理反应

过度换气和晕厥是两种具有航空医学意义的急性心理生理反应，可能是因为焦虑引起的。两者都没有出现在 DSM- Ⅳ 分类中，因为 DSM- Ⅳ 是为了建立精神病理学体系，只是在因为注射导致的血管迷走性昏厥中提到过。即使在没有其他任何疾病的情况下，过度换气和晕厥在身体、情境性和社会性应激中都会出现。应该认真排除心血管疾病和神经性疾病，但是在很多情况下健康人也会在飞行中发生过度换气、在地面发生晕厥。空间失定向或者飞行中的过度换气也会引起强烈的焦虑症状。尤其是

职业飞行员，失去飞行动机会破坏原来对飞行危险的成熟应对。非航空环境（家庭、办公室）和亲密关系人的冲突会激发航空焦虑，除了时间上的前后关系，与飞行无明显联系。

飞行员过度换气可能是因为飞行中的生理原因，必须排除缺氧和有毒气体原因。一旦这些外部原因被排除，医生必须排除身体原因（心脏、代谢和神经疾病），当确诊自发性过度换气后，医生必须确定其原因，通常包括急性焦虑、慢性焦虑或两者同时存在。治疗措施必须考虑潜在的情境性焦虑如家庭压力，考虑飞行员面对危险时恐惧情绪的应对方式。控制初始过度换气的有效方法是让飞行员进行控制性深呼吸，通过鼻子呼吸限制气流量（鼻子像个限流阀门），吸气时读秒，呼气的时间是吸气的两倍。如果吸气 2 秒，呼气则 4 秒，（6 秒一个循环，或者 10 次 / 分钟的呼吸频率）。简单的练习就会产生好的效果，飞行员就会确信自己未来能够应付任何情境，这种信心加上飞行中的演示（如果允许），将会重新树立飞行员飞行中的自我控制感。

心理性晕厥可能的原因包括控制感丧失（比如空间失定向）、实际的身体威胁（比如静脉穿刺、限制状态下给儿童进行缝合手术）、令人心烦的社会情境。威胁也许只是暗示性的，例如飞行员看到了救援现场的画面。作者曾经和健康的飞行员会谈，这些飞行员曾经在多种情境中出现昏厥，比如使人极度困窘愤怒的情境（男性飞行员被上级官员公开严厉指责而不允许申辩，女性飞行员面对非自愿性行为时）和文化压力情境（在一天的飞行后连续站立在军事庆典现场，处于受关注的中心，即使出现了体位性低血压征兆也不能进食和喝水）。这些事件具有共同的特征，即飞行员被动地面对威胁，而在飞行中这些情况几乎不会发生，飞行中飞行员通过主动活动来应对威胁。

预防措施包括教授飞行员识别和注意早期

预警症状，如头昏眼花、对环境意识的改变、视物模糊或变形、虚弱、刺痛和其他任何与站立有关的症状，他们只有能够识别前驱症状表现，才能采取必要措施，无论什么姿势都要将头置于低于心脏的位置，无论在任何情境下都要迅速躺下。记住"迅速躺下！否则一旦摔倒，荣誉扫地"，这就足够了。

特殊问题

精神类药物

精神类药物的发展非常迅速，因此关于航空医学领域使用精神类药物的论述只能是原则性的，而不是紧跟前沿的详细论述。所有的航空医生至少应该熟悉当前使用的抗抑郁药和抗焦虑药，这是必须要正确使用的，明确适应证、治疗目标、足够剂量、副作用、药物的相互作用和完成治疗停止用药的指征。在使用这些药物方面，也许责任医生对不太严重的适应证或者仅仅出现生活事件的患者关注不够，因为这些药是用来治疗抑郁障碍或焦虑障碍的。一些医生只是为了减轻患者症状，甚至在还没有形成正式的诊断或者治疗方案时就使用这些药物。

相当多的航空医学争论是关于服用抗抑郁药物的飞行员是否能够安全飞行，特别是多巴胺再摄取抑制剂（SSRIs）。1994 年 5 月，航空航天医学学会的年度科学会议上，由航空精神病医生和从业者组成的委员会全体一致认为，从航空医学角度，出于安全考虑，不推荐服药期间飞行。这种保守的决定合乎逻辑且容易理解。但是至少有三种情形表明了该问题的复杂性。

1. 加拿大当局最近鉴定了 6 名飞行员，都经过仔细的研究，确定在服用维持剂量的抗抑郁药期间是否能够机长或作为副驾驶执行飞行任务，3 名飞行员服药是因为慢性抑郁的停药反应，另 3 名是预防抑郁复发，平均 5 年的随访研究表明均未发生飞行事故征候，这是一个 30

年的研究结果（M. 兰格 Lange，美国民航医学组织会议，未公开发表数据，2000.10）。这也许是将来航空医学使用特定精神类药物的模式。目前没有公开发表的经过同行审议科学研究报道航空医学领域类似的成果，但是最近的两篇摘要显示这样的研究报道即将出现。

2. 航线飞行员协会的航空医学顾问回顾了大约 2500 个飞行员电话咨询记录，是 1993—1997 年飞行员关于精神健康问题的咨询，其中 1200 个是关于抗抑郁用药方面的，约 710（59%）名飞行员说自己因为不想停飞而选择不服用药物，180（15%）名说自己将会服药但是不会向 FAA 报告，这样还可以继续飞行工作，只有大约 300（25%）名说将会请病假进行药物治疗，而且他们明白这将导致自己停飞 9 个月。因此，大部分商业飞行员或选择继续飞行而不治疗心理障碍，或违返规定私自服药并继续飞行，脱离了航空医学监督（D.E. 哈德逊 Hudson 等，美国民航医学组织会议，未公开发表数据，2000.10）。其他飞行员也许已经做出了同样的决定。

3. 医生可以开安非拉酮或者类似药物用来控制戒烟的戒断反应。FAA 不同意飞行员使用这些药物用于同样的治疗目的。尼古丁戒断反应的心理生理作用本身使飞行员处于危险之中，这种危险应该和控制戒断反应用药导致的危险相当。

这三条例证说明有必要重新评估现行政策，考虑对服用 SSRIs 类抗抑郁药的个别评定标准。航空医生应该遵循航空医学文献对此问题的动态研究成果，因为毋庸置疑政策将会发生变化。

精神病患者的航空运输和航空医学后送

精神障碍也许会导致相当程度的失能或者破坏性、危险性行为，这都不符合航空旅行条例。内科医生有时需要确定精神障碍患者是否可以作为乘客单独乘坐飞机，这时不但要考虑正常航行的情况，还要考虑遇到航班延误甚至取消的情况。患者也许不能适应例如陌生机场转机、登机口改变、行李丢失、狭窄拥挤的座椅、洗手间延迟开放使用和其他意外事件。常规程序颠倒、程序混乱、缺少隐私和其他不便都可能过度激惹精神病患者，鉴定医生应该考虑到这些最恶劣情境的适应问题，与患者有见识的家庭成员、邻居或者朋友会谈，了解情况有助于做出决定，是适合单独乘飞机还是需要有陪护情况下乘飞机，或者不能乘飞机。如果精神病患者在有陪护的情况下乘坐飞机，需要事先通知航空公司。

下列情况下使用药物需要特别注意：旅行中使用的精神类药物，必须是患者以前曾经使用过并且效果良好无不良副作用。定期航班上没有地方处理过敏或者紧张反应、特殊物质反应和药物相互作用。

医生应该考虑到药物抑制副交感神经作用的成分是否会抑制消化功能进而导致肠产气过多并因飞行高度升高气压降低而恶化。

有飞行恐惧的乘客事前服用抗焦虑药物是有好处的，如果需要经常乘坐航班，航空公司组织的系统脱敏训练也是有好处的。

精神病患者的航空医学后送是常见的军事任务之一，经验表明适当对患者进行筛选可以保证运输安全。对使用精神类药物和镇静药物的患者、使用担架的患者和其他有限制的患者，决定是否航空运输需要谨慎，充分考虑飞行安全和其他患者的安全。在民航医疗后送中很容易达成同样的决定。

利用飞机自杀

飞行员有使用飞机作为自杀工具的方便性，这种行为虽然罕见但并非没有，一篇个案报道论文回顾了20世纪70年代早期发生的这类事件，以后也有相关的报道。环境多种多样，一些据称或者被证实是自我毁灭导致的飞行事故中，当事人患有抑郁症，并希望死后留给家人巨额的保险收益，还有是因为宗教原因或者愤怒事件导致的。一些人偷盗飞机但是不会驾驶，一些人是潜意识的自杀倾向，就像采用危险而愚蠢的类似俄罗斯轮盘赌的驾驶方式。酒精或者药物可能会导致这些行为。

因为大部分飞机自杀事件会涉及法律问题，因此在民航或通用航空中进行公平的调查很困难，不像军事领域不需要考虑法律问题，没有责任负担，可能允许更多的调查权限。调查者必须区分导致事故的原因是故意行为还是由于蛮干、疏忽或粗心，必须考虑到难以捉摸的个人原因如分心、渴望回家、感觉超负荷、疲劳或外部应激源，还有抑郁、疾病、情场失意、经济紧张、无助感、愧疚感等复杂情况。确定为使用飞机自杀的事件必须从调查开始就要意识到其确实存在，临床调查不能只限于死亡现场环境，还要关注最近的生活事件，"任何线索都不能替代详细的病史"是医学实践中的真理，施耐德曼Shneidman提出的潜意识自杀概念对于不明原因的事故很有帮助，读者可以阅读其著作进行深入学习。

攻击性航空乘客

飞行中航空乘客的语言和身体攻击行为会影响飞行安全，同时影响机组和其他乘客的安全。美国联邦航空条例（U.S. FAR91.11，121.580 和 135.12）91.11，121.580 和 135.12中规定："任何人都不允许袭击、胁迫或者干扰正在执行飞行任务的机组成员"。但是每年有200～300起类似的事件发生（http://www.faa.gov/data_statistics/passengers_cargo/unruly_passengers/）。1999年英国民航当局报告，严重袭击事件的发生率为1/18 000架次，全部袭击事件（包括轻微袭击事件）发生率为1/870架次，饮酒导致的该类事件约占一半，吸烟（包括在飞机洗手间吸烟）导致的占三分之一（http://www.aviation.detr.gov.uk/disrupt/990410/index.htm）。

机舱机组成员，包括驾驶舱机组成员，偶

尔会和乘客发生言语甚至肢体冲突，他们对语言不文明或者攻击性乘客的管理具有医学意义，但是并非医学的主要责任。发生此类事件时，作为乘客的医生往往会被要求协助控制冒犯者，通过采取说服或医学措施。虽然冒犯者可能是喝醉了，也可能是因为精神和身体疾病表现的精神症状，只是被急性酒精或药物中毒复杂化了，冒犯者也许正在服用一种或几种合法的精神类处方药物。

希波克拉底关于医学实践的第一格言警告说，偶然事件是瞬间的，通过实验验证是危险的做法，很难做决定。飞机上采用限制手段应付酩酊大醉的攻击性乘客要符合以下标准：这类似于在急诊应对醉酒的人员，环境要求包括合法的医学场地条件、支持人员、医疗用品和工具、保安人员。没有可以参照的明确法律规范确定如何采取行动、责任划分、许可等，可能航空公司、乘客和医生是不同国家的，可能飞机正在飞越多个国家或在国际水域上空飞行。

目前没有明确的医学指南或者经过同行评审的医学文献可以参考。从精神病学的角度看，最好的建议是谨慎。这种情况下，最佳的模式是机长建立电视电话渠道接受地面上经验丰富的医生指导，任何指导都可能是有益的。

现场医生可能具有丰富的经验，同时医生也是受到威胁的乘客之一，可能也喝了酒，可能像其他人一样情绪紊乱，机舱乘务员和乘客可能因不切实际的希望迫使其采取违反医学和法医学原则的措施。这在决定是否对冒犯者使用镇静药物的问题上确实存在，《航空医学后送》一书中记载道："在无法确定药物在地面使用是安全的情况下，应该避免在飞行中使用，尤其是静脉注射药物"。

对于反抗者可以使用高效镇静药物和限制性身体管制措施，但面对的情况复杂，飞机环境拥挤、相对封闭，医疗资源少，缺少受过培训

过的医疗辅助人员，病史（包括用药情况）不清楚，不是医生管理的患者，没有医疗服务许可、可能饮酒或使用违法药物。

上述情境好像不是医学问题，而是安全问题。在医院中对于攻击性患者多采取隔离措施，尽力建立平静对话和理论的环境来化解危机。医生话语平静、声音低，避免指责和威胁性语言，身体放松，甚至采取"思想者"的姿势（一只手托下巴，一只胳膊弯在胸前），但是不要盯着患者。激惹增加的迹象有声音提高、身体运动激惹、握紧拳头、睁大眼睛、侵占个人隐私空间和身体接触、推搡等。当确实需要身体限制措施时，应该使用压制性、训练有素、有组织的专业力量，包括职业护理人员、保安、警察等，使用最小的身体力量完成强制限制措施，避免造成伤害，尤其是在使用限制颈部或其他工具可能妨碍呼吸或大脑供血时，要特别小心。医生可能是旁观者也可能是指导者，但是可能会认为在这种非医疗环境就不需要负责，机长才是负责人。

总之，在处理攻击性乘客问题时一定要慎之又慎，记住情境性和职业性限制，不越过职业界限。

遗传

当前关于精神疾病的遗传研究有助于判断某些精神疾病的发生率和复发情况，遗传学分析提高了评估个体飞行员、特许飞行人员和其他特殊人员的准确性。由于大部分精神疾病依靠临床表现而不是客观检查诊断，生化检查或基因标志物将会极大地提高诊断和预后判断的准确性。

军事环境问题

军事部署和维和任务

维和任务需要反复或长期在国外执行任务，有时环境恶劣。预备役军人或临时招募的战士可能对军事部署任务应激特别敏感，主要影响是

日常活动的改变、经济负担、不确定的部署时间、计划变化、等待、厌倦、时差、疲劳、通信或电话不畅、缺乏隐私、身体不适、气候不适、缺少装备和给养、目的不明确、可能或者已发生的恐怖袭击、地面或空中的危险感。这些应激会影响飞行安全和效率，航空医生可能没有改变这些应激源的能力，但是可以减少其影响，可通过使飞行员专注于愉快的事情，如睡眠、水、食物和安慰措施来实现。航空医生应该注意士气低落的迹象，如飞行绩效降低、丧失幽默感、无效的抱怨增加、饮酒增多、轻微的违反纪律，军队指挥官和航空医生应该重视应激相关不良行为并迅速进行调查。对于可能影响飞行安全和绩效的士气低落问题，可以采取合理放假、使用娱乐设施、教育和运动、民用运动设施等措施。当部署临近结束，采用宴会、告别会或庆典会等正式的仪式，有助于增强完成任务的荣誉感。

参战飞行员的航空医学保障

空战使任务飞行员面临战斗应激。Bond 邦德和 Grinker、格林克和史匹格 Spiegel 的经典著作描述了二战中飞行员的情况。现在的飞行员年龄偏大、教育程度高、参战经历有限，通常是在上级带飞下操控飞机飞行。但是很多航空医学保障措施仍然在继续。

战斗任务的目的是摧毁敌人的反抗意志，包括使敌人产生应激反应，同样敌人的目的也是如此。战场上首要的医疗措施是撤出发生症状的军人，但是领导力要求和好的军事医学保障措施是要这些军人回到战场继续参战。部署军队没有战斗任务时，航空医生应该确保提供基本的娱乐措施。当代战争重视 24 小时的持续作战能力，因此睡眠环境应该安静、远离飞行航线、隔音、防止恶劣天气影响，以实现无干扰睡眠；饮食要可口、营养丰富、随时供给；飞行员需要有洗澡设施和洗衣设施。保障享受这些服务的权利不仅对身体舒适很重要，而且对高效飞行很重要。

从一些人的讲述来看空战是令人兴奋的，但是也会像陆地作战一样，有令人厌倦的方面。地面作战中战斗力强的职业部队重要的能力之一是能够应付任何战斗中的怀疑和恐惧情绪。战士相信自己不是唯一害怕的人，这会导致战斗疲劳的发生。Frank 讨论了空中的恐惧感觉，航空医生或指挥官认为，感到自己是唯一体验到恐惧和自主神经反应的飞行员，认知能力会降低。必须向参战人员传达这样的信息，即感觉到恐惧是正常的，只要不影响正常的飞行任务，就是可以接受的。

战斗疲劳是因为实际的身体疲劳，同时也是因为个体对于避免危险和完成任务间的内心冲突造成的。因此布置任务时应该保证休息时间，参战最初的几天最少要保证每 24 小时有 4 小时的睡眠，接下来的时间要尽快保证每 24 小时有 6 ~ 8 小时的睡眠。关于战时睡眠问题的研究很多，航空医生必须熟悉当前的研究成果和政策，而不能等战争开始了才学习。

曾经参加过战斗保障任务的航空医生通常同意这个观点，即每周保证飞行员有 1 ~ 2 天的休息，保证每 6 个月有 9 天左右的小长假（离开基地休息或者参加娱乐活动），尽快建立参战记录，传统上通过执行任务数量或者任务天数来计算。Jones 在其论文中对这一问题进行了详细讨论。

因为伦理学原因没有办法在军事训练中模拟真实的恐惧感，因此飞行员在前几次参战任务中往往会被恐惧感震惊，通过使用以往的防御方式，大部分很快会适应。因为飞行员具有类似的人格，他们倾向于使用类似幽默、预期（计划性）、抑制、否认、合理化、理智化、压抑的防御方式。飞行员在和配偶讨论这些问题时，往往会夸大、掩饰、装作有自信的样子或者持宿命论观点。

航空医生有两种主要的方法可以预防或者延迟战斗应激反应，休息和移情。安排航空医生和飞行员住在一起可以保证有效的医疗保障，飞行员和航空医生之间的移情至关重要，航空医生必须提供卓越的医疗服务，任何东西都补偿不了职业的缺点。航空医生应该扮演一个权威人物角色，加强飞行员对自己技能、训练和装备的信任，既是支持飞行员，同时也为实现作战目标。航空医生帮助飞行员控制恐惧，一般是采取支持飞行员的应付和防御技能，而不是减轻飞行员责任的方式。航空医生是指挥链上的非正式环节，是保证任务成功的可选之路。航空医生应该作为战斗观察员参与飞行以建立被信任度，做出中肯的航空医学观察，采取有用的方法应对战斗应激，给指挥官提出事关战斗效率和安全的建议。

当飞行员对战斗疲劳产生抱怨时，航空医生应该每天参与飞行观察，飞行前和飞行后和飞行员谈论相关问题，询问睡眠状态、社会退缩、易怒、脾气暴发、滥用咖啡因、尼古丁和酒精的情况。战斗中滥用酒精的早期表现包括飞行员睡眠习惯的变化（通过饮酒促进入睡）或者在驾驶舱反应变慢。

航空医生应该考虑到次级受益可能性的情况有当飞行员因精神症状要求停飞，临时停飞的飞行员不急于恢复飞行、要求延长停飞时间，要求执行有限任务等。航空医生可以依靠指挥官的智慧确定自己保障的飞行员能够完成什么任务，从飞行员本身确定其是否对任务尽力了，这会有助于其决定对于恐惧症状是应该同情还是严格把关。

无论军事环境多么残酷，如果因为应激原因导致飞行事故则没有任何好处，因此保障战斗任务的航空医生负有保障飞行安全的责任，应该以航空医学的基本原理和飞行安全为基础

做出航空医学决策，这一点和民航医生相同。

刘庆峰 胡博 译 张雁歌 校

参考文献

[1] Hart C. The prehistory of flight. Berkeley: University of CaliforniaPress, 1984:117.
[2] Bach R. Stranger to the sky. New York: Dell, 1963:75.
[3] Anderson HG. The medical and surgical aspects of aviation.London:Oxford University Press, 1919.
[4] Armstrong HA. Principles and practice of aviation medicine.Baltimore: Williams & Wilkins, 1943:2, 460.
[5] Magee JG Jr. High flight. Newsweek 1942;14:27.
[6] Santy PA. Choosing the right stuff: the psychological selection ofastronauts and cosmonauts.Westport: Praeger, 1994.
[7] American Psychiatric Association. Diagnostic and statistical manualof mental disorders, 4th ed.Washington, DC: American PsychiatricAssociation, 1994.
[8] Jones DR. Flying and danger, joy and fear. Aviat Space Environ Med1986;57:131-136.
[9] LeimannPatt HO. The right and wrong stuff in civil aviation.AviatSpace Environ Med 1988;59:955-959.
[10] McGlohn SE, King RE, Retzlaff PD, et al. Psychological characteristicsof USAF pilots. AL/AO-TR-1996-0097. Brooks AFB: USAFArmstrong Laboratory, 1996.
[11] Bond DD. The love and fear of flying. New York: International Universities Press, 1952.
[12] Jones DR, Marsh RW. Psychiatric considerations in military aero spac emedicine.Aviat Space Environ Med 2001;72:129-135.
[13] Beaven CL. A chronological history of aviation medicine.RandolphField: School of Aviation Medicine, 1939.
[14] Fine PM, Hartman BO. Psychiatric strengths and weaknesses oftypical air force pilots.SAM Technical Report 68-121. Brooks AirForce Base: USAF School of AerospaceMedicine, 1968:131-168.
[15] Reinhardt RF. The outstanding jet pilot.Am J Psychiatry1970;127:732-735.
[16] Christy RL. Personality factors in selection of flight proficiency.Aviat Space Environ Med 1975;46:309-311.
[17] Helmreich R, Gregovich S, Wilhelm J, et al. Personality based clusters as predictors of aviator attitudes and performances. In:Jensen R, ed. Proceedings of the fifth

symposium on aviation psychology. Columbus: Ohio State University Press, 1989:607-702.

[18] Christen BR, Moore JL. A descriptive analysis of "Not Aeronautically Adaptive" dispositions in the US. Navy. Aviat Space Environ Med1998; 69:1071-1075.

[19] Merchant PG, Baggett JC. AerospaceMedical Panel. The concept of aeronautical adaptability as developed by the US.Navy. In: ed. Theclinical basis for aeromedical decision making. AGARD CP-553-6.Neuilly-sur-Seine: NATO Advisory Group for Aerospace Researchand Development, 1994:14.1-14.7.

[20] Mills JC, Jones DR. The adaptability rating for military aeronautics:a historic perspective of a continuing problem. Aviat Space Environ Med1984; 55:558-562.

[21] Edgerton JE, Campbell RJ Ⅲ, eds. American psychiatric glossary,7th ed. Washington, DC: American Psychiatric Press, 1994.

[22] Santy PA, Holland AW, Faulk DM. Psychiatric diagnoses in a group of astronaut candidates. Aviat Space Environ Med 1991; 62:969-973.

[23] Kanas N, Caldwell B. Summary of research issues in personal,interpersonal and group dynamics. Aviat Space Environ Med 2000;71(Suppl 9):A26-A28.

[24] ZimmermanM. Diagnosing DSM-IV psychiatric disorders in primarycare settings. East Greenwich: Psych Products Press, 1994.

[25] Jones DR. Suicide by aircraft. Aviat Space Environ Med 1977;48:454-459.

[26] Federal Aviation Agency.Guide for aviation medical examiners.Appendix A, Mental Standards. 14 Code of Federal Regulations,Class 1, 67.107.a.l; class 2, 67.207.a.l; class 3, 67.307.a.l.Washington,DC: Federal Aviation Agency, 1996:B1-2, Cl-2, D1-2.

[27] Jones DR, Patterson JC.Medical or administrative? Personality disorders and maladaptive personality traits in aerospace medical practice.AviatMed Q 1989;2:83-91.Reprinted in AGARD AG-324.Neuilly-sur-Seine, France: NATO Advisory Group for Aerospace Research and Development, 1991:19.1-19.4.

[28] Flynn CF, McGlohn S,Miles RE. Occupational outcome inmilitaryaviators after psychiatric hospitalization.Aviat Space Environ Med 1996;67:8-13.

[29] Patterson JC, Jones DR,Marsh RW, et al. Aero medical management of US Air Force aviators who attempt suicide. Aviat Space Environ Med 2001;72:1081-1085.

[30] US Air Force. Medical standards and examination. Washington,DC: US Air Force, 1994. Air Force Instruction 48-123.

[31] Van Gerwen LJ, Diekstra RFW. Fear of flying treatment programsfor passengers: an international review. Aviat Space Environ Med 2000;71:430-437.

[32] Jones DR. Fear of flying: no longer a symptom without a disease.Aviat Space Environ Med 2000;71:438-440.

[33] Mitchell J. When disaster strikes: the critical incident stressdebriefing process.J Emerg MedServ 1983;8:36-39.

[34] Lange M, O'Neill HJ. Serotonin reuptake inhibitors and the depressedpilot [Abstract 101].Aviat Space Environ Med 2000;71:290.

[35] Paul M, Gray G, Lange M. The effect of sertraline on psychomotorperformance [Abstract 146].Aviat Space Environ Med 2001;72:260.

[36] Sommese T, Patterson JC. Acute effects of cigarette smoking withdrawal: a review of the literature. Aviat Space Environ Med 1995;66:164-167.

[37] Air Transport Medicine Committee. Medical guidelines for airlinetravel.Washington, DC: Aerospace Medical Association, 1997.

[38] Jones DR. Aeromedical transportation of psychiatric patients:historical review and present management. Aviat Space Environ Med 1980; 51:709-716.

[39] Shneidman E. Definition of suicide. New York: Wiley, 1985.

[40] Grinker RR, Spiegel JA. Men under stress. Philadelphia: Blakiston,1945.

[41] Jones DR. US Air Force combat psychiatry. In: Jones FD,Sparacino LR, Wilcox VL, ed. et al. War psychiatry. Washington,DC: Office of the Surgeon General at TMM Publications, Borden Institute, Walter Reed Army Medical Center, 1995:177-210.

[42] Vaillant GE. Adaptation to life. Boston: Little, Brown and Company,1977:383-386.

推荐读物

Jones DR. Military psychiatry. In: Sacks MH, Sledge WH, Warren C,eds. Core readings in psychiatry: an annotated guide to the literature,2nd ed. Washington, DC: American Psychiatric Press, 1995:781-796.

Levy NA. Personality disturbances in combat fliers. New York: JosiahMacy, Jr. Foundation, 1945.

Levy RA. Psychiatry. In: Rayman RB, Hastings JD, Kruyer WB, et al.,eds. Clinical aviation medicine, 3rd ed. New York: Castle Connolly Graduate Medical Publishing, 2000:289-312.

McFarland RA. Human factors in air transportation. New York: McGraw-Hill, 1953.

Perry CJG, ed. Psychiatry in aviation medicine.Int Psychiatry Clin 1967;4:1-222.

Sledge WH. Aerospace psychiatry. In: Kaplan HI, Freedman AM,Sadock BJ, eds. Comprehensive textbook of psychiatry, 3rd ed.Baltimore: Williams & Wilkins, 1980:2902-2914.

Stokes A, Kite K. Flight stress: stress, fatigue, and performance in aviation.Brookfield: Ashgate, 1994.

第十八章

内分泌系统和肾脏学

据我看来，平衡，是最关键的。

——亚历山大·坎贝尔爵士

飞行员的医学鉴定应考虑到其身体条件及对飞行安全的潜在影响。内分泌或肾脏功能失调可引起认知、判断、警觉、意识、情感和毅力的改变，从而影响飞行绩效和飞行安全。对飞行员的医学评定，首先要详细分析病史，然后结合治疗情况评估目前的身体状况。内分泌或肾脏失调的飞行员经治疗后恢复正常，航空医学风险评估良好，航空医学鉴定可以是合格的。

内分泌和肾脏系统疾病可引起身体广泛失调，包括葡萄糖和脂质代谢疾病，甲状腺、垂体、肾上腺和生殖功能疾病，肾结石，急、慢性肾衰竭，内分泌和肾脏系统肿瘤等。本章对内分泌和肾脏学有关病理学内容不做探讨，重点讨论航空医师可能遇到的五种最典型的疾病，即糖尿病、甲状腺功能疾病、肾结石、血尿、蛋白尿。

糖尿病

分类和诊断

1997 年，糖尿病的分类达成了新的共识。赞同用 1 型糖尿病，而不用青少年发病型糖尿病或胰岛素依赖型糖尿病；用 2 型糖尿病而不用成人发病型糖尿病或非胰岛素依赖型糖尿病；其他特定类型被认可（例如药物诱导型）。新的疾病分类学目的与现代病理生理学对糖尿病分型是一致的。

除了对糖尿病分类进行修改外，糖尿病的诊断标准也做了修订。最本质的是对空腹血糖水平（140 ~ 126 mg/dl）的诊断剔除。符合以下 1 个条件，成人非妊娠期糖尿病诊断即可成立：①空腹血糖水平 ≥ 126 mg/dl；②口服 75 g 葡萄糖后 2 h 血糖水平 ≥ 200 mg/dl；③随机血糖水平 200 mg/dl+ 糖尿病症状（如多尿、多饮）。当符合条件①或条件②，在最终诊断糖尿病之前应做确认试验以排除假阳性结果。尽管以往学者曾有过建议，血红蛋白 A1c 对于糖尿病的诊断没有特异性。

流行病学

糖尿病是最常见的内分泌疾病之一，全世界约 6% 的人受此病影响。2 型糖尿病占多数。在美国大约 7% 的人群患糖尿病。未来预测，无论在美国还是全球，糖尿病患病人数将持续、快速地增长。

航空医学关注重点

糖尿病合并了许多与航空医学有潜在关联的并发症。急性并发症有糖尿病酮症酸中毒、高血糖危象和低血糖症，慢性并发症对航空医学鉴定也是很重要的。糖尿病是目前美国成年人失明的主要原因，是终末期肾病和下肢截肢的首要原因。神经性并发症可能涉及周围和自主神经系统，自主神经系统紊乱可导致体位性低血压、胃和膀胱功能失调、低血糖感觉能力损害（低血糖感受不到）。糖尿病是全身血管性疾病的高危险因素。糖尿病患者由于自主神经功能失调，可能导致无症状性心肌缺血，因而心血管疾病是引起死亡的主要原因。

航空医学除了关注慢性糖尿病合并症外，还涉及高血糖症和低血糖症对认知功能的影响以及药物治疗的情况。研究证明，血糖水平的急性上升可以损伤认知功能和情绪。也有数据显示急性低血糖症可以损害非语言性的智力。有报道称反复发作的低血糖症能引起永久性的神经精神障碍，虽然观点不尽相同，反复发作的低血糖症可以引发自主神经调节紊乱并导致无症状低血糖恶化。

除了慢性并发症和极端血糖水平对认知障碍的影响外，航空医学应关注的第三个方面是糖尿病的药物治疗。糖尿病的慢性并发症与高血糖、高血压和高血脂的严重程度和持续时间相关。为了防止和延迟视网膜病变、神经病变、肾病、心血管疾病相关的潜在失能的发生，代谢异常需要同期治疗。要制订详细的治疗指南，包括对糖化血红蛋白、血压和血脂的治疗目标。目前从病理生理学分析，2 型糖尿病必须重视胰岛 ß 细胞功能的进一步丧失。因此，随着糖尿病病程的延长，需要进行综合的、复杂的药物治疗以控制血糖水平，最后采用胰岛素治疗控制血糖。除了运用控制高血压、高血脂的药物外，

对高血糖的复杂治疗显得尤为突出。因此，对飞行员来说多重用药可能是一个问题，在航空医学鉴定中多种药物的潜在副作用和交互作用应当关注。

目前，在美国，对患 1 型糖尿病的非商业飞行员的医学合格鉴定限制条件很严格（见 11 章节），而且联邦航空管理局（FAA）是唯一的航空医学授权机构，一些治疗控制较好的 2 型糖尿病飞行员可以飞行合格，FAA 和美军医学机构各自通过特殊权限可以授权。

甲状腺疾病

流行病学和诊断

最常见的甲状腺疾病（甲状腺功能减退症、甲状腺功能亢进症、甲状腺肿大、甲状腺结节）在普通人群中发病高。50% 的人可有甲状腺微小结节，15% 的人可触及甲状腺肿大，10% 的人促甲状腺激素（TSH）水平异常。女性甲状腺功能减退症的发病率大致是男性的 10 倍。女性中甲状腺功能亢进症的发病率是 0.5% ~ 2.0%，也是男性的 10 倍。除了性别因素外，航空医师应该意识到甲状腺疾病的其他危险因素，包括年龄、甲状腺功能失调既往史、自身免疫情况、用药情况（如胺碘酮、锂）和甲状腺疾病家族史。美国甲状腺协会推荐，普通人群从 35 岁开始进行甲状腺疾病的生化筛查，以后每 5 年查 1 次。

血清 TSH 被认为是判断甲状腺功能减退症和甲状腺功能亢进症最可信的实验室指标。TSH 水平增高，可以识别亚临床症状的甲状腺功能减退症与甲状腺功能亢进症。值得注意的是，仅靠 TSH 指标不能识别下丘脑或垂体疾病引起的中枢性甲状腺功能减退症。当游离甲状腺素（FT4）降低合并 TSH 异常下降或正常，应高度

怀疑中枢性甲状腺功能减退症；当 TSH 升高伴随甲状腺水平上升，对抗甲状腺激素和促甲状腺激素分泌性垂体腺瘤的诊断，临床医师应有所怀疑。

甲状腺功能减退症

原发性甲状腺功能减退症的定义是出现伴随 TSH 升高的体征、症状。当 TSH 升高、FT4 正常、很少或没有症状被称为亚临床型或轻度减退。甲状腺激素几乎对身体所有器官系统都有影响。甲状腺功能减退症的严重程度取决于患者年龄、甲状腺功能减退的发展快慢以及其他存在的合并症。症状通常没有特异性，还可能与其他已有的疾病（如忧郁症）相混淆。甲状腺功能减退症的根本问题是生理功能的减弱，但从航空医学角度看，对飞行员最重要的是甲状腺功能减退症对心脏、肺脏和行为功能的影响。

甲状腺功能减退症对心血管的影响可以包括心动过缓、增加全身血管阻力、减弱心肌收缩力。心电图表现为低电压和非特异性 ST 改变高达 40% 的人有舒张期高血压。甲状腺功能减退症患者肺通气功能和呼吸功能也可能有改变，比如睡眠呼吸暂停。由于对 CO_2 的通气反应降低而出现高碳酸血症。甲状腺功能减退症的行为和神经精神症状没有特异性。认知障碍、记忆力下降和精神运动迟缓可能都存在。患者可能主诉抑郁、睡眠障碍和疲劳。

运用充足的甲状腺激素替代品后，甲状腺功能减退症的体征和症状明显改变，TSH 正常而体征和症状没有解决，可能是由于一些其他原因需要评估。甲状腺激素替代品最好用合成甲状腺素制剂之一制成。这些替代品能被飞行员接受，而且对飞行任务完成没有不利影响。

甲状腺功能亢进症

甲状腺功能亢进的定义是伴随游离甲状腺激素和三碘甲状腺氨酸的增高，TSH 低于正常而出现的体征和症状。甲状腺功能亢进症是指源自甲状腺的甲状腺激素的生物合成与分泌的持续增长。通常所说的亚临床或轻度甲状腺功能亢进症是指受抑制的 TSH 水平、FT4 正常而无相关症状。人们现在认识到，亚临床甲状腺功能亢进症有损于健康，由于房颤的危险较高，航空医学处置时要引起关注。对于甲状腺功能亢进症患者的治疗，航空医师可能面对的两个最常见的问题是自身免疫和毒性结节。

长时间的甲状腺激素水平升高，使全身几乎每个器官系统都受到损害。从航空医学的角度来看，应更多关注甲状腺功能亢进症对心肺系统、神经行为症状的影响和治疗的副作用。心肺方面的改变包括降低全身血管阻力，增加心输出量，心动过速、室上性的心律失常（如房颤）。患者常有心悸、呼吸急促、呼吸困难和运动耐力下降。还有氧耗量和每分钟换气量的生理性增加，肺顺应性降低和呼吸肌无力引起的肺机械功能改变。神经行为症状有焦虑、烦躁不安、失眠、震颤、认知障碍，可能对飞行构成严重威胁。弗兰克精神病可能发生于新诊断的甲状腺功能亢进症，情绪不稳可能比较严重。

甲状腺功能亢进症的治疗目标是达到生化和临床上的甲状腺功能正常。为了减轻症状，辅助治疗（如 ß 受体拮抗剂）是需要的，直至甲状腺恢复正常。甲状腺功能亢进症的治疗要根据病因学，其最常见的病因前面已说到，常用的 3 种治疗方法有硫代酰胺类药物治疗（如丙基硫氧嘧啶或他巴唑）、放射性碘消融和甲状腺切除手术。硫代酰胺有罕见的不良反应，如骨髓和肝脏毒性，但常见的副作用包括关节痛、味觉改变、发热。航空医学应重视这些副作用的影响。

肾结石

流行病学和病理生理学

肾结石（肾脏系统结石）是常见的尿路疾病，5% 的人群受此病影响，终生排出 1 个结石的风险高达 12%。男性受影响较女性更频繁，比率为 1.5∶1。男性发病高峰是 30 岁，女性发病有两个高峰为 35 岁和 55 岁。对飞行员来说，肾结石常常是在体检中偶然发现，大约 1/3 的无症状肾结石可能在 3 年时间内出现症状，主要与结石的位置和大小有关。一旦诊断为肾结石，结石复发的危险性在 5 年内会达到 50%。有结石家族史的患病风险会增加 3 倍，一些疾病（如胰岛素抵抗、高血压、原发性甲状旁腺功能亢进症、痛风、手术绝经）或尿路解剖异常也会增加患病风险，一些药物（如解充血药、利尿药、丙磺舒、碳酸酐酶抑制剂和蛋白酶抑制剂）也可能促发肾结石。对于大多数患者来说，肾结石的具体发病原因不明确。低尿量是最常见的原因，也是避免复发需要解决的重要因素。有文献报导，军事飞行员肾结石的发病率较普通人群高，主要原因是严酷的生存环境或长时间飞行引起的脱水。有研究证明，航天飞行刚刚返回的宇航员，每日排尿量的增加会降低结石形成的风险。

70%～80% 的肾结石患者有钙类结石，其中大部分是草酸钙，少数是磷酸钙。60%～80% 钙结石患者中发现有高钙尿症（定义是排泄 > 200 mg/24 h 或 > 74 mg/kg/24 h）。结石的其他主要类型包括尿酸（5%～10%）、磷酸铵镁（15%）和脱氨酸（1%）。患者可能同时患有多种结石。当发生脱水引起尿液尿酸偏高或尿 pH 偏酸性，会形成尿酸结石。当尿素酶产生变形杆菌或克雷伯菌引起尿路感染，会形成磷酸铵镁结石。磷酸铵镁也是鹿角形肾结石最常见的成分，可能会导致阻塞。胱氨酸结石是由于一种罕见的遗传性肾功能缺陷引起的胱氨酸过度分泌而形成的。这些患者的结石通常生长于童年，并可能最终导致终末期肾脏疾病。

患者的评估和治疗

肾结石飞行员的临床症状通常是发生在腰部、腹部或背部的疼痛，逐渐发展为剧烈或急性绞痛。肾绞痛通常被描述为剧烈、严重的腰部疼痛，并可能伴有恶心和呕吐。这种疼痛可能突然发作，并且可以向前辐射到腹部或者同侧腹股沟区域。一旦结石进入输尿管，特别是在输尿管小泡交界处，可能会出现下尿路症状，诸如排尿困难、尿急和尿频，应该对所有患者进行尿检。虽然镜下血尿合并典型症状可以高度怀疑肾结石，然而无尿血时结石也可能发生。尿显微镜检查可以检测结石晶体，如见于胱氨酸尿症的六边形晶体或"棺材盖"形磷酸铵镁晶体。尿液 pH 是诊断肾结石的一个有价值的指标，持久性 pH 低于 5.5 提示尿酸性或胱氨酸性结石，X 线片显示通透性。持续的尿 pH 大于 7.2 则提示磷酸铵镁结石。

作为初步评估，一个普通的肾 - 输尿管 - 膀胱（KUB）X 线片可以确定结石是否通透 X 线。对于急性腰痛患者，非显影剂螺旋计算机断层扫描（CT）是确诊泌尿系结石（99% 的诊断准确率）的最好的成像方法，而且还有助于检测结石的密度和尿路梗阻。此外，如果症状不是由肾结石引起的，CT 往往可以揭示引起疼痛的真正原因。静脉肾盂造影（IVP）是诊断的金标准，如果不能做 CT 的话仍可做 IVP 检查。超声检查因灵敏度低而很少使用，但有时应用于孕妇的初期检查，并且对肾脏流出道梗阻的诊断非常敏感。

有症状的输尿管结石飞行员在结石去除之

前应临时停飞进行地面观察，因为疼痛可能发生在任何时间并影响操作能力。大多数直径小于 5 mm 的输尿管结石能在 4 周内自然排出。最近的一项研究发现，α 肾上腺素能受体拮抗剂坦索罗辛联合使用糖皮质激素可以促进结石的排出，并减少止痛药的使用。一旦结石急性发作后，应该针对结石可能潜在原因进行新陈代谢方面的全面评估，以及对结石进行研究分析。如果发现代谢异常，可以考虑服用预防药，如噻嗪类、柠檬酸钾或别嘌呤醇。建议增加液体摄入量，至少为 2.5 ～ 3.0 L/d。可以根据结石的类型调整饮食，包括减少草酸的摄入量（如大黄、菠菜、甜菜、秋葵、红薯、芝麻、坚果、巧克力和豆制品）、减少动物性蛋白质、并减少钠的摄入量。不建议限制钙的摄入，因为钙的消耗膳食（如奶制品）可能有助于减少草酸的吸收，从而减少结石的形成风险。

如果结石不能排出，临床症状难以控制或急性梗阻加剧，则需要外科治疗。体外冲击波碎石（ESWL）是常用的肾脏系统碎石方法。ESWL 通常有轻微的并发症，并且大多数人在几个星期内可以恢复。但最近的研究提示，经长期观察，患者患高血压和糖尿病的风险增加。输尿管镜由于具有柔软和易变形的特点，现可以被用来在整个尿路中摘除结石，如果 ESWL 失败或禁忌，也可以用于摘除摘除近端结石。经皮肾结石摘除术（PN）通过肾镜可以创建进入肾收集系统的管道，并且通常用于近端结石，尤其是对于个数多、直径大（＞2 cm）或珊瑚样结石。PN 术后恢复可能需要几个星期。由于需要较长的恢复时间和较多的潜在并发症，目前开放式手术的作用有限。

航空医学的关注重点

对于肾结石，航空医学应关注的是由于肾绞痛发作引起飞行员在飞行中突然失能。一项对美国空军机组人员飞行中失能的原因调查显示，10 年间发生 3 起因肾绞痛引起的飞行事件，3 起事件均涉及飞行员而且飞机安全着陆，其中包括 1 架单座飞机。另一项研究表明，1960 ～ 1966 年，42 个国际航空运输协会（IATA）成员航空公司中，有 4 名飞行员因肾绞痛引发非致命的飞行中失能。一项由民用航空医学研究所（CAMI）的调查研究提示，1993 ～ 1998 年，39 起美国航空公司飞行员失能事件中，3 起是因肾绞痛，均与飞机事故无关。

无临床症状的肾结石或肾钙化对航空医学体检医师来说是一个很棘手的问题。正如前面提到的，30%％无症状肾结石将在 3 年内出现症状。位于肾实质、囊肿或肾盏憩室中的结石，不可能迁移到收集系统，因此常常可以通过 X 线片或超声对结石进行观察。位于乳头管或远端肾实质内的结石有可能迁移到收集系统，因而可以考虑外科手术的干预。此外，由于机组人员久坐不动的工作特性以及面临脱水、极端温度的航空环境，有可能会促进肾结石的生长和移动。因此，肾结石机组人员必需保持充足的水分，尤其是在飞行环境中。

对于初次患肾结石的飞行员，当民用和军用航空主管部门证明其结石排出、代谢功能评估无异常后，可以恢复飞行。对于复发或残余的结石，需根据结石的位置和类型、治疗方法以及并发症如肾功能受损情况，进行特许评定。

血尿

尿检是飞行员飞行体检的常规项目。因此，航空医学体检医师常需对镜下血尿和蛋白尿进行评估，镜下血尿和蛋白尿可以在身体良性的情况下出现，但也可以预示着相关尿路或肾脏疾病。本节讨论血尿的评价，下一节讨论蛋白尿。

病因及诊断

血尿是比较常见的。年轻患者的血尿是暂时、良性的，也可以是继发于剧烈运动（如在高 G 环境）。但是年长患者（> 40 岁），尤其是有吸烟史的患者，即使血尿是暂时的，患恶性肿瘤的风险相当高。血尿可以是肉眼或显微镜可见的。当尿呈现红色或褐色应怀疑肉眼血尿。少至每升尿液含有 1 mL 血液即可看出尿液的颜色改变；除了出血以外，红色或褐色尿也可见于其他情况，如溶血性贫血、卟啉症，或摄取甜菜、黑莓或某些药物。肉眼血尿是下尿道疾病和 / 或出血的特点，很少是肾脏疾病，在多囊肾病和免疫球蛋白（IGA）肾病。镜下血尿是肉眼不可见的，但显微镜检查可以看见红细胞（RBCs）。镜下血尿定义各不相同，但是美国泌尿协会认为每高倍视野大于或等于 3 个红细胞即诊断为镜下血尿。试纸测试血红素可能过于敏感，因此试纸测试阳性应该结合镜检证实。镜下血尿的发生率较高，成年男性为 1.2% ~ 5.2%，而一般人群中高达 16%。一项有关男性士兵 12 年间年度尿检的研究表明，短暂镜下血尿的累积发生率为 39%。

如果多次检查镜下血尿持续存在，且没有良性诱因，如经期、剧烈运动、性行为、病毒感染、外伤或感染，则进一步评估是必要的。肾小球性血尿常有活性尿沉淀物，如红细胞管型、畸形红细胞、蛋白尿和可能升高的血清肌酐。引起血尿的最常见肾内疾病包括 IgA 肾病、遗传性肾炎（Alport 综合征）、薄基底膜肾病或其他原因引起的局灶性肾小球肾炎。如果怀疑是肾内疾病，建议肾脏科医生做肾穿刺活检评价原发性肾脏疾病。如果不是肾小球的原因，或者患者是 40 岁以上、吸烟或具有肉眼血尿的泌尿系统疾病病史，患者应转诊泌尿外科。肾外血尿的常见原因包括结石、感染和恶性肿瘤。

航空医学的关注重点

虽然暂时性血尿通常是良性的，持续性或复发性血尿可能是潜在泌尿系统疾病的明显征兆，对飞行员必需进行全面评估。有时泌尿系统的全面评估未能确定血尿的来源，从而给航空医学体检医师带来困难。对不明原因的镜下血尿患者的随访研究表明，这些患者有一个良性的过程，并可能被允许飞行。一项对 191 例无症状性血尿的研究显示，虽然经过全面的泌尿科评估包括细胞学和膀胱镜检查，仍然无法解释病因，在长期随访中未检测出癌症。另一项研究追踪了 161 例无症状性镜下血尿以色列空军人员，平均随访 7.6 年，其中 91 例没有做进一步的肾功能评价，但在随访期间没有出现泌尿系统恶性肿瘤或严重的进行性肾功能障碍。

蛋白尿

病因及诊断

无论良性还是致命性，各种因素都可引起蛋白尿，少于 2% 的尿液试纸检测蛋白质为阳性的患者有严重的潜在泌尿系统疾病。正常成人尿蛋白排泄量应 < 150 mg/d，尿液试纸测试阴性。排泄率超过标准应考虑蛋白尿。碱性或浓缩尿，肉眼血尿，黏液、精液或血白细胞的存在可引起尿液试纸蛋白质检测假阳性。稀释尿（> 1.015）可能会导致尿液试纸蛋白质检测假阴性。有几个因素可能会导致患者蛋白排泄率轻度增加高达 300 mg/d（轨迹 1+ 试纸蛋白质），包括剧烈运动（如高 G 暴露中）、发热、病毒性疾病或脱水。重复尿液试纸检测应至少 48 h 后做，如果显示没有蛋白质则诊断为一过性蛋白尿，且不需要进一步的评估。站立时蛋白质排泄量增加（≤ 1 g/d）被称为体位性蛋白尿，3% ~ 5% 的青少年和年轻成年人在良性状态时会发生。如果这种情况被怀疑，8 h 夜尿收集将显示蛋白质排泄＜50 mg。

　　对于持续性或明显的蛋白尿（≥2+），诊断的第一步是仔细检查尿沉淀物红细胞或白细胞、管型或晶体。这些发现为蛋白尿的来源提供有用的线索，如感染、肾小球肾炎、尿路结石或间质性肾炎。收集24 h尿液用以精确量化蛋白质排泄率。用一个随机的尿样来确定24 h尿蛋白与肌酐比值（UPR/Cr）。UPR/Cr比值小于0.2 mg相当于排出体外200 mg蛋白/d，此数值是正常的。肾小球滤过率（GFR）较血肌酐能更早地预示严重的肾功能障碍。此外一项研究发现，蛋白尿合并肾小球滤过率降低是心血管疾病和引发死亡的显著预测因子。正常尿沉淀物和肌酐清除率降低、蛋白尿高达2 g/d，最常见的原因是糖尿病、高血压和系统性红斑狼疮。因此，检查应包括血压筛查、空腹血糖和抗核抗体。蛋白尿＞2 g/d提示肾小球疾病，建议到肾脏科做进一步评估。

航空医学的关注重点

　　蛋白尿本身不是疾病，而是暗示一种与航空医学相关的可能潜在疾病。如果发现飞行员患高血压、肾结石或糖尿病，飞行将受到影响。需要强调的是诊断步骤应具有逻辑性和敏捷性，直到阐明持续性蛋白尿的病因。从蛋白尿的某些病因学分析，治疗药物包括血管紧张素转换酶抑制剂或血管紧张素受体阻滞剂，如果这些药物可以控制潜在的疾病，对从事飞行职业来说可以接受。此外，航空环境如缺氧或高加速度可能会导致生理性的一过性蛋白尿。没有证据表明，航空环境因素引起的反复一过性蛋白尿会影响飞行员（没有潜在的全身性疾病）的慢性肾功能。

张　霞　译　张雁歌　校

参考文献

[1] The Expert Committee on the Diagnosis and Classification of Diabetes Mellitus. Report of the Expert Committee on the Diagnosis and Classification of Diabetes Mellitus. Diabetes Care 1997;20(7):1183-1197.

[2] Barr RG, Nathan DM, Meigs JB, et al. Tests of glycemia for the diagnosis of type 2 diabetes mellitus. Ann Intern Med 2003;137: 263-272.

[3] Adeghate E, Schattner P, Dunn E. An update on the etiology and epidemiology of diabetes mellitus. Ann N Y Acad Sci 2006; 1084:1-29.

[4] Cowie CC, Rust KF, Byrd-Holt DD, et al. Prevalence of diabetes and impaired fasting glucose levels in adults in the U.S. population: national health and nutrition examination survey 1999-2002. Diabetes Care 2006;29(6):1263-1268.

[5] Boyle JP, Honeycutt AA, Venkat Narayan KM, et al. Projection of diabetes burden through 2050. Diabetes Care 2001;241:1936-1940.

[6] Centers for Disease Control and Prevention Division of Disease Translation. 1999 Diabetes Surveillance report. CDC's diabetes public health resource Website. DHHS; 2000.

[7] Maser RE, Lenhard MJ. Cardiovascular autonomic neuropathy due to diabetesmellitus: clinical manifestations, consequences, and treatment. J Clin Endocrinol Metab 2005;90(10):5896-5903.

[8] Cox D, Kovatchev B, Gonder-Frederick L, et al. Relationships between hyperglycemia and cognitive performance among adults with type 1 & type 2 diabetes. Diabetes Care 2005;28:71-77.

[9] Warren R, Allen K, Sommerfield A, et al. Acute hypoglycemia impairs nonverbal intelligence: importance of avoiding ceiling effects in cognitive function testing. Diabetes Care 2004;27:1447-1448.

[10] Wredlin R, Levander S, Adamson U, et al. Permanent neuropsychological impairment after recurrent episodes of severe hypoglycaemia in man. Diabetologia 1990;33:152-157.

[11] Langan S, Deary I, Hepburn D, et al. Cumulative cognitive impairment following recurrent severe hypoglycaemia in adult patients with insulin-treated diabetes mellitus. Diabetologia 1991;34(5):337-344.

[12] Kramer L, Fasching P, Madl C, et al. Previous episodes of hypoglycemic coma are not associated with permanent cognitive brain dysfunction in IDDMpatients on intensive insulin treatment. Diabetes 1998;47(12):1909-

1914.

[13] Cryer PE. Hypoglycemia: the limiting factor in the glycaemic management of type I and type II diabetes. Diabetologia 2002;45: 937-938.

[14] Stratton IM, Adler AI, Neil HAW, et al. Association of glycaemia with macrovascular and microvascular complications of type 2 diabetes(UKPDS 36): prospective observational study. Br Med J 2000; 321: 405-412.

[15] AdlerAI, Stratton IM, NeilHAW,et al.Association of systolic blood pressure with macrovascular and microvascular complications of type 2 diabetes(UKPDS 36): prospective observational study. Br Med J 2000;321:412-419.

[16] Gaede P, Vedel P, Larsen N, et al. Intensified multifactorial intervention in patients with type 2 diabetes mellitus and microalbuminuria: the Steno type 2 randomized study. Lancet 1999;353:617-622.

[17] Gaede P, Vedel P, Larsen N, et al. Multifactorial intervention and cardiovascular disease in patients with type 2 diabetes. N Engl J Med 2003;348:383-393.

[18] Heart Protection Study Collaborative Group. MRC/BHF heart protection study of cholesterol lowering with simvastatin in 20,536 high-risk individuals: a randomized placebo-controlled trial. Lancet 2002;360:7-22.

[19] American Diabetes Association. Standards of medical care in diabetes—2007. Diabetes Care 2007;30:S4-S41.

[20] Turner RC, Cull CA, Frighi V, et al. Glycemic control with diet, sulfonylurea,metformin, or insulin in patients with type 2 diabetes mellitus: progressive requirement for multiple therapies(UKPDS 49). JAMA 1999;281:2005-2012.

[21] Steinkraus LW, Cayce W, Golding A. Diabetes mellitus type 2 in aviators: a preventable disease. Aviat Space Environ Med 2003;74: 1091-1100.

[22] Wang C, Crapo L. The epidemiology of thyroid disease and implications for screening. Endocrinol Metab Clin North Am 1997; 26(1):189-218.

[23] Braverman LE, Utiger RD, eds. Werner and Ingbar's the thyroid: a fundamental and clinical text. Philadelphia: LippincottWilliams & Wilkins, 2005.

[24] Ladenson PW, Singer PA, Ain KB, et al. American thyroid association guidelines for detection of thyroid dysfunction. Arch Intern Med 2000;160(11):1573-1575.

[25] Surks MI, Ortiz E, Daniels GH, et al. Subclinical thyroid disease: scientific review and guidelines for diagnosis

and management. JAMA 2004;291(2):228-238.

[26] Parmar MS. Kidney stones. Br Med J 2004;328:1420-1424.

[27] Pearle MS, Calhoun EA, Curhan GC. Urologic DISEASES in America Project: urolithiasis. J Urol 2005;173(3):848-857.

[28] Clark JY. Renal calculi in army aviators. Aviat Space Environ Med 1990;61:744-747.

[29] Cramer JS, Forrest K. Renal lithiasis: addressing the risks of austere desert deployments. Aviat Space Environ Med 2006;77:649-653.

[30] Whitson PA, Pietrzyk RA, Sams CF. Urine volume and its effects on renal stone risk in astronauts. Aviat Space Environ Med 2001; 72:368-372.

[31] Miller NL, Lingeman JE. Management of kidney stones. Br Med J 2007;334:468-472.

[32] Dellabella M, Milanese G, Muzzonigro G. Randomized trial of the efficacy of tamsulosin, nifedipine and phloroglucinol in medical expulsive therapy for distal ureteral calculi. J Urol 2005; 174:167-172.

[33] Curhan GC, Willett WC, Speizer FE, et al. Comparison of dietary calcium with supplemental calcium and other nutrients as factors affecting the risk for kidney stones in women. Ann Droit Int Med 1997;126(7):497-504.

[34] Krambeck AE, Gettman MT, Rohlinger AL, et al. Diabetes mellitus and hypertension associated with shock wave lithotripsy of renal proximal ureteral stones at 19 years of follow up. J Urol 2006;175:1742-1747.

[35] McCormickTJ, LyonsTJ.Medical causes of in-flight incapacitation: USAF experience 1978-1987. Aviat Space Environ Med 1991;62: 884-887.

[36] Buley LE. Incidence, causes and results of airline pilot incapacitation while on duty. Aerosp Med 1969;40(1):64-70.

[37] DeJohn CA, Wolbrink AM, Larcher JG. In-Flight Medical Incapacitation and Impairment of U.S. Airline Pilots:1993 to 1998. DOT/FAA/AM-04/16. Washington, DC: Office of Aerospace Medicine, Oct 2004.

[38] Grossfeld GD, Wolf JS, Litwin MS, et al. Evaluation of asymptomatic microscopic hematuria in adults: summary of the AUA best policy recommendations. Am Fam Physician 2001;63(6): 1145-1154.

[39] Froom P, Ribak J, Benbassat J. Significance of microhaematuria in young adults. Br Med J 1984;288:20-22.

[40] Howard RS, Golin AL. Long-term follow-up of asymptomatic microhematuria. J Urol 1991;145:335-

336.

[41] Carroll MF, Temte JL. Proteinuria in adults: a diagnostic approach. Am Fam Physician 2000;62:1333-1340.

[42] Irie F, Iso H, Sairenchi T, et al. The relationships of proteinuria, serum creatinine, glomerular filtration rate with cardiovascular disease mortality in Japanese general population. Kidney Int 2006; 69:1264-1271.

[43] DeLonga DM. Proteinuria in aviation personnel: waiver policy in the U.S. Navy. Aviat Space Environ Med 2003;74:664-668.

推荐读物

American Diabetes Association. Standards of medical care in diabetes—2007. Diabetes Care 2007;30:S4-S41.

Braverman LE, Utiger RD, eds. Werner and Ingbar's the thyroid: a fundamental and clinical text. Philadelphia: Lippincott Williams &Wilkins, 2005.

David JR, David PG. In: Ernsting J ed. Aviation Medicine, 4th ed. London: Hodder Arnold, 2006:637-654.

RaymanRB, JohnDH,WilliamBK, et al., eds. Clinical aviation medicine, 4th ed. New York: Castle Connolly Graduate Medical Publishing, 2006:43-47, 277-289.

第十九章

传染性疾病

格伦·W·米切尔、格雷戈里·J·马丁（Glenn W. Mitchell and Gregory J. Martin）

> 失去常态的大自然，往往会发生奇异的变化。
>
> ——《亨利四世》威廉姆斯·莎士比亚（1564—1616）

历史展望

从一开始，旅行就是传染性疾病重要的传播途径。在14至15世纪期间，黑死病的扩散就是一个鲜活的例子，这种高致病性的传染病通过旅行被带到非免疫人群中。当城市发生瘟疫时，人们通过离开来避免传染，但是疾病已经潜伏在人体中，并随之散播至远方。随着徒步、马匹、车辆的缓慢迁徙，瘟疫在几年后随着传染人群的减少而逐渐消失。天花、水痘、麻疹被皮萨罗及其他探险者带入"新大陆"，杀死了大量美洲的原住民，使欧洲文化入侵变得更加容易。作为"回报"，那些"新大陆"的探险者们将梅毒带回了欧洲，随后这种疾病给16至17世纪的欧洲造成了巨大的灾难，由于缺乏对梅毒传播方式的了解，照料患者的护工或家属缺乏有效的保护措施。随着传染性疾病的"微生物理论"受到认可，人们明白隔离的重要性，但是依然不能够阻止疾病传播，因为交通工具的持续发展增加了传染病远距离迅速散播的可能。旅行方式的进步在疾病传播中扮演非常重要的角色，1918年世界范围的流感大暴发就提供

了一个充分的实例，因为在燃煤或燃油轮船上，生病的人会传染其他人，为疾病传播提供了一种更快更便捷的方式；在欧洲部署的美军可能会将流感带入当地的训练营地。另一种疾病霍乱，在世界范围的迅速播散史也是基于旅行速度的进步，因为具有传染性的乘客和乘务人员到达远方的港口，就会形成新的传染病散播点。上世纪八十年代在中、南美洲突然暴发的霍乱疫情证实了飞机也是这种疾病传播的有效途径。

空中旅行已经被广泛认可是传染病传播的高风险因素。1978年埃博拉病毒在乌干达Kitwit暴发，很可能是患者通过商务飞机旅行造成的，患者并不知道自己会对其他乘客造成危险。幸运的是，越来越多近代的研究已经证明，直接接触体液是这种疾病常见的高风险传播因素。2002～2003年期间，在全世界范围暴发并具有威胁性的严重急性呼吸综合征（the Severe Acute Respiratory Syndrome，SARS），迫使航空旅行实施检疫隔离和限制措施，并且因为航空旅行在严重的潜在疾病跨洲际传播中起到的作用，其成为全世界瞩目的焦点。近年来，商务飞行的乘客携带活动性肺结核（Tuberculosis，TB），包括广泛耐药性（the Extensively Drug Resistant，

XDR）肺结核，引起了新闻媒体及更深层次学术研究的高度争议，主要针对在密封的客舱内疾病传播这一潜在问题（见后续正文）。

高致病性禽流感（the Highly Pathogenic Avian Influenza，HPAI）在世界许多地区的禽类中暴发，并且有传染人类的病例，使我们对于大流行性流感通过航空旅行快速散播的担忧不断增加。不同于结核病的传播通常需要长期的亲密接触，流感可以相当快速并且高效地进行传播。如果 HPAI 变异为适于人 – 人间传染，则需要快速确诊并对感染患者和接触者进行检疫隔离。2005 年，美国总统布什宣布在美国成立禽类和大流行性流感国际合作组织（the International Partnership on Avian and Pandemic Influenza，IPAPI），这个组织的职责包括对于航空旅行中潜在传染者的管理。美国卫生与公共服务部已经建立了国家级《大流行性流感预案》，在增刊中对于旅行相关流感有明确的指导方案。

本章将集中讨论传染性疾病，当患者病情与近期的航空旅行史有关时，医生会对患者进行可能的相关诊断。

重要的传染性疾病

几乎所有的传染源都有通过航空旅行传播的可能性。与航空旅行潜在相关的传染性疾病数量过多，不可能在此完全涵盖。可是与重要疾病相关的一系列常见症状与体征，与其特点一样，都与航空航天医学应用有所关联。举个例子，旅行者在旅程结束后可以在任何时间出现症状与体征，因此了解常见疾病的潜伏期和地理位置是非常有价值的。因为篇幅有限，本章节内容不包括寄生虫病和性传播疾病，这些种类的传染性疾病与其他可能被有意传播的疾病不一样，且通常不会通过航空飞行传播。

通过飞行传播的疾病分为以下几类：

1. 在旅客间直接传播的疾病。主要包括呼吸系统疾病，也包括在极小范围内通过盥洗室或直接手 – 手接触传播并导致腹泻的病原体传染。通过呼吸道传播的病毒可能是通过飞机传播的最常见病原体。急性呼吸道感染尽管非常常见，但通常是不严重的。可是 SARS 和潜在大流行性流感案例，则说明非常严重的呼吸系统传染性疾病也可以通过飞机进行传播。在表 19-1 中可见上述疾病。

2. 食物和水传播的疾病，可以通过飞机上的客舱服务传播。这些风险因素与在餐厅传播的情况有些不同，与乘客与乘客之间污染物的相互传递相关。这些疾病也包含在表 19-1 中。

3. 由媒介物传播的疾病，可以通过那些被蚊子、沙蝇、跳蚤或其他动物感染的乘客，在乘坐飞机时有意或无意地传播。除了疟疾和登革热，此类疾病在飞机上传播是极其罕见的；可是致病媒介物可以被带往非疫区，并且在当地的昆虫或动物间形成新的传染病疫情。这些疾病在表 19-2 中列出。

4. 有意释放病原体的生物恐怖活动相关疾病如炭疽、鼠疫、天花等，可以隐秘地在飞机中散播，且由于其存在潜伏期，以至于直到乘客散布在飞机到达国各处 / 到达世界各地后，才可能被发现。大部分可能的有威胁性的病原体在表 19-3 中列出。

表 19-4 给出了常见传染性疾病的症状与体征。每种疾病的详细说明在标准医学参考书中可查阅。疾病处理方法，包括隔离、个人防护以及目前被推荐使用的抗生素，应该适当的用于每种疾病。

大约 50% 的旅行者会在发展中国家旅行中或结束后生病，且约 8% 的人会寻求医疗帮助。在一个如同澳大利亚面积大小的国家中，每年有 200 万人到海外旅行，其中会有约 1.5 万人需要医疗帮助。当然胃肠传染性疾病是最常见的，

表 19-1 在航空乘客中传播的潜在感染性病原体

疾病	主要传播媒介	人-人间传播	易感性	潜伏期	病程	未经处理的致命性	有无有效免疫/抗血清	有无有效抗生素/抗病毒	常见的发病地理位置
呼吸道传播疾病									
流行性感冒	气溶胶飞沫；液体	高	高	1~3天	2~7天	低（除了年幼或高龄患者）	有，但是生物体易变异	抗病毒	世界各地，有时会有世界范围大流行
类鼻疽（类鼻疽假单胞菌）	气溶胶	罕见	高：10~100生物体	2天~2年	4~20天	不确定	无	有	东南亚、中南美洲，以及加勒比海地区
鼠疫（肺鼠疫杆菌）	跳蚤（鼠类）；气溶胶	较高	高：100~500生物体	2~3天	1~7天（通常2~4天肺炎）	非常高（~100%）	有，但对于气溶胶的有效性存在疑问	有	世界各地
鹦鹉热（鹦鹉热衣原体）	气溶胶（鸟类）	非常罕见	适中	4~15天	数周至数月	非常低	无	有	世界各地
Q热病（立克次体）	食物；气溶胶（感染生物）	非常罕见	高：1~10生物体	10~40天	2~14天	低	有	有	世界各地
天花	与感染物品相关；体液	高	高：10~100生物体	7~17天（通常12天）	4周（通常1~2周）	高	有	经验抗病毒	无
肺结核（结核分歧杆菌）	气溶胶（粉尘和微滴）；孔汁	可以	适中	4~12周（IPPDa转化型）	数年	适中（活动期疾病）	有（BCGb部分有效）	有，但需要多药联合长期疗程	世界各地
疾病	主要传播媒介	人-人间传播	易感性	潜伏期	病程	未经处理的致命性	有无有效免疫/抗血清	有无有效抗生素/抗病毒	常见的发病地理位置
血液或体液传播疾病									
刚果克里米亚出血热	蜱；体液；气溶胶	适中	高	3~12天	数天至数周	高（~50%）	经验用药；保加利亚抗血清	有	欧洲、非洲、中亚、中东
埃博拉病毒	体液；气溶胶	适中	高	7~9天	2~21天	非常高（50%~90%）	无	无	非洲
拉沙病毒	体液；气溶胶	适中	高	10~14天	1~4周	低至适中（大概1%）	无；经验抗血清	抗病毒	非洲
里夫特裂谷热	蚊子；感染生物体；气溶胶	低	高	2~5天	数天至数周	低	有	无	非洲

续表

食物或污染物传播疾病

疾病	主要传播媒介	人－人间传播	易感性	潜伏期	病程	未经处理的致命性	有无有效免疫/抗血清	有无有效抗生素	常见的发病地理位置
肉毒杆菌中毒（肉毒梭状芽胞杆菌）	食物；水；气溶胶	无	LD50=0.001μm/kg（A型）	1~5天	24~72小时或更长	高	有	无	世界各地
产气荚膜梭菌	食物；水；气溶胶	无	高	8~12小时	24小时	低	无	无	世界各地
甲型肝炎	食物；排泄物	有	高	15~50天（通常4周）	1~2周	非常低	有	无	世界各地
沙门氏菌病（沙门氏菌）	食物；排泄物	有	高	6~72小时（通常12~36小时）	1~3天	非常低（除了幼年或高龄患者）	无	有	世界各地
志贺氏菌病（志贺氏菌）	食物；排泄物	有	高	12~96小时	4~7天	低（除了幼年高龄患者）	无	有	世界各地
葡萄球菌B型肠毒素	食物/气溶胶	无	LD50=0.03μm/人丧失能力	1~12小时	数小时~1周	低：<1%	无，但是在研究中	无	世界各地
伤寒症（伤寒沙门氏菌）	食物，水，排泄物尿液	罕见	适中	7~21天	数周	适中（10%）	有	有	世界各地

a IPPD：皮内注射纯化蛋白衍生物；b BCG：卡介苗

表19-2 在飞机中潜在传播的经媒介传染性疾病特征

疾病	主要传播媒介	人－人间传播	易感性	潜伏期	病程	未经处理的致命性	有无有效免疫/抗血清	有无有效抗生素	常见的发病地理位置
巴贝西虫病（巴贝西虫）	蜱	无（输血）	高	1周~12个月	数天~数月	低（除了无脾者）	无	有	北美洲，欧洲
巴尔通氏体病（杆菌状巴尔通体）	沙蝇	无（输血）	高	16~22天（可长达4个月）	数天~数周	高/中等（10%~90%）	无	无	秘鲁，厄瓜多尔，和哥伦比亚（600~2800m ASL）
登革热	蚊子；气溶胶	无	高	3~14天（通常5~7天）	数天~数周	低	经验治疗	无	热带地区

续表

疾病	主要传播媒介	人–人间传播	易感性	潜伏期	病程	未经处理的致命性	有无有效免疫/抗血清	有无有效抗生素	常见的发病地理位置
病毒性脑炎									
东方马型脑炎	蚊子；气溶胶	无	高：10~100生物体	5~10天	1~3周	高	有	无	美洲
俄国春夏季脑炎（东方蜱传脑炎）	乳汁；蚊子；气溶胶	无	高：10~100生物体	8~14天	数天~数月	中等	有	无	亚洲
委内瑞拉马脑炎	蚊子；气溶胶	低	高：10~100生物体	2~6天	数天~数周	低	有	无	美洲
西方马型脑炎	气溶胶	无	高：10~100生物体	1~20天	1~3周	低	有	无	美洲
汉坦肺综合征	气溶胶	无	假设适中	3天~2个月（通常2~4周）	9~17天	高（40%~50%）	无	无	美国西南部
出血热									
基孔肯雅热	气溶胶	无	高	2~6天	2周	非常低	经验	无	东南亚，印度
韩国出血热（汉坦病毒）	体液；气溶胶	无	高	4~42天	数天~数周	中等	经验	无	亚洲
拉沙热	体液；气溶胶	适中	高	10~14天	1~4周	低至中等（大约1%）	无；经验性抗血清	抗病毒	非洲
鄂木斯克出血热	水；气溶胶	罕见	高	3~7天	7~10天	低	经验治疗	无	西伯利亚西部
利什曼原虫病，皮肤感染（利什曼虫和利什曼原虫）	沙蝇	罕见	假设低	1周~1个月	数月~1年	低	无	有	中南美洲，亚洲，中非，多米尼加共和国，地中海地区
在飞机中潜在传播的经媒介传染性疾病特征									
疾病	主要传播媒介	人–人间传播	易感性	潜伏期	病程	未经处理的致命性	有无有效免疫/抗血清	有无有效抗生素	常见的发病地理位置
利什曼原虫病，内脏感染（利什曼虫和利什曼原虫）	沙蝇	罕见	假设低	10天~2年（通常2~6个月）	可能持续长时间	高	无	有	中南美洲，亚洲，中非，多米尼加共和国，地中海地区

续表

疾病	主要传播媒介	人-人间传播	易感性	潜伏期	病程	未经处理的致命性	有无有效免疫/抗血清	有无有效抗生素	常见的发病地理位置
莱姆病（伯氏疏螺旋体）	蜱	无（输血）	低	3~32天（第一阶段可能无症状）	数周~数年	低	无	有	北美洲，欧洲，亚洲
疟疾（疟原虫）	蚊子	无（输血）	低	7~30天（根据分型并且可能延迟）	发病期：数天；复发期：数年	恶性疟原虫高；其他类型低	无	有	局部的，但是世界范围（见CDCa网站）
回归热（包柔氏螺旋体）	蜱和虱子	无	低	5~15天（通常8天）	重复1~10次的长达2~9天发热期，发作间隔2~4天	低/中等（10%）	无	有	局部的，但是世界范围
里夫特裂谷热	蚊子；感染生物体；气溶胶	低	高	2~5天	数天~数周	低	有	无	非洲
落基山斑疹热（立氏立克次体）	蜱	无	高	3~14天	2~3周	高（25%）	无	有	美国（4~9月份）
兔热病（土拉弗朗西斯菌）	蚊子、蜱、鹿虻、感染生物体；气溶胶	无	高：10~50生物体	1~14天（通常3~5天）	>2周	中等（10%）	有	有	北美洲，亚洲和欧洲
斑疹伤寒（流行性）	虱子	无	高	6~16天	数周~数月	高	无	有	寒冷地区；尤其战争和机荒地区
斑疹伤寒（丛林性）	螨	无	高	4~15天	6~21天（通常10~12天）	通常低；但是一些种系高达60%	无	有	中亚、东亚和东南亚，以及南太平洋地区
黄热病	蚊子；气溶胶	无	高	3~6天	1~2周	高，如果出现黄疸（50%），其他中等	有	无	非洲，中南美洲

a CDC：疾病控制和预防中心

表 19-3 在飞机中潜在的恐怖主义释放病原体特征

疾病	主要传播媒介	人-人间传播	易感性	潜伏期	病程	未经处理的致命性	有无有效免疫/抗血清	有无有效抗生素	常见的发病地理位置
炭疽	有意或意外释放的气溶胶	无	中等：8000~50000孢子	1~6天	3~5天	高（肺部感染）	气溶胶 200LD50；有效对于猴子；抗血清	有，但是仅仅早期有效	世界各地
布鲁氏杆菌病	有意释放的气溶胶或感染食物（生乳）	无	高：10~100生物体	5~60天（通常1~2个月）	数周~数年	低<5%	无	有，但是效果有限	世界各地
委内瑞拉马脑炎	蚊子；气溶胶	低	高：10~100生物体	2~6天	数天~数周	低	有	无	美洲
刚果克里米亚出血热	蜱；体液；气溶胶	适中	高	3~12天	数天~数周	高（~50%）	经验用药；保加利亚抗血清	有	欧洲、非洲、亚、中东
埃博拉病毒	体液；气溶胶	适中	高	7~9天	2~21天	非常高（50%~90%）	无	无	非洲
韩国出血热（汉坦病毒）	体液；气溶胶	无	高	4~42天	数天~数周	中等	经验治疗	无	亚洲
鼠疫（肺鼠疫杆菌）	跳蚤（鼠类）；气溶胶	较高	高：100~500生物体	2~3天	1~7天（通常2~4天肺炎）	非常高（~100%）	有，但是对于气溶胶的有效性存在疑问	有	世界各地
Q热病（立克次体）	食物；气溶胶（感染生物）	非常罕见	高：1~10生物体	10~40天	2~14天	低	有	有	世界各地
天花	与感染物品相关；气溶胶	高	高：10~100生物体	7~17天（通常12天）	4周（通常1~2周）	高	有	无	无

毒素

疾病	主要传播媒介	人-人间传播	易感性	潜伏期	病程	未经处理的致命性	有无有效免疫/抗血清	有无有效抗生素	常见的发病地理位置
肉毒杆菌中毒（肉毒梭状芽孢杆菌）	食物；水；气溶胶	无	LD50=0.001μm/kg（A型）	1~5天	24~72小时或更长	高	有	无	世界各地
产气荚膜梭菌	食物；水；气溶胶	无	高	8~12小时	24小时	低	无	无	世界各地

在飞机中潜在的恐怖主义释放病原体特征

续表

疾病	主要传播媒介	人-人间传播	易感性	潜伏期	病程	未经处理的致命性	有无有效免疫/抗血清	有无有效抗生素	常见的发病地理位置
葡萄球菌B型肠毒素	食物/气溶胶	无	LD50=0.03μm/人丧失能力	1~12小时	数小时~1周	低：<1%	无，但是在研究中	无	世界各地
肺结核	气溶胶（粉尘和微滴）；乳汁	可以	适中	4~12周(IPPDa转化型)	数年	适中（活动期疾病）	有（BCGb）	有，但需要多药联合长期疗程	世界各地
兔热病	蚊子，蜱，鹿虻；感染生物体；气溶胶	无	高：10~50生物体	1~14天（通常3~5天）	>2周	中等（10%）	有	有	北美洲，亚洲和欧洲
伤寒症	食物，水；排泄物/尿液	罕见	适中	7~21天	数周	适中（10%）	有	有	世界各地
斑疹伤寒（流行性）	虱子	无	高	6~16天	数周~数月	高	无	有	寒冷地区；尤其战争和饥荒地区
斑疹伤寒（丛林性）	螨	无	高	4~15天	6~21天（通常10~12天）	通常低；但是一些种系达60%	无	有	中亚，东亚和东南亚，以及南太平洋地区
黄热病	蚊子；气溶胶	无	高	3~6天	1~2周	高，如果出现现黄疸（50%），其他中等	有	无	非洲，中南美洲

a IPPD：皮内注射纯化蛋白衍生物；b BCG：卡介苗

表19-4　相关感染性疾病常见症状及体征

	发热	流感样疾病	咽炎	斑状丘疹	水疱脓疱皮疹	溃疡性皮疹	瘀斑皮疹	腹泻	黄疸	斜颈	脑病	肺炎/ARDS	多发性关节痛
人-人间传播													
流行性感冒	X	X	—	—	—	—	—	—	—	—	—	X	—
鼠疫（肺炎）	X	—	—	—	—	—	X	—	—	—	X	X	—
肺结核	X	—	—	—	—	—	—	—	—	—	—	X	罕见
生物恐怖主义病原体													
炭疽（吸入的）	X	早期	—	—	—	X	—	—	—	—	X	X	—
布鲁氏杆菌病	X	X	—	—	—	—	—	—	—	—	—	—	X
鼠疫（肺炎）	X	—	—	—	—	—	X	—	—	—	X	X	—

续表

	发热	流感样疾病	咽炎	斑状丘疹	水疱脓疱皮疹	溃疡性皮疹	瘀斑皮疹	腹泻	黄疸	斜颈	脑病	肺炎/ARDS	多发性关节痛
天花	X	X	—	早期	X	—	罕见	—	罕见	—	—	X	—
毒素													
肉毒杆菌中毒	罕见	—	X	—	—	—	—	—	—	—	—	X	—
产气荚膜梭菌	罕见	—	—	—	—	—	—	X	—	—	—	—	—
葡萄球菌 B 型肠毒素	罕见	—	—	X	—	—	—	X	—	—	—	X	—
典型食物传播疾病													
甲型肝炎	X	X	—	—	—	—	X	—	X	—	—	—	—
志贺氏菌病	X	X	—	—	—	—	—	X	—	—	—	—	—
伤寒症	X	X	—	X	—	—	—	罕见	—	—	—	X	—
典型媒介传播疾病													
登革热	X	X	—	X	—	—	X	—	—	—	X	—	—
脑炎													
东方马型脑炎	X	X	—	—	—	—	—	—	—	X	X	—	—
俄国春夏季脑炎	X	X	X	—	—	—	—	—	—	—	X	—	—
委内瑞拉马型脑炎	X	X	—	—	—	—	—	—	—	X	X	—	—
西方马型脑炎	X	X	X	—	—	—	—	—	—	X	X	—	—
汉坦肺综合征	X	X	—	—	—	—	—	—	—	—	—	X	—
出血热													
奇昆古尼亚热	X	X	—	X	—	—	X	—	—	—	—	—	X
刚果克里米亚出血热	X	X	X	X	—	—	X	—	—	—	X	X	—
埃博拉病毒	X	—	X	—	—	—	X	X	X	—	X	X	—
韩国出血热（汉坦）	X	X	—	—	—	—	X	X	X	—	X	X	—
拉沙病毒	X	X	X	—	—	—	X	X	—	—	X	X	—
鄂木斯克出血热	X	X	—	X	—	—	X	X	—	—	—	—	—
疟疾	周期性	—	—	—	—	—	—	—	—	—	X	—	—
回归热	间歇性	—	—	—	—	—	—	—	—	—	X	—	—
里夫特裂谷热	X	X	X	X	—	—	X	—	—	—	—	X	—
落基山斑疹热	X	—	—	X	—	—	X	—	—	—	罕见	—	—
黄热病	X	X	—	—	—	—	X	—	X	—	—	—	—

ARDS：急性呼吸窘迫综合征；X：情况存在

但是各种呼吸道、皮肤和性传播疾病也是常见的。其中常见的可危及生命的疾病有疟疾、登革热、伤寒、阿米巴病和肝炎。通常确诊时间较长的疾病有结核病、麻风病和寄生虫病，例如美洲锥虫病、丝虫病和肺吸虫病。事实上，有些疾病在旅行者旅行后数月或数年也不能确诊。可是，超过 90% 的传染性疾病（除非旅行者长期定居在发展中国家）在感染后 6 个月即可确诊。而从发展中国家来的移民带来的健康问题则与之相反，在到达新定居点后的 6 个月可能形成新的传染性疾病疫情。

旅行医学预防

最好的预防疾病方法是旅行者教育，包括谨慎的选择食物（煮熟、剥皮、煮沸或抛弃）、洗手、避免接触体液和伤口、使用蚊帐和驱虫剂以及避开严重虫害地区。免疫仍是传染性疾病一级预防的基础。旅行者应接受推荐的旅行前免疫接种，例如肝炎（A 和 B 型）、黄热病、狂犬病、破伤风、脊髓灰质炎、麻疹、腮腺炎、风疹和水痘，针对这些常见病可提供高效防护。可是，某些疫苗仅能降低而不是完全排除患病风险，例如伤寒、脑膜炎球菌、霍乱疫苗。预防性药物是对于几种缺乏有效疫苗疾病最好的防护措施。相较于疫苗，某些疾病包括流感、鼠疫、钩端螺旋体病、流行性脑脊髓膜炎（暴露后）和几种类型的旅行者腹泻，口腔预防可以起到更好预防效果。疟疾的预防较为复杂，因为区域变异存在多种耐药类型，旅行者在前往有疟疾疫情地区旅行之前应该对于该地区最新疫情进行了解，可在美国疾病控制与预防中心（the Centers for Disease Control and Prevention，CDC）和世界卫生组织（the World Health Organization，WHO）网站上查阅，或者通过与旅行医学专家磋商后获得。

经常接受包括抗生素在内药物治疗的旅行者，在旅行前或旅行期间使用药物，可以改变疾病病程，可能掩盖常见症状和体征，和 / 或改变诊断检测结果。在不受管控地区获得的药物可能发生毒性反应，许多制剂可能引起药物热以及其他反应。例如，用来预防高原病（乙酰唑胺）、治疗疟疾（磺胺多辛 – 乙胺嘧啶）或者腹泻（甲氧苄氨嘧啶磺胺甲恶唑）的磺胺类药物，不仅可以导致药物热或皮疹，还可能导致严重的骨髓抑制。片剂、胶囊或混悬液的药物类型或包装可能不会被国家药物规范目录认可。

飞机作为传播媒介

除虫

尽管传染疟疾的蚊子被运送到非疫区进行疾病传播的案例非常罕见，但是目前已有明确的文献报道称之为机场疟疾。被感染的昆虫和其他潜在疾病媒介物（例如鸟类感染禽流感、西尼罗河病毒或者蝙蝠及浣熊感染狂犬病）通过商务飞行从一个地区运送至另一地区，这种情况虽然非常少见，但是有可能的。在飞机离港之前杀灭飞机客舱中的昆虫媒介物，可以减少意外运输害虫的可能性。实际上，这些措施可以有效地解决飞行昆虫问题，因为喷雾杀虫剂可以毒杀飞行昆虫，也适用于那些不能够有效被杀灭的爬虫或小动物。

仅有少数国家常规规定飞机需要除虫，大多数国家仅在察觉有公共健康威胁时才会实施此措施。WHO 和国际民间航空组织（the International Civil Aviation Organization，ICAO）规定了两种飞机除虫方法，一是在乘客结束旅行后喷雾消毒机舱，使用喷雾杀虫剂（通常是 2% 苯醚菊酯）；二是在乘客没有登机时使用后效杀虫剂处理客舱。目前还有第三种先进的方法，即在乘客没有登机时使用喷雾杀虫剂消毒机舱。有关 ICAO 和 WHO 更多的信息，参见第 28 章。

截至 2007 年 6 月，入境飞机需要接受除虫的国家包括中国、古巴、格林纳达、印度、基里巴斯、马达加斯加、塞舌尔、特立尼达、多巴哥、乌拉圭等；回国飞机需要除虫，但是允许滞后执行的国家有澳大利亚、巴巴多斯岛、库克岛、斐济、牙买加和新西兰；当乘客没有登机时允许使用喷雾剂除虫的国家有巴拿马。一些国家则规定根据飞机离港地点和 / 或根据季节来选择是否除虫。关于除虫规定的最新消息可以在网上查阅。

一份 1995 年 WHO 的报道发现适当地进行除虫对健康没有风险，但是确实会有一些人在喷雾剂处理后会出现短暂不适。如果担忧除虫喷雾剂引起症状或其他健康问题，乘客尤其是特殊患者可以通过航空公司总部获取现行的飞机除虫规定信息。

空气调节

商务飞机上的空气循环在发动机运行与不运行时是不同的。发动机停止运行时，客舱的空气流通由以下三种设备提供：地面空气调节设备；地面风源设备，主要是向飞机环境控制设备（ECU）提供运行所需的空气；辅助电源设备（APU），用于向飞机通风系统供电。在这些系统运行过程中，空气很少进行流通和更换。当发动机运行时，排气系统开始使用，在冷却与调节之后用于机舱降温。排气系统在狭长的客舱中运行，覆盖窗户及天花板。空气吹向在地面水平沿着侧墙排列的排气铁格栅，使进入和离开客舱的空气在同一排座位间进行循环。在飞机起飞和着陆期间，空气流动通常会减少。此外在飞机延误期间，如果飞机停在离登机口较远的地方，空气流通也会减少，除非提供充足的通风（图 19-1）。值得注意的是，美国交通

运输部建议如果通风系统没有运行，乘客不应在飞机上停留较长时间（例如 > 30 分钟）。

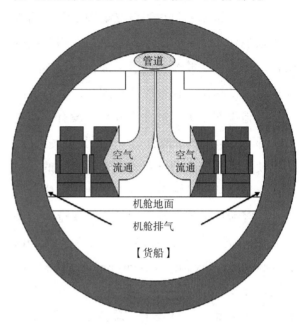

图 19-1　机舱空气流动示意图

在上世纪八十年代后期之前，飞机通常没有空气循环系统，所有机舱空气来源于外界，尽管有些飞机已经开始改进加装循环系统。大部分现代商务飞机将 10% ~ 50% 的机舱空气与新鲜空气混合后进行再循环，目的是在保证客舱舒适的前提下，提高流动率并且降低空气调节成本。飞机在巡航飞行中平均每小时完成 20 次空气置换，不同类型飞机每小时进行 5 至 50 次不等的空气置换。飞机在地面以及起降过程中，空气置换会减少约 1/3。现代飞机的空气循环需要过滤器过滤，一种高效微粒空气（high-efficiency particulate air，HEPA）过滤器可以过滤掉直径大于 0.3 μm 的微粒，尽管想获得有效的过滤性能和空气湿度还需要更有效的过滤设备。因为通过空气中悬浮微粒途径传播的大多数细菌和病毒是通过直径大于 5 μm 的"微滴核"进行传播的，可以被 HEPA 过滤器有效地过滤掉。甚至被称为武器的炭疽孢子几乎不会小于 0.5 μm，也可以被维护得当的现代飞机 HEPA 过滤器有效地过滤掉。

可是，有效的空气循环和过滤系统很容易被乘客的个人不当行为破坏。即使再多的空气置换和过滤也不能阻止张口咳嗽和未清洗的双手带来的污染。一些简单的方法如使用手帕或纸巾、经常洗手或饭前洗手，都会有效地降低疾病传播的风险。在客舱活动期间，乘客从同一排其他乘客手中接过食物或水后没有立即进行手部清洁消毒，貌似也是一个明显的污染源。适当使用手部卫生消毒剂也是非常有效的，但因其是液体或凝胶成分，在有高度恐怖威胁时期，在客舱中可能会被限制使用。现行的相关禁止物品信息可以在美国运输安全管理（the Transportation Security Administration，TSA）网站上查阅。

疾病传播一般只发生在总持续时间超过 8 小时的航班上，并且仅发生在感染乘客前后两排以内的乘客身上。根据病案报道，一些高传染性病原体（例如 SARS 相关的冠状病毒）可能会在短暂的 3 小时内的飞行中向乘客前后几排的地方传播。在这种状态下，可能会存在个体间直接接触导致的 SARS 传播。中国内地和中国香港的公共卫生部门在登机前筛查发热患者，并且能够进行大规模的公共教育，帮助减少飞机上增加的病例。公共卫生部门和航空公司在处理 SARS 中积累的经验，实际上为即将出现的大流行性流感（包括变异的 H5N1 型禽流感毒株或更典型的新型变异型的毒株）传播做出了准备。因为流感是典型有突发症状的疾病，患者在登机时感觉良好，但是很有可能在飞行过程中发病。流感病毒能够高效地传染给周围乘客，但是应该能够被功能良好的 HEPA 过滤器过滤。大流行性流感一旦暴发，除了检疫措施和后续的乘客接触人信息调查，进行防病教育和疾病筛查也是非常必要的。因为防病指南会不断变化，根据 WHO 和美国 CDC 网站及时更新相关工作方法是非常重要的。

疾病传播的科学报道

已经有多种感染性疾病被报道是通过商务飞机飞行进行传播的，包括 SARS、TB、脑膜炎（在后续文章中有详细描述），此外还有霍乱、志贺杆菌、沙门菌、流感以及麻疹等，这些病例报道内容主要是由食物感染致病。一些传染病的潜在传染与同性恋乘客有关，将在后续的文章中详细讨论。

病毒性呼吸道疾病

病毒性呼吸道疾病是人类最常见最普通的传染性疾病，很容易通过呼吸道经咳嗽或喷嚏散播在外界环境中的微滴核进行传播，并可以通过接触微滴核附着的物体表面传播。在飞机（包括汽车、公共汽车或火车）上，周围有传染源的乘客很有可能被传染，尤其如果有人咳嗽或打喷嚏。微滴核直径大约 5 μm，可以被飞机的 HEPA 过滤器过滤。未被传染的人距离已传染的人约 1 m 时，可以通过吸入悬浮在空气中的微滴核受到传染。许多呼吸系统病毒因缺乏紫外线（UV）照射，可以在物体表面存活数小时至数天，并通过手传播至其他个体。尽管大多数病毒性呼吸系统传染疾病是相对轻微的，但是必须关注两个例外，即 SARS 冠状病毒和流感。SARS 在亚洲暴发，随后通过航空旅客播散至加拿大多伦多，使航空运输在运送携带潜伏疾病或轻微疾病的乘客至其他国家的作用更加凸显，同时也证明了严重的病毒性呼吸道传染性疾病可以通过航空运输传播。尽管只有四例 SARS 病例被怀疑是通过飞行传播的，但是因为此种疾病严重的发病率和死亡率，WHO 和美国 CDC 更新了 SARS 疫情暴发时的航空旅行指南。现行的大流行性病毒性疾病暴发响应预案可以通过 ICAO 和国际航空运输协会（International Air

Transport Association，IATA）网站查询。

现行颁布的关于 SARS 的建议案是传染性疾病暴发的基本指导方法，包括以下内容：

1. 在登机前通过发热检查以及询问一些相关症状筛查患者，如咳嗽或发热等。

2. 尽可能地隔离在飞行期间发病的乘客，让患者佩戴面罩，以减少微滴核（如果患者不能佩戴面罩，应该引导他们在咳嗽或打喷嚏时使用纸巾）；仔细洗手是非常重要的。

3. 规定直接照料患病乘客的空乘人员应佩戴面罩，并在接触任何来自于患者的纸巾、分泌物及其他物品时使用手套；严格洗手。

4. 在飞行途中通知检疫站，以便在抵达目的地后，立即将可能受感染的乘客进行隔离观察。

5. 在抵达目的地后的 10 天内，应当观察机上乘客和机组人员有无疾病征兆，并指导他们如果出现症状如何快速寻求医疗帮助。

大流行性流感与 SARS 相比可能更容易传播，应当引起同样的警觉，在登机时使用同样的检查措施。对旅行者疫区旅行的限制应当较 SARS 更为严格。

肺结核

尽管不同文献有不同结论，但是总的来说，即使在密闭的经济舱内，肺结核在人 - 人间的传播也很困难。但是，学术调查研究已经证实结核分枝杆菌在飞机上是可能传播的，涉及至少 7 名结核病活动期患者。其中一份文献报道了结核分枝杆菌从 1 名有症状的乘客传染至 6 名没有其他感染危险因素的乘客，他们长时间（> 8 小时）在商务飞机的同一区域乘坐。但是，这些文献中没有报道引起活动期疾病的病例。这些研究也认为结核分枝杆菌对乘客和机组人员没有太大风险。其中的原因大概是因为尽管结核分枝杆菌大小在 0.5 ~ 1.0 μm，但是其有效传播是通过直径约 5 μm 的微滴核进行的，客舱空

气中的这些颗粒完全可以通过 HEPA 过滤器去除。因此只有在客舱过滤器过滤之前直接吸入微滴核，才与 TB 感染密切相关。

根据医学权威对于肺结核与航空运输间关系的观点，WHO 建议：

1. 感染肺结核的患者不应该旅行，直到没有传染性（在开始正规药物治疗 2 周疗程后，痰培养结果阴性）。

2. 对于疑似或确诊活动性肺结核的患者于 3 个月前有过航空旅行史，公共卫生管理机构应当及时了解其相关旅行史的详细资料。

3. 如果确诊感染肺结核的患者在过去的 3 个月内进行了持续超过 8 小时的航空旅行，公共卫生管理机构应当迅速联系航空公司。

遗憾的是，这些传统的建议对于阻止罕见的与航空运输相关的肺结核传播是不利的，会引起媒体的高度关注，并且会引起乘客的过度恐慌，尽管在飞行期间乘客几乎不可能被感染。事实上，有关通过飞行感染肺结核 [例如非活动期疾病精制蛋白衍化物（purified protein derivative，PPD）转化] 的文献非常少见，而且没有明确的关于乘客感染肺结核的报道。

流行性脑脊髓膜炎

每年向美国 CDC 报告的确诊流行性脑脊髓膜炎大约有 12 例，其中记录了患者在有感染性的患病期间是否乘坐国际航班。在飞机运送途中几乎不会做出诊断。对于所有的接触性传染病来说，决定使用预防性抗生素应该是基于存在传播风险、对于可能受影响的乘客进行识别和告知存在困难以及疾病潜在的严重程度。在飞行时间超过 8 小时的航班上，紧邻坐在患者旁边的乘客更有可能直接接触到患者口腔分泌物，因此较其他远离患者的乘客有更高的患病风险。因为缺乏关于其他乘客患病风险的数据，可以考虑给予与患者相邻的乘客使用预防性抗

菌药。假如在飞机起飞前或降落后，在地面的时间延长，应该计算总时间，而不仅计算在空中的飞行时间。超过 8 小时的飞行时间应该包括总飞机内的时间，从乘客起飞前落座到离开飞机。对于还没有文献报道细菌性脑膜炎在乘客中继发感染的病例。

美国 CDC 与国家和领土流行病学理事会协作，对于流行性脑脊髓膜炎暴露推荐的防病指南如下：

1. 随行的家庭成员，以及与患者有长期密切接触史的其他人（例如室友、同一运动队的成员），这些人应当被识别出来，对于是否需要使用预防性抗菌药进行评估。

2. 应及时与患者所在州的卫生部门联系，以便对家庭成员、日托中心接触者和其他可能的密切接触者进行预防性抗菌治疗。

3. 对于曾经在飞行中可能直接接触患者呼吸道分泌物的乘客，以及在飞行时间较长（＞ 8 小时）的航班中与患者相邻的乘客，应当考虑予以预防性抗菌药。

4. 疾控中心与国家卫生部门应当加强对与航空旅行相关的继发病例的监测，因为此类病例的发现将会修改这些建议。

5. 航空公司应当负责保留旅客名单，以帮助识别有继发感染风险的乘客。疾控中心应当与航空公司合作，确定有潜在感染风险的乘客所在区域。在航空公司的协助下，疾控中心应当明确这些乘客的定居地点，并且与其所在地区卫生部门联系。卫生部门应当在可能有需要的时候与乘客联系。

更系统的收集有疾病传播风险乘客的数据是有必要的，以便为公共卫生推荐指南提供更好的依据。一项近期的调查研究表明，有效的航空旅行禁令可能会延迟疾病的短暂传播，因为在 2001 年 9 月 11 日后美国航空管制有效地延迟了季节性流感病毒的传播。

航天器环境

自从太空计划开始，疾病在太空交通工具上的传播被认为是外星旅行的一个重要问题。包括有传染病的宇航员将疾病传播给其他成员，将潜在的外星生命体带回地球后置于毫无免疫能力的人群之中，这些都需要进行有详尽计划和程序的相关学科研究。之前曾多次发生过，由于在飞行前临界期出现急性疾病甚至发现感染性疾病，迫使在出发前最后一刻变更飞行成员，扰乱飞行计划。宇航员弗雷德·W·海斯·Jr 在飞行过程中因为患上了尿路感染以致发热，从而终止了阿波罗 13 号的飞行，这更令人影响深刻。另外，首选的宇航员托马斯·K·马丁利因被怀疑感染风疹（医学检测显示缺乏抗体，可能无法获得免疫），杰克·斯威格特在发射前一天取代了马丁利。在其他的飞行中，返程的宇航员包括带回来的月球样本在飞行后立即被隔离，以降低将未知疾病带回地球的可能性。阿波罗 11 号任务结束后，宇航员们被隔离在一个隔离拖车（图 19-2）中 3 周，同时对进行月球物质处理的工作人员严格执行监视规程。

近期的航天研究经验证明，细菌生物膜可以在太空中形成，而且失重状态可以改变细菌的一些生物特性。模拟太空飞行状态较在普通重力同等条件下，大肠埃希菌更容易形成生物膜。有证据显示，米尔国际空间站已经严重被生物膜侵袭，因此这项发现也同样适用于其他细菌。在米尔国际空间站，严重的生物污染破坏石英窗户，腐蚀了多种金属表面，致使空间站缩短了使用期限。国际空间站（the International Space Station，ISS）在执行了生物膜处理措施后，一项关于 ISS 环境的研究在其水系统中检出了 12 种细菌种系。这些细菌由常见的种系组成，且细菌集落生成单位密度低于常规导致疾病的最小数量需要。这些数据显示基于先前任务总结的经验性处理措施是有效的。

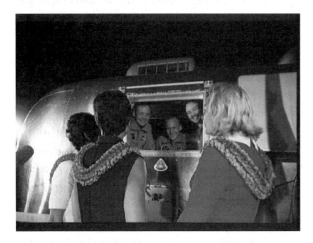

图 19-2 阿波罗 11 号移动检疫设备

【阿波罗 11 号的全体宇航员乘坐美国空军 C141 运输机从夏威夷到达埃林顿空军基地后，在为期 21 天的检疫期间，他们的妻子来迎接他们。通过移动检疫设备的窗户看到的（从左向右）分别是宇航员尼尔·阿姆斯特朗，埃德温·奥尔德林·Jr，和迈克尔·柯林斯。他们的妻子（从左至右）分别是帕特·柯林斯太太，简·阿姆斯特朗太太，和珍·奥尔德林太太。】

有意暴露

当前，我们的国际旅行体系能够快速地将处于疾病潜伏期或患有严重疾病的乘客带往拥挤的客舱、密集的机场和非免疫人群中，这种情况越来越让人担忧。飞机有可能将疾病媒介物运输至新的地区，在那里这些病媒及其携带的疾病也可能大量地传播，这对国际社会都是潜在的威胁。此外还有一种担忧，即某些个人或组织利用交通枢纽和客舱的密集接触，有目的的将疾病传播至数千不知情的人群，并且在世界范围高效传播新瘟疫。

前面我们讨论过空气处理，孢子和其他污染物在飞机上播散较困难。尽管患者会在飞机内走动，污染可能局限在暴露点周围的小范围内，但是不能排除散播的病原体还是有可能导致大量潜在的污染。现代因为食品包装的出现，

食品污染的影响是有限的，但是公用饮水器皿还是有提供潜在病原体传播源的可能性。

决定再次生产天花疫苗是有原因的，某种程度上是担心这种疾病再次在没有免疫力的人群中传播。它的致死和致残率是非常高的。现在利用现代疫苗生产技术在细胞培养中生产出一种新的天花疫苗，含有活的牛痘病毒。作为国土安全措施，美国向医疗护理从业者及其他人提供疫苗，此项目很大程度地受到欢迎，而且很少有严重相关副反应的报道。我们仅希望这种疫苗不要再次在普通人群中使用。

挑战

在登机前有效且快速地筛选出患有传染性疾病的乘客，这需要技术革新及改良方法。SARS 的暴发使亚洲现在通过红外温度计筛查乘客，以确定有无发热症状及是否需要额外的医疗问询。传感器技术的进一步发展，将会促进企业生产出更加精确和非创性新设备，可以很好地被旅行中的公众接受。在严重传染性疾病暴发期间或者在未来可能发生传染病高风险时期（例如大流行性流感），在机场进行一些面对面的筛查也是必要的。飞机从发生口蹄疫地区到达其他地区需要强制接受消毒措施，这种经验是普遍实施的，并且要求将液体装在小塑料袋中进行安全检查，意味着如果存在可能的威胁时，公众可以容忍一些有重要意义的打扰。

对于严重传染病病例的流行病学调查必须包括详细的旅行史。如果患者在传染病流行期间有过旅行史且明确得知存在疾病播及他人的情况，必须与航空公司协作以确定相关接触者。旅行者需要知道，在机舱内大家都有责任注意个人卫生，以减少疾病传播的可能性，包括传染给其他乘客或被其他乘客传染。

贸易全球化促使旅行尤其是航空旅行快速

发展。这极大地增加了人们在尚未出现症状或因工作压力导致带病旅行时将疾病传播给他人的机会。飞机上高密度的旅行者不仅为侵袭性生物提供了机会，而且也为有意传播疾病提供了机会。未来的几年可能会发生由航空旅行导致严重疾病的暴发。航空航天医学从业者必须保持清醒，掌握相关疾病特征的知识，如果能够早期发现，足以有效地阻止疾病暴发。

于 飞 译　张雁歌 校

参考文献

［1］ Richard Thomas. For a detailed discussion of the role of trade in spreading the plague, see http://www.american. edu/projects/mandala/TED/BUBONIC.HTM, dated May 1997, accessed 7 July 2007.

［2］ Garrett L. The coming plague. New York: Penguin Books, 1995: 563-570.

［3］ United States Department of Health and Human Services. Managing travel-related risk of disease transmission. www.hhs.gov/pandemicflu/plan/sup9.html, last updated 15May 2007, accessed 7 July 2007.

［4］ HeymannDL, ed. Control of communicable diseasesmanual, 18th ed. Washington, DC: American Public Health Association, ISBN 0-87553-034-6, softcover, 2004(with 2006 update).

［5］ Gilbert DN, Moellering RC, Eliopoulis GM. The sanford guide to antimicrobial therapy 2006, 36th ed. Hyde Park: Antimicrobial Therapy, Inc, 2006.

［6］ Looke DFM, Robson JMB. Infections in the Returned Traveller. Med J Aust 2002;177(4):212-219; Also on Internet site: http://www.mja.com.au/public/issues/177 04 190802/loo10413 fm.html, accessed 7 July 2007.

［7］ Rayman RB. Aircraft disinsection. Aviat Space Environ Med 2006; 77:733-736.

［8］ Konheim A. Aircraft disinsection requirements. Internet site: http://ostpxweb.dot.gov/policy/safetyenergyenv/ disinsection.htm, accessed 7 July 2007.

［9］ World Health Organization(WHO). Report of the Informal Consultation on Aircraft Disinsection. WHO: Geneva, Switzerland, Nov 1995.

［10］ Committee on Air Quality in Passenger Cabins of Commercial Aircraft(National Research Council). The airliner cabin and the health of passengers and crew. Washington, DC: National Academy Press, 2002.

［11］ Mangili M, Gendreau MA. Transmission of infectious diseases during commercial air travel. Lancet 2005;365:989-996.

［12］ United States Transportation Security Administration. Permitted and prohibited items: air travel. http:// www.tsa.gov/travelers/airtravel/prohibited/permitted- prohibited-items.shtm. Accessed 7 July 2007.

［13］ Nagda NL, Fortmann RC, Koontz MD, et al. Airliner cabin environment: contaminant measurements, health risks andmitigation options, Report number DOT-P-15-89-5. Washington, DC: US Department of Transportation, 1989.

［14］ Eberhart-Phillips J, Besser RE, Tormey MP, et al. An outbreak of cholera from food served on an international aircraft. Epidemiol Infect 1996;116:9-13.

［15］ Hedberg CW, Levine WC, White KE, et al. An international food borne outbreak of shigellosis associated with a commercial airline. JAMA 1992;268:3208-3212.

［16］ Tauxe RV, Tormey MP, Mascola L, et al. Salmonellosis outbreak on transatlantic flights; food borne illness on aircraft: 1947-1984. Am J Epidemiol 1987;125:150-157.

［17］ MoserMR, Bender TR,MargolisHS, et al. An outbreak of influenza aboard a commercial airliner. Am J Epidemiol 1979;110:1-6.

［18］ Amler RW, Bloch AB, Orenstein WA, et al. Imported measles in the United States. JAMA 1982;248:2219- 2233.

［19］ WHO. Summary of SARS and Air Travel. www.who. int/csr/sars/travel/airtravel/en/print.html, accessed 7 July 2007.

［20］ CDC, Guidance about SARS for Airline Flight Crews, Cargo and Cleaning Personnel, and Personnel Interacting with Arriving Passengers, Centers for Disease Control and Prevention,May 2005, http://www.cdc.gov/ncidod/ sars/airpersonnel.htm, accessed 7 July 2007.

［21］ International Civil Aviation Organization. Aviation medicine section.http://www.icao.int/icao/en/med/ medFAQ en.html#health, accessed 7 July 2007.

［22］ International Air Transport Association. Emergency response plan: public health emergency. http://www. iata.org/NR/rdonlyres/1D412DF9-289B-4508-BE9D- A57C4A84F103/0/AirlinesERPChecklists V1 Nov30. pdf accessed 7 July 2007.

［23］ Driver CR, Valway SE, Morgan WM, et al. Transmission

of M. tuberculosis associated with air travel. JAMA 1994;272:1031-1035.

[24] McFarland JW, Hickman C, Osterholm M, et al. Exposure to Mycobacterium tuberculosis during air travel. Lancet 1993;342: 112-113.

[25] CDC. Exposure of passengers and flight crew to Mycobacterium tuberculosis on commercial aircraft. MMWR Morb Mortal Wkly Rep 1992-1995;44:137-140.

[26] Miller MA, Valway SE, Onorato IM. Tuberculosis risk after exposure on airplanes. Tubercule Lung Dis 1996;77:414-419.

[27] Moore M, Fleming KS, Sands L. A passenger with pulmonary/laryngeal tuberculosis: no evidence of transmission on two shortflights. Aviation Space Environ Med 1996;67:1097-1110.

[28] Kenyon TA, Valway SE, IhleWW,et al. Transmission ofmulti-drug resistant Mycobacterium tuberculosis during a long airplane flight. N Engl JMed 1996;334:933-938.

[29] WHO. Tuberculosis and air travel: guidelines for prevention and control.World Health Organization, 1998, http://www.who.int/infpr- 1998/en/pr98-96.html accessed 7 July 2007.

[30] WHO. International travel and health 2007. World Health Organization, 2007. http://www.who.int/ith/en/, accessed 7 July 2007.

[31] Riley LK. Bacterial meningitis exposure during an international flight: lessons for communicable pathogens. Aviat Space Environ Med 2006;77:758-760.

[32] Brownstein JS, Wolfe CJ, Mandl KD. Empirical evidence for the effect of airline travel on inter-regional influenza spread in the United States. PLoS Med 2006;3:e401.

[33] Brooks GF. Health surveillance of lunar receiving laboratory personnel during the apollo 11 quarantine period. Am J Publ Hlth 1970;60:1956-1959.

[34] Matin A, Lynch SV. Investigating the threat of bacteria grown in space. ASM News 2005;70:235-240.

[35] NASA. Environmental monitoring of the international space station.http://exploration.nasa.gov/programs/ station/Environmental- Monitoring.html, updated 6 June 2007, accessed 7 July 2007.

[36] CDC. Smallpox vaccination: information for health professionals. http://www.bt.cdc.gov/agent/smallpox/ vaccination, accessed 7 July 2007.

[37] Schwartz B, Lebwohl M. Complications of the smallpox vaccine. Int J Derm 2005;44:289-292.

[38] Evans A, Finkelstein S, Singh J. Pandemic influenza: a note on international planning to reduce the risk from international air transport. Aviat Space Environ Med 2006;77:974-976.

推荐读物

书籍

Centers for Disease Control(CDC). Health information for international travel, 2005-2006. New Orleans: Claitor's Law Books and Publishing Division, 2005.

Gorbach SL, Bartlett JG, Blacklow NR, eds. Infectious diseases, 3rd ed. Philadelphia: LippincottWilliams & Wilkins, 2004.

Guerrant RL, Walker PH, Weller PF, eds. Tropical infectious diseases: principles, pathogens, and practice, 2nd ed. Philadelphia: Churchill Livingstone, 2006.

Heymann DL, ed. Control of communicable diseases manual, 18th ed. Washington, DC: American Public Health Association, 2004(with 2006 update).

MandellGL, Bennett JE, Dolin R,(eds). Mandell, Douglas, and Bennett's principles and practice of infectious diseases, 5th ed. Philadelphia:Churchill Livingstone, 2000.

Nelson KE, Williams CM, eds. Infectious disease epidemiology: theory and practice, 2nd ed. Boston: Jones & Bartlett Publishers, 2007.

Pickering LK, ed. 2006 report of the Committee on Infectious Diseases(Red Book Report of the Committee on Infectious Diseases), 27th ed. Elk Grove: American Academy of Pediatrics, 2006.

Schlossberg D, ed. Current therapy of infectious disease, 2nd ed. St Louis:Mosby, 2001

Strickland GT, ed. Hunter's tropical medicine, 8th ed. Philadelphia:WB Saunders, 2000.

网站

Centers for Disease Control & Prevention-National Center for Infectious Diseases Travelers' Health. http://www.cdc.gov/ travel/ reference.htm, updated 13 November 2006, accessed 7 July 2007.

Centers for Disease Control & Prevention-The Yellow Book - Health Information for International Travel, 2005-2006. An In-depth Travel Reference Book Published Biennially. http://wwwn.cdc.gov/travel/ contentYellowBook.aspx, updated 27 June 2007, accessed 7 July 2007.

The Horn of Africa Network forMonitoring Antimalarial Treatment. For extensive malaria links: http://www.hanmat. org/links.htm, updated 18 December 2006, accessed 7 July 2007.

Karolinska Institute. For extensive parasitic disease information:

http://www.mic.ki.se/Diseases/C03.html. Stockholm, Sweden: Karolinska Institute, updated 26 June 2007, accessed 7 July 2007.

Centers for Disease Control & Prevention. For CDC publications and data files: http://www.cdc.gov/publications.htm. Atlanta: CDC, updated 26 April 2007, accessed 7 July 2007.

Centers for Disease Control& Prevention. For CDCtraveler's health information on specific areas of the world: http://www.cdc.gov/travel/ destinat.htm, Atlanta: CDC, updated 11 July 2006, accessed 7 July 2007.

American Medical Association. For articles and links on emerging infectious diseases: http://www.ama-assn.org/ama/pub/category/ 1797.html.Chicago: AmericanMedical Association, updated 27 June 2005, accessed 7 July 2007.

Centers for Disease Control & Prevention-and the Journal of Emerging Infectious Diseases, http://www.cdc.gov/ncidod/eid/index.htm. Atlanta: published by the CDC, updated 29 June 2007, accessed 7 July 2007.

Centers for Disease Control&Prevention. Emerging infectious disease resource links fromtheCDC,http://www.cdc.gov/ncidod/id links.htm, updated 20 June 2006, accessed 7 July 2007.

Centers for Disease Control & Prevention. For patient oriented fact sheets and other information on a host of diseases. http://www.cdc.gov/ health/diseases.htm. Atlanta: CDC, updated 19 April 2007, accessed 7 July 2007.

For information on various infectious agents communicated by foodstuffs, see The food borne pathogenic microorganisms and natural toxins handbook. http://vm.cfsan.fda.gov/mow/intro.html. Washington DC: United States Food and Drug Administration, The Center for Food Safety and Applied Nutrition, updated 25 April 2006, accessed 7 July 2007.

World Health Organization. For information on International Travel health requirements and vaccinations as well as travel health advice from the World Health Organization. http://www.who.int/ith/en/, accessed 7 July 2007.

第二十章

航空医学中口腔学专业的思考

威廉姆·M·莫朗（William M. Morlang）

"在过去的 25 年中口腔科学在航空医学领域飞速增长。"口腔科治疗水平在过去的 25 年发生了巨大的变化，目前的重点在于预防。先进的设备、仪器、新技术和口腔材料的出现使当今的口腔科出现很多新的治疗方法，这种变化衍生出许多的专科领域。航空医师（航医）会向口腔科专家进行咨询，飞行员也会寻求优质的口腔治疗，他们都会考虑值得信任的口腔科医师（表 20-1）。

表 20-1　口腔学认证委员会和专业组织

委员会	组织
美国牙髓学会	口腔学院
美国法医口腔科学委员会	美国法医学院
美国口腔科总局	美国口腔学院
美国口腔和颌面病理学委员会	口腔国际学院
美国口腔和颌面放射学委员会	–
美国口腔和颌面外科学委员会	–
美国正畸学会	–
美国儿科口腔科委员会	–
美国口腔周病学委员会	–
美国口腔修复学委员会	–
美国口腔科公共卫生委员会	–

在航空医学中的延伸

口腔科在航空医学中发挥着两个重要作用。首先，口腔健康有助于飞行员的全面健康。一个飞行员的体格标准必须包括口腔和牙齿的健康状况。通过及时和适当的口腔、颌面部检查及放射诊断，医生能够评估飞行员的早期疾病。

为了进一步推动口腔科医生、飞行员和航医之间健康、积极和主动的联系。我们必须积极培养专业人员之间的关系，包括热心专业地与飞行员进行沟通。口腔科医生和航医必须就关于他们共同患者口腔科方面的治疗方案和药物处方进行沟通。军队医疗保健服务模式为民用领域促进这种交流提供了可效仿的参考，尽管《健康保险可携带与责任法案》（HIPAA）有数个条款不赞成披露受保护人群的健康信息，但此类沟通通常也是可行的。

其次，法医口腔科学经常在飞机事故中识别死亡的飞行员和其他事故鉴定中起着主要作用，特别是在冲击力较大的破坏和相关火灾的因素下。人类遗骸的遗传学鉴定可以使用核糖核酸或线粒体脱氧核糖核酸（DNA）技术。

在飞机事故中，核酸 DNA 往往会很快变性，而线粒体 DNA 更加稳定，因此线粒体 DNA 更多地被用于法医鉴定。与 DNA 鉴定相比，法医口腔科鉴定的成本要低得多，同时法医口腔科的鉴定速度要比 DNA 鉴定快数周到数月。

法医口腔学已成为军队的宝贵资产，作为一个储存的数据库，用来保存所有成员的口腔科 X 线片。不幸的是，现在已经没有新的口腔科 X 线片被放到这个储存库中。相反，美军人员 DNA 却被存储在一个新的储存库中，据信现在已有超过 500 万个样本。作者认为，军队的口腔科 X 线片应该继续被放到储存库中。

口腔科记录

高质量的记录文件和健全的数据管理是可靠的治疗管理的关键环节。这也是预防医疗事故和在各个专业层面进行法律辩护的有利助手。口腔科记录可以是纸质版也可以使电子版。由于电子格式易于与数字口腔科 X 线片结合，因此现在越来越受欢迎。

飞行员的口腔科记录必须在口腔科诊所中进行特殊标记，以便所有工作人员知道他们正在帮助有特殊要求的患者。所有的医疗保健服务提供者必须敏锐地意识到飞行员处于较为敏感的任务计划中，他们的口腔科记录也必须被特殊的标记出来以便识别。飞行员患者的治疗通知程序必须被严格执行。

高质量的记录文档有助于正确的口腔科诊断、治疗以及口腔医生与航医的沟通。美军拥有简单易懂的口腔科记录标准化方案，然而在民用过程中，牙齿形状、图标系统、牙齿编号系统和缩写多种多样。保险业努力尝试在民用方面标准化这些口腔科记录，但是只取得了一点成功。尽管如此，飞行员的口腔科记录应该能反映公认的制图方法和符号、直观的缩写以及公认的牙齿编号系统。

大多数口腔科解剖教科书都有牙齿编号系统。其中三个主要的系统分别是 Palmer 记谱法、国际口腔科联合记录法和通用编号系统。通用编号系统给每个牙齿分配 1~32 的编号。序列从牙齿编号 1 开始，为上颌右边第三个臼齿，按照顺序围绕上颌骨到上颌左边第三个臼齿，然后转移到左侧下颌弓，下颌左侧第三个臼齿编号为 17，继续按照顺序围绕下颌骨直到下颌右侧第三个臼齿结束，编号 32。因为通用编号系统能与 WinID3 法医鉴别计算机系统兼容，因此是优选方法。 WinID3 是目前首要的数据库程序，它可以过滤和分类生前和死后的医疗、口腔、人类学和数字射线数据，以协助法医对发生大规模灾难的遗体进行身份鉴定。

除了国家法律要求的文档内容外，口腔医生还应当确定飞行员的以下信息：隐私承诺、知情同意书、现存的所有口腔科修复、缺齿、假牙/正畸矫治器、注明的病理学变化、治疗方案、提供的治疗、处方药物以及与飞行员和航医的沟通信息等。牙齿打磨服务还将向飞行员提供口头和书面的护理指南。

如果以高质量的方式记录文档需要花费较长时间，那么保存这些重要的数据则也应该不惜花费相同的时间。也就是说，备份电子储存的口腔记录数据是至关重要的。此外在将原始口腔科记录搬移到战争区域，或通过有可能损伤数据的方式运输时，首先要非常谨慎地保护这些法医活体数据，以便以后可能需要用其进行尸体身份鉴定。飞行员不应在其驾驶的飞机上运送本人原始口腔科记录。

口腔科放射学

近年来，口腔和颌面放射学越来越重要。现代数字口腔科放射系统可以减少治疗时间，提供几乎实时的结果、快速而高质量的评估，并可以减少辐射暴露。

在飞行员的口腔科记录中至少要有一个全口腔系列的根尖周放射 X 线片或全景放射片，这是至关重要的。飞行员的记录必须包含前文中提到的原始射线 X 线片，以及增加的年度咬翼片 X 线片以及必要的根尖周放射 X 片检查。每五年应该重新获取一个全口腔系列 X 线片（如果重要的口腔科治疗改变了飞行员的口腔放射影像，全口腔 X 线片采集的时间应提前）。

口腔诊断和治疗计划

预防和正确诊断是保持口腔保健的关键。口腔检查的水平应与飞行员体检一致。

初步和全面的 I 型检查应该包括全口腔放射 X 线片、全面的牙齿检查、高质量的牙周检查、完整的口腔软组织检查、正确的头颈部淋巴结触诊、回顾飞行员当前的病史和用药情况以及血压筛查。后续的随访可以包括 II 型或 III 型检查。II 型检查可以用咬合片代替全口腔放射 X 线片检查。III 型检查不需要新的 X 线片。除非相关机构指南另有规定，否则这种随访由口腔医生自行决定。

飞行员应每年至少进行一次 II 型检查和口腔预防保健。对于有明显口腔问题的飞行员，应该每 6 个月观察一次。预防性口腔科咨询，使用氟化物牙膏、牙线、含氟漱口水来定期清洁牙齿有利于保持良好的口腔健康。在开始对飞行员进行广泛口腔科治疗之前，应该与其航医进行沟通协调。

修复口腔科学

通常，牙齿修复材料可以在前牙使用复合材料，在后牙使用填充复合材料或汞合金。美国口腔科协会（ADA）认为牙科汞合金（银填充物）价格实惠、耐用，对于有口腔科问题的患者来说即可行又安全。因此，汞合金可能会比大多数复合物材料寿命更长，并倾向于预防复发性龋齿。

如本章开头所提到的，现在口腔科拥有了多种新的治疗选择。这些牙齿修复治疗选择包括使用更坚固的新复合材料，可以有效的与牙齿结合（特别是在后牙中），以及选择包括口腔修复术在内的新技术，这为牙齿美容贴面修复

打开了崭新的大门。虽然在消费者中越来越受欢迎，但是一些口腔科美容技术会导致前牙表面被打磨"变薄"，以放置修复牙套或贴面。在飞行员的治疗中，口腔科医生采取的技术应该能够最大限度的降低飞行员在飞行过程中牙套或贴面移位的风险，这种移位可能会导致疼痛或误吸。同时规模较大的治疗应谨慎，避免涉及到口腔和牙髓的损伤。

牙髓病学和气压性牙痛

当飞行员口腔出现对温度变化敏感、持续不适感、软组织肿胀、化脓性分泌物以及出现自发性口腔痛或当飞行到一定高度后出现口腔痛（气压性牙痛）时，就必须进行口腔科检查。

气压性牙痛可能会导致飞行员虚弱、注意力涣散、沟通困难或情境意识丧失。有时出现气压性牙痛的牙齿很难鉴别，在这种情况下，口腔医生在模拟 10 000 英尺高空飞行的低压舱中进行牙齿敲击和局部麻醉可以有助于诊断气压性牙痛。值得注意的是，因为上颌前臼齿牙根尖与上颌窦底部紧密相联，上颌窦出现问题时有可能会引起牙痛。

牙髓疾病、根尖周脓肿或牙齿严重断裂导致的气压性牙痛的治疗可以通过根管治疗或牙髓治疗术来完成。固定和治疗根管常使用塑料类或银制粘固剂以及牙科水泥来填充。某些牙髓治疗可以一次完成，但更常见的根管治疗需要多次才能完成。在某些情况下，需要进行根尖周手术来去除骨骼局部或环绕的感染灶。飞行员最好不要在牙髓腔未填充期间（通常是前两次治疗期间）参与飞行。

口腔颌面外科

口腔颌面外科专科医生和口腔科医生都可

以开展此类专科手术，包括拔牙、手术拔除阻生齿、口腔软组织及骨手术、肿瘤切除、头颈部创伤治疗、面部骨折治疗以及因正畸或美容原因进行的截骨手术。由于术后漫长的禁飞期，很少有飞行员接受截骨手术。当飞行员在进行多次口腔科手术时，不应该进行飞行。在最后的术后治疗和停用大多数药物72小时内，飞行员也应禁止飞行。

牙周病学

本专业主要治疗跟牙齿结构有关的疾病。长期的口腔卫生不良会导致牙菌斑形成和牙结石积聚在龈沟内，这会导致龈沟和牙周袋深度加深、牙周脓肿和牙槽骨丢失。正常成人的龈沟深度约为4毫米，随着深度的增加，患者无法清洁的地方就会形成牙周袋。感染形成后可引起软组织和骨骼受损。牙周病医生用龈下刮除术来清洁和收缩牙周袋，以达到牙周袋早期治疗的目的。如果牙周袋的深度处于患者无法触及的位置，则需要进行牙周手术。

此种手术目的是消除患病的袋壁，降低牙龈附着。牙周病医生在牙周手术后将牙周包放入患者口腔中保护手术区域。牙周包可以起到临时模板代替作用，牙龈在其下面逐渐愈合。在口腔内牙龈移植和骨移植并不罕见，都需要放置牙周包。牙周包每周至少更换一次，直到痊愈。牙周包可能会影响正常的说话与表达，同时也有可能出现位移。大多数牙周手术患者需要使用止痛剂和抗生素，且在牙周病医生和航医清除病患前是不能飞行的。因为术后可能存在疼痛、出血、牙周包脱落以及潜在的误吸风险。上述情况可能导致飞行员注意力不集中、气道阻塞、通讯障碍或者情境意识降低等风险。

口腔修复学

口腔修复科医生用有固定桥体的附着假牙、植入物、可以拆卸的部分假牙或全假牙来替代缺失的牙齿。在假牙修复的过程中，飞行员担心的问题有假体脱位、假体误吸和通讯问题。因此总的来说，口腔科医生在构造、防治和固定单个牙冠和临时牙冠时必须非常小心，以避免脱落和误吸。

现役飞行员很少会戴全假牙，相比之下，双侧可摘除局部假牙更常见。单侧可拆卸的局部假牙由于容易脱落，并不鼓励飞行员使用。固定冠和桥假体更适合飞行员，然而由于马里兰桥体比较容易脱落，因此尽量避免使用这种假体。马里兰桥是一个由三个单元组成的前牙固定桥，使用桥体代替缺失的牙齿。在这种情况下，支撑桥体的假体需要被制成带有嵌体的修复物来代替全覆盖牙冠。嵌体的固位性不如全冠。

由于大多数州的法律要求对口腔科修复体进行鉴定，因此口腔科医生需要在假牙上永久标记上飞行员的名字。这种标记还有助于法医在飞行事故中进行身份识别。

有意思的是，对于一些高性能战机和太空飞行的飞行员，口腔修复科医生可以采用口外印模来构建用于定制氧气面罩、头盔衬垫和尿液收集装置的模型。同时，一些颌面修复科医生有精湛的技术可以为在事故中受伤或肿瘤切除术后的飞行员制作面部假体。口腔修复科医生可以制作用磁铁固定的人工眼睛、鼻子、耳朵和组织假体。

口腔正畸学

在进行正畸治疗时，佩戴飞行氧气面罩会有点不舒服，但对飞行员来说还是可以进行成人口腔正畸治疗。然而，成人的正畸治疗比青少年需要更长的时间。治疗飞行员的正畸医生必须要选择脱落风险低的牙托、牙带、牙弓等器械。接受正畸治疗的飞行员应考虑在主要的正畸矫正器放置或因口腔不适而进行重大调整后 24 小时内不能飞行，因为这种口腔不适可能会导致飞行员在飞行操作时注意力分散。

药物

一般口腔科使用的药物包括抗生素、镇痛药、局部麻醉剂（含或不含血管收缩剂）、笑气和静脉镇静剂。口腔科医生也可用全身麻醉和更广泛的系统性药物。对于飞行员来说，这些药物对反应时间、心理过程、协调和沟通有着潜在的重要影响。口腔科医生应与航医密切合作，评估治疗风险，并据此计划相应的飞行状态（表 20-2）。

表 20-2　建议不能执行飞行任务的时间段

治疗 / 干预	时间段
局部麻醉	实施 8 小时内不能飞行
牙髓治疗	根管填充后 24 小时内不能飞行
处方药	停药后 24 小时内不能飞行
牙周治疗	牙周包被去除后 24 小时内不能飞行
正畸 / 修整	治疗 24 小时内不能飞行
全麻	实施 72 小时内不能飞行
静脉镇静	实施 72 小时内不能飞行
一氧化氮镇痛	实施 72 小时内不能飞行
骨结合种植体	第一阶段治疗后 10 天内不能飞行
	第二阶段治疗后 10 天内不能飞行

宇航员关怀服务

飞行员在进入太空飞行计划之前应接受 I 类检查，此后，应每 6 个月进行一次 II 类检查和口腔病预防检查。在执行任务前 2 个月，他们应该额外进行一次 I 类检查。如果有需要，应对所有口腔科状况进行评估和治疗。美国国家航空航天局（NASA）项目的国际参与者应符合与美国参与者相同的口腔科治疗要求和身体标准。民用航天飞行参与者也应该符合这些标准。

宇航员和任务专家应亲自接受紧急口腔科治疗方面的培训，包括口腔诊断、疼痛控制、局部口腔科麻醉、口腔科感染治疗、使用 Cavit-G（自固化氧化锌组合物）放置临时填充物、使用 Dycal（氢氧化钙组合物）安装假牙器具或牙冠、拔牙和出血控制。Cavit-G 和 Dycal 这类材料是具有易于在太空飞行环境中使用特性的材料。航天飞机和空间站的口腔科医疗箱应包括特定的口腔科器械、材料和用品（表 20-3）。用于口腔科治疗的镇痛药和抗生素应由口腔科医生与航医协商后确定，并放置在医疗箱中。护理宇航员、任务专家或长期在职培训的医生应接受类似的紧急口腔科治疗培训，同时配有一个口腔科医疗箱。这样，他们可以在没有口腔医生的情况下提供口腔科治疗。

表 20-3　口腔科医疗箱用品

止痛剂（医疗箱中）	检查手套（10）
口腔麻醉吸引注射器（2）	打洞器（小型，2）
麻醉卡普耳	探针（2）
3% 盐酸甲哌卡因 No.301（12）	拔牙挺 No.301（1）
4% 盐酸阿替卡因与 1:100 000 肾上腺素（12）	拔牙钳 No. 150（1）和 No. 151（1）
麻醉注射器针 27 标准长（12）	前表面口腔镜（2）
抗生素（医疗包内）	纱布 / 海绵（2×2 英寸）（2 包）
Cavit-G（1 瓶或 2 管）	带电池手持灯（2）
COGSWELL 牙挺（1）	器械消毒包（25）
棉球（口腔科用，1 包）	牙周洁口腔机（2）
绵钳（2）	Woodson 塑料器械（2）
口腔科棉卷（1 包）	–
Dycal（2 管和填充器）	–

括号中表示的数字是指器械的数量

结论

本章在本书第四版中首次出现，口腔医生

和航空医生应该抓住机遇，努力将口腔健康纳入飞行员体检标准，从而保证其在从地面训练到航空航天飞行过程中，提升整体健康。

田大为 译 于 飞 校

参考文献

［1］Harris NO, Garcia-Godoy F, eds. Primary preventative dentistry, 6th ed. Upper Saddle River: Pearson Prentice Hall, 2004.

［2］Health insuranc eportability and accountability act of 1996, 45 C.F.R. §§164.502, 164.506, 164.512(October 1, 2006).

［3］Langland OE, Langlais RP, Preece JW. Principles of dental imaging, 2nd ed. Baltimore: LippincottWilliams & Wilkins, 2002.

［4］Burket LW, Greenberg MS, Glick M, eds. Burket's oral medicine: diagnosis and treatment, 10th ed. Hamilton: BC Decker, 2003.

［5］Cawson RA, Binnie WH, Barrett AW, et al. Oral disease: clinical and pathological correlations, 3rd ed. Edinburgh: Mosby, 2001.

［6］Wilkins EM. Clinical practice of the dental hygienist, 9th ed. Philadelphia: LippincottWilliams & Wilkins, 2005.

［7］Francischone CE, Vasconelos LW, eds. Metal-free esthetic restorations: procera concept, 2nd ed. Sao Paulo: Quintessence, 2003.

［8］American Dental Association. Statement on dental amalgam (updated April 6, 2007). Available at: http://www.ada.org/prof/resources/positions/statements/amalgam.asp(last visited July 14, 2007).

［9］Summitt JB, Robbins JW, Hilton TJ, et al. eds. Fundamentals of operative dentistry: a contemporary approach, 3rd ed. Chicago: Quintessence, 2006.

［10］O'Brian WJ. Dental materials and their selection, 3rd ed. Chicago: Quintessence, 2002.

［11］Okeson JP, Bell WE. Bell's orofacial pains: the clinical management of orofacial pain, 6th ed. Chicago: Quientessence, 2005.

［12］Walton RE, Torabinejad M. Principles and practice of endodontics, 3rd ed. Philadelphia: WB Saunders, 2002.

［13］Donoff RB. Massachusetts general hospital manual of oral and maxillofacial surgery, 3rd ed. St. Louis: Mosby, 1997.

［14］Fonseca RJ. Oral and maxillofacial surgery, Vol. 7, 1st ed. Philadelphia: WB Saunders, 2000.

［15］Fonseca RJ. Oral and maxillofacial trauma, Vol. 2, 3rd ed. Philadelphia: WB Saunders, 2005.

［16］Rose LF, Mealey BL, Genco RJ, et al. Periodontics: medicine, surgery and implants. St. Louis: Mosby, 2004.

［17］Rosenstiel SF, LandMF, Fujimoto J. Contemporary fixed prosthodontics, 4th ed. St. Louis: Mosby, 2006.

［18］Pheonix RD, Cagna DR, DeFreest CF, et al. Stewart's clinical removable partial prosthodontics, 3rd ed. Chicago: Quintessence, 2003.

［19］Zarb GA, Bolender CL, Eckert S, et al. Prosthodontic treatment for endentulous patients: complete dentures and implant-supported prostheses, 12th ed. St. Louis: Mosby, 2004.

［20］Beumer J, Curtis TA, Marunick MT, eds. Maxillofacial rehabilitation: prosthodontic and surgical considerations. St. Louis: Medico Dental Media International, 1996.

［21］Graber TM, Vanarsdall RL, Vig KWL, eds. Orthodontics: current principles and techniques, 4th ed. St Louis: Mosby, 2005.

［22］Air Force Instruction 47-101, Department of the Air Force, May 2000.

推荐读物

Burket LW, Greenberg MS, Glick M, eds. Burket's oral medicine: diagnosis and treatment, 10th ed. Hamilton: BC Decker, 2003.

Cawson RA, Binnie WH, Barrett AW, et al. Oral disease: clinical and pathological correlations, 3rd ed. Edinburgh: Mosby, 2001.

Okeson JP, Bell WE. Bell's orofacial pains: the clinical management of orofacial pain, 6th ed. Chicago: Quientessence, 2005.

Scully C, Cawson RA. Medical problems in dentistry. Edinburgh: Elsevier Science, Churchill Livingstone, 2005.

Short MJ, Levin-Goldstein D. Head, neck and dental anatomy, 3rd ed. Clifton Park: Thompson/Delmar Learning, 2002.

Thaller SR, Montgomery WW. Guide to dental problems for physicians and surgeons. Baltimore: Williams & Wilkins, 1988.

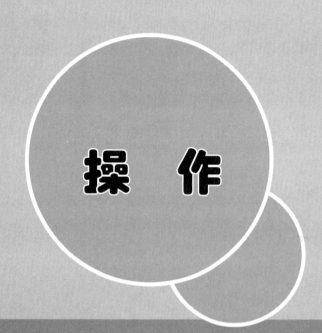

操作

第二十一章

航空工业的职业和环境医学保障

罗伊 L. 德哈特和斯蒂文 M. 赫特里克

医生在他第一次出诊时，应当从患者或者人群身上发现许多事情。我们的导师有过这样的名言："你去患者家时，应当问他是哪种病痛？什么引起的？已经病了几天？胃肠有无不适？吃了什么食物？"希波克拉底（Hippocrates）在他的著作《病痛》中是这么说的："我想冒昧地再补充一个问题，他是做什么工作的？"

——伯纳迪诺. 拉马奇尼 1713

航空航天工业的工作人员，无论性别，无论是在地面还是在空中，都暴露在疾病和伤害的危险之中，这些疾病和伤害都超出了飞行环境独有的范围。工作岗位的职业伤害和暴露相当普遍，航空航天代表着大量风险。本章将会向学生和感兴趣的读者介绍美国已制订的预防或管理工作岗位发病率、死亡率的政策及程序。

现行的类似政策和程序是为了预防或降低航空活动给公众带来的伤害。类似的风险包括通过快速飞行的大型运输器——飞行器或航天器传播疾病。节肢动物、传染病携带者和带菌物运输都可通过飞行器传播。在某种程度上，由于喷气或火箭消耗，飞行器已成为一种对环境的潜在危险。本章主要分为职业风险和环境观点两节。

职业医学

美国预防医学委员会将职业医学定义为专注于劳动者健康包括完成工作的能力，工作地点的物理、化学、生物和社会环境，环境暴露

的健康影响等专业。这一领域的从业者强调在工作地点的健康促进，预防和管理职业和环境的伤害、疾病和失能。

2005 年，疾病预防和控制中心（CDC）国家职业安全和健康研究所（NIOSH）的研究人员，医学博士保罗 A. 舒尔特发表了一篇有关职业伤害和疾病给国家造成的负担的文章。他的研究证实了在美国的劳动力当中，职业伤害和疾病的负担是确实存在的。据劳动统计局（BLS）2002 年报告，有 5500 多例致命性劳动伤害，440 万例非致命性伤害，294 500 例疾病。同年 NIOSH 估计，美国医院急诊接待了 360 万例职业伤害和疾病。他的研究进一步提及了雇主们对工人 729 亿美元的赔偿金，总计直接和间接花费 128 ~ 155 亿美元。

研究人员每年都在全美范围进行职业伤害和疾病调查。一份联邦计划收集了来自私企的雇主报告。调查收集了除少于 11 名雇员的自营农场、私营家庭企业、联邦政府机构和州立、地方政府机构的国家数据系统雇员之外，所有

的非致命性伤害和疾病。调查提供了以每年企业主工作日志为基础估算的伤害和疾病发生率。最通用的数据（2005）由劳工界总结，首先是最高的疾病和伤害发生率。这些数据参见表 21-1。2005 年国家事故率相当于每 100 名全日制工人中就有 4.6 起。

表 21-1 2005 年劳工界非致命性工作地点伤害 / 疾病发生率

工业分区	每 100 名雇员中的发生率
运输	7.0
建筑	6.3
制造	6.3
农、林业	6.1
休闲和招待	6.1
健康和社会	5.7
公用事业	4.6
批发和零售	4.1
矿业	3.6
专职写作和商业	2.4
信息	2.1
财政	1.7

致命性职业伤害的统计数字也是 BLS 每一财年向美国政府汇总的职业安全和健康统计计划的一部分。数据集包含了各工作地点的信息、工人特征、在用设备和致命性事件的环境。

在为《艺术回顾之职业医学现状》作的题为《航空工业》的序中，肯德格林博士评论道："职业航空医学是两种预防医学专业，即职业医学和航空医学的混合"。他进一步指出，作为预防医学的一部分，职业和航空医学包括公众健康和适当比例的流行病学，此外还有在临床医学中常见的"什么对我的患者最好"等内容。

航空航天医学和职业医学都是医疗实践专业国际结合的一部分。上大多数情况下，"职业医学"最好都被译成更宽泛的"职业健康"。1950 年，世界健康组织（WHO）将"职业健康"定义如下：职业健康应当致力于保持从事各种工作的工人的体能、心理和社会素质，并促使其达到最高水平；防止工人因工作条件而使健康受到影响；保护工人，以免受到不利健康因素的影响；在职业环境中配备并维护适合生理和心理的设备；使工作适合人，也使每个人都适合自己的工作。

世易时移，对性别的偏见已经消除。大家都已认识到无论男女都可以积极地参与工作。

正是在这一定义的范围内，职业医学专业已经正式化。1955 年，美国预防医学委员会确立了职业医学的资格证书计划。截止 2007 年，共有 3609 名医生取得了职业医学的资格认证，而航空航天医学只有 1423 名。

职业医学和航空航天医学的一个关键因素是都致力于预防工作。许多由职业使用的方法都是将疾病和伤害预防以及临床问题与伤害、失能的处理混为一谈。向劳动力提供的服务带有人口统计学特征，主要是针对年龄在 18 ~ 65 岁的男性。由于工作要求，大多数工人的健康状况要比普通人群好一些，并能享受中等生活水平。在针对这一人群的流行病学研究中，在与工人人群相比的研究人群中，"健康工人效应"非常重要。由于是被雇佣者，哪怕是在性别和年龄发生变化时，与普通人群相比，工人通常健康状况较好，发病率和死亡率较低。

航空航天工业的工作地点融合了许多对制造业来说比较普遍的材料、过程和操作。飞机维修包括钻探，铆接，拧紧，钉牢，焊接，涂色，铝化，垫石，装配，机身蒙布，开动大型设备，更换发动机、推进器、螺旋桨、机翼、航电系统，以及检查飞机、设备和机器维修。此外，航空工业经常会引进一些新的机器进程，例如钛结构的蒙布和金属、碳纤维结构的安装。航空航天工业中经常会出现与工作相关的医学问题，见表 21-2。

表 21-2 航空航天工作者身上出现的与工作相关的医学问题

切割伤和划伤

皮炎

与传染病接触

过敏症

眼中有异物

传染病

反复性创伤

腕关节综合征

腱鞘炎

雷诺综合征

呼吸道反应

感音神经性听力损伤

神经毒性反应

中枢神经

神经末梢

拉伤和扭伤

腰背部

颈部

肩部

航空航天医学专家必须在职业和环境医学（OEM）领域发展并保持充分的定向和知识，以帮助在获取和使用咨询时进行管理，这些咨询对于预防和解决由飞行器的操作、产品和废物中产生的潜在毒性威胁的问题十分必要。这样一来，航空航天医学在民族工业的支持下可以更好地完成预防医学的整体计划，这对于经济和国防十分重要。

历史

工作类别与疾病的关系由希波克拉底首次提出。数世纪以后，拉马奇尼在《工人的疾病》中描述了工人在50种以上的工作环境中遭受的大量病痛。这本书在18世纪出版，令人惊讶的是它提到了与航空工业有关的事情。上世纪早期，哈佛公共健康学院的爱丽丝·哈密尔顿教授开始访问美国东部工业企业，证明了她的

观察并建议提高工人待遇。她的自传《探访危险职业》详细描述了其在美国工业企业的一些经历。

更近些时候，英国航空医学的一位领军人物海宁观察发现，航空医学是源于使人适应大气中恶劣环境需求的职业医学的一个分支。尽管在美国，这一发现可能会被认为是有争议的，但它确实有拥护者。这一发现认可了航空航天医学和职业医学之间的密切关系，特别是考虑到商业航线和军事航空时。2005年在美国主要航线中，仅有20%的雇员是飞行乘员和飞行服务人员，其余80%都被归为地面工作人员。尽管飞行人员有可能暴露于如本文多个章节详细描述的飞行特有的众多危险面前，他们也容易受到类似于地面同事的职业疾病和伤害侵扰。

美国劳动部每年发布一次包括航空工业在内的劳动统计。表21-3列出了粗略分为定期航线飞行和航空制造与维护的不同行业的劳动者类型和数量。通过这些数据可以看出工业范畴的劳动力及分布的复杂性。

为提供一个不同的前景，表21-4列出了一家大型美国国际航空公司雇佣的近100 000名工人的劳动力分类。近年来，多家美国商业航空公司由于成本压力大大缩小了规模。人员统计容易受到底线的影响。例如，2003年德尔塔航空公司的人员统计包括833架飞机的编队和9.36分/英里的开支在内的70 600名雇员。2006年雇员数量降至51 000名，编队飞机降至625架，人/英里开支为6.91分。

表 21-3 包括制造、维修和航线作业在内的航空工业各种职业

航线作业	人数
空中服务人员	99 030
执照飞行员、副驾驶和飞机工程师	26 240
空中交通管制	21 590
空域作业	4500

续表

航线作业	人数
票务代理	97 960
行李员	9540
生产工人（其他）	2470
未经其他分类的助手	2090
飞机制造和维护	
航空航天工程师	40 860
飞机结构系统	20 510
飞机机械和维修技师	18 070
操作技师	5280
金属工	4070
电工	1230
航空技师	4720
计算机专家	2040
保障人员	40 930
货运工	2350

表 21-4　国际航线人员岗位

岗位	人数
维护和舷梯人员	32 000
空中服务人员	20 000
代理/计划者	13 200
飞行员	11 700
管理人员	8536
预约代表	6500
人员保障	3 200
雇员总数	95 000

建立职业和环境医学计划

首先，职业医学是一门包括预防医学在内的医学专业，其主要目标是预防伤害和疾病，虽不一定完全有效，但应能预防死亡和残疾，使雇员在身体健康和工作能力允许时尽可能地返回工作岗位。这项工作要比简单地缝合伤口或完成录用前体检复杂得多。这一实践的复杂性会因为可能与实践相关的规章和立法影响而更加复杂。医生有责任扩展普通的就医环境。一项全面的计划将会提供如表 21-5 所示的多种服务。

表 21-5　职业和环境健康服务

疾病管理
紧急情况响应服务
急性非职业病的初处理
阶段性健康评估
录用前检查
重返工作岗位评估
滥用酒精测试
终检
与工作相关伤害或疾病处置
特殊评估
生物学监测
国外旅行
功能评估
听力保持
预防性疾病免疫
X 光照相（B- 判读）
呼吸系统保护清除
肺活量测定
视觉筛查
教育服务
后方学校
心肺复苏训练
社会教育
紧急响应训练
危害通识："正好知道"
视力保持
咨询服务
行为残疾的美国人
社会健康
失能评估
雇员援助计划
环境危害评估
流行病学研究
专家陈述
健康物理

续表

疾病管理
人机工程（工效）
工业危害评估
工业卫生
医学评论官员
研究草案制订
安全工程
毒性危害信息服务
疾病的工作相关性（因果关系）
健康促进活动
体适能
健康筛查
戒烟
压力管理
滥用药物管理
减肥与营养
管理服务
与健康相关花费评估
与社团医师相互交流
工人赔偿管理
医学退休监督
现场门诊的职业监督
制订计划

从家庭医生办公室到急诊，包括多专业组实践、医院服务、职业医学门诊、医学合作和执业医生，在许多场景下都可提供这些服务。表21-5中引用的服务清单更适用于更全面的大型计划中。

医学顾问提供了针对航空工业的定点服务。通常包含多种专业技术的特殊领域，例如毒理学、工效学、健康或管理技能，更适用于建立在有时间限制但却密集的基础工业。这些顾问的服务通常集中在解决问题方面，他们的建议可能包括短期纠正和长期解决。

雇佣工人的航空和航天工业站点类型在表21-6中列出。

表 21-6 雇佣工人的工业场所

飞机和航天器制造、维修场所
飞机检查和维护中心
机场航线作业
国防部飞机操作中心
联邦航空局（FAA）操作和测试中心
军用飞机后勤保障中心
国家航空航天局（NASA）操作中心
私人机场和普通机场

实践范畴

2004年，美国职业和环境医学学院（ACOEM）执行委员会核准了名为《职业和环境健康与实践范畴》的文件。文件提供了职业医学实践的组成及复杂性的绝佳集合，无论这一实践是在工业部门、医学中心和门诊，还是在私人诊所。现已表明，虽然管理缺失、对工人体质的关注日益增加，为了提高工人的生产力，职业医师的作用近年来不断扩展。近年来通过组织和调节机构，人们已经认识到受过专业培训的医师在分析和制定保护工人的方案和政策方面具有专长。医生会为特定人群以及从事临床护理的个体量身定制方案和健康管理服务。随着全球经济的扩展，美国的劳动力已越来越成为全球劳动力的有机组成部分。这就要求医师能够理解在当地社团工作的国际化工人的需求，并能确保这些社团的职业安全和健康护理得到最好的实践。航空航天医学方案的复杂性决定了其智力和实践技能超出了临床范畴。在这一工业中基础宽广的实践要求职业人员齐心协力，在工业卫生学、毒理学、职业健康护理、安全工程学、工业关系、健康物理学、工程学、个体管理、生物力学、法律、公共政策，还有健康教育等领域集贤聚能也十分必要。职业健康方案及实践者们正在推进这一领域的健康和生产力。为实现这一点，合并活动范围包括职业健康、安全、损失和风险管理、缺位和失能管理、健康促进、疾病管理、伤害预防、危险控制和健康护理管理在内的收益十分必要。大量的方案会在下文明确标出。

工作地点环境

数世纪以前，拉马奇尼提醒医生们，为了解工人的工作环境，必须去他们的工作地点。在航空制造或飞行控制领域，工作环境的复杂性只能通过直接观察得以理解。通过化学、生物和物理制剂实现的风险认知、评价和控制，同时还有工效学应激和安全风险才能要求定期进行现场考察。当提供这些服务时，要考虑的领域才会得到进一步讨论。

过程描述

这些是日常重复功能和专门项目所必需的，包括原材料的鉴定，处理设备和环境的描述（如温度和压力），所含工作活动的描述，以及给料、产品和媒介、副产品、废料的描述。

危害通识

职业安全和健康管理局（OSHA）要求像危害通信标准（The Hazard Communications Standard）中所列的那样，有一份详细的化学制品名录。名录必须全面，包括混合物的组成和产品商标的化学成分鉴定，而且必须保持目前状态。对于每一种使用的化学制品，信息必须包括化学和物理特性，同时还有动物、人体偶尔暴露和日常暴露安全范围内的毒理学特征。每种用于工业站点的化学制品都要求有材料安全数据表（Material safety data sheets，MSDS），正如危害通识标准规章（The Hazard Communications Standard）所指示的那样。除毒理学信息外，在处理、储存和紧急控制过程中，如果溢出，还有其他信息和防范措施需要注意。在附加信息中应列出个体名称和联系电话。从医学信息的角度出发，MSDS向紧急情况响应者提供了有关工人最初管理的指导，这类工人已暴露在足

以引起恶性综合征的较高水平。

雇员列表

应当有一份雇员列表，列出每一名有连续工作资格和工作安排的雇员，以及辨别潜在化学暴露的方法。个人和化学、物理制品水平的环境监测都必须记录在案，并能指明样品的策略、程序和日期。理想状态下应当有工人、工作资格、工作地点和项目的附录前后参照索引，以便全面回顾以往可能的暴露。这常常需要对暴露的雇员进行全面医学监督。发现仅列出雇员现有工作状况的类似列表并非个例。由于暴露与出现威胁健康的恶性后果（如癌症）间隔时间较长，与暴露史相关的完整工作史就显得特别重要。

职业伤害和疾病报告

类似报告经常出现在OSHA 300日志中，单独列出在工作场所出现的伤害和疾病，对受伤工人、受伤环境和医疗干预程度进行识别。这种记录有助于明确工作场所问题，从而使解决方法得以确定和实施。日志用于通报出现事故和伤害的联合中介。类似数据可用于通过州或联邦的类似实体建立起工作场所的定期检查。

控制措施

为使控制更加有效，需要医学、工程学、工业卫生和管理各学科间的相互合作。当控制技术成为最初设计和安装的一部分时，这些技术的实施最为有效和节约。通过控制程序消除危险是最为有效的预防医学行为。如果考虑到其他解决方法或原料，与在事实后尝试开始控制相比，在获取产品前对其毒理学回顾将会导致更为安全的解决方法。

雇员的治疗、评估和教育

雇员的治疗、评估和教育是职业医学服务，通常在同一时间由雇主现场提供，但已成为美国工业"规模估计"的一部分，并经常被外包出去。无论在室内还是室外，这些服务都有医

学和非医学成分。为职业伤害或疾病提供治疗
是雇主的职责，类似治疗应当由当地医务人员
处理。复杂的健康护理管理存在于所有州和联
邦部门的保险系统，命名为"工人赔偿"，将会
在以后讨论。

工作安排

工作安排可能取决于由医疗条件所致功能
受限的性质和程度。录用前体检时评估限制可
能会影响对未来雇员的正确安排。职业医师需
要熟悉美国出台的《残疾人法》（ADA）。法律
的出台是为了确保雇员不应在找工作时受到不
公正的待遇。计划从 1992 年开始执行，通过法
庭进行更为明确的界定。

医学监督

医学监督计划提供了有关"靶器官"的信息，
他们可能会受到由未知制品带来的一项或多项
危险的负面影响。监督计划有助于评定防护措
施的适宜性。医学监督包括研究制订定期重估
的健康基本情况基线。医学监督并不打算成为
控制类似化学制品暴露的唯一方法。其目的在
于对工作场所范围内控制政策和程序的检查。

流行病学监督

这类监督能帮助医生发现可能与工作相关
的对健康的不利影响。普鲁丹斯提出了对可能
暴露于潜在威胁健康条件下的工人群体健康指
征的流行病学评价。

培训

强调工作场所健康因素的雇员和主管人员
培训对于预防疾病和伤害至关重要。还有一些
重要的伦理、法律、规章和雇员相关原因要求
工作场所人员进行培训。

训练

对雇员和主管人员进行正确的工作实践训
练与个人使用防护装备训练是必需且适当的。对
于雇员而言，专门训练满足设备紧急情况、急救
和心肺复苏的需求通常十分必要。在特定条件

下，《OSHA 危害通信标准》（the OSHA Hazard
Communication Standard）要求雇员进行训练和
培训。

雇员援助计划

雇员援助计划（EAP）为受到伤害的雇员及
家庭提供了非常重要的保障。有关婚姻、财务
和人际关系问题的综合处理方案通常比简单地
限制干涉传统的酗酒和吸毒问题更为有效。自
荐的机会和机密性都是计划考虑的重要内容。

健康促进

素质计划因涉及戒烟、营养、体能和其他
生活方式等非职业健康环境问题而显得日益重
要，其对于工人和工业的价值现已得到很好的
证明。

计划管理

与公司管理部门和雇员代表（工会）的紧
密联系对于提供一份经过适当调整、可执行的
职业健康保障计划十分必要。政策和程序都是
适于工作岗位的管理工具，并会由 OEM 医生根
据管理部门和工会的认可进行研究制订。

一般责任

考虑一般责任对于防止有意疏忽对从业者
或公司的赔偿十分重要。谨慎关注道德规范、
医学管理、交流和保持记录是防范的主要支柱。
尽管职责的情况和程度有所不同，医疗事故责
任同样适用于私营从业者和类似的社团医生。

信息管理

信息管理提供了为保证计划成功所必需的
基本信息。联邦对于保持医学数据的要求必须
得到理解和遵守。例如 X 片作为石棉监察计划
的一部分，必须在雇员停止工作后保持 30 年
且 30 年后仍然可用。必须与工人、技术专家、
主管人员、管理层和其他相应人群进行交流和
协调。

调节和顾问机构

工业社会中，在人们忙碌的许多领域都有着规章、规则、法律和政策。在 OEM 领域，有大量的州立单位和联邦单位提供意见、建议、训练和研究，同时还行使拥有警察力量的调节机构职能。一个经济、高效的职业健康计划必须照章办事，筛选并使用教育和顾问信息。大量的机构、部门和研究院所将在下文中写到。

职业安全和健康管理部门

1971 年《职业安全和健康法案》创立了 OSHA 和 NIOSH。最初的职业安全和健康调节机构是 OSHA，其标准在全美具有法律效力，协调官员会依照标准在任何时间检查工作场所，以确定健康和安全状况。如果发现严重危害安全并直接对工人造成伤害的事件，公司会被关张。机构会依照法令行使权力，要求罚金并强制执行。州政府可选举以拥有自己的计划，有半数已这么做了。州政府计划必须至少满足由联邦 OSHA 确立的规章和其他要求。这是劳动部的一个机构，且制定了规章，并通过联邦注册部门宣布。

一个早期标准明确了数以百计的化学制品的允许暴露限值（PELs）。为加速标准的设立进程，OSHA 允许采用由美国政府工业卫生学专业委员会（ACGIH）制定的被大家一致接受的标准——阈限值（TLVs）。在 2000 年 8 月 7 日签署的一份协议中，OSHA 和联邦航空局（FAA）承诺共同工作以改善飞机运转过程中飞行乘员的工作条件。作为第一步，两家机构组成团队以回顾 OSHA 有关记录保持、带血病原体、噪声、卫生设施、危害通识的标准，并有权使用雇员暴露和医学记录。以前，当 FAA 提供与飞行乘员相关的风险评估时，OSHA 都强制执行航空公司维修人员和地面保障人员标准。

目前 OSHA PELs 和 ACGIH TLVs 都现行有效。每一年 ACGIH 都会出版化学制品和物理试剂以及生物学暴露指数 TLVs。正好能装进公文包的小册子使很多本应在工作场所避免的危险暴露更易接近。设立标准进程的实质使更改现行或介绍新的 PELs 极其麻烦。尽管已经经过多次讨论和争论，迅速更改或添加新的 TLVs 能代表当前更科学的思想。NIOSH 推荐暴露值（REVs）以增加这些值的复杂性。这些值被确信很低，并不足以达到危害工人健康的水平。

国家职业安全和健康学会

国家职业安全和健康学会（NIOSH）位于 CDC，是健康和人员保障部的左膀右臂。与 OSHA 类似，NIOSH 有权视察、询问雇员和雇主，甚至包括使用授权来获取有关工作场所的信息。然而它并非调节机构，不能征收罚款，这就更增强了它作为顾问的功能。此外 NIOSH 为职业和环境健康社团服务，更像是一种培训资源，向诸如职业医学中住院医生实习期的培训计划提供物质和财政支持，也向 OEM 领域的研究项目提供基金支持。

环境保护机构

设立环境保护机构（EPA）是为了强制执行《有毒物质控制法案》（TSCA）并行使其他调节功能。该机构负责改善水质和空气质量，提出危险废弃物处理站等大量环境问题。在工作场所，直至危险废弃物、空气污染、水质污染或其他危险物问题得到解决，EPA 必须位于 OSHA 之后的次要位置。作为培训和训练的发起者，EPA 与其他机构一起工作，同时还要收集并发布有关危险物的消息。与 OSHA 类似，EPA 是调节机构，拥有强制执行所需的所有权力。

NIOSH 向 OSHA 提出有关调节活动的建议，有毒物质控制机构（ATSDR）也以同样方式帮助着 EPA。两部 ATSDR 出版物对医师有极其重要的价值，即关于工业上的危险化学制品的《毒理概述》丛书和通过案例研究的方法来教育医师的《环境医学中的案例研究》丛书。

工作场所的危险

航空工业有可能使劳动力暴露于大量对身体产生不利影响的危险之中。为对主要危险进行更好的系统梳理，航空工业将其分为化学、物理、生物和工效等。

化学危险

许多人认为，将一种物质定义为有毒化学物实属多余。从本质上讲，若暴露在特殊路径下或超过一定剂量，所有化学物都是有毒的。摄入一加仑的水会中毒，吸入高压氧会抽搐，同时口服 500 g 盐会对新陈代谢造成极其严重的影响。毒理学问题十分复杂，至今仍在研究。

化学危险物在工作场所的任何地方都会出现，并被分为不同类别的有害物质。一类物质可包括具有物理学特征的尘、烟、薄雾、蒸汽、气体和液体等；另一类是有毒化学类，可包括酸、基质、溶剂、金属、石油产品，以及地质派生物如硅石、石棉、煤和石油。化学物质发挥毒性与人体相互作用，包括吸收、散布、新陈代谢、储存和排泄。要完全理解化学物毒性的显现，必须先学习这些步骤，以便理解由这些相互作用导致的不利影响。更进一步的信息可参见第 9 章。

阈限值

ACGIHs TLV 委员会一致同意，TLVs 旨在提供可靠的基准，以帮助工程师设计新设施和改进旧设施，从而使毒性在工作场所出现的可能性最小化。这样一来，其他防护措施如个体防护、限制暴露时间以及特殊目的职业医学检查和测试，都可以被最小化或者被证明是不必要的。与工业卫生控制低于容许（安全）暴露水平相关的基本前提是在近 40 年的工作生涯里允许大多数无防护的雇员每天（8h）、每周 5 天重复暴露而不会受到伤害。少数体质弱者在工作场所会有受到伤害的迹象，他们将会被密切的职业医学监督发现，从而在不可逆的持续伤害或失能前离开，或者受到保护以防进一步的暴露。对争议中的化学制品敏感或过敏的个体不在提议的容许极限范围内，因为可能没有安全限值。

不幸的是，那些有助于正确对待环境健康和职业健康的事实并不能传达给多数公民。作为结果，现在的气候环境是对生产力和经济的负面影响被忽视，而通过环境致病的索赔，单凭感觉虚构的问题被鼓励甚至得到奖励。完全保险的概念看来仅是一种规则，可以合理期待对商业活动的个人、团体或者环境绝对没有风险。这一倾向于多种化学制品零暴露的趋势是抑制成本的，可能毫无科学价值。工业部门必须证明那些大肆宣传的言论，即化学制品绝对安全的态度违背了已制定并得到很好认识的流行病学限制。需要更加确信的是环境健康和职业健康中的适当介绍应以各种水平出现在生物医学团体范围内。关于有毒化学制品和毒理学的更多信息，读者可参考第 9 章。

生物监测

在环境调查不能证明危险控制在联邦限定标准之下（通常是一半的 PEL）的地区，可能会要求特殊目的的职业医学检查和生物监测，即使正确的防护已被用滥。例如，当石棉或苯暴露超过了规定水平时就需要生物监测。相反，在环境数据确定了危险控制政策适宜的地方，只需要确立录用前基准值。由于管理负担、检测费用和工人离开工作岗位，在没有可能的危险暴露时，按照常规依据完成生物监测是不正确的。

物理危险

物理危险是沃尔德定义，即由能量和物质导致的危险以及两者之间的关系。从操作上讲，这些存在于工作场所的危险会被有机化进入工人-材料之间的介质、物理环境以及能量和电磁辐射，每一种都在航空工业中存在。自然介质没有定形，本质上没有重量，但会通过各种能量的传递对暴露的工人产生危险，超出允许的职业标准时会导致相当特殊的生物效能。在最重要的、潜在有害的物理介质中有一种能量传递，即振动（a），包括噪声和振动；周围环境的极端职业温度变化（b）；电离电磁辐射以及非电离电磁辐射（c）。

图 21-1 介绍了工作中出现的其他形式的物理危险，作为代表这些危险被定义为工效的或生物机械的，但也与工人健康、安全和生产力有重要关系。其中许多危险将在本文其他章节详细讨论（参见第 4、5、7 章）。

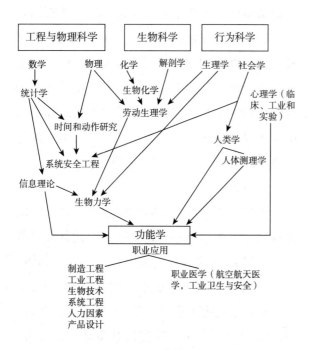

图 21-1　工效学原理

（来自 Zenz C, Dickerson OB, Horvath EP, 等著 . 职业医学 , 第 3 版 .St. Louis: Mosby- Yearbook, 1994. ）

电磁辐射危险

电磁辐射危险（EMRs）谱包括完整系列的轻波，随着光速的变化而移动，波长在 4 × 10-12 cm 的宇宙射线和可延展至数英里的电磁波（用于无线电和电力传输）之间变化。以为危险评估和控制为目的，根据将物质分裂成要素或离子的能力，EMR 分为截然不同的两类。这两类通常被区分为电离辐射（IR）和非电离辐射（NIR）。关于航空航天环境中这些危险的更多详情可参见第 8 章。

生物危险

由于传染性、毒性或抗原，生物危险会引起疾病并产生不良的免疫响应。这些危险在飞机制造时并不常见，但却是航线飞行时的主要因素。已知制造过程中的例外是用于散热并帮助除去金属切割物的机器切割液中的生物制剂成分。

1960 年，首份《航空中的卫生、营养报告与指南》出版发行，提及了航线飞行中许多与生物危险相关的问题。乘客产生的废弃物成为地面人员的潜在传染性危险源。空中运输动物为航线人员和地面人员传播人畜共患病提供了可能。本章第 2 节中提及了传播疾病的携带者——飞机。

工效学危险

查芬定义工效学为使工作适合工人的科学。在航线飞行和飞机制造中，工人与机器的相互作用集中在两方面，一方面是关于工人的能力和局限性相互兼容（the one hand with compatibility），另一方面是工作需求和机器界面。座舱推崇工效学设计，但对技工切割机器的工程学操作，或地面人员搬运行李的生物力学操作则考虑较少。工效学危险被定义为会对工人造成潜在伤害或疾病危险的物理应激和环境条件。这些物理应激被描述为重复、强制、姿势和振动，还应再加上工作设计不良、工作站规划不当，以及工作组织的负面因素如工作率、轮班、作息制度和管理不善。

大约 70% 的交通事故（包括航空）有与人相关的失误。疲劳是工业中造成失误的一个重要因素。空中运输协会（ATA）已出台告警管理指南，帮助工业人群管理、预防和采取措施对抗作业疲劳。2000 年 12 月，ATA 成立了主动告警管理科学咨询委员会，以解决飞行中的告警问题。

忽视工效学因素会导致与工作相关的伤害或失能。装配线工作每次循环时间不到 30 秒，常会造成上肢末梢肌肉骨骼损伤。身体用力（举、拉、推）不当是下背部疼痛和失能的主要诱因。近 20 年腕部综合征患者显著增加，部分原因归结为重复受伤和生物力学拉紧。1985 年，NIOSH 发布了国家倡议预防与工作相关的肌肉骨骼伤。这证明了控制因工作导致的下背部伤是一个国家目标。倡议中的一个策略就是研制新的提升方针，此方针促成了 1961 年物料搬运提升式的修订。2000 年，OSHA 发布了一项准备了近十年的新的工效学标准，但在实施前，却被国会叫停。直到 2007 年，新的工效学标准仍未出台。

目前，OSHA 有一箭四雕的方法，已证实提及如下工效学问题：

1. 制订指南是为了特种工业。

2. 检查一般职责条款下带有引文的工效学危险。

3. 超出一般范围并帮助雇主落实计划。

4. 成立国家咨询委员会。

为明确工效学风险，进行工作分析来评估工作需求和心理生理指标以及环境因素十分有益。预期风险、确认风险程度，调整或降低风险以避免生物力学损伤，这就是预防的特点。

职业医学对航空航天工业的案例研究

从 20 世纪中期的第二次世界大战开始，围绕航空航天工业进行了大量的职业健康和环境健康研究。据报道，许多这类研究都向读者提供了航空航天工业中的职业危险案例。

喷气机燃料

喷气机燃料现被美国空军用于多种飞机以及空军基地的一些军用车辆和地面辅助设备上。因此，无论是直接职业暴露还是偶然接触，所有操作人员都在一定程度上暴露于喷气机燃料下。喷气机推进剂 -4（JP-4）于 1951 年首次以 50-50 的煤油 - 汽油混合形式指定使用，它是 1951 ~ 1955 年间美国空军的主要燃料。它是脂肪族和芬芳族碳氢化合物的混合物，含有大量的附加添加剂。这是一种易燃的透明液体，色泽清亮或呈淡黄色，煤油味极重。近几年，JP-8 取代了旧的燃料。由于需要一种易燃性较弱、危险性较小的燃料，1996 年完成了燃料的更换。两种燃料都被设计保留在资产名录中，直至 2025 年。一种商业航空燃料被识别为 JET-A。尽管 JP-8 含有较少的苯和 n- 己烷，但依然有强烈的煤油味，触感油滑。

使用近年研发的技术来收集各种军队人群的呼出气体样本，在实验室分析这些样本中是否含有喷气机燃料的成分。通过呼吸分析技术，调查者能够量化人们的暴露水平，包括吸入气体、皮肤和摄入物暴露。喷气机燃料类似于国际商用喷气机燃料 A-1。结果显示，与对照人群相比，所有被调查者都出现了暴露，那些在工作场所积极暴露者的数据比对照值高 100 倍。对健康的长期影响仍在评估。

飞机制造工人的死亡率研究

1999 年 Boice 发布了一篇详细介绍飞机制造工人死亡率的报道。研究旨在评估从事飞机制造业的工人中患癌症及其他疾病的风险，这些人都有可能暴露于含铬酸盐、三氯乙烯（TCE）、全氯乙烯和混合溶剂的混合物。调查是对群体死亡率的回顾性研究，研究工人和普通人群之间标准的死亡比率（SMRs）。研究人群包括 78 000 名工人，随后又自然增加了 1 900 000 人。这一跟踪工人的大型研究进行了 30 多年，结果未有明确的证据证明，飞机制造厂的职业暴露导致癌症或其他疾病所致死亡风险增加。全部死亡率较低，所有原因致死的 SMR 为 0.83，癌症致死的 SMR 为 0.90。

暴露于三氯乙烯且与肾病晚期相关的飞机工人

美国肾病数据系统（USRDS）报道，2001年美国有 406 081 起肾病晚期（ESRD）相关病例，其中有 96 000 起为事故病例。ESRD 患者都是慢性肾衰竭，并已发展到需要透析或肾移植的地步。

由于疾病的病因复杂多样，暴露后发病的时间滞后，而且一旦发展到晚期肾组织病理具有非特定性，因此确定肾衰竭是否可能由职业原因引起十分困难。

碳氢化合物 TCE 是一种主要的工业溶剂，被用于多种职业环境，特别是还被用作金属去污剂。

2006 年，拉迪肯等（26）公布了对群体的回顾性研究结果，暗示碳氢化合物暴露可能增加 ESRD 的风险。这项研究对比了 1973 ~ 2000年 Hill 空军基地暴露工人和未暴露工人的患病风险。但暴露并非互斥的，调查在得出风险与个体的碳氢化合物暴露相关这一强有力的结论上有局限性。

研究使用的数据有三个来源，即空军基地前雇员数据库、来自国家数据指数的死亡率数据、来自 USRDS 数据库的 ESRD 发生率数据。Hill 人群包含了 1952.01.01- 1956.12.31 至少工作 1 年的飞机设备维修雇员。人群包括 14 155名男、女工人，其中约一半都遇到过 TCE 暴露。累计 TCE 分数作为对暴露强度的评估，考虑了基于频率、持续时间、使用时间和暴露年限的个体。

从 1973 ~ 2000 年，与未暴露主体相比，暴露于 TCE、三氯乙烷和 JP4 汽油的工人中 ESRD的风险有了接近两倍的增长，所有显著性都低于 0.05。

更换密封燃料箱的 F111 维修工人的精神健康数据

1973 年，澳大利亚空军有了 F111 飞机，随后几年，出现了更换燃料密封材料的需求。因为 F111 确实没有专门的燃料内胆，相反燃料占用了其他结构的空间，机壳变成了一个巨大的燃料箱综合体。设计明确要求飞机要配备有效的密封剂，以确保表面和内部结构不会出现漏油问题。

在澳大利亚，从 1975 ~ 1999 年，4 个燃料箱的维修计划进行了 20 多年。每个计划都有不同的步骤，使用了以有机溶剂为主的大约 60 种危险物质。在进行重新密封操作时，工人们经常要延期，有时要在燃料箱内部待上 5 h，工作环境局促、通风不良、闷热、交流条件差。这样的工作在 2000 年 1 月被暂缓，因为一项最初的调查显示喷密封过程产生的综合征与工人暴露在溶剂中相关。一个 105 人的样本提到了健康影响，人群中共有 47% 报告有一定的神经 / 心理综合征，包括焦虑 / 紧张、幽闭恐惧症、情绪低落、犹豫不决、兴奋、情绪不稳、妄想狂、记忆力丧失和 / 或下降、心理问题、过度疲劳、头痛和头疼。

所以后来又进行了一个正式的群体回顾性研究，以评估密封操作和不良健康状态之间的可能联系。研究包括邮寄问卷调查，还有一系列参与者同意的临床评估。除暴露于密封操作的工人外，还使用了其他两个未涉及这种暴露的对照组。在 872 名有过暴露史的工人中，592 人或 68% 同意参加这项研究，未暴露人群有 980 人。

这一流行病学的研究结果发现，在密封操作活动与标准问卷测量出的较差的精神健康，特别是情绪低落和焦虑，以及医生诊断、用药之间有着一致的、密切的联系。

机场空气传播的多环芬芳族碳氢化合物

多环芬芳族碳氢化合物（PAHs）是一群普

遍存在的有机物，由包括诱导有机体突变的物质和致癌的多种混合物组成。人们会因为环境空气受到石油发动机或其他自然源污染而暴露于PAHs中。尽管有关PAHs职业暴露的数据适用于许多工种，文献并未能提供与机场人员职业暴露相关的信息。这些工人的暴露可能是由于机场附近的机动车辆或飞机排气装置散发导致的。

在意大利机场进行研究的目的在于测量包括联苯在内的25个同种物的含量，通过取样的方法分离出蒸汽和极小量PAHs。取样于2005年1月和2月在机场附近的固定点进行，包括行李区（运输车辆把行李卸到传送带上）、有重型飞机和机动车辆交通的跑道以及候机室，共取了12组24h的空气样本。尽管PAH水平通常很低，却发现了较高水平的萘和联苯，更重要的是发现了苯并和苯并芘水平的增加。

高级复合材料

军用飞机含有高级复合材料以及玻璃纤维，麦克莱伦空军基地进行了一项研究，以确定对灰尘和光纤最有效的工程控制方法，其中光纤是在高级复合材料和玻璃纤维修理过程中产生的。被研究的复合材料含有增强光纤和树脂，增强光纤是耐负荷成分，而树脂分子则是填充空间并在光纤之间转移压力。这一户外研究表明，带有弹性导管的活动排气缸能使修理操作时产生的污染物得到最好的控制。

工人赔偿

英国1800年代末期，美国20世纪前10年，社会开始关注因为工作关系受伤或患病工人的状况。当人们因工伤无法维持生计，会变得穷困潦倒，其家庭也会与社会脱节。各政府相继出台立法，要求向工作中受到伤害的工人及其家庭提供保护。工业部门被迫向这类工人赔偿，工人赔偿金变为三部分的非熟练工（amature）

保险计划。第一部分就是确保受伤工人在没有个人损失的前提下得到快速、适当的医学护理；第二部分为不能工作造成的短期工资损失的工人提供了一些保护；第三部分则是减轻还款，前提是工人由于身体某一部分或感觉功能如视力损失而受到永久性伤害。

现在美国在50个州和联邦政府的多个系统中都有独立的工人赔偿系统。例如，军队服役人员会被提供医疗服务，服役期工资也会照发。如果由于与服役相关的医学原因退休，人员将会从老兵管理委员会得到长期的服务，并有资格得到医疗退休金。如果公民是为类似于国家航空航天局（NASA）或国防部的政府实体工作，他们的赔偿方案由劳动部管理。由于工人赔偿系统广泛的多样性，不管是在制造业工作还是在航线工作，关于航线工业职业医学保障普遍关注的问题是工人赔偿系统的管理。对于在多个州飞行、跨越国界线的航线而言，作为运输工业，工人赔偿的多成分管理经常是棘手、复杂的，并会因为庞大的政府官僚系统而更加复杂。飞机制造者们也有着类似的问题，因为他们经常要在各州工作。由于工人赔偿是一种医疗花费"首先支付"的无过失保险计划，它代表着雇主的主要花费。工人对大多数工作相关的事故或疾病仅有的法律补救就是通过州立系统和联邦系统。此系统应当合理保证工人获得无偿医疗救助，在最短的资质期后部分损失的工资能够得到发还，如有工作相关的损伤或疾病造成永久性失能或伤害，工人应得到相应的赔偿。同时雇主也免去了麻烦，省去了因为固定资产带来伤害而出现的法律诉讼花费。工人赔偿涵盖了所有雇员，包括飞行机组人员和地面人员。为减少官僚主义的影响，每个州都有独立的系统，几家航空公司通过劳动商议达成了解决方案，确定无论事件发生在哪个地理位置，每一个州都有权处置，或者无论伤害发生在世界上什么地方，当事人都能在当地提出申请。

工人赔偿的管理应确保公平，鼓励适当的医疗管理促使尽早恢复，并将工人和雇主的经济损失最小化。职责可选择（较轻职责）政策是积极使工人返回工作地点的关键因素。法律和程序变化明显将会成为挫败的主要原因。

1996 年公法 104-191 通过，这是可移植、可接受的健康保险法（HIPAA）。这一法律给予了患者保护自身健康信息的权利，适用于提供健康护理者、公共机构和保险提供者。在大多数权限中，如果患者（工人）申请工人赔偿保险，就得放弃由 HIPAA 提供的私密保护。如果提供护理或管理类似方案，OEM 提供者就必须了解这项法律的复杂性和适用性。

美国职业 & 环境医学院

学院最初成立于 1916 年，是国家最大的医疗协会，致力于通过预防医学、临床护理、研究和教育促进工人健康。协会由美国和加拿大的 31 个子社团组成，其成员组织召开科学研究会和学术会议。学院每年在春天举办美国职业健康会议，这是国家这类会议中规模最大的；在秋天会举办规模小一些的最新技术会议，主要处理职业与环境医学中比较严谨的更新。ACOEM 出版发行同类回顾性杂志《职业与环境医学杂志》以及许多其他信息。这些活动推动了学院使命的发展，包括培训健康专业人员和公众、促进研究、增强实践质量、为公众政策定向以及推进专业发展。作为一个国际协会，ACOEM 是世界上最大的这类专业组织，拥有 5000 多名职业医学医师。1998 年，ACOEM 董事会确定了职业资格谱，这些资格构成了专业实践的基础。尽管这种名单不会特定定义"核心组"，但会定义一个"菜单"，更能反映实践职业与环境医学的兴趣和医师活动的广泛差异。这一菜单建立在一般临床资格的基础上，此外还附加了教育、

经历和兴趣。学院的另一最新进展是制定了《职业医学实践指南》，现在已是第二版。指南为患者管理提供了高质量、有说服力的建议。另一由学院委员会制定并修订多次的文件是《伦理行为规范》。本节将会以讨论道德规范作结。

道德规范

职业医学医师为谁工作？这是每个医师在进入职业医学领域时必须被询问和回答的问题。我们必须意识到简单地回答"患者"并不合适。例如，因为可能会对工人有高风险而建议停止制造过程，但会使工人付出失去工作的代价。这一建议会带来以下问题：这适合工人吗？你完成录用前检查的求职者是"患者"吗？当你不清楚工作要承担什么样的职责时，提出工作适宜性的建议是否更适合"患者"？你是否对要付你薪水或账单的雇主有职业、伦理或道德上的义务？

由于竞争利益、经济关系、规章要求和组织力量结构，职业医学实践中经常会出现伦理问题。

在定义道德规范时，莱斯特在指出它是什么之前描述了它不是什么。道德规范不是法律也不是社会习俗，不是个人的偏爱也不是大多数人的意见。道德规范更倾向于坚持与行为一致，坚守价值、原则或规则能够抵挡住密切的道德审查。

1993 年，ACOEM 修订了《道德处理规范》，后来又讨论并确定了几种场合下的规范。这些标准旨在于对职业医学医师与其所服务的个体之间的关系给予指导：雇主和工人代表、从事健康专业的同行、公众以及包括司法部门在内的各级政府部门。

医师应当：

1. 无论在工作场所还是在周围环境，给予个体的安全与健康最高的优先权。

2. 在科学基础上完整地实践，努力获得并掌握足够并能呈现专业服务的知识和专业技能。

3. 在所有职业关系中诚实、有道德地讲述。

4. 努力扩展和传播医学知识，适当参加伦理学研究。

5. 为所有个体的医学信息保密，仅在需要时依法发布这类信息，或者认为公众健康高于一切，或者依照公认的医学实践告诉其他医师，或者根据个体的要求告知他人。

6. 认识到雇主有资格就个体的医学工作提出适宜性建议，但不能作出诊断或提出明确细节，除非依照法律和规定。

7. 同个体和/或群体交流关于他们健康或安全的报告和建议。

8. 认识到发生在自身或他人身上的医学伤害，包括化学属性和个人滥用实践，会影响自身遵循以前提及原则的能力，并采取适当的措施。

道德心良好的职业人士可能会在解释类似指导方针时有所不同。医师不应长期关注差异，而应关注有助于精心定义的持续对话，使其能满足不断扩展的职业同行、工人和雇主圈的预期。

航空航天医学中的环境与公共健康观点

> 感谢上帝人不会飞，不会毁坏天空和地球。
>
> ——亨利 大卫 梭罗

环境医学

在大气环境飞行时飞行器会为机组人员和乘客带来大量的潜在危险。飞行器外壳密闭，容易受到集中的物理、化学或生物危险的影响。最近 20 年中，对于大气环境中航空潜在影响的了解程度日益增长。此外，航空工业的爆炸性发展导致对公众健康，特别是在传染性疾病传播领域的极大影响。乘客人群密度大、人与人之间极为接近，这是商业飞机与生俱来的特点，这也暗示着运输过程中的接触、飞沫、空气传播和细菌传播疾病模式。

环境医学专业致力于环境中疾病和伤害的原因，探究环境与人员健康之间的相互关系。由于专业与航空相关，本节将会讨论与座舱相关的环境问题、航空对公众健康的影响，最后也会讨论航空对周围群落和地球环境的影响。

飞机座舱环境

正如本文前面几章所述，航空航天飞行器在非常不利于机组人员的环境中运行。飞行器的微环境在是否适合机组人员和乘客的健康及舒适性方面面临着挑战。目前人员面临的是寒冷、低气压、低氧、可能被臭氧污染的飞行环境。由来自飞机外部或座舱内部产生的危险，都有可能提高伤害机组人员和乘客健康的气体浓度水平。机组人员和乘客自身也有可能以生物排泄物、病毒、细菌、真菌孢和各种过敏原的形式成为座舱污染物的来源。

空运已发展成一种被 15 亿人使用的公共大型运输方式，在专业文献、非专业文献和科学文献中有关于飞机座舱舒适性和空气质量的大量描写。类似于一个房间中的两个人对太暖或太冷意见不一，飞机上的舒适感也因机上人员数量而异。乘客和机组人员经常抱怨机上空气不好，可能不利于健康。专业和非专业出版物倾向于用科学的方法联系机组人员或乘客对座舱空气质量不适的抱怨。

科学文献报道了人们抱怨中更为常见的头疼、疲劳和呼吸综合征，特别是在座舱空气质量被质疑的长途飞行时。许多这类研究解释的难点在于普遍缺乏影响乘客和机组人员健康的明确暴露信息的数据。因此，医师很难在不良座舱空气质量和不利健康影响之间建立起因果关系。关注日常操作时座舱空气质量的文献也很重要。由于机械故障或不利飞行事件、吸烟、机器润滑油、液压机液体或防冻液都可能进入座舱，使座舱人群处于一个毫无遮掩的有毒环境中。可能会对空气质量有贡献的两个环境因素是相对湿度低和使用杀虫剂（表 21-7）。

表 21-7　与座舱空气质量相关因素

增压
通风
再流通
不再流通
空气污染物
化学的
生物的
空气过滤
温度
相对湿度

纳格达和库恩兹回顾了 1980 ~ 2000 年出版的 21 项报道客机座舱飞行乘员健康和舒适性的研究。这些研究采用了飞行中调查或一般飞行经历调查。此外，一些研究还包含了主体的客观测量方法，例如肺功能测量或脉搏血氧测量，意识到样本大小、反馈率低、存在偏见等不足。这类研究的主体举例说明了以下事实：飞行乘员因为客机座舱环境而出现了大量症状，经常报告的症状包括干燥、疲劳、肿胀、头疼和耳疼，重要的是在思想上要忍受许多“空气质量”的研究出现在禁烟令之前。

在航线飞行早期，飞行乘员由 20 ~ 30 岁的年轻女性组成。现在，这一工作场所的人口统计学发生了变化，还包括年长雇员。对空气质量是否适宜的真实感受可能已经改变了处在风险中的人群。

物理因素

在 12 000 m 以上高空巡航时，环境控制系统必须提供一个安全、舒适的座舱环境。压力、温度调节、气流和空气过滤都是座舱控制系统的必要因素。《联邦空气条令》（FAR）规定，座舱压力高度不能超 2 438 m（8 000 ft）。这一水平的基础是氧基血红素分解曲线（oxyhemoglobin dissociation curve），假定乘客健康，正常个体应能维持在 90% 的饱和度。尽管在空中旅行最初发展时这一假定可能正确，但现在乘客范围更广，有时还会包括患者和老人。

为实现座舱压力正常，空气由飞机发动机压缩，从一个压缩阶段流向环境控制系统。加热明显是由于压缩（Charles’法），空气必须通过热交换机和空调系统冷却达到舒适的温度范围。气流是持续和分层的，从座舱内一边流到另一边。这一设计元素在理解机上空气传播疾病时非常重要。新鲜冷却的空气与等量高度过滤后再流通的座舱空气相关。高效的过滤系统能捕获灰尘、过敏原、其他颗粒以及大多数空气传播的细菌。持续气流会将气味冲淡，这种气流每小时可提供 20 倍的座舱空气交换，比写字楼里的交换率更高。

聪明的读者可能会问：如果完全能提供从压缩管吸入的 100% 的空气，为什么只有一半的座舱空气被过滤和再流通？事实上，旧飞机使用这种管是因为它们的发动机设计从核心产生了大量推力萃取来自压缩管的全部座舱气流将会对节约燃料产生最适度的影响。然而较新的设计使用了较高的旁路率扇，吹走发动机核心周围（而非通过发动机）的大部分空气，大量推力由旁路空气提供。这种发动机核心排放的空气会大大减弱风扇推力，影响燃料效能。为平衡燃料消耗、环境散发和座舱空气质量，因为局部流通而产生了妥协。因为在高空流入气体很干，由座舱再循环空气带来的另一益处是相对湿度会适度增加。在长途飞行中，相对湿度常会下降 5%。

化学污染物

与任何室内环境一样，一架飞机拥有各种挥发性有机化合物（VOCs）来源。着色的表面、结构和地毯特别是在第一次使用时会散发气体。清洗产品还有食品加工和加热时，会向座舱释放挥发性有机物。由于气体在进入燃烧室前就使用了压缩机源，通风系统通常会释放 VOCs。一旦发生机械故障如失密封，污染物会进入通风系统，但由于其气味和可能产生的（浓）烟，会被作为飞行中的紧急情况很快识别。

CO_2

机上 CO_2 的首要来源是机组人员和乘客呼出的气体。由于适当的环境控制系统通风，CO_2 水平保持在与影响健康或绩效下降相关的浓度以下。后来，CO_2 水平会被认为是适当通风的一个指标。

表面正常的室外空气含有大约 380 ppm（0.03%）的 CO_2（从工业革命前的 280 ppm 上升）。如果吸入 CO_2 浓度达到 20 000 ppm（2%），人体通风率会增加，直到大约 60 000 ppm（6%）时才会出现健康影响如呼吸困难、头昏眼花和精神作用减缓。FAR 25.831 确定了 FAAs 标准，座舱 CO_2 为 5000 ppm（0.5%）。对空气质量的研究尚未能识别飞行中的高水平 CO_2。

机上另一 CO_2 潜在来源出现在用作易腐货物制冷剂的干冰升华。1998 年在飞机滑行起飞时，DC-8 货机的所有 4 名机组人员出现了呼吸困难。由于配戴了氧气面罩，他们没有发生事故，安全返回了终点。货物包括主货舱内 960 lb 干冰（198 块，每块 4.85 lb），用以运送冻虾。这一事故后，国家运输安全委员会（NTSB）责成 FAA 对基于座舱容量的干冰最大允许量再行检查。由于有关升华率的最初研究（每小时 1%），准备的干冰从 100 lb 变小，形成几磅的小球。FAA 一项随后的研究发现，干冰小球的升华率是干冰形式的两倍。飞机容量和空气交换率随后会被用于确定机上干冰的安全限值。

CO

机上任何来源的无心燃烧都有可能将 CO 引入座舱。显而易见，发动机是这种严重毒素的首要潜在来源，但正如以前讨论的那样，发动机的散发物不太可能未被及时发现而进入通风系统。座舱空气质量研究尚未证明常规条件下 CO 的不安全水平。FAR 25.831 设立了 20 000 内 1 部分的 CO 座舱限值（0.005%）。然而，小飞机由于更换发动机会将 CO 通过加热系统的泄漏带入座舱。

臭氧

作为氧气的三元同素异形体，臭氧是一种清澈的蓝色气体，当紫外线（UV）与同温层氧气相互作用时自然形成。多分子氧发生光解（作用），释放出一个能与另一氧分子结合的氧原子来形成臭氧。臭氧自身可通过紫外线解离为氧气。氧气 - 臭氧形成和解离的循环可达到吸收太阳辐射并加热大气的效果。同温层（LS）下部和对流层（UT）上部存在的臭氧对地球上的生命至关重要，因为其具有过滤有害紫外线（UV）辐射的优势。臭氧是机上的潜在污染物，通过在巡航高度上放气进入飞机。同温层臭氧浓度根据高度、纬度、季节和低压系统而有所不同，在晚冬和早春时的北半球浓度最高。高度军事侦察飞机通过补给氧气支撑，必须按常规处理此类座舱污染物。

臭氧在适度暴露时对呼吸系统有刺激作用，会引起眼、鼻和喉咙不适，胸部发紧，头疼，这些症状的典型解决方法就是停止暴露。研究已将臭氧暴露与肺功能下降、哮喘恶化和免疫系统受损结合起来。在 FAR 25.831 中 FAA 已设立座舱臭氧标准为超过 9750 m（32 000 ft.）时在任何时候都应维持在 0.25 ppm

（相当于海平面）。还有一个在超过 3 h、高度在 8250 m（27 000 ft.）以上时的 3 h 时间加权平均值 0.100 ppm。关于座舱臭氧水平的研究表明，在长途飞行的少数时候、晚冬 / 春飞行会超过 FAA 限值。一些航母提供的飞机就有臭氧转换器，可有效压制这类危险。

过敏原

任何室内环境包括飞机上都会有灰尘、花粉、光纤、毛发和毛发制品的微粒。对类似物质过敏的乘客会因持续引入座舱的新鲜空气和高效微粒空气（HEPA）过滤器捕获微粒而受益。如果是同座的乘客食用食物，重度食物过敏的乘客将会处在风险之中，尽管通过吸入或接触的暴露更会引起不太严重的反应。

传染性疾病

空中旅行的影响和传染性疾病的传播已成为多年来研究的主体。国际民航组织（ICAO）预测到 2015 年每年将会有超过 25 亿人乘坐飞机旅行。传染性疾病传播的潜在影响相当大，例如讨论可能的全国范围的禽流感总是会考虑到空中旅行在迅速传播时所起的作用（附加说明可参见第 19、28 章）。

在最近一项与旅行相关的严重急性呼吸综合证（SARS）研究中，患者出现了咳嗽、呼吸困难和发烧，加之与 SARS 患者密切接触或者在 SARS 流行地区停留的患者。对患者呼吸样本进行了聚合酶连锁反应测试，30% 的样本对流感或副流感病毒呈阳性，少数（总数小于 5%）表现为腺病毒、冠状病毒、鼻病毒和人偏肺病毒。

因为大多数疾病的潜伏期长于空中旅行的时间，疾病的传播可能比报道更频繁。例如，尚未报道作为空中旅行结果的普通感冒的爆发，由于乘客密度大和相互间比较接近，大量的飞沫和空运机制可能代表着最大的风险。

肺结核

活动性肺结核（TB）的患者会在不清楚自身诊断的情况下乘飞机旅行。尽管要求对移民或难民进行疾病筛查，游客或商务旅客也有可能未经必要的筛查就从一个有地方病的国家开始行程。人们在咳嗽、打喷嚏或谈话时，通过吸入含肺结核分枝杆菌的呼吸系统飞沫造成 TB 传染。传染的风险取决于病原体的特殊毒性、暴露持续时间、与被传染者的接触程度、座舱通风情况和人群密度。人们被传染到疾病急性发作之间的潜伏期从 2 周到许多年不等。尽管已出现了传染，但由于暴露在商业飞机上，尚未鉴别出活动性 TB 的病例。

1992 ~ 1994 年医师通过对 7 名有高度感染指征的患者（1 名机组人员和 6 名乘客）的接触研究发现，他们通过 191 次飞行影响了 2600 名潜在暴露的乘客和机组人员。两次研究有 TB 传播的证据，一次在至少 12h 的暴露中，被传染的座舱乘员把传染病带给了其他乘员；另一次，被传染的乘客把传染病带给了坐在机上同一舱内比较接近的其他乘客。

WHO 的《预防和控制肺结核 & 空中旅行指南（第 2 版）》提供了一系列建议以降低乘客在飞机上暴露于 TB 的风险。有传染性 TB 的乘客和机组人员必须推迟长途飞行，直至不再有传染性为止。WHO 指导医师告知其传染性 TB 患者：如必须旅行请戴上面罩；除非完成 2 周的适当治疗，否则不要进行长航时旅行；如为耐多种药物的肺结核（MDR-TB），除非细菌培养显示为阴性，否则不能飞行。如获悉有传染性 TB 者在过去的 3 个月中已进行了长时间的飞行，公共健康机构应联系所涉及的航空公司。他们有责任立即联系有可能暴露的乘客和机组人员。对航空公司的建议包括拒绝任何打算长时间飞行的已知有传染性 TB 者登机，在通风系统关闭情况下减少其地面耽搁时间至 30min 以内，并确保 HEPA 过滤器定期更换。航空公司必须确保机组人员经过采用综合防范措施的训练,并在机上配有手套、面罩和生物危害处理袋。

本章还在准备阶段时发生了一个国际性事件,一名美国公民在去欧洲旅行和返回时感染了抗药性 TB。尽管他的传染程度尚不明确,但多数人认为他携带了广泛耐药性肺结核(extensively drug resistant tuberculosis,XDRTB),后又矫正为 MDR-TB。若干国家和航空公司被提醒,数百名乘客被定位并建议随访。这名旅行者在返回美国后就医并被隔离。如果有二次感染的话,直到那时(2007)感染程度也不可知。事件导致航空公司大规模检查,出台传染病乘客机上运输和关于隔离的最新日期问题的政策。

流感

已讨论的针对 TB 的许多原则也适用于流感和其他传染性疾病。急性呼吸道病毒性疾病主要通过较大飞沫传播。综合征会在一名患者身上快速发展——很可能在一名明显很健康的乘客登机后发生。空中旅行会成为流感全球传播的媒介,传播也会出现在飞机上。1979 年在飞行乘客中出现了一次流感爆发,他们在地面停留了 3h。由于停留,飞机的通风系统关闭,从而消除了分层流动的益处,乘客的疾病发作率为 72%。

空中旅行在流感传播中的作用已通过计算机仿真进行研究。这种仿真研究作出的结论是空中旅行可能不会对传染病过程产生显著影响。在最近一个着眼于空中旅行对流感传播影响的经验主义研究中,专家将美国的地区间传播率和时间选择与空中旅行进行了对比。研究时期(1996—2005 年)包括 2011 年 9 月恐怖袭击后空中旅行的间歇,为评估飞行限制提供了自然实验。这一研究发现 11 月份的国内航线旅行量与流感传播率相关,国际航线旅行影响了流感死亡率的时间选择。2001—2002 年旅行量减少与流感季延迟和延长有关。

严重急性呼吸综合征

2003 年严重急性呼吸综合征(Severe Acute Respiratory Syndrome,SARS)成为国际头条,作为流行病其从香港通过空中旅行迅速蔓延到全球其他地区。随后的研究注意到,疾病传播的地区就是患者们携带实验室确认的 SARS 冠状病毒进行空中旅行的地区。在一次从香港到北京的飞行中有一位有症状的乘客,疾病也就作为病例指征传染给了坐在同一排的其他乘客或者他正前方 3 排以内的乘客(23 人中的 8 人)。

座舱通风的分层流动模式和 HEPA 过滤有助于限制病毒的进一步传播。周围感染了疾病指征乘客的分布也表明,疾病是通过小的飞沫或悬浮微粒传播的。搭载被传染乘客的飞机在飞行过程中没有症状,也未发现有疾病传播。对 5 名有 SARS 指征且报告是带症状飞行的患者的研究表明,在有暴露可能的 312 名同机乘客中未发现疾病传播。预防飞行中传播的首要策略是努力阻止有 SARS 症状的患者飞行。与 SARS 相关的空中商业旅行和空中医疗运输指南由航空航天医学协会于 2004 年出版。

隔离

从远古时起,为限制疾病的传播人们使用了对个体进行强制隔离的方法,并取得了良好效果。全社会都了解麻风病的传染性,并倡导将麻风病患者同未得病者隔离开来。术语"quarantine"来源于意大利语"quaranta giorni",意味着 40 天即通常用于早期隔离的时间,可能是源于耶稣在茫茫沙漠花费的时间。威尼斯创立了世界上首个专门的隔离体制。为将城市从黑色死亡(Black Death)中挽救出来,议会被授权将船只、货物和人们扣留在威尼斯礁湖长达 40 天。

15 世纪以前,在世界上许多海港和主要城市,人们对抗瘟疫、黄热病和霍乱的方法就是强制隔离。1851 年,在瘟疫和霍乱从埃及和土耳其传播到欧洲后，巴黎召开了首届国际卫生会，脱胎于后来的几次会议成立了国际公共健康处（the International Office of Public Health），随后又成立了国际健康联盟（the League of Nations Health Office）。1948 年，联合国成立了 WHO。

第一次航空卫生大会于 1933 年召开，讨论了传染病控制、卫生和医学监督等问题。WHO 创立了航空卫生保健委员会，负责研究制定指南以保护国际社会免受与飞机相关疾病的侵扰。最新的航空卫生保健指南正在研制中。最初的指南要追溯到 1977 年。

被隔离的主体不仅仅是历史人物。2003 年，防 SARS 传播政策要求将患病者和暴露者隔离。布什总统将 SARS 加进了应隔离的疾病名单，名单所列疾病包括瘟疫、黄热病、霍乱、天花、白喉、病毒性出血热和传染性肺结核。隔离通常在处理生物恐怖袭击时被作为必要的控制手段来讨论。这些被隔离者也总是增加对公民个体权利侵害的后果。为了社会安宁即公共健康，需要平衡这些关系。

隔离也与航天作业相关。航天员在执行任务前会进行飞行前医学隔离，以最大限度地减少在飞行中发病的可能性。在阿波罗任务后，航天乘员在着陆点被安置在移动隔离车中，并被运回休斯顿。月球标本作为潜在的生物危险被处理，并被隔离于约翰逊航天中心月球标本接收实验室（Johnson Space Center's lunar receiving laboratory）数周之久。正式的隔离程序会在未来执行太阳系内任务时发挥重要作用。在不久的将来，随着完成无人火星任务的可能性增加，有必要建立相应的隔离设施。设施将可以进行生物限制，以保护地球免受潜在的火星病原体的侵扰，并能防止陆地微生物渗入火星样本。

国际健康规定

WHO 于 2005 年修订了《国际健康规定》（the International Health Regulations，IHRs）。这是 1969 年以来 IHRs 的首个修订版本，代表着使用保护公众健康的国际法律的一重要决定。修订版的一个关键因素就是建立全球的监督系统，能够察觉具有潜在国际影响的公共健康紧急事件。由 IHR 2005 链接的监督系统包括处在监督之下与健康相关的事件、系统的目的和目标、系统的组成和步骤以及所需资源。

处在监督之下的事件包括任何"可能构成国际关注的公共健康紧急事件。"新定义由三个传染性疾病构成的 1969 年清单延伸而来，并敞开接收新的疾病，是传染的还是不传染的，是自然出现的还是生物袭击的后果。任何预想不到的或不同寻常的公共健康事件都应能满足这一定义。IHRs 提及了包含输出性或输入性的人感染疾病、病菌或被污染货物的内容。

监督的目的是预防疾病在国际范围的传播。政府成员和政党为实现这一目标进行认真、积极的监督至关重要。监督的核心能力和倾向的及时分散（timely dissemination of trends）将会推动处在十字路口的公共健康反应。从地区、地方和国家层面到 WHO，每个成员都必须提升发现、评定和报告公共健康事件的能力。这些能力的提升会被证明是在开发国家短缺资源方面最难的挑战。

卫生

保持健康适宜的飞机和机场卫生是健康促进的重要方面。WHO 指出，一个机场在评定完饮用水水质、环境、下水道处理、垃圾处置和健康设施后应是一个"清洁卫生的国际化机场"。健康设施的能力必须包括能即时隔离和照顾被感染者、消毒、灭虫、减税和适当的实验室支持。

当新的健康问题出现时，需要预先考虑飞机和机场卫生的实际含义。例如，CDC 制定了在禽流感 A（H5N1）影响区域鸟撞后清洁飞机外部的指南和建议。指南包括避免可能呈雾状散开畜体残余的清洁方法（Guidelines included avoidance cleaning methods that might aerosolize carcass remnants.）。

食物传播的疾病

食物传播疾病的爆发当然不是空中旅行所独有的，在任何时候只要人们吃了病原体污染的食物就有可能发生。CDC 估计，每年大约有 7500 万美国人感染食物传播疾病，其中有 30 万人被收住院治疗。通常的病原体包括弯曲杆菌、沙门菌、E. 大肠埃希菌 O157:H7、类似诺沃克的病毒，和来自食物中生长的葡萄状球菌的预制毒素（preformed toxin）。历史上，食物传播疾病爆发的经典场景是野餐或宴会正餐。在最近几十年，被沙门菌或 E. 大肠埃希菌污染的水果、蔬菜、坚果、谷类食品和快餐食品都造成过地区或国家疾病的传播，并与大规模疾病相关。通过飞机传播的食物传播疾病已被详细证明，包括沙门菌、葡萄球菌毒素、志贺菌和霍乱。

为节省开支，航空公司在国内航线上倾向于提供较少的饮食，在跨洋飞行或长航时大陆飞行中仍然提供热餐，但在中等长度的飞行中更常提供事先做好的冷快餐。在所有情况下，食品质量、准备技术、储藏和准备与消费之间的享用时间都预示着食品污染的可能性。

1975 年在一架商业飞机上，大约 57% 的乘客都感染了急性胃肠疾病。大约 150 名乘客和 1 名飞行服务人员需要医院接收。对这一机上大型食物传播疾病的调查发现，罪魁祸首是某一手指受伤的厨师做的火腿。大便、呕吐物、剩菜和受伤皮肤的样本都对金黄色葡萄球菌类抗菌素反应呈阳性。在剩余火腿和煎蛋中发现了早已形成的肠毒素，这一毒素的孵化期仅有几个小时。

在回顾 1947—1984 年机上食物传播疾病时，陶克喜等研究了 23 起爆发，确定了沙门菌是最常见的病原体，然后是葡萄状球菌和弧菌。毫不惊讶的是，爆发最常与温度不当相关。

1988 年，经诊断，在穿越 24 个州和数国的 219 次飞行中共 240 名乘客被证实或可能患上了志贺细菌性痢疾。症状大爆发于一支职业足球队中，这推动了对事件立即展开鉴定和调查。与大爆发相关的宋内志贺菌菌株与足球队员和团队、航线飞机乘客和飞行服务人员隔离开来。一个常见的来源可追溯到在各种不同飞行中被提供的冷餐，是在明尼苏达州基地航空公司飞行厨房被亲手准备出来的。

1992 年，在从布宜诺斯艾利斯到利马的一次飞行中，机组向乘客提供了被弧菌污染过的海鲜沙拉，最终导致 336 名机上乘客中共 75 名被证明大便阳性霍乱弧菌 01 型血清。这一与航线飞行相关的疾病传播代表着 20 世纪美国最大规模的霍乱爆发。在本节一开始就阐述了机上食物传播的疾病并非空中旅行所独有的。不同于野餐或宴会正餐的情况，与航空相关的食物传播疾病包括乘客在被感染之后快速、广泛地传播。此外，许多这种爆发，包括满载暂时互不认识的乘客的飞机可能也出现过，然后又毫不引人注意地消失。

带菌者传播的疾病和灭虫

带菌者传播的疾病为全世界近半数居民带来了风险。尽管早就知道有这类疾病的地方病区域，仍有一些地区容易受到带菌者和病原体传入或再次传入的影响。即便是没有受到国际旅行的影响，全球气候变化带来的潜在影响也会放大带菌者传播疾病的地区。疟疾、登革热和黑热病是载有货物和乘客的运输（主要是空中运输）工具传播的带菌者传播疾病的主要例子。为防止会传播疾病的昆虫的输入，航空公司会定期通过喷洒杀虫剂来根除带菌虫类。灭虫为国际法所允许，并在由 WHO 的 IHR 出版的指南指导下进行管理。

定期为飞机灭虫的决定也传入了其他一些国家。近年来，许多国家都废止了与座舱乘员健康第二相关的行动，并询问在控制疾病方面的功效（have discontinued the practice secondary to health concerns of the cabin occupants as well as questioned efficacy in controlling disease.）。美国于 1979 年停止定期灭虫，但许多国家仍要求在所有飞行范围内进行实践。

允许的灭虫方法已由 WHO 和 ICAO 公布出来。2005 年 IHR 要求（2007 年被采用）报告了对公共健康的所有威胁，这些威胁来自于输入或输出的带菌者传播的疾病。附件 5 中介绍了针对带菌者传播疾病的特定措施。在被认可的方法中首要区别是使用杀虫剂的时间。最常见、最被推荐的是阻断式灭虫，即离开大门、在座舱内喷洒气雾剂。为达到最佳效果，应关闭座舱通风系统，所有厨房、卫生间、存物柜和头顶隔间都应喷洒。如果实际行动偏离了这一理想状态，灭虫的功效就会大打折扣。其他灭虫方法包括在乘客登机前预先喷洒，然后在最终降落或刚刚到达目的地乘客还未下飞机时喷洒座舱。为完全避免乘客喷洒杀虫剂还在机上时，还有一种方法是在例行维修时向飞机表面定时使用药剂，即杀灭残余昆虫。

最好的杀虫剂是除虫菊酯和合成衍生除虫菊酯，最常使用的是罐装单效百灭宁或右旋苯醚菊酯（2%）气雾剂。失效的气雾罐为机场管理人员提供了检验是否灭虫的证据。座舱人员抱怨发痒、皮疹、头疼、喉咙痛、呼吸系统刺激、手指和嘴唇刺痛，这些都与使用了拟除虫菊酯或拟除虫菊酯残留有关。然而，研究并不能证明飞机暴露与这些症状间的因果关系。

有人反对在机上使用拟除虫菊酯，质疑儿童或哮喘症患者在飞机的密闭空间里接触到时的安全性。2003 年的一项研究通过与对照组的对比评价了有过拟除虫菊酯暴露的、自我评定的飞行服务人员的神经行为功能。暴露组在测试平衡、握力和辨色时表现特别差。国家研究委员会（The National Research Council）在 2002 年有关航线飞机座舱环境的报告中提到杀虫剂与健康的问题，指出为评定健康的潜在威胁，杀虫剂尚未得到充分的监控。

浓度较高会引起系统神经症状的职业（农业）暴露，但患者一离开药剂就会迅速恢复。对除虫菊酯和拟除虫菊酯的皮肤毒性研究发现其毒性较低。除虫菊酯和拟除虫菊酯普遍用于治疗虱子和疥疮的洗发精、漱口水中，这会造成大量人群的“暴露”，而不良后果的数量不明。

尽管定期灭虫行动会使暴露有所减少，但低估航空在传播带菌者传播疾病方面的潜在作用是不明智的。带菌者通过航空传播疾病的最直接证据是机场疟疾的实例。从未去过疟疾流行地区、没有输血史的人们，在法国、比利时、英国、卢森堡、美国和其他国家，住在接待来自疟疾流行国的飞机的国际机场附近也会得病。因为疟疾最初并不包含在这些案例有差别的诊断中，文献中被报道的人群数量可能比较少。5 名患者于 1997 和 1999 年夏季生活在卢森堡国际机场数公里之内，包括这 5 名患者的疟疾的单独事件预示着来自非洲的飞机机上带入的传染性蚊子能够飞过当地附近，并随后影响当地居民。

一种不常见的与航空相关的疾病传播形式叫做跑道疟疾。在两个非流行病国家之间旅行的乘客途中在热带非洲停留，随后就得了恶性疟原虫疟疾。在这些案例中，乘客或机组人员在科特迪瓦的阿比让机场或冈比亚的班珠尔机场都在机舱门大开的情况下坐在飞机上 1 ～ 2 h。引人注意的是，这些飞行中至少有一次在乘客离开大门后进行了灭虫。

社会和全球环境

喷气发动机排放

为产生推力，飞机发动机燃烧产生气体和二次燃烧产生微粒的石油。大致来讲，飞机发动机排放物包括 70% 的 CO_2、29% 的 H_2O 和不到 1% 的 NO、CO、SO、未燃的碳氢化合物及微粒。EPA 建立了喷气机排放物标准，FAA 负责强制执行这些标准。尽管类似于汽车排放物，喷气机排放物主要出现在高空。对大气科学家而言，这一差异如何影响着航空对全球环境的真实贡献尚不明朗，但大气停留时间和垂直混合等参数无疑影响了这类影响。全球 CO_2 水平日渐增长，已知的来源包括飞机 CO_2 排放物，相当于 1992 年石油总排放量的 2.5%。飞机在高空的排放物也会引发浓缩痕迹的形成并会增加阴卷云。用于估计全球影响的概念是温室效应的一部分——在对流层顶端以即将到来的太阳辐射与即将离开的红外辐射之间的平衡为基础的平均净辐射能量的变化。气候变化政府间组织（IPCC）估计，航空对由所有人类活动造成的整个温室效应（变暖）的贡献可达 3.5% 左右。

近机场作业的喷气发动机仍是一个重要因素。由于发动机技术近年来有了长足进步，排放水平也有所提高，但这会超出由于航空量增长而带来的偏移量。在机场附近，相关排放包括未燃的碳氢化合物、CO 和氮氧化物。机场通道、地面保障车辆和辅助力量单元也向当地产生了类似的排放物。EPA 估计，飞机发动机贡献了大约 1% 来自全美机动车的 NOx 排放物，但机场附近数字在 4% 左右。氮氧化物水平提高会产生烟，并会增加表面臭氧浓度，使乘客和机组人员肺部受到刺激。《净化空气法案》要求 EPA 明确各地是否依照《国家环境空气质量标准》执行。臭氧是美国城市目前为止首要空气质量问题，国家 50 个主要机场中有 37 个未受到臭氧污染。

臭氧损耗

臭氧最初被认为是飞机座舱的潜在污染物，会使飞机乘员肺部和黏膜受到刺激。臭氧自然分布于同温层上部，可为到达地球表面的紫外线提供有益的防护屏障。如果大气中的臭氧柱在海平面水平（1 STP）被压缩为标准温度和大气压（STP），其压缩层仅仅有几毫米的厚度。大气中的臭氧用多布森单位测量，1 个单位相当于海平面水平的 0.01 mm（图 21-2）。

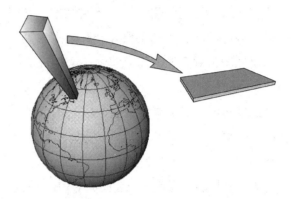

图 21-2 多布森单位源于对大气中臭氧立柱进行定义，并在标准温度、气压（0℃和 760 mmHg）条件下将其压缩为水平层。压缩为 3 mm 厚度的水平层相当于 300 多布森单位。

臭氧不均衡地分布于大气中，随季节明显变化。但 1977 ~ 1984 年的卫星图像、气球和飞机取样探测到南极洲上空的臭氧层有 40% 的增长。随着对大气中臭氧认识的增加，人们发现在地球极地上空同温层臭氧随季节大幅度减少。更令人不安的是，人们已经观察到大气中臭氧总量以每 10 年 4% 的比率缓慢、平稳下降（图 21-3）。

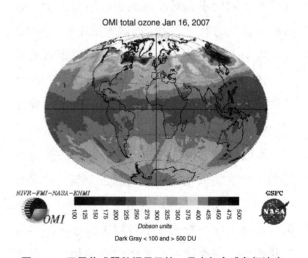

图 21-3 卫星传感器数据显示的 1 月中旬全球臭氧浓度

OMI：臭氧监测单位；CSFC：国家财政管理委员会（由 NASA 提供）。

极地臭氧"洞"形成的详细机制有别于中纬度地区，这可能与南极洲极低温度相关，但两种趋势中最重要的进程是臭氧分子与氯原子、溴原子发生接触反应而破坏。同温层卤素原子的主要来源是释放氯氟烃化合物和溴氟烃化合物的表面。尽管这些化合物要比空气重，它们会沿着自己的路进入同温层并光解分离为氯原子和溴原子（对光能的需求解释了南极洲臭氧"洞"的季节属性）。

如果同温层臭氧减少，吸收进入的紫外线就减少，更多的紫外线就能到达地球表面。关于紫外线 B（UVB）波长（270 ~ 315 nm），这就变得十分特别。到达地球表面的 UVB 增加会给行星造成严重的生物效应。危害海洋浮游生物和陆地植物，增加光化性皮肤损害、皮肤癌和白内障的发生率……这都是臭氧损耗的一些可能后果。

喷气发动机排放物产生大量比较活跃的化学物质，可能会影响大气臭氧浓度。根据由世界地质协会和联合国环境计划成立的科学组织 IPCC 的研究，最有可能产生影响的发动机排放物质是氮氧化物、硫氧化物、烟尘和水。在对流层和同温层较低部，臭氧浓度响应氮氧化物而增加，响应水和硫磺而减少。尽管烟尘微粒有减少臭氧的能力，烟尘的散发浓度还是很低，这一特点并不被认为十分明显。不同于卤素原子，烟尘微粒并不会传播、与臭氧接触、发生反应而破坏。在同温层上部，臭氧浓度响应氮氧化物而降低。

有数据称飞机排放物已使北部中纬度地区巡航高度的氮氧化物浓度增加了 20%。考虑到观察到的大气中的 NOx 的可变性和氮氧化物的垂直移动，这一变化并不像初次听起来那样具有戏剧性。与地球表面燃烧的石油相比，喷气发动机 NOx 排放量并不大，加之在对流层通过闪电也会自然形成氮氧化物。

气候变化政府间组织在 1999 年《航空与大气》报告中指出："总之，由于在对流层上部（UT）和同温层下部（LS）观察到的臭氧数据仍相对有限，并且观察数据以及非飞机臭氧强制现象的表现模型存在较大的不确定性，目前不可能将飞机运作时产生的臭氧变化趋势与有意义的统计学差异联系起来。"

对臭氧损耗的理解要求，想解开复杂的大气化学难题就要做大量的工作——最终会取得至少一项诺贝尔奖。要重视航空对这一主题产生的真实影响，需要等本书将来再版。

可替代燃料

目前的喷气机燃料是饱和碳氢化合物、芬芳族和各种添加剂的混合。尽管民用和军用燃料谱在凝固点、燃点、耐热性或挥发性等特性上存在差异，但这些都是煤油类型的精制成品油。喷气发动机燃料价格与原油行情联系在一起，在最近几年又不成比例地增加，使燃料费用成为美国航空公司最大的运行开支。短时间内与地缘政治力量相关的石油市场变化无常，较长时间内由于石油消费量持续攀升，全球的石油供应会出现供小于求的局面。

主动发展传统的、以原油为基础的喷气发动机燃料的替代品将需要处理好操作上、财务上和环境上的后果。转化生物数量和以煤为原料的燃料都是可替代品。但是，任何被提议的替代燃料源都需要被评估是否有利于目前煤油类燃料提供的物质平衡。与潜在的燃料替代品相比，能量密度、安全、操作问题、花费和排放物都大大不同。

噪声

噪声是我们用于指代任何不想听的声音或声音污染的术语。这无论对职业还是对环境而言都是个重要问题。噪声是飞机运作时的不合时宜但却不可或缺的特点。涡轮喷气机、涡扇、涡轮螺旋桨飞机和活塞式发动机都会产生相当大的噪声级。这种噪声在将近起飞和着陆模式时尤为突出。许多城市不得不在将机场建在离有需求人群足够近的地方和将机场建在相对偏远的地方以减弱不必要噪声之间做出选择。即便有时机场建在远离人群密集的地方，在许多情况下因城市的扩展最终会到达机场周围。更多信息可参见第5章。

噪声测量

声音是我们对声学能量的感知。由于声波振幅范围较大，耳朵能听到对面的声音，使用对数分贝振幅范围很有用。使用这种范围，20 dB 的噪声级是 10 dB 噪声的十倍，36 dB 的声音是 33 dB 声音的两倍。如果一台机器能产生 62 dB 的噪声，开动两台这样的机器预计将产生 65 dB，典型的会话大约是 60 dB。如果我们在噪声附近，噪声大得会迫使我们用喊叫的方式与大约 3 ft 距离的某人对话，我们就接近被定义为危险噪声的 85 dB。延长超过 85 dB 的噪声级暴露时间会永久性损害听力，并引起感觉神经听力损失和耳鸣。

噪声效应

噪声对生理和健康的效应已在职业文献中得到了很好的描述，但这些数据并不能普遍适用于所有的环境暴露。关于飞机噪声的公共卫生效应，几乎没有有品质的研究。有问题的噪声效应就是干扰口头交流，指戴面罩时。社会调查指出飞机噪声干扰了直接交谈、使用电话、无线电或电视，破坏了预期的宁静。由于飞机噪声干扰睡眠，比白天的干扰产生了更多的反对和抱怨，这可能毫不令人惊讶。在传统的睡眠时间里，社会对噪声污染敏感得多，这就迫使许多机场警告飞机作业时应为周围居民提供"安静时间"。研制出的各种复合噪声指数，可用于评价社会群体中的环境噪声影响。首个复合噪声等级（CNR）于 1960 年代提出，设计用于评价近机场区域的噪声和预测次于机场作业

的干扰级，测量基于昼夜飞行的最大感知噪声级和频率。夜间飞行与昼间飞行的权重比是 10:1。FAA 研制出较新的指数噪声暴露预测（NEF），使用有效的可感知噪声级和与 CNR 类似的权重来预测飞机作业带来的社会干扰。有效的可感知噪声级考虑了飞机噪声中的音调成分和噪声持续时间。类似季节性修正（开窗的影响、户外活动）、户外残余噪声级、社会人群预先体验侵入性噪声（prior community experience with intruding noise），以及纯音与脉冲噪声等参数可被附加于总体分析。

研究检查了环境噪声暴露和儿童阅读理解之间的关系。回顾性研究可能会指向阅读时慢性噪声暴露的影响，但也会因测试时急性噪声暴露的潜在影响而困惑。一项多国合作研究报道了学校的飞机噪声暴露和受损的阅读理解之间的线性关系。在根据社会经济学变量调整和急性噪声干扰后仍能保持这一关系。

社会调查将飞机噪声与各种生理和心理抱怨联系起来。研究提出了环境飞机噪声会提高应激荷尔蒙水平以及影响心血管如高血压的问题。

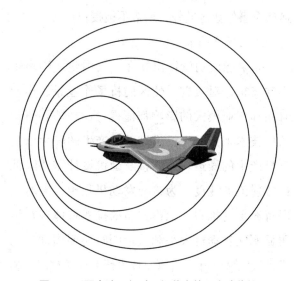

图 21-4 亚音速飞行时飞机前方的压力波收缩

噪声控制指南

国际民航协会又称芝加哥协会，要求所有进行国际飞行的飞机应被颁发适航性证书。大

会部分（附件16）制定了飞机噪声控制标准。国际民航组织（ICAO）航空环境保护（CAEP）委员会负责航空环境方面的内容，包括噪声和发动机发射。委员会负责从事与飞机噪声控制相关的研究。CAEP下的两个工作组处理降噪和缓噪方面的技术和操作问题。委员会在赞成增加证明的说服力前，必须能满足经济合理性和技术可行性，并能证明环境受益。

声爆

声爆指一个物体在以声速飞行时产生的空气震动。尽管本文的目的是讨论超音速飞机和太空船的声爆，许多其他物体（飞行中或其他）也能产生这种现象，比如鞭子的噼啪声产生于鞭弧划过皮革时引起了微小的音爆，雷声是闪电时空气膨胀并快速加热的结果。当飞机飞近声音屏障时，由于压缩而被迫出现类似于弓形小船的压力波（图21-4和21-5），导致压力波融入单独冲击波的点为音速，或1马赫，约为海平面1 225 km/hr（735 mph）。产生的冲击波会产生超过200 dB的巨大声能。社会人群很难忍受音爆，由于这个原因，超音速飞行除特殊用途如军事作业区域外，通常不被授权。

航空噪声的未来解决方案

如果能成功设计出并在一天内建成噪声很小的飞机，对接近居住区的机场作业量、作业时间和作业模式的影响都值得考虑。需要研制的新技术来减轻飞机推进系统产生的噪声以及机身产生的噪声。要调整发动机设计需要降低排气射流的速度。为减轻发动机噪声，同时又保持充足的推力，工程方面的挑战将体现在不明显调整发动机大小和重量同时还要增加发动机排气区域。麻萨诸塞州技术研究所（MIT）和剑桥正在联合研究在优化机身举力的同时合并机身和机翼的设计。这一特点将会允许飞机在着陆和起飞阶段设定较低的力量，从而降低噪声的产生。有趣的是，由于安全原因，用于发动机喷火的现代化机身的管道和机翼构造大大改变了方向，为飞机外挂架安装的燃烧发动机相对独立于机身的其他部分。

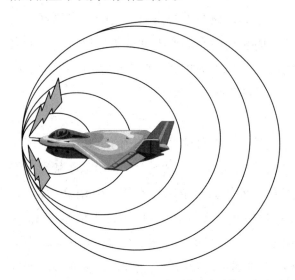

图21-5 以1M飞行时融入大型单冲击波的压力波

射频辐射

射频辐射（RFR）是NIR的一种低能形式。RFR频率从3 KHz扩展至300 MHz，广泛应用于航空航天工业。微波辐射也用于航空，具有300 MHz ~ 300 GHz的较高能。无线电灯塔、较高频全向无线电（VOR）和雷达系统都是能产生RFR且与航空相关的装置。地面人员由于错误滞留而暴露于雷达波下，在这种职业医学背景下，这些辐射源都值得重点考虑，但在讨论环境暴露时，RFR源不明显。一个原因就是随着距变送器的远近RFR场力量迅速散开。RFR容许暴露指南由美国国家标准研究所C95.1出版。标准以全身暴露为基础，随时间加权（最大容许暴露用于自由职业），并规定了靠近变送器的区域是否需要限制进入。因此可归于与航空相关的RFR对普通大众并没有太大威胁。

宇宙辐射

地球不断受到来自宇宙的IR辐射，在不同情况下为宇宙辐射、银河辐射或宇宙射线。后者的术语更容易误解，因为宇宙辐射微粒各自到达，并不像微粒束或射线那样到达。宇宙辐射包括各种能级的高速带电或中性亚原子微粒。大量的微粒是跟随在 α 微粒和稀有的较重核以及电子之后的质子。

天文学家和物理学者相信，辐射源于旋转中子星、超新星、黑洞和太阳组成的银河系内。入射辐射与大气分子相撞，产生较低能的次宇宙辐射。当一个辐射微粒到达地球表面时，碰撞的气体分子日益增加，最终产生了对除高能微粒外所有微粒的防护。有鉴于此，重要级宇宙辐射的暴露预计只会出现在较高高度。进入上层大气的宇宙射线入射率会受到太阳风的负面影响。太阳活动以 11 年为周期，不断变化，也改变着遮蔽地球的电磁离子的强度和范围。在极少情况下，太阳质子事件会引起巡航高度对机组人员和乘客辐射的增加，宇宙射线也会被地球磁场削弱。这一磁场的作用线与近赤道的地球表面几近平行，并与两极近乎垂直。因此，高纬度飞行预计会比回归线飞行出现更高的宇宙辐射暴露。

FAA 的民用航空航天医学研究所制订了名为 CARI-6 的计算机计划，能够计算任何特殊飞行中的个体所受宇宙辐射的有效剂量。通过输入飞行日期、起飞机场、目的机场以及相关高度，计划考虑了高度、地理位置、地球磁场和日心潜能（太阳活动周期），而后计算出任何特定飞行的有效剂量。

现行使用的表示辐射剂量的 SI 单位是西弗特（Sv），与以前使用的伦琴 / 人（rem）的数字关系为 1 Sv = 100 rem。Sv 尝试反映辐射的生物学效应，与晨昏时吸收剂量的物理学特性相对。讨论宇宙辐射暴露时的一个重要概念是宇宙辐射其他假定来源的均衡性。由于陆地的辐射源（氡、铀），每年的海平面 IR 剂量可达 2 ~ 3 mSv/yr。医学影像诊断研究普遍增加了使用者的辐射暴露。例如，一个标准的胸部 X 线片会使人受到大约 0.1 mSv 的辐射。当然，与数小时跨洋飞行全身所受辐射相比，这种辐射的集中剂量较小，暴露持续时间较短。

有大量与 IR 暴露限值相关的标准。国际辐射保护委员会（ICRP）出版的标准是，普通大众为 1 mSv/yr，核工业部门工人 5 年内平均为 20 mSv/yr。频繁飞行、定期高纬度和高度飞行的机组人员每年将会受到最大剂量的宇宙辐射。在巡航高度，宇宙辐射的典型剂量等价率可能是 5 mSv/hr。飞行人员每年的平均剂量可能在 3 ~ 6 mSv，这仅仅是大自然的几倍（which is only a few times natural background）。如果未来飞机设计要求明显提高巡航高度（即 >21 000 m），源于宇宙辐射的健康危险会大大增加。

累积的宇宙辐射暴露很低，统计人员主要关注文献翻译。考虑所有来源的低水平剂量 IR 影响的研究集中大量精力研究癌症风险，遗传和胎儿的伤害已成为研究的主体。专门探究宇宙辐射暴露对飞行人员和空乘人员的影响局限性较大。如果考虑了飞行人员对喷气机燃料、发动机喷射、液压机液体、雷达等环境暴露的潜在覆盖面，主体就变得非常复杂。

已有研究是关于宇宙辐射对军事飞行人员、空中航线飞行员和空乘人员健康的影响。尽管研究已显示某些癌症类型的预期发生率下降，包括非恶性黑素瘤、恶性黑素瘤皮肤癌和肺癌在内的一些癌症发生率却在增长。飞行人员研究群体中的癌症预期数量和观察到的数量之比正在变小——经常是单独的数字。一项大型的欧洲空乘人员群体研究显示，由于宇宙辐射造成的死亡率没有增长。对 1966-2005 年女性空乘人员癌症发病率进行了 meta- 分析，证实了女性空乘人员中恶性黑素瘤和肺癌日益增长的风险。对女性空乘人员和普通女性群体如从未生育者之间差异的讨论对职业暴露提供了选择性的解释。皮肤癌更倾向于飞行人员中，一些作者将这一发现归结为飞行人员的生活方式比普通人群更长时间被阳光照射。拉分森等的调查问卷尝试识别飞行人员中恶性黑素瘤的风险因素，但未能证明飞行人员和普通公众之间可以确认的差异。流行病学研究提供的链接癌症与飞行背景下辐射暴露的证据很少。更进一步的信息可参见第 8 章。

放射性同位素发生器

宇宙辐射和太阳事件对航天员构成了巨大的潜在威胁，而航天员必须完全在地球大气外部，并且潜在地在地球磁场外部工作。宇宙辐射是与轨道任务相关的最显著危险之一，并且可能是与太阳系内任务相关的、最显著的危险之一。读者可参照有关太空环境的章节来回顾这一主题。IR 的另一来源是放射性同位素热电发生器。这些发生器包含二氧化钚 -238，通过放射性衰减加热热电偶产生电，用于各种航天器。衰减产物为 α- 粒子，很容易被光屏蔽阻挡。钚 -238 的陶瓷形式可被提取出来用于热电阻、低汽化，也可用于断裂时不再产生灰尘。NASA已花费大量精力使用三层防护来密封反应堆燃料芯块，测试了系统的耐火性、耐爆性和对地面影响的耐受程度，并确保其坚固性。

安全扫描

多年来已采用了一些技术以保证航空安全。机场安保部门是首条安全防线，阻止恐怖分子携带武器或炸弹进入机场，大大降低将类似装置带上飞机的可能性。乘客、行李和货运筛查在 2001 年 9 月恐怖袭击后明显增强，当时商用飞机被当做武器使用。机场定期使用金属探测器和检查爆炸物释放的挥发性复合物的气相色谱法。标准的 X 线管荧光透视法和计算机化的X 线断层照相术可用于扫描行李。物理距离、铅帘和管理控制系统用于使辐射影响范围最小化。辐射暴露并不认为是安保工人的最大暴露，对于乘客或飞行乘员而言，风险应当被认为是微不足道的。

更先进的使用反向散射技术的 X 光机被用于为需要进一步检查的乘客提供类似光身检查。反向散射系统在各种物质散射 X 光子的基础上形成图像。有机物质的特征比起吸收模式有更多的特殊散射模式；因此即便药物和液体爆炸物粘附在身体上也会显现出来。健康协会估算，一个单独的反向散射扫描仪会向个体释放0.00005 mSv。一个经常飞行的人，如果在一年内接受了根本不可能的 200 次扫描，那他也仅仅会达到由国家辐射保护和测量委员会（NCRP）明确的可以忽略的 0.01 mSv。

大气原因

凝结尾

凝结尾是发动机排出的水蒸气在高空形成的浓缩踪迹。高空低温和低水蒸气压会使排气喷口的热湿气体超出饱和度、浓缩，并在晶核周围形成冰晶。凝结尾在同温层和对流层上部的化学反应中起着重要作用。由于对流层上部的风和相对湿度，形成的凝结尾会很快被驱散或像卷云那样持续数小时或更久。NASA 的一项卫星研究发现，凝结尾可持续 7 ~ 17h，有时会变大（12 000 km^2）进入卷云区。在空中交通重地，大量凝结尾的出现有利于云层覆盖，潜在影响该地区的辐射平衡（图 21-6）。增加的云层覆盖不仅会降低入射太阳光辐射（冷却效应），也会减少辐射冷却（热效应）。

2001 年 9 月 11 日，经过 3 天的训练飞行，研究者们能在没有凝结尾时观察到温度效应。与全美大陆 4000 个气象站 30 年的平均历史温度对比，训练飞行日显示日平均温度增加了 1.8℃，这是因为没有凝结尾的出现使白天更暖和、晚上更冷。

倾倒燃料

一些飞机，特别是优化用于长途飞行的大型机，由于贮存燃料，在起飞时的最大结构性

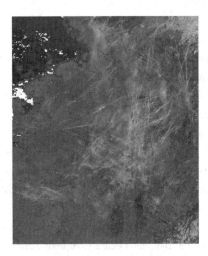

图 21-6　卫星图像显示的欧洲重要空中走廊的凝结尾

照片经美国国家海洋和大气局许可

重量要比允许的着陆重量大很多。在一些事件中，飞机必须在已经消耗掉足够的燃料达到着陆重量之前着陆，它可能需要在飞行中丢弃一些燃料。这并不是一种经常事件。从纯经济的角度出发，没有航空公司愿意把数千加仑的燃料在空中倒掉。机械问题或乘客问题会迫使飞机返回机场或转向另一距离更近的机场。

联邦航空局的航空信息手册，提到了在紧急情况下倾倒燃料的程序，并要求服从空中交通管制（ATC）。当飞行员决定倾倒燃料时，ATC 将此事件播报给这一区域的飞机。目视飞行（VFR）的飞机必须清理受影响的区域，必要时向仪表飞行（IFR）的飞机提供导航以清理该区域。飞机丢弃燃料的高度应至少为在长度在 5 mi 以内的最高障碍物上 2000 ft，以确保最大程度的蒸发。一些研究着眼于被丢弃燃料的命运，它们形成了水滴状并蒸发。在环境温度高于冰点时，倾倒的燃料在 1 500 m 就能几乎完全蒸发，这一数字高于 98%。在一些测试中，燃料在 750 m 接近 11℃ 时被倾倒，地面观察者没有发现液体燃料，被发现的样本浓度仅仅是百万分之几。任何残余的燃料滴和气体都因空气移动和紊流而被吹散，其碳氢化合物的密度非常之低，很难再产生任何可察觉的环境影响。在地面研究中，明显更适用于溢出燃料，有充分的证据表明燃料在土壤中进行生物递降分解。

致　谢

作者在撰写本章时得到了珍.科平女士的大力帮助。我们希望能够认可马克.罗伯特博士、Al 帕麦特博士和克劳德.新比奥特博士的贡献，他们在本书前几版中编写了航空航天工业对环境和公众健康的影响的内容。

陈炎琰　译　张雁歌　校

参考文献

[1] Ramazzini B. Diseases of workers. The classics of medicine library, special edition. Chicago: University of Chicago Press, 1983.

[2] American Board of Preventive Medicine. Occupational medicine defined. www.abprevmed.org, January 2007.

[3] Schulte PA. Characterizing the burden of occupational injury and disease. J Occup Environ Med 2005;47:607-622.

[4] Green KB. State of the art review. The Aviation Industry 2002;17:2.

[5] American Board of Preventive Medicine. Physicians certified in specialties. www.abprevmed.org, March 2007.

[6] DeHart RL. Occupational medicine support for international air carriers. Aviat Space Environ Med 1990;61:67-70.

[7] Hamilton A. Exploring the dangerous trades. Boston: Little, Brown and Company, 1943.

[8] Dhenin G, ed. Aviation medicine. London: Tri-Med Books, Ltd., 1978.

[9] U.S. Department of Labor, Bureau of Labor Statistics. www.dol.gov, September 2006.

[10] American Airlines. Occupational health report. www.aa.org, January 2007.

[11] BusinessWeek. How delta is changing. December 4, 2006.

[12] DeHart RL. Guidelines for establishing an occupational medical program. Am Occup Med Assoc 1987.

[13] American College of Occupational and Environmental

Medicine. Scope of occupational and environmental health programs and practice. www.acoem.org/aboutACOEM.aspx, October 2006.

[14] Aldana SE, Pronk NP. Health promotion programs, modifiable health risks and employee absenteeism. J Occup Environ Med 2001;43:26-46.

[15] Bunn WB Ⅱ, Pikelny DB, Slavin TJ, et al. Health, safety, and productivity in a manufacturing environment. J Occup Environ Med 2001;43:47-55.

[16] American College of Occupational and Environmental Medicine. ACOEM report. OSHA/FAA to work together to improve flight attendants working conditions. Aug 2000.

[17] American Conference of Governmental Industrial Hygienists. Threshold limit values for chemical substance and physical agents. Cincinnati: ACGIH, 2007.

[18] Wald PH, Stave GM, eds. Physical and biological hazards of the workplace. New York: Van Nostrand Reinhold, 1994.

[19] Zenz C, Dickerson OB, Horvath EP, eds. Occupational medicine, 3rd ed. St. Louis: Mosby-Yearbook, 1994.

[20] Chaffin DB, Anderson GBJ. Occupational biomechanics. New York: John Wiley and Sons, 1984.

[21] Air Transport Association. Scientific advisory board meets to address pilot fatigue and alertness management initiative. Press Release. 13 Dec 2000.

[22] National Institute for Occupational Safety and Health. Proposed national strategy for the prevention of work-related musculoskeletal injury. NIOSH Publication No. 8929, Cincinnati, 1985.

[23] National Institute for Occupational Safety and Health. Guide manual lifting. Cincinnati: NIOSH, 1993.

[24] Pleil JD, Smith LB, Zelnick SD. Personal exposure to JP-8 jet fuel vapors and exhaust at air force bases. Environ Health Perspect 2000;108:183-192.

[25] Boice JD Jr, Marano DE, Fryzek JP, et al. Mortality among aircraft manufacturing workers. Occup Environ Med 1999;56: 581-597.

[26] Radican L, Wartenberg D, Rhoads GG, et al. A retrospective occupational cohort study of end-stage renal disease in aircraft workers exposed to trichlorethylene and other hydrocarbons. J Occup Environ Med 2006;48:1-12.

[27] Attia JR, D'Este C, Schofield PW, et al. Mental health in F-111 maintenance workers: the Study of Health Outcomes in Aircraft Maintenance Personnel (SHOHMP) general health and medical study. J Occup Environ Med 2006;48:662-691.

[28] Iavicoli I, Carrelli G, Bergamaschi A. Exposure evaluation to airborne polycyclic aromatic hydrocarbons in an Italian airport. J Occup Environ Med 2006;48:815-822.

[29] England EC, Carlton NG, Krevonick PL. The impact of ventilation systems on worker exposures during advanced composite material and fiberglass repair operations on military aircraft. Appl Occup Environ Hyg 2000;15:391-396.

[30] Rest KM. Ethics and occupational health. In: Levy BS, Wegmon DW, eds. Occupational health, 2nd ed. Boston: Little, Brown and Company, 1988.

[31] American College of Environmental Medicine. Code of ethical conduct. www.acome.org/OEML.inks, September 2006.

[32] National Research Council, Committee on Air Quality in Passenger Cabins of Commercial Aircraft. The airline cabin environment and the health of passengers and crew. National Academy Press, 2002.

[33] Lindgren T, Norback D, Andersson K, et al. Cabin environment and perception of cabin air quality among commercial aircrew. Aviat Space Environ Med 2000;71:774-782.

[34] Rayman RB. Cabin air quality: an overview. Aviat Space Environ Med 2002;73:211-215.

[35] Nagda NL, Koontz MD. Review of studies on flight attendant health and comfort in airliner cabins. Aviat Space Environ Med 2003;74:101-109.

[36] Boeing Commercial Airplanes. Commercial airplanes—cabin air systems. 2006, available at http://www.boeing.com/commercial/cabinair/index.html, accessed January 2007.

[37] Maresh CM, Armstrong LE, Kavouras SA, et al. Physiological and psychological effects associated with high carbon dioxide levels in healthy men. Aviat Space Environ Med 1997;68（1）:41-45.

[38] National Transportation and Safety Board. NTSB Docket FTW98IA196: Determination of probable cause. DC-8 mishap, available at http://www.ntsb.gov/ntsb/brief2.asp?ev id= 20001211X09850&ntsbno=FTW98IA196&a key=1, April 29, 1998.

[39] Caldwell DC, Lewis RJ, Shaffstall RM, et al. Sublimation rate of dry ice packaged in commonly used quantities by the air cargo industry. Report DOT/FAA/AM-06/19. Federal Aviation Administration, 2006.

［40］Melton CE. Airline cabin ozone: an updated review. Report DOT/FAA-AM-89/13. Federal Aviation Administration, 1989.

［41］Spektor DM, Lippmann M, Thurston GD, et al. Effects of ambient ozone on respiratory function in healthy adults exercising outdoors. Am Rev Respir Dis 1988;136（4）:821-828.

［42］Higgins EA, Letegola MT, McKenzin JM, et al. Effects of ozone on exercising and sedentary adult men and women representative of the flight attendant population. Report No. FAA-AM-79-20. Federal Aviation Administration, 1979.

［43］Higgins EA, Letegola MT, Melton CE, et al. Effects of ozone（0.30 ppm）on sedentary men representative of airline passengers and cockpit crewmembers. Report No. FAA-AM-80-9. Federal Aviation Administration, 1980.

［44］Spengler JD, Ludwig S. Ozone exposures during trans-continental and trans-pacific flights. Indoor Air 2004;14（Suppl）:67-73.

［45］Luna LK, Panning S, Grywna K, et al Spectrum of viruses and atypical bacteria in intercontinental air travelers with symptoms of acute respiratory infection. J InfectDis 2007;195:675-679.

［46］Mangili A, Gendreau MA. Transmission of infectious diseases during commercial air travel. Lancet 2005;365:989-995.

［47］World Health Organization. Tuberculosis and air travel: guidelines for prevention and control, 2nd ed, 2006.

［48］CDC. Exposure of passengers and flight crew to Mycobacterium tuberculosis on commercial aircraft, 1992-1995. MMWR Morb Mortal Wkly Rep 1995;44:137-140.

［49］MoserMR, Bender TR,MargolisHS, et al. An outbreak of influenza aboard a commercial airliner. Am J Epidemiol 1979;110:1-6.

［50］Brownstein JS, Wolfe CJ, Mandl KD. Empirical evidence for the effect of airline travel on inter-regional influenza spread in the United States. PLoS 2006;3（10）:1826-1835.

［51］Olsen SJ, Chang HL, Cheung TY, et al. Transmission of the severe acute respiratory syndrome on aircraft. N Engl J Med 2003;349:2416-2422.

［52］Vogt TM, Guerra MA, Flagg EW, et al. Risk of severe acute respiratory syndrome-associated coronavirus transmission aboard commercial aircraft. J TravelMed 2006;13:268-272.

［53］Public Broadcasting System. NOVA Archives, The most dangerous woman in America, the history of quarantine. http://www.pbs.org/wgbh/nova/typhoid/, accessed March 2007.

［54］World Health Organization. Revision of the International Health Regulations. available online at http://www.who.int/csr/ihr/IHRWHA583 en.pdf, accessed February 2007.

［55］Baker MG, Fidler DP. Global public health surveillance under new international health regulations. Emerg Infect Dis 2006;12（7）.

［56］EisenbergMS, Garrslev K, Brown W, et al. Staphylococcal food poisoning aboard a commercial aircraft. Lancet 1975;2（7935）:595-599.

［57］Tauxe RV, Tormey MP, Mascola L, et al. Salmonellosis outbreak on transatlantic flights; foodborne illness on aircraft: 1947-1984. Am J Epidemiol 1987;125（1）:150-157.

［58］Hedberg CW, Levine WC, White KE, et al. An international foodborne outbreak of shigellosis associated with a commercial airline. JAMA 1992;268:3208-3212.

［59］CDC. Cholera associated with an international airline flight, 1992. MMWR Morb Mortal Wkly Rep 1992;41:134-135.

［60］CDC. Update cholera—western hemisphere, 1992. MMWR Morb Mortal Wkly Rep 1992;41:667-668.

［61］World Health Organization. Report of the informal consultation on aircraft disinsection. ReportWHO/PCS/95.51. Geneva:WHO, Nov. 610, 1995.

［62］Kozarsky P, Arguin P, Navin A. Conveyance and transportation issues: air travel, including disinsection. In: Travelers' health: yellow book, health information for international travel, Centers for Disease Control and Prevention. Mosby, 2005-2006.

［63］Gratz NG, Steffen R, Cocksedge W. Why aircraft disinsection? Bull World Health Organ 2000; 78（8）.

［64］Das R, Cone J, Sutton P. Aircraft disinsection. Bull World Health Organ 2001;79（9）:900-901.

［65］Kilburn KH. Effects of onboard insecticide use on airline flight attendants. Arch Environ Health 2004;59（6）:284-291.

［66］Rayman RB. Aircraft disinsection. Aviat Space Environ Med 2006;77:733-736.

［67］Airport malaria in Luxembourg. Case report by Robert H. Euro Surveill 19 August 1999;3（34）:1.

［68］Conlin C, Berendt AR, et al. Runway malaria. Lancet 1990; 335（8687）:472-473.

［69］Intergovernmental Panel for Climate Change. Special report: aviation and the global atmosphere. Geneva,

Switzerland: IPCC, 1999.

［70］US Environmental Protection Agency. Regulatory announcement: new emission standards for new commercial aircraft engines. EPA420-F-05-015, available at http://www.epa.gov/oms/regs/nonroad/aviation/420f05015.htm, 2007.

［71］Federal Aviation Administration. Aviation and emissions—a primer, 2005. Available at http://www.faa.gov/regulations policies/policy guidance/envir policy/media/AEPRIMER.pdf, accessed February 2007.

［72］Stolarski RS, Krueger AJ, Schoeberl MR, et al. Nimbus 7 satellite measurements of the springtime antarctic ozone decrease. Nature 1986;322:808-811.

［73］Air Transport Association of America. ATA Issue Brief: US Airlines support development of alternative fuels. http://www.airlines.org/government/issuebriefs/Alt+Fuels.htm, October 2006.

［74］Clark C, Martin R, van Kempen E, et al. Exposure-effect relations between aircraft and road traffic noise exposure at school and reading comprehension. Am J Epidemiol 2006;163:27-37.

［75］O'Brien K, Friedberg W, Sauer, HH, et al. Atmospheric cosmic rays and solar energetic particles at aircraft altitudes. Environ Int 1996;22（Suppl 1）:S9-S44.

［76］Boice JD, Blettner M, Auvinen A. Epidemiologic studies of pilots and aircrew. Health Phys 2000;79（5）:576-584.

［77］Rafnsson V, Hrafnkelsson J, Hrafnkelsson J. Incidence of cancer among commercial airline pilots. Occup Environ Med 2000;57:175-179.

［78］Rafnsson V, Hrafnkelsson J, Tulinius H, et al. Risk factors for cutaneous malignant melanoma among aircrews and a random sample of the population. Occup Environ Med 2003;60:815-820.

［79］Linnersjˇo A, Hammar N, Dammstrom BG, et al. Cancer incidence in airline cabin crew: experience from Sweden. Occup Environ Med 2003;60:810-814.

［80］Gundestrup M, Storm JJ. Radiation-induced acute myeloid leukemia and other cancers in commercial jet cockpit crew: a population-based cohort study. Lancet 1999;354:2029-2031.

［81］Zeeb H, BlettnerM,Langner I, et al. Mortality fromcancer and other causes among airline cabin attendants in Europe: a collaborative cohort study in eight countries. Am J Epidemiol 2003;158（1）:35-46.

［82］Tokumaru O, Haruki K, Bascal K, et al. Incidence of cancer among female flight attendants: a meta-analysis. J Travel Med 2006;13（3）:127-132.

［83］Stewart T, Stewart N. Breast cancer in female flight attendants. Lancet 1995;346:1379.

［84］Health Physics Society. Report on screening with backscatter x-ray machines. Home page http://hps.org, http://hps.org/hpspublications/articles/screenindx-ray.html, accessed March 2007.

［85］Miniss P, Young DF, Garber DP, et al. Transformation of contrails into cirrus during SUCCESS. Geophys Res Lett SUCCESS Special Issue, October 1997;25（8）:1157-1160.

［86］Travis DJ, Carleton AM, Lauritsen RG. Contrails reduce daily temperature range. Nature 2002;418:601.

［87］Federal Aviation Administration. Order 7110.65R, Air traffic control, Chapter 9, section 4. Fuel Dumping, February 16, 2006.

［88］Federal Aviation Administration. Aeronautical information manual. Chapter 6, section 6-3-5. Fuel Dumping, August 3rd, 2006.

［89］Good RE, Clewell HJ. Drop formation and evaporation of JP-4 fuel jettisoned from aircraft. J Aircr 17（7）:450-456.

［90］Clewell H. Evaporation and groundfall of JP-4 jet fuel jettisoned by USAF aircraft. Final Technical Report ESL-TR-80-56. Engineering and Services Laboratory, Air Force Engineering and Services Center, 1980.

推荐读物

American College of Occupational and Environmental Medicine.Occupational medicine practice guidelines, 2nd ed. ACOEM, 2004.

American Medical Association. Guides to the evaluation of permanent impairment, 5th ed. AMA, 2001.

Aerospace Medical Association. Medical guidelines task force, medical guidelines for airline travel, 2nd ed. 2003. Aviat Space Environ Med 2003;74（5）: Section II, A1- A6.

AerospaceMedical Association. Emerging infectious diseases including severe acute respiratory syndrome: guidelines for commercial air travel and air medical transport. Aviat Space Environ Med 2004;75:85-86.

Friedberg W, Copeland K, Duke FE, et al. Radiation exposure of aircrews. Occup Med 2002;17（2）:293-309.

Green, KB, ed. The Aviation Industry. State of the art review. Occup Med 2002;17.

Levy B, ed. Occupational and environmental health, 5th ed. 2006.

Penner JE, Lister DH,Griggs DJ, et al. Intergovernmental panel on climate change special report: aviation and the global atmosphere. 1999.

Ribak, J, ed. Occupational health in aviation. Academic Press, 1995.

Rom, W, ed. Environmental and occupational medicine, 4th ed. 2007.

Rosenstock L, Cullen MR, Brodkin CA, eds. Clinical occupational and environmental medicine, 2nd ed, Elsevier Saunders, 2005.

Sohail MR, Fisher PR. Health risks to air travelers. Infect Dis Clin North Am 2005;19:67-84.

Thibeault, C. Airliner cabin air quality. OccupMed 2002;17（2）:279-292.

American Conference of Governmental Industrial Hygienists. Threshold limit values for chemical substances and physical agents.

建议网站

Agency for Toxic Substances and Disease Registry（ATSDR）. www.atsdr.cdc.gov.

American Association of Occupational Health Nurses. www.aaohn.org.

American Board of Preventive Medicine. www.abprevmed.org.

American College of Occupational and Environmental Medicine. http://www.acome.org.

American College of Occupational Safety andHealth.www.ACOSH.org.

American Conference of Governmental Industrial Hygienist. www.acgih.org.

Centers for DiseaseControl andPrevention. http://www.cdc.gov/travel/.

Department of Labor. www.dol.gov.

Department of Transportation. www.dot.gov.

Environmental Protection Agency. www.epa.gov.

Federal Aviation Administration, http://jag.cami.jccbi.gov./cariprofile.asp.

Health Physics Society. http://hps.org.

International Civil Aviation Organization. www.icao.int/.

Intergovernmental Panel on Climate Change. http://www.ipcc.ch/.

National Council on Radiation Protection and Measurements（NCRP）. http://www.ncrponline.org/.

National Institute for Occupational Health and Safety. www.cdc/niosh/homepage/.

Occupational Safety and Health Administration. www.osha.gov.

Total Ozone Mapping Spectrometer. http://jwocky.gsfc.nasa.gov/.

World Health Organization's International Health Regulations. http://www.who.int/csr/ihr/ihr1969.pdf.

World Health Organization's IHR 2005. Revision. http://www.who.int/csr/ihr/IHRWHA583 en.pdf

第二十二章

航空航天医学中的女性健康问题

> 我追求的目标是让这个奇妙的礼物化为实用成果，献给商业飞行的未来，也献给未来有志驾驶飞机的女性。
>
> ——艾米莉亚·埃尔哈特

本章主要关注当前与航空航天医学有关的女性健康现状。虽然在航空航天环境有很多关于女性训练和工作方面的文章，但本章提供的是近年的文献。从商业飞行到军事飞行再到太空飞行，女性在航空航天领域已经并正在做出重大贡献。女性面对这些挑战时，航医必须意识到她们整体的健康状况和特殊性问题。除怀孕后期外，女性在飞行中没有明显的限制。从事卫生保健的专业人士可以从本章介绍的有关内容中获得保健特殊女性群体健康的信心，本章内容涉及对飞行高性能飞机女性保健的标准方法，无论她们是飞行员还是乘务员。

女性参与航空开始于早期飞行和太空旅行。目前，在美国联邦航空管理局（FAA）旗下的 36 584 名飞行员中，女性占 6%。在美国军队，女性占所有固定翼和旋转翼飞行员的 6% 左右。美国国家航空航天局（NASA）的女性雇员为 32%，其中 18% 在应用科学或工程领域服务。91 名现役宇航员中，18% ~ 20% 都是女性。15 名国际宇航员中有 2 名是女性。回顾联邦航空局（FAA）的数据，在过去 25 年所有飞行类别的女性数量都在下降，但是在一级航空运输飞行员和二级商业飞行员中女性飞行员的人数却明显增长了 13 倍。从机械师到飞行工程师，女性扮演着几乎所有航空保障的角色，但只有在空姐类别 80% 由女性组成。

自莱特兄弟 1903 年开始动力飞行以来，每十年都会涌现出一位开创先河的女性，并延续至今。下面简要概述在航空航天领域做出突出贡献和显著成就的几位女性。

1910—Raymond De Laroche 是世界上首位获得飞行员执照的法国女性。

1911—Harriet Quimby 是第一位获得飞行员证书并飞越英吉利海峡的美国女性。

1921—BessieColeman 是第一位获得飞行执照的非洲裔美国人。

1932—Amelia Earhart 是美国首位单独驾机飞越大西洋的女性。

1934—Helen Richey 是第一位被聘请为美国商业航空公司的女性飞行员。

1942—Mary Van Segue 是美国首位被认证的女性空中交通管理员。

1942—Jackie Cochran 是首位美国军用飞机女性飞行员（黄蜂）。

1953—Jacqueline Cochran 是首位驾驶萨博喷气式飞机在 F86 北美白令海峡上空（Boeing North American）突破音障的女性。

1963—Valentina Tereshkova 是苏维埃社会主义共和国首位乘坐东方 6 号太空飞船的俄国女宇航员。

1973—Emily Warne 是美国首位受聘在固定航线驾驶现代喷气式航空运输机飞行的女飞行员。

1974—Barbara Raines 是美军首位女飞行员。

1983—Sally Ride 是美国首位随挑战者号航天飞机进入太空的女性（见图 22-1）。

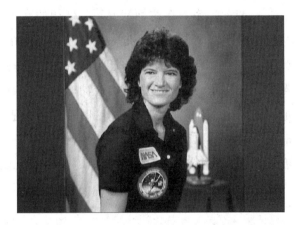

图 22-1　图为 Sally Ride，是首位经美国国家航空航天局（NASA）认证在挑战者航天飞机执行太空任务的美国女性。

1986—Jenna Yeager 是首位作为副驾驶员获得环球不间断不加油飞行功臣的女性。

1993—美国国防部通过国防秘书 Les Aspin 向女性开放航空作战。

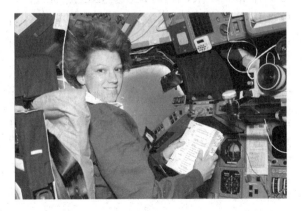

图 22-2　美国空军中校 Lt. Col. Eileen Collins，是首位经美国航空航天局（NASA）认证的女航天飞机指挥官。

1999—美国空军中校 Lt. Col. Eileen Collins 是首位女性航天飞机指挥官，在此之前她曾驾驶过两种航天飞机。（见图 22-2）。

2007—宇航员 Sunita Williams 在国际空间站上创建了太空行走数量和全部太空行走时间记录，该记录显示女宇航员在太空行走 4 次，总计 29 小时 17 分钟。

妊娠中的航空飞行

政策

有关怀孕旅客的国内外商业旅行的常规标准政策是缺乏的。不过，民用航空公司的政策考虑到怀孕旅客孕期的长短，妊娠期越长越有可能发生羊水破裂或分娩。对很多妊娠相关事件的预测并非易事，50% 孕妇早产没有可识别的危险因素。这意味着在 30 ~ 45 分钟以内的转运旅客和通勤飞行取决于气象条件和空中交通。由 Breahtnach 回应商业航空公司的一项调查显示，仅有 70% 的机组成员受过分娩培训，不足 30% 的机组配备了成套的分娩用具。因此，许多航空公司医疗部门通常采用一些具有一定灵活性的保守方法，允许旅客在怀孕 36 周时搭乘国内航班，在怀孕 35 周时可以乘坐洲际或跨洋的国际航班。如果怀孕 36 周超过航空公司的限制，通常要求提供孕妇无即将分娩症状且无任何潜在并发症的医学证明。

情况复杂的怀孕女性可能会遭遇航空旅行的其他风险。航空旅行的绝对禁忌包括羊水破裂、孕期出血、胎儿异位、严重妊娠高血压和重度子痫前期。妊娠早期出血表现为未确诊的宫外孕或先兆 / 不完全流产。15% ~ 20% 的孕妇因自然流产而导致妊娠终止。中晚期出血表现为先兆性流产、宫颈闭锁不全、胎盘早剥或前置胎盘。多胎妊娠较复杂，有早产史或子宫敏感的孕妇容易引发早产。严重贫血将影响氧气输送到胎盘，应在飞行前予以治疗或在飞行中最低限度地补充氧气。患有子宫肌瘤、子宫收缩和先兆子痫等潜在危及胎儿安全的孕妇同样应提供吸氧疗法。

相比环境造成的风险，孕妇在航空旅行时面临的风险可能是最小的，比如到达目的地时可能会遇到地方性疟疾。最佳方案是考虑各方面的建议，包括住宿、出行、食物和医疗保障，并通过建立健全的产前保健减轻这些因素构成的风险。孕妇在旅行前，通常要进行产前检查包括超声检查、各种传染病免疫状况评估、免疫接种、预防疟疾和创建产前记录。超声检查有助于更精确地检测和确认妊娠、多胎妊娠和异位妊娠。一般情况下，孕妇在怀孕期间避免使用如腮腺炎、风疹、口服脊髓灰质炎、水痘和黄热病等活病毒疫苗。处方药物包括预防疟疾和其他疗法，同时应考虑止吐药和止泻药。产前记录应和护照、签证及免疫状况记录一并携带。

怀孕的机组成员具有不同的职责和要求。孕中期不断变化的平衡性、适应性、灵活性和体态变化可能会明显干扰安全飞行或在紧急出口协助疏散乘客的能力。因此，民航机组成员普遍在怀孕 28 周或中期妊娠后被限制飞行。虽然在通用航空中妊娠并不意味着要停飞，但机组人员必须意识到飞行对晚期妊娠的影响，如驾驶舱工效学和胎盘储备。成熟的胎盘始终能确保孕妇持续怀孕。超过 34 ~ 36 周的成熟胎盘与几个因素有关，包括微钙化物沉积，影响氧气传输给胎儿，并最终降低胎儿呼吸储备。在8000 英尺高空（商业客舱）降低氧气用量可能不会引发孕妇单纯的氧压问题，但在 14000 英尺高空的氧含量（通用航空，非增压座舱）可能会造成胎儿不适。

驾驶高性能军用飞机或从事飞行特技的女性将体验高水平的加速度（G 作用力）。通过弹射座椅出舱将导致更高的加速度作用力，这些加速力是突发、意外且剧烈的，可对妊娠女飞行员及胎儿造成严重危害，其结果取决于妊娠周期。孕妇在妊娠 3 个月受到冲击，可能仅仅会导致流产和不易察觉的流血，和非妊娠女性一样，不会造成额外的母体发病。因此，怀孕的女飞行员同样能成功驾驶飞机或安全逃生。妊娠中、晚期易引发子宫破裂，在妊娠 30 周时仅有 20% 的心脏输出流向子宫。因此，子宫破裂或胎盘早剥可能导致胎儿损伤，增加母亲的发病率或死亡率。在这种情况下，怀孕的女飞行员不可能驾驶飞机（飞机失事），也不可能在弹射过程中幸存下来。目前还没有针对这些问题的研究报道，妊娠期飞行员应向产科医生和航医进行咨询，以确定孕期内临时停飞的合适时机。对于配有弹射座椅飞机或平台工作的所有人，都应该实行知会同意的原则。

飞行中生理学影响

孕妇独特的生理机能会受到飞行环境的影响（表 22-1）。一般情况下，这些考虑适用于妊娠机组成员、常客和频繁旅行者。航空医学人员必须熟知孕妇怀孕期间特定的生理系统变化，并对胎儿生理情况进行适当的咨询，为怀孕女性颁布相关政策，同时提供空运医疗运送并照顾怀孕的患者（或新产后）。举个例子，一个 31岁怀孕 30 周但无症状的乘客发现有收缩期喷射性杂音伴室性奔马律，并有下肢坠积性水肿，判断症状接近正常，并明确为她安排短程定期往返飞行的航班。有一位同龄非妊娠女性也有相似的临床症状，但被怀疑为心力衰竭。

胎儿

通过监测表明，在商业飞行中母亲和胎儿的生理反应适中，母亲心肺功能的较大变化包括在最大座舱高度（7 855 英尺）经皮氧分压下降 25%，但没有伴随胎儿心动过速、心动过缓或变异性降低。因此，这个座舱高度符合母亲 64mmHg 肺泡气氧分压和 90% 氧饱和度的需求，母亲缺氧并没有使胎儿出现剧烈反应。长达 30 分钟的动物模型表明，在 15 000 英尺高度突然减压，母亲动脉血氧分压降低到 46mmHg（氧饱和度 82%），没有发现缺氧造成胎儿大脑退化或心脏变化。胎儿的相对缺氧耐受性主要因为胎儿重要器官的供氧是通过循环系统和代偿机制共同作用的，比如血液向重要器官的重新分配（分流）和耗氧量降低。

表 22-1 航空飞行环境对妊娠产妇潜在的航空医学影响

器官系统	妊娠生理变化	飞行环境威胁	对产妇潜在的航空医学影响
心血管	全身血管阻力降低，增加静脉电容	长时间不活动血管	迷走神经性反应，晕厥
呼吸	吸气量增加，肺活量降低，残余容量减少；妊娠期生理性呼吸困难	降低客舱氧分压	呼吸困难加重
血液	血容量增加导致鼻咽水肿（合并鼻咽增生）	环境压力改变	气压性鼻窦、中耳炎、晕厥
	凝血因子和纤维蛋白原增加，子宫压迫腔静脉（静脉淤血）	长时间不活动	血栓栓塞现象
胃肠	胃排空延迟，孕期恶心呕吐	运动（晕机）	恶心/呕吐
	胃肠蠕动减缓，轻度腹胀	环境压力改变	腹胀，绞痛
肌肉骨骼	腰椎曲度改变，妊娠子宫撞击，关节松弛	长时间不活动，飞行颠簸，驾驶舱工效学差	腰痛、骨盆疼
	重心改变	气流颠簸	失衡改变，增加创伤性跌倒的风险

参考第 8 章

胎儿的携氧能力和解离过程有三种生理优势。首先，胎儿循环比成人携带更多的血红蛋白（gm/dL）。其次，胎儿血红蛋白氧解离曲线左移到成人血红蛋白，从而允许增加 20% ~ 30% 的携氧能力；最后，波尔效应对绒毛膜血循环的气态氧转移有促进作用。胎儿的血液源自于携带大量的二氧化碳的脐带血流动进入胎盘，并迅速扩散到母体胎盘的绒毛间隙。局部二氧化碳降低使胎儿的血液偏碱性，氧离曲线向左上方移动。因此，在降低母体血液的同时，提高胎儿血液的氧结合能力，可以增强氧气的传输能力。波尔效应对母亲和胎儿血液的影响作用是不同的。

孕妇

航空旅行对孕妇妊娠期胃肠道生理变化的影响有时表现为腹痛、恶心和呕吐。在一定海拔高度，孕妇肠内气体扩张，由于怀孕引起的腹部挤压，出现疝气痛、腹部不适和疼痛。因此，孕妇在飞行前几天应避免食用产生气体的食物。孕妇怀孕早期的恶心可能与航空旅行有关，所以，医生应考虑开些止吐药。

因妊娠期间子宫扩张和变大改变了孕妇的重心，使其步态更加不稳定，而平衡度下降和缺乏协调性又增加了摔倒的风险，韧带松弛和血管充血增加了受伤的风险。第 3 个月的腹部创伤可能会导致胎盘早剥。由于无法随时预测气流颠簸，所以孕妇应始终佩戴座椅安全带。安全带应抵近耻骨联合或大腿上部，以减少对腹腔内胎儿的损伤。妊娠第 3 个月，孕妇在座舱里走动时应小心谨慎。

多数数据很少把航空旅行和静脉血栓栓塞

现象联系起来。怀孕使凝血因子发生变化，出现血栓性静脉炎和静脉淤血，原因在于子宫腔静脉压缩引发血管扩张和阻塞，增加了飞行中血栓栓塞的风险。这些妊娠变化开始于妊娠晚期并持续到产后 6 周，这种危险可能因长期在狭窄的座位上久坐而加重。孕妇在飞行中应穿着宽松舒适的衣服，定期伸展腿部，每小时起身走动一次。早期患有血栓栓塞或伴有静脉血栓危险因素的妊娠妇女，应咨询医生进行低分子肝素抗凝治疗。阿斯匹林的功效在于预防深度静脉血栓（DVT）的形成。护腿长袜、频繁运动、宽松的衣服和适当的补水均可降低深度静脉血栓的风险。

产科的航空医学后送

二十世纪九十年代，人们开始加强关注围产期划分，对需要精心治疗的出生体重极低的婴儿和伴有并发症的产妇提供治疗服务。这种服务包括平稳地后送产妇，医学中心高水平技术和专业人员为产妇提供最佳的分娩服务。通常，最佳且最有效的胎儿后送机制是妊娠中的孕妇将氧气和营养输送给胎儿。临床情况下，对于特殊环境中病情不稳定患者的治疗，后送医务人员比后送患者更为安全。一般孕妇空中后送禁忌证包括孕妇状态不稳定、胎儿情况迅速恶化、即将分娩、缺少经验丰富的医护人员和遭遇危险的飞行状况（气象）。对后送和及时护理的评估最好由具有航空医学认可或认证资质的围产期团队完成。与所有医疗后送一样，后送前应安排好转运，建立与转诊医院的治疗协议，为后送提供充分的指导，并确保通信的一致性。

空运后送团队应熟悉航空环境，具备熟练的围产期护理技能，包括阴道分娩能力。在可能的情况下，后送平台应与所需设备相配套。标准设备包括成套的分娩工具、子宫收缩剂、氧气、静脉输液、婴幼儿保温箱，以及使产妇和胎儿

稳定的装置。后送中较常见的并发症处理药物，如子宫收缩抑制剂、催产素、葡萄糖酸盐钙（镁毒性）、降压药和止吐药等（表 22-2）。起飞前评估和常规准备包括子宫颈检查（除了疑似未成活胎盘或胎盘胎膜早破）。如果可以的话进行静脉注射，在左侧卧位后送取代妊娠子宫腔静脉，增加孕妇静脉回流和心输出量以及子宫灌注。对非妊娠女性也要关注高级生命支持。胎儿的心率可通过数字显示的手持多谱勒检查仪来测量，应持续不断地补充氧气，以提高胎儿大脑皮层的氧含量。空运后送计划使用固定翼飞机还是旋转翼飞机取决于多种因素，包括可用资产、气象条件、地貌地形、机场保障、着陆区域和最近的专业医疗设备。

表 22–1　诊断航空后送运输飞行中产科患者的并发症

诊断（%）		并发症（%）	
早产（PTL）	33	恶心 / 呕吐	15
早产胎膜早破	21.3	宫缩增加	7
妊娠诱发的高血压	21.3	其他	3
早产和胎膜早破	7.5		
其他	8.8		

其他包括高血压、低血压、产妇呼吸节律降低（来自 O'Brien DJ, Hooker EA, Hignite J, et al. Long-distance fixed wing transport of obstetrical patients. South Med J, 2004;9:816–818.）

当孕妇发生早产、胎膜早破、妊娠高血压综合征（妊高症）/ 子痫前期（表 22-2）等三类情况时，大多数空运后送以胎儿为目的。

在空运后送前或后送中，对宫缩或胎膜早破的患者常常采用这种疗法。该疗法目的是预防空中分娩和有足够的时间使用皮质类固醇（促进胎儿肺部发育成熟），以及预防 B 族链球菌（预防脑膜炎和其他潜在的传染病），这三种措施已被证明降低围产期发病率和早产儿死亡率。

严重的母亲高血压或妊高症可并发肺水肿、子痫，甚至危及胎儿生命。先兆子痫产妇的途中护理包括血压控制、行为控制、预防受伤和给氧，

并最大限度地降低风险。使用镁剂治疗必须要有严密的医学监控，因为高剂量的镁剂可导致母体呼吸系统功能减弱，甚至呼吸暂停。

结果

尽管现有证据有限，英国 93% 的产科医生认为商业飞行对孕妇无害。如前所述，正常飞行高度时加压座舱的氧气足以满足胎儿飞行。与标准（普通人群）相比，慢性暴露于飞行高度中的孕妇并未明显不同。同样，检查数据显示飞行中乘务员自然流产率与普通人群没有差别。

宇宙辐射对孕妇和女性健康的影响

除了偶尔的太阳粒子事件，不常出行的旅行者受到宇宙辐射影响最小，不太可能影响妊娠的结果，如自然流产、生长受限、先天畸形、智力迟钝、儿童恶性肿瘤诱发等。然而，出行频繁的旅行者或机组人员必须考虑这些影响，并在某些情况下加以控制。胎儿累积暴露小于 20 毫西弗不会造成伤害，应慎重地对待这一缓冲区作用的重要性。因此，组织者或医疗工作者应充分沟通风险并实施管理的控制。比如，修改工作安排或选择其他交通工具，以确保孕体累积量不超过 1 毫西弗（国际放射防护委员会）。根据监管机构的管理，风险沟通和控制实施是可取的或是实质上具有监管权的（参见第 8 章）。

一些研究已经发现过量辐射诱发女性空乘人员罹患癌症，特别是黑色素瘤和乳腺癌。最近的一项 meta 分析表明，乳腺癌发病率无论是轻微还是明显增高都会在累积性相对患病风险（RRc）（1.22–1.62）中有所反应（p <0.0001），女乘务员患黑色素瘤的风险为 2.13（1.58–2.88）（p <0.0001），但整体来看没有明显超出癌症的

发病率。然而，很难把原因归为电离辐射的影响，因为大量的其他风险如二手烟、生殖因素、飞机上使用有机农药、推迟生育、母乳喂养率和生活方式差异等（参见第 8 章）。

妇科问题和飞行影响

妇科疾病很少导致飞行中突发失能。治疗效果取决于减轻疼痛的发病和持续时间，功能性结果包括定性的工作表现和长时间旷工。患者有明显药物副作用反应（尤其是中枢神经系统），不应履行航空职责。当开始使用新药物时，可以考虑临时停飞一段时间。

痛经

痛经指月经痛，分为原发型和继发型。原发型痛经普遍发生在 40% ~ 50% 的年轻女性中，占此群体的 15%。痛经与排卵周期有关，通常在没有其他妇科疾病的情况下发生。而继发型痛经往往发生在其他妇科疾病，如子宫内膜异位、子宫肌瘤、盆腔炎和宫颈狭窄等。痛经的特点是间歇性的，发生在月经前和最初的 2 ~ 3 天，通常是可预测的且时间有限，应在飞行计划中考虑这些因素。痛经可能伴有腰痛、呕吐、头痛、头晕和腹泻，可使人在飞行中分散注意力。

药物或手术对痛经的治疗是有效的。使用常规药物可为 80% ~ 90% 的女性有效缓解疼痛。对药物不敏感的患者在 3 ~ 6 个月治疗失败后，通常会接受影像或腹腔镜检查以查找其他病因。

经前综合征

经前症状影响 85% 的经期妇女，5% ~ 10% 的女性会发生严重的症状并可能造成身体损害。虽然血清素失调是目前最合理的病因，但经前综合征的确切病因尚不完全清楚。最近，美国

精神病学协会（APA）已经确立了更严格的经前综合征（PMS）诊断标准，包括以下基本要素：

1. 经前情感综合征和躯体症状。

2. 黄体期症状下降。

3. 日常功能损伤。

4. 无其他疾病可以解释的症状。情感症状如抑郁、易怒、焦虑、困惑和躯体症状，如头痛、肿胀，乳腺胀痛可降低注意力并导致注意力不集中、犹豫不决、疲劳，所有这些症状与航空职责不相符。这个诊断应建立在与月经周期相关的病历日志和 APA 元素基础上，无症状间隔期也必须建立。长期有效的疗法包括口服避孕药（OCPs）、有氧运动、咨询服务和改善饮食，这些疗法已显现出不同程度的疗效，应针对个别患者的症状制定相应的疗法。最近，血清素再摄取抑制剂已被证明是有效的疗法。

妇科异常出血

妇科异常出血（未怀孕）可能因在生育年龄不排卵或排卵造成的。如果发生贫血，可能会导致疲劳，表现为能力下降氧含量和 G 耐力降低。更年期女性未接受激素替代疗法时发生子宫异常出血，在临床上应给予重视，并需要进行全面评估是否患有恶性肿瘤。

无排卵出血常见于育龄期和排卵少或孕激素缺乏。受精失败导致孕激素减退且难以预测怀孕失败的时间。其他无排卵性出血的原因包括甲状腺疾病、肥胖、压力、训练、多囊卵巢综合征和减肥。无排卵性出血通常是对避孕工具（OCP）抑制作用、周期性黄体酮治疗或确定身体状况好转的临床反应。

排卵性出血通常由结构异常引发，包括子宫肌瘤、子宫内膜异位症、子宫内膜炎、子宫息肉、恶性肿瘤、妇科感染和血液病。诊断妇科感染通过体检或子宫内膜穿刺，使用抗菌药物进行治疗。通常情况下，识别结构性病变采用影像和手术诊断相结合的方式，包括超声、盐水输注超声和宫腔镜检查。除恶性肿瘤、息肉和黏膜下肌瘤外的无排卵性出血或大多数结构性病变，患者可进行 3 ~ 6 个月的试用性药物治疗，对药物不敏感者通常采用手术治疗。

子宫内膜异位

子宫内膜异位症是育龄妇女常见的、症状复杂的妇科疾病，可以定义为子宫外存在子宫内膜腺体样组织和内膜间质，可从亚临床病灶（腹腔镜手术）发现症状，严重浸润症状涉及肠道、膀胱和输尿管，极少症状还表现为并发自发性气胸。子宫内膜异位症发生在 15% 无临床症状的女性中，通过腹腔镜输卵管结扎手术，40%的女性患有慢性盆腔炎，60% 的女性患有痛经，5% ~ 50% 的女性患有不孕症，20% 的女性需住院治疗盆腔炎。最终疾病发展的病理生理不明确，但是可视化手术证实了组织学检查依然是诊断的金标准。症状表现各不相同,包括痛经、盆腔炎、腰痛,这些症状在飞行中可分散注意力。

关于子宫内膜异位症的最佳治疗手段存在不同意见，大多数治疗对策包括起初是用卵巢抑制试验和口服避孕药改善症状，之后对口服避孕药失败者给予促性腺激素释放激素激动剂。促性腺激素释放荷尔蒙兴奋剂可导致更年期症状，包括潮热和情绪变化，并可能影响飞行认证。如果需要，可使用低剂量的雌激素，如临床症状没有改善，通常采用手术治疗或重新诊断。

飞行中女性人体测量适应性调节和生物力学的影响

一般来说，飞机操作的关键是强度测量，而不是驾驶舱适配性。男性和女性的下肢力量不同，但实验的差异存在于上肢力量。这种差别在现代固定翼和旋转翼飞机中可能并不明显，因为对飞行来说驾驶杆和方向舵的控制不是那么重要。这些研究中的重点是处理液压故障，当前已证明飞机不再是一个控制因素。从尺寸来看，50% 的女性和 5% 的男性关于驾驶舱的适配性，与有效控制的挑战以及个体防护装备是否匹配有关。女性平均身高和体重比男性低，美国女性平均身高是 64 英寸。此外，与身高相同的男性相比，女性的手臂长度更短，所有这些参数都可能影响驾驶舱适配性和潜在的机组效能。

Schender 等人开展了一组小序列的研究，主要研究身材矮小的女性，定义为美国 5% 的女性，体重为 120 磅或更少。他们评估了她在执行飞行剖面任务的动态性能、成功发射能力、在加速度应激状态下头盔附加装置支撑能力。作战飞行模拟空战演习、应急处置和战斗飞行标准被用来评估飞行员上半身的肌肉耐力。虽然科目不多，但是研究人员得出结论，身材矮小的女性与男性在动态活动中有同等的实力，如跃升、拉动或推动，在整个演习过程中未见能力下降。然而一个瞬间的动作可能引起的不利因素是肩臂关节弯曲、外展或旋转。1981 年的一项研究评估男性和女性对飞机的操控强度并得出结论，男性和女性的腿部力量相近，但女性表现出较小的手臂力量。这个研究和 1973 年联邦航空局民航航空医学研究所的一项研究都对当时飞机操控力限制进行了报道，无论是瞬时操控还是持久操控，大多数女性飞行员和一部分男性飞行员，对副翼、升降舵和蹬舵操控力的限定太高了。体能训练肯定能增强女性应对这些飞行任务的能力。

在航天环境中临界强度测量能够表现持续的肌肉耐力，特别是在高 G 机动情况下肌肉的持续耐力。女性能够满足静态和动态情况下弹射程序的拉力要求，并可以安全地启动这些程序。头部重量增加引起的颈部负荷，尤其是在 G 环境下限制了女性配戴面罩 / 面罩 - 软管，也限制了读取位置较低的座舱显示器和定位目标。在 +4 ~ -4 Gz 之间，由于头盔组件的力学和视觉范围的限制，受试者出现了移动能力受损。力量上的性别差异源于男性和女性之间肌肉多少的差异，表现为体重较轻、四肢较纤细等。和男性一样，女性的力量特征差别也很大。

混合性别机组动力学

本节涉及混合性别机组动力学。社会接受女性所有航空角色的演变，这受益于政府的规定。本章开始时列举了一些女性在航空领域里程碑式的成果。二战期间，黄蜂在航空服务中承担重要的支撑，如牵引目标、运送飞机并担任飞行教官等职务，她们用了很长时间才真正融入到国家军事航空服务领域。1979 年，立法机关授予黄蜂当之无愧的资深地位。二十世纪 70 年代，美国海军和当时的陆军（1973），随后是海军于 1976 年开始训练女性参与到军事航空作战。海军航空医学研究所于 1977 年开展了一项调查研究，着重研究男性飞行学员对参与海军航空兵训练女性飞行学员的态度。在这项研究中，由 Spence 和 Helmreich 研发的一个在海军飞行学员和得克萨斯大学男性大学生对照组中测定男性对女性"控制"态度的量表（AWS）。该量表包括 55 个表格和 20 个附加问题，增加了海军心理学家解决具体军事方面的问题。海军航空兵学员愿意接受女性同龄人，这些做法对所有志愿于服兵役的人是至关重要的。有趣的是，作者建议负责单位指挥职能和制定航空医学培训政策的高层领导人也应选举产生，但没有可借鉴的类似调查报告，而大学生不太接受女性作为同行。1993 年，当时的国防部部长 Les Aspin 签署了女性加入航空战斗的授权。1997 年，美国空军研究人员开展了一项临床访谈以评估女性是否能成为美国空军飞行员，这些评估涉及她们的个人健康、家庭、社会关系和职业压力。在 114 名受访的飞行员中有 64 名男性和 50 名女性，所提供的数据分析显示，相当可观的人赞成女性融入到军事机构。男女之间的工作关系并不存在性别差异，而是共同体验、共担风险和压力。目前，航空医学保障机构面临的一个关键任务仍是需要足够的临床资源解决女性的健康需求，包括有适当的设备、培训和实验室支持，以一种隔离和舒适的方式进行妇科检查。大多数男性和女性渴望飞行，在战斗中履行职责并完成训练任务，97% 的男性和 98% 女性的认为与同性飞行员一起飞行感觉更舒适。女性仍然把性别歧视视为头号压力源，而男性则认为家庭压力比女性更大。重复这项研究很有意义，依靠当前几个作战平台，针对机组成员操作效能和性别关系以评估长期的多个部署和重大作战任务的影响。此外，在重返月球或延长持续时间的火星计划中，混合机组成员期望进一步拓展这方面的研究。

其他与性别有关的问题

G 耐力

当今操控现代高性能战斗机所需的因素比力量更重要，持续 G 耐力尤为重要，Gillingham 开展了有关性别和 G 耐力影响的代表性研究工作。在 G 耐力慢速和快速增长时，松弛和收紧 G 耐力没有性别差异。此外，未发现月经期间 G 耐力有明显差异。女性没有表现出与乳腺相关的症状，但有两例尿失禁的报道。这个 "G 评估" 项目的发现已在多个研究中得到证实。在 F-16 模拟飞行中使用了 30 多个性能指标，女性完成指标的标准与男性相同。然而，女性和男性存在适应 G 耐力方面的生理差异。女性缺乏适应性，在没有增加心肌收缩力或压力感受敏

感性的情况下，付出更多的努力和更大的对抗以维持 Gz 负荷。进一步研究表明，虽然性别间存在加速度耐力差异，但没有必要针对女性需求对驾驶舱和飞机设计及开发加以改进。在微重力环境下，男性和女性 G 耐力均会降低，应采取对策以降低长期暴露于微重力环境下造成的 G 耐力减退。Waters 等人已证实女性在太空飞行后直立性低血压有所增加，这些可以通过低血管阻力预测出来。女性需要使用这些技术，以便令人满意地参与长期的太空任务。

在 Gillingham 的研究报告中有两个加速度引发尿失禁的案例。在常规军事飞行任务中，对女性进行匿名调查显示女性失禁率与普通人群相似，并未影响执行高性能飞机飞行任务。短暂的离心机暴露测试显示女性没有明显的尿渗漏倾向，也未出现盆腔手术或分娩造成的不良影响。这些研究表明尿失禁对飞行训练或执行任务没有限制。

缺氧和温度调节

这些领域缺乏对大量女性受试者的详尽研究。在不同海拔高度，通过使用自行车测力计评估训练和久坐不动的女性急性缺氧的反应，测试结果显示在 1000 米、2500 米和 4500 米高度，受过训练的女性最大耗氧量下降，与男性相似。VO2 为最大耗氧量，通常表示每分钟消耗氧气的绝对体积，反映了机体的有氧代谢能力。在不同海拔地区和海平面，女性登山者长期或短暂暴露的影响和结果与男性相似，包括心率增加和耗氧量降低（VO_{2max}）。

女性使用口服避孕药一个多月，将影响运动能力达到峰值，峰值和摄氧量均中度下降。在这些研究中，月经周期阶段对运动峰值本身并没有任何影响。

虽然男女之间的身体质量、大小和构成存在差异，但女性热激活汗腺密度更发达。由于

体温调节方法不同，男性和女性的发汗量不同，女性会延迟发汗且不太剧烈。在月经黄体期，由于孕激素的影响身体基础温度提高，女性对寒冷的反应受体重较轻或脂肪含量较多的影响。然而，除了与实际物理能力相关的体型、大小和构造外，男女之间温度调节并不存在真正的差异。

运动病

一些使用回顾性问卷以及结合动态测试问卷的研究报告显示，女性比男性表现出更多和更强烈的运动病症状。应激研究采用的手段包括视动旋转鼓、假性科里奥利刺激和在旋转椅沿垂直轴旋转。应激研究提供的数据表明，在症状的严重程度上男性和女性之间没有显著差异，在生理学上也没有可测量的差别。在应激测试前的一般问卷中，女性更多的报告为运动病。基于社会规范，女性更容易接受关于她们症状的报告，而男性则不愿接受报告。假性科里奥利效应使用旋转滚筒或头部运动显示，在男性和女性之间相对运动错觉没有变化，但女性报告了更多的症状。对性别和种族的评估显示，同一种族的结果难以一概而论，但值得注意的是经历身体旋转的女性报告的症状要多于男性。运动病调查问卷和完成静态空间任务能力的测试表明，女性在运动病问卷调查中的得分比在不明确的任务中得分更高。女性可能更倾向于报告发生运动病的症状，但在应激测试中男性和女性之间没有明显差异。

运动病可能随月经周期的荷尔蒙和生理变化而变化。一个小序列的测试说明，在转椅和座舱组件动态测试后，月经期第 5 天运动病易感性最高，第 12 ～ 19 天时降低，第 26 天时降为最低。通过科里奥利引发的运动病和多普勒小腿和前臂血流量的测量，以及主观症状量表，生理和心理测量显示月经周期整个阶段没有差

别。这些发现的意义是什么？首先运动病易感性是个体化的，虽然症状可能发生，但无论是男性还是女性，一个人继续发挥作用的能力是可变的。其次关于运动病，在月经期女性的活动和能力不受限制。

减压病

目前，严谨的研究表明，男性和女性同样容易患减压病（DCS）。而减压病可能与荷尔蒙变化、月经周期、更年期或使用口服避孕药有关，但文献缺乏足够的研究支持上述观点。Webb 等人对 291 个受试者进行了 961 例暴露减压的研究。测试范围从 1.5 ～ 8 小时，暴露在 25 个包括不同海拔高度、持续时间和活动性变化的单独测试中。197 名男性和 94 名女性的减压病风险没有显著差异。

电话通信

女性发音的声学特征与男性不同，可能会受到专为男性语音模式设计的通信系统的影响，一项测试军用飞机驾驶舱在 95 ～ 115 分贝范围内的研究显示女性语音沟通效果低于男性。进一步分析表明，虽然存在差异，但这些只是最高分贝的座舱噪音。在最高分贝检测到的差异也受基于男性通信系统设计的语音频谱和驾驶舱噪音频谱的影响。使用有效降噪技术可以克服这些差异，帮助男女双方获得清晰的语音通信。有限的研究表明，在正常的巡航操作中，男女双方可以接受语音通信和交流。

结 论

本章提供的是关于女性健康问题和在航空环境中的作用的文献。女性在航空领域的各个方面已经并继续做出贡献。她们特殊的卫生保健需求与男性不同，但这并不能限制其继续成

为航空领域的参与者和贡献者。

关于妊娠，航空公司必须评估和辅助规划乘客旅行的各个方面，包括运输、食品、住宿、活动和医疗全程支持，分析每个阶段的风险，同时结合适当的产前护理大大消除飞行并发症。机组成员和乘客需求不同，由于环境危害如 G 耐力、紧急疏散、海拔高度等，妊娠女性在某些阶段必须受到更多的职责限制。军用航空的妊娠政策受益于标准化；商业太空飞行运营商必须在训练和太空飞行时考虑对孕妇的影响以及潜在的危险。

妇科疾病如痛经、经前综合征、异常出血和子宫内膜异位症，很少导致女性在空中突然失能，症状初期可以由航医来解决。在大多数情况下为了飞行安全，只有着陆时的短暂时段需要治疗。

毫无疑问女性的体型、力量、构成和功能都和男性不一样。一般来说，女性的肌肉耐力和力量能够完成飞行任务，有针对性的体能训练可以提升这些能力。研究表明 G 耐力、缺氧、温度调节、运动病和减压病没有显著的性别差异。因此，男性和女性在飞行中的感受和影响是相似的。新型现代化机身设计的特点包括减轻飞行员操作负荷。人体测量的问题仍然存在，继续研究和测量将对适体性设计有价值。

社会对服务航空领域女性的认同感超过了上个世纪，并将延续下去。长期太空飞行任务和作战风险为研究和优化男女混合机组人员操作提供了新的机遇。

虽然致力于该领域的一些研究在定量和实证上明确了航空航天环境影响下男性和女性之间的生理差异，但人们对重返月球、火星探测和商业太空飞行的期望迫在眉睫。女性在航空航天领域还能够做出更多的贡献。

致　谢

我们感谢为研究新的章节给予极大帮助的下列人员：Valerie McCann，海军航空医学研究所，Diana Hemphill，主管医学图书馆员，Mary Fran Prottsman，美军陆军航空医学研究实验室科学信息中心图书管理员，退伍军人事务部中心办公室。

叶佳波　译　于　丽　校

参考书目

［1］Women in Aviation International. Current statistics of women inaviation careers in the U.S.http://www.wai.org/resources/facts.cfm,accessed February 24, 2007.

［2］Gomez Teresa.（NASA Astronaut Selection Office）"Current astronautnumber," 8 August 2007, personal email.

［3］Breathnach F, Geoghegan T, Daly S, et al. Air travel in pregnancy:the air born study. Ir Med J 2004;97:167-168.

［4］AmericanCollege of Obstetrics and Gynecology. Practice bulletin:management of preterm labor, number 43. Int J GynaecolObstet2003;82:127-135.

［5］Aerospace Medical Association. Task force Alexandria, 2nd ed.Virginia:Medical Guidelines forAirline Travel;. Aviat Space EnvironMed 2003;74:A1-19.

［6］Carrol D. Pregnancy and travel: travel medicine. ClinFamPract2005;7:773-790.

［7］Suh KN, Mileno MD. Challenging scenarios in a travel clinic: advisingthe complex traveler. Infect Dis Clin North Am 2005;19:15-47.

［8］AmericanCollege of Obstetrics and Gynecology. Committee opinion: air travel in pregnancy, number 264. ObstetGynecol 2001;98:1187-1188.

［9］Huch R, Baumann H, Fallenstein F, et al. Physiologicchangesinpregnant women and their fetuses during jet travel. Am J ObstetGynecol 1986;154:996-999.

［10］1Parker JT. Effects of hypoxia on the mother and fetus with emphasison maternal air transport. Am J ObstetGynecol 1982;142:957-961.

［11］Newlands JC, Barclay JR. Air transport of passengers

of advancedgestational age. Aviat Space Environ Med 2000;71:839-842.

［12］Chee YL, Watson HG. Air travel and thrombosis. Br J Haematol2005;130:671-680.

［13］Yeast JD, Poskin M, Stockbauer J, et al. Changing patterns inregionalization of perinatal care and the impact on neonatal mortality. Am J ObstetGynecol 1998;178:131-135.

［14］WilsonAK,MartelMJ. Maternal transport policy.JobstetGynaecolCan2005;27:956-963.

［15］Tomimatsu T, Pereyra Pen- a J, Hatran DP, et al.Maternaloxygenadministration and fetal cerebral oxygenation: studies on neartermfetal lambs at both low and high altitude. Am J ObstetGynecol 2006;195:535-541.

［16］Voss M, Cole R, Moriarty T, et al. Thromboembolic disease andair travel in pregnancy: a survey of advice given by obstetricians. JObstetGynaecol, 2004;24:859-862.

［17］Irgens A, Irgens LM, Reitan JB, et al. Pregnancy outcome amongoffspring of airline pilots and cabin attendants. Scand J WorkEnviron Health 2003;29:94-99.

［18］reeman M, Ghidini A, Spong CY, et al. Does air travel affectpregnancy outcome? Arch GynecolObstet, 2004;269:274-277.

［19］19. Lauria L, Ballard TJ, Caldora M, et al. Reproductive disorders andpregnancy outcomes among female flight attendants. AviatSpaceEnviron Med 2006;77:533-538.

［20］Cone JE, Vaughan LM, Huete A, et al. Reproductive health outcomes among female flight attendants. J Occup Environ Health, 1998;40:210-216.

［21］Barrish R. In flight radiation exposure in pregnancy. ObstetGynecol2004;103:1326-1330.

［22］Brent L. The effect of embryonic and fetal exposures to X-ray,microwaves, and ultrasound: counseling the pregnant and nonpregnantpatient about these risks. SeminOnco, 1989;16:347-368.

［23］International Commission on Radiological Protection （ICRP）.General principles for the radiation protection of workers,publication 75. Ann IRCP 1997;27:25.

［24］Tokumaru O, Haruki K, Bacal K, et al. Incidence of cancer among female flight attendants: a meta-analysis. J Travel Med 2006;13:127-132.

［25］Dawood MY. Primary dysmenorrhea: advances in pathogenesisand management. ObstetGynecol, 2006;108:428-441.

［26］Johnson SR. Premenstrual syndrome, premenstrualdysphoricdisorder, and beyond: a clinical primer for practitioners. ObstetGynecol, 2004;104:845-859.

［27］Premenstrual dysphoric disorder. Diagnostic and statistical manualof mental disorders, 4th ed.Washington, DC, American PsychiatricAssociation, 1994:771-773.

［28］Albers JR, HullSK, Wesley RM. Abnormal uterine bleeding. AmFam Physician 2004;69:1915-1926.

［29］Johnson MM. Catamenialpneumothorax and other thoracic manifestations of endometriosis. Clin Chest Med 2004;25:311-319.

［30］Missmer SA, Cramer DW. The epidemiology of endometriosis.ObstetGynecolClin North Am 2003;30:1-19.

［31］Winkel CA. Evaluation and treatment of women with endometriosis.ObstetGynecol 2003;102:397-408.

［32］Shender BS, Heffner PL. Dynamic strength capabilities of smallstaturefemales to perform high-performance flight tasks. AviatSpace Environ Med 2001;72:89-99.

［33］Shender BS, Heffner PL. Dynamic strength capabilities of smallstaturefemales to eject and support added head weight. AviatSpaceEnviron Med 2001;72:100-109.

［34］McDaniel JW. Male and female capabilities for operating aircraftcontrols. AFAMRL-TR-81-39. Wright-Patterson AFB, Ohio: AirForce Aerospace Medical Research Laboratory, 1981.

［35］Lesper RC, Hasbrook HA, Purswell JC. Study of control forcelimits for female pilots. FAA-AM-73-23. Oklahoma City: FAA CivilAeromedical Institute, 1973.

［36］Baisden AG, Ambler RK, Lane NE. An assessment of naval andmarine aviation students attitudes toward women with specificreference to naval aviation. NAMRL 1242. Pensacola: NavalAerospace Medical Research Laboratory, 1977.

［37］McGlohn SE, King RE, Butler JW, et al. Female United StatesAir Force（USAF）pilots; themes, challenges and possible solution.Aviat Space Environ Med 1997;68:132-136.

［38］Gillingham KK, Schade CM, Jackson WG, et al. Women's Gtolerance. Aviat Space Environ Med 1986;57:745-753.

［39］Chelette TL, Alberry WB, Esken RL, et al. Female exposure tohigh G: performance of simulated flight after 24 hours of sleepdeprivation. Aviat Space Environ Med 1998;69:862-868.

［40］Navathe PD, Gomez G, Krishnamurthy A. Relaxed accelerationtolerance in female pilot trainees. Aviat

Space Environ Med2002;73:1106-1108.

[41] Waters WW, Ziegler MG, Meck JV. Postspaceflightorth ostatichypotension occurs mostly in women is predicted by vascularresistance. J ApplPhysiol 2002;92（2）:586-594.

[42] Koloteva MI, Lukianuik VY, Vil-Viliams IF, et al. +Gztoleranceby females following long-duration simulated and spaceflightmicrogravity. J GravitPhysiol, 2004;11:101-102.

[43] Fischer JR, Berg PH. Urinary incontinence in United States AirForce female aircrew. ObstetGynecol 1999;94:532-535.

[44] Woorons X, Mollard P, Lamberto C, et al. Effect of acute hypoxizon maximal exercise in trained and sedentary women. Med SciSports Exerc2005;37:147-154.

[45] Drinkwater BL, Kramar PO, Bedi JF, et al. Women at altitude:cardiovascular response to hypoxia. Aviat Space Environ Med1982;53:472-477.

[46] Drinkwater BL, Folinsbee LJ, Bedi JF, et al. Response of womenmountaineers to maximal exercise during hypoxia. AviatSpaceEnviron Med 1979;50:657-662.

[47] Casazza GA, Suh SH, Miller BF, et al. Effects of oral contraceptiveson peak exercise capacity. J ApplPhysiol2002;93:1698-1702.

[48] Kuciba-Uscilko H, Grucza R. Gender difference in thermoregulation.CurrOpinClinNutrMetab Care 2001;4:533-536.

[49] Park AH, Hu S. Gender difference in motions sickness-history andsusceptibility to optokinetic rotation-induced motion sickness.Aviat Space Environ Med 1999;70:1077-1080.

[50] Flanagan MB, May JG, Dobie TG. Sex difference in toleranceto visually-induced motion sickness. Aviat Space Environ Med2005;76:642-646.

[51] Klosterhalfen S, Kellerman S, Pan F, et al. Effects of Ethnicity andgender on motion sickness susceptibility. Aviat Space Environ Med2005;76:1051-1057.

[52] Levine ME, Stern RM. Spatial task performance, sex differences, andmotion sickness susceptibility. Percept Mot Skills 2002;95:425-431.

[53] Golding JF, Kadzere P, Gresty MA. Motion sickness susceptibilityfluctuates through the menstrual cycle.

Aviat Space Environ Med2005;76:970-973.

[54] Cheung B, Heskin R, Hofer K, et al. The menstrual cycle andsusceptibility to coriolis-induced sickness. J Vestib Res 2001;11:129-136.

[55] Webb JT, Kannan N, Pilmanis AA. Gender not a factor for altitude decompression sickness risk. Aviat Space EnvironMed 2003;74:2-10.

[56] Nixon CW, Morris LJ, McCavittAR, et al. Female voice communications in high levels of aircraft cockpit noises noisespartI: spectra, levels, and microphone. Aviat Space Environ Med1998;69:675-683.

RECOMMENDED READINGS

American College of Obstetrics and Gynecology. Committee opinion:guidelines for diagnostic imaging during pregnancy, number 299.Obstet Gynecol2004;104:647-651.

Douglas, D. United States women in aviation, 1940-1985. Washington,DC: Smithsonian Institution Press, 1991.

Federal Aviation Administration Office of Aerospace Medicine, CivilAerospace Medicine Institute. Galactic radiation received in flight.http://jag.cami.jccbi.gov./cariprofile.asp, accessed March 16, 2007.

Gabbe SG, Niebyl JR, Simpson JL, et al. eds. Gabbe: obstetrics—normaland problem pregnancies, 5th ed. Churchill Livingstone, 2007.

Jennings RT, Santy PA. Reproduction in the space environment:part II. Concern for human reproduction. ObstetGynecol Surv1990;45（1）:7-17.

Katz VL, Lentz G, Lobo RA, et al. eds. Comprehensive gynecology, 5thed. St Louis: Mosby, 2007.

Kelves, BH. Almost heaven: the story of women in space. New York:BasicBooks, 2003.

Merryman, M. Clipped wings: the rise and fall of the Women AirforceService Pilots（WASPS）of World War II. New York: New YorkUniversity Press, 1998.

Suh KN, Mileno MD. Challenging scenarios in a travel clinic: advisingthe complex traveler. Infect Dis Clin North Am 2005;19:15-47.

Waters WW, Ziegler MG, Meck JV. Postspaceflight orthostatic hypotension occurs mostly in women and is predicted by low vascular resistance. J ApplPhysiol 2002;92:586-594.

第二十三章

航空航天人的因素概论

20 世纪是一个精密而复杂的机器时代，它把人类带离地球飞向太空。而这些机器却是由一些化学物质（如碳、钙、磷混合氧气和氮气，再加上少许硫、氯，铁、碘、钴、钼，以及脂肪和 40 升水）组合而成的人类设计的，并受人类所驾驭。这无疑是阿拉丁的科学奇迹。

——摘自飞行员戴维·贝缇《飞行事故中的人的因素》，1995[1]

引言

什么是人的因素？

什么是人的因素？为什么它在航空航天医学中占据如此重要的地位？本章目的是通过示例阐明这些问题，使航空航天医学工作者能够广泛了解这个领域。其中，人类经过种种努力取得的成功，其关键就在于人类的生理健康。

人的因素可以用很多术语和定义来描述，如人体工程学、工效学、工业工程、人类系统工程及其他名词。国际人类工效学学会在 2000 年 8 月做出了最为广泛接受的定义："工效学（或人的因素）是关注人与系统的其他成分之间相互作用的科学学科，是应用理论、原理、数据和其他方法进行设计，以优化人体健康和整体系统效能的专业"。

该定义很好地解释了人的因素的基本要素。首先，目标是通过考虑人在系统中的作用使该系统成功运行；其次，人类可能经历的所有相互作用都很重要，硬件、软件、环境……甚至其他人；第三，人的因素实践以科学方法论为基础。

当科学和工程学科不断发展时，人的因素仍然是一个相对年轻的领域。它伴随人类操纵日益复杂的系统（如飞机和二战时期的武器系统）而出现。早期的研究集中于诸如飞机驾驶舱仪表的使用和自动驾驶、飞行员技能的评估和训练、疲劳对飞行绩效的影响以及视觉感知和显示设计等方面。现在，人的因素涵盖的特殊领域发生了很大变化，范围包括人体测量学、生物力学、感知觉、认知绩效因素、信息加工、团队动力。

如上文定义所述，不同领域的目标是相同的，均考虑人的局限、能力、特征、行为和反应如何影响系统效能，以及如何应用于系统设计以最大限度地降低风险和提升效能。人体测量学专家确定如何将宇航服设计成适合整个宇航员群体；宜居性专家确定保障操作员完成任务的装备结构（图 23-1）；信息加工能力的研究者需要明确飞机系统显示应如何设计才能在各种情况下最大程度地获得情境意识；一个团队要运行一个复杂的导弹防御系统，认知效能专家需要明确该系统的自动化水平和决策支持的必要性。这些只是几个简单的例子。

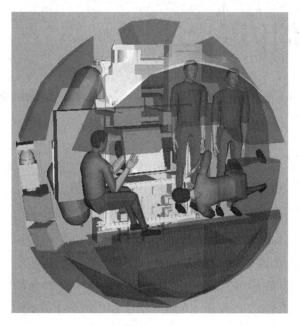

图23-1 团队探险车概念设计中评估空间适居性的人机模拟分析示例

要在一个章节里对人的因素进行全面介绍比较困难。本章为航空航天医学专业人员提供一个总体概述，介绍人的因素研究对于成功设计航空航天系统和保障操作人员健康的重要性。这需要对航空航天工作中一些人的因素事例进行深入研究。这些事例可分为两类，一类是对人员操作能力的考虑和界定，另一类是在系统设计和运行中对人的因素的应用。

为什么人的因素对于航空航天医学如此重要

人的因素原理应该是每个系统（包括医学系统）的设计和研发中的主要部分，其在医学领域的应用有利于增强医患双方的安全性和提高系统效能，同时操作者的有效性也将在医疗设备的设计中得到体现。

忽视人的因素导致系统失效的事例有很多。

1999年的一则报道指出，美国每年至少有4.4万人（最高为9.8万人）死于医院的医疗失误（这一数据比死于道路交通事故、乳腺癌或艾滋病的人数更多）。美国食品与药品管理局声明，尽管致命性事故中多数事故不能归于医疗设备或系统中的人的失误，但有些事故一定是此类原因造成的。

以下是有关人的因素在医学上的应用及其获益的情况：

1.在医疗设备研发初期，考虑人的局限性能够减少失误，并避免因压力和疲劳所致的效能问题；

2.在设计阶段利用人的因素，能够降低产品的采购和维护成本；

3.人的因素能够最大程度地减少损伤的发生，或因长期工作环境差造成的不舒适/不满意；

4.人的因素任务分析，有助于识别外科手术技能的关键成分，确保学生能够获得经济、恰当、有效和可靠的训练。

为了向医学领域人的因素实践提供指导，医疗器械发展协会发布了一份名为《医疗器械设计中人的因素工程指南和实践指导》（AAMI HE48:1993）的文件。该文件包括了人因工程过程，并提出了人因工程、工作空间、信号/符号/标识、控制和显示、警告和信号以及计算机用户界面等的总体建议。例如，1999年老兵事务医院系统启动了全国范围内使用条形码的方案，内科医生申请药品时可以使用简化的条形码，该申请传到药房并在药房打上条形码，药剂师核验申请后再传给病房。病房护士利用扫描仪比对患者手腕上的条形码和申请的条形码。2006年美国食品药品管理局宣称，条形码系统能降低50%的医疗失误，并将在随后20年间防止超过50万起错误用药的发生。

除了医疗领域和人的因素息息相关，航空航天医学工作者也应该了解并重视人的因素问题。当研发新的、空前复杂的航空航天装备系统时，航空航天医学工作者参与系统设计是非常重要的，这可以保证系统操作者的生理和行为因素得到考虑，保护人体健康。同样，人的因素主管人员也必须参与进来，确保系统能顺利实施以用户为中心的设计方案。因此，构建一个关注人的问题的专业团队，在实际系统研发中将会起到更加重要的推动作用。

人的效能

在人的因素应用于航空航天系统和操作程序之前，还有必要了解影响系统效能的人的能力、局限和特征。系统的用户群体有多大（或多小）？他们的可达范围如何？在特定情境下，他们能感知什么颜色？在应激情况下，他们能够记忆多少？温度、大气构成和照明等环境因素如何影响他们的认知和体能？此外，在系统的整个用户群体中，这些因素有多大差异？

人们应该认识到航空航天医学的关注点与考虑人的效能（包括生理和行为）两者之间的关联性。要全面解释人的效能特征，需要对生理参数有深入的了解。例如，肌肉与骨骼系统以及心理和心血管因素将决定体力和耐力，行为和精神健康将影响认知能力。对于人的因素工作者而言，完全探索和解释人类特征的基本生理驱动并不是他们典型的工作任务。其典型工作任务应该是确定这些生理驱动的存在，并根据用户群体进行统计约束，使产品设计能够适应用户群体。航空航天医学工作者应该对人的效能具有专门的认识，因为在航空航天环境中需要特别考虑人的生理和行为健康。

本章将阐述人的效能特征的三个例子：疲劳、人的失误和人体测量学。再次说明，这些并不是全部的内容，而是为读者提供航空航天应用中有关人的效能的总体认识。

疲劳

概述：睡眠剥夺、表现和疲劳

疲劳是所有交通模式中普遍存在的一大风险。在工作情况下，一般将因睡眠不足导致的认知效能下降称作疲劳效应，可通过简单持续的注意任务、精神运动警戒任务进行测量。在多数案例中，疲劳对效能的影响源于睡眠不足和/或生物节律失调，当然这样的影响也可能是由于工作时间（任务时间）延长和恢复时间不足所致。睡眠（休息）不足和恢复对认知效能的影响，主要随认知速度和准确性的不断变化而表现出来，导致不可靠行为逐渐增加。当部分或全部睡眠剥夺导致行为变化增加时，可以假设这反映出了人体状态的不稳定性，被定义为神经生物系统调节着觉醒状态与睡眠产生之间的即时转换。睡眠产生机制反复干扰觉醒状态，使认知效能的变化增加，同时依赖于补偿措施（如动机），但这并不能克服不断增加的睡眠压力。

睡眠剥夺会对认知行为产生广泛的影响。随着任务时间的延长，认知行为通常会逐渐变差，即使是非常短暂的对认知速度、工作记忆和其他注意方面有要求的认知任务，均会对睡眠剥夺具有敏感性。而且，涉及前额皮层的发散思维和决策技能，会受到睡眠不足的不利影响。这些以技能为主的操作包括风险评估、对变化信息的处理、基于新信息的策略更新、横向思维、创新、对结果保持兴趣、洞察力、交流和短时记忆技能等。此外，因睡眠不足引起的疲劳和神经认知行为缺陷，会影响到操作过程中的工作记忆和重要的注意功能。这些功能包括但不限于因改变或分散注意的信息所致的问题评估、记忆信息的时间顺序、维持对相关线索的注意和灵活思维、避免不当风险、洞察行为缺陷、避免持续的无效思维和行动以及根据新的信息做出行为修正。

　　跨时区、工作时间延长和工作时间不规律将导致效能下降和疲劳，从而增加安全操作的风险。航空和航天环境均对机组成员有明确要求。

疲劳：航空环境

　　时差引起的操作员疲劳是飞行中重点关注的问题，尤其是跨多个时区飞行。机组成员会受到生物节律失调和睡眠不足的困扰。有研究曾记录下了飞行员的疲劳时段和不可控睡眠周期（短暂睡眠）。飞行机组只能在目的地停留很短的时间，因此无法在执行新任务前从生理上调整到新时区和 / 或发生变化的工作时间表，这又会加大飞行员的疲劳风险。

　　虽然跨时区后飞行员在新的目的地停留几天有利于改善疲劳，但这也不能保证人体能将睡眠 - 觉醒周期和生物钟系统快速转换（或重新调整）为新时区和昼夜周期。通常，飞行员和飞行机组到达目的地时，由于飞行旅途中觉醒时间延长，就已经欠下了睡眠债（即特别想睡）。结果，在新时区的第一个晚上睡眠很好，即使体内生物钟会发出觉醒信号使睡眠缩短。但是在接下来的几个晚上，由于生物钟的干扰，多数人很难再有良好的睡眠。因此，个人睡眠在后续的几个晚上无法得到很好的恢复，导致很难在白天保持清醒。这种累积效应让人感觉非常疲倦，常常要花费 1 周以上的时间才能完全将生物节律调整到新的时区。

　　时差的影响程度部分取决于飞行方向。一般而言，向东飞行比向西飞行更难于进行生理调节，因为向东飞行会向前调节生物钟，向西飞行则是向后延迟生物钟。由于人体内的生物钟长于 24 小时，从生理上和行为上讲，在相同的时间内，延长一天比缩短一天更容易。但是，假如每天都能有一定时间经历昼夜循环，那么向东或向西飞行每跨越一个时区，生理调节一般需要至少 24 小时的周期（例如穿越 6 个时区需要 5 ~ 7 天的周期）。无论不同飞行方向对机组生物钟调节的影响如何，如果没有足够的时间从生理上调节到新时区，累积的睡眠负债将存在数天，且觉醒状态也不佳——即使机组成员主观报告没有这种状态。在机组成员飞行计划的制定和执行过程中，需要对这些因素加以考虑并予以指导。现行联邦航空条例（FAR）规定，航空机组成员 1 天工作时间不超过 14 小时（之后应立即连续休息 10 小时），连续 7 天内工作时间不超过 34 小时，一个月内工作时间不超过 120 小时。除了飞行员，地面的空中交通管制人员（ATCS）在 24 小时连续作业情况下也报告出现了疲劳。很多空中交通管制人员都是逆时针方向快速轮换排班，这样的安排不仅会导致睡眠困难，也会造成疲劳、体力透支、瞌睡和倒班职工常见的肠胃病。由于在延长的时间内也必须保持高度警觉，空中交通管制人员的神经系统和工作行为便会导致昼夜作息不规律，睡眠不足，而这些因素均会影响飞行安全。

疲劳：太空作业

　　和航空工作人员一样，宇航员在太空也会出现效能下降和疲劳。太空作业需要在一定的时间限制内保持高度持续的神经行为效能，因此必须精确规划睡眠时间，以保持最佳效能和减少疲劳。太空飞行中宇航员的睡眠受到很多限制，平均只有 5 ~ 6.5 小时 /d，因为体内生物钟的影响使睡眠受到干扰（如运动病、生物节律失调等），睡眠环境也受到干扰（如噪音、周围的运动等），又因工作的需要导致睡眠缩短。这些限制需要予以关注，正如地面试验结果所示，如果宇航员睡眠受到限制，而且连续累积到一定程度，则他们的认知效能就会透支，疲劳状态也会连续几天逐渐恶化。

　　太空飞行中的计划睡眠时间主要决定于任务操作的需要。睡眠受到复杂的神经生物学机理（包括体内平衡和节律等）的调节，以决定睡眠时机、持续时间和睡眠结构。因此，在太空飞行中宇航员总睡眠时间一般少于计划时间。睡眠效率降低，睡眠的实际比例下降，均会造成宇航员疲劳，给关键任务的完成带来重大风险。所以，为了促进睡眠快速恢复，在确定所需最短睡眠时间时，需要规划好睡眠–觉醒时间，包括减少疲劳。为实现这一目的，目前在军事航空和一些太空作业中，均尝试使用睡眠药物以保证每天的睡眠，但需要评估这种方法是否可有效维持效能且不出现药物残留效应。人们正在研究很多其他的针对空间疲劳的有效措施，包括在太空使用定时照明和定时小睡等。

结论

疲劳、困倦和效能下降，包括反应时变长、记忆困难、认知延缓和注意力不集中等，均源于急慢性睡眠缺乏和睡眠 - 觉醒节律失调，在需要 24 小时工作时，航空和航天环境中经常会出现这样的情况。神经行为学和神经生物学研究已证实，觉醒神经认知功能取决于稳定的觉醒状态，需要每天保证充足的睡眠恢复。因此，考虑和减少太空作业中因生理变化导致疲劳和影响觉醒状态的风险因素，是研究适宜的对抗措施、确保飞行和太空乘员安全的关键。

人的失误

概述：航空航天作业

人的失误是个宽泛的话题，没有明确的界限。例如，不同任务之间的效能下降就没有明显的界限——包括疲劳或应激状态下发生的效能降低以及行为上的失误，如起飞前忘记将襟翼放下。

詹姆斯·瑞森所著的《人的失误》一书，对日常和工作中发生的各类失误、容易导致失误的认知过程以及失误导致事故的组织因素等进行了很好的阐述。在航空界和其他关注技术效能的领域，多数事故源于人的失误。1996 年发表的一篇文章声称，从文献估算，70% ~ 80% 的航空事故可归因于或至少部分归因于人的失误。

当专业人员在难度不大的任务中出现差错时，普通人和研究机构都会认为犯错者在专业技术上有缺陷，即此人一定是缺乏技能、责任心不强或不够专心。在某些案例中，这些推论可能是正确的，但人的因素研究则表明，这些案例是例外而不是规律。正确和错误的表现均是事件、任务要求、个体特征、组织因素相互作用的产物，具有人类认知过程的固有特征和局限性。

对于有技能要求的任务，如驾驶飞机、急诊抢救或驾驶汽车，一定程度的错误是不可避免的。例如赫尔姆里奇等人发现，在所调研的航班中，大约有 2/3 的航班机组成员出现过一次或多次失误。这些数据有可能已被低估，因为研究者无法发现所有的失误。即使技术最纯熟的专家也可能犯错，因此有些人提出，只要可能就应该用自动化代替人。然而，这一观点却忽视了人的任务和操作情境的实际情况。

计算机执行某些任务远比人的操作更快和更可靠，这些任务应分配给计算机完成。但对于涉及新事物、价值判断、不完整或模糊的信息而言，人的判断是必需的。我们不能寄希望于计算机来决定因某位乘客生病而改变已计划好的航班。即便这样的任务非常需要人的判断来完成，但也并不意味着人的判断总是正确的。

专业人员的大多数失误并未导致安全事故，是因为这些失误没有产生严重的后果，或者这些失误被及时发现而减轻了后果。航空公司有大量防御系统来预防或捕捉各种失误（如检查单的使用，两名飞行员交叉检查对方的操作）。事故发生的原因通常是由几个因素相互作用而削弱了防御系统的功能所导致。这种相互作用在一定程度上是随机的，因为相互作用的因素较多，使失误很难预防。

说明

由于篇幅所限，难以对解决上述问题的大量研究文献进行全面回顾，因此我们简要总结最近的一项研究。该研究说明了熟练专家失误的本质、原因及可能的对策。作者回顾了美国航空公司十年间发生的 19 起重大事故，其中美国国家交通安全委员会（NTSB）发现，机组成员的失误是重要原因。研究调查了每名机组成员在飞行中的行为，询问在事故机组中经验丰富的机组成员为什么会犯错误，了解事故机组在各个时刻只知道哪些情况，事故机组的哪些行动使其容易犯错误。

研究发现，几乎所有导致事故的事件都围绕着五个方面，可以通过飞行员的状态和犯的错误予以界定：

（1）在日常或有挑战性的情况下执行熟悉的任务时，出现无意的疏忽和遗漏，如着陆前忘记放扰流板、忘记打开空速管加温、忘记将襟翼设置为起飞位置等。这些疏忽是前瞻性记忆失误的例子，是最近兴起的一个研究领域。在良好的条件下，这些失误通常会在酿成不良后果之前被发现。但是如果有诸如干扰、时间压力、紧急事件、疲劳或应激等其他因素存在时，失误就很难被发现，有时会造成可怕的后果。

（2）在有挑战性的情况下对非正常程序的操作不当。在几起事故中，飞行员未能正确执行从螺旋俯冲、失速和风切变中恢复的程序。飞行员接受过这些程序的训练，但研究表明，在实际飞行中，许多飞行员很难做出正确的反应。现有的非常规姿态恢复训练，其缺点之一是在模拟训练中，飞行员对非常规姿态有所预期，他们基本上知道自己即将面临何种姿态，但在实际飞行中出现的惊慌、混乱和紧张远比对非常规姿态性质的识别和选择并做出正确的反应更加困难。另一个缺点是在航空公司的训练中，

飞行员没有足够多的练习来应对突发事件，因而难以形成自动化的反应。

（3）飞行员对未受过训练的情况反应不足。这些情况包括刚刚上仰后振动限制器假启动、飞机着陆接近决断高度时简单选择自动驾驶、空速指示器显示异常且不明显、错过飞机滑跑抬前轮的速度、因指示不明显导致油门不受控制而自动断开等等。其中前三种情况需要非常快速的反应——机组成员最多只有几秒的时间来识别和分析之前从未训练也从未遇到过的情况，而且机组成员在有限的几秒内必须选择和进行适当的操作。此时，过度惊慌、混乱、紧张和时间压力，无疑均会造成影响。

（4）在模糊状态下进行判断和决策。以 1994 年发生于夏洛特的一起事故为例，当时机组成员在状况不明的情况下，决定继续飞往附近有雷暴的机场，结果造成了灾难。在这次事故中，机组成员非常清楚他们必须停止飞往该机场，并积极制定应对方案。不幸的是，虽然他们当时明明知道应该绕过那片区域，但已经进入了风切变，还有其他一些因素也干扰了他们的应对措施。目前还没有一种算法能让机组成员精确计算出继续飞行多远会遇上雷暴。公司提供的指南也只是通用性描述，机组成员必须整合不同来源的零碎、不完整信息，即兴发挥做出相应的决定。当飞机在这种情况下试图进近而坠毁，可以发现机组成员有过错。然而，我们有理由怀疑，事故机组的决策与未发生失事的幸运机组的决策是相似的。林肯实验室的一份达拉斯/伏特沃斯雷达数据研究表明，当雷暴接近着陆路径时，飞机成功穿越此区域的情况并不少见。此外，在风切变事故的调查中，我们经常会发现另一架飞机在事故飞机前一两分钟顺利降落或起飞。两个机组得到的信息相同，做出的决定也相同，但是急转直下的变化使其中一架飞机顺利飞行，而另一架飞机则最

终坠毁。为了保证这种情况下的安全，除了改进操作程序规则和统一应用规则之外，要想在瞬息万变的环境中减少事故，判断和运气同等重要。

（5）偏离明确的指导或标准操作程序（SOP）。举个例子，2000 年伯班克发生了一起事故，飞机试图在不稳定的状态下着陆，结果导致"扣篮"式降落，飞机冲出跑道，最后冲到了加油站才得以停住（"扣篮"指的是飞机处于高度过高、速度过快的状态，使飞行员难以及时稳定飞机的速度、下降率和配置以安全着陆的情况）。如果航空公司规定了明确的稳定着陆标准，那么这些偏离行为就可简单视为故意违规。但即使如此，事故可能也不像看起来那么简单。公司发布和训练所采用的稳定着陆标准是最低要求还是仅仅作为指南？在航空公司内部和行业内部，多数飞行员实际执行的标准是什么？飞行员面临航空公司要求飞行准时性和燃油经济性的双重压力，这与正式的操作指导相矛盾。此外，有些飞行员可能没有接受过训练，不知道修正不稳定的降落会带来太多的工作量，以至于没有足够的心理能量评估是否可通过降落稳住飞机。

研究也发现了导致飞行员易犯错误的几个交叉因素。在很多事故中，几个交叉因素会同时起作用。其中的六个因素如下：

①需要快速反应的情况。令人惊讶的是，在大约 2/3 的事故中，机组成员只有几秒钟的时间来选择和进行适当的反应。这类情况包括非常规姿态、上仰后振动限制器假启动、空速指示异常、飞行员诱发振荡以及决断高度自动驾驶诱发振荡等。这一发现之所以令人惊讶，是因为航空公司在运营中遇到的大多数威胁情况，都允许机组成员有时间去思考该怎么做，此时重要的是避免仓促行事。我们的结论是，在这 19 起事故中，需要快速反应的情况占了很大比

例。尽管这些情况非常罕见，可一旦发生，机组成员要克服惊慌、判断情境，并快速做出正确反应，这是极其困难的。飞行员无法快速可靠地对新情况进行评估并做出正确反应。

②同时处理多项任务的挑战。这些挑战出现在绝大多数事故中。某些情况下，在事故序列的最后阶段，工作负荷与时间压力都很大，机组成员因负荷过大以至于意识不到自己正丧失对局面的控制，也没有阻止飞机进场。1999 年在小石城发生的事故就是一个很好的例子，当时 MD-80 机组成员在躲避恶劣天气时处于超负荷的工作状态，导致没有考虑继续进近的可行性，没有安放扰流板，也没有考虑跑道湿滑需要调整反推装置。机组成员在超负荷情况下往往反应被动而忽略预判，受到影响后没有足够的心理能力对新情况进行策略性思考，监控和交叉检查也被搁置一边。

③在很多这样的事故中，原则上有足够的时间来处理所有需要的任务。可不幸的是，在同时发生的任务中，机组成员的注意力在任务之间可靠切换的固有困难，影响了效能的发挥。即使是经验丰富的飞行员，在专注处理某一任务时也可能会忽略其他任务，当受到干扰、注意力不集中或是被迫改变任务的正常顺序时，就会忘记去完成目标任务。

④计划连续性偏差。这是一种强大而又无意识的认知偏差，它会导致实际情况已经发生改变但仍然继续执行原有行动计划或习惯性行动计划，尽管原有的行动计划并不完美。飞行员并不完全理解引发计划连续性偏差的认知机制，但我们认为有几个起作用的因素。在特殊情况下，个体对于风险水平可能启动的是一种不准确的心理模式，因为他们总是从过去找对策，而没有意识到现在离危险有多远。此时，规则开始发挥作用——飞行员倾向于采用其同行采用过的方法，尤其是针对当前的飞行所获

得的信息往往不完整或不确定，也很零碎，导致他们对信息难以整合，特别是在繁重的工作负荷、紧张或疲劳的情况下。期望偏差使他们很难注意到眼前的情况已不同于过去所经历的情况。此外，还存在着来自组织目标的压力——飞行员必定意识到准点飞行和燃油成本直接影响到航空公司的生存。

⑤紧张。紧张可能会削弱很多机组成员的技能表现，但和疲劳相似，事故发生后往往难以找出紧张的确凿证据。紧张是对威胁的一种正常生理反应，它通过缩小注意范围和降低执行任务的工作记忆能力，从而妨碍技能的发挥。特别是在这几起需要快速反应和同时处理多项任务的事故中，紧张和惊慌共同作用成了致命的因素。

⑥社会和组织问题。这些问题可能具有普遍影响。例如由于多种原因，飞行中的实际操作可能会偏离飞行操作手册中规定的理想状态。遗憾的是，在调查事故机组成员和其他机组成员面临同一情况的典型行为时，事故调查人员能够获得的数据十分有限。此外，飞行员可能未意识到自己已经受到矛盾目标的影响，如需要权衡准点飞行绩效与对不确定情况进行保守应对之间的关系。他们可能会接收到这样的复合信息，一方面必须执行公司的程序规定，另一方面可能或明确或隐晦地被告知，公司的生存依赖于限制燃油成本和保持准时。

这项研究对于理解飞行员的失误和预防事故的发生具有启示意义。最重要的是，失误和事故最好被视为整个系统的弱点和失效，而不是飞行员自身的缺陷。诸如自以为是、缺乏情境意识等术语均为标签而已，并不是失误发生的原因。几乎所有的航班都会出现失误，但这些失误在绝大多数航班上并不会造成事故。我们在航空领域已经建立了大量的保障措施来检测和减少失误，特别是本章后面将讨论的机组

资源管理（CRM）。最新版的 CRM 强调威胁和差错管理（TEM）。航空公司用于达到极高安全水平的这些方法，也适用于其他领域，如医药、核和化工厂运营。

结论

从系统角度看，减少失误和降低事故发生率的最佳方法是设计能够应对设备故障、意外事件、不确定性和人为失误的整体操作系统。设备、程序和训练的设计必须符合人的操作特性，而不是要求人去适应设备特性。可以对飞行员进行训练，使他们能够识别容易出现失误的情况，并在技术上给予帮助以减少某些特殊形式的失误。不只是航空公司，所有组织都应对操作程序进行系统性检查，并对可能导致失误的程序进行修改。

最后，组织应该认识到，效率和产能常常是与安全相冲突的压力。各个组织必须意识到这一冲突，并建立切实有效的政策、程序和奖励机制，将安全放在第一位。

人体测量学

概述

"传统的骨骼和其他组织的人体测量方法虽具有科学和实用价值，但缺乏功能性；其适用性仅限于标准姿势，而不能转移到其他体位上。姿势和运动学问题或许只能通过测量的功能系统解决。"

——摘自邓普斯特《对坐姿操作员的空间要求》，1995[19]

人体测量学是对人体特征的测量。每个人都见过长长的人体测量维度列表，一般以百分位的形式呈现。关节活动范围、可达域、力量曲线以及表示人体能力和变化的其他大量信息

也采用这种方式表示。这些数据通常用于装备设计规范和描述群体变异性。事实上，这类数据的用途是有限的。当前人体测量学和生物力学采用的方法更符合邓普斯特的观点。在对装备进行设计和测试时，采用的系统性方法如下：

• 在多维空间定义用户群体的人体测量；

• 设定用户必须能够完成的功能要求，或他们必须能够承受的体力水平；

• 测试用户的能力以符合装备的功能和安全性要求；

• 为装备改进建立预测性方程或选拔未来的系统用户。

对于驾驶舱的设计工程师而言，设计出符合美国现有大范围人体尺寸的飞机驾驶舱一直是一个难题。军用飞机设计中采用的方法，已经缩小了飞行训练中允许的人体尺寸范围，然后制定标准和规范，以确保大多数飞行员的人体尺寸是适合的。这里的适合被定义为完成以下任务的能力：

• 充分观察、可达和精确控制；

• 拥有外部视野，以便飞行员能够看到地面，为其他飞机清除障碍，并执行各种各样的任务（地面支援/攻击或空空作战）；

• 最后，如果发生问题，飞行员必须能够安全逃生；

这些方面都直接受到飞行员人体尺寸的影响。个体若分配到适配不良的飞机上将会增加事故风险。虽然目前只有少数事故调查报告称人体尺寸是灾难的唯一原因，但在很多事故中人体尺寸都可能是一个因素。为解决这一问题，20世纪90年代，军方建立了一些方法，根据人体测量数据预测美国空军（USAF）飞行员与飞机的匹配度和绩效。这些方法将在后面讨论，可应用于各种设计，人与系统的匹配是一个重要的关注点。

说明

人体测量数据

什么是男性和女性用户群体的人体测量数据？我们如何表示测量数据的变异性？

要回答这些问题，通常需要找到合适的数据集，或者从类似的样本中创建子集。由于军事人体测量研究日益落后，许多研究人员便采用普通人的样本，如1999年美国和欧洲公民人体测量学资源（CAESAR）。由于普通人和军人的适合性差异，CAESAR研究必须重新规划，以满足美国空军的人口统计学和适合性要求。通常这意味着要从身高、体重、年龄、种族和性别方面对个体进行选拔。

一旦通过样本确定了目标人群，描述人体测量变异性的传统方法就是列表显示人体尺寸各维度的第5～第95百分位数。目前美国空军几乎所有的飞机都是这样设计的。遗憾的是，这一方法会导致诸多错误和误解，因为百分位数不是累加的，也不能描述人体比例的变异性。

目前人们在设计新飞机或对现有飞机进行改装时，采用的是一种能够描述人体尺寸和体型变异性的多变量技术。该方法使用了麦德尔等人建立的主成分分析技术。主成分分析可减少测量的数量，且测量数据更易于处理，使设计师能够选择所需人群的百分位水平。该百分位水平采用更小的选拔边界来表示，它不仅考虑尺寸变化，而且也考虑比例的变异性。表23-1列出了最终确定的多变量边界条件，这是为联合初级飞行训练系统（JPATS）飞机（即人们后来熟知的T-6 Texan II飞机）建立的。这些边界条件代表了大/小身材相当的个体，以及尺寸经过综合的个体，例如躯干小但四肢长，反之亦然。

如果工作空间被设计成能够支持所有条件下的有效操作，则对于目标人群中极端体型和身体尺寸的人而言，也可以通过调整得以满足。但正如亨迪所说，对于某些应用必须考虑更多的模型点。有代表性的条件需要分布在整个样本中，而不仅仅分布于外周。这在服装设计领域尤其如此，设计师不能只依据最特殊体型的测量数据进行设计。因此，所设计的实际产品规定了需要做的测量、满足的百分位以及边界条件的数量。

表 23-1　联合初级飞行训练系统（JPATS）多变量条件
（单位：英寸）

人体尺寸名称	条件 1 小	条件 2 中等身材 短四肢	条件 3 中等身材 长四肢	条件 4 高坐高 短四肢	条件 5 整体大	条件 6 最长四肢	条件 7 整体小
拇指可达距离	27	27.6	33.9	29.7	35.6	36	26.1
臀膝距	21.3	21.3	26.5	22.7	27.4	27.9	20.8
坐姿膝高	18.7	19.1	23.3	20.6	24.7	24.8	18.1
坐高	32.8	35.5	34.9	38.5	40	38	31
坐姿眼高	28	30.7	30.2	33.4	35	32.9	26.8
坐姿肩高	20.6	22.7	22.6	25.2	26.9	25	19.5
肩宽	14.7－18.1	16.4－20.6	16.2－21.2	16.8－21.7	16.9－22.6	16.8－22.5	14.2－18.0
胸厚	7.4－10.9	6.9－10.6	7.2－11.3	7.1－11.0	7.3－12.1	7.4－12.2	7.2－10.2
大腿围	18.5－25.0	17.1－25.0	20.2－27.6	17.6－26.3	18.6－29.2	19.1－29.7	17.8－25.2

同时，主成分分析不能描述人体尺寸的所有变异性，而又必须考虑某些特殊设计。如果减少成分数量，则测量反映的某些变异性就会丢失。此外，有些尺寸的计算无需复杂的方法，如最大值或最小值。测量肩宽时，在给定坐高的情况下，不必在群体中找到最宽或最窄的肩宽。肩宽尺寸是用来确保宽肩的人能够顺利实现驾驶舱弹射，而对窄肩的人则主要考虑约束系统的适合程度。当驾驶舱设计必须要考虑诸如肩宽测量值时，期望的最大值和最小值要与前面讨论过的躯干和四肢的测量值分开考虑，单纯列出与座位无关的测量极值就可以了。但这并不意味着又恢复到这些测量值的百分比，各种测量大幅降低群体的百分比是一个严重的错误。对于某种测量的值应该处于或非常接近群体的最小值和最大值。必须再次强调的是，测量值的选择在设计中具有重要意义，它可能是整个过程中最为重要的一环。

操作要求

安全有效飞行必须处理哪些任务？

操作要求规定了飞行员安全驾驶飞机所必须执行的合格 / 不合格标准。显然，在飞机正常运行时，所有控制装置都必须可达，但还必须考虑在最不利或紧急状况下飞行员是否也能够有效操控。惯性约束系统在紧急情况下可能会锁住，或者飞行员由于不利的过载作用可能会被推到难以触及特定控制装置的位置。基于关键可达范围、观察着陆区或编队中其他飞机的最小视野等因素，必须制定一个关键任务列表。人体测量数据与这些关键任务的执行情况息息相关。在驾驶舱空间评估时，这些要求成为合格 / 不合格的判断标准。

驾驶舱映射

根据人体测量数据是否可准确预测驾驶舱人员绩效？可否用于预测所有人群的适用比例？

一旦明确了操作要求，便可映射被试者样本在驾驶舱里对这些要求的执行情况。分析样本数据、生成回归方程、量化人员绩效和人体测量之间的关系，将这些数据与前面讨论的关键任务列表结合起来，依据是否能安全驾驶飞机的百分比，就可评估适应性限制对整个群体的影响。

作为一个整体，这些回归方程还包含一种算法，即考虑座椅和控制器的调节范围，并用于预测个体或群体的绩效水平。就我们之前的经验而言，至少需要 20 名被试者进行驾驶舱评估，这些被试者代表了潜在用户群体中不同的身体尺寸。依据代表当前或未来飞行员群体的被试样本数据建立的算法，可确定现存不适应问题的严重程度。

实际上，这些被试者是作为人体"工具"来建立人体尺寸的适应性限制的。每名被试者既要在实验室接受人体测量，也要在驾驶舱里完成规定的任务。超出距离和误差距离都要测量，以便计算出最低能力水平。

通常人体适应性需要从七个方面进行考查，包括：①头顶上的净空间；②方向舵踏板可操作性；③内部和外部视野；④膝、腿和躯干与驾驶舱结构（如舱盖等）之间的静态弹射净空间；⑤腿与主仪表板的间隙；⑥腿与驾驶杆运动范围的空间以及飞行员实现驾驶杆全程范围运行的能力；⑦手至控制器的范围。

在适应性的某些方面（如头顶上的净空间和视野），人体测量关系是显而易见和简单的。头顶上的净空间与坐高直接相关，飞机外视野（主要是上部视线）与坐姿眼高直接相关。对于这些问题，无需采用多种人体测量尺寸来解释适应性程度。

其他适应性测量更为复杂。例如身体与驾驶杆移动范围内的操作空间，在向后拉杆时会受到限制。此外，向左、向右操纵驾驶杆使飞机滚转时，驾驶杆可能与大腿发生碰撞。这将导致副翼运动受限、滚转率降低，并可能在错误的时间改变飞行员对飞机飞行特性的控制。驾驶杆移动限制受坐姿眼高、大腿围和臀 - 膝距的影响。坐姿的上部位置（坐姿眼高较低的飞行员使用）与大腿尺寸之间的关系似乎最为重要，因为它可能会对仪表盘造成干扰。在图 23-2 中，

通过想象控制手柄上端（类似于倒金字塔底部）的运动，可以看出驾驶杆间隙的问题。

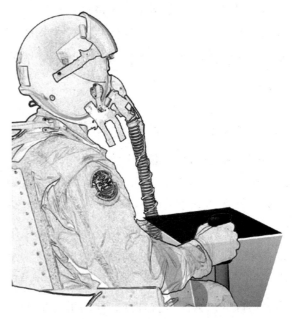

图 23-2　驾驶杆运动范围

在采用传统中央驾驶杆的飞机上，为改善外部视野而升高座椅时，飞行员的腿部会移动到更高的位置，这个位置对于给定驾驶杆输入量，有更多的左右运行空间。极限大尺寸飞行员一般把座椅调到最低位置，驾驶杆通常在大腿上方很远的地方，不会发生干扰。但是，小尺寸飞行员通常会把座椅尽量调高以获取足够的上部视觉。在这个座椅位置上，驾驶杆经常会触碰飞行员大腿。此外，长腿飞行员通常要能伸开两膝，以便在大腿间有更大空间可供驾驶杆运动。小尺寸飞行员当脚踩方向舵踏板时，可能无法分开双腿。

由于这些原因，我们需要将座椅调整到多个位置，对不同尺寸的被试者进行测试，获取足够的数据才能预测个体的适应性。例如，若一名被试者将座椅调到最高位置，此时他要控制起落架手柄还差 1.5 英寸，则该被试者的人体尺寸就需要针对该座椅位置回归 1.5 英寸的偏差距离。为计算在不同身材和座椅位置的各种组合条件下对于控制器的可达性，需要对许多被

试者在各个座椅位置上进行测试。在前文描述的其他适应性测试中，我们也采用了类似的方法。回归法为测试样本提供了最佳估算值。这种估算值类似于一组相同身材的人的"平均值"。因此，这些数据是精确的估算值，而不是精确的数据点。

讨论

目前，相当比例的飞行员都不能很好地适应美国空军的老式飞机。例如，T-38A 战斗教练机设计依据的是 1950 年美国空军人体测量中第 5 百分位和第 95 百分位男性飞行员的数据，其设计理念是允许 10% 的飞行员群体存在适应性问题。对该型飞机的测试结果表明，大小尺寸男性飞行员中只有 12% 的人超出了范围。考虑到百分位数的非叠加性，此结果是令人满意的。

不适应 T-38 的女性飞行员比例很高（37% ~ 50%），这点并不意外。数据分析表明，在多个测量指标上，很大比例的女性飞行员的测量值低于第 5 百分位男性飞行员。这些飞行员必须学会通过拉伸身体以弥补身材上的不足，或者系松安全带飞行，或者避免出现立即使用全舵或满油门才能逃生的紧急情况。

我们除了测试飞行员对于飞机的适应性之外，还必须测试所有设备，以确定它们对飞行员绩效和安全的影响，也可采用类似方法对服装和防护装备的适合度进行检验。适合度要求必须定量，人体测量也与这些要求有关，而且需要进行人体试验以确定（或预测）可接受的适合度。

还需要考虑的一个相关方面是动态适应，这涉及到传统的生物力学领域。虽然飞行员在地面上能够操作飞机的所有控制器，但如果穿上相应的防护装备，在不利的过载作用下是否也能完成操作呢？当执行某些飞行动作时，如高速急转弯，飞行员及身上的所有装备都会变得极其沉重，这就形成了一个与之前讨论的静态测试非常不同的环境。人体在动态测试中的生物动力学响应与人体测量直接相关，这点不容忽视。在过载条件下，两类飞行员的反应是不同的，其中一类飞行员是脖子长而细、头部大而重；另一类飞行员则是脖子短而粗、头部小而轻。

JPATS 规范比史上任何飞机都需要适应更小尺寸的女性和更大尺寸的男性。这就向准确体现人体对动态环境和弹射的响应提出了新的挑战。考虑到飞行员的尺寸和体形范围更大，必须为该项目研发新型弹射座椅试验假人。表 23-1 列出了 JAPTS 人体测量条件，这些条件不仅是这些假人的尺寸和比例的基础，也是其静态质量分布特性的基础。假人在飞机系统的许多动态试验中替代人体，弹射试验的过载作用力（G）甚至更大。因此，人体耐限和飞行员装具的大量试验，都是借助水平冲击加速器（轨道滑车）和垂直冲击塔等装置对假人进行测试。这些装置帮助记录快速加速度和减速度对人体和飞行员防护装具性能的影响。1G 环境下 12 磅重的头部在 9G 盘旋时重量会超过 100 磅，1G 条件下 4 磅重的头盔在 9G 盘旋时重达 36 磅。这些变化不仅会对颈部结构造成很大压力，也会对设备适应性产生很大影响。如果飞行员的头盔不合适，在机动过程中，头盔就会在头上来回移动，因此还需要确定设备的质量分布。可以想象在高 G 盘旋时，一边是与头部重心平衡的 10 磅重量，一边是悬挂于前额上的 10 磅重量，两者之间将有多大的动态差异。

有些动态研究仍必须以人体为对象。例如，飞行员在正、负向高过载作用下的可达范围，已经在动态环境模拟器（离心机）上得到了研究，以定量分析加速度作用下的可达性，在测试适应性水平时必须要考虑这些作用力。

结论

尽管本文讨论的例子针对的是驾驶舱适应性评估，但其中的方法可应用于许多关注人 - 系统适应性的各种设计中，如飞行服、头盔和氧气面罩。系统性方法是人体测量设计成功与否的关键，其中包括定义用户群体、设定用户功能性（或适合度）要求、测试用户群体满足功能要求的能力、考虑用户的动态环境以及必要时制定新的设计标准和方法以确保适应的效果。

设计与操作

前面的章节举例说明了要想保证航空航天系统的成功，就必须理解和考虑人的效能特征。人因领域知识库和参考信息在不断发展和完善，但人的因素的规律并不止于此。航空航天中人的因素的重点是将经过验证有效的方法直接应用于设计过程和操作领域。

为航空航天领域的每一种人机界面情境都设计出参考标准是不可能的。虽然可以对详尽的人体测量维度进行测量和发布，但宇航服或飞机驾驶舱里可能出现的身体姿势都有哪些呢？尽管显示设计的启发式方法已表明非常有助于典型应用，但在极端环境下，如在轨航天器中快速的昼夜照明循环，其情形如何呢？此外，当人们的行为和互动可以根据人格特征等进行建模和预测时，公司政策和管理规则增加了新的影响因素，又会是什么情况呢？

在人的特性的参考资料不足的情况下，人的因素学科提供了方法、工具和过程，直接将以人为中心的手段应用于设计和实现操作。结构化用户评估、训练技术、任务分析、专用人机系统要求和人体模型均只是一些通用的例子。为说明人的因素在操作设计中的应用，本节分别描述三个特例，即用户界面、机组资源管理（CRM）和无人机系统（UAS）。

用户界面

概述

用户界面是用户与计算机、工具、装置或系统其他部分发生交互作用的媒介，它允许用户与系统之间进行信息传递（如点击鼠标关闭窗口），为了提供用户与系统（包括硬件、软件、程序、指南和训练）之间最佳的交互手段，需要考虑人的因素的一个关键方面就是用户界面设计。其总体目标是将用户的能力和局限与所交互的系统相匹配，以提高界面的有效性、效率和安全性。

好的用户界面是需求、解决方案以及用户与系统之间的良好适配，使用户能够更加可靠地执行任务并减少差错。这些界面"有用"且"可用"，易用、易学和易记，更加安全（差错更少）和更加令人满意（主观愉悦度更高）。可用性适用于与人交互的系统的所有方面，包括操作和维护。

如何确定可用性？

根据古尔德和刘易斯的观点（1985：300-311），确保可用性需做到四点：①对用户给予早期的和持续的关注；②综合考虑可用性的所有方面；③用户早期的和持续的试测；④迭代设计（试验 - 更改 - 再试验）。

对系统"可用性"的评估有很多方法，包括启发式评估、绩效测量、出声思维、观察、问卷调查、访谈、焦点小组座谈、记录实际使用情况和用户反馈等。

启发式评估是对用户界面的系统性评价，通过采用结构化的指南和标准，识别出存在的可用性问题。由一组评估人员审查界面情况，确定是否和指南、标准和原则相符合（如一致性、良好的提醒和警告标签 / 信息，尽量降低人的工作负荷）；通过可用性测试的绩效测量，有助于收集到用户的客观数据，如任务完成时间和差错；出声思维法可记录用户对于界面的看法；观察、问卷调查、访谈和焦点小组座谈，也有助于系统获取用户输入及对用户界面的意见；记录实际使用情况，有助于确定最常用的界面特性；用户反馈则可帮助跟踪用户需求和意见的变化。

在大多数情况下，这些方法互为补充，因此可根据实际问题和约束条件（如用户人员数量）采用不同组合。最常见的组合是启发式评估、出声思维和可用性测试。启发式评估通常用来处理用户界面存在的问题，而可用性测试则用于验证修改后的设计并检验是否符合需求和指南。

说明

呼吸保障包（RSP）是国际空间站（ISS）的一个医疗包，装有许多必要的设备，为出现呼吸困难的宇航员提供帮助（图23-3）。RSP内口袋里有一张5.5×11英寸的纸质程序提示卡，用于乘组医务人员（CMO）安装设备和向乘组人员输送氧气。乘组人员在培训过程中可对提示卡的可读性和可用性提出意见。在执行任务之前，首先完成提示卡的更新。美国国家宇航局（NASA）约翰逊空间中心（JSC）采用可用性测试和分析设备，对提示卡的原有设计进行了评估，并根据人的因素原理提出了新的提示卡设计方案。

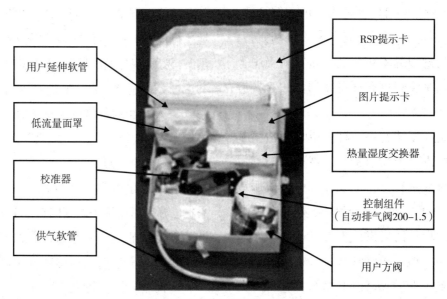

图 23-3　国际空间站的呼吸保障包

方法

评估采用的方法是一个迭代过程。首先，为全面了解 RSP 提示卡存在的问题，我们考虑了乘组人员培训后对 RSP 提示卡提出的意见。在迭代过程中删除不相关（非紧急）内容后，程序信息被重组为线性信息流。将图片用颜色编码，增加边框，突出 RSP 的关键组件。对实际文本内容的更改很少。

三项用户评估由 34 名未接受过医学培训的公司职员参与，模拟 CMO 有限接触 RSP 设备

和培训的情境（任务开始前 6 个月进行）。每项研究都要求参与者采用其中的一种提示卡，经历两种呼吸困难场景以模拟苏醒过程（利用带硬件的人体模型）。

这两种"患者"评估方案改编自当前 ISS 乘组人员医学培训中使用的方案。一种为有意识的患者，另一种为无意识的患者。两种方案的目的在于利用 RSP 中的大多数设备。

参与者完成两种方案中的提示卡和 RSP 设备可用性评估后，需要回答一份调查问卷，主

要涉及提示卡的布局、信息量、无关或缺失项以及 RSP 硬件和包装的设计问题。调查问卷采用利克特 7 点量表，"1"表示非常不同意，"7"表示非常同意。问卷中也设置了开放性问题，请参与者对提示卡和 RSP 硬件的更改提出自己的意见和建议。此外，参与者也需要回答在不熟悉提示卡和医疗设备使用的情况下将会采取何种策略。

所有评估中用到的硬件包括：①呼吸保障包；②高级生命保障包（ALSP），内置有急救包；③拉链袋，服务于插管工具 / 导气管（IK/A），存放面罩导气管（ILMA）设备；④电震发生器盒；⑤带有氧气连接器图片和乘员医疗保健系统（CHeCS）氧气连接器标识的盒子；⑥"患者"人体模型。

通用程序/实验设计

向每位参与者提供评估说明，并请他们签订知情同意书。参与者在两种呼吸情境下完成操作，一种为有意识的患者，一种为无意识的患者，两种情境均使用一种提示卡。这些情境由 ISS 医学培训中使用的情境修改而成。每位参与者经历的情境顺序不同，提示卡的类型也是随机的。

要求参与者利用提供的道具完成两种医疗呼吸情境下的操作。首先进行 RSP 的操作，并告诉他们提示卡的位置。和 ISS 对工作人员的要求一样，参与者不得从防护塑料袋中取出提示卡，以防止未能阅读或丢失提示卡，并告诉他们操作会计时，出现的错误也会由主试人员记录下来。此外，要求参与者在操作过程中大声说出来，便于主试人员了解他们何时感觉到困惑或障碍。完成两个场景的操作后，参与者需要填写一份调查问卷。之后主试人员解释研究目的，并询问参与者是否有其他建议。

记录程序完成时间、出现的错误和主观评分。提示卡最后迭代为具有 RSP 原理图、颜色、边框和信息流程简化等特征。结果表明，利用原始提示卡完成每个场景的平均操作时间为 6 分 59 秒，利用重新设计的提示卡的平均操作时间为 3 分 50 秒。使用新设计的 RSP 程序使完成时间提高了 55%（即 3 分 9 秒）。在紧急情况下，3 分钟会明显提高挽救生命的概率，而且参与者也表示最偏爱这样的设计。

结果

将评估结果和新设计提交给由宇航员、飞行医生、医疗培训师和程序人员组成的焦点小组。最后的提示卡得到批准被用于飞行。修订版 RSP 提示卡现已装备 ISS。

此外，作为这些评估的组成部分，提示卡的设计建立了以下原则：①提供明确的"开始"和"停止"点；②建立线性信息流；③给步骤加数字；④在提示卡中加入原理图或图片，但要避免图片过多和细节过多；⑤在可行情况下使用颜色进行区分，但不能过多使用颜色；⑥采用粗体、下划线或文本边框凸显重要内容。

结论

人机系统界面对于系统整体效能非常重要。如果界面设计合理，用户就能安全高效地完成任务，减少差错、训练和压力。用户界面的研发如果具有迭代设计过程，其结果将是有效且高效的。实现最优设计的关键在于提前充分了解用户的需求，设计出满足需求的用户界面，并对设计进行试验和再试验，以验证和确认正确的需求是否得到了使用和满足。

机组资源管理（CRM）

概述

CRM 是航空领域对机组成员进行的正式培训，目的在于增强人员之间的协调、沟通，最终实现安全飞行。CRM 被定义为有效利用所有可利用的资源，包括人力资源、硬件和信息。现代 CRM 训练通常包括团队工作技能、领导力、决策和沟通等方面的训练，以及人的因素的基本教育。CRM 最初称为驾驶舱资源管理，现在的叫法更能准确表明其中包含了飞行员之外的机组成员及其他影响飞行安全的人员。在美国，联邦航空局（FAA）要求所有商用航空公司都要进行 CRM 培训，FAA 咨询通告 120-51E 对培训指南及其设计和实施进行了说明。CRM 对提高航空安全性的作用已得到全球认可。除美国以外，国际民航组织（ICAO）、英国民航局（CAA）等其他飞行安全机构及全球许多军事指挥部门也都制定了类似的要求和指南。

尽管人们普遍认为 CRM 的目标是实现"更好的团队协作"，但其真正目的是通过对人力资源的适当管理以提高飞行安全性。正常开展的训练方案超出了"团队训练"的基本概念，已融入到更加常规的技术技能训练中，往往以飞行模拟作为一种重要模式。持续巩固 CRM 技能是航空公司或空军部队飞行训练的一项基本内容。近年来，CRM 已扩展到机组成员用于对安全威胁的评估和差错管理（这些差错一定程度上是复杂操作环境下无法避免的），新的术语称为威胁与差错管理。

在威胁与差错管理中，机组成员并不是生搬硬套所学的 CRM 技能，而是关注飞行过程中出现的风险和威胁。例如，飞行中可能识别到恶劣天气，之后讨论其带来的安全影响，并在机组成员中分析最佳行动方案，以最大限度地降低风险。威胁与差错管理还涉及这样一个理念，即任何飞行中机组成员都有可能出现差错，但对这些差错并不能一味追责，关注点要从追责转移到安全上，将差错当作是对安全的威胁，在开放的氛围中讨论最佳行动方案，确定对新情况最为恰当的反应。

说明

起源

正式的 CRM 训练出现于 20 世纪 70 年代末的商用航空领域。当时，人为差错和人的因素问题被认为是造成许多重大空难事故的原因。大家最常提及的事故发生于东方航空 401 号航班，该航班为洛克希德 L-1011 喷气式客机，于 1972 年 12 月 29 日从纽约飞往迈阿密。飞机最终迫近迈阿密国际机场时出现了问题，起落架放下及锁定确认指示灯未亮。机组成员决定中断着陆，上升至等待高度，开启自动驾驶仪。当他们试图确定问题根源时，自动驾驶仪突然停止工作，飞机失去了控制。此时机组成员对飞机下降浑然不知，飞机以 227 节的速度冲进了一片沼泽地。机上共有 176 人，其中 101 人当场遇难，随后几天又死亡 2 人。美国国家交通安全委员会的调查结论是，在飞行的最后几分钟，机组成员并未在低空飞行中监控飞行仪表和飞机状态。对飞机残骸的检查发现，起落架实际上已放下，而指示灯故障只是由于灯泡烧坏了。

另一起严重事故发生在 1977 年 3 月 27 日，荷兰皇家航空公司（KLM）一架波音 747 飞机和泛美航空公司（Pan Am）一架波音 747 飞机在特纳立夫岛的机场跑道相撞，造成 583 人死亡。这是迄今为止航空史上最严重的一起事故。由于恐怖炸弹威胁，岛上主要的大加纳利岛机场临时关闭，一些航班转往特纳立夫的二级机场降落，因为转场加上长时间飞行和恶劣天气，导致当天晚些时候大加纳利机场重新开放时，飞机滑行和起飞出现了混乱。碰撞发生时天气有雾，当时荷兰皇家航空的飞机要起飞，而泛美航空的飞机正沿同一跑道滑行。荷兰皇家航空飞行员在最后时刻看到了泛美航空的飞机，想要驾驶飞机爬升到滑行飞机的上方，但没有成功。碰撞将泛美航空飞机的顶部撕裂，造成两架飞机着火。未获得起飞许可、长时间飞行和延误产生累积效应、指挥方式不当、飞行和地面控制混乱、无线电通讯不标准等因素，被认为是造成这起事故的原因。

鉴于这些事故和其他一些航空事故，NASA于 1979 年召开了一次专题研讨会，全面探讨航空安全，特别是机组成员因素。通讯故障、任务固定问题、情景意识丧失和决策错误均被认为是导致之前发生的许多事故的原因。数据表明，与机械、维护或天气原因相比，有多达 70% 的事故原因属于机组成员因素。由此提出机组成员管理正规训练的解决方案，驾驶舱资源管理一词应运而生。

借助管理咨询模型，早期的 CRM 方案同时采用任务导向和团队导向的方式进行机组管理。20 世纪 80 年代早期，联合航空将理论基础与模拟器训练相结合，成为美国首家开展 CRM 训练的客运航空公司。CRM 的许多基本理论都创建于早期的这个训练项目，包括要求机组成员建立安全预期、为决策提供明确的指南、规定解决冲突的合理手段等。值得注意的是，虽然 CRM 成为所有飞行员的训练解决方案，但许多飞行员已经显示出了最佳的驾驶舱管理风格，而且在正式 CRM 出现之前，这种风格已被描述为优秀的飞行技术或机长的优秀表现。在某种程度上，CRM 可被认为是将优秀飞行员所具备的技能综合起来，并打包到一个训练项目中，使所有机组成员都能在飞行中达到同样的安全和绩效水平。

机组资源管理训练的现行标准

CRM 训练面世以来经历了多次重大变革。一个重要的进步是，从以驾驶舱为中心的训练模式，转变为包括驾驶舱人员和其他所有可能影响飞行安全的人员在内的训练模式。这一转变体现在 CRM 从驾驶舱资源管理变成了机组资源管理。受过良好训练的机组成员能够及时上传下达驾驶舱的关键信息，并营造一个安全的环境，这对所有机组成员都是一个良好目标。基于机组协调最大化而出现的共享心理模型概念，成为其中的关键成分之一。赫尔姆里奇描述了过去 25 年，CRM 至少经历了 6 次演变，每次演变都带来了理论和应用上的根本性进步。目前精心设计的 CRM 项目重点关注的是对安全威胁的持续再评估。此方法承认机组成员偶尔出现差错是不可避免的，并强调在出现差错时要能够及时发现并进行管理。这种方法被称作威胁与差错管理，代表了目前 CRM 的最新水平。

如上文所述，FAA 咨询通告 120-51E 描述了目前 FAA 对 CRM 训练的要求。该文件将所需的 CRM 内容分为两部分，即交流过程 / 决策行为和团队构建与维护。第一部分包括简要报告、提出主张、自我批评、冲突解决方案、交流和决策；第二部分包括领导力、执行力、对任务的关注、人际交往技能和团队氛围、工作负荷管理、态势感知、个人因素和减压。指南还描述了项目成功的几大关键要素，包括最初的理论培训、后续的经常性培训以及不同水平常规操作的强化训练。虽然 FAA 授权各航空公司进行实际的课程设计（为了定制特定的运营需求），但所有项目必须符合咨询通告所发布的指南。

美国佛罗里达大学的萨拉斯等人近期开展了两次调查，发现不同航空公司的具体实施方案与咨询通告 120-51e 的条款要求差别很大。这就提出了一个问题，现有的 CRM 实施方法是否为最佳选择？由于组织文化和具体飞行操作存在差异，努力将某家航空公司的 CRM 训练方案移植到另一家航空公司，或将美国航空公司的 CRM 训练方案移植到其他国家，已表明是有问题的。

而且，美国航空公司的 CRM 训练移植到其他国家也遇到了困难。CRM 的基本要素涉及到对权威的挑战和对指挥机构的质疑，如鼓励年轻人向机长提出自己的意见等。这种做法在典型的西方和北欧国家文化背景下看似简单合理，但在等级制度严格的国家则相当复杂，许多国家的文化比西方文化更加循规蹈矩。来自这些文化背景的机组成员在工作中有着不同的行为准则，他们在这里可能比在西方更加严格地被要求按照标准操作程序（SOP）执行。赫尔姆里奇深入研究了组织文化和国家文化存在的差异以及这些差异对 CRM 训练的影响。得到的经验便是，CRM 训练方案必须依据各航空公司的具体情况展开，课程设计上需要考虑社会结构和沟通方面的国家规范。

未来的挑战

20 世纪 90 年代的许多研究发现，飞行员对 CRM 训练项目的反应具有显著的个体差异。早期有研究表明，有些飞行员在进行培训前已经表现出了良好的 CRM 技能。但也有相反的情况，有些飞行员可能无法完全适应 CRM 训练所讲授的概念。赫尔姆里奇区分了两类人员，一类具有高水平成就需要但伴随人际敌意，另一类则成就动机不高。在 CRM 技能和训练接受能力上，这两类人都被认为有潜在的问题。我们在训练后的态度调查中发现，敌对水平较高的飞行员对 CRM 概念比较抗拒，这可能是因为 CRM 讲授的技能与他们个人的管理风格不一致。在飞行模拟研究中，一组为低积极性和高敌意的飞行员，另一组为高积极性和人际关系良好的飞行员，前者的表现明显差于后者。在飞行员和宇航员的心理选拔测试中，这些研究结果经常作为依据。他们还指出，虽然 CRM 训练可能是促进飞行安全的一种有效工具，但并不能忽视个体因素，目前尚不清楚 CRM 在多大程度上可弥补领导能力的先天不足。

另一个有争议的问题是 CRM 能够提高飞行安全的实际程度。这类研究已证明具有挑战性，很难获得 CRM 有效性的可靠支撑数据。有充分的证据表明，受训者能够积极接受，且训练后的态度在期望的方向上出现了积极的转变。我们很难开展研究以证明实际的行为变化，也

很难从这样的研究中收集到证据。对飞行安全的实际影响已证明难以衡量。在过去 25 年里，CRM 与其他诸多安全举措（如改进气象雷达、风切变探测系统、改善自动驾驶和自动控制等）同步实施，导致很难将安全性的提高归结于任何一个因素。

但可以肯定地说，CRM 概念在表面上是有效的，其成功的案例也常有报道。其中最常被引用的案例之一是联合航空公司（UAL）232 航班。1989 年 7 月 19 日下午，这架满载的 DC-10 航班在从丹佛飞向芝加哥的途中遭遇了严重的液压故障，一个发动机损坏（共三个发动机），液压系统停止工作使飞机无法操纵，当时大家认为飞机肯定会坠毁，所有人都将丧生。机长海恩斯及其机组（包括一名 DC-10 飞行教官）展现了杰出的飞行技能和才智，利用另外两台发动机的差动推力来控制飞机。机组成员出乎意料地将飞机降落在了爱荷华州的苏城，只是到了降落的最后几英尺才失去了控制。尽管飞机起落架撞击跑道爆胎并起火，但很多乘客和机组成员幸免于难。海恩斯一直将他驾驶受损飞机的能力归功于他在联合航空公司 CRM 训练中所获得的技能。此次坠机和机上超半数乘客的幸存，仍然是 CRM 迄今为止最成功的案例之一。

结论

在航空领域有直接经验的人，很少认为 CRM 训练是完全无效的，或者认为它对于飞行安全是万能的。而普遍的共识是，CRM 是促进安全飞行操作综合措施的组成部分。随着航空技术的不断发展，计算机化和自动化在飞行操作中发挥着更大和更复杂的作用，CRM 也需要不断发展以应对机组成员所面临的挑战和任务变化。

无人机系统（UAS）

概述

对于那些直接参与或保障民用和军用航空

航天活动的人来说，这是一个激动人心的时刻，因为一个全新的航空航天职业——"无人机系统"机组出现了（见第27章）。面对这一新兴且快速发展的职业领域，航空航天医学工作者面临着巨大的挑战和机遇，需要应对当前和未来的航空医学需求。虽然技术能够简化单个UAS的操作，但同时也正在扩大个体操作人员的控制范围，最终建立的是一个多样化的任务环境，其中有些环境可能比传统航空环境更为复杂。"无人操作"航空领域的总体趋势是要求技术进步，而不是削弱人类操作者的作用。因此，考虑人的效能问题是当前和今后UAS机组成员成功的关健。利用专业知识帮助优化UAS机组成员的效能是航空航天医学工作者的职责，这与之前传统飞行机组的服务并无不同。和基本职业医学规程中医生必须到工作场所巡查一样，航空航天医学工作者直接观察并参与"UAS"操作也非常重要。其原因是：①地面控制站（GCS）设计的差异性限制了无人机任务环境的通用性，这些任务环境仍然基于单个UAS；②目前的航空航天医学实践主要以现有的和可能的UAS任务环境为基础（图23-4）。

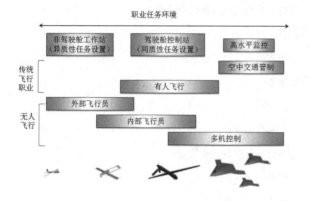

图23-4 UAS飞行员任务环境多样性的职业医学视图

（注：外部飞行员通过目视直接控制无人机，内部飞行员利用控制站显示器提供的信息控制无人机。值得注意的是，载人航空和空管任务环境包含了UAS任务环境的一个相对同质的子集。因此，在对有人和无人飞行进行类比时需要谨慎。）

根据UAS视图可看出这样一个事实，即机组成员和飞机无需再相互绑定。从职业医学角度讲，UAS主要采取工程控制方案以解决传统航空航天医学上的安全风险，如低压、缺氧、加速度、振动、热负荷，以及这些因素与加速度共同作用下的空间定向障碍等。然而，历史上UAS遭遇的事故率比载人航空要高出1～2个数量级，各种研究表明有17%～69%的事故可归结为人的因素。尽管航空航天医学人的因素问题在UAS中依然存在，但无人与载人航空对人的因素考虑的重点却有所不同（表23-2）。由于优化人的效能仍然是安全和有效操控UAS的一个必要而非充分的条件，加上UAS任务环境的特殊性，航空航天医学工作者应能熟练运用人员效能中的人-系统整合（HIS）模型，对UAS机组成员的效能进行持续和系统的评估（图23-5）。以往对该模型的应用表明，UAS机组成员的效能受到模型中人因工程、人员选拔、训练、人力资源、环境、安全与职业健康（ESOH）以及适居性等因素的影响。

说明

人员选拔与训练领域

目前，美国对于UAS机组成员选拔、训练和鉴定并没有统一的军用标准，也没有正式的民用标准。尽管多个组织正在建立标准的推荐规范，但目前只有少量精心设计的研究强调了UAS飞行员必须具备的知识、技能和能力以及与有人机飞行经验相矛盾的发现和专家意见。同时很少有研究能够在UAS工作环境的经验分析基础上明确UAS飞行员的医学鉴定标准，也很少有数据能够指导放宽现有的航空医学符合性标准。

解决UAS人员选拔、训练和鉴定问题的主要障碍之一，仍然是UAS地面控制站设计的不统一，因此职业工作环境导致相似的工作岗位，但技能和能力要求却不同。美国在为空军中高

表 23-2 航空航天医学对有人机与无人机系统人的因素关注点的比较

因素	有人机	无人机系统 [a]	因素	有人机	无人机系统 [a]
物理环境	+	+	地理性迷向	+	+
视觉限制（如云、结冰等）	+	+	检查表干扰	+	+
噪声与振动	+	±	**心理行为学**	+	+
高速气流吹袭	+	0	人格特质或障碍	+	+
热负荷	+	±	情绪状态	+	+
操纵力	+	0	自负	+	+
技术环境	+	+	自满	+	+
座位与约束	+	0	动机	+	+
仪表显示	+	+	倦怠	+	+
可视性限制（如视场）	±	+	**不良生理状态**	+	+
控制器与开关	+	+	过载效应	±	0
自动化	+	+	处方药	+	+
个体装备	+	0	突然失能	+	+
认知	+	+	既往疾病或损伤	+	+
警觉与注意管理	+	+	生理疲劳	+	+
认知任务过饱和	+	+	心理疲劳	+	+
局促不安	+	+	不同步昼夜节律	+	+
运动病	+	±	换班	0	±
低压低氧	+	0	**自我压力**	+	+
视觉适应	+	±	身体健康	+	+
物理任务过饱和	+	+	酒精	+	+
知觉因素	+	+	药物、补充剂或自我药物治疗	+	+
运动错觉	+	0	休息不足	+	+
前庭错觉	+	0	未报告的不合格医疗状况	+	+
视性错觉	+	+	**其他因素**	0	±
对操作情况的错误感知	+	+	多机控制	0	+
误解/误读仪表	+	+	控制和反馈延迟	+	0
空间定向障碍	+	+	标准化驾驶舱设计和控制	+	±
时间畸变	+	+	飞机的人工控制	+	0
机组协调与沟通	+	+	标准化机组任职资格	+	0
分布式/虚拟机组	0	±	与飞机"共命运"	0	±
负迁移	+	+			
注意力分散	+	+			

注：+表示通常适用，± 表示可能适用，0 表示不适用。

a 如果 UAS 在另一个机载平台上操作，则所有的有人机效能问题也将适用。

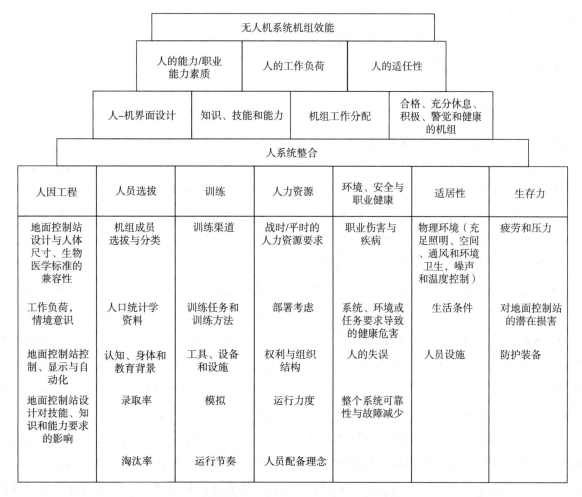

图 23-5　人 - 系统整合领域获得无人机系统机组成员效能的过程模型

空 UAS 确定通用化、高水平工作流程所需相关知识、技能和能力要求方面，已经取得了一定进步，但这只是代表了 UAS 总体的一小部分。

人因工程领域

与传统飞行机组相比，UAS 机组较为独特，因为他们的工作环境是地面控制站而不是驾驶舱。他们常常因缺少外部视觉、听觉和体感线索而处于相对的感觉剥夺状态。他们几乎完全依靠中心视觉或自动显示或直接观察获取飞行器的状态信息，这就明显限制了机组成员只能使用中心 30° 视野，并要求他们通过感觉神经通道来处理信息，而不是自然地适应空间定向线索（即中心视觉）。这种感觉剥夺的影响尚未得到充分的研究，我们对 UAS 机组成员的注意集中于何处或使用哪些信息均知之甚少。例如，针

对 MQ-1 捕食者平视显示器（HUD）视觉扫描模式的一项研究发现了非标准的仪表扫描模式，该模式对于发动机性能的听觉或触觉线索缺失并未做出调整予以补偿。此外，一项对 UAS 事故的回顾性研究发现，人 - 机界面设计和机组成员的注意因素是机组发生错误的常见原因。虽然将感知负荷转移到非视觉通道似乎是一种直观的解决方案，但多模态显示的初步工作已产生了复杂的结果，仍需要进一步研究。

自动化技术的进步正在减少对 UAS 飞行员具备传统飞行技能的需求，取而代之的是更加强调监控与协作决策技能。但是被动监测很难保持稳定的警觉水平，且容易出现"意识的危险状态"。一项对美国空军 UAS 机组成员的研究证实了这一点，在一次 8 小时轮班的过程中，

机组成员主观厌倦感增加，警觉性明显下降。同样，一项针对陆军 UAS 机组成员的研究表明，在夜间长途飞行过程中，机组成员的目标探测和认知效能下降，反应时间延长。尽管克服这些影响的最佳方法之一是休息，但当控制权转交给另一名当前未参与任务的机组成员时，还是担心机组的态势感知会急剧下降。例如前面提到的陆军 UAS 飞行员更愿意轮班时间长一些，其原因是他们认为轮班时间较长能够更好地感知战术环境的态势。这个结果与其他职业领域如空中交通管制甚至医学界的调查结论相一致，患者转诊或交接是误诊的最主要原因之一。

UAS 最独特之处可能是多机控制，即一个机组控制多架飞机。例如，最近部署的 MQ-1 捕食者多机控制的地面控制站就配备了 1 名飞行员和 4 名传感器操作员，最多可控制 4 架飞机。UAS 飞行员的角色从单机驾驶员转变为多系统管理员，这种转变对其知识、技能和能力要求到底有何影响，目前尚不清楚。FAA 资助的 UAS 人因文献综述得出的结论只有有限的研究表明，一个人可以在相对理想的条件下控制多架无人机，这些理想条件包括严密协调和有关联的活动、稳定的环境及可靠的自动化技术。另一项研究已证明，当飞行员工作负荷过高时，即使控制单架无人机，其效能也会明显降低。这表明在非理想条件下，飞行员控制多架飞机的能力可能会受到严重削弱，在飞机发生故障或受损时尤其如此。多机控制也为航空航天医学工作者提出了新的关注点。首先，影响飞行员效能的危险必须得到重视，因为其对多任务的潜在影响超过对单任务的影响；其次，由于多机控制允许飞行员将少量飞机控制权分派给"非飞行员"的机组成员，导致"非飞行员"抢占了他们传统意义上的飞行职责；最后，没有数据表明有必要调整当前多机控制的时间制度

或方法。

环境安全与职业健康、生存力和人力资源领域

美国空军对 UAS 的战略愿景表明，在 UAS 操作中，"飞机上没有机组成员，缓解了机组成员疲劳这一历史问题"。然而，UAS 的长航时操作使机组成员必须轮班工作，以确保地面控制站处于昼夜不停的工作状态。随之而来的是严重的公共健康问题，包括轮班工作的影响、工作效能的下降以及差错和事故风险的增加。这些问题最近得到一项研究证实，该研究发现与传统机组成员相比，美国空军 UAS 机组成员报告的疲劳水平更高。虽然疲劳问题可能普遍存在于 UAS 操作过程中，但有关疲劳对 UAS 机组成员失误或操作效率的影响，目前的研究还为数不多。一项仿真建模研究分析了疲劳、机组成员数量和轮班工作制度对陆军 UAS 机组工作负荷与工作绩效的影响，疲劳机组与休息充分的机组相比，前者发生的事故大约是后者的 3 倍。尽管该预估结果尚未得到实际操作过程的证实，但对美国空军 UAS 机组成员轮班工作的实地观察研究发现，急性疲劳会导致情绪、认知、飞行控制效能和警惕性的下降。该研究还发现，飞行的工作时间制度与所报告的急性或慢性疲劳之间没有关联性。

沃尔特斯等人指出，对 UAS 机组成员"增加工作日、缩小机组规模和变化轮班表"的操作要求"可能会因为疲劳而降低操作人员的效率"。从人 - 系统整合的角度重申，由于存在多种潜在的、多个领域相互关联的问题，包括人力资源（如工作日增加和机组规模缩小）、生存力（如疲劳）、环境安全与职业健康（如操作效率降低），UAS 机组成员的效能仍存在风险。此外，当人 - 机界面设计导致人的失误或者效率低下时，可以考虑人因工程方面存在的问题。总体而言，航空航天医学工作者应预见到 UAS 机

组成员效能的降级，在推荐效能干预或进行事故调查时，这一点非常重要。同时，航空航天医学工作者还应认识到，由于工作环境存在的潜在压力，可能会增加 UAS 机组成员的临床表现或不良心理状态，尤其是连续轮班工作引起的生物节律失调效应，是进行航空航天医学适应性决策时的一个重要考虑因素。

结论

本节向航空航天医学工作者介绍了人 - 系统整合领域有关 UAS 机组成员效能的一些内容。尽管让他们掌握所有的问题不太现实，但他们需要对主要问题有所认识，以便充分理解这些问题给工作环境和人的效能带来的挑战性。希望军事航空航天医学工作者能提出 UAS 机组成员的航空医学问题解决方案，参与 UAS 相关的航空医学教育和训练，就 UAS 机组成员效能问题向部队领导提出建议，并作为 UAS 事故调查组成员提供人因问题咨询。另外，在不远的将来，民用航空医学检查人员在临床工作中对 UAS 机组成员进行诊治，也并不是没有可能。

总结

总之，正如查帕尼斯所说，人因工程是将人的因素应用到系统、机器、工具、工作和环境的设计中，使人能够安全有效和舒适地使用。人的因素的最终目的包括：①提高操作效率（增加安全性，减少失误）；②实现可靠性、可维修性和可用性；③提供以用户为中心的设计（改善工作环境，缓解压力和疲劳，提高使用的便捷性、舒适性和用户认可度）；④其他目的，如减少时间和设备损耗。

人的因素的关键成分包括：①人的能力，如人的认知效能和失误、疲劳、人体测量学和生物力学问题；②人的系统界面，如信息传输（显示和控制）、人机交互、通信和工具，以及环境因素，如适居性 / 建筑风格、噪声 / 振动、照明

/ 颜色、温度 / 湿度等。为了使人的因素得到系统性应用，需要建立一个由多学科专业人员组成的团队，这些学科主要包括心理学、工业工程、职业和环境医学、应用生理学、人体测量学、工业设计、运筹学、以及统计学等。本章简要概述了人的因素的构成，强调了航空航天医学的应用。对人的因素感兴趣的读者，可进一步参考以下文献：

设计应用：诺曼著，The Design of Everyday Things

人的因素：桑德和麦考密克著，Human Factors in Engineering and Design

尼尔森著，Usability Engineering

工效学：康兹著，Work Design: Industrial Ergonomics

心理学：威肯著，Engineering Psychology and Human Performance

致　谢

疲劳一节得到了国家空间生物医学研究所的支持，支持项目包括 NASA NCC 9–58、AFOSR F49620-95-1-0388、F-49620-00-1-0266、NIH NR004281、NIH RR00040。

熊端琴 译 吴 铨 校

参考文献

[1] Beaty D. Naked pilot: the human factor in aircraft accidents, 2nd ed. Ramsbury: The Crowood Press, 1995.

[2] Human Factors and Ergonomic Society. About HFES. www.hfes.org/web/AboutHFES/about.html, (accessed 11 July 2007).

[3] Kohn L, Corrigan J, Donaldson M, eds. To err is human: building a safer health system. Washington, DC: National Academy Press,1999.

[4] Food and Drug Administration. Why is human factors

engineering important for medical devices? www.fda.gov/cdrh/humanfactors/important.html, （accessed 16 April 2004）.

［5］Stone R,McCloy R. Ergonomics inmedicine and surgery. Biomed J 2004;328:1115-1118.

［6］Food and Drug Administration. FDA issues bar code regulation. www.fda.gov/oc/initiatives/barcode-sadr/fs-barcode.html, （accessed 12 July 2007）.

［7］Durmer JS, Dinges DF. Neurocognitive consequences of sleep deprivation. Semin Neurol 2005;25:117-129.

［8］Mallis MM, Banks S, Dinges DF. Sleep and circadian control of neurobehavioral function. In: Parasuraman R, Rizzo M, eds.Neuroergonomics: the brain at work. Oxford: Oxford University Press, 2007:207-220.

［9］Van Dongen HPA, Maislin G, Mullington JM, et al. The cumulative cost of additional wakefulness: dose-response effects on neurobehavioral functions and sleep physiology from chronic sleep restriction and total sleep deprivation. Sleep 2003;20:117-126.

［10］Federal aviation regulation. Sec. 135.267. http://ecfr.gpoaccess .gov/cgi/t/text/text-idx?c=ecfr; sid=f4637c622 96f8bd572410435a95a1bc2; rgn=div8;view=text;node= 14%3A2.0.1.4.23.6.11.4;idno=14;cc=ecfr, （accessed 17 July 2007）.

［11］Federal aviation regulation. Sec. 135.265. www.airweb. faa.gov/Regulatory and Guidance Library%5CrgFAR. nsf/0/ 7416414817B0167C8625694A00702606?OpenD ocument, （accessed 11 July 2007）.

［12］Cruz C, Della Rocco P, Hackworth C. Effects of quick rotating shift schedules on the health and adjustment of air traffic controllers.Aviat Space Environ Med 2000;71:400-407.

［13］Mallis MM, DeRoshia CW. Circadian rhythms, sleep, and performance in space. Aviat Space Environ Med 2005;76:B94-B107.

［14］Reason J. Human error. Cambridge: Cambridge University Press,1990.

［15］Shappell SA,Wiegmann DA. U.S. naval aviationmishaps 1977-92:differences between single- and dual-piloted aircraft. Aviat Space Environ Med 1996;67 （1）:65-69.

［16］Dismukes RK, Berman BA, Loukopoulos LD. The limits of expertise:rethinking pilot error and the causes of airline accidents. Aldershot:Ashgate, 2007.

［17］Helmreich R, Klinect J, Merritt A. Line operations safety audit:LOSA data from US Airlines. Presentation at the Second ICAO/IATALOSA/TEM Conference. Seattle: Boeing Training Center, 2004.

［18］McDaniel MA, Einstein GO. Prospective memory: an overview and synthesis of an emerging field. Thousand Oaks: Sage, 2007.

［19］Dempster WT. Space requirements of the seated operator. WADC Technical report 55-159. United States Air Force,Wright-Patterson AFB, Ohio: Wright Air Development Center, Air Research and Development Command, 1955.

［20］Proctor RW, Van Zandt T. Human factors in simple and complex systems. Boston: Allyn and Bacon, 1994.

［21］Gordon CC, Churchill T, Clauser CC, et al. 1987-1988 Anthropometric survey of U.S. Army personnel: summary statistics interim report. （NATICK/TR-89/027, AD A209 600）. Natick: US Army Natick Research, Development and Engineering Center, 1989.

［22］Robinette KM, Daanen H, Paquet E. The CAESAR project: a 3-D surface anthropometry survey in second international conference on 3-D digital imaging and modeling, 1999. IEEE Proceedings. IEEE Catalog Number: PR00062. New Brunswick, 1999:380-386.

［23］Meindl RS, Hudson JA, Zehner GF. A multivariate anthropometric method for crew station design. （Publication No.: AL-TR-1993-0054）.Wright-Patterson AFB, Ohio: AL/CFHD, 1993.

［24］Hendy KC. Air crew/cockpit compatibility: a multivariate problem seeking amultivariate solution. AGARD Conference Proceedings No.491, 1990.

［25］Albery CB, Bjorn VS, Schulz RB. A comparison of human and ejection seat test manikin static centers of gravity and moments of inertia. SAFE J 1998;28 （1）:17-31.

［26］Buhrman JR, Andries MJ, Deren M. Risk factors in ejection seat design associated with upward ejection risk for a large occupant.SAFE J 1999;29 （1）:29-38.

［27］Albery WB, Zehner GF, Hudson JA, et al. Degradation of pilot reach under G. SAFE J 2006;34 （1）:1-4.

［28］Sanders MS, McCormick EJ, et al. Human factors in engineering and design. New York: McGraw-Hill, 1987.

［29］Nielson J. Usability engineering. Cambridge: Academic Press, 1993.

［30］HelmreichRL. Managinghumanerror in aviation. SciAm1997;276:62-67.

［31］ICAO. Human factors training manual. International Civil Aviation Authority （ICAO）, 1998.

［32］FAA.FAAadvisory circularAC120-51E Crew Resource Management.Washington, DC: Federal Aviation Administration, 2004.

［33］Safety Regulation Group. CAP 737—Crew Resource Management（CRM）training guidance for flight crew, CRM Instructors（CRMIs）and CRM Instructor-Examiners（CRMIEs）. West Sussex: Civil Aviation Authority, 2003.

［34］NTSB. Accident investigation reportNTSB-AAR-73-14. Washington, DC: National Transportation Safety Board, 1973.

［35］Cooper JE, White MD, Lauber JK. Resource management on the flight deck.（NASA Conference Publication 2120, NTIS No. N80-22083）. Moffat Field: National Aeronautics and Space Administration—Ames Research Center, 1979.

［36］Helmreich RL, Foushee HC. Why Crew Resource Management? Empirical and theoretical bases of human factors training in aviation. In: Weiner EL, Kanki B, Helmreich RL, eds. Cockpit Resource Management. San Diego: Academic Press, 1993:3-45.

［37］Wiener EL, Kanki BG, Helmreich RL. Cockpit Resource Management.San Diego: Academic Press,1993.

［38］Orasanu J. Shared mental models and crew performance. 34th Annual Meeting of the Human Factors and Ergonomics Society. Orlando, Florida: Human Factors and Ergonomics Society, 1990.

［39］Klinect JR, Wilhelm John A, Helmreich RL. Threat and error management: data from line operations safety audits. In: Jensen R, Cox B, Callister J, et al. eds. The tenth international symposium on aviation psychology. Vol. 2. Columbus, Ohio: The Ohio State University, 1999:683-688.

［40］Salas E, Fowlkes JE, Stout RJ, et al. Does CRM training improve teamwork skills in the cockpit?Twoevaluation studies.HumFactors 1999;41（2）:326-343.

［41］Salas E, Wilson KA, Burke CS, et al. Does Crew Resource Management training work? An update, an extension, and some critical needs. Hum Factors 2006;48（2）:392-412.

［42］Helmreich RL. Managing human error in aviation. Sci Am 1997;276:40-45.

［43］Gregorich SE, Helmreich RL, Wilhelm JA, et al. Personality based clusters as predictors of aviator attitudes and performance. Proceedings of the 5th international symposium on aviation psychology. Vol. 2. Columbus: Ohio State University, 1989:686-691.

［44］Helmreich RL, WilhelmJA, Gregorich SE, et al. Preliminary results from the evaluation of cockpit resource management training: performance ratings

of flight crews. Aviat Space Environ Med 1990;61（6）:576-579.

［45］Chidester TR, Helmreich RL, Gregorich SE, et al. Pilot personality and crew coordination: implications for training and selection. Int J Aviat Psychol 1991;1（1）:25-44.

［46］Tvaryanas AP, Thompson WT, Constable SH, et al. Human factors in remotely piloted aircraft operations: HFACS analysis of 221 mishaps over 10 years. Aviat Space Environ Med 2006;77（7）:724-732.

［47］Tvaryanas AP. Human systems integration in remotely piloted aircraft operations. Aviat Space Environ Med 2006; 77:1278-1282.

［48］Weeks JL. Unmanned aerial vehicle operator qualifications. Mesa:Air Force Research Laboratories,Mar 2000.Report No.: AFRL-HEAZ-TR-2000-0002.

［49］Williams KW. Unmanned aircraft pilot medical and certification requirements. Oklahoma City: Civil Aerospace Medical Institute, Federal Aviation Administration, Feb 2007. Report No.: DOT/FAA/AM-07/3.

［50］Barnes MJ, Knapp BG, Tillman BW, et al. Crew systems analysis of unmanned aerial vehicle（UAV）future job and tasking environments. Aberdeen Proving Ground: Army Research Laboratory, Jan 2000.Report No.: ARL-TR-2081.

［51］Biggerstaff S, Blower DJ, Portman CA, et al. The development and initial validation of the unmanned aerial vehicle（UAV）external pilot selection system. Pensacola: Naval AerospaceMedical Research Laboratory, Aug 1998. Report No.: NAMRL-1398.

［52］Schreiber BT, Lyon DR, Martin EL, et al. Impact of prior flight experience on learning Predator UAV operator skills. Mesa:Air Force Research Laboratory, Feb 2002. Report No.: AFRL-HE-AZ-TR-2002-0026.

［53］Hall EM, Tirre WC. USAF air vehicle operator training requirements study.Mesa: Air Force Research Laboratory, Feb 1998. Report No.:AFRL-HE-BR-SR-1998-0001.

［54］Tvaryanas AP. The development of empirically-based medical standards for large and weaponized unmanned aircraft system pilots.Brooks City-Base: United States Air Force, 311th Human Systems Wing, Oct 2006. Report No.: HSW-PE-BR -TR-2006-0004.

［55］Tvaryanas AP. Visual scan patterns during simulated control of an uninhabited aerial vehicle. Aviat Space

Environ Med 2004;75（6）:531-538.

[56] McCarley JS, Wickens CD. Human factors implications of UAVs in the national airspace. Atlantic City: Federal Aviation Administration, Department of Transportation, Apr 2005. Report No.:AHFD-05-05/FAA-05-01.

[57] 57. Pope AT, Bogart EH. Identification of hazardous awareness states in monitoring environments. SAE 1992 Transactions. J Aerosp1992;101:448-457.

[58] Tvaryanas AP, Lopez N, Hickey P, et al. Effects of shift work and sustained operations: operator performance in remotely piloted aircraft（OP-REPAIR）. Brooks City-Base: United States Air Force, 311th Human Systems Wing, Jan 2006. Report No.: HSW-PE-BR-TR-2006-0001.

[59] Barnes MJ,Matz MF. Crew simulations for unmanned aerial vehicle（UAV）applications: sustained effects, shift factors, interface issues, and crew size. Proceedings of the Human Factors and Ergonomics Society 42nd Annual Meeting. Santa Monica, Chicago: Human Factors and Ergonomics Society, Oct 5-9 1998.

[60] Della Rocco P, Cruz C, Clemens JA. The role of shift work and fatigue in air traffic control operational errors and incidents. Oklahoma City:Civil AerospaceMedical Institute, Federal Aviation Administration, Jan 1999. Report No.: DOT/FAA/AM-99/2）.

[61] Kidd JS, Kinkade RG. Operator change-over effects in a complex task.Wright-Patterson AFB, Ohio: USAF Wright Air Development Center, Aug 1959. Report No.: WADC TR 59-235.

[62] Wickens CD, Dixon S. Workload demands of remotely piloted vehicle supervision and control: single vehicle performance. Urbana-Champaign: University of Illinois, Aviation Research Lab, Sep 2002.Report No.: AHFD-02-10/MAD-02-1.

[63] United States Air Force. The U.S. Air Force remotely piloted aircraft and unmanned aerial vehicle strategic vision. Retrieved from the World Wide Web: http://www. uavforum.com/library/usaf uav strategic vision.pdf, （accessed July 17 2006）.

[64] Tvaryanas AP, Thompson WT. Fatigue in military aviation shift workers: survey results for selected occupational groups. Aviat Space Environ Med 2006;77:1166-1170.

[65] Walters BA, Huber S, French J, et al. Using simulation models to analyze the effects of crew size and crew fatigue on the control of tactical unmanned aerial vehicles（TUAVs）. Aberdeen Proving Ground:Army Research Laboratory, Jul 2002. Report No.: ARL-CR-0483.

[66] Chapanis A. Human factors in systems engineering. New York: John Wiley & Sons, 1996.

[67] Norman DA. The design of everyday things. New York: Basic Books, 2002.

[68] Konz S, Johnson S. Work design: industrial ergonomics, 5th ed. Scottsdale: Holcomb Hathaway, 2000.

[69] Wickens CD. Engineering psychology and human performance, 2nd ed. New York: HarperCollins Publishers, 1992.

第二十四章

太空作业

Richard T Jennings, CharlesF.Sawin, and Michael R. Barratt

秘境待人探寻

—Carl Sagan

人类探索太空已经 46 年了，业已证实长期或短期的微重力暴露对人体有影响。虽然人类已经很好地适应了太空飞行，但暴露在微重力下会出现生理上的下降，导致在执行短期空间任务时操作受限，需要为长期空间任务制定必要的对策。

虽然一些应对措施还不能做到完美保护，但我们还是要花一些宝贵的时间去冲击微重力基础物质科学的调查。基本决定基于目前设想的对策是否足以保护宇航员完成探索或任务后安全返回地球。在国际空间站持续进行着这么一个重要的有关微重力的研究是必要的，为一个关于人造重力的需求或者是为长时间暴露而具备的短臂离心能力最终都会成为航天器硬件的需求因为长时间的期探索对需要微人造重力或短臂离心机能力的需求的决定会极大的驱动航空器的硬件需求。

随着越来越多的航空飞机和飞行组成员在在轨道上得暴露于太空飞行环境，我们能会更好地描述轨道飞行时地得暴露出相关的医学问题。医疗系统、飞行组装备、诊断硬件以及治疗能力的进化都反映了不断成长的太空飞行经验基础以及当前的陆上医学思想。虽然仍需要考虑相同的太空飞行环境思考方式因素，比如微重力、加速度、辐射和大气压的改变，一个普通名义上的太空飞行太空飞船环境是不用穿防护服的并且是温和加速的。更多关于加速度的信息请查看第四章。最新医学强调重点从生存问题转移到与舱外活动问题（EVA）、辐射、偶发病症、隔离、生理失调、性能优化以及远程医疗等方面相关的问题。然而，装备失败的情况和常规舱外操作的参数都需要足够的保护和应急处理能力。

航天太空穿梭飞行的医学作业因素，ISS 小组机组活动以及月球或火星的探索任务小组去月球或火星是时的医学作业因素相当独特。这一章将回顾有关人类在迄今为止的 40 年间对于微重力的研究中获取的人体生理数据并检审查当前进行的的航天选择员选拔、医学预防措施护理以及应急的健康护理的程序。接下来的回顾跟着这些回顾，我们将就航空医学的操作工程、ISS 以及暴露作业探索类任务等内容进行探究。

人类航天生理学

心肺生理学

航天心肺生理学关注研究恢主要集中于航

天过程中复体位性保持立位功能以及身体的工作能力可能的变化。体位性功能关注的是在进入太空和着陆降落的过程中，立位功能是关注重点。维持充足的体力和工作能力在轨道活动过程着陆过程中寻找潜在的紧急出口十分重要。肺功能的变本身并不明显重力会影响了肺和胸壁的机能，其在微重力环境下的改变已有报告。太空实验室的早期研究表明，肺活量（VC）在持续的空间飞行期间减少约10%。肺活量减少的原因可能是在258 mmHg的低压环境或略微富氧的环境（氧分压170 mmHg），用力肺活量（FVC）会在类似于1 G微重力的类似环境条件下减少4%的情况。曾经在航天飞机研究任务中对飞行员呼出气流流速监测进行了肺功能的检查，结果表明，与飞行前标准值相比，呼气流速峰值在第二航天日（FD2）低于预检标准值12.5%相比出现12.5%的降低，而在第九航天日时恢复了正常用力肺活量和一秒呼气量（FEV1）在第二航天日有所轻微减少，但在第五航天日恢复正常，并在第九航天日略有上升。最大呼气流速容量曲线的分析表明，与飞行前常设曲线进行比较，当个人在飞行日中，微重力没有引起的曲线形状一致的变化。在暴露过程的早期阶段中肺活量和第一秒呼气量的降低可能是由于体液的头侧移位转移造成胸内血容量增加引起的。从空间飞行观察到的数据来看，总的来说肺机能并无生理显著生理性变化。

实验在飞行过程动获得有效的数据比正常研究实验室环境下的获取数据更复杂。飞行员在航天任务之前和期间饮食习惯、睡眠模式、运动的改变，药物和液体摄入是难以控制的。由于安全限制，许多标准研究流程是不可取的。而数据收集必须在不干扰原始任务目标的情况下机进行。没有发生原发性任务目标受阻。所以在飞行数据收集时硬件故障会影响结果的数量和/或质量。在过去的三十年中，心血管系统

症状主要包括飞行后立位性心动过速、范围和运动能力下降变化为以及严重的心律紊乱失常。绝大多数记录的心血管功能障碍症状为心血管功能障碍，飞行后立位耐力不良，这在美国宇航员中占有显著百分比（持续时间短时任务宇航员的25%，和平号航天飞机宇航员的80%）。在空间飞行期间，基本参数，心率这一基本参数，在空间飞行期间先之前已经报道过的出现增加、减少或不变。这个重要的信息不足是已经通过动态心电图监测、血压测量、节律失常评估、心脏功能和立位耐力系统性研究纠正（图24-1）。

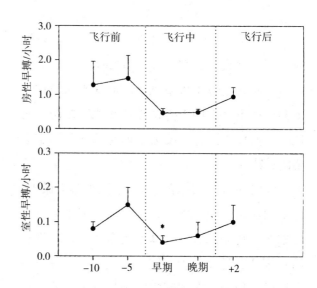

图24-1　心房早缩（PAC）和室性早缩（PVC）发生情况
转载 Fritch-Yelle JM, Charles JB, Crockett MJ，等，微重力会降低人的心率和动脉压［J］，应用生理杂志1996 (80): 910–914

在一个相关的描述性研究中，32名宇航员进行了二维的评价，定向的M-型超声心动图评估以确定航天飞行对心脏体积、心脏功能和心脏质量的影响。一项更注重作业的研究为34名宇航员上安装了一个自动血压/心脏监测仪当机组人员穿上发射和进入诉讼服（launch and entry suits）（LES）时可自动采集数据。可以获得一下采集的数据参数包括心律、收缩压、舒张压、以及平均动脉压和脉压。这些描述性研

究中得到了一些重要的发现：第一，它表现在飞行期间心律和舒张压以及其出现的减退。第二，心律和舒张压昼夜节律都在飞行期间有所减退。第三，监测记录表明，短时间的航天不会增加心律失常。超声心电图数据显示出细微的存在，统计学上却有显著的变化。射血分数（ejection fraction）和周径纤维缩短率（velocity of circumferential fiber shortening）没有显著变化，说明这个长度是短时航天对心肌收缩无影响。左室壁厚度和心肌质量指数也未见显著变化。

明确了第一次登陆后与着陆后立即直立会出现收缩压显著下降有关在一些情况下，某些情况会减少至少 20 mmHg。有 22% 的人出现了这一症状，但发生在飞行前的任何并没有出现在登陆当天的任何情况而飞行前则无任何人出现收缩压下降。因此，这个收缩压降低的现象反映了是短时间个体适应短时间微重力的心血管适应的反应。多数情况下我们采用加压抗荷服在着陆时支持心血管功能，建议最低防护服装膨胀压力为 26 mmHg 或 0.5 磅每平方英寸的压力（表压）。大多数受试者适合将服装充压至 52 mmHg，此计数的对抗压力在很大程度上抵消正常重力环境下站立的静水柱效应。抗荷服充压使用时舒张压能更充分地保持在那些扩张（inflated）他们的抗荷服。在飞行有 70% 的涨幅与飞行前相比，站立后心率增长 70%。平均静息站立心率为 120 次 /min，但其中一个应激机组成员被观察到最多为出现了最高 160 次 /min 的心律。

一个重要的心血管研究是关于体位性功能的综合评价。一共有 29 名参与者，其中 8 名不能完成在着陆日 10 分钟站立，原因是他们会出现预昏厥。这些受试者着陆日站立时出现的动脉血压和心脏率反映类似于那些在肾上腺素失败反应（adrenergic failure）时的症状。在登陆日那天，他们的在去甲肾上腺素水平明显低于未出现晕厥前的去甲肾上腺素水平。血浆量两组之间没有显著不同。在登陆日出现前预晕厥组比与无预晕厥组在登陆日那天相比有较低的飞行前的仰卧和站立立位的舒张压和降低更低的外周血管阻力。这些数据作为一个整体，提供令人信服的证据表明，航天飞行后立位耐力不良的诱发因素是一种对立位应激导致的低肾上腺素能减退性立位应激反应。血浆去甲肾上腺素水平、舒张压和外周血管阻力的平行不足强烈地支持着这一观点。飞行员在进入航天飞行微重力环境时去除了所有的静压梯度时，航天产生了大量溯源液位变化体液头向转移。这被普遍观察到和并反映在测量时腿的体积减少和脸部的水肿。这种液体转移被认为是许多航天生理效应的原发性刺激，包括：PV 的减少和最终返回地球引力时表现出直立不耐受立位耐力不良。据推测，飞行员在进入微重力时中央静脉压（CVP）的增加溯源液体会由于体液头向转移而出现增加。然而直接的测量由用导管测量完成，其的结果有些令人吃惊：飞行前坐位的中央静脉压为 8.4 厘米水柱，在航天飞机发射前双腿抬高姿势的仰卧位为 15 厘米水柱，和而进入空间太空 10 分钟后则为 2.5 厘米水柱。在相应的左心室的超声心动图测量显示左心室舒张末期内径舒张度从飞行前仰卧位的平均的 4.6 厘米增至在进入空间后 48 小时内的 5 厘米。

另一个研究者评估了在航天中亚极量运动的心血管反应。心输出量、心率、血压和耗氧量分别在休息时和运动水平都屡次接近飞行前最大值的 30% ~ 60% 的最大运动水平下重复测量。在休息的飞行中静息状态的心输出量平均为比飞行前直立位大 1.5 升 /min 大于直立预检，但与飞行前仰卧时并无不同。飞行中的静息心率平均比直立对照值平均低 15 次 /mim，比仰卧对照值平均低 5 次 /min。飞行中的每搏量相对于直立和仰卧位对照值都有升高。飞行中的平均动脉压比直立的对照值低 6 mmHg，而与仰卧对照值并无不同。在航天飞行中，耗氧和心输出量的增加完全是因为心率增加。每搏量与耗氧量不是一个线性函数关系。总外周阻力在飞行在休息中静息状态低于直立预检值，但与仰卧预检相同。其中的机制之一可能是从属静脉去静力载荷流体静力学去负静脉依赖。这能使受试者们实现在微重力环境调整中运动至达到最大心率、最大耗氧量。

平均心脏动力表示为心输出量的产品和平均主动脉压的乘积（三重积），似乎并没有成为一个心输出量随着飞行中运动水平提高而增加的限制因素运动。飞行中的最大行程容积每搏量出现在飞行中的静息状态，而每搏输出量实际上随着耗氧量增加而下降。

针对心血管问题的对策进行了研究，主要为了确定标准五囊式抗荷服在离心机模拟航天飞机着陆前早期充气是否能比标准的指征充气制度更好地避免供症状性位置性障碍立位晕厥。预充气至少 0.5 磅 / 平方英寸能更好地保护眼睛的血压水平，在这些模拟中较低的最大心脏率较低。虽然预充气组比未预充气组在更显著的表现为离心过程中收缩压的减少更多（–51 mmHg 和比 –36 mmHg），他们预充气组完成了更高的绝对收缩压。这些发现导致现在的飞行规则的改变，现在要求抗荷服需要预充气后再进行返回大气。

美国国家航空和宇宙航行管理局（NASA）对使用一种液冷服（LCG）作为对抗宇航服（LES）产生的热负荷的应对措施进行了评估。研究数据表明这种热应激是增加了立位耐力不良的发生率的重要原因。自从 1986 年 1 月挑战者号事故引入标准装备之后，立位耐力不良由之前的大约 25% 变为之后的 52%。平均每个航天员的代谢热约为 100W/hr。在使用 LCG 之前，机体产热只能在 LES 内通过胸部循环舱内空气带走。

这在凉爽的舱内较为有效而在登陆时就没什么作用了，因为此时舱内温度可达 27℃ ~ 32℃。LCG 使用温电制冷器冷却水，并使其在全躯干布满管道的服装内循环达到降温目的。作为液冷服 LCG 目前用于新式发射和着陆时新的高级船员逃生套装（ACES），它已被证明在总体舒适性和立位耐力保护两方面都非常有效。穿液冷服的船员飞行后平均减少了 0.7 公斤减重。这种差异可能代表在进入空间和降落的活动过程中，较低的出汗率和呼吸损失的减少导致水的损失减少。体位性立位症状的频率下降到未挑战者号以前的水平。

替代的流体负载液体补充负载也进行了评估，因为标准的 8 克氯化钠稀释至一升水中的大约等渗压溶液会诱发许多组员出现恶心和呕吐，这导致对要求在进入大气层之前进行液体补充这一飞行规则依从性降低。地面为基础的研究确定，等渗压液体是必不可少的，无论是等渗清汤或 Astroade（柠檬酸钾代替氯化钠）也同样有利。流体负载液体补充负载中含有天然糖分并没有想象中有效，因为会引起了多尿。高渗溶液则常引起腹泻。因此，标准液体负载现在是等渗液体，15 mL/kg 预检飞行前体重，在着陆前 2 小时使用。

在飞梭操作中取得的经验引起了对执行 4 ~ 6 个月和平号空间站任务后返回人员的立位耐力的关注。

联盟号车他们的宇航员返回时采用仰卧位并承受与胸部 g-ioad 从胸到背回（正 +GX）的加速度负荷。如果正常坐姿的宇航员都进入航天飞机在进入大气及着陆过程中出现立位不耐受，有可能出现近 15 分钟内如果的没有无法援助。因此，过去船员的采用长时间仰卧的姿势返回，长时间的船员直到有获取足够的经验的保守方法已被经确定，没必要了。美国宇航局设计、制造并提供卧座位系统（RSS）用于航天

飞机 / 和平号空间站的任务。它的使用已经扩展到国际空间站，用于长时间船员返回的（任务超过 30 天）。该系统可容纳多达三个机组人员呆在航天飞机甲板中。它首先被用于 STS—71 / MIR 18 任务返回参加了 115 天任务的一名美国宇航员和两名俄国宇航员。每人还他们都穿着抗荷服，充气至 75 mmHg 的公称压力（1.5 PSI）。心脏率较之前任务中坐姿返回的船员低大约 25 次 / min 低于坐飞机机组人员在以前的任务。在第一次站立，从和平号的俄国宇航员心率可与参加那些时间较更早、显著缩短周期明显更短的航天飞机任务中的归来的返回宇航员相媲美。收缩压和舒张压在和平号空间站的宇航员均比航天飞机船员血压稍低。这两项结果表明，这两种对策的具有防护效益。事实上，在第一次站立显示时两组表现出相似的心血管反应令人鼓舞，这表明返回的和平号机组总的总体心血管反应状态可与航天飞机机组媲美。

我们对运动生理学进行了研究，在因为飞行中训练锻炼被公认为对身体和心理有好处。根据这些调查研究结果在建立了一个飞行规则，要求在持续时间超过 10 天的任务中要持续锻炼十天以上体育锻炼是必须的。一个主要目标是在飞行前和飞行中的对策，使功能衰退最小，以确定机组人员的飞行前健身及飞行中运动对策的最佳组合，使得功能减退最小化。进行很好的严格控制的调查被证明是极为困难的，由于每个任务中多种相互冲突的优先事项。一般来说，为了让循环运动从中度到更加激烈的程度，飞行后会增大收缩练习中等至更激烈强度水平的周期运动会导致飞行后亚极量反应得到改善。这种反应需要每周锻炼三次以上的，每节次超过 20 分钟的强度为 60% ~ 80% 的飞行前最大工作负荷（图 24-2）。

我们基于对地面的卧床休息的研究提出了一种对策，着陆前需要一个单次最大，着陆前

24 小时的周期运动。这被假设这可以提高飞行后有氧运动反应及立位耐力的有氧运动反应。从最初的受试者的研究结果不支持该假设，在更进一步的试验也被取消了。仍然需要显著额外的努力来定义一个最佳锻炼方案，同时考虑有氧运动与抗阻运动、上半身与下半身、偏心离心运动（伸长力）与同心向心运动（缩短力）、高强度间隔与低强度的连续协调、高冲击与低冲击。此信息是需要适当平衡船员风险和不适感与运动的生理预期利益而确定的。

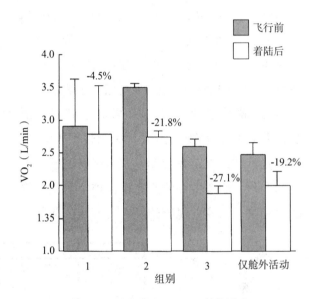

图 24-2　有氧能力、EVA、舱外活动

神经前庭生理学

航天飞行实践中很关注空间运动病的发生（SMS）。俄罗斯尝试通过选拔具有高的前庭模拟耐受性的个体预防 SMS 的计划并没有成功。申请人申请进入宇航员队伍时不筛选抗运动病。此外，在已经完成了飞行前的 Coriolis 测试的船员间测试的耐受性结果和 SMS 敏感性之间没有相关性。SMS 通常发生在太空飞行的最初 3 天。没有一个单一的药物或药物组合被证明可以保护所有人。最有效的抗组胺药如通过肌肉注射或作为栓剂的异丙嗪（Promethazine），已被证明是非常有效的。25 ~ 50 mg 的盐酸异丙嗪注

射液是目前美国太空计划十分推崇的中、重度SMS的治疗方案。总之，美国和俄罗斯的太空计划的结果表明，大多数宇航员将经历SMS的一些症状（>70%），而这些症状会由头部运动诱发或加重。这些症状可能令人虚弱，其发生的可能性导致了一个操作规则，即在航天任务的前3天不进行EVA。除了两个俄国宇航员之外所有的长期航天员和27%的短期航天员会在着陆后的第1天和第2天或者接下来的几天出现可以被归类为临床前庭功能障碍的症状。这些症状包括幻觉（例如头晕、眩晕），运动反应（例如指向误差）、和前庭反应（例如中心性或周边性眼球震颤），严重程度各有不同。在着陆后的第1天，所有的宇航员抱怨站不稳以及走路"摇摆"。

飞行外科医生（FSs）经常观察到机组成员在太空飞行后的前几个小时内出现平衡不稳。这些观察结果在很大程度上归因于神经系统功能的变化。四个主要的研究探讨神经前庭系统的目标是：①建立规范的航天飞行导致前庭和相关感觉器官变化的数据库；②测定暴露于微重力环境及回到地球后的神经前庭及感觉运动变化的根本病因学；③为航天机组乘员提供关于改善航天飞行中及飞行后工效及安全的潜在对策的直接反馈；④设计将来任务能够应用的合适的对策。介导轨道飞行中遇到的人体空间定向及感觉重排的神经过程通过二阶或三阶反应得到了最佳研究。独立的研究测量的参数是：①捕获静态或动态视标过程中的眼动；②由所述支撑表面的意外移动引起姿势和运动的反应，视觉、本体和前庭信息的交互改变，通过下行通路变化的主要姿势肌肉的改变或运动通路的改变；③增强和补充从动眼神经、姿势和运动反应的分析得出的结论的察觉自我定向及自我运动的口头报告。本文中空间定向的定义为处境意识，是指机组成员的高度、位置，飞船的运动或三维空间中其他物体的感知，包括自身定位的感知，与实际的物理事件不同。刺激和反应之间的相互作用如图24-3所示。

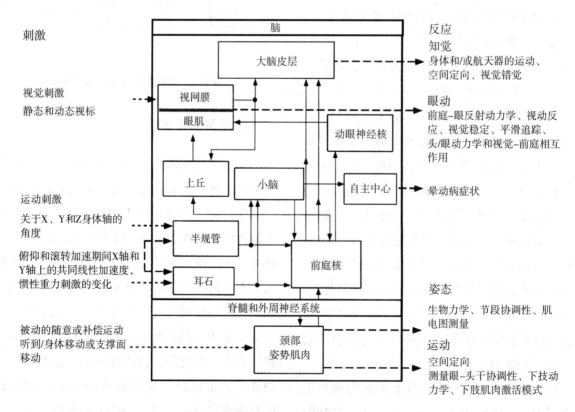

图 24-3 中枢神经系统反应

空间定向的感知通过整合几种感觉模式的信息确定。这涉及中枢神经系统中更高水平的处理来控制眼球运动、稳定运动、并维持姿势。当空间定向感知的反射性反应导致不恰当的补偿行为时会发生操作问题。未来有效的应对措施在很大程度上取决于对适当的神经科学调查结果的解释。一些归类为自主头部运动（VHMS）的试验范式包括目标捕获、凝视稳定、视标追踪以及正弦头部振荡的性能。目标捕获试验方案中使用一个十字正切系统，目标永久固定在可预见的角距离的水平和垂直平面。为帮助区分，每个目标按颜色编码（例如20度的绿色、30度红色等），与偏离中心的角度相对应。受试者被要求使用最优的时间策略完成目标捕获任务，并要从中央注视点看向操作员指出的特定目标（例如右红、左绿、上蓝等）尽可能快速、准确地同时使用头部和眼球运动捕获目标。在飞行过程中，测量是采用连接到航天飞机中甲板储物柜的十字形目标显示器得到。在所有的情况下，脸部表面电极使眼动量化，通过垂直和水平眼电描记电图获得。安装在护目镜三轴速率传感器系统被牢固地固定于头部用于检测头部运动。头部运动（使用头戴式激光）和眼球运动都进行了标定。

视标追踪（即视觉上从一个中心焦点运动到照亮的目标）在飞行前和飞行后分别进行，使用两个单独的试验方案，分别为眼睛的平滑追踪和头和眼睛一起的追踪。此外，有时会对这些试验方案进行修改，使用可预见的正弦刺激和随机方向速度的步骤的不可预知刺激。其目的是研究光滑眼球追踪运动，并评估与前庭眼球反射的互动。正弦追踪任务以中（0.33 Hz）和高（1.4 Hz）频率执行，用于研究眼睛和头部运动在保持凝视中的相对贡献。在飞行后观察到了显著的困难，包括多次扫视（图24-4）。

因此，清楚地将目标图像聚焦在视网膜上

需要的时间相对于飞行前增加 1 ~ 1.5 秒。这个重要的发现引起了和航天飞机指挥官的讨论，建议他们在接近和着陆期间限制相对监视器的垂直头部运动。

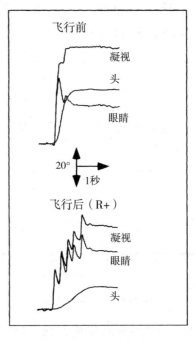

图 24-4 扫视

空间定向可通过几种方式测试。首先，测定在太空中大脑是否能够探测以恒定速度移动物体或与之相反的那些以恒定的线性加速度运动的物体。结果发现，受试者能够成功地改变他们在太空中捕捉坠落物体的策略。他们显然预测了球的速度及动量，并做出向上的手部动作来接球。手眼协调在伸手、指向及抓住目标时测试。在不看手的情况下进行 x 到 y 位置伸手够试验中研究了振幅、反应时间、持续时间、和速度。飞行中运动的幅度和地球上一样，但人们的反应时间和持续时间略有增加并且速度变慢。两个调查姿势稳定性的研究调查了 40 名机组人员在执行不同持续时间的航天飞行任务时飞行前、飞行中、飞行后的改变。这些测试使用临床 Neurocom 姿势平台，通过六种不同的连续测试挑战对象保持平衡的能力。第一个研究主要集中在通过量化对底座支承突然出现危及稳定性扰动时的反射（开环）响应；第二个报告侧重于通过量化安静的直立姿态下附加正常、减弱及改变的感觉反馈时的体位摆动来整合感官。测试从飞行员着陆当天开始，开始时间越接近降落时间越好，在随后的 8 天中按一个近似对数的时间尺度安排测试（图 24-5）。

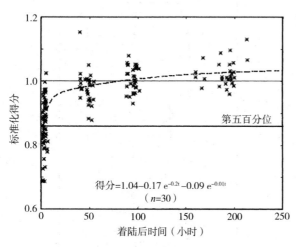

得分$=1.04-0.17\,e^{-0.2t}-0.09\,e^{-0.01t}$
（$n=30$）

图 24-5　平衡控制恢复

航天飞行对神经控制姿态的影响，可通过所有受试者飞行前和飞行后表现的差异推测。任务持续时间的影响通过统计对比短期、中期和长期任务持续时间的对象之间的性能来推断。以前的飞行经验的影响通过统计比较菜鸟宇航员和资深宇航员的能力来推断。有飞行经验的宇航员表现出更好的姿势稳定性，表明存在神经保留学习。在微重力条件下通过离心运动产生线性加速度模拟重力。在地球上，受试者在产生沿耳间轴的线性加速的离心运动中感觉向一边倾斜，仰卧离心时则感觉向后倾斜，这是由于向上的重力线性加速度和从离心时的向心加速度的叠加效果。飞行员在着陆时倾斜感知加强，耳石眼反射眼球运动指标如眼球逆转运动，在飞行前中后是相似的。相对于响应于线性向心加速度的前庭眼反射的空间定向似乎在整个飞行过程当中保持。这些结果表明，飞行员对于太空中留存的重力方向有强烈的感觉。

骨骼和肌肉生理学

微重力对骨骼和肌肉的影响出现在太空任务几天后。在空间中，飞行员的机械负载或者骨头支持的重量降低至几乎为零。与此同时，许多骨头在运动中的辅助作用不像在地球上那么强烈。生活在微重力的这些特点引起空间飞行期间人体两个最大的问题，废用性骨质疏松症和肌肉萎缩。骨头从在地球上的机械载荷解放出来，而通常储存在骨骼中的钙（这使骨骼强健）被分解并释放到血液中。这种骨密度的降低或骨重量的流失，被称为废用性骨质疏松症。身体流失骨质的确切机制仍是未知的，目前的理论指向一个事实，即在太空中旧骨吸收比新骨生成快。飞行员在进入太空几天后骨质密度开始发生变化，最严重的损失出现在进入太空的 2 ~ 5 个月，虽然这个过程似乎在微重力环境中停留的整个时期中一直持续进行。在一次任务期间通过监测电解质追踪了骨质脱钙，尿中的钙可作为骨质流失的一种标记。我们通过成像技术，如双能 X 线吸收法（DEXA）监测了飞行前后基线骨密度、骨质丢失情况。这些测量值记录了脊柱下部和髋部、椎体后部、股骨颈和胫骨的损失。恢复骨量可能需要长达 2 年，尽管返回地球后不久多余的钙不再出现在尿液中。长时间的飞行会增加人员受伤的风险，这由返回地球后出现的协调和平衡困难组成。摔倒和骨折可能比正常的飞行高很多，尤其是那些低骨量和骨折阈值减少的人。

与微重力条件下骨量丢失一样，肌肉也发生类似的过程。在航天史上众多的研究已经证明肌肉质量和结构的变化。从本质上说，在地球上维持站立、行走而使用的肌肉，在太空并未得到使用。这些肌肉开始萎缩变得越来越弱。宇航员的肌肉可能失去强度和尺寸，最终延长骨量的恢复时间。同样，这种变化背后的确切机制仍然是难以捉摸的。在太空飞行的骨量丢失比在地球上更快。航天飞行中性别差异也不如地球上明显，在太空中男女骨质流失的速度大致相同。人类的骨骼肌肉系统是一个复杂的、多组分的阵列，包括效应器官（肌肉）、连接器（如肌腱和韧带）和负责人体支持和运动的结构组件（骨骼）。骨骼系统提供了肌肉附着的机械支撑以辅助运动，保护内部器官，容纳骨髓，并且存储钙、磷和其他离子。骨骼可以让我们在重力下保持直立和运动。在重力下，我们的双足姿态和步态要求我们做某些姿势和动作，一定的肌肉群和骨骼是必不可少的。腿和躯干的肌肉负责产生走路、跑步和保持站立等活动需要的力。与此相反，臂筋骨负责提供与上身的平衡和技巧相关活动的力。骨骼和肌肉的功能有密切的联系，因此影响骨骼的环境条件同样影响肌肉。骨是一个富含血管、不断变化、特殊类型的矿化结缔组织，其中包括两种类型的骨细胞。成骨细胞形成新骨的细胞负责骨骼形成，而破骨细胞负责吸收旧骨细胞中的矿物质。成骨和破骨是持续一生的过程，我们每年大约会更新20%的骨骼。在太空中骨质流失似乎是一个适应的过程，身体会感觉不需要像在地面上时那么多的骨骼。钙和骨骼代谢的激素调节反映了这一变化。在细胞水平，钙吸收的减少

与在维生素D循环减少相关。研究人员还发现，某些激素水平的降低（例如生长刺激素影响甲状旁腺）、减少与骨形成的减少相关。

普遍接受的理论认为，我们的内分泌系统通过吸收破骨和成骨的平衡，使破骨大于成骨以适应微重力条件。此外在失重条件下，假定遗传因素在确定骨骼丢失的程度时发挥了作用。科学家们已对提供骨骼强度的矿物质进行了广泛的评估。钙是人体所需的强健骨骼的主要矿物质，因此，研究人员已经研究了身体存在和全身运动时所需的钙量。在航天飞行过程中钙、磷的排泄增加，骨中钙的流失速度加快。骨钙流失的速度大约是250 mg/d，相当于每月1%～2%下肢的质量损失。航天飞行后的恢复速度大约是100 mg/d，因此，恢复在航天任务钟失去的骨量的将需要大约2.5倍航天飞行时间。美国航空航天局的研究人员扫描了19名在和平号空间站上生活了126～312天的俄国宇航员的骨骼，脊柱骨质流失（＞每月1%）超过了卧床休息骨流失速度。对弯曲和扭转强度也进行了测定，股骨颈减少了约8%，股骨干平均减少了约4.5%。总之，这些数据表明，维护骨完整性的对策是不充分的。在和平号空间站上参加了4～6个月任务的航天员的骨密度变化如图24-6所示。

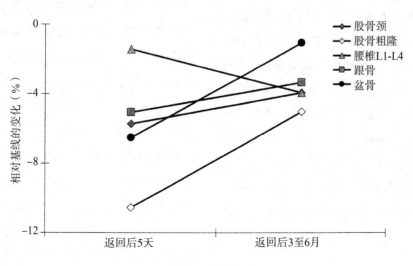

图 24-6　骨密度

对飞行第1周的骨密度也进行了测定。平均损失为股骨转子区 –11%，股骨颈 –6%，跟骨 –7%，骨盆 –7% 和腰椎 –1%。据记载，腰椎损失在飞行后继续长达6个月，当其他部位都已恢复时，7个受试者中有5人最后恢复到飞行前的密度。

有氧运动和一定程度的抗阻运动已经成为整个航天史上对抗骨质流失的主要对策，但他们一直只是部分有效。虽然太空实验室-3、太空实验室-4以及和平号的机组船员进行了广泛的有氧运动，他们仍表现出相当的矿物损失。这致使对锻炼计划的有效性提出质疑。另外，密集的抗阻运动计划正在评估。新措施将可能包括针对具体受影响部位抗阻运动，并有可能在人造重力（AG）环境中。抗阻运动在太空中是很难完成，而 AG 需要大量的考虑航天器硬件。潜在的药物对策基于一类被称为双膦酸盐类的药物，这些药物阻断破骨细胞的作用，目前正在进行卧床研究（图24-7）所示。

目前人们广泛接受骨丢失和肌肉萎缩之间有联系。在航天飞行中上下肢缺乏机械张力导致肌肉质量迅速下降，肌肉质量和力量的下降似乎是太空骨流失的一个因素。这些肌肉对骨骼作用的确切机制尚不清楚。有迹象表明，人体用于传输机械张力改变的信息分子出现改变。研究表明，在微重力环境下白细胞介素和胰岛素样生长因子的水平下降，因此骨重吸收增强。微重力促进了直接从骨骼吸收钙的增强，从而进一步影响激素水平。这可能是骨髓中的特定细胞可促进重吸收骨的破骨细胞形成。此外，骨流失是渐进的，承重骨的流失量似乎与飞行时长成正比。不幸的是，尽管有可用的对策，骨流失仍会发生。预计损失将在一段时间后停止，但我们在迄今为止的飞行研究中还没有达到那个层次。

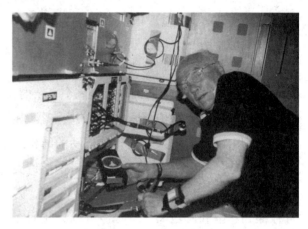

图 24-7　Senator John H. Glenn Jr. 在轨道上拍摄的骨质疏松实验（图片由国家航空航天局提供）

哺乳动物骨骼肌有一个围绕着负责产生力的收缩性蛋白分子的标准架构，即肌动蛋白和肌球蛋白。肌动蛋白和肌球蛋白是"分子引擎"，负责产生肌肉收缩过程中的力量。运动实际是通过肌肉收缩来完成的。肌肉收缩是一个复杂的化学反应结果。当运动时，大脑会发送一个神经递质，使电脉冲传达至肌肉纤维，成千上万的纤维收缩产生肌肉运动。从信号离开大脑到肌肉收缩的过程只需要几分钟的时间。运动也可以是反射作用的结果。在这种情况下，大脑不是信号通路的一部分，脊髓是运动和肌肉反射作用的连接通路。在机体有意识时所有肌肉都有轻微的收缩，这被称为肌肉紧张。肌肉紧张有助于保持人体直立，保持肌肉受刺激并且健康。没有这种刺激会导致肌肉萎缩。慢肌纤维与通常需要耐力的活动如长跑、散步或维持姿势有关。快肌纤维通常用于快速运动，如短跑和举重。关于环境挑战的肌肉生理的最重要的方面是机械负载到一块特定肌肉的水平和类型，肌肉会根据其负载历史而适应。为了更好地了解肌肉中变化，研究人员开发出一种突破性的方法来直接测量参与肌肉合成的蛋白质。对宇航员蛋白质合成率的直接测量表明，航天飞行时蛋白质合成和降解之间的平衡被扰乱。航天过程中蛋白质的降解率必须是显著加快的，这样才能解释肌肉质量的迅速流失。飞行前后成像显示出骨骼肌大量肌肉群体积显著减少，包括比目鱼肌/腓肠肌、腿筋和股四头肌（大腿）肌肉，无论是短期飞行（8天）还是长期飞行（115天）。与体重和肌肉量的减少并行，单个肌纤维的截面积也相应减小。美国及俄罗斯宇航员的肌肉活体数据显示，肌纤维的减少与收缩蛋白分子、肌动蛋白和肌球蛋白的损失相关。此外，肌肉流失在抗重力肌肉中最普遍，这与肌肉力量和耐力损失相关。毫无疑问，肌肉骨骼系统失去机械负载是骨骼肌萎缩的最重要的起始因素。通过对大腿股外侧肌的活体组织检查讨论飞行前后肌肉形态的改变，在飞船任务的第6~9天出现了明显的变化，包括1型肌纤维横截面减少15%和2型肌纤维的横截面积减少22%。毛细血管密度降低和糖酵解/氧化酶比增加导致肌肉变得相对更厌氧。肌肉功能由Lido测力计测量。躯干屈肌和伸肌的力量，无论是向心和离心都出现了大衰退，并在向心的股四头肌伸长中观察到显著损失。除了短期任务后向心的背部扩展外，肌力通常在7~10天恢复。

血液学

宇航员从太空返回地面后红细胞质量（RBCM）一贯地降低。这一现象在不同航天环境的任务中都被观察到，阿波罗登月计划的258 mmHg（5 psia）纯氧大气压力环境；在天空实验室中为正常海平面氧分压的低总压环境（BP = 258 mmHg）；在航天飞机任务中与海平面相当的大气成分和压力。在太空实验室任务的详细研究中，我们观察到红细胞质量的减少是由于骨髓释放新的红血细胞（RBCs）减少。血细胞比容反映红细胞计数及平均红细胞体积（MCV），在飞行期间没有显著增加。飞行6天后，红细胞计数、血红蛋白浓度和血细胞比容均低于飞行前平均值。主观认为其作用机制是PV减小造成血红蛋白浓度增加，进而影响了促红细胞生成素、

其他生长因子或细胞因子的减少。新形成的红细胞被破坏到适应微重力环境的水平，于是红细胞质量减少，这是适应微重力环境的正常反应。宇航员在返回地球时会出现急性血容量减少，因为依赖于重力的血管的空间被重新填满，还会出现PV增加、血红蛋白浓度减少（即"贫血症"）以及血清促红细胞生成素增加。促红细胞生成素在飞行中减少或维持正常水平，支持了红细胞质量减少是一种适应微重力环境的正常反应的论断。也就是说，返回地球后的体位性低血压、PV迅速增加以及血清促红细胞生成素增加表明，地球上的血浆和红细胞的最优值比太空大。正常红细胞的生存是通过使用循环铬标记的红细胞记录，通常情况下每天更换全部红细胞的1%。铬活性增加和红细胞质量减少的原因可能由于不再替换那些通常被破坏的细胞。

对和平号空间站上执行了4~6个月的任务的俄罗斯宇航员的血量的详细研究没有完成。然而有趣的是，测量显示，飞行前后的平均改变与之前其他项目观察到的现象普遍一致。飞行后血红蛋白下降约10%，红细胞压积下降4%，而红细胞数下降了约6%，MCV无明显变化。

体液和电解质平衡

水利尿预计在飞行的早期发生，但人们在太空实验室没有观察到。尿液形成的渗透压比血浆高，平均高于预检300 mOsm。一般情况下24小时尿量表明，机组人员排泄量与飞行前对照值相似。在整个飞行过程中血浆钠含量普遍降低，钾则表现出统计上不显著的轻微升高趋势。体内总的可交换钾降低也证明了钾的流失。醛固酮分泌的增加可能是造成钾的流失的原因。血肌酐略有增加，说明肌酐清除率轻微减少，反过来可能反应出飞行中肾功能的小改变。

尿中和血中钙、磷的水平在整个飞行中和飞行后的早期阶段显著升高。尿肾上腺素水平在飞行中一般正常或降低，在飞行后升高。去肾

上腺素是更多变的，但确实在飞行过程中增加，并在飞行后显著提高。公认的肾上腺素通常与焦虑反应有关，然而去甲肾上腺素与生理应激关系更为密切。在飞行中去甲肾上腺素水平可能是船员进行高水平的体育锻炼的反映。综上所述，我们虽然观察到了显著生化变化，无论它们的大小和方向变化，返回地球不久后都会全部消失。体液和电解质平衡、肾功能、钙平衡和能源利用都受到航天影响，虽然临床上重要的改变很少看到。在很大程度上，这些变化被认为是身体对失重各种组合应激的成功适应的表现，人体似乎成功地适应了失重环境以至于返回地球的重力环境引起的关注比生活在太空中更多。

营养

天空实验室是 1970 年代早期飞行的原型空间站，有三个任务，太空实验室 2、3 和 4，每个任务中有 3 名宇航员分别在太空逗留了 28、59 和 84 天。这三个太空实验室任务对 9 名宇航员进行了代谢平衡的研究，在飞行任务至少 21 天前开始，一直持续到航天员回到地球后 17 天。监测指标包括饮食、液体和电解质平衡、各种激素和氮平衡。太空实验室研究者发现，宇航员在第 1 个月的蛋白流失是最大的，并在任务过程中持续流失。

这些太空实验室记载的前 12 天数据，与 1 ~ 2 周的航天飞机任务的研究数据进行了比较。飞行任务前，两组数据在膳食摄入与氮平衡之间没有显著的统计学差异，然而可能存在宇航员氮平衡较少的趋势。虽然太空实验室能量摄入较高，但是氮损失也更大。在整个太空实验室任务中，尿液排泄氮的速度比飞行前对照时期快 3.1 g/d。在航天飞行任务中氮平衡减少与蛋白质摄入量降低并行。因此很显然，在航天飞机任务和在太空实验室任务中能量摄入量和氮平衡是不同的，以估计氮平衡为标准进

行比较，航天飞机组成员表现较佳。天空实验室宇航员各自制订了一套日常锻炼方案，从太空实验室 2 至太空实验室 4 强度增加。这些日常的锻炼方案不是必须的或指定的，每个宇航员根据地面监测者的意见选定锻炼设备和特定方案组合，在太空实验室 2 中只有一个自行车测力计可以利用；在太空实验室 3 中增加了一个可以被称为小型健身房的装置，它可以提供一些抗阻运动；在太空实验室 4 中增加了一个模拟跑步机，这个设备是一个特富龙涂层金属板，受试者可以在上面交叉滑动包着长筒袜的腿模拟跑步，同时用测力计设计的蹦极绳安全带保持锻炼姿态。

我们还不能确定限定的身体活动以及可能增加的刺激如何影响营养需求。早期的航天研究表明蛋白质转换的改变与航天飞机飞行应激反应是一致的。估计水的代谢（飞行中很重要，由于对形成肾脏结石可能的关注）是营养研究的副产品。专家建议宇航员在飞行中饮至少 2500 mL/d 的水量，再结合食品及水果饮料提供液体摄入量的 80%。

有研究测定了 13 名 36 ~ 51 岁的男性宇航员在太空飞行 8 ~ 14 天的时间能量需求数据。使用的方法是改进的双标水（DLW）法，该方法可解释与飞船饮用水系统有关的基线同位素差异。在陆基实验室进行的 DLW 方法的分析不确定性是 ±4.5% 的实际平均代谢率。用于这些研究的同位素剂量略高，使不确定性减少约 ±3.5%。基础代谢研究应于飞行前约 2 个月完成，而飞行研究通常开始于第三飞行日，以避免 SMS 带来混淆作用。微重力身体活动相关的能源需求量在很大程度上是未知的，而航天器相对狭小的环境往往会限制身体活动范围。航天飞机内的环境温度和相对湿度分别保持相对恒定于 21℃ ~ 24℃ 和 20% ~ 30% 之间。在飞行过程中，能量摄入量（8.8±2.3 兆焦 /d）小于

飞行总能量消耗（11.7±1.9 兆焦 /d，$P<0.005$），着陆时的体重比发射前 2 天的体重轻（78±6 千克比 76.5±6 斤；$P<0.05$）。地面和飞行中的能量消耗之间未发现统计学上显著差异。

空间飞行总是会造成体重减少。一些体重的流失是由于体液的流失，但也有一些体重的减少伴有瘦体重减少及力量减少，尤其是在保持姿势的肌肉中。宇航员在飞行期间处于负氮平衡，蛋白质的流失是值得关注的，因为它可能会限制人的航天时长。减少肌肉损失的主要方法是飞行中按照一个积极、费时的计划锻炼。俄罗斯宇航员通常每天至少锻炼 2 个小时。这种方案的成本是相当大的，它需要额外的食物，处理代谢废物容量以及运动的时间。虽然人们普遍认为，运动可以减少蛋白质的流失，但是没有明确的配有合适对照的飞行中测试方法来测定当前运动计划的有效性。

任何出现能量负平衡（即能量消耗大于能量摄入）的机组成员都会出现瘦体重减少，不管其采取什么类型、频率或强度的运动计划或蛋白质消耗强度。太空实验室的结果表明，尽管有充足的卡路里（能量）和蛋白质消耗，机组成员仍然会在在飞行过程中出现体重减少。微重力暴露导致的体重损失通常由体液和电解质、

红细胞和肌肉或瘦肉组织构成。即使是在相对停留时间较短的任务（最多 10 天）中，瘦体重减少被认为是飞行中体重减少原因的重要部分。瘦体重减少的一个重要原因是能量负平衡，瘦体重损失降低肌肉的工作能力并引起电解质流失，尤其是钾，这影响了肌肉和心血管功能。

由于流体负荷对策影响，解释航天飞行体重变化很困难，虽然大多数流体负荷是通过利尿排汗流失的。在着陆时记录了总体重的减少，它反映了组织和水分丢失的组合效应。此外先前已显示，能量源的相对比例在飞行过程中出现转换，其中碳水化合物比重增加，蛋白保持稳定，而脂肪的比重下降。太空实验室人员的氮存留相对较少，尽管食物的摄入量大于宇航员，说明摄入量不足以补充所有运动的能量消耗。太空飞行与在地面上一样，能量摄入不足加上运动，将加剧体内蛋白质的流失。空间中正常生活的能量消耗可能比在地面上进行相当活动时低。和"正常生活"之间的区别是，太空中运动锻炼必须以规定的方式进行，而"正常生活"是可以自由使用多种方式。机上的锻炼计划可能会使体重减少，除非因运动而增加的能量需求能被满足。图 24-8 总结了 7 名宇航员飞行后身体成分变化。

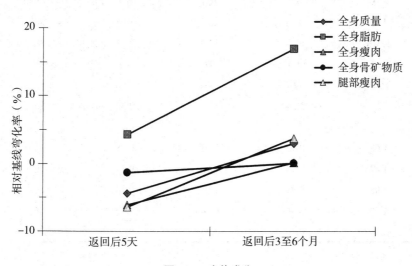

图 24-8　身体成分

肾和胃肠道生理学

暴露在太空微重力环境中会引发一系列的代谢及环境起源的增加肾结石风险的生理变化。研究检测评估了宇航员起飞前10天及着陆后24 h尿液样本中的代谢、环境及生化因子。饮水减少及太空飞行早期因SMS导致的呕吐可能造成尿液减少，进一步导致结石风险增加。飞行中尿钙水平增加反应总体负的钙平衡。人体暴露在微重力时出现的部分生理改变会影响肾结石形成风险因子，尤其是尿量或尿中钙、磷酸盐、钾及钠排泄的改变。例如，尿钙浓度在暴露到微重力中24 h内开始增长，尿磷酸盐水平也趋向于在飞行中增高。这两项平衡紊乱可能反应了是骨失矿质过程，并且增加了尿中草酸钙及磷酸钙饱和的可能。其他可能加重宇航员结石的因子包括高动物蛋白饮食、频繁运动、瘦体重减少以及不同程度的脱水。代谢因素，如此命名是因为排泄的变化通常是代谢来源的，包括尿钙、草酸盐、尿酸盐柠檬酸盐，以及pH。由环境因素影响的风险因素包括总尿量和尿钠、硫酸、磷和镁。这些代谢和环境因素被用来计算物理化学风险因素，例如草酸钙、透钙磷石（磷酸钙）、尿酸钠、未解离的尿酸和磷酸铵镁的超饱和。一组参加了飞行前和后尿液搜集并评估肾结石风险的报告表明，76名男航天员、10名女航天员，平均年龄为42.2岁。所有宇航员在任务中采用了高蛋白（＞100克/d）和高钠（＞10克/d）饮食。总水分摄入量为约2 L/d或以下。机组人员通过摄取一公升生理盐水在着陆前约90分钟进行液体装载。pH、钙和柠檬酸盐显示出统计学显著变化，增加结石风险（表24-1）。

表 24-1　飞行前至飞行后肾结石危险因素的变化

变量	发射 −10 天	SEM	着陆日	SEM	n	p Value
钙（mg/d）	190	9.50	213	11.8	86	0.0159
草酸盐（mg/d）	33.7	1.87	34.6	2.30	85	0.6092
尿酸（mg/d）	630	22.0	558	24.7	86	0.0047
柠檬酸盐（mg/d）	707	32.6	575	30.9	86	0.0002
PH	5.98	0.04	5.58	0.04	86	<0.0001
总容积（1/d）	1.94	0.13	1.63	0.09	86	0.0018
钠（mEq/d）	148	6.3	103	5.7	86	<0.0001
ulfate（mmol/d）	21.3	0.73	26.1	1.05	86	<0.0001
磷（mg/d）	1.016	66.9	953	37.1	86	0.4084
镁（mg/d）	112	4.0	92	4.1	86	<0.0001
肌酐（mg/d）	1667	39.7	1791	60.0	86	0.0271
钾（mEq/d）	65	2.34	52.6	2.39	86	<0.0001
相对过度饱和						
草酸钙	1.68	0.13	2.51	0.18	85	<0.0001
钙磷石	1.43	0.15	1.00	0.11	86	0.0029
尿酸钠	2.98	0.31	1.61	0.14	86	<0.0001
鸟粪石	1.93	0.56	0.36	0.07	86	0.0061
尿酸	2.09	0.20	3.35	0.20	86	<0.0001

均值标准误差

尿中柠檬酸盐，一个已知的肾脏结石形成抑制剂，航天飞行后（575+31 mg/d）相对于飞行前（707+33 mg/d，$P < 0.0005$）较低，这加重了钙分泌增加的影响。在平均尿量方面，观察到从飞行前 1.94+0.13 L 降低到着陆时 1.63±0.09 L（$P < 0.0018$），说明由于尿盐浓缩，肾结石风险增加。有一些迹象表明飞行时间也会增加风险，尤其是在尿草酸钙增加饱和的情况下。在着陆时，机组人员表现出高尿钙症、低柠檬酸盐尿、镁的排泄降低、尿 pH 和尿量降低。pH 的降低通常会因为降低尿酸的溶解度，增加尿酸结晶，这些结晶反过来又可以成为草酸钙结石的病灶。

生理调节的另一个问题是胃肠道功能（GI）。胃肠道从食物和其他形式的物质消耗中吸收营养，发挥着保持能量平衡的核心作用。GI 的流动性和胃液分泌的变化可导致食欲下降，以及氨基酸、脂肪、维生素、油、电解质以及许多药物的吸收不良，这反过来又影响了这些物质的生物利用度。航天飞行中重力矢量的缺失，加上身体姿势和流体分布的相应变化，可能会减少胃肠道的流动性。GI 的流动性有两个不同的部分组成：胃排空（GE）的速度，这是胃排空内容物进入小肠的速度；肠转运时间，肠内容物在肠道中运转的实际速率。已知仰卧的时候 GE 的速率会比较慢，GE 速率在有限的受试者体内测定，通过给与口服对乙酰氨基酚后的唾液浓度确定，因为它是通过肠壁吸收的。对乙酰氨基酚口服给药后的吸收速率与 GE 速率成正比。肠运转时间使用乳果糖，一种非可消化糖（一个通过小肠不能消化）进行测定。在结肠中的细菌发酵乳果糖，产生氢气使受试者呼出。乳果糖摄入和呼气氢的峰值之间的间隔是嘴到盲肠转运时间。这两项测试一起可以进行胃肠道功能的评估。从这几个受试者得出的初步结论表明，胃肠道功能在其微重力条件下略微下降。

昼夜节律的改变

昼夜节律是可能会影响人的行为的生理调剂的一个组成部分。为了在飞行中最大化机组时间，人们下功夫在飞行前转换作息计划以允许全天候工作。24 小时工作的人一贯表现出嗜睡、乏力、睡眠障碍以及表现变差和情绪变坏。人体生理周期模式可以通过不同的方法改变，通过相应改变工作计划或定期定时暴露于强光(7000 ~ 12 000 勒克斯)逐渐改变睡眠周期。明亮的光线可以改变体温、皮质醇、褪黑素释放，昼夜模式周期标记。血浆褪黑素是人的生理节律变化的一个很好指标。已知内源性褪黑素周期对光和黑暗敏感，并且周期似乎与核心体温同步。对褪黑素峰值（峰值位相）和皮质醇的测量表明，使用光能在大约 7 天的时间内有效地改变昼夜节律、11 ~ 15 小时的相位延迟已经实现。宇航员在太空中睡眠较少，一般为 6 ~ 7 小时 /d，而地面上为 8 小时 /d。对宇航员的睡眠习惯监测并进行双盲研究，以评估睡眠减少能否用褪黑激素进行治疗。人们发现，在太空中褪黑激素对睡眠质量或持续时间无影响。睡眠减少会导致表现错误，睡眠质量是正常的，并且睡眠中有足够的快速眼动（REM）时间，睡眠的所有其他项目也属正常。太空中可能没有固定的入睡困难，但是高工作负载和有趣的任务阻止宇航员早睡。最终过度负荷会导致表现降低。睡眠和清醒状态时进行呼吸研究表明通风的控制和睡眠质量之间有很强的耦合关系。与在地面相比，睡眠呼吸障碍减少了，或许是因为微重力条件下解除了呼吸道周围结构的重量所以气道不易阻塞的缘故。

俄罗斯的对策体系途径

俄罗斯系统对策（RSC）的目的是保持宇航员的健康和效率。他们目前正在评估方案各组成部分的相对效率（例如跑步机、踏车和抗阻运动）。计划的一个关键方面是，重力卸荷引起传入急性下降，包括本体感觉性传入。RSC 目前体现为 4 天的训练微周期（交替的跑步机、自行车和抗阻运动），以及企鹅负载服的应用。企鹅装覆盖整个身体，用橡胶松紧绳进行调整，为不同肌肉群提供负载。RSC 的方法还包括通过利用下体负压（LBNP）（Chibis 服装）结合水和盐添加剂，以重新分配体液和纠正水盐代谢紊乱。RSC 通过礼炮号和和平号轨道站的超过 65 个任务，持续时间为 60 ~ 438 天的实践中逐渐演变成现在的样子。俄罗斯科学家发现飞行持续时间与身体变化的持续或幅度不相关。然而，生理变化与飞行中锻炼的量和强度高度相关，特别是在飞行的最后阶段。事实上，俄罗斯科学家在很大程度上忽略了最初 3 ~ 4 周的飞行，宁愿让身体自然适应微重力环境而没有调节。他们指出，失重条件导致肌肉活动模式改变，能源的需求可能会大大改变。这些科学家认为，自主运动是最重要的，其次是抗阻运动，相对较少强调在自行车或跑步机上的有氧训练。系统优化需要在这些锻炼方式之间取得适当的平衡。当我们审查每种模式相关的时间线时，这些重点变得很明显。可以很容易确定，大多数情况不会支持剧烈且长时间的有氧训练。

人造重力

将人造重力应用于航天，一直被认为是潜在的"高招"对策。哲学上，人们可以假设，通过添加适当的 AG 水平以去除航天和地球之间的主要区别，于是除了还需要辐射防护外，不需要其他对策。适当的人造重力水平可以使身体保持最佳的生理功能。然而，一些不确定因素仍然存在，比如什么是有效重力生理阈值？在任务的运输阶段使用什么样的最小或最佳重力？在月球或火星表面需要人造重力么？什么是旋转人造重力的不良生理后果是什么？还需要什么额外的措施，如果有的话，作为人造重力的补充？

长臂、连续性人造重力的需求与短臂、间歇性人造重力不同。科学家已提出对在太空飞行中使用间歇式向心加速度作为 AG 可行性进行了评估。目前的提案计划评估中度有氧运动与向心加速度为人造重力的组合作为联合对抗措施，并且初步研究中使用人造重力的对抗措施在床上休息的个体中表现出乐观的结果。在神经前庭风险（晕车、定向力障碍）与在飞行后缺陷之间有可能进行权衡。最后，审查人造重力的风险和收益之间的权衡的研究必须考虑到对于骨骼、肌肉、神经前庭和心血管功能的影响。这些都是复杂的调查，并且正确地满足飞行需求，将严格限制任务中其他生物医学活动。一群杰出的科学家最近总结道，美国航空航天局应发起严格的经同行审查的研究计划，系统地研究人造重力作为在长时间的太空飞行任务的多学科对策。

航天员选拔与健康维护

宇航员和航天参与者医疗选拔近年来变得更为复杂，主要由于航天任务持续时间多样、在轨任务变化、联盟号操作拟人化约束、EVA 服、压力服以及广泛的职业生涯期望。商业太空飞行和航天旅游业的可能性逐渐浮现，扩大了对现实医疗标准的需要，甚至超越了如 NASA、国际空间站的合作伙伴（IPS）、俄罗斯航天计划和军队等代理机构提供给职业宇航员的医疗标准。另外，宇航员国际化的趋势和飞往和平号飞船和国际空间站的长时间的任务，都需要发展共同的标准和由参与国家的 FSs 共同合作认证工作。

航天医用标准是动态的，随着太空计划的使命演变，获得的有关微重力对人体的影响的医疗信息越来越多，以及新的医疗诊断和治疗方法出现而不断改变。未来几年内要作出更困难的决定将是如何优化整合家族史、身体和实验室检查结果以及当前的基因数据，在考虑对宇航员进行初步选拔或分配长期空间任务时帮助预测疾病或失能。

美国的航天医疗标准通常每 5 年发生重大的修订，根据需要进行每 2 ~ 3 年小的改动。选拔标准最初用于 1977 年审查的选拔分类，并随着时间的推移已普遍放宽，特别是对视力的限制。水星、双子星、阿波罗期间要求的广泛的医疗检测变得更加集中，包括最新的技术如超声检查，以减少对影像学研究的依赖。该标准对职业宇航员的要求比仅飞行 1 次的，如有效载荷专家或航天飞行参与者更为严格。宇航员候选人和任务专家候选人的视力和身高标准有所不同。此外，航天员的医疗选拔标准比保留标准更严格，反映了宇航员的职业生涯不会受到不利影响，除非医疗问题不符合安全操作要求。在医学标准之外的个体可能获得豁免条件，如果这个问题进行全面的评估，它可以被治疗、减轻或者不干涉相应职务。豁免需要限制责任以及除每年体检外更多的医疗监督。计划执行长时间任务的职业宇航员将应用特定的附加标准，而且许多短期任务体检合格的宇航员可能不会被批准去执行长时间的任务（30 天 ~ 6 个月），这些长时间任务中返回能力受限和紧急返回任务的影响巨大。美国航空航天局和国际空间站合作伙伴最近已制定并公布新的针对前往国际空间站的商业乘客的医疗标准。美国联邦航空局和其他组织制定了商业太空飞行运营的指导，大部分操作在不久的将来将为亚轨道飞行服务。商业太空飞行参与者的年龄和病史比职业宇航员更加多样化，相应的指导本质上更综合。我们的目标是保证安全的应急出口，适当的整合飞船和飞行硬件，适当的健康和健身以保证在发射、进入轨道和着陆期间表现良好，

以及低几率破坏任务。

医学标准

航天飞机

航天飞机标准是为宇航员开发的。航天飞机选拔和保留标准的目的是解决两个具体问题：个体目前是否适合飞行，他或她能否达到 10 ~ 15 年的宇航员生涯而不出现取消资格的医学情况？

这是美国第一个航天医学标准，并且通常被认为是最低标准。虽然早期的程序并没有书面标准，水星、双子星和阿波罗宇航员的评估都是选取最有资格的人。航天飞机时代的标准旨在拓宽人类进入太空的条件，仅除去未达到最低标准的个体。这些标准也反映出航天飞机不用穿防护服的机舱环境、发射和进入大气时适度重力加速配置，及随时返回的能力。飞行员标准被指定为Ⅰ级，任务专家为Ⅱ级，有效载荷专家为Ⅲ级，航天参与者为Ⅳ级。

ISS/远征（超过30天）

ISS 的标准有附加限制，特别是人体测量方面。最大允许站高为 164.0 ~ 182.0 cm，最大坐高为 94.0 cm。

对于远征任务，长时间的微重力暴露及有限的医疗诊断和治疗能力的附加限制就变得很重要。此外，联盟号和 Orlan 太空服导致了宇航员选拔的人体测量学限制。因为联盟号太空舱未来就是国际空间站的救生舱，一些机组乘员不适合分配到国际空间站，在即将到来选拔分级中将需要基于总高度和坐高的限制。关于 ISS 及国际机组乘员的医学认证的信息将在本章后面介绍。

航天员选拔

选择医疗评估从申请流程中提交健康检查问卷开始。军队候选人通过其提名服务分支机构，提交一份更完整的医疗评估，包括纵向的

医疗数据。这些数据由美国航空航天局的 FS 预先筛选。没有导致丧失资格的医疗条件以及被宇航员选拔委员会认为是"高素质"的宇航员被要求完成类似于美国联邦航空局三级检查的体检。在 FS 评审完这些检查结果后，遴选委员会从剩余的合格人员中选择最终宇航员候选人。选拔入围的个体需进行体检和面试，并在位于休斯顿约翰逊航天中心（JSC）踏上熟悉之旅。以 2008 年 ISS 级选拔循环为开端，第二个更集中的医学系列测试将如期完成，其中包括为需要延长期限的宇航员进行医疗认证的特定测试。虽然有些研究对在心理筛查中预测成功表现的"入选"考虑因素进行了调查，目前进行的评估是为了排除导致不合格的医疗缺陷。在选择过程中通常不会给超出医学标准的个体提供豁免。每位最终候选者的体检结果将交由 JSC 航空航天医学委员会决定合格或不合格状态。JSC 航空航天医学委员会的决定传达给宇航员选拔委员会，而且宇航员是从那些医学合格候选池中选拔出。约 75% 的航天员最终候选者符合医学资格。选拔中导致取消资格的首要原因是视力问题，而其中远视锐度的限制是最普遍的。初始选拔体检将作为整个职业生涯及航天员健康纵向研究（LSAH）中的比较基准。

预防医学项目

每年认证

选拔之后，每个宇航员需要在他或她出生月内完成由 FS 对他进行的每年体检。一年一度的检查包括病史和体格检查、尿液和血液参数、听力、眼科和牙科的评价、静息心电图（ECG）以及肺功能的实验室评估。在此基础上，某些测试根据组员的年龄或风险因素间歇执行。这些措施包括最大运动压力测试、直肠乙状结肠镜、骨密度、和乳房 X 线片检查。只有当明确医学指征时才执行 X 线片检查，因为机组人员

飞行中暴露在辐射下，职业生涯中对总的辐射暴露量是有限制的。

每一年在检查当中都包括一个简短的体能测验。这个评估包括对肌肉耐力、柔韧性和有氧健身的研究。此外，在飞行前、飞行中和飞行后指定的时间间隔，将进行更广泛的体能测试、包括敏捷性测试、功能性体能测试，等速肌力测试和有氧能力测试。这些研究的结果被用来定制训练计划和个人的训练反应，和在轨对策，计划飞行后康复锻炼。

健康计划

虽然有严重医疗问题的宇航员数量小，但是为有高胆固醇血症或高血压等健康风险因素的宇航员提供健康项目、进行健康风险评估以及积极干预的趋势越来越明显。任何实践首先考虑的是优化饮食和活动结构，但目前大多数治疗高血压和血脂升高的药物一般都是可以接受的，FSs 不会排除他们的使用。第一批被选为健康项目的是听力保护，对宇航员听力图进行每年跟踪，并采取行动进行专业咨询、干预和随访。在航天员的年龄相对年轻的基础上，这些预防方案的结果在太空计划的机组成员的现役作业期间可能不是巨大的，但应该对他们的长期健康和生产力有影响。所有宇航员的体检结果会被航空航天医学委员会定期审查，任何超出美国航空航天局的保留医学标准的发现将考虑放弃或适当干预。

航天飞行前，发射日前 10 ～ 2 天也有特定的飞行前体检，着陆日及后 3 天也有相应的体检。ISS 飞行前研究则更加广泛并且任务流早期开展。

纵向研究

当地球上的人们涌入太空时，在训练及飞行阶段将暴露于新的异常环境。这些因素包括微重力、高能粒子辐射、加速度、环境气压改变、呼吸混合气体、月亮尘土、碘化水供给，以及

偶尔的自燃燃料暴露。追踪暴露于太空旅途中个体健康一直是审慎的，LASH 不断进行以完成这项使命。

为了形成一个与宇航员的对照组，一群 JSC 公务员被选中。从 JSC 选出三个年龄、体型、性别、生活习惯、体力活动工龄和 NASA 的宇航员相匹配的人。因为这些人进行年度评估类似于那些宇航员，他们构成了适当的对照组。不幸的是，这组没有受到与宇航员相同的卫生保健，没有通过严格的选拔体检，所以不具有完全可比性。

我们希望这项研究跟踪的发病率和死亡率数据可以帮助确定与太空飞行或航天培训相关的任何长期风险。此外，该数据可能会在规划长期任务或探索类任务中的医疗保健系统和紧急返回功能时有所帮助。宇航员和对照组的数据对规定在 JSC 的预防和介入保健方案是有益的。迄今为止，组间的主要区别是与外伤有关的事故死亡人数。10 名在职或退休的宇航员直接死于航天有关的活动，而有 9 人的死亡发生于飞机事故。另外有 2 个人死于机动车事故，还有一个死于攀登珠峰时的高原反应并发症。

航天飞机医疗保健

航天飞机的生物医学参数

虽然航天飞机的内部环境设计允许不穿防护服，但考虑到外出、发射、进入轨道和着陆时使用 LES 或 ACES 的方式。在轨道上，机舱内名义气压为 760 mm/g（14.7 PSIG），成分为 21% 的氧气和 79% 的氮气。

气体由船上搭载的低温储备产生。二氧化碳分压通常控制在 7.5mmHg 以下。

二氧化碳可以用氢氧化锂罐或再生二氧化碳脱除床去除。从航天飞机舱外活动引导通常在减压舱将大气压降低到 10.2 PSIG，但舱外建设国际空间站活动更经常用 14.7 PSIG。除非出现复合故障，飞船的温度和湿度都控制在宇航员感到舒适的范围内。航天飞机可能发生多重突发故障导致极端环境的出现。包括舱内失压，氧气浓度的改变，不能有效去除二氧化碳或热度、湿度的失控。建立飞行规则和应急预案是为了最好地保护乘员的健康和安全的同时尽可能确保任务成功。航天环境和航天器环境系统的更多信息可以在第 9 章中找到。

与早期太空计划的发射或进入相比如今发射和着陆过程中加速力是微乎其微的。航天飞机主发动机发射过程中加速度 +3 GX，进入轨道期间最常见的是 1.4 ~ 1.6 的 GZ。航天飞机进入轨道方面的独特之处是由于航空刹车时所需的时间延长了加速，与之相对的是水星、双子星、阿波罗计划中经历更短的射击式的高 Gx 入轨。

宇航员医疗培训

航天飞机机组人员医疗培训划分为针对所有机组成员的培训和给指定的 2 名航天医务人员（CMOS）的特种实际操作培训。

所需训练的范围是由相对短的任务时间、机载航天飞机轨道器医疗系统（SOMS）套件的限制、连续通讯能力、以及随时返回地球能力决定。

宇航员的职业生涯，总会尝试去发展整体航空医学专业知识。新宇航员的课程包括关于生理学及与航天相关的医学讲座，包括神经前庭变化、心血管失调、立位耐力、体液转移、SMS、骨质脱钙、肌肉和骨骼萎缩，还提供关于气压变化、缺氧、高碳酸血症、气压伤、气体逸出等生理学培训。此外，对他们进行培训以识别缺氧和高碳酸血症的个体症状，方法是在监控中进行低压舱暴露和高碳酸血症暴露。每个宇航员需完成水陆生存训练，并在 KC- I35 飞机上进行几次零重力熟悉训练。

当机组成员分配到飞行任务，也会为所有宇航员安排几个综合会议，为机组成员提供心肺复苏和急救培训。发射前大约 6 个月，分配到任务的首席 FS（船医）向全体机组船员做简报，概述目前关于航天生物医学的关注问题，其中包括 SMS、在轨治疗能力、腰痛、辐射、体液转移、EVA 操作和减压病（DCS）、立位耐力不良和可行对策、毒理学风险以及有关发射和着陆紧急医疗支持。

这个会议在飞行前 10 天再次做一个简要的回顾，此时如 G-suit 操作、水盐负荷、LCGs、辐射剂量计、私人医疗会议（PMCs）、随身携带的药物、昼夜转换的程序和稳定健康程序（HSP）问题会被强调。

每个航天飞机机组中有两名机组人员被指定为 CMO，通常是医生和指挥官。这个决定留给了每次任务的指挥官，因为 CMO 是配置在任务指挥室的地面船医的双臂、眼睛和耳朵，因此，地面船医需了解 CMO 的能力，并能够与之进行有效沟通是很重要的。出于这个原因，CMO 的训练通常是由被分配到任务的地面船医和地面副船医亲自提供。

最初的培训课程是医疗诊断，通常开始于任务前的 2 ~ 4 个月。这个培训有助于 CMO 使用 SOMS 套件中诊断设备来评估患者的健康状况。课程中会使用到各种工具，包括音频、录像带、模型和患者接触。CMO 需要学习 SOMS 包中医学检查表的用法并熟悉 PMC 程序。

在临近发射前进行的第二阶段培训侧重于治疗。本培训的重点是治疗实操经验，包括一些经常性操作如肌内注射。一些不太常见但可能会挽救生命的紧急应变程序也需要练习。CMO 会练习静脉穿刺、静脉注射药品和液体疗法、导尿、缝合、环甲膜切开术、插管及气道管理等操作。虽然这些训练通常是在无生命的模型上进行，部分 CMOs 会有额外体验机会在急诊室或手术进行练习。此外，通过为患者注射，如流感疫苗、破伤风类毒素或飞行前测试剂量的异丙嗪，CMO 可以熟练自身操作并获得患者信任。进一

步，向美国航空航天局的牙科人员学习，熟悉常见的牙齿问题和 SOMS 套件中的牙膛能力。

在飞行前的几星期，全体成员将在席位审查时得到再次见到 SOMS 套件的机会。偶尔会有一套练习用的 SOMS 套件放到船员住处，以便他们可以复习其能力和飞行前医疗清单。

医疗设备

SOMS 是航天飞机飞行的基本医疗保障体系。该系统反映了 40 年的太空飞行经验，目前关于药物的医疗思想，机上常见疾病的预期频率和航天飞机任务持续时间相对较短且具备随时返航能力。

虽然该工具包有高级生命支持能力，但因为耗材的限制，这种能力时间有限。大部分的医疗能力目标是非卧床护理、急救和基本生命支持。因为医学知识、诊断能力和药物使用情况都在不断演变中，配置控制委员会定期改变套件的配置和内容，以满足当前的需要。

该 SOMS 的主要组成是药物和绷带包（MBK）、紧急医疗工具包（EMK）、航空飞机紧急洗眼器套件（SEE）、医疗配件套装（MAK）、污染物清理套件（CCK）、运行生物仪器系统（OBS）、气道医疗辅助套件（AMAK）、复苏器、辐射剂量计、约束系统以及医疗检查单。清单可以指导 CMO 如何使用套件；MBK 主要携带口服药物、绷带、夹板、和外用制剂；EMK 携带注射用药物储备、静脉导管以及高级生命支持；MAK 含可能需要基于有效载荷和任务目标确定的特定任务所需的特定物品，如果任务不需要任何特定物品，MAK 中则存放额外静脉输液；CCK 包含护目镜、化学和生物防护手套、口罩和废物处理能力，用于保护机组人员免受机舱内有毒、无毒、生物污染物的侵害；眼接触化学物质的情况下，对眼窝区域进行简单的冲洗或在盐水或水池中眨眼可以做应急。SEE

能够利用航天飞机系统的水对眼睛进行长时间冲洗并将多余的水通过废物收集系统排除。SEE提供了一对独立的护目镜,通过适当的连接器与航天飞机系统集成;OBS能够将心电数据对地传输给任务控制室中的外科医生;AMAK让CMO无须通过挖掘其他套件及时地处理气道或通气问题。它包含气道管理耗材如气管内导管、口腔呼吸道、鼻腔气道、呼气末二氧化碳监测仪、环甲膜切开组件以及与SOMS复苏器和航天飞机氧气系统的接口。除颤器已经搭载在特定的飞行中,但目前还不是与SOMS的常规组件。

每个组员可以在LES或ACES里携带个人药物。偶尔,季节性疾病如流感或意外暴露于传染性疾病隔离期间会导致在最后一分钟需要某些药物。在这种情况,便携式系统可以灵活地在飞船上提供所需的药物。

在延长的工期航天飞机计划,完成为期16~18天的时间航天飞机任务,以获取有关人类适应航天飞行的额外数据。因为机组通常由7人组成,飞行任务时间越长,额外的医疗用品和改进的诊断能力需要得到保证。为了满足这一需求,我们开发出了医疗长期飞行包,包括SOMS包中有的药物的额外容量,额外的药物不能在SOMS包中发现,并增加了用于诊断如咽拭子培养介质的能力。

稳定健康程序

一种可以预防的疾病会耽误并影响任务成功,或导致提前终止任务的可能性,导致了航天飞机飞行前HSP的发展。最初的检疫程序是为阿波罗计划开发的,但目的是保护地球上的生物免受月球可能的污染。继阿波罗7号和阿波罗13号出现传染性疾病的问题,人们研发了HSP并在航天飞机时代持续不断发展。这个程序包括个人健康监督(主要接触人),对将接触机组成员的个体接种传染性疾病疫苗,飞行

前进行为期7天的限期检疫隔离,对宇航员的主要接触人发生的疾病做出主动评价,必要时对宇航员做出药物预防。飞行任务前7天开始限制对宇航员的一般访问,宇航员们被安置在宿舍,环境和食品的安全可以得到充分的监控,使用海报、视频和证章等方式进行教育和健康意识计划。由于开始了HSP,只有一次飞行(STS-36)因机组人员生病而延误,并且没有出现传染性疾病影响轨道飞行的情况。机组成员生过几场小病但没有影响到任务或造成推迟发射。

飞行前健康计划的另一个方面涉及昼夜转换程序。因为大多数航天飞机发射与当地24小时制不一样,而机组人员有可能会在昼夜节律低谷时执行关键操作,除非采取适当措施使他们的睡眠-觉醒周期与操作时间表相适应。航天飞机机组人员可使用明亮光线疗法帮助他们调整昼夜节律以适应发射时间表,并且最大限度地减少昼夜转换时发生的睡眠不足。此操作方案从1990年STS-35的任务开始使用,并已被证明对飞行前准备工作有帮助。

发射/着陆医疗支持

航天飞机发射卫勤保障包括位于JSC任务控制中心(MCC)的上升和入口外科医生和生物医学工程师、驻扎在在肯尼迪航天中心(KSC)发射室的KSC急诊医学服务协调员和JSC副船医、分流和创伤组(其中包括发射场附近战略性部署的船医),以及3~4个配有医师和护理人员的直升机小组。该小组将处理任何发射中止或返回发射的中止。此外,医生和护理人员部署在活动的西班牙或非洲的越洋中止着陆点,以及位于爱德华兹空军基地的着陆点,以防止出现绕地后中止。在航天飞机着陆中止的情况下,外科医生和副外科医生担任宇航员复苏和快速反应小组。

在普通着陆,医疗保障资源通常是激活于

主要着陆点或其他计划好的的备份站点。配备的机组人员运输车辆（CTV）通过绝尘室与飞行器相匹配并提供了帮助宇航员恢复和稳定的一个工作区。待所有宇航员恢复，CTV 将他们运送到宇航员宿舍或临床区域进行体检，收集科学数据，并与家人团聚。

在轨医养医的支持

任务中医疗支持由休斯敦 JSC 的 MCC 指挥。船员外科医生或副船员外科医生在来自多用途支援室的生物医学工程师支持下在控制台工作。此外，辐射监测团队通过外科医生控制台访问 MCC。船员外科医生和副船员外科医生领导宇航员的健康和安全问题以及生命科学实验工作，并作为宇航员的倡导者安排机组日程和锻炼对策。FS 编制人员在乘员活动周期内是持续不断的，但也可以在单班任务时，在机组人员正睡觉时完成。每一天，宇航员的医疗状况是由与宇航员与外科医生进行 PMC 确认。出现需要调整任务时间表或影响任务的医疗问题则需要报告给飞行指挥和管理团队。倘若对任务没有影响，PMC 信息不会转发给控制团队。宇航员的私人家庭会面也被安排在固定时间间隔进行。

在 MCC 的 FSs 有相当的能力监测飞船系统，包括所有的环境系统。外科医生控制台上有毒理学风险数据库、EVA 预吸氧、宇航员医疗记录、宇航员的时间表、任务配置文件、检查清单。

舱外活动操作

除了发射和着陆，宇航员在 EVA 时也有巨大风险。EVA 使宇航员暴露于极热极寒、辐射增加、DCS 风险以及真空目前舱外服服装失压风险。目前的 EVA 服装是舱外移动单元（EMU），它可提供 4.3 PSIG 的纯氧压力。通过液冷通风装备保持恒温，如需要手套中还有加热装置。目前大部分 EVAs 使用阶段减压，在 EVA 前至

少 24 小时，航天飞机的压力从 14.7 PSIG 减压到 10.2 PSIG。为了避免发生 DCS 的风险，宇航员需在初次减压前预吸 100% 纯氧 1 小时，然后再压力从 10.2 降到 4.3 PSIG 的 EMU 压力前预吸氧 40 ～ 75 min，每次减压前使用阿司匹林预防。尽管最初预测总 DCS 发病率大约为 20% 且其中 3% 为严重病例，实际上在 60 多次的航天飞机 EVAs 中并未出现任何严重 DCS，而宇航员减压总时间达 400 小时。

据推测，微重力减少气泡核的形成风险，并在项目 ARGO（微重力气相形成）地球上的研究中证实。无负重受试者的气泡形成风险低于原先预期。为了能够使用当前的服装从 14.7 PSIG 的国际空间站气闸启动舱外活动，通过在预吸氧过程中加入中等程度的运动来促进氮气排出以降低目前的 4 小时服装内预呼吸限制。在地面测试获得的初步结果是令人鼓舞的。

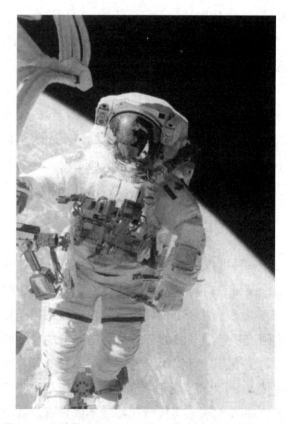

图 24-9　宇航员 Chris A. Hadfield 站在连接到航天飞机机械臂的便携脚约束装置设备上（图片由美国国家航空航天局提供）

每个机组的外科医生细致地监视 EVA 并能够监测多个 EMU 参数，包括氧气、二氧化碳、压力、能量消耗和心电图。此外，EVA 宇航员和航天飞机之间的下行视频和通信链路通常可用。

对于 DCS 的治疗选项是比较有限的，但再加压到地面水平对高度或飞行有关的大多数 DCS 有效。在航天飞机上的 EVA 中，机舱可从 10.2 PSIG 加压至 14.7 PSIG。此外，EMU 可以提供额外的 4.3 PSIG。如果使用特殊减压病治疗装置，服装内压力可以提高到 8.0 PSIG 进而总压力提高为 22.7 PSIG。使用 EMU 加压的问题是套装会限制医疗作用于船员。航天飞机舱压是有可能增加到 15.8 PSIG 的，但是超过该水平座舱减压阀会打开。倘若症状加压后不能解决或后续治疗中复发，该任务可能被终止。

国际空间站

医疗操作

经过七年的持续载人运行，国际空间站（ISS）已经成为一个坚定的存在。这些载人飞行任务开启了持续存在人类历史上最大的轨道实验室的 15 年计划的寿命。除美国航天局，参与机构包括俄罗斯航天局（Rosaviokosmos）、加拿大航天局（CSA）、欧洲航天局（ESA）、日本宇宙航空研究开发机构（JAXA）和意大利航天局（ASI）。除了在国际项目中的基本资格，这些 IPs 是国际空间站规划、建设、控制和运行的积极参与者。一旦多年的组装阶段完成，国际空间站应该包括约 1200 立方米加压体积，质量为大约 420 万吨。国际空间站将在 370 ~ 460 公里的高度范围内以 51.6 度轨道倾角环行，与之前俄罗斯和平号空间站相似。这将支撑起空间站在地球陆地面积的 85% ~ 95% 地球人口的上空飞越。110 千瓦的可用电力和装备精良的调查设备将使国际空间站成为一个真正独特高效的轨道空间实验室。图 24-10 描绘了国际空间站

在 STS-100 任务后的配置。

对于美国航空航天局和美国航天计划，国际空间站代表以下几个过渡要点：从主要的短期航天飞机任务转移到包括长时间的飞行；永久性载人空间飞行；多国语言 / 多文化的工作环境；多个操作控制和监测中心；多个发射和着陆地点；复杂的持续不断的装配和维护程序。

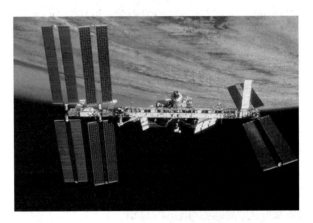

图 24-10　在 STS-100 任务期间拍摄的国际空间站

前两点对俄罗斯来说不是新模式，它具有丰富而漫长而且成功的在礼炮号和和平号空间站长时间的太空飞行历史。所有其他要点同样适用于所有国际空间站的参与者并存在类似的操作挑战。与之相伴的是，许多相关的条件和实践在各参与者间又是不一样的，包括医疗保健的基本准则、人体生命科学研究方法、处理医疗数据、宇航员医疗培训以及医疗支持基础设施。多边医疗行动小组在国际空间站规划阶段早期就成立了，以便在向国际机组人员提供医疗支持方面达成共识。这些小组所需的产品包括国际空间站运行和医疗能力的联合医疗需求、宇航员选择和认证的共同医疗标准、共同的环境参数和毒理学的限制，以及协调跨国际线和控制中心之间的医疗支持的综合实施计划。大多数情况下，制定了所有参与者接受并签署的共同指导原则，除此之外，参与者可以根据其特定的流行病学、经验基础或国家卫生标准对自己的宇航员行使一些额外的自由度。

国际空间站医疗支助的总体形成和实施是基于以下基本假定的：所有机组人员将在所有任务阶段作为一个综合机组发挥作用；所有的船员在国际空间站上将有平等的机会获得预防、诊断和治疗，并得到地面的专业知识和顾问网络；休斯顿任务控制中心（MCC-休斯顿）将作为主控制中心，然而 MCC-莫斯科将继续控制支持俄罗斯的主要元素和硬件；与从其他 IP 补充宇航员的增加相当，额外的医疗支持可以从其他的 MCC 加入；国际空间站机组人员的医疗数据将按照共同指引作为私人和机密的处理；宇航员规模为 3 至接近装配完成，而一个额外的生活舱和环境支持能力可以容纳 6 名机组人员；官方国际空间站的工作语言是英语，但是俄罗斯部分业务用俄语进行，选择的私人医疗和家庭的沟通为宇航员的母语。

测量系统为公制

横跨多国，医疗操作支持结构肩负着宇航员的健康和安全各个方面的整体责任。这包括医疗认证和培训、响应医疗事件、环境监测、机上的对策，以及视情况而定的医疗支助的全面发展。因此医疗业务包括子系统，通过硬件和业务实施和监督，从而保护乘员免受航天飞行的有害影响。有一个重要的前提就是，因为给定的机组成员的航天任务经验不限于飞行中阶段，医疗支持必须在任务的全阶段提供，包括飞行前、中、后。例如，体育训练从飞行前的评估和规定的锻炼计划开始，接着是飞行中身体对策和锻炼，最后是在监督和监控下的飞行后身体康复。医疗业务在任务的各个阶段连续运行，以优化机组人员的表现，并确保恢复到飞行前的健康水平。

以下各节为国际空间站医疗支持的具体方面的描述。

国际空间站的生物环境参数

像航天飞机与和平号空间站一样，国际空间站维持简单的不用穿防护服的环境，保障宇航员生活和工作的自由和容纳各种材料以及各种生命科学实验。舱内大气将维持在海平面相当的水平，用氧气/氮气混合气体。表 24-2 描述了常见的生物环境监测参数，通过遥测显示提供给地面人员。

表 24-2　国际空间站生物环境参数

压力（mm Hg/psia）	740–780/14.2–14.9
氧气分压（mm Hg/psia）	146–178/2.82–3.44
温度（℃）	18–29.5
露点	≤ 14℃
二氧化碳分压（毫米汞柱）	5 天以上平均 5.3 或以下（峰值 7.6）

因为机组人员一次将在在国际空间站居住几个月，与短时航天飞行任务相比，长期低水平的接触潜在的不利因素越来越强调健康。

除了动态大气监测外，对空气、厨房水和表面的定期抽样将确保化学污染物、微粒和微生物种类不会超标。如上文所述，这些限制源自一套由所有 IPs 制定和接受的联合准则。大部分样本将被送回地面进行分析，尽管在空间站上有有限的水质和某些有毒大气成分（一氧化碳等裂解产物）评估能力。此外，环境噪声水平将定期在空间站使用声学测量设备检测，并使用一台笔记本电脑为基础的听力评估，定期为宇航员进行听力测试。这种测量将描述 ISS 声学环境特点，以量化机组声学暴露，发现和纠正产生噪音的硬件组件，并指导使用听力保护。

航天环境受到的辐射照射远远超出地球上的标准水平。量化宇航员暴露和总体空间站环境需要采取多方面的办法来监控。来源包括地磁捕获辐射、银河宇宙射线（GCRs 交互作用）和太阳风和偶尔的太阳粒子。地磁捕获粒子（范艾伦辐射）主要包括低能量质子和电子。机组成员较大部分的暴露量来自穿越南大西洋异常区，其特点是大量被捕获的质子流，其海拔比范艾伦辐射带的大部分区域低得多。GCRs 由约 87% 的高能质子、12% 的较重的 α 粒子以及约 1% 重离子物质如铁组成。虽然流量低，粒子的能量都很高，使屏蔽有问题。太阳粒子事件是偶然的中等能量的质子和电子爆发，主要的风险源于与这些事件有关的非常高的粒子流。此外，中子是由高能量粒子与航天器结构部件主要相互作用产生的。

累积剂量监测长期进行，并应用于对任务和职业的限制。这些限制源自美国航空航天局外的顾问组，并利用了类似的暴露数据（地面辐射工作人员、原子弹爆炸幸存者），以癌症产生的终生风险为标准度量。

美国航空航天局的限制是根据辐射防护与测量国家委员会的建议，并等同于癌症终身的死亡率增加 3%。职业限值是年龄和性别加权的，最近已修订，以反映模拟数据的更新分析和对癌症风险模式改进的认识。目前美国宇航局近地轨道的操作限制见表 24-3。

表 24-3　辐射职业剂量限值

年龄	男性	女性
25	70	40
35	100	60
45	150	90
55	300	170

注：1 Sv = 100 rem

国际空间站的日常辐射剂量与高度和相对于太阳活动周期的关系有关，4～6 个月的任务的预期暴露范围是 5～20 cSV。这是一个行政和业务政策，保持辐射水平尽可能低，其哲学是绝不接近"法律限制"。这会影响任务的设计和持续时间，以及需要一个全面的监测方案。很明显，辐射剂量累积的主要因素是船员职业生涯的飞行次数和持续时间。所有宇航员在轨道上将一直戴着个人剂量计并在飞行后分析。国际空间站可居住量也将使用可展开辐射区域监测器进行监测，并将以大致与宇航员增量相一致的周期返回。此外，组织等效正比计数器和舱内、舱外带电粒子探测器/光谱仪用于监测 GCR。

宇航员医疗培训

正如发射物体到轨道上受到严重制约一样，宇航员在飞行前的培训时间是有限的。对国际空间站机组人员增加的培训挑战包括定期的跨洋旅行，因为培训地主要在休斯敦的 JSC 和俄罗斯星城的加加林宇航员培训中心，而在其 IP 的训练中心进行短周期的培训。培训使用英文和俄文两种语言，因此机组人员至少需要双语语言能力。与以往载人航天飞行相比，国际空间站机组人员培训必然涉及到增加压力和疲劳的可能性。医疗操作的作用是监察整体培训时间表，必要的话医师应进行干预，以避免发射一个疲惫的宇航员。

医疗培训包括使用诊断和治疗的硬件进行医疗评估，并进行环境监测和微重力对策性能和评估。医疗设备的套件由多国提供，每个 IP 都有责任对医疗系统和有效载荷进行开发并组织机组人员和地勤人员培训。因此 ISS 必须予以认真协调，整合成综合培训计划。基本医疗培训可用于所有机组成员，但更先进的辅助型培训将提供给每个国际空间站飞行增加指定的两个 CMO。一个或两个宇航员也将被训练成环境控制和生命保障（ECLSS）专家来进行环境监测活动。通常情况下，国际空间站 CMOS 和 ECLSS 机组人员将由在飞行控制中心进行任务分配的 FS 和生物医学工程师进行培训。这增进了教练员和工作人员之间的理解，并对任务突发事件提供了重要的连续性联系。

表 24-4 显示了早期 ISS 任务中分配给美国航空航天局医疗操作训练时间的总体分解。

表 24-5 显示了俄罗斯的医学培训。它们共同构 成了国际空间站机组人员能力和操作医疗设备 的基础，开始于发射前 18 个月。

表 24-4　美国国家航空航天局（NASA）国际空间站（ISS）成员医学培训样本模板

课堂或实践环节	人员	时间	起飞前多久
国际空间站空间医学概述	全体机组人员	0.5 hr	18 mo
CHeCS 概述	全体机组人员	2 hr	18 mo
跨文化因素	仅限美国	3 hr	18 mo
心理支持精通	仅限美国	1 hr	18 mo
对抗系统操作 1	全体机组人员	2 hr	12 mo
对抗系统操作 2	全体机组人员	2 hr	12 mo
毒理学概述	全体机组人员	1 hr	12 mo
EHS 微生物操作和解释	ECLSS	2 hr	12 mo
EHS 水质操作	ECLSS	2 hr	12 mo
EHS 毒理学操作	ECLSS	1 hr	12 mo
EHS 辐射操作	ECLSS	1.5 hr	12 mo
二氧化碳暴露训练	全体机组人员	1 hr	12 mo
心理因素 1	仅限美国	2 hr	10 mo
牙科手术	CMOs	1 hr	8 mo
国际空间站的医学诊断 1	CMOs	3 hr	8 mo
国际空间站的医学诊断 2	CMOs	2 hr	8 mo
ISS 医学疗法 1	CMOs	3 hr	8 mo
ISS 医学疗法 2	CMOs	3 hr	6 mo
ACLS 设备	CMOs	3 hr	6 mo
ACLS 药理学	CMOs	3 hr	6 mo
ACLS 协议 1	CMOs	2 hr	4 mo
ACLS 协议 2	CMOs	2 hr	4 mo
心肺复苏术	全体机组人员	2 hr	4 mo
精神问题	仅限美国	2 hr	4 mo
对抗系统评估操作	CMOs	3 hr	4 mo
神经认知评估软件	仅限美国	1 hr	4 mo
对策系统维护	OOM	2.5 hr	4 mo
EHS 预防和纠正	OOM	1 hr	4 mo
维护	—	—	—
ACLS "megacode" 实践练习	全体机组人员	3 hr	3 mo
心理因素 2	仅限美国	2 hr	1 mo
医学复习	全体机组人员	1 hr	2 wk
CMO 基于计算机的培训	CMOs	1 hr/mo	机上
检查健康维护系统应急演习	全体机组人员	1 hr	机上

注：CHeCS，机组保健系统；ACLS，高级心脏生命支持；CMO，机组医务人员；ECLSS，环境控制和生命保障系统；EHS，环境卫生系统；OOM，在轨维护。

表 24-5　俄罗斯 / 俄罗斯航天局为国际空间站（ISS）宇航员进行医学培训的样本模板

课堂或实践环节	人员	时间 /h	课程类别
1. 医学诊断，机组卫生保健系统			
航天急救原则和方法	全体机组人员	2	授课
使用飞行药房和医疗包进行自我和互助指导；	全体机组人员	2	实践
口腔学	仅限俄国人	1	实践
流行病学	仅限俄国人	1	授课
2. 体能训练			
宇航员体能训练的理论原理	全体机组人员	2	授课
机载体能消除对策			
3. 技术培训			
医疗监控硬件伽马系统	全体机组人员	2	授课 / 实践
医疗监控硬件：质量测量、验尿，迷你离心机、血液化学分析仪、血压监测	全体机组人员	2	授课 / 实践
医疗监测硬件：实验室冰箱、	全体机组人员	0.5	实践
大离心机 α–11 生物医学监测装置	全体机组人员	0.5	实践
体能对抗项目：循环测力计，LBNP "Chibis" 装置，肌刺激器 "紧张" 装置	全体机组人员	2	授课 / 实践
机载医疗支持系统布局	全体机组人员	1	实践
4. 飞行计划的生物医学部分			
联盟号运输车和国际空间站俄罗斯段（RS）医疗保障系统	全体机组人员		
航天医疗支持安排：概述	全体机组人员	1–2	授课
ISS RS 医疗监测系统	仅限俄国人	2	授课
长时间空间飞行中的对抗系统	全体机组人员	1	授课 / 实践
卫生和卫生设施 1	全体机组人员	2	授课 / 实践
卫生和卫生设施	全体机组人员	1	实践
机上食品系统	全体机组人员	2	授课 / 实践
辐射安全	全体机组人员	1	授课 / 实践
对抗硬件：kentaver，企鹅服，brazlet，肌电刺激，药理学	全体机组人员	2	实践
听力保护装置	全体机组人员	0.3	实践
机上食品定量味道测试	全体机组人员	4	实际品尝
机上菜单试验（为期 6 天的菜单，机组成员用飞机餐代餐）	全体机组人员		代餐
机载噪声级别测量	仅限俄国人	0.5	实践
医学监测	全体机组人员		
心脏生物电活动研究	全体机组人员	1	实践
24 小时心电图记录	全体机组人员	1	实践
体能条件水平评估（跑步机测试）	全体机组人员	1	实践
LBNP 期间立位耐受性的评估	全体机组人员	2	实践
体能训练水平评估（循环测力计）	全体机组人员	1.25	实践
手臂肌肉组织评估	全体机组人员	0.5	实践
小腿体积测量	全体机组人员	0.25	实践
体重测量	全体机组人员	0.5	实践
尿液生化分析	全体机组人员	1	实践
血细胞比容	全体机组人员	1	实践
红细胞压积生化血液分析仪	全体机组人员	2	实践
休息时心电图	全体机组人员	1	实践

续表

课堂或实践环节	人员	时间 /h	课程类别
微生物学的环境监测	全体机组人员	2	实践
流行病学卫生监测	全体机组人员	0.25	实践
微量气体环境污染物	全体机组人员	0.25	实践
复习训练测试	全体机组人员	2	授课 / 实践
飞行计划的生物医学部分测试	全体机组人员	2	考试

注：ISS，国际空间站；LBNP，下体负压；ECG，心电图。

显然，医学检查表 CMOs 用于在训练和飞行中提供医疗保健的基本手册，是英文和俄文的双语产品。此外，英俄双语培训材料被开发来协助机组人员可能高效率地学习。虽然有的 IP 组员母语为其他语言，实际上大多数船员都精通英语，大多数医疗硬件来自俄罗斯和美国。

这是一个艰巨的任务，将无临床专业背景机组人员的能力在一定时限内提高到熟练程度。然而，考虑到医疗风险评估和现有资源，这是一种最合适的办法。当条件允许时，训练模板将补充进修经验，并偶尔从监督医院和救护中得到经验。由于宇航员规模增加到 6 个人，相对风险可能更倾向于在尽可能多的招募中加入医生以确保任务成功。

医疗设备

在超过 40 年的航天中，我们对于该工作环境相关医疗问题已学到很多东西。与此同时，地面医疗标准和技术已经发展到一个地步，一度被认为的三级护理现在成为预期野战医疗能力。这些因素都导致了新的最低水平的机上医疗干预和护理，其中包括基本急救、小型医疗和手术问题的日常护理、基本生命支持、有限的高级生命支持、生病或受伤宇航员的稳定和转运。新的需求推动了国际空间站引入心脏电除颤、生理监测和自动通风功能，这显示了较过往航天中医疗能力的一大飞跃。

在国际空间站多年的组装期间，站载医疗目录由俄罗斯和美国提供的诊断和治疗的硬件和药物组成。这些多边小组被称为集成医疗系统（IMedS）。这种方法允许这些组织得到辅助能力和熟悉的处方。据预测，补充的设备和药物将可用因为其他参与机构在宇航员中也有代表而且经验累积完善了选择。为了达到最佳性能，IMedS 必须避免不必要的重复，并在同一时间提供冗余水平，并制定将所有资源用于特定医疗事件的程序。如前所述，英俄双语医疗指南提供了 CMOS，机组成员和地面保障人员对整个系统的熟悉程度对成功运用是至关重要的。为了加强人员专业程度，CMOS 提供了进修培训，并在每次增员中至少安排了一次飞行中的实践医用训练。

表 24-6 列出了俄罗斯对机上医疗库存的总体贡献，并存储在服务模块中。基本的方法是将药物和用品包装在以问题为导向的工具包中，以方便船员使用。这些大多都足够紧凑，在任何运输机会中准备和装填都很方便，比如联盟号机组运输、进步号太空船，或实现快速关键再补给的航天飞机。因为宇航员使用和药物贮藏期限带来的后勤问题是一个特殊的挑战，快速补给是很理想的。

表 24-6　俄罗斯医疗系统

治疗包
车载药物 / 供应
夹板包
心血管药包
胃肠和泌尿学工具包

续表

精神药物

无菌医疗设备

烧伤和损伤的药物

敷料包

抗炎药包

预防药包

药盒

"阿司匹林 / 镇痛"药盒

应急包

耳鼻喉和眼科工具包

Stomatologic（牙科）工具包

医疗监测与诊断

Reflotron 临床化学分析仪

用于血细胞比容测量的微型磁共振仪

"Urolux"临床尿液分析仪

"血浆"临床离心机和冰箱

"伽马"多通道生物医学监测系统

24 小时心电监护仪

自动血压监测仪

体重测量装置

小腿体积测量装置

措施项目

循环测力计

电阻蹦极

抗荷服

下身负压装置

肌电刺激器

大腿袖口衰减流体转移

环境监测项目

表面取样工具包

大气气体取样器

空气微生物采样器

辐射量，个人

辐射量，面积

美国航空航天局提供的设备被称为机组的健康保健系统（CHeCS），将设在美国的实验室和居住模块。与俄罗斯的医疗项目类似，CHeCS 可按功能分为以下几个副系统：健康维护系统（HMS），其中包含医疗诊断和治疗的硬件和药物；环境健康系统（EHS），包含大气、水以及微生物分析设备；对抗措施系统，包括设备进行日常体育锻炼和健身生理监测的设备。表 24-7 总结了整个 CHeCS。

表 24-7　国际空间站工作人员的医疗保健系统

健康维护系统（HMS）

先进生命支持包

急救医疗包

心脏除颤器 / 监控

中心供应包

机组人员防污染装备

机组人员医疗约束系统

呼吸支持包

对抗措施系统

血压 / 心电图监测器（与 HMS 共用）

循环测力计 / 隔振装置

代谢气体监测

电阻锻炼设备

跑步机 / 隔振设备

环境健康系统

带电粒子定向谱仪

（舱内）

带电粒子定向谱仪

（舱外）

化合物专用分析仪 : 燃烧产物

化合物特异性分析仪 : 联氨

剂量测定包（辐射）

真菌孢子取样器

离子选择电极组装（水分析）

医疗设备计算机

空气微生物采样器

显微镜 / 相机

分光光度计（水）

表面取样器套件

组织等效比例计数器（辐射）

总有机碳分析仪（水质分析）

挥发性有机分析仪

水微生物学工具

水采样器和存档器

表 24-8　飞行前和飞行后医学评估要求：长时间飞行（30 天以上）

考试	与飞行有关的时间												
	L-180	L-90	L-30	L-7	L-2	R+0	R+2	R+3	R+5-7	R+10	R+15	R+20	R+30
心血管 / 心肺													
心电图休息	√		√			√	√						
基本以 24 小时为动态	√												
跑步机	√		√										
操作倾斜试验			√			√		√		√			
肺功能测试			√				√						
牙科检查		√											
牙片			√ a										
成像													
腹部超声波		√											
盆腔超声			√ b										
实验室													
血液			√	√		√	√					√ c	√ c
辐射		√ a								√ a			
纯蛋白衍生物（产后抑郁症）皮肤试验			√										
尿液			√			√							
微生物学的评估			√	√		√	√						
肌肉骨骼													
有氧能力	√												
轻快的有氧高频测试	√		√						√		√		√
人体测量学测量			√			√	√						
FASTEX 敏捷测试	√		√						√		√		√
功能性测试	√		√						√		√		√
LIDO 等速测试	√		√						√		√		√
标准 DEXA 测试			√						√				
强度测试			√										
神经系统评估													
功能性神经评估			√				√			√			√
营养评估													
身体成分（DEXA）	√												
体重	√			√									
骨密度（DEXA）	√												
临床营养学评估	√												
眼科学			√				√						√ c

续表

考试	与飞行有关的时间												
	L-180	L-90	L-30	L-7	L-2	R+0	R+2	R+3	R+5-7	R+10	R+15	R+20	R+30
耳鼻咽喉科													
听力图			√				√						
专业考试			√ c				√ c						
体检	Full	Brief	Brief	Full	Full					Full		Brief	Full
精神/心理													
评估													
专业评估	√	√	√										
神经认知测试	√		√										

注：L-180，发射前180天；R+2，返回后2天；DEXA，双能 x 线吸收仪；a 测试频率可能有变化；b 仅限女性；c 仅限临床应用。

健康稳定程序

机组人员可以通过美国航天飞机或俄罗斯的联盟号发射前往 ISS。在每一种情况，HSP 可有效控制病原体在发射前与宇航员接触，并将感染传染病风险降到最低。通过航天飞机发射的机组人员在发射前 7 天被安置隔离在 JSC，在发射前 3～4 天过渡到 KSC 发射场并继续保持隔离，无论他们是留在航天飞机或前往国际空间站。通过俄国联盟号发射的机组人员也要经历相似的过程，包括在进行加加林宇航员训练中心的任务前隔离，并持续到位于哈萨克斯坦的拜科努尔航天发射场。飞行前宇航员体检及 HSP 的结合是航天飞行有效地控制传染性疾病的手段。

虽然已知长时间的太空飞行对体处免疫系统造成不利影响，但刚从太空返回的宇航员没有因此患上临床上公认的传染病。出于这个原因，HSP 在后着陆期间未正式生效。然而，为了给机组人员提供最好的休息、康复和飞行后检查活动，访问机组乘员仍然受到限制。

飞行前医学检验/认证

空间站任务增加的候选人是从已通过初步医疗选择和年度医疗评估学员的池中提取的。

各 IP 签署机组乘员候选人均要根据通用的标准进行初步医学评估和认证。多边医疗委员会认可后，机组成员进入一个为增员特定的训练流程，其中包括定期医学和健康评估。这些与飞行后医疗评估匹配并总结于表 24-8。除了隐形疾病的筛查过程，这些评估指导对策的实施，在延长暴露于微重力时间之前确定个体风险，并通过组比较飞行前和飞行后结果评估飞行对个人的影响。这些结果将会指导候选人恢复工作，并评估候选人是否将来能接受长时间的飞行任务。

执行这些评估会出现一些困难。虽然有关要求包括共同接受的标准，各成员国的一些测试分析和执行的方法却有所不同，这使结果可能更难以比较。由于使用不同的实验室和设备执行评估，机组乘员飞行前后测试可能达不到标准化。例如通过 DEXA 评估的骨密度最好使用相同的设备测量，并要求机组人员按计划检测。但很明显，这项检查的时间安排必须有一定的灵活性。最后，由于不同 IP 的不同流行病学情况可能会导致个别伙伴国在核心要求之外进行额外的测试。

在轨医疗支援

一个长期的太空任务医疗支持飞行前后一

切都好。但是，任务期间需要医疗运营团队全体成员最高水平的注意和合作，通常由任务分配FS来引导。宇航员的健康和支持性环境的定期评估是批准他们继续飞行的基础。机舱环境监测、对策的性能和飞行中的医疗评估由地面的医疗运营团队安排和协调。国际空间站的运行环境必然影响到多个中心之间管理协调方案的实时通信。图24-11描绘了国际空间站的地面一般医疗支持基础设施建设，位于休斯敦JSC

的ISS主任务控制中心。在这种全球参与环境中，沟通和语言的差异怎么强调都不过分。国际空间站已建立机制和程序，根据安全作业的需要及时提供通讯和翻译服务。然而，无论在机上和地面上，传达错误出现的机会必然增加。每日联合制作的综合生物医学报告旨在巩固相关的医疗操作的所有信息，并进一步用于同步所有参与中心对运行环境的理解。

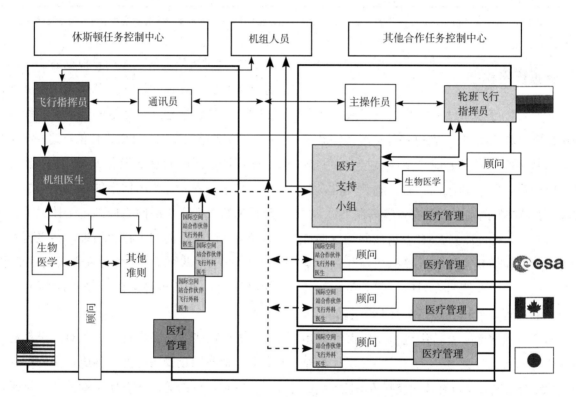

图 24-11　国际空间站的多国医疗保障基础设施

机组外科控制台上的医疗和环境数据

除了专门负责任务指引的FS和生物医学工程师，任何有机组成员在空间站的IP可以将一名参与FS的人员安置在主飞行控制中心。FS和生物医学工程师在MCC担任正式的飞行控制员，他们必须经过培训以达到熟练水平。该FS强制执行航空医学飞行规则，为所有宇航员活动和计划提供输入，并对其在飞行过程中产生的医疗状况立即作出反应。FS有权力和责任适

当干预医疗和环境突发事件，甚至建议终止任务。除了随时准备协助提供医疗护理，医疗操作人员必须作为系统和信息管理人员配合其他飞行控制职位。图24-12描述了医疗运营团队在休斯敦任务控制中心管理的信息，一组来自俄罗斯的医疗资源信息辅助设置可供莫斯科任务控制中心的人员使用。结果和信息都通过专用的电子语音和数据连接在MCC之间共享。此外，还有返回的水、大气成分和表面微生物样品的地面分析结果。对于宇航员实际得到的医疗护

理责任由机上受训的CMOs和辅助FS共同分担。宇航员和FS之间的每周PMC提供了机会，以保密评估健康的整体状况，并讨论慢性及轻微的健康问题和解决方法。船员和FS之间真正私人和坦诚沟通的重要性怎么强调也不过分，这是基本保持长时间医患关系的媒介。可以预料在最初的几个星期，这些会议在很大程度上面

向对微重力的生理适应和对抗措施的效果。在医疗应急情况下，PMC可随时启用，并且如果带宽允许，可能会涉及到视频成像。当值FS是时间关键决策的主要来源。然而，在莫斯科和休斯敦的控制中心可以快速访问广泛顾问网络，包括辐射、毒理学、营养、人为因素和相关的亚临床科的专家都在其中。

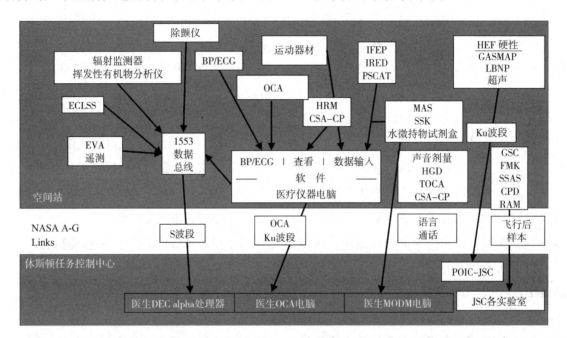

图24-12 休斯顿任务控制中心外科医生控制台可用的生物医学和环境数据

BP，血压；ECG，心电描记法；IFEP，飞行检查程序；IRED，阻抗运动装置；SCAT，空间认知评估工具；HRF，人类研究机构；GASMAP，用于代谢分析和生理学气体分析系统；LBNP，下体负压；ECLSS，环境控制和生命维持系统；HRM，心率监视器；CSA-CP，化合物分析仪-燃烧产物；MAS，微生物空气采集器；SSK，表面采样试剂盒；TOCA，总有机碳分析仪；GSC，气体样品容器；FMK，甲醛监测试剂盒；SSAS，固态吸附式空气采样器；CPD，机组人员被动剂量计；RAM，辐射区域监测仪；NASA A-G，国家航空和航天局空对地；OCA，轨道飞行器通信适配器；POIC，有效载荷操作集成中心；MCC，任务控制中心；JSC，约翰逊航天中心。

此外，MCCs的生物医学工程师全部时间在位以支持医疗硬件的使用和程序的执行。

尽管有一个广泛的地面支持网络，在应对所有医疗事件时宇航员有一定程度的自主性是必需的。与地面的双向通信不是全时段的，并取决于组装阶段和国际空间站关于其轨道的方向。某些姿态下，天线结构冲击将削弱地面通信和遥测。组装完成后，整个90分钟的轨道将不可用，而且设备故障导致通信丢失的可能性始终存在。因此，国际空间站机组人员必须

能够对重要医疗事件有一个相当完整的初步响应，并接受相应的培训和装备。一个成熟的自主应对能力的发展和现场测试应被视为国际空间站的期望产物，未来的勘探级任务需要这种能力。

在轨心理支持

我们在讨论长期太空飞行的心理支持时，必须了解典型国际空间站任务相关的"心理环境"。飞行前的特点是至少在飞行前2年开始进

行密集和频繁的使人疲劳的认知和体能训练；3～4 年进行比较典型的。跨多个时区的定期国际旅行增加疲劳，意味着从家庭及其他通常的社会支持来源分离。宇航员在讲座和实践课程中吸收第二语言的材料，加上文化差异，增加了飞行前的压力。在通常情况下，训练日程会随着发射的临近而加剧，可能排除了机组充分休息的发射。一旦危险的发射和会议活动完成后，国际空间站的特点是拥挤的环境，紧张的工作时间表，微重力的有害影响，高环境噪声水平，不熟悉的食品和卫生方式，一般感觉剥夺，与家庭分离、社会隔离。在此环境下的工作者非常重要，而错误的影响是深远的。至少需要两种语言去与多个地面中心沟通协调进一步增加了压力。这些都是基准条件，与主要硬件故障或机组成员的疾病无关。着陆后，在正式的身体康复、技术汇报和公开露面计划中，还增加了重新进入地球引力的生理压力，重新融入家庭和社会环境也需要特别注意。

心理支持的总体目标是通过主动和被动应对潜在的应激因素，更好地支持长期太空飞行并优化其性能。这种支持必须从指定宇航员开始。培训活动包括宇航员动态和跨文化因素，以及机组人员的特殊需求和根据个人基础评估的请求。对宇航员家属进行长期太空飞行影响的教育也可用。飞行前可选择加入到国际空间上有限的个人清单中的物品，包括书籍、音乐、娱乐视频和图片。在培训活动过程中评估每个宇航员的动态与互动，行为健康和性能组人员给出建议以优化全体宇航员的沟通和效率。

在飞行过程中，行为健康和性能组促进了诸如宇航员私人家庭会议、机组邮件、母语新闻广播以及其他社交娱乐活动的服务。私密的家庭通信是一个符合逻辑的基本需求，让宇航员仍能够参加家庭活动与决策。定期安排私人心理会为每个组员提供与地面专家讨论更多的要求或疑虑的机会。虽然这些会议产生的信息是私密的，专家会适时给船员、FS 或飞行控制团队提供建议。此外，以计算机问卷形式的神经认知评估工具可用于轨道上出现此类担忧的情况，例如，在机组人员出现有毒或不良代谢事件或主要行为症状后，基准数据在飞行前获得。

行为健康和性能组的一个更至关重要的作用是定义和执行作息要求。与航天飞机世界的"冲刺"心态不同，宇航员必须建立和遵循一个可以切实维持数月的工作节奏。偏差偶尔会要求更强的工作负荷，但是机组人员的周期休息必须弥补这些。额定宇航员每周工作时间为 5.5 天，每周预留空间站"家务事"活动及休息时间 1.5 天。船员工作日细分大致如下：

8.5 小时机组人员睡眠

1.5 小时睡眠后活动（早餐、卫生）

0.5 小时规划和协调

8.0 小时系统和有效载荷操作

1.0 小时午餐

2.5 小时锻炼（包括清洁和设备安装）

2.0 小时睡眠前活动（晚餐、卫生）

任务要求和有效载荷操作经常妨碍严格遵守这个时间表，但是，这为任务规划人员提供了一个指导方针，以适当任务宇航员，避免过度疲劳。安排下班时间进行娱乐活动如业余无线电联系、阅读和非正式的地球观察是必须的。

行为健康和性能组与 FS 紧密地合作，开发一个综合的方法保障船员健康，特别是生理适应和环境压力对心理状态的影响，如环境噪声水平和空气质量，可以积极地根据飞行控制团队的建议来应对。这种关系一直持续到飞行后，以确保成功和完成机组的康复。

飞行中对抗措施

国际空间站提供了基础广泛的对抗措施方

案以抵消如本章前部所述的长期微重力的不利影响。面对已知在失重状态下产生的骨质疏松、肌肉萎缩、心血管功能失调，基本的应对方法是锻炼。由于安装和清理设备需要消耗时间，每天安排的 2.5 小时锻炼时间中实际运动时间只有 1.5 小时，这是考虑到物理载荷需求和机组生产性工作之间平衡的最佳估计。有氧和抗阻力运动是利用循环测力计、跑步机和专门的抗阻力运动设备（图 24-13）。增加了辅助设备如握力练习器和弹力绳，并作为在设备故障时的备用设备。为了维持国际空间站纯净的环境，以进行微重力科学调查（振动限制在 10^{-6} G）和结构载荷的限制严重制约锻炼的硬件设计，因此需要精密的隔离机制。

如果可能的话，每个组员将遵循基于飞行前的数据、条件以及以往飞行经验开出个人运动处方。专门指定任务的体能训练员通过与跑步机和自行车测力计同步记录心率数据来监测每天的运动，这些数据作为机组工作日志的一部分周期性下传。每月进行体能评估确定有氧能力和力量水平。根据需要建议和调整机上锻炼计划，而具体的康复需求会被确定和预期。

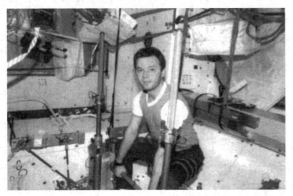

图 24-13 探险队 1 号宇航员 Yuri Gidzenko 使用抗阻力运动装置

除了锻炼，还提供其他物理和药理对策，并在个人处方基础上使用。机组人员、FSs 和运动专家在飞行前对飞行计划做出决定，以确保发射的表现和可用性。当方案调整并作出评估时，实时变化是有可能的。以下是可供所有国际空间站宇航员使用的一套基本对策和评估方法：

A：在飞行中（通常）

1. 锻炼（包括跑步机、功率自行车、抗阻力设备；对策和评估功能）

2. 下体负压（心血管评估）

3. 加载中服（俄罗斯的"企鹅"西装，应用被动连续物理载荷）

4. 大腿袖带（俄语"brazlet"，在任务早期穿戴减轻胸液移效应定制的大腿止血带）

5. 药物制剂（晕动症药物制剂、睡眠药物、代谢刺激剂、营养补充剂）

6. 肌肉电刺激（可以与下体负压组合使用的俄装置）

B. 在飞行中（任务结束）

1. 下体负压（在降落前最后几天渐进心血管挑战）

2. 液体 / 盐负荷（着陆第一天体积增大）

3. 抗荷衣（气动抗荷服，联盟号上的弹性"kentaver"服装）

4. 主动散热（航天飞机上的 LCG）

5. 超过 30 天飞行中的卧位座椅（联盟号固有，航天飞机专业化系统）

6. 药物制剂（晕动症，拟交感神经）

很明显，这是一种以多种学科的方法来对抗微重力造成回归地球后不适应的策略。空间站制定了医疗监控和身体评估的方案，以确定个人表现以及每种方法在多个个体上的整体功效。这将更好地确定一个基准的方法来保护长时间失重的机组人员。

在轨医疗评估

表 24-9 显示了国际空间站运行开始时机上医疗评估时间表。这可作为一般指导原则，并将围绕飞行活动进行调整。该测验由一名 CMO 执

行，地面人员根据需要提供帮助，基于计算机程序提示进行体检步骤以及空间站内环境下健康方面相关病史，并察和数据实时输入后下传到 MCC。在计划表外，当出现临床指证时，这些测试也会进行。接收的医疗和健康数据提供了船员生理适应的客观情况，并可能会促使调整对抗措施、饮食、作息时间表以及着陆后的支持。这些定期安排实施的评估提供一个额外熟练和熟悉的诊断方法和设备的好处，使 CMO 为严重的医疗问题做更充分的准备。

表 24-9　国际空间站飞行医疗和健康评估要求

分类	时间间隔	EVA 前	EVA 后	落地前	其他
体重测量	15 d	√	√		
心肺					
心电图					
下体负压 [a]	60 d			√	2 ~ 3 w
监测周期肌力测试（BP, ECG）	60 d				
有氧能力	30 d				
呼吸量测定法 / 最大流量	30 d				
实验室					
血液	60 d			√	
尿液	30 d	√		√	
血细胞比容	60 d			√	2 ~ 3 w
体检	30 d	短暂	短暂	短暂	

注：对飞行第 21 天之后的 EVA 进行了 EVA 前和 EVA 后的检查。着陆前评估必须在着陆前 2 周内进行。血液分析包括钠、钾、电离钙、葡萄糖、氯离子、pH 和血红蛋白。EVA，舱外活动；ECG，心电图；BP，血压；a 不是所有机构都要求的。

医疗后送和应急宇航员返回

在整个空间站运行历史中，宇航员们一直有准备好的方法从平台返回，没有任何机组人员在没有附加其他运输工具的情况下被"丢弃"在一个车站，并做好必要时撤离的准备。从低地球轨道返回地球的手段概念是影响许多操作因素的绝对概念。这些包括机组的人体测量。宇航员人数。船上的医疗能力。着陆点的可用性以及地面恢复操作。

可能会导致意外返回的三个大场景如下：

1. 因设备故障或社会政治动乱中断正常发射服务。

2. 因舱体泄漏或火灾等事故导致空间站环境不适宜居住。

3. 医疗意外事件涉及的问题超出了船载医疗能力范围。

虽然以上场景并不总是导致提前返回，但值得注意的是，所有这些条件美国和俄罗斯的太空飞行过程中曾有发生。从基于宇航员规模和工作活动的风险分析以及审查模拟场景（潜艇和水面舰艇、极地哨所等）医疗数据和以前的航天飞行经验中，可以推断国际空间站 15 年的寿命将可能有一个或两个事件促使医疗返回。

支持从低地球轨道应急机组返回的飞船通用属性包括以下内容：

1. 容纳所有船员在一个简单不用穿防护服的环境的能力（时间可能不允许打开和穿上压力服穿戴和未收起）。

2. 进入和着陆过程中保持所有宇航员斜躺位的能力，以尽量减少身体的 G_z 负荷。

3. 高度自主着陆系统，要求对飞船操作可能不太熟练的机组人员输入操作最少化。

4. 遇明火、泄漏或有毒气体情况发生时，在几分钟内能离开空间站的能力。

5. 能够在决定后送的 24 小时内将一个生病或受伤宇航员运送到权威的地面医疗机构。

6. 有限的独立医疗能力,包括辅助供氧,为所有机组人员提供进入液体负荷和容纳运输医疗硬件。

目前仅有的正在使用中的载人飞行器,美国航天飞机和俄罗斯联盟号,都为国际空间站服务。航天飞机是一种多用途的运输、运送船员和硬件,并在停靠同时作为装配和维护任务的平台。进入加速力都比较温和,一般是几分钟 1.2 g,转入最终接近时的峰值通常接近 1.6 g。对于飞行机组成员,力的方向在身体正 GZ 轴。然而,某些成员在 30 天及以上时间飞行中使用了斜躺座椅系统,这使进入和登陆时的加速度力在正 GX 方向。斜躺座椅系统仅用于机组轮换航班飞行,但机组成员能够在使用应急方法的任意飞行中以斜躺位返回。虽然舱内是不用防护服的大气环境,机组成员在发射和着陆时仍需穿着压力服,这可能会排除于复杂的医学返回中。着陆需要主要跑道,这本质上简化了后续的医疗运送选项,并同时暗示最低天气标准。主着陆地点包括佛罗里达州的肯尼迪航天中心、南加州的爱德华兹空军基地,以及白沙和新墨西哥。如果可能的话,紧急返回将在其中一个站点等待降落机会,这样的机会每天有几个。航天飞机在国际空间站上逗留的时间有限,一般为 5 ~ 10 天。因此,名义上航天飞机被停靠在国际空间站,可供应急运输时间相对小部分。航天器处理和准备要求基本上排除了发射一次计划外的航天飞机及时撤离国际空间站机组人员的选项。对于慢性或亚急性医疗问题,机组人员可能用定期航班机会进行交换避免该问题在轨飞行环境恶化。

俄罗斯联盟号是专用的三人 CTV,并且其当前迭代(联盟 TM)被证明能在轨停留 180 天。

它着陆在哈萨克草原东部拜科努尔发射场,在一个高度自动化的返回序列中使用降落伞和软着陆发动机。对于斜躺的机组,进入加速度力在正 Gx 方向,峰值约 4G,着陆冲击脉冲 4G,0.4 秒,同样是正 Gx 方向。至于航天飞机,发射和进入需要穿压力服,但是如果宇航员需要医疗运送时这一要求可豁免。救援部队通过直升机部署到着陆点,生病或受伤船员在着陆点稳定之后通过直升机运输到最近的大型机场跑道,随后由飞机运输到三级医疗机构。不同于航天飞机,联盟号没有明显受到着陆点天气的制约,并提高了应急返回的情况下由经验丰富的团队恢复的机会。在不久的将来,这种三人运输决定了长期国际空间站机组人员的数量。联盟号体积小,严格限制进入的座位,这对国际空间站机组成员的身高和体重有限制约束。作为一个经过验证的可靠飞行器,联盟号充分发挥了在中断发射或所有宇航员撤离的情况下返回机组人员的作用。然而,狭小和着陆时的冲击使它作为返回生病或受伤机组成员的交通工具是不太理想的。

为了将机组人员的规模增加至 6 人,必须制定应急返回的替代方案,包括多个联盟号飞行器或生产一个能长期停留并容纳全体机组的新航天器。国际空间站计划多年来从一个专门的现场救援飞船的概念转变为支持将此功能集成到标准的值日运输工具。下一代运输工具(现称为乘员探索飞行器或 CEV)正在开发中,其目的是能够运送最多 6 名机组人员到国际空间站,并在标准船员轮换的 6 个月停靠在空间站。就像联盟号一样,这个运输工具能够在几个小时内快速分离并返回地球。

对所有运输工具来说,必须有应急系统和紧急着陆场,且有一组确定的目标地点,并可根据疏散时轨道的特点实时选择。这些目标站点已经为联盟号和航天飞机准备好,并具有训练有素的回收队伍和利用当地医疗资源有组织的计划。此外，地面恢复操作必须包括快速现场分诊和稳定病情的医疗护理以便运输。地面医务人员必须熟悉飞行器和固有危险，并了解机组成员长时间暴露于失重环境下的基本生理效应。可能会促使医疗返回的任何问题将叠加在如本章前面所述的整体去适应状态。虽然航天器发射和着陆阶段是最大的任务危险，但是在联盟号和航天飞机发射和主登陆点已经很好地建设了医疗支持基础设施。虽然地面团队随时准备支持着陆，计划外的航天器返回和快速且意外的着陆团队远程部署给地面人员带来危害。当考虑紧急脱轨和医疗返回时，这些风险必须包括在内。

出舱活动操作

EVA 将始终是航天飞行中的更危险活动之一。虽然宇航员在双子座、阿波罗和太空实验室计划执行过 EVA，美国航空航天局在 EVA 的成绩主要与短期航天飞机飞行有关。在过去的二十年中，大多数俄罗斯 EVA 经验与长时间的飞行相关，进行礼炮号、和平号空间站组装和维护任务。在这两种情况下，典型的 EVA 出动令人身心疲惫，虽然涉及的挑战和满足感使 EVA 成为宇航员们非常渴望的活动。国际空间站将利用这两种经验基础，利用航天飞机基础的 EVA 经验进行与新元素相关联的复杂装配任务，空间站基础的 EVA 更倾向于维护和修理。两个独立的 EVA 服装支持系统及控制中心使 EVA 成为与国际空间站相关的更复杂的操作之一。与短期航天飞行相比，长期飞行相关的 EVA 涉及以下显著差异：

1. 由于微重力船员身体失调，EVA 可能会出现在发射后几个月。

2. 地面检查和医学认证可能先于 EVA 几个月。

3. 在高保真地面设施中进行的 EVA 任务训练如水浸，是比较遥远的；适用于机组和地面人员。

地面人员对 EVA 服的检测和资格认证距离更远。这些差异现实意义上通过针对 EVA 的锻炼对抗措施保持身体条件以及利用机组人员执行服装、系统和医学检查活动来处理。在空间站活动中地面实时支持是广泛的，并且准备时间比短期航天飞行的 EVA 有所增加。美国和俄罗斯各自开发了 EVA 系统，这两个系统以几乎不变的形式安置在国际空间站上。EVA 的医疗和其他操作权限，无条件归属于控制服装的团队，无论国籍如何。每一种服装类型通过自身气闸和支持设备外出空间站，这些系统无论形式还是控制方法都截然不同。执行 EVA 通常是2个人，国际空间站决定他们将始终使用同类型的服装系统，以简化地面支持并避免混淆。

美国 EMU 充压至 4.3 PSIA，通常需要在从机舱气压（海平面气压相当）减压至工作压力前进行4小时吸氧排氮以减小 DCS 风险，或者如果组员保持在 10.2 PSIA 的中间压力做一个12小时的阶段减压步骤，在最后减压到工作压力前则需要 40 分钟吸氧排氮（这中间减压阶段常使用于航天飞机上，并且可用于国际空间站上，通过安排 EVA 前一天将宇航员隔离在气闸中并选择性将这个模块的气压减压至 10.2 psi.）。最近吸氧排氮已与有氧运动结合使用，以提高组织灌注并加速氮气排出。EMU 是高度模块化的，需要 130 多个测量数据以确保最佳的贴合，并在协助下穿至腰部，虽然可以自我穿戴，但困难。EMU 在被送回地面翻新和重新认证之前，经过认证的 EMU 可完成最多7~8小时的25次 EVA 外出。MCC-休斯敦分配到任务的 FS 和生物医学工程师执行 EMU 外出飞行时的医疗监护，对 MCC-休斯敦 CAPCOM（指令舱宇航通信员）和 EVA 船员之间的地面通信进行监控，

FS 只有在紧急情况下可直接与船员通话。

俄罗斯 Orlan EVA 服加压至 5.7 psi，牺牲一定的灵巧性以降低 DCS 风险，这是公认的 EVA 权衡折中。通常在海平面压力水平减压前吸氧排氮 40min，一般在系统和气闸准备过程中在服装中进行。Orlan 服只有一个尺码，用表盘和线绳调整各种长度。通过后面巨大入口，Orlan 很容易由宇航员独立地快速穿脱。Orlan 可保证 10 次 EVA 外出或 4 年的在轨寿命，在和平号计划中被装载到进步者号进行大气压破坏的处理。负责奥尔兰的医疗监测组是代表生物医学问题研究所、加加林宇航员培训中心、火箭航天公司 Energia 公司，和 Svezda 的 Orlan 设计者和建设者的多学科团队。系统和医疗专家通常直接与 EVA 宇航员对话，提供技术指导和评估健康。

在为国际空间站任务进行的 EVA 医疗准备中，要进行几点评估。对抗措施表现和身体条件一般水平的审查是从日常训练数据中分析。这是通过在 EVA10 天内同时使用手脚进行的正式循环测力及握力测量评估扩增。使用正式的踏车运动进行手柄测力，评估两条腿和胳膊。对于飞行 21 天后发生的外出任务需要由 CMO 进行体检。为医疗业务或研究进行的抽血，可能涉及手指刺血或静脉穿刺，在 EVA7 天之内禁止进行。FS 或莫斯科医疗小组获得检查结果并向飞行指挥批准准备就绪。最后的评估是在 EVA 前一天进行的，主要针对上呼吸道，在压力变化前保证鼻咽通畅。在 PMC 中 FS 和 EVA 宇航员会讨论准备情况和建议。对于要求特别严格的 EVA，服装穿上之前和脱下之后可能会测量体重以评估液体损失量。

在两种套装的 EVA 实际操作中，地面医务人员监测心电图 ECG 及根据 ECG 推导心率、服装环境数据，从这些参数推导代谢率以及空地通讯。俄罗斯医疗团队领导可以直接询问机组成员身体症状和耐受状况。Orlan 还增加了呼吸

频率的监测参数。良好的生物医学遥测由医疗操作通过套装穿戴过程验证。在卫星阻塞不通期间，生物医学数据被记录下来并在通讯重新建立后下传。此外，辐射专家密切监测太阳异常活动和南大西洋异常区的变动。每个组员在 EVA 期间也需要佩戴一个被动个人辐射剂量计，它之后将返回地面分析。根据监控数据，医疗小组准备好随时协助处理可能出现的问题或事故，特别是 DCS，复压过程中的气压伤、骨骼肌肉拉伤和身体劳累过度。

EVA 之后，由 CMO 根据临床指征进行体检。典型症状包括 EVA 手套导致的指甲床轻微外伤，手、手腕和臀部上的由于服装摩擦造成皮肤擦伤，手、腕和肩膀的疼痛，以及广义疲劳。机组成员和 FSs 之间再次进行 PMC 给出治疗建议并讨论其他相关因子，例如工作负荷或睡眠安排变化等。连续几天安排舱外活动是禁止的，并且充足的休息和休假是强制性的。如果重新压缩座舱压力后 DCS 出现难治，需要在环境舱压下给予 100% 的氧气。机组人员可能需要待在太空服里并加压至空间站的压力，但国际空间站没有最佳的高压氧治疗条件，出现复杂的无法恢复的病例可能会导致返回地球。

飞行后的康复计划

飞行后康复从着陆后宇航员外出返回飞船后就立即开始，无论是航天飞机或联盟号。任务分配的医务人员在着陆后立即提供护理和进行医疗评估。通常情况下，机组人员都精疲力竭、虚弱，通过几个生理系统开始重新适应的过程。除了有类似的对抗措施表现外，应急期的身体能力有高度的个体差异。对于所有机组成员，体力上的需求应该最小化，因为他们被动地回到重力环境中。医疗和支援人员必须确保机组成员状态稳定以便飞机从着陆点运输到初始船员康复设施，无论是休斯敦 JSC 或星城加加林

宇航员培训中心。

　　长时间太空飞行之后康复的三个主要因素是被动、柔和以及渐进的物理负载挑战，重新进入熟悉的环境和家庭生活，以及大量的休息。虽然有时间进行飞行后调查、技术述职并在公众场合露面等活动，医疗护理和康复优先于所有其他活动。一个康复团队至少包括任务分配FSS、运动专家、护士和其他临床专家和心理支持人员。最开始的几天团队每日会议确保使用多种学科方法，并把恢复工作与其他任务后活动平衡，严格执行宇航员工作和休息的指引规定。身体评估的一个典型的程序反映在表24-8，尽可能协调抽血及其他评估手段与医疗调查，以最大限度地减少样品采集和临床的时间。显著成就包括返回家居环境、驾驶、飞行和其他培训活动，最终回归到完整的航天飞行状态并取得另一次长期任务的资格。生理指标包括有氧能力、姿势肌肉的强度、功能神经能力、红血球质量和骨密度，但回到飞行前水平是最主要的目标。另外放射线照射进行量化，并应用于每年的职业限制。

　　各IP联合开发了通用的康复计划，并可根据每个组员特定的情况增强康复方案，还包括飞行后行程计划。国际空间站的任务意味着部分宇航员将降落在非本人国家，并渴望尽早返回到熟悉的家庭环境。这就需要国际旅行最好在最初的着陆后康复工作后推迟2周或以上，如果可能的话，其家庭成员可以到康复站点来。再引入任务前的工作活动要循序渐进，并且必须在占比更大的身体和社会康复之后。俄罗斯的做法是最初的医疗评估和技术述职完成后立即让宇航员在家属、FS和康复专家的陪同下去疗养院疗养。考虑到整体的任务经验，包括密集的培训时期、飞行中活动以及再适应的急性期，这样的休假是非常令人渴望的。

探索级任务的医疗护理

　　为去往火星和月球的探索级任务提供医疗将为任务规划者、FS和机组人员带来独特的挑战。与当前任务参数的主要区别是宇航员无法快速返回地面医疗机构，距离和通讯限制无法实现远程呈现技术，需要更多的宇航员自主权，以及运输过程中的微重力和星球表面的低重力。月球上的重力是地球的六分之一，火星上的重力是地球的38%。此外，相对隔离、船员文化差异以及缺乏来自地球的地磁场辐射防护，增加了心理支持与辐射防护的需要。显然，探索级任务的医疗系统将需要比目前低地球轨道任务更广泛，然而为所有想到的医疗问题提供医疗服务是不可能。宇航员和任务计划人员必须接受一定量的风险。

　　为长期的任务规划医疗服务始于根据宇航员人口的纵向数据进行医疗风险评估、减少或微重力环境的作用评估、转运航空器级和地面栖息地的操作参数评估，以及对现有的诊断和治疗技术的考虑。希望多个延长的国际空间站任务数据和月球上的经验，可以提高启程前往火星的宇航员对医疗风险的理解。此外，国际空间站和月球探索提供在投入到更遥远的任务之前，开发微重力和低重力环境下硬件和程序的机会。其他模拟环境也可用于评估风险和干预，但因为更多的经验产生于实际空间飞行中，陆地模拟环境数据变得不那么有价值。

　　从医学角度讲，通过选拔限制、预防医学计划、飞行前评估及选择性预防干预来预防各种医疗问题是至关重要的。进行远程长时间太空飞行的机组人员很可能将不得不在飞行前选择内镜切除阑尾。希望能够开发生化防护增加航天器的屏蔽能力，以减少银河宇宙辐射或太阳粒子事件的影响，大力将向潜在的手术条件转化为医疗条件。然而，毫无疑问的是最终将需要有限的手术能力，无论是通过一个偶发的疾病或创伤。微重力手术治疗能力，包括内窥镜检查，已经在喷气飞机零重力飞行和航天飞机飞行中开发。虽然进行外科手术没有出现大的障碍，迄今为止的经验已主要限于被处死动物。进一步开发麻醉程序、设备和用于人的程序是必需的。利用触觉反馈和地面顾问恰当输入的虚拟现实飞行技术在实际机组成员身上训练和实践新的程序，可以使机组人员成功地提供可能超出其医疗经验基础的治疗。模拟腹腔镜手术已经在零重力飞行中实验成功。

探索级任务宇航员需要多种技能，航医将需要有医学领域之外的专业知识。事实上，医疗技能对于个人可能是次要的。虽然有关于长期任务的理想宇航员有相当多的讨论，许多医生建议航医分享自己的技能。然而，在这种类型的任务中最重要的医疗能力可能是整合医疗信息、学习新的技术和解决医疗培训中未曾遇到问题的能力。此外，提供心理支持和提高团队解决问题和学习技能的能力，也许同手术和技术技能一样重要。

由于任务持续时间的长度将对地球上基础技能有一定的侵蚀作用。为保持技能熟练，船载场景训练和实际操作是必须的，因为所有的程序都必须自主完成，但医疗决策一般都可以从地球增强。从地球到火星的距离在 0.35 ~ 2.1 亿英里间变化，通信时需要 7 ~ 40 分钟时间用于电波往返。由于通信是直线传播的，可能有时候根本无法沟通。

这是必然的，人类最终将超越近地轨道并探索附近的行星和卫星。计划任务和设计机组医疗护理的人员则要未来 10 ~ 20 年投入到硬件水平，技术和任务程序的工作。大学和商业机构之间需要合作完成太空计划这项任务。一些在此过程中的突破最终将被用于地球上的临床护理，但一些发展将永远达不到临床应用价值。然而，探索级任务的潜在科学回报和开发机组成员健康护理系统得到意义深远的医疗技术，对于居住在地球的人员而言具有革命性意义。

钟方虎 译 于 丽 校

参考文献

[1] National Aeronautics and Space Administration (NASA). Biomedical results from Skylab. NASA SP-377. Washington, DC: NASA, 1977.

[2] Sawin CF, Taylor GR, Smith WL, eds. Extended duration orbiter medical project. Final report 1989-1995. NASA/SP-534. Johnson Space Center, Houston: National Aeronautics and Space Administration, 1999.

[3] Elliott AR, Prisk GK, Guy HJB, et al. Forced expiration and maximumexpiratory flow-volume curves during sustained microgravity on SLS-1. J Appl Physiol 1996;81:33-43.

[4] Fritch-Yelle JM, Charles JB, Crockett MJ, et al. Microgravity decreases heart rate and arterial pressure in humans. J Appl Physiol 1996;80:910-914.

[5] Buckey JC Jr, Gaffney FA, Lane LD, et al. Central venous pressure in space. J Appl Physiol 1996;81:19-25.

[6] Shykoff BE, Farhi LE, Olszowka AJ, et al. Cardiovascular response to submaximal exercise in sustained microgravity. J Appl Physiol 1996;81:26-32.

[7] Davis JR, Jennings RT, Beck BG, et al. Treatment efficacy of intramuscular promethazine for spacemotion sickness. Aviat Space Environ Med 1993;64:230-233.

[8] Jennings RT. Managing space motion sickness. J Vestib Res 1998;8:67-70.

[9] Paloski WH, Reschke MF, Black FO, et al. Recovery of postural equilibrium control following spaceflight. Ann N Y Acad Sci 1992;656:747-754.

[10] Highstein SM, Cohen B.Neurolabmission commentary. CurrOpin Neurobiol 1999;9:495-499.

[11] Alfrey CP, Udden MM, Leach-Huntoon C, et al. Control of red blood cell mass in spaceflight. J Appl Physiol 1996;81:98-104.

[12] Stein TP, Leskiw MJ, Schluter MD. Diet and nitrogen metabolism during spaceflight on the shuttle. J Appl Physiol 1996;81:82-97.

[13] National Aeronautics and SpaceAdministration (NASA). Astronaut medical standards, selection and annual medical certification. Revision A. (JSC)-24834. Johnson

Space Center, Houston: NASA, 1999.

[14] National Aeronautics and SpaceAdministration (NASA). Astronaut medical selection manual. (JSC)-23086. Johnson Space Center, Houston: NASA, June 1999.

[15] Hamm PB, Nicogossian AE, Pool SL, et al. Design and current status of the longitudinal study of astronaut health. Aviat Space Environ Med 2000;71:564-570.

[16] Putcha L, Berens KL, Marshburn TH, et al. Pharmaceutical use by US astronauts on space shuttle missions. Aviat Space Environ Med 1999;70:705-708.

[17] National Aeronautics and Space Administration. International Space Station medical operations requirements document. Revision A. (JSC)-50260. Johnson Space Center, Houston: NASA, 1998.

[18] National Aeronautics and Space Administration. International Space Station joint medical operations implementation document. Revision A. (JSC)-50480. Johnson Space Center, Houston: NASA, May 2000.

[19] Nicogossian AE, Robbins DE. Characteristics of the space environment. In: Nicogossian AE, Huntoon C, Pool SL, eds. Space physiology and medicine, 3rd ed. Philadelphia: Lea & Febiger, 1994.

[20] Cucinotta FA, Schimmerling W, Wilson JW, et al. Space radiation cancer risk projections for exploration missions: uncertainty reduction and mitigation. (JSC)-29295. Johnson Space Center, Houston: National Aeronautics and Space Administration, January 2001.

[21] National Council on Radiation Protection and Measurement (NCRP). Recommendations of dose limits for low-earth orbit. NCRP Report 132. Bethesda: NCRP, 2000.

[22] Billica RD, Simmons SC, Mathes KL, et al. Perception of medical risk of spaceflight. Aviat Space Environ Med 1996;67:467-473.

[23] Campbell MR, Billica RD, Jennings RT, et al. Laparoscopic surgery in weightlessness. Surg Endosc 1996;10:111-117.

[24] Kirkpatrick AW, Campbell MR, Novinkov OL, et al. Blunt trauma and operative care in microgravity: a review of microgravity physiology and surgical investigations with implications for critical care and operative treatment in space. J Am Coll Surg 1997;184:441-453.

[25] McCuaig K. Surgical problems in space: an overview. J Clin Pharmacol 1994;34:513-517.

[26] LangeT, IndelicatoDJ, Rosen JM.Virtual reality in surgical training. Surg Oncol Clin N Am 2000;9:61-79.

[27] Satava RM, Jones SB. Preparing surgeons for the 21st century: implications for advanced technology. Surg Clin North Am 2000; 80:1353-1365.

推荐读物

Barratt MR, Pool SL, eds. Principles of clinical medicine for spaceflight. New York: Springer-Verlag, 2002 (in press).

Johnson RS, Dietlin LF, eds. Biomedical results from Skylab. NASA SP-377. Johnson Space Center, Houston: National Aeronautics and Space Administration, 1977.

Nicogossian AE, Huntoon CL, Pool SL, eds. Space physiology and medicine, 3rd ed. Philadelphia: Lea & Febiger, 1994.

Sawin CF, Taylor GR, Smith WL, eds. Extended duration orbiter medical project. Final report 1989-1995.NASA/SP-534. Johnson Space Center, Houston: National Aeronautics and Space Administration, 1999.

第二十五章

飞行事故：调查和预防

斯蒂芬 J.H. 沃若诺和爱德华 M. 理考特

事故就像利刃，或者为我所用，或者伤及自己，就看握住的是刀刃，还是刀柄。

——詹姆士·拉塞尔·洛威尔

痛苦心灵本身就应当让我们学到呼吸和生存的方法。

——温斯顿·丘吉尔

网络虚拟世界飞速膨胀，以国际互联网为基础查找和检索安全信息的可能性也有了可观的进步。不论是由个体还是由政府机构维护的飞行安全数据库，规模和内容都已有了增长。互联网用户服务提供商根据读者的邮件，印刷并公开出版了航空医学电子邮件用户地址名录。这本名录存在已经超过了十年，它将全世界的航空医学工作者连接到了一起。本章节包含的安全统计和研究结果，通过各种政府、产业、研究机构和热心航空组织的网站都可以获得。因此读者可以得到最新的信息，以对本章节的内容做进一步的完善。国家交通运输安全委员会（NTSB）的调查和研究，通用航空制造商联合会飞行事故调查分会的资料，飞行安全基金会、国家商用飞机联合会、飞机所有者和飞行员联合会（Aircraft Owners and Pilots Association，AOPA）的安全数据库，联邦航空局（FAA）的飞行安全数据库，以及民用航空航天医学研究所（Civil Aerospace Medical Institute，CAMI）的各种出版物等，在网上都可以找到。只要把"飞行安全（aviation safety）"或这些组织的名称当作搜索项输入搜索引擎中，就可以轻易地找到网址，甚至更多。很多政府都致力于将更多的安全数据放在网上，提供涵盖广泛、方便获取和低成本的非私密性材料。即使各类机构的国际互联网地址随着时间发生了变动，功能强大、覆盖广泛和逻辑性的搜索引擎的开发也使读者能够始终寻找到这类数据。本章节中包含了一些有用的统一资源定位符（universal resource locators，URLs），还有一些附在了章节末尾，可用于查找这些信息资源。另外，航空事故灾难涉及的机构数量已经出现了增长，因此组织开展飞行事故调查工作的复杂程度也随之增加。虽然随着时间的推进，安全统计结果也会发生变化，以便进一步反映航空航天安全工作的进步，技术进步也为重现事故提供了更加复杂的工具，飞行事故医学调查许多最初始的调查技术依旧是可靠的，对于航空医学从业者未来开展事故调查工作继续提供着帮助。

调查工作的目的

对于航空航天事故和事件开展调查，存在着很多的理由。最基本的理由是需要预防今后的事故。重要性占第二位的理由是要了解航空航天活动中人员、装备和系统的失效模式。突然发生一个大规模的灾难，例如飞行事故，再加上在全球范围内媒体的即时介入，就会引起公众的关注。发生事故后，受到牵连的个人和组织都会产生潜在的好奇心，关注事故调查的发现和结论。坠机事件的生还者期望得到适当的解释，因为他们需要对遇难的亲人有一个交待。事发当地政府也关心确保公众的健康、平安和安宁，她们需要得到保证，无论是对于国家还是个人，没有出现犯罪行为，也没有发生传染病的风险。当地的职权部门有责任确定事故遇难者的死亡方式，并对遗骸做适当处理。其他联邦机构也会介入调查工作，清除因事故出现的有可能危及危害环境的物质。不论是联邦政府还是当地政府，都同样关心事故的发生。另外，这也涉及能否安全有效地开展国际国内贸易。对于调查工作的背景，也总是存在着法律程序的问题，但这不应当成为阻止事故医学调查者完成任务的理由。近来发展起来的航天商业飞行，在未来会要求准备适当的资源来开展太空事故的调查。

来自方方面面的关心给调查人员带来了压力，但他们绝不能忘记飞行事故调查最基本的目的是预防今后的事故和人员伤亡。为了达到这一目的，他们必须彻底地研究事故中所有的创伤和发生事故的条件，避免提出指责，并找出事故的根本原因。在复杂的事故链上，他们必须将精力集中在最为靠近事故的各种事件上，因为它们总是先于事故出现；并且必须寻找可能会导致事故出现的所有因素。他们还必须避免不成熟的分析和结论，在调查过程中要保持一种开放的心态，将注意力集中在搜集事实上面。

医生在预防飞行事故中的作用

本章节为事故调查和预防工作参与者提供了有价值的信息。现代医学事故调查团队由来自多种行业的人员组成。这一团队中有人类学家、飞行员、空中服务员、空管专业人员、心理学家、生理学家、验尸官、医学检查人员、安全工程师以及航空航天医学从业人员。在航空航天事故调查工作中，航空航天医学从业人员的任务就是检查事故的原因和过程，预防未来事故的发生，其次的任务是将事故的过程形成记录文件，以便在未来当事故无法避免时，怎样提升生存率、降低死亡和创伤。

对于航空军医、航空医官（aviation medical officers）以及受指定航空医学检查人员（designated aviation medical examiners，DAME）而言，还有其他参与事故预防工作的途径。医学人员有责任确定飞行员是否适于飞行。还有些人为飞行员制订出了各种全面性的医学预防计划。根据大多数国家的法律制度，医生们发现飞行员在合格证书的有效期内不大可能会发生失能情况，这样可将时间间隔从数月延长到数年。在多成员机组作业的情况下确认某一名具体飞行员是适合飞行的，换句话说就是那名飞行员在空中不会发生失能情况，这一点很重要。在单座飞行员作业时，确定是否适合飞行很可能就是一个生死决断，因为这名飞行员很可能是飞机上唯一懂得驾驶的人。所以如果发生了失能情况，那么几乎可以肯定飞机会坠毁。

在为飞行员治疗和始终保护隐私两者之间存在潜在性的冲突。在某些情况下，治疗医生（或健康管理专业人员）在实施治疗后，将飞行员的身体情况告知了飞行管理部门，从而预防了安全问题。某些国家，例如加拿大，法律规定要向联邦民用航空机构报告飞行员身上可能会危及飞行安全的严重疾患，还要求这样的飞行人员要向医务人员表明身份。受指定航空医学检查人员（DAME）也可以成为飞行员保持医学飞行合格资质的最佳鼓动人。尽管如此，当飞行员对健康情况隐瞒不报，或者医务工作者错误地参与帮助飞行员掩盖病情，事故就会发生。一名飞行员因为身体失能而导致了致命性飞行事故，调查人员发现了他和航空医学体检人员（aviation medical examiner，AME）隐瞒心脏疾病的情况（NTSB 档案号：CHI02FA172）。涉及医学问题的事故和事件的调查工作，对于医学认证机构来讲可以起到质量控制的作用。因它可以提供长周期的数据，为作出导向性的医学认证决定提供帮助。

事件、事故和灾难的定义

NTSB 对于事故（accident）的定义是与操作飞机相关连所发生的事件，时间开始于任意一人为了飞行的目的而登上飞机，结束于这些人全部离机登陆为止，在这段时间内任意一人由于在机内或在机上，或与飞机及其附属物体直接接触，或由于飞机受到了结构损害，因此发生的死亡或严重创伤。致命性创伤（Fatal injury）意味着在事故后 30 天内由于创伤导致了死亡。事件（Incident）意味着事故之外所发生的与操作飞机相关连的其他事情，它影响或可能会影响到作业安全"。

重要的一点是要理解有关事故的文化和历史背景。在坠机调查的历史上，一些知名的学者都阐明了航空事故并非不可避免或不能阻止发生的本质。作为对这种文化误解的一个注释，辞典上对于事故的定义存在着许多例句和解释。在 1999 年版微软电子百科全书（Encarta）的世界英语词典里可以找到有关事故 * 的全面定义中的一个版本，这里部分摘引如下：①机会性（Chance）：事情的发生没有任何的计划，看不见

明显的原因，也没有故意的意图；②坠机（Crash）：相撞，或相类似的事件，涉及一辆运动中的车辆，常常导致创伤或死亡；③事故（Mishap）：一个未经计划和不幸的事件，导致了损伤、创伤，或某种类型的不悦；④机会性出现（Chance happening）：一个完全机会性出现的事件，未经计划或故意意图。

上述这些定义没有一种传达出了事故是可以预防的正确认识。后面将会给出 NTSB 的正式定义。虽然事故是一个被普遍接受的词汇，但从飞行安全专业人员的角度看，航空航天活动中有许多被称为事故的事情并非不可预见，有一些还是可以预测的，因为已经存在很明显的诱因了。发生故意性破坏活动，例如自杀、蓄意破坏等，这并不包括在 NTSB、FAA 或航空产业的安全数据之中。利用飞机开展自杀性破坏活动，尽管已有许多有益的研究，但自杀和蓄意破坏等导致的事故不属于本章节的内容。美国国防部门使用的是另一个词汇，mishap（事故）来取代 accident（事故）。某些研究人员引入了坠机（crash）这个词汇，但并不是所有的事故或事件中都包括坠机事件。自 1995 年后，经由航空政策联合委员会协调，一起涉及飞机的事故由受到影响的政府机构开展调查，依据 NTSB 的标准要有其人员参与，并要向 NTSB 报告。这里并不讨论此种情况。

* Accident（事故）这个词，在 14 世纪经由法语，来自拉丁词汇 accidere 的现在分词词干，accident，它在字面上的意思是"发生（to happen）、出现（to fall to）"；也来自拉丁词汇 cadere，意思是"完结、死亡（to fall, die）"（英文词汇 cadaver 和 chance 的词源）。1999 年版微软电子百科全书（Encarta）中的世界英语词典。

安全统计

世界上大部分航空活动都发生在美国，全

世界航空旅客的一半（略欠一点）也是美国国民，因此在国家航空航天系统（National Airspace System，NAS）中存有大量的数据。FAA负责监控和管理NAS以及所有安全措施，并建立了航空安全信息分析和共享系统（Aviation Safety Information Analysis and Sharing System；http://www.faa.gov/safety/）。在网上可以查找FAA开展调查的航空事件，或NTSB开展调查的航空事故的有关数据。NTSB也可以应询提供所开展调查的结果，数据可以整体下载（www.ntsb.gov）。

NAS的信息监控系统（National Airspace System InformationMonitoring System，NAIMS）负责制作航空安全统计手册（Aviation Safety Statistical Handbook）。例如2007年4月的手册包含了5年的数据，事故分为大型运输机（large air carriers）、空中通勤机（commuter air carriers）、空中出租车（air taxis）、通用航空（general aviation）、旋翼机（rotorcraft）、以及空中相撞（midair collisions）等几个部分，还提供了运输机、空中通勤机、空中出租车、通用航空和旋翼机等5年的事件率。NAIMS的各个分数据库包括"空中几乎相撞（Near Midair Collisions）""操作失误（Operational Errors）""操作分歧（Operational Deviations）""飞行员意见分歧（Pilot Deviations）""车辆/步行者意见分歧（Vehicle/Pedestrian Deviations）""地面事件（Surface Incidents）""跑道异物（Runway Incursions）""飞行救援（Flight Assists）"以及NTSB的事故数据等，除了安全数据和图表以外，还有联系方法、首字母的缩写词/缩略语表和术语表。另外还有大量的其他数据产品，例如管理人员情况手册（Administrators Fact Book）以及与其他数据库如交通运输统计局的链接等，在上面列出的网址中可以找到。

FAA的系统安全办公室（Office of System Safety）在一开始资助并发起了环球航空信息网络（Global Aviation Information Network，GAIN）项目，目的是开发出多种安全措施，从全世界搜集信息供全世界分享，该项目于2007年结束。GAIN开发出来的产品目前大多数由飞行安全基金会（Flight Safety Foundation）维护管理。波音飞机公司一直在追踪全球大型喷气客机的安全数据，而不管其制造商是谁，然后每年形成一个概况介绍，这在其网站上可以下载PDF格式的文件（《1959～2005年全球商用喷气机事故统计摘要》，2006年5月出版）。全世界喷气机的数量已经稳步增加到20 037，相应地商业航空的离港次数和飞行小时数已经增加到了1920万和4千万（图25-1）。这些数据清晰地表明了在全世界范围内事故率的下降，但在近20年里这些数据渐趋平坦稳定（图25-2）。在全球范围内事故造成的损失和创伤的统计数字见图25-3。NTSB对于航班开展的一项研究表明，1984年后，美国搭乘航班的人数在16年里几乎翻了一倍。根据FAA的数字，1996年美国国内（不包括国际航班）航班乘客人数是7亿4千1百万，而按照国际民航组织（International Civil Aviation Organization，ICAO）的数据，1996年全世界航班乘客人数是22亿。根据近期FAA的预测，2015年的国内人数接近10亿，增长还会继续。尽管对美国航空系统的需求在持续增长，该系统始终维持着高水平的安全记录。在过去的20年里，商业航班的事故率几乎没有变化。如果事故率维持恒定，随着下一个10年交通量的增长，事故的数量也会相应地增加。要防止这样的情况发生，政府机构和航空产业就要一同努力，降低事故率，减少伤亡数量。防止航空旅行出现伤亡情况的方法有两种，防止出现事故以及防止飞机乘客在事故中发生伤亡。事故率下降表明了事故预防工作的成功，对于乘客生存情况的检查表明了保护措施的积极成果。检查飞行事故中乘客的生存情况可以帮助

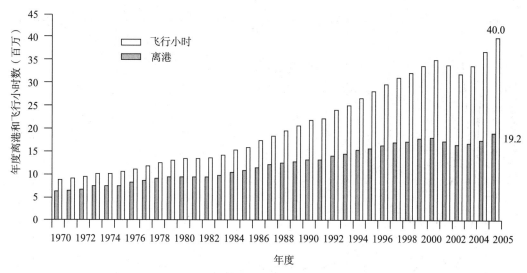

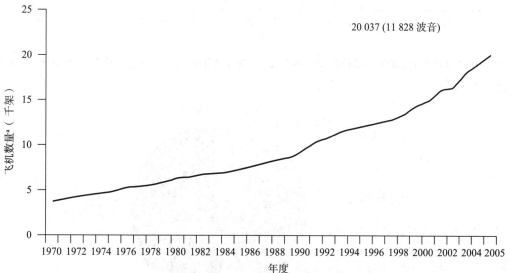

- 累计离港数量：4亿9千2百20万（波音飞机累计离港数量：4亿零6百20万）
- 累计飞行小时数：8亿4千6百90万（波音飞机累计飞行小时数：7亿6百50万）
- 七家制造商——目前有35个主要型号（14个为波音）在役（2005年12月31日）

[a] 合乎标准的喷气机总重量超过6万磅（27,240公斤），目前暂时未处于适飞状态的飞机，以及非航班运营商所使用的飞机均被包括在内。独联体（前苏联）国家制造的飞机和军用飞机未计在内。

图 25-1　1970—2005年全球喷气机的运营数据，由此可以对飞机事故、死亡以及每1亿乘客英里的死亡率情况有一个了解（波音公司安全数据，2006年5月）

化解公众存在的一种错觉，即飞行事故中乘客无法存活，同时也可以确认一旦确实发生事故，可以提高乘客生存的因素。导致飞行事故存在航空医学和人的因素方面的综合性的原因，航空航天医学从业人员在检查工作中具有重要的作用，确定事故的发生顺序、学习采取怎样的基本事故预防措施、搜集事故链数据、研究事故发生后采取怎样的次级预防措施、阻止出现

死亡和创伤等，航空航天医学从业人员都是开展这些工作的理想人选。研究事故后环境中的生存因素可以使我们学到很多，例如使机组人员具有紧急逃生能力的那些因素，影响乘客成功逃离飞机或未能逃离飞机的原因等。

截至2005年，全球范围内离港、飞行小时和现役喷气飞机数量 [a]

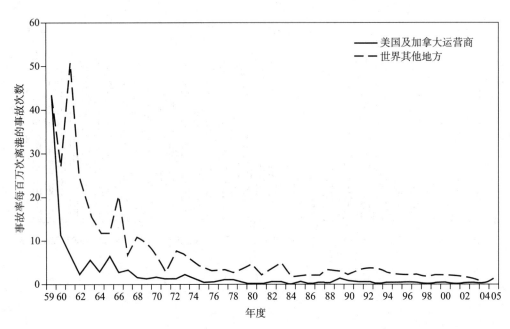

图 25-2　1959—2005 年在全球范围内，美国和加拿大运营公司的喷气机事故率，以及与世界其他地方的比较（波音公司安全数据，2006 年 5 月）

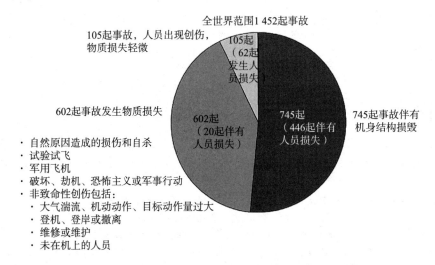

图 25-3　1959—2005 年期间事故损失和伤亡情况概述（波音公司安全数据，2006 年 5 月）

安全概况

　　要想理解空难发生水平低的程度，就要了解各种交通运输手段的安全记录以及总体事故情况。需要指出的是各种方式旅客运输事故造成的死亡，占全部事故死亡的四分之一。在各种交通运输方式中，只有客运汽车的死亡率低于定期航班的（表 25-1）。

表 25-1　2004—2005 年期间国家交通运输安全委员会（NTSB）遇难者统计

交通运输类型方式	2004	[a] 2005
高速公路		
小型客车	19 192	18 440
轻型卡车和蓬车	12 674	12 975

续表

交通运输类型方式	2004	[a] 2005
步行	4 675	4881
摩托车	4 028	4553
[b] 自行车	727	784
中、重型卡车	766	803
大型客车	42	48
[c] 所有其他	732	949
合计	**42 836**	**43 443**
[d] 平面交叉	369	356
城市间铁路		
[f] 城市间铁路闯入者和进入者	584	555
雇员和承包商	29	29
列车上的乘客		16
[g] 轻轨、重轨以及通勤铁路	200	189
合计	**816**	**789**
水运		
休闲划船	676	697
货运	26	12
[h] 商业捕鱼	42	41
商业客运	21	19
合计	**765**	**769**
航空		
通用航空	558	562
定期航班	14	22
空中出租车	64	18
通勤飞机		
[i] 外籍 / 未注册	16	14
合计	**652**	**616**
管道		
煤气	18	17
液体	5	2
合计	**23**	**19**
总计	**45 092**	**45 636**

[a] 2005 年的数字为初步估计。航空数据来自 NTSB，水运数据来自本土安全部，其他数据来自 DOT。

[b] 包括自行车和其他轮车。

[c] 包括其他类型轮式车辆上乘客中的遇难者，例如农场和建筑设备。

[d] 在计算总计时，并没有将平面交叉路口遇难者计算为一个专门的分类，因为将其纳入高速公路和铁路分类更加合适。

[e] 向联邦铁路管理局（Federal Rail Administration，FRA）报告的数字。

[f] 包括得到或没有得到允许而进入铁路地产的人员，不包括在平面交叉路口丧失的摩托车乘员。

[g] 向 FTA 报告的数字。通勤铁路运营时所出现的遇难者也可能会向 FRA 报告，也可能会包括进城市间铁路的遇难者数字内。

[h] 仅涉及运营中出现的遇难者。

[i] 包括在美国发生事故，但并非在美国注册的飞机。

在下文中将会对各种类型的飞行活动进行对比。根据交通运输部（DoD）有害物质安全办公室的数据，可以对各种类型的风险因素形成一个总体的概念。该办公室发布的风险比较表包括了各种各样的活动，也包括自然现象，以及 1999～2003 年期间美国国内事故死亡风险性（表 25-2）（http://hazmat.dot.gov/riskmgmt/risk-compare.htm）。

对于 121 部和 135 部航空运输，5 年的平均死亡率是 138 人。据此计算出全人口每年的总体死亡风险是 2 067 000 比 1，每 100 万飞机英里的死亡风险是 1.9。

表 25-2　交通部（DOT）危险物质安全办公室的风险比较数据风险事故死亡情况比较—美国 1999～2003 年

种类	5 年平均数据 [a]	每年的常规人口风险	根据暴露情况而计算出的风险或其他的测量方法
[b] 机动车	36 676	1/7700	[c,d] 每 1 亿车辆英里的死亡人数为 1.3
[e] 中毒	15 206	1/18 700	
[f] 作业相关	5800	1/49 000	每百万名工人的死亡人数为 4.3
[b] 大型卡车	5150	1/55 000	每 1 亿车辆英里的死亡人数为 2.5
[b] 步行	4846	1/58 000	
[e] 溺水	3409	1/83 500	
[e] 火灾	3312	1/86 000	
[b] 摩托车	3112	1/91 500	每 1 亿车辆英里的死亡人数为 31.3
[g] 铁路	931	1/306 000	每百万列车英里的死亡人数为 1.3
[e] 轻火器	779	1/366 000	
[h] 休闲划船	714	1/399 000	每百万注册船只的死亡人数为 5.6
[b] 自行车	695	1/410 000	
[i] 电力输送	410	1/695 000	
[j] 空运	[k] 138	1/2 067 000	每 1 亿单机英里的死亡人数为 1.9
[l] 洪水	58	1/4 928 000	
[l] 龙卷风	57	1/5 015 000	
[l] 闪电	47	1/6 061 000	
[m] 危险物质运输	12	1/23 350 000	每 1 亿次出货的死亡人数为 1.9

[a] 覆盖时间段内在计算中所使用的平均数约为 285 000 000。

[b] 交通安全情况 2004，交通部国家高速公路交通安全管理局。机动车辆遇难者限制在乘员中的遇难人员，步行人员、自行车一族和其他人员中的遇难者未计在内。平均来讲，如果在机动车辆事故中将乘员之外的遇难人员算进来的话，总遇难人数大约将会增加大约 5500 人。大型卡车定义为车辆总重大于 10 000 磅（4536 公斤）。与卡车相关的遇难数字也被计入了机动车辆类的总数。在 FHWA-RD-89-013，《高速公路资料—高速公路运输的当前实践》里，哈尔伍德和鲁塞尔指出，在报告给 FHWA 的卡车事故中，有 5% 的卡车运载着危险物质。如果将这一百分比应用于全部危险物质运输活动，则普通卡车运输的风险就会达到大约有 260 名遇难者，这还不算具体危险物质本身所造成的风险因素。

[c] 每乘客英里的死亡人数也应当被看作是一个基本的风险衡量，在对各种运输方式之间的风险性进行比较时可以使用。由于一架飞机上的平均乘客数字远远超过一辆机动车辆上的，所以空运的乘客英里风险要显著低于车辆运输。

[d] 1999—2003 年期间，每 1 亿车辆英里的死亡人数，目前大约为 1.3 人，或者是大约 77 000 000 英里死亡 1 人。换个角度来看，如果一个人一生行驶了大约 770 000 英里（即每年行驶 15 500 英里，共行驶 50 年），则这个人在他的一生中大约有百分之一的机率死于一次机动车事故。

[e] 根据"网络创伤统计询问和报告系统（WISQARS，Web-based Injury Statistics Query and Reporting System）"中 1999～2003 年期间的创伤死亡率报告，健康和公共服务部疾病预防控制中心。报告中仅使用了非故意死亡率。火灾数字仅仅局限于明火 / 火焰相关遇难人员，与炽热物体 / 物质接触所产生的遇难者未计在内。

[f] 遇难者数字取自职业创伤和死亡普查，劳工管理和统计部（1999—2002 年，以及 2003 年）。劳动力资源数据来自最近一次人口调查，劳工管理和统计部。计算劳动力风险使用的是总受雇公民劳动力。

[g] 国家交通运输统计，交通部交通运输统计局。铁路遇难者统计仅包括运输乘客中的遇难者和平面交叉上的遇难者。英里里程数据来自铁路系统安全和资产损失数据。

[h] 水上交通统计—2003 年，美国海岸警备队。

[i] 创伤情况，国家安全理事会，数据综合自 2004—2007 年各版。

[j] 国家交通运输统计，交通部交通运输统计局。空运数据取自根据联邦法规第 14 卷第 121、135 部运营的全部空中运输作业。在比较中所使用的数据来自根据第 14 卷 121 部运营的空运作业，这包括大型飞机，以及根据第 14 卷第 135 部运营的空运作业，其中包括少于 10 座的飞机。两个部分既包括客机，也包括货机。

[k] 除了遇难的机上乘客以外，"911"恐怖分子袭击所造成的遇难人员也未计在内。

[l] 美国国家灾害统计，国家气象服务项目。该项目是商业部国家海洋大气管理局的一项计划。

[m] 危险物质事件数据，交通部，管道和危险物质安全管理局。

http://hazmat.dot.gov/riskmgmt/riskcompare.htm

各种交通运输的事故率数字可以从 FAA、NTSB 和交通运输统计局（Bureau of Transportation Statistics）的网站上获得，但一般要迟上 1 ~ 2 年。最近期的数字一般都是初步性的，而且也会改变。在交通运输产业，对于暴露情况的衡量有多种方法，包括时间、距离、乘客距离乘积、起飞和降落等。对于计算暴露率的共同分母并不存在一致意见，但最常见到的率的计算使用的是每百万飞行小时或每百万次离港。由于在暴露风险计算中分母选取有差别，结果也多种多样。某些对飞行时间的估计是间接性的，例如利用燃油票据作为指标，或对某些固定基地运营人员的调查作为指标，或者更加直接一些，调查某些自告奋勇的飞行员等。这类方法多种多样，近几年一些政府机构做出改进尝试，在他们需要参数上期望得到更好的测量结果。这些改进在对通用航空运营情况进行评估方面尤为重要。即使出现了更好的暴露数据，对于衡量方法的选择也是非常重要的，因为使用不同的方法，具体某一种航空运营情况的安全水平带给人的感觉是会变化的。航空法规环境的变化也会产生某些作用，为了能够评估这些影响，就必须仔细选择和分析采用的方法，以便能够更加直观地看到变化效果。一种具有代表性的统计方法，是分段线性回归（segmented linear regression），用于观察现役飞行员的趋向数据。1988 年的一份报告，用图形方式检查了某些风险测量结果并进行了评判和比较。风险测量结果包括如下：

①空中交通运输每 1 小时的死亡率；

②每 1 亿定期航班乘客英里的乘客死亡率；

③每百万次飞行的致命事故数量；

④在一次客运或货运飞机事故中死亡的概率；

⑤每 1 千万系统飞行小时（system flying hour）里的总事故数量；

⑥在连续事故之间的飞行英里数；

⑦故障平均间隔时间。

该报告得出的结论是，衡量航空运输的风险性并不存在单一或正确的方法，因此在进行风险研究时应当说清楚所选择测量风险方法的适用性、谱型以及局限性等。

2003 年 7 月《科学美国人（Scientific American）》发表了斯乐维克和韦伯在 2002 年的一项工作，在探讨有关风险的观点方面进行了令人感兴趣的说明。这项工作本身基于斯乐维克于 1987 年在《科学（Science）》上发表的一篇文章（http://www.ldeo.columbia.edu/chrr/documents/meetings/roundtable/white papers/slovic wp.pdf）。

图 25-4 在两个维度上显示出了风险空间，垂直轴代表风险可被观测或可被了解的程度，而水平轴代表了所感受到事件过程的可控或危险程度。通用航空和商业航空位于图形的右下象限，这是作者对于公众风险感受研究的结果。请注意在这一图形中，参考航空标识及附近其他各类活动，表明公众对于航空风险的感受是很危险且不易控制的。一个风险可知、可观察，但一定程度上不可控领域的航空联合产业，其风险可以和通过许多年事故调查和预防工作搜集到的客观数据进行比较。

测量得出的安全情况结论，与公众心目中以及媒体宣传的航空活动明显包含的风险之间，总是存在着不一致。

1997 年白宫飞行安全和保安委员会向 FAA 和航空产业提出了一项挑战——要在 10 年内将航空运输致命性事故的发生率降低 80%。2007 年，截至当时部分数字显示，每 10 万次离港的致命性事故率为 0.19%，下降了 63%。

2008 ~ 2011 年期间 FAA 战略计划草案已经在 NAS 系统内设下了将飞机离港作为暴露测量参数的安全目标：

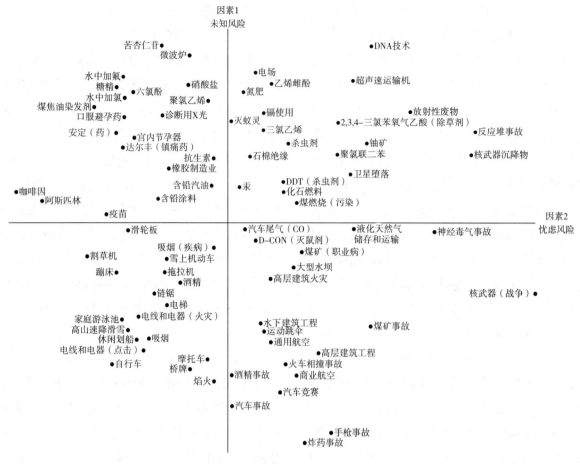

图 25-4　1987 年 Slovic 制作的风险空间感受图

DDT：二氯二苯三氯乙烷，滴滴涕一种杀虫剂；CO：一氧化碳

1. 在商业空运安全领域引入一种新的运作情况衡量方法——每 1 亿次乘机的不幸发生率，并且要在 2025 年前将现在的评估数字减半。

2. 整体飞机事故率——降低每架离港的事故率。

3. 不同类型事故死亡的发生率和损失情况——针对每一主要事故种类，减少发生不幸的形式和数量，以及事故导致的损失。

4. 乘客风险——在一条典型航线上，降低乘客或机组人员出现死亡的风险性。

（http://www.faa.gov/about/plans reports/media/Draft_Flight_Plan_06132007.pdf）

药物检测和事故预防

1988 年 11 月 21 日，FAA 公布了最终版药物检测规则，即特种活动人员的反药物计划（Anti-Drug Program for Personnel Engaged in Specific Activities），几年之后又对呼吸气酒精检测作出了要求。这些规则要求根据联邦法规（Code of Federal Regulations，CFR）第 121 部（空运）和 135 部（通勤 / 空中出租车）运营商要为其从事与安全相关工作的雇员（包括飞行员）设立反药物计划。这项计划涉及超过 500 万航空产业雇员，内容包括酒精检测，以及在尿中检测：大麻、可卡因、鸦片、安非他明和苯环己哌啶（phencyclidine，PCP，致幻剂）5 种常见的滥用药物。自从计划开始执行后，在航空产业领域，特别是在飞行人员中，药物的阳性检出率很低。1991 年，FAA 对航空产业内 279 881 名在安全和保安岗位上工作的雇员以及申请这类岗位的人员进行了药物检测，结果显示滥用药物的阳性检出率为 0.96%，而 1992 年的数字是 0.95%。检验阳性的人包括设备维修工人、合同承包人、航班人员以及申请者。1991 年和 1990 年，航班雇员和申请人员的阳性检出率几乎保持不变，分别为 0.46% 和 0.40%。

1991 年，雇员受雇前检测结果占阳性检出率的 49%，1992 年的比率是 44%。1991 年在对现任雇员进行的随机检测中，阳性结果占阳性检出率的 46%，1992 年的比率是 50%。而在 1992 年阳性结果的剩余部分里，其原因按照顺序依次为重新回到工作岗位、具有可以解释的原因以及定期性检测。1992 年的事故后检测没有发现阳性结果，但 1991 年有 4 例。在接下来的第三年里，随机检测阳性结果检出率依旧保持低于 1%。1991 年机组人员的阳性检出为 42 例，1992 年为 32 例。到目前为止，阳性检出结果最大的人群是维护人员（1991 为 1586 人，1992 为 1598 人）。在那两年的阳性结果中，大麻是最为普遍的滥用药物（1991 年是 52%，1992 年是 57%），接下来是可卡因（1991 年是 42%，1992 年是 33%）、安非他明（1991 年是 4%，1992 年是 4.7%）、鸦片（1991 年是 5%，1992 年是 4%）和 PCP（1991 年是 1%，1992 年是 0.7%），在某些人体内发现了不止一种药物。很明显，情况有了进步。现在已经允许航空产业将随机检测在雇员中的覆盖面减少到 25%。

在每一年秋季的《联邦公报（Federal Register）》中都要包含一则由 FAA 联邦航医总监（FAA Federal Air Surgeon）根据联邦法规第 14 卷第 121 部附录 I 第 V.C 节发布的通知。这则通知将会报告 FAA 的一项行政决定，基于整个航空产业里已经报告的随机药物检测的阳性率，FAA 是否会变动年度药物随机检测的最低检测率。如果已经报告的随机药物检测阳性率低于 1.00%，FAA 的行政官员就会继续 25% 的

最低药物随机检测率。2006 年秋季的通知保持了 2005 年的数据，因为已知的随机药物检测阳性率是 0.58%。因此，在 2007 年，最低药物随机检测率公布为继续保持 25%。同样，根据联邦法规第 14 卷第 121 部附录 J 第 III.C 节的要求，要根据已有的随机酒精检测违规率决定年度酒精随机检测率。如果违规率保持低于 0.5% 的水平，行政官员就会继续将最低酒精随机检测率保持在 10%。2005 年，随机酒精检测违规率为 0.16%。因此，2006 年秋季的联邦公告［FR Doc. E6–18726 Filed 11–6–06; 8:45 AM］中就包含了一则通知，2007 年的最低酒精随机检测率继续保持为 10%。

案例

2006 年 7 月，在亚利桑那州 Bullhead 城发生了一起致命性的通用航空飞行事故，2 人遇难，1 人重伤。事故飞机归 Bonanza G36 运营。2007 年 5 月，NTSB 的事故调查结论为飞行员因对于距离和速度的错误判断导致了过长着陆（long landing），并且在着陆跳跃过程中恢复动作不适当。事故的原因是饮酒导致操作能力受到损害，飞机在放弃尝试着陆的过程中与地面发生了碰撞。由于医学处理和监控措施不适当和不完备，FAA 未能找到飞行员存在药物（酒精）依赖症状的物证。这本应是一个相关因素（contributing factor）（NTSB 案例编号：LAX06FA243）。

2001 年 1 月在阿拉斯加州 Unalaska 城，一架作为不定期空中出租车和通勤机（联邦法规 14 卷 135 部）的 DC-3 发生事故，2 名飞行员遇难。2002 年 10 月，NTSB 公布了事故可能原因，即事故机组在离港爬升并转为巡航飞行的过程中，未能够相对于山区保持合适的距离和高度，以及机长由于药物损害了操作能力。影响事故的原因还有暗夜飞行以及副驾驶也由于药物导致操作能力下降（NTSB 案例编号：ANC01FA033）。

2004 年 6 月在阿拉斯加州 Kodiak 城，一架用作不定期空中出租车和通勤机的比奇 C-45H "探险者"飞机发生了致命事故。2005 年 9 月，NTSB 公布了事故的可能原因，包括飞行员未能够遵守适当的仪表飞行规则（instrument flight rules，IFR）程序，在处置进场失败的过程中没有遵守已有的规则程序，导致其在飞行中和林木覆盖的地面相撞。影响事故的因素还有最高高度过低，雾、雨等恶劣天气公司运营标准不够严格，违规放飞了单座仪表飞行任务等。其他的影响因素还包括飞行员由于可卡因、酒精和感冒 OTC 药物导致了操作能力受损，以及在已知该名飞行员药物成瘾的情况下，FAA 未能适当地授予并延长其医学合格资质（NTSB 案例编号：ANC04FA063）。

这里也有一些早期的案例。1988 年 1 月，一架通勤机坠毁，2 名机组人员遇难，15 名乘客中有 7 人丧生。NTSB 发现机长在事故前吸食了可卡因，因此作为机组人员在医学上已经不合格了。由于事故前吸食可卡因的副作用，他的操作能力已经下降了。调查文件认为操作能力下降对于事故的发生起到了诱因的作用。1995 年，一架根据联邦法规 135 部运营的小型货运飞机发生了致命性坠机，事故起因是飞行员错误操作引擎。NTSB 发现飞行员饮酒了。尽管存在这些案例，对于飞行机组雇员的随机药物检测已经清楚地显示阳性检出率是非常低的，这导致某些分析人员质疑这项计划的效费比有问题。尽管这样，这类检测的威慑价值是不容否认的。服用药物特别是饮酒，仍然是通用航空领域一个很明显的问题。可是药物检测计划并没有覆盖私人飞行活动。

空运事故及安全

在刚刚过去的十年里，全世界定期航班运营中有 2 个领域出现了人员损失，占据了航班人员损失的绝大部分。一个就是所谓的受控撞向地面（controlled flight into terrain，CFIT），另一个则是飞行中失去控制（loss of control in-flight，LOC-I）（图 25-5）。CFIT 存在潜在可能性的原因，即不仅是基本预防工作，还有一个次级预防工作，因为大型商用飞机存在坠机生存能力和耐坠能力的问题。因为碰撞是受控的，可以在一定程度上预测飞机碰撞的角度、飞机的姿态以及碰撞的力量等。对于 LOC-I 问题则只能从基本预防来着手。在上述的这两个问题里，事故链中主要是人的操作能力出现了问题。作为应对方法，一方面要改进飞行员在复杂状态中恢复飞机姿态的训练，一方面要在飞机上安装性能更好的近地告警系统。相比较早前的告警系统，新系统在早期预警和指地方向告警方面都有了重大改进。这些系统的尺寸重量减小了，成本降低了，因此也可以在通勤飞机和通用航空飞机上安装使用。另外，自主随动监视广播（Automatic Dependent Surveillance Broadcast，ADS-B）（http://www.ads-b.com/，http://www.adsb.gov/）是一项新的技术，首先以"拱顶石项目"应用在阿拉斯加州，它显著地提高了航空作业的安全和效率。

依照 CAST/ICAO 事故分类方法的遇难者分布 [a]

在图 25-6 中，通用航空作业依据联邦法规第 14 卷 91 部管理，空中出租车和通勤机作业依据联邦法规第 14 卷 135 部管理，空运作业依据联邦法规第 14 卷 121 部管理。商务和社团所属航空活动可以依据联邦法规 91、135 和 121 部中的任一进行，视他们怎样开展他们的飞行活动而定。逐年按照航空作业类型比较年度整体事故率，可见通用航空和定期空运作业之间存在巨大的差别，几乎达到 10 个点（图 25-6）。1987 ~ 2006 年期间，各种类型的航空作业在事故率上都显示出了进步。1990 年代后期，通

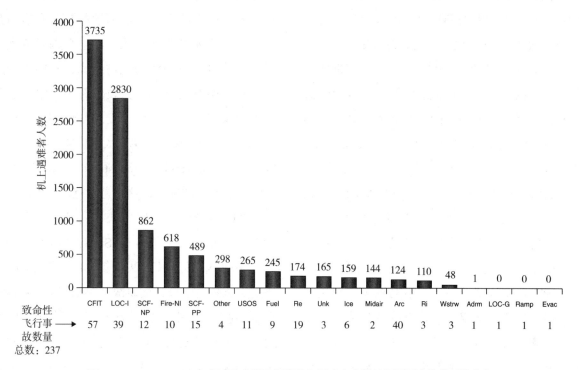

图 25-5 1987 ～ 2005 年全球致命性飞行事故和遇难者人数按照不同事故类型的分布

CFIT，受控撞向地面；LOC-I，飞行中失去控制；Fire-NI，火灾 - 未坠机；

SCF-NP，系统组成失效或故障 - 非动力性；SCF-PP 系统组成失效或故障 - 动力性；

RE，偏／冲出跑道；Unk，未知；ARC，异常接触跑道；

RI，跑道入侵；WSTRW，风切变或雷暴；Adrm，机场；LOC-G，地面失去控制；

RAMP，地面操作；Evac，撤离。(波音公司安全数据，2006 年 5 月)

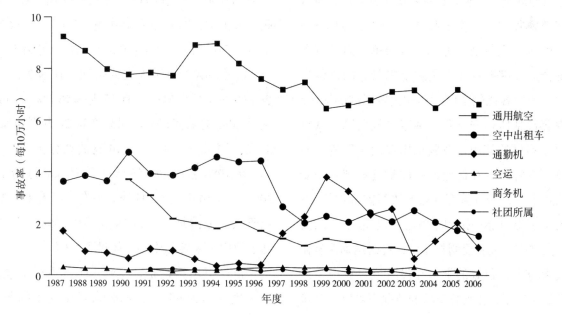

图 25-6 1987 ～ 2006 年各种类型飞行活动的事故率分布比较（NTSB，NBAA 安全数据）

勤机事故率出现了明显的增长，原因是对于这类作业的定义和规则都有了变动。1997年3月，121部作业的定义出现了变化。在改变之前，拥有30及以上座位的定期航班开展作业依据的是第121部，低于30座位的航班依据的是第135部；变化后，10及以上座位的定期航班被划分为第121部作业。因此1997年以后，大多数较大型、涡轮螺旋桨动力的飞机改为依据第121部作业，而其从前普遍被当作通勤机。法规变动使通勤机的事故率暴露了出来，因为那些体积更小、安全性稍欠的不定时飞机曾经是通勤机机群中最大和最安全的组成成分，被划归121部管理了。时光流逝，在规则变动后，通勤机一度较快的事故率增长势头变成了迅速下降的趋势。还需注意的是，社团/管理人员所属的飞行作业虽然在增长，但它们和定期航班的安全水平大体相同。我们目前所处的阶段是定期航班的安全情况处于人类航空史上最好水平的时代。

空运事故的生存性影响因素

按照规则的要求，在每一次飞行之前，所有乘客都要收到一个安全简介。这个介绍对于一次通用航空飞行来讲可能会很简单，而航班乘客则会通过客舱乘务人员或事先录好的录像带看到一个内容比较全面、形式比较标准的演示。其内容包括座椅安全带、乘客氧气面罩、软垫或漂浮器材的使用以及紧急出口的位置等。而且航班乘客还会在他们的座位附近看到一张安全信息卡片，鼓励乘客在每次飞行前都要阅读。座椅位于出口那一排的乘客必须满足FAA的某些特定要求，或者要调整座位，目的是确保坐在机翼上方出口位置的乘客在没有或只有很少人帮助的情况下，在紧急离机的情况下可以打开舱门。作为坠机事故调查工作中的医学调查部分，需要关注的细节是事故发生顺序，以及当时的座舱环境是否有助于乘客的撤离。要成立一个生存因素调查小组，研究事故的发生发展过程，对于各种应对坠毁后环境因素的装备和措施是否发挥作用要形成文字报告。生存因素调查小组由接受过多重训练的人员组成，其中包括逃生专家、座舱安全调查人员、医生、空中服务人员以及安全工程师等。表25-3中列出了根据NTSB生存因素调查清单和大纲（NTSB Survival Factors Investigation Checklist and Outline）所定出的应该调查的项目，这就是调查范围。

2001年2月21日，NTSB召开了一个公开大会，公布了安全报告NTSB/SR-01/01：《1983年~2000年根据联邦法规第14卷第121部运作的美国各航空公司的事故生存情况》。从1983年到2000年，根据联邦法规第14卷第121部运作的美国各航空公司（货运和客运），总共发生了568起事故，其中有71起（占12.5%）属于致命性飞行事故。从乘客人数角度看，51 207人生还（95.7%），2280人丧生（4.3%）。在568起事故中，有528起事故（93.0%）的乘客生还率超过了80%。在26起严重121部飞行事故（其中包括火灾、严重创伤、飞机遭受损坏或者彻底损毁）中，2739名乘客中有1524人（55.6%）生还，716人（26.1%）死于撞击，另外还有131人（4.8%）死于火灾或呛烟。在这26起严重121部飞行事故中，有12起（46.2%）事故，超过80%的乘客存活。另外在这26起严重121部飞行事故中，有19起事故被划分为可生存的，在1988名乘客中有1523人（76.6%）存活，306人（15.4%）死于碰撞，另有131人（6.6%）死于火灾或浓烟。在这19起可生存的严重121部事故中，乘客的生还率超过了80%。

报告得出结论是，全部121部飞行事故的实际生存率为95.7%，而公众对于这个问题的认识可能会大大低于实际情况。全部事故中乘客的总体生存率是96%，严重事故的生存率是56%，严重-可生存事故的生存率是77%。最后，安全委员会对于增进乘客生存机会的建议是：①规划逃生路线时不要仅仅局限在一个出口上；②留意乘务人员所作的安全简介；③阅读每个

座椅都会提供的安全说明卡片；④遵从机组人员的指令。

表 25-3　生存因素清单

飞机的配置	包括座位位置安排的说明图，厨房、出口应急装备的位置等
有关机组人员和乘客的信息	包括与驾驶舱和客舱工作人员，以及乘客的约谈。与客舱乘务人员的谈话要注意搜集这些信息：在触地前后，座椅安全带和肩带等固定用具是否完整，逃生困难与否，对于创伤的描述，他们是怎样生存下来的，驾驶人员是怎样从飞机上撤离的等
飞机所受到的损害以及残骸的位置	包括对于如下内容的描述：地形、地点、距离、航向，与地面刮痕、以及主残骸机体上空调部件的相对方位等；对于障碍物／受影响建筑物等的描述；飞机残骸，对于飞机所受损伤，特别是火灾的形式，机舱出口，机身和机翼的受损情况等的描述
紧急系统	包括人员通告系统的情况，氧气装备、手电筒、急救箱、扩音器、应急照明系统、逃生警告系统、紧急逃生滑梯或滑梯／橡皮船、救生艇和救生背心的位置和状态等
撤离	包括如下有关信息：打开了的舱门，成功充气并漂浮的滑梯／橡皮船的数量，火灾和烟的方式和发展，客舱的变形情况，在紧急情况下人群的行为特点，应急地板照明灯是否工作，机组人员操作防护和安全装备的情况，在紧急情况下客舱机组人员发挥作用和他们之间的协作情况。座位的位置安排，防火材料是否发挥了功能，走道的宽度，乘客接近出口的过程，是否可以打开出口，是否可以出到舱外等
医学和病理学信息	包括对于所出现创伤的描述（根据 NTSB 49 CFR 830.2 的定义，致命、严重、轻微、没有、总计等等）尸检：每一名机组成员都必须被完全确认；对于驾驶舱内的每一名人员都应当进行尸检；客舱服务员、乘客、或情况表明与事故存在关联的地面人员，都应当进行尸检。总的创伤记录应当包括所有骨折、脱位、破口、离断、烧伤以及所着衣物的情况等。对于驾驶舱内人员，另外在情况允许时对于经过挑选的客舱服务员和乘客，以及其他遇难人员等，应当开展毒理学和显微镜下检查
应急反应	包括搜索和救援（SAR）信息、飞机救援和灭火（ARFF）反应、派遣和通信、火灾控制、营救行动、行动后的收尾工作、执法响应、医学响应、重大灾难预备以及机场认证等

通用航空事故与安全

从 1938 年至今，通用航空将近 70 年编年史的安全记录表明，从总事故率上看，安全记录提高了大约 18 倍。在同一时间段内，通用航空致命性事故发生率大概下降了 9 倍。近 20 年来，美国（图 25-7）总事故率缓慢下降了 26%，致命性事故率下降了 20%。通用航空制造商协会在其网站上还介绍了其他国家一些有关通用航空的数字（http://www.gama.aero/home.php）。尽管所有种类的航空作业都受益于飞机耐坠毁性的改善和事故预防工作，但因飞行活动而伤及性命的最大一部分还是在通用航空领域。因此仍旧需要将各种安全资源集中于通用航空的安全研究工作，使事故率的改善势头能够持续下去。

通用航空事故预防

大约 30 年前，FAA 的航空医学办公室作出努力，针对事故预防工作中的医学因素，面向通用航空的飞行员启动了一项内容广泛的教育计划。这项计划对于图 25-7 所示的通用航空事故率下降确实起到了作用。通过在全国范围内强调各种事故的常见原因，特别是对这些原因中的医学和人的因素方面给予注意，这项教育计划明显提升了人们对于安全的重视。比如缺氧的影响以及其他各种安全知识，以往都只是利用低压舱等教授给军事飞行员和机组人员，现在通用航空的飞行员借助这项计划了解了这些问题，有几千名私人及商业飞行员参加了培训。在 FAA 的飞行标准以及空中交管（Air Traffic Control，ATC）的事故预防措施加入课程以后，

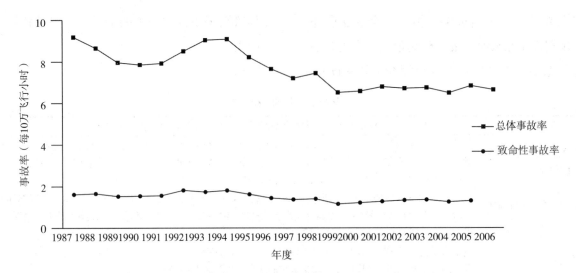

图25-7　1987—2006年通用航空的事故数据，来自通用航空制造商协会（FAA和NTSB数据）

学员们的兴趣被调动起来了，本来只是一个地区范围的事故预防教育措施，最后在全国范围内推广开。现在，每个FAA通用航空地区办公室或飞行标准地区办公室都已经配备了事故预防专业人员（APS）。APS可以有效地协助开展教育活动，他们可以利用Barany椅（转椅）演示通用航空致命性事故的最大单一原因–空间失定向，航空医学从业人员从他们的工作中获益良多。他们从位于俄克拉荷马城的FAA民用航空医学研究所（FAA's CAMI）也可以获得非常优质的FAA AME航空医学教学材料，这些材料还提供给了其他许多国家（http://www.faa.gov/pilots/training/airman education/）。

通用航空飞机的耐坠性

飞行员在活动中发生的绝大部分生命损失和严重创伤都出现在通用航空作业过程中。严重创伤是指满足下列标准的创伤：

1. 从受伤开始起算，在7天之内，需要超过48小时的住院治疗。

2. 出现骨折（除外指骨、趾骨和鼻骨的骨折）。

3. 导致严重的出血，神经、肌肉或韧带的损伤。

4. 内脏损伤。

5. 出现二度或三度烧伤，或烧伤超过了5%的体表面积。

仅一个10年的事故检查工作，事故总数大约为4万起，有超过10万名乘客受伤。在这些事故中，有17.7%的事故造成至少1人遇难。根据NTSB事故调查人员的报告，这些年来，机舱内部设计或人员固定系统出现的变化很少，而这些本来是可以限制或减少人员伤亡情况的。与此形成鲜明对照的是在改进大型飞机，甚至汽车的耐坠性方面取得的进步。在汽车事故中，平均每10个严重创伤情况才会出现1名遇难者；而在通用航空事故中，每3名严重创伤情况就会出现2名遇难者。飞机撞地的速度要大得多，而能量的大小与速度的平方成正比，因此有更多的能量需要释放。

NTSB认识到并不能直接比较汽车和飞机的事故统计结果，因为后者具有更高的速度，有多种不同的碰撞载荷，平台设计目标也不相同。NTSB所说的耐坠性是指坠地冲击力通过适当设计的座椅和人员固定系统传递给人体后，没有超出人体耐受剧烈减速度的限度；并且座舱结构要保持足够的完整性，以便为乘客和机组人员提供一个可以生存的空间，使他们可以从事故中生存下来且不出现严重的创伤。坠机后的环境还会存在其他危害生命的潜在可能性，比如溺水或其他与天气有关的危害等，这些都需要飞行员和乘客去克服和战胜。因此，野外暴露的生存训练是一种合理的预防措施，所有飞行员都应当参加这一培训。

为了在耐坠性设计中设法改进坠机后的可生存性，工程人员形成了"CREEP"概念（见后文）。耐坠性被定义为在发生事故后，飞机及内部系统和组件的性能可以保护乘客免于受伤。换句话说，耐坠性并不能够预防事故发生，它只是减少了坠地碰撞产生的效应，减轻了伴发的伤情。

1930 年代，在康乃尔大学医学院，Hugh DeHaven 进行了有关保护性设计以及创伤生物力学方面的工作，他被称为耐坠性设计之"父"。他创立了"应当从事故病理学和创伤成因的视角来研究飞行事故"的论点。他还利用那些尝试从 50 英尺（15.24 米）到 150 英尺（45.72 米）高度跳下的自杀未遂者来开展"自然状态"实验，从工程学和病理学相结合的角度进行观察。对碰撞时的速度、停止距离、冲击力的估计值都做了精确测定，这为他的冲击创伤研究提供了很有价值的数据。

首字母缩写词"CREEP"是一种系统性的工具，用来组织涉及坠机生存性的重要方面和因素：

C= 容器（Container），指在碰撞过程中机上人员的"生存空间"；

R= 限制（Restraint），指为机组人员和乘客提供的各种制动的系统和装备；

E= 能量吸收（Energy absorption），直接代表从飞机结构传递给机上人员的减速度力；

E= 环境（Environment），代表机组人员和乘客周围的"内部"环境；

P= 坠机后因素，大多数与从飞机快速撤离

有关，也与碰地后的情况，例如大火、浸水或恶劣地形等有关。

对于这些因素开展详尽的分析，这超出了本节的内容范围。但是类似小威廉 . 哈顿建立的流行病学方法还是值得一提的。哈顿矩阵（Haddon Matrix）被开发的目的为了建立一种创伤辨认和控制的策略。这样的矩阵提供了一种识别和判断的方法，各个因素包括：①事先及未来可能的安排和活动，以及每一种选择的工效等；②相关研究和其他方面的知识，包括已有的和未来可能需要的；③应对措施的优先次序，判断依据是针对预想以外的创伤情况，其成本和效果如何，目的就是要简化问题。在最简单的情况下，矩阵只有两个维度。第一个维度称为阶段（phases），针对飞行事故这一具体问题，阶段有"坠机前（precrash）""坠机（crash）""坠机后（postcrash）"。矩阵的第二个维度被划分为三个因素："人"（或者是主人，即遭受创伤的人或某一具体机构）、"机"（或者是传递机械能的媒介）以及"环境"（可以被再细划分为"物理的"和"社会文化的"）。

考虑到飞行事故调查工作数据量的极其复杂性，因此有必要开发一种数据库系统，以便能以一种有意义的方式处理和分析有关创伤的数据。如果在事故调查过程中搜集到足够而且详细的有关创伤的数据，就可以使用哈顿矩阵对各种干预措施开展成功的评估，目的则是减少创伤情况。严重事故的调查工作，比如华盛顿派出的调查团队会组成生存因素（Survival Factors）工作小组，详细搜集这些信息。除此之外，其他的情况下还做不到这一点。

为了确认某一种创伤模式，必须搜集包括如下基本内容在内的创伤信息：①坠机冲击力（加速度力的方向和大小）；②各种外力的时间、时程以及方向；③驾驶舱和座舱的结构配置；④事故的性质以及后续事件；⑤事故中

机上人员的运动情况，特别是固定系统以及逃生方法等。

另外，在坠机出现碰撞的过程中，身体的不同部位（即头部、颈部、胸部、腹部、上肢、下肢等）会同时出现直线和旋转运动。在撞击力的作用下，身体各个能够活动的部分的受力和运动情况非常复杂，还没有得到很好的了解。在一次真实的飞行事故中搜集到高质量的创伤数据并进行分析，再利用完整的数据建立坠机过程模型，就能够回答有关创伤模式的各种问题。例如，已有建议要详细地评估座椅的损坏情况，并利用创伤数据进行交叉确认。座椅结构的强度表现可以表明已有动力学检验中的严重水平划分是否适当，并且可以帮助调查人员评估坠地冲击的严重程度。另外，对在动力运动学实验过程中提出的机上人员的创伤评估是否适当，也可以用创伤模式进行判断。将座椅的结构强度表现和有关创伤数据综合起来，就会形成一个至关紧要的元素，它是制定新的安全标准，以及更新已有标准的基础（DeWeese R，私人通信，2006，FAA CAMI）。

对于创伤研究人员来讲，无论是方法学或病因学问题，还是在创伤预防与控制领域中各种措施方法的使用效果问题，创伤数据独一无二的特性都提出了一项真实的挑战。下面举例概述一些创伤数据的复杂特性：突发性能量传递，不论是机械能、热能，还是辐射能、化学能等，与此相关联出现的创伤。在飞机事故中，运动的物体上都带有机械能。在一名个体身上，创伤有可能多次发生。一次单一的事件，例如一次飞行事故，有可能在身体上多个部位造成多种类型的创伤，而且严重程度还各不相同。在确定创伤的病因方面，知识、态度和行为发挥着主要的作用。

对于飞行事故，如何制定出创伤预防和减轻策略，确定创伤的发生机制是关键性的一步。

开发出一个以研究工作为导向，将飞行事故中出现的创伤进行分类分级的数据库，则是第二步，然后才有可能回答与创伤起因有关的基础性问题。

联邦法规第 14 卷第 23 部第 23.785 章节，并由 23–19 修正案修正，1977 年 7 月 18 日生效，规定对常规、多用途和特技种类的飞机，当在 1977 年 7 月 18 日之后提出型号认证申请时，FAA 都要求在前座加装肩部固定带（shoulder harnesses）；还要求在 1978 年 7 月 18 日之后制造的民用小型飞机，在每一个前座上都要加装改进型的肩部固定带。在 FAA 的政策文件 ACE-00-23.561-01 中，对旧式飞机改装肩部固定带和如何检查通过发布了指导性规则，将缓冲气囊也综合进机上人员固定系统之中。这一做法已被广泛采用，大多数新机在销售中也带有这一选项。调查人员应当了解《建议通知 AC 21-34，肩部固定带 - 安全带的安装，1993 年 6 月 4 日》文件。

一项 1952 年结束的研究工作现在依然有学习的价值，因为还有很多通用航空飞机仍然在使用旧式的人员固定系统。该项研究报告了 913 起事故，涉及 1596 人和 15 种机型，出现了 389 名遇难者，而"在这丧生的 389 人中，有大约三分之一完全不应死去"。

在通用航空飞机上最为常见的缺陷包括：

1. 躯干上部缺少适合的限制系统。头部创伤依旧是最常见的创伤，也是主要的致死原因和严重外伤。这种外伤通常出现在身体在座椅安全带以上发生大角度前倾，并撞上了坚硬、锐利、无法弯曲或刚性物体的情况下。

2. 座椅未能够适当地吸收垂直方向上的压缩力。最近一段时间，研究的注意力集中在改进前部座椅的设计，但似乎没有给后部座椅提供相同的保护。

3. 座椅缺少适当的支撑和附件。特别是在上部躯干限动并且吸收了垂直压缩力的情况下，一个支撑和附件都不恰当的座椅将会使飞行员遭受创伤的机会增大。

4.座舱的内部布置，各种表面结构以及物体都存在致命的可能性，在坠机碰撞的过程中造成死亡或严重外伤。甩打中的四肢，尤其是在使用了上部躯干限动装置以后，可能会碰上各种控制手柄或者刚性结构等。

在一份 FAA 的报告中有这样的内容："在带有 3～5 G 载荷的事故中，严重但非致命的创伤很常见；而在带有 6～10 G 载荷的事故中，会出现致命或严重创伤的情况；如果载荷达到或超过 10 G，大多数现存的通用航空飞机就会发生解体，而且解体达到了用于坠机保护的限动设备都很可能无法发挥作用的程度。"与此相对照的是，原型机之后生产定型的新一代农业用机，座椅的性能限额是 50 G，带有惯性轮的集成式双重上部躯干限动装置；驾驶舱的性能限额是 40 G，货舱安排在引擎和飞行员之间，以便用于吸收能量，而且带有防倾覆结构（扭杆）。在 10 年的时间里，这类飞机总共发生了 368 起事故，死亡率是 3%。而同一时间美国通用航空飞机的平均事故死亡率是 12.8%。如果所有机上人员都佩戴了肩带，死亡率可能会下降 20%。那些在可生存事故中严重受伤的人员如果也戴上了肩带，就可能有 88% 的人创伤明显会轻得多，不会致命。如果座椅是可以吸收能量类型的话，在可生存事故的严重受伤人员中有 34% 会只出现较轻的创伤。

飞行，无论是对于乘客还是对于机组人员来讲，都会经历程度可以测量的风险。如果事故预防、防护和生存措施一直在改进，那么风险就会持续下降。在相关的知识、设备、培训和所提供的知识等方面，如果政府、制造商、机场工作人员、机组人员以及乘客都持续作出贡献，则即使发生了事故，生存率也会非常高。

吉姆.里森教授提出了一个人的错误模型，它的核心就是虽然人出现的错误看上去是多种多样的，但事实上可以简化成过失（errors）、疏忽（omissions）和错误（mistakes）等几大类。他的另一个重要观点就是最后汇合起来导致一起事故发生的事件链可以跨越很长的时间，而在航空航天系统中存在一些潜在或隐藏的缺陷不足，会以各种无法预期的方式产生作用，最终导致事故的发生。存在一定数量的屏障来预防事故，每一屏障都可以制止一个事件链的发展，否则这个事件链就会导致事故出现。这些屏障以一层层的形式叠加起来，而且由于不存在所谓完美的安全计划，因此在每一个事故预防层或安全层上都存在"孔洞"。这就是为什么它也被称为里森瑞士奶酪人的错误模型（Reason's Swiss cheese model of human error）。航空事故较为少见，这是因为航空航天作业是一个复杂的系统，存在多重安全层。因此尽管偏差（deviations）、错误（mistakes）和失效（failures）可能并不少见，但事件链（或错误链）走完全过程后最终导致事故发生，还是非常罕见的。每一层都存在"人的因素"，因为航空活动最终都要落实在形形色色的人身上。这些人员包括航空企业的所有者/运作者，规则的制定和巡视职权机构，飞机的设计者、制造者，机械师，调度人员，空中交通管制人员，机上服务人员以及飞行员等。因此航空作业活动中的每一个人，在每一层上都有可能改变 Reason 的人的错误事件链，从而预防事故的发生发展。航空航天医学从业人员也拥有若干机会，积极地参与航空作业过程，作出贡献，预防事故的发生。这些机会包括参与各种教育培训活动，使飞行人员了解飞行活动中的各种应激因素和人的因素，为飞行人员提供适当的医学资质认证工作等。当发生飞行事故或轻微事件（incident）时，航空航天医学从业人员也具有许多专业技能，为事件的调查工作提供帮助，最终完成事故或事件链的构成。

飞行事故医学调查技术

飞行事故并不是一个新出现的事物。随着人类首次飞行而来的是人类首次飞行事故。1903年 12 月 17 日星期四，在北卡罗来纳州的基蒂霍克（Kitty Hawk），人类早期飞行家威尔伯·赖特和奥维尔·赖特驾驶有人操纵、带有动力并重于空气的飞行机器"莱特飞行者"号飞机首次成功地飞上了天空。但随后飞机发生了事故，前舵结构严重损坏，飞行活动不得不提前终止。对于事故的分析导致了人们对飞机设计的持续改进，并开始关注飞行员的技术。虽然本章节利用的是飞行事故来说明事故调查、遇难人员辨认、创伤评估等方面的技巧，但这些方法也可以直接应用于其他形式交通运输事故的调查。

历史

在美国，首宗飞行事故遇难者报告出现在 1908 年 9 月 17 日弗吉尼亚州的梅耶堡，当时奥维尔·赖特正在向美国陆军通信兵部队展示他们的赖特 A 型"飞行者"式飞机，在更换了一副新的螺旋桨后，他带上了一名观察员同机进行适应性飞行。"飞行者"式飞机右侧的螺旋桨出现了破损，造成剧烈的振动，升降舵也出现了故障，从大约 75 英尺（22.86 米）的高度撞向了地面（图 25-8）。桑姆斯 E. 赛尔弗里中尉，本来是飞行员的候选人，当时在飞机上担任观察员，由于坠机造成颅骨底开放粉碎性骨折而丧生。随后由 H. H. 白雷上尉（属美国陆军军医）进行了尸检，并确定了死因。航空委员会开展了调查工作并确认了事故的原因，并形成了一份简要的报告。于是第二名飞行员候选人哈普 . 阿诺德中尉开始戴上了一顶棒球头盔为头部提供一些防护，同时他还是第一名使用护目镜的飞行人员。

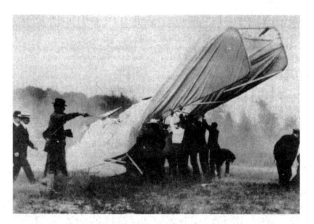

图 25-8　1908 年 9 月 17 日，在弗吉尼亚州的 Myer 堡，赖特"飞行者"式飞机发生了坠机。（军队病理学研究所提供照片）

1935 年 5 月 6 日，跨大陆和西部航空公司（Transcontinental and Western Air）的 6 号航班发生了坠机事故，包括参议员 Bronson M 在内的 5 人遇难。由于这次事故，愤怒的参议院很快就授权给商业委员会（Committee on Commerce）（"开展调查工作…［这次坠机事故］…以及其他任何在各州之间飞行飞机的，出现了人员伤亡的事故和缺陷；开展调查工作…为各州之间的商业飞行提供预防安全措施，不论这些措施是州际空运公司的运营者提供的，或者是美国政府部门或官员提供的；开展调查工作…由政府委托开展为空运的财产和生命提供保护的那些活动，各种政府机构在这个过程中监管的频率、程度、恰当性以及有效性等等"）。这一立法行为确立了联邦对于飞行事故调查的影响力，最初的活动还包括了民用航空委员会（Civil Aeronautics Board）。1958 年，这个委员会变成了 FAA。1974 年，由国会托管了一个独立的实体，也就是 NTSB。它的职能就是负责查找确定各种交通运输事故可能的原因，并向管理机构和产业界提出各种安全建议。

尽管对坠机事故机械方面原因调查工作有了很大的进步，而经过两次世界大战，医学方面的知识经验也积累了不少，但直到 1950 年代，飞行事故医学调查工作的价值才变得明显。有关英国制造的历史上第一种喷气动力的"彗星"式客机坠机事故的文献报道连篇累牍，而且看上去有些神秘，在有关调查过程中，医学调查脱颖而出，它标志着现代航空医学病理学的诞生，现在我们称为航空航天病理学。医学调查对于事件发生发展的顺序、尸检的结果以及飞行环境和飞机结构之间的关系，都给出了详尽和科学的解释，从而驱除了神秘感。1954 年 1 月 10 日，一架"彗星"式客机从罗马飞往伦敦，机上有 35 人，大约在起飞后 25 分钟发生了坠机事故。1954 年 4 月 8 日，另一架"彗星"式客机在从罗马飞往开罗的途中坠毁，机上 21 人。两架飞机都坠落在了海里，没有事故原因的直接线索。有部分乘客和机组人员的遗骸浮出了海面，从而让病理学家得以开展尸检调查，并确认在加压座舱中发生了减压性爆炸。由于反复经受飞行过程中增减压力的作用，机舱壁金属层出现了疲劳，于是在高空对抗座舱内和外部大气压力差时，机舱壁由于强度不足而出现了结构失效。

航空史上人员损失最为惨痛的一次灾难发生在 1977 年 3 月 27 日，在加那利群岛的特尼里服机场，两架波音 747"珍宝"客机发生了相撞，总共 583 名遇难者，从而导致了一次大型的多国家、多学科的反应行动（图 25-9）。这次事故使人们将注意力集中在飞行事故和其他大规模灾害会带来的问题上面，并在一定程度上推动了人的因素、机组资源管理研究的发展。本章节早前版本的作者之一，罗伯特 R. 麦克米金博士曾参加了当时的现场调查工作。

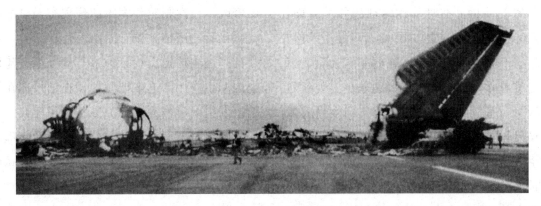

图 25-9　1977 年 3 月 27 日，加那利群岛 Tenerife 机场跑道上两架波音 747 客机的残骸（军队病理学研究所提供照片）

调查工作的组织

调查工作都是依据国际民用航空组织（International Civil Aviation Organization, ICAO）制定的《飞行事故和事件的调查—国际标准和推荐流程（International Standards and Recommended Practices, Aircraft Accident and Incident Investigation）》开展。该文件是国际民航大会的附件 13（Annex 13）。该文件可以在网上找到（www.icao.org）。

开展调查的是一个多学科团队，这需要在多个方面的调查人员之间进行协作，这些方面一般包括驾驶操作（operations）、结构（structures）、动力（power plants）、人的效能（human performance）、生存因素（survival factors）、医学因素（medical factors）、飞机系统（aircraft systems）、目击者、ATC、气象、飞行数据记录器（flight data recorder, FDR）、舱音记录器（cockpit voice recorder, CVR）、维护保障记录（maintenance records）、机场救援工作（airport rescue）和灭火作业（firefighting）等。其他方面的调查小组视情况需要而组成，处理调查工作中一些特殊问题，有时一个小组会包含其他小组的人员，并行使他们的职能。

多学科团队的组成

现代调查工作的复杂性，以及对于团队中专业人员的需求，都是时刻在变化的。总体上讲，明智的办法是在事故之前就将人员和部门确定下来，这些人员和部门在未来的事故调查中可以在一个很广泛的学科领域提供专业性意见。在航空事故灾难管理和原因调查过程中，组成一个多学科调查团队的需求一直在增长着。为了在尸检后将死者的致死原因和创伤模式形成文字报告，法医病理学家是必备的；为了开展生存因素调查，还需要航空航天病理学家的专业意见；观察死亡和创伤情况，也需要临床病理学家的协助；在骨碎片鉴别和分类方面，法医人类学家可以发挥作用；在现场调查阶段，法医牙齿专家是牙齿鉴定工作的基本力量；为了对遇难者做出最终鉴定，特别是在出现猛烈撞击的飞行事故中，在现场会搜集到大量人体遗骸碎片，DNA 专家和工作小组已经成为了标准的手段；航空航天医学专家，特别是如果他们同时也是飞行员的话，就不仅仅在航空医学，还会在人的因素、驾驶技能以及医学因素对于人作业能力的影响等方面提供专业意见；从有关飞行员认知、人机工程学的角度去理解人的作业能力，或者利用专门技术通过噪音进行应激分析，这些都是航空人的因素心理学专业人员的基本工作领域；接受过飞行事故调查培训的图像分析专家可以利用图画、幻灯、录像带甚至是数码媒体开展分析，提供基础性证明材料。调查团队在成员组成上，对于各个领域的专家都持开放态度。有些领域会出现重叠，每一次事故也不是会用上所有的专家。

NTSB 将会指派一个或几个人作为调查团队成员，他们都是调查工作不同领域具有资质

的人员，负责开展相关调查工作，但另一方面，事故调查团队的实际组成常常是依据具体事故的情况和所涉及的人员数目而定的。例如人的因素、生存因素以及医学因素小组可能会组合在一起，也可能各自分开；生存因素/医学因素小组要考虑事故飞机耐坠性方面的调查，还会特别注意组织、辨认、创伤耐受性、创伤模式分析等，并且还要与停尸间和当地司法机构打交道；人的作业能力小组将会对影响到机组人员、机械师、空中交通管制员作业能力的各种因素开展调查，他们的工作还包括对可能会影响到事故发生的认知、人机工程学和心理学方面的各种因素作出评估。所有这些专业小组的调查结果构成了建议书的基础，以便对于培训、医学认证、各种职业人员选拔等工作的标准作出修改。在驾驶舱和客舱的规划布局以及航空电子设备、座椅、掀动系统、防护装置、逃生装置和逃生通道的设计改进等等方面，建议书也会产生作用。近来他们的调查结果也在导致事故的组织运作方面的原因作出了建议：重视上级和组织层面对于航空公司运作和管理的影响，因为这些影响会以主动或潜在的方式对最终导致事故的事件链发挥作用。

司法权限

如果事故中出现了死亡情况，那么对其开展调查的司法权限属于死亡发生地的政府部门。条约、协议和行政协定则可以解决由于各个地区法律上的差异而产生的大部分问题。1944 年的芝加哥大会对于飞机注册国参加民用航空事故的国际性调查工作作出了如下规定：如果某一签约国的飞机在另一签约国的领土上发生了事故，而且事故涉及到死亡或严重创伤，或情况显示飞机或导航设备出现了严重的技术缺陷，则事故地点所在国将会启动对于事故情况的调查，而且只要其法律允许，就应遵循国际民航

组织推荐的程序。同时将会提供机会给飞机注册国派遣观察员参与事故调查工作，而调查工作的主持国将会将有关报告和发现告知飞机注册国。

1977 年，在加那利群岛特尼里弗机场发生了一起重大空难，涉及 2 架波音 747 客机，于是国际间开展了有效的协作。美国代表参与了调查工作，西班牙政府允许将受伤致命的美国乘客从特尼里弗机场转往特拉华州的德福空军基地开展辨认工作。

各个政府机构之间在职能这一层次上，有关司法权限的争吵也会发生。在美国政府对于事故调查感兴趣的机构包括 NTSB、联邦调查局（Federal Bureau of Investigation，FBI）以及国防部（Department of Defense，DoD），环境保护署（Environmental Protection Agency，EPA）也会加入确保事故现场的清洁整理工作。职业安全与卫生管理局（Occupational Safety and Health Agency，OSHA）已经确定要对事故调查人员开展有关血液传播病原体的培训，凡是有过现场暴露史的都要进行事后随防并记录在案，都要为事故调查人员接种乙型肝炎疫苗。虽然所关注的事物可能会出现不一致，来自不同机构的人员还是能够和谐相处、共同工作。法令、规则和协议文字覆盖了大多数情况，它清晰地界定了各个联邦机构之间的关系。

在美国，根据宪法第 10 修正案，在联邦法律没有优先权（preempte）的事务上，各个州保留有司法权限。对于开展尸检调查，各州的法律存在明显的差别，各个州有权同意进行尸检的官员也各不相同。在一些州，只有当这些官员推测死亡是由非法手段导致的，才允许开展尸检。NTSB、FAA、美国军事当局以及许多其他国家的武装力量，都认识到了对出现了死亡的飞行事故开展病理学和毒理学调查的重要性，他们都颁布了各种规定，要求对在事故中丧生

的机组人员开展尸检调查。在尊重民间司法权限的前提下，NTSB 通常都对丧生飞行员开展尸检，并将毒理学样本送往 CAMI 进行分析。开展综合性的事故调查工作还是存在障碍的，许多飞行事故的尸检调查工作都是不充分的。

调查工作的完整性

对于飞行事故遇难者的调查工作在某些情况下不能充分开展，或是完全无法开展，其原因是对联邦开展调查以及进行协作的目的缺乏了解。美国大约有 90% 的军用飞机事故遇难者出现在联邦政府无权获取尸检相关信息的地域，在这里有很多当地官员拒绝配合军队的调查工作，而这些信息对于飞行安全和事故预防又具有基础性意义。在没有设立州立医学检察员系统的州里，死亡调查是由每一个县（county）负责开展的，而面对出现较大规模死亡情况的飞机事故，当地通常缺乏合适的人手。即使是小型的通用航空事故，当地也很少配合。

开展事故调查的基本目标以及法律责任就是要确定事故发生的原因，同时要了解清楚事故的过程，包括机组人员和乘客死亡、受伤的原因等。而对验尸官和医学检察员来讲，他们的主要兴趣和法律责任是确定死亡的原因和方式，很少会搜集有关飞行事故的各种信息或预防创伤等。被授权的官员或进行检查的病理学家对飞行事故很可能没有丝毫的兴趣，当然也可能缺乏这方面的知识和经验，没有接受过相关技能培训。这些官员通常只描述尸体的外部情况，经常忽略显微镜检查和毒理学检查。而这两种检查对于确定事故之前飞行人员是否已经患有疾病以及飞机上是否出现了有毒物质等，都是基本的需要。甚至即使是当地官员有权进行全面的尸检检查，他们也会选择不去开展。举一个例子，在一次出现了死亡情况的飞行事故后，当被要求提供检查结果时，负责开展尸检

的病理学家回复：“根据当地对于州法律的解释，验尸官的尸检工作要优先于死亡的原因，而且它不是一次学术意义上的活动。如果大体尸检发现死亡原因非常明显，比如常见的飞行事故，显微镜检查就不会进行了。”（McMeekin，私人通信，1985 年）在这样的情况下，军方必须依赖当地的民事官员，开展他们认为可取的检查。

即使是拥有飞行事故调查经验、接受过专业培训的法医病理学家，也不能够确保开展适当的检查。即便是那些接受过训练的调查人员，也会被法律权威机关限制开展尸检。大多数验尸官和医学检查人员既没有充足的经费，也缺少人手进行细致的检查工作，因为这需要 2 个以上工作日的时间。尽管每一个人都同意需要开展尸检检查，但不知道应当是谁，或者是否有这么一个人，拥有法律权限，这种情况尤其令人感到焦虑。在前面提到过的发生在特尼里弗机场包括 2 架波音 747 和 583 名遇难者的大型空难，其中超过一半的乘客是美国公民。泛美航空公司航班机上有 396 人，其中 334 人丧生。西班牙负责调查事故的执法人员以及美国参加调查工作的人员都很清楚芝加哥大会条约的内容。为了便于遗体辨认过程中的各种通信联系，需要把美国公民遇难者遗骸移往德福空军基地，后勤工作就是一个必需的前提。细致的尸检可以确定死亡的准确原因，也就可以搞清楚为什么在一次地面碰撞中只有这么少的人生存了下来，但没有人确定过这个法律权限，来开展完整的尸检检查。而没有这些检查，调查工作就是不彻底的。由于死亡并未发生在自己境内，特拉华州也无法给予适当的权限开展尸检检查。NTSB 也没有这个权限，因为调查工作由西班牙负责进行。每一个人都同意调查工作是必需的，但没有人能够确定适当的权限。结果是调查人员仅仅使用了那些必需的能完成遗体辨认的方法手段。因此大量有价值的信息全部丢失了，这些信息本来可以为以后的飞行安全作出贡献的。

灾难遗骸处置反应团队

灾难遗骸处置反应团队（Disaster Mortuary Operational Response Team，DMORT）是一支联邦一级的反应团队，作用是在出现了大量遇难人员的情况下提供遗骸处置协助，或者在发生了与公墓有关的事件，如公墓墓地发洪水时提供协助。美国公共卫生署（United States Public Health Service，USPHS）以及国家灾难应急准备医疗体系办公室（the Office of Emergency Preparedness-National Disaster Medical System），在全国范围内有数千名志愿者，时刻准备对需求提供支援，赞助各种医疗团队。1996 年，家庭救助法案（Family Assistance Act）在 NTSB 内成立了一个新的分支，称为 NTSB 家庭事务分部，他们负责给地方职权机构提供帮助，协助遇难者辨认和家庭救援工作。NTSB 和 DMORT 以及其他国家级机构达成了协议，依据上述法令协助他们完成那些职责。在 NTSB 和 DMORT 之间的一个谅解备忘录赋予了 NTSB 以及它的家庭事务分部向 DMORT 发出请求的权力，可以请求他们转运事故中的全部遇难者遗骸。

联邦政府在飞行事故调查上的权益

国会对于联邦政府在飞行事故遇难者调查问题上的权益已经做了阐述。《联邦航空法（Federal Aviation Act）》于 1958 年 8 月 23 日生效，该法由 FAA 倡议设立。后续其他的各种法律，特别是 1967 年生效的《交通部法（Department of Transportation Act）》，都对这一基本授权法进行了修正。1994 年 7 月 5 日公共法 103–272 对于若干涉及交通的法律做了重新编码。最终结果是美国法典第 49 部第 VII 项（Subtitle VII of Title 49, United States Code）中的一系列规定取代了《联邦航空法》。1988 年的航空安全研究法《(Aviation Safety Research Act)》，后来重新编码为美国法典第49部（Title 49 United States Code，或49 U.S.C.），授权给CAMI，用于民用事故开展医学调查和研究。此外，国会确认联邦政府在飞行安全方面的权益具有最优先地位，并立法授权，对于全部民航事故开展详尽的调查工作，其中包括尸检。1974年生效的《安全委员会独立法（Independent Safety Board Act)》建立了NTSB，并且独立于FAA。这部法律最后也被编入49 U.S.C.。NTSB可以无视各种地方法规而开展尸检调查，但基于信仰保护而涉及尸检的地方法除外。对于任何一个伤及生命的事故案例，该委员会都被授权检查任何一个发生事故时在机上死者的遗骸，这名死者属于这起事故的一个遇难者，如必需调查这起事故，就有权开展尸检或者诸如此类的检查。在满足事故调查需要的前提下，也应当注意到当地法律在尸检方面有关信仰保护的条文。

联邦政府在军事飞行事故上也存在类似的权益，这类事故对经济和国防的影响更为关键，但如果事故仅仅涉及军机，则NTSB并未被授权开展调查。一架军用飞机如果在仅涉及到美国军队权限的区域内发生了致命性的飞行事故，法律授权美国陆军或空军对遇难者开展尸检调查。军队认识到了对于遇难机组人员开展尸检调查的重要意义，因此他们的规章制度要求不论死亡是在什么地方出现的，都要进行尸检检查。纪律授予指挥员权力，就象授予验尸官一样，如果飞行事故遇难者中包括了军队人员，就要开展尸检检查。

NTSB在事故调查中获得的各种毒理学样本，由联邦航空局的CAMI负责处理，后者长期拥有一支对飞行事故开展研究的团队，他们负责给NTSB和FAA的事故调查办公室在医学和人的因素方面提供多学科的支援。位于军队病理学研究所（Armed Forces Institute of Pathology，

AFIP）的军事医学检察员办公室（The Office of the Armed Forces Medical Examiner）拥有接受过全面训练的法医病理学家，他们负责调查出现了生命损失的军事飞行事故。AFIP也负责向NTSB和其他政府机构提供咨询和病理学支持。德国、英国、西班牙和其他国家也有病理学部门，活跃地开展着工作。

调查的阶段划分

调查工作的成功与否取决于事故前准备工作的深度。通常调查机构会在事故发生机场或社区的事故救援人员、消防队和救护人员之后到达现场。因此人员保护、伤病员的紧急救治等，都应当是机场灾难反应计划中所准备的内容，这里不作讨论。在事故刚刚发生后的那段时间里，情况可能会显得很混乱，许多活动都在同时进行，各方面都争着吸引事故医学调查人员的注意。有经验的调查人员就会意识到提前制定出一个组织计划的重要性。这个计划会考虑到下述这五个阶段：初步的评估、资料收集、数据分析、结论、建议。

NTSB和CAMI都已经为医学调查人员制订好了开展尸检的规则，以帮助检查工作顺利开展。航空病理学联合委员会（The Joint Committee on Aviation Pathology，JCAP）制订了一个分为六个步骤的计划，供开展致命性飞行事故调查工作的病理学家参考。这些常规步骤对于开展生存因素/医学因素调查来讲都是很有用的。这些步骤是对前述五个调查步骤的改进，对于任何开展调查的医务人员来讲都是很有参考价值的。针对所有类型的飞行事故开展调查工作，病理学家可能会遇到的问题，不可能有一个严格的程序详细地罗列出来，针对事故创伤调查，JACP推荐以下步骤：

1. 第一步：对于一名病理学家来讲，开展调查工作的第一步就是要详尽地了解飞机型号、

内部构造、座椅排列、弹射座椅机理、总体布置，以及如果可能的话，检查一架事故机的同型机。在驾驶舱和座舱都配备有机组人员的安全装备，对它们的位置和工作情况进行检查是一项基本的任务；尤其是座舱内的布局，不仅不同航空公司之间存在差异，即使是同一家公司、同一个型号，飞机和飞机之间也存在变化；另外就是对于紧急出口的位置和配置进行检查也是基本的。在对躯体外表和内部创伤情况进行评估的过程中，准确了解飞行员身体可能撞击到物体大小、轮廓以及颜色，这会是非常有助益的。病理学家应当与飞行员、工程师以及其他方面的专业人员交流意见，因为这些人熟悉飞机、降落伞、弹射救生系统的工作机制、以及其他的各种装备等，从而获得第一手的资料。

2. 第二步：病理学家开展调查工作的第二步就是尽一切可能获得全部有关事故飞行的信息、事故的性质、事故对坠机地点造成破坏的严重程度，有关天气、机场所已经了解的东西，飞行员以往的健康记录和作业情况记录等，不论是有关事故架次的还是那之前的；另外，有关乘客的各项信息，如果有无线电通话的话，内容是什么；以及其他可能有关系的信息等。与此相似，也要从空中服务员身上搜集同样的信息，以供日后分析。

3. 第三步：病理学家开展调查工作的第三步是仔细观察遗体位置，与飞机残骸（或者是降落伞和其他逃生装备）之间的关系，以及发现遗体时的情况等，要照相记录并形成文字报告。病理学家还要仔细检查飞行员的防护头盔、飞行服、飞行靴以及其他附属物品等；对于空中服务员，应当检查他们的工作位置以及座椅，特别是关注设备的失效模式；对于乘客，检查人员应当搜寻各种与座椅失效或头顶部吊挂箱垮塌相关联的肢端骨折情况，并且还要注意搜集吸入性中毒的证据，还应当比较乘客被分配

的座椅或实际坐的位置，以及最后所在的位置，不论是在飞机残骸内还是残骸外。画一个简单的图，并利用颜色进行编码说明，就会非常具有代表性，可以保存大量野外现场调查阶段坠机以后各种事情的细节。图 25-10 和 25-11 直观地记录了一些生存因素信息，即使在现场病理学家缺席的情况下，这些信息也应当和恢复出来的遗骸放在一处。各种衣物、安全带以及类似的用具在未经过病理学家查看之前，绝不能挪动，更不能剪切。保护头盔以及身上的飞行服、飞行靴、手套，还有诸如此类的防护用品，可能带有有关坠机的重要信息，也可能会揭示出飞机设计方面的缺陷等。在飞行靴的鞋底上可能被印上了方向舵踏板上的 logo 或型号等字迹

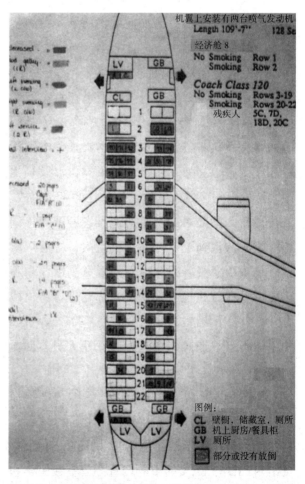

图 25-10　典型的现场作业文件，有关机上人员逃生、创伤以及死亡的相关信息，也可以作为生存因素调查现场记录的一部分（CAMI 提供照片）

的反相印记。细胞学以及紫外线研究也可能会提供有用的数据。

4.第四步：病理学家及助手开展的第四步工作将是对遗骸的外表和内部进行仔细检查，还需要近距离摄影以及放射线检查，并选取适当的组织作为生物样本，开展化学、毒理学以及组织病理学检验。对于所有擦伤、撕裂伤、浅表伤和较深创伤都应给予特别注意，要进行详细检查。举例来讲，在双小腿侧面和后面的单块小型伤口可能是弹射跳伞强有力的证据，在弹射的那一刻，飞行员双脚还没有收回到合适的位置上。将类似这样的伤口拍照记录，在后期将各种发现联系起来，会非常有帮助。取自尿液、血液、肝脏、肾脏和大脑（未经固定）的生物

样本，对各种非处方药物、处方药物、非法或违禁药物的毒理学分析是必需的。近些年在尸检检查中，各种各样的复方药物已经上升为另一种因素了。在组织病理学检查过程中，来自所有器官的组织切片包括皮肤、骨、中耳和内耳、大脑、脊髓、心脏和大动脉以及带有明显创伤的其他器官都应保存在10%的中性福尔马林溶液中。切片不应仅仅包括出现病变或受伤的器官，也应当包括临近或旁边的正常区域。如果发现的遗骸欠完整，则在条件许可的范围内开展尸检检查，尽可能地搜集所有的遗骸以及内脏，这是一项基本要求。心脏、大脑、脊髓、咽喉、肝脏、骨骼肌以及骨骼等，都可能会圆满地说明坠机的原因。

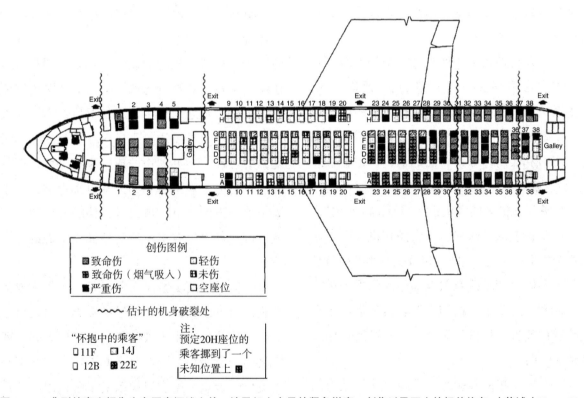

图 25-11　典型的事实报告生存因素概述文件，涉及机上人员的紧急撤离、创伤以及死亡的相关信息。（苏城（Sioux City）1989年7月事故，NTSB 资料）

5.第五步：调查的第五步包括对组织切片的显微镜下检查以及各种毒物的化学分析。病理学家必须对某些具有特别重要意义情况给予特别的注意，例如在烧伤、擦伤的附近出现了

早期炎性细胞渗出、血管扩张等。

6.第六步：调查的最后一步是将各种发现和尸检结果综合概括起来形成报告。在事故现场发现的各种事实将会被综合起来形成一组所

谓的现场记录（包括人的操作情况、生存因素等），它们将会被进一步再组织起来形成事实报告，以供现场调查阶段以后的时间里使用。最后，调查权威机构会发表一份共同最终报告，包括事实、发现、可能原因、结论以及安全建议等。病理学家可能会参与到调查委员会的过程之中。

预先评估

对坠机现场进行预先评估，了解人员伤亡情况，可用的资源，以及坠机前发生的各种事件等，将节省以后的时间，并可以使调查人员选择最有效的调查途径。这个初期阶段非常容易被忽视，但确实是最重要的。调查工作的初期阶段搜集到的各种证据都很容易遭到破坏，而且由于平行开展着多项活动，因此调查人员无法同时出现在很多重要方向上。

调查人员必须很快熟悉飞机型号、座位安排、安全带限动系统、飞机结构、紧急系统、逃生系统以及个人用具等。调查人员还应当查看一架事故机的同型机（姊妹机型），以便熟悉紧急出口和装备。如果可能的话，在检查事故机的残骸时还可以利用这架同型机进行比较。要将事故机残骸和同型机进行照相，以便比较。对于医学调查人员来讲，一台照相机、一台便携式全球定位系统（GPS）以及一台小型磁带录音机，可以对记录残骸关键部件的位置提供很大的便利。通常是飞机结构调查组负责记录有关残骸的情况，但医学调查人员有可能需要某些额外的细节。

查看同型机的驾驶舱，可能会获得重要的线索，将飞行员身上的创伤和驾驶舱结构对应起来。将坠毁飞机的涂装细节和在坠机地点发现的带涂料部件的具体位置联系起来，可能会有助于了解坠机过程中机上人员的运动情况。了解飞机、机上各个系统的操作手册，以及了解以往同型机或类似飞机坠机事故的环境条件

和人员创伤模式，这些都可能会有所助益。

数据搜集

事故调查的初始阶段的工作包括搜集有关事故环境的信息以及人员的伤亡情况。调查人员开始搜集资料以用于评估各种因素，有关机组人员的各种背景信息如一般健康情况、心理情绪倾向、经验水平以及受训经历等都格外重要。调查人员应当注意寻找机组人员有可能导致判断错误、动作错误或反应错误的行为模式，另外，如果生理状况不良，也会影响到机组人员。调查人员还应当寻找有关速度、方向以及接地姿态的各种线索，这对于以后分析创伤模式和计算冲击力矢量，都会有所助益。

调查人员必须尽一切可能搜集有关事故周围环境的各种信息，而且还要将这些信息和其他调查人员搜集到的信息综合起来。调查人员还应当与目击者进行沟通，他们的观察也许能够为飞机触地之前发生的事情提供线索。在人的因素调查人员搞清楚飞机触地过程的运动情况，了解较为罕见创伤的成因方面之前，那些即使是看上去很不起眼的因素也都可能具有重大价值。举例来讲，与雷暴相伴随的强烈气旋就可以解释飞机空中解体后残骸在地面的分布情况。

在坠机地点实施保安警戒是一条很重要的措施，它可以确保飞机残骸的完整，以及可以了解有价值的线索不被破坏。在任何人搬动残骸之前，照相和画图都是最基本的。有些调查人员出于善意，无意识地改变了坠机地点的现状，这常常造成了新的问题。在坠机造成的火灾被扑灭之后，在照相或用其他方式对坠机地点情况做出记录之前，现场不要有任何变动。当然这也是在确保生还者已经被抢救出来的前提下。搜救前给坠机火灾消防人员培训或简介情况，就可以帮助他们既能够很快接近生还者，

又可以将对证据的破坏降到最小。例如，事故飞机从触地到残骸最终停留区域，会在地面形成划动痕迹，大型车辆沿着这些划痕来来往往，就有可能破坏有关事故原因的重要信息。以平行或垂直的方式接近坠机地点可以更好地保护残骸。较高的植被可能会让搜寻生还者变得比较困难，特别是那些受伤或躺在地面上的人（例如1989年衣阿华州苏城（Sioux City）机场的严重飞行事故，在机场周边遍布玉米秆）。在NTSB调查人员到达现场接手调查工作之前，当地的执法机关都将事故现场当作刑事犯罪现场，常常需要执法官员、以及军队或私人保安力量来警卫事故现场。完整的调查需要仔细地将现场情况记录下来，调查工作的所有参与者都要到注意到各种残骸碎片的最终停留位置。他们应当将准确位置、接地位置和方式、飞机最终停止之前运动的距离、飞机结构破坏的各种准确数据等等都记录在一张比例图上。在这张比例图里还应标注上遇难者遗体的位置。这对于辨认遗体、估计坠机撞击力以及评估各个事件在时间上的先后顺序都很有帮助。

对于每一处创伤的性质和程度都作出细致的描述，这会非常有帮助，照相、放射线摄影、画图等在形成记录文件上也很有用。对于飞行员以往已经存在的疾病，要仔细地检查并作出记录，利用毒理学化验检查是否存在有毒物质，或者飞行员自行使用了某些药物，这都很重要。

利用放射线对全身进行检查，特别是手、脚和脊柱等，这很重要。放射线摄影常常可以帮助调查人员确定坠机时究竟是谁正在驾驶飞机，也可用于估计冲击力的大小和方向。所谓的控制模式骨折，例如拇指和脚踝的骨折脱位，只有出现了才有意义，如果没有出现，则不是具有意义的信息（图25-12）。

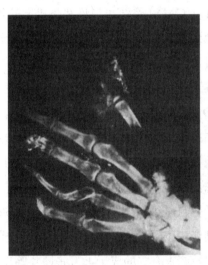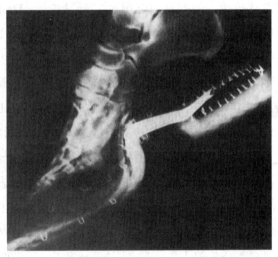

图25-12　放射线摄影显示的是一名飞行员遗体的手（左）和脚（右），发生事故时他正在控制着飞机。(CAMI提供照片)

对全部遇难者开展彻底的尸检是基本原则。对于遇难机组人员的尸检可以发现以往存在的疾患、残疾、使用的药物以及飞机上出现的有毒物质如一氧化碳气体。对于乘客开展尸检可以加速遗体的辨认过程，并可以把飞机的某些设计特点或者事故的某些特性，与乘客的死亡及存活，联系起来。

数据分析

在鉴定技术（Identification Techniques）一节里，我们将会介绍在发生大规模灾难的情况下，鉴定工作要用到的数据分析技术。

调查人员必须勤于搜集和评估各种数据。一旦搜集到数据，就必须仔细地分析必须回答的问题。如果设问恰当并经过了正确的调查，大多数回答都会出人意料的容易。尽管有关事故原因的最初印象可能吸引人们作出结论，但调查人员决不能草率结论，将某些观察结果当成无足轻重的。在调查过程当中，调查人员必须保持公正的立场，在得出结论之前，对于任何可能新出现的需要开展调查的领域都要始终保持警醒；对于每一条事实信息都必须考察其准确性；甚至对于目击者的观察，如果没有事实作为旁证的话，都要持怀疑的态度；对于所搜集到的事实数据要进行适当的评估，这包括将所有其他可能的解释排除出去。

在调查工作的现场阶段会发现很多有关人的作业方面的因素，为了帮助调查人员分析这些因素，一个工具被开发出来了。人的因素分析分类系统（The Human Factors Analysis and Classification System，HFACS）是一个有关人的错误的总体框架，最初是由美国军方开发并加以检测的，作为一个工具软件用于调查和分析飞行事故中人的方面的各种诱因。以 Reason（1990 年）有关各种潜在和活跃的失效模式的模型为基础，HFACS 列出了系统中各个层次上人的错误，包括机组人员的状态以及企业组织方面的因素。HFACS 框架作为一种错误分析和分类工具，在军队以外使用已经过了检验，并成功应用于商业航空。使用情况显示 HFACS 可以可靠地兼容商业航空事故中全部人的方面的诱因，这可以由 NTSB 的工作来验证。HFACS 的版本截至目前一直在更新，以便用于通用航空和航管控制的研究和调查。

数据管理工具

1986 年，加拿大交通运输安全委员会（Transportation Safety Board，TSB）开发出了一种恢复、分析和显示系统（Recovery, Analysis, and Presentation System），该系统利用飞行参数记录器（FDR）里的信息，可以将事故过程视觉重现。后来，有许多别的调查机构都采用了这套软件。

1998 年，一架瑞士航空 111 航班的 MD-11 型客机坠入大西洋，飞机在空中燃起了大火，全部人员丧生，加拿大 TSB 负责调查这起事故（报告编号：A98H0003）。调查工作使用了一种名为 Prodocs 的文件管理系统，该系统可以将来自各个方面调查搜集到的海量信息加以收集、管理并供查阅。这套系统大大加速了工作速度，将目击者的陈述和带有地图和网格的图形信息系统结合起来，立即就能够将视野、航路的大体位置，耳朵听到和眼睛看到的各种信息加以说明。驾驶舱仪表板的全景，再加上虚拟现实技术的使用，可以使非常复杂的调查发现直观化，更加益于调查人员开展工作。作为调查工作的一部分，利用计算机辅助设计（Computer-Aided Design，CAD）系统可以恢复飞机上的各个部件，其受到烟、火损害的程度可被详细地记录下来，并可以与实际飞行测验的结果加以对比。由于搜集到的人体遗骸高度分散，于是使用了三维 CAD 将 MD-11 的机内布局显示出来，并取代了以往挂满墙面的各种图表，而这种情形以前是大规模灾难事件医学检查人员工作的一个典型标志。在调查工作的任意时刻，调查人员都可以了解众多细节中的任意一个，例如通知近亲、遇难者遗骸的残留情况、毒理学检查结果以及调阅与调查有关的成千上万张照片等。

另一个视觉化工具也是由加拿大 TSB 工程部门开发的，属于 Prodocs 系统的后续软件，用于信息的搜集、管理以及分析，这套工具软件就是事故调查图形信息系统（Accident Investigation Geographic Information System，AIGIS）。

飞行事故调查搜集到信息的数量和详细程度都在增加，因此需要一个工具用于收集、储存、检索、分析以及显示空间相关数据等。根据野外及研究工作的经验，加拿大 TSB 决定改进图形信息系统（Geographic Information System，GIS）。由于没有找到适当的现成商业工具软件，于是自行开发了 AIGIS 软件的原型版。这个工具软件与传统的 GIS 软件类似，可以体现出空间关系图。另外它还必须能够收集、分析并显示事件前后飞机结构的各项相关数据。软件应当能涵盖运输平台、建筑物以及人体解剖等方面资料。原型版 AIGIS 软件有两个主要组成部分，关系数据库数据储存以及 2 维 /3 维 CAD 应用。关系数据库选择的是微软公司的 Access；CAD 应用选择的是 Bentley Microstation，之所以选择它是因为其图形处理能力，也因为其可以由外部程序（例如 MS Access）操纵。为了使 AIGIS 成为一个多用户应用软件，其数据库以及用户界面划分为 2 个 MS Access 应用程序，一个是所谓的"后端（backend）"，它将负责关系表以及搜集到的各种资料；另一个是所谓的"前端（frontend）"，负责用户界面。这种划分允许多用户使用，每一用户处理自己的前端拷贝，访问共享后端。

　　AIGIS 框架的开发工作包括两个部分，数据列表和用户名单模板，新的数据列表和用户名单可以快速建立和配置。这些模板自身带有可以反复使用的自定义码，利用这些自定义码就可以在使用时方便地输入数据、查询数据和显示结果。于是，AIGIS 可以被快速配置、添加、移除或调整新的列表和名单，以适应不断变化的使用环境，迅速改变优先次序。由于数据库（MS Access）和 CAD（Microstation）是彼此分离的应用软件，因此它们可以相互独立地执行各自的功能。然而对于任一款 GIS 软件而言，它真正的能力体现在能够利用图形方式显示相关数据的空间关系。因此 AIGIS 框架包括自定义码，这样就方便在 MS Access 和 Bentley Microstation 之间进行双向的通信。这就意味着通过这一框架，MS Access 可以向 Microstation 发送信息和

指令，选择性、系统性地生成 2 维或 3 维图形，生成事故地点的地图和坠机前后的结构图等（例如运输工具、建筑物、人体解剖图等）。对于数据存储的询问基于 Structured Query Language（SQL）语言提问，这种询问可以基于任何可能的域，或可能域联合而成的域，而且它还可以通过填写相同的名单输入数据而轻易地生成。然后这些询问的结果会自动地回显至主名单和次级名单。用户界面框架还允许对询问进行调整、保存和恢复。用户界面框架也简化了 CAD 图形，这些图形可以系统化地建立、保存和恢复。他们可以按步骤生成，每一步都代表了向数据库查询的结果。这些步骤也可以被保存起来，以后可以再次使用、生成图形，或者在其他的图形中加以利用。

　　利用基本型 AIGIS 软件生成了两种变化版 AIGIS，分别是 AIGIS 残骸版（AIGIS Wreckage）和 AIGIS 病理版（AIGIS Pathology）。正如名称所代表的，AIGIS 残骸版用于和运输平台残骸有关的数据搜集、保存、检索、分析和显示；而 AIGIS 病理版则用于和事故遇难者创伤有关的数据搜集、保存、检索和分析。这两种变化版有一些共同的数据列表和用户名单。例如一种都带有名为"Photo"的数据列表和用户名单模板，主要负责与残骸部件和遇难者遗骸相关的照片。在其他的信息中还显示了每一张图的"缩略图"，如果某一缩略图被选择，就会显示出一张高分辨率的图片，而这张高分辨率图片则存储在旁边的光学存贮装置、服务器或附带有存贮装置的其他网络里。

　　AIGIS 残骸版的变动包括了一个数据列表，负责其他情况下的部件坠毁前后描述、位置（例如坠毁前该部件的安装位置以及在残骸区的发现位置）和多媒体数据（例如部件模型、全景图、视频和音频等）。对于某一次具体的调查工作而言，要使用上述的 AIGIS 变化版软件掌握和分

析超过2万个物品、16万张以上的图片，追踪并生成3万5千个部件的CAD图形。

AIGIS病理版的变动是负责乘客的数据，包括诸如人口统计学信息、近亲、私人物品、样本（例如遗骸肢体）、创伤以及毒理学资料等。除此以外还加入了一个特殊的画图功能，将一个3D人体（计算机虚拟模特）置于由CAD软件生成的舱内视景模型之中（即用虚拟模特代表遇难者）。这些虚拟模特包括一名男性和一名女性，身材大小表明是一名婴儿、一个儿童或是一个成年人。每一个虚拟模特被划分为16个部位（即头、面、颈、胸、上肢、腹部、骨盆和下肢的左侧面和右侧面），每一个部位都被链接至数据库，允许进行单独的操作，允许CAD软件向数据库发出查询指令。另外还可以加入人体解剖

CAD模型，这样就可以对某一个体的伤情做详细分析。AIGIS病理版部分可以在多种场合发挥很大的作用，这样的场合包括（但不仅仅局限于）遇难者恢复和辨认、选择遇难者用于毒理学检验、创伤模式分析等。在某一个具体的案例中，使用该系统对229名遇难者进行了搜集、追踪和分析，在4小时的时间里AIGIS病理版回答了大约80个不同的问题（例如发生胫骨或腓骨骨折的乘客坐在哪里？）。这意味着要生成大约80个不同的3D人体模型座位安排图，每一个问题都要用到一个模型。图25-13是根据两起致命性的空运事故DCA89MA063和DCA99MA060，CAD显示的座位信息。灰影仅仅意味着要说明一种可能，而在本例中就是随机的灰色渲染。

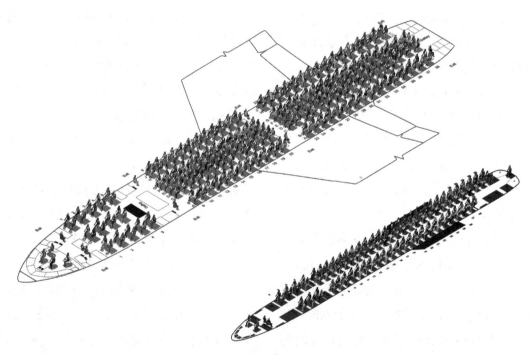

图25-13 事故调查图形信息系统（AIGIS）——依据事故调查工作，生成了DC-10和MD-80客机带有乘客座位信息的图示，解剖学编码用随机的颜色表示，仅仅为了说明的目的。（NTSB数据，加拿大交通运输安全委员会（TSB）提供照片）

使用情况证明AIGIS是一个非常得力的工具，它的原型版就已经超出了预期。当然还存在需要加以改进的领域，也应当再加入更多的特性。数据量的增长非常快，很快就会超出MS Access软件的性能上限，而且多用户使用也

会很明显地降低系统的速度。类似SQL Server和Oracle这种关系型数据库软件，或者例如MySQL这种开放源代码型的平台，以及其他种类的软件，在未来升级AIGIS时都可以考虑。AIGIS原型版的一个局限性就是在某一个时刻只

能处理一起事故，同时交叉处理多起灾难的能力将会是有所助益的，也需要将 AIGIS 残骸版和病理版综合成为一个产品，这会有助于更好地分析人机环境。还应对 AIGIS 加以扩展，包括统计分析以及图表模块，利用 SQL Server 或其他的适用商业化数据库软件，使用本地的驱动器，在 ODBC（Open Database Connectivity，开放数据库互联）之外再加上 SQL 访问，在未来就可以使数据挖掘或统计分析软件包直接访问数据存储。加拿大交通运输安全委员会在航空、铁路和水运事故调查的过程中，为了重现事故链，还使用了动画技术。

结论

在确定并且评估了事实以后，调查人员必须就事故以及乘客和机组人员身上创伤的原因达成结论。根据 Fryer 的建议，在结论和建议书中，五个重要问题中的三个是必须回答的（26）：

1. 为什么会遭受致命伤而丧失了生命？

2. 由于事故或飞机的什么属性，生还者得以成功逃生？

3. 是否存在什么证据表明事故的主要或次要原因包含有医学成分？

结论应当反映出调查人员基于可获得的事实得出最佳的意见，还应当包括与已有文献和以往类似案例的比较。在调查过程中，对于导致事故或特别创伤的事件链和事件顺序，应当尽可能详细地形成文字记录。这种记录的详细程度可能会超出调查机构依据法开展调查工作需要的程度。但医学报告应当包括这些额外详细的数据，其目的是满足以后长时间对多起事故开展研究的需要。在确定实证性事实后，进行合理的推理就具有了明确的价值，它可用于推导出结论，并可以对其他事故的潜在性安全危害提出警告。如果做出了"原因：未定"这样的结论，对于今后的事故以及创伤预防不会起到任何作用。

建议

如果调查人员在事故调查中没有提出开展某些工作可以预防类似损伤，甚至可以预防导致事故原因再次出现的建议，那么调查工作就是不完整的。建议书应当至少强调弗赖尔建议的最后两个问题：

1. 飞机或机上装备是否存在改进的可能，可以增加遇难者生存的机会，或降低生还者身上创伤的严重程度？

2. 这些改进综合起来，对于乘客生还的机会会不会产生有害的影响？

大规模灾难

遗骸的法医学鉴定

对一次大规模灾难开展调查工作是一项复杂的工作，如果手段方法不科学、不系统的话，作业就会格外地艰难，人员伤亡情况的确定就是其中之一。不论灾难的性质如何，比如自然灾难、交通运输灾难或者人祸，做为多学科队伍中的一员，医学调查人员面对的都是灾难中环境和人的一面。他们开展调查工作、重建事件、搜集事实、确定事件的相关顺序和错误链，并为未来准备预防措施。

许多调查人员都了解鉴定技术，但只是把这项技术看成是一个孤立的过程，并没有将其整合进整体调查工作中。比较典型的情况是，基于事前想定的灾难应对计划，给医生、牙医或其他医学人员分派了任务，可是这些人员并未参与这个计划的制定过程。实际的调查过程通常都是根据一个特定的基础而开展的。

如要正确地开展调查工作，鉴定工作是一个必备的前提。准确地鉴别一起飞行事故或其他大规模灾难中的全部遇难者通常是第一步，然后才能确定每个人在发生灾难的时刻所处的具体位置，以及在事故成因中产生的影响。

开展鉴别工作的另一个明显理由是要让遇难者家庭收到亲人的遗骸。在某些事故后，缺乏经验的工作人员仅仅是根据遗骸上的某些视觉特征、衣物以及类似珠宝或身份牌这种个人物品确定其身份。他们甚至允许在没有确定特征的情况下将遗骸或部分残肢归还家庭，当民族信仰要求尽快举行葬礼时，遇难者家庭通常都会领受那些遗骸。而因某些家庭家庭成员死亡而悲伤和情绪激动，有时会作出拒绝性的反应，哪怕是已经确定地鉴别出来了，他们也拒绝接受亲属去世的事实（McMeeken，私人通信，1985）。有时视觉检查已经足够了，遇难者事实上已经正确地鉴别出，可是由于文件的关系，还是出现了法律诉讼或保险索赔。

对于组织、线粒体和骨头开展 DNA 鉴定，这项技术已经成功地成为鉴定工作的主要依靠。无论组织碎块有多么小，DNA 技术都可以对遗骸开展准确地鉴定。但调查人员也没有排除使用传统调查方法，他们把它当成一种备份方法。原因是 DNA 手段并不是随时随地可以获得或适合使用的，可能没有可供比对的组织或记录。理想的情况是，要将事故遇难者的 DNA 与事故前从毛发、牙刷、血液或其他来源的 DNA 进行比对。当条件不允许时，就要将尸检样本与其亲属的 DNA 进行比对，例如父母或兄弟姐妹等。有时会没有其他来源的 DNA 可供比对。某些情况下，遇难者是领养的，因此无法与家庭成员开展比对，有时通过血液化验会发现部分或全部存活的亲属和事故遇难者没有关系，这些情况只可能在大规模灾难调查过程中出现，这些都需要特殊的敏感性。

伴随有大量遇难人员的航空事故（例如 TWA 800 航班、瑞士航空 111 航班、2003 年的 Galaxy 事故等等），这些事故的鉴定工作导致开发出了一种工具软件，帮助法医学牙医或病理学家开展工作。2001 年 9 月 11 日世界贸易中心灾难后，巨大的数据量及其他许多特殊的问题，都要求开发出另外一种生物信息工具，着重处理调查人员在面对大量遇难人员而且遗骸高度破碎时的局面。在列举复杂的情况时，应注意如下几点：

1. 遗骸只能部分回收。

2. 部分回收到的遗骸由于温度 / 化学因素 / 细菌因素而出现明显的腐败。

3. 最有可能提供证明的个人物品，大多数都无法获得。

4. 从遇难地点回收到可使用的个人物品，其中有一部分带有预期遇难者之外其他个体身上的生物痕迹材料。

5. 遇难者中包括家庭部分成员甚至整个家庭，因此有必要仅仅依据遇难者的数据开展家谱重建工作。

6. 利用 DNA 型谱重新画出出身谱系图，年老的遇难者对于这项工作提出了额外的挑战。

7. 有许多遇难者的基因类型，可供参考的近亲数量非常少。

如果工作方法合乎逻辑，工作小心谨慎，遇难者的身份鉴定并不困难。当分解到基本因素时，鉴定过程包括：①搜集失踪人员可供鉴定的各种信息；②考察遇难者的鉴定特征；③将两部分信息进行比对。上述三个步骤中任何一个不合适，鉴定工作都无法开展。

为未知准备的计划

在大规模灾难应急计划中，鉴定工作的第一阶段始于实际事件很早之前。调查开始前准备工作深入的程度，未来将在很大程度上决定调查工作成功的程度。

以下对制定计划过程的讨论主要都是理论性的，而非对一个计划的系统性描述。在对可能出现的灾害类型做了通盘考虑之后，每一个小社团都必须制定符合具体特点的灾难应急计划。

　　对于任何灾难应急计划而言，最严重的障碍是没有人能够准确地确定灾难发生的地点。有很多航班事故发生在机场或附近。1994 年，一架飞机在雷暴、微风暴和风切变的环境中做拉起复飞动作，由于飞行员受到了前庭本体错觉的影响，没有能够保持适当的爬升姿态，飞机在一片开放地域触地，主起落架撞上了机场设施。飞机撞上了树木和机场周边的栅栏，机身碎片跨越了一户住宅的道路，一部分机身还撞上了一处私宅。虽然可以确定许多高危险地域，但根据当前的现代化交通技术以及持续增长的空中交通流量，事故出现在人口稠密地区的可能性还是不能完全排除。例如在 1992 年 10 月 10 日，El Al 公司波音 747 货运飞机坠毁在了阿姆斯特丹附近的一幢公寓楼上，飞机和两栋公寓建筑被毁，47 人死亡（http://www.pubmedcentral.nih.gov/articlerender.fcgi?artid=173116）。

　　正是由于这样的原因，计划制订者常常无法适当地选择必须的工具设备，直到灾难真的出现了，调查人员才了解了事故的性质、位置、类型、灾害的严重程度以及遇难人员的数量等。如果飞机坠毁在海上，那么有关司法权限问题会更复杂，获取开展调查所需的信息会更困难，工作的复杂性和成本会增加，调查和救援人员冒的风险也会加重（图 25-15）。

　　尽管存在种种困难，预案还是必须要制定的。虽然没有计划也可以成功地开展灾难调查和遇难者辨认，但如果所涉及的人员都了解了任务和必须完成的工作，事情就会简单许多。除非制定者在制定计划的时候已经考虑了理论方面的问题，否则那些必需的决策通常都不会很快做出，也不会很准确。在灾难发生后能够迅速启动辨认过程，对于事故前制定计划花费的时间来讲是一种超值的补偿。

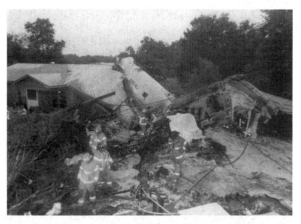

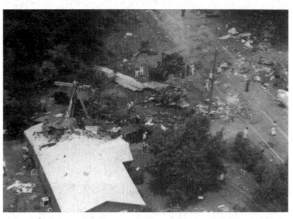

图 25-14　坠机现场，一架飞机坠毁在一处民宅附近，靠近北卡罗来纳州 **Charlotte** 市机场的围栏（**NTSB**/**CAMI** 提供照片）

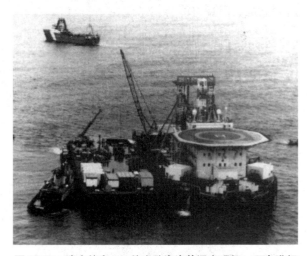

图 25-15　瑞士航空 111 航班坠海事故调查现场，正在进行搜索回收作业（加拿大交通运输安全委员会提供照片）

　　在事故前制订应急计划时也可依据若干规则，但想要将其他人的计划直接整合过来，这通常都不太可能，起码要作出最小限度地调整，

以适应具体的使用环境。计划必须反映出能够
面对具体问题的风险、资源及决策制定过程。
举例来讲，一个在纽约能够取得成功的计划，
在一个只有 3000～4000 人口的小城镇里就未
必适合。大城市有很充分的资源可用于采购装
备并雇用全时人员，对于多种灾难都能做出很
有效的反应。但另一方面，大城市也有更多的
官僚渠道，导致的结果就是很简单的事情也变
得很复杂。小型社区及医学检察员办公室应当
考虑向所在州的政府提出申请，以便在遭遇紧
急情况时提供社会力量帮助，使联邦和州政府
的资源一致用于应对大型灾难。调查团队的成
员可以在事故现场向当地职权部门提出建议，
帮助协调这一过程。即使是最为细致准备的计
划，制定者也不会把某些特殊环境产生的问题
都一一考虑到。

　　然而，对预期可能会发生的大规模灾难事
先做了准备，一旦遇到事情，就会比没有准备
要从容许多。一旦灾难降临，那些没有预先准
备的组织机构就必须快速行动起来，而当没有
时间做准备时就可能会犯错误。

启动计划制定过程

　　负责灾难调查的组织者或委员会可以参考
其他委员会的计划和经验，即使那些计划并不
能够直接为自己所用，也可以有所受益。符合
逻辑的第一步就是回顾以往的事故报告，与调
查机构进行接触；下一步则是一个头脑风暴过
程，看看计划制定者能够想出多少种不同的灾
难场景。重要的问题应当考虑到可能出现的灾
难类型、可能出现的地点、出现的风险、会有
多少人遇难，以及有什么可用资源？

人员伤亡

　　2001 年 2 月，NTSB 就航班生存性举行了
公开会议，会议结果在本章的前面提到过。截

至 2000 年，为期 7 年的一个时间段内发生了严
重事故（包括火灾、严重创伤、飞机结构严重
损坏或损毁）的航班总共有人员 2739 人，其中
有 1524 人（55.6%）生还。人员出现伤亡的类
型包括死亡、创伤或无家可归。灾难的属性或
严重程度会影响到每一种类型中的人员数量。
情况很难概括，但莱恩和布朗（30）对这一问
题展开了研究，包括 1086 起飞行事故，机上人
员 34 369 名。研究结果表明 82% 的事故中人
员没有严重创伤；不到 1% 的坠机事故造成了
超过 50% 的人员严重创伤病例；在绝大部分事
故（95%）中，严重创伤的人员不超过 25%。不
论制订了多少计划，准备工作都不能尽善尽美，
可是灾难演练确是在真正的灾难到来之前检验
计划的有效途径。演练可能会暴露计划的弱点，
在实际发生灾难时，那些看上去无足轻重的细
节往往会变成具有关键重要性的地方。

　　就在 1989 年苏城（Sioux City）事故发生之
前，包括机场、国民警卫队和当地医院在内曾经
进行过事故计划演练，结果在发生坠机事故后
很短的时间内，消防和紧急救护快速、高效和
有条不紊地进行。获得认证的机场都被要求每 3
年举行一次真实演练，中间 2 年举行纸上演习。
苏城的 Gateway 机场并没有获得宽体客机的认
证，他们在事故前的演练是在一辆巴士上进行
的。1989 年，该城市的灾难协调部门决定为苏
城机场举行灾难应急演练，演习模拟一架宽体
客机发生事故，坠毁在一条已经废弃的跑道上，
有 150 人生还。用于飞机抢救和消防（Aircraft
rescue and firefighting，ARFF）的人员来自衣阿
华州空中国民警卫队第 185 战术战斗大队（Iowa
Air National Guard 185th Tactical Fighter Group）。
通过这次演练，计划制订者认识到他们的计划需
要作进一步改进，并要更具灵活性，而当那架
发生了故障的 DC-10-10 客机载着 285 名乘客和
11 名机组人员坠毁在跑道上时，这些改进中的

大部分甚至全部，都派上了用场。总共有 175 名乘客和 10 名机组人员存活了下来，这样的存活率应当归功于驻扎在该机场并开展了机场演练的 285 名国民警卫队（现在是第 185 空中加油联队）人员、空中交通管制（ATC）人员的专业精神，紧急医疗救护（emergency medical service, EMS）车辆、医院及周围社区的准备状态（Al Haynes 机长的私人通信，1998）。Organization & Environment 期刊于 1991 年发表了一篇文章，对苏城的灾难应对计划情况进行了回顾。

保安以及进入管控

对于事故地点采取保护措施，这一点很重要。掠夺者可以飞快地从现场劫掠走一切可供鉴别使用的证据，遗骸和行李也是富有诱惑力的目标。在抢救生存者的过程中，现场不可避免地会受到破坏，但在早期阶段过后就应当采取严格的保安措施，只允许接受过培训的调查人员及其他受过特别训练的人员进入现场。事故现场的破坏使本已十分困难的鉴别工作雪上加霜，随便进入事故现场或者接近调查设施，对于调查结果及调查人员的安全都会产生灾难性的影响。因此，对于调查设施也必须采取适当的保安措施，防止未经允许的进入。某些家庭、新闻媒体和其他人员对于调查工作拥有一些合理的兴趣，但他们的出现会使调查人员精力分散，造成鉴别失误，因此也需要采取适当的隔离措施。这些考虑常常使要将鉴别设备设置在人员集中的公共区域以外。

血液传播病原体的防护

控制人员进入事故现场，也有利于对血液传播性病原体采取防护措施。常规性的预防措施比如面罩、套服及手套等，对于需要进入现场的人员来讲，可以提供很大程度的防护。保护现场、控制接近受污染的残骸，可以将接触

人体遗骸遭受创伤或受到感染的可能性降至最低。由于进入受控地点的人员数目有限制，因此必须提供更衣站，供应套服、手套、鞋套等保护衣物。在进出地点还需要设置洗消站，对于进入现场的情况还要有记录。对受伤的调查人员要有记录，记录要作为单独病例的一部分加以保存。到目前为止，还没有出现在事故现场感染乙型肝炎病毒和 HIV 病毒的情况，但出现过其他类型的职业性创伤或疾病。曾有过一名蹒跚学步的孩子死于有机磷化学试剂，原因是一双在事故现场穿过的被污染的靴子放在了他家里（Véronneau，1990）。这名幼儿在沾染了化学物质的地毯上爬行，最后死于有机磷农药中毒。

遗骸所涉及的司法权限

调查人员应当搞清楚与调查过程相伴随的法律权限方面的问题，因为有许多人积极参与调查工作，是有合法利益的。抢救队伍关心挽救受伤人员的生命，他们的工作必需在其他调查工作之前开展。消防部门负责灭火并调查起火原因。警方负责可能的触犯法律行为，提供保安，并负责控制观众。有许多警察、消防人员和急救人员会做出应急反应，目前的问题是并不清楚谁拥有最优先的司法权限。

发生一起飞行事故后，法医学的权限就是负责事故遇难者遗骸的鉴别。有关这一权限的法律条目掌管着法医工作过程。在美国境内，一部法律可以是排他性的或者是并行的，也可以是联邦一级、州一级、县一级或者乡村当地的。联邦法规要求对机组人员开展法医尸检，但州和当地法规对机组人员以外的遇难者的要求就会出现变化。美国公民在海外死亡，司法权限属于别国政府和美国国务院。军队的医学检察员（Armed Forces Medical Examiner）常规要对这类遇难人员完成很多鉴别工作。各国之间签

订的武装力量法律地位协议决定了怎样处置已故军队人员。

医学检察员、验尸官以及后事系统（Peace Systems）中的法律权限

在美国，对于死亡的调查和鉴定工作存在很多的系统。它们包括州的医学检察员系统、州内不同地区的医学检察员系统、县或主要大城市的航空医学检察系统、后事处理司法系统中的验尸官系统等。在许多州里，这些系统都结合起来了。有些官员是被任命的，有些则是选举产生的。他们的受教育程度、技能以及经验都参差不齐，器材、人员、设备以及支援能力的差别也很大。发生了坠机事故后，第一项重要的工作就是要搞清楚事发地点司法体系里法医系统的工作能力，第二项任务就是要获得必需与这个系统打交道的专业能力。如果州立机构无法提供支持的话，DMORT（Disaster Mortuary Operational Response Team，灾难遗骸清理作业反应队）、军队医学检察员以及军队DNA实验室都可以提供支持。如果提出请求，FBI的灾难指纹团队（Disaster Fingerprint Team）在任何时候都可以提供支援，并且不向当地司法机构收取费用。自从环球航空800（TWA 800）空难之后，只要发生了飞行事故，隶属于联邦的NTSB家庭救助中心（NTSB Family Assistance Center）也可以向遇难者家庭以及当地的法医鉴定中心提供帮助，他们查找事前记录以及进行放射线照相检查的能力是值得称道的。有关家庭救助中心的法律已经调整，以便为大多数交通运输事故提供支援，但并不涉及其他类型的事故。在州有关机构缺乏能力的情况下，根据公共法律93-288，州政府可能会向现役军事部门提出支援请求。大多数规模较大的飞行事故在得到证明以前，都按照刑事犯罪来对待。结果是联邦、州、县和当地的执法机构都会出现在现场。FAA人员、NTSB人员、FBI人员、航空公司代表以及飞机制造商代表也都会出现。某些州还拥有具有丰富经验的鉴定团队，现在要求每个州都制订灾难应对计划。

医学检察员和验尸官是负总责的，领导遗骸检查工作，就死亡原因形成报告，检查可能出现的传染性疾病，还要协助警方查找可能的犯罪证据。来自新闻传媒的人士会报告事件起因，如果对当地民众存在持续性的危害，他们也会继续报道。承办后事的人则希望尽可能快速地处置好遗体。事故涉及的运输平台运营者及生产厂商感兴趣的是确定事故原因，而亲属们则想要了解失踪家庭成员的确切情况。飞行员、乘务员、机械师以及空中交通管理人员所在的工会也都希望出现在现场。由于有可能会出现诉讼和辩护以确定可能的索赔和债务，律师们也会产生兴趣。在发生了交通运输灾难的情况下，诸如NTSB和FAA这样的各种机构的代表也会要求参加调查工作。而许多事故还带有国际色彩，可能会引起国际关系方面的问题。

也许会有几名个体和几个组织对调查工作具有主动兴趣，整个过程必须提供一个框架，使所有感兴趣的方面共同工作。

领导权

在大规模灾难现场，严重问题之一就是早期到达的各个方面无法达成共识，究竟应该由谁来负责。特别是当调查人员并不全都是预想计划制定者时，更是这样。做出了许多相互依赖的指示，有太多的人试图居于控制地位，发出指令，结果使现场情况更加混乱。

法律规定事故调查要由NTSB来负责开展并确定事故的原因，当地医学检察员或验尸官负责确定死亡的原因。NTSB的调查人员负责与当地、州以及其他联邦机构沟通，确保事故地点的保安、安全，保证调查工作的开展。在调

查工作结束时，现场由当地权力部门接管，之后是该地域的清理和恢复工作。虽然每一项工作都会有负责的人员，但所有有关的方面都必须清楚，只有 NTSB 对于整个调查拥有最高决定权。在 NTSB 人员到达之前，事故现场合理的控制方是当地执法部分，他们应当把事故现场当作潜在的刑事犯罪现场来对待。

医学调查指挥部的位置

医学调查人员必须在事故当地建立一个指挥中心，监督并控制调查进展情况，并保持必要的联系。指挥部虽然并不一定需要建立在鉴定机构里，但其交通和通信都必须非常便利。从很多方面看，把指挥部和鉴定机构分隔开来，调查人员会体会到许多好处。因为指挥部可能需要与新闻媒体、家庭及其他人打交道，这样就不会干扰鉴定工作的进程。也需要安排好食宿场所。

灾难鉴定机构

如果可能，飞行事故鉴定中心应当设立在已经存在的机构之内，根据灾难应急计划安排，由富有能力和经验的人来主管此工作，该计划在事前还要经过演练和升级。鉴定中心应当包括中心主管、公共事务部门、通信部门、保安和支援部门、指纹部门、病理实验室、法医牙科、人类学、放射学、影像学、私人物品部门、注册登记和计算机系统以及家庭救助中心等。大多数飞行事故都会涉及对封闭的人群开展鉴别工作，但当事故中出现了地面遇难人员时，鉴别工作面对的人群就呈开放式。面对开放式的人群，鉴别工作就必须成系统地搜集可能与事故有关的失踪人员的报告。

在调查人员寻找地点建立鉴定中心的时候，应当考虑到一些问题。中心和事故地点之间应当很容易到达，搬运遗骸不应当走很远的距离，

使问题复杂化。调查人员需要在中心和事故地点之间多次往返，如果路程过远或者过分难走，会在路上花费很多不必要的时间。

鉴定中心必须配有适当的设备，或者至少是所在地点可以很方便地安装所需设备。可以通过商业线路，便携式或移动式发动机获得适当的电源，以供照明和电器使用。保存对于温度敏感的试剂和食物可能会需要冰箱，在开始鉴别工作或交还给亲属之前，遗骸的保存可能会需要大型冷藏舱，而工作手套、橡胶手套、铅笔、笔记簿、防水袋、塑料袋、木头架子、铺设检查台的胶合板、覆盖地面的厚型塑料单等等都可能会用到。临时性的尸检室可以搭设在飞机机库或者其他适合的建筑物内，以便能够处理大批遇难者，并对他们保有适当的礼貌和安全性。瑞士航空 111 航班事故就是这样做的（图 25-16）。

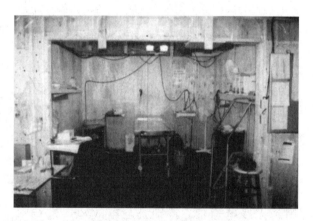

图 25-16 设立在机库内的若干个临时尸检室之一，在瑞士航空 111 航班事故调查期间,也被当做太平间（民用航空航天医学研究所提供照片）

尽管存在很多理由要将鉴别工作安排在尽可能靠近事故地点的地方，可是仍然会有很多因素破坏这一计划，例如是否有可用的冷藏设备、交通运输系统以及其他设施等，这些都是很重要的因素，调查人员必须考虑到。有时候在敌对的环境中开展工作也必须加以考虑。如果要使用计算机设备,那么它必须是"坚固耐用"型的，否则就必须在有适当的充电设施且周围

可以保证达到要求的环境中使用。膝上型计算机在湿热环境中的表现非常差。

如果可以选择的话，大多数调查人员会选择在一个精挑细选、运行良好、配备专用设备、拥有良好设施的指挥部里开展灾难调查工作。不幸的是事故发生地点根本无法预期。大多数社区根本不可能配置专门筹划的灾难应变指挥所及必需的相关设备，而且一次事故的遇难人数也很可能远远超出了已有专用设施的容纳能力。通常情况是灾难调查设施不得不在发生事故后才开始建立。

通信

应当优先考虑建立一个有效的通信系统。通信也是其他调查小组优先考虑的事情，通常情况是在建立通信系统时，将医学调查人员作为一个整体来提供接入。调查人员必须从外部资源寻找与鉴别特征相关的各种信息，如果没有适当的通信渠道来获取生前的各种记录或者其他信息，那么开展鉴别工作也许就不可能了。在事故地点协调各种作业，医院、停尸间、指挥部及其他部门等，都需要通信设备。电话和蜂窝电话（cellular telephone，通称手机）常常是最为需要的通信手段，但有时也可能会用到无线电通信，特别是与事故地点进行联系。信息安全也是一个需要考虑的问题，特别是用手机通信时，数字手机在抗窃听方面稍好一点。

调查人员还必须考虑到公共关系问题。事故调查的成功常常依赖于公众的支持。当地社区可能会提供无法估价的支持，例如为大批人员提供食宿，为事故地点及指挥部提供日用品服务，交通，通信（无线电、电话，甚至跑腿），文秘和宗教帮助，常规的土建或劳动力付出等。需要留意应该分发一些适当的信息，确保公众了解工作的持续情况，以及是否需要当地参与等。

另一方面，必须时刻留意保安问题，人们不停地、无法控制地到现场看热闹，会干扰到调查工作。

要向新闻媒体代表提供合理的采访机会，因为他们对于事故的原因以及灾难的后果始终都是很感兴趣的，对调查过程也一样，医学人员应当协助好负责公共关系的调查人员。

交通

交通也是调查工作必需考虑的问题。受伤人员需要送到医疗机构实施救治，遗骸也必须移往停尸间，人员必须在于事故地点、工作地点以及居住地点之间往返，设备必须运往工作地安装，有助于辨别和治疗工作的邮件和其他文件也必须被送来，将某些材料物质送往特定机构以供分析，对于运输也有特殊的要求。

人员

典型的情况是整个社区都对灾难的发生没有什么准备。一旦发生灾难，执行预定好的计划，可能是最重要的一步行动。即使社区有精心制订的计划，人员也不会就坐在组织良好的灾难中心里，携带好了所有必需的装备，泰然自若地准备出发。因此，任何灾难应对预案的关键元素就是通知所有参与者，向他们发出指令，告诉他们必须做什么。

调查人员必须确定需要什么样的人员来应对紧急情况，而且常常是在并不完全了解灾难的性质和规模的情况下，在很短的时间之内就必须定下适合的人选、装备以及作业地点等。由于需要付出额外的精力，因此总是不可避免地简化了后续任务。

幸运的是，找到希望为调查工作提供帮助的人没有问题。社区里大多数人都会以自发的方式提供支援。比较严重的问题是在出现较大规模灾难时难以找到足够的专业人员。

作业防护以及饮食

如果要在工作地点准备食物，就必须要解决后勤问题。与此类似，如果工人要在工作地点和食宿地之间通勤的话，交通问题也必须解决。选择工作地点时，应当考虑到工人工作的舒适性问题。在极端的温湿度条件下，工人工作的效率不可能很高。因此，我们要提供适当的保温和通风条件、饮食和休息条件。调查人员所必须开展工作的条件常常影响工作完成的进度。设立工作进度表是必需的，特别是在恶劣气候条件下。在恶劣的条件下，疲劳导致的错误，低血糖或者寒冷造成的延误，要远远多于延长劳动时间产生的节省。调查人员应当了解，从调查工作开始，长时间的工作加上无法得到良好的睡眠，会导致工人睡眠时间不足并且开始累积。最短的情况是从现场作业2天开始，调查队伍就开始遭遇与疲劳有关的问题。例如调查工作的第一天，工人在长途旅行到达事故地点后，工作时间长达18小时，后续几天也是如此，这种情况并非少见。在工作的第一周里，要时刻注意作业人员的安全，在搜集材料的过程中预防出现与疲劳有关的错误，还要防止作业工人出现工伤。

亲眼目睹大量人员遇难，这会对调查团队成员心理产生巨大的刺激。因看见恐怖的场面，人员的行为举止会发生改变，例如饮酒及从事带有危险性的工作等，这一切常常只有通过精心组织的心理学支援才能够预防。在实际工作中，大多数灾难抢救工人认为心理学家和精神科医生是比神父、牧师和拉比这些宗教领袖更具威胁性的人。在这些场合，心理支援取得成功的主要关键就是要让工人们把焦虑表达出来，并使他们相信这些感觉属于正常现象。红十字会也经常参与到事故后支援工作中，帮助解决灾难后潜在的应激失常问题。这些问题在生还者、亲属、目击者以及事故调查人员中都可能会出现。

物品管控

灾难遇难者辨认工作的一项关键因素就是物品管控，包括人员及调查用相关物品的追踪。医学目录系统会极大地方便对每一名遇难者和生还者进行追踪，这种管控工作从现场救援的一开始就必须启动。执法人员接受过有关监管链条控制方面的培训，可以帮助有序地处置与事故有关的材料，包括各种记录和追踪系统等。即使事故并不包含刑事犯罪方面的成分，遵守执法的程序并且有执法人员参加进来，会对调查工作有益。

物品管控可能会受到一些因素的影响，应对的方法就是专门建立一个负责物品管控的小组。最有效的方法就是在事故现场、伤情分类区、停尸间、医院、临时保管区域以及中心指挥所都配置这个小组。这个小组的职责就是确保所有伤亡人员都被适当地标签分类，没有混乱。另外，他们还应当保持一个动态的名单，准确标出每一名生还者的位置，以及每一名遇难者的鉴别工作步骤等。身份中心通常都会制订一个处理程序，用于检查遗骸。根据多次事故调查经验，下面这个过程很有效：①进入处理程序；②影像记录；③私人物品；④指纹；⑤放射线检查；⑥法医牙科学检查；⑦病理学和实验室检查；⑧后事处理，包括保存和运输等（Morlang，私人通信，2007）。身份中心只有像搜救队伍那样在现场工作，才能取得成功，并支援他们，伴随他们。

在抢救过程中只能搬动生存人员，除非有近在眼前的危险会造成进一步破坏，并使遇难者可用于鉴定的特征会有更多的丧失。生还者被搬运出来后，就应当询问确定姓名及其他用于鉴别的信息。这是因为害怕他们在运往救治或收容站的过程中可能会突然出现恶化。在发生了较大规模的灾难后，由于经常无法获得完整的失踪人员名单，使鉴别遇难者变得更加困难，为了回避这种情况，这类询问很重要。使用带有 GPS 功能的设备，只要按一下键，就可以记录人员或物品在坠机现场的位置。这不仅仅有利于去世者，也同样有利于生还者，以便以后再被询问有关的时间或地点时，不必过分地依赖于生还者或抢救人员的记忆。如果以后事故现场被破坏，或者由于超过了调查机构权力控制范围的事件明显地改动了现场，则这就是唯一保存下来的位置信息了。

全部生还者要被送往初级伤情分类区，通常是一家医疗机构，这样他们就能够接受更加符合他们伤情的诊治了。没有受伤的生还者在到达安置地点以后，调查人员就应该尽可能快地开展询问，记录下他们在事故过程中的所见所闻。从家庭中转移出来的人员都必须集中在这一区域，或者返回自己的住所直到作出其他的安排。受伤的生还者在接受治疗后也可以从医院转移到这里。

受伤的生还者要根据他们创伤的严重程度，尽可能快地转移到医疗救治机构。虽然过程要尽快，但也要留意不要干扰到物品管控程序。当参与救治的医疗机构不止一家时，很容易发生"丢失"伤亡人员的情况。调查人员必须了解伤员的位置。在救治机构死亡或在护送途中死亡的人员也必须被转送到停尸房。清查死亡人员的过程如果出现了错误，就会在不经意间将遗骸遗留在飞机残骸里，在后续的调查或残骸搬运过程中被再次发现。

搜集遇难者的过程需要非常细心，注意保存可用于鉴别的各种信息。未经计划就开始搜集或者搜集过程进行得非常匆忙，常常会导致丢失可帮助鉴别的有用信息。必须将遇难者被发现的准确地点记录下来，假设发生了类似飞行事故大规模灾害，这类记录可以借助残骸分布图的形式，记录每一具遗骸的准确位置。这个图可以为搜寻家庭成员提供有价值的线索。对于飞行事故机组人员的鉴别工作，了解遗骸是否是在驾驶舱残骸中被发现的，如果可能的话还可进一步描述其被发现的具体位置，这都能提供帮助。在变动遗骸的姿态位置之前必须照相记录。对于这些照片最感兴趣的是负责事故原因和生存性调查的人员，可尽管如此，在判断遗骸编号工作是否出现了错误方面，这些照片也是有鉴别意义的。很明显，为了这一方面的工作，遗骸的数字编号在照片上必须非常明显。这些数据都可以输入 CAD 软件中，该程序可以在飞机示意图上将在现场搜集到的各类数据直观地表现出来。这对于医学调查人员来讲是一个强有力且直观的统计处理工具，对于调查后期的分析过程来讲，也是一个功能强大的图形工具。

法医学资料管理

法医资料可以使用 WINID3 软件，以表格的形式存储进计算机里。WINID3 是一款免费软件，可以从因特网上下载。开发这种网络版软件的目的是促进有关法医学资料协作和集中。数字化放射线影像是很重要的一部分资料，WINID3 软件也兼容这种文件。在 DMORT（灾难遗骸清理作业反应队）里也有一套自动化 VIP 系统，其中包括 WINID3（http://www.winid.com/index.htm）。在搜集和整理数据的过程中，掌上型电脑、笔记本电脑和膝上型电脑都可以使用。可以使用手持型记录器来储存语音资料，作为数字影像和视频资料的补充。

调查人员必须考虑遇难人员遗骸保存的位置和方法。特别重要的是盛装遗骸的容器既要有保存的功能，还应当可以做到系统、组织地检索到特定的尸体。裹尸袋并非随时随地可以获得，特别是在需求量比较大的时候。这种情况下，被单、临时性棺材，甚至集装箱都可以派上用场。

遗骸保存是很重要的一个方面，同时在使用化学性保存方法之前，调查人员还需要搜集任何可供化学分析的组织碎块。在调查完成之前，冷藏可能是保存遗体的最佳手段，但对于已经烧焦的遗骸，冷藏保存的需求并不十分紧急。在温暖的气候条件里，冷藏显得特别重要，调查人员需要租借冷藏拖车。典型冷藏拖车的设计容量是大约 50 具尸体，但如果每辆车中保存的遗骸比较少，则清点和查找就会容易一些。

同一时间对超过 20 具遗骸保持追踪通常比较困难，有效的质量控制程序就是一旦任何一具遗骸离开了保存区域，就指派一个人负责了解其去向。这名被指派的人始终跟随着这具遗骸走过鉴别过程的每一个阶段，保证其标签和相关文书的状况良好。

为了防止遇难人员的珠宝等贵重物品被劫掠，抢救人员常常将个人物品取走并保存在保管袋内。尽管将个人物品置于保管袋内并且标上与遗骸相应的编号的措施看上去比较负责，但搞错编号的可能性依旧存在。两具遗骸拥有相同的编号，这种情况就恰恰说明了有可能会遇到这种问题。无论如何，如果调查人员没有亲眼看到个人物品的原始归属者，就只能寄希望于这些物品被正确地标上了标签。商业航班发生了事故后，遇难者和生还者的个人物品管理通常都交由接受过特殊培训的公司人员负责。

辨认资料的搜集

调查工作的第二阶段聚焦于资料数据的搜集。这是人员格外集中的一段时间，高效率的指导可以使这一段工作波澜不兴、仔细彻底又十分成功。克服最初的惯性就是障碍之一。人们通常都会站在一边围观，被动地等待，他们常常忘了自己是需要采取第一步行动的人。图 25-17 是一个整体流程信息的示意图，可以看作是的鉴别工作指南。

谁失踪了？

调查人员必须尽可能早地准确回答这个问题。他们必须要马上采取措施，拿到准确的失踪人员名单以及最后位置信息，未来将要用到的鉴别方法、可能会需要的额外帮助及调查工作流程的长短也都依赖于这份名单。获取这一信息有可能会极端地困难，特别是在发生自然灾害的情况下，然而在发生飞行事故时，这一信息可以从飞机所有人或者运营商那里获得，形式可以是受指派的机组人员名单、机舱清单、乘客名单以及座位分配图等。同属于一个关系密切团体的旅客名单通常是最容易准确确定下来的。例如一架军用飞机坠毁了，旅客名单或机上人员名单几乎肯定可以拿到。除非最后一分钟机组出现了变化，或者是在最后一刻登上这架飞机的乘客没有合适的证明，否则可以很容易地从负责部署这架飞机行动的部门获得准确的信息。但问题还是会出现，例如一架飞机坠毁，推测机上共有 8 人，但调查人员在残骸中发现了 17 只脚。在没有推测失踪人员名单的情况下，鉴别事故遇难者可能会变得不可能。机场、巴士、铁路枢纽、旅馆、运动场、马戏场或其他娱乐场所等只是一小部分例子，如果在这些地方发生灾难，确定失踪人员非常困难。几乎每一名医学检查员的办公室如果足够大，就会保存着一具还没有鉴别出来的遗体，直到最终有人注意到这个人失踪并填写了一份失踪人员报告。如果乘客使用了自己名字以外的名字旅行，问题就会格外复杂。这马上就会引发违法行为和不公平竞赛的问题。这种情况在国际旅行中特别普遍，但在国内旅行中也会见到。通常见到的是一些不太具恶意的原因，例如一家大公司为一名雇员预订了旅行，但在最后一分钟派出的却是另外一名雇员。即使最简单的错误如旅客名单上的拼写错误，对于确定失踪人员身份都会造成严重的问题。

生前的信息

在获得了初步的失踪人员名单后，调查人员在预备评估阶段，通过匆忙检查得到了一些有关遗骸的大体情况，根据这些就可以追踪遇难者生前的信息，在尸检过程中可用于比较。尽管是第二手的资料，但仍然具有重要性，因此他们会特别关注某些类型的信息。在遗骸被严重烧损或烧焦的情况下，相比较指纹及诸如服装和个人物品这类信息，医疗及牙科记录会更有帮助。但另一方面，对于儿童而言，医疗及牙科记录的重要性就会小得多。这就再次突出了最初调查阶段工作的重要性。

在前述讨论与家庭救助中心（Family Assistance Center）有关的工作时，曾经提及在身份辨认中心（ID center）里负责搜集遇难者生前资料工作人员的工作最为艰辛，需要确定事故涉及的具体人员，还需要获得医疗和牙科的记录 / 放射影像。

只有将观察到的各种特征和以往观察到或记录下来的特征进行对比后，才能够作出主动性的辨认鉴定。对于每一个失踪的人，如果要想获得主动性辨认鉴定，就必须找出其独一无二的特征记录。如果调查人员未能获得这些信息，主动性辨认鉴定是不可能作出的。调查人员可以多方发掘信息，例如失踪人员的家庭、朋友、雇主、医生以及牙医等，甚至可以到执法部门查找各种信息和记录。他们应当竭尽所能地得到各种辨认信息。为了能够积极主动地寻找和保持所需生前资料合适的保管链，有效的组织是必需的。对于所需的辨认信息有大量可供使用的核查清单。虽然在很多商业航线的运营者那里有很详细的问卷可当作核查清单使用，调查人员还是应当告知采访者所进行调查以及所需信息的特殊性，并提醒采访人其采访的对象很少会认识到所要信息的紧急程度及细节的详细程度。如果要想鉴定过程尽早完成，而且获得成功，事故后马上就应完整获得遇难者生前资料，这是一项基本前提。

死亡后的各类信息

死亡后信息的搜集工作，实际上起始于事故后第一个到达现场的人。虽然分布在某些位置上的遗骸必须从事故现场挪走并运往开展辨认作业的尸体停放处，但最理想的情况还是救援人员将遗骸保持在初始状态，直到调查人员到达。不论是怎样的灾难应急预案，在救援工作组织这一部分里都应当强调这一重要性。

鉴定技术

鉴定技术包括视觉鉴别、指纹和趾纹、口腔科鉴别、DNA 技术、人类学鉴别以及法医放射影像技术等。鉴定结论应当是肯定性鉴定，与某某相一致的发现或是未能鉴别等。遗骸编号系统应当是既简单又涵盖广泛如 1、2、3、4、5，以此类推等；应当避免使用通过联想（association）或排除（exclusion）方式进行鉴别；还应当避免的是基于个人物品进行的假定式鉴别。要通过科学的方法开展鉴别工作。伴随有高载荷情况的事故或者出现了火灾，就要利用法医学牙科技术或 DNA 技术开展鉴定工作。根据所能获取的遇难者生前以及死后的各种材料，牙科鉴定技术以及指纹和趾纹鉴定技术是最迅速而且费用最低廉的。DNA 鉴定技术费用昂贵又很耗时。根据以往的经验，资金才是限制因素，航空保险经销商可能会弥补资金缺口。对于遗骸碎片复原来讲，最好的办法应当是 DNA 技术。通过观察外观来进行鉴定是一种很不可靠的方

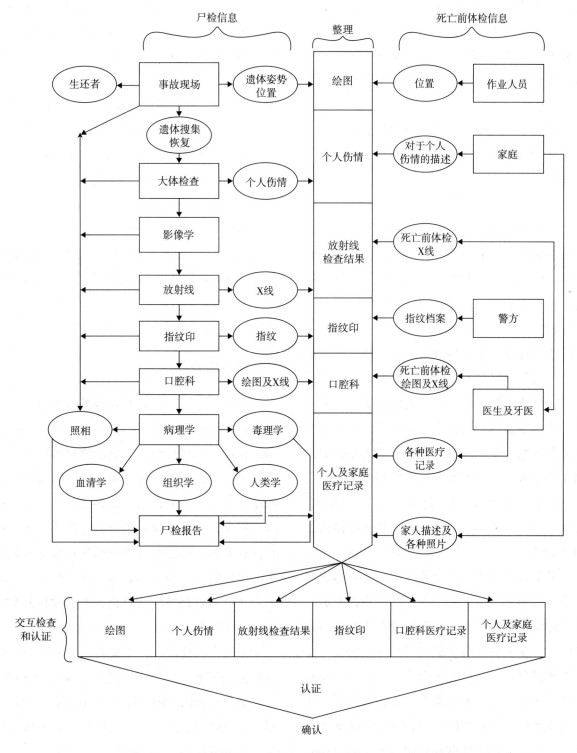

图 25-17　鉴别工作过程的整体组织和信息流示意图（武装部队病理学研究所提供照片）

法。在资金容许的范围内开展鉴定工作，应使用各种可能的法医学手段。只有在所有部门都完成了工作而且结论能够相互支持的情况下，鉴定中心主管才可以签字结束工作。要秉持这样的哲学观点："没有一个个体会比集体更加聪明""除非不做，否则总会有错误""放弃空想""做好统筹协调""你是第一次做这件事，而且只有一次机会""在法学科学里不存在紧急事件……把节奏慢下来，集中精力于团队协作和工作质量"。

了解遗骸的准确位置、所受创伤、与飞机残骸各部分及其他遗体间的相对位置等，这些都会很有帮助。在搬运遗骸之前首先应当照相，在事故现场图上标注其位置，并拴上辨认标签。就像前面提到过的，有多种先进技术提供各式各样的方法来记录各种证据。在这些手段中可以使用的包括内嵌 GPS 功能的计算机、数码相机、可记录视频的照相机、数字录音机、现场就可以使用的笔记本电脑、无线网络以及闪存类的存储装置等。调查人员或许可以将遗骸的位置和机组人员的岗位位置及乘客的座位安排相互关联起来，作为鉴别工作的初步步骤。但应当注意的是通过座位或岗位位置进行鉴别，这仅仅是一个基本的程序，并不会直接得出主动性鉴定结论。

对于遗骸碎片，不论是搜集、加注标签或者是进行鉴别，都需要十分仔细。调查人员必须仔细地搜索事故现场，确保没有错过任何遗骸碎片。哪怕只是很少量的遗骸碎片也会对鉴别工作有帮助，很小的牙齿碎片或可以印模的皮肤碎片都可能是鉴别某个遇难者必需的。在前面曾经举过一个例子，一次坠机事故，8 人失踪，但调查人员在遗骸碎片中发现了 17 只脚。没有人了解这第 9 个人，如果不知道这第 9 名失踪者的任何线索的话，整个鉴定过程将会异常的漫长和困难。如果遗骸碎片过于破碎，就

会使用 DNA 技术。

某些事故，例如发生在海上的事故，搜救人员无法寻获全部的遗骸。于是调查人员就必须作出何时终止搜救工作的决定。他们可以征询其他调查部门的意见，根据已知失踪人员数字，是否还会寻获更多的遇难者遗骸，并考虑到公平公正原则，然后再解决这个问题。

在大多数案例中，利用下述方法，就能够获得完成鉴定报告所需要的信息。①遗体的彩色照片（着装与裸体的）;②全身的放射线照相（包括全部肢体）；③记录下所有疤痕、纹身、畸形以及动作等；④记录下身体特征（头发和眼睛的颜色等）；⑤记录下全部服装、珠宝和个人物品等；⑥牙齿特征图；⑦指纹和趾纹；⑧血型；⑨人类学方法的测量，估计出身高、体重、体形、年龄、种族和性别等。

初步检查

尽管对每一具遗骸的初步视检并不需要花费很长的时间，但通常它就会产生用于辨识的线索。在这一阶段，调查人员应当格外精心，在搬动遗体之前照相、加标签、描述服装和个人物品的过程中，要设法将各种相关联的创伤都综合起来。尽管在这之后个人物品小组还会检查这些东西，但需要把得到的各种信息都记下来，提供给后面各个调查程序的工作人员。假牙和牙科材料最好由牙科调查人员搜集并留下来，以供后续检查。

在初步视检阶段，重要的一点就是要对全过程进行照相。从各个角度对遗骸进行拍照，特别是具有辨认作用的特征，例如面部、耳朵、双手、双脚以及纹身等，这些对于完成辨认报告有特别的作用。在去除遗骸衣物和个人物品前后都要做这件工作。在接下来各个阶段的作业过程中，只要有新的值得注意的发现，在记录文件中都应当有照片。

放射检查

放射检查作为一种辨认鉴定工具，其重要性正在增长。Lichtenstein 撰写文章介绍了这一方法的价值，例如通过与生前放射线检查对比，可以了解体内的外来物质以及可供鉴别的结构，并可评估创伤的模式等。对整个遗体做全身的放射线检查常常会得到意想不到的回报，偶尔还会见到因旧有外伤或战伤留在体内的金属碎屑。在许多情况下通过仔细判读这些放射线照片，调查人员还能够进一步获得导致死亡的周边环境信息，以及涉及的力的性质等。全身放射性照像的数字影像方便存储，还可供远程会诊使用，会有很大的帮助。

放射检查在辨认鉴定年龄低于 25 岁的死亡者案例的价值最高。在这一年龄组里，观察成骨中心以及骨骺的闭合可以得出与实际年龄非常相近的估计值。为了证明年龄，双手和双脚的放射线照相也是基本的，尽管常常被忽视。

当需要旅行很长一段距离前往事故地点时，调查人员也可以对这段时间加以利用。在遗骸被移往停尸地点后调查人员才到达事故现场的情况下，为了节省时间，可以在到达之前就请求开始放射线检查，也可以在这段时间里请求牙科和指纹方面的资料。这样当调查人员到达时，放射线照相、牙齿图以及指纹记录就可能已经准备好，就可以立即开始检察工作了。如果需要，还可以马上进行额外或补充的放射线检查。

指纹和趾纹

辨识程序的下一步就是检查双手和双脚，是否可以获得指纹和趾纹。指纹识别是首选方法，对于辨识不知名的遗骸来说最为准确和可靠。富有经验的调查人员可以检查灾害遇难者的指纹。在美国境内通过不同的编码技术，可以检索诸如 FBI 这类机构的指纹库。如果可以

马上得到结果，即使是医生也可以开展初步比对。大多数国家都接受将指纹和趾纹作为辨识的主动性证明。

将指纹和趾纹作为辨识的手段，这有赖于可以获得以往的纪录以供比对。雇主、警方以及政府机构常常可以提供遇难者生前的指纹记录共比对使用。医院的出生证明可能保存有母亲的指纹以及孩子的掌纹和足纹。在调查工作最初的评估阶段调查人员就应当发出查询请求，掌握能够获得多少遇难者生前的资料。某些国家不保存指纹记录，另一些国家仅仅将保存被宣判为罪犯的人的指纹。美国虽然可以获得很多成年人的指纹以供比对，但即使是像 FBI 的大型数据库，所保存的指纹也不到人口的 25%。

即使无法获取生前的有关资料，调查人员也还可依从失踪人员的家庭、办公室和车辆里获得最近的指纹信息。在各类物体，例如饮水玻璃杯、镜子、窗户或者门把手上搜集到质量良好的纹印；在饮水的玻璃杯上可能只能得到还算满意的手掌的纹印，在这种情况下，调查人员必须将整只手都要拓印下来。FBI 的灾难应对小组（FBI Disaster Squad）在大多数提供支持的灾难救援工作中，利用近期的指纹印记，辨识出了一名或更多的遇难者。这项技术需要专门的培训，但如果能够使用的话，可能会明显地缩短鉴定的时间。

法医病理学家或其他鉴别人员，或许可以完成很多简单的视检过程，因为将生前质量良好的指纹记录和精确制作的尸检印模进行比对并不困难。然而大多数情况下要想获得指纹和以往的纪录，明智的办法还是延请当地执法机构或宪兵部队的专业人士前来支援，他们毕竟接受过专门的培训。

如果遗体被火烧过或者已经开始腐烂，就可以通过特别技术来获取满足比对要求的指纹。

严重褶皱或经过浸泡的手指可以通过注射液体例如盐水，将其恢复到可以采模的状态。如果烧焦仅仅涉及表皮，则将烧焦的组织刮除，或许就能够利用下层的真皮组织采模或照相。如果一时无法获得采集指纹的工具，调查人员也可以单独保存指垫、手指或者整只手，直到可以进行采模。

如果遗体严重破碎，那么调查人员就必须展开细致的搜索，寻找到可供采模的组织。在一次严重的坠机事故后，调查人员仅找到一些微小的组织碎片，在操纵杆里发现了一块飞行员拇指的皮肤，约四分之一平方英寸大小（1.6 cm²）。凭着这么一小块组织不仅辨认出了飞行员，而且表明飞机在触地那一刻，他很可能还在尝试着去操作飞机。

牙齿检查

对于辨识佚名的遗骸来讲，除了视检之外，牙齿辨识可能是最广泛使用的一种方法了。牙科技术在辨识灾难遇难者方面正变得越来越重要。在全球范围内，有牙科记录的人要超过有指纹记录的人。

Hill 介绍了英国在飞行事故遇难者辨识工作中，法医口腔专家使用的牙科技术。Morlang 介绍了美国使用的组织构成、技术程序以及将牙齿检查发现形成报告的方法。计算机辅助比较生前和死后记录的技术潜力令人产生兴趣。程序软件还可以比较其他种类的鉴别信息，例如年龄、种族、性别、身高、体重、头发和眼睛的颜色、疤痕、血型以及外科植入物等等。

牙医，特别是法医口腔专家的协助，为绘制齿型图并用于辨识提供了很大的便利。遇难者的齿型绘图至少也要表现出每一颗牙齿是否存在，每一颗牙齿是否有修复（填充物），修复的形状，准确的位置，以及是否有龋洞等。在出现了广泛外伤的情况下，如果外力导致牙齿

物质移位到了身体的其他部位，在辨识早期阶段全身拍摄放射线照相可能会有助于查找。

如果存在义齿的话，这时牙医可以将其移走，或许可以与遇难者生前的牙科资料建立关联。因为牙医常常会记下使用了义齿的患者姓名或者其他身份信息。在很多情况下，他们会认得做过的口腔工作，也可能会记得患者口腔里的其他特征。

严重的头部创伤常常会使上颌骨与颅骨分离，因此离断软组织后就可以将其取下。为了充分地暴露或进一步检查，在某些情况下，牙医可能会需要将上、下颌骨单独取下；而如果在调查工作结束时，遗骸依旧未能得到辨识，牙医应当将牙齿带走并保存起来，以供后续可能的辨识工作。完整取走牙齿所需的技术很简单、用一把 Stryker 锯就可以很容易地取下上、下颌骨，同时保持牙齿的完整。

在口腔疾病预防工作中广泛使用的放射线照相病历档案，以及指纹识别缩小记录文件范围，这两个因素共同作用使牙齿辨识技术取得了巨大的进步。牙齿的放射线照相可用于比较修复物的形状、（龋）洞的位置和深度、每一颗牙齿和根部形状、生前照相中已经存在的异常等。借助生前和死后的放射线照相可以对牙根结构进行比较，这样即使遇难者生前没有进行过牙齿修补手术，也可以开展辨识工作。

在辨识作业过程中引入了牙齿的放射线照相技术以后，即使齿形图没有能够准确反映出实际牙齿的特点，也不会出现很大的混乱。如果牙医仅仅在口头上向技术人员报告其观察结果，那末出现错误的可能性依旧存在。在需要右侧资料时仅找到左侧资料，或者存在以往的口腔记录而实际只有口头记录，这种情况并非罕见。法医口腔专家通过观察放射线照相，随时都可以核实正确的位置。

开展牙齿身份辨识工作，有赖于能够得到

生前的口腔记录用以辨识。与指纹记录相类似，口腔记录也可能不会马上获得。为了节省时间，调查人员在等待以前的放射线照相和齿形图的过程中，就可以为遇难者进行放射线检查并绘制齿形图。与指纹资料不一样，口腔记录并没有集中、编码式的保存形式，因此能否找到以往的纪录有赖于较为准确的失踪人员名单。利用这个名单，调查人员会获得所有可能的过往纪录，包括齿形图、放射线照相、牙齿铸模以及咬痕等。即使无法获得实际的口腔记录，也可以通过电话向失踪人员的牙医做咨询。

如果在已知的口腔记录之后，遇难者又接受过牙科治疗，这就会给辨识工作提出一个难题。例如口腔记录显示他或她有 32 颗牙齿且没有接受过修补术，而一名遇难者的第 3 臼齿缺失了，则这两者之间看上去并没有匹配的可能，除非了解到在供比较的口腔记录日期之后，那颗牙齿被拔除了。调查人员必须尽最大努力避免限制辨识比对的可能性，就像这类错误这样。通过放射线照相仔细地观察各种解剖结构的细节并进行比较，通常会有助于避免这类问题。

尸检检查

病理学家先与放射技师探讨放射线相片，再回顾遇难者生前的病历记录，然后就要进行详细的尸检病理学检查了。放射线照相可以显示出外科材料、避孕器具或者其他个人物品，这些东西在前面的程序中可能会被忽视，特别是在遗体被烧焦的情况下，这样病理学家就可以恢复遗体，供进一步的检验。尸检必须格外仔细，病理学家应当详细记录所有的测量结果，例如体重、可能用于辨识的各种特征等，并搜集适合的组织样本用于毒理学和血清学研究。对组织和体液样本开展毒理学检查，可能会发现药物痕迹，调查人员可以将其与病历联系起来，验证辨识结果。辨识过程也许还会用到人类学

和组织学检查程序，但这取决于是否可以获得相应的生前资料用于比对。由于通常情况是直到稍晚一些的时候，病理学家才能确定能否得到生前资料，因此他必须考虑进行适当的测量，并搜集骨骼和软组织的生物样本。

将身体的特征记录下来，就会将遇难者的辨识范围进一步的缩窄。把高个和矮个的人分别开来，其价值当然是不言而喻的，但调查人员常常忽视了另外一些可能性，比如比较帽子的号码、袖子的长度、颈围、腰围裤裆内接缝的长度以及鞋的大小等。尸检软组织有可能会影响到某些测量结果，这一点一定要加以高度关注，但测量结果对遇难者的主管评估还是有价值的。

许多人的身体暴露到环境中后，会带有某些独特的辨识特征。其他身体特征可能无需用于鉴别，但会有助于进一步的分类。这方面可资利用的特征包括外科疤痕（例如阑尾炎切除术后）、包皮环切术以及穿耳洞的耳朵等，有许多纹身和疤痕都是独一无二的。

调查人员可能会把一具不知名遗骸的头发和取自某一枕头或梳子上的头发进行比对。将一侧耳朵的特征与生前的照片进行对比，或者将在住宅中找到的剪下来的指甲与遗骸上的指甲相比对。使用这些技术的场合不常见，它们也许是最后的努力。

人类学观察

对于已经骨骼化的遗骸，或许可以做直接性（既不借助于放射线这类技术）观察。通过判读骨骼化的遗骸，调查人员可以确定年龄、种族、性别以及身材等。即使是完整的躯体，病理学家也可以使用锯子切开耻骨联合，检查耻骨的反面，看看是否存在生育凹，了解以往是否有过孕育，间接确定年龄。

DNA

近来在实验室中，通过比较生前和死后生物样本中的 DNA 来进行鉴别取得了技术进步，已经改变了鉴定识别工作流程，使 DNA 识别成为了主要的使用手段。由于留有指纹记录的大众人数普通比较少，而另一方面由于饮水加氟以及牙科治疗材料的改进，可用于辨识的牙科特征也越来越少，因此这项技术具有格外的重要性。DNA 辨识技术的主要优点之一就是其使用的组织量非常少，甚至可以使用骨组织。若干年之前，DNA 分析还仅应用于将残骸碎片复原，现在这仍然是一项很有价值的功能，也是 CAMI 处理程序的一个部分，目的是质量控制，因为送入 CAMI 进行毒理学分析的生物样本，有一些标签错了，还有一些根本没有标签。然而自从 1992 年以后，美军一直在军队人员中搜集血液和口腔黏膜试子样本并录入数据库，这样 DNA 技术就成了最有用的辨识方法之一。理论上讲 DNA 辨识的准确性超过了任何其他的方法。尽管如此，某些实验室过程仍然需要格外的关注，要由经过培训的人员细心地操作，才可以提供可靠的可供比对的结果。其比较具有独创性的技术之一就是限制性片段长度多态性分析（restriction fragment length polymorphism，RFLP），在实验室里它需要下述六个步骤（下文总共 5 个步骤，但原文如此！）：

1. 分离出 DNA。首先必须从身体组织或细胞中获取 DNA。仅仅需要少量的组织，例如血液、毛发或皮肤。从一根头发的根部获取的 DNA 通常就足够了。

2. 切断、选定大小、分类。使用一种被称为限制酶的特殊酶类，在特定的部位将 DNA 切断。例如一种在细菌中发现的被称为 EcoRI 的酶，在 DNA 出现了 GAATTC 序列时就会将其切断。利用电泳技术，按照大小将 DNA 片段分类。

DNA 片段穿过从海藻琼脂糖中提取出来的凝胶。从生物工艺的角度看，这项技术相当于用不断变细的筛网确定沙粒大小的过程。

3. 将 DNA 片段转至尼龙薄片上。通过将一片尼龙薄片搁置在凝胶上过夜，使其吸附 DNA 片段，将已经分类的 DNA 片段转至尼龙薄片上。

4. 探针。将放射性或带颜色的探针加在尼龙薄片上，形成的图案被称为 DNA 图谱。在尼龙薄片上，一种探针典型地只会标记 1 ~ 2 个特定的部位。

5.DNA 图谱。最终的 DNA 图谱要通过同时使用若干种探针（5 ~ 10 种或更多）而制成。它有些类似商店里使用的条形码。

如果化验的样本量很少，而且还混合其他人的组织，污染就是一种很现实的可能性。在飞行事故中，常常采取深层的肌肉样本，这样就可以将交叉污染减小到最低水平。在一起事故中，有三条腿部残骸被鉴定拥有相同的 DNA，因为在飞机上有一对同卵双胞胎两人的遗骸都被破坏了，只搜集到了四条腿中的三条。某些最常见的技术扩展了基于 DNA 分析手段的应用范围，它们包括限制性片段长度多态性分析（上文提到的案例所使用的技术）、聚合酶链式反应分析（将极端少量的样本放大）、短串联重复序列（short tandem repeats）（FBI 使用）、线粒体 DNA 分析、Y- 染色体分析等。

通过维基搜索，可以在网址上找到更多的信息（http://www.ornl.gov/sci/techresources/ Human Genome/elsi/forensics.shtml）。

确凿无疑的是，由于技术障碍已经突破，技术性的基因分析已经成为法医的分析手段之一，用以帮助确定在事故过程中人体受到的环境作用。

个人物品

个人物品也提供了用于辨识的线索。能够提供帮助的材料范围很广，例如个人身份卡，上面包含照片和指纹等，可以提供很具体的信息；也有一些不包含具体信息的物品，例如珠宝、服装标签，手表等。在整个辨识过程中仔细施行物品保管链具有很重要的意义。对每一被保管物品拍照，调查人员可以在各个鉴定小组之间传阅这些照片，也可以将这些照片给亲属们查看，而不必直接接触实物。

人体组织的实验室检查

调查人员首先在大体上对组织进行检查，观察其外表、质地、一致性及可能出现的气味。这可以让调查人员确定是不是组织，如果是，是否是人体组织，是哪一部分的组织。对于在坠机地点发现的组织，调查人员可以通过显微镜检查，确定其是否属于哺乳动物。除了哺乳动物，其他种属动物的红细胞都有细胞核。图25-18 显示一起鸟撞事故坠机现场发现的红细胞带有细胞核的组织。血清学研究也会有帮助（部分内容将在本章的下文中探讨）。

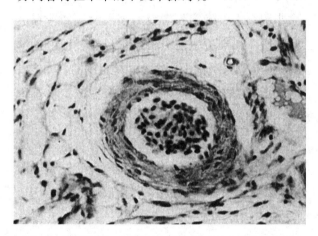

图 25-18　鸟撞事故中发现的带有细胞核的红细胞（武装部队病理学研究所提供照片）

在搜集资料的阶段，关键的一点就是要抓紧时间努力工作。对于组织来讲，要尽可能快地把观察到的结果记录下来，组织一旦腐败，颜色就会变暗。如果没有合适的生前资料用于比较，很多尸检结果都会毫无用处。但如果调查人员没有把全部可能的鉴别特征都记录下来

的话，他就会冒风险，某些遇难者的鉴别结果可能是错误的。

鉴别技术的使用

某些技术如指纹、牙齿和 DNA 的比对，十分可靠，并且可以直接给出非常确定的结论。但在诸如身高、体重、肤色、发色等方面很难测量，而且容易改变，因此可靠性很低；尽管如此，在某些案例中如果将这些主观性的特征综合起来，就可以提供很可靠的，甚至是唯一的辨识。所谓的"落单者出局（oddman-out）"方法（将在下文"技术"一节中讨论），是一种具有可操作性的监控方法，只要精心选择实例，就可以达到辨识目的，即使缺乏鉴别特征也可以。仔细应用这些技术并避免缺陷，即使是没经验的调查人员也可以搜集有价值的信息，使辨识过程简化，用时缩短。

一种鉴别方法能否成功需要满足三个要求：①身体特征必须是独一无二的，特征必须附属于身体，必须存在适合的生前资料。②唯一性、附属性，以及构成记录的多样化组成，例如指纹极为独特，但耳洞就不是。③牙齿附属于身体，但诸如珠宝这类个人物品就可以被轻易地移除。生前资料可以是很模糊的个人记忆，也可能是为了身后识别的目的而被专门记录下来的信息。

辨识结果的确认

大规模灾难鉴别程序中的一个问题就是对于每一名遇难者的辨识必须达到确定程度。对于已经作出的正确辨识，调查人员会有多肯定？做为一个实际问题，在一些灾难中，人体遗骸被严重破碎、焚烧，或者无法获得用于比对的生前资料，在这种情况下，要将所有遇难者都辨识出来，这很可能无法实现。

每个人可能都曾经有过这样的经验，远距离看上去非常肯定是一个熟人，但走近却发现

认错了。发生这样的情况，可能是因为设想的那个人与实际中，体貌非常相似，也可能是因为观察者仅仅根据很有限的信息就作出了决策。一名观察者如果仅仅看到了一个部分，那么很少能够肯定辨认结果。举例来讲，对于一位熟人，根据头部的后影作出判定的情况是可能的，但这样的判定通常都不如看到面部后作出的判定那样肯定。要想区分男人和女人，头发的长度并不是可靠的基础，但面部毛发，例如口唇胡须，就会提供很大的帮助。

有关辨识肯定程度的原因，更多的是一个学术问题。当然，来自社会和道德方面的原因都会向调查人员施加压力，将遇难者鉴别出来并交还给他们的家庭。不同的社会，人们表达压力的方式会多种多样。某些文化对于非常肯定地鉴别出所有遇难者有着强烈的需求；而另一些文化则要求在某一个宗教性的最终期限之前将遗骸归还家庭。在后一种环境中，情况经常看上去似乎是需要确定是否已经死亡，而不是确切地辨认出每一具遗骸。某些政府仅根据飞机乘客名单就向每个人发放死亡证明，当推测机上的所有人员都已死亡时就举办一场集体葬礼。

粗心的辨识技术会造成一连串错误，导致极端困窘的局面。这些问题通常起源于保险索赔、生还者的权益以及其他个人财产的变动等。在一个案例中，莫名其妙地尽早鉴定一位知名政界人士的遗骸并将其归还（McMeekin，私人通信，1985 年）。调查人员不得不在发现后就开始挖掘这具遗骸，事实上他们已经出现了鉴定错误。虚构衣服和身份牌（dog tag）的案例也曾出现过。明确地了解辨识工作中肯定性和支持性证据之间的差别，其重要性是不言而喻的。

在调查工作刚刚开始时，调查人员就必须回答的一个主要问题就是，就现有的全部辨识方法来讲，如何能够最有效率地将这些遇难者全部肯定地鉴别出来？大体上有四种程序可供选择，证实性的（definitive）、次级的（secondary）、累积性的（cumulative）以及确实性的（confirmatory）。很明显任何程序都可能会成为这些种类中的一、两种，视使用的环境而定。鉴别的结论则应当是肯定地确定、发现与某某相一致，或者是未被鉴定出来。

证实性方法（Definitive Methods）

证实性方法是辨识方法的一种，单独使用能够达到辨识的目的，称为肯定性方法。从理论上讲，假设拥有一种具体特征的仅仅只有一个人。从实践上来讲，调查人员即使从未这样，也很少能够达到肯定程度。结果是，先建立一种假设，即其他人也带有这种具体特征的可能性很低，基于该假设就可以在一定程度上满足肯定性要求。牙齿修复的标签上包含死者姓名及识别号码，这可以成为"绝对"肯定识别方法的一个例证。当然这种情况也不是 100% 可靠，除非调查人员确定死者或填表人没有伪造身份的动机，在准备生前资料以及尸检过程中也没有出现错误，生前记录也必须是正确的。

所有的辨识方法都包含一个比较，将遗体上观察到的特征与失踪人员或假设死亡人员身上已知或被报告的特征进行比较，当调查人员确定有足够数目的客观特征属于且仅仅属于那名失踪人员，对于该人的肯定性辨识就成立了。从理论上讲，存在这种可能性，有两个人拥有若干特征，这些特征足够相似，在实际中可以认作是同一的。基于这样的考虑，调查人员必须为每一种辨识方法确定一个概率度。发现用于鉴定的特征的数量越多，辨识正确就会越加肯定。举例来讲，发现了 25 处匹配的指纹或牙齿特征，相比较仅具有相同血型 A 的特征，前者辨识正确的概率就会高出很多。

要达成一个肯定性的辨识，究竟需要多少

假设的关联？并没有明确适合所有情况的数字。三种特征如身高、体重和发色之间的关联，与诸如外科术后或其他疤痕，先天性缺陷，或牙科修复术后的关联相比，后一种更加具有确证性。但另一方面，如果一名失踪人员的体重超过 150 磅，而另一个人体重 250 磅，这肯定是一个非常明确的辨识特征。

在需要考虑的人数很有限的情况下，一个高度否定性的关联也具有极高的价值。例如，如果调查人员确定在遇难者中有 20% 的人是 A 型血型，那么已知血型为 AB、B 或 O 型的失踪人员，就不大可能达成比对。

次级方法（secondary Methods）

辨识工作中的次级方法是指使用的特征可能不只属于一个人，因此仅仅依靠特征本身进行辨识，肯定性辨识的概率并不高。另一方面，在许多实际情况中，单独使用肯定概率比较低的次级方法，如果数量充足，尽管彼此独立使用，但综合起来会提供几乎肯定的鉴定结果。如果与累积性方法（下文将会讨论）结合起来使用，次级方法就会变得非常有用。次级材料和特征的举例包括年龄、性别、发色以及服装颜色和式样等。次级方法可以给出高度可靠的结果，但证实性（positivity）很少能够达到肯定性方法的水准。如果全部失踪人员都是男性，那么一具未确定遗骸的性别被确定为男性，这种鉴定的价值有限，这很容易理解；又如，鉴定确定在一大群失踪人员中有一半是男性，与此类似，帮助性很小。可是换个角度，如果发现的是一具男尸，而失踪人员中只有一人是男性，则结果就非常有意义了。

累积性方法（Cumulative Methods）

当使用次级方法开展鉴别工作时，调查人员需要以某种方式增加鉴别工作正确性的概率。

综合起来，使用累积性方法分析若干次级特征，肯定性鉴定的可能性就会增加。在表 25-4 中的假设性案例里，发现一具男性遗骸并不能导致肯定性鉴定，发现一具牙齿有缺损的遗骸也不会导致肯定性鉴定。男性遗骸既可能是某 A 也可能是某 B，而牙齿有缺损的遗骸既可能是某 A 也可能是某 C。将这些发现累积起来，假设这三具遗骸就代表这三名失踪的人，那么牙齿有缺损的男性遗骸就只可能是 A。因此有些方法带有固有的缺陷，肯定性鉴定的概率比较低，但可以被结合起来使用，利用累积性方法可以提供肯定性的鉴别。

表 25-4　累积性辨识方法举例

遇难者	性别	牙齿资料
遗骸 A	男	牙齿缺损
遗骸 B	男	牙齿完整
遗骸 C	女	牙齿缺损

指纹鉴定是一种广泛使用的肯定性鉴定方法，但这一技术事实上也属于累积性鉴定方法的例证。任何两个人拥有相同的指纹印模，其可能性从理论上讲取决于累积的程度。牙齿检查是另一项广泛使用的"证实性"鉴定方法，也可被归类为累积性方法，这种鉴定方法肯定性的程度也可以被计算出来。

确实性方法（Confirmatory Methods）

确实性方法的使用是累积性技术的另外一种变化。举例来讲，继续使用表 25-4 中假设的情况，使用累积性方法确认了遗骸 A 之后，调查人员就会发现有可能获得一个证实性的识别，有可能获得指纹或牙科记录以供比对，或者在比较罕见的情况下，调查人员有可能从失踪人员的家庭里获得潜隐指纹以供比对。

选择鉴别技术

面对具体的场合，调查人员应当如何选择方法？有实际意义的回答是，在各种适当的场合，应当使用每一种方法。即使在能够使用证实性方法的场合，调查人员也必须时刻提高警惕，提防在记录或者观察中出现错误。

失踪人员名单常常在一种情况下是不正确的（Morlang，私人通信，2007）。当涉及到商业运营模式时，出现错误几乎成了常规。

由于欺骗或失误甚至犯罪行为可能会出现错误。有些错误可能会因为正常的商业程序出现，如果调查人员对商业活动缺乏深入了解，可能就不会发现它们。当使用一个预先编号格式的表格记录在一具不知名遗骸上的发现时，观察人员会很轻易地以一种不正确的格式记录其发现。如果涉及数量较多的遗骸，特别是当用于鉴别的特征不是特别明显（严重烧伤的遗骸）时，观察结果的图示可能会是正确的，但可能会在描述另一具遗骸。办事人员可能会在一个错误的文件夹中填写记录，而当使用挂图时可能会在错误的一栏里划上"×"。

调查人员怎样才能避免这些错误的发生呢？不可能完全避免。他们必须始终提防存在出现错误的可能；他们必须始终采取措施将这些错误对整个调查工作的影响降至最小；他们应当采取一切可能的手段发现错误的存在。对于那些会将一名失踪人员过早地从考虑范围中排除的方法手段，调查人员必须特别地留意。

从实践的观点上，三条总体规则会有所帮助：①只要可能，就尽你的最大努力。②先从最简单的做起。③在做出证实性的辨识之前，不要放走任何一具遗骸。

数据分析

数据分析出现在调查工作的第三个阶段，调查人员评估在数据搜集阶段搜集到的数据。了解尸检结果的调查人员最适合于数据分析，但需要的人员很少。这一阶段通常可行的做法是将总人数减少一半或更多。

数据分析包括将生前的各项记录与尸检结果信息综合起来。怎样将记录、绘图以及保存生前身后数据的各种技术手段组织起来，使调查人员很容易地找到需要的信息，这一点具有特别的重要性。在早期就要引入适当的质量控制措施，并仔细考虑好甄别措施，例如现场勘查（spotting）、混合配对（mix-and-match）、排除（exclusion）以及落单者出局（odd-man-out）等方法，都会产生很好的效果，提高数据分析过程效率。

质量控制

生前资料总是不可避免地含有若干误差，在观察和记录尸检发现时也会出现一些失误。在医疗记录中经常会将左右颠倒，而通过破碎的或严重烧伤的遗骸来估计身高、体重、性别和年龄等会格外地困难。认识到了由于人的过失而产生错误的可能性，就可以使调查人员有计划地避免最严重的错误，避免因无法避免的错误而导致的辨识错误。

尽早采纳并严格执行质量控制措施，就会将错误减至最小。每一项尸检检查应当有一名以上的观察人员来确证，作业小组中的每一个人都应当对初期勘验结果进行反复检查，作业小组之间也要进行交叉检查。在作出辨识鉴定之前，作业小组中的每一名成员都应当将所有的尸检证据和匹配的生前记录进行校验，并将这些证据提供给其他作业小组，由此多形成一道控制程序。严格地执行这些措施，看似枯燥乏味，但常常为各种备份保险措施节省了宝贵的作业时间。

Morlang 介绍过在 1977 年特内里费（Tenerife）岛空难遇难者辨识的过程中，曾经使用计算机帮助工作，而现在在数据搜集和分析工作中，计算机是基本的配置。将生前和尸检结果数据转换成计算机能够接受的格式，需要培训和实践。在实际灾难环境下检验这些计算机应用软件的机会不经常有，因此在灾难预案制定和演练中必须包括这一部分。如果计算机、GPS 定位器以及其他用电设备等需要冷却、充电或定期维护的话，那么这会对支援资源有所需求。对于一些偏远地区的事故现场来讲，各种站点的设置需要考虑方便进入现场，同时也需要考虑到上述需求。尽管如此，小型化、便携式且功能强大的计算机系统越来越易于获得。而在数据分析阶段，由于信息流处理具有逻辑性本质，这种特性使计算机非常适合灾难遇难者的科学辨识工作，大大加快了这一过程。

技术

辨识资料的分析方法分为四个大类。现场勘查(spotting)依赖于调查人员在回顾生前资料、遇到类似特征时，对于他们在尸检过程中观察到特征的记忆。最初的回顾常常就会显现出若干明显的一致性，即使某些遇难者的尸检特征记录不完整、不准确或者根本没有，调查人员也可能会正确地作出鉴别。

混合配对（mix-and-match）技术采用逻辑的方法，将具有相同特征的资料进行分组。选取全部具有相同特征的遇难者，这类特征可以是年龄、性别种族，或者牙齿或指纹记录，或者独特标志，或者个人物品如戒指、手表等等，这就将调查人员的注意力集中在可能性更高的辨识匹配上。可能匹配的分组清单也应当准备好，并可以随时向别的调查小组提供，以供可能的确实验证。当"混合"（mix）完成时，辨识"配对"（match）可能就会变得很明显，但一定不要将这种基本的配对做为主动性辨识的唯一基础。

排除法（exclusion）辨识是另一种数据分析技术，但调查人员在使用时要特别加小心。如果有两名机组人员失踪了，调查人员已经主动

性地辨识出了一人，这时就会出现很强烈的冲动使其下结论说第二具遗骸就是另一名失踪的机组成员。在很多情况下这个结论都可能是正确的，但如果后来发现失踪人员名单不准确，那么这个结论就会变成天大的笑话。当辨识作业过程比预期慢时，调查人员最应当的是通过排除法反向鉴定遇难者。此时他们需要的很可能是对遗骸再次进行检查，或者诉诸其他的辨识方法。

如果调查人员能够肯定已经搜集到了全部遗骸，那么就可以通过排除（elimination）的过程将若干遇难者鉴别出来。如果有充分的理由相信失踪人员名单与被搜集到的遗骸的鉴定相一致，那么辨识工作就简单得多了。在这种情况下，辨识工作的确定程度并不需要那么高。除非所有的遗骸都已经搜集到了，失踪人员的名单也是完整的，否则就不能通过排除法进行鉴定。

也可以通过其他一些方式使用排除技术。通过混合配对（mix-and-match）方法将鉴别特征进行早期分类，这时排除列表常常是很有用的。确定性别通常很容易，但在未来可能会将一大批失踪人员排除于考虑范围之外。在表 25-4 中，调查人员可以根据性别排除遗骸 C，根据存在的牙齿排除遗骸 B，将这些结果累积起来，就极大地增加了遇难者就是遗骸 A 的可能性。

通过最好和最确定的方法辨识第一轮遇难者之后，还可能会留下一些缺乏明确鉴别特征的遗骸，这时那些在其他场合可能不会形成鉴定结论的方法可能就会派上用场。在遗骸数量较大的场合，利用落单者出局（odd-man-out）方法可以做出很好的鉴定。Mason 建议，在重建飞行事故原因和事件链的过程中可以使用落单者出局（odd-man-out）方法来评估那些独特模式的创伤。Mason 创伤分析技术包含的逻辑过程同样可以应用于遇难者的初步鉴别，在这种场合依赖于观察结果的积累，或者在一些案例中

依赖于某些观察结果为空白，而在一些应用中，是排除式鉴定方法的延伸。

在一开始进行视检时，遗骸上的某些特征常常就会使调查人员几乎可以肯定地找出对比数据。怀孕、义眼或假肢都是用于辨识的资料，这些资料在鉴定问卷中很少涉及，但如果找得到，就有极端价值。在飞机残骸中只要发现有一具遗骸的特征与其他所有的遗骸都不一样，就可以使用落单者出局（odd-man-out）方法来进行鉴别。

利用落单者出局（odd-man-out）方法简化鉴别过程，并不意味着要求所用特征必须独一无二。如果机上乘客和机组人员都是男性，仅有一名女性空中服务员，调查人员就可以假定发现的那具唯一的女性遗骸就是这名服务员。调查人员偶尔会发现，某个几乎可以肯定独一无二的用于鉴定的特征，在全部失踪人员中仅有一个人会有，但不幸的是在各种失踪人员的生前记录中都找不到可用于证实这一特征的记录。

调查人员一定要尽最大的努力去避免仅依据并非独特的特征或不正确的特征，就过早地将某一遗骸或失踪人员排除。这一提醒特别适用于在使用排除法和落单者出局（odd-man-out）方法的场合。

结论阶段

当一个工作小组做出了假设性鉴定结论的时候，结论阶段就开始了。工作小组里的其他同事首先要核查观察结果，确认假设性匹配结论，然后参考其他工作小组的假设性匹配结论，之后确认工作就会走向预备性鉴定。

一个工作小组有可能无法做出假设性鉴定结论，但他们的可能性匹配列表对别的组也会有所帮助。这份清单可能会对另一组的调查结果提供额外的鉴定线索。从这个角度看，结论阶段和数据分析阶段是重叠的。

每一个工作小组都要检查全部数据，如果发现了不一致，在确认和主动性鉴定之前，负责的资深调查员还会重新回顾用于支持匹配的调查结果。负责的调查员在每一个工作小组全都检查了鉴定资料，并且在确信鉴定结果之前在不应发布任何一具遗骸的鉴定结果。关于检查工作和监督工作，应当存有适当的记录。

建议阶段

建议阶段的工作内容比鉴定阶段还要多。通常情况是，调查人员必须准备好其他方面的建议。他们必须作出决定，选择什么时候放弃进一步搜索遗骸或残肢的工作，特别是当事故发生在海上的情况下，因为在这种环境中很可能无法搜获全部遗骸；而当存在破损肢体的时候，他们还必须确定是否可能存在比所报失踪人数更多的遇难者，确定进一步查找更多的线索是否有意义；他们还必须向其他调查人员提出建议，是否去追踪其他因违反规则而导致出现人员伤亡的可能性。

调查人员必须作出最终决定，对无法鉴定的遗骸或者剩下的残肢，需要进一步做什么工作。他们必须仔细地检查每一部分残肢，确保没有忽视任何可供用于鉴定的线索，因为通过血型、创伤模式、毛发以及指甲和趾甲等特征，有可能将一些残肢和以往确定的遗骸联系起来。这类问题是另一个理由，即调查人员为什么要细致地记录各项发现，并在整个调查过程中都要保存好这些文件。

对于剩余的残肢，调查人员应当仔细地做好记录，可用可见光照相或放射线照相，绘图或文字描述等方法。将上、下颌骨，手指、脚趾保存下来，以后可以开展牙齿和指纹比对。剩余的残肢应当予以保存，时间要足够长。保存时间长短依赖于残肢的部位和状况，看是否还能找出可供比对的解剖发现。

放弃或掩埋剩余的残肢，要根据组织的总体情况而定，根据是否带有鉴定特征以及调查工作是否已经解释清楚了所有人员失踪的原因而定。要将每一具无法鉴定的遗骸和所有存在关联的残肢分别掩埋，并将掩埋地点编号记录。假如调查工作发现了新的线索，就可以将它们挖掘出来做进一步鉴定。

给飞行人员的法医文件建议

意识到在自己身上也有可能发生飞行事故，这可不是一个轻松的话题。但对于飞行人员来讲，这种可能性是存在的。除了一纸死亡证书，家庭成员会经历很多年的法律程序，然后才能解决财产问题，并回到正常的生活状态。为了避免这种情况的出现，飞行人员应当确信他身上全部的个人解剖法医资料都已经保存在某个地点。这应当包括完善的医疗和牙科治疗记录，曾经治疗过自己的所有医生和牙医的名单，曾去过的所有医院的名单，母系亲属的名单，最新的牙齿放射线照相，指纹、掌纹和足掌纹记录，以及妥善保管的血液样本，以供必要时开展 DNA 分析。现有这样的商业团体为父母亲提供此类的服务，以供寻找失踪婴儿。如果没有正式的计划，飞行人员可以利用这种机构存留生物信息。航空公司和其他与航空活动有关的商业组织应当安排为他们的飞行人员留下生物信息记录文件。

一个非常简单且低技术的选择就是像军队人员那样佩戴金属身份牌。经常出现的情况，甚至是在破坏性最为严重的飞行事故中，双脚也会保存下来，而且常常还会穿着鞋。军事飞行员可以将另外一个身份牌置于飞行靴内侧，用一段短链子与最上面的鞋带眼相连。

创伤模式分析

在一次飞行事故的耐坠性调查（crashwor-thiness）中，确定事故中各个环节的发生顺序是一项基本的工作，创伤模式分析的目的就在于此。各种创伤的组合决定了特定的伤情模式，后者与事故中各个事件的发生顺序相关联。仔细分析这些模式，常常就会将事故中用其他方法解释不清的环节阐明。创伤、环境以及过往存在的疾患是调查人员必须考虑的主要因素。除非事故与失能或损伤等医学因素相关联，否则这类分析对于确定事故的原因重要性不大，但在每一起事故调查过程中都应开展。可以利用仪表显示数据帮助医学调查人员重建事故中各个事件的顺序，这极大地方便了复杂创伤的处理过程，并可进行快速比较。

出现众多伤亡者的大型飞行事故对调查人员是一个挑战，既要搜集数据，还要满足事故调查目的的要求，在完成创伤记录和鉴定工作后尽快交还遇难者遗骸。因此需要发掘和培养受过训练的人员队伍，可以快速达到现场搜集数据，同时还可以舒张生还者以及亲属的那种激动情绪，并且还要遵守各种规章制度、法律法规和人道主义考虑等。

对每一起事故都应当开展坠机生存性方面的调查，查找可以对其加以改进的各种信息。而这类调查始终必须考虑到下列因素：

1.存在可供占据的空间（容积）吗？

2.撞击力是否处于人体可以承受的范围内？人体被适当限动后，是否可以耐受撞击力并生存下来？

3.人体是否被适当地限动了？限动系统功能正常吗？

4.在驾驶舱或机舱里的局部区域内是否存在某些可以致命的因素，由于刺穿身体而直接导致了死亡；或者在撞地过程中，在适当限动的人体附近出现了这些致命因素。

5.坠机后的环境是否存在致死因素，例如大火、烟雾、浸水、有毒物质，或者其他有害物质？

要使用一个因素分类系统,例如 CREEP（容器、限动系统、环境、能量吸收、以及坠机后系统。

通过互联网,在"美国海军航医指南（United States Naval（USN）Flight Surgeons Guide）"网站上,可以找到这样的分类系统的实际例子。网址是 http://www.iiimef.usmc.mil/medical/FMF/FMFE/FMFEref/fs man/CHAPTER%2024.html.

耐受性和外伤

身体的各个部位对外伤的耐受性各不相同,变化很大。外力可能不会留下长久的影响,也可能会产生轻微的外伤,但也可能造成不可逆甚至是致死性的外伤,导致最后要截去一侧上肢的外力,如果作用在颈部,很可能会造成斩首。尽管人体对外伤的耐受性存在一个确定的限度,但对于这一限度的影响因素,各种文献给出的结果很混乱。一个争论点在于,和较轻的外伤比较起来,是否应当做出更大的努力去预防致命性外伤。坠机造成遇难人员的数量比受伤人员的数量要少一些。治疗外伤花费的总成本要比处理遇难者的花费高出许多。接受某些死难者或许就是降低更加常见和昂贵的创伤所需要付出的费用。

更好的办法是对预防外伤和遇难死亡给予同样的关注。尽管评估外伤耐受性这个问题看上去比较困难,但调查人员必须避免任何第一印象的影响,在面对破碎的肢体和飞机残骸时,就轻易得出不可能有存活情况的结论。即使是调查的权力部门将事故划分为不可生存性（nonsurvivable）事故,通过研究外伤以及遇难者的死亡原因模式,还有生还者的外伤模式等等,还是能够获得很重要的资料的。在全部人员死亡,遗骸破损得非常严重的事故案例中,

将在鉴别过程、座位确认过程、尸检过程中得到的信息（例如氰化物或一氧化碳的作用）,以及外伤模式等编列成册,制成二维或三维图示,则仍然会有价值,因为这些信息可能会有助于其他调查人员,帮助开展坠机矢量力分析或者确定事故各个环节过程。

外伤模式

外伤模式,简单点说,就是对遇难者因坠机事故遭受外伤的列举描述,通过解剖部位、生理功能等对外伤进行分类。待调查人员确定了造成每一种外伤模式的具体事件之后,他们可以绘图,用来在各个旅客之间对比每个人的外伤模式。可以对比同一起飞行事故遇难者的外伤模式,或者在不同飞行事故之间比较外伤模式。在一架由于火灾而被毁坏的飞机出口附近,如果发现了许多烧伤的遗骸,可能表示出口存在障碍或者功能失常,如果在远离主残骸的地方发现了遗骸或者飞机机体的碎片,就表明飞机在空中出现解体。前文曾经提到,可以利用 AIGIS 和 CAD 等程序在二维或三维图形上显示外伤模式,并且可以与座椅布置和飞机结构结合起来。将事故中每一个身体上搜集到的信息都储存进数据库,如果有了查询请求,就可以利用 CAD 程序将数据显示出来,并且与飞机结构相结合来。这种类型的法医数据形式极大地便利了大规模灾难中的信息流动,因为 CAD 程序可以用来显示任何一种结构（建筑物、车辆、地铁等）,并在这些结构内从任意角度对外伤或死亡信息进行描绘或查看。通过使用表现人体形状的符号和颜色来代表各种不同的信息,可以将某些会带来不愉快感觉信息的冲击减轻,而实际的照片数据依旧储存在数据库里,以供随时调用。

调查人员必须将每一种外伤模式仔细记录下来,并将其与事故的环境条件结合起来。为

了今后预防类似事故发生，这些信息对于改进工作是基本的。由于飞行事故中的外伤很少有特异性的，因此事故调查人员可以使用普通法医病理学技术来解释这些外伤。

一些因素可以直接对某些外伤和外伤模式产生影响。减速度力、环境因素以及飞机的结构设计都会产生外伤。切割伤、破裂伤、骨折、烧伤以及对呼吸产生影响的外伤等都是具有特点的。每一种外伤的严重程度可以是很轻的，也可以是致命的。

调查人员面对的最困难的问题是：①确定外伤发生的准确时间。②造成外伤的力的性质。③外伤是由撞地冲击力造成的，还是由坠机后环境的人为改变造成的？外伤是在生前出现的，还是死后造成的，或者可能是在坠机发生之前就已经存在了？造成外伤需要多大的力，力是怎样施加上去的？外伤伤情是否很容易产生误导，或者在表面现象之后，事实上还发生了些什么？

外伤伤情误导调查人员，是因为它们被错误地当作某种典型的具有特征性的事故外伤模式，而事实上它们是由完全不同的原因或者人为因素造成的。已经存在或其他人为因素造成的外伤是最为常见的因素，造成对伤情以及事故过程的错误解释。

外伤模式以及具体的外伤种类，直接与下列因素相关：①加速度力的幅度、时程、方向以及脉冲形态；②驾驶舱或客舱的结构布局；③事故的性质以及继发事件；④在事故过程中乘客的运动情况，特别是和限动系统有关的。

加速度力

加速度力的幅度、时程、方向以及脉冲形态会对外伤模式产生影响，是决定外伤耐受情况的主要因素。某些大小的力量只能造成最轻度的外伤，再大一些可能就会造成短暂的外伤，而更大的力量就可能会造成永久性的外伤，甚

至死亡。

按照 Eiband 的说法，对加速度耐受的幅度与它施加的时程成反比。志愿人员可以在短时间内耐受幅度很高的加速度力。John P. Stapp 上校在火箭滑橇上曾经经历超过 -45 Gx 的加速度。在早期的弹射系统试验中，受试者暴露于 25+Gz 以上的加速度，唯一的外伤是脊椎骨折。

在明显不可能的高 G 减速度环境，例如从 300 米高处坠下，有许多人都生存下来了。对于在这些案例中生存下来的因素，我们还很缺乏了解，但已知高速度造成了冲击的时间很短，提高了耐受性。与此对照的是，仅仅 1 Gz 的加速度力场，如果作用时间达到若干小时，就可能会致命。这两个例子分别代表了加速度水平的两个极端，说明了加速度耐受性这一问题的复杂性。

驾驶舱或客舱的结构布局

客舱的结构布局有可能会限制住坠机后乘员的迅速疏散。无论是驾驶舱还是客舱，舱内人员都有可能与舱室结构发生碰撞并遭受致命外伤，否则他们本来可以在事故中生存下来。坠机力量会使缺乏固定的各种物体飞起来，有可能会打到乘客，而乘客也可能会飞起来撞向舱壁，或者被机舱结构以及相邻物体挤压。如果外部物体刺入了乘客所在的空间，或者坠地冲击力挤压了本来还算合适的空间，则乘客受伤或死亡的可能性都会明显增加。直升机发生事故时，发动机、传动装置和仍然在旋转的螺旋桨叶可能会刺进客舱内，造成致命外伤。1991 年，在小型通勤飞机上发生的非致命性事故中，一些乘客身上显示出了一种新的外伤模式，这种外伤与将座椅立柱固定到地板轨道上的凸缘螺栓（flange bolt）失效有关，由于螺栓失效后新换上的螺栓型号不合适，由此导致了事故。尽管计算出来的撞击力超过了座椅的耐受标准，但在现场勘查作业中可以很清楚地看到，座椅

出现的失效模式只有一种，至少与座椅－轨道－地板界面的完整性有关。座椅上乘客的体重超过了一个确切的数值，只有这样的座椅出现了失效，具体情况是凸缘螺栓的失效都经过了其上的一个穿洞（图25-19A、B、C）。在与座椅制造商接触时，他们指出有人在安装座椅时使用了错误型号的螺栓。正确型号的螺栓带有一

个膨胀的头部，头部上有一个孔洞，容纳插入一个开口销，可以使螺栓安装得更加牢固。由于在加工过程中需要在螺栓上打孔，这种螺栓更加昂贵。尽管按照测试标准，这两种螺栓的强度都达标，但在事故中，螺栓的失效都经过这个孔洞。通过这个案例，我们推荐使用正确、不算昂贵但强度足够的产品。

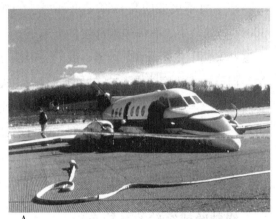
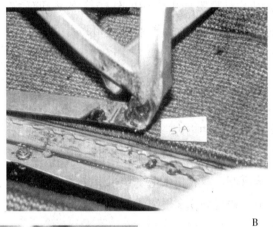
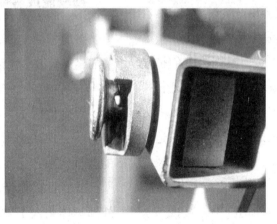

图 25-19　非致命性通勤机事故，调查座椅的失效模式

A：飞机残骸；B：座椅支柱与轨道组合；C：完整的凸缘螺栓，but is for bulkhead attachment points not seat assemblies（NTSB/民用航空航天医学研究所提供照片）

在历史上，许多赛斯纳（Cessna）型飞机由于座椅轨道孔的磨损，结果在起飞时座椅滑向了后边，在某些情况下造成了问题，导致了若干起事故。FAA 发布了 AD87-20-03 R2 号飞行耐久性指导，要求检查座椅轨道和锁紧机构，并开发出了备用的锁紧机构以预防这一问题。在 Aerocommander 112 和 114 型飞机上，当发生事故时，由于限制插销会从轨道上脱出，座椅

底部出现活动，结果整个座椅就会松脱。

这些锁紧装置的设计问题只是一些例子，表明一种失效的模式，在每次事故调查中都应当被看到、想到。奥卡姆剃刀（Occam's razor）原理也被应用于确定事故的原因，首先应当被采纳的一条就是需要的假设越少越好。另外，还应当牢记要留出机会去检查其他潜在性的，甚至是与调查工作无关的方面，也许就会出现有

价值的发现，为今后预防类似情况的发生。

事故的性质

　　事故的性质以及后续事件可以解释很多外伤模式。总体上来讲，直升机事故中的外伤类型与战斗机或大型运输机坠机事故中出现的外伤类型区别很大。造成这种情况的原因，很大程度上是由于每种机型的作业活动存在差异，以及彼此之间相对大小不同所致。在通用航空、商业航空以及军用航空领域，无论是固定翼飞机还是旋翼机，围绕在乘客周围的飞机结构件类型和数量都存在很大的不同。这些飞机在发生事故时具有的速度和坠地瞬间需要释放的能量也不同。

　　飞行事故的性质和后续事件还会影响到弹射离机机组人员身上外伤的特点和严重程度。鸟撞、飞行中爆炸、与飞机机身或者弹射座椅相碰撞、开伞的减速度力、触地瞬间或者是着陆后，这些情况都有可能造成相类似的外伤类型。调查人员必须在怀疑是碰撞位置的地方寻找诸如油漆刮痕或组织碎屑这样的痕迹线索，以便重建事故的过程。

　　Mason 建议在评估外伤的过程中使用落单者出局（odd-man-out）方法。他对比分析了单次事故中众多遇难者的伤情和不同事故中各个遇难者的伤情，寻找外伤模式中的相似性。如果调查人员发现了具有独特性的外伤模式，他们就必须找出带有不同外伤模式的个体的特殊之处。如果发现驾驶舱机组人员身上的外伤模式与乘客身上的相同，这表明客舱已经为坠机做好了准备。而如果发现是不一致的，这表明乘客很可能没有预计到会坠机。尽管有可能在坠机几分钟后才会起火，腿部的骨折可能会解释为什么有许多乘客没有离开飞机。

乘客的运动情况

　　坠机的过程中存在许多影响乘客运动轨迹的因素。加速度矢量的大小和方向、加速度脉冲形状、飞机上可挤压物质的数量，以及座椅物质的特性和限动系统等，都可以明显地改变运动轨迹，并对施加到乘客身上的力产生很大的影响。调查人员必须仔细地考虑所有因素，然后再重建坠机过程中乘客的运动轨迹。诸如计算机模拟这类技术会很有帮助。也可以在计算机上进行 Normograms 冲击力分析。

　　各种各样的防护装置和装备，例如专门设计的座椅和限动系统、头盔、防护服等，也常常会改变外伤的模式。大多数的防护系统都有很多的组成部分，任何部件的失效或设计缺陷，几乎都可以指数性地提高作用在乘客身上的力量的大小，导致外伤或死亡。如果将座椅或者限动系统固定到基础结构的连接部件失效，乘客就会感受到一个时程很短的加速度力，幅度会很大。限动系统失效，由于弹性或可塑性的缘故，力量还会被放大，乘客会运动到保护范围之外的损伤区域。

外伤

头部外伤

　　飞行事故遇难者死亡最常见的因素是头部外伤。由于头颈和上半身没有被肩带系统固定，在固定腰带以上发生弯曲，常常会导致外伤。没有受到保护的头、胸及上肢击打各种暴露结构，导致严重外伤，甚至致死。

　　颅骨对于大脑提供了一定的防护，但如果冲击力损害了颅骨的完整性，或者将冲击力传递到特别敏感的区域，那么结果常常是致命性的。如果冲击力被汇聚起来，就会格外致命。能够分散冲击力的设计会极大地提高头部可以耐受冲击力的幅度。

某些预防性措施如果不是完全防止，也会减轻这些头部外伤。头盔可以吸收能量，分散冲击力；肩带限动系统可以减小头部运动的范围，使头部不会磕碰到驾驶舱里的物体上。飞机设计人员在初始开发阶段就可以避免在驾驶舱中出现会产生磕碰伤的表面。

在飞机上，如果颅骨遭受到了外力的作用，常常会出现线性骨折。这会让调查人员错误地相信当头部的一侧受到打击时，在颅底部出现了从耳部到耳部，横跨蝶鞍（sella turcica）部位的横向骨折（图 25-20）。头颅底部受到打击是横向骨折的一个常见原因，比如当面部碰上仪表板时，通过颌骨的隆起传递了力量。

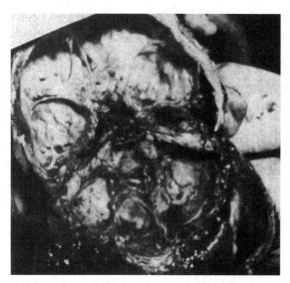

图 25-20　颅底的横向骨折（军队病理学研究所提供照片）

环状骨折是在枕骨大孔周围出现的骨折。当遭遇 +Gz 冲击时，冲击力沿脊柱上传，就可能形成这种骨折。尽管当撞击头顶部的冲击力传递下来时可能会出现这种类型的骨折，但这种可能性较为少见。因为头颅的重心在脊柱的前面，因此头顶部受到撞击，可能会使脊柱弯曲，导致枕骨大孔周边的受力不均衡。前颈部骨折以及 Jefferson 骨折（参见脊柱伤）常见，而环状骨折并不常见。

颅骨骨折一般较为隐性，调查人员如果不仔细观察的话，很可能看不见它。只有很小心

地移除硬脑膜之后，才能得出究竟有没有颅骨骨折的结论。力量较大的钝器伤可能会造成颅骨的蛋壳骨折（eggshell fracture）。如果冲击力更加猛烈，特别是当上半身没有被固定，或当上半身的固定系统失效时，会出现部分或全部的离断。

调查人员在考虑外伤的可能原因时，如果仅仅依赖于检查冲击力的大小，就很可能会受到头部外伤的误导。他们还应当考虑到这种可能性，即机舱结构破损或者在撞地时飞舞的物体，它们也会造成这样的外伤。图 25-21 就介绍了这样一个案例，一架小型单引擎飞机在坠地的过程中，飞行员头部受到严重外伤。在仪表板上可见脑组织，而且在飞行员的面部发现了球型手柄和仪表板的印痕。调查人员相信事故飞机没有配置上半身固定系统，他们推测这一缺陷导致飞行员上半身向前弯曲，头部撞向了仪表板，造成了头部的致命伤。然而检查损毁飞机的驾驶舱，证据清晰地表明，尽管飞行员使用了肩带固定系统，但他的头被压在了头后部座舱壁和仪表面板之间，这造成了头部的外伤。因此外伤发生在撞击造成机身挤压变形的过程中。在图 25-22 上，可以看到仪表面板在面部留下印痕的一个实例。这是一起通用航空事故，调查中发现没有使用身体固定系统。

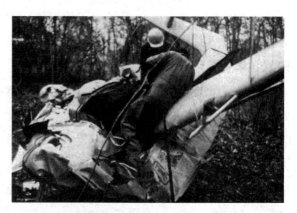

图 25-21　事故撞击导致机身挤压变形，这是外伤的主要原因（军队病理学研究所提供照片）

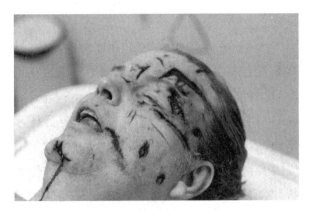

图 25-22 由于没有系上肩部固定带，飞行员面部与仪表板上的无线电台碰撞，留下了印痕（民用航空航天医学研究所提供照片）

较为少见的头部外伤可能会导致错误的结论，尤其是调查人员未能全面了解事故环境时。图 25-23 显示的是一名机组成员走入了直升机尾桨旋转区。图 25-24 显示的是坠机后的大火使头颅受热，颅骨内的水蒸气使颅内压升高，最后颅骨发生爆炸性骨折。

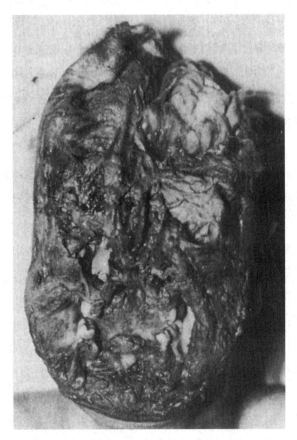

图 25-23 走入直升机尾桨旋转区，造成头部外伤（军队病理学研究所提供照片）

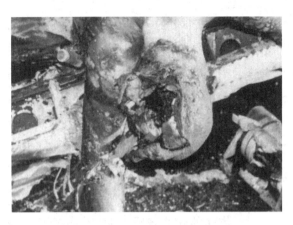

图 25-24 1991 年两架航班飞机在跑道上相撞，大火产生的水蒸气造成了颅骨爆炸性骨折（民用航空航天医学研究所提供照片）

内脏外伤

坠机冲击力可以通过机械作用伤及胸腹部的内脏器官，再加上如果无法获得及时的内外科治疗，这些外伤可能就会致命。由于内脏器官仅由系带等悬挂在胸腹腔壁上，相对具有一定的活动性，因此在事故过程中，从总体上看，身体发生的是减速度运动，但内脏的运动方式具有自己的特点。这常常意味着作用在这些器官上的减速度力要远远高于身体的其他部分，因为这些部分受到的限制更多。由于内脏不同组织之间的作用力形成剪切力，由此可导致撕扯伤，而内脏器官的不对称又可以造成扭转力。

体腔被外部物体直接刺，或者与驾驶舱结构件或座椅安全带碰撞，这时内脏就会受到直接作用力，造成严重的外伤。围绕在外面的肋骨或骨盆等骨结构，为多个内脏器官提供防护，但也使其他器官更容易受伤。

肋骨、胸骨、肩胛骨以及胸椎骨可以为胸腔器官提供保护。安全带大约产生 2250 公斤的力量，就会造成肋骨骨折。折断肋骨的锯齿状末端可能会划开心脏、肺脏，甚至脾脏、肾脏以及肝脏等腹腔器官。

在飞行事故中，大约有 13% 的遇难者会出现明显的心血管损伤。各种飞溅的物体、折断的肋骨，或者飞机驾驶舱内部件及控制手柄等，都可能会穿透胸腔，刺入心脏或者大血管。心脏或大血管因受到胸骨和椎骨挤压，或受到胸腹部传递的压力的作用，会发生爆裂。一旦设计适当的驾驶舱防护物，躯干限动装置以及头部防护系统被投入使用，则在减速度作用下人是否能够存活，心血管系统的耐受力将是决定因素。

大动脉撕裂伤也常见于飞行事故遇难者身上，而且创伤的外部表现很少，因此病理学家在事故现场一定要仔细检查心脏和大血管情况，避免造成人为破裂。左侧锁骨下动脉远端孤立的血管破口非常常见，但如果是心脏外伤，65%的撕裂伤见于二尖瓣上的升主动脉。锁骨下动脉和颈部血管在主动脉弓的开口处，无论对心脏还是降主动脉，都是一个相对固定的部位，即使安全带限动系统阻止了上半身的明显运动，事故中的减速度力也可能会造成心脏和降主动脉像钟摆一样向前摆动。由于心脏是不对称的（左心室心肌要比右心室强健），因此减速度可能会将扭转力汇聚于升主动脉，造成撕裂伤。由于心脏和降主动脉具有不同的减速度率，因此可能造成作用于主动脉弓的减速度形成集中的剪切力，在动脉导管韧带附近的升主动脉和降主动脉之间产生撕扯伤。

作用于腹部的钝性力可以造成腹腔器官的破裂、撕裂或开裂，而胸腔或腹腔的钝性外伤都有可能造成横隔膜的破裂。尽管肝脏和脾脏都受到了一部分肋骨保护，但肝脏更容易出现冲击伤。如果座椅安全带调整不合适、位置不正确，或者座椅加上了软座垫，则椅子上的人就会从座椅限动系统下"滑"出来，增加了脊柱骨折和腹部脏器破裂的发生机率。

脊柱伤

检查脊柱可以给调查人员提供特别有价值的信息，特别是确定撞击力方向和大小所需的证据。

当垂直方向上的力（+Gz）超过大约20 G时，常常就会发生椎骨骨折［美国陆军坠机生存指南 USARTL/TR-79-22（U.S. Army Crash Survival Guide USARTL/TR-79-22）］。当被迫接受高水平的 +Gz 力量作用，特别是从战斗机上弹射逃生或者直升机硬着陆，就会发生椎体压缩性骨折。如果 Z 值水平超过了 26 Gz，三分之二的受试者都会出现椎体骨折，但即使 Z 值水平低至 10～12 G，骨折也会发生，当脊椎不是处于完全垂直位置时，更是这样。个体身上发生多重压缩性骨折的情况在不超过 35 Gz 时比较罕见，极少发生。

如果 Gy 或 Gx 方向上的力超过了 250～400 G，可能会导致椎体撕脱性骨折，特别是当发生大速度坠机的时候（图 25-25）。由于致密椎体终板的质量要高于椎体本身的质量，因此会出现这种模式的损伤。当受到坠机冲击力的作用时，物体惯性发挥影响的情况可以通过一个简单的演示来说明，即将一本书置于一张纸上，可以快速地将这张纸抽出来，而由于惯性的影响，书纹丝不动。

单纯的压缩性骨折（+Gz）、撕脱性骨折（±Gx 或 ±Gy）或者安全带骨折（Chance fractures）（Gz）都比较少见。大多数椎体骨折都是 X、Y、Z 三个方向上矢量力综合作用的结果，但主要是在 X 轴和 Z 轴方向上。这种原因造成的骨折模式就像撬棍造成的损伤，椎体前端受到压缩，而后部的骨和韧带在张力作用下被撕开（图 25-26）。这是由于矢量力有效地将椎体前端当做支点的缘故。1991 年，两架商业航班客机在跑道上发生了相撞事故，然后又与一幢建筑物发生了二次碰撞（图 25-27）。图 25-28 显示的胸部印痕是由操纵盘（图 25-29）造成的，据此说明出现了 –Gx 力，而肩带的设计也加重了胸椎的骨折情况（图 25-30）。肩带的一头由位于胸前部的

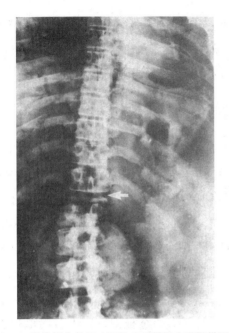

图 25-25　脊椎错位骨折（军队病理学研究所提供照片）

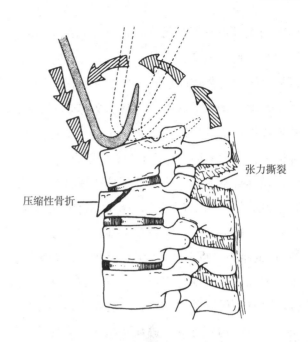

张力撕裂

压缩性骨折

图 25-26　脊椎撬棍骨折的形成机理

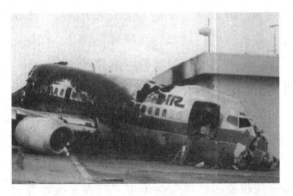

图 25-27　一架波音 737 客机在跑道上与另一架飞机相撞后，机体撞上这栋建筑物而骤然停住。这架飞机被压在了波音 737 的下面（民用航空航天医学研究所提供照片）

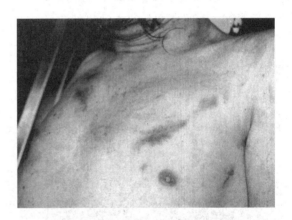

图 25-28　尸检中在左座飞行员胸部发现的印痕，这是飞行员前面的方向盘造成的（民用航空航天医学研究所提供照片）

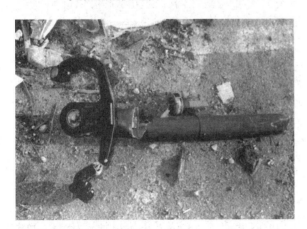

图 25-29　左座的操纵杆，左侧把手断了（民用航空航天医学研究所提供照片）

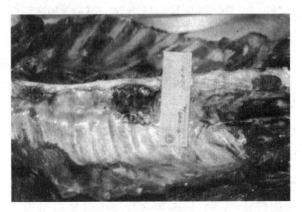

图 25-30　尸检中发现胸椎的楔形压缩性骨折（民用航空航天医学研究所提供照片）

标准四点锁扣锁紧，另一头跨过肩膀向下连接到飞行员座椅背后的惯性轮上（图 25-31）。飞行员座椅的椅背较低，低于肩膀的水平。由此，当减速度力增大并改变了方向，力作用于脊椎并导致椎体前缘压缩性骨折。1980 年美国陆军坠机生存指南 USARTL/TR-79-22 发布了座椅安全带设计标准要求，肩带应当位于保证脊椎前倾不超过 30° 的位置上，以防止这种类型的力量被放大（图 25-32）。因为在头部发现了坠机外伤，因此椎体骨折不是飞行员的死因，尽管如此，还是可以看出全身性创伤分析的意义。假设飞行员没有遭受其他外伤，就不得不带着由于限动系统造成的背部骨折逃离飞机。这个应用临床病理学分析的例子凸显出了需要彻底开展尸检的重要性，要将所有的检查结果都记录下来，否则某些在确定死亡原因上重要性不大的情况就容易被忽视过去。

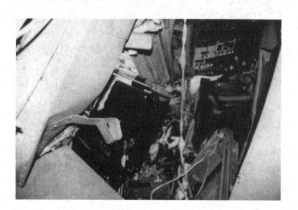

图 25-31 驾驶舱中相对较低矮的椅背，左侧座椅的肩带在救援过程中被切断了（民用航空航天医学研究所提供照片）

各种各样的坠机情况都可能会对颈部和颈椎施加外力，导致骨折和脱椎。飞行员在从飞机上弹射离机的过程中，因气流吹袭可能会造成防护头盔发生旋转，头盔边缘会击打颈部，造成颈椎骨折和脱位。飞机张线或者降落伞伞绳缠绕住颈部，造成第 2 节颈椎骨茎突骨折，这就是所谓"绞刑"骨折的实例。头顶部的撞击可能会造成 Jefferson 骨折，这种骨折包括第

1 节颈椎骨环部或侧部出现垂直裂缝，锥体出现断离和横侧移位。对于这种情况建议调查人员切开颈前部和后部仔细检查，通常会很有帮助。

四肢的损伤

四肢的损伤来自没有固定好而发生的甩打伤，或与飞机机体的碰撞。这些外伤很少会致命，除非伴有其他的因素。多发性外伤可能会造成过度失血，而四肢的外伤可能会阻碍逃离坠机后的危险环境。如果座椅结构损伤了乘客的脚、踝或腿部，则逃离飞机就会出现困难或者会拖延撤离。

在弹射离机的过程中，上下肢的甩打会产生足够的力量造成骨折。甩打运动就像挥舞一根鞭子，将力量主要集中在了末梢部位，于是造成骨折的部位更多的在胫骨、腓骨、桡骨和尺骨，而不是股骨和肱骨。弹射座椅的前缘对股骨施加的力量可能会造成股骨骨折。

没有固定好的四肢出现甩打后可能会与机身结构相接触，其力量足以造成外伤。上、下肢可能会击打到仪表板或者前排座椅。膝关节撞击到仪表板后可能会造成"仪表板股骨骨折（dashboard femoral fracture）"。在估计撞击速度以及接地瞬间的其他参数方面，肢体外伤的价值不大，但这些外伤的创伤模式可以准确地告诉调查人员是与何种结构接触而产生的。

双手、双脚外伤及创伤模式可以提供很好的证据，表明在飞机触地时谁在控制着飞机，如果还有有关外伤的其他信息就更好了。在触地的瞬间，方向舵踏板可能会在飞行员飞行靴或鞋底上留下反相印痕（比如制造商的 logo 或者踏板上的其他痕迹）。证明谁在控制飞机最好的证据就是腕骨、掌骨、跗骨以及距骨的骨折，如果手掌或脚底还带有相关联的破口则更好。Coltart 描述的"飞行员距骨（aviator's astragalus）"，即飞机上的脚踏刹车导致飞行员距骨颈骨折。指

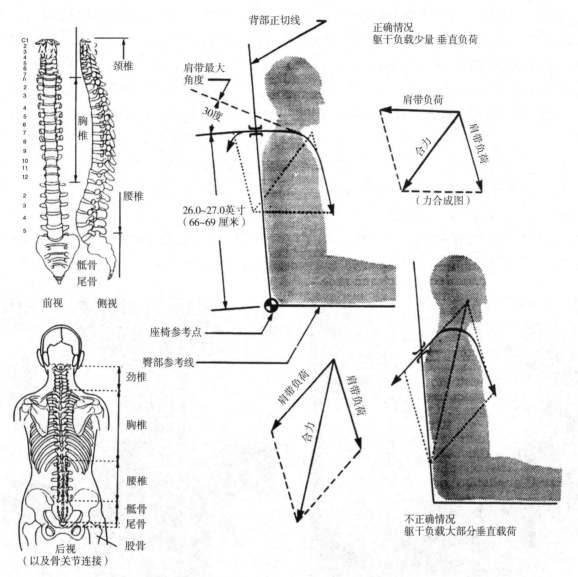

图 25-32　肩带几何学测量摘录［美国陆军坠机生存指南（U.S. Army Crash Survival Guide，USARTL/TR-79-22）］

骨骨折也有助于征明是谁在控制着飞机，但可靠性不高。Dummit 和 Reid 还介绍过一种在直升机飞行员身上出现的独特的胫骨中段骨折。在其他类型飞机的飞行员身上也会出现类似的胫骨骨折。

在乘客双下肢和双脚上出现的外伤可能是由于前排座椅的垮塌所致。这样的骨折可能会造成乘客无法逃生，而且如果坠机后出现了大火，就会造成死亡。头部创伤则可能源于头顶上的行李箱垮塌所致。

案例简介

无法存活的撞击力和无法生存的空间

1992 年，Grand Canyon 附近发生了一起多人遇难的事故。飞行是一次观光飞行（DCA92MA040），机型是赛斯纳 C402C（Cessna C402C），属于非定期通勤飞行（联邦航空条例第 14 卷第 135 部）。对于调查人员来讲，报告的全文可以被当作一个绝佳的例证，表明怎样利用全部的可用资源来重建事故的过程。分析机上乘客的录像带就可以获得关键性的事实发现，让调查人员了解事故原因中人的因素方面。在生存性方面，图25-34、图25-35和图25-36显示的是与事故机相同的飞机。图25-37、图25-38和图25-39显示的是事故机在撞上平坦地面后，在垂直方向上出现的广泛性结构垮塌。还应当记住的是事故后还发生了一定程度的弹性回弹（大约20%），这被称为铝质机身的"油壶效应（oil canning）"，因此照片显示的最终容积并不能代表事故过程中机舱的压缩情况。在触地的动态过程中，机身会更加扁平一些，时间

过程以毫秒计。由于没有可供乘员栖身的空间，这次事故没有人能够存活下来。另外，由于飞机失去了控制（LOC），在触地时出现了垂直方向上的大过载。由于一侧引擎失效，飞行员无法维持最小控制速度（minimum control speed，VMC），因此，刚刚脱离了高＋GHz接地撞击力，又发生了VMC翻滚倾覆，因此机身解体，无人生还。录像带捕获到了飞行前的信息、引擎发生变化的声音、仪表板上显示的燃料流量关键性信息、螺旋桨发生了顺桨的信息，以及从起飞到触地的各种事件等。

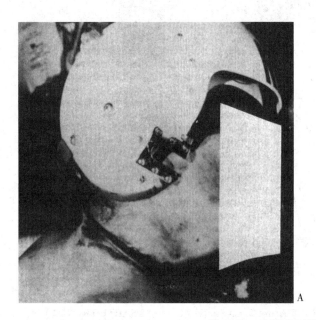
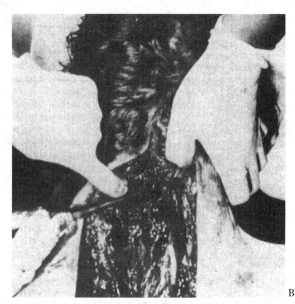

图 25-33 头盔麦克风线缠绕导致的颈部骨折

（A）前面解剖所见，（B）背面解剖所见（军队病理学研究所提供照片）

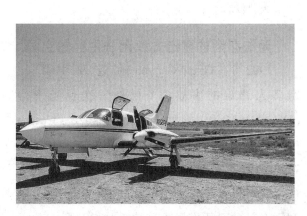
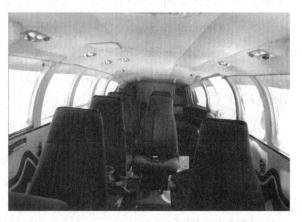

图 25-34 赛斯纳C402C（Cessna C402C）同型机左前四分之一方向视图（NTSB提供照片）

图 25-35 赛斯纳C402C（Cessna C402C）同型机内部视图（NTSB提供照片）

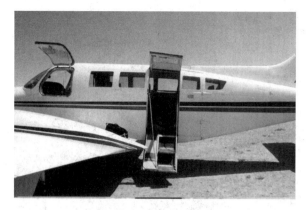

图 25-36 赛斯纳 C402C（Cessna C402C）同型机左视图（NTSB 提供照片）

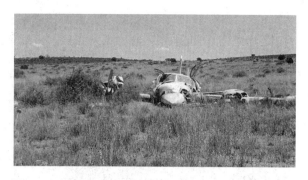

图 25-37 飞机坠毁后的前视图，显示高度变形的机身，照片显示的机舱静态剩余空间，比在触地动态过程中可供乘客栖身的空间还要大一些，这就是所谓的"油壶效应"（NTSB 提供照片）

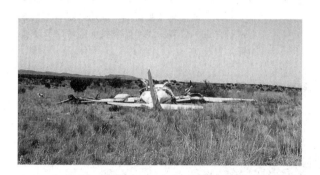

图 25-38 飞机坠毁后的后视图（NTSB 提供照片）

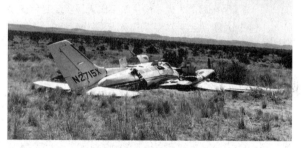

图 25-39 坠毁后右后四分之一方向视图（NTSB 提供照片）

本可以存活，但限动系统失效

1976 年，在俄克拉荷马城，一架被国内税务局用来当做公务机的赛斯纳 C182C（Cessna C182C）型飞机，由于燃料用尽，于居民区进行场外着陆，在地面以上 65 英尺（19.8 米）撞上了电线。飞机撞地后翻转，机舱部分基本没有发生解体（图 25-40、图 25-41）。限动系统与地板的连接部位出现了失效，导致安全带功能丧失，直接造成了飞行员死亡（图 25-42、图 25-43）。

本可以存活，但驾驶舱内出现了致命因素

一名不具备仪表飞行能力的飞行员在疲劳状态下驾驶着一架派珀 PA-28（Piper PA-28）型飞机，无意中进入了仪表气象飞行条件（instrument meteorologic conditions，IMC），在改变方向的过程中发生了失定向。图 25-44 显示坠机后的机身基本完整，内部空间可以容身。在与地面发生碰撞的过程中，乘客撞上了驾驶杆，驾驶杆折断并刺入其胸部，导致其死亡（图 25-46）。飞行员受访时介绍了发生失定向的细节，当时处于一大片雷暴区域，而且他在最后 24 小时内只睡了很少的时间（FTW76AF126）。

存活，但失去了行动能力，无法逃生

一名飞行员驾驶着一架共有的格鲁门美国人 AA-1（Grumman American AA-1）型飞机，根据联邦航空条例第 14 卷第 135 部进行飞行作业，用于燃料用尽，尝试在野外迫降（CHI76AC031）（图 25-47）。飞行员在飞机触地后存活，但在救援到来之前被缠住了长达 18 个小时。飞机座椅直接连到了机翼主梁上（图 25-48），因此飞行员的脊柱承受了坠机力量动态超调的作用。图 25-49 显示圆形的机翼主梁导致座椅盆底变形，图 25-50 的 X 线片显示腰椎骨折。

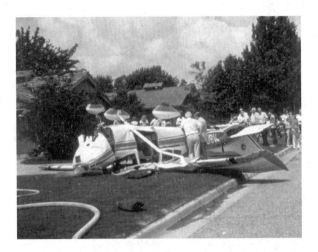

图 25-40　赛斯纳 182C（Cessna 182C）反扣在坠机地点，注意驾驶舱空间未受影响，由于燃料用尽，避免了坠机后的大火（民用航空航天医学研究所提供照片）

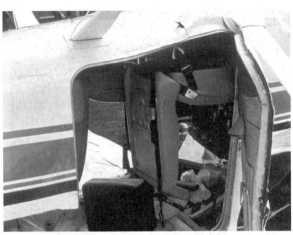

图 25-41　赛斯纳 182C（Cessna 182C）驾驶舱和机舱空间未受影响，座椅也未受影响。限动系统可见，需要进行仔细的检查（民用航空航天医学研究所提供照片）

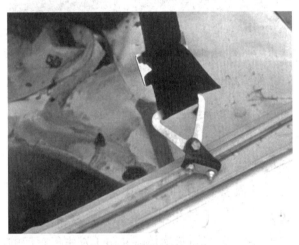

图 25-42　驾驶舱内，飞行员的安全腰带连接点松脱（民用航空航天医学研究所提供照片）

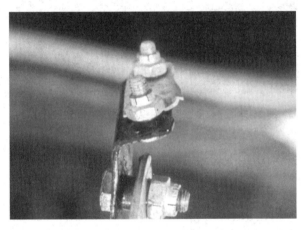

图 25-43　断裂面的特写照相，该处在正常情况下开有安全带锁孔，检查断裂面可以为过载失效、金属疲劳或者制造缺陷提供证据（民用航空航天医学研究所提供照片）

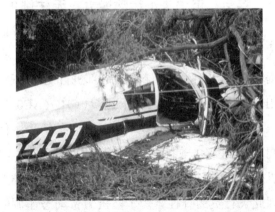

图 25-44　发生空间失定向事故后派珀 PA-28（Piper PA-28）型飞机的机身，基本保持完整（民用航空航天医学研究所提供照片）

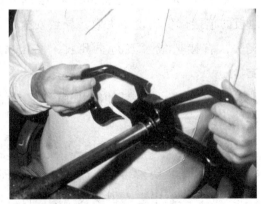

图 25-45　调查人员演示飞机上的驾驶杆，在乘客一侧发生了折断，注意锋利的边缘和尖锐的折断处（民用航空航天医学研究所提供照片）

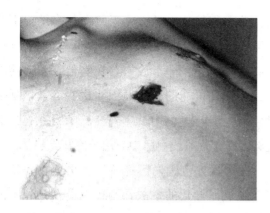

图 25-46　尸检照片，显示乘客胸部的刺入伤口，折断的驾驶杆从这里刺入胸部而致命（民用航空航天医学研究所提供照片）

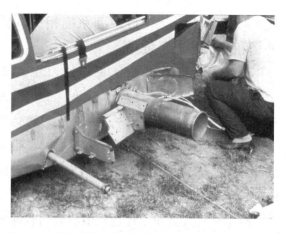

图 25-47　调查人员正在对机身进行检查，注意机翼已经卸下了（民用航空航天医学研究所提供照片）

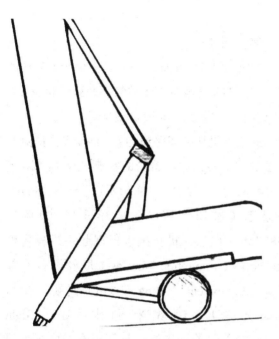

图 25-48　座椅与圆形机翼主梁的关系图（民用航空航天医学研究所提供照片）

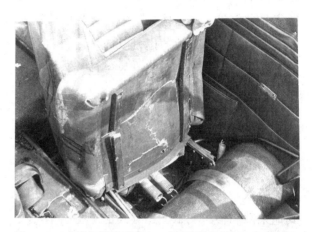

图 25-49　在坠机触地过程中，主翼梁撞坏了飞行员座椅椅盆底部（民用航空航天医学研究所提供照片）

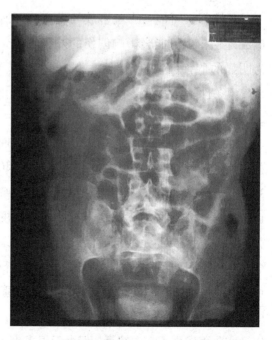

图 25-50　椎骨骨折的放射线照相（民用航空航天医学研究所提供照片）

无法存活，与飞行控制系统相关联的外伤和印痕形成了证据

1992 年，一架德·哈维兰公司生产的"双水獭"型飞机进行跳伞作业，在起飞的过程中坠毁，导致 16 人死亡，6 人严重受伤（LAX92MA183）。尸检过程中，在驾驶员靴子底部发现了 DH 反相印痕，这是方向舵踏板上的 logo 转印上去的。

医学调查人员在工作过程中会遇到各种各样的伤情模式，上述案例只是其中的一部分，因此必须牢记，要从事故过程中尽最大的努力去搜集各种信息。在这些案例中，有些伤情模式并未影响潜在的事故原因，以选择它们的原因是为了要将注意力集中到事故过程上。一架飞机坠毁，通过耐坠性研究获得发现，并提出了驾驶舱和机舱方面的改进建议，提高其适坠性。如果由于别的原因，一架相同型号的飞机坠毁，而又出现了类似伤情的话，则说明改进建议并未被吸取。在本章节的其他部分，或者注明的其他来源和参考文献，还有其他一些技术可用来确定事故的原因。

环境因素

环境因素可能会影响事故的发生，可能会造成外伤，也可能会影响创伤的外在表现。最为明显的危害因素包括缺氧、减压、鸟撞、不良气象条件、火灾和浸水等。

缺氧

如果飞机在高空快速减压，缺氧会出现得很突然。如果飞行员在 10 000 ~ 15 000 英尺（约 3000 ~ 4500 米）的中高空作长时间飞行，缺氧也会发生得很隐秘。飞机是否在计划的高度上飞行，空管人员的无线电通话或者舱音记录器（CVR）都可以提供关键性的线索，表明飞行人员是否由于缺氧而出现了空中失能。在实验室中调查人员通过测量脑组织中的乳酸含量，可以证实是否发生了空中缺氧。但由于很多事故现

场都位于很偏远的地方，因此在很多情况下都因无法及时获得生物样本而不能开展分析工作。还有一种可能，即事故中存在其他毒素，使缺氧成为一种可能的事故原因。这些毒素包括一氧化碳、氰化物（CN），甚至是二氧化碳。二氧化碳存在于货舱或厨房中，用于冷却饮料等。

在全世界范围内已经有许多出版物介绍了由于缺氧而导致的事故，调查人员在开展事故调查的过程中，对这类因素要保持高度的警惕，同时还提醒飞行人员保持高空生理训练（www.ntsb.gov/recs/letters/2000/a00%5F119%5F119.pdf）。

案例简介

2005 年 8 月 14 日，一架 Helios 航空公司的波音 737-31S 型客机由于缺氧而坠毁，机上 115 名乘客和 6 名机组人员全部丧生。

这架飞机从塞浦路斯的 Larnaca 飞往捷克共和国的布拉格，途经希腊的雅典。在 14 000 英尺（4267 米）高空，飞行参数记录器（FDR）记录下了减压告警。在爬升过 16 000 英尺（4877 米）以后，机长报告出现起飞过程告警（Takeoff Configuration Warning）以及设备冷却系统（Equipment Cooling system）问题。在高度 34 000 英尺（10 363 米）上水平飞行（flight level，FL）之前，飞机恢复了正常。接下来的 8 分钟里出现了若干次通话，在飞机下降高度到 28 900 英尺（8809 米）以下后，通话停止了，此后再没有过无线电通话。在高度 18 200 英尺（5547 米）处，乘客的供氧面罩开始工作。飞机由自动驾驶仪驾驶，按照既定的路线水平飞行，在飞越雅典国际机场时开始进入预先制定好的 VOR（very high frequency omni-directional radio，VOR，甚高频全向无线电信标）控制模式。两架军机抵近进行了观察，发现机长的座椅是空的，副驾驶座位上的人瘫伏在驾驶杆上；大约 17 分钟后，一个未佩戴氧气面罩的人进入了驾

驶舱，坐在了机长的座椅上；1分钟后飞机左侧引擎熄火，10分钟后右侧引擎也熄火了；左侧引擎（由于燃料耗尽）熄火4分钟后，在CVR（舱音记录器）上记录到了两次遇险呼救信号（mayday message），但未通过无线电发送出去；大约3分钟后，飞机触地。

希腊交通和通信部所属飞行事故调查和航空安全委员会（Air Accident Investigation and Aviation Safety Board, AAIASB）给出的事故的直接原因是：

1. 无论是在进行飞行前程序（Preflight procedure）、启动前核查（Before Start checklist），还是在起飞后核查（After Takeoff checklist）的过程中，都没有注意到机舱加压模式开关被置于MAN（手动）的位置上。

2. 没有对告警进行判定，也没有对告警启动的原因作出判定（机舱高度告警声音、乘客氧气面罩放下指示以及主告警等）。

3. 机组人员由于缺氧导致失能，于是飞行管理计算机和自动驾驶仪控制飞机持续飞行，燃料耗尽，引擎熄火，最终飞机触地。

潜在事故原因包括：

1. 运营商在组织、质量管理和安全文化方面存在不足。

2. 规章制度执行机构以往在行使安全监督职责方面存在不足。

3. 未能恰当地使用机组资源管理原则。

4. 针对事故机型以往由于座舱压力问题导致的各种征候，制造商采取的应对措施无效。

AAIASB在结论中进一步指明下列因素也影响了事故的发生：①在对飞机进行不定期的维护之后，未能够将机舱加压模式选择开关放回到"自动"位置；②机组人员缺乏（按照国际水准）应对突发事件的程序，包括座舱失压，尽管乘客的氧气面罩已被放下，可飞机仍然继续爬升等；③国际民航权威机构也未能够有效地贯彻

实施行动计划，而这些计划是根据以往检查发现的问题而制定的（http://www.moi.gov.cy/moi/pio/pio.nsf/All/F15FBD7320037284C2257204002B6243/$file/FINAL%20REPORT%205B-DBY.pdf）。

承租的利尔喷气（Learjet）型客机致命飞行事故——4名乘客和2名机组人员丧生

1999年，一架利尔喷气（Learjet）35型客机在南达科他州的Aberdeen附近坠毁。该客机从佛罗里达州的Orlando起飞，前往德克萨斯州的Dallas。空中交控管制（ATC）确认了该机在39 000英尺（11 887米）水平飞行以后，在佛罗里达州Gainesville以北，无线电联系就中断了。由于该机飞向了西北边境，几架空军和空中国民警卫队的飞机对其进行了拦截。近距离观察的军机飞行员（在后来面谈以及当时通过无线电）陈述道，利尔喷气客机的前风挡看上去像是结了霜或是覆盖了凝结物。军机飞行员看不到座舱里面。他们没有发现飞机机身结构不正常或者其他异常情况。军机飞行员最后发现飞机脱离控制，螺旋飞向地面，坠毁在一片开阔地上。机上的所有人（机长、副驾驶以及4名乘客）全部丧生。NTSB确认事故发生的可能原因是（DCA00MA005）由于无法确定的原因，飞机座舱失压，机组人员未能获得氧气供应，发生空中失能（www.ntsb.gov/ntsb/brief.asp?ev_id=20001212X19931& key=1）。

减压病

由于减压事件形成的空气栓子和减压病发生过一定数量的事故和事故征候。在这类案例中，医学调查人员通常无法通过尸检结果提供帮助。

案例简介

1994年，一架DC-8-61型货机在执行属于联邦航空条例第14卷第135部的货运飞行时，飞行员由于减压病导致了严重的外伤。飞

行途中公司的机务维护人员打开了前机翼上的紧急出口，那里通向需要修理的导航灯光。根据机上工程师介绍，在起飞前检查时，紧急出口的门看上去是关好的，但他没有去手动检查这个门或插销。在后来的爬升过程中，机组人员无法对飞机机舱进行加压。尽管机组其他人员表示反对，机长决定继续飞行。机组人员都戴上了氧气面罩，飞机继续爬升达到巡航高度33 000英尺（10 058米）。飞机刚刚改平，机长就由于减压病而出现了失能。副驾驶接手了指挥位置，改变航向并紧急着陆。着陆后，发现紧急出口门平躺在飞机舱内。NTSB确认事故可能原因是（NYC94LA062）在失去压力的飞机上，机长错误地决定继续高空飞行，并由于减压病而出现了失能。事故的相关因素是机务人员在打开紧急出口进行维护作业后，没有再次将其锁死（www.ntsb.gov/ntsb/brief.asp?evid=20001206X00986&key=1）。

鸟撞

每一年都会发生许多飞机空中撞鸟事件。这些撞鸟事件的影响很大，特别是涉及到大型飞禽、超音速飞机，或者发动机吞鸟这类情况时。

只要仔细地检查受损机身或飞机残骸，确认鸟撞并不存在太大的困难。即使在最严重的情况下，调查人员也可以发现鸟类遗骸。鸟类学者通过检查羽毛、骨头或者身体的其他残骸，通常就可以确定鸟类的种属、性别，并估计年龄和体重。在实验室中可以通过显微镜检查组织样本中的红血球是否带有细胞核，也可以开展其他血清学方面的检测。

气象因素

能够对一次事故的发生过程产生影响的气象条件有大气湍流、雷暴和极端温度等。湍流气象可以对飞行中的飞机造成结构破损。如果一些乘客因此被抛出机外，例如历史上的"彗星"式客机空难，那么从高空坠落地面后就会表现出与留在机舱内的乘客不同的外伤模式。

雷暴是极端气流、冰雹和雷电活动的根源。高空的冷空气、雷暴的托举力量和其中的水蒸气，三者结合起来形成了冰雹，最大的直径可以达到若干英寸。冰雹可以毁坏飞机的升力面，造成引擎停车、砸坏风挡等。如果飞行人员在其中或附近弹射跳伞，它还能造成体表的擦伤和碰伤。但冰雹击打的效果远不如能够驱动冰雹在数千英尺的高空飞舞的极端气流对于机组人员造成的伤害严重（图25-51）。

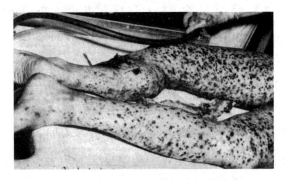

图25-51 在雷暴中弹射跳伞遭遇冰雹打击造成的外伤（军队病理学研究所提供照片）

在地面有许多人死于雷击事故，但飞机上的乘客很少发生类似情况。闪电曾经伤害过飞行员，放电的途径主要是沿着导体表面，而不是通过中心。这种"表面效应（skin effect）"使闪电放电集中在飞机的表面，由此保护了机上的乘客，只有很少数的例外情况。在小型飞机和滑翔机上曾经出现过机上人员死亡的情况，特别是那些纺织品蒙皮的飞机，它们直接穿越了闪电的放电通道。在穿越身体的进出部位出现针尖状的烧伤，在皮肤上呈现出树枝状分叉的红斑，沿着拉锁和其他金属物品的放电弧形成沉积物，如果在身体上发现了这些情况，就是闪电击中的证据。

大气湍流很可能会导致飞机发生空间失定向。其主要原因是在仪表飞行条件下飞行员难于保持对座舱内仪表的扫视。

2007年2月份在澳大利亚，一名35岁的德国伞翼飞行器锦标赛运动员 Ewa Wisnierska，由于遭遇到两股雷暴云团结合在一起形成的上升气流，一下子升到了 32 000 英尺（9754 米）高度。她随身带有 GPS 和无线电遥测装置，因此尽管在上升过程中她失去了意识，但在地面的同伴仍然可以追踪她的上升过程和位置。她在 15 分钟之内从 2500 英尺（762 米）上升到了 32 612 英尺（9940 米）高度，大约 30 分钟后她恢复了意识，在 1640 英尺（500 米）高度开始操纵下降并着陆，身上出现了冻伤。来自中国的另一名 42 岁的运动员何忠贫（He Zhongpin）也被气流带了上去，被闪电击中丧生。

火灾

飞行中的火灾、触地爆炸起火和坠机后的大火，都会造成各具特点的伤情。飞行中的大火会沿着飞机机身形成气流状烟尘沉积，在机身表面比在遇难者身体上看得更加清楚；而坠机后的大火会在飞机机身结构上显示出垂直方向上的烟火损坏痕迹；在触地瞬间燃料被点燃形成的触地爆炸起火，会在没有保护的皮肤表面形成 I 度和 II 度烧伤。要想解释触地爆炸起火产生的伤情会非常困难。

由于大火迅速产生和播散，机上人员没有足够的时间逃生，身上的创伤使他们无法逃离飞机，出口过分拥挤或被挡住、个人防护装备存在缺陷或者救护和灭火工作不够有效等，都会导致人员丧生。调查人员必须回答以下关键性问题：

1. 在飞机触地时，遇难者还活着吗？

2. 在飞机触地之前，由于自身已有疾病，所使用的药物，有毒气体或者烧伤等，遇难者是否出现了失能状态？

3. 是否在死后又出现了烧伤？也就是说在触地瞬间受到了致命伤，死后又发生了烧伤？

4. 死亡的发生，是否是因为外伤、有毒气体、烟雾或者紧急逃生系统出现了问题，无法躲开火焰和烟雾而逃离飞机？

最难确定的事情就是烧伤是死前发生的还是死后发生的，而问题的答案又格外的重要。触地爆炸起火或者触地瞬间形成的外伤是否是遇难者死亡的主要原因？这个问题会影响到调查人员是否需要就逃生系统、防火系统、座椅及固定系统，以及飞机的结构设计等方面提出改进建议。

从 1953 年到 1967 年，美国空军飞行事故发生遇难者烧伤的情况从 27.4% 增加到了 40.2%，烧伤成为死亡主要原因的情况从 6.7% 提高到了 17.0%。1957 年，在美国陆军飞行事故中，烧伤占死亡主要原因的比例为 25%，而到了 1969 年就增加到超过 40%。但是有一个例外的情况，由于陆军在 UH-1 型直升机上安装了耐坠燃料系统，因此在该型直升机发生的事故中，烧伤作为死亡主要原因的情况极大地被抑制。准确地说明烧伤是在死前出现的还是在死后发生的，其重要意义可以通过以下例子得到体现。

在实验室中检测大脑组织中的乳酸水平，或者检测血液中碳氧血红蛋白的饱和度和氰化物（CN）离子的浓度，对于判定遇难者遭遇触地爆炸起火时是否活着，可能具有一定的意义。病理学家可以通过大体水平检查呼吸系统是否存在烟尘沉积，或在显微镜下查看是否存在对于燃烧产物的组织学反应，而后者更具结论意义。

缺乏经验的调查人员常常会将死后烧伤导致的改变当作生前创伤。肌肉的热致收缩会使身体呈现拳击运动员的体态，就好像遇难者在保护自己免于烧伤一样。由于最强壮的肌肉群占据强势，造成臀部、膝关节和肘关节呈现弯曲，而颈部呈现过伸姿态。热量造成的肌肉收缩经常会强劲地在肌肉骨连接处形成骨折。热量造成长骨骨折的特点就是骨碎片形成直角关系。

头颅在火焰中受热，颅内水蒸汽的压力就会增高，最后会形成颅骨爆炸性骨折。这种骨折看上去与碰撞伤类似。如果在颅腔内找到了骨碎片，可能会有助于区分这两种骨折。颅骨受热也可能会强迫血液流入硬脑膜外空间，造成的现象就是硬脑膜外出血。皮肤暴露于汽油或者其他种类的航空燃料会造成表皮松解（epidermolysis），皮肤水泡、红斑，以及人为烧伤的痕迹。

调查人员通常可以将皮肤上的烧伤模式与防护设备或者特定的媒介物联系起来。信号枪及氧气瓶的位置也可能会提供线索，说明局部、严重烧伤的原因。衣物特别加厚的部位，例如口袋、安全带或腰带，也会提供格外的烧伤防护。

浸水

发生事故后在水中的生存会面临格外的危险。有关这个问题，旋翼机由于发动机、传动机构以及旋翼等都位于机身之上，飞机整体重心偏高，因此在水上迫降时，在触水后很短时间内特别容易发生翻转倾覆。这种快速的翻转倾覆会使机内人员上下颠倒，浸入水中，使他们从飞机里逃生格外困难。飞机坠入水中后，溺水是一个常见的死亡原因，但究竟有多常见是很难估计的。单一的尸检检查或实验室检查都无法对溺水作出判定，在做出这个判定之前，调查人员必须考虑多方面的因素，主要排除其他的诊断。尽管如此，正确地判断死亡是由溺水造成的还是由于碰撞外伤造成的，这一点很重要。

与溺水相关的几项大体尸检发现包括在鼻腔和口腔里的大量出现的气泡，偶尔会在眼球结膜下出现出血斑点。如果长时间暴露，皮肤会出现皱纹，也就是所谓的"洗衣妇皮肤"，但死后浸水也会出现这种情况，因此不能作为溺水的指征。体内的发现包括血管扩张并充满不凝结的暗红色血液、肺部充血并伴有点状出血，以及颞骨出血等。微观检查可以在血液或组织内发现硅藻，但如果不与坠机地点的水样本进行比对的话，这一发现没有什么价值。实验室检查可以比较左心室和右心室血液中的电解质浓度，检测大脑中的乳酸浓度也可能会有所帮助（这些检查在血液电解质和大脑乳酸水平章节中进行了讨论）

以往存在的疾病

飞行员除了要拥有飞行执照外，还要拥有医学合格证。这包括要由专门指定的航空医学体检人员对其进行定期的健康评估（见第11章）。为了申请医学合格证，两次正式体检的时间间隔短到6个月，长可以到5年。当需要为认证决策提供帮助指导时，对于不同状态的医学评估，或评估多种不同医学情况的综合，其时间间隔可能会更短一些。例如对于飞行中需要注射胰岛素的飞行员，其血液中葡萄糖的水平可能要每小时测一次。驾驶超轻型飞机、滑翔机和气球的飞行员需要自行报告身体情况。对于出现了不合格情况或需要服用药物的飞行员，要随时将他们筛选出去。利用民用航空航天医学研究所（Civil Aerospace Medical Institute，CAMI）内的生命情况统计表对于航班飞行员的寿命长短开展研究，发现飞行员退休后的平均寿命要长于普通人群。总体来讲，飞行员的健康状况是非常好的，因为他们希望能够维持住他们的谋生手段。飞行员确实偶尔发生过在飞行中因为医学原因出现失能的情况，也正是因为这个原因，航空公司开展了模拟现场失能的培训。文献中的报告几乎涵盖了每一种可以想象得到的疾病导致坠机的情况，包括先天性异常、心血管疾病（CVD）、新生物以及感染等。但是，各种筛选标准、体检标准以及对于飞行人员的经常性的医学监督，几乎将大多数以往存在且可能会在空中急性发作而导致灾难发生的疾病拦在了地面上。事故调查人员更可能遇到的情况是那些大多数人认为极少发生的疾病，这些疾病成为了事故过程中的一个因素。例外的可能会是比较严重的情况，例如特别是在年轻的飞行员身上没有被发现的隐性冠状动脉缺血。在事故调查过程中，由于商业航班有各种监督手段，体检经常进行，对于飞行员的飞行技能也常常进行检查，因此对飞行作业人员以往存在的疾病比较容易搞清楚。在最近几十年里，航班飞行没有因为疾病而发生事故。原因就是因为飞机上还有其他飞行人员，以及开展的飞行员失能模拟训练。而驾驶舱声音记录器、飞行参数记录器以及可能情况下的目击者，将所有的都记录了下来，这也是一个因素。但在通用航空领域，飞行员是否可能因为出现了失能或疾病而发生了事故，常常缺少实际经验，以帮助调查人员去开展这一方面的研究。因此，尸检检查和毒理学检测承担了非常重要的角色，寻找以往存在的疾病，或寻找蛛丝马迹，看看是否是疾病导致了事故的发生。

是否是疾病导致了事故的发生？调查人员要回答这个问题。很多轻微的疾病，特别是那些自我施加的应激因素，比如自行用药、疲劳等，在事故原因中扮演着很重大的一部分角色，超过了大部分调查人员会接受的程度。那些直到尸检之前都没有发现的疾病，比如癫痫、心律不齐等，要格外重视。

发现以往就存在的疾病

发生了事故后，第一次怀疑可能出现了以往就存在疾病因素，这常常出现在查阅飞行人员医疗档案的时候。事故调查过程中，调查人员在开展尸检检查之前查阅医疗档案会节省很多的时间。事实上，记录以往就存在的疾病可能需要一些专门的技巧，病理学家不会经常用

到，而如果直到尸检完成也无法取得医疗档案，则病理学家也可能无法确认一个怀疑以往就存在的疾病。

一次完整细致的尸检通常会发现任何以往就存在的创伤或疾病，但即使死因已经非常明显，调查人员依旧要留心，警惕任何潜在的、以往就有的情况。虽然通过对组织的大体检查，病理学家可以轻易发现大多数以往就存在的疾病，但某些情况的发现和确认仍然需要毒理学或者微观的检查。一处擦伤究竟是在坠机前数天或数周出现的，还是在坠机过程中造成的，或者是死后形成的，确定的唯一途径可能就是组织学检查。飞行员的失能可能是由急性阑尾炎、急性青光眼或者美尼尔氏病导致的，但除非对飞行员进行组织切片检查，否则调查人员无法确定这些情况。如果一名飞行员由于心脏病症（心肌梗死或心律失常）而导致失能，则要么有活下来的目击者，要么有与空中交通控制人员的通话记录，否则飞行员因无法控制飞机而导致事故的结论就会掩盖失能的真正原因。

以往就存在的疾病的意义

如果出现了以往就存在的创伤或疾病，就有可能造成混乱。区/分急性和慢性病程并不总是非常容易。一个以往就存在的长时间的病程也可能突然加入一个急性的灾变事件。要将对事故过程产生影响，以及对坠机完全没有关系的病程区分开来，具有特别的重要性，但通常会非常困难。发现以往就存在的疾病，并不意味着是一个事故的诱发因素。对于调查人员来讲，要对这一点作出证明，过程会很艰难。而且以往就存在的疾病也可能会造成飞行员出现"飞行员失误（pilot error）"或者"无法确定原因（cause-undetermined）"的事故。

最有意义的疾病是指对事故的发生产生了影响，但在以前的监控过程中没有被发现，而

且在调查过程中还没有被发现。要发现各种以往就存在的疾病，并且区分出它仅仅是一个偶然的病理发现还是导致飞行人员出现失能的疾患，必须进行细致的科学分析。在事故调查工作中急需开发各种有关心肌梗死（myocardial infarction，MI）的标志物，而且还要在尸检过程中可以被探测到。

神经疾病

我们回顾有关飞行事故的资料，发现有些案例要归因于神经科疾病。在军队病理学研究所（Armed Forces Institute of Pathology，AFIP）里保存了一些事故案例，飞行人员出现的神经疾病包括帕金森氏疾病、美尼尔病、颅内占位性疾病、垂体腺瘤和第三脑室胶样囊肿等。

调查人员发现存在明确记录的癫痫导致飞行事故的案例非常少见，但在 CAMI 的飞行事故医学调查部门确实留有档案。专业飞行员由于癫痫而在空中失能的情况确实发生过，CAMI 在有关飞行员失能的数据库中开展过追踪调查。该数据库包含了全部美国航班飞行员发生空中失能以及能力受损的案例，以及若干不太确定的通用航空事件（http://www.faa.gov/education research/research/med humanfacs/aeromedical/aircraftaccident/）。

美国空军报告在 30 名涉及飞行事故或事故征候的没有症状的机组人员中，有 33% 的脑电图有异常发现或有相关临床表现，有 13% 死于事故之中。

心血管疾病

飞行员人群随着年龄的增长出现心血管疾病，这是一种正常的现象，也是飞行事故和飞行中失能的主要怀疑因素，这即使在相对年轻一些的军机飞行员中也存在流行的趋势。根据 Pettyjohn 和 McMeekin 的报告，在 AFIP 开展尸检检查的 6 500 例飞行事故遇难者中，有 816 例（13%）发现从前就存在非创伤性的心脏疾患。

文献中列举了大量的报告，飞行员在飞行中突发心脏病但导致坠机的很少。美国空军的结论是在空中发生心肌梗死是一种少见的情况，在 1962 ~ 1972 年期间只有 2 例经过证实的、有 5 例怀疑的空中发生心肌梗死的案例。另有一家国际航空公司报告在 1948 ~ 1972 年期间，共有 17 例飞行员在空中出现了身体事件，其中 13 例与心血管系统有关，11 例出现冠状动脉梗阻，没有发生坠机事故.

较低的发生率与其他航空公司的经验是一致的，而且考虑到大多数航空公司都在飞机上配置了舱音记录器和飞行参数记录器，这一统计结果可能很准确。CAMI 也对商业航班飞行中发生失能的情况进行过追踪，尽管出现过与心脏有关系的失能情况，例如心房纤颤，但没有一次最终导致过事故。专业飞行员都接受过在多乘员驾驶舱中如何应对飞行员失能情况的训练。尽管如此，普通航空旅行乘客都很忧虑航班飞行员的健康问题，因为从字面上讲，飞行员手中掌握着他们的生命。大多数调查人员也反映出了关注。

对于心脏开展组织学检查会格外有用。由于外伤的剪切力（图 25-52）以及大火产生的热凝结效应，所产生的伤口在大体尸检中和冠状动脉血栓非常相似。对多个切片进行仔细的显微镜下检查，可能就会发现心肌炎症的病灶。因为这些病灶在健康的死亡者身上也会出现，在心肌反复收缩过程中会存在正常的磨损，其表现就是这种简单的微小创伤。调查人员应当仔细评估所发现的心肌炎现象，要通盘考虑与事故相关联的所有事实。

在偶然的场合，病理学家也会遇到心肌梗死（MI）伴随飞行事故的情况，但这时要找到证据证明是早期的 MI，特别是在冠状动脉血栓没有形成之前会特别困难。在评估发生梗死与死亡时间的前后关系上，组织学检查可以提供帮助，最为乐观的组织化学检测声称在心肌发生局部缺血 30 分钟后就可以检测出来。但是假如飞行员在出现心脏急症后紧接着就发生了飞行事故，则这种检查没有任何价值。在日本和南美曾经开展一些研究工作，在尸检中通过测定心包液中与心肌细胞有关的肌钙蛋白浓度，了解心脏死亡情况。但这一领域还需要开展更多的研究。对于飞行事故调查中的尸检分析，基因表达研究或许会提供一些答案。至少最近的一篇文章关注了撞击力造成的组织学上的一些改变。

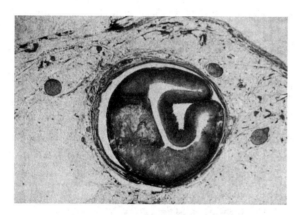

图 25-52 外力将血管内膜和中间层从密度较低的外膜上分离下来，制造出了冠状动脉栓塞的假象（军队病理学研究所 AFIP 提供照片）

偶然的心血管方面的检查发现

在常规尸检中的偶然发现或意外发现，常被应用于流行病学研究，了解一些重要的慢性病症，例如胆道和腹部大血管的疾病，以及一些常见癌症的发病趋势。这类工作的贡献就是提供了一个普通人群的类随机（quasirandom）样本，可以对这些病症的流行情况有一个暴露。

在航空医学领域，尸检结果可以被当作一个有效的流行病学工具，有助于对大量案例中从未产生怀疑的"具有意外性"诊断作出鉴别；发现那些隐藏的以往就存在的病症，飞行员自己可能已经意识到了，但并未告知其航空医学

体检人员。

尽管在商业航班中，由于心脏病发作而导致身体失能的情况很少见，心血管疾病（CVD）在飞行安全领域一直是一个关键性因素，其原因就是在发病前很可能没有任何先兆。在 70 多年前，一名 35 岁的军事飞行员在飞行中因心脏病发生事故而致死，这是这类案例报告的首篇，但自 1959 年以后，包括军事飞行员和民航飞行员，只有 8 项研究报告在尸检中发现了心血管异常。最近 25 年里，利用在 CAMI 中积累的资料，针对发生致命飞行事故的美国民航飞行员，曾经开展过三项研究。

最近一项研究的目的就是要确切了解在发生致命飞行事故的美国民航飞行员人群中，心血管异常的流行情况。NTSB 数据库的检索显示，自 1995 年 1 月到 2000 年 12 月，总共发生了 2292 起致命飞行事故，2123 名飞行员丧生。此外，对于同一时间段内在 CAMI 尸检数据库里的 871 例尸检报告进行了回顾，寻找在 FAA 那里医学合格的飞行员人群中"意外心血管发现"（incidental cardiac findings，ICFs）的出现情况。

375 名（总数 871 名）飞行员身上发现了 ICFs，发生率是 43%。结果还显示年龄的增长直接与 ICFs 的发生情况相关联，特别是年龄超过 40 岁的飞行员。另外在 ICFs 的飞行员中（$n=367$），有 54.2% 的体重过重 [体重指数（body mass index，BMI）在 25 ~ 19.9 之间]，体重正常的占 28.1%（BMI：18.5 ~ 24.9），肥胖的占 17.4%（BMI ≥ 30）。如果从作业种类和健康等级来看，90.4% 的飞行员属于合格的通用航空飞行员（91 部），然后是空中出租车（135 部）和农业机飞行员（137 部）。他们中的大多数持有三级医学合格证书（46.9%），然后是二级（37.6%）和一级（9.1%）。比较引起重视的一点是，ICFs 飞行员中有 6.1% 属于"非法飞行"，因为他们并不拥有医学合格证书，有的是申请被拒绝

（2.1%）了，有的属于尚未决定/延缓（0.5%）。

在这些飞行员中，心血管异常情况的总例数是503，其中冠状动脉疾病最为常见（61%），接下来是大动脉的动脉硬化症（21%），然后依次是心室肥大（6%），心肌梗死（3%），心肌纤维化（3%）和心脏扩大（3%）。将冠心病（CAD）划分为重度、中度和轻度，则左冠状动脉和左前降枝冠状动脉经常和重度CAD相联，然后是右冠状动脉和旋动脉。

在尸检中所报告的心肌梗塞（Myo-cardial Infarction，MIs）

在尸检中发现ICFs的375名飞行员中，有15人（4%）发现了MIs。大约有三分之一（33%）的人在航空医学认证分部（Aeromedical Certificate Division，AMCD）存有过往心血管病症的记录。

另外，在心肌梗死患者身上发现的最为常见的心血管疾病是冠心病（15名飞行员中有9人，或60%）、大动脉的动脉粥样硬化和导管手术治疗（15名飞行员中各有4人，或各自27%）、心肌纤维化（15名飞行员中有2人，或13%），以及心脏肥大（15名飞行员中有1人，或6%）。

在15名患有心肌梗死的飞行员中，报告"急性"心梗的有2人（13%）。这2个病例中，有1人被NTSB确认为由于心脏病发作，在飞行中出现了医学失能。另一病例报告为右心室心肌炎，NTSB认为与事故的原因没有关联迹象。

要将"意外心血管发现"（incidental cardiac findings，ICFs）与以往的研究工作进行比较，情况会比较富有挑战性，因为由于飞行事故中遇难者的人数不同，开展尸检检查的例数不同，所以尸检率不同；由于手术的类型不同（军用和民用），所以方法学上存在差异；机上人员的角色不同（飞行员/乘客）；医学检察员和病理学家对于CAD的严重程度（等级水平）缺乏标准化的分类方法。

与以往的文献相一致，心血管疾病（CVD）的发生情况随着年龄而增加，特别是在年龄超过40岁的飞行员人群中。还可以看到的是随着年龄的增长，失能事件也在增多。在任一给定年份都可以见到随着年龄的增长，发生事故的比例也在增长，虽然这不是一个率，但许多年都是这样。涉及一起事故的飞行员和同一年龄段飞行员的总数相比较，随着年龄的增长，数量也在增长。对于那些存在急性心肌梗死证据的案例，需要作进一步的分析，将因突发性医学失能而造成事故的情况分离出来。面向飞行员的任何心脏风险检查计划都应首先聚焦于通用航空的飞行员。最后，在飞行员的尸检检查中开展ICFs研究，还提供了额外的信息，支持使用尸检数据用于决策制定，促进事故分析，以便确定在飞行员人群中的心脏病发病趋势是否出现了变化。

案例简介

室上性心动过速

1976年在俄克拉荷马州的Goldsby附近，一名从事飞行特技表演的年轻飞行员，由于飞机失去控制而触地身亡。根据目击者的描述，他的飞机正在做筋斗飞行，突然停止了飞行，平滑地落向了地面（FTW76AF106）。调查人员在进行调查的过程中，得到了来自CAMI人员的协助，发现这名飞行员以往的病历中曾有晕厥并伴有"心跳加速（racing heart）"的记录。但飞行员并没有告诉治疗医生他是一名飞行员，也没有将心脏状况告诉航空医学查体医生（AME）。他的潜在的病情是Wolfe-Parkinson-White综合征，但这一点并不被认证机构了解，他的年龄也没有达到要求必须去做心电图检查的阶段。但他在1976年已经表现出了症状，而且在不止一处场合发生了晕厥。这本来应当让他停飞。而且随着时间的流逝，治疗选择也在增多，最后他潜在的节律异常可以通过心脏导管消融异位的传导通路而治愈。届时他就可以正常地继续飞行，甚至成为一名商业飞行员。而他在体检过程中隐瞒了病情，导致死于非命。

在一次飞行表演过程中发生了一起致命的飞行事故，在表演机翼上行走之前飞机要进行一次桶滚，结果刚刚完成了桶滚，这名经验丰富的飞行员就发生了失能（NYC93FA127）。回放事故飞行的录像带，显示飞行员似乎发生了失能，因为至少有一次恢复飞机姿态的机会，但他并没有采取动作。表演翼上行走的乘客是这名飞行员的女儿，并不是飞行员。尸检结果显示他的心脏大小正常，冠脉分布正常，但在左前降支的近心端及分支存在严重的动脉硬化，达到90%～95%向心性闭锁，在前隔膜心内膜下可见陈旧性心肌梗死疤痕。对心肌切片的显微镜检查显示为发育成熟的疤痕组织。冠状动脉基本上完全被成熟的粥样硬化块阻塞，硬化块的中心还有钙化点。来自CAMI、AFIP和国际飞行表演理事会的专家人员协助NTSB确定了事故调查结论，飞行员发生了心源性失能（DeJohn，私人通信，1973）。

类肉状瘤病（Sarcoidosis）

类肉状瘤病是一种相对常见的疾患，可能会导致飞行员突然失能甚至死亡，但临床上出现症状的情况较少。根据Balfour的报告，对852例机组人员开展尸检检查，有16例显示为"肉状肉芽肿"，但英国每年在临床上报告类肉状瘤病的比例大约是十万分之三，仅有一名患者涉及了心脏。Pettyjohn等曾经报告有36美军飞行员发现了临床性类肉状瘤病，其中33%表现出了临床症状，4人有明显的心脏不正常，8人在心电图上表现出了不正常。这些发现都高于普通人群13%～20%的发病率。

尽管缺乏清晰的证据表明类肉状瘤病导致了飞行事故，或者飞行职业使机组人员比其他人更易感染此病，但是调查人员很可能低估了类肉状瘤病做为一个明显的飞行事故病源因素的重要性。图25-53显示一名飞行员患有严重的类肉状瘤病，涉及了多个器官包括心脏，调查结论是心脏病可能导致飞行员在飞行中发生失能。这架小型飞机上乘客的伤情显示，坠机时是这名乘客而不是飞行员，正在控制着飞机。

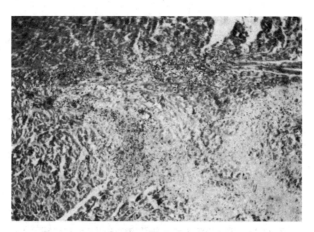

图 25-53 心脏上的肉状肉芽肿（武装部队病理学研究所提供照片）

感染

飞行人员由于飞行过程中的上升和下降导致反复出现气压性耳伤，因此常常会出现上呼吸道感染，而且还会牵涉到鼻窦。这些感染可能会波及到耳朵，影响平衡器官，从而存在导致事故的潜在可能性。由于在单座、高性能飞机上发生的无法解释的事故中，有31名飞行员出现了呼吸道"非特异，但肯定是异常"的表现，这一情况引起了Mason的注意，根据他的意见，这些感染导致的坠机事件可能要比调查人员认为的要多得多。这些非特异的改变也许是一个标志，代表那些轻度未被报告的疾病，例如疲劳，或可能同时还存在私自服药的情况，这些都对飞机操纵具有不好的影响。注意表25-6中频繁出现使用非处方药物（OTC）的情况。

肿瘤

肿瘤会造成飞行员突然的失能，特别是出现大脑原发或转移性损害的情况下，癫痫、脑血管意外或突发性的认知能力下降，都有可能会出现。AFIP 曾经报告，检查了 6405 名飞行事故遇难者，总共发现了 90 例未预料到的肿瘤（图 25-54）。考虑到以下因素，这一数字令人印象深刻。

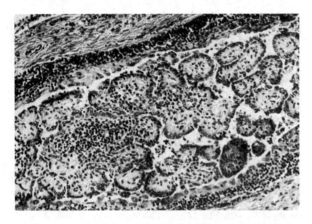

图 25-54 甲状腺癌（武装部队病理学研究所提供照片）

1. 要求机组人员每年至少进行一次体检，但他们身上出现了肿瘤。

2. 在这些案例中，只有不到一半，病理学家能够获得组织标本用于显微镜下检查。

3. 显微镜检查只应于不到 30% 的案例．

4. 在其他案例中，显微镜检查很粗浅。

酒精、自行用药以及成瘾物质

摄取酒精、服用处方药物或违禁药物、自行使用非处方药物，或者过度进食各类食品，都会影响机组人员的操作能力。美国食品及药物管理局（FDA）将 Alternative medications 列为食品添加剂而不是药物。这其中不包括某些复合物，例如麻黄属植物，对于这些将予以法规管控。飞行员可能会认为飞行时并不禁止 alternative medications，而加以使用，结果可能会由于这些复方制品中药物间的相互作用或副作用而发病。飞行人员和调查人员还应当牢记，飞行员使用

alternative medications 的前提条件本身也会导致飞行中出现问题，即使 alternative medications 本身是安全的，但是前提条件造成了事故或问题的发生。

飞行事故毒理学实验室发现，在飞行人员摄取的毒物中，酒精占第一位。大约在 1965 年以前，飞行事故遇难者酒精检测呈现阳性结果的情况非常高，但其中大部分是由于在尸检过程中发生组织腐败而产生的，或者是实验室检查方法不适当。后来引入了更好的采集和保存方法并使用了更加先进的分析流程，例如气象色谱和顶空气象色谱（金标准）分析方法，可尽管如此，酒精检测阳性结果依旧很高，使事故调查进一步复杂化。有许多阳性结果依旧可以归因于尸检过程中细菌滋生导致组织腐败而产生的乙醇。1989 ~ 1990 年期间在 975 起飞行事故的毒理学分析结果中，有 79 起（8%）案例死者的血液中酒精的浓度水平达到了 0.04%（40 mg/dL），检查其尿、眼球玻璃体液、血液和组织中的酒精分布，可以确定 79 起案例中有 21 起（27%）属于尸检过程中生成的酒精，22 起（28%）属于摄入性酒精。重要的一点是要注意到，对于这 79 起案例中的 36 起（45%），无法区分酒精属于生前摄入还是死后腐败产生。还有 2 个案例显示死后腐败产生的酒精浓度超过 0.15%（150 mg/dL）。在 975 起案例中有 22 起案例存在充分的证据，表明酒精属于生前摄入。这篇文章并未提及在酒精属于生前摄入的案例中，有多少起被 NTSB 确定为酒驾案例。他们也得出结论，其他种类的挥发性物质出现或是缺如，并不参与尸检中酒精的产生过程。在澳大利亚交通安全局（Australian Transport Safety Bureau）的网站（http://www.atsb.gov.au/publications/2005/pdf/Measured alcohol lev.pdf）上，可以找到很有用的指导飞行事故调查中酒精问题的资料。

根据美国空军的一项报告，1962 ~ 1974 年

期间在大约 4200 起飞行事故中，有 28 起与摄入酒精有关。另据 FAA 的一项报告，在 202 起通用航空事故中，有 28 起（13.9%），酒精水平超过了 0.05%（50 mg/100 g）。在接下来的 1994 ~ 1998 年期间，还有关于民用航空中药物和酒精使用情况的文献，可以将前述结果和相对较近的结果进行比对。英国在 1964 ~ 1973 年类似的时间段内，研究显示通用航空事故的 102 名飞行员中，有 34 人酒精检测结果为阳性；然而仅仅有 12 起（11.6%）事故，在飞行前检测到了酒精。1983 年，AFIP 报告了对于飞行事故中 2326 名机上人员的毒理学检验结果，见表 25-5。

表 25-5　1983 年，飞行事故中 2326 名机上人员的毒理学检验结果

检验对象物质	阳性人员数目
水杨酸酯	109
醋氨酚；对乙酰氨基酚	61
大麻素类	54
乙醇	51
鸦片	18
氯喹	6
巴比妥酸盐	5
安非他明	2
苯二氮卓类	1
氯苯吡胺；扑尔敏	1
可卡因	1
苯海拉明	1
呋喃苯胺酸；速尿灵	1
双氢克尿噻	1
利多卡因	1
苯环己哌啶（一种麻醉药和致幻剂）	1
Total	314

CAMI 的毒理学实验室对于 1994 ~ 1998 年期间的飞行事故开展了检查，其中绝大部分属于通用航空作业，在 1683 名飞行员体内发现的各种物质列于表 25-6。救援人员在复苏抢救过程中可能会用到利多卡因、普鲁卡因酰胺，甚至还可能用到吗啡，而其他的药物比如大麻和

可卡因，则肯定属于被滥用的药物。在 1683 名飞行员中，有 89 人（5%）体内的 I、II 类受控危险物质检测为阳性，比 1989 ~ 1993 年时间段的阳性率增加了 25%。在 49 人（3%）体内发现了 III ~ V 类受控危险物质，比过去 5 年的阳性率增加了 48%。在被分析的飞行员中，在 240 人（14%）体内发现了处方药物，阳性率增加了 58%；在 301 人（18%）体内发现了非处方药物，这表明在研究时间段内，阳性率增加了 37%。在 124 名（7%）飞行员体内发现酒精的浓度 ≥ 0.04%（40mg/dL），这代表已知、未知和可能的，以及尸体腐败产生的酒精摄入。各年份酒精阳性结果的范围在 4% ~ 9% 之间，保持相对比较稳定。氯喹这类药物基本上意味着经过允许而使用的。在一些案例中，使用类似水杨酸盐或对乙酰氨基酚这类药物可能是经过同意的，但大部分的案例属于由于某种潜在情况而自行用药，而这些情况是飞行不合格的。还发现了使用麻黄碱的情况，麻黄碱的中毒阈值很低，这可能是使用了含有麻黄属植物根茎的 alternative medication 的缘故。产品药物通常都含有伪麻黄碱（Pseudoephedrine），因为它能提高疗效 / 中毒比。而有些检测率的提高则是由于毒理学分析方法有了改进的缘故，但在通用航空领域，使用药物情况的增多对于提高飞行安全是一个潜在的危害。

实验室检测以及对于结果的解释

多种实验室检测可用于支援调查人员，但重要的是要选择正确的方法，并对检测结果作出谨慎的解释。

血清学研究

血清学研究如血型鉴定，在缩小无名遗骸的鉴定范围方面常常会非常有用。在开展血清学研究以及结果解释方面，调查人员必须提出警告，因为错误和假象会存在多种可能性。

表 25-6　1994～1998 年期间，涉及民用航空事故案例的 1683 名飞行员中药物的发现情况

药物清单	药物名称	飞行员人数
受控危险物质清单 I、II	安非他明 / 甲基苯丙胺；脱氧麻黄碱	11
	巴比妥酸盐	9
	可卡因	13
	可待因 / 吗啡	17
	大麻	43
	安眠酮	0
	苯环己哌啶	0
	合成阿片类	10
受控危险物质清单 III～V	苯二氮卓类	33
	氟苯丙胺（食欲抑制药）	5
	喷他佐辛	1
	苯二甲吗啉；苯甲曲秦	0
	芬特明，短期减肥药	7
	丙氧芬，合成的阿片类药物 / 去甲丙氧芬	10
处方药物	阿米替林 / 去甲阿米替林	1
	阿替洛尔	13
	（一种心理治疗药剂）	5
	溴苯那敏	7
	卡马西平	1
	西米替丁	6
	地尔硫䓬	10
	苯海拉明	54
	氟苯氧丙胺；氟西汀 / 诺氟西汀	18
	二甲苯氧庚酸（吉非罗齐）	1
	布洛芬	9
	丙咪嗪 / 脱甲丙咪嗪	5
	氯胺酮	1
	利多卡因	32
	美托洛尔	5
	米诺地尔（毛发生长刺激药物）	1
	N-乙酰普鲁卡因胺 / 普鲁卡因酰胺	1
	萘普生	7
	尼扎替丁	2
	苯妥英	9
	盐酸异丙嗪	3
	心得安	3
	舍曲林 / 去甲舍曲林	5
	昔多芬，商品名（伟哥）/ 昔多芬代谢物	1
	二氧二甲基嘌呤（茶碱）	4
	氨苯喋啶	7
	异搏定 / 去甲异搏定	18
非处方药物	对乙酰氨基酚	81
	氯苯吡胺，扑尔敏 /	44
	右美沙芬	18

续表

药物清单	药物名称	飞行员人数
	右旋吗泛 /	8
	多西拉敏	15
	麻黄碱	47
	愈创甘油醚	1
	L–甲基苯丙胺	1
	美克洛嗪（抗组胺药）	1
	松果体素	1
	甲基麻黄碱	1
	萘甲唑林	1
	羟甲唑啉	2
	苯丙醇胺	82
	伪麻黄碱	84
	奎宁	19
	水杨酸盐	114

最简单的血清学检测可能是使用抗人球蛋白（Coombs 血清）来确定遗骸属于人体组织还是非人体组织。这种技术甚至可以对超过 100 年的干枯骨头做出区分。如果事故过了很长的时间才被发现，则现场就存在混有动物遗骸的可能，这时这项检测就特别有用。如果怀疑飞行事故是由鸟撞引起的，则在调查中也可以用到这项技术。

在确定死者血型的时候，检测血液、组织或体液中的 A、B 血型组物质是一种有助益的手段。血迹干燥时的检测结果最为理想。由于调查人员常常无法在死亡发生后立即能够抽取血液，分离出血清和细胞，因此这项技术格外适用。在死亡发生后对比血型组物质，A 型和 B 型比其他的更加稳定。许多其他的血型组物质在死亡后很快就被破坏了，甚至 A 型和 B 型组物质在检测中也会出现不稳定的情况。

对二氨基联苯胺（benzidine）、邻甲苯胺（orthotoluidine）和酚酞（phenolphthalein）的检测结果表明可能会存在血迹，但有许多植物、化学物质和其他动物源性的过氧化物酶活性物质可能会对检测结果产生干扰，导致假阳性结果。利用 Takayama 方法来检测血色素原（hemochromogen）晶体，或者用 Teichmann 方法检测氯高铁血红素（hemin）晶体，也可用于检测血液是否存在。

如果发现了血迹，调查人员可以利用吸收抑制（absorption inhibition）、吸收发散（absorption-elution）、Lattes crust 或 Howard-Martin 醋酸纤维素试纸等项检测手段来确定血型。吸收发散法检测很敏感也很准确，仅仅需要很少量的干燥样本。直接凝集技术使用了已知的抗血清，会产生错误的结果，原因是血细胞在干凝的过程中受到了损伤，而且在尸检过程中会产生大量的假象。

若干技术可以通过血迹或者组织确定种属来源。界面间环状沉淀（interfacial ringprecipitin）检测、Ouchterlony 凝胶双向扩散检测以及抗球蛋白抑制检测是三种常见的利用种属特异抗血清的检测技术。

毒理学研究

毒理学家有很多种方法可以定性检测到各种药物，并且可以确定该物质在人体组织中的正常水平。他们尤其能够在尸检组织和体液中开展这些分析，而在普通医院的实验室中很难开展这些分析，结果也不可靠。调查人员仍然需要开展研究工作，以了解尸检过程中的各种假象，并且找出各种指标，可以反映生前的身体状况，比如心肌梗死。另外有关各种混合物的更多的信息，比如分布的容积和分布系数，对调查人员也很有用。因为他们必须根据某种物质在组织中的浓度水平，换算或反推出其在血浆或全血中的浓度水平，从而确定这种物质是否影响到了人的操作能力。有时候在事故后毒理学检测中，没有找到某种药物也是有意义的。某些药物如果突然中断使用，可能会诱发飞行中的失能。

一次详细的尸检毒理学分析还可以用来恢复飞行员的名誉，例如尽管存在着流言蜚语，但在发生事故时飞行员既没有服用药物也没有饮酒。

药物和挥发性物质

对于非挥发性有机酸、碱和中性组分内药物的检测，众多毒理学实验室使用的是溶剂 - 溶剂方式萃取，然后是气相色谱和质谱分析。对于挥发性物质（例如酒精）则采用顶空气相色谱法分析。调查人员应当记住，这些分析程序仅仅能够区分复合物，有许多物质只能够使用专门检测的分析程序才可以检测出来。

血糖

血糖过低也可能成为飞行事故的一个诱因，但准确测定在事发时严重受伤的机组人员的血糖水平是一件很困难的事情。因为在死亡后短暂的时间内，细胞还会继续代谢，这会导致血糖水平下降到一个非常低的程度，然后组织开始破坏，血糖水平开始升高。依据采集血液样本的部位，特别是如果是从下腔静脉内采集的话，血糖水平可能会超过 1000 mg/dL。但眼球玻璃体液内葡萄糖水平的改变不会很快，因此在尸检过程中估计血糖水平，玻璃体液是最好的标本。快速冷却还可以进一步抑制死后玻璃体液内葡萄糖浓度的下降。在尸检生物样本中，确定高血糖要比确定低血糖容易（http://www.faa.gov/library/reports/medical/oamtechreports/2000s/media/00_22.pdf）。对于飞行事故的遇难者而言，糖基化的血红蛋白（HgAlc）可能会成为高血糖进一步的证据（http://www.hf.faa.gov/docs/ 508/docs/cami/0112.pdf）。

大脑乳酸水平

根据目前的认识，大脑乳酸水平指标的权威性偏低。在历史上，Dominguez 等报告，如果是窒息性死亡，则大脑组织中的乳酸浓度要超过 200 mg/100 g。采用紫外分光法测定脑组织中的乳酸水平需要大约 500 mg 的灰质脑组织，这是一个很大量的样本。而带有髓鞘的白质脑组织和周边神经的分析结果并不可靠。

如果发现脑组织中的乳酸水平升高，则死亡原因有可能是溺水、火灾死亡或高空缺氧，但目前还不清楚造成这一升高的机制。有一点可以肯定，脑组织中的乳酸水平升高，最常见的原因是复苏过程中静脉注射液体。

如果在尸检检查脑组织的过程中，基因表达检测可以投入使用的话，可以将这一古老的毒理学分析方法替换掉。

一氧化碳、氰化物以及其他燃烧产物

血中碳氧血红蛋白的浓度是一个指标，表明生前暴露于一氧化碳的程度。现在已经有了更加可靠的实验室技术和设备，例如差分色度光谱法和气相色谱法，可以更加准确地测定碳氧血红蛋白的浓度，灵敏度已经达到了 1% 以下，而通常认为 10% 就是显著的。尽管如此，调查人员聪明的做法是，无论碳氧血红蛋白（COHg）的饱和度有多低，都要找出解释的原因。

周围呼吸中的一氧化碳浓度和暴露于其中的时间，决定着碳氧血红蛋白（COHg）的饱和度水平。吸烟人群的 COHg 饱和度很少超过 10%，但如果吸食雪茄，饱和度可能会更高一些。一名机组人员在发生坠机后被送往医院的途

中，在不到 30 分钟之内吸了两包多香烟，他的 COHg 饱和度为 17%。遇难者如果吸入了坠机后大火产生的烟雾超过 1 分钟时间，体内 COHg 饱和度不超过 20%，如果超过 5 分钟也不会达到 50%。在快速燃起大火的情况下，遇难者即使从坠机撞击中生存下来，在体内 COHg 饱和度没有超过 10% 之前就已经死于大火。因此即使再低的 COHg 饱和度，调查人员也应当寻求解释。尽管是低水平的 COHg，也会使旅客感到焦虑和软弱，增加了他们从充满浓烟和火焰的机舱内部寻找到出口的困难。从坠机后大火中生存下来的人员报告说，仅仅是少量呼吸了几口有毒气体就会感到很软弱。乘客因为坠机后的大火或者在飞行中较长时间暴露于有毒烟雾中，就会造成体内高水平的碳氧血红蛋白。飞行员如果在飞行中暴露于燃烧产物，其体内的碳氧血红蛋白浓度很少超过 40%，原因是如果达到了这一浓度水平，飞行员就无法维持飞机继续飞行了，再加上假如飞机上没有自动驾驶仪，肯定很快就会发生坠机事故。除非在坠机触地后有一段时间燃起了大火，而且飞行员还存活了一段时间，吸入了燃烧产物，否则就不会有机会增加体内的碳氧血红蛋白浓度水平。

一氧化碳和血红蛋白具有很高的亲和力，因此会竞争与氧气结合的能力。对于火灾遇难者来讲，血红蛋白携氧能力降低，造成严重的缺氧，一般就会导致死亡，这依然会被认为是这类死亡的一个原因。但还有意见认为在大火中一氧化碳导致死亡的真正的原因是在细胞呼吸水平，在细胞内竞争性抑制细胞色素 a3 与氧气的结合能力。因此，通过碳氧血红蛋白抑制血红蛋白的携氧能力，一氧化碳溶解入血浆，进入细胞并与细胞色素 a3 结合，可能是更加显著的影响因素。这或许就能解释某些未被烧伤的遇难者体内的碳氧血红蛋白浓度相对较低，也发生了死亡；而某些人体内的碳氧血红蛋白饱和度已

经超过了 50%，却依然生存了下来。

根据燃料以及环境中所有物品的种类，燃烧还会产生很多其他的产物。很多有机物在燃烧室会产生氰化物气体。氰化物是一种很强烈的酶毒性物质，但在飞行安全领域的毒性不会超过一氧化碳。其他的材料如电线，可能会产生卤代烃类产物，实验室用于检测氯和氟的方法可能会有所帮助。另外一种情况是碳氧血红蛋白和氰化物，单独每一种物质的浓度都没有达到失能的水平，但一旦结合起来就会产生额外的毒性，导致乘客出现这类问题。在一起运输机事故中，一架正在着陆的波音 B-737-300 型飞机与一架在跑道上的小型 Fairchild SA-227 型涡轮螺旋桨通勤机相撞，在跑道和滑行道交叉口缠在了一起，然后又与一幢建筑物发生了二次相撞，由于有氧气供应，快速燃起了大火（DCA91MA018A）。在图 25-55 中可见 Ⅱ 型机翼上紧急出口的部分障碍物。紧急出口已经被拉开并被放在了椅垫上，还要注意一点，尽管在出口那一排的座椅椅背被有意地固定为竖起位置，但现在已经被折断在座垫上，和门放在了一起。在检查中发现，固定椅背的螺丝钉已经被乘客折断了。该障碍物大约占了紧急出口面积的四分之一到三分之一，使机舱前部的乘客到达出口逃出的速度下降。图 25-56 显示的是未能成功逃离飞机的乘客座位位置，以及他们的遗体被发现的位置，颜色标记代表进行了碳氧血红蛋白和氰化物的毒理学检验。由于到达出口被延迟了，座舱内的有毒烟雾快速生成，乘客吸入后造成死亡。波音 -737 上的大部分遇难者都是因为这个原因，他们的遗体都是在等待出去的位置上被发现的。遇难者大部分来自座位位置在出口前面的乘客。座位位置在出口后面的乘客，他们的移动受到的阻碍较少。就是由于那个障碍物，后面的乘客比较容易出去，客舱后部的乘客因此而得利。乘客都被编上了号，细

心的读者会注意到一些乘客在坠机前、后不寻常的运动方式，这些会对生存因素细节调查提供帮助。

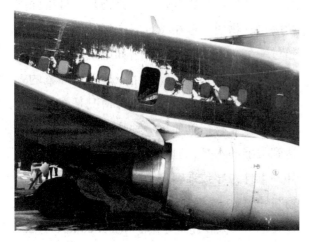

图 25-55　Ⅱ型机翼上紧急出口里的可见部分障碍物，障碍是由于紧急出口门和椅背的位置造成的

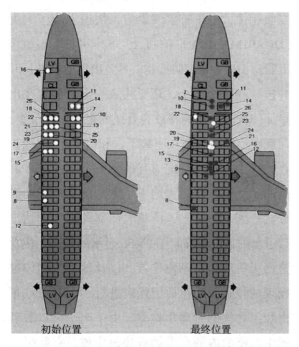

初始位置　　　　　最终位置

图 25-56　波音 -737 事故遇难者座位安排以及遗体被发现位置图示，颜色标明进行了碳氧血红蛋白或氰化物化验

血液电解质

将左心和右心腔室中血液电解质的浓度当作溺亡的一个判断指标，这一点是存在争议的。从理论上讲，淡水会冲淡左心腔室中血液电解质的浓度，而盐水会使浓度增高。但死亡后的变化让这一解释变得复杂起来。

Gettler 检验需依赖于在左、右心腔之间发现达到 25 mg/dL 的氯化物浓度差。而如果溺亡发生在略带咸味的水中时，解释就会更加复杂。其原因是这时水中氯化物的浓度与血液中氯化物的浓度相差并不大。在这类场合测量其他电解质（例如镁离子的浓度）可能会有帮助。搜集溺亡地点的水样本可以帮助实验室选择有助于比较的电解质种类。

假象和失误

在 2006 年，Johan Duflou 等发表了一份令人感兴趣的报告，公布了飞行事故严重创伤导致的一些组织学上的假象。这些假像可能是由于心肌突然伸张造成的，会形成在显微镜下可见的损伤，并且和收缩带坏死（contraction band necrosis）无法区分。他们还认为尽管收缩带坏死是可靠的，是心肌细胞最早的组织学改变之一，是由心肌局部缺血造成的，但这样的损伤还存在其他的决定因素，其中包括颅内出血、头外伤、哮喘、溺水、反复电击除颤、心外科手术、电刑、体内儿茶酚胺释放以及使用各类如可卡因和安非他明等兴奋剂。因此作者提示说，在发生了大范围外伤的环境中，如果收缩带坏死样损伤是孤立的，就不能够当作急性心肌局部缺血的证据。图 25-57 显示了飞行事故遇难者身上典型的收缩带坏死，事故前没有出现医学失能，事故后也没有发生大火。

许多因素会影响到各项实验室检测的可靠性。在挑选哪一家实验室开展毒理学分析时，调查人员一定要仔细考虑某一具体实验室使用的分析方法、技术人员的技术能力以及使用的质量控制程序等因素的可靠性。他们还必须仔细地搜集那些没有被容器污染的生物样本，使用不可擦除墨水的记号笔标记容器，由于含有有机溶剂，故也是一种污染源。

在坠机现场，土壤、植被以及燃料都会给

生物样本带来污染，而浸水会稀释要测量物质的浓度。火烧、燃烧以及腐败都可能改变组织的构成或产生新的物质，干扰到检测。事故后暴露的时间和温度对于分解过程的速度有明显的影响。

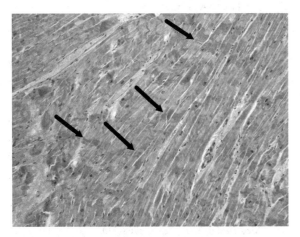

图 25-57 由于外伤在飞行事故遇难者身上形成心肌收缩带假象，事故前没有因为医学原因导致失能，事故后也没有发生大火。（J. Duflou 提供照片）

死后由于细菌作用而生成了酒精，使调查人员判断机组人员是否因摄入酒精造成作业能力受损而导致事故变得很困难。细菌产生的酒精浓度低于每 100 克组织含 50 毫克酒精，但在较为罕见的情况下，CAMI 曾经观察到每 100 克组织含超过 200 毫克酒精的情况。

发生飞行事故并不新鲜，但很少见，相对很少量的一部分人员在事故调查过程中获得了大部分经验。结果是一旦获邀参加事故调查，由于疏忽或者失职而出现很多失误。可以通过各种训练而避免最为严重的错误，例如仔细地规划、采取富有逻辑性的步骤，或者采取 JCAP 推荐的六步工作法。重要的是要明白确定参与者的工作范围和职责权限，并且在事故医学调查和相关联的法医学训练方面要寻求持续性的医学教育，只有这样，才能保持不会落后。

通过高度破碎的人体遗骸来鉴定遇难者是一项令人感到不快和困难的工作，可能需要采用新的类似短串联重复（Short Tandem Repeats）技术来获取 DNA 信息。通常逝者的家庭最急迫地要求得到鉴定的结果和遗骸。计划和组织是一项基本要求，在某些情况下，只有获得充分的生前资料才可能开展鉴定工作。一旦获得了这些资料，则使用各种鉴定技术检查遗骸，例如指纹、牙齿记录、放射线记录以及 DNA 技术等，才能够顺利开展。

加速度力、驾驶舱的布置、事故的性质、机上人员的运动轨迹以及安全带系统的设计等等因素决定了创伤模式。调查人员可以很方便地通过原因将创伤模式划分为外伤性的、环境因素性的以及以往存在疾病因素等。

调查工作可以很困难，但过程可能并不繁重，还有各种新技术以帮助调查人员开展医学调查工作。但调查人员依然必须在很短的时间内搜集和获取大量的知识，既是调查工作马上就会用到的，也会有益于今后的长期研究。他们千万不要过于仓促地得出调查结论，以免犯下不可挽回的错误，并错失促进飞行安全的机会。他们得知其工作会有益于航空航天的安全时会感到很欣慰，他们也希望能够在较短的时间内看到工作成果。

致谢

向 William M. Morlang、Robert R. McMeekin、Harry L Gibbons、Richard G. Snyder、Roy L. Dehart、Kenneth N. Beers、Charles Ruehle 和 Charles Springate 表示感谢！他们是同事、良师和作出贡献的人员，是《航空航天医学基础》第 1 版、第 2 版相应章节的作者。从他们身上我们获取良多。

刘 正 译 张雁歌 校

参考文献

[1] NTSB. Notification and reporting of aircraft accidents or incidents and overdue aircraft, and preservation of aircraft

wreckage, mail cargo, and records definitions, 49 CFR, part 830.2. Washington, DC: U.S. Government Printing Office, 1994.

［2］Microsoft. Encarta world english dictionary. Seattle: Microsoft Corporation, 1999.

［3］NAIMS. Aviation safety statistical handbook NAIMS ATX-400: Department Of Transportation FAA National Airspace System InformationMonitoring System, 2007.

［4］NTSB. Safety report: survivability of accidents involving part 121 U.S. air carrier operations, 1983 through 2000. Report No.: NTSB/SR-01/01: National Transportation Safety Board, 2001.

［5］Villarreal C. Uses and misuses of risk metrics in air transportation: National Research Council. NRC, 1988.

［6］DOT/FAA. Omnibus transportation employee testing act of 1991 in public law 102-143, 1991.

［7］NTSB. Aircraft accident report: DCA88MA017 Trans-Colorado Airlines, flight 2286, FairchildMetro Ⅲ, SA227 AC, N69TC, January 19, 1988.Washington, DC: U.S. Government PrintingOffice, 1989.

［8］NTSB. Aircraft accident report: FTW96FA027, Talon Air Service, Beech 65-B80, N9NP, October 26, 1995. Washington, DC: U.S. Government Printing Office, 1996.

［9］NTSB. Investigation guides and procedures 2007. Available from: http://www.ntsb.gov/info/inv guides.htm. ［cited July, 2007］.

［10］NTSB. Safety report: general aviation crashworthiness project, phase one. Report No. NTIS PB83-917004. Washington, DC: U.S. Government Printing Office, 1980; June 27, 1983.

［11］NTSB. Safety report: general aviation crashworthiness project, phase two, impact severity and potential injury prevention in G.A. accidents. Report No.NTISPB85-917002. Washington, DC: U.S. Government Printing Office, March 15, 1985.

［12］NTSB. Safety report: general aviation crashworthiness project, phase iii, acceleration loads and velocity changes of survivable general aviation accidents. Report No. NTIS PB85-917016. Washington, DC: U.S. Government Printing Office, September 4, 1985.

［13］DeHaven H. Beginnings of crash injury research. Proceedings of Thirteen StappCar CrashConference. Boston: Society of Automotive Engineers, Inc.,December 2-4, 1969; Two Pennsylvania Plaza,New York, NY 10001.

［14］HaddonW. Advances in the epidemiology of injuries as a basis for public policy. Public Health Rep 1980; 95 （5）:411-421.

［15］McMeekin R.Patterns of injury in fatal aircraft accidents. Aerospace pathology. Chicago: College of American Pathologists Foundation, 1973:86-95.

［16］Hill I. Mechanism of injury in aircraft accidents—a theoretical approach. Aviat Space Environ Med 1989; 60 （7 Pt 2）: A18-A25.

［17］Bangdiwala SI. Methodological considerations in the analysis of injury data: a challenge for the injury research community. In: Tiwari D, Mohan G, eds. Injury prevention and control. London and New York: Taylor & Francis, 2000:35-48.

［18］Ricaurte E, Gallimore JJ. Development of specifications for an interactive aircraft accident data collection and analysis system. Oklahoma City: FAA Civil Aerospace Medical Institute, U.S. Department of Transportation, Federal Aviation Administration, 2006:100.

［19］Reason J. Human error: models and management. Br Med J 2000; 320 （7237）:768-770.

［20］Safety in air hearings （3 parts）, before a subcommittee, pursuant to Senate Resolution 146. Senate Committee on Commerce: United States Congress 1936-1937.

［21］Armstrong JA, FryerDI, StewartWK, et al. Interpretation of injuries in the Comet aircraft disasters. Lancet 1955; 1:1135-1136.

［22］International Civil Aviation Organization （ICAO）. Chicago convention on International Civil Aviation. 1944.

［23］NTSB. Accident/incident investigation procedures Title 49 U.S.C. Chapter Ⅷ: Part 831.

［24］JCAP. Memorandum no. 1: an autopsy guide for aircraft accident fatalities. Washington, DC: Joint Committeeon Aviation Pathology, 1957.

［25］Wiegmann D, Shappell S. A human error analysis of commercial aviation accidents using the human factors analysis and classification system （HFACS） OAM report. Report No. AM-01/3. Washington, DC: U.S. Government Printing Office, 2001.

［26］Fryer D. The medical investigation of accidents. In: Gillies JA, ed. Textbook of aviation physiology. Oxford: Pergamon Press, 1965:1200.

［27］Leclair B, Shaler R, Carmody GR, et al. Bioinformatics and human identification in mass fatality incidents: the world trade center disaster. J Forensic Sci 2007; 52 （4）:806-819.

［28］Slottje P, Huizink AC, Twisk JW, et al. Epidemiological study air disaster in Amsterdam （ESADA）: study design. BMC Public Health 2005; 5 （1）:54.

［29］Hays M, Stefank JX, Cheu DH. Planning an airport

disaster drill. Aviat Space Environ Med 1976; 47.

[30] Lane JC, Brown, TC. Probability of casualties in an airport disaster. Aviat Space Environ Med 1975; 46:958.

[31] Charles MT, Settle AK. United flight 232: Sioux city's response to an air disaster. Organ Environ 1991; 5（1）:77-90.

[32] Morlang W. Mass disaster management. In: Stimson P, Mertz, CA, eds. Forensic dentistry. Boca Raton: CRC Press, 1997:185-236.

[33] Clark M, Clark SR, Perkens DG. Mass fatality aircraft disaster processing. Aviat Space Environ Med 1989; 60（Suppl 7）:A64:73.

[34] Morlang W. Mass disaster management syllabus and plan. Washington, DC: Oral and Maxillofacial Pathology Department Armed Forces Institute of Pathology.

[35] Brannon R, Morlang WM. Tenerife revisited: the critical role of dentistry. J Forensic Sci 2001; 46:722-725.

[36] Brannon R, Morlang WM. Jonestown tragedy revisited: role of dentistry. J Forensic Sci 2002; 47:3-7.

[37] Brannon R, Morlang WM. The crash of LOT flight 007: dental identification. J Forensic Sci 2002; 47:1323-1325.

[38] Brannon RB, MorlangWM, Smith BC. The Gander disaster: dental identification in a military tragedy. J Forensic Sci 2003; 48:1-5.

[39] Brannon R, Morlang WM. The USS Iowa disaster: success of the forensic dental team. J Forensic Sci 2004; 49:1067-1068.

[40] Lichtenstein JD. Role of radiology in aviation accident investigation. Aviat Space Environ Med 1980; 51:1004-1014.

[41] Hill IR. Dental identification in fatal aircraft accidents. Aviat Space Environ Med 1980; 51:1004-1014.

[42] Morlang W. Forensic dentistry. Aviat Space Environ Med 1982; 53:27-34.

[43] OTA. Genetic witness-forensic uses of DNA tests. U.S. Office of Technology Assessment, 1990.

[44] Petty A, McMeekin RR. Laboratory examination of unidentified tissue fragments found at aircraft sites. Aviat Space Environ Med 1977; 48.

[45] Mason JK. Passenger tie-down failure: injuries and accident reconstruction. Aviat Space Environ Med 1970; 41.

[46] Eiband A. Human tolerance to rapidly applied accelerations. Washington, DC: National Aeronautics and Space Administration, June 1959.

[47] Coltart WD. Aviators astragalus. J Bone Joint Surg Br 1952; 34:546-566.

[48] Dummit ES, Reid RL. Unique tibial shaft fractures resulting from helicopter crashes. Clin Orthop 1969; 66:155-158.

[49] Smelsey SO. Diagnostic patterns of injury and death in USAF aviation accidents. Aerosp Med 1970; 41:563-566.

[50] Pettyjohn F, McMeekin RR. Coronary artery disease and preventive cardiology in aviation medicine. Aviat Space Environ Med 1975; 46:1299-1304.

[51] Raboutet J, Raboutet, P. Sudden incapacitation encountered in flight by professional pilots in French civil aviation, 1948-1972. Aviat Space Environ Med 1975; 46:80-81.

[52] Duflou J, Nickols G, Waite P, et al. Artefactual contraction band necrosis of themyocardium in fatal air crashes. Aviat Space Environ Med 2006; 77:944-949.

[53] Washington E, McDonald K, Shojania KG, et al. The autopsy as an outcome and performancemeasure. Evidence Report/Technology Assessment No. 58. Rockville, 2002.

[54] Benson OO. Coronary artery disease: report of fatal cardiac attacking a pilot while flying. J Aviat Med 1937; 8:81-84.

[55] Ricaurte EM, DeJohn CA, Satterlee R, et al. Incidental cardiovascular findings in U.S. civil aviation pilots involved in fatal accidents. 78th Annual Scientific Meeting of the Aerospace Medical Association, AsMA. New Orleans: AsMA, 2007.

[56] Balfour A. Sarcoidosis in aircrew. Aviat Space Environ Med 1982; 53: 269-272.

[57] Pettyjohn FS, Spoor DH, Buckendorf WA. Sarcoid and the heart, an aeromedical risk. Aviat Space Environ Med 1977; 48: 955-958.

[58] Mason J. Previous disease in aircrew killed in flying accidents. Aviat Space Environ Med 1975; 46.

[59] Pounder D.Dead sober or dead drunk? BrMed J 1998; 316（7125）:87.

[60] Canfield DV, Kupiec T, Huffine E. Postmortem alcohol production in fatal aircraft accidents. J Forensic Sci 1993; 38（4）:914-917.

[61] Zeller A. Alcohol and other drugs in aircraft accidents. Aviat Space Environ Med 1974; 46:1271-1274.

[62] Smith PW,Lacefield DJ,Crane CR.Toxicological findings in aircraft accident investigation. Aviat Space Environ Med 1970; 41.

[63] Canfield DV, Hordinsky J, Millett DP, et al. Prevalence of drugs and alcohol in fatal civil aviation accidents between 1994 and 1998. Washington, DC: U.S. Government Printing Office, 2000.

［64］Canfield D, Chaturvedi A, Boren H, et al. Abnormal glucose levels found in transportation. Washington, DC: Civil Aerospace Medical Institute, 2000.

［65］Dominguez AM, Halstead JR, Chinn HI, et al. Significance of elevated lactic acid in the postmortem brain. Aerosp Med 1960; 31.

推荐读物

Aerospace Medical Association. A primer on aircraft accident investigation for the aerospace medicine practitioner. Alexandria: Aerospace Medical Association, 2000; http://www.asma.org.

Rainford DJ and GradwellDP, eds. Ernsting's Aviation Medicine, 4th ed. Oxford: Hodder Arnold, 2006.

Previc F, Ercoline B, Spatial Disorientation in Aviation, AIAA, 2004.

Reason J Human error. Cambridge: Cambridge University Press, 1990.

第二十六章

特殊环境下的航空医学

Thomas F. Clarke, Roy L. DeHart, Nils Erikson, James A. King,

Cheryl Lowry, Kenneth A. Williams, and Robert Johnson

不要告诉人怎么做，只需要告诉他们做什么，他们的创造能力将令你吃惊不已。

—George S. Patton

没有其他医学专业能够像航空航天医学专业那样带给执业者在很多环境下表现手艺的机会。航空医学的特点经常需要执业者在恶劣或具有挑战性的环境中工作，反过来这些环境对患者和医疗活动产生深刻的影响。环境在明确以疾病或损伤威胁的形式影响患者的应激源方面起着重要的作用，这是医学中一条重要的原则。环境也影响着人们对这些威胁产生生理和行为反应。另外，同样的环境也能深刻改变航空医学专业人员从事这门艺术与科学的方式。环境因素可能会很大程度地限制装备、物品供应、专家咨询等方面。为了取得成功，航空医学人员（AMP）必须能够预知这些局限，并为克服它们做好准备。其次，航空医学专业人员必须找到合适的折中或妥协方案，能够在当前任务的整体大局下提供护理。

对于航空医学专业人员来说，他们在通常熟悉的工作环境以外的工作机会逐渐增多。我们生活在一个人口危机时代，全球人口的快速增长增加了人群冲突的可能性，因为他们越来越需要竞争有限的资源和机会。另外，较大的人口密度也使任何灾难性的事件都会影响较大的人群。其次，现代通讯技术使半道而来的国际事件很快变成国内新闻。当政治领导人在紧急情况下需要寻找能够提供医疗服务的人员时，他们会继续像过去一样求助航空医学人员。他们会被召集起来为飞行员提供服务，并支持那些为突发急性灾害提供空运资源的人员。另外历史也表明，航空医学人员经过相关培训后能有经验有条件地成功应对这些紧急情况。

本章我们就特殊环境下医学服务的基本原则进行讨论，这些原则涉及医学支持的准备和实施，还将讨论紧急情况下的移动原则，进一步讨论几个具体的特殊环境以解释特殊环境的特性，并举例子说明这些原则在不同环境挑战下是如何被应用的。

恶劣环境下的军事/突发医学

此节我们重点关注恶劣医疗环境下军事 / 突发医学的应对原则。我们将讨论医疗部署准备的基本原则，除了提出减灾计划以外，为了能够第一时间产生准确的医学威胁评估，还要列出行动步骤。此节还将涉及军事 / 突发情况下装备和供应的基本原则，最后将讨论为了具备恶劣环境下医学服务能力，进行人员培训和准备的原则。

部署准备的基本原则

当我们论及恶劣环境下军事／突发医学应急反应时，有两种情况是制定计划时应当考虑的重点。第一种情况，我们的机构需要在医疗条件欠发达的地区执行使命或执行任务，航空医学人员的医疗能力需要被用来填补当地的医疗空白，尤其要为飞行员和任务中其他辅助人员提供医疗服务。当有紧急情况或者政治需求时，我们将用可能提供给当地民众的服务为自己所用。第二种情况，我们的医疗组织要对某地区负责，这些地区的医疗要么是欠发达，要么已经被天灾人祸严重破坏。在这种情况下，我们的主要任务除了要服务在此地执行非医学服务的救助人员外，还要服务当地的民众。

航空医学人员必须应对环境的执业变化多端，任何想用单一行动预案囊括所有情况的努力都是徒劳的。我们需要一种方法步骤去评估将要救援的情况，确定医学威胁并制定计划，在确保安全完成任务的条件下减少威胁。我们要牢记提供医疗服务不是主要的任务，而有更大的作用，这一点很重要。把能力放在更大的目标上将会帮助航空医学人员调整医学支持服务，以便能完成整体任务，增加成功的可能性。

方法步骤

对情况进行医疗评估的过程需要完成四大步，即收集情报、识别威胁、制定缓解威胁的策略、制定紧急方案。

收集情报

为了做好计划，我们必须了解形势。内容包括有关人员支持或执行的任务，以及此地区长期和紧急的医疗情况。此时"实际情况"的

有效性和准确性往往比较有限，因此能够意识到了解的形势是不确定的，这点很有益处。航空医学人员必须能够意识到即使最有效的情报也有不确定性。先哲智慧提示我们要保持一个保守的态势，不要过分依赖任何单一的情报。它也暗示随着新情报的出现，我们也要连续更新对形势的了解。这些考虑都有利于航空医学人员制定、完善医疗救援任务计划。

为了开始整个计划过程，有 6 类情报或信息需要了解，他们是整体任务目标、人身威胁／安全、有关人员，地理位置、可预期的环境作用以及住宿膳食等。

（1）整体任务目标：如前所述，在灾难情况下，提供医疗服务不是最主要的目标，几乎所有的灾难在根源上都有比有限的医疗资源更大的问题。对于医疗人员来说，单独专注于提供医疗服务很有诱惑力，然而不能了解更大任务需求，把医疗能力仅作为取得整体目标的工具，就有可能在会很大程度上限制成功的概率。最坏的情况是，医务人员可能会以短浅的目光，把有限的资源从可能会产生很大作用的地区转移，去解决他们关注的医疗问题。

在发生自然灾害的情况下，基础设施恢复和社区重建是最重要的目标。医疗能力是支持救援人员和社区开发队员等直接参与任务人员的重要要求，尤其在早期为当地民众提供服务也是要求之一。然而，给受灾群众提供医疗服务必须谨慎执行，以避免对当地医疗能力产生负面影响，给当地民众的医疗造成长远伤害。给当地民众提供医疗服务的主要目标是加强当地本土的医疗能力，而个人的利益应该是第二位。

在战争、恐怖活动、当地长期效率低下的管理，或恶化的社会结构等人为的灾害面前，最主要的任务目标则是建立一个和平、自给自足的社会。在这种情况下，医疗服务仅仅是赢取人心的一个方式，帮助推动一个更加容易接

受的政治议题。政治的需要，可能会把医疗服务从可能被更好利用的地区转走，对于一些医疗人员来说在道德上进退两难或困境。然而我们需要意识到这种现实可能会使医疗资源得不到相应的产出，甚至会破坏整体目标。

在任何情况下，前往危机环境的医疗人员除了要了解参与行动的非医疗人员的主要目标外，重点还要对这一问题了解更多。来访医疗人员大刀阔斧的"营救"可能会起到支持的作用，是树立信心的希望灯塔；也可能损害当地的医疗救援，给这一地区长期的医疗造成不良影响。在这些复杂的环境下，如何与何时应用医疗能力的决策必须在一个大的背景下考虑。

（2）人身威胁/安全：基本了解那些可能与医疗机构人员，以及将帮助的人群有关的人身威胁，对计划的制定有重要的作用，有助于对即将看到的伤害种类、数量和严重程度进行估计。用军事术语可以概括为敌情分析，包括对敌人数量、战术以及可能使用的武器的估计，这些信息也适用于民用任务。安全形势、恐怖活动以及其他暴力犯罪都有可能威胁医疗人员和其他人员，这些信息对计划人员安排、任务的装备及转移要求等具有重要意义。在多数情况下，航空医学人员应对领导建言献策，针对安全漏洞的整体应对措施献策，告知某些人为灾难对安全及医疗存在的潜在影响。在几乎所有应急反应中，来自安全人员的信息对收集准确的情报来说很重要，还有助于制定安全措施以确保安全。

（3）相关人员：当医疗救助仅仅是更大任务的支持时，除了整体人群的健康状况外，还需要了解被支持人群的特征。例如支持大坝建设任务的年长合同工，与做相同工作的现役海军工程人员相比，有着完全不同的医疗需求。另外，如果是支持国际任务，了解其他国家执行任务的人员数量很有意义。需要了解他们的基础医疗水平以及医疗能力。更重要是，他们目前的期望及文化习俗都有助于合理指导医疗救助。

此外，重要的是对当地的人口统计学特征有合理的估计。航空医学人员应该了解人口总数量、年龄、性别以及现有疾病的人口分布。在评估某个地区时，对卫生健康状况有整体的感觉是重要的（有时需要了解此地区以前的卫生健康状况）。同样，对医疗基础设施及医疗能力的评估也很有用处。现场实际情况经常没有最初设想的明确。即使在那些欠发达的地区也可能存在现代高质量的医疗护理，但不可能都在同一水平，例如医生的能力可能很好，而护理和辅助专职护理非常有限，需要航空医学人员去计划以"填补这些空白"。

基本了解当地的文化与风俗也是非常有价值的，能避免给提供医疗服务带来障碍，最起码可以防止一些令人难堪的错误。当地卫生服务系统及管理虽然经常被忽视，但是对其进行某些了解也是很重要的。具体来说就是，尝试着评估当地如何汇报医疗服务，或者合理、习惯性的补偿回报是什么。对医疗机构提供的医疗服务进行收费需要谨慎，以避免价格低于当地的基础医疗服务。最理想的情况是应急反应人员能够尽力在现有的医疗体系内开展工作，这就需要增加文化敏感性并牺牲一些自主权，但最终能产生最理想的整体效果。自身努力可能会被忘记，但改善当地医疗能力的努力会得到回报。即使主要目的是支持应急反应队或不需要直接为当地人提供医疗服务，了解这些也是很有价值的。

（4）地理位置：接下来需要了解的是被派遣去的地理位置，这通常指的是大多数人认为的"环境"。需要了解有关温度、湿度、雨雪、海拔、盛行风等方面的信息，另外还需要获悉可能影响人的病菌携带者或其他动物威胁。我们需要了解当地地理特征，例如地面平坦吗？

容易通过吗？抑或崎岖很难到达？道路可以通行吗？怎么最快到达？另外，重要的是要能够意识到一个地方任务的成功可以扩展至其他更多的地方，航空医学人员在作计划时不仅要考虑第一个地点，还要考虑到后续可能的地点。

（5）预期环境交互作用：除了医疗能力及当地的不足外，我们还必须明白环境与被派到现场人员的相互作用。对于在教室里讲授农业技术的教师和必须进入充满污水的有限空间内处理电话线的通讯工人来说，污染河道系统的威胁完全不同。与白天工作的人比较，夜间工作的人则暴露于不同种类的疾病与伤害威胁。再一次强调，在任务计划、预防可能的疾病及伤害过程中，全面了解非医疗救助人员的角色及任务是十分重要的首要目的。

（6）食宿：救援人员的食宿地点是任务计划的核心，很大程度地影响任务中可能遇到疾病的数量和类型。住宿休息设施可以改变外界环境温度、湿度等带来的影响，还可以完全影响媒源型疾病的威胁。食源型和水源型疾病往往是救援人员最大的医学威胁，食物来源、获取方式及烹饪方法对其有很大的影响。因此，在选用何种食宿设施以及如何改进有问题的设施方面，航空医学人员应该发挥为领导建言献策的作用。

识别威胁并制定缓解方案

一旦完成任务相关情报的收集和评估，航空医学人员就开始识别具体的疾病及伤害威胁，而威胁的性质和程度依赖于需要收集的情报。实际上，医学威胁评估就是在情报基础上列出一系列更具体的威胁，因此情报的删减变化将很可能影响威胁的评估。

如前所述，由于情况不同，单一威胁评估不可能满足所有的要求。更确切地说，我们需要一个反复评估过程，以利于航空医学人员考虑所有潜在威胁，敲定与当前有关的情况。只

要评估能够囊括环境中所有的潜在威胁，其具体形式并不重要，以下是对威胁分类的方式。

（1）蓄意伤害：这类伤害包括针对应急反应人员及当地民众（被救援）的暴力袭击，在战争条件下还包括敌军的蓄意攻击，而恐怖活动或简单的暴力犯罪则是更为隐蔽的敌对威胁。在这些情况下，航空医学人员需要面对不同严重的伤情，如穿透伤、钝器伤、重烧伤及爆炸伤等。这些伤情给派送来的有限医疗资源带来了很大的压力。另外，受任务和对此类事件的容忍程度的影响，这些事件可能会大大损害赞助国或非政府组织继续提供支持的意愿。

在处理这种威胁时，航空医学人员需要做出最大的努力去预防伤害，然而预防措施必须有助于任务的完成，例如，最有效的预防措施就是不参与目前的工作，然而这在大多数情况下是不可能的。一个可以接受的风险水平不仅仅是医疗决策，更是政治或战略决策。然而，这个任务就落在了航空医学人员身上，他们要担负起咨询顾问的角色与领导一起讨论潜在灾害的影响，以及现场采取安全与部队保护的必要性。个人措施也需要考虑，并且要尽量提供一些有关蓄意伤害和防护措施关系的信息，在这种情况下，个人需要有合适的防护设备，比如Kevlar头盔、防弹背心和弹道护目镜都能够显著提高个体在蓄意灾害下的生存能力。此外，对非医学人员进行灾害急救培训，能够使受伤人员在进入医疗系统前得到救治。根据伤害威胁的特点，急救需要气道和静脉支持。

（2）意外伤害：机动车车祸是中青年人死亡与残疾常见的原因之一，同时也是旅行者死亡的头号原因。在恶劣的环境下，应急反应人员会遇到与以往不同的更加糟糕的驾驶环境。车祸对人员的威胁不能小视。

对应急人员来说工伤也是一个重要的威胁。尤其在一些比较突然的情况下，参加救援的人

员可能会采取捷径以尽快完成任务，这些鼓励可能会产生反作用，导致应急人员受伤过重，致使救援护理能力下降。随着救援情况趋于慢性化，运动及其他娱乐也成为重要的伤害源。

领导层做出并执行的决定是尽力减少意外伤害，航空医学专业人员的主要作用是建议最合理的要求。有许多政策有助于防止意外伤害，最重要的是告知出行指南及要求，第一步就要确保人员不要单独出行，其次确保人员只能乘合适的交通工具，这也将减少机动车车祸及其他威胁的可能性。乘坐摩托车或很破的车出行加大风险，是不能接受且不必要的。乘坐出租车出行，需留意车辆是正规合法公司的出租车，不小心就有可能遇到抢劫或其他危险的犯罪活动。在有些地区，唯一安全的出行方式就是租赁保安机构车辆。再一次说明，这些要求都是非医学专业的领导层决定并执行的。

（3）疾病威胁：大多数情况下，疾病是应急人员和当地民众最大的威胁。为了对威胁进行评估，疾病威胁分为以下几类：

1）食物、水源性疾病：细菌、病毒以及寄生虫导致的腹泻性疾病是应急反应人员的威胁，在人道危机时，食物及水经常达不到标准，这种情况就更加严重，此时甲肝、戊肝和伤寒等也是重大的威胁。对应急人员及其任务来说，食物及水源性疾病是一个重要的威胁。

表面上看，预防食物及水源性疾病很简单，然而在现实条件下非常困难。人类爱好食物，就有可能感染这些社区获得性疾病。按理说第一步要让人们只吃一些经过检疫并可以食用的食物，然而历史表明，除非没有任何其他食物来源，否则人们总会绕过规定。另外一个不"家长式"而又经常成功的方法就是教育人们哪些食物可以安全食用，哪些不能食用。把烘烤（Baked）、煮熟（Boiled）、瓶装（Bottled）以及去皮的（Peeled）食物简称为 BBBB 是一个很好

的方法，用来提醒人们哪些食物很少引起疾病。比起去了皮就能吃的食物，从烤架或者烤箱拿出来还热着的食物更安全，新鲜的烤面包是安全的。虽然当地人可能用不安全的水源来装瓶饮用水，但是买来的瓶装水总体来说是安全的。苏打水及啤酒是最安全的，因为这些在装瓶时就要消除细菌及病毒。具有讽刺意义的是，最大的威胁来自在国内被认为"健康的"食物及饮品，新鲜果汁、沙拉和有叶蔬菜在国内是健康的选择，但是在许多发展中国家却具有很大的威胁。有时候很讽刺的是，那些很重视"健康生活方式"的医疗人员最初很难接受这种状况。可喜的是，在让人们享受当地经济带来的便利时，发展中国家的人们也了解了怎么饮食及防止疾病。

考虑没有饮食方案能完全阻止风险，就需要确保预防及治疗措施到位，如甲肝和伤寒疫苗是持续需要的。

在发达国家，抗生素不是治疗腹泻的常用药品，然而在发展中国家往往有很大的作用。此外，根据具体情况，对严重脱水患者进行静脉治疗的能力十分有限，静脉输液设备相对较重，数量上也不可能大规模被用来治疗腹泻暴发，因此在限重的条件下口服补液是一个更合理的方法，不仅仅因为所需要的补液成分在几乎所有的地方都能找到，而且还可以不花费太多就可以在医疗箱里备着。

2）媒传疾病：在一些社会环境里，疟疾、登革热、黄热病、杜氏利什曼病、猫爪病、椎体虫病、鼠疫、脑炎以及出血热等可能对人群产生巨大的威胁。通常情况下这些疾病的全球分布及可能的威胁已经被很好的掌握，也可以通过不同的途径获得，需要注意的是，人道灾难可能破坏以前的成功措施，导致新发媒传疾病或再发已经被控制的媒传疾病。这些情况可能很快危及应急救援队，使其在灾难环境下迅速改变有利的地位。

不论地理位置及具体威胁，大多数预防媒传疾病的措施都是相同的。最重要的预防措施就是设置屏障，防止昆虫叮咬传播疾病。在一些没有充分防蚊措施的住宿地点，用除虫剂处理过的蚊帐是最有效的方法，现代的蚊帐也比较小巧，可捆绑，较易使用。

除蚊帐外，带领大家穿合适的经除虫剂处理过的衣服也能很大程度地减少蚊及其他昆虫媒传疾病的风险，这在黎明和黄昏时段尤其重要，因为这时人们处于歇班，加之放松的原因穿着的防虫衣物较少。最后的屏障就是在定期在皮肤喷洒避蚊胺（DEET）皮肤杀虫剂，最好的 DEET 要求浓度低（大约 20% ~ 50%）并且能装成微胶囊，在皮肤上保持更难持久稳定的浓度水平。

除了屏障预防外，还需要采用针对性的疾病预防措施。在某些特定疾病的发生地，采用针对性免疫是很重要，如黄热病、乙型脑炎等。此外在受疟疾困扰的地区，针对性地采取系列预防是很有效，也是很重要的预防措施。

虽然有不同的药物可供使用，但是决定哪一种适合将被派遣的个人是十分困难的。最常见的疟疾预防用药有需要每周服用的氯喹、甲氟喹或马拉隆，还有需要每天服用的强力霉素、伯氨喹等。疾病预防控制中心（CDC）网站上针对常见的预防和治疗用药，提供有实时的风险和抗药性指导。每一种都有利有弊，一些药物在某些患者身上可能会产生很大的副作用。氯喹可被大多数人耐受，但是疟疾的耐药性已经大大限制了氯喹的广泛应用。甲氟喹能被很好的耐受，令人担忧的是神经方面的副作用和将犯罪行为归咎于该药物的人员的政治影响。马拉隆是阿托伐醌及盐酸氯胍的混合药，仅仅被批准用于恶性疟的预防和治疗，但其对所有的疟疾都有效，它耐受性好、效果好，但价格相对较贵。强力霉素是经常使用的药物，但也存在许多不好之处，比如需要每天服用、胃肠道不适及光过敏等。在暴露期每天服用伯氯喹可能也是有效的，但不能用于 G6PD 缺乏的患者，可以于适应症外使用。

除了预防性用药以外，航空医学人员还必须保证有充足的药用来治疗疑似或者确诊的急性疟疾感染，这一点对恶性疟来说相当重要，因为它可能很快致命。如果有以下症状，疟疾感染即可被定为严重感染，如意识障碍、昏迷、癫痫、休克、急性呼吸窘迫综合征（ARDS）、弥散性血管内凝血、酸中毒、严重红细胞性贫血或 5% 以上的红细胞内寄生疟原虫。这些严重的病症尤其需要在重症监护室内住院治疗，需要静脉和口服包括奎尼丁在内的药物治疗，奎尼丁有时很难寻找，因此在急需之前就要做好储备。那些没有并发症的病例在门诊使用各种抗疟药物即可治疗。

随着时间的推移，具体的药物和建议可能发生变化。特定区域的疟疾种类以及对不同药物的耐受性等也可能发生变化。航空医学人员需要做的就是不断更新目前给支持地区的意见，以便能够对负责人员提供预防和治疗措施。像美国疾病预防控制中心这样的机构是可以依靠的，在他们网页上或者纸质版上都有不断更新的建议（http://www.cdc.gov/malaria/diagnosis_treatment /tx_clinicia -ns.htm）。那些支持军事行动的航空医学人员可能需要强制性的"奢华"疟疾预防。但重要的一点是，军事航空医学人员需要知道加强预防必须符合美国食品药品管理局批准的药物适用症的有关规定。民用机构可能有更多的机会需要适用症外用药，但他们需要在对每个患者进行个人风险利益评估后进行一对一的用药。最后在疟疾感染地区计划行动前，航空医学人员需要对疟疾用药有细致的了解，从过去经验来看，疟疾能够而且已经对我们的任务构成威胁。

3）人际传播：人际传播疾病能感染派遣人员，也能够引起人道灾难的爆发，在那里人们的免疫反应可能受到损害，大量的人群有着密切的接触。这些威胁包括肺炎以及一切可以用疫苗预防的疾病，如麻疹、性传播疾病、结核分枝杆菌或者麻风病。当地居民的医疗状况、民俗以及与救援人员的关系，都有助于评估这些风险。

幸运的是，可预防的疾病直接用特定的疫苗就能解决。性传播疾病主要取决于派遣人员的行为，很大程度上可以通过派遣期间与派遣前的适当教育来预防。由于人免疫缺陷病毒（HIV）和获得性免疫缺陷综合征（AIDS）的巨大威胁，使人员教育与取得合作更加容易，虽然完全限制性行为是不可能成功的。因为即使意志再坚定的旅行者也可能会被发展中国家不安全的性机会所打动，所以对航空医学人员提供安全的性替代品和教育是很重要的。

另外，一些行动可能会使参与人员职业暴露于血液或体液。检测传播源的能力可能是有限的可能不是必要的选择。航空医学人员没有必要是 HIV 方面的专家，但是他 / 她应该了解暴露后基本的预防方法，包括可能的副作用。另外航空医学人员必须能够保证在可能危险暴露的情况下手边能有事后预防用药，直到传染源被检测或者接触情况被评价，再给出进一步的意见。

防止人员受结核分枝杆菌的感染是最困难的。麻风的传染性较小，因此实际情况下威胁性也小。结核分枝杆菌（TB）确实是一个大的威胁，在进入高危地区之前和离开高危地区 3 ~ 6 个月之后都应该进行皮肤测试以发现潜伏性的 TB 感染。有关潜伏性和活动性结核感染检测和治疗的完整建议不在本章的描述范围，可以从如下经常更新网站中获取（http://www.cdc.gov/nchstp/tb/pubs/mmwr html/Maj_guide /List date.htm）。

4）动物或水相关暴露伤：动物、游泳或涉水会带来一些来自陆地和水上不愉快的风险。分泌毒液的爬行动物或昆虫会带来有毒的叮咬，某些地区大型食肉动物可能会带来致命的伤害，幸运的是出现这样的情况相对较少。然而接触家养或者野生宠物的机会更常见，有时候甚至是救援反应人员自找的，这些动物会有叮咬、搔抓的危险，更需要关注的是狂犬病风险。游泳、涉水会有溺水、低体温以及其他冻伤，如浸渍足等，在世界上大部分地区的淡水里涉水或者游泳还有可能带来感染血吸虫病和螺旋体病的风险。

适当的人员教育，加之严格的领导建议，比如"严禁宠物或吉祥物""严禁在天然淡水湖里游泳和戏水"等将很大程度上减少这些风险。如果需要照料野性动物，那些可能接触暴露的人应该注射狂犬疫苗，还应给他们配备适当的设备和个人防护装备，以减少被咬伤的风险。如果有机会可以游泳娱乐时，航空医学人员应该评估风险，确保领导能对情况有精确的把握，仅当他们能够对游泳机会利弊做出合理的判断确保人员安全时，才可以游泳。

5）环境威胁：诸如炎热、寒冷、高原、紫外线等气候和地区环境，以及污染都可能对派遣人员产生危害。这些情况看似很明显直接，但是从古自今，单单因炎热与寒冷而影响任务完成的事情确实很多，且非常值得注意。

恶劣的环境惠影响人们的工作能力，即使他们能够成功的对抗这些环境，也需要花费时间和精力去处理这些环境挑战。酷寒需要添加更多的衣物，就会影响肢体灵活性，还需要花费更多的时间去穿脱。极端的高原环境可能会使不能适应的人群被遣返，因此即使那些已经适应的人能够继续完成工作，也会使工作量下降。航空医学人员必须能够识别这些威胁，很好的充当建言者的作用，告知指挥官威胁如何影响人员的战斗力，并且可能需要更多的人员来完成同样的任务。例如通常需要400人完成的任务，任务地点每升高12 000英尺就需要增加20%的人才能完成。

6）事先存在的疾病：最后需要考虑的疾病威胁是被救援人员事先的状况。当暴露于危机情况时，经常会出现伤害和疾病威胁，而个人医疗状况往往能够决定如何代偿（或不能代偿）这些威胁。本篇没有进一步讨论在极端环境下影响伤害和疾病威胁个人的医疗状况，但是航空医学人员需要知道救援人员的医疗状况，并且在制定紧急预案时需要考虑能够带来什么样的医疗和健康。某些状况可能有助于缓解威胁，而有时候可能会与原计划的行动不一致，这时候航空医学人员必须给指挥官建议选拔标准，以选出合适的人员去参与任务。

（4）紧急预案：尽管在预防方面做了最好的计划和最大的努力，但是坏的事情也会时有发生。人员可能因严重受伤或者病重而无法接受已建立的医疗救护。在没有传统的医疗资源及专家咨询的情况下，航空医学人员需要掌握基本的救护技能，包括气道管理、高级心脏生命支持、止血以及补血、补液技术。依据负责区域的不同，这些技能所需的物品需要备在急救箱内，能够被很方便地带至伤员地点，或者当伤者送来时能很快派上用场。

某些创伤，往往需要外科干预。在要救援的地点，有关外科力量需要被安置在离潜在伤害多远的地方的讨论和意见很多。通常情况下，没有充足的外科力量布置在离潜在危险较近的地方。那么制定计划的航空医学人员就需要有合适的标准去说明外科力量需要布置在多远的地方。有关这方面的资料一般都来自战争中轻武器伤及生存的研究，这些研究从美国国内战争到最近的阿富汗、伊拉克战争，研究认为伤后6小时之内的外科干预能够提高生存几率，而没有必要更早。

为了实现伤后6小时内外科干预的目的，救援人员需要有系统的外科医疗资源作为支持力量的一部分，即便其不是整体任务的一部分。然而在一些恶劣的医疗环境下，拥有外科能力就需要增加人员及装备，这些往往给物流增加了很大的负担。在这种情况下，就需要利用当地或周边的医疗能力建立所需的外科能力。在进驻本地区之前就需要通过书信或电话的形式获取有关设施和能力的信息，但是对实际能力的确认更重要，这需要在进驻后尽快完成。这包括与当地的医院和外科医生针对使用和补偿方法达成一致，当此项完成后，会使得利用当地的医疗资源变得容易，从而进一步增强自己的医疗能力。这将减少航空医学人员医疗短缺的机会，保证外科和其他专科的力量，能够确保对飞行人员及支持人员的服务质量。

与领导沟通

为了防止影响任务完成的疾病及伤害，在完成威胁评估、制定缓解方案后，航空医学人员需要与执行人员进行交流沟通。在应急反应组织或者政策执行组织机构里，航空医学人员很少能够成为掌权人员，因此对于他们来说能够获得领导的支持以实施自己的建议是很重要的。在这点上，当负责这个工作时，他们会被诱使做出完整的评估和策略，对还需要处理其他事情的领导来说，这往往会是一个太过冗长的报告。给领导简短汇报更好的方法就是运用时间顺序法。

首先要做的就是在派遣到紧急地点之前需要完成的事情，包括任务人员的选拔及标准制定、准备可能需要的免疫和预防用药、个人防护装备以及其他能够预防疾病减轻伤害的装备，另外在主要派遣人员到达之前的先遣任务中也需要有医学人员代表。这些需要清晰地呈现在列表中，让领导知道这些都是重要的事情，航空医学人员作为领导的咨询顾问，需要让领导把这些事情作为要求执行下去，并作为整个任务政策的一部分。

第二个需要解决的是派遣任务中事情，这包括旅行限制、住宿、统一着装，以及使用防虫剂、床帐，定时服用预防药物，与当地人员交往，食物及水的来源，向医疗人员早期报告疾病和伤害等。另外航空医学人员必须向领导强调能够预防疾病、减轻伤害的建议，并且一直执行直到任务成功。

第三是在完成任务时需要做的事情，主要包括检测潜在的结核感染，完成任务时的健康报告以及收集医疗报告等。

航空医学人员需要向领导报告的最后一项是应急反应及撤离计划，当实施计划时往往需要车辆，飞机等资源，而这些资源又不在航空医学人员的直接控制范围内。因此对领导来说，知道这个计划是什么，明白在不同的情景需要什么样的资源是很重要的。再一次需要说明是，在所有的阶段中，航空医学人员都必须强调只有在领导同意且执行的条件下他 / 她的建议才能有效。

空中医疗运输

航空医学人员一直考虑能够给患者提供迅速、更高级别护理的应急方案，因此空中迅速转运患者的能力是重要事情。事实上，空中护理需要一个特别的，极具挑战性的环境。这一章节里，我们将重点关注宽范围的空中医疗运输能力。

引言与概念

空中医疗运输就是用飞机去营救、转移、护理患者，支持医疗活动。最常见的空中医疗任务是从受伤、生病的地点到医院，即现场任务，

或者发生在医院之间即院间任务。在空中医疗任务中，必须要考虑到特殊的航空环境及对患者的影响，但他们不是任务及空中医疗运输领域研究的重点。相反，空中医疗运输研究的重点是航空环境下患者的护理，并适当考虑航空医学及其他因素。因此航空航天医学与空中运输在某些方面有重叠之处，但是有差别的两个领域。

救护飞机仅仅是空中医疗护理的一部分，这种输运工具及医疗人员提供一种能改变当地医疗能力的复杂护理系统。例如给某区域的健康护理系统增加一架救护飞机，允许其发展某种专科护理能力，如新生儿监护病房、肝脏移植服务等。它也能加强当地急救服务的能力，能够为创伤、心血管患者或者儿童提供医疗护理，相对于以前陆地运输工具能够给更广的地理区域提供高水平的院外护理。在计划和实施空中医疗任务时，医生医学指南是必要的，且最好由经过重症护理转运培训且有经验的医生提供。空中医疗医生协会是一个能够为参与空中医疗运输的医生提供培训、支持和职业教育的组织机构，那些对航空航天医学中的人员健康、安全、表现等最新科学知识感兴趣的人，航空航天医学会能够为其提供讨论。

空中医疗运输的历史

飞机发展到能够运输乘客，不久 hou 就被认为是一种能够转运有困难人的工具。第一次专门的空中患者运输信息存在很多争议，包括时间以及使用工具是热气球还是固定翼飞机等。不管使用的是什么飞机，空中医疗的历史都与军事冲突有关，在朝鲜战争及越南战争中，直升机是第一个被广泛成功应用的，它比起地面运输工具能够很方便地在敌区起降，且运输速度快。从航空角度来看，在这两次战争期间直升机发展迅速。朝鲜战争期间用于野战救护的飞机是轻型直升机，它用外部加装的担架运输

患者，医疗护理仅限于起飞前的测量，因为在落地之前是无法接触到患者的。

到越南战争时期，更大的直升机如 Huey 直升机问世了，其舱内有充足的空间容纳担架及医疗人员，患者通常在飞机内部运送。军队航空医生 Spurgeon Neel 博士，在 Huey 直升机的设计和改进中发挥了很大的作用，他始终把空中救援放在心中。这种直升机很快就成为美国军事行动中短程患者营救及转运最宠爱的飞机，越南有 110 架此种救援飞机，到 1968 平均每月执行 7000 多次营救，在越南战争的 11 年里共执行大约 900 000 次任务。在接下来的战争及目前美国（其他）的军事派遣中，此类型的直升机一直在使用，在野战救护方面发挥了很重要的作用。在最近的阿富汗和伊拉克战争中，直升机被用来来往野战医院，比如配备有前沿手术队（FSTs）的野战医院，或者被用来作为即时野战救护与后方医疗船、支持医院救助的连接工具。固定翼飞机被用作患者长距离的输送及物流支持，包括运送受伤的战士回美国的军事医疗中心，或者支持部队行动的基地。

随着十九世纪六七十年代在越南战争中经历过军事空中直升机医疗运输的人回到国内，民用直升机也开始了医疗运输。他们提议在民用环境中，类似的技术是非常有用的，尤其是对创伤受害者。其他国家也在发展空中救护，有些国家注重紧急患者的运输，一些国家注重往偏远地区医疗资源的运送，还有一些注重救援。

空中医疗运输的正当理由

常识表明对于那些具有非致命疾病或伤害的患者来说，被送到医院之前在没有过多风险的情况下给予合适的救助是有益的。在敌对的军事环境下，医疗能力在某种程度上需要远离患者可能受伤的地点，在那里其他的运送工具是不可行的（由于地形或敌人的威胁），那么直升机医疗运输就有明显的优势，然而民用环境下直升机运输的原因往往不那么明确。

当考虑正当理由时，运用飞机明显的优势。这可能是由于飞机的性能，或者运送医疗人员的原因，或者两者都有。如果没有迅速的高级护理，一些医学情况会很快恶化。因此不管飞机把患者带到有条件的医院，还是把有技术的高级医疗人员带到患者身边，节约时间都是运用飞机潜在的好处。在大多数医疗系统中，空中医疗人员的技术都非常好，受过很好的培训，在重症医疗运输方面有着广泛的经验。由于时间、距离以及覆盖范围的限制，他们的专业通过陆地运输的方式将不可能得到应用。虽然他们的存在不能替代医院的作用，但是其先进的技术、经验以及设备能够提供给患者比来自地面急救更好的医疗救助。要求空中医学人员的技术至少要和陆地急救人员水平相当，因为降低医疗护理水平是不合适的。在许多情况下，由飞机带来的速度和通道的优势会被医疗人员的能力放大，因此患者将受益于两者。

不幸的是，民用空中医疗运输优势经常很难客观地体现出来。影响因素包括为了转诊所做的说服教育努力、转送前及转送过程中需要与第三级医院协调咨询工作、逐渐区域化和专业化的健康医疗、同时不断发展的地面紧急医疗救助及急诊医学等。用分析的方法很难把这些因素与空中医疗运输或者医疗人员的作用单独分开。早期对直升机医疗护理的科学分析主要集中于创伤，并考虑到心血管患者、儿科及产科患者。其他需要做的包括使用合理性分析、需求性估计、飞行中的临床技能等。虽然有大量直升机医疗救护的文献，但是要想严格地对患者预后进行评价受到样本量及上述混杂因素的影响，并且缺乏同时对照组。有关固定翼飞机医疗运输的评价缺乏广泛的文献支持，而商业航班上远距离（"遣返"）医疗护理的相关文献更少。

医疗体系的类别

影响空中医疗体系设计的因素很多，设计考虑首先从总体安全及具体任务开始。例如搜寻与营救任务（SAR）的重点是在危险的环境下找到受害者并运送走，飞机的选择、设备的配置、人员的选拔、任务的培训等都完全不同于优化的院间患者转运医疗体系。设法研制能够执行多重任务的平台有利有弊。逻辑上讲，开发具有院间转运及事故现场应急能力平台在多数情况下是可行的，但是SAR、高山营救、高原任务以及海上营救等都需要具体的方法。本章没有详细讲述SAR任务，读者可以参阅有关具体书籍（见推荐读物）。

系统配置可以分为任务、所用飞机类型、医疗队及医疗资源、可行性。有成千种兼职固定翼空中医疗项目（飞机必须从其他如豪华运输用途的飞机重新装配而来），它们依靠随叫随到的医务人员运输病情稳定的患者为主要目的。也有许多专职的直升机空中医疗项目（美国大约有250架），还有一些利用一两架直升机的小项目。它们大多数都以医院为基础，由医务人员支持。然而出于战略的原因某些被配置在机场、消防站等基地，用于能够向某区域迅速提供帮助。空中医务人员中经常有医生、护士、辅助医务人员及呼吸治疗师等，在某些医疗体系中也能发现助理医师、执业护师及其他医学服务提供者。

有些医疗体系提供固定翼飞机和直升机两种服务，并且越来越多的体系开始与地面救护转运服务合作，或者干脆直接提供地面服务。美国很少用民用空中医疗服务系统进行SAR任务，而是把这些任务留给海岸警卫队以及其他军用/公共服务机构。然而，美国一些项目还进行有限的研究任务以及特定区域的救援训练，比如水面、雪上以及荒野地区的盘旋训练。其他国家的民用医疗体系带有绞车升降及其他救援功能，救援任务经常是其工作的一部分，具有多种功能的直升机运送正在一些非美国项目中变得越来越常见。

最近的一份综述表明在过去5年里，美国典型的直升机任务平均每年执行大约800次患者运送。大约三分之一是从事故或疾病现场接送患者，另外三分之二是医院之间的接送，平均每个患者的转送距离为88km，大约三分之一的任务发生在夜间。过去5年里在美国大多数地区，每个项目的年运送患者数、运输距离、总飞行时间等都有逐渐增加的趋势。

标准

在美国，民用旋转翼飞机主要用于把患者从事故或疾病现场运送到医院，或在医院之间转运患者。少量会参加有限的SAR任务，极少数会把SAR作为主要任务。大多数固定翼飞机来往于机场之间，主要运输转院的患者，但也有例外，如澳大利亚及非洲飞行医生主要在偏远农村及荒野地区运作服务。

医疗运输审查委员会（CAMTS）是美国民用旋转翼及固定翼飞机转运体系审查的主要机构。针对基本生命支持（BLS）、高级生命支持（ALS）以及护理专业水平，CAMTS都制定有标准。这些标准解决了安全、人员资质、通讯、装备、患者护理、文件归档、随访以及质量控制等一系列空中医疗运输的问题。CAMTS主任委员会在完成满意的现场考察及广泛的资料审查后，对空中医疗运输项目进行鉴定，以证明其符合某种合适的标准。CAMTS鉴定被许多州及医疗保险公司认可，但目前大多数州都是自愿的。由于许多空中医疗体系也承担地面重症护理运输，因此CAMTS也参与对这种重症运输进行鉴定，并针对提供空中和地面两种服务项目制定了地面基本生命支持标准。不像军事义务人员或商业航线人员那样，空运医疗飞机上的医务人员被看作乘客，因此不受联邦航空局标准及规定的约束。

除了 CAMTS 的标准外，空中医务人员还必须服从各州、区域以及当地的医疗法律、规定及标准。另外，医学和其他健康护理机构像一些保障赔偿体系一样有自己内部的鉴定标准。这些标准差别较大，很少有广泛适用的标准。虽然存在国家标准，但它们并不在具体管辖范围内被授权执业许可，因此就可能出现潜在的矛盾，如有些医务人员可能没有在当地州注册，但在某区域内通过认证并被聘为医院的员工去照看患者。另一方面，空中医务人员培训及执业程序不在同地区拥有类似认证的地面急救人员所要求的技能范围内。目前已经采用不同的方案去解决这些矛盾，方案包括全国性医疗及执业认证，以及运用互助理论，给予没在当地认证的医师"临时认证"等。

飞机及航空装备

大多数参与空中医疗任务的直升机都只有空中医疗运输任务，特殊的飞机型号、内部设计和准备选择都要以提供医疗护理为目的。经常被使用的机型有中小型双发动机或中型单发动机。

这些直升机通常具有涡轮发动机，且双发动机使用的比例相对于单发动机正在稳定增加。最近几年许多制造商引进了一些据称专门为了空运医疗而设计的飞机型号。这些轻型中等直升机的参数特征为巡航速度 160 ～ 257 km/h，航程 520 ～ 885 km，有效载荷 680 ～ 1360 kg，实用升限 3962 ～ 6090 m。

许多直升机现在都可以进行仪表飞行，空运医疗飞机需要避免结冰情况在有条件的机场附近或机场之间飞行，因此这些都限制了空运医疗飞机仪表飞行的使用。虽然最近使用全球定位系统（GPS）的仪表飞行成为可能，提高了一些地区空运医疗仪表飞行的能力，但是恶劣天气条件下的飞行事故始终证明了有关安全考虑的必要性，差的视野将降低飞行安全。大多数医疗直升机仅仅允许一名飞行员使用仪表飞行，而且多数的空运医疗任务仅配备一名飞行员，有些任务项目在已知熟悉的仪表飞行情况下配备两名飞行员。有些情况下，患者占据了很多舱内空间，不可能配备两名飞行员，尤其是较小机型。相比较而言，类似或更大更复杂的军用直升机在所有情况下都配备两名飞行员。

直升机是比较精细脆弱的机器，需要下很大的功夫去预防维护。空运医疗任务中需要配备有资格的机械师，每架飞机有一名机械师很常见。在飞机长期维护期间，按需求从飞机提供商或者其他租赁渠道借用备用飞机。

民用医疗运输使用的固定翼飞机通常是典型的中型双发动机飞机或喷气式飞机，它们可以进行仪表飞行，续航速度为 399 ～ 644 km/h，航程 1610 ～ 3220 km，有效载荷 907 ～ 3175 kg。其飞行高度比直升机要高，可以达到 7620 ～ 9144 m，必要时具有增压座舱，能够在恶劣的天气以上的高度飞行。固定翼飞机的特点使它们对距离在 241 ～ 322 km 以上的任务很有作用，任务中机场 - 医院两端耽误的时间就显得没那么重要了。另外有效载荷及飞行高度特点增加了其在炎热、山区执行任务的安全性。执行任务中固定翼飞机比螺旋翼飞机更经常遇到的问题包括更需要跨越区域或者国家飞行、长时间的水域或偏远地区飞行等。

目前正在发展的偏转翼飞机兼具固定翼飞机和直升机的功能。虽然它们目前还没有被用于民间空运医疗任务，但是当研发出安全可靠的偏转翼飞机后，它们将是许多空运医疗任务潜在的最好工具，尤其是在半农村或农村地区、多山区域以及执行需要转运许多医务人员及重型设备的运输任务时。

人员

在所有专职直升机医疗运送项目中，除了

一个或两个飞行员外，还有两个经过培训的专职患者护理人员。在所有的任务中飞行员与医疗护理都要与决策隔离开，以免分心影响飞行判断。各种证书形成了基本的医学人员资质，包括医师、护士、医务辅助人员及呼吸治疗师。在某些情况下需要对人员进行额外的培训使其熟悉飞机及航空飞行环境，并掌握任务中需要的高级医疗技术，因此也使医疗任务分工变得没那么明确。只要医务人员具备完成任务所需的知识、判断力及团队合作，在医疗直升机上就没有所谓"最好的"人员搭配。一直存在着对基础或者高级空中医疗人员、医学主任资格认证的讨论，这些认证的前提是他们需要具有多种职业背景。但是这些讨论都是初步的，空中医师协会、国家急诊医学医师协会以及空中医疗运输在内的其他专业组织都为这些讨论提供了平台（www.AMPA.org, www.NAEMSP.org）。

飞行员、机械师及航空人员

许多直升机空中医疗救护以医院为基础，提供医疗人员及物理设施，而飞机、飞行员、机械师以及航空支持服务由航空公司租赁。作为美国FAA135部分的执业者少数项目选择独立运行。这些项目购买或者租赁飞机，并且聘用包括航空人员在内的所有人员。一些航空公司则开始提供其他支持服务，从通讯派遣到整个空中医疗项目，包括聘用医务人员，因此使以前医学和航空角色的界限变得模糊。最近几年任务项目的配置范围允许发展不同的任务项目计划，以满足特殊地区及机构的需要。

像客机一样，固定翼飞机任务中飞行员及机械师通常都以机场为基地。许多情况下任务航空方面的业务都外包给外面的承包商，他们通常很少与任务中的医疗人员及设施有直接的接触，他们更专注于航空飞行对安全有益，但也要平衡好，否则会影响对医务人员及患者需求的理解。

医务人员

飞行中的医疗护理环境完全不用于医院或地面的运输环境，其本身需要专业的人员及医学监护。噪音、震动、有限的空间、运动、极端温度以及需要时间才能获得其他资源，这些因素能深刻影响患者的护理。例如玻璃的静脉输液瓶、夹板上充气囊以及管状袖囊都具有潜在危险，不适合空中医疗运输。随着高度变化，患者（或医务人员）体内的气体，无论是正常存在的（中耳、窦腔、肠道等），还是由于医学状态导致的（气胸、气腹、脑积气、坏疽等），对人体都可能产生致命的威胁。另外在飞行过程中为了患者及医务人员的安全需要系安全带，这往往又会限制医务人员接触患者及医疗设备。

运输过程中，有些治疗很难实现，如悬挂重物长骨骨折牵、患者低压力卧床防止或治疗皮肤褥疮以及一些需要大型外接设备的治疗，如肾透析、气囊反驳、心肺转流等。空中医疗系统常用药物及医疗设备的选择应根据需求、使用频率以及设计的使用环境（温度、震动、重量、尺寸、保质期、用电量、使用或故障风险、电磁辐射对航电潜在的影响等）来确定。如果每种治疗确实被认为是有益且经常能用到的，那么这种治疗就能在空中被提供，有时候需要对设备进行改造，甚至彻底重新设计。

解决这些挑战需要创新、灵活的思维。经过很好培训且有经验的专业人员能对交通工具及装备做出好的选择。体系内的医生咨询师及医务人员对每个患者都必须平衡好航空环境的益处与风险，并对运输模式做出合理性判断。为了做好这些决策，空中医务人员或监测医生都必须经过航空航天医学培训，对诸如高空生理及飞行中运动的影响等知识有所了解。

参与固定翼飞机运输的医务人员差别很大。有时患者病情比较稳定，需要较少的医学关注（例如患者卧床，但身体健康，在运输过程中仅需要氧气），由于距离及医学状况的原因不能使用商业运输，这种运输就显得有必要。然而在其他情况下，由固定翼飞机运输的患者严重程度与直升机运输的患者相当，并且在院外的时间更长，这些患者具有相当的挑战性，需要高水平的监测与护理。相对于直升机，固定翼飞机有较大的载荷并且内部空间更大，因此往往需要配备更多的医务人员及医疗设备。如果需要跨越边境，相关人员就必需准备执照、许可以及其他文件，能够提供照顾，携带或注射药物，如携带麻醉药品过境，以及能提供中间运输等，

通讯系统

无线电被用于与直升机上人员通讯，或在飞机与地面医疗人员之间通讯。这需要安装频率捷变无线电，相关人员需要掌握无线电使用方法，并需要对地面急救（EMS）、公安系统以及医院人员进行教育。固定翼飞机通常在机场降落，因此很少需要急救系统的无线电。手机在许多情况下能提供很多便利，但是根据美国联邦通讯委员会规定在飞行过程中手机是限制使用的。然而，特殊的空中电话设备变得越来越能承受得起，正在许多飞机上安装使用。

医务人员必须能成功地把远程医疗整合到工作实践中，医务人员在派出和接收人员时需要获得和提供重要信息。最理想的是，他们在整个运输过程中能够快速讨论患者的病情，并能根据患者的情况迅速调整更新。接收机构需要必要的信息以确保有合适的人员及设备去接收患者，并提供医疗护理，这对患者生存十分重要。空中医务人员，使用无线电、无线电话及电脑设备进行通讯是其工作的一部分。

医疗设备

随着任务变化，需要的医疗设备有所不同，但是最起码应该包括能够确保患者安全、监测病情的设备，能够提供特定的治疗。机上设备及医务人员的特点决定了飞机的"灵敏水平"。

成年患者通常被放在担架或者脊柱固定设备上转运，儿童或者新生儿患者则需要尺寸经过调整的设备，在新生儿转运任务中，担架上还需要安装保温箱。

除了密切的临床观察，在具有高级生命支持和专业水平的飞机上患者监护仪还能够对患者的心律、脉率、血压以及氧饱和度进行监测，某些情况还可使用监护仪，如体温、静脉压、动脉压及波形、终末二氧化碳等。由于飞机存在噪音和震动，飞机上通常使用自动化或放大仪器，经常使用的有多普勒听诊器，在一些情况下需要使用主动降噪的耳机和听诊器。如前面讨论的那样，为了能在飞机上安全使用，所有的设备都必须正确选择，并且经过预期航空环境下的性能测试，在空中医疗环境下安全安装。

通常的行动任务

直升机一般性的任务经常受航程、地形、天气以及项目任务的限制。大多数情况下，当地的服务区域通常限定在离项目基地一定的半径距离之内（例如 40 ～ 56 km），这个区域有经常性的患者转诊地点，给飞行员熟悉具体地形及天气特点提供机会。

运输中的患者护理必须考虑环境、医学、时间等相关因素。决定或放弃使用某种治疗必须考虑治疗时间，预期效果以及在能提供更传统护理以前运输时间等因素。飞机上可用的医务人员是有限的，要优先给予可能救命的一些治疗，而"可选择性"治疗可以等到转运完成以后，尤其当这些治疗可能会增加转运时间的时候。

类似的决定必须由转运服务提供者来做。大多数情况下，发起空中医疗运输是由于转运机构或救护车服务不能满足患者实际或预期的需求。从车祸患者（病情不稳定且 / 或远离关键性的医疗护理）到住院患者（明确但很危急的病情，需要的护理超过此机构的能力）情况都是不一样的，"现场"患者由于潜在的危险需要快速营

救才被转运，而医院患者的转运是由于其明确的疾病需要快速治疗。

有时空中医疗队要进入并工作在有压力的环境中，另外空中医疗队通常是某个特定区域唯一的资源，在这种压力环境下必须对多个有效请求进行分类。组织有序的通讯系统明确的医疗方向及专业的通讯专家，是后勤支持及空中医疗资源应用优化所必须的。另外如果转运模式不能使空运医疗队经常到访同一个医疗机构或事故现场，那么空运医疗队就会经常进入一个完全陌生的环境。面对这些挑战对患者护理及人际关系进行专业化的管理需要优秀的医学和人力管理技巧。

空运医疗队实际的患者护理是从请求护理及运输开始的。在转介医院商议讨论经常会改变患者的医疗护理，而接受医院在患者实际到达之前经常就要开始为患者护理做准备。这些措施可加快所需护理，在实际转运之前可能就开始了。在转运患者时，大多数空中医疗队更喜欢到患者床旁，而不喜欢去医院的停机坪去接患者。由于医生需要转送药物及监控设备，还要浏览病例、交接记录（包括 X 片），有时还要进行医疗操作，所以大多数情况室外的医疗转运不是最好的选择。深度交流应该在到达患者床旁之间就应该把患者的信息告知医疗队人员，他们经过培训、有设施及经验，能减少患者的周转时间。

一旦空中医疗队开始进行医疗护理，他们就必须把患者移至空中医疗运输专用的担架上，并连接好监护和护理设备。要想在患者移到担架以及飞机的整个过程中确保静脉输液、气管插管等不发生移动，就必须经过培训、训练以及精心的努力。目前经常使用的医疗设备不是专门为适应担架或交通工具之间的转移而设计的。目前努力设计的高性能担架安装有安全有效的监护系统，可能会改善这种情况。

空中医务人员可能还需要添加一些额外的监测设备，以替代日常经常使用但是在狭小、嘈杂的飞机环境失效的诊断技术。另一方面，空中医务人员还需要拆掉一些在运输过程中不能使用的监测仪，包括中心静脉压测量、动脉血压测量以及颅内压测量仪器等，他们在转运过程中对仪器的特殊使用具有专利。转交人员都受过这方面的教育，能够理解航空环境的制约，在转运组到达之前，可以对患者做更充分的准备。

民用场合下像气道管理、建立静脉通道、安装检测设备、胃肠减压、夹板固定、气胸引流、患者固定等操作在起飞之前通常都能很好地完成。如果这些操作需要在飞行中进行的话，就要调整地面技术以适应航空环境，并且需要操作实践协议以及特定的培训方案。例如，用普通标准的听诊器去听诊确认鼻饲管的位置是极具挑战性的，可以用有效的消音设备和多普勒听诊器替代，这些设备必须保证能够在飞机上使用，但仍不能和一个安静、可控的环境相比。将来在经过重新设计的飞机上，患者护理区域可能会改善与患者接触环境，能够增强飞行过程中执行更多安全操作的能力，另外还在努力提高飞行中诊断的能力，包括超声检查和血液分析。

除了要确保患者能够收到必要的医疗护理外，空中医疗组还必须要考虑到特殊航空环境带来的更深的影响。在直升飞机任务中，高度变化通常不是太大，其飞行高度离地面大约 300 ~ 600 m，然而在山区可能需要大幅度的爬升和下降，目的是为了克服地形障碍和接近患者。在仪表飞行的状况下，飞行计划可能要求更大的高度变化以躲避糟糕的天气。在这些情况下，高度变化带来的效应是十分明显的，必须要调整护理来消除影响。任何含气的医疗设备都要调整压力，更好的是改用液体填充，如管球、充气夹板等。前面提到的积留的气体也需认识到，可以考虑在安全飞行前就解决。

固定翼飞机更经常在固定的医疗机构间转运患者，大多数情况下不是那么紧急，因此有更多的时间去计划任务、召集合适的乘员，许多情况下起飞前就能保证偿还。有些飞行的目的就是为了把患者转移到地理位置更好的地方，而有些是为了让患者能够接受在转交医院不能接受的专业化医疗护理。每一种情况都需要转交人员确保患者的病情稳定，然而这些努力有时候需要与转运的延迟做好平衡。例如需要花费时间去做一些诊断性的检查如计算机断层扫描（CT）、交叉配血或其他血制品、建立静脉通道进行中心静脉压的测量等，要在其与计划的转运时间及由此延误可能的后果之间做好平衡。根据情况的不同，转交机构额外治疗的好处可能会被延迟到接受机构治疗所抵消。

即使患者的病情稳定，在转运过程中也可能恶化，因此专业空中医务人员的判断十分重要。他们必须有长时间转运监护患者的能力，他们必须知道什么时候需要医生的医疗指导，可以求助离线的医学手册或者通过无线电、手机等进行在线咨询。另外，他们必须具有在途中稳定病情的能力，虽然那些具有其他水平培训的医疗提供者能够执行多种高级患者医疗护理技巧，但是医生的经验、培训以及判断是最有利的。

如果有充足的时间去安排计划的话，商业航线能够给患者较少的医学问题，在起飞前几天就要做好安排，如要购买额外的座位、需要医务人员陪同以及氧气等类似的事情。每个航线的政策都不同，他们的医学主任引导着这些政策。航空航天医学协会已经公布了航空旅行指南。除飞行过程中特殊的考虑外，来往机场、通过机场设备的运输及护理也是必须考虑的。

目前的问题

安全

直升机和固定翼飞机在平均每人每公里事故率方面比类似的地面救护车安全。事实上地面救护车事故发生率比空中直升机事故发生率要高10倍，但是航空环境不是那么仁慈，因此飞机事故通常更加严重。尽管航空发展在提高飞行安全方面取得了很多进步，如新直升机型、GPS导航、雷达测高等，但是每年仍然有很多的医疗直升机和固定翼飞机坠毁。

20世纪80年代，美国民用空中医疗直升机坠毁的速率震惊整个行业。1988年美国国家运输安全委员会发布报告回顾了1978～1986年间的59起民用空运医疗飞机坠毁事例导致53人死亡。报告称1980～1985年间事故的发生率为每100 000飞行小时平均12.34次事故，死亡发生率为每100 000飞行小时5.4人，两种发生率都远远高于非医疗用途的民用直升机事故率。

这些数据致使我们为飞行安全付出较多努力，其中包括实施FAA的判断训练科目、降落区域教育科目、乘员和机组人员的安全意识训练。这些项目是成功的，并且事故率出现下降。1991年的事故发生为3.1/100 000架次或者2.98/100 000飞行小时，大约每次转运需要1小时。在20世纪90年代早期，航空工业12个月内没有出现1起事故。不幸的是，在90年代后期，事故发生率增高，1998年8起，1999年10起，2000年出现12起空中医学事故。然而在美国，民间直升机医疗救助过程中，发生事故的概率从1996年的100 000飞行小时的0.56起，上升至2000年的6.79起。然后，同时期内的致命事故发生率一直保持每100 000飞行小时内

1.52～2.09 起死亡事故。这一数据小于 20 世纪 80 年代，并且事故率维持超过了 8 年。

医疗直升机执行昼间和夜间任务的过程中，发生的事故数基本持平。近乎 1/3 的任务出现在夜间，所以夜间事故率方面明显偏高。近乎 1/3 的事故发生在执行任务途中，2/3 的事故发生在起飞和降落过程。总体来讲，医疗救助直升机发生事故的概率是非救助直升机的 3 倍，并且致命事故的概率也高于非救助直升机。这一差异主要归结于多种因素，其中包括航班的及时性和不确定性、不充足飞行器系统、对降落地点不熟悉、频繁地降落于未曾使用的地点如农田和田径场等。

驾驶员疲劳同样是导致飞行事故的因素之一。然而，一篇关于医疗救助直升机的综述阐述了事故并非高发于换班后期、后半夜，以及其他一些被认为疲劳为影响因素的方式中。进一步讲，医疗救助（EMS）直升机驾驶员与 FAA 机组人员及其他飞行员在休息方面的要求是相同的。但值得注意的是，对于大多数医疗救护人员并没有相应的休息要求。不论其根本原因，70% 飞行事故的原因是飞行员操作错误，而天气和物体引起的撞击事故是第二因素。

关于存活能力方面，一篇关于职业生存的综述讲到，为了方便照顾患者和增加患者容量，对飞机内部进行改装会增加在灾难中受伤的几率。这一点可能要归结到几个方面：第一，为了让患者得到更好的照顾，可能会使固定系统和应力吸收座椅的使用打折扣。第二，这些装置的布局虽然更容易照顾患者，但可能会使患者头部受到撞击。第三，那些会了方便使用而做的努力可能会转化为松散的装置，在撞击事故中被抛出，并对人体产生伤害。

在理论上，双引擎直升机的冗余系统降低了事故发生率，因此被认为比单引擎直升机更为安全。然后由引擎故障引发的事故数较少，很难证明双引擎直升机更为安全。事实上，生产双引擎直升机的额外费用可以更好地用来训练飞行员，从而提高飞行员的判断力和直升机的保养质量。直升机作为复杂的机械结构，需要经常进行保养和勘察。然而，极少数医疗直升机拥有飞机库并得到定期保养。大部分医疗直升机的检查和保养工作，都是在户外，利用梯子或墙垛式台阶进行的。这种工作环境使直升机很难得到仔细的勘察。缺乏基本航空设施对于从机场起飞的固定翼飞机来说不是问题，他们拥有悬挂等维修设备。尽管有如此多的困难，机械故障事故很少发生。一直以来，添加较好防护、具有环境控制和光线充足的维护场地只能使维护人员的工作更为轻松，维护工作更为安全。

大部分灾难事故都是人为操作失误造成的。NTSB 和其他机构的调查显示近 90% 的医疗直升机事故由人为判断失误造成。这些事故中，最为常见的是在恶劣天气下，按照仪表飞行操作规程(IFR)出现了后续的错误。人为错误是链式的，从开始的项目设计一直延伸至飞行器维护，以及机组人员的训练教程。装置选择、准许飞行高度、派遣过程、任务接受都可能导致判断失误。美国军事航空以及民航总局（FAA）已经提升了判断训练、机组人员资源管理（CRM）、以及其他项目，从而降低人为错误，打破导致事故的"人为错误链"。这些努力已经发挥了很多作用，但是持续的不可接受的事故率问题仍需解决。所以航空医学任重而道远。

医疗救护项目的后勤支持有很多途径，一般由医院购买或租赁直升机以及雇佣工作人员。另外，项目有政府出资，主要任务是为特殊地区提供医疗服务。还有就是以盈利性为目的的直升机拥有者，提供救助服务。不论是哪种形式的服务，都务必保证直升机保养到位、设备支持充足、人员培训及其他航空服务，以确保飞行安全。一些外包的航空项目，一定保证对航空运作的错误有充分地认识并加以避免，其中包括缺乏保养设备、雇佣不合格人员，以及其他降低运营成本但不能长久的问题。

避免事故的最有效办法是打破错误链。这需要在发生致命错误之前确认和纠正这些最初的错误。在临床中，这些错误可以通过有经验的工作人员进行医疗监控，来减低发生错误的概率。例如，一个有经验的主治医师观察实习医生完成操作规程，可以降低程序上的错误，并且可以很好地言传身教。在空运医疗方面，机上医疗人员和输送人员会给驾驶员一些反馈信息，反之飞行员也会向机上医疗人员反馈一些医学的相关事宜。尽管，驾驶员的经验可以帮助其提供更为有效的反馈，但专家级飞行员可能有助驾驶员解脱困境，并注意到一般非驾驶人员难以注意到的判断错误。然而，这些不能确保使驾驶员产生错觉的环境（如边际天气、时间压力等）不会对第二驾驶员产生类似的效应。有人建议受过训练的观察员（机上医疗人员、通讯人员）可以作为充分的错误捕获机制。另外，额外人员参与决定可能会造成集体错误，这些都必须得到控制。

竞争

在美国，医疗救护经常处于竞争环境，甚至一些公立医院也参与竞争，争夺市场份额、患者和声誉。不论直接，还是间接地，空中医疗项目都是医院市场化的重要组成部分。直接利益就是把遥远地方的患者迅速转入医院。专业、有礼的空中医疗人员会给患者留下深刻印象，并提升医院的声誉。另外间接利益就是要积极全面地给患者留下印象，这家医院拥有直升机或其他形式的转运服务。航空医疗项目也存在竞争。尽管，竞争是自由进行的，但是相近航空医学项目之间的竞争，很难诠释医疗救护经济的弹性并为患者提供最为优质的服务。

由于直升机项目属于稀有资源，且其服务区域会发生重叠，因此每一个都希望有最大程度的互助和帮助。尽管，在美国，这样的设计很充分，但救治项目较多时，就不能完成共同救助的任务，直升机会飞跃最近的创伤中心，支持其所属医院，那样的话竞争将对患者的护理不利。一个很好区域合作的例子在美国东北部建成，美国的东北航空联合会（North East Air Alliance），这个组织有区域性直升机项目构成，他们会定期会面，并且达成了共同救助和灾难反应的协议。固定翼救助项目由于其飞机较长的航程，其救助服务的区域重叠较多，因此服务质量、雇员态度和花费是推进一个项目时需要重要考虑的。然而，由于私人医院、医生以及紧急救助（EMS）机构很少使用固定翼飞机项目。在实际的工作区域中，很难通过这些项目的实际经验来建立和维持医院的声誉。

当美国医疗护理经济逐渐变得复杂之时，空中医疗项目的面临的一个挑战就是要在竞争日益激烈的环境中维持安全的服务，而不能做出过于激烈的竞争，进而伤害到优越的患者护理质量。

医疗益处

目前与竞争和经济相关的话题就是医药的益处。有关医疗直升机救命的个案是有报道的，救命的医疗直升机每年的花费可以与其他"昂贵的"医学治疗相媲美，但是目前仍没有一篇普遍接受的文献可以证明直升机和固定翼飞机医疗救助项目的整体收益与患者的预后有关。由于样本量的限制、混杂因素以及院前的知情同意问题，这方面的研究也是很有挑战的。一些间接方法，例如比较空运患者和地面运输患者的出院结果是最好的研究数据，但是同样具有局限性。一些第三付费方和管理机构对使用直升机医疗救助，进行了梳理综述。这些付费方和机构包括 Massachusetts 医疗部门，和最近成立的医疗护理和医疗救助中心（CMS，即以前的 HCFA）。这篇 Massachusetts 应用综述指出存在大量直升机运输可供医疗使用。近来采用的 CMS 救助补偿指导意见为航空医疗救助提供了高于地面救助的补偿标准。这些待遇被认为可以证实医疗效果，但其仍然是效果非常间接的评价方法。这一问题一直是一般紧急医疗救助，尤其是空中医疗护理的主要挑战。许多情况需要量化救了多少人、减少了多少疾病发病率，因为这些可以证明空中医疗运输的医学益处。

固定翼飞机转运在医学上是否合适，取决于患者的选择和客观测量指标。在许多案例中，固定翼转运患者主要用于条件便利或明确表明需要进一步救助的情况。例如，在度假事故中受伤的患者希望能够去距家较近的医院进行救助，或者某些没有高级医疗救助资源地区只能求助于航空医疗转运。在某些地区缺乏某些疾病（如神经外科、整形外科等）救助能力的情况下，空中医疗转运就能显出明显的医学益处。许多情况下，一般的医保不包括固定翼飞机医疗转运，因此需要患者加入特殊医疗保障计划或额外付款。直升机医疗救助大部分涵盖在医保范围内，但并不是全部。在医保补偿之前，大多数转运的医疗必要性需要得到医生的证实。

成本

空中医疗的成本可以从多个方面来衡量。例如，可以比较用直升机或固定翼飞机转移患者的开支和类似地面转移的开支，或者直升机或固定翼飞机转运的整体成本可以与一个类似的功能性地面转运系统成本进行比较。另一种模式是评估空中医疗程序的重置价值。重置价值是一个经济概念，其中所研究的实体理论上被其他技术取代，计算替代技术的成本从而提供对所研究的实体价值的估计。例如，直升机救护可以由一个战略性地面救护系统代替，这个救护系统能够提供具有类似反应时间和相同医疗水平的医疗人员。使用这个模型的分析表明使用直升机代替地面重症救护表现出了显著的成本节约。类似其他成本评估也是可能的。

从许多方面来说，空中医疗传输的成本比地面运输高，这可能是一个过于简单化的观点。直升机或飞机的购买、维护、燃料和保险等费用比卡车要高。然而，如果医疗护理请求频率合理，且天气条件适宜的话，单一的直升机相对单一的地面救护车可以对更大的区域提供及时的护理。在某些情况下，如偏远地区和岛屿社区或偶发性交通繁忙的地方，只有直升机能提供快速运送危重患者的手段。固定翼飞机提供类似的功能，而对地面车辆来说是不可能的或荒谬的，如跨洲快速运输或跨越大型水域的搜索患者。

军费也有预算的问题，并且经费削减严重减少了提供给美国海岸警备队的空中医疗／搜救行动的预算。这些削减迫使一些站点关闭，并减少一些地区的可用飞机的数量，增加反应时间。然而，2001 年 9 月 11 日恐怖袭击后，很多此类资金又被恢复。SAR 及医疗能力［例如，自足水下呼吸器（水肺）或救援游泳辅助训练］的进步也受到削减预算带来的影响。在美国的一些地区，民用和其他政府机构承担了许多以前由海岸警卫队承担的角色，包括乘船救援和医疗支持等。但由于在训练，装备和任务重点等方面上的差异，空中医疗和 SAR 行动不容易被民用机构增强。

由于前面的文中指出的间接市场好处，很多医疗项目深受赞助商的资助。例如，一些服务以"地面速率"发送账单，避免竞争的出现。其他情况下，人们决定用减低服务成本的速率开账单，但医院会计的复杂性使成本和付款金额很难确定。空中医疗机组人员有时向其他区域医院提供服务而没有回报补偿，有时可能会从医院服务中受益（如会计、供应、办公、水电等），而不为他们支付。保险金通常与医院住院费搅在一起，并没有详细列出空中医疗部分账单，这就导致很难估计空中医疗预算。许多独立的空中医疗项目，有利润空间才能运行，能够为整个行业其他项目提供预算和运营基准。保险公司需要了解空中医疗服务绝对和相对的指征，并同意就使用服务、运行成本和安全计划管理给予合理的补偿。

灾难响应

不论何种来源、何种程度的灾难，空中医疗医院都能产生积极的影响，大大扩展了可供本地和区域灾害规划者使用物理和技术资源。然而必须认识到它的限制。飞机应该被用于执行更适于飞机而不是地面资源的任务，也不是执行那些可以通过地面车辆得到有效执行的任务。例如，直升机可能在某些情况下是唯一救援手段。2005 年，在美国 Katrina 飓风中，直升机和固定翼飞机营救和运送成千上万的受害者，表明对于灾害航空医疗运输和航空支援的有效利用。这种反应对策，包含 60 架空中医疗直升机和数百架军事旋转和固定翼飞机，挽救了许多人的生命，并提供其他必要的支持。在此之前，美国像如此大规模的转移安置以及使用民用空中医疗还没有发生过。Katrina/Rita 应对的成功意味着类似的努力可以为以后的需要协调。

除了患者转运，飞机可以用于支持物流、侦查、通信和其他灾害支援任务。他们可以为那些无法进入的地区提供救灾，安全人员和物资。这些能力应通过一体化指挥结构来规划和部署，使任务尽可能地安全和有效。

在灾难中，天气是限制飞机反应的重要因素。强风、低能见度和结冰在遇到灾难时经常出现。其他挑战包括载荷的限制、燃料和维护需求的可用性等。区域救灾计划，其中包括空中医疗资源，应该考虑到这些挑战，计划提供解决方案，利用飞机最优化地去救援灾区。

军事运输

空中转移患者始于从战场转移伤员的军事行动，转移患者将继续是需要许多资源力量支持的重要军事航空能力。军事航空医疗运输像民用医疗运输一样，可以划分为同样的搜索和救援、现场和机构间运输。然而，军事空中运输可能发生在有武器和爆炸物威胁的地方领地，他们可能发生在需要仪表飞行（IFR）的天气，可能需要机动飞机来执行，而不是专门的患者运输飞机。另外，大部分军事运输飞行是训练模式，而民用任务很少模拟患者运输。这些差异导致军用飞机更加重视航空电子设备，在几乎所有转运患者的飞机上都配备两名飞行员，并且需要增加培训，需要经常使用具有类似夜视技术的装备，还要与不经常在民用航空环境中飞行的飞机协调等。

在目前的军事任务中，医疗能力范围很宽，最简单且被广泛认可的军事患者转移平台可能就是经典的军用"扬尘"直升机（dust-off）。H-60 黑鹰直升机通常被称为"医疗后送"（MEDEVAC），它由四个机组人员组成，其中仅有一名经过急救医疗技术培训的医疗人员。还有许多其他军事医疗平台为特定单位或任务提供伤员后送（CASEVAC），大部分平台拥有更多训练有素的医务人员和先进的设备。这些航班上的医务人员经常进行医务培训，有些是具有高级创伤生命支持（ATLS）资格的为数不多的非医师人员。他们飞行的飞机包括 MH-60 Pavehawks、MH-53 Pavelows 和 MH-47 特种作战飞机，能提供战斗搜索和救援以及直接地医疗卫勤保障。许多参与任务支持的医疗队拥有先进的医疗能力，包括先进的监测、通气、吸引以及输血功能。他们给前线战场带来了巨大的医疗能力，在现代作战环境中是不可或缺的。

美国海岸警卫队经常会参与沿海救援，他们使用的是中型双引擎飞机，配有两名高度熟练的飞行员、救援游泳者以及其他技术人员。重点是营救而不是先进的医疗保障。对于这些团队，基本的急救设备和半自动除颤仪通常就可以了，其中提供医疗护理的人通常只需要急救医疗技工水平（EMT）的培训。偶尔也有经过更高级别急救医学培训的人员（军事人员或其他）出现在任务中。近海急救疾病的流行病学特点使对高级生命支持（ALS）设备和人员的需求较少。然而这些团队在救援任务中技术熟练，并得到了高度认可，其航空安全纪录是一流的，是民用航空部门的典型。

固定翼飞机空中医疗后送（AE）是美国空军医疗服务的主要运营能力。自第二次世界大战以来配备有 AE 人员的飞机一直在转运病情稳定的伤患者。AE 人员由护士和技术人员组成，经过专门的培训，可以配备于美国空军 AE 任务中的所有运输机。战术 AE 任务是战区范围内飞行，通常是短时间的任务，大约 1～2 小时，这些任务通常由 C-130 Hercules 运输机执行。战略 AE 任务是要飞往战区之外地点的任务，这些任务可能会持续 6～8 小时或更长的时间，通常由更大的喷气式飞机执飞，如 C-17 Globemaster III 运输机。

从二战到海湾战争，美军各级军队的惯例都是部署具有较大容纳能力的野战医院，稳定病情、手术甚至康复护理都在战区内完成。当伤患者需要运输时，他们的病情大体上都稳定了，仅仅需要日常的基本护理。随着战争范围变小、远征作战增多、派遣大型医疗能力受到限制，这时就需要在基础创伤稳定后对重症伤患者进行转运。发展陆战队前线抢救手术单元

（FRSSs）和空军移动前线手术组（MFSTs），可以使外科手术护理向伤病地方更进一步。在快速管理气道、止血、清理粪便污染、固定骨折后，伤患者就可以迅速开始向上一级远距离的救护地点转运。

重症护理运输

军事行动概念的改变要求那些已经"稳定"的患者从空中进行远距离的转运，然而按照以前的空中转运定义，其实这些患者并没有"稳定"。从 20 世纪 80 年代及 90 年代初开始，当重症伤患者需被转运出战区时，派遣到前线的医生和护士将作为重症护理人员去护送患者。这就会出现一种情况，即护理人员需要在空中医疗环境下提供重症护理，然而他们都没有这方面特殊的培训。还有一个问题就是，先进的医疗配置如呼吸机、监护仪以及吸引器经常不被批准上飞机。最终，由于需要花时间转运患者，然后还要寻找交通工具返回，因此前线部署的医疗机构就会缺少重症护理人员。这种情况需要持续一周或更长时间，这段时间内前线医疗机构人员因人员不足而易受攻击。

美国空军负责固定翼飞机空中医疗后送（AE），他们用军事医学原则对其运送能力进行转变，于 1994 年发展了重症护理空运队（CCATT），从那时起空运队就已经扩大了标准的 AE 人员编制。运送队使经常转运病情稳定但仍然非常严重的伤患者成为可能。最终，目前经过两次或多次手术操作的军事伤患者，在 72h 或更短时间内就能回到美国本土开始接受关键的护理和康复。

这一医学原则的进步使战争中的致命性的伤亡率得到了极大的改善。依据美国国防部的数据，二战期间伤亡率为 30%，朝鲜战争为 25%，越南战争和 1991 年的海湾战争为 24%，而在阿富汗和伊拉克战争中，伤亡率已经降至 10% 以

下。

美国空军重症护理空中运输队（CCATT）由3名医学人员组成，其中包括1名重症护理医师（主要从事心肺重症护理、紧急用药、麻醉、手术等）、1名重症护理护士和1名心肺方面的医技人员。最为重要的是，这些人员每天都在从事重症伤患者的护理工作。在被安排到CCATT工作伊始，队员们要接受为期2周的集中培训，以保证能够运用已有的重症护理技能在空中医疗环境下工作。在参加实际工作以前，CCATT成员还要接受额外2周的培训，用以进一步提高他们的重症护理技能。

CCATT人员配备的医疗用品及设备，依据患者病情分级的不同，能够为3~6名患者提供重症护理。这样，在每次任务中，有接近600磅的医疗用品和设备需要分装在8个可随身携带的背包中。在特殊情况下，当患者数量和伤情超过了运输队的能力范围，有额外2名重症护理护士组成的重症空中运输扩展队就会加入。例如，当CCATT运输3名需要机械通气的患者时，就需要扩展队去照料其他重症伤患者。

CCATT使用的运输装备应具有抗气压变化、抗震动、抗加/减速，抵抗温度变化等功能。另外，这些设备必须保证与飞行器通讯和导航系统互补干扰。所有这些设备都是现成的，不是专门为CCATT的空中医疗运输定制的。

美国空军的医疗装备都必须经过Brooks City-Base, Texas空军医疗装备研制实验室（Air Force Medical Equipment Development Laboratory, AFMEDL）的严格测试。在撰写本书之时，CCATT使用的主要监护仪是PROPAQ Encore 206 EL（Welch Allyn, Skaneateles Falls, NY），这些监护仪具有连续心脏监护、创伤性和非创伤性血压监护、体温监护、脉搏血氧监护以及连续二氧化碳分析的功能。除上述监护功能以及心脏复律和心脏除颤功能外，Zoll M-Series

CCT（Zoll Medical Corporation, Chelsmford, MA）装备还具有12导心电图、ST段分析和经皮心脏起搏等功能。

当需要机械通气时，CCATT人员使用的是Univent Eagle, Model 754（Impact Instrumentation, West Caldwell, NJ），具有电子控制、时间循环和压力限制功能。内部压缩机使吸入气氧分压（FIO_2）在0.21~1.0范围内可调。该装备可以自动调节流量来补偿对抗气压的变化，每5000英尺调节一次，直至到25 000英尺。然而这一设备不能提供较多的通气模式，比如压力控制和正压通气等，因此当尝试转运严重急性呼吸窘迫综合征（ARDS）的患者时，将具有很大挑战。为了克服这一限制，2006年美国空军采用了Pulmonetics LTV-1000呼吸机，可以在有条件的情况下使用，这种呼吸机增加了Univent Eagle, Model 754缺少的压力控制和正压支持模式。

输液设备是静脉输液和给药的首先选择的工具。CCATT人员采用了IVAC Medsystem III（Cardinal Health, Dublin, OH），这一设备具有三个输入通道。CCATT人员采用i-STAT血液分析仪（Abbott Medical Diagnostics Product, East Windsor, NJ）进行一些检验。CCATT医疗装备供应同样包括便携式IMPACT 326 Ultra-Lite抽吸装置。

在最终的分析阶段，这些特殊装置的选择可能会发生变化。这些设备要足够坚强，能够经过严格的考验，且要通过适当的鉴定方法，最终要像"广告"中一样能在飞行环境中正常使用。另外，重点要对队员们进行培训，教会他们如何在飞行环境中使用这些设备。

对航空医学人员来说了解CCATT最近的经历是有趣的。美国空军已经用CCATT人员来扩增AE乘员，用于各种各样的军事行动，其中包括从2001年10月开始仍在进行的"持久自由军事行动"（OEF），以及从2003年3月开始的

"自由伊拉克行动"（OIF）。CCATT 人员同样参加了很多人道主义援助行动，其中包括 2005 年的 Katrina 飓风国家响应行动。2001 年 10 月至 2006 年 5 月，CCATT 共计完成 2441 名患者的 3478 次转运（其中一些患者运输两次）。这些患者运输主要发生在伊拉克或阿富汗与德国的 Landstuhl 地区医疗中心之间，以及德国与美国大陆之间。这些患者中 76% 遭受多重创伤，其中 64% 与战争有关。战争伤害案例中，爆炸伤害、碎片伤害和枪伤分别占 59%、29% 和 17%。伤型包括严重骨折（73%）、血管损伤（35%）、腹部损伤（19%）、胸部创伤（17%）、创伤性脑损伤（TBI, 14%）以及超过全身面积 15% 以上的烧伤（13%）。

非战争伤仅占 CCATT 转运患者的 8%。另外 25% 由不同的疾病导致，这些重症疾病包括心脏疾病（55%）、神经疾病（19%）、血管疾病（11%）以及感染性疾病（11%）。

需要注意的是，虽然 64% 的 CCATT 患者有战争相关伤，但国防部联合战区创伤注册的治疗表明少于 32% 的伤亡被证实是战争相关伤，因此这些表明 CCATT 转运患者更大可能是具有战争创伤的患者。研究还显示 CCATT 的战争伤患者中约 94% 在运输前都做过至少一次手术。另外，79% 的创伤患者和 13% 的医学患者需要机械通气。CCATT 转运的患者经常需要的手术包括开颅术、胸廓切开术、剖腹手术、眼部手术、血管修复以及各种矫形手术，如外固定器安放术、软组织清创术以及截肢术。许多 CCATT 患者需要有创监护，如 21% 需要动脉压监测，9% 需要监测颅内压。

虽然美国空军 CCATT 执行的是大部分重症患者的固定翼飞机转运，但是美国陆军及海军也正在发展短程战区内的重症护理转运能力。从伤病地点或前线医疗到战区内较大医疗机构的转运通常由旋转翼飞机执行。在运输过程中保持 ICU 水平的护理是很困难的，但是通过在 Ft Rucker, Alabama 举办的途中联合护理课程，美国军队已经解决了这个问题。那里的美国陆军航空医生、美国海军重症护理护士以及其他军事医学人员将接受创伤运输培训。另外陆军外科研究所（ISR）烧伤组还会经常派遣人员与 CCATT 人员一起工作。这些人员通常能够在烧伤患者受伤 2 ~ 3 天之内将其转送至 San Antonio 的陆军烧伤中心。

发展转运高危重症患者能力的任务已经成功完成，然而实践证明还存在许多有待解决的问题。空中医疗运输有时需要 4 ~ 8 个小时或更多时间，这些对医疗预后的影响目前还不清楚。高空及缺氧对软组织水肿的影响可能会导致组织缺氧，在伤后最初的 24 ~ 48 h 内还可能导致间隔综合征。还有一些对伤口愈合的影响目前还不是很明确。在空中医疗后送中使用负压对伤口治疗的可行性及危险也正在研究中。有待将来进一步研究的课题还有急性出血患者 AE 前的输血标准、机械通气中使用闭环控制系统优化氧气的利用、肺保护策略的改进、便携式患者加热 / 冷却系统等。严重神经损伤患者的运输也提出了很多新问题，一过性加速度对重症患者的影响，及其对神经损害预后的影响目前还没有很好的理解。另外严重 TBI 的患者在转运过程中偶尔也会出现恶化，可能与运输有关的。

特殊航空医学环境

舰载机航空医学

美国海军航空母舰特殊的环境给医生带来了令人兴奋的挑战，他们需要给船上飞行员提供健康服务，还要给舰上航空以及非航空服务人员提供支持。作为航母战斗群（CSG）的领导者，航母及医疗部门需要与编队中其他船只共同担负航空与医疗支持的监督工作。在日常任务中，严酷或舒适的环境、灾难或安全管理、职业或日常应激等都不是一直固定的，当航母战斗群被召集去满足国家安全的紧急需要时，这些环境就会发生很大的变化。

航母战斗群的主要功能可以概括为"能可靠持续地处于前线，传统威慑，以及在持续军事任务中支援飞机攻击"。直率地说，无论何时何地，航母战斗群的存在可以把炸弹投中目标，把飞机燃料转化成摧毁性的战斗力——"国家安全 911"。为了取得这个目标，需要大量的人力。仅对航空母舰来说，通常需要派遣 5600 名人员支持 85 架飞机，大约 65:1 的比例。这是一个复杂的系统，需要人员保持健康与强壮。

航母医疗部门的任务时维持人员健康与强壮，这个部门由高级医疗官（SMO）领导。美国海军航母的医疗任务集普通预防医学、全科医学以及航空医学特殊护理于一体，因此 SMO 岗位通常需要一名经过住院医师培训的航空航天医学专家来担任。在此岗位工作过的老兵把这项工作比作"一个社区医院的经营者及主要工作人员，同时又是由核反应堆驱动的具有 6000 人社区的首席公共健康官，又是一个小型健康维护组织（HMO）的 CEO"。

航母医疗部门在设备及人员方面紧缩的状态起源于航母战斗群任务的医疗后果。再一次重申航母战斗群人员的任务，航母只要存在就会导致伤亡，而不是维持伤亡人数。需要医疗部门保健人员数都是已经知道的，他们都经过体检筛查，是健康的。历史伤病记录可以用来预测可能的医疗需求。在历史基础疾病之上，由于伤害和疾病导致的人员伤亡很可能出现在灾难性损害以后，这些损害威胁船体安全，使提供医疗支持成为一个次要的问题。

通常情况下，军事任务中支持医疗部门的人员既包括医疗官（医生、护士、从业护士、医生助理以及辅助保健人员），还包括牙科医生，他们隶属于船（或船公司）、飞机编队（飞行航空医生），或者临时委派（护理麻醉师或麻醉医生）。具体来说，这个特殊的混合的医疗人员有如下组成：

① 4 ～ 6 名医生：航空航天医学，普通外科，家庭医学：2-3 名航空军医，可能还需 1 名麻醉医生。

② 5 名辅助 / 卫生队官员：行政管理，物理治疗，放射卫生，心理咨询，从业护士或医师助理。

③ 1 名重症护理的护士，1 名有资格认证的护理麻醉师（CRNA）（如果暂时不能配备麻醉医生的话）。

④ 5 名牙医（其中 1 名师口腔颌面外科医生）。

⑤ 大约 50 名具有专门的技能资格的人，如实验室、药学、放射学、航空医学、外科、预防医学、放射卫生、光学加工、口腔卫生以及生物医学修复等技能。

⑥ 2 名海军特有看护兵，即独立值班的医护兵（IDC）也被派到航母上个。IDC 负责监督管理航母战斗群中除航母外 6 个其他舰船中的 5 个医疗部门，在职业生涯中 IDC 经常会转成医师助理。环境支持小组（ESG）中其他舰船有大约 150 ～ 350 名派遣人员，相对航母来说，他们的医疗部门较小，能力也较弱，他们把航母上的医疗部门看作咨询和转院中心。虽然其他舰船上有航空人员，但是所有的航空医学问题都要转到航母上的医疗部门，航母上的 IDC 作为其他舰船医疗支持的后补，尤其是当其他舰船的 IDC 生病或受伤时。

通常长达 6 ～ 8 个月的航母战斗群的派遣任务中，战斗群有足够的能力独立维持整个团体，航母医疗部门的空间大小也尽力与其有限的急性护理角色相匹配，其空间可以容纳 62 名住院患者，3 个 ICP 及 1 个手术室。还有 1 个航空医学空间可以进行听力检查和眼睛的折光和裂隙灯检查，另外还有 1 个光学加工区域。其他专科检查和治疗的区域可以用作药房、X 线片检查、实验室、物理治疗、体检和心理咨询等。

并且还具有很多设备，可以进行诸如化学、细菌以及血液学方面普通的实验室检查；可以进行普通的非增强 X 检查；可以做基本的消化道内窥镜检查；还可以做一些有限的诊断性超声检查；可以进行一般的气管和脊髓麻醉，可以消毒手术器械，做一些较大的腹部手术；还可以按照要求做常规体检等。医疗用品是根据几千健康年轻人的需求准备的，并且 1 ~ 2 星期还可以间歇性的再补给。

航母与临床航空医学

笼统地讲，航母战斗群的医疗支持是一个复杂、多方面的过程。医学部门的计划、人员配备以及设备的装配都直接反映了航母以航空为中心的任务——把炸弹投中目标。任务以及医疗支持重点是航空方面，这些都反映在所列举的特殊能力上。日常的航空医学任务（体检和认证放飞）都发生在航空医学专门的区域内，并由飞行人员的航空军医提供服务。通过咨询飞行航空军医和 SMO，许多超越日常护理并具有挑战性的航空医学问题就能找到合理的答案。

针对航空相关岗位的特殊体检标准并不限于飞行员及飞行人员。航空相关的支持工作包括空中交通管制、燃料、维修以及固定舰上飞机，在飞行甲板上指挥、启动和恢复飞机、搬运、装卸、维护军械及航空生命支持系统。对于在岗的支持人员，海军的规章政策中对视力、听力以及神经心理状态都有特殊的要求。支持服务人员身体合格是航母上所有医学人员（飞行航空军医、航空医学技师、SMO 以及船上的航空医学技师）共同努力的目标。

航空医学咨询支持服务

整体上来说，美国海军航母及航母战斗群的人员配备和设施装配给飞行人员及船员提供了较强的医疗护理水平。每个人都经过身体和心理的检查和选拔，防止在明确的派遣期内发生急性病和伤害。一个训练有素的临床基层医生将会发现航母上的护理与小镇上的基层护理有很小的差别。

高要求的航空飞行环境中的灾难要求许多额外的职业医学和健康卫生专家。航母上的航空军医（飞行航空军医和 SMO）和派遣到航母安全部门的工业卫生学家，都是相关领域的专家，指挥者希望他们能够监督许多职业健康和安全项目。这些项目包括听力及视力保健、热应激、放射卫生、免疫接种、慢性感染性疾病控制（结核分枝杆菌和艾滋病毒）、药物及酒精滥用预防、创伤性损伤鉴别，海外工作人员健康风险评估与管理。

除了基本医疗护理外，全天候工作疲劳的预测和管理、处理长时间家庭分离或长时间海上工作带来的心理等也是航空医学专家感兴趣的领域。

最后，当航母及 CGS 医疗部门基本医疗能力不能满足重病或重伤员需要时，航空医生就会为患者做好安全转运准备工作。美国海军及海军陆战队都没有医疗转运专用飞机。航空军医具有临床医学及航空环境方面的知识，并且熟悉 CSG 任务及可用飞机的性能，因此成为决定战斗群中患者是否、何时、如何以及往哪转运的重要人物。

航母上航空医学人员的教育与培训

飞行航空军医

自从 1939 年起，美国海军就对向航空单位提供基本医疗护理的人员提出了特殊要求，需要完成一套教学课程才能取得海军航空军医（NFS）的任命。任命需要他们在 Pensacola, Florida 海军航空航天医学研究所下属机构——海军操作医学研究所（NOMI）航空军医课程中学到的知识、技能以及态度等。这些课程的主题是临床医学、航空生理与医学、环境灾难、飞机操作、安全以及灾难调查管理（既有医学管理，也有舰队管理）等。课程中飞行培训的内容由海军航空培训主管（CNATRA）决定，而操作医学内容由 NOMI 决定。

具备操作飞行培训及操作医学培训能力，被任命的 NFS 就能融入整个机构。舰队飞行员及支持人员具备看医生（their doc）是为了寻求健康护理，而不是为了"看病"（going to the doctor）。健康服务通常由其在母基地建立的诊所提供，NFS 对人员健康状况进行操作监督，可以是非正式与其他部门接触的方式，也可以通过正式例会的形式监查人员的表现和变化。NFS 被要求积极参加舰队的安全项目，以提出影响飞行的医学问题。

通常有 2 ~ 3 名 NFS 被分配到飞行航空军医的职位，他们在航母派遣任务中一直陪伴着飞机。除了维持自己的职责和整合功能外，他们的临床职责主要在航母的医疗部门完成。最理想的情况是，派遣的飞行航空军医能够与航母医疗部门完全整合在一起。

高级医疗官

就像指派一名海军飞行员或飞行官员作为指挥官（CO）和执行官（XO）一样，航母上的高级医疗官（SMO）是一名指派的 NFS。他们虽然也有基本医疗护理 NFS 的教育和培训，但是 SMO 在航空医学实践中有着较好的表现。理想的情况是，SMO 已经完成了预防医学（航空航天）的住院医师实习培训。预防医学专业水平的培训和教育能够使 SMO 有准备应对较多的环境及职业医学责任。这个有着类似于小社区人口的航母团队，需要维持水、污水、电力、工业系统状态及安全运行，SMO 作为首席医疗官，需要对这些人进行监管。在所有部门领导中，CO 及 XO 需要依靠 SMO 及医疗部门去"维持"整个系统的正常，SMO 及医疗部门对所有部门（人员）来说都是不可替代的。

作为航空航天医学方面的专家，经过住院医师培训的 SMO 在临床航空医学实践中可以对飞行航空军医进行指导。SMO 在航空医学资质方面有着丰富的经验，可以与航空军医一起解决一些可能需要等待远方机构做"停飞"决定的事情。一旦出现飞行事故，SMO 就需要介入，把参与调查的航空军医从飞行及非飞行人员的基本健康保健工作中解放出来。

研究

作为一个类似的实验室大规模对照环境，航母及飞行人员为调查研究大量人及航空因素提供了一个特殊的环境，尤其是在疲劳对抗、热应激、伤害类型、噪音与预防以及其他环境暴露等方面。研究工作的主要限制是它是一项需要耗费时间与金钱的事情，另外它是整个任务中非必需的一类，且发现并公开发表"丑事"是一个比较敏感的事情。干预性的研究又会面临不能获得同意的法律障碍，在学术或医院的环境下临床研究机构比较容易获得审查委员会的通过。

尽管有这些障碍，一些观察性的研究还是发表了，他们发现执行航母任务的人结节病的发病风险增高，并发现了听力损伤的类型及结核病爆发后有效的管理案例。在航母任务中听力监测及增加热负荷耐力的新方法已经被调查研究，其分析结果仅限于海军政策和采购部门。

高海拔地理环境

航空医学人员（AMP）是飞行环境中高度影响的专家，对包括积存气体，急性缺氧和减压病等情况,都能很好地理解。然而任务可能要求军用或民用的 AMP 较长时间在高原地区支援全体人员。这些环境要求 AMP 在任务的计划和执行两方面同时运用知识和技能,以确保全体人员的健康和安全,从而确保救援的成功。高海拔环境是最困难的工作环境之一,它通常使人们产生很大的应激反应,而且个人对这些应激反应是不可能预知的。在这种环境下计划救援任务时,AMP 需要了解高原疾病的许多临床表现以及高原带来的力量和耐力的限制。

高海拔地理环境对暴露人群的威胁完全不同于高原飞行环境对人的影响。在飞行环境中,大气压降低和相应外界氧分压降低给人体带来应激。然而在高原地理环境条件虽然不是人类经历过的高度极限,但是必须被承受数天或数周,而不是几个小时。这会引起不同的生理反应和挑战,对于这些问题 AMP 必须做出预期和反应。此章节并不就高原和相关疾病做深入的讨论。需要这方面信息的 AMP 可以参考本章最后的推荐阅读。

简单来说,高原可以分为三个不同范围,海拔 5000 到 11 000 英尺的高原、海拔 11 000 到 18 000 英尺的超高原以及 18 000 英尺以上的极高原。气压随着高度的增加呈指数下降,可以用公式 PB=760(e-alt/7924)来表示,这里 alt=距离海平面的高度,单位米。在海平面正常气压为 760 mmHg,5000 英尺时降到 627 mmHg,11 000 英尺降至 500 mmHg。在 18 000 英尺时,压力为 380 mmHg,仅仅是海平面时的一半。在海拔超过 29 000 英尺的珠穆朗玛峰峰顶,压力总有 250 mmHg。在这整个范围内,氧气的相对浓度保持在 21% 基本不变。

在海拔 5000 ~ 11 000 英尺的高原,人们可以预见运动机能不断降低,及每分通气量明显增加,健康人的相对血氧饱和度仍在 90% 以上。高原反应症状通常出现在海拔 8000 英尺以上,但也会发生在较低海拔高度,约 25% 快速上升的人会有轻微的症状。在海拔 11 000 到 18 000 英尺的超高原,血氧饱和度下降到 90% 以下,85% 迅速上升的人会有高原病症状,虽然轻微症状仍占主导地位,但是严重的高原病相对更常见。然而,对于大多数健康人来说,适应环境还是极有可能性的。极高地是海拔在 18 000 英尺以上,这个高度会出现明显的低氧血症和低碳酸血症,迅速上升到这个高度是非常危险的。然而在大多数情况下,严重缺氧会限制高地停留和工作的能力,长时间会发展为高原病。适应极端高原环境是不可能的,人们也不会生活在这一高度范围。

事实上,全世界生活和工作在高原和超高原的人们,已经证明了可以成功实现生理适应性。这一适应能力,容许人们克服自身生理变化,这些适应能力包括生理调整以增加向组织供氧,具体包括每分钟通气量、心脏输出量、脑血流、红细胞数、毛细血管密度以及线粒体等均增加。如果不能成功地做出适应,人们会产生高原病症状。另外,这些适应是需要时间来完成的,即使那些最终能够成功适应的人也可能在适应过程中经历各种症状。而且一些适应可能会引起某些疾病,例如氧分压降低的反应就是肺动脉压提高,这种反应通过从阻塞段分流血液的方法保护那些在吸气时有小部分肺阻塞的人。然而在高原环境下普遍相对缺氧不是一种功能性适应,它会导致很严重的疾病。在高原环境中计划支持飞行员和其他人员的 AMP 应该对高原疾病及预防、鉴别和治疗有一个基本的了解。

高原病的临床表现可以从轻微不适到由中枢神经系统和肺病导致死亡。最常见的症状是睡眠模式紊乱,如频繁觉醒和整体睡眠时间缩短等,这是由类似睡眠呼吸暂停的呼吸变化引起的。在高原,人们通过增加每分钟通气量来对抗 P_{IO2} 的降低,这种过度换气会导致呼吸性碱中毒，最终导致呼吸暂停。呼吸暂停期间，P_{O_2} 下降，PC_{O_2} 上升，此时呼吸被刺激，循环再次开始。这种循环就像睡眠呼吸暂停一样，对睡眠有破坏性，患者经常觉醒，睡眠质量下降。总之，大约 1/4 迅速上升到 8000 英尺的人会经历这一现象，而上升到 12 000 英尺时基本全部人都会经历。另一个高原暴露的普遍症状是运动耐力下降，海平面上升至 5000 英尺，最大摄氧量会下降 10%，在此基础上每上升 3000 英尺，最大摄氧量就下降 10%。有趣的是，人们通过习服可以增加最大耐受力，但不会增加最大有氧输出。6000 英尺的完全锻炼吸附需要 10 ~ 20 天的时间，而且时间随着海拔的增加而增加。

相对较轻的症状，也是最常见的高原病叫做急性高原病（AMS），其症状并非特异，并被打趣地称作失忆的宿醉。突出的特征有悸动、双颞头痛、无共济失调的眩晕，厌食和干咳是共同的特征。患者表现为力竭性呼吸困难，但不是特异性的，在高原的每个人都会有此感受，多达 25% 的患者肺部听诊时出现水泡音。但休息时呼吸困难就有可能发展为更为严重的高原肺水肿（HAPE），这种情况的鉴别诊断包括曾有简单的上呼吸道感染、疲惫、脱水、体温低及 CO 中毒等。60%AMS 人群在 12 ~ 72 小时内缓解，无需特殊治疗；30% 需要更长的时间，但最终也会在 7 ~ 21 天缓解，2% 最终不会适应，但也不会继续恶化；只有 8% 会继续发展成更严重的高原脑水肿（HACE）或 HAPE。

AMS 的治疗方法是有限的。第一步就是要停止上升，在第一次出现症状的海拔高度处停留。对于乘飞机到达高原的人来说，这种办法可能并不适用，然而他们显然不应该再继续去往更高的高度。如果 24 小时内没有好转，下一步就应该下降 1500 ~ 3000 英尺过夜，寻求改善。一个适当的辅助疗法是服用乙酰唑胺 125 ~ 250 毫克，一日两次，这种利尿剂会引起轻微的代谢

性酸中毒，迫使人体增加每分钟换气量来预防和减轻高原病症状，可能有助于客观评价 AMS 患者的症状的，从而决定其正在恶化还是改善。Lake Louise AMS 评分系统是一个很好的客观追踪评价高原病症状及严重程度的工具，并应考虑用于未习服的高海拔地区的居民。

AMS 能够向更严重的 HACE 和 HAPE 发展，两者都是危及生命的，应视为医疗紧急情况。临床上 HACE 的典型特征就是在 AMS 或 HAPE 的基础上向脑部发展，HACE 的症状推测可能与脑水肿有关，感觉可能与大脑组织为了保持足够的氧输送，增加的脑部血流量所致。然而随着血流量压力的增大，开始发生血管源性水肿，直到从毛细血管到组织运输营养物质和氧气受到损害。这种情况反过来会导致细胞缺血缺氧、细胞内水肿，进一步使颅内压升高。HAPE 腰椎穿刺显示脑脊液的压力显著升高，超过 300 mmHg，这可能会导致大量的神经症状，但通常被视为意识改变和无病灶神经症状的共济失调。HACE 和 AMS 之间准确的区别是难以辨识的，因为 HACE 可以被认为是脑型 AMS 更严重的形式。

HACE 的治疗需要及时发现并试图恢复到正常的生理状态，当出现共济失调及意识改变时就应该立即下降高度。AMP 必须做好充足的准备，因为下降高度可能是困难的，需要其他人员的帮助。地塞米松 4 ~ 8 mg 静脉注射或肌内注射，随后每 6 小时一次，一次 4 mg，另外如果可行的话，同时给予 4 L/min 的面罩吸氧。有脉搏血氧仪可以使用的话，应调整 O_2 流量使血氧饱和度到 90%。如果需要气管插管，应避免发生换气过度。虽然这种方法在海平面经常用来降低颅内压力，但是这些患者已经发生碱中毒，进一步的过度换气会导致脑部缺血。同样，用髓袢利尿剂治疗可以减少脑肿胀，但必须仔细权衡，防止患者因灌注压减少而进一步加重

脑缺血。如果在早期类固醇和氧气治疗是可以成功的，但如果拖延到无意识或昏迷状态，那常常会失败。在人员进驻高原的前几天，AMP必须要提防 HACE 的可能性。更重要的是，他们必须使任务人员能够认识这些症状，并能提出对可能患者进行评估，以避免后期不必要的延误。

另一个 AMS 潜在的进展是 HAPE，HAPE 在高原时的症状包括休息时呼吸困难、咳嗽、虚弱及运动能力下降，并伴有肺部爆破音或哮鸣音、呼吸急促、心跳加速以及中枢性紫绀。HAPE 是高原最常见的死亡原因，是迅速上升到高海拔地区人员的最主要威胁。高山肺水肿的发生通常延迟到进入高地后的 2 ~ 4 天，经常在第 2 天晚上发生。然而并不是所有情况都典型，尤其是早期没有意识到并不爱运动的人会突然发生。HAPE 的症状通常由 AMS 发展而来，患者休息时发生呼吸困难预示着其正从 AMS 向 HAPE 过渡。严重的血氧不足可能导致精神状态改变、运动失调或昏迷，这些都是 HAPE 的问题。

HAPE 最合理的解释是过渡灌注导致肺水肿，在这种情况下，高原缺氧导致肺血管收缩，肺动脉压升高。高原全身组织缺氧导致肺血管床收缩和肺动脉压力增加。血管收缩的程度和分布因个体差异而不同。在一些个体中，相对狭窄的血管区域将会有更大压力和血流量，这可能导致内皮损伤和毛细血管膜破裂，进而导致高蛋白渗透性渗漏。这或许可以解释为什么那些健康的人有时更容易发展成 HAPE，因为他们到高原后心输出量增加，更多的血液流过易感的肺血管系统。重要的是要注意，虽然这是一个证明这个理论的好证据，但是人类对这一假设的验证还是有限的。

就 HAPE 来说，在事件链的早期，治疗启动的越早就越成功，最重要的是通过给予氧气增加氧合。治疗往往需要 24 小时以上，所以应

尽快安排下降高度，即使仅有 1000 英尺的高度变化，患者可能也会有很好的反应。用高压（Gamow）袋治疗可挽救生命，另外降低肺血管阻力药物也是有帮助的，最不可能有严重副作用的是硝苯地平。高度下降后患者的恢复通常是迅速且完全的，虽然需要短期住院并吸氧维持血氧在 90% 以上。

在可能的情况下，分阶段上升是预防严重高原病的方法。在患者 7500 ~ 9000 英尺高度 2 ~ 3 个晚上后，紧接着每上升 1000 ~ 1500 英尺高度需要休息一晚。在继续之前，每增加 3000 英尺高度，人员应该在同一海拔多待 1 个晚上。不幸的是，AMP 支持的任务人员经常是乘坐飞机到达，没有任何时间去习服。航班可以很容易地把乘客从海平面位置带到高达 12 000 英尺的国际机场，而此期间不需要适应环境。而未习服人员在到达高原前两天应该避免体力劳动（包括运动），在接下来 3 天再逐渐增加到完整的工作量。应避免饮酒和服用镇静类药物，预防性地使用乙酰唑胺和硝苯地平能缓解 AMS、HACE 及 HAPE 的发展。研究工作显示，对于高原暴露，可以使用诸如伟哥一类的 NO_2 中介药物以减少血管阻力，这一成果也具有很好的前景。

在评估医疗威胁和制定缓解计划时，AMP 必须认识到高原地区会引起很大的应激。如果没有机会去习服，高原的威胁就会被放大，应警惕 AMP 支持人员高原疾病的发生率会比通常更大。他们必须行使顾问角色向领导解释任务人员在高原的工作能力会下降的原因。此外，他们中一部分人可能会发生高原病，如果不能重新部署回去的话，至少需要下降高度或休息。如果想要任务成功，在规划任务时必须保证有足够的人员来弥补这些限制和损失。此外应对派遣到高原参加任务的人员应进行筛选，排除其具有可能在高原发生恶化的情况。例如由于

高原氧分压降低，在海平面检测贫血有对高原任务有深刻的影响。同样，随着高原的暴露，未经治疗的睡眠呼吸暂停症引起的缺氧会更加严重。高原相关的周期性呼吸若合并睡眠呼吸暂停，会进一步降低血氧饱和度，增加患高原病的风险。

肥胖和低健康水平可能与高原病敏感性没有直接关联，但这些人在高海拔地区可能有较差的运动耐力且更易疲劳。相伴增加的血清皮质醇和去甲肾上腺素浓度可能会使哮喘加重，但可能由受冻或像步行上高原这样的活动诱发。年龄适当的筛选检查（结肠镜检查、宫颈片检查、乳房X线检查、牙科）需要在出发去偏远环境执行任务前完成，因为这些疾病的转移是很困难或者不可能的，育龄妇女应给予妊娠试验。有效的筛查有助于降低人员的风险，并能避免转移需求。

在偏远的高原环境下，下降高度并不总是可能的，使用飞机转移还要看可行性及天气状况。由于天气或任务要求，通过地面撤离或下降高度也并不总是可行的，有时必须让高原病患者等待数小时或数天才能够转运。HACE和HAPE有许多不同的治疗方法，有关高原生理、高原病诊断和治疗方面的知识，Wilder Medicine一书中Hacket撰写的高原医学章节和Up To Date（本章选读）都是很好、简洁的参考资料。

一些商业化的便携式高压设备也是可以使用的，这些设备给患者2 psi的压力，产生下降高度的生理效果，下降的幅度取决于设备实际的使用高度。Gamow袋、Certec袋和便携式高度舱都相对较轻，便于携带。Hyperlite虽然更重些，但对于较大的基地营在非营救的情况下是更好的选择。处于昏迷状态无法保持呼吸道通畅或需要机械通气的患者使用这些设备并不安全。Gamow设计的高压帐篷系统可以容纳2个患者，或1个患者另加1个护理人员。便携

袋可以供好多人使用，但需要持续泵气以防止二氧化碳在袋子里积聚，可能意味着生与死的区别。

那些任务必需人员，得了高原病在低高度治疗恢复后还必须回到工作岗位。HAPE或HACE愈后的工人返回高原后，复发的风险增大。这种风险的程度尚不清楚，因为缺乏这方面的相关文献。他们至少应做一次常规的心肺检查，包含一个清晰的胸部X线片，维持休息时的氧饱和度在96%以上，劳动时在92%以上。这些工人应该接受预防性用药，并严格遵循工作休息制度。HAPE愈后的咳嗽可能会持续数周至数月，当他们返回高处时，复发的诊断会更加复杂化。

在高原和极地环境下，灾害反应必须考虑环境因素，庇护所、水以及食物比正常情况显得更重要。工作休息周期、高工作低睡眠的安排（工作在高原、睡觉在低海拔）以及预防用药应该被考虑到，有可以使用的压力舱或便捷式高压系统、氧气以及准备周密的撤离计划都是必需的。

多国家、多机构的高原研究仍在继续，这些研究多数集中在如何针对环境和任务提高表现，以及高原病的预防与治疗上。有关高原疾病易感性的生理、化学以及基因生物标志物研究正在全世界范围内的高原及低压舱内研究。一些潜在的标示有心率变异性、肌肉易疲劳性以及生理应激标志，如丙二醛和脂质过氧化物水平，这些生物标志物中的一些很有前景，但它们的应用还处于实验阶段。

总之，相比较于1953年Edmund Hillary先生登顶珠穆朗玛峰时，目前航空医学人员有更多可供选择的治疗方法。然而，下降高度和供氧仍然是高原病最有效的治疗方法，仍没有可靠的检查去预测易感性。随着普通公众对探险旅行越来越感兴趣，以及高原望远镜及其他设

施的安装，预测哪些人群对高原易感的能力具有经济、业务以及职业意义，这方面的研究仍将是广泛的。

极地环境

由于南极洲处在地球纬度的最高端，形成了地球上气温最低、风力最大、空气最干燥的环境。由于空气稀薄、海道受限、没有基础设施，它是人类生活中最遥远的地方。尽管南极洲每年大概只有 2 英寸的降水，但几乎全部被冰盖覆盖。气候变化之大，通过南极洲出现的冬季"极夜"和夏季"极昼"现象可窥见一斑。气温可以从华氏 –128°（–89℃）至华氏 59°（15℃）。南极洲空气相对稀薄，气压只有中纬度地区同等高度气压的 20%。南极洲较低的气压，也形成了较低的氧分压和较高"等效生理高度"。抛开纬度不论，南极洲 6000 英尺以上高原的气候变化多端且不稳定。

南极洲极端的气候、温度以及高度的特点，导致人体一旦暴露在该环境下就会出现剧烈、非典型的生理反应。所以人类在此环境下活动，防护是必须的，要增加个体防护或者极端寒冷（Extreme cold weather，ECW）防护衣物，否则人类户外活动的生存时间将减至最低。但是，人类一直热衷于挑战不适宜生活的地域、旅游、科研、实验、探险和军事活动等都会在这些极端环境下的开展，这些都是 AMP 需要支持的任务。

极地环境下的临床航空医学

不同于相对温和的北极环境，南极没有本土居民。尽管如此，很多科学家、辅助人员以及旅行家也会偶尔进驻南极洲进行探险。AMP 人员就要为这些人员在南极洲探险站的活动提供必要的医疗保障。目前最大的南极站是 McMurdo 站，它位于 Ross Ice Shelf，其在夏季接纳大约

1500 人，在冬季大约有 200 人左右。

一般来说，极地医学问题与一般医学问题没有太大差别，常见疾病有轻微伤害、病毒性呼吸道或肠胃疾病、皮肤病以及骨骼肌肉问题。不同之处在于这些疾病发生南极洲，南极洲独有的环境特点影响了伤害和疾病的表现和生理反应。另外，如果有人做了错误的决定，在错误的时间离开大本营太远或太久，他/她就会遭受南极环境下持续的严重冻伤威胁。所以，AMP 人员不仅要考虑患者的病伤，还要考虑自己可能遇到的威胁。

尽管冰冷伤害不是南极洲独有的，但是没有比南极洲更冷的环境，因此南极洲的冰冻伤害几率非常高，并且冻伤和低体温对人类存在持续威胁。暴露于华氏 –70° 环境下，人体的皮肤会冻结，个别人体会在几分钟内冻伤。那些工作中需要接触液体（例如燃料、液压机液体等）的人员，很少的液体外溢都会瞬间造成人体冻伤。在华氏 –100° 环境下，人体即使装备极地服装，在不活动的情况下，20 分钟内同样会有威胁生命的低体温危险。对冰冷伤害更多更为全面的阐述，我们推荐参考野外医学手册（Wilderness Medicine）、野外生存（Management of Wilderness）和环境急救（Environmental Emergencies）等相关内容。

航空航天和职业医学

除了极少数旅游者，来南极洲的每个人都是工作者。在如此恶劣的环境下工作无疑增加工作人员的危险。由于极寒防护服的笨拙和穿着不适（整套防护服的重量可达 25 磅），劳动者可能会脱去一部分防护服，这种情况大部分发生在工作者从事的工作需要手的灵巧活动。他们经常会脱去手套，手指直接暴露在极寒天气中。这样，冰冷伤害的危险增加，而且冰冷降低人体的敏感度，往往这种冰冷伤害不易马

上被察觉出来。

南极恶劣的天气，使安全飞行只能在短暂的夏季完成，并且每个飞行任务几乎都是服务于科研活动。通常情况下机组人员都是24小时工作，其中12小时要飞行，所以机组人员在明白"取消飞行"的严重影响后，不愿意寻求医学治疗。所以在任何飞行任务中，重要的是航空医疗人员要与机组人员保持良好的关系，这样便于机组人员接受医疗建议，必要时尽早治疗。

准备在极地环境工作的人，应该做全面的医学检查，暴露于寒冷或高原时某些疾病会恶化。糖尿病患者在生理应激时会发现血糖很难控制，波动范围较大。高血压患者面对寒冷天气反应，情况会变得糟糕。患有心律失常的患者的发作频率会增加。进一步来讲，在南极提供复杂和高难度的救护能力受到限制，任何可能需要这些护理的人都应被排除在外。

航空医学咨询者的角色任务范围很广，包括航空航天医学、预防医学、职业医学和实施医学等。迫于飞行任务的压力（例如飞行任务在南极短暂的夏季），务必平衡好人员安全与对需求之间的关系。航空医学专业人员应向任务指挥人员提供飞行时间指导意见、疲劳指导意见和影响飞行的相关医疗知识，常见的问题包括视幻觉、空间定向障碍（白色的天空与地面）、拥挤环境中的睡眠卫生问题、24/7环境以及极冷环境的防护问题。

预防医学方面，航空航天医学医生要负责确保食物安全，包括对该区域大量小营地和研究站点进行管理，因为每个站点都有自己的炊具。南极洲较小的露营点没有专门人员准备食物，AMP就要对从大本营前往露营点运送食物的小队人员进行教育，讲授食物准备和储存方法。其中在制定食物计划方面，应注意在极寒条件下，人体热量需求要高出工作需求的25%~50%。

工作和休息在拥挤的环境或者建筑通风不良的情况下，传染病极易传播。在寒冷气候中，人们往往忽略营造卫生的环境。所以，医疗人员应定期为露营点的人群介绍包括洗手、咳嗽时个人卫生的相关知识，确保盥洗设备运作正常，并保证与进餐设施有足够的距离，以防止肠道传染病的发生和蔓延。

充足的饮用水也是必需的。在寒冷环境下，人会忽视补充水分。尽管人体未见显汗，但人体水分通过呼出气丢失。所以在寒冷环境和高原地区，脱水一直是一个威胁。南极大陆表层的雪和冰在没有经过足够净化时，不能直接饮用的。如已经有稳定的饮用水资源，应监控细菌的数量。

尽管在进入研究站之前，人员都进行了全面的筛查，但是仍有一些临时的检查需AMP提出意见并处理。有时需要确认伤害和疾病恢复人员的身体情况能否胜任接下来的工作。航空医学专家具有高空生理的知识背景，因此要担负起高压操作的咨询任务。装配有水肺的人员潜入冰下进行研究和建设项目，尽管有双重系统，其调节器在冷水当中也可能会出现冻结或失灵的情况，潜水员就会感到恐慌，很快浮出水面，造成减压病。此外极地潜水还会面临低体温、氮麻醉、定向障碍等的危险。

AMP同样会利用专业知识用于紧急情况反应以及事故和灾难的调查。极地地区的剧烈快速的天气变化、视错觉和其他环境问题，使飞行任务面临更为艰难的挑战。最近一次的南极洲军事飞行事故发生在1987年，飞机型号是LC-130，且造成两名美军士兵丧生。在北极或者10 000英尺以上的高空同样会发生其他的灾难。如果可行的话，机组人员组成应避免不熟悉此地区情况的。新晋和有经验的飞行编组将会强化飞行资源管理（CRW）。在极地环境，环境因素往往是造成灾难的罪魁祸首，庇护所、饮用水和食物变得比寻常更加重要。

尽管进行了充分的检查以及良好的预防措施和职业医学保障，严重的疾病和创伤也时常会发生。AMP 也会被咨询有关撤离的事情，包括撤离时间和次序安排等。南极洲经过长年基地的建设，已经具备了直升机和受训的 SAR 队伍随时待命的能力。在南极洲的冬季，陆地疏散和撤离几乎是不可能的，即使在夏季也要看天气情况。当地的救治条件有限，患者应立即撤离到具备医疗救治的地点。为了撤离每位患者，任务需要的货物和人员就需要等待，当然不能轻易下这样的决定，这就需要既熟知患者病情又熟悉整个任务要求的 AMP 来平衡，为领导层提供合适的建议。

除制定撤离计划外，航空医生还需要对 SAR 队伍进行培训，极地救援队伍需要冰上和高空救援以及低体温症治疗的相关培训。队伍每个月还要进行类似极地气候条件下的救援训练。AMP 应确保救援的医疗相关问题得到充分的考虑，并且整合整个任务，确保救援力量的最大化发挥。

特殊的职业暴露损伤包括冰钻工作人员的化学皮肤病、厨师和机械人员易患过度劳动损伤、科研人员有被海豹咬伤和从车辆跌落的创伤风险。火灾被认为是"所有南极工作站需要关注的主要危险"。所以安全和伤害预防就应在所有层面予以加强。

极地环境的其他挑战

极地气候从冬天的极夜到夏天的极昼，均对人群有心理影响。极夜会影响褪黑激素和甲状腺水平，从而导致季节性情绪紊乱（SAD）、抑郁、易怒和嗜睡。相比较而言，24h 白昼会导致失眠带来的疲倦，治疗失眠的方法包括遮光和偶尔服用安眠类药物。

寒冷对甲状腺激素的影响已被研究了几十年，寒冷导致的 T3、T4 分泌不足会引起疲劳、易怒、抑郁等，整个冬天都在冰上生活的南极洲居民中约 50% 的人都有这些症状。新的研究发现预防性地补充甲状腺素和酪氨酸可改善这群人的机敏度、记忆力、情绪及疲劳。极地环境中褪黑激素水平变化引发了专家对 SAD 治疗和预防的研究，这些研究内容包括每天均使用至少 30 min 1 万 lux 的全光谱光疗。其他的研究还观察了饮食、运动、抗抑郁和补充褪黑激素对 SAD 的治疗作用。

除 SAD 外，在极地和高原地区的孤立感觉是相当强烈的，在这种严峻的环境中，小变化和压力都可被放大。家庭和关系问题特别令人苦恼，因为许多成员是"被需要的"，而即便有非常重大的家庭困难，也很难从南极地区尽早返回。

尽管有这些挑战，大多数成员都能在此环境中很好地工作，工作的季节数、户外冰上工作的天数以及过冬的季节数带给他们一种自豪的感觉。这种态度类似于军队派遣任务中的同志友情，是一种很重要的心理适应，然而正如军队派遣任务一样，成员返回后对家庭和社会的适应可能会需要 6 个月以上的时间。在该环境中支持成员的航空医学人员（AMP）必须要确保从偏远地区长期工作回来的成员能够配备处理这些额外压力用的资源。

陈建章 译 于丽 校

参考文献

[1] The Air Medical Physician Association. 383 F Street, Salt Lake City, UT 84103.（801）408-3699, www.ampa.org.

[2] The Aerospace Medical Association. 320 S. Henry Street, Alexandria, VA 22314-3579.（703）739-2240. www.asma.org.

[3] Macnab AJ. Air medical transport: "hot air" and a French lesson. J AirMed Transp 1992;11:15.

[4] Moylan JA. Impact of helicopters on trauma care and

clinical results. Ann Surg 1988;208:673-678.

［5］Meier DR, Samper ER. Evolution of civil aeromedical helicopter aviation. South Med J 1989;82:885-891.

［6］Reddick EJ. Evaluation of the helicopter in aeromedical transfers. Aviat Space Environ Med 1979;50:168-170.

［7］Neel SH. Army aeromedical evacuation procedures in Vietnam: implications for rural America. JAMA 1968;204:309-313.

［8］Vido DA. The impact of rotorcraft aeromedical emergency care services on trauma mortality: a critical analysis of the literature.［Master of Science Thesis］. Baltimore: University of Maryland, 1986.

［9］RauW. 1999 Annual transport statistics and fees survey. Air Med J 1999;5:20-23.

［10］Commission on Accreditation of Medical Transport Systems. PO Box 1305, Anderson, SC 29622.（864）287-4177, www.camts.org.

［11］RauW. 2000 Helicopter avionics and operations survey. Air Med J 2000;6:25-29.

［12］Air Transport Medicine Committee, Aerospace Medical Association. Medical guidelines for airline travel. Vol. 703. Alexandria: Aerospace Medical Association, 1997:739-2240;http://www. asma.org/.

［13］Bruhn J, Williams K, Aghababian R. True costs of air medical vs. ground ambulance systems. Air Med J 1993;12:262-268.

［14］Dodd RS. Factors related to occupant crash survival in emergency medical service helicopters.「Doctor of Science Dissertation］. Baltimore: School of Hygiene and Public Health, Johns Hopkins University, 1992.

［15］Williams K, Rose W, Simon R. Teamwork in emergency medical services. Air Med J 1999;18:4.

［16］Williams K, Aghababian R, Shaughnessy M. Statewide EMS helicopter utilization review: the Massachusetts experience. J Air Med Transp 1990;9:14-18.

［17］Fed Regist 2000;65（177）:55077-55100. Tuesday, September 12,［00-23195］.

［18］Eastman D, McClaine K, et al. Unpublished data presented at Rhode Island-American College of Emergency Physicians Summer Symposium, August 1999.

［19］Holcomb JB. The 2004 fitts lecture: current perspectives on combat casualty care. J Trauma 2005;59:990-1002.

［20］Grissom TE, Farmer JC. The provision of sophisticated critical care beyond the Hospital: lessons learned from physiology and military experiences that apply to civil disaster medical response. Crit Care Med 2005;33（1 Suppl）:S13-S21.

［21］Gawande A. Casualties of war-military care for the wounded from iraq and afghanistan. N Engl J Med 2004;35124:2471-2475.

［22］Critical Care Air Transport Teams. Air force tactics, techniques, and procedures（AFTTP）. 2006. 3-42.51.

［23］Air force medical equipment development laboratory status guide. At https://afml.ft-detrick.af.mil/AFMLO/AFMEDL/, 2007.

［24］Data provided by Global Patient Movement Request Center. USAF Air Mobility Command, as of 5 Jan 2007.

［25］Bridges E, Evers K, Taylor L, et al. Wartime critical care air transport （Oct 2001-May 2006）.［abstract］. Presented at The Amsus 112th Annual Meeting, 2006.（submitted for publication.）

［26］Mason PE, Eadie JS, Holder AD. United States air force critical care air transport teams in operation iraqi freedom: a prospective study［abstract］. Ann Emerg Med 2006;48（4）:S104.

［27］Bridges E, Woods S, Evers K. Invasive pressure monitoring at altitude［abstract］. Crit Care Med 2005;33（Suppl）:12.

［28］Reite M, Jackson D, Cahoon RL, et al. Sleep physiology at high altitude. Electroencephalogr Clin Neurophysiol 1975;38:463.

［29］Buskirk ER, Kollias J, Akers RF, et al. Maximal performance at altitude and return from altitude in conditioned runners. J Appl Physiol 1967;23（2）:259.

［30］Office of the Surgeon General, Department of the Army. Medical aspects of harsh environments. The textbook of military medicine. Vols. 1 and 2. Washington, DC: Office of the Surgeon General, Department of the Army, 2001.

［31］Sutton JR. The lake Louise consensus on the definition and quantification of altitude illness. In: Coates G, Houston CS, eds. Hypoxia and mountain medicine. Burlington, Vermont: Queen City Printers, 1992. Clinical scoring tool available at: http://www. high-altitude-medicine.com/AMS-worksheet.html.

［32］Houston CS, Dickinson JG. Cerebral form of high altitude illness. Lancet 1975; 2（7938）:758.

［33］Viswanathan R, Subramianian S, Radha TG. Effect of hypoxia on regional lung perfusion, by scanning. Respiration 1979; 37: 142.

［34］Hultgren H. High altitude medicine. Stanford: Hultgren Publications, 1997:174.

［35］US Antarctic Program website, http://www.usap.gov/, 2007.

[36] US Antarctic welcome packet literature and hand-outs. Additional information available at the USAP website, http://www.usap.gov, 2007.

[37] Fowler A. Antarctic logistics. Oceanus 1988;31（2）:80.

[38] Reed HL, Reedy KR, Palinkas LA, et al. Impairment in cognitive and exercise performance during prolonged Antarctic residence: effect of thyroxine supplementation in the polar triiodothyronine syndrome. J Clin EndocrinolMetab 2001;86（1）:110- 116.

[39] Kasper S, Rogers SL. Phototherapy in individuals with and without subsyndromal seasonal affective disorder. Arch Gen Psychiatry 1989;46（9）:837-844.

推荐读物

Aerospace Medical Association. Medical guidelines for airline travel. Alexandria: Aerospace Medical Association, 1997.

Auerbach P. Wilderness Medicine, 4th ed. Mosby, 2001.

Blumen I, ed. Principles and direction of air medical transport. Salt Lake City: Air Medical Physician Association, 2006. http://www.ampa.org/.

Saunders CE. Aeromedical transport. In: Auerbach PS, Geehr EC, eds. Management of wilderness and environmental emergencies, 2nd ed. St. Louis: CV Mosby, 1989.

Williams K. Air medical systems. In: Harwood-Nuss, L, eds. Emergency medicine, 3rd ed. Philadelphia: Lippincott, Williams& Wilkins, 2000.

UpToDate®, available at http://www.utdol.com/utd/store/index.do

第二十七章

特殊类型飞行器航空航天医学

理查德 S. 威廉姆斯,史蒂芬 L. 卡彭特,丹尼斯 L. 贝斯登,小阿诺德 A. 安杰利斯,史蒂芬 A. 伯恩斯坦,约翰 A. 斯迈尔斯基 III,杜格尔 B. 沃森,谢恩 E. 费尔普斯,凯文 W. 威廉姆斯,梅尔乔 J. 安图纳诺

> 对我们大多数人来说,危机不在于目标高不可及,而是目标过低容易达成。
>
> ——米开朗琪罗

特技飞行

特技飞行的独特之处

特技飞行,就像航空的许多进步一样,始于战争。第一次世界大战中,飞机最初被用于观察,后来迅速发展成为强大的进攻性武器平台。飞行员开始互相射击,首先是用小型武器,然后是安装在飞机上的自动武器。突然和迅速地机动以躲避敌人或获得优势地位的能力成为绝对必要,从而产生了空战原则以及作为有效空中机动基本要求的特技飞行。

根据美国联邦航空条例第 91.303 节,特技飞行被定义为一种有意的机动,涉及飞机姿态的突然变化、非正常姿态或非正常加速度,而不是正常飞行必需的机动。长期以来,特技飞行一直被认为具有固有的风险,如果管理不当,可能会对飞行员、飞机和地面人员造成灾难性后果。其中一些风险包括由于过度加速力而导致机体失控,失去态势感知,增加与其他飞机或地面碰撞的机会,以及生理原因而失去对飞机的控制能力。出于以上原因,美国联邦航空管理局(FAA)限制在拥挤区域及露天集会上空进行空中特技飞行表演,还包括机场的指定空域、联邦航道中心的 4 海里范围内、低于海平面 1500 英尺高度的空域,以及能见度低于 3 英里时。特技飞行也具有很大的降低风险的潜力。受过特技飞行训练的飞行员通常能适应大多数飞行姿态,包括极端非正常姿态。他们能更充分地探索飞机的整个飞行范围,而不仅仅是爬升、下降和转弯。他们对飞机有更好的感觉和敏锐度。特技飞行技巧在非正常的飞行姿态中恢复时可以发挥很大的作用,这种姿态可能是由于严重的大气湍流造成的,例如在大型飞机尾部产生的湍流。当飞机遇到尾流湍流时,可能会经历强大的涡旋,这会使飞机滚转 90 度的(甚至倒转)并导致极端的俯仰姿态。受过特技飞行训练的飞行员有更大的机会成功地从这种情况中恢复,而不损坏飞机或撞击地面。许多航空公司正在派遣飞行员接受非正常飞行姿态和特技飞行训练以提高这些技能,从而降低风险。此外许多通用航空飞行员出于类似原因也在寻求这种培训。

特技飞行动作

特技飞行动作本质上是基于滚转和筋斗的排列。一个滚转是指围绕飞机的纵轴或至少是飞行方向 360 度的持续变化。一个筋斗通常是指飞机在垂直方向上进行 360 度螺距的连续变化。许多各种各样的滚转和筋斗组合构成了大多数常用和常见的特技飞行动作。特技飞行动作的特点是对于 G 加速度也是如此。"内部"特技飞行动作是指在整个机动过程中保持飞机在 +Gz 环境中（参见第 4 章），传统的内筋斗，从垂直飞行开始，拉回控制杆，是一个"内部"机动的例子（图 27-1）。"外部"特技飞行动作是指在整个机动过程中将飞机保持在 -G 环境中。外筋斗是一个"外部"机动的例子，从倒立飞行开始，向前推进控制杆（图 27-2）。

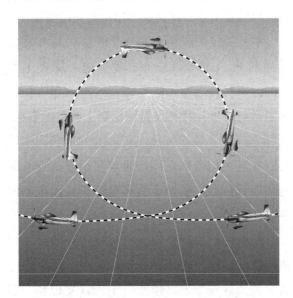

图 27-1　内筋斗，涉及连续的 +G z 暴露

（Robson DR. Skydancing: aerobatic flight techniques. Newcastle: Aviation Supplies & Academics, 2000.）

滚转的类型包括副翼滚转（通常沿飞机的长轴从俯仰开始）（图 27-3）、桶状滚转（桶滚）（同时横滚和俯仰，飞机进行螺旋模式飞行）、快速滚转（加速失速和水平旋转）和慢速滚转（飞机保持水平直线飞行）。一个特别漂亮的滚转机动是飞机在连续滚动时以 360 度水平旋转飞行）。通常筋斗机动包括圆形环和方形环动作。需要筋斗和滚转的动作包括雪崩（包括一个从倒置到倒置的快速滚转，在一个筋斗的顶部）、水平八字、古巴八字、垂直八字、三叶草结构（涉及四个循环，顺序为 90 度垂直滚转，在分离筋斗中）、Immelmann（半筋斗和半滚转，垂直于一个筋斗的顶部）、分裂 -S（半滚转至倒置飞行，接着是半筋斗）和垂直 S。

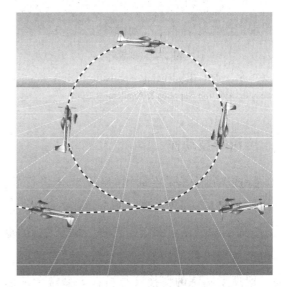

图 27-2　外筋斗，涉及连续 -Gz 暴露

（Robson DR. Skydancing: aerobatic flight techniques. Newcastle: Aviation Supplies & Academics, 2000.）

大多数筋斗特技飞行机动和一些滚转机动，可以执行"内部"或"外部"动作。大多数飞行员发现"外部"机动在技术上更具有挑战性，同时也会因为经历了 -G 加速度而感到更不舒服（参见第四章）。

重要的是要注意，"外部"机动几乎是民用体育和竞技特技飞行的唯一权限。军事特技飞行体现为空中战斗机动，几乎完全发生在 +Gz 竞技场，除了实现瞬态零 G 飞行以增加空速。很少有军事飞行员选择利用外部机动，他们发现在 +Gz 飞行域内会更快、更有效。

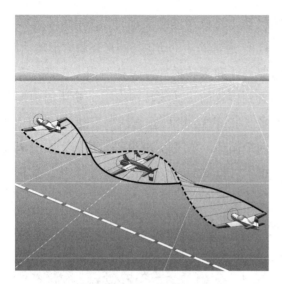

图 27-3　副翼辊

（Robson DR. Skydancing: aerobatic flight techniques. Newcastle: Aviation Supplies & Academics, 2000.）

民用特技动作

特技飞行表演是在通用航空舞台上进行的，目的是考察飞行员熟练度，非正常姿态训练、娱乐、比赛，以及演示和空中表演。特技飞行的范围包括从周末的通用航空飞行员表演有限的机动，到高度熟练的特技飞行员在大型空中表演活动中竞争和表演。国际特技飞行俱乐部是实验飞机协会（EAA）的一个分支机构，倡导和培养各方面的特技飞行，并强调安全，根据技术水平，以竞争为目的，发展各类特技飞行人员。竞技类别从基础开始，通过运动员、中级、高级和无限进行。基本的特技飞行包括 +Gz 机动，如直立旋转、副翼滚转和筋斗。在高级和无限制机动类型中，−Gz 机动变得更为普遍，一个人完成 −Gz 类型的机动动作时，特技动作变得更为复杂。特技飞行动作，如果操作适当，并在机动动作和飞机的设计规范范围内，本身并不危险。然而如果特技飞行动作操作不当，飞行员没有经过适当的训练和经验，或者有潜在的生理缺陷，特技飞行动作可能会导致重大的风险。在特技飞行过程中，机身或飞行员承受

的压力过大可能会导致灾难性故障。

特技飞行的生理挑战

特技飞行包括以可控方式在所有空间平面上快速运动，从而导致重力矢量和感官输入的快速变化。这是一个非常具有挑战性的场景，可能会对神经、感觉和心血管系统造成严重的影响。重力主要在 Gz 轴上，在各种动作中有一些 Gx 和 Gy 的分量。例如，在战斗机的加力辅助起飞或航空母舰的弹射器发射过程中经历的快速线性加速度可诱导出 +Gx 力，而在通用航空特技飞行中飞机发生快速滚转会产生高度瞬时的 Gy 暴露。然而，在民用飞行中的经验优势仍然是 +Gz 和 −Gz。持续加速度的详细生理学在本书的其他章节已经叙述（见第四章），因此本章将集中于特技飞行员特定的重力和生理效应的经验及报告，特别是民用特技飞行领域。

本章提供的资料大部分是根据 1996 年在威斯康星州 Fond-du-Lac（丰度-迪-拉克）举行的国家特技飞行锦标赛和 1996 年在俄克拉荷马市举行的世界特技飞行锦标赛上收集的数据。主办方分发了关于特技飞行体验的影响因素问卷，并且在比赛后立即记录着陆后飞机驾驶舱的加速计读数。受访者大多是高级或无限制的特技飞行员。

民航特技飞行员在飞行过程中一般都要穿戴降落伞，但不使用 +Gz 防护装备。约束系统通常是"五点"型，包括一个 −Gz 皮带和一些配备了棘轮装置的安全带，以进一步加强座椅的稳定性。据报道，一些飞行员参加了重量训练和有氧训练，以帮助其 +Gz 耐力。积极的 Gz 保护包括肌肉紧张和广泛变化的半封闭声门训练动作，在整个运动中没有标准化的训练。虽然没有针对 −Gz 的保护动作，但飞行员报告说通过练习，进行放松和适应有助于最大限度地减少暴露在 −Gz 中的不良影响。民航特技飞行员

经历的 Gz 水平很好地体现了可观察到的不良生理影响的范围。超级十项全能 8KCAB 飞机是一种主要为训练和 +Gz 机动设计的特技飞机，其特技飞行负荷限制在 +6 ~ -5 g。Pitts S2-C 飞机通常用于训练、空中表演和高级特技飞行比赛，也有 +6 ~ -5 g 的特技飞行负荷限制。Extra 300 L 飞机，是为空中表演和无限特技飞行比赛设计的，飞行负荷限制为 +10 g 和 -10 g。Sukhoi SU-31 的特技飞行负荷限制为 +12 g 和 -10 g。

这些飞机中的任何一架都能够实现和维持 Gz 机动，使飞行员处于一种存在 +Gz 不良影响的环境中。他们也能够实现极端 -Gz 环境，这代表了迄今为止大部分未开发的飞行制度，且不会在其他航空业中被复制。

正 Gz 效应

高级和无限制的特技飞行员和特技飞行表演飞行员可耐受平均峰值为 +8Gz 的加速度暴露，在垂直转弯中产生最高的 +Gz 负荷。在这些机动中加速度暴露的持续时间从 1.5 ~ 3 秒不等，在进行快速和准确的转弯中出现。飞行员报告了各种 +Gz 效应，超过 70% 的人出现管状视野和灰视（周边视力丧失），30% 的人出现黑视（视力丧失），20% 的人至少出现一次 G 导致的意识丧失（G-LOC）。G-LOC 在特技训练飞机中更常见，这些飞机以较低的 Gz 值飞行（4 ~ 6Gz 峰值），但保持加速度的时间更长。飞行员一致认为，在高级的特技飞行中，3 秒或更短的 G 暴露时间是防止 G-LOC 的主要保护方法。其他 +Gz 影响包括皮疹，背部、颈部和手臂疼痛，头痛，短暂听力下降，视野暗点，肌肉痉挛，呼吸困难和尿失禁。正 Gz 耐受性随着练习和反复暴露而增加。

负 Gz 效应

高级和无限制的特技飞行员可耐受平均峰值为 -8Gz 加速度暴露，据记录峰值可达 -10Gz，为再次垂直转弯产生的最高负荷。暴露时间与 +Gz 模式相似。大约 60% 的特技飞行员报告在遇到 -Gz 时会有头痛，尤其是在特技飞行表演季的早期。40% 的人报告发生眼部充血，特别是在特技飞行表演季的早期与结膜点状出血一致。红视是一种从未得到充分解释的现象，但可能由于对下眼睑的引力作用，有 10% 的飞行员报告过。其他 -Gz 影响包括视野盲点、红色暗点、眼睑皮疹、眼睛疼痛、疲劳和少数情况下的持续性眩晕。这种持续性眩晕被称为特技飞行员的"摆动"，通常是突然发作的，可能在飞行中完全失能，并在发作后持续数天、数周或更长时间。这一现象最近被描述为 G 诱导的前庭功能障碍（GVID），其临床表现最接近良性阵发性位置性眩晕（BPPV）。其潜在的病理最有可能类似于 BPPV 的病理，首先由 Epley 描述。在特定飞机中随着飞行员头部运动，自由浮动的耳石或杯状晶体迁移到后半规管，在某些平面上产生错误的角运动，导致眩晕和眼球震颤。Epley 首先报道了不断改进的各种耳石复位法在 BPPV 的治疗中非常成功。在 GVID 中，耳石脱落迁移到后半规管，然后在由正和 -Gz 暴露条件下广泛偏移而引起的剪切力作用下沉积，解释了此种障碍的持续性眩晕特征，包括 GVID 病例的诊断和耳石复位术治疗方法的临床试验，还需要做进一步的研究。

在民用特技飞行领域，推拉效应值得特别提及。民用特技飞行员自二十世纪八十年代初以来就认识到，在 +Gz 耐受性明显降低后立即跟随 -Gz 暴露。近二十多年以来，民用特技飞行比赛已强烈劝阻或禁止在 -Gz 暴露后立即进行一个 +Gz 暴露（在计划中没有短暂的恢复期），大大早于在军事和更广泛的航空医学界认识到这种危险的飞行模式（另见第 4 章）。

疲劳、水合状态和热应力也是需要考虑的

重要因素，如果这些压力因素不能缓解，那么飞行员在特技飞行中风险可能会增加。所有这些因素都降低了 G 力的耐受性。大多数特技飞行飞机都有气泡型的座舱罩，特技飞行比赛和空中表演一般在春季、夏季和秋季进行。驾驶舱的温度可能相当高，特别是在进行地面操作和等待起飞时。充分的驾驶舱通风、饮水、休息和调理是在特技飞行中对飞行员的基本保护措施。

特技飞行事故

每年都会有特技飞行飞机发生事故，通常是在训练或飞行表演期间。空中表演的风险最大，因为表演是在较低的高度进行的，有时距离地面只有几英尺。事故通常包括丧失态势感知和 / 或空间定向，从而与地面或编队特技飞行中的另一架飞机发生碰撞。偶尔也会发生机身故障。很少情况下，生理上的不适可能是一个诱发因素。以下事故报告摘录自美国国家运输安全委员会（NTSB）数据库，是飞行事故的典型代表。

1. NTSB 识别号：IAD96FA126　1996 年 8 月 4 日，东部夏令时间大约下午 6 时 37 分，一架 Aerotek 公司的 Pitts Special S-1S, N2HT 型号飞机，在三江赛艇比赛进行特技飞行表演时，机翼失灵而被摧毁，宾夕法尼亚州匹兹堡的俄亥俄河受到影响。经认证的商业飞行员 / 业主受到致命伤害。视觉气象条件正常，但没有向当地飞行管理部门提交飞行计划，根据《联邦条例》（CFR）第 91 部分第 14 条所规定。

飞行员于下午 6 时 15 分从阿勒格尼县机场起飞，等待一段时间后，飞行员获准进入赛艇比赛飞行特技表演空域。一段事故录像显示，飞行员按照计划进行了最初的表演，进行了双快速滚转。在视频开始的几秒钟内，左下翼和顶翼的一部分失灵，在飞机下降和冲击倒置在

水面的过程中，可以观察到两个损坏的机翼都被折叠在尾翼上。

事故发生后接受采访的目击者和认识该飞行员的人说，该飞行员曾告诉他们，他使用高于制造商推荐的机动空速来获得更好的性能。目击者说，他们在不同的场合下发现该飞机的正、负飞行载荷系数高于制造商在驾驶舱载荷表上建议的系数。目击者承认该飞行员曾向熟人表达了他对飞机机翼的担忧，并为飞机购买了一套机翼，因为他在最近的飞行中经历了颤振。

2. NTSB 识别号：NYC07FA007　2006 年 10 月 14 日，美国东部夏令时间大约下午 1 点左右，一架 Extra Flugzeugbau Gmbh 300, N168EX 飞机在弗吉尼亚州 Culpeper 地区机场（CJR）撞击地面而被摧毁。经认证的商业飞行员受了致命伤。视觉气象条件正常，飞机没有按照飞行计划飞行。当地航空展飞行是按 CFR 的第 91 部分下第 14 条规定进行的。

根据美国联邦航空局（FAA）一位参加了这次飞行表演的检查员说，事故发生时，飞行员在 04-22 号航道上进行了大约 6 ～ 7 分钟的特技飞行动作。在事故发生时，飞行员正在执行"沿向下 45 度直线进行多次快速滚转"动作，在机动过程中，检查员听到播音员说，飞机处于"五转演示的第四个转弯"。检查员还注意到飞机与地面的高度并喊出"不"，因为他"不相信飞机能避开地面再转一圈。"

一段视频片段显示，这架飞机以大约 45 度的下降角度完成了两个左转弯滚转，但在第三个滚转过程中，轨迹向垂直下降方向变化。在此之后，另外三个左转弯滚转也以近似垂直下降的轨迹完成。在从最后一个滚转动作中恢复后，飞机稳定在大约 45 度俯冲，20 度左倾的姿态中。飞机继续下降，随着远处的一排树木进入相机的视野时，飞机的机头开始上升，当飞机撞击地面时与机头水平，飞机随后消失在跑

道后面的一个低洼区域。

3. NTSB 识别号：MIA98FA135A 在一次飞行表演中有四架飞机参加飞行。表演团队的飞行队长说，他们刚刚完成了箭头形成，2 号和 3 号飞机进入钻石编队。飞行团队完成 1/2 Cuban 8 字的 5/8 筋斗部分，设置了 45 度倒挂，完成一个 1/2 滚转到直立位置并开始进入一个'三叶草'筋斗时，事故发生了。目击者和电视台的视频显示，领航飞机、3 号飞机和 4 号飞机开始从俯冲中拉起，开始进入钻石"三叶草"筋斗时，2 号飞机继续下降，并与 4 号飞机相撞。NTSB 确定了这一事故的可能原因是 2 号飞机的飞行员未能保持与其他飞机的视觉接触和 / 或适当位置 / 间隙。

这些 NTSB 的报告都描述了致命事故，涉及经验丰富的民用特技飞行表演飞行员，有多年的飞行表演经验。航展灾难性事故也涉及军用喷气式飞机，有些造成地面大规模死亡，例如 1988 年的拉姆斯坦航展灾难造成 500 多人伤亡。在对空中特技表演的无止境追求中，超越人类或飞机性能限制范围或一时注意力不集中，产生的失误通常是致命。

民用特技飞行表演飞行员通常戴着 Nomex 阻燃手套和飞行服，为潜在的坠机环境提供一些保护。一些特技飞行比赛选手也使用 Nomex 服装，但许多人没有穿戴。头盔在民用特技飞行中很少使用。弹射座椅系统是近年来民用特技飞行领域的一项重要创新，其设计并应用于苏霍伊特技飞机。弹射系统是气动驱动的，可以进行即刻和自动降落伞展开，并可以在低至 70 公里 / 小时的速度和低至 15 米的高度条件下确保生存。

特技飞行是令人兴奋的视觉体验，是令人振奋的表演，也可以提高飞行技巧和飞行员的安全性。特技飞行也会使飞行员和飞机暴露在极端的重力环境下，导致空间定向障碍（SD）和态势感知能力丧失，从而导致可能的悲剧性后果。在民用特技飞行中出现的 –Gz 暴露，为研究短期及长期的生理效应提供了机会，这在任何其他运动或活动中不能被复制。航空航天医学领域感兴趣的从业人员和研究人员应该寻求与这些独特的飞行员及环境进行互动和研究的机会。

空中喷洒作业

空中喷洒飞行的独特之处

空中喷洒是指将物质，通常是液体化学品，从空中输送到地表。最常见的空中喷洒类型是为农业目的喷洒除草剂、杀虫剂或肥料，俗称作物喷粉。（最初使用的大多数杀虫剂为粉末或粉尘形式，因此术语为作物喷粉。现在大多数应用的是液体喷雾，所以首选空中喷洒作为术语）其他形式的空中喷洒包括阻火剂喷洒（火灾爆炸）、蚊虫控制和喷洒除草剂，用以根除非法目的的种植植物（缉毒活动）。

从航空医学的角度来看，这种类型的飞行在几个不同的领域造成了健康问题。飞行作业高度低（有时离地面只有几英尺）、机动过程中需要快速加速度、工作日飞行时间长、热应激以及可能接触到危险化学品，均是与这类飞行相关的主要危险。夜间飞行作业会增加撞击障碍物的风险。次要危害包括烟雾暴露（火灾）、缺乏飞行员冗余、熟练程度问题，以及在缉毒行动中地对空武器发射的可能性。由于这些飞行活动很少涉及运送乘客，而且通常发生在人员相对较少的地方，因此伤亡的风险主要限于机组人员。然而，由于风（超范围喷洒）或飞行员错误计算而无意中误用化学品，对附带作物、牲畜甚至人类都有潜在的危险。

第一次有记录的空中喷洒发生在 1906 年，

当时 John Chaytor 使用一个系绳热气球在新西兰的一片沼泽地播种。第一次使用飞机进行空中喷洒发生在 1921 年，当时一架改良的 Curtis Jenny 飞机被用来在俄亥俄州特洛伊附近播撒砷化铅，以控制斯芬克斯蛾毛虫。1922 年，路易斯安那州在棉田上喷洒农药用来杀死棉铃象鼻虫。1923 年，美国达美航空公司（Delta Airlines）第一次开始实施商业作物喷粉作业。20 世纪 30 年代和 40 年代在美国，航空喷洒农用化学品越来越普遍，但于二战后到达高峰，因为小型家庭农场开始合并成更大的农业经营。正是在此期间，人们开始制造用专门于空中喷洒的飞机。然而，在 1960 年代后期，人们对环境问题的关注导致监管增加，空中喷洒飞机数量减少。目前，美国大约有 2000 多家航空喷洒作业公司。

美国第一次使用空中灭火是在 1930 年，当时一架福特 Tri-Motor 飞机向一个木制啤酒桶里放慢了水。1955 年，一架波音公司的 Stearman 飞机在加利福尼亚的一场火灾中投放了六箱流动的水。

飞机的类型

几乎任何型号的飞机都可以被改装用于空中喷洒。然而，最常见的类型是专门设计的单座固定翼飞机、改装双翼飞机、改良改装多引擎飞机和旋翼机。

专门设计的航空喷洒飞机的优点包括耐受高 G 力和耐撞性的坚固结构、允许更好的机动性和负载能力的高功率重量比、允许低速喷洒作业的高升翼设计，以及飞行员更佳的可视性；缺点包括成本较高和除了喷洒作业缺乏实用性。

改装后的双翼飞机的优点包括成本相对较低、机翼升力大、能见度好，以及在非航空喷洒方面有更多的用途；缺点包括需要改装飞机、开放式驾驶舱可能会增加飞行员接触化学品的时间，以及耐撞性降低。

改装后的多引擎飞机（用于空中灭火）具有非常优越的交付能力，在非航空喷洒活动中具有更大的效用，通常具有多个机组人员的优势；主要的缺点是成本显著增加（包括购置和操作），而且由于机动性降低，飞行高度一般较高。

旋翼机提供了卓越的机动性和突出的可视性，但这些优点被交付能力和相对较高的成本抵消。

培训问题

空中喷洒作业人员必须持有商业飞行员证书，并接受航空喷洒方面的额外培训。这项额外培训是通过专门从事农业航空的学校获得的，并通过有经验的空中喷洒作业人员的在职培训加以补充。空中喷洒作业人员还必须接受培训以成功获得商业农药施用人员许可证。

低空活动

大多数空中喷洒作业都是尽可能地靠近地面，这保证了最大限度地将化学品输送到预定地点，并保证了最小限度的超范围喷洒（将化学品施用到非预期地点）。显然，与低压相关的医疗问题通常在此种飞行是不存在的；然而在低空作业中，接触障碍物的风险显著增加。在这些行动中，飞行员的注意力需要进行合理分配，确保空中喷洒程序正常进行，同时需要警惕地面障碍物。这就产生了一个高任务负载，要求飞行员在长时间内保持峰值飞行状态。当飞行员到达喷洒作业终点时必须停止喷洒作业并迅速提高高度，以避开障碍物，比如栅栏、道路、建筑物、电线或上升地形等。如果作业需要多个飞行通道，他必须尽可能有效地使飞机转向，迅速返回，在作业高度保持平稳，同时避免障碍物并重新启动作业程序。所有这些操作必须在几秒钟内完成。

显然，任何损害飞行员快速判断和迅速反应

能力的健康问题都有可能造成灾难性后果。虽然突然发生的医学失能风险很小，但疲劳、注意力不集中、药物和酒精更有可能影响飞行员在低空执行任务的能力。至关重要的是，飞行员在每次飞行前和飞行中都要评估自己是否处于"最佳状态"，然后相应地调整操作。

加速度暴露

喷雾的有效应用需要在短距离内迅速改变飞机的方向和高度，结果是飞机和飞行员都暴露在高 G 载荷下。作物喷粉飞机在接近障碍物的低空情况下，每天拉 2 ~ 4 g 几十次，是常规操作，大多数加速度暴露是 +Gz（参见第四章）。虽然这种水平的 G 暴露不太可能损害训练有素的健康个体，但在某些情况下可能会产生更大的问题。显然反复的 G 暴露会导致疲劳，然后会降低 G 耐受性。所谓的推拉现象，例如当一名飞行员推杆越过障碍物，然后拉起来靠近地面开始喷洒，也可以减少 G 力（另见第四章）。正在接受高血压治疗的飞行员可能会因药物作用而降低 G 耐受性。过度接触用于喷洒的化学物质，特别是有机磷，会损害交感神经系统，使 G 耐受性降低。在所有这些情况下，对 G 耐受性的影响可能导致脑灌注减少，并伴随着认知和视觉能力的损害。在工作日随着黄昏的临近，这可能会成为更大的问题。

机组人员工作日延长

大多数空中喷洒作业发生在时间紧迫的情况下。显然，在灭火作业中，能喷洒的阻燃剂越多，火势就能越快被控制。这可能意味着需要长时间飞行以完成尽可能多的任务，以最大限度地增加阻燃剂的喷洒。同样，作物喷粉必须在一个相对较小的"时机窗口"期完成，因为对于化学品输送来说，此时的生长条件最适合。在这段时间里，繁忙的作物喷洒服务将覆盖有许多农田的广阔的地理区域，所以每周 7 天从日出到日落的飞行作业已经形成常规。显然，一系列长时间的工作会导致疲劳累积，并可能会增加注意力不集中的风险。

热应激

除某些灭火和夜间作业外，空中喷洒作业一般在白天进行，主要是在春季和夏季不下雨的生长季节。这意味着飞行员暴露在温暖的天气和阳光直射下。这些因素与低空作业和缓慢飞行相结合，限制了通过驾驶舱的冷却空气的流动，就产生了很大的热应激风险（参见第七章）。在一些飞机上使用空调有助于消除这种风险，但许多作物喷洒飞机没有这种条件可供选择。在温暖的天气中作业，机组人员保持充足的水分是至关重要的。不幸的是，一些飞行员不愿意喝额外的液体，因为会导致排尿，这往往需要停止飞行。

接触化学品

农业航空应用中最具潜在危险的化学品是有机磷化合物。有机磷是通过不可逆地阻断乙酰胆碱酯酶而起作用的农药，其结果是胆碱能神经肌肉活动不受抑制。这是对农业害虫的预期效果，但人类在大量急性接触时也会受到同样的毒性。事实上，一些最常见的军用神经毒剂就是有机磷。在混合和装载、播撒以及喷洒后清理飞机时，空中喷洒作业人员都有可能暴露于其中。急性中毒的症状包括出汗、流泪、流涎、胃肠痉挛和支气管痉挛。如果不及时治疗，中枢神经系统会受到刺激，导致癫痫发作和呼吸衰竭。最近的一项研究表明，慢性低水平有机磷农药暴露与慢性神经症状之间存在显著的相关性，包括疲劳、抑郁、心不在焉和注意力难以集中。显然，这些症状是空中喷洒作业人员不能容忍的。这些发现与其他杀虫剂、除草剂和杀菌剂的相关性较低。

事故中最常见的诱因和偶然因素

正如人们预料的那样，空中喷洒作业事故更容易发生在与喷洒作业相关的操作过程中，而不是在起飞或着陆时。事实上，62% 的航空应用事故发生在飞行的机动部分，而通用航空事故只有 9%。由于大多数飞行具有相对较低的速度和高度，因为有良好的飞机设计，坠机逃生是很容易的。现代航空应用飞机包括几个特点，以提高生存能力，包括防滚架，五点约束系统，防撞机身部件（包括地板和起落架），发动机的安装设计，当正面碰撞时推动发动机向下至驾驶舱下，以及在驾驶舱内无突起物和不可折叠的物体。

轻于空气飞行器飞行

第一个轻于空气（lighter-than-air，LTA）的交通工具可以追溯到蒙戈菲埃兄弟，1783 年 11 月 21 日在法国巴黎，他们的热气球第一次成功将让 – 弗兰科伊斯·皮拉特·德罗齐埃（Jean-Francois Pilatre de Rozier）和侯爵·弗朗科伊斯·德阿兰德斯（Marquis Froncois d'Arlandes）载上天空。随后，雅克·查尔斯（Jacques Charles）乘坐装有氢气的 LTA 气球飞行。1785 年，德·罗齐尔（de Rozier）驾驶一种结合了热气球和氢气球的气球飞行。它的设计是在一个热空气包膜层中有一个氢气包膜层。不幸的是，高度易燃的氢气遇到点火源导致了爆炸，德·罗齐尔和他的乘客都死亡了。Roziere 组合气球一直被忽略，直到不可燃的氦气变得更容易获得（参见第一章）。

随着时间的推移，气球有多种用途。早在法国大革命时期，气球就被用作战场观察平台用以报告敌军的位置、指挥炮兵开火。在第一次世界大战中，德国人用齐柏林飞艇对英国境内的目标进行偶尔的轰炸袭击，并用于长途运输重型货物。第二次世界大战期间，飞艇被用于搜索和救援、摄影侦察、护航和反潜巡逻。气球也被用来收集高层大气的科学信息。目前在美国，热气球主要是一项体育活动，飞艇在商业上主要用于体育赛事的广告或电视摄影，也用于边境巡逻和火灾观察。

轻于空气交通工具的类型

轻于空气交通工具有几种类型，即热气球、冷空气或气体气球、组合气球和飞艇。它们被称为轻于空气交通工具，因为它们有浮力。浮力的实现，取决于它们的类型。气球由一个称为气囊的袋子组成，从里面悬挂一个篮子或吊舱。吊舱携带的热源通常是由丙烷作为燃料。在热气球中，浮力是通过加热气球气囊中的空气来实现的，使气体膨胀并变得稀疏。密度较小的空气轻于气球外的空气，因此气球能够上升。

除了缺少热源外，冷气球与热气球具有相同的部件，不过气囊是密封在底部的。在冷气球中，浮力是通过用一种 LTA 气体填充气球气囊使气球上升。氢、氦和氨曾被用作提升气体。当氦变得更容易获得时，人们对 Roziere 组合气球的兴趣增加了。目前，Roziere 气球使用的是氦气内层，外层是由丙烷加热的热空气包围。2002 年，史蒂夫·福塞特（Steve Fossett）使用这种类型的气球独自环游世界。

飞艇有三种类型，刚性、半刚性和非刚性。目前的飞艇或飞船通常是非刚性类型，也称为压力飞艇。这些飞艇有一个很大的外壳，里面装着升力气体。充气袋称为升降气囊，位于外壳内，并作为平衡器调节内部压力。升降气囊泄气或充气时，外壳内的氦气膨胀或收缩，飞艇就会上升或下降。飞艇也有一个吊舱，用于运载乘客、船员和货物，吊舱两边都有汽油发动机。飞行控制面（舵、鳍和升降舵）提供稳定性和驾驶能力。

半刚性飞艇如新型齐柏林飞艇（新技术），是一种压力飞艇，具有较低的刚性龙骨结构，像老式的齐柏林飞艇一样，刚性飞艇最初有一个金属框架，里面有一个充气的袋子。然而，辛登堡（Hindenburg）大火基本上结束了刚性飞艇的使用。

轻于空中飞行的特殊性质

在热气球中，升力是通过改变气囊内空气的温度来控制的。为了上升，更多的空气被加热。为了下降，气球中的空气被允许自然冷却以缓慢下降，或者通过气球顶部的降落伞通风口释放空气，以便更快地下降。

气球的方向控制非常有限，取决于风向。由于风向和风速随高度而变化，气球飞行员可以通过改变高度来改变气球的方向。飞行气球的困难之一是处理在减速或停止下降时的延迟反应。停止下降可能需要超过 30 秒的时间，从燃烧器被点燃直到下降停止，因此飞行员需要认真规划。

飞艇有更多的方向控制，因为它们由发动机驱动并有飞行控制面板。起飞时，飞艇飞行员将气囊中"重"的空气排放出去，使飞艇浮起来。飞行员还使用发动机和升降舵使气球迎风倾斜，以提供额外的升力。飞艇飞行员通过用空气填充气球和调整升降舵使飞艇下降。这同样需要飞行员仔细规划，以避免飞艇在着陆时变得"太轻"。

环境暴露因素

气球和飞艇通常在相对较低的高度作业，因此缺氧和受限于气体的问题很少。然而，暴露在冷热环境中可能是一个问题，应该穿适合天气的服装。风寒通常不是一个因素，因为气球随风运动。

气球是非常依赖天气，通常需要晴朗的天空和平静的风。暴风雨和可能出现的雷击对气球来说是极其危险的。雨水也会降低能见度，甚至损坏气球的外壳。气球通常在日出后的清晨飞行，或者在日落前的晚些时候飞行，以确保风是最平静的。

相较于气球，飞艇可以在更多的天气条件下飞行。由于速度慢、控制灵敏，飞艇通常能比飞机更好的处理湍流。与飞机相比，结冰也不是问题。飞艇可以像固定翼飞机一样在各种天气条件下飞行，然而飞艇必须避免在风速大于 30 节的情况下起飞或着陆。

个人防护设备

建议气球飞行员穿戴个人防护装备。为了保护气球飞行员在处理热源时不被灼伤，应佩戴防火手套，如皮革或诺美克斯（nomex）手套。飞行员的服装应该是长袖和长裤，并由不易燃的 Nomex 材料或天然纤维制成。此外，为了避免如果一阵风把火焰吹向飞行员造成损伤，飞行员应该佩戴眼睛防护镜（可能只是太阳镜）以保护眼睛免受热量伤害。与将燃烧器放置在吊篮上方的气球不同的是，燃烧器悬挂在球囊上的气球系统，需要飞行员和乘客佩戴头盔。地勤人员在处理绳索时也应戴手套，以防止绳索灼伤。

事故数据

对美国国家运输安全委员会气球事故数据库的研究显示，2005～2006 年发生 20 起事故，涉及 92 人，其中有 63 人没有受伤，10 人受轻伤，16 人受重伤，3 人受致命伤。其中两名遇难者是由于篮子在与电线碰撞后被大火吞没，另一个死亡原因是与山顶的巨石相撞。虽然报告中并没有详细描述这些损伤，但大多数严重的损伤为骨折（手臂、脚踝、骨盆、椎骨和锁骨）。其中两名受重伤的是地勤人员。在一个案例中，地勤人员被气球的排气管缠住，当气球上升到大约75英尺时被抬离地面。由于排气管缠绕，飞行员无法下降高度，当试图让地勤人员靠近一棵树时，气球碰到了这棵树，工作人员解开了绳子，地勤人员从谷仓的屋顶上摔了下来。在另一个案例中，地勤人员在气球降落时抓住了吊篮在湿滑的草上滑倒，当气球再次上升到空中时，他继续抓着篮子，当气球升到大约8英尺时，地勤人员没能握紧绳子，以至于掉落地面。

在70%的事故中，人为失误被列为事故的潜在原因。20起事故中有11起（55%），风被列为造成事故的原因或促成因素（强风、阵风、下沉气流和风切变）。20起事故中有14起（70%）发生在着陆期间，其中10起造成严重伤害。这与其他有关气球事故的研究是一致的。德沃格特和范多恩回顾了2000～2004年的气球事故数据。在这5年期间发生了86起事故，其中85%的事故发生在着陆过程中，58%事故的涉及人员没有受伤，23%受轻伤，18%受重伤，1%死亡。对1976～2004年英国热气球事故的回顾再次表明，大多数事故发生在飞行进场和着陆阶段，其中一些事故发生在恶劣天气条件下。

美国国家运输安全局对2002～2006年间飞艇/飞船事故数据库的调查显示，共发生3起事故和1起事件，涉及7人。7人中有6人没有受伤，1人受轻伤。没有人员严重受伤或死亡。75%的事故/事件是人为失误造成的，天气和风也是造成这4起事故中3起的因素。与气球数据类似，大多数（75%）飞艇事故/事件涉及飞行着陆阶段。在一次事故中，飞行员遭遇恶劣天气和下沉气流，失去对飞艇的控制，与树木和输电线相撞。在另一次事故中，飞艇在着陆时"非常轻"。该事故发生时，飞行员正试图终止第三次着陆尝试，并撞击了围栏和木材堆。还有一次事故发生时，机组人员正在进行飞艇着陆后的安全维护。一阵风把飞艇吹到附近的树上。另一起事故发生在起飞阶段，一阵风把飞艇吹向右侧，操纵牵引绳的地勤人员无法控制飞艇移动，飞行员试图起飞，但起落架撞到了栅栏，然后飞艇降落在一幢单层建筑物上，第二阵狂风把飞艇推到了下另一幢建筑物上。

防撞性

热气球与柳条吊篮间可提供防碰撞保护的设计很少。气球有限的定向控制也使避免碰撞更具挑战性。尽管存在这些问题，事故数据显示，绝大多数涉及气球事故的人要么没有受伤，要么只受了轻伤。

飞艇的构造和控制系统使飞行员操作起来非常安全。先前讨论过的所有涉及飞艇事故的人要么没有受伤，要么受到轻伤。由于飞艇外壳内的压力很低（1/15磅力/平方英寸），外壳上的一个小洞可能会导致气体在几个小时甚至几天内非常缓慢地逸出，从而影响飞艇的性能。外壳上的一个大洞可能会终止飞行任务，但仍然会让飞艇有足够的时间回到基地进行必要的维修。

轻于空气交通工具为航空业提供了一个独特的低速和安静的运行，飞行员不需要持有医疗证书。然而尽管缺乏医疗监督，但之前就存在的医疗问题并不是导致任何事故的因素。

超轻飞行

超轻型飞行器是由美国联邦法规第103部分超轻型交通工具中定义的。除教学用途外，这些飞行器拟由单人驾驶，用于运动或娱乐目的，如果没有动力则重量小于155磅（70.3公斤），如果有动力则重量小于254磅（115.3公斤）。有动力飞行器的燃料容量不超过5加仑。

这些重量限制不包括漂浮物或安全装置，例如弹道降落伞，这是为潜在的灾难性情况部署的。超轻飞行器还被限制在全功率速度不超过 55 节（101 公里 / 小时）校准空速，以及无动力时不超过 24 节（44 公里 / 小时）校准空速。超轻飞行器及部件不需要符合为飞机规定的适航认证标准或具有适航认证证书。

超轻型飞机器的类型

超轻飞行器包括滑翔机或轻型滑翔机、动力滑翔机、滑翔伞（图 27-4）、动力滑翔伞、悬挂滑翔机、气球和超轻飞机。

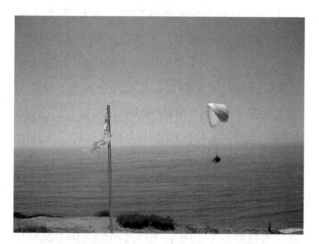

图 27-4　训练滑翔伞在加利福尼亚 Torrey Pines 上空飞行
（照片由 Arnold A. Angelici 博士提供）

超轻飞行器的操作限制

超轻飞行器的操作人员操作这类飞行器时不需要满足具备任何航空知识、年龄或经验要求，也不需要有医疗证明。虽然超轻飞行器的运营商不需要持有有效的医疗证书，但他们仍然必须遵守 CFR 中涵盖飞行员、飞行指导员和地面指导员认证的部分内容，特别是第 61.53 部分禁止在患有医疗问题期间操作飞行器。CFR 第 61.53 部分规定，当已知一个人的健康状况无法以安全的方式操作飞机时，该人不得担任飞行员。超轻飞行器的运营商没有有效的医疗证明，但需要有有效的美国驾驶证，他们必须符合美国驾驶证和任何司法或行政命令中规定的每一项禁令和限制，适用机动车驾驶。经营者不受体育飞行员限制的约束，超轻飞行器操作人员不必有医疗证书资格。CFR 第 103.7（b）部分的认证和登记没有说明如果他们无法获得医疗证明就不能操作飞行器。在 CFR 第 103 部分没有提到如果他们没有医疗证书的相关限制，也没有提到任何要求运营商有有效的美国驾驶证，只要他们符合第 61.23（B）部分，且能够安全地操作交通工具。

超轻飞行器运行的其他限制包括运行时间和运行地点。超轻飞行器运行时间仅限于日出和日落之间，如果其配备适当的防撞灯，运行时间可延长至日出前 30 分钟和日落后 30 分钟。所有超轻飞行器运行仅限于不受控制的空域，不得在城市、城镇或定居点的拥挤区域进行操作。在非控制空域离地面 1200 英尺（AGL）的高度或以下飞行时，能见度必须为 1 英里，且无云。如果超轻飞行器飞行超过 1200 英尺 AGL，能见度必须为 5 英里或更高。超轻型飞行器的操作人员也将遵守适用于所有其他飞机的通用操作规则和条例，包括在受管制的空域和禁飞空域内以及在接到航空通知（NOTAM）的指定地区附近限制飞行。

个人防护设备

个人防护设备的类型和数量根据所乘坐的飞行器而有所不同。开放结构的飞行器如滑翔伞、机动滑翔伞或悬挂滑翔机，为了安全操作，操作人员需要戴头盔和护目镜以保护头部和眼睛；衣服应覆盖手臂和腿，以及需要手套和鞋子，以保护免受强风、极端温度和空气中颗粒的伤害，如由热气流或其他天气现象携带的昆虫或碎片。如果飞行器有动力，服装可以用阻燃材料，由于其携带燃料和火源，存在着火的可能性。

安全带应该被安装和使用，保护操作者免受由于操作者主动或被动地突然加速或减速而造成的伤害，直立式座椅应当配备四点或五点式安全带，吊带式安全带适用于俯卧式、"重量转移控制"的飞行器。所有轻型滑翔机和滑翔机都推荐使用降落伞（图27-5），有两种类型的降落伞，一种是由飞行器的操作者佩戴的，另一种是机身降落伞。机身降落伞系统在1980年代早期引入，附在超轻飞机的机身上。如果飞机出现结构故障或无法恢复控制时，则打开降落伞，在整个恢复过程中操作者停留在超轻飞行器上。其中一些系统被称为弹道回收系统，因为降落伞是使用炸药或压缩空气而展开的。飞行器操作者周围的结构也是碰撞保护的一部分，目的是吸收降落伞在着陆时经历的一些冲击力。

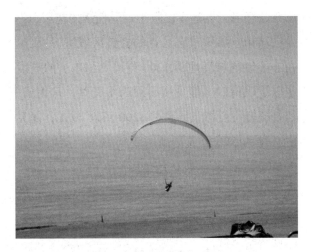

图27-5 单人滑翔伞在加利福尼亚州 Torrey Pines 从悬崖上起飞；注意座椅降落伞包

（照片由 Arnold A. Angelici, Jr. 医生提供）

涉及超轻飞行器的事故和事故数据

美国国家运输安全局（NTSB）不会调查涉及超轻飞行器的事件或事故。联邦航空局的责任是确定超轻飞行器的运行是否符合联邦条例，事故调查被委托给事故发生地的飞行区办事处主管指派的检查员。NTSB会继续报告涉及这类飞行器事故的可能原因。自1980年以来

至今，这类事故共有191起，其中93起事故涉及102人死亡，大多数致命事故中都有一些飞行员失误导致事故。Pagan发表的一篇文章研究了1985~2004年在NTSB数据库中报告的超轻飞行器事故。他得出的结论是，飞行员在特定制造或机型的飞行器飞行时间少于40小时，发生致命坠机事故的可能性明显增加；飞行员在特定制造或机型的飞行时间超过40小时，更有可能因为相关的维修问题，如发动机故障而坠毁。Schulze和Ricther在2002年回顾了1997~1999年在德国发生的所有滑翔伞事故，以确定滑翔伞相关的伤害趋势。他们分析了这一时期的409起事故信息，发现涉及滑翔伞的事故数量在减少，最常见的损伤类型是脊柱损伤，最常见的事故原因是滑翔机漏气（32%），其次是转向过度（14%）、与障碍物碰撞（12%）、起飞失误（10%）、着陆失误（13%）、天气状况误判（5%）、飞行前检查不合格（5%）、与其他飞行操作者空中碰撞（2%）、绞车过程中的事故（2%）和设备故障（<1%）。在受伤的飞行员中，40%飞行记录不到100次。39起事故中使用了紧急降落伞，10名飞行员严重受伤（26%），3人死亡。Gauler等人发表了41例滑翔伞事故导致脊髓损伤患者的回顾性分析，这41名患者的病例记录持续了10年。他们发现最常见的骨折部位发生在胸腰段，其中L1是最常见的椎体（30%）。2000年，Schulze等人分析了涉及55名男性和9名女性飞行员因滑翔伞事故而接受治疗的事故数据。他们发现62.5%的人脊柱损伤，18%的人骨盆骨折，54%的受伤者留下了持续的功能性残疾和抱怨。本研究中大多数事故的主要原因是由于飞行员在滑翔伞操纵中的失误或普遍缺乏对危险因素的认识。飞行中受伤的阶段划分为在着陆阶段为46%，在飞行阶段为43%，在起飞阶段为11%。另一项关于在偏远地区进行滑翔伞运动的研究中，Fashing等人

指出大多数伤害发生在起飞（42%）或飞行（44%）期间。除三起事故外，其余所有事故都归因于飞行员失误，43 例中有 34 例诊断为脊柱损伤，85% 为椎体骨折；38 名飞行员四肢受伤，7 人受到多重创伤，17 人头部受伤。在这项研究中没有死亡报告，但有 14 名飞行员受到关节或神经的永久性损伤。

伤害和事故预防

大多数调查人员指出，应采用改进的培训方案，以防止由于操作人员不熟悉设备而引起的伤害。一些人建议初学者和中级飞行员使用更安全、更简单的滑翔机，并通过分等级的性能和安全培训来提高飞行员技能。为了减少脊柱损伤，一些研究人员注意到，操作者在使用背部保护装置或背部保护衬垫后，这类损伤的发生率降低了。研究中没有一项表明，发生的任何事故是由先前存在的医疗状况造成的。虽然没有医疗监督，但由于飞行员的医疗状况导致事故的可能性仍然很小。这可能归因于这类活动参与者的年龄相对较为年轻（平均年龄 30 岁），而驾驶通用航空飞机的有证飞行员的平均年龄较大（平均年龄 47.7 岁）。超轻飞行器的运营并非没有风险，适当的培训、使用合适的防护设备以及充分的飞行前计划可以最大限度地降低超轻飞行器运行中固有的风险。

轻型运动飞机

2004 年 7 月 16 日，美国联邦航空局局长 MarionC. Blakey 签署了"轻型运动飞机的飞机和飞行员认证操作规则"，该规则于 2004 年 9 月 1 日生效。这标志着航空宣传组织，特别是飞机所有者、飞行员协会（AOPA）和 EAA，为振兴通用航空工业的"基层"部门所作的 9 年努力达到了顶峰。燃油价格上涨、新旧飞机成本增加、飞机维修和飞行培训费用增加以及医疗认证要求对大龄现役飞行员施加限制，都是促使航空宣传团体寻求制定轻型运动飞行规则的因素。轻型运动飞行规则对飞行员在上述各个领域提供了明显的优势。

轻型运动飞机在重量、性能和配置上都受到限制。如果飞机打算在陆地上运行，最大起飞重量不能超过 1 320 磅，如果在水中运行，最大起飞重量不能超过 1 430 磅。空速限制在 120 节，在飞机的最大重量下，失速速度不得超过 45 节。轻型运动飞机的座位不能超过两个，并且必须有固定的起落架（轻型水上运动飞机可以有可伸缩的起落架）、一个单独的往复式发动机和一个固定的或地面可调的螺旋桨。轻型运动飞机不能加压。

有资格的飞行员如果有适当的类别和等级可以驾驶轻型运动飞机，无需进一步培训。对寻求运动飞行员认证的个人培训要求包括至少 20 小时的总飞行时间、15 小时的教练飞行训练和 5 小时的单独飞行。想要获得运动飞行员认证的个人必须通过知识测试和实践测试。运动飞行员在以下情况中不能飞行，如受到雇佣、在夜间、在仪表条件下、在 A 级空域内，或在没有经过特定的培训和教员飞行日志认可情况下在 B、C 或 D 级空域内飞行。运动飞行员教练的要求也没有那么严格，潜在的轻型飞机运动飞行员教练至少必须持有运动飞行员证书，接受航空日志认可，通过适当的知识和实践测试，并有 150 小时的飞行员指挥时间。

轻型运动飞机的维修和检查要求也得到简化。该规则允许轻型运动飞机所有者检查和维护，而不需要进行大量耗时的培训来接受机身和动力装置的评级，也不需要检查人员和飞机评级，仅需 16 小时的检查培训和 120 小时的维护培训。

也许轻型运动飞机规则最有趣、最深刻和

最吸引人（对飞行员）的特点是医疗证明。医学自我认证是运动飞行员规则医学方面的基础。飞行员必须从医学角度自我证明，并确保如果他们知道或有理由知道任何医疗状况，则不驾驶他们的轻型运动飞机，此时驾驶飞机会使他们不安全。该规则明确规定，飞行员是否患有不安全驾驶飞机的医疗健康状况，由飞行员全权负责，并在适当情况下咨询私人医生。飞行员可以使用通用和有效的美国驾照作为医疗认证的证据，还需要申请人获得联邦航空局三级以上医疗证明，其最近的联邦航空局（FAA）医疗认证没有被暂停或撤销，以前获批的特别签发也没有被撤回。关于联邦航空局以前的医疗认证的限制性条款引起了来自航空和飞行员倡导团体的大量批评，他们期望该规则允许有效的美国驾照作为医疗认证证据，而不考虑未获得或撤销的 FAA 医疗认证。倡导团体正在努力敦促 FAA 修订运动飞行员 / 轻型运动飞机的相应规则。

因此，从通用航空的角度来看，运动飞行员 / 轻型运动飞机规则产生的总体效果是戏剧性的。随着许多新的国内和国际公司生产认证轻型运动飞机和实验飞机套件，一个全新的行业已经围绕轻型运动飞机成长起来。较低的燃料消耗使用汽车燃料、更低的维护成本，以及医疗认证方面的工作都对航空领域有利。许多大龄飞行员以前负担不起继续参加娱乐飞行活动或无法保证医疗认证，现在他们正在继续或重新进入通用航空行业。许多飞行员持有特别签发的 FAA 医疗认证，在每年进行的付费高昂的医疗检查（特别是与心脏有关的特别签发）中，他们可以选择根据运动飞行员 / 轻型运动飞机规则来行使特权，避免再次申请 FAA 医疗认证。

虽然振兴通用航空工业是值得称赞的，但在运动飞行员 / 轻型运动飞机规则上显然存在着健康和安全问题。维修和飞行员培训经验要求的减少有可能增加与飞行员判断和失误以及飞机维修有关的事故。虽然原则上飞行员每次操作飞机时都要进行医疗自我证明，但也可能导致其失能或医疗损伤事故的风险增加。最近的飞机事故大多是飞行员判断、决策或执行失误的结果，少数是由于机械故障造成的。同样 2% 或更少的飞机事故是由医疗原因造成的。运动飞行员 / 轻型运动飞机规则只实施了 3 年，航空宣传团体已经看到了成功，特别是在医疗自我认证方面促进了通用航空的振兴。时间将揭示运动飞行员 / 轻型运动飞机规则对健康和安全的影响。轻型运动飞机事故的数据必须收集数年时间，并与一般轻型飞机航空部门的事故数据进行比较。如果事故数据没有明显恶化，航空宣传团体有望成为更少监管控制的强有力支持者，将医疗自我认证的范围扩大，并可能对更重、更大的通用航空飞机实施更宽松的维护认证要求。运动飞行员 / 轻型运动飞机规则可能被证明是保持通用航空在美国生存的强大力量，然而对飞机事故的潜在影响还有待确定。

直升机飞行

直升机的独特之处

直升机为航空工业提供了独特的补充，能够执行许多固定翼飞机不容易完成的功能。直升机大小和配置各不相同，能够提供低空侦察飞行、搜索和救援、消防作业、救援提升作业、人员和伤病员运输以及设备运输等功能。在军事上，除了以上这些功能外，直升机还提供了目标获取、近中程拦截攻击和起吊负载操作。直升机通常在较低的海拔和空速下运行，不需要补充氧气，加速度暴露较少。这些可能是在低空和 / 或能见度天气条件下唯一的空中飞行器。直升机的操作可能同时发生在目视飞行规则（VFR）和仪表飞行规则（IFR）两种情况下。直升机有能力从着陆区空间最小的区域着陆和起飞，不需要跑道。

直升机通过一组旋转翼型或者旋翼叶片产生升力。旋翼系统由连接两个或多个叶片的中心轮毂组成，当叶片在空气中运行时，升力的产生方式与固定翼相同。气流经过旋翼系统的叶片产生垂直于旋转轴的平面的压力差。升力的大小是通过改变转子叶片的螺距角来改变的。这可以发生在所有叶片上，产生升力矢量的增加，或者在单个叶片中使旋翼系统倾斜，从而形成定向飞行。这一特性可以让飞行员完全控制由旋翼叶片产生的升力以及升力方向。

大多数直升机都配置了一个用于生产升力的单一主旋翼系统。旋翼系统由变速器上的主桅杆直接驱动，当旋翼向一个方向转动时，飞机机身倾向于向相反的方向旋转。这种旋转，或扭矩效应，随着发动机功率的变化而变化。由于发动机功率增加到旋翼系统，机身旋转也增加，随着转子功率的降低，转矩效应减小。在单主旋翼系统直升机上常用的一种对抗扭矩的方法是通过使用安装在尾部的反扭矩旋翼。尾旋翼被固定在垂直于主旋翼系统的旋转轴方向。与主旋翼一样，尾旋翼产生不同的升力或推力，这取决于叶片的螺距角，尾翼的推力是通过使用脚踏板来改变的，就像固定翼飞机中的方向舵踏板一样。直升机在静止悬停时，尾翼踏板也控制直升机的航向。然而一些直升机，如西科斯基 CH-46 "海上骑士"和 CH-47 "奇努克"有两种主要的旋翼系统配置，被称为串联旋翼直升机。这些直升机具有反向旋转的主旋翼系统，不产生扭矩效应，因此不需要一个反扭矩尾翼。

循环运动控制系统提供了直升机的前、后和横向运动的控制手段。直升机将向周期变距杆运动方向前进，向前或向后移动周期变距杆会导致机头向下或向上倾斜。在悬停飞行过程中，周期变距杆横向移动会使直升机左右移动，而在前向飞行过程会中产生滚转运动。这种运动是主旋翼系统的各个叶片在旋转平面上移动时产生不同螺距角的结果。串联旋翼直升机的控制输入产生类似的结果，但方式略有不同。

集成运动控制系统（collective 集成控制）提供直升机的垂直控制。共有运动是通过一系列的控制发送到主旋翼，同时改变所有叶片的螺距。提高集成控制可以增加主旋翼叶片的螺距角，降低集成控制会导致螺距角减小。

独特的振动暴露

直升机利用旋翼系统产生升力和控制方向。直升机旋翼系统有三种设计类型，半刚性旋翼系统类似于跷跷板，通常用于带有两个旋翼叶片的直升机。叶片被刚性地安装在轮毂上，轮毂能够在桅杆顶部倾斜，当一个叶片向下移动时，另一个叶片向上移动；铰接式旋翼系统使用铰链将每个旋翼叶片连接到轮毂上，铰链允许每个叶片独立运动。铰接式叶片能在水平面上上下运动（拍动）、前后运动（超前和滞后），并可独立改变螺距角；无铰链旋翼系统的功能类似于铰接系统，但使用的是弹性轴承而不是铰链，允许叶片的拍动以及叶片的超前 - 滞后运动。

所有三个旋翼系统设计允许转子叶片在旋转时上下拍动。当推进叶片上升时，攻击角度减小，从而减少该叶片产生的升力。后退叶片下降时，导致攻击角度增加以及产生更大的升力。减小前进叶片上的升力、增加后退叶片上的升力补偿了由于相对风速的不同而在旋翼桨盘上产生的升力差异。叶片拍动造成了不平衡状态，从而导致振动。为了最大限度地减少这些振动的发展，在铰接式旋翼系统中使用了拖动铰链，使叶片能够超前和滞后。无论旋翼系统的设计或配置如何，直升机都会产生振动力。

这些振动力为旋翼机乘员创造了潜在的健康问题。这些问题包括生理功能受损、疲劳加重、身体性能和协调能力下降、认知受损、背部和其他肌肉骨骼疼痛和视力障碍等（参见第五章）。直升机包含多种振动源，内部电源包括发动机、变速器、主旋翼和尾旋翼系统、辅助动力单元（APU）和发电机。每一种设备都产生一个独特的频率范围，所有这些都可能影响人类的生理功能和性能。从悬停过渡到定向飞行时，随着空速的增加以及飞机重量或载荷的增加，振动强度往往会增加。

独特的噪音暴露

直升机机组人员经常暴露于大于 85dB 的噪声水平中，一些直升机驾驶舱和机舱噪声水平超过 100dB。噪声暴露在 85dB 等效声级通常被认为是造成潜在健康风险的阈值（参见第五章）。除了旋翼和发动机噪声外，无线电和对讲机通信系统可以很容易地将噪声水平再提高 5dB。直升机噪声的特征是具有广泛的频率、峰值和持续时间。噪音可能会引起暂时或永久的听觉和非听觉影响，这取决于持续时间和强度。噪音的听觉影响包括暂时性阈值偏移和永久性感音神经性高频听力损失，非听觉影响可能包括疲劳、烦恼、行为改变（易怒）、注意力、解决问题、效能、阅读理解、记忆和交流干扰。

空间定向障碍的独特之处

空间定向被定义为在静止和运动过程中保持身体与周围环境相对方位的自然能力（参见第六章）。SD（空间定向障碍，Spatial Disorientation）是飞行员对方向的感知与现实不一致的条件，是与人相关的飞机事故中最常见

的原因。当飞行员无法正确地感知飞机或自己相对于地球表面和重力垂直平面的位置、运动或姿态时，就会发生 SD。直升机飞行员与其他飞机飞行员一样容易受到 SD 问题和错觉的影响。位于阿拉巴马州 Ft Rucker 的美国陆军航空医学研究实验室（USAARL）对美国陆军旋翼机作战中的 SD 进行了两次调查。有关航空事故的调查表明，在 30% 的 A 类至 C 类事故中，SD 作为一个重要因素被涉及到（表 27-1）。

表 27-1　陆军事故分类

事故等级	定义
A	陆军事故造成的财产损失总额在 100 万美元或以上的；陆军飞机或导弹被摧毁、失踪或遗弃；或受伤和 / 或职业病导致死亡或永久完全残疾
B	陆军事故造成的财产损失总额在 20 万美元或以上，但少于 100 万的；受伤和 / 或职业病导致永久性部分残疾，或三名或三名以上人员因一次事故住院治疗
C	陆军事故造成的财产损失总额在 2 万美元或以上，但不到的 20 万的；非致命伤害，在发生伤害的当天或当班以外造成任何工作时间损失；或非致命职业病，导致工作时间损失（例如 1 个工作日）或任何时候的残疾（时间损失）

对普通机组人员的调查显示，78% 的军事机组人员在飞行过程中曾一度迷失方向，8% 的人认为 SD 造成的症状在一定程度上威胁到了飞行安全。

用于与周围环境保持方向的信息有 90% 来自眼睛。视觉系统是最可靠的感官，在信息输入产生冲突的情况下，视觉系统通常覆盖来自前庭和本体感觉系统的输入（见第 6 章）。前庭系统由耳石器官和内耳半规管组成，为大脑提供次级定向输入。第三个向大脑提供定向输入的系统是压力感应本体感受系统。本体感觉系统包括皮肤、肌肉、关节和内脏器官中的神经，它们能感觉到表面压力、张力和拉伸差异。在地面上，前庭和本体感觉系统为大脑提供的

用于定向的输入最少。然而在飞行过程中，这些系统在感知身体位置和方向方面发挥了更积极的作用。这些被称为凭经验的感觉能力，当与视觉输入结合时可能会导致位置感觉不匹配，最终导致 SD。

有几个因素使直升机飞行更容易发生 SD。直升机在飞行方式上是独一无二的，它们往往比大多数飞机飞的更接近地球表面。这些飞行操作可能发生在低空或能见度差的天气条件下。飞行中最常见的与失定向事故相关的阶段是着陆前的准备阶段。

SD 发生机会增加的主要因素包括在能见度差条件下飞行和视觉线索丢失。这可能是由于雾和降水等恶劣天气条件造成的，也可能是直升机旋翼洗流产生的棕色外观（由灰尘引起）或白色外观（由雪引起）条件造成的。标准的直升机飞行仪表往往不如许多飞机那么坚固，可能不适合在某些操作条件下飞行。

空间定向障碍事故在晚上比白天更容易发生。在 USAARL 研究中，超过 40% 的 SD 相关事故发生在使用夜视设备（NVDs）的飞行过程中。航空人员必须熟悉可能影响安全飞行的视性错觉，因为可能会导致 SD 的发生。以下有几种视性错觉与直升机的操作密切相关。

瀑布效应错觉

发生在水面低空悬停或缓慢飞行时，较少涉及。旋翼洗流中产生的水滴向下运动，造成了飞机正在爬升的错觉。如果这种错觉没有被注意到，飞行员降低集成控制系统以阻止感知的爬升，将导致直升机从静止的悬停下降到水中。

波浪漂移错觉

发生在夜间悬停在高草或水面上时，较少涉及。波浪的运动吹出或远离飞机，造成飞机与波浪运动相反漂移的错觉。这种错觉会导致飞行员本能地调整循环控制系统，使其随着波浪的运动而漂移，从而脱离静止的悬停状态。

运动缺乏错觉

在低空飞行过程中，会出现运动缺乏错觉。缺乏可辨识的地形对比可能导致感知飞行速度比仪表显示空速快，导致飞行员不必要地增加空速。当在没有足够的视觉参考情况下悬停时，飞机可能在飞行员没有发现的情况下开始漂移。

弹坑错觉

在 NVD 操作过程中，可以发生弹坑错觉。观察红外线（IR）探照灯的边缘，会使人产生平坦地形向上倾斜的错觉。使用这些灯光观察另一架飞机着陆时，会让人产生一种错觉，以为所观察到的飞机正在下降到一个火山口，而实际上它是在平坦的地形上进行直线和水平飞行。

闪烁眩晕

是一种罕见的现象，是由频率约为 4 ~ 20 周/秒的稳定光闪烁引起。这种不寻常的飞行员对灯光闪烁的反应会在正常受试者中产生不愉快和危险的反应，包括恶心、眩晕、抽搐或意识丧失。这些反应的机理尚不清楚。

入迷或过分关注

这不是直升机操作独有的，然而由于大多数直升机作业都接近地表，入迷或过分关注有可能导致更糟糕的结果。在入迷的情况下，飞行员对明确定义的刺激没有作出充分的反应，尽管有所有必要的线索和适当可用的反应。个体把注意力集中在整体情况的一个方面，以至于排斥了知觉领域中的其他因素。目标固定是军事航空事故的原因之一。飞行员非常专注于击中目标，以至于他没有观察到高度，有时会使飞机飞向地面。

个人防护设备和程序

与固定翼飞行类似，直升机作业需要使用个人防护设备、措施和程序。军事飞行人员佩戴飞行头盔并配有丙烯酸护目镜，为头部和眼睛提供安全。除了头盔或耳机外，飞行员还使用听力保护装置来保护听力。最近出现的通讯耳塞（CEPs）通过在耳塞的泡沫核心内提供扬声器系统来保护听力，这样可以在减弱外部噪音的同时，改善音频理解力。大多数飞行员穿着阻燃靴、Nomex 飞行服和手套飞行。军用飞行背心提供额外的救生设备，包括紧急无线电发射机、信号装置、急救包、救生刀和口粮。灭火器、急救箱和紧急出口物品是直升机辅助设备的一部分。个人防护程序是对个人安全的补充，包括机组人员和乘客简报、紧急程序协议审查和紧急出口计划。

坠毁生存率和防撞问题

直升机的设计进步提高了飞机的坠毁存活率和耐撞性能。对飞机事故的彻底审查促使人们对直升机设计的不断改进。座位被设计成带有挤压箱，或在撞击时可以向下冲击，从而吸收和减弱 G 力。这些进步显著降低了乘员脊柱损伤的风险。安全带是四点或五点系统，由安全带和肩带组成，这些束带设计是为了在冲击中锁定，并将乘员牢固地固定在座位上，以减少摆动伤害。带有丙烯酸面罩的凯夫拉尔头盔外壳设计旨在吸收冲击力，以减少头部受伤。与汽车框架和车身设计特点一样，飞机机身设计成防撞，吸收冲击能量，并减少 G 力传递给乘员。尽管有这些改进，直升机坠毁仍然会发生，乘员可能会受到超出其身体防止严重伤害能力的 G 力伤害。

紧急疏散问题

飞行前准备的一个重要部分是机组人员和乘客简报，包括在紧急情况和随后的疏散期间需要立即采取的行动。如果有必要紧急着陆，则指示乘员留在飞机上并延迟疏散，直到旋翼叶片停止转动，如果发生火灾则必须立即撤离。直升机旋翼是高惯性系统，这意味着在发动机

的动力已经关闭后，旋翼将继续旋转，比飞机螺旋桨旋转的时间长得多。乘员在进行疏散时，需要保持对旋转的旋翼叶片和尾旋翼系统危险的意识。疏散口在不平坦地形时，旋翼系统与地面的间隙可能会显著减小。必须谨慎使用，以避免叶片打击伤害。

由于主旋翼系统相对于机身的位置，直升机具有较高的垂直重心，这一特点使其容易侧翻。当直升机在发动机仍然提供动力的情况下翻滚时，旋翼系统仍在转动，叶片会对地面产生剧烈冲击。这些力量被传输回动力系统，往往造成严重的乘员伤害和飞机损坏或破坏。

较高的重心也会影响紧急水上着陆。在初始撞击后，直升机倾向于横向滚动至倒置位置。这种方向的变化，加上能见度降低和溺水的风险，使直升机水上降落特别危险。军事水中生存训练，包括熟悉直升机水中出口和紧急呼吸装置，在紧急水上着陆避免溺水死亡。

事故中最常见的诱因和原因

在超过 80% 的航空事故中，人为失误通常被认为是一个明确的诱发因素，其他较少发生的原因与发动机故障、维修不足和环境条件有关。航空军医在航空事故预防和调查中的作用集中在回顾和调查事故中涉及的人为因素的作用，可能造成事故或促成事故的人为失误因素包括不适当的安全标准、不充分的培训、领导不力和 / 或个人失能等问题。

许多回顾航空事故的文章被撰写发表，特别是直升机事故。军事部门有几个安全杂志，回顾和讨论飞行和飞行安全方面的许多问题，包括航空事故。这些文章还介绍了导致事故的因素和降低风险的方法。美国陆军的《飞行传真》、美国海军的《临近》以及美国空军的《飞行安全杂志》和《火炬杂志》都专注于机组人员的教育、风险降低和事故减少。如上文所述，SD

是航空事故的一个重要因素。由 SD 造成事故的其他重要因素包括夜间和 NVD 飞行操作，不慎飞行进入仪器气象条件（IMC）增加了失定向和事故的风险。飞行作业中出现"沙盲"或"雪盲"造成的视线受阻、着陆时错过进场时机以及低空/低速操作都会增加事故的风险。

2006 年发表在《安全研究杂志》上的一篇文章总结了新西兰民用直升机致命和非致命事故最常见因素。研究人员使用多元 Logistic 回归分析发现，这些事故中有几个有统计学意义的显著因素。坠机后起火和坠毁地点在机场外大大增加了死亡的可能性，尽管未能得出天气简报、空运业务和机场外坠毁是显著增加非致命伤害可能性的因素。很少有飞行员或飞机的特性与造成致命或非致命坠机伤害的风险有关。

有关直升机医疗后送运输服务事故的民用研究也得出了类似的结果。在一项研究中，坠机后火灾、恶劣天气和夜间飞行是致命坠机的显著增加因素。在另一项研究中，着陆过程中的障碍物碰撞、恶劣的天气条件和训练不足是与事故有关的因素。一项澳大利亚的研究发现夜间飞行是事故的主要危险因素。抗撞击燃料系统是减少坠机后火灾的一个显著的安全改变。所有类型的军用飞机都统一采用了这些燃料系统，但民用直升机的使用虽然缓慢增加，但仍然较少。

特技跳伞，跳伞和无动力伞降运动

使用一种装置来减缓坠落速度的想法似乎早在 12 世纪起源于中国。列奥纳多·达·芬奇（Leonardo da Vinci）所画的用亚麻和木头制作的金字塔形装置是已知的最早的降落伞设计。第一次"伞降"被广泛认为是法国物理学家路易斯·塞巴斯蒂安·勒诺曼德（Louis Sebastien

Lenormand）的行为，据报道他曾手持两支伞从一棵树上跳下来，但大约 2 年后的 1785 年，另一名法国人 J. P. 布兰查德（J. P. Blanchard）制造了第一个丝绸、非刚性的框架降落伞。据报道，布兰查德在从一个受损的热气球紧急逃生后，成功地使用了该装置减缓了自己的下降速度。

现代跳伞运动的起源通常可以追溯到安德烈·雅克·加纳林（Andre Jacques Garnerin），自 1797 年开始，他从热气球上进行了一系列跳伞，其中一次是在 2400 多米的高空进行表演的。据报道他在降落时，降落伞伞盖剧烈摆动，导致加纳林产生严重的运动病。1804 年，法国科学家约瑟夫·勒兰德斯（Joseph Lelandes）提出了顶点通风口的概念，在伞冠中心有一个圆孔，有助于消除伞冠振荡的问题。

现代基于降落伞的航空航天活动的范围远远超出了降落伞的起源，用来阻止物体坠落的装置。降落伞（parachute）一词来源于法语 para，意为"防御"或"盾牌"，与意思是"坠落"的词 chute 连接，由此产生的混合词字面上翻译为"防止坠落"。降落伞一词的起源可以追溯到前面提到的早期法国飞行员让·皮埃尔·布兰查德（Jean-Pierre-Francois Blanchard）（1753-1809）。

降落伞是现代航空航天和地面活动的一个组成部分。航空航天跳伞操作或跳伞运动的统一特点是每项活动的最后时刻都涉及到参与者在柔性织物降落伞盖下从空中活动过渡到地面活动。

本节将介绍无动力的伞降运动、特技跳伞或跳伞，以及滑翔伞或高山跳伞。特技跳伞和跳伞这两个术语通常适用于一系列的伞降运动，包括一个人从飞机或高地降落并展开一个打包的降落伞，以延缓返回地球的整个或后半部分下降过程。FAI（（Fédération Aéronautique Internationale））体育章程（2006）将降落伞定义为"一种可折叠的利用空气施加的力量来抵消重力的装置"，将跳伞定义为"一个人从任何类型的飞机上跳下来，包括更重的或轻型飞行器，在下降的整个或部分过程中使用降落伞"，将悬挂式滑翔机的定义为"一种悬挂式滑翔机，飞行员可以仅用的腿来进行徒步起飞和降落"，将滑翔伞定义为"一种没有刚性主结构的悬挂式滑翔机"。FAI 章程不包括 BASE（Building-Antennae Span-Earth）跳跃。另一种主要的无动力降运动即滑翔伞或高山跳伞，是指一个人在一个已经膨胀的降落伞罩下，从地面的高架位置徒步起飞。

本节不考虑帆伞运动，这涉及到一名穿戴降落伞的参与者被机动交通工具，通常是一艘动力船拖上高空；滑翔降落软翼机或动力降落伞飞行，利用发动机提供在降落伞罩下飞行所需的推力；悬挂式滑翔机使用半刚性机翼而不是柔性织物降落伞；三轮超轻型飞机飞行（动力悬挂滑翔机），包括半刚性悬挂滑翔机类型的机翼以及提供推力的电机（见本章前面的超轻飞行部分）。

跳伞的特殊性质

现代的无动力伞降运动可以划分为几个因素，包括跳伞地点（飞机或地面）和／或高度（低、中、高或极端）、行动类型（民用与军用）、伞罩展开方法和使用的降落伞伞罩类型。

跳伞地点

飞机或地面

跳伞者能够从任何高的位置跳伞，高度要满足降落伞伞包可以有效打开，并在着陆前有充分的减速。跳伞可以从飞机（比空气重，LTA，有动力的，无动力的）或地面位置（山峰，建筑，桥梁等）开始。从陆地位置开始的跳伞称为定点跳伞（BASE）。在定义中，BASE 一词是指进行跳伞活动的地点缩写：建筑物（Buildings）、

线塔（Antennae）（无人居住的塔，如空中桅杆）、有跨度的建筑（Spans）（桥梁、拱门或穹顶）和地面自然地形（Earth）（悬崖或其他自然地形）。定点跳伞这一术语是由卡尔·博尼什（Carl Boenish）（1941～1984年）提出的，许多人认为他是现代定点跳伞之父。滑翔伞飞行要么从一个高架地面位置发射，要么使用一个动力绞车发射，并在成功返回地面位置时终止。

跳伞高度

低、中、高或极端

跳伞者可以从至少100英尺高的地面水平（AGL）高度以及以平均海平面（AMSL）为基准的海拔103 000英尺高度进行跳伞。20世纪50年代，低空拉开式跳伞成为空中表演的一个奇观，降落伞伞盖在飞行过程中展开，并用于将伞兵从飞机上拉出。1960年8月16日，在美国空军航空医学实验室代号为 Excelsior III 的任务中，约瑟夫·W·基廷格（Joseph W Kittinger）（美国空军上尉）在102 800英尺（31 330米）的高空从一个氦气球上一跃而下。他坠落了大约84 700英尺（25 820米），然后自动打开了主降落伞伞盖。基廷格在大约90 000英尺（27 400米）的高度达到614英里／每小时的速度，这通常被错误地称为他在自由降落期间打破了音障（例如吉尼斯世界纪录，2006年），在90 000英尺高度声速大约是670英里／小时（1078公里／小时）。

低空跳伞

虽然许多定点跳伞都是在低空进行，但民用休闲跳伞在低于2000英尺地面水平（AGL）展开降落伞盖是不常见的。定点跳伞使用特殊的装备（例如降落伞和跳伞服），通常在起跳时预先展开一个小型阻降伞，因为跳伞者的速度不足以及时展开常规降落伞伞盖，并且跳伞者降落时距离悬崖或楼房／建筑物很近。然而军事伞兵使用低空跳伞的方法，通常是在夜间，将

人员插入作战行动地区。这些低空跳伞方法通常利用固定拉绳技术来加快降落伞伞盖的展开。虽然还是从高处进行，但是滑翔伞可以从地面水平起飞，或使用绞车从 1000 英尺到 1500 英尺地面水平（AGL）高度起飞。

中高度跳伞

绝大多数的民用休闲跳伞活动都是从不到20 000 英尺的平均海平面水平（AMSL）的高空跳伞，并且在高于 2000 英尺 AGL 的高度展开降落伞伞盖。这些跳跃在自由落体或伞下阶段不需要使用氧气，尽管一些更高海拔的破纪录的尝试（从 15 000 英尺以上跳跃）在飞机上升到跳跃高度时使用补充的氧气。定点跳伞通常从海拔 2000 英尺以上高度进行，现代有记录的尝试从更高的高度跳伞。1992 年 8 月 26 日，Nic Feteris 和 Glenn Singleman 登上了大特朗戈峰，然后从西北面跳下，降落在 Dunge 冰川的北侧，从海拔 5955 米（19 537 英尺）高度跳下，在 4200 米（13 779 英尺）高度着陆，垂直下降1755 米(5758 英尺)。2006 年 5 月 23 日,格伦·辛格曼、希瑟·斯旺等人爬上了印度北部更高的梅鲁峰，然后从海拔 6604 米（21 667 英尺）高度跳下，在 4850 米（15 912 英尺）的高度着陆，垂直下降的高度为 1754 米（5755 英尺），与前者几乎相同。

高空跳伞

高空跳伞，通常从海拔超过 20 000 英尺的AMSL 高度进行，通常需要在呼吸前期间和 / 或降落阶段补充氧气。军事高空跳伞行动（HAPO）包括高空低开（HALO）和 / 或高空高开（HAHO）任务。HALO 任务需要进行长时间的自由落体，较晚展开伞盖；而 HAHO 任务，通常是为更隐蔽的渗透深入被拒绝进入的领土，需要提前展开降落伞伞盖，在伞盖下长时间降落。偶尔也会有民用休闲高空跳伞，从 25 000 英尺 AMSL高度跳下。

极端高度降落伞

降落伞从阿姆斯特朗线上方跳下（理论上这个高度，体液中的水会在体温下沸腾。阿姆斯特朗线或极限是在 ~ 63 500 英尺 AMSL 高度，大气压力 0.0618 标准大气压）是罕见的，部分原因是这种跳伞需要大量（和昂贵的）设备和后勤支持。在最近的几十年里，几个民间团体已经组成，试图打破基廷格在 102 800 英尺（31 330 米）高空跳下氦气球的非官方记录。迄今为止，这些尝试都没有成功。

1960 年基廷格的跳伞记录没有被 FAI 官方认定，因为他在下降的自由落体阶段早期就使用了一个小型的阻力罩。官方的跳伞高度记录是由叶夫根尼·安德烈耶夫（Yevgeny Andreyev）保持的，他在 1962 年从 80 325 英尺（24 483 米）的高空跳下，没有使用阻力伞来稳定自由下降过程。1962 年安德烈耶夫的跳伞打破了另一位俄罗斯选手尼古拉·尼基廷（Nikolai Nikitin）的官方记录，尼基廷于 1961 年从 46 965 英尺高度跳伞。

民用跳伞

现代民用跳伞的种类和范围是非常大的。世界各地的跳伞者从空中或地面跳跃，经历一段不同的自由降落期，然后展开降落伞伞盖下降落到地面。在跳伞的自由降落和伞下阶段可以进行各种各样的活动。民用跳伞的一些变化包括：

（1）定点（建筑物、线塔、有跨度的建筑或地面自然地形）跳伞。

（2）自由降落机动，包括杂技（自由降落、造型、自由飞行等）以及在努力自由降落期间达到高速。

（3）多个跳伞者自由降落编队［相关活动（RW）］和伞下造型［伞盖相关活动（CRW）］。

（4）多种自由下落设备，如空中冲浪，在自由下落过程中使用一个改装过的滑雪板来"冲浪"，并使用翼服或速度服，分别增加自由下落滑翔比或终极速度。

（5）伞下机动，包括尽可能接近指定目标的精确着陆。

（6）载客飞行（串联跳伞）。

（7）在自由降落和伞下期间摄影和电影拍摄。

（8）专业民用跳伞作业，如消防人员或搜救人员的部署。

最近，根据军用降落伞用于帮助和／或延缓飞机着陆的做法，民用跳伞的一项改变是使用弹道（强制展开）降落伞回收系统从紧急情况下安全回收飞机（另见上文超轻飞行部分）（图27-6）。

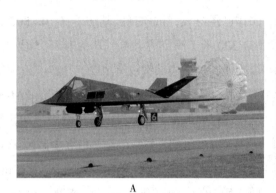
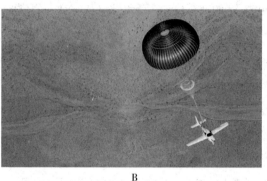

图 27-6　辅助飞机着陆和紧急恢复的圆形降落伞

A：一架美国空军 F117 夜鹰隐形战斗机在着陆后使用圆形降落伞来降低速度，从而减少降落时的跑道距离。（USAF 公共信息）；B：一些现代民用飞机，如 Cirrus SR20，使用一个大的、强力展开的（弹道）圆形降落伞，在飞行中遇到紧急情况时提供安全恢复（Cirrus 设计公司）。

军事跳伞

跳伞在现代发展的早期就被采用到军事领域，跳伞行动实际上是世界上几乎每一支国防力量的组成部分。在第一次世界大战初期，驻扎在系留风筝气球上的空中观察员配备有降落伞，以便在脆弱和易燃的观察平台受到固定翼飞机或地面炮火袭击时可以迅速撤离。矛盾的是，第一次世界大战战斗机飞行员最初并没有得到降落伞，部分原因是，当时打包降落伞的重量和体积以及错误的观点，即拥有降落伞会干扰飞机机组人员的攻击性。第一次世界大战后期，部队开始使用降落伞，并在第二次世界大战期间和之后进行了大量改进。

现代军事跳伞几乎和民用跳伞一样多样化。军用降落伞（用于载人）包括以下用途：

（1）飞机紧急弹射。

（2）中低空跳伞，将人员（或大或小的群体）放入行动区域（大规模战术行动）。

（3）HAHO 和 HALO 型的高空降落伞作战（通常由特种作战部队使用）。

（4）串联跳伞行动将未经跳伞训练的人员或犬只放置到行动区域示范队跳伞。

伞盖展开

飞行前或到达终极速度前／后。

跳伞者的伞盖可以在任何自由落体之前展开，在达到终极速度之前的自由落体阶段早期或者在跳伞者达到终极速度之后展开。在降落伞的背景下，自由落体是指降落伞在伞盖打开之前跳伞的下落阶段。作用在自由下降的跳伞者身上的力应该是重力和空气对他们的身体、衣服和设备的摩擦力。在其他情况下，自由落体更准确地指仅靠重力作用的运动，如太空行走（或轨道舱外活动）。跳伞者的终极速度是他／她的重量（重力）和空气阻力（空气摩擦相等时的速度，跳伞者不再加速。对于大多数对流层（对流层是地球大气中最低和最密集的一层，含有 75% 的质量，以及几乎所有的水蒸气和气溶胶）跳伞来说，空降的自由落体速度约为 120 英里 / 小时（195 公里 / 小时）。特殊的自由落体姿势和服装使得自由落体跳伞者能够达到 200 英里 / 小时（320 公里 / 小时）的终极速度。1960 年，约瑟夫·基廷格（Joseph Kittinger）从 102 800 英尺（31 330 米）的平流层跳下，达到了 614 英里 / 小时（990 公里 / 小时）的终极速度。

滑翔伞飞行员在地面上飞行时（依靠自然气流、借助飞行员行走或风力助跑或使用绞车），先将伞篷充气，然后开始飞行。

固定拉绳式跳伞者通过与飞机相连的固定绳索自动展开伞盖，并在离开飞机时立即将降落伞从背上的背包中拉出。跳伞者只经历了很短的自由落体阶段。

许多定点跳伞者永远不会达到自由落体终极速度，因此，需要专门的降落伞罩和安全带设计，以便在较低的速度下安全打开。一些定点跳伞者在如此低的高度边缘操作，以至于他们在开始跳跃时需要激活阻流伞或使伞篷充气。

大多数跳伞都是参与者在自由落体阶段达到终极速度，然后再展开伞盖。对于低于 20 000 英尺的高空跳跃，这通常需要大约 1000 ~ 1500 英尺（或 10 ~ 15 秒）的自由下落，才能达到终极速度。

降落伞的类型

降落伞通常是由一种轻便、结实的织物构成，由"可撕裂"的尼龙组成，尼龙由一组悬吊线、带子和配件连接到一个稳定的人和 / 或被携带的物品的安全带组件上。悬吊线从伞篷上的附着点延伸，通常通过布环或金属连接器连接在几个坚固的带子的末端，称为立管，再连接到安全带上。降落伞有多种形状和大小，但大多数现代降落伞都属于圆形降落伞和冲压空气降落伞两大类。

（1）圆形降落伞：圆形降落伞是典型的圆顶状结构，垂直截面为半圆形、抛物线或近三角形。与冲压式降落伞不同（见下文），圆形降落伞通常不会产生显著的升力，主要是通过产生足够的阻力来发挥作用，以延缓下落的人或物体的速度，使地面冲击速度可以容忍。一般来说，现代圆形降落伞可以让跳伞者以 10 ~ 15 英尺 / 秒的相对恒定的垂直速度下降，最终的着陆速度算法也受到着陆时发生的任何水平漂移的影响。圆形降落伞被用于大多数形式的军事跳伞（例如低空固定拉绳式伞兵行动）以及许多紧急情况（例如飞机弹射座椅和弹道降落伞飞机回收系统）和货物应用。圆形降落伞很少用于现代休闲 / 运动跳伞，无论是作为主降落伞还是后备降落伞。早期的圆形降落伞是简单的扁平半球，由一层近似三角形的织物片（或三角形材料）缝在一起形成。这些降落伞由于降落时降落伞伞盖下捕获的空气不规则排出而不稳定，而且明显缺乏定向控制。现代圆形降落伞通过各种设计特征来解决这些稳定性问题，包括使用少平和更多的锥形分解形状、前面提到的顶点通风口，以及通过修改基本的伞盖形状来定向控制，通常是通过从伞盖织物中切割出来的部分（图 27-7）。

圆形降落伞设计的其他变化包括环形降落伞（基本上是圆形降落伞，中间有一个大的圆形孔）和星形降落伞（圆形降落伞上切下四个大的三角形片）。与现代航空跳伞相比，这种更极端的圆形降落伞变化形式在货物和机动运动应用中更常见。

（2）冲压空气降落伞：大多数现代跳伞都是使用充压空气伞篷，在展开过程中自我膨胀形成一个形成机翼或翼形状（伞翼）。与圆形降落伞设计相比，冲压式空气降落伞可以产生大量的升力和阻力，并提供更大程度的稳定性、速度和方向控制。

冲压式空气副翼由两个主要的织物层（上和下）组成,通过翼型织物伞骨或间隔隔板连接,形成一系列称为间隔间的空间。这些单元的前边或前缘大部分是开放的（端口）,后缘是关闭的。许多伞骨都有圆形孔（通信端口）,允许空气在间隔间之间移动。在许多设计中,在翼伞的末端、间隔间或伞骨上,没有开放的前缘端口。

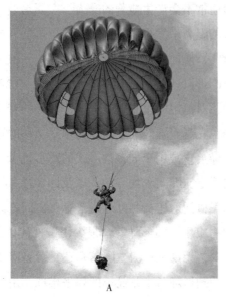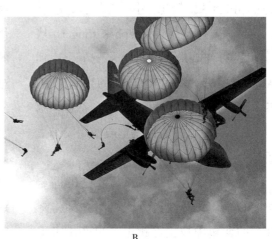

图 27-7　圆形降落伞的变化

A.一名使用圆形伞篷并携带一包作战装备悬吊在伞篷下的固定拉绳式军事伞兵。圆篷设计包括一个顶端通风口,以提高稳定性,以及其他几个开口,以提高机动性和向前运动（美国海军公共信息摄影）；B.军用降落伞中使用的带有顶端通风口的圆形伞篷。顶端通风口提供了一些额外的稳定性,但这种伞篷设计提供了有限的前进运动和方向控制（美国陆军公共信息摄影）。

当伞篷展开时,空气被强行或冲击进入开放的前缘端口,使间隔间膨胀。这种增加的空气压力通过通信端口在翼伞中均衡,也允许任何终端间隔间膨胀。由于这些单元被高压空气冲压填充,并受到连接伞篷和降落伞背带的悬挂线的约束,伞篷在展开时自动膨胀并保持翼型。不同的冲压空气翼伞设计用于不同的目的。冲压式空气滑翔伞伞罩可能更大,有更多的单元,并比冲压式空气降落伞伞罩具有更有效的升力 - 阻力特性,也必须能够可靠地承受在自由下降终极速度展开时产生的压力（图 27-8）。

跳伞活动中相关的航空医学

跳伞活动的范围仅限于一些基本的物理限制（如万有引力定律）以及参与者的想象力和创造力。因此,对于跳伞航空医学需要考虑的问题都是常见的各种形式的跳伞共同问题（例如着陆时下肢受伤的风险）,以及特定活动中特有的问题（例如向心性损伤的风险,很有可能是由于高速旋转而产生的,某种程度上是极端高空跳伞期间空气阻力降低造成）。跳伞活动的航空医疗问题与其他航空航天活动（例如滑翔伞和悬挂式滑翔）的航空医学问题之间也有一定程度的重叠。

跳伞环境的危害

无动力跳伞运动的多样性使降落伞飞行员在操作过程中暴露在各种各样的航空医学危害中。这些危害包括海拔 - 缺氧、减压病（高空跳伞）、气压创伤（快速下降）、低体温、暴露于

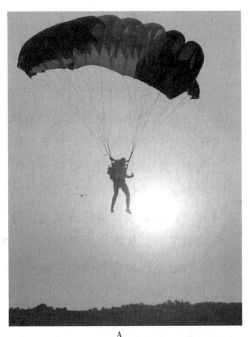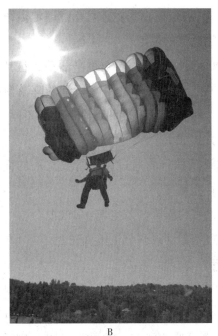

图 27-8 冲压式降落伞伞盖

A. 一个现代的方形冲压式降落伞正在操纵着着陆。这种类型的伞盖的滑翔比通常在 4～6∶1 的范围内；B. 另一个着陆时的冲压式降落伞伞盖。这次着陆是以最小的前进速度完成的。照片由伊戈尔·耶雷米奇（Igor Jeremic）提供。

太阳辐射等等，加速度 - 开启冲击、旋转（向心效应）等的影响，撞击 - 空中碰撞、着陆损伤等，自由落体过程中经历的空气 - 风切变效应，SD，设备故障。

缺氧

跳伞运动的参与者经常暴露在 10 000 英尺以上的海拔高度。这种暴露伴随着因低压缺氧而丧失能力或行为障碍的风险（另见第 2 章）。一些跳伞活动，例如军事跳伞行动和民用串联跳伞，也涉及中等水平的体力消耗，可能会增强低压缺氧的影响。军用高空跳伞在进行 13 000 英尺 AMSL 以上的作业时经常需要使用加压飞机和自给补充氧气。此海拔以上的行动计划越来越多的考虑在预呼吸时使用 100% 氧气，以减少减压病的风险。民用休闲跳伞者通常从海拔 10 000～13 000 英尺海拔高度的非加压飞机上跳伞。在这些海拔高度缺氧丧失能力的风险很低，而且这种风险由于暴露在 10 000 英尺海拔高度以上的时间相对较短而进一步减轻。休闲

跳伞运动员也从 12 000～15 000 英尺的海拔高度范围内进行跳伞，缺氧损伤的风险略有增加。通常在飞机上通过鼻导管和 / 或简单的面罩补充氧气，以维持接近正常的组织氧合，直到跳伞前的一小段时间，一旦停止补充氧气，暴露在高海拔相对较短的时间可以减轻缺氧损害的风险。

双人跳伞者和尝试自由落体的休闲跳伞者通常从 15 000～20 000 英尺海拔高度跳下。跳伞者在此高度范围内缺氧损害的风险增加，特别是当加上增加的体力负荷时，飞机中的补充氧气变得至关重要。关于在下降过程中使用氧气的决定将取决于适用于该活动的规定以及对跳跃的高度 - 时间剖面的分析。例如，对从 20 000 英尺海拔高度进行的定点跳伞的风险管理评估可能会权衡跳伞者的高度适应情况（已攀登高峰），事实上大多数下降阶段是进行自由下降，持续时间不到 3 分钟，所以跳伞者可以在跳跃前立即进行预吸氧，而在下降过程中不

补充氧气。目前还未知哪个国家有管理定点跳伞运动员使用氧气的规定。

在 20 000 英尺以上的高空跳伞活动，包括军事高空跳伞行动，几乎总是在行动的降落阶段使用氧气。根据跳跃高度和下降剖面的不同，氧气的输送方式如下：

（1）在跳跃执行前通过鼻导管或宽松的面罩进行连续补充氧气。

（2）通过密封面罩调节空气 - 氧气混合。

（3）通过密封面罩调节正压氧气。

减压病

降落伞减压病是不常见的，最常见的情况是跳伞者在水下活动之后进行跳伞活动，通过自给式呼吸器呼吸空气和 / 或混合气体。减压病也可能发生在高空或极端高空跳伞，如军事高空跳伞行动。军事高空跳伞行动的一些附加特征如体力消耗、寒冷暴露和可能的水下暴露，可能进一步使参与者容易患减压病。

目前还没有关于水下潜水和跳伞之间安全间隔的公开准则。一般原则（见第 3 章）表明，较深或减压潜水比浅层非减压潜水风险更高，较高海拔跳伞操作风险更大。考虑到这些因素，可以合理地建议，例如在浅潜（不超过 10 米深度的盐或淡水）的 24 小时内或在更深的潜水（≥ 10 米深度的盐或淡水）的 48 小时内不进行高空跳伞操作。同样，在潜水后 12 和 24 小时的时间可能同样适用于民用休闲跳伞。

气压性创伤

跳伞者在上升和下降过程中都会经历压力变化，在自由下降过程中经历的环境压力迅速增加通常具有更大的意义。对流层自由落体终极速度导致大约 10 000 英尺 / 分钟的下降速度。因此，鼓膜气压性创伤可以被认为是一种相对常见的跳伞并发症，虽然相对较轻。虽然坊间证据支持这一点，但在跳伞者损伤调查中通常没有提到气压创伤，这可能是因为损伤的性质

相对较轻。鼻窦、口腔和其他气压性创伤也是跳伞的可能并发症。

寒冷暴露

跳伞使参与者暴露在较低的环境温度下，同时由于自由落体和伞盖下运动的风寒效应，温度还会进一步显著降低。虽然对休闲跳伞运动员来说，寒冷暴露的不良影响并不常见，但对于军事高空跳伞者来说是一个严重问题，他们可能会在伞下或自由降落期间长时间暴露在极低的温度下。从高山发射地点飞行的试图打破纪录的定点跳伞者和滑翔伞运动员，也可能在起飞前后暴露在极端的寒冷中。在这种情况下，穿着温暖的多层服装和保护皮肤免受风寒暴露成为重要的考虑因素。

辐射暴露

从平流层高度进行的跳伞使参与者暴露于与行动的高度 - 时间分布以及所使用的防护设备和衣服相称的更大剂量的宇宙和太阳辐射。

打开冲击

打开冲击是因为跳伞者的速度从自由落体过渡到伞下阶段时，降落伞伞篷展开而产生减速。降落伞开启冲击受减速持续时间、减速幅度以及减速伞位置和装备等因素的影响。

当降落伞伞盖在较高高度展开时，打开冲击会增加。这是因为在较高的高度（由于空气密度降低）自由落体（终极）速度更大，因此自由落体和伞下阶段之间的速度变化更大。更高的高度也导致降落伞伞盖更快速的展开，这也会增加打开冲击的幅度，减少打开冲击发生的时间。通常情况下，民用运动跳伞者可能会受到 3 ~ 5G 的开启冲击，而军事高空跳伞者可能会受到高达 10 ~ 15G 的开启冲击，通过升降器传递到跳伞者的身体。在最近一项关于民用体育的研究中，跳伞"硬开启"和"无意识的主开启"在 539 885 次跳跃记录的 257 起受伤事件中占了 13 起。

打开冲击的大小可以通过降低降落伞伞盖的展开高度和伞盖的设计特征（如冠层和悬挂线材料和结构）来减小，部分吸收和/或延长主伞盖的展开，从而在更长的时间内传导减速，从而减少打开冲击的力量。无论大小，打开冲击都会导致严重的肌肉骨骼和软组织损伤。这种损伤通常是连枷、扭转或鞭击伤的组合，以及安全带或其他设备造成的挫伤和/或撕裂伤。

可以通过以下方法降低降落伞打开冲击引起损伤的风险：

（1）通过在较低但安全的高度展开伞盖来降低速度变化。

（2）通过装备设计增加速度变化的时间，并在较低的高度展开。

（3）采用稳定和适当的自由落体姿态，以减少伞盖展开时的连枷或扭转。

自由落体旋转的向心效应

跳伞者在自由落体过程中可以有意和/或无意地旋转。自由落体时的旋转可能会导致跳伞者迷失方向，但不太可能导致任何直接的身体伤害。在基廷格 1960 年从 102 800 英尺（31 300 米）自由下落之前的测试中，假人以每分钟 200 转或超过 200 转的旋转速率（人类旋转极限和意识丧失等）进入水平旋转。在平流层自由落体（从 26 000 ~ 58 000 英尺……取决于纬度）时的旋转不仅可能导致严重的定向障碍，还可能导致肢体活动能力下降和血液淤积导致相关意识丧失的向心效应。在"Excelsior（精益求精）"系列的早期跳跃中，基廷格由于阻力降落伞的纠缠，在 120 转/分的水平旋转中失去了意识。在极端高度自由落体时，可以使用一个小的阻力风罩来防止水平旋转。目前还不清楚在极端高度自由下降的情况下，单靠身体姿势如何避免或中止旋转，但安德烈耶夫（Andreyev）1962 年从 80 325 英尺（24 483 米）跳下时，没有使用阻力伞，也没有水平旋转。

空中碰撞

跳伞者之间可以相互碰撞或与空投飞机碰撞。这种碰撞可能发生在跳伞的任何阶段，并可能导致直接的创伤、跳伞者之间或跳伞者与飞机结构之间的缠绕、或降落伞伞盖故障。定点跳伞者也可能会与起跳的建筑物、结构或悬崖面发生碰撞，这可能发生在自由落体或伞下阶段飞行时。跳伞者中空中碰撞相关的风险主要通过训练（编队跳跃仅限于经验更丰富的跳伞者）和佩戴防护头盔来降低。在最近一项关于民用跳伞受伤情况的研究中（据报告，539 885 次跳伞中有 257 人受伤），5 人因与跳伞飞机相撞而受伤，4 人因与另一人相撞而受伤。

定点跳伞采用多种方法来降低跳伞者与地面建筑物过早碰撞的风险。一些定点跳伞者使用专门的连体衣，在四肢和躯干之间有蹼状的"翅膀"。这些服装允许定点跳伞者飞的更远，例如在悬崖面跳跃时和展开伞篷之前。定点跳伞者也可以非常小心地配置和展开伞篷，以确保初始的伞下飞行远离建筑物或悬崖面。

着陆受伤

跳伞或滑翔伞着陆是从伞下飞行到陆地活动的过渡。着陆涉及在伞下飞行时从地面速度减速到静止。

冲压式空气降落伞的机动性使跳伞者既能够转向适当的着陆位置，也可以在与地面接触之前立即进行终端滑行平飞，以降低速度的垂直分量。圆形降落伞可用于军事低空跳伞，为跳伞者提供的机动性较差，因此较少选择准确的着陆地点，且减少终端冲击的能力也较低。

军用固定拉绳式跳伞的跳伞员（圆形伞篷）着陆时，其垂直速度通常为 13 英里/小时（21 公里/小时或 ~9 英尺/秒或 6 米/秒），水平速度主要取决于地面风速，而军用冲压式空气降落伞（例如 MC-5）通常的前进速度为 15 ~ 25 英里/小时（24 ~ 40 公里/小时），垂直速度为

8 ～ 18 英尺 / 秒（2.5 ～ 5.5 米 / 秒）。民用冲压式降落伞从性能较低的训练降落伞到性能较高的降落伞，其水平速度超过 30 英里 / 小时（50 公里 / 小时），滑翔比（水平和垂直飞行距离之间的比率）在 3 ～ 7 之间。在理想条件下，一个表现良好的冲压式空气降落伞能够以几乎零水平和零垂直速度降落。

在跳伞过程中，着陆伤害相对常见。跳伞者降落时，身体的任何部位都可能受伤，但主要是下肢受伤。在以下情况中，跳伞着陆受伤的风险将增加：

（1）更高的伞下地面速度（例如顺风着陆、部分伞篷故障、为速度和敏捷性而设计的小表面积的冲压式空气降落伞）。

（2）着陆过程中的控制降低（例如跳伞者受伤或丧失能力、部分伞盖失效）。

（3）在非理想地点着陆（例如不平整或不稳定的地面、密集的林地）。

（4）跳伞员在降落过程中无法判断到地面的距离（例如军事夜间跳跃、灰尘或异物造成的视力障碍等）。

（5）伞篷展开低于 1500 ～ 2000 英尺海拔高度时，不适当的延迟展开降落伞伞篷（例如经验不足、设备故障、人为失误、恐惧）。

（6）使用圆形降落伞，而不是冲压式空气降落伞伞篷。

降落伞在水中着陆也使跳伞者面临溺水的风险，特别是在降落过程中受伤或跳伞者在水中被降落伞设备缠住的情况下。

空气冲击

跳伞者从飞机上跳下来，最初暴露在与飞机的空速成正比的气流中。这方面的一个极端例子可能是飞行员从飞机中高速弹射出。离开飞机后不久，自由下降的跳伞运动员会经历以其自身空速（通常）120 英里 / 小时（190 公里 / 小时）的空气冲击。

这种空气冲击会导致外部软组织，特别是面部的扭曲和拍动。空气冲击也会导致四肢损伤，尤其是肩关节脱位。空气冲击的另一个常见的不良影响是在自由落体和伞下飞行过程中干扰跳伞者的视力。气流通过使跳伞者眼睑痉挛、过度撕裂和偶尔将空气中的异物冲入眼睛，干扰跳伞者的视力。

为了防止空气冲击的影响，跳伞者戴上眼睛防护设备，如护目镜或头盔面罩。

在一项对 539 885 次跳伞的研究中，报告了 257 例受伤，其中 3 例是与空气冲击有关的肩关节脱位。

定向障碍和错觉

跳伞者会在空间和 / 或时间上产生定向障碍。很多因素会导致跳伞者迷失方向，在自由落体过程中翻滚或旋转，或部分展开的伞篷故障导致快速螺旋飞行，都可能导致 SD。

自由落体可能与不准确的时间感知有关，特别是对于没有经验的跳伞者。这可能是由于自由落体带来的兴奋和愉悦感。在自由落体过程中，训练有素的跳伞运动员要经常检查他们的高度计，从而避免由于失去时间方向而导致的伞盖延迟展开的可能性。

就像任何其他形式的飞行一样，跳伞者也会产生视性错觉，特别是在接近地面和着陆过程中。例如对于一个跳伞者来说，判断一片人工松林是由小的还是成熟的树木组成是很困难的。

许多降落伞设备组合包括一个气压自动展开装置（ADD），该装置被设定在预定的压力高度上展开降落伞伞盖。ADDs 用于民用和军用跳伞，可以设置在不同高度展开伞篷，并在跳伞者丧失能力或迷失方向时提供一个额外的安全层。

跳伞医疗健康

《芝加哥公约》附件 1 所载的由国际民用航空组织（民航组织）管理的国际民用航空医疗

标准（另见第 28 章）并没有包含跳伞医疗健康，没有适用于跳伞或其他跳伞运动的国际医疗健康要求。目前不仅没有国际医疗标准，而且不同的国家也以不同的方式管理跳伞医疗健康。确定跳伞者健康状况的国家采用以下一种或多种方法：

1. 接受民航监管机构（如 FAA、CAA 等）签发的医疗证书。

2. 使用由跳伞运动参与者提出并经执业医生确认或认可的医疗健康声明。

3. 使用跳伞运动参与者作出的医疗健康声明。

例如，美国综合采用了前面案文中概述的三个备选方案。在美国，联邦航空局管理跳伞航空医疗认证，要求参与者持有有效的一级、二级或三级联邦航空局医疗证书，或持有注册医生发出的健康证明书，或填写一份美国降落伞协会推荐的医疗声明，证明参与者适合进行跳伞运动。

在英国（UK），跳伞者必须申报其健康状况，并通过填写由执业医生签署的"跳伞健康声明 / 医生证明"获得医疗许可。加拿大也实行类似的制度，要求跳伞者获得并出示由执业医生在过去 24 个月内签署的"体检合格证明表"。在英国和加拿大，健康声明 / 体检合格证明表格都载有可能使候选人不适合跳伞的健康状况的基本指导信息。

民用无人驾驶飞机系统操作

无人驾驶飞机系统（UASs）对美国联邦航空局（FAA）来说是一个独特的挑战，因为它们与国家航空系统（NAS）相整合。UAS 由三个独立但交互的组件组成。

第一个组件是飞机本身。大多数无人驾驶飞机（UAs）携带某种类型的有效载荷用于完成主要任务。这种有效载荷通常是摄像头，会向地面工作人员发送视频图像，然而有效载荷也

可以是其他类型的科学测量设备、信号中继设备甚至货物。军事系统的有效载荷包括武器和监视设备。可能有效载荷的类型和大小仅受飞机的大小和系统制造商想象力的限制。

第二个组件是控制站，通常称为地面控制站（GCS）。GCS 是 UA 飞行员用来向飞机发送飞行命令并接收飞机关于其位置、姿态和状态的信息接口。它也是有效载荷操作员接收来自有效载荷的信息并向有效载荷发送命令的位置。控制站的种类和其控制的飞机一样多，其中一些由单一的手持设备组成，另一些是可以容纳几个人的大型拖车。

第三个组件是数据链，它是连接飞机和 GCS 之间的纽带。除了 GCS 和飞机之间发送的信号外，该组件还包括产生和接收这些信号的天线和其他支持设备。数据链的控制和管理是一项额外的任务，不强加于有人驾驶飞机的飞行员。这是使此系统独特的一个方面，并增加了与将系统集成到 NAS 相关的问题。

由于飞行员与飞机分离，相对于载人飞机，他们接收来自飞机的信息有限。有关飞机的位置、姿态和状态的数据是通过直接的感官接触（如看到和听到）或通过数据链接获得的。由于系统的物理限制，可以通过数据链传输的数据量必然是有限的。因此有关飞机位置、姿态和状态的传输数据必须限于对飞行安全和有效性最关键的数据。

在 NAS 中安全飞行成为常规之前，有几个问题必须解决。例如，感知和避开飞机不能与载人飞机相同的方式完成。此外飞行员的冒险行为可能会受到影响，因为飞行员与飞机的命运并不相同。然而在本章中我们将只讨论一个问题，这个问题是将 UAS 纳入 NAS 中的医学意义。这些医学意义围绕着两个基本问题，第一个问题是 UAS 飞行员的医疗认证要求应该是什么？应该和载人飞机的飞行员一样吗？就解决这些

系统的飞行员认证需求而言，这是一个重要问题；第二个问题是，将这些系统引入 NAS 后可以预期什么样的损伤和其他医疗条件？即使飞行员离开飞机，受伤和其他问题仍然是可以预料的。讨论将包括飞行员和其他人员。

无人驾驶飞机系统类型

目前在世界范围内有超过 600 种不同的无人机，意味着有数千架飞机。目前生产的无人机种类繁多，图 27-9 显示了几个示例。它们的重量从只有几盎司到超过 25 000 磅不等，它们的大小不一，从手掌大小的型号到几乎像客机一样大的型号，机身包括固定翼、旋转翼和气球，还有其他几种变化，此外发动机（和/或马达）的数量、性能、发射和着陆方法也有很大的差异，续航时间从几分钟到几周不等。

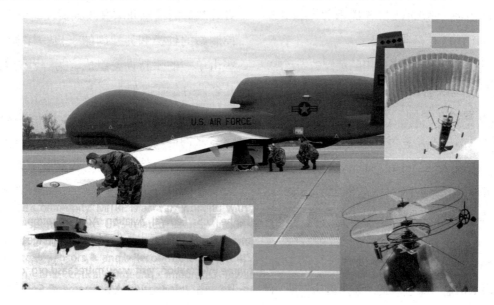

图 27-9　各种无人驾驶飞机种类举例

无人飞机系统飞行员的医学检查/选择标准

在某种意义上，UAS 飞行员的医学标准应该与载人飞机的飞行员一致。这两种情况下的关键问题是飞行员丧失能力的危险，以及飞行员是否能够充分和安全地执行所需的任务。一个讨论 UAS 飞行员医学认证的小组得出结论，UA 飞行员丧失能力的风险低于载人飞机飞行员的原因有以下几个：首先，假设非军事行动的控制站在地面上，与气压变化有关的因素都可以被忽略；其次，目前许多 UASs 都有针对丢失的数据链建立的程序。数据链丢失，飞行员无法向飞机发送指令，这相当于飞行员丧失能力；第三，系统的自动化水平决定了飞行员失能的

危险程度，因为高度自动化的系统（例如全球鹰）可以使无人机继续正常飞行，无论飞行员是否在场；最后，与载人飞机不同的是，在飞行过程中如果 UA 飞行员丧失能力，可以很容易地更换飞行员，当然前提是有合格的飞行员。

同样，UA 飞行员对于身体的要求不如载人飞机那样严格，因为他们不像载人飞机飞行员那样受到同样的身体压力。此外，许多控制站不需要与载人飞机驾驶舱相同的精神运动技能水平或使用腿和脚。

由于飞行员丧失能力的风险降低和身体需求减少，似乎有理由建议，UA 飞行员的医学认证要求应低于载人飞机飞行员。事实上，Tvaryanas 最近的一份报告得出结论，至少对于美国空军的大型和武器化无人机的飞行员来说，

目前的载人军用飞机医学标准是不必要的限制。另一方面，美国联邦航空局尚未对非军事飞行员得出这一结论，这表明目前的民用飞行员医学标准对 UA 飞行员是足够的，例外情况可以通过豁免程序处理。

涉及无人飞机操作损伤的最常见的原因和促成因素

与所有其他类型的飞机不同，当 UA 坠毁时，飞行员通常不会处于危险之中，然而这并不意味着无人机没有潜在的伤害甚至死亡。本节将回顾涉及 UA 操作损伤的一些常见诱发因素和原因，并提出可能发生损伤的潜在来源和类型。由于这些操作的特性，数据仅限于支持本节所作的假设。尽管如此，仍然有必要提出潜在的伤害，以便在问题出现之前采取预防措施。

与飞机接触

一项对 300 多起军事 UA 事故的分析没有发现任何伤亡。同样，一项关于军队 UA 的 221 起事故的研究没有报告任何机组人员或平民受伤。然而，零星有一些关于人员与 UA 接触（或几乎接触）的伤亡报告。在一份概述美国陆军飞行 UA 事故的报告中，在总共 56 起事故中，有 2 起事故报告人员受伤。在一次事故中，一架飞机撞上了建筑物的金属门，大楼内的一个人在匆忙躲避时受伤，但没有与飞机直接接触。在第二次事故中，一名外部飞行员受伤，当时飞机的机翼击中了飞行员手持的飞行控制箱，造成轻微割伤和撕裂。

从其他来源来看，一架"猎人" UA 发生了事故（图 27-10），飞行员在降落飞机时撞到自己，摔断了腿（Ft.Huachuca 无人机训练中心，个人通信）。此外，与先锋 UA 合作的人员报告了与螺旋桨接触有关的伤害（Ft. Huachuca 无人机培训中心，个人通讯）。

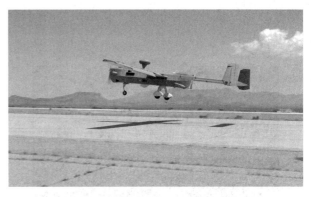

图 27-10 "猎人"无人驾驶飞机
（由诺斯罗普·格鲁曼公司提供）

在世界无线电控制（RC）爱好者飞行中观察到螺旋桨相关损伤是最常见的类型，其中绝大多数是手指受伤（杰伊·梅利（Jay Mealy），航空建模协会，个人通讯）。然而，自 1995 年以来，由于人员被飞机击中，发生了两起与驻地协调员有关的死亡事件（杰伊·梅利（Jay Mealy），个人通讯）。

2006 年 10 月出现了第一个已知的被 UA 意外杀害的人。事故发生于 2006 年 10 月 3 日刚果民主共和国首都金沙萨，比利时军队驾驶的一架 B-Hunter UA 在金沙萨的恩多洛机场起飞后不久经历了两个引擎的故障。随后的新闻报道表明，飞行员试图中止起飞并故意关闭发动机，飞机在离机场大约 1 公里的街道上坠毁，造成一名妇女丧生。这起事故发生在 2006 年 8 月，另一架 B-Hunter UA 在同一地区被击落之后不久，那次事故造成 6 人受伤。

工作区相关伤害

由于许多控制站与办公室工作站相似，使用这些控制站的人员可能会受到与困扰着办公室工作人员同样类型的伤害。图 27-11 显示了"影子" UA 的控制站。控制站包含一个键盘、轨迹球和操纵杆，用于处理用户与飞机的交互。虽然目前没有关于工作站相关问题的资料，但很明显，会有发生某些类型的重复性运动障碍，背部、颈部疼痛，或其他与办公室工作站相关的问题的可能性。

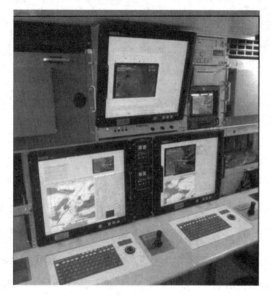

图 27-11 "影子"UA 控制站，显示典型的办公室工作站组件

除了正常的办公工作站控制外，另一个潜在问题是存在不符合人因标准设计原则的非标准控件或显示器位置。例如图 27-12 显示了"捕食者"UA 的控制站，在图中很容易看出右边的操纵杆太大，飞行员的手无法容纳。此外，在这个图中没有看到第二个大显示器，位于窗口显示上方。在其他许多系统中也可以很容易地找到其他非标准控件的例子。

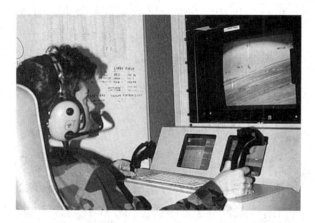

图 27-12 "捕食者"UA 控制站，显示右侧超大的操纵杆

系统特异性损伤

某些损伤是可以预期的，这是特定类型的系统特有的。例如一些系统有火箭辅助起飞（RATO）瓶，在发射过程中使用。其他类型的发射和回收设备也可能对机组人员构成危险。有些飞机使用弹射器或弹弓发射飞机，回收系统包括网和牵引线。图 27-13 显示了一架"乌鸦"UA，它是通过投掷发射的，以这种方式发射的系统的重量从几磅到 10 磅不等。虽然目前没有关于手发射造成的伤害的数据，但肩部受伤的可能性是存在的。

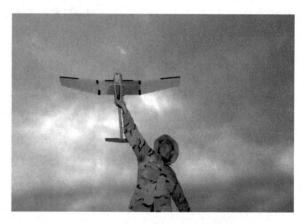

图 27-13 手工发射"杜鸦"无人机

其他潜在问题

除了讨论的人为因素之外，还存在其他潜在问题，这将取决于如何使用某些系统。例如，一些如 Aerovironment 公司的"太阳神"UAS 系统可以一次在高空停留数周，使用这些飞机的公司必须处理机组人员疲劳和轮班等潜在问题。尽管存在过度使用机组人员的可能性，就轮班时间而言，更有可能采用军队、政府或工业的标准轮班做法。但是，有必要制定关于在飞行期间机组人员轮班时间长短和程序的标准和准则。

结论

将无人机系统整合到 NAS 系统对 FAA 提出了独特的挑战。这也为制造商和用户带来了新的机遇。然而，每一个新的机遇也伴随着新的风险。有些风险如被移动的飞机击中，是显而易见的，已经有记录的案例发生过这种情况。其他风险并不那么明显，只会随着时间的推移，随着这些系统的使用增加并涉及到更广泛的人群，才会显现出来。在这一点上，由于没有数据表明某些类型的伤害或其他风险的发生率，因此这些潜在的风险对于民用空域的无人机来说是未知的。与所有风险一样，如果危险是已知的，可以实施培训协议、程序和设计更改来减轻这些风险。现在是开始这项任务的时候了。

于 飞 译 王志翔 校

参考文献

[1] Flight Research Group, Advanced Maneuver & Upset Recovery Training. http://www.calspan.com/upset.htm.（Last accessed on December 24, 2007.）

[2] Robson D. Skydancing: aerobatic flight techniques. Newcastle: Aviation Supplies & Academics, 2000.

[3] Williams RS. Adverse effects of Gz in civilian aerobatic pilots. Aviat Space Environ Med 1998;69（Suppl 5）:55.

[4] Muller TU. G-induced vestibular dysfunction（'The Wobblies'）among aerobatic pilots: a case report and review. Ear Nose Throat J 2002;81（4）:269-272.

[5] Epley JM. New dimensions of benign paroxysmal positional vertigo. Otolaryngol Head Neck Surg 1980;88（5）:599-605.

[6] Epley JM. The canalith repositioning procedure: for treatment of benign paroxysmal positional vertigo. Otolaryngol Head Neck Surg 1992;107（3）:399-404.

[7] National Transportation Safety Board. www.ntsb.gov/ntsb/query.asp.（Last accessed on December 24, 2007.）

[8] Martin TE. The Ramstein airshow disaster. J R Army Med Corps 1990;136（1）:19-26.

[9] Kamel F, Engel LS, Gladen BC, et al. Neurologic symptoms in licensed private pesticide applicators in the agricultural health study. Environ Health Perspect 2005;113:877-882.

[10] National Transportation Safety Board Report. ARG-06-02, Annual review of aircraft accident data: U.S. General aviation, calendar year 2002. 2006.

[11] Federal Aviation Administration. Lighter-than-air operations. eBALLOON.ORG, http://www.faa.gov/other visit/aviation industry/designees delegations/designee types/ame/ media/ Section%20II. 4.5%20Lighter-Than-Air%20 Operations .doc.（Last accessed on Aug. 30, 2007.）

[12] The history of hot air ballooning. Wikipedia The Free Encyclo- pedia, http://www.eballoon.org.（Last accessed on December 24, 2007.）

[13] Airship Association. Frequently asked questions about airships. http://www.airship-association.org/whatis.html.（Last accessed on Aug. 30, 2007.）

[14] Hot air balloon. Wikipedia The Free Encyclopedia, http://www.en.wikipedia.org/wiki/Hot air balloon.（Last accessed on December24, 2007.）

[15] First successful solo attempt. eBALLOON. ORG, http://www.eballoon.org/flights/first-around-the-world-solo.html.（Last accessed on December 24, 2007.）

[16] De Voogt AJ, Van Doorn RR. Balloon crash damage and injuries:an analysis of 86 accidents, 2000-2004. Aviat Space Environ Med 2006;77:556-558.

[17] Hasham S, Majumder S, Southern SJ, et al. Hot-air ballooning injuries in the United Kingdom（January 1976-January 2004）.Burns 2004;30（8）:856-860.

[18] National Transportation Safety Board. Aviation accident database and synopses. www.ntsb.gov/aviation/aviation.htm.（Last accessed on Aug. 30 2007.）

[19] U.S. Code of Federal Regulations（CFR）, Title 14: Aeronautics and Space, Part 103: Ultralight Vehicles, Subpart 103.1: Applicability, Department of Transportation, 2007.

[20] U.S. Code of Federal Regulations（CFR）, Title 14: Aeronautics and Space, Part 103: Ultralight Vehicles, Subpart 103.7: Certification and Registration, Department of Transportation, 2007.

[21] U.S. Code of Federal Regulations（CFR）, Title 14: Aeronautics and Space, Part 61: Certification: Pilots, Flight Instructors, and Ground Instructors, Subpart 61.53: Prohibition on Operations During Medical Deficiency, Department of Transportation, 2007.

[22] U.S. Code of Federal Regulations（CFR）, Title 14: Aeronautics and Space, Part 61: Certification: Pilots, Flight Instructors, and Ground Instructors, Subpart 61.23: Medical Certificates-Requirements and Duration, Department of Transportation, 2007.

[23] U.S. Code of Federal Regulations（CFR）, Title 14: Aeronautics and Space, Part 103: Ultralight Vehicles, Subpart 103.11: Daylight Operations, Department of Transportation, 2007.

［24］U.S. Code of Federal Regulations（CFR）, Title 14: Aeronautics and Space, Part 103: Ultralight Vehicles, Subpart 103.15: Operations Over Congested Areas, Department of Transportation, 2007.

［25］U.S. Code of Federal Regulations（CFR）, Title 14: Aeronautics and Space, Part 103: Ultralight Vehicles, Subpart B-Operating Rules, Department of Transportation, 2007.

［26］BRSBallistic Recovery Systems.BRSBallistic parachutes:information for emergency personnel. http:brsparachutes.com/ViewDocument. aspx?DocumentID=34.（Last accessed on December 24, 2007.）2006.

［27］NTS Board. Chapter 168: Investigate an accident. In: General aviation operations inspector's handbook, order 8700.1. National Transportation Safety Board, 2006.

［28］PaganBJ, deVoogtAJ,VanDoornRRA.Ultralight aviationaccident factors and latent failures: a 66-case study. Aviat Space Environ Med 2006;77:950-952.

［29］Schulze WW. Injury prophylaxis in paragliding. Br J Sports Med 2002;36（5）:365-369.

［30］Gauler R, Moulin P, Koch Hans, G, et al. Paragliding accidents with spinal cord injury: 10 years' experience at a single institution. Spine 2006;31（10）:1125-1130.

［31］Schulze W. Pattern of injuries and prophylaxis in paragliding. Sportverletz Sportschaden 2000;14（2）:41-49.

［32］Fasching G, Schippinger G, Pretscher R. Paragliding accidents in remote areas. Wilderness Environ Med 1997;8（3）:129-133.

［33］FAA Aerospace Medical Certification Division. Pilot medical certification statistics report. Civil Aerospace Medical Institute,2007.

［34］Bohnsack M, Schroumlter E. Injury patterns and typical stress situations in paragliding. Orthopade 2005;34（5）:411-418.

［35］ExadaktylosAK, SclabasG, Eggli S, et al. Paragliding accidents—the spine is at risk. A study from a Swiss trauma centre. Eur J Emerg Med 2003;10（1）:27-29.

［36］Kruumlger-Franke M, Siebert CH, Pfoumlrringer W. Paragliding injuries. Br J Sports Med 1991;25（2）:98-101.

［37］Federal Register, Department of Transportation, Federal Aviation Administration. 14 CFR Parts 1, 21 et al. Certification of aircraft and airmen for the operation of light sport aircraft. Final Rule. July 24,2004.

［38］38. Aircraft Owners and Pilots Association. Website:http://www.aopa.org/sportpilot/.（Last accessed on Aug. 30 2007.）

［39］Experimental Aircraft Association. Website:http://www. sportpilot.org/.（Last accessed on August 30 2007.）

［40］Gleim IN, Gleim GW. Sport pilot syllabus. Gainesville: Gleim Publications, 2006.

［41］U.S. Code of Federal Regulations（CFR）, Title 14: Aeronautics and Space, Part 61: Certification: Pilots, Flight Instructors, and Ground Instructors, Subpart 61.53: Prohibition on Operations During Medical Deficiency. Department of Transportation, 2007.

［42］U.S. Code of Federal Regulations（CFR）, Title 14: Aeronautics and Space, Part 61: Certification: Pilots, Flight Instructors, and Ground Instructors, Subpart 61.303: If I want to operate a light-sport aircraft, what operating limits and endorsement requirements in this subpart must I comply with?, Department of Transportation, 2007.

［43］Aircraft Owners and Pilots Association. The 2005 nall report. http//:www.aopa.org/asf/publications/05nall.pdf.（Last accessed on December 24, 2007.）

［44］U.S. Army Field Manual FM-3-04.203（Fundamentals of Flight）,Incorporated into FM-3-04.201, March 10, 1988.

［45］Non-auditory effects of noise exposure. www-nehc.med. navy.mil/downloads/occmed/hctoolbox/Toolbox files/ Non Auditory Effects of Noise.ppt#290,16,Cognition.（Last accessed on August 30, 2007.）

［46］46. O'Hare D, Chalmers D, Scuffham P. Case-control study of risk factors for fatal and non-fatal injury in crashes of rotary-wing aircraft. J Safety Res 2006;37:293-298.

［47］Baker SP, Grabowski JG, Dodd RS, et al. EMS helicopter crashes: what influences fatal outcome? Ann Emerg Med 2006;47（4）:357-360.

［48］Thies KC, Sep D, Dersken R. How safe are HEMS-programmes in Germany? a retrospective analysis. Resuscitation 2006;68（3）:359-363.

［49］Holland J, Cooksley DG. Safety of helicopter aeromedical transport in Australia: a retrospective study. Med J Aust 2005;182（1）:17-19.

［50］50. Hayden MS, Shanahan DF, Chen LF, et al. Crash-resistant fuel system effectiveness in civil helicopter crashes. Aviat Space Environ Med 2005;76（8）:782-785.

［51］Myer J. An introduction to deployable recovery systems（SAND85-1180. Sandia National Laboratories, 1985.

［52］Barnhart. RK. In: Steinmetz S, ed. The Barnhardt dictionary of etymology, 2nd ed. Bronx: H.W.Wilson

Co., 1988.

［53］FAI sporting code. Lausanne: F´ed´eration A´eronautique Internationale,2006.

［54］Fantastic catch in the sky, record leap toward earth: space race soars with a vengeance, in LIFE magazine. 1960（29 August）. 20-25.

［55］Aviation, stunt flyer Cliff Winters, in LIFE magazine. 1961（17 November）.

［56］Ryan C. The pre-astronauts:manned ballooning on the threshold of space. Annapolis: Naval Institute Press, 1995.

［57］Kittinger JW, Wentzel V. The long, lonely leap. Natl Geogr Mag 1960;118（6）:854-873.

［58］Offman C. Terminal velocity: what it's like to free-fall 130,000 feet,in WIRED magazine. 2001（August）. p. 128-135.

［59］Vivian EC. A history of aeronautics. New York: Harcourt, Brace & Company, 1921.

［60］Bricknell MC, Craig SC. Military parachuting injuries: a literature review. Occup Med（Lond）1999;49（1）:17-26.

［61］Baiju DS, James LA. Parachuting: a sport of chance and expense.Injury 2003;34（3）:215-217.

［62］Ekeland A. Injuries in military parachuting:a prospective study of 4499 jumps. Injury 1997;28（3）:219-222.

［63］Westman A, Bjornstig U. Injuries in Swedish skydiving. Br J Sports Med 2007;41:356-364.

［64］Barrows TH, Mills TJ, Kassing SD. The epidemiology of skydiving injuries: world freefall convention, 2000-2001. J Emerg Med 2005;28（1）:63-68.

［65］Ellitsgaard N. Parachuting injuries: a study of 110,000 sports jump.Br J Sports Med 1987;21（1）:13-17.

［66］66. Marriott M, Macdonell R, McCrory P. Flail arms in a parachutist: an unusual presentation of hereditary neuropathy with liability to pressure palsies. Br J Sports Med 2002;36（6）:465-466.

［67］Knapik JJ, Craig SC, Haunet KG, et al. Risk factors for injuries during military parachuting. Aviat Space Environ Med 2003;74（7）:768-774

［68］Westman A, Bjornstig U. Fatalities in Swedish skydiving. Accid Anal Prev 2005;37（6）:1040-1048.

［69］Dawson M, Asghar M, Pryke S, et al. Civilian parachute injuries;10 years on and no lessons learned. Injury 1998;29（8）:573-575.

［70］Williams KW. Unmanned aircraft pilot medical certification requirements.Technical Report No. DOT/FAA/AM-07/3. Washington,DC: U.S. Department of Transportation, Federal Aviation Administration,Office of Aerospace Medicine, 2007.

［71］Tvaryanas, AP. The development of empirically-based medical standards for large and weaponized unmanned aircraft system pilots.Document #HSW-PE-BR-TR-2006-0004, U.S. Air Force, 311th Performance Enhancement Directorate, Performance Enhancement Research Division, 2006.

［72］Williams KW. A summary of unmanned aircraft accident/incident data:Human factors implications. Technical Report No. DOT/FAA/AM-04/24. Washington, DC: U.S. Department of Transportation,Federal Aviation Administration, Office of Aerospace Medicine,2004.

［73］Thompson, WT, Tvaryanas, AP, Constable, SH. U.S. military unmanned aerial vehicle mishaps:assessment of the role of human factors using Human Factors Analysis and Classification System（HFACS）. Document # HSW-PE-BR-TR-2005-0001. U.S. Air Force, 311th Performance Enhancement Directorate, Performance Enhancement Research Division, 2005.

［74］Manning, SD, Rash, CE, LeDuc, PA, et al. The role of human causal factors in U.S. Army unmanned aerial vehicle accidents. Report # 2004-11. U.S. Army Aeromedical Research Laboratory, 2004.

［75］La Franchi, P. EUFOR details Belgian B-Hunter UAV crash that caused civilian death, 2006. http//:www.flightglobal.com/Articles/Article.aspx?liArticleID=209716&PrinterFriendly=true（Last accessed on Aug. 30, 2007）.

［76］Belgian Aviation History Association（BAHA, 2006）. EUFOR details Belgian B-HunterUAVcrash. www.brakke.be/forum/viewtopic .php?p=1268&sid=84081ebd354ab27da480d06368dea179.（Last accessed on Aug 30 2007.）

［77］FlightGlobal.com. Belgium resumes Congo UAV operations after B-Hunter is shot down. 2006.www.flightglobal.com/articles/2006/08/14/208465/belgium-resumes-congo-uav-operations-after-bhunter-is-shot.html.（Last accessed on August 30 2007.）

第二十八章

国际航空航天医学实践及发展历程

> 希望如此吧！让我们期盼有一天，能出现一艘完美飞船——虽然现在只能够隐约预见到，更别说想到——给这个世界只带来益处，它可以拉近星球间的任何地域之间的距离，使人与人之间关系亲密，人类文明程度更高，加速实现那个只有和平且人人友善的美好时代。
>
> ——奥克塔夫.夏尼特，1894

多年来，航空医学随着航空学发展而不断发展。自航空学诞生以来，医学部分就被加入军事活动,继而是民用部分,再就是航天部分(space component)。最终，航空航天医学被认为是代表所有航空航天医学领域执业者的活动，无论其活动领域是否包括航天部分。由于航空航天医学的国际性特点，航空医学实践者们，通常指航空医生（AME，aviation medical examiner）或者是航空军医（军事或宇航局的航空军医），在国际范围内有很多交叉合作。然而至今他们却从未正式地被称为"国际航空医学专家"。很多航空医学实践者可以通过其在一些具有影响力的国际组织中的活动价值对这方面的国际交流合作产生一定的影响，他们更多地通过这种途径体现价值。无论如何，航空医学实践者都是在一个独特的实践环境里工作。

另一个影响航空医学实践者工作实践环境的重要方面即航空航天医学本身的发展，尽管设置航空军医的初衷是为了保障飞行员的正常飞行，但自这本教科书前一版出版以来，这个初衷的内容已被扩充了很多。

本章旨在简要概括跟航空学相关的国际组织的发展，以及这些组织的发展如何对属于或为其工作的航空医学实践者们的航空航天医学实践产生影响的。我们会适当在文章中提及这些国际组织的一些活动。尽管世界卫生组织（WHO world Health Organization）跟航空学并没有直接的联系，世界卫生组织和其制定的很多规则将在本章内容中占很大篇幅，原因在于大众的健康可以对航空活动产生很大的影响。

国际民航组织（ICAO International Civil Aviation Organization）

随着航空学的发展，我们第一次在通用飞行和商业飞行中见到了国际医疗合作的尝试。从航空医学实践者的角度来看，这都始于国际航空委员会（ICAN International Commission for Air Navigation），它是国际民航组织（ICAO）的前身。

1944年前

第一次成功飞越英吉利海峡的载人气球（manned baloon）飞行是由一个英国人于1785

年完成的，这次飞行引起了早期对航空飞行跨越不同领土相关问题的思考。由路易斯·布雷耶特发明的第一架动力飞行器于 1909 年横越英吉利海峡，该飞行器是动力为 25 马力的单翼飞机，这一次飞行毫无疑问地加速了国家间达成国际航空飞行协议的需求。1910 年，法国政府邀请 21 个欧洲国家共聚巴黎商讨欧洲范围内的航空问题，会议持续了 6 个星期之久，在所有分会讨论的内容中，关于航空飞行的其他基本问题地位明显优于航空医学国际医学标准（International medical standards）。

1914 年第一次世界大战的爆发加速了各国对航空医学标准的军事需求，同时也暂时地消除了各国在这方面进行合作的可能性。但至一战末期，即 1918 年，随着航空活动在很多国家的急剧增加，各国对航空方面的合作又有了新的认识。法国政府又组织召开了 1919～1920 年的巴黎和会（Paris Peace Conference），32 个同盟和相关国联合签署了一份和平协定。紧随和平协定之后，各国又签定了一系列协议，包括组建国际组织即现在众所周知的"国际联盟（League of Nations）"。在此过程中，1919 年 10 月 13 日，航空委员会（Aeronautical Commission）成立了，成员包括比利时、玻利维亚、巴西、大英帝国（the British Empire）、古巴、法国、德国、意大利、日本、葡萄牙、罗马尼亚、塞尔维亚王国（the kingdom of Serbs）、克罗地亚、斯洛文尼亚、泰国（siam 暹罗）及美国。紧随其后就是国际航空公约（the International Air Convention）最终通过 38 个国家的批准，同时也使国际航空委员会（ICAN）在国际联盟中最终建立（formation）。1922 年 7 月 11 日至 28 日，国际航空委员会第一届大会在巴黎召开，其中包含一个医疗分会，出席医疗分会的成员包括英国的海尔德（Heald）上校和法国的卡森奥（Garseau）博士，该分会主要负责处理会议内容的附件条款 E，为会议

内容的第 13 条款的修订做准备，即关于医疗检查和一些相关需求的最小标准（the minimum standards of requirements），医疗分会的工作又被推迟至国际航空委员会的第二次分会，于 1922 年 10 月 25 日至 27 日在伦敦召开，其间采纳了第 35 项医疗议案，该议案囊括了维护飞行员、宇航员、工程师及公共交通中机组人员的身体和精神健康相关条款。

国际航空委员会秘书处最终设在巴黎，会议轮流在布鲁塞尔、伦敦、巴黎和罗马召开。1922～1926 年，国际航空委员会组织签约国召开了一系列常规会议，修订了大会议程附件的相关内容，分类协调了签约国之间的航空事务细节性规定。然而由于签约国在一战期间产生了很多分歧，除了那些不平等的条款外，另外需要紧密合作的一些条款也被逐渐弱化。直至 1933 年，签约的同盟国已有 53 个，保持原有的结盟国数量并吸引其他国家入围变得越来越困难。当时，美国总统伍德鲁·威尔逊（woodrowwilson）个人强力支持国际联盟，但美国参议院坚决反对，甚至拒绝认可巴黎和会（Paris Convention），全然不顾之前曾经积极参加该会议。此前，俄罗斯和德国并未参加巴黎和会（Paris Convention），德国于 1926 年加入，后又于 1933 年与日本一起被取消会员资格，而俄罗斯直至 1934 年才加入该组织。由于对国际航空委员会中签约国间的不平等很不满意，西班牙于 1926 年在马德里成立了自己的利比利亚美洲（Ibero-American）航空大会，会议邀请了拉丁美洲和加勒比海国家，其中包括葡萄牙。20 世纪 30 年代早期，国际航空委员会在保持航空合作方面逐渐失去影响力。二战期间，由于签约国之间的敌意导致各国之间相互拆台，进一步阻碍了国际航空委员会日常活动的开展。国际航空委员会办公室终于在 1940 年巴黎被入侵时关闭。

芝加哥公约（Chicago Convention，1944年召开）

一战和二战期间及之后，航空学历经卓越的发展和技术进步，这就需要各国快速发展自己的航空医学，以减少由于医疗不恰当或无能造成的不必要的伤亡（casualties resulting from medical inapitude or incapacitation）。一战后，一些国家诸如美国、英国、德国、法国利用军用航空医学标准为基础，首次制定了航空人员的民用航空医学标准。二战后，飞机载客量大大增加，飞行距离更远，这就迫切要求各国签定国际航空协定。所以美国政府于1943年开始研究战后航空学的一系列问题，美国和其他几个国家经初步商讨一致认为航空学问题可以通过国际合作来解决。美国总统福兰克林.罗斯福授权（authorized）邀请55个国家于1944年11月在芝加哥参加一个就国际民用航空问题为主题的大会，订立了国际民用航空公约（Convention on International Civil Aviation），也被称为"芝加哥公约"。尽管二战使这些国家间存在很多政治分歧，52~55个受邀国家积极参加了此次会议并密切合作，尤其是在技术领域制定了后被称为"标准"的相关规则。大会制定的系列规定和标准在与会各国中统一执行，会议在历时37天的最后一天，32个国家在大会上达成共识并签署公约，同意建立国际民航组织（ICAO），该组织直到剩余26个国家在大会上认可后才成为官方组织。芝加哥大会为了等待其他与会国家签署公约，会议签定了临时协定，成立了"临时国际民航组织（PICAO）"，该临时机构于1945年8月~1947年4月生效。直到1947年4月4日，26个国家签署了该公约同意成立ICAO，该组织正式成立，总部设在加拿大的蒙特利尔。国际民航组织成立后，国际航空委员会同意解散本组织，来自法国的阿尔伯特.罗珀，即国际航空委员会的秘书长被选为国际民航组织的第一任秘书长。为了进一步加强国际间的合作，国际民航组织成为了1945年10月成立的联合国的专业机构。

至2007年，国际民航组织已包括189个签约国，一直在为全球航空问题的和谐融洽而工作，使国际民航组织成为联合国的主要机构之一。国际民航组织有独立自主的机构和议会，成员来自所有签约国代表，还包括一个由大会成员三年一选的36个成员国委员会。国际民航组织的主要领导是委员会主席和秘书长，秘书长主要负责几百个该组织的永久雇员，即秘书处，而国际民航组织的蒙特利尔总部至少每三年开一次大会。为便于在世界各地开展活动，国际民航组织将世界划分为七大区域，七大区域的办公室分别设在曼谷、开罗、达卡、利马、墨西哥城、内罗毕（肯尼亚首都）以及巴黎。

国际民航组织的基本职责之一是持续复审、修订"标准和推荐做法"（SARPSStandards and Recommended Practices），内容包括在1944年芝加哥大会会议议程的18个附件里。为保证国际航空的安全性和常规性，"标准"在成员国通常是强制性的，但有时即便是一个国家也可以对国际民航组织存在问题的标准提出异议（国际民航组织不会推行存在异议的标准），因为有可能提出异议的那个国家在现实环境里无法履行个别标准。推荐做法不是强制性的，但为了国际航空的安全、常规和效率，大家需要尽可能地实行推荐做法。

1999年1月，国际民航组织开启了"全球安全监督审计计划（universal safety oversight audit programme ＜USOAP＞）"，在监督方面开创了先例，该计划旨在使所有签约国都能够履行"标准和推荐做法（SARPS）"，并于2001年完成。自该计划开始起，监督各签约国是否违反"标准和推荐做法（SARPS）"成为国际民航组织中至关重要的部分。尽管很多国家已经履行了该标准，国际民航组织还是计划于 2008 年在签约国自愿的前提下公布审计监督结果。

国际民航组织常务秘书处直接管辖的航空医疗部（Aerospace Medical Section）位于宇航局内部，由航空医学专家负责，该部门主要负责调查、研究、商讨与航空飞行中人的安全与健康相关的事务及问题。如签约各国达成共识，"标准和推荐做法（SARPS）"中则会添加一些新的航空医疗标准，并对现标准予以修订。直至最近，有关健康与安全问题的标准在很大程度上还是仅限于为飞行员、工程师、领航员和空中交通管制员制定。航空医疗部的基本职责之一是持续复审和修订芝加哥大会议程里的第一附件（Annex 1）的医疗部分，还需修订第 6 章里的有关人员资格审定许可（Personnel License）的内容，该章内容包括全体飞行人员医疗许可需求，而且还要复审和修订可以提供一些指导性内容的"民用航空医疗手册"。

最近 3 年，两个重大事件更改了国际民航组织及其航空医疗部的修订章程方法。其一是国际民航组织于 2004 年发起了一次对芝加哥公约第一附件医疗方面内容的深层次复审和修订，原因在于这些内容已多年未修订过。复审和修订章程内容仅是国际民航组织的功能之一，然而那些方法和建议（approach and recommendations）将对国际民航组织未来的运行产生深远影响。不同于以前，国际民航组织的航空医疗方面的修订主要由航空医疗部负责，这一次该组织又组建了一个由航空医疗专家组成的工作小组来进行这项工作，这些专家来自一些成员国和一些国际航空组织。最近十年左右，这种模式曾在小范围内应用过，并出版了众所周知的有用的刊物，即"关于防止在航空中执行那些存在问题的手册（Mannual on prevention of problematic use of substances in the Aviation workplace）"。通过附件条款的修订，国际民航组织的委员会建

议应经常组建此类专家工作小组以紧跟科技快速发展的步伐，避开由于标准条款不经常修订而导致的大修。

另一件影响重大的事件也发生于 2004 年，由于欧洲民航会议（European Civil Aviation Conference，ECAC）航空旅客工作组的发起的建议，国际民航组织决定将乘客的健康纳入安全理念范围内（include passenge health in its definition of safety）。2004 年 10 月，该组织议会宣布"保证国际航空旅客和机组人员的健康是航空飞行安全完整元素，必须用合算的（cost-effective）的方式确保此项规定的实施"，因此大会要求国际民航组织的委员会必须做到以下几点：

1. 复审现有与乘客和机组人员相关的健康标准和推荐做法（SARPS），制定与维护航空交通及全球乘客健康相适应的新标准和推荐做法（SARPS）。

2. 建立合适的机构安排协调签约国和其他国际民航团体共同保护乘客和机组人员的健康。

3. 在芝加哥公约合适的附件中制定合适的标准和推荐做法，旨在预防传染性疾病通过航空运输蔓延。

4. 支持对空中交通对乘客和机组人员健康影响的深入研究。

5. 在下次常规议会分会上报告各个方面贯彻情况。

2005 年，国际民航组织组建了一个工作小组，应急解决一次流行性感冒对航空工业、工人、旅游团体人员健康的威胁问题。当时，国际民航组织成员国请求国际民航组织就这次事件进行相应安排。很显然，国际民航组织是协调航空领域回应的最佳选择。该工作小组构成包括 WHO 的代表、来自美国疾病防控中心（Centers for Disease Control and Prevention）技术支持、一个来自国际机场协会（Airport Council International）的代表、一个来自国际航空运输

协会（the International Air Transport Association, IATA）代表，还有来自其他成员国的代表，尤其是那些 2003 年受过 SARS 病毒重创的亚洲国家的代表，这些国家有应对传染病的丰富经验，曾深受传染病的危害，代表里还包括两个航空医学专家和一个富有航空工业知识的医生。

工作小组的成果即"关注处于公众健康的传染病管理指南（Guidelines for States Concerning the Management of Communicable Disease Posing a serious public Health Risk）"，该指南包括整体准备、航空站/机场准备、航线准备。

随着上述活动的发展，国际民航组织也加入到世界卫生组织（WHO）中的"实施国际卫生条例（International Health Regulations，IHR）的非官方工作小组"中，关于这个主题的详细内容将在下文中详述。总而言之，国际民航组织的参与促进了工作小组执行首要任务，即对国际卫生条例修订更新任务的评价。而且该组织的加入对于工作组的第二任务意义更为重大，第二任务即制定能辅助各国在不同运输模式下实施国际卫生条例的指南。

由于国际卫生条例涉及国际民航组织的文件资料，即"飞机通用声明（Aircraft General Declaration）中的健康部分"，国际民航组织航空医疗部主任与国际民航组织促进组（ICAO facilitation Section）合作发起了对芝加哥公约第九附件进行了一次复审，复审的内容里可以找到飞机通用声明（Aircraft General Declaration）的内容。复审和修订后的内容后被快速实施，主要改动的地有以下几点：

1. 制定成员国关于国家航空筹备计划的新标准。

2. 对机场紧急救援准备措施的要求从一个推荐做法升级为强制执行标准。

3. 机长（pilot in command）直接空中交通管制人员有关机上疑似传染病的信息（实践经验证明，以前的"通知卫生当局"不太现实）。

4. 改进飞机通用声明中有关得传染病乘客的体征和症状的详单。

5. 建议启用新式旅客定位卡（Passenger Locator Card），该卡利于对接触过传染病患者的乘客进行追踪调查。

国际民航组织传染性疾病防治计划指南出版后，作为对传染性疾病防治计划航空部分的回应，在国际航空医学专家的协助下开发了防止传染病在航空旅程中传播蔓延合作安排项目（Co-operative Arrangement for the Prevention of Spread of Communicable Disease through Air Travel, CAPSCA），当时该项目设在亚洲，其目标在于减少通过航空运输散播有大流行可能的流感或其他类似疾病。该项目主要由成员国或相关机构与机场之间来合作安排具体实施。作为该项目的一部分，参加项目的一位航空医学资深专家协助当局贯彻执行该指南，项目的另一个目标是建立一个可以为该地区所有国家和机构提供不间断指导的专家组（即区域航空医学专家组）。第一个实训室于 2006 年年末建于新加坡，共有来自以下国际民航组织（ICAO）、世界卫生组织（WHO）、疾病防控中心（CDC）、欧洲民航会议（ECAC）、国际航空运输协会（IATA）、国际机场协会（ACI）等组织，美国、英国、澳门、泰国、马来西亚、菲律宾、朝鲜、新西兰、以及新加坡等国家或政府的代表参加此次培训。项目在亚洲成功开展后，同样一个项目以专家讨论会的形式在非洲加蓬的首都利伯维尔启动。紧随其后的是 2008 年 3 月在塞内加尔首都达喀尔和肯尼亚首都内罗毕的两个实训室。正是在这些实训室里产生了两个地区性专家小组。

国际民航组织航空航天医学部的作用包括监督国际航空航天医学的发展状况，为就强调航空航天医学训练的航空医疗问题的授权许可提供指导，通过世界范围的国际民航组织研讨会、举办国际民航组织更新会议与国际航空航天医学大会和学术会议传播航空航天医学信息。

前文所述为航空医学在国际背景下的实践活动环境举了一个明显的例子，足以证明航空医学生存环境很独特，还有更多其他例子在下文中详述。

世界卫生组织

目前，还没有一个航空医学专家专门为世界卫生组织服务。然而就如前文所述，世界卫生组织可以通过自身的一系列活动对航空工业产生很大影响。所以，我们有必要简要地介绍世界卫生组织的系列活动并知道与航空学相关的国际团体与世界卫生组织之间的联系，或许在这些交叉合作与交界处我们能够发现航空医学专家的身影。

自 1948 年成立以来，世界卫生组织就领导所有同盟国为达到"全民健康"努力。世界卫生组织是联合国里一个特殊的公共卫生机构，它有 193 个成员国，通过推进技术合作促进各国卫生发展。

世界卫生组织主要有以下四个功能：

1. 在全世界范围内为卫生方面提供指导。
2. 在卫生方面制定全球性标准。
3. 与各国政府合作推动国家卫生方面的项目。
4. 开发和转让实用的卫生技术，传播卫生信息、制定卫生标准。

以下内容就是展现世界卫生组织的系列活动里与航空航天医学相关的内容。

国际卫生条例

引言

绝大部分旅途中可能传播的传染性疾病也可以在旅途结束时传播开来。一些疾病或许就潜伏在一个航班或一些航班中，到航班终点时开始蔓延。另外，货物也可能在终点引发健康风险。因此为防止传染病爆发，人们制定了一系列包括隔离、世界卫生组织的国际卫生条例、灭虫等条例和措施。尽管不是百分之百有效，但这些关于隔离传染病患者的方法和措施以及不断增强的预防传染病传播的意识在近几十年灾难性传染病预防方面的贡献不可估量。

隔离

隔离的概念最早起源于公元 630 年，格莱斯（Gallus）在法国卡奥尔主教教区建起的一个卫生防护区。当时卫生防护区所有的出入口都安放了武装警卫，以禁止传染病患者外出。几个世纪以后，耶路撒冷的圣·约翰医院骑士团首先采用了为期 40 天的隔离，40 天正是基督在荒野上的时间。公元 1348 年在意大利的威尼斯，进港船只、全体船员、旅客被隔离 40 天，主要是为了应对瘟疫。隔离方法在 16 和 17 世纪的欧洲普遍用于传染病的预防，同时隔离 40 天的单词"quarantine"由意大利词语"quaranta"走进英语词汇。

只要隔离期超过疾病的潜伏期，隔离就是一种有效的方法。霍乱的爆发与旅游手段的快速发展密不可分，比如蒸汽船和公路交通的快速发展。我们主要的国际卫生组织的前身正是应各国政府合作对抗霍乱的蔓延的需要而诞生。

国际卫生条例

"国际卫生条例目的在于以对世界交通最小的影响，确保在世界范围传播的疾病面前最大的安全"，其起源可以追溯到 19 世纪的 1830 ~ 1847 年，当时霍乱正横行于欧洲。正是这些传染病使国与国之间在公共卫生领域加强了外交和多边合作，合作始于 1851 年在巴黎召开的国际卫生大会（International Sanitary Conference）。1851 年至 19 世纪末期间，大会就国与国之间传染病传播问题协定了八项公约。20世纪初为推进执行这些公约，多个多边合作机构就已出现了，其中就有现在泛美卫生组织（Pan American Health Organization，PAHO）的前身。

1948 年，世界卫生组织所订章程开始生效，1951 年世界卫生组织成员国采用了《国际公共卫生条例》（International Sanitary Regulations），该条例于 1969 年被重命名为"国际卫生条例（International Health Regulations，IHR）"，并于 1973 年和 1981 年两度被修改。国际卫生条例起初的作用是监控六种严重的传染病，即霍乱、瘟疫、黄热病、天花、回归热、斑疹伤寒。目前只有霍乱、瘟疫、黄热病是爆发时必须向卫生当局报告的传染性疾病。

20 世纪 90 年代中期，世界卫生组织忙于国际卫生条例的一次重大修订。2005 年，世界卫生大会（World Health Assembly）同意并接受了修订后的国际卫生条例。这些条例于 2007 年 6 月正式生效。这次关于国际卫生条例的修订出现了一些新观念，但绝大部分的修订都是对以前条例的延伸，使它们与目前建立对传染病进行全球监控的系统的需求相一致。国际卫生条例为控制传染病在国与国之间传染提供了唯一的平台。国际卫生条例的主要目的是控制威胁国际社会公共健康的事件发生，达到这一目的的方法包括以下几点：

（1）促进国家间在传染病传播方面的监督。

（2）用于探测潜在的国际健康时间的系统。

（3）使用先进的通信工具。

（4）承认对自由交通的扰乱构成了对报告和机制阻碍的事实。

（5）一套处理各种类型的突发紧急事件的通用规则。

（6）这套通用规则里包括相应的快速应急机制。

没有哪个国家在控制传染病方面能够独自成功，使国民远离传染病威胁的唯一有效方式即在全球范围内各国互相合作，共同寻求解决方案。

在修订国际卫生条例期间，世界卫生组织组建了很多工作小组参与修订工作，其中一个工作小组即运输工作组（Transportation Working Group，TWG）。运输工作组成员来自成员国的专家代表。两个航空医学专家参与了国际卫生条例的修订，同时也参与条例贯彻实施指南的制定。医学知识与航空工业知识的结合使航空医学专家理所当然成为国际卫生条例的修订与审议者。公共卫生当局和航空工业受益于此次合作。

航空卫生学和卫生系统指南

国际卫生条例的制定参考了 1977 年出版的"航空卫生学和卫生系统指南（Guide to Hygiene and Sanitation in Aviation）"，该指南对航空工业非常有用，但是仍然需要更新修订。世界卫生组织认为该刊物的修订需要 1～2 个专家参与以确保其实用性和导向性，所以国际民航组织航空医疗部主任和国际航空运输协会的医疗顾问成为修订该刊物小组的成员。修订始于 2007 年年初，该书第一部分的出版（现在使用模块化方法）将于 2008 年年中完成。

专家花名册

2005 年版国际卫生条例需要建立一个在所有相关领域工作的专家花名册，世界卫生组织认为有必要有航空医学专家和花名册指定的 3 个专家参与修订工作。这对于航空工业的发展是有利的，意味着当遇到航空运输相关健康问题时就会向这些专家进行咨询。当给出有关健康和旅游的建议时，这种方法将有助于降低矛盾信息带来的混乱风险。

国际旅行与健康

世卫组织出版了一本名为《国际旅行与健康》的刊物。第 2 章题为"航空旅行：健康注意事项"。航空航天医学专家的参与对 2005 年版很重要，他们中的 3 人在编写委员会帮助提供更加准确的最新文件。该期刊在 2007 年进行了评审，再次获得 2 个航空航天医学专家的参与。

对于航空旅行而言，本刊物已成为航空旅客提供意见和医生给旅客提供建议为数不多的参考文件之一。它提供了足够的信息，以协助专家作出有关空中旅行的大多数决定。

结核病与航空旅行

1998 年世界卫生组织发表了一份文件，就结核病（TB）与空中旅行向卫生保健工作人员和旅客提供了参考。该文件的标题为《结核病和航空旅行：预防指南与控制》。当时，一位航空航天医学专家在编写委员会，另外两位在审查委员会。该文件受到了航空业的欢迎，但在有关旅客接触者追踪的建议与实践方面仍有些混乱。由于当时特定情况下，这个问题不能进一步解决。幸好世界卫生组织决定 2006 年出版第二版。三位航空航天医学专家参与，成为编写委员会成员。由于公共卫生当局和航空业通过航空航天医学专家之间的交流已变得更加频繁，双方对彼此的作用有一个更好的了解，万一发病，对确定旅客接触者追踪的责任、消除第一版中的混乱是有可能的。虽然航空公司应该尽其所能合作，但是联系并提供建议给暴露于结核病的乘客主要是公共健康部门的责任。对这项规定可能有少数例外，但总的来说，公共卫生当局的知识、经验、资源和法定权威足以让其承担这一任务。尽管所有作者在审查第二版过程中合作出色，但在复印版本中发现了另一元素的混乱，第 5 条建议称"医生应该向结核病患者建议在不可避免的空中短程旅行（少于 8 小时）时，尽可能佩戴口罩或说话和咳嗽时捂住鼻子和嘴巴"。虽然这样做可能是科学上可防护的，但建议其为最好的做法是不可取的，因为活动性结核病患者空中旅行不受医学界和公众普遍接受。耐多药和广普耐药结核病（XDR）出现以来，这种做法更是有争议的。为了限制混乱，作者同意在电子版的文档中加上一条"第 5 条建议只适用于个别方案而定，并在征得出发

和到达地的公共卫生当局和相关航空公司的事先同意和实施"，未来复印版本将会按此更正。同一文件的复印版和电子副本之间有差别的情形显然是不理想的。然而，它突出显示了编写一份国际文件的重大困难，并说明所涉及学科之间的良好合作才能够提供可接受的解决方案。再者对这一主题讨论理解的增加可能会给下一共享项目产生更好的结果，这一项目已经开始。事实上，由于一些涉及广普耐药结核病和空中旅行的严重事故暴露出目前指导材料的差距，世卫组织决定再次修改该材料，并给现版修订增加一些前一版本涉及的其他关键专家，下一版本将在 2008 年出版。随着《国际卫生条例》的审查和国际旅行和健康项目一起，这一项目进一步证明了航天医学专家在国际航空舞台上带来的附加值。

世界卫生组织全球旅行危害调查

2001 年 6 月，受一名患肺栓塞的年轻女子乘飞机长途旅行后的英年早逝提示，世界卫生组织设立了全球旅行危害调查（WRIGHT）项目。"该项目包含一系列调查研究，为填补航空旅行与静脉血栓栓塞的可疑联系的知识上的关键信息空白。该研究涵盖流行病学、临床和生理方面，将提供有关静脉血栓栓塞症发病频次、与航空旅行相关性及发病机制，为航空旅客制定出相关预防策略"。两个主要参与中心是荷兰阿姆斯特丹莱顿大学医学中心和英国莱切斯特大学。该项目刚开始时就成立了项目监督委员会，该委员会的两个航空航天医学专家成员能够对航空业的营运及后勤方面提供指导，帮助本研究的各方面实践。一旦可行，他们还将致力于传播这一研究成果。因为资金困难，全部项目尚未完成，但一些重要的成果已发表。此外，世卫组织刚发布项目第一阶段的报告可在其网站上查阅。

美国疾病预防控制中心

疾病预防控制中心本身不是一个国际机构，而是国家机构，但是因为它的国际参与和地位值得一提。事实上，疾病预防控制中心为世界卫生组织和许多国家的公共卫生部门提供支持，使其成为其国际业务中的一个重要的国际成员。他们为国际旅游提供的网站是一个很好的国际服务例子，其网站网址是 http://wwwn.cdc.gov/travel/default。ASPX。

一些个别的航空航天医学专家和疾病预防控制中心之间的间歇合作有相当一段时间了，但自 2003 年"非典"（SARS）爆发以来，这一合作已成为常规。疾病预防控制中心与航空航天医学专家在国家和国际层面上就航空旅行的一切事宜进行定期协商。

国际航空运输协会

国际航空运输协会的主要目标是国内航空合作，目的是"为全球消费者的利益促进安全、可靠和经济的航空服务"。1945 年协会成立时拥有 31 个国家 57 个成员，现在，它拥有 130 多个国家的 240 个航空公司会员。在初期，国际航空运输协会医疗活动活跃，支持在航空业正在发生的技术变化。在 20 世纪 80、90 年代，这项活动有所减少。然而最近国际航空运输协会在关乎公共健康和消费者的问题上再次发挥其医疗作用。2001 年，国际航空运输协会创建了一个新的医疗咨询小组（MAG），由来自国际航空运输协会主要航空公司成员的 10 名医疗总监组成，他们是全球各个主要地区代表。

2003 年"非典"之后，很明显，单靠医疗咨询小组将不足以为国际航空运输协会及成员提供所需要的常规服务。事实上由于非典的经验教训的结果，国际航空运输协会设立医学顾问的职位，这要求一名航空航天医学专家作为

兼职顾问，现任自 2004 年年初开始工作。因为这是一个相当新的国际职位，其职权范围如下：

1. 与国际航空运输协会的医疗咨询小组和国际航空运输协会其他部门一起制定航空医疗问题行业规范。

2. 代表行业与政府、媒体和其他团体就航空医疗问题发布声明。

3. 与世界卫生组织和其他与航空医疗问题有关的国际机构建立有效工作关系。

4. 向成员航空公司就航空医疗问题提供咨询意见。

5. 提供专家意见，为国际航空运输协会的产品和服务提供支持。

6. 对航空公司的医疗问题管理开发并推出一个国际航空运输协会培训课程。

7. 根据需要制定和更新国际航空运输协会的指导材料。

8. 作为秘书，支持医疗咨询小组的工作方案。

9. 根据需要协调各航空公司参与航空健康研究。

10. 根据需要提供其他相关服务和咨询。

一开始，医学顾问的重点是发展和维持与世界卫生组织、国际民航组织和国际机场协会的工作关系，这已证明是非常宝贵的；与主要国家机构的工作关系也发展得很好，如欧洲民航会议、疾病预防控制中心、加拿大公共卫生署（PHAC）以及其他许多机构良好的工作关系。这种方法促进合作和激发商讨。作为许多航空相关政策的"最终用户"，由于它的实际应用经验，国际航空运输协会在制定此类政策方面作出了许多贡献。

国际航空运输协会医疗顾问随世界卫生组织积极参与广泛项目，如审查《国际卫生条例》和指导方针、国际旅行和卫生文件、结核病和航空旅行指南文件和世界卫生组织全球旅行危害调查项目。在《国际卫生条例》的修订期间，

很明显要追踪旅客接触者，这是航空旅行后常见的一个问题，对许多传染病来说是非常重要的。在世卫组织通过运输工作组，要求国际航空运输协会和其医疗顾问开发旅客定位卡（PLC）模板并推荐给各成员国。尽管它的使用不是强制性的，它希望成员国将接受并在疾病流行期间，或发现飞机上有任何可疑传染病并要对接触者追踪时使用，从而为一个经常杂乱无章的过程带来一定程度的协调。为了实现这一目标，运输工作组的所有参与者将通过通信系统（网站、指南等）进行宣传。这是促进追踪联系传染性疾病暴露旅客的一个国际合作范例，无疑将有利于乘客、国家及航空公司。正如前所述，国际民航组织已把旅客定位卡（PLC）包括在经修订的附件 9 中。虽然此举是有利于公众健康向前迈出的一个重要步骤，但从一开始就意识到它是一个临时措施。事实上，对这一棘手问题的最终回答很可能是电子收集乘客的联系信息。国际航空运输协会将继续在这个方向与它的伙伴合作。

《国际卫生条例》修订过程中出现的另一个问题是世界卫生组织出版《航空卫生与保健指南》。这个问题同时也从另一个角度浮出水面。在飞机上进行一些水样采集和测试之后，美国环境保护署（EPA）发现了一些值得关注的原因，并指出，17% 的水样表明水质并未达到最佳标准。环保署表示将评估飞机上水质法规，并暗示新的法规可能适用于所有往来美国的航空公司。国际航空运输协会医学顾问向环保署建议，国际合作在国际舞台上的效果最好，并提出修订后的《航空卫生与保健指南》可能是手头问题的最佳答案，避免了国家规定的激增。世卫组织将从成员国产生专家小组，审查《航空卫生与保健指南》，它将成为对水、食品和废物处理公认的国际规范。国际航空运输协会在世卫组织制定新的指导方针的过程中给与了必要的支持。

国际航空运输协会（IATA）医学顾问还与世界卫生组织在飞机灭虫这个问题上开展合作。这个问题很长一段时间以来一直存有争议，许多国家仍然坚持要求抵港飞机要进行灭虫，防止昆虫传播疾病。这些灭虫程序包含机舱喷洒杀虫气雾剂。喷洒杀虫剂有两种基本方法，第一种是乘客在机舱而且舱门未开进行喷洒，第二种方法是乘客不在舱内时进行喷洒，称为滞留喷洒，即把杀虫剂喷洒在飞机表面，通常每 8 周喷洒一次。有些国家允许航空公司选择自己的方法，有些则没有。目前飞机灭虫最常使用的杀虫剂是合成杀虫剂如扑灭司林，它们是从菊花中提取的合成杀虫剂，被认为是对人类和环境最安全的杀虫药。然而易受感染的人可能会有过敏性反应，如发痒、打喷嚏、咳嗽和支气管痉挛。这就是为什么世卫组织要发布《飞机灭虫非正式磋商报告》的原因（1995 年）。报告警告称如果接触杀虫气雾剂，有些人可能会遇到短暂的不适，因此劝告易感旅客在出发前打电话给航空公司询问具体的灭虫信息，万一不行，就可作出其他行程安排。尽管科学界认可低毒杀虫剂，仍然有很多乘客和航班空服人员抱怨。因此国际航空运输协会医学顾问与世卫组织及国际民航组织继续合作，监督并支持新的非化学灭虫方法研究。正在考虑的一种方法就是防止昆虫飞入飞机，即飞机高速飞行产生的强大气流形成一面无形的门帘挡住昆虫进入飞机，这种方法叫做空气幕法。但到目前为止，这种方法被证明它不像化学气雾剂那样是一种既简单又有效的灭虫方法。然而，研究仍在继续。

世界卫生组织、国际民航组织、疾病预防控制中心、环保局、飞机制造商以及国际航空运输协会之间的另一个合作项目即对飞机消毒。当一种疑似或证实的传染病发生后，上述所有利益相关者就会收到用户有关为飞机消毒提出的可接受的方法和产品的常见问题。这些问题并不简单，因为不仅选择的消毒剂要有效对抗有关生物，而且也必须安全地在飞机上使用。国际航空运输协会对这个项目特别感兴趣，因为所有成员航空公司将受益于这种合作的积极成果，并减少当前消毒剂使用环境的不确定性。建立一个小型的国际顾问组，可以为将来一种新的传染病爆发提供快速指导，对全球努力减少航空运输带来疾病传播的风险很有价值，并能防止信息公布相互矛盾，这样的事件在以前曾发生过。如前所述，国际航空运输协会医学顾问是国际民航组织工作组成员之一，可以解决人类流感大流行对航空业的威胁。事实上，国际航空运输协会以前制定的疑似传染病防治指导方针对国际民航组织成员国制定疑似传染病防治指导方针以及《国际卫生条例》成员国制定实施指南非常有用。国际航空运输协会制定该指导方针就是指导无法诊断疾病的非医务人员面对患病旅客，特别是疑似传染病时，如何采取适当的反应措施。该指导方针会定期更新，可以在国际航空运输协会网站上找到，同时网站还提供了一些有关旅游和健康的其他相关信息。

在国际航空运输协会"培训及发展研究所"提供的航天医学特设培训经验基础上，国际航空运输协会确定需要设立"航空医疗问题"这一新课程。而且本着国际合作的精神继续工作，国际航空运输协会与国际民航组织接洽，建议有可能的话，在世界卫生组织和国际机场协会（ACI）的协助下，由国际航空运输协会与国际民航组织共同开设这一新课程。这将不只扩大参与者，还将会长期促进全体利益相关者传递国际问题需要一种国际方法来解决这样一个信息，这样主要国际组织能够并愿意一起工作。这将支持几个国际民航组织和世界卫生组织计划，

并展示联合国成员国愿意追随联合国机构的领导。第一次课程于 2007 年在加蓬首都利伯维尔举办并取得了成功。

正如所述，在职权范围内，国际航空运输协会医学顾问每天向成员航空公司提供建议，向国际航空运输协会其他部门和其他产品提供支持，更新国际航空运输协会医疗手册和国际航空运输协会有关健康的网页，响应和解释不同国家的建议规则制定以及国际民航组织相关意见，出席会议，并对许多航空医疗问题做演讲。2006 年，流感大流行的威胁一直是演讲的主题。最后，医学顾问被列入《国际卫生条例》专家名册。国际航空运输协会医疗顾问这个新职位的描述给航天医学在国际环境中的实践提供了另一个例子，这是一个独特的、具有挑战性的实践环境。它也显示了国际航空运输协会参与航天医学的重要性。

航线驾驶员协会国际联盟

随着国际民航组织《芝加哥公约》的形成，飞行员协会意识到他们需要一个国际组织在国际层面上参与国际航空法规和政策的制定。航线驾驶员协会国际联盟（IFALPA）1948 年在英国伦敦诞生。其宗旨是"成为全球航空公司飞行员的代言人，促进全球最高级别航空安全，并为联盟所有成员提供服务、支持"。

该联盟拥有 90 多家会员协会，全球有超过 10 万名飞行员加入。航线驾驶员协会国际联盟在国际民航组织航行委员会（ANC）有一个永久观察员，因此能够参加航行委员会的活动，包括规划与修订标准和建议措施。联盟与众多的国际航空组织紧密合作，包括参加重要的国际航空医学科学会议。

该联盟没有在职的或聘用的航空医学专家，但所讨论的话题需要航空医学专家时，它将向航空医学专家咨询。有许多航空公司的飞行员

接受过医学培训，他们将从飞行员的角度在国际论坛上帮助联盟提供航空医学意见。

国际航空乘客协会

随着航空旅客大量增加，他们逐渐意识到没有代表航空公司乘客发言的机构。因此，1960年"航空俱乐部"在纽约诞生了。后来它成为国际航空乘客协会（IAPA），成为全球 200 多个国家 40 多万成员在安全、健康和机舱环境等领域全球乘客客运服务质量的代言人。国际航空乘客协会总部当前设在得克萨斯州达拉斯市，在伦敦和香港设有分部。国际航空乘客协会没有在职的或聘用的航空医学专家，但历史上它一直很关心乘客的健康问题。通常国际航空乘客协会派医学代表出席国际航空医学会议为他们利益代言。

国际航空和航天医学院

国际航空和航天医学院（IAASM）成立于1955 年，致力于促进航天医学国际合作，加强航天医学及相关科学、教育、研究的实践和沟通。其目的如下：

1. 促进航空航天医学科学发展。
2. 鼓励和促进航空航天医学等领域的研究。
3. 促进航空航天医学信息、思想和经验交流。
4. 提高航空航天医学教学效果。
5. 加强航空航天医学专家的培训。
6. 促进航空航天医学界个人和组织之间的国际合作与交流。
7. 在航空航天医学的各个领域提供一个国际认可的专业知识来源。

国际航空和航天医学院每年在不同的国家举办一年一度的国际航空和航天医学会议（ICASM）。国际航空和航天医学院另一项主要活动是给在航空航天医学研究方面有重大贡献的人员颁发奖金，用于航空航天医学的进一步

研究，还不时出版科学专著，该专著通常基于安德尔·阿拉德演讲，在国际航空和航天医学年度大会上由一位杰出个人发表讲演。国际航空和航天医学院由一个执行理事会管理，该理事会由 12 个志愿成员组成，他们在国际航空航天医学发展方面花费他们大量空闲时间。

航空公司医务主任协会

自 1944 年成立以来，航空公司医务主任协会（AMDA）促进了航空领域和航空工业专有的航空职业医学领域的交流与进步。目前，该协会成员包括 170 多名代表国际航空公司医疗部门的医生和其他航空安全相关人员。该协会的活动包括在航空航天医学协会（ASMA）年度科学会议召开前举行为期一天的年度科学会议，给在航空航天医学领域作出突出贡献的个人颁奖。

航空航天医学协会

从 1929 年年初开始，在路易·鲍尔医学博士的指导下，航空航天医学协会（AsMA）就在美国成立了，起初它只是一个国内组织，后来会员已发展到近 3000 人，来自 80 多个国家。成员包括涉及航空航天医学、航空航天、海底医学和环境健康等每一个领域的航空航天医学专家、飞行护士、心理学家、生理学家、工程师、科学家、技术人员和与航空相关的各个领域的研究人员。该协会每月出版一期供同行评议的有关航空、航天和环境医学方面的专业期刊。另外，该协会还主办一次年度科学会议，来自世界各地的航天医学、环境健康学、潜水医学、民事和军事行动许多组织的代表出席。虽然航空航天医学协会在美国有执照，总而言之，它是一个国际性的协会。过去 10 年中，其成员都积极参与国际事务，有两名国际成员在此期间当选协会主席，其专业知识和意见形成了具有国际影响的立场文件。

民航医学协会

民航医学协会（CAMA）于 1948 年在美国成立，前身是航空公司医师协会，当时对航空公司飞行员进行检查的私营部门和民间医师数量极少。1955 年，航空公司医师协会变成为当前众所周知的民航医学协会，其成员主要是航空医生，主要是兼职工作。许多成员是家庭医生（有几个是私人飞行员），他们进行过额外的航空医学培训，民航医学协会是该等人士的代言人。虽然该组织当初专门成立来支持美国民航医师的利益，但现在拥有 50 多个国家和地区的成员。民航医学协会定期出版《飞行医师》简报，举办年度科学会议，处理私人航空医生感兴趣的航空医学问题。该会议每 3 年举办一次。

结论

本节对航空航天医学专家在航空领域的几个重要国际组织参与的活动进行了阐述，希望能为这一独特和具有挑战性的实践环境勾画出一个准确的图画。在某些情况下，航空航天医学专家的职责就是利用自己的专业航空航天医学知识。在其他情况下，正是他的航空业和环境知识与一般医疗知识结合在一起才可以找到医学挑战方面切实可行的解决方案，如公共卫生问题。在所有情况下，航天医学专家必须与许多其他学科和其他国际机构密切合作才能有效。

笔者已经从以前的版本中保留了最初的引证。航空业的出现显然缩短了距离，使全球各地的访问易于可行，使人与人之间的关系更加密切，也促进了文明与进步。然而在这个世界上没有什么是完美的，因为人常说祸兮福之所倚，福兮祸之所伏。距离的缩短、全球各地的快速到达、人与人关系的更紧密，也可能使疾病急速传播。要拒绝这种可能性，或者把潜在损害限制在最小，世界各地的不同学科和不同专家必须密切合作、共同努力，说服政治家这样做。在这方面，如果不能完全实现奥克塔夫·沙努特的预测，至少航空航天医学专家的前瞻性思维方法在保护国际卫生、给人类带来美好愿望上应该有所帮助。

致谢

本文在编写过程中受到了国际民航组织航天医学部主任安东尼·埃文斯博士的大力帮助，在此致以崇高的谢意！并对本章前版作者、已故乔治·高桥博士表示感谢！

岳丽颖 译 涂 磊 校

1. Octave Chanute, 奥克塔夫．夏尼特 , p683
2. Louis Bl´eriot, 路易斯．布雷耶特 , p683
3. Heald, 海尔德 , p684
4. Garseau, 卡森奥 , p684
5. Woodrow Wilson, 伍德鲁．威尔逊 , p684
6. Franklin D. Roosevelt, 福兰克林．罗斯福 , p684
7. Dr. Albert Roper, 阿尔伯特．罗珀 , p684
8. Gallusp, 格莱斯 , p687
9. St. John, 圣．约翰 , p687
10. Andr´e Allard, 安德尔．阿拉德 , p691
11. Louis H. Bauer, 路易·鲍尔 , p692
12. Octave Chanute, 奥克塔夫·沙努特 , p692
13. Dr. Anthony Evans, 安东尼·埃文斯 , p692
14. Dr. George Takahashi, 乔治·高桥 , p692

参考文献

［1］InternationalCommission forAir Navigation.Official bulletinNo. 1. Paris: July 28, 1922.
［2］InternationalCommission forAir Navigation.Official bulletinNo. 2. London: Oct. 27, 1923.
［3］Freer D. ICAO at 50 years: riding the flywheel of technology. ICAO J 1994: 19-32.

［4］ICAO. Implementation and celebration of international civil aviation day. On Dec. 7, 2000. PIO 12/2000, Montreal, Canada: Dec. 2000.

［5］International Civil Aviation Organization. Manual of civil aerospace medicine, 2nd edn. Document No. 8984-AN/895, Montreal, Canada: ICAO, 1985.

［6］International Civil Aviation Organization. Manual on prevention of problematic use of substances in the aviation workplace. Document No. 9654, Montreal, Canada: ICAO, 1995.

［7］International Civil Aviation Organization. Assembly-35th session, report of the executive committee on agenda item 17 and 19. A35- WP/343, P/75, 7/10/04, Resolution 19/1, 2004.

［8］International Civil Aviation Organization. Guidelines for states concerning the management of communicable disease posing a serious Accessed on July 2nd 2007.

［9］World Health Organization. International health regulations. www.searo.who.int/en/Section10/Section369 9695.htm. Accessed on July 2nd 2007.

［10］Bailey J. Guide to hygiene and sanitation in aviation, 2nd edn. Geneva:World Health Organization, 1977.

［11］World Health Organization. International travel and health. http://www.who.int/ith/en/. Accessed on July 2nd 2007.

［12］World Health Organization. Tuberculosis and air travel: guidelines for prevention and control. http://www.who. int/tb/features archive/aviation guidelines/en/index.html. Accessed on July 2nd 2007.

［13］World Health Organization. The WRIGHT Project. http://www .who.int/cardiovascular diseases/wright project/en/. Accessed on July 2nd 2007.

［14］Schreijer AJM, Cannegieter SC, Meijers JCM, et al. Activation of coagulation system during air travel: a crossover study. Lancet 2006;367:832-838.

［15］Toff WD, Jones CI, Ford I, et al. Effect of hypobaric hypoxia, simulating conditions during long-haul air travel, on coagulation, fibrinolysis, platelet function, and endothelial activation. JAMA 2006;295:2251-2261.

［16］Cannegieter SC, Doggen CJM, van Houwelingen HC, et al. Travelrelated venous thrombosis: results from a large population-based case control study（MEGA Study）. PLoS Med 3（8）:e307; DOI: 10.1371/journal. pmed.0030307. Accessed on July 2nd 2007.

［17］World Health Organization（WHO）. International health regulations （1969）, 3rd edn. Annotated ed, Geneva, Switzerland: WHO, 1983.

［18］World Health Organization（WHO）. Report of the informal consultation on aircraft disinsection. WHO/ PCS/95.51. Geneva, Switzerland: WHO, November 1995.

［19］International Air Transport Association（IATA）. http:// www.iata .org/whatwedo/safety security/safety/health safety/aviation communicable diseases.htm. Accessed on July 2nd 2007.

［20］International Federation of Air Line Pilots' Associations. http:// www.ifalpa.org/. Accessed on July 2nd 2007.

［21］International Airline Passenger Association. http://www. iapa.com/ index.asp. Accessed on July 2nd 2007.

［22］International Academy of Aviation and Space Medicine. http:// www.iaasm.org/. Accessed on July 2nd 2007.

［23］AerospaceMedical Association. http://www.asma.org. Accessed on July 2nd 2007.

［24］Civil Aviation Medical Association. http://www. civilavmed.com/. Accessed on July 2nd 2007.

第二十九章

航空、国家航天、生物医学创新与教育

人类将开启他的第一次飞行之旅，惊艳世界，标铭史册，也为他起飞的地方带来无限荣耀。

——莱昂纳多·达芬奇

我承认，在1901年我曾向我弟弟奥维尔说，人类要能够飞行还需要50年……但从此以后，我不再相信自己，也不敢再妄加预言。

——威尔伯·莱特

挑战两个世界间的广域空间是件惊天动地的事情，但是如果放弃了挑战，我们拼争的历史将退回到浑沌的世界，人性退化到静止和荒蛮，溯回数十亿年，滑落到原始的海岸。

——阿瑟·克拉克

我不认为人类还会在未来生存千年，除非我们能进入太空。有太多的意外可能降临在一个星球上，但我是一个乐观主义者，我们会登上别的星球。

——斯蒂芬·霍金

我们正处在航空航天医学复兴的初期，处在多样变化和广泛实践的阶段。接下来的两章（29和30章）将着重描述商业航空、国家和商业航天项目、生物医学创新和教育的形成和未来可能的发展，这将是航空航天医学发展的机遇，也是为生物医学应用赢得的机遇。航空航天医学的从业者要必须在已经形成和正在建立的医学、科学与工程、飞机与宇宙飞船等领域中成为具备广博知识的专家，为未来飞行人员提供和现在一样的保障。教育计划所面临的挑战是要恰当融合学术知识和实践经验，为新的从业者成功提供工具。教育计划应努力将航空航天医学教育作为综合了航空到航天领域的学科来对待。

在航空领域的发展

通用航空

通用航空领域的一个最新发展是出现了专门从事轻型运动飞机的运动飞行员分类。对于这些飞行员，其医疗和培训的需求已经降低。虽然笔者注意到，这一规则催生了轻型运动飞机产业，但他们警告称，减少医学鉴定对飞机事故中判断飞行员医学或其他问题的影响还不清楚。还需要收集和分析运动飞行员多年的数据，才能确定事故/失事发生率和根本原因（见第27章）。希望其所在能够在刺激通用航空发展和规章管理之间找到平衡。

商业航空

2007～2020年，美国联邦航空管理局（FAA）航空航天预报所做的预测显示，2015年美国商用航空载客数量将达到10亿人次，2020年将达到12亿。据预测，2007年在美国机场起飞和着陆的人数达到6250万人，2020年将达到8110万。这意味着在预报期内，每年的起飞和着陆人数平均增幅将达140万。此外，2020年通用航空的飞行小时数预计也将增加59%。未来可能还保持大量的点对点之间的飞行，以减少航站区的交通压力和提高效率。预测美国民用航空的业务量增长，也需要增加民用航空飞行人员和其他勤务人员，换句话说也需要增加航空航天医学人员，以提供广泛、必要的医疗服务。

机场医疗服务

民用航空活动的预期增长，可能会增加对机场紧急医疗服务的需求，以适应在国内和国际机场中转的乘客数量不断增加的医疗需求。考虑到全球乘坐飞机旅行的旅客年龄呈现偏大趋势，潜在医疗服务需求也将不断增加，对于这类人群的机场医疗服务能力将变得尤为重要。

超轻型喷气机

超轻型喷气机（VLJs）的推出有望彻底改变并促进"空中出租车"运输体系和合资航空部门（包括部分参股计划）的发展。美国联邦航空局预计，2008年将有250架超轻型喷气机进入美国飞机编队。2020年，编队将以每年400～500架以上的速度增长。这些飞机大部分将用于单座飞行员商用航空业务，从这些飞行不设其他飞行人员的角度看，保证飞行员飞行体力将非常重要。

商业运输

新一代的侧重舒适性的商业运输，如波音787（B-787）和空客350（A-350）飞机，其飞行高度更高，但座舱高度却较低，乘客座舱拥有更大的窗户。使用较低的座舱高度的好处是减少有各种身体状况的乘客对缺氧的生理反应，特别是在持续时间较长的航班。飞机的飞行高度更高，使飞行中气流引起的颠簸较少，这对有运动病倾向的乘客有好处。先进的飞机采用新一代发动机，更省油也更可靠，更多的机身结构使用了重量轻、强度高的复合材料和合金材料，再加上改进的空气动力学设计，将推动商业飞行向超长的飞行运营方向发展。这种长时间的飞行必须采用适当的安全措施，来预防长时间飞行对机组人员工作效能的潜在影响，以及对乘客健康和舒适性方面的不利影响。

航空安全

民航每年约600～700人死亡，大多数发生在通用航空。国家运输安全委员会（NTSB）报告，在2006年通用航空发生事故数量和死亡人数在过去40年中是最低的。而各主要机场之间的空中运营往往采用大型飞机，其航空运营事故发生率在整个民用航空中最低。

在美国国家运输安全委员会列举的美国"最想要的"交通安全改进措施包括：①减少飞机在结冰条件下飞行的危险；②消除运输类飞机油箱中易燃燃料/空气蒸汽；③防止侵占飞机跑道和地面碰撞事件；④改进音频和数据记录设施，并增加影像记录装置；⑤降低因人体疲劳造成的事故和影响；⑥按第135部分操作，提高机组资源管理能力。

全球公共卫生

在第28章中，着重提到了一些有可能进一步发展的新的国际民航活动。2004年，国际民用航空组织（ICAO）大会决定在对"安全"一词的定义中添加旅客和机组健康的概念。国际民用航空组织委员会负责审查现有新研发的全球健康事物标准和推荐使用的规范（SARPs），包括可能经飞机传播的疾病等。世界卫生组织（WHO）曾成立一个运输工作组，两名航空医学专家参加了国际卫生条例（IHR）的修订。国际卫生条例的修订旨在提高公众健康问题的国际监督和交流。因此，航空航天医学的从业者需要接受公共健康、全球健康事物关注和监督机制等方面的基本培训。从业人员应该在航空运行范围、城市连接和乘客人数都在增长的时候，和政府及私营部门一起，预测全球健康问题的需求。

军事航空

在军事航空领域，矢量推力飞机的发展将为飞机提供更好的机动性能，加速度环境作用也更加复杂（参见第 4 章）。这些复合加速度过载环境可能会增加飞行员的生理负荷，需要更全面的并具有自动防护能力的飞行员防护装备。机组人员将承担更多的远程飞行和全球部署任务，这都将带来全球公众健康问题（见第 26 和 28 章）。无人机系统（UAS）带来对操作者失误和疲劳方面的关注（见第 23 章），以及相适应的操作人员医学鉴定问题（请参阅第 27 章）。

政府太空计划的发展

近地轨道（LEO）以外区域探索再次成为众多国家争相发展的前沿项目。在美国，国家航空和航天管理局（NASA）2004 年 2 月公布"空间探索展望"，在 NASA 内部启动开发星座计划。NASA 将公布更多的细节（见后文），包括其他国家航天部门发布的一些计划的简报。几项现行的计划都提到，探索是一项国际合作项目（见后文）。

詹姆斯·贝克公共政策研究所

2007 年 5 月，得克萨斯州休斯敦莱斯大学（Rice University）的詹姆斯·A·贝克公共政策研究所，就航天医学未来面临的问题和挑战召开了为期 2 天半的航空航天医学峰会。此次国际航天医学峰会吸引了来自政府和学术界众多航天领域领军人士参加。与会的飞行人员、从事航天医学的医生、生物医学的研究人员以及

相关管理者和规划者，对未来进行了展望。会议就许多长航时飞行问题，特别是在近地轨道以外区域飞行的问题进行了全面讨论。本次研讨会已发布会议相关的论文集。

战略与国际问题研究中心

战略与国际问题研究中心（CSIS）是一个非营利性的重要战略和政策研究机构，成立于 1962 年，旨在研究国际政策有关事务。2003 年夏，CSIS 启动了一项人类太空探索计划（HSEI），研究人类探索太空的前景以及展望世界各个航天国家的探索计划。2005 年，HSEI 发布题为"仍未企及的高度：21 世纪全球太空探索的紧迫性"的报告。根据这份报告，HSEI 的宗旨是"探讨未来人类进入太空新的远景，评估有关发展，并就未来人类太空探索建立一个新的全球共识和时间表"。2004 年，项目团队会同来自世界各地的航天界官方和私人组织的代表，就关键问题召开了多次研讨会。

报告提出五大建议，在这里简要地摘录，有兴趣的读者可以在 CSIS 网站下载完整的报告。

1. 在 2011 年设立"太空探索国际年"，届时将正值人类太空飞行 50 周年，纪念尤里·加加林和艾伦·谢泼德的首次飞行之际。

2. 创建一个新的国际空间管理论坛，可以就所有建议分享经验。

3. 为太空探索设立一个新的全球风险基金，以鼓励创新性研究。

4. 为太空探索设立国际奖，奖励和鼓励那些在太空探索活动中贡献最大的人。

5. 通过各国政府和私立部门对航天教育重新做出国际承诺。

全球探索战略

14 个空间机构在 2005 年和 2006 年研讨会的基础上，在 2007 年 5 月发布了"全球探索战略：协调框架"。参与的空间机构包括美国国家航空航天局（NASA）、中国国家航天局

（CNSA）、欧洲航天局（ESA）、加拿大航天局（CSA）、日本宇宙航空研究开发机构（JAXA）、俄罗斯航天局等。该报告得出"可持续的空间探索是个巨大挑战，没有一个国家能够独自应对"的结论。这14个空间机构制定了一个框架，为机器人和人类太空探索提出设想，并为共享战略精细打造一项行动计划，使所有项目都更有效和更安全。该框架建议举办一个自愿参加的自由论坛和建立国际协调机制。第三次研讨会于2007年5月30日~6月1日举行并讨论这个协调机制。除了科学和技术的发展，报告还指出，太空探索通过创建一个新技术和服务的需求提供创业机会。

这些报告反映了国际上对太空探索合作的关注，并为在科学和工程领域和平合作带来机遇。可持续太空探索需要建立一种协作模式，现有的和未来的空间机构都参与其中。

美国太空探索远景和美国国家航空和航天局星座计划

2004年2月，NASA提出了太空探索远景。该远景之后发展成为"探索系统体系结构研究"（ESAS），并进一步发展为NASA探索太空的"星座"计划。"星座"计划负责研发一种新型的载人探索飞船"猎户座"以及新型"战神"系列运载火箭。在建成国际空间站（ISS）后，航天飞机将按计划在2010年退休，"猎户座"飞船将取而代之。美国航空航天局2006年战略计划要求国际空间站至少运行到2016年。最早到下个10年的中期，"星座"计划将为新的"猎户座"飞船配备"战神"火箭，进行有人驾驶的飞行测试。美国载人航天发射在2010年航天飞机退役后就终止了，该计划将恢复载人太空发射能力。"星座"计划登月并建立一个更永久的月球基地，NASA探索网站已经公布了最新的时间节点和任务框架。

NASA航空航天医学专家目前正努力就人类长航时飞行制定医疗保健和环境系统的标准和要求，此外还针对可居住性和人的因素设计制定了标准和要求。为保障个人健康和任务的成功完成，研发探索人员的航空医学选拔和健康保障计划依旧面临挑战。在航空航天医学和空间飞行的应用中，在人员选拔中使用基因筛选和生物标志物等一些问题，可能引发涉及医学、伦理和程序上的争论。

俄罗斯

俄罗斯的项目计划向月球和火星发射卫星并和其他航天机构合作，为其他项目，如NASA的月球勘测轨道飞行器（2008年）和NASA的火星探测器（2009）提供科学仪器。对于生物医学研究，俄罗斯已考虑发射"比昂"飞船进行为期45天的轨道飞行，开展对生物体和细胞而非人体的研究，以进一步了解太空飞行对生物体的影响。俄罗斯将继续使用"联盟号"飞船开展载人飞行，并向ISS输送货物，并在长航时飞行中对太空飞行机组人员开展生物医学研究。可以预计，国际空间站的合作伙伴将共享生物医学研究项目得到的数据。俄罗斯生物医学问题研究所（IBMP）为模拟赴火星任务，还计划开展以6人为受试者在太空停留520天的试验计划。这项研究与ESA合作，ESA和俄罗斯将共同组成机组。在2007年6月的巴黎航展上，ESA公布了志愿者要参加的试验，在2008年完成两项模拟105天停留的前期试验后，在2008年年底或2009年将进行520天模拟实验。

欧洲航天局

在写本文时，航天飞船项目还计划在2008年秋将"哥伦布"太空舱经第122太空运输系统发射到国际空间站。两名欧洲航天局宇航员按计划飞行，其中1名将留在国际空间站上执行"哥伦布"太空舱的激活和检查工作。该太空舱是欧空局对国际空间站贡献的基石，它包含一些科学设备供在空间长期研究使用。欧空局还计划从法属圭亚那库鲁航天发射场发射自动转运飞船（ATV）。ATV 是运输飞船，它将货物在加压和温度调节的环境下运输。第一艘 ATV 被命名为"儒勒·凡尔纳"号，计划在 2008 年发射，并在 12 ~ 15 天的飞行后与国际空间站对接。"奥罗拉"计划有两个目标，为长期探索太阳系制定和执行欧洲计划。

日本（日本宇宙航空研究开发机构）

日本是国际空间站五个合作伙伴之一，曾经有日本宇航员搭乘航天飞机飞赴国际空间站，日本还计划派宇航员长驻国际空间站。日本为空间站提供的试验舱名为"希望号"，增强了国际空间站长期空间停留的研究能力。日本宇航员还计划乘航天飞机送"希望号"到国际空间站，并将花费 3 个月对试验舱进行功能检测。日本宇宙航空研究开发机构（JAXA）的 2025 年远景规划也特别提到了登月计划相关技术的研发，以及天体间空间运输系统的持续研发。

加拿大（加拿大航天局）

加拿大航天局（CSA）的宇航员已经参与了航天飞机飞行，并且 CSA 制定了到国际空间站长期飞行的计划。加拿大提供移动服务系统，目前在国际空间站装有机械臂（Canadarm2）和移动基站系统。Canadarm2 对国际空间站的各个舱体和桁架结构进行了安装和重新定位，Dextre 专用灵巧机械手将被添加到这个系统。航天飞机 Canadarm 安装有 1 个加拿大制造的轨道吊臂传感器系统（OBSS），用于检查航天飞机的受损情况。加拿大正就参与火星探测任务制定计划，并参与全球探索战略讨论。

中国（中国国家航天局）

中国国家航天局成立于 1993 年，主要负责国家航天政策方面的工作。2003 年 10 月 15 日，中国发射长征 2F 火箭，首位太空人杨利伟进入太空。虽然很难确切的说清中国将追求何种太空使命，但他们已经宣布将进行轨道飞行太空

舱外活动（EVA）的计划，并宣称可能建立 1 个太空站和月球基地，并开展火星任务。

印度（印度空间研究组织）

印度空间研究组织（ISRO）是印度国家航天机构。迄今为止，ISRO 已经研发了地球同步人造卫星运载火箭，从 2001 年起，已经完成了几项测试飞行，2007 年还计划完成其他的飞行。Chandrayaan 是月球无人探测器，目前计划在 2008 年完成。这个探测器将发射到月球轨道，用于探测月球表面更多的情况，NASA 同意为其运送两台探测器。其他的合作包括一种使用超音速燃烧冲压发动机技术并可重复使用的太空飞船 Avatar，用于卫星发射。

世界其他航天机构

美国航空航天局办公室对外与许多世界其他航天机构建立联系，并有专用网站。包括阿根廷、澳大利亚、孟加拉、巴西、法国、德国、匈牙利、以色列、意大利、荷兰、挪威、乌克兰、韩国、西班牙、瑞士、台湾、阿联酋和英国。在这些国家和地区中，有一些是欧洲航天局的成员，拥有自己的国家航天机构。

商业航天飞行

预计未来几年，商业航天飞行将取得令人欣喜地发展。感兴趣的读者可参考 30 章，对这一新兴领域进行进一步探讨。

生物医学在航空航天医学研究和技术应用方面的发展

生物医学研究和技术将迎来快速发展，为航空航天医学专家关注的医疗保健提供了新的筛查、诊断和治疗能力。这些发展包括对基因筛查和生物标志物选择的潜在利用，发展纳米健康功能，发展医疗仪器小型化和提高功能的技术。

基因筛查与生物标志物

本文不能涵盖基因筛查与生物标记物复杂性的全部内容，我们只能阐述在航空航天医疗

实际应用中未来可能发生的事情。基因测试是"对人类 DNA、RNA、染色体、蛋白质和代谢物的分析，以在临床上探查遗传疾病相关的基因类型、基因突变、基因表现型或核型"。基因特征是未来健康保健的一部分，不同阶段的基因筛查将解决遗传特征、特定基因表达和表达抑制以及基因组序列等问题。这些新兴领域不仅可以揭示人类基因组和蛋白质的细胞合成，也可以发展生物医学检查以检测出现的基因疾病。基因分析技术的成熟，已经促使肽产品高通量分析的出现，蛋白质组学极大地增加了医学上识别有用生物标记的机会。

预防性和症状发生前的检查，可以被用于检测在出生后或在以后的生活中出现并伴有遗传病的基因突变。预防性测试可以识别基因突变，它使一个有特定遗传基因的人发生遗传病的几率增加，比如某种癌症。例如一个乳腺癌基因 1 或 2（BRCA1 或 BRAC2）突变的人，其患乳腺癌的风险也会增加。症状发生前的检查可以诊断出一个人在没出现任何症状时是否会发生遗传性疾病。预防性和预见性基因测试的结果可以为判断一个人是否有某种遗传性疾病的风险提供信息，并可为医疗保健和航空医学鉴定的决策提供帮助。

未来基因检测的发展可以使预见性基因测试应用到航空航天医学方面，也许人们会对暴露于微重力下时骨矿物质和骨结构的丢失有抵抗力。其他一些人可能会对离子辐射下染色体和其他的机体损伤产生抵抗力。最后，许多慢性疾病可能会和遗传倾向关联。如果一些人具有能使其职业终结的疾病可能性较大的话，那么他们会在选拔中被淘汰。另外，基因筛选的发展会带来新的治疗用药的产生，可以让患慢性病的人恢复正常的功能。

许多伦理上的问题也将产生，比如对一个飞行员做高风险职业决定时（选拔），预测的价

值和可靠性是否足够高和可靠。或者这种选拔方式是否忽略了飞行员很多技能，什么才是一个组织正确的"交易"，既想选拔健康的候选者，又不能失去具有多种有价值技能的人才。对这些人员什么才是合适的咨询建议，在告知检测结果时应提供什么样的情感支持？这些测试只能适用于诸如火星探测这类远程、高风险的任务吗？这些问题是未来几十年在生物伦理学论坛上要讨论的问题。

一些奖励机制也正在兴起以刺激这个领域的发展。2006 年 10 月 4 日宣布的基因组埃克斯大奖就是一个例子，这是由埃克斯大奖基金赞助的第二个奖项，设立基因组学阿康埃克斯大奖的目的是大幅的削减费用，提高人类基因组测序的速度，开创预防性和个性化医学的新纪元。基因组学阿康埃克斯大奖是埃克斯大奖基金会与克雷格·文特尔研究所共同努力的结果，1 千万美元的大奖奖励给了第一个在 10 天内成功排序出 100 组匿名人类基因序列的小组，每个基因组的经常成本低于 1 万元美元。

纳米健康

纳米健康是一个新的术语，指的是将纳米技术应用在医学上。这个领域的发展前景是在分子水平发展诊断和治疗模态，采取的策略是在细胞和组织之间使用生物适合性材料和电子系统研发可植入式的和无创的装置。这些技术的出现可以最终实现 DNA 受损、用药、多组分医学监护以及外部"按需"引发干预的实时评估。未来执行远航任务的宇航员，可能在飞行舱内携带某些个性化的药物。这些技术也许真的会改变现在的医学，航空航天医学专业应该意识到这些技术的应用潜力，特别是在远程、隔离的飞行任务中，因为动力受限的原因，能携带的药物的重量、体积以及医疗能力都受到限制。

医疗仪器技术

许多集团公司都致力于研发用于诊断和治

疗疾病和损伤的生物医学仪器，有些涉及医学和技术的国际合作。比如斯坦福大学的生物研究中心和波士顿的医学与创新性技术一体化中心（CIMIT）合作推动了生物医学的创新。对于这些技术完整的讨论超出了我们文章的范围，但是航空航天医学专家应该预见，在未来远程、环境隔离的航天医学任务中会拥有更多的工具。并且，专家们应该参与早期新设备的设计讨论，以确保在航空航天医学方面的实用性。由于装备设计在小型化、轻型化、低功耗、无创性方面取得突破性进展，未来登月或登火星的航天员可能会拥有技术先进的医疗系统。

教育

住院医师培训计划

在美国，航空航天医学是预防医学的特殊学科，申请者可向美国 24 个预防医学委员会（ABPM）中的 1 个寻求认证资质。为了申请资质，申请者必须在美国或加拿大正式认证项目中完成 1 年的临床实习，以及参加 2 年的航空航天医学培训，包括 1 年的理论学习和 1 年的实践。对于许多项目来说，申请者完成理论学习学年会被授予公共健康硕士的学位（MPH）。当想成为全球商业公共健康或军事航空从业者时，或在未来数十年间想参与可能的点对点商业太空飞行时，后来得到的这个学位是非常重要的。

航空航天医学正式培训只能在全球少数地方进行。在美国，可以在美国空军（德克萨斯州的圣安东尼奥市）和美国海军（佛罗里达州的彭萨科拉市）训练项目中获得培训，美国陆军使用美国海军训练项目，在莱特州立大学（俄亥俄州的代顿市）和德克萨斯大学医学分院（UTMB 得克萨斯州加尔维斯敦市）的 2 个培训项目是由美国航空航天局资助的。这些项目可以满足美国预防医学委员会（ABPM）的要求。

航空航天生理学

在美国，人们可以在一些机构进行长度不同的训练并获得资质，比如安德比尔特航天生理与医学中心、贝勒大学医学院的国家航天生物医学研究所，以及开办航天生理学课程的德克萨斯大学医学分院，后两个机构的培训项目与美国航空航天局约翰逊航天中心有密切的合作。美国空军（USAF）、美国海军（USN）与美国联邦航空管理局都为多个学科提供不同长度的航空航天生理学课程。佛罗里达州航空格兰特财团提供航天格兰特资质培训计划（SGFP），这个计划为全日制博士学习提供每学年两万美元的助学金，有效期可延长 2 年；或全日制博士学习每年 1.2 万美元，有效期可延长。航天医学和航天生命科学都是项目学习需要获得资质的领域。这个培训项目还与国家航空航天局肯尼迪航天中心的几个重要的研究有密切的合作。

资质和学位培训计划

在其他专业资质培训中，美国空军和海军还可以为初训的航医提供短期的课程培训，包括美国空军的国际航空航天医学课程，它是为国际医学官员设立的高级航空航天医学课程（AAMIMO）。其他培训计划还包括伦敦大学伦敦国王学院的航空医学培训计划，授予航空医学学位（DAvMed）。这门课程原来是在英国皇家空军航空医学研究所进行的，1998 年转到伦敦国王学院，这个为期 6 个月的课程从每年 1 月开始，在顺利通过学校考试后由皇家医学院（伦敦）的职业医学系授予学位。在与英国民航局（CAA）的合作中，还向航医提供基础和高级课程的培训，以达到欧洲联合航空局（JAA）的要求，成功完成培训后就有机会成为航空医学鉴定人员。在美国，联邦航空局为民航航空医学鉴定人员设立基础和专业复训课程来培训医学检查员，基础课程为 4 天半。联邦航空局在美国 9 个地区拥有大约 4800 名受过培训的航空医学鉴定人员（AMEs），在 91 个国家有 410 名国际 AMEs 和 400 名联邦 AMEs。联合航空局在荷兰开设了为期 3 天的航空医学基础和高级培训课程。

美国航空航天局约翰逊航空中心每年为医学专业学生和实习医师提供 2 次、每次 4 周的实习机会。德克萨斯大学医学分院同样在每年夏天提供为期 4 周的航空航天医学短期课程。美国航空航天局肯尼迪航天中心也为大学生提供暑期实习机会，美国空军和美国海军都为医学学生和实习医师安排临床实习。

未来的计划必须考虑到训练计划是否足够。美国实习医师航空航天医学培训计划是由赞助机构（军方与美国航空航天局）在预防医学的特殊领域开展的继续教育，随着军方、美国航空航天局与联邦航空局研究经费的缩减，也许没有足够的资源来培养下一代从事航空航天生理学和医学实验研究的科学家。多部门参与的论坛需要深思远虑地规划，以保证在航空航天环境发生变化时，如私人企业介入私人商业太空飞行，以及国际合作开展探索计划时，研究能力不会丧失。

总结

本章着重介绍了航空、政府空间计划、生物医学研究和未来技术的发展和有关事项，以及可能影响航空航天医学专家未来实践的教育问题。专家需要丰富科学、医学和工程等多个领域的专业知识，为未来的飞行员、各类宇航员和平民的健康、安全和效能来开发最好的应用。这些发展真实地反映了航空航天医学领域的复兴，能够将快速形成的研究成果和技术应用到商业、军用航空、国家和商业太空飞行等各种具有挑战性的环境中。多方组织参与是必不可少的，以保证航空航天医学的从业人员，包括跨学科的生理学家，生物医学研究人员和生物医学工程人员都能得到充分的培训。可以肯定

的是，航空航天医学的未来是光明的。作为目前这一领域的领军者，我们的责任是为接受商业和国家航空航天飞行挑战的下一代提供更多的训练机会。

领袖就是对过去保持信念，对现在不懈努力，对后人坚持承诺的人。

——哈罗德 J. 西摩

一旦尝试了飞行，你就将永远脚踏土地却仰望星空，因为那里是你到过地方，也是你永远渴望回归的地方。

——莱昂纳多·达芬奇

致谢

在此感谢梅尔乔安通纳博士，他对民用航空未来发展的深入思考，对本文做出了贡献。

吴飞飞 译 吴铨 校

参考文献

[1] Federal Aviation Administration. FAA aerospace forecasts: fiscal years 2007-2020. Available at www.faa.gov/data statistics/aviation/ aerospace forecasts/2007-2020/,（last accessed September 3, 2007）.

[2] National Transportation Safety Board. NTSB news—annual statistics show continued improvement in aviation safety. Available at: http://www.ntsb.gov/pressrel/2007/070313.htm,（last accessed September 3, 2007）.

[3] National Transportation Safety Board. NTSB most wanted transportation safety improvements: aviation issue areas. Available at: www.ntsb.gov/recs/mostwanted/aviation issues.htm,（last accessed September 3, 2007）.

[4] http://www.nasa.gov/mission pages/exploration/main/index.html,（last accessed July 15, 2007）.

[5] http://www.csis.org/component/option,com csis pubs/task,view/ id,1861/type,1/,（last accessed July 15, 2007）.

[6] http://www.jaxa.jp/press/2007/05/20070531 ges e.pdf,（last accessed July 15, 2007）.

[7] http://www.nasa.gov/mission pages/exploration/news/

ESAS report.html,（last accessed July 15, 2007）.

[8] http://exploration.nasa.gov/,（last accessed July 15, 2007）.

[9] http://www.esa.int/esaCP/SEMAJPXXV2F index. 0.html,（last accessed July 15, 2007）.

[10] http://www.esa.int/SPECIALS/Aurora/ESA9LZPV16D 0.html,（last accessed July 5, 2007）.

[11] http://www.jaxa.jp/about/2025/index e.html,（last accessed July 15, 2007）.

[12] http://www.space.gc.ca/asc/eng/default.asp,（last accessed July 15, 2007）.

[13] http://www.hq.nasa.gov/office/hqlibrary/pathfinders/ intlag.htm\ #CN）,（last accessed July 15, 2007）.

[14] Holtzman NA, Watson MS, eds. Promoting safe and effective genetic testing in the United States: final report of the Task Force on Genetic Testing. Baltimore: Johns Hopkins University Press, 1999.

[15] http://www.cancer.gov/cancertopics/factsheet/Risk/ BRCA,（last accessed July 15, 2007）.

[16] Editors note. Rejuvenation Res 2007;10（2）: 237-242.

[17] http://genomics.xprize.org/,（last accessed July 15, 2007）.

[18] http://www.abprevmed.org/,（last accessed July 15, 2007）.

[19] http://fsgc.engr.ucf.edu/programs/fellowships.html,（last accessed July 15, 2007）.

第三十章

商业载人航天飞行

> 我从不预想未来，因为它来得太快。

——阿尔伯特·爱因斯坦

尽管人类对于遨游太空梦寐已久，却一直都还徘徊在梦想变为现实的边缘。迄今为止，太空飞行都仅限于国家出资的美国、俄罗斯和中国宇航员，以及几个能够支付得起数百万美元的普通人。现在我们正着手开启让更多人有机会遨游太空的新纪元。正如第 29 章提到的，商业载人航天飞行产业的出现将会对航空医学领域有重大影响。未来航空航天从业人员将会面临多种商业航天应用造成的健康问题，这些应用包括各种航程和飞行时间的轨道飞行和亚轨道飞行，例如太空旅行，轨道上的研究和工业实验室，轨道上的装配、维修和设施供给，以及和地面保障不一样的健康保障和医疗设施。本章旨在激发读者思考如何从载人航天飞行风险管控者的角度，充分应对这些新的机遇。

商业载人航天飞行市场

发展中的商业载人航天飞行产业受各种因素的影响。尽管并不需要重大的科技进步，但使商业飞船安全可靠的设计改进，机构资金注入和竞争压价等都会影响商业飞行的可行性。其他推动发展的因素包括轨道空间站的适用性，如新的商业太空应用要求的太空旅馆和试验室，以及可在轨道、亚轨道居住的太空中心和（或）点对点的运输等。政府承诺要刺激具有成本效益的发射能力应急以及成功的亚轨道市场，都将有利于轨道市场的发展。

由于受发射能力和动辄数百万美元花费的限制，飞往国际宇宙空间站（ISS）的人员数量仍然会很少，花费 20 万美元或更少的钱即可实现亚轨道飞行，将会为成千上万的人开启宇航之门，太空旅行指日可待。Futron/Zogby 在 2006 年发布的一份调查预计，到 2021 年每年将有 13 000 人参与亚轨道太空飞行，预计 2021 年的收入将超过 6.5 亿美元。亚轨道旅游市场出现的领先者维珍银河（Virgin Galactic）公司在 2006 年底与已经全额支付 20 万美元的 100 名乘客签约，预订了至少 2 年后的试飞计划和首航时间表，2007 年又有来自 30 个国家共计 200 人签约维珍银河公司的亚轨道旅游飞行。

虽然亚轨道太空旅行即将成功实现，但是价格仍需要降低。这个问题的关键是航天器可以重复飞行而不需要停工整修，并且要一直保持安全和可靠。政府也可以通过与商业公司合作，输送乘客和货物到国际空间站和其他国家的太空设施，来刺激这一商用产业的发展。这样国家宇航机构就可以集中力量探险月球和火星，进一步促进近地轨道（LEO）载人航天飞行商业市场的发展。

商业载人航空飞行的发展历程

即使对于什么才是一个"商业"航天飞行的参与者还没有明确的定义，可能像最初的 Charlie Walker 那样，应该是非职业性的航天飞行机组人员。Walker 先生是美国国家航空航天局（NASA）1983 年确定的首位工业有效载荷方面的专家，他作为机组成员和 McDonnell Douglas 公司生产的连续流动电泳（CFES）设备一起，参加了 1984 ~ 1985 年的航天飞机飞行任务 STS-41-D，STS-51-D 和 STS-61-B。俄罗斯太空计划也曾运送过一些来自其他国家的人员到其空间站，但第一位商业宇航员应该是 Toyohiro Akiyama，据说东京广播公司为他 1990 年飞往 MIR 空间站支付了 2800 万美元，Toyohiro 在空间站渡过了 1 周时间，并每天都做电视播报。1991 年英国一个公司财团资助英国化学家 Helen Sharman 飞往 MIR 空间站。2001 年 4 月 28 日，俄罗斯太空计划与太空探险公司合作，将付费乘客 Dennis Tito 送往国际空间站，在本书发表的时候，另有 4 人乘坐联盟号宇宙飞船进入国际空间站，并绕轨道飞行了 10 天，他们是 Mark Shuttleworth、Gregory Olsen、Anoushen Ansari 和 Charles Simonyi。

使用私人开发的航天飞行器进行的私人载人航天飞行的事已经讨论了几十年，但真正迈向产业化是从 Peter Diamandis 在 1995 年宣布设立安萨里艾克斯大奖（Ansari X Prize）竞赛（奖金 1000 万美元）开始的，奖金于 2004 年颁发。艾克斯大奖类似于 20 世纪早期的奥泰格大奖，Charles Lindbergh 因独自驾驶飞机穿跃大西洋获

得 25 000 美元的奖金。非政府性组织要想获得艾克斯大奖，必须在 2 周内将可重复利用且有人驾驶的航天器送入太空两次。此项大奖最终颁给由缩尺复合材料公司（Scaled Composites）的 Burt Rutan 设计制造的飞船"太空船一号"（Space Ship One），其技术属于 Paul Allen 公司（莫哈维航空航天风险公司 Mojave Aerospace Ventures）所有。两次飞行由 Mike Melvill 和 Brian Binnie 驾驶。

至本书出版时，下一届艾克斯大奖竞赛是诺斯诺普 - 格鲁曼月球探测器挑战赛（Northrop Grumman Lunar Lander Challenge），将于 2007 年 10 月在美国新墨西哥州竞逐，奖金 200 万美元。艾克斯大奖最初是个人资助的，而这次则是由一家大航天公司和 NASA 资助的。参竞者要提出和验证能够安全运送人或货物往返于月球表面和月球轨道之间航空器的方案和理念。

2004 年底，Richard Branson 先生的维珍银河公司宣布与 Burt Rutan 合作，用放大版"太空船一号"运载旅行者进入太空。普通乘客的太空飞行预期在 2009 ~ 2010 年间开始。"太空船二号"（Space Ship Two）将由"白色骑士二号"（White Knight II）运载，爬升到大约 100 km 的高度，持续飞行两个半小时（图 30-1）。

这些亚轨道飞行将有 4 ~ 5 分钟的失重状态，精确的持续时间由到达的高度决定。首次发射将从位于加州的"Mojave 航天发射场"完成，维珍银河公司最终会将总部定在新墨西哥州，并用那里的"美国航天发射场"发射太空飞行。

由亚马逊网站 Jeff Bezosc 创办的"Blue Origin"公司，寻求利用不同的飞行曲线来降低亚轨道太空飞行的费用。该公司正在研发一架能垂直起飞和着陆的飞船，命名为 New Shepard（3）。这架飞船在 2006 年 11 月 13 日起飞到达 285 英尺的高度并安全着陆，又于 2007 年 3 月完成了第二次试飞。

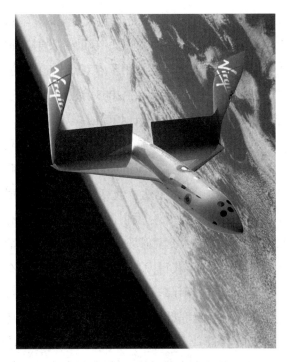

图 30-1　太空船 2 号的图像

载人太空船 1 号升级版，显示地球的实际图像的平行位置。由 Brian Binnie X 奖挑战飞行所见

从事亚轨道旅游业的其他公司还有 Armadillo、BensonSpace、Myasishchev、PlanetSpace、Rocketplane/Kistler、Starchaser Industries/TGV Rockets 和 X-Cor。值得一提的是欧洲航空防务和航天公司（EADS）Astrium 最近也宣布进军这个市场，这一宣布颇为引人注目，因为 EADS 是世界上最大的航空航天公司之一，报告显示其计划投资将达到 10 亿美元。世界范围内还有好多公司也在发展轨道太空旅游业，其中有些是受 NASA 太空行动协议（SAA）所推动，下文将会详述。

轨道旅行市场的开发者包括 BensonSpace、EnergirKliper、PlanetSpace、Rocketplane/Kistler、神州、Soyuz、SpaceX、Excalibur Almaz 和 Transformation-al Space，还有运送第一批太空旅游者乘坐联盟号太空飞船进入国际空间站的 Space Adventures 公司，其于 2007 年宣布了其他一些轨道飞行和绕月球飞行的计划，预计花费 1 亿美元。他们希望在 2009 年实现旅行者从国际

空间站进行太空行走。

还有些开发者在观望轨道旅游市场其他载人轨道商业设施，如 Bigelow 航空航天公司（由"廉价套房"的创始人 Robert Bigelow 于 1999 年建立）使用了可扩展的分离舱 Genesis Ⅰ。该分离舱在 2006 年 7 月 12 日从俄罗斯发射，是一个只有未来分离舱 1/3 大小的模拟舱。Genesis Ⅰ使用居住容积为 11.5 m³（译注 - 原文单位为米），目前用在近地轨道上。

2007 年 6 月末，Bigelow 航空航天公司用俄罗斯火箭发射了第二个按比例缩小的充气分离舱 Genesis Ⅱ，成功与 Genesis Ⅰ在轨道上对接。该公司计划到 2008 年秋天再发射一个更大的分离舱。Bigelow 目前的努力目标是到 2012 年将人类可居住的分离舱送入太空，用作轨道旅馆。未来在轨道飞行中开展的应用可能包括制药、原料制造、生物工程研究、工业设施或材料制造等。开发轨道旅馆、工业作业、研究设施和其他复杂结构设施需要具备轨道上装配、修理和供给能力。太空旅游参加者需要进行身体选拔和训练，除此以外，这些驻人设施还需要在轨道飞行中进行健康监护和专业的医疗服务。

图 30-1 显示的是太空船二号的概念图，它是太空船一号的高级载人版。图片显示的是飞船在真实地球图像上飞行的姿态，与 Brain Binnie 在获 X 大奖的飞行中看到的一样，照片经维珍银河公司授权。

其他类型的商业太空穿越、亚轨道点对点运输可能与商业轨道运输并行发展，将货物或人从地球上某处运送到另一处会比以前更加快速，以后有可能在在 40 分钟内绕半个地球。一旦亚轨道飞行技术成熟，点对点旅行将需要地面基础设施来保障其在不同地点的发射和着陆。

政府机构计划的影响

私人出资发展亚轨道旅游业的同时，政府

机构也提供资金加速商业轨道太空飞行的发展。2005 年的 NASA 授权法案号召 NASA 帮助太空商业发展。NASA 宣布为商业轨道运输服务（COTS）竞标 5 亿美元，用以将货物或者人员运抵 ISS 空间站，目标是需要可重复使用的火箭，这样能显著削减运送承载进入太空的费用。有两家公司成功竞得第一笔基金，2006 年 8 月 18 日 NASA 与 Space Exploration Technologies 公司（SpaceX）和 Rocketplane-Kistler 公司（Rpk）签署太空行动协议（SAA），研发和验证支持轨道设施如国际空间站所需的飞行器、系统和运行。随后，NASA 又在 2007 年 2 月与 T-Space 和 PlanetSpace 签署了无基金的商业轨道运输服务太空行动协议。

2007 年 6 月 NASA 又与三个公司签署了无偿还太空行动协议，他们是 SpaceDev、SPACEHAB 和 Constellation Services International（CSI）。这些公司同样也致力于研发和验证运输货物往来于 LEO 目的地所需的飞行器、系统和运行。COTS 计划的最终选项是针对人员运输的，以上公司中有一些也计划发展这项能力。

商业载人太空飞行所需的基础设施

当太空飞行运营者将精力集中在飞行器设计和测试时，商业载人太空飞行服务业也一并出现，论证各种载人风险管理和太空供给服务及产品的问题，为参与太空飞行的人员做准备。目前已有数十家公司报价太空发射服务，俄罗斯的运载器也进入市场，已经出现了太空旅游、失重模拟和训练公司，基础设施／子系统工程公司、商业太空探险公司以及能提供医学选拔和健康风险管理服务的公司。

这些载人航天市场基础设施至关重要，它将决定能否为太空港提供便利的发射和着陆场地。轨道太空飞行器需要有发射台，太空发射降落场也必须足够大，并且在选择坐落位置时要考虑若

发射台上有事故发生不会危及到人员生命。轨道太空飞行器要求使用长跑道，有助于发射有翼飞行器。超高音速飞机则用于点对点轨道运输。

新墨西哥州太空局在 2008 年如期开放了位于新墨西哥州 Las Cruces 市的"美国航天发射场"，维珍银河公司是其主要租户。位于阿拉斯加、加利福尼亚（Vandenberg 空军基地和 Mojave 机场）、佛罗里达、俄克拉荷马和维吉尼亚等州的六个商业太空发射降落场目前都拥有联邦航空局（FAA）发射场运营许可。俄克拉荷马州是在 2006 年获得发射场操作许可的。还有一些商业太空发射降落场正在积极的筹建之中，包括位于新墨西哥州和德克萨斯州的发射场。还有一些支持商业载人航天飞行的太空发射降落场正在建设或在考虑之中，分布遍及全球，如澳大利亚、加拿大、俄罗斯、新加坡、瑞典和阿拉伯联合酋长国。

管理环境：太空飞行指导方针、标准和认证的发展

商业太空飞行管理

根据 1985 年的商业太空发射法案，美国在联邦航空航天管理局创立了商业太空运输（AST）办公室。这个办公室的职责之一是为美国境内的私人太空飞行器和太空发射降落场颁发许可。美国国会也通过专项立法"商业太空发射修正法案 2004"来授权商业太空飞行管理。这些法规（对机组和太空飞行乘员的太空飞行要求）由 FAA 在 2006 年 12 月 15 日作为最终法则予以颁布，旨在保护无关的公众以及乘客对个人安全的知情决策。这些条款并不是将健康和医学标准强加给乘客或"太空飞行参加者"，而是以指南的形式提供了医学选拔的标准。这样做有诸多原因，包括美国国会对 FAA 的监管限制，最

新定义的人类太空飞行健康风险远比以往的太空旅行者要大，而且也没有系统的医学标准来限制商业运营方的要求，而这些标准被认为不必要地限制了他们的客户群规模。但是法规确定要求运营者要告知乘客乘坐飞行器进行太空飞行时可能遇到的一般风险和特殊风险，法规还包括对机组人员的医学鉴定和训练要求。

商业公司目前都在开发机组和太空飞行参与人员的医学选拔计划，其中一些公司还举办各种研讨会来开发医学选拔指南（见下文）。在未来十年，航空航天医学专业人员可以更合理地参与一些机组人员和太空飞行乘员的选拔，这要取决于选拔技术发展的深度和广度。未来FAA 的航空医学鉴定人员（AMEs），需要针对机组人员的太空飞行检查接受特殊的训练。

机组和太空飞行乘员的医学选拔

前面讨论过的章节突出了人类商业太空飞行可能的广阔前景，参加亚轨道和轨道飞行的人有可能达到数千人之众。大量普通人群的参与，为医学人员如何准确评估特定的太空飞行参与者面临的风险提出挑战。由各国政府资助的宇航员在选拔理念上有很大不同，政府资助的机组人员必须符合医学标准，旨在保证进行长时间的特定飞行中人员的健康和工作效能。而乘员是乘客，没有要完成的任务，而且如果是亚轨道飞行，暴露在太空环境中的时间也很短暂。政府机构必须指派受训优良的人员去执行严格规定和要求苛刻的任务，以保证任务成功完成；而私人经营者则是想要安全运载尽可能多的人以获得经济效益。这些不同造成了医学选拔方法上的大不相同。

政府飞行计划，诸如乘坐俄罗斯联盟号飞船或航天飞机前往国际空间站，对于所有参加飞行的人员无论是职业宇航员还是付费单次飞行的人员，都设定了非常严格的医学标准。设

定标准的一个重要前提是需要建立计划能够容忍的风险级别。比如，2002 年职业宇航员的平均年龄是女性 44 岁［标准差（SD）=6.7］，男性 44.5 岁［标准差（SD）=5.6］。他们的身体状态非常好，但严格的医学标准限制了他们获得资质。然而，参与商业太空飞行的乘客年龄从18 岁(或成为选举人的年龄)到 90 岁以上的都有，他们的身体状况差别很大，可能仅能飞行一次。因此，在商业载人太空飞行新领域工作的航空航天医学专家面临的一项挑战就是要制定医学标准和评估方法才能对风险进行具体评估。这项任务需要达到这样的目的，即使这些个体差异巨大的人群在圆他们太空飞行梦的同时，也应该知道面对的风险。

维珍银河公司的 Richard Branson 曾经说过，他计划带着他的父母和孩子，包括他 91 岁的父亲参加维珍银河公司的第一次商业飞行。(2005年 1 月 16 日，星期日引自 : http://news.bbc.co.uk/2/hi/uk_news/4178747.stm)。

NASA 用了比较长的时间来考虑非专业飞行乘员的医学标准问题，才得到明确的风险承受能力。20 世纪 80 年代中期，NASA 对教师、新闻媒体和其他可能进行单次太空飞行的乘客制订了 IV 级医学标准，但这些标准从来没使用过。NASA 最终认证这些非专业太空飞行者为有效载荷专家，使用的是 III 级医学标准。之后主要推动 NASA 飞行认证标准发展的是 DennisTito，当时他正为飞往国际空间站接受训练。为了引导太空飞行乘客飞往国际空间站，俄罗斯（针对联盟号飞船飞行）和多边医学工作小组（MMOP）（针对于国际空间站）都研发了用于评估和认证商业太空飞行乘客的医学标准。这些标准于 2002 年审核通过，2007 年又进行了修订，收录在医学 C 卷中（见第 11 章），并在多边太空医学委员会(MSMB)的监管下贯彻执行。这个委员会成员包括来自国际空间站五个合作

者的医疗代表即美国航空航天局、加拿大航天局、俄罗斯航天局、欧洲航天局（ESA）和日本宇航探索局（JAXA）。国际空间站合作者计划公开发行这些标准，从而进一步鼓励商业太空飞行产业的发展。

其他一些组织，包括航空航天医学协会、太空运输协会和国际宇航科学院也参与讨论了非职业宇航员的医学标准。2001年宇航医学协会资助成立了一个工作小组，为计划太空旅游的私人企业和医疗服务提供方建立指导原则。小组的努力成果在2001年10月发布，主要内容包括一系列医学条件，不能满足这些条件的人将不能成为为期1~7天轨道飞行的乘客。之后这个工作小组在2002年再次集合，解决短期亚轨道太空飞行医学选拔不够严格的问题。反复考虑的结果在2002年11月作为意见书发布，内容基于以下5项假设。

1. 飞行器内部很小，只能容纳4~6名乘客。

2. 飞行将是亚轨道的，持续时间为1~3天，其中有大约30分钟是在微重力条件下飞行。

3. 用80%氮气和20%氧气混合气体将客舱增压到海平面高度（760 mm Hg）；例行飞行将不需要生命保障设备。

4. 加速度范围将在2~4.5+GZ或GX之间（取决于飞行器）。

5. 应急脱逃程序不同（取决于飞行器）。

工作小组还关注了其他一些问题，包括太空运动病、妊娠、突然失能和年龄问题等。最终的建议包括申请飞行、再次飞行时获得医疗史广泛的指南，体检和诊断研究由受过航空航天医学培训的医生承担，研究内容取决于从医疗史中得到的信息。

2003~2006年间，FAA十分积极地投身于商业太空飞行机组成员和乘客的医学选拔事宜。FAA准备的一系列文件最终整合为一份技术报告"商业宇航乘客医学选拔指南"，并在2006年12月15日修改了《美国联邦法规》第Ⅲ章14节最终法则部分。最终法规建立了一个医学标准，除了能够证明乘员可以耐受亚轨道飞行的环境以外，目前还需要FAA对承担关键安全保障任务的机组人员颁发的二级医学鉴定证书。但是对于乘客并没有建立对应的医学标准。

标准和指南背后的理念

迄今为止，所有面向商业旅客的太空飞行依托的都是政府研发和拥有的飞行器。但是，未来的商业太空飞行将会广泛使用商业研发、拥有和运行飞行器。商业运营者强烈希望安全地运送尽可能多的人去飞行，以维护生存并获经济效益。因此，政府组织和商业运营者制定医学标准或指南背后的理念是十分不同的。

表30-1比较了政府计划和商业运营者之间的一些不同。虽然商业运营者的目标是接纳尽可能广泛的旅客群，安全仍然是极为重要的。有关乘客接受能力的很多因素是决策时要考虑的问题，诸如飞行器的操作限制、加速度（G）力、座舱压力、呼吸气体混合、增压服的使用、弹射座椅的有效性、应急逃逸要求、机上乘务员的作用、总的飞行时间、微重力飞行阶段的行动限制，以及乘客本身能够承受的风险水平，这些都是做决定与否时要考虑的问题。专家医师为参加亚轨道和轨道太空飞行的旅客提供医学适应性建议的需求，也将随着产业的发展而持续增长。

表30-1 政府计划和商业运营者之间的不同

政府计划	商业计划
排除——鉴定不合格条件很多	包容——旅客人数最大化
不接受对医学任务的影响	接受有限的任务影响
限制医学事件的风险	接受医疗事件的部分风险
保持安全性	保持安全性
长期许可	一次飞行许可

比较标准和指南背后的理念，国家和商业计划有很多相同的地方，二者都允许机组成员在几年时间内多次操作飞行器，医学标准都需要考虑当前身体状况和获得医学认证期内发生医学状况恶化的可能性。在商业航空中如果发生了这样的事情，减小机组成员突然失能或效能下降的风险，将是头等重要的。

告知同意和自动放弃

尽管 FAA 最终法则没有规定任何针对乘客的医学标准，但是它要求运营者必须以书面形式告知每一位参与者有关太空飞行的危险。告知的事项必须包括"每一项已知的危险和会造成严重伤害、死亡、残疾，或身体或心理全部或部分丧失功能的风险，未知的风险，以及参加太空飞行可能会导致死亡、严重伤害或身体或心理全部或部分丧失功能"。没有明确指出，但推测将会包含的还有每一位参与者的个人健康状况对飞行整体风险的影响。因此，运营商有责任进行医学评估，来确定并公布会影响每位参与者个人安危的医疗条件。

为了帮助运营者和太空飞行参与者识别这些风险，FAA 准备了一份名为"商业宇航乘客医学选拔指南"的文件。这份文件将乘客分为两类，一类是参加的亚轨道飞行重力载荷较小的，另一类是参加轨道飞行重力载荷较高的（暴露在微重力的时间较长）。区分两组人承受的重力水平标准是 +3Gz，包括所有飞行阶段。在实际应用中，这一水平可将多次亚轨道飞行的乘客，归到 FAA 推荐的轨道飞行乘客中去。当预测乘客会有不适合太空飞行的禁忌证时，FAA 建议让航空航天医学专家就具体个案进行评估。对参与太空飞行乘客进行告知同意的原因是，每个运营商需要确定用什么方法和标准来允许或拒绝这样的乘客乘坐其飞行器进入太空飞行。

根据 FAA 最终法则，商业太空飞行器的机组成员必须拥有通用的 FAA 二级飞行员健康合格证，同时证明自己能够经受得住太空飞行的压力，包括高加速度或减速度、微重力和振动，以及有足够的能力安全履行职责。因此，针对机组成员的医学标准和评估内容需要比 FAA 二级体格检查更丰富，包括经受的加速度和减速度水平要和其飞行的飞行器性能相一致。

实践商业航天医学——作为风险管理者的航医

因为其任务的原因，以及由此带来的风险等级，NASA 已经设立了严格的医学标准，我们看到的这一系列严格的标准对于军事和商业飞行员来说基本上是一样的。但是，私人太空旅行仍处于初级阶段，而且常常冠以最新的"冒险活动"的帽子。究竟什么推动了机组和乘客的医学保障呢？当然，这一产业想要运送尽可能多的人进入太空，那么航医能如何支持这个目标的呢？套用国家资助项目的模式，可能导致对"谁可以飞"的非常严格的限制。相反，套用其他冒险运动的模式，会导致非常不同的方法和模式来为这一新兴产业提供医学上的支持。

尽管并没有确定的答案，但是答案的思路是使航医成为风险的管理者。从本质上看，无论是在军事航空界还是民用航空界，航医的工作目标并无分别。但是正如前文说过的那样，私人太空飞行产业取得成功的标准和目的，在许多重要方面有很大不同。鉴于这些不同，航医的角色又意味着什么呢？

飞行之前

为商业太空飞行参与者提供医学保障，将给太空旅行新时期的航医带来新的挑战和机遇。一名医师向付费乘客提供服务的安排，很可能会出现在与商业运营者的雇用合约中。在飞行前的这段时间，航医可能要参与对乘客的医学评估、测试或训练，内容包括离心机和高空舱暴露，可能还要进行微重力飞行，甚至是高性能喷气机的飞行。在进行这些活动时，航医所作的观察将会决定接下来的风险判定。按照风险告知同意的程序，在飞行前所做的分析，最终要体现在航医对太空飞行乘员和操控者的建议之中。无论如何，进行飞行前的医学评估，来确定每一名乘员的医学风险、寻找最大限度地降低这些风险的方法是必须要完成的。为乘客和经营者都提供准确风险评估，才能完成允许飞行的告知同意程序。当然，飞行器发射/着陆的方式（垂直或水平起飞或着陆等）和飞行的类型（亚轨道或轨道飞行等），也是评估风险的重要因素。对特定的飞行任务环境，还需要对健康观察进行分析。

在太空飞行准备期，利用高空舱、离心机进行的地面测试和训练，或使用零重力飞机进行的训练，对面临健康挑战的乘客来说是非常重要的。当私人太空飞行航医面对的是有明显身体缺陷、但却强烈表示参与太空飞行意愿的人时，他所面临的机遇和挑战都是相当独特的。在适宜的模拟环境中，乘客的健康参数可以被监控，如果需要能够立即完成医学干预。最近的一个例子是有关 Stephen Hawking 教授（简称 Hawking 教授）的零重力飞行的，他患有早期的肌萎缩性侧索硬化。四名医师，包括一名航空医学专家参与保障 Hawking 教授的这次零重力飞行。准备工作包括在 Hawking 教授飞行前一天，安排一名健康志愿者伴随他进行了一次训练飞行，并使用设备来监测血压、心率、心电图、呼吸频率、氧饱和度和二氧化碳含量，并模拟演习了出现紧急医学状况时的立即干预措施。通过这些准备，专门为 Hawking 教授定制的这次零重力飞行安全完成并未出现意外。使有严重残疾的人能够安全地在太空飞行，需要在飞行前做更多的准备和飞行中严密的监护，而且可能还需要针对这样的乘客在机上配备专门的医疗保障团队，这将会把太空旅游推向比之前预想的更加广泛的群体。

彼时，整个产业都没有明确规定飞行前的准备时限，但是谨慎的建议是，在飞行前准备期最后的 3~4 天里，每位乘客应当简要检查医疗历史，并进行旨在探查是否有影响飞行的急性病检查，比如急性传染病、慢性病症的恶化，或会造成耳鼓或咽喉管气压性损伤的上呼吸道症状。航医还应当根据治疗史、测试和训练的结果来确定推荐的抗运动病预防用药，不管有没有这种病。

从医学法学的角度看，太空飞行参与者和航医之间是否建立了医患关系并不清楚。随着时间的推移，可能只能通过案件的实例来回答这个问题了。

如前文所述，公开公众对太空飞行环境要求的证据基础不足。一项受到特别挑战的领域是，如何处理正在服用处方和非处方药的乘客。许多药物在太空中的效力，极有可能因微重力对不同器官的影响而发生改变，药物在体内吸收、分配、新陈代谢和消除的继发效应发生变化，不确定性是这些变化的本质。从早期对这一产业参与者的统计上看，中年人居多，而且其中很大一部分人可能正在服用某些处方药。

飞行中

亚轨道飞行中的健康风险管理，名义上是通过基本预防措施来实施的。对亚轨道飞行来说，医疗监护和保健的作用可能很有限，或者甚至是不存在。一次亚轨道飞行时间为 2~3 个小时，其中处于微重力条件时间仅有 4~5 分钟。飞行器将会很小，其重量和功率上的限制将会是携带医疗设备的重要阻碍。运营方是否会聘用飞行乘务员还有待观望，即使会，乘务员是否要接受医学培训或具备提供医疗救助能力还不确定。如果没有乘务员，就意味着正常情况下将没有飞行中的医学服务。但是，如前文描述残疾乘客飞行部分所提到的，我们可以设想，可能会有乘客希望多付一个座位的钱（或者包下整场飞行）来携带他的医生、其他医疗人员以及专用医疗设备和消耗品。这始终是个未解决的问题，在动态的飞行环境、狭窄的客舱空间和飞行机组能力有限的条件下，在亚轨道飞行发射后改变计划会很难。

轨道飞行中的医学保障能力就要先进得多。数个小时的轨道飞行会携带基本的医疗箱，其中的内容由轨道飞行的危险程度来决定。风险管理模式包括增加一名经过医学训练的飞行乘务员，或是保证乘客接受过医疗箱使用培训，可以自我救护或是能照顾随行的其他乘客。

亚轨道飞行和短时轨道飞行只需注重基本防护和处理紧急问题的技术，而对于为期好几天的长时间轨道飞行来说，飞行中健康保健则是完全不同的另一套考量，需要仔细分析。分析的内容包括锻炼、营养、个人卫生、长期处于微重力环境、环境控制、睡眠、娱乐等。最终人类会进入太空去工作，到那时，航医必须要以在地球上工作方式很相似的方法来考虑太空工作场所的职业危险。

但是，由谁来设立在这些轨道平台上的操作、维护和保护人类健康和安全的标准还不清楚。FAA/AST没有相应的管理机构，国际空间法也没有涉及此类事宜。

飞行后

飞行后的医学保健分为两大类，一类是关于个体乘客因为太空飞行出现健康问题的，另一类是飞行器事故造成问题的。在产业形成期，航医保留机组成员和飞行参加人员的全面记录和所有风险因素的观察记录是非常重要的。这样做会使调查研究更加有效地进行，同时有助于查找根本原因和解决问题。

对于参加亚轨道飞行的乘客来说，飞行后的医学问题，可能是与前庭症状和运动病相关的问题、对飞行中可能出现的创伤进行治疗、应对可能出现的体位性低血压，以及如果出现继发病症，对该去哪里治疗进行指导。如果有预防性用药，则需要飞行后长期的保健。此外，长时间飞行后需要一段恢复期，之后才能完全"恢复工作"，允许诸如驾驶和飞行一类的工作。

最后一项建议是，航医要对所有机组成员和乘客的医学状况进行询问，这在私人飞行的初期是要格外仔细的，目的是为了持续改进健康风险管理技术，帮助建立可靠和全面的证据基础。

坠毁救生和应急脱离

太空飞行的私人航医应当为太空飞行器发生事故做好准备。太空飞行器乘员经历发射失败或着陆坠毁、或其他事故时，需要做出的应急反应，这种反应受不同因素的影响，决定其是否能够生存下来，同时航医需要熟悉此类事件的整体状况，以及飞行器的特定表现。第4章中对受到冲击性减速度作用对人体的生物力学影响作了很好的分析。

必须要考虑弹射座椅、太空服和脱离通道的设计和使用问题，尤其是要考虑这些要素会怎样改变医学标准和可能淘汰部分参与者。此外，航医要关注四个经典的设计理念即碰撞衰减、对乘员生存空间的保护、紧固系统和碰撞后的影响因素，包括防火/个人防护装备。

对防护性装备（防撞座椅、座椅安全带、固定装置、座椅安全带气囊、头盔等）的使用，要做到个人定位，以应对发生的坠毁碰撞。太空飞行器的防撞设计有助于在发生冲击时防止受伤和/或死亡（见第25章）。

在碰撞事故中幸免遇难的人必须立即脱离飞行器。一个非常熟悉飞行器特定应急撤离程序和设备的人，其成功脱逃且不受伤或只轻微受伤的概率要更大（见第 25 章）。对有明显身体残疾的乘客而言，其残疾程度可能足以影响到脱离，他在空难中受伤或死亡的风险会更高。因此，正确评估个人可能影响其独立完成应急撤离程序的医学条件，可能是评估太空飞行参加者健康风险需要重点考虑的因素。对所有参加太空飞行的人员来说，定制的手把手脱离训练是非常需要的。

挑战和问题

缺乏医学证据

商业太空飞行产业面临的一个重大挑战是缺乏医疗数据，要从乘客群体的医学状况来判断飞行风险，还需要了解比过去各国宇航员太空飞行更多的有关健康的问题。虽然美国或苏联多次完成太空飞行的职业宇航员或有明显的医学状况，但病情资料是受隐私法律严格保护的，且无法轻易从政府机构获取。

但是，私人太空飞行产业还是有机会通过收集和整理机组人员和乘客的医疗数据来解决这个问题的。未来的太空飞行参加者可以通过主动参与，将所有太空飞行参与者的医学数据和飞行过程中的医学监护数据纳入数据库，来帮助填补这一知识缺口。因为对此类数据或是监护没有相关的管理规定，所以获取医学数据和进行医学监护，需要旅客主动参与和飞行器操纵者的支持。

假设技术问题能够得以解决，乘客主动参与的进程也一并发展，飞行中的监测数据将有助于进一步理解人类对于亚轨道飞行的生理反应。这些数据包括心率、血压、心电图、呼吸率和氧饱和度，此外还应当监测飞行器参数，包括加速度、振动、噪声水平、客舱空气压力和构成，还有客舱温度。从大量飞行和各类乘客中采集数据，可极大地增加人类对于亚轨道太空飞行出现反应的理解。

医学事件和太空飞行

迄今为止，相对比较健康的人员（各国专业宇航员）已经飞入太空，但从医学适应性的角度看，他们不能被当作是普通人群的代表。但是，即便是这些接受过非常全面的医学选拔测试，以及随后又进行过医学筛选和监测评估程序的人员，还是有一些人遭遇了如表 30-2、表 30-3 和表 30-4 中列举的各种地面和空中医学事件。（Jon Clark MD，私人通信，2007。

表 30-2　报告的美国宇航员发生的地面医学事件

医学事件	发生次数
医学事件	发生次数
过敏反应（严重）	1
胆总管结石病	3
视网膜脱落	2
胰腺炎	2
阑尾炎	2
憩室炎	1
室性心动过速	1
心房颤动	1
冠状动脉疾病	1
出血性囊肿	1
腹痛	1
十二指肠溃疡	1
腹股沟疝	4
输尿管结石	3
肺炎	2
突发性耳聋	2
椎间盘突出伴脊髓撞击	1
角膜黑色素瘤	1
严重鼻出血	1
右侧卵巢囊肿	1
鹰嘴囊炎化脓性关节	1
艰难梭状芽孢杆菌感染	1
肠胃炎／大肠炎	1
痛经	1

表 30-3 报告的美国宇航员在 NASA/MIR 计划（1995 年 3
月 ~ 1998 年 6 月）期间飞行中发生的医学事件

医学事件	发生次数
肌肉骨骼	7
皮肤	6
鼻充血，刺激	4
碰伤	2
眼	2
胃肠道	2
痔疮	1
精神病	2
头疼	1
失眠	1

表 30-4 报告的 MIR 计划期间俄罗斯宇航员飞行中发生的
医学事件

医学事件	发生次数
心律不齐	128
浅表损伤	36
肌肉骨骼系统	29
头疼	24
失眠	19
疲劳	14
接触性皮炎	7
结膜炎	6
喉炎	6
虚弱	5
脸部、手部红斑	4
急性呼吸道感染	3
手部灼伤	3
舌炎	3
鼻子干燥	2
胃灼热 / 胃肠气胀	2
异物入目	2
皮肤干燥	2
血肿	1
便秘	1
眼挫伤	1
龋齿	1
耳耵聍	1

一项对 607 名宇航员载荷专家（男性 521
名，女性 86 名）进行的研究，包括了 106 次航
天飞机任务（从 STS-1 ~ STS-108），时间跨度
从 1981 年 4 月 ~ 2001 年 12 月，超过 5496 个
飞行日（男性 4673 天，女性 823 天）。研究表
明，98.1% 的男性和 94.2% 的女性报告了飞行中
2207 起不同的医学事件或症状（其中男性 1882
起，女性 325 起）。报告的医学事件或症状包括
太空适应综合征（39.6%）、神经系统和感觉器
官症状（16.7%）、消化系统症状（9.2%）、创伤
（8.8%）、肌肉骨骼系统和结缔组织问题（8.2%）、
皮肤和皮下组织（8%）、呼吸系统症状（4.5%）、
行为标记和证候（1.8%）、传染病（1.3%）、泌
尿生殖器系统问题（1.5%）、循环系统问题
（0.3%），还有内分泌、营养和免疫紊乱等问题
（0.1%），（Jon Clark MD，私人通信，2007），有
194 起事件源于损伤（包括 14 人死亡）。

当考虑到有兴趣参加亚轨道和轨道太空飞
行的人数在不断增长时，医学考虑就变得非常
重要。此外，这些事件建议做这样的准备，即
所有商业太空飞行器操纵者要完全公开参与者
在太空飞行（亚轨道和轨道）遇到的所有潜在
的生理和环境风险，这些风险可能会使基本健
康状况恶化，所以应对是一个很复杂的努力过
程。当然，对于早期的个人太空飞行参与者来说，
定量评估风险等级会导致很大的不确定性。

医疗事件责任和太空法

太空飞行中，人员暴露于极限工作环境，
可能会引发不适、受伤或死亡。因此，商业载
人太空运输产业必须预先确认危及乘客健康和
安全的风险，同时采取必要的措施预防和（或）
减轻风险来保护所有乘员。

目前，美国是唯一为商业载人太空飞行设
定民用执照要求的国家。2004 年的美国商业太
空发射修正法案要求参加太空飞行的人要完全
被告知所有潜在的风险。但是，有关载人商业
太空运输产业不得不对可能的乘客明确责任的
行为，还有很多问题未解决。

服务于载人太空飞行的航医、医学机构和
运营者需要知晓和提出这些责任事宜。当前并

没有规定要对参与人员在商业太空飞行中面临的风险披露到何种程度。同样，参加飞行人员签署的免责书的内容和涵盖范围也不清楚。

航医常常还不得不依从参与者的意愿来公布当前存在的医学问题，这些问题会在飞行中形成医学风险。

航医还被要求向运营者就如何最大程度地减轻健康风险提出建议，涉及的内容包括提供如果飞行中乘客生病，哪些病可能会用到机上医疗箱。同时运营者还要向机组成员和 / 或参与者提供基础生命支持（BLS）和心肺复苏（CPR）的培训，如果在飞行中突发紧急状况，他们可以救助随行的成员。

总结

当前这一时期会因成功实现个人载人太空旅行而闻名史册。总之，这是载人航空史上令人欢欣鼓舞的时刻，同时肯定也对航空医学界带来一些新的挑战。本章对技术、商业和对人类健康挑战提出的缜密且依据明确的方法，使产业、飞行人员和航天医学专业发展获得成功。

孙晓艳　译　吴铨　校

参考文献

[1] Space tourism market demand revisited. Futron Corporation, August 24, 2006.

[2] Spotts PN. Space tourism industry is lifting off, From the X Prize to civilian trips to the moon, private space flight is attracting more interest among investors and would-be voyagers. By Peter N. Spotts | Staff writer of The Christian Science Monitor from the July 26, 2007 edition

[3] http://public.blueorigin.com/index.html.

[4] U.S. Commercial Space LaunchAmendments Act of 2004 （H.R. 5382） Public Law 108-49, 108th Congress, December 23, 2004.

[5] DOT/FAA. FAA human space flight requirements for crew and space flight participants. Final Rule, 14 CFR Parts 401, 415, 431, 435, 440 and 460, December 15, 2006.

[6] Hamilton DR, Murray JD, Kapoor D, et al. Cardiac health for astronauts: current selection standards and their limitations. Aviat Space Environ Med 2005;76（7）:615-626.

[7] Rayman RB, Antuñano MJ, Barker CO, et al.Medical guidelines for space passengers. Aviat Space Environ Med 2001;72（10）:948-950.

[8] Rayman RB, Antuñano MJ, Garber MA, et al. Medical guidelines for space passengers-II. Aviat Space Environ Med 2002;73（11）: 1132-1134.

[9] Antuñano MJ, Baisden DL, Davis J, et al. Guidance for medical screening of commercial aerospace passengers Federal Aviation Administration. Technical Report No. DOT-FAA-AM-06-1. Washington, DC: Office of Aerospace Medicine, 2006.

[10] Mackenzie I,Viirre E, Vanderploeg JM, et al.ZeroGin a patient with advanced amyotrophic lateral sclerosis. Lancet 2007;370（9587）:566.

[11] McDonald PV, Vanderploeg JM, Smart, K, et al. AST Commercial human space flight participant biomedical data collection. Prepared for: FAA Volpe National Transportation Systems Center Cambridge, Massachusetts, Contract DTRT57-05-D-30103. 2007.